HANDBUCH DER ALLGEMEINEN PATHOLOGIE

HERAUSGEGEBEN VON

F. BÜCHNER   E. LETTERER   F. ROULET

ZWEITER BAND

DIE ZELLE

ERSTER TEIL

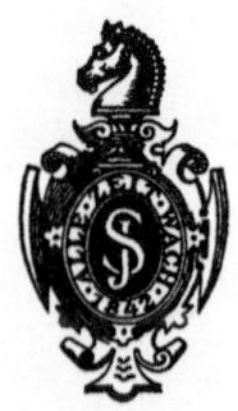

SPRINGER-VERLAG BERLIN HEIDELBERG GMBH

1955

DAS CYTOPLASMA

BEARBEITET VON

H. W. ALTMANN · A. FREY-WYSSLING · A. GOEBEL
G. C. HIRSCH · E. MÜLLER · M. WATZKA · K. ZEIGER
E. A. ZELLER

REDIGIERT VON
F. BÜCHNER

MIT 246 ABBILDUNGEN

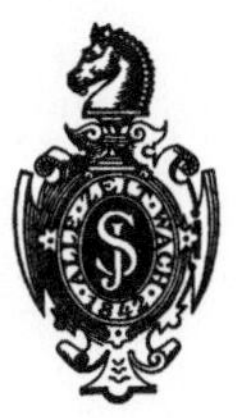

SPRINGER-VERLAG BERLIN HEIDELBERG GMBH

ISBN 978-3-642-86044-7   ISBN 978-3-642-86043-0 (eBook)
DOI 10.1007/978-3-642-86043-0

RUDOLF VIRCHOW

nach 100 Jahren Zellularpathologie
zum Gedächtnis

Inhaltsverzeichnis.

Zur Geschichte der Zellforschung und ihrer Begriffe.

Von

K. Zeiger-Hamburg.

> Bei Erweiterung des Wissens macht sich von Zeit zu Zeit eine Umordnung nötig; sie geschieht meistens nach neueren Maximen, bleibt aber immer provisorisch.
>
> Goethe, Maximen und Reflexionen.

1. Der Zellbegriff und seine Wandlungen.

Lange bevor sie im Raum biologischer Begriffsbildung eine Rolle zu spielen beginnen, kannte man schon „Zellen". Der Name war geprägt. Doch erst die Entdeckung des zelligen Baues der höheren Tiere und Pflanzen führte zum Zellbegriff und zu einer Zellenlehre. Diese Ideen stammen aus dem Institut und der Forschergemeinschaft um den genialen Johannes Müller, und über ein halbes Jahrhundert rastloser Arbeit hat es bedurft, um die in Theodor Schwanns epochalem Buch enthaltenen Keime zu entwickeln. Wir können hier die Geschichte der Zellenlehre nicht genauer verfolgen[1], noch weniger uns in die verschlungene Problematik dieser Geschichte vertiefen, so reizvoll und fruchtbar sich auch eine solche Betrachtung erweist[2]. Für das biologische Denken unserer Tage besteht die *Hauptleistung der Zellenlehre* nicht so sehr in der Entdeckung der zelligen Struktur und damit eines durchgehenden organisatorischen Prinzips des Lebendigen, als in der anschließenden Auffindung der „lebenden Substanz" als des eigentlichen Lebensträgers und Lebenstäters, in der Entdeckung der Zellteilung und weiter in der Lösung jener Forschungsaufgabe, die Wilson mit dem Wort: cell-lineage bezeichnet hat, also in dem greifbaren Nachweis des Zusammenhangs zwischen befruchteter Eizelle, Furchungszellen, Embryonalzellen, Gewebezellen und schließlich den Geschlechtszellen. Ohne diesen Ausbau der ursprünglichen Konzeption war die Einsicht in den historischen Zusammenhang des Lebendigen, die wir heute als Grundlage jeder biologischen Betrachtung voraussetzen, nicht zu gewinnen.

Nur zögernd haben sich die neuen Ideen durchgesetzt. Wir erinnern uns an die bekannten Formulierungen, den berühmten Satz von Virchow: omnis cellula e cellula in dem Aufsatz von 1855 und den ebendort ausgesprochenen Gedanken vom Elementarorganismus, der wenig später von V. Brücke formuliert wird, der aber in jenem programmatischen Aufsatz aufs Deutlichste durch die Worte zum Ausdruck kommt: „daß diese kleinen Elemente, die Zellen, die eigentlichen Herde des Lebens und demnach auch der Krankheit, die wahren Träger der lebendigen Funktion sind, an deren Existenz das Leben gebunden ist." Hier also wird das Leben auf bestimmte Orte im Organismus konzentriert, eben die Substanz der Zelle, die bald darauf von Max Schultze als ein Klümpchen Protoplasma mit einem Kern definiert wird. Es folgen dann die Stationen, welche die Erkenntnis von der *Kontinuität der Lebensträger* weiter durchläuft, das omnis nucleus e nucleo von Flemming, Boveris Nachweis der Individualität der Chromosomen und ihrer Erhaltung und endlich das structura omnis e structura von Frey-Wyssling. Letzteres freilich soll allein bedeuten, daß Strukturen des lebenden

---

[1] Aschoff, Küster und Schmidt 1938. [2] Petersen 1940.

Protoplasmas sich immer nur im Kontakt mit bereits vorhandenen Strukturen verwirklichen können.

Die Zellenlehre besagt, daß die Zelle das primäre und universale Formelement aller Lebewesen sei, daß sie das kleinste uns näher bekannte Formelement darstelle, das zu selbständigem Leben befähigt ist und sich nur durch Teilung vervielfältigen kann. Man hat sich in die Problematik vertieft, ob es nichtzellige Organismen, und ob es auch unterhalb der Zellstufe noch selbständig lebende Einheiten gibt. Die Zelle als historisch gewordene Form des Lebens auf unserem Planeten wird *Vorläufer von einfacherer Organisation* gehabt haben. Die Virusforschung hat gezeigt, daß man mit dem Vorkommen von Gebilden rechnen muß, denen zwar keine Organisation im üblichen Sinn des Wortes, aber doch einzelne Eigenschaften zukommen, wie man sie bislang nur von Lebewesen kannte[1]. Solche Systeme sind aber keine ubiquitären Strukturelemente. Aus ihnen ist nicht etwa eine Zelle zusammengefügt. Es ist ein anderes, ob man eine neue Lebensform entdeckt oder ein Formelement findet, das allen zukommt[2].

Über den Inhalt der Zellenlehre läßt sich nicht streiten. Hier handelt es sich um die Konstatierung empirischer Sachverhalte, um anschauliche Erfahrung am Mikroskop und im Experiment. Ihren Inhalt kann man weder eine „Theorie" nennen, noch irgendwie ernstlich bezweifeln. Eine Theorie entsteht erst, wenn man von der Sicht der Zellenlehre aus das Problem zu lösen versucht, in welchen Beziehungen Zellen untereinander und zu höheren Systemen stehen, wie denn die Zelle sich zum ganzen vielzelligen Organismus verhält. Schon Schwann hat sich hier eindeutig entschieden. Bis zu ihm also reichen die Wurzeln einer Vorstellungswelt, die man in historischer Sicht als *Zellentheorie* bezeichnet[3].

Da ursprünglich die Analyse als Methode das Feld beherrschte, mußte auch die Theorienbildung im Analytischen befangen bleiben. Schwanns Theorie besagte, daß der tierische wie der pflanzliche Körper aus Zellen bestehe und durch die Tätigkeit von Zellen hervorgebracht werde. Sie hatte ihrem Ursprung nach durchaus entwicklungsgeschichtlichen Charakter. Seine Nachfolge hingegen war bestrebt, eine Theorie der Zusammensetzung des Somas, eine morphologische Theorie der Gewebe und des Körperganzen zu geben. Diese *Bausteintheorie* stellt den vielzelligen Organismus als ein Aggregat von Zellen dar. Dabei werden die übrigen Bestandteile übersehen, oder Interzellularsubstanzen und Körperflüssigkeiten erscheinen als Zellprodukte von geringerer oder fehlender Vitalität. Als physiologisches Korrelat hierzu taucht in den fünfziger Jahren die *Theorie vom Zellenstaat* auf. Sie entstammt den soziologischen Lehren einer Zeit, die dabei war, „die Errungenschaften der Französischen Revolution zugleich mit den aus England stammenden Wirtschaftsdoktrinen zu übernehmen"[4] und wird sogleich von Virchow in seiner Zellularpathologie (1858) als Grundlage vieler Darlegungen verwertet. Unmittelbar nach dem Durchbruch der Deszendenztheorie wendet Haeckel die Zellentheorie auf phylogenetische Probleme an.

Die Zellentheorie schreibt den Zellen einen beträchtlichen Grad von Selbständigkeit zu. Der Organismus präsentiert sich morphologisch und physiologisch, onto- und phylogenetisch als bloße Summe von Zellen und Zelleistungen. Das Trennende, das die Analyse zelliger Abgrenzung zum Vorschein brachte, ist ihr deutlicher und wesentlicher als das Verbindende, das im Gefüge und in der Art der Gefügebildung zum Ausdruck kommt. Daß mit einer *summativen Betrachtung* den Phänomenen freilich auf die Dauer nicht beizukommen war, erwies sich sogleich, als das spezifische Ordnungsgefüge des Organischen durchscheinender wurde und auf die Theorienbildung Einfluß gewann.

[1] Doerr 1944, Ruska 1950, Troll 1951.   [2] Benninghoff 1938.   [3] v. Bertalanffy 1932, [4] Petersen 1940.

Die entscheidende Wendung brachte M. Heidenhains Theorie der genetischen Systeme, ein erster Vorstoß zu einer „synthetischen", also ganzheitlichen Betrachtung. Schon die histologische Untersuchung hatte ergeben, daß der apodiktische Satz, alle Lebewesen bestünden aus Zellen, nicht zutraf. Der hochdifferenzierte Organismus enthüllte sich als „eine Assoziation ungleichwertiger Formbestandteile"[1]. In den großen Plasmodien und Syncytien des Bindegewebes, der Muskulatur, des Nerven- und des Gliagewebes trat die Zelle als abgrenzbares Formelement überhaupt nicht in Erscheinung, und selbst in den phylogenetisch primitiveren Epithelien und Endothelien erwies sich die Begrenzung der Zellen als unvollständig. Jetzt wurden die von den Zellen weitgehend unabhängigen Vorgänge des Wachstums und der Differenzierung der Grundsubstanzen als Beweis ihrer Vitalität bewertet, und damit war der Weg gebahnt zu dem allgemeinen *Begriff „der lebendigen Masse"*, wie er nun zur Charakterisierung des „durch und durch lebendigen" Vielzellorganismus geprägt wird. Er kennzeichnet den grundlegenden Wandel der morphologischen Anschauung.

In Heidenhains *Synthesiologie*[2] wird die Zelle eingeordnet in einen Stufenbau teilungsfähiger Formeinheiten. Sie wird so zum Glied einer hierarchischen Ordnung. Als wichtigster Grundbegriff erscheint das Histosystem, fähig zur Teilung seiner selbst oder seiner Anlage. Charakteristisch für den „lebendigen Kosmos" ist die verwirrende Fülle sich ineinander schachtelnder Systeme, und der Enkapsis der Systeme entspricht die ständige Teilung und Vermehrung der Formteile innerhalb eines lebendigen Zusammenhangs als Diachorese. In dieser Spannung kommen neue Formwerte und ihre gegenseitigen Beziehungen zum Vorschein. Das jeweilige Ganze durchfluten dynamische Beziehungen. Der „Kanon der Formen" wird durch „*Syntonie*" verbürgt, unter der die ihrem Wesen nach nicht näher bekannten, aber nachweisbaren, korrelativen Wirkungen innerhalb der geweblichen Systeme verstanden werden. Die Syntonie aber geht aus dem Wechselverhältnis zwischen Kern und Cytoplasma hervor, wie sie sich in der Kern-Plasmarelation dokumentiert, und bleibt auch in der Totalität des sich furchenden Keimes oder der zusammengesetzten geweblichen Systeme bestehen. Als elementarste Form der Korrelation dient hier die Erregungsüberleitung von Zelle zu Zelle, die auf dem Weg der Intercellularbrücken erfolgt.

Als erster Versuch zur Überwindung der Bausteintheorie bleibt Heidenhains Lehre eine der großen Leistungen der modernen Morphologie. Sie entspringt einer systemgesetzlichen Betrachtung, die ganz auf lebendiger Anschauung beruht. Aber wie überall, wo Ganzheitsbeziehungen im Organismus aufgezeigt werden, enthüllen sich auch hier zahlreiche ungelöste Probleme biologischen Geschehens. Denn Systembedingungen sind Erhaltungsbedingungen, und es muß Klarheit darüber bestehen, daß die Aufweisung von *Systemgesetzlichkeit nur als heuristisches Prinzip* gewertet werden darf. Sie ermöglicht die Aufdeckung kausaler Elemente und ihrer Verknüpfung zum Ganzen, aber sie enthält sie nicht[3]. Nach dem, was wir heute über die Funktion des Zellkerns wissen[4], bietet die Hypothese von der Syntonie und ihren zellphysiologischen Grundlagen tatsächlich einen Ansatz zu einer tiefergreifenden Analyse.

Im Stufenbau der genetischen Systeme ist die Zelle nur ein Formwert unter anderen. Sie ist hier kein Elementarorganismus mehr, sondern nur eine organisierte Individualitätstufe bestimmter Ordnung, und diese Individualität wird beschränkt auf das jeweilige Wechselverhältnis zwischen Kern und Cytoplasma, also den Begriff des Ernährungsterritoriums, der „trophischen Einheit". Damit

---

[1] Heidenhain 1907.
[2] Heidenhain 1923, 1932, s. a. Hueck 1926 und Zeiger 1943, dagegen Patzelt 1952.
[3] M. Hartmann 1948. [4] Caspersson 1950.

stehen wir vor dem Problem der *Zellautonomie*. Seine Erörterung ist allein schon von Interesse in Hinblick auf die wissenschaftstheoretische Diskussion in der Pathologie, welche Autonomie und Aktivität der Zelle gänzlich auszulöschen und ihr die Anerkennung als morphologische und physiologische Einheit abzusprechen versucht, wie dies durch Ricker in der Grundlegung der Relationspathologie geschieht. Wenn wir die physiologische Seite der Zellentheorie ins Auge fassen, so erweisen sich zwar die Zellen in ihrem Stoffwechsel, bei ihrer Vermehrung durch Teilung, in ihrem Tod als Systeme von unverkennbarer Selbständigkeit. Zugleich sind sie jedoch als funktionelle Einheiten in das hierarchische System des Ganzen eingegliedert und von der Ordnung des Gesamtgeschehens abhängig. Ihre Individualität taucht unter in einem übergreifenden Zusammenhang. Das wird schon durch die Tatsache der Vereinheitlichung des Gesamtorganismus durch stoffliche und dynamische Korrelationen offensichtlich. Die Zellautonomie ist also beschränkt.

Man kann jedoch nicht, wie dies geschehen ist, mit den die Bausteintheorie treffenden Argumenten die Bedeutung der Zelle als Formteil und als funktionelle Einheit völlig einebnen[1]. Noch scheint der Satz omnis cellula e cellula unerschüttert. Die moderne Zellforschung vermag den *physiologischen Zellbegriff* sehr genau zu umreißen. Einmal ist die Zelle ein mehr oder weniger abgeschlossenes Phasensystem, ausgezeichnet durch eine gemeinsame Phasengrenze, Plasmamembran und Cortex, mit ihren charakteristischen Grenzflächeneigenschaften (Membranfunktion, aktive und passive Permeabilität, Adsorption, Ionenbeweglichkeit, Ladung u. a.). Sie ist also gekennzeichnet durch relativ enge Wechselbeziehungen der Binnenphasen, der Zellorganelle und des Cytoplasmas, ein Umstand, der sich besonders in der Möglichkeit einer allseitigen Erregungsausbreitung innerhalb des Zellkörpers manifestiert[2]. Zum anderen steht der Reaktionsraum der Zelle unter dem Einfluß ihres art- und individualspezifischen Genoms, das sich vom Zellkern aus über den durch den Nukleolarapparat gesteuerten Proteinstoffwechsel[3] in noch unbekannter Weise auswirkt und im Wechselspiel zwischen Kern und Cytoplasma die Art der Abläufe bestimmt. Der Begriff der funktionellen Einheit der Zelle erweist sich also sehr wohl mit positivem Inhalt erfüllt. Wenn auch die funktionelle Einheitlichkeit und die Selbständigkeit der Zelle nicht unbeschränkt ist, so wird doch die Abhängigkeit eines solchen Systems von äußeren Einflüssen im wesentlichen eine gemeinsame sein.

Schreiten wir von der physiologischen zur biologischen Ebene der Betrachtung, dann wird die Zelle zum *autonomen Stoffsystem*, wie sie neuerdings H. Petersen definiert hat. Sie umschließt eine stoffliche Eigenwelt und ist durch eine Stoffschranke und spezifische oder arteigene Lebensbekundung gekennzeichnet, ein Begriff, der folgerichtig aus einer Verallgemeinerung des Müllerschen Gesetzes entwickelt wird. Der eigentliche Beweis ist die experimentell erzeugte Chimäre. Das transplantierte Keimstück fügt sich dem Gesamtleben ein, übernimmt, dem übergeordneten Gesetz einer Körperganzheit folgend, seinen Part im Zusammenspiel aller Keimteile, aber stets nur nach *seiner* Art (Spemann). Ein Stück präsumptiver Medullarplatte eines Anurenkeims wird in der präsumptiven Mundgegend eines Urodelenkeims zum Maul, aber zum Anurenmaul. Hier finden sich alle Beweisstücke: die Autonomie des Materials, dokumentiert durch die Stoffschranke, Unterordnung unter das Lebensgesetz des Ganzen und Antwort auf dessen Determinationsbefehl, aber die arteigene Lebensbekundung im Vollzug des formbildenden Auftrags. Auch dieser Betrachtung erscheint die Zelle zugleich als nachgeordnetes, dienendes Glied eines Ganzen und als selbständige Lebenseinheit. Die Zelle ist also ein autonomes Stoffsystem. Für Petersen wird sie freilich auch zum letzten vollen Autonom des Körpers,

---

[1] Ricker 1924, 1951. [2] v. Tschermak 1924. [3] Caspersson 1950.

da sie das Gesetz des Ganzen, seiner Artung nach Chemismus, Morphologie und Lebensmelodie (K. E. v. BAER) wenigstens potentiell noch vollständig in sich trägt, wenn auch nicht mehr jede Zelle es wieder aufbauend verwirklichen kann. Ihre Autonomie erwächst der Zelle somit in dieser Konzeption aus dem Begriff der Repräsentation des Ganzen. Autonom und Autonomie bedeutet hier nichts anderes, als daß die wesentlichen Ursachen für das Geschehen in den Autonomen in diesen selbst gelegen sind. Davon bleibt die Frage unberührt, ob dieses Geschehen an, in und durch die Autonome auf Geschehensarten rückführbar sei, wie sie im anorganischen Bereich aufzufinden sind oder nicht.

Die neuen Fassungen des Zellbegriffes, die hier nicht in allen Konsequenzen ihres Gehaltes erörtert werden können, entstammen der *Systembetrachtung*. Auch sie sind nur Ausdruck vom allgemeinen *Wandel biologischer Anschauung*, die den Charakter schärfster Durchdenkung und größter wissenschaftlicher Nüchternheit und Zurückhaltung in Anspruch nehmen darf, wenn sie den Organismus in allen seinen Aspekten als ein Ordnungsgefüge sui generis kennzeichnet[1]. Was in der Bausteintheorie als scharfe, unüberschreitbare Grenze benachbarter Zellterritorien erscheint, wie der Mörtel zwischen den Steinen einer Mauer, das wird jetzt in einem Bedeutungswandel zur Kontaktfläche und damit zum Substrat stofflicher und dynamischer Zellbeziehung, wie sie uns in einer Chemorelation „alimentärer" oder endokriner Natur oder als unmittelbare Zustands- oder Bedingungsrelation dynamischer Natur entgegentritt[2], die zwischen nicht nervösen Zellen z. B. im Zellverband eines Flimmerepithels, als auch speziell zwischen Nervenzellen und rezeptorischen oder effektorischen Elementen im weitesten Sinn des Wortes besteht.

Als morphologischer Ausdruck der Zellbeziehung tritt neben dem einfachen Kontakt die Verbindung durch Plasmabrücken auf, und von hier führen kontinuierliche Übergänge zu den *Syncytien und Plasmodien*[3]. Alle diese Plasmodesmen sind ein Ausdruck dafür, daß den Intercellularsubstanzen kein Vermögen zur Erregungsleitung zukommt. Der Zellbegriff, gefaßt als Territorium von unveränderlicher Wechselbeziehung zwischen Genom und einem bestimmten Cytoplasmakomplex, wird freilich durch das Auftreten von Zellbrücken nicht aufgehoben. Wenn wir sehen, wie in einer Fibrocytenkultur eine Zelle, die sich zur Mitose anschickt, aus dem gemeinsamen Verband ausschert, sich abrundet und isoliert, dann wird die latente Autonomie bestimmter Territorien, die selbst noch Synzytien dieser Prägung zu eigen ist, offensichtlich.

Solche Art von Autonomie ist also nicht an das Auftreten von lichtmikroskopisch sichtbaren „Zellgrenzen" gebunden. Es bleibt eine offene Frage, in welchem Grad sie in Symplasmen höherer Organisationsstufen, etwa in der quergestreiften Muskelfaser oder im Herzmuskel erhalten bleibt. Diesem Problem ist auch nicht mit dem alten Begriff der *Energide* — einem nur funktionell aber nicht morphologisch abgegrenzten Cytoplasmaareal mit zuständigem Kern — beizukommen, das der Botaniker SACHS zur Rettung der Bausteintheorie entwickelt hat, da es unklar bleibt, ob die hier vielfach durch Amitose entstehenden Kerne das gesamte Genom enthalten und damit gleichwertig sind[4]. Wir müssen wohl damit rechnen, daß der hochspezialisierten Leistung dieser Formstufen eine im einzelnen modifizierte Organisation ihres Plasmakörpers entspricht.

2. Bilder von der Organisation der Zelle.

Die unterschiedlichen Modelle zur Interpretation der Zellorganisation, die sich in 100 Jahren Zellforschung abgelöst haben, unterliegen dem gleichen Struktur-

[1] BALLAUF 1949. [2] v. TSCHERMAK 1924. [3] STUDNIČKA 1929. [4] v. BERTALANFFY 1932.

wandel wie der Zellbegriff. Der ursprünglich additive Gesichtspunkt der Betrachtung wird allmählich durch Auffassungen verdrängt, die mehr oder weniger, bewußt oder unbewußt, die Systemeigenschaft der Lebensvorgänge und ihre Gesetzlichkeit zum führenden Gesichtspunkt der Theorienbildung machen. Andere Momente kommen hinzu und geben ein mannigfaltiges Kolorit, vor allem der Umstand, daß die Cytologie schon frühzeitig dazu neigt, die Ebene streng morphologischer Betrachtung zu verlassen und innige Beziehungen zu Nachbarwissenschaften, wie der Genetik und der physikalischen Chemie, zu knüpfen. Auf wenigen Gebieten hat solche unbekümmerte Grenzüberschreitung so bedeutsame und für die Entwicklung der Grundprobleme revolutionierende Folgen gehabt.

Das Problem der Zellorganisation ist untrennbar mit der Frage nach der Struktur und dem Wesen des Protoplasmas verknüpft. Deshalb genügten die Tatbestände, die eine lichtmikroskopische Analyse mit den einfachen und nicht immer kritisch gehandhabten technischen Mitteln der Frühzeit aufdecken konnte, trotz ihrer bewundernswerten Vielseitigkeit nicht, um zu einer zwingenden Konzeption vorzudringen. Die auf diesem Boden auftauchenden *Netz-, Faden-, Granula- und Wabentheorien* von einer lichtmikroskopischen Elementarstruktur des Protoplasmas[1] beruhen vorwiegend auf der Auswertung von fixierten und gefärbten Präparaten und von Strukturmodellen. Sie alle waren für die Weiterentwicklung der Cytomorphologie insbesondere der klassischen Methoden des Fixations-Färbungsbildes von außerordentlicher Bedeutung. Aber ihre Überzeugungskraft begann schnell abzublassen, als eine kritische Nachprüfung am lebenden Objekt weder das ausschließliche Vorkommen noch die Beständigkeit einer dieser Strukturen nachzuweisen vermochte. So kam es, daß eine Zeit, welche der Zelle die Bedeutung eines Elementarorganismus zuschreiben zu müssen glaubte, nicht der Versuchung widerstehen konnte, unterhalb dieser Formstufe nach neuen individualisierten Lebenseinheiten, nach Atomen des Lebens, zu suchen. Schon in der Glanzzeit des Darwinismus waren im Rahmen vererbungstheoretischer Vorstellungen unsichtbare hypothetische Lebenseinheiten aufgetaucht. Diese Kette von *Metabionten* reißt nicht ab von den Gemmulae DARWINs, den Plastidulen HAECKELs, den Pangenen von DE VRIES, bis zu den Biophoren von WEISMANN und den Bioblasten von O. HERTWIG (1892). Und als man zum ersten Male die sichtbare Struktur aus der unsichtbaren hervorwachsen ließ, schlossen sich diesen Gespenstern die Plasomen von WIESNER und die Protomeren von HEIDENHAIN an. Noch ALTMANN (1894) sah in der Zelle eine Kolonie granulärer Einzelwesen „mit eigenartigen Gesetzen ihrer Kolonisation". Hier enthüllt sich eine atomistisch denkende Biologie, die ausschließlich von summativen Gesichtspunkten an die Erscheinungen herantrat. Sie mußte zwangsläufig von mikroskopischen Beobachtungen aus auf dem Weg spekulativer Übertreibung zu submikroskopischen Lebenseinheiten gelangen.

Einen besonderen Rang in der Geschichte der Cytologie nimmt die *Protomerentheorie* von M. HEIDENHAIN ein, da sie in den weitgespannten Rahmen einer Theorie genetischer Systeme eingegliedert ist und so als Abschluß eines wohldurchdachten Stufenbaus von vielfältig sich überlagernden Formwerten erscheint. Jetzt wird die *Teilungshierarchie* bis weit in den submikroskopischen Raum vorgetrieben, und die Zelle so wie der vielzellige Organismus nach dem Wiederholungsprinzip aus kleinsten Lebenseinheiten aufgebaut. Der bedeutsamste Einwand gegen diese Lehre, die nicht auf dem Boden induktiver Forschung gewachsen ist, gilt der Autonomie der Protomeren. Tatsächlich gibt es bis heute keine zwingende

---

[1] HEITZMANN 1873, FROMMANN 1875 und LEYDIG 1885, FLEMMING 1882, ALTMANN 1890, BÜTSCHLI 1892.

Erfahrung, die zur Protomerentheorie nötigte[1]. Vor allem zwingt nichts zu
der Annahme, daß das mögliche Strukturminimum, das im strömenden Plasma
verwirklicht sein dürfte, bei Teilkörpern erreicht ist, die der Definition der
Protomeren entsprechen.

Die Konzeption submikroskopischer Teilkörper hat viel suggestive Kraft bei
der weiteren Ausgestaltung des Bildes von der Zellorganisation entfaltet, und
darin liegt ihre geschichtliche Bedeutung. Die fortschreitende Kenntnis von den
Vorgängen beim Kernwachstum und der Kernteilung hat inzwischen erwiesen,
daß die *Teilungshierarchie* weiter reicht und erst bei Makromolekülen vom Typus
der Gene ihr Ende findet. Schon in den Anfängen dieser Forschungsrichtung kam
G. HERTWIG (1929) zu der kritischen Feststellung, daß Teilkörper nicht lebende
Autonome, nicht selbsterhaltungsfähig sein können, daß vielmehr die Zelle allein
„der einzig wirklich lebende Teilkörper" sei. Für ihn spitzt sich das Problem der
Organisation der Zelle, die immer „Artzelle" im Sinne von O. HERTWIG ist, auf
die Frage zu, was hier Teilkörpermaterial, und was paraplasmatisches, ergasti-
sches Material sei, und wie sich die submikroskopischen Elementarbestandteile
dieser Materialien zur mikroskopisch sichtbaren Struktur der Zelle zusammen-
fänden.

Solche Theorie von der Organisation der Zelle und der lebenden Masse war
mehr ein Programm als ein Abbild der lebendigen Wirklichkeit. Doch trägt diese
Zelle schon *Systemcharakter*, denn sie repräsentiert nicht nur die Art. Auch die
Protomeren, die sich in ihrem Gefüge verstecken sollen, sind in ihrer Reaktionsweise systembedingt. Es wird nicht mehr der immer wieder mißlungene Versuch
gemacht, in der Zelle lebende Anteile von leblosen zu unterscheiden, und alles
in die Einheit des Autonoms einbezogen. Freilich mußte die Frage, ob sich die
Zellorganisation nach dem Schema einer modifizierten Protomerentheorie auf-
gliedern ließ, zunächst offen bleiben. Die Zellphysiologie, die sich damals ernstlich
mit der Realität der submikroskopischen Strukturen zu beschäftigen begann,
war unter dem Eindruck kolloidchemischer Betrachtung längst zu gänzlich
anderen Vorstellungen gekommen. Hier war das Protoplasma zu einem komplex-
dispersen System, einem *Polydispersoid* mit granulärer Basis, also einem flüssigen
Gemisch seiner verschiedenen Bausteine geworden, und die Zellorganellen fanden
ihre morphologische Abgrenzung durch die Annahme einer allgemeinen Plasma-
heterogenität, durch die Phasengrenzen von bestimmter elektiver Permeabilität,
Adsorption und Ladung bedingt sein sollten[2].

Lange Zeit haben diese beiden nicht vereinbaren Wunschbilder ihre unent-
behrliche Rolle beim Fortgang der Forschung gespielt. Allmählich ist jedoch
deutlich geworden, daß die Organisation der Zelle nicht ohne tiefere Einsicht in
ihre Systemgesetzlichkeit erfaßt werden kann. Zu dieser Erkenntnis haben neben
der Überzeugungskraft neuer Theoreme der Biologie die faktischen Ergebnisse
der Einzelforschung in der Cytogenetik und Zellphysiologie wesentliche Antriebe
geliefert. Wenn es heute möglich ist, wenigstens in Umrissen ein neues und
treffenderes Bild von den konstitutiven Zusammenhängen im lebenden System
der Zelle und damit vom Wesen ihrer Organisation zu entwerfen, so verdanken
wir dies nicht zuletzt auch einem grundsätzlichen *Wandel der allgemeinen Prinzipien cytologischer Betrachtung*. Die Zellforschung ist heute unverkennbar in
einen neuen Abschnitt ihrer Entwicklung eingetreten. Färbung und Inhalt alt-
ehrwürdiger Begriffe wandeln sich unter unseren Augen. Denn die Voraussetzungen, unter denen die Erscheinungen im ständigen Fluß der Problematik
gedeutet werden, sind unter dem Zwang neuer Befunde und Betrachtungsweisen

---

[1] ZEIGER 1943.   [2] v. TSCHERMAK 1924.

andere geworden. Wir kleiden dieses Phänomen in die Formel vom Gegensatz
zwischen autonomer und physikalisch-chemischer Cytologie und wollen versuchen, über einige historische Perspektiven diesen Strukturwandel aufzuzeigen.
Dabei wird sich auch das neue Bild von der Organisation der Zelle enthüllen.

3. Autonome und physikalisch-chemische Cytologie.

Die Cytologie als Wissenschaft von der Organisation der Zelle war von Haus
aus strenge Morphologie, eine *Morphologie der Lebensbekundung* im Bereich der
Zelle, und die morphologische Erfassung des Protoplasmas und der Zellorganelle
war erstaunlich lange an die klassischen Methoden des histologischen Präparates
gebunden. Nach Problemstellung, Methodik und Begriffsbildung durchaus
autonom, hielt sich diese Cytologie an die Möglichkeiten und Grenzen, die ihr
durch das Lichtmikroskop gezogen waren, und suchte, die Lebensvorgänge in
der Zelle aus den sichtbaren Strukturveränderungen nach eigenen Begriffen kausal
zu erklären[1]. Über die epochale Reihe ihrer Begründer führt ein langer und müh-
seliger Weg zu M. HEIDENHAIN, der in „Plasma und Zelle" diese Arbeitsweise
aufs Eindrucksvollste vorführt und ihre Leistungsfähigkeit an dem gesamten,
damals bekannten Beobachtungsgut veranschaulicht. Man beschränkte sich auf
die visuellen Grundphänomene und suchte durch einen systematischen Vergleich
von verschiedenen Zustandsbildern bestimmter Strukturen bei physiologisch
einigermaßen definierten Zuständen ihre spezifische Funktion abzuleiten. So
lassen sich fibrilläre Strukturen als statische, als kontraktile, als erregungsleitende oder gar als sekretorisch bedeutsame Elemente darstellen. So lassen sich
Zentrosome als Kinozentren für die Steuerung der Chromosomenbewegung auffassen und Kinozentren anderer Art aus ihnen ableiten. Hier wird ein Stemm-
körper unerläßlich für den Mechanismus der Diakinese, und bestimmte Funktionen werden auf die Mitochondrien oder den Golgi-Apparat oder noch kleinere
Gebilde an der Grenze mikroskopischer Sichtbarkeit übertragen. Kurzum, die
autonome Richtung in der Cytologie, die ihre Blüte um die Jahrhundertwende erreichte, spannte die Lebensabläufe in ein System von eigenständigen, meist biologisch gefärbten Begriffen und ließ sie sich in einem harmonisch gefügten Wir-
kungsverband von mikroskopischen Formteilen vollziehen. Die Vorstellungswelt
dieser älteren Cytologie ist statisch und korpuskular. Ihre Nomenklatur symboli-
siert dies auf Schritt und Tritt. Wie die Himmelskörper im leeren Raum so
schweben diese Formteile im Kosmos der Zelle, eingebettet in einer mikroskopisch
nicht weiter auflösbaren Masse. Physikalische oder chemische Gesichtspunkte
spielen nicht selten, aber doch nur in allgemeinen Hinweisen eine Rolle; zum
Wesen dieser Art von Analyse gehören sie nicht.

Zweifellos bietet ein solches Verfahren die Vorteile der Denkökonomie[1]. Man
kann Beobachtungen verhältnismäßig leicht entsprechenden Begriffen unter-
ordnen, und diese selbst (Cytoplasma, Cytozentrum, Chromatin, Chromosomen,
Granula, Fibrillen usw.) sind in einer langen historischen Entwicklung eingehend
geprüft und abgeklärt worden. Da die Begriffsbildung selten die organismische
Ebene cytologischer Betrachtung verläßt, so hat diese Art von kausaler Analyse
das Gefühl der Sicherheit, Genauigkeit und Klarheit vermitteln können. Auf ihr
ruhen die unverrückbaren Grundlagen biologischer Strukturforschung.

Tatsächlich haben jedoch die autonom-cytologischen Grundbegriffe bei logi-
scher und kritischer Verwendung in der Theorienbildung nur die Bedeutung von
Integralzeichen für zahlreiche Veränderliche der funktionellen Beziehungen, wie
PÉTERFI es formuliert. Vor dem Einbruch anderer Betrachtungsweisen konnte

---

[1] PÉTERFI 1937.

man sie nicht weiter bestimmen, und man wollte dies auch nicht. Denn wurde auf solche Weise irgendein physiologischer Vorgang auf die Wirkung der Chromosomen, der Zentrosomen, der Neurofibrillen oder was es auch sei, zurückgeführt, so bedeutete dies, daß man eine weitere Analyse dieser Gebilde nicht für die eigentliche Aufgabe cytologischer Forschung hielt, auch wenn man die Notwendigkeit einer Bausteinanalyse und einer physikalisch-chemischen Betrachtung der Erscheinungen zugab.

Ein völlig anderes Gesicht erhält jedoch diese Cytologie, wenn sie nicht im Geist einer generalisierenden Induktion gehandhabt wird, sondern sich auf die *Abwege einer deduktiven Teleologie* begibt. In einer voreiligen Verallgemeinerung machen sich dann gewisse Grundbegriffe, etwa der der Teilkörper, wie er uns in der Protomerentheorie entgegentritt, allzu selbständig und färben sich in einem apriorischen Sinn. Es ist irrelevant, ob man zu solchen Begriffen auf dem Weg der Induktion oder durch naturphilosophisches Denken gelangt. Sind sie einmal geschaffen, so reißen sie bei der Erklärung der Erscheinungen die Führung an sich. Denn aus ihrem Inhalt kann all das abgeleitet werden, was man zur Beweisführung braucht. Hier wird die Cytologie schließlich zu einer Mythologie der Zelle und ihre Organellen zu mikroskopisch kleinen Demiurgen, welche die Abläufe in ihr lenken. M. HARTMANN hat eine treffende Charakteristik der methodischen Struktur solcher Versuche und ihrer Unzulänglichkeiten gegeben.

Im Wesen der autonomen Forschungsrichtung liegt eine gewisse *Überwertung der Formkonstanz.* Selbst bei einem umfassenden Geist wie HEIDENHAIN geht noch alles Lebendige als korpuskulare Form aus eben solchen Formen hervor, denen das Leben inhärent ist. So wird eine statische Ordnung korpuskular gedachter Metabionten, aber auch die Atomisierung des Wachstums und der Entwicklung durch sprunghafte Vermehrung sich spaltender „Teilkörper" zum Fazit eines Denkens, das streng im Gestaltlichen wurzelt und sich in großartiger Weise darin erschöpft.

Auch von der Methodik her hat die charakteristische Grundhaltung der älteren Cytologie entscheidende Antriebe erhalten. Es ist kein Zufall, daß die Blütezeit der autonomen Richtung mit der Entfaltung und Differenzierung der histologischen Technik zusammenfällt. Ihre wesentlichen Entdeckungen gehen auf die Auswertung von Fixations-Färbungsbildern zurück, und die zwangsläufige und häufig kritiklose Verknüpfung von nur färberisch darstellbaren Elementen, deren vitale Realität nicht immer aufgeklärt werden konnte, mit einer bestimmten biologischen Bedeutung hat vielfach solchen Befunden bei der Theorienbildung ein allzu selbständiges Dasein verliehen. Diese Tendenz kommt auch in modernen Arbeiten über Zellorganellen, die zu den besten Leistungen auf diesem Gebiet gehören, noch unverkennbar zum Ausdruck, und bei einer Beschränkung der Strukturforschung auf den lichtmikroskopischen Raum kann das auch kaum anders sein.

Die Erkenntnis der konstitutiven Zusammenhänge im lebenden System der Zelle, eine Einsicht in die ihnen zugrunde liegenden Gesetzmäßigkeiten ist jedoch nur durch eine Analyse möglich, die nicht an der Auflösungsgrenze des Lichtmikroskopes haltmacht. Schließlich ist *Sichtbarkeit kein Kriterium für Struktur.* Dem nur im Mikroskop Sichtbaren steht man nicht viel anders gegenüber wie einem Stern, den man nicht betreten kann. Auch führt jede morphologische Begriffsbildung früher oder später zu physiologischen Erwägungen und damit zu kausalen Problemstellungen. So wird die Entstehung der historisch jüngeren Forschungsrichtung verständlich, welche die Lebenserscheinungen in der Zelle von den chemischen und physikalischen Gegebenheiten aus zu klären versucht. Sie war schon lange vor der Jahrhundertwende in der Richtung einer tiefer greifenden Strukturanalyse vorgezeichnet. Aber weder Nägeli, der auf Grund polarisationsoptischer Untersuchungen seine *Mizellartheorie* entwickelt hatte, noch Bütschli, der als erster systematisch Strukturmodelle des Protoplasmas aufbaute, fanden nennenswerte Resonanz. Der unvergleichliche Siegeszug der mikroskopischen Technik war nicht aufzuhalten. Bezeichnend für das geringe Interesse an der Fortentwicklung dieser ersten Ansätze einer physikalisch-chemischen Cytologie ist die Tatsache, daß die Entdeckung der Form- und Eigendoppelbrechung vieler biologisch wichtiger Gele durch Ambronn bis zu seinem 1927 erfolgten Tod so gut wie unbeachtet blieb. Und als das Ultramikroskop, mit welchem damals die Kolloidchemie die Morphologie der Sole zu erforschen begann, für die Strukturforschung im Bereich der Zelle nur Enttäuschungen brachte, waren manche sogar geneigt, wesentlichen Zellbestandteilen, wie dem Kern oder dem Hyaloplasma, eine echte Feinstruktur abzusprechen.

In diesem einer vertieften Strukturforschung wenig günstigen Klima haben die bedeutenden Impulse, die zu jener Zeit von den Fortschritten und Ergebnissen der Physiologie ausstrahlten, unter der Führung von J. Loeb, Fr. Lillie, R. Höber, O. Warburg u. a. zur Entfaltung der *Zellphysiologie* geführt. Diese Forschungsrichtung unterscheidet sich grundsätzlich von der physikalisch-chemischen Cytologie, indem sie die Lebensabläufe in der Zelle ohne Berücksichtigung ihrer Feinstruktur auf elementare physikalische und chemische Vorgänge zurückzuführen sucht. Sie ist in wesentlichen Teilen physikalische Chemie der Zelle und operiert mit einem aufs Äußerste vereinfachten Zellmodell, das in seiner morphologischen und organisatorischen Dürftigkeit an Vorstellungen erinnert, wie sie in der Cytologie vor 100 Jahren herrschend waren. Zur Erklärung intrazellulärer Stoffwechselvorgänge benötigt man selbst dieses nicht.

Die Spaltung der physikalisch-chemischen Zellforschung und das Aufkommen einer ganz auf Physik und Chemie begründeten Zellphysiologie hat den historischen Gang der Strukturforschung und damit die *physikalisch-chemische Cytologie* nachhaltig beeinflußt. Unter dem Eindruck der außerordentlichen Erfolge, die mit streng physiologischen Methoden ohne Rücksicht auf die feinere Organisation der Zelle bei der Erklärung normaler und pathologischer Lebenserscheinungen erzielt wurden, war die Anteilnahme an einer weiteren Aufklärung der Zellstrukturen erheblich zurückgegangen. Wenige Außenseiter, die ihrer Zeit mit bedeutenden Ergebnissen vorauseilten, blieben unbeachtet. Namhafte Cytologen, wie A. Carrel und A. Fischer, sahen die Aufgabe der Cytologie nicht mehr in der Aufklärung von Strukturfragen, sondern in der Erforschung der Dynamik der Lebenserscheinungen mit den Mitteln der Physik und Chemie. Die Lücke, die zwischen der Größenordnung zellphysiologischer, also molekularer Abläufe und der cytologischer Strukturen klaffte, schien unüberbrückbar.

Viele und unterschiedliche Kräfte haben in den letzten 20 Jahren diese eigentümliche Situation der Zellforschung gewandelt. Zum Teil entstammen sie der innigen Berührung mit den Grenzgebieten der exakten Naturforschung, zum Teil der fortschreitenden Erhellung des spezifischen Ordnungsgefüges organischer Systeme, also dem Bereich der theoretischen Biologie. Sie können hier nicht in ihrer ganzen verwirrenden Mannigfaltigkeit geschildert, sondern nur in bezug auf die entscheidende Wendung der Problemstellung und die daraus sich ergebenden Konsequenzen umrissen werden.

Wenn die moderne Cytologie Statik und Dynamik der Feinstrukturen von physikalischen und chemischen Gesichtspunkten zu ergründen versucht, so ist der führende Gesichtspunkt dieser Analyse die Erkenntnis, daß die lichtmikroskopischen *Plasmastrukturen Ausdruck molekularer Ordnung* sind. Das wurde erst zwingend deutlich, als jene Kluft zwischen molekularer und cytologischer

Größenordnung durch die Ergebnisse der Kolloidchemie, die Konstitutionsaufklärung der hochpolymeren und anderer Naturstoffe[1] und eine differenzierte
polarisationsoptische Analyse von Zell- und Gewebselementen, um die sich
W. J. Schmidt besonders verdient gemacht hat, mit einer neuen Welt von
Formen und Strukturen und so mit morphologischer Substanz gefüllt werden
konnte. Stand die Cytologie bis dahin einsam am Ende einer Hierarchie von
morphologisch-biologischen Disziplinen, so war sie nun eingereiht in ein Reich
der Morphologie, das in wohlbegrenzten Stufen abwärts bis zur Molekularmorphologie und damit bis zur Energetik führt.

Nicht hoch genug kann die *Bedeutung der Kolloidchemie* für diese Wandlung
gewertet werden. Sie hat in ihrer systematischen Anwendung auf zellphysiologische und strukturelle Probleme eine Fülle von Modellvorstellungen und ein
Denken in solchen Modellen[2] angeregt, an dem sich die Problematik entzündet und
zu experimentell prüfbaren, also wirklich fruchtbaren Hypothesen geführt hat. Es
sei nur erinnert an die Probleme der Naturtreue cytologischer Dauerpräparate und
die Frage nach dem Zusammenhang zwischen der Wirklichkeit lebender Substrate
und ihrer Veränderung durch Fixation und Färbung. Hier liegt ein Fragenkreis
von entscheidender Bedeutung für die Wertung unzähliger Befunde vor. Seine
grundsätzliche Klärung war erst möglich, als man gelernt hatte, mikrotechnische
Reaktionen als Kolloidphänomene zu deuten[3], und die so gewonnenen Gesichtspunkte haben die Methodenkritik belebt und zu einem außerordentlichen Aufschwung der vitalen Untersuchungsmethoden und ihrer fortschreitenden Bereicherung geführt. Noch bedeutsamer ist die Feststellung, daß der Durchbruch zu
einer *submikroskopischen Morphologie* sich nicht zuletzt aus den Unzulänglichkeiten
der kolloidchemischen Interpretation bestimmter Erscheinungen ergab.

Wenn auch über die Gelnatur vieler, besonders fibrillärer Plasmastrukturen
kein Zweifel sein konnte, so hat doch die Kolloidchemie das Hyaloplasma, also
die labilste Zellkomponente, lange Zeit als ein flüssiges Gemisch seiner Bausteine,
als ein Polydispersoid ohne jede Struktur im üblichen Sinn des Wortes betrachtet.
Die Unmöglichkeit jedoch, die bekannten optischen und physikalischen Eigentümlichkeiten des Plasmas mit einer solchen Annahme in Einklang zu bringen,
bewies, daß diese Probleme nicht mit den Mitteln der klassischen Dispersionslehre zu bewältigen waren. Hier liegen die Wurzeln zur Konzeption der *Haftpunkttheorie* durch Frey-Wyssling[4]. Dieses ungemein anschauliche, wenn auch
keineswegs verifizierte Modell einer Plasmastruktur bindet die morphologische
Organisation der Zelle ganz allgemein an Plasmagele, also an eine spezifische
räumliche Ordnung, und die Dynamik des Zellgetriebes und ihr morphologisches
Abbild wird hier von der Gel-Sol-Umwandlung, also einem Nacheinander, aber
auch einem Nebeneinander dieser beiden Zustandsformen beherrscht.

Das entscheidend Neue ist der dynamische Charakter dieses Strukturmodelles,
denn er liefert einen neuen Aspekt zu dem Problem: *Struktur und Funktion im
Bereich der Zelle.* Der vieldeutige Begriff der Funktion wird in der Cytologie
meist im landläufigen Sinn von „physiologischer Funktion" benutzt, die Struktur
also relativ stabil gedacht. Es ist häufig genug auf den unbestreitbar anthropomorphen Charakter dieser Unterscheidung hingewiesen worden, die letzten
Endes einer maschinellen Auffassung des Organismus entspringt. Während diese
Begriffe nun im lichtmikroskopischen Bezirk sich noch relativ scharf gegenüberstehen, wird ihre Unterscheidung im molekularen Bereich, im Gebiet stereochemischer Gegebenheiten, bis zu denen die Haftpunkttheorie hinabsteigt, mehr

---

[1] Staudinger 1947.   [2] Hofmeister 1901.   [3] Zeiger 1938.
[4] Siehe den Beitrag von Frey-Wyssling.

als fragwürdig. In einem System ständig wechselnder „Haftpunkte" läßt sich nicht mehr eindeutig bestimmen, was Struktur, also räumliches Gefüge von einiger Beständigkeit, und was „Funktion", d. h. hier chemischer Prozeß und Wandel, ist. In dieser Dimension wird deutlich, daß der organisierte Träger des Lebens, der unmittelbar als ein ganzheitliches Gefüge von Bausteinen empfunden wird, ebenso überzeugend eine Integration aller Vorgänge ist, die sich an und in ihm vollziehen und den dynamischen Zustand des Ganzen bedingen. Wenn sich aber in diesem Bereich die Struktur nicht mehr von der Funktion, und die Funktion nicht mehr von der Struktur trennen läßt, dann kann das Organisationsprinzip der Zelle schlechthin nur ein dynamisches sein, und die Aufrechterhaltung dieser dynamischen Organisation muß als wesentliches Charakteristikum des Lebendigen gelten.

Damit ist die Strukturforschung zu den gleichen Zusammenhängen vorgestoßen, die als *Theorie vom dynamischen Gleichgewicht und der strukturbildenden Ordnung in stationären Abläufen* in den Forschungen v. Bertalanffys ihre systematische Grundlegung und Durchführung gefunden haben[1]. Von diesem Blickpunkt aus ergibt sich die Möglichkeit, zu einem neuen Strukturbegriff vorzudringen, der der charakteristischen Zustandsform der Zelle und lebender Systeme überhaupt gerecht wird. Als Beharrendes erscheint hier nicht mehr eine feste Struktur, sondern die Gesetzlichkeit des in sich regulierten stationären Ablaufes. Im fortlaufenden Strom dieses Geschehens sind Strukturen für den menschlichen Maßstab lang ausgedehnte und langsam ablaufende, Funktionen aber unverhältnismäßig rasche Prozesse, die ersteren supponiert erscheinen.

Struktur ist also Symbol für die Ordnung im Strom der Geschehnisse und das harmonische Ineinandergreifen der Abläufe. Es fragt sich, was eine *dynamische Auffassung der Struktur* für die Klärung des Problems: Form und Funktion zu leisten vermag. W. Roux nannte biologische Funktion eine „Leistung, welche dem Ganzen nützt", er sprach auch von einer „Verrichtung für das Ganze". Danach ist Funktion nicht schlechthin identisch mit Teilvorgängen, wie sie die Physiologie isoliert und in elementare chemische und physikalische Prozesse aufzulösen versucht, sondern das, was der Erhaltung des nächst höheren Systems und damit dem Ganzen dient. Im Stufenbau des Organismus erscheint dem Betrachter das jeweils höhere Glied als das zu erhaltende, stabile, es schließt in sich die Dynamik seiner Strukturen. Eine Zelle erscheint ruhend in bezug auf den Strom der Stoffe, der sie durchfließt, ruhend im Auf und Ab ihrer Strukturen, ein Organ ruhend in bezug auf den Wechsel seiner Zellen. Das höhere System erhält sich dynamisch durch den Wechsel seiner Glieder. Je höher das System, um so träger, je niedriger, um so rascher der Fluß dieses Geschehens. Im Bereich der Zelle und des Protoplasmas wird deshalb der dynamische Charakter der Strukturen besonders deutlich. Hier fällt das Problem der strukturellen Ordnung mit dem seiner Erhaltung im stationären Zustand, im „Fließgleichgewicht" zusammen[2].

Bei einer dynamischen Auffassung wird die hierarchische Ordnung zu einer Ordnung stationärer Abläufe. Benninghoff hat in einer bedeutsamen Analyse zu zeigen versucht, daß der *Schnitt zwischen Form und Funktion* zwischen dem höheren, zu erhaltenden System und dem Erhaltungsgeschehen liegen muß. Dort, wo im gestuften Bau des Organismus der Strom der Abläufe sich sprunghaft verlangsamt und sich nicht mehr beschleunigen läßt, da erscheint die Form, die Struktur als das relativ Beharrende, das Quasistationäre, wo er sich steigert

---

[1] Wie weit die Desoxyribonucleinsäure diesem Gleichgewicht entzogen ist, siehe im Beitrag von Friedrich-Freksa.

[2] v. Bertalanffy 1949.

und auch noch beschleunigt werden kann, da sprechen wir von Funktion. Auch bei konsequent dynamischer Betrachtung bleibt also der Formbegriff erhalten. Der Stufenbau der nur formhaft erscheinenden Systeme erweist sich bei tieferer Durchdringung sogar reicher als jener der dynamischen Systeme. So ergeben sich Formprobleme, an welchen die übliche dynamische Betrachtung versagt[1].

Wird die Feinstruktur der Zelle als dynamisches Phänomen interpretiert, so müssen sich notwendig auch Beziehungen zum Stoff- und Energiewechsel und damit weitere grundsätzliche Einsichten in das Wesen dieser Struktur ergeben. Die Zellphysiologie hat klargestellt, daß die *Strukturerhaltung* die ständige Bereitstellung von Energie erfordert. Nicht nur der physikalische Zustand der Strukturträger wird durch den Energie liefernden Stoffumsatz in einem dynamischen Gleichgewicht erhalten. Auch ihr chemischer Aufbau unterliegt, wie die Isotopenmethode gezeigt hat, einem intensiven Wandel, und dieser Baustoffwechsel erfordert ebenfalls Energie. Eine lebensfähige und damit leistungsfähige Feinstruktur kann also in diesem Zustand nur durch das Stoffwechselgeschehen selbst erhalten werden[2]. Über diese allgemeinen Einsichten hinaus hat in jüngster Zeit die Entwicklung spezieller cytochemischer Methoden[3] und die Zellzerlegung mit Hilfe der Ultrazentrifuge die *Lokalisation der Enzymsysteme in der Zelle* ermöglicht und ihre Bindung an bestimmte Strukturen nachgewiesen[4]. Hier ist es also jetzt zum engsten Kontakt zwischen Zellphysiologie und Strukturforschung gekommen, und hier wird in Zukunft einer der Schwerpunkte der Zellforschung liegen.

Überblicken wir die derzeitige Lage in der Cytologie, so scheint es heute nicht mehr unmöglich, sie „in Physik und Chemie aufzulösen", was vor nicht zu langer Zeit noch ernstlich bezweifelt wurde. Um so bedeutungsvoller wird die alte und oft gestellte Frage, ob so etwas zweckmäßig sei. Es ist inzwischen klar geworden, daß die *physiologische Spezifität von Zellstrukturen* im lichtmikroskopischen Bereich nicht oder nicht einwandfrei ermittelt werden kann. Die nach unten hin zunehmende Einförmigkeit der Bildelemente macht das unmöglich. Wer einmal das Strukturbild einer markarmen Nervenfaser und das eines Heliozoenaxopodiums und ihre verblüffende Ähnlichkeit gesehen hat, der wird daran nicht mehr zweifeln. Zudem hat die Elektronenmikroskopie gezeigt, daß Strukturen von relativ hoher Formbeständigkeit, wie Cytoplasmafibrillen, Mikrosomen u. a. in die submikroskopische Region hinabreichen. Es gibt keinen triftigen Grund, diese Gebilde nicht dem Gebiet der Cytologie zuzuordnen. Man kann wohl die morphologischen Wissenschaften in einer hierarchischen Reihe nach Gegenstand, Untersuchungsmittel und spezifischer Größenordnung begrenzen. Wenn jedoch die Cytologie die Wissenschaft von der Organisation der Zelle ist, dann wird sie sich nicht an formale Einteilungen halten dürfen, die ihrem Wesen widersprechen.

Diese Organisation stellt sich uns im Augenblick ganz gewiß anders dar als im Bild eines statisch gedachten Ordnungssystems von korpuskularen „Teilkörpern" verschiedener Rangordnung und ihrer Aggregation mit anderen Bestandteilen. Teilkörper in diesem Sinne gibt es in der Zelle nicht. Sie erscheint uns vielmehr als *autonomes Stoffsystem*. Stoffschranke und Stoffverkehr unter einer bestimmten Wahlordnung kennzeichnen dieses System und sind Ausdruck seiner arteigenen Lebensbekundung. Die Erhaltung seines quasistationären Zustandes ist einer hierarchisch gegliederten Folge von *Aktionszentren des Stoff- und Energiewechsels* zugeordnet[5], die von verschiedener Größe und Gestalt aus dem submikroskopischen Bereich emporsteigen und durch ihre raum-zeitliche Abgrenzung

---

[1] Benninghoff 1935/36.   [2] Netter 1949.
[3] Glick, D. 1949, Gomori 1952, Lison 1953, Pearse 1953.
[4] Bradfield 1950, Lang 1951.   [5] Zeiger 1952.

das Strukturbild der Zelle und seinen Wandel prägen. Durch die Koppelung charakteristischer Enzymsysteme an bestimmte Zellstrukturen sind spezifische Stoffwechselvorgänge in der Zelle lokalisiert, und es läßt sich eine physiologisch-chemische Rangordnung ahnen, die vom labilen Hyaloplasma, in dem konstante Strukturbedingungen nicht festgelegt erscheinen, über die submikroskopischen Substrate von Mikrosomen und Cytoplasmafibrillen und die Mitochondrien bis zu den genabhängigen Steuerzentren im Kernraum führt, von wo aus die Protein-synthese induziert wird, und damit die zellspezifischen Abläufe der Gestaltungs-, Erhaltungs- und Betriebsfunktionen ihre Impulse erhalten. Die Rangordnung dieser Organellen, deren Zusammenspiel nur eine Systembetrachtung erschließt, erweist sich auch an ihrer Größe, Beständigkeit, Strukturlabilität und der zunehmenden Verwicklung ihrer Organisation. Von hier aus ergeben sich schließ-lich Ansätze zu einem Eindringen in das Wesen der Spezifität von hochdifferen-zierten Zellen und Symplasmen und ihre morphologische Eigenart.

Eine chemisch und physikalisch orientierte Betrachtung der strukturellen Gegebenheiten im Bereich der Zelle, wie sie sich angebahnt hat, mag im Augen-blick nützlich erscheinen. Sie führt jedoch zwangsläufig zu neuer Problematik. Die ältere Cytologie hat den sichtbaren und anschaulichen Bereich der Erschei-nungen nie verlassen. Die physikalisch-chemische Cytologie sucht die Verbindung zur molekularen Ebene der Betrachtung, wie sie dem Biochemiker, dem Zell-physiologen und dem Protoplasmatiker geläufig ist. Beides sind völlig verschie-denartige Gesichtspunkte. Wie sich gezeigt hat, ist es verhältnismäßig leicht aus der lichtmikroskopischen Phänomenologie kontinuierlich zur molekularen Ebene hinabzusteigen. Aber gibt es auch einen Rückweg aus den Bezirken physikalisch-chemischer Beschreibung elementarer Teilvorgänge zum Ausgangspunkt, den biologischen Phänomenen? In einem lebenden System scheint das Teilgeschehen vom Ganzen her bestimmt. Sicherlich wird es nur vom Ganzen aus verständlich. Umgekehrt wird das Verhalten eines Systems nur dann aus seinen Gliedern erklärbar, wenn die Gesamtheit der zu diesem System vereinten Teile und die zwischen ihnen herrschenden Beziehungen bekannt sind. Die konstitutiven Zusammenhänge in der Zelle als Lebenseinheit sind nun einmal biologischer Natur. Wenn es hier erlaubt ist, die Sprache der Stratifikationstheorie zu benutzen[1], dann herrschen hier nicht nur die Kategorien der unbelebten Natur, und damit erhebt sich die Frage, ob eine Brücke von der organismischen zur molekularen Ebene cytologischer Betrachtung geschlagen werden kann.

Zwei Forderungen dürfen bei der Bewältigung dieser Aufgabe nicht aus dem Auge verloren werden. Einmal müssen die Lebensvorgänge der Zelle in ihrer Abhängigkeit von der tatsächlichen, im molekularen Bereich noch wenig be-kannten und nicht von einer vereinfachten Modellstruktur und in ihrer Wechsel-wirkung mit dieser Struktur als *koordinierte Systemfunktionen* betrachtet werden. Sie lassen sich nicht summativ erfassen. Sodann muß die tiefe Kluft, die sich heute noch zwischen den geläufigen biochemischen und biophysikalischen Erklärungen zellulärer Vorgänge und der biologischen Konzeption der gleichen Vorgänge auftut, geschlossen werden[2]. Es ist nur zu wahr, daß die Biochemiker und Biophysiker, wenn sie ihr Ziel, die genaue physikalisch-chemische Beschreibung der elementaren Vorgänge, nicht verfehlen wollen, die außerordentliche Ver-wickelung selbst einfacher Lebensvorgänge zur Kenntnis nehmen sollten, und daß die Biologen und Pathologen hinwiederum ihre Phänomene, die sie zunächst einmal mit schönen Etiketten, wie Wachstum, Induktion, Differenzierung oder Hypertrophie, Metaplasie, Degeneration usw. versehen haben, wirklichkeitsnah

---

[1] N. Hartmann 1940.   [2] P. Weiss 1949.

durch Begriffe interpretieren müssen, die auch mit echtem physikalischen und chemischen Sinn ausgefüllt werden können. Eine *Brücke von der organismischen zur molekularen Ebene der Betrachtung* kann aber nur Wirklichkeit werden, wenn man sich der weitgehenden Unkenntnis dessen bewußt ist, was bei diesen Phänomenen tatsächlich im einzelnen vor sich geht, und nicht durch eine Tarnung biologischer Aussagen in einer physikalisch-chemischen Terminologie.

Geht man von der physikalisch-chemischen Ebene der Betrachtung aus, dann handelt es sich im Grunde um die Frage, wie chemischer Wandel sich selbst in physikalische Struktur und biologische Gestalt umsetzt. Neuerdings hat P. Weiss diesen Problemen Überlegungen programmatischen Gepräges gewidmet und die *Prinzipien einer Molekularökologie* auf die Erscheinungen der Differenzierung, der Induktion, des Wachstums und seiner Kontrolle systematisch in Anwendung gebracht. Wie sich zeigt, sind diese höchst verwickelten und unterschiedlichen Vorgänge einer einfachen, alles umfassenden Interpretation gar nicht zugänglich. Eine Analyse im molekularen Bereich kann deshalb nicht unmittelbar auf diese Phänomene zielen, sondern nur auf spezifische Aspekte von ihnen. Gleichwohl bleibt es eine unumgängliche Aufgabe der experimentellen Forschung, die komplexen biologischen Erscheinungen der Zelle weiter in ihre elementaren Bestandteile zu zergliedern und sie so der biophysikalischen und biochemischen Analyse zugänglich zu machen. Eine solche Aufgabe läßt sich allerdings nur bewältigen, wenn die physikalisch-chemische Cytologie bei der Darstellung ihrer Tatbestände bis zur äußersten Grenze der Wirklichkeit und der Genauigkeit geht.

Literatur.

Altmann, R.: Die Elementarorganismen und ihre Beziehungen zu den Zellen. Leipzig: Veit & Co. 1. Aufl. 1890, 2. Aufl. 1894. — Ambronn, H.: Über das Zusammenwirken von Stäbchendoppelbrechung und Eigendoppelbrechung. Kolloid-Z. 18, 90, 273 (1916); 20, 173 (1917). — Aschoff, L., E. Küster u. W. J. Schmidt: Hundert Jahre Zellforschung. Berlin: Gebrüder Bornträger 1938.

Ballauf, Th.: Das Problem des Lebendigen. Eine Übersicht über den Stand der Forschung. Bonn: Humboldt-Verlag, Gerhard von Reutern 1949. — Benninghoff, A.: Form und Funktion. Z. Naturwiss. 1, 149 (1935); 2, 102 (1936). ~ Über Einheiten und Systembildungen im Organismus. Dtsch. med. Wschr. 1938, 1377. — Bertalanffy, L. v.: Theoretische Biologie. Berlin: Gebrüder Bornträger, Bd. 1. 1932; Bd. 2, 1942; 2. Aufl. 1951. ~ Das biologische Weltbild, Bd. I. Bern: A. Francke 1949. — Boveri, Th.: Zellstudien I—IV. Jena: Gustav Fischer 1887—1901. — Bradfield, J. R. G.: The localisation of enzymes in cells. Biol. Rev. Cambridge Philos. Soc. 25, 113 (1950). — Brücke, E. v.: Die Elementarorganismen. Sitzgsber. Akad. Wiss. Wien, Math.-naturwiss. Kl. 44, Abt. II, 381 (1861). — Bütschli, O.: Untersuchungen über mikroskopische Schäume und das Protoplasma. Leipzig 1892.

Carrel, A.: Tissue culture and cell physiology. Physiologic. Rev. 4, 1 (1924). — Caspersson, T. O.: Cell Growth and Cell Function. A cytochemical study. New York: W. W. Norton & Co. 1950.

Doerr, R.: Die Natur der Virusarten. In Handbuch der Virusforschung, 1. Erg.-Bd., S. 1. Wien: Springer 1944.

Fischer, A.: Die Gewebekultur und ihre Bedeutung in der experimentellen Medizin und Biologie. Acta med. scand. (Stockh.) 57, 1 (1929). ~ Gewebezüchtung. In Handbuch der Biologie der Gewebezellen in vitro, 3. Aufl. München: Müller & Steinicke 1930. — Flemming, W.: Zellsubstanz, Kern und Zellteilung. Leipzig 1882. — Frey-Wyssling, A.: Submikroskopische Morphologie des Protoplasmas und seiner Derivate. Berlin: Gebrüder Bornträger 1938. — Frommann, C.: Zur Lehre von der Struktur der Zelle. Jena. Z. Med. u. Naturwiss. 9 (1875).

Glick, D.: Techniques of histo- and cytochemistry. New York: Interscience Publishers, Inc. 1949. — Gomori, G.: Microscopic histochemistry. Principles and practice. The University of Chicago Press, Chicago 1952.

Haeckel, E.: Generelle Morphologie. Jena 1866. — Hartmann, M.: Analyse, Synthese und Ganzheit in der Biologie. Sitzgsber. preuß. Akad. Wiss., Physik.-Math. Kl. 1935, 366. ~ Die philosophischen Grundlagen der Naturwissenschaften. Erkenntnistheorie und Metho-

dologie. Jena: Gustav Fischer 1948. — Hartmann, N.: Der Aufbau der realen Welt. Berlin:
W. de Gruyter & Co. 1940. — Heidenhain, M.: Plasma und Zelle. Jena: Gustav Fischer,
Bd. 1, 1907; Bd. 2, 1911. ~ Formen und Kräfte in der lebendigen Natur. Vorträge und
Aufsätze über Entwicklungsmechanik der Organismen, H. 32. Berlin: Springer 1923. ~
Die Spaltungsgesetze der Blätter. Eine Untersuchung über Teilung und Synthese der An-
lagen, Organisation und Formbildung, sowie über die Theorie der korrelativen Systeme.
Beitrag XVI zur synthetischen Morphologie. Jena: Gustav Fischer 1932. — Heitzmann, C.:
Untersuchungen über das Protoplasma. Wien. Sitzgsber. Math.-naturwiss. Kl. 67 (1873). —
Hertwig, G.: Allgemeine mikroskopische Anatomie der lebenden Masse. In Handbuch
der mikroskopischen Anatomie des Menschen, Bd. 1, Teil 1, S. 1. Berlin: Springer 1929. —
Hertwig, O.: Die Zelle und die Gewebe. Jena: Gustav Fischer 1892. — Hofmeister, F.:
Die chemische Organisation der Zelle. Naturwiss. Rdsch. 16 (1901). — Hueck, W.: Die
Synthesiologie von Martin Heidenhain als Versuch einer allgemeinen Theorie der Organi-
sation. Naturwiss. 14, 149 (1926).

Lang, K.: Lokalisation der Fermente und Stoffwechselprozesse in den einzelnen Zell-
bestandteilen und deren Trennung. In Mikroskopische und chemische Organisation der Zelle,
S. 14. Colloquium Mosbach 1951. Berlin-Göttingen-Heidelberg: Springer 1952. — Leydig,
Fr.: Zelle und Gewebe. Bonn 1885. — Lison, L.: Histochimie et cytochimie animale.
Principes et méthodes. Paris: Gauthier-Villars 1953.

Nägeli, C.: Micellartheorie. Oswalds Klassiker 227, herausgeg. von A. Frey. Leipzig
1928. — Netter, H.: Die Feinstruktur der Zelle als dynamisches Phänomen. Verh. dtsch.
Path. Ges. 1949, 8.

Patzelt, V.: Zellen- und Teilkörpertheorie, Leben und Wachstum. Anat. Anz. 99, 224
(1952). — Pearse, A. G. E.: Histochemistry theoretical and applied. London: J. &. A.
Churchill Ltd. 1953. — Péterfi, T.: Histologie und Histogenese. Fortschr. Zool., N. F. 1,
19 (1937). — Petersen, H.: Die Probleme der Zellenlehre und die ihrer Geschichte. Anat.
Anz. 90, 1 (1940).

Ricker, G.: Pathologie als Naturwissenschaft. Berlin 1924. ~ Wissenschaftstheoretische
Aufsätze für Ärzte, 2. Aufl. Stuttgart: Georg Thieme 1951. — Roux, W.: Der züchtende
Kampf der Theile usw. In Gesamte Abhandlungen, Bd. 1, S. 397. Leipzig 1895. ~ Bemer-
kungen zur Analyse des Reizgeschehens und der funktionellen Anpassung. Arch. Entw.-
mechan. 46, 485 (1920). — Ruska, H.: Die Elektronenmikroskopie in der Virusforschung.
In Handbuch der Virusforschung, 2. Erg.-Bd., S. 221. Wien: Springer 1950.

Sachs, J.: Vorlesungen über Pflanzenphysiologie. Leipzig 1882. — Schmidt, W. J.:
Die Doppelbrechung von Karyoplasma, Zytoplasma und Metaplasma. Berlin: Gebrüder
Bornträger 1937. ~ Die Doppelbrechung des Protoplasmas und ihre Bedeutung für die
Erforschung seines mikroskopischen Baues. Erg. Physiol. 44, 25 (1941). — Schultze, M.:
Über die Muskelkörperchen und das, was man eine Zelle zu nennen habe. Müllers Arch.
1861. — Schwann, Th.: Mikroskopische Untersuchungen über die Übereinstimmung in der
Struktur und im Wachsthum der Thiere und Pflanzen. Berlin 1839. — Spemann, H.: Experi-
mentelle Beiträge zu einer Theorie der Entwicklung. Berlin: Springer 1936. — Staudinger,
H.: Makromolekulare Chemie und Biologie. Basel 1947. — Studnička, F. K.: Die Organi-
sation der lebendigen Masse. In Handbuch der mikroskopischen Anatomie des Menschen,
Bd. 1, Teil 1, S. 421. Berlin: Springer 1929.

Troll, W.: Das Virusproblem in ontologischer Sicht. Wiesbaden: F. Steiner 1951. —
Tschermak, A. v.: Allgemeine Physiologie. Berlin: Springer 1924.

Virchow, R.: Über Cellular-Pathologie. Arch. Path., Anat. u. Physiol. u. klin. Med.
8, H. 1 (1855). ~ Die Cellular-Pathologie in ihrer Begründung auf physiologische und pathologische Gewebelehre. Berlin: August Hirschwald, 1. Aufl. 1858; 2. Aufl. 1859.

Weiss, P.: Growth and differentiation on the cellular and molecular levels. Experimental
Cell Research Suppl. 1, Stockholm 1949, S. 475. — Differential growth, in: The chemistry
and physiology of growth. Princeton, New Jersey: Princeton University Press 1949,
S. 135. — Wilson, E. B.: The Cell-Lineage of Nereis. J. of Morph. 6 (1892).

Zeiger, K.: Physikochemische Grundlagen der histologischen Methodik. Dresden u.
Leipzig: Theodor Steinkopff 1938. ~ Neuere Anschauungen über den Feinbau des Proto-
plasmas. Klin. Wschr. 22, 201 (1943). ~ Zellstruktur und Zellstoffwechsel. Verh. Anat.
Ges. Marburg 1952.

Morphologie des Cytoplasmas.

Von

K. Zeiger-Hamburg.

Mit 26 Abbildungen.

I. Methoden zur Untersuchung des Cytoplasmas.

1. Grundsätze cytologischer Methodik.

Die Blütezeit der klassischen Cytologie fällt mit dem Siegeszug der histologischen Technik zusammen. Auf diesem Boden ist die Morphologie des Cytoplasmas und ein Strukturschema der Zelle entwickelt worden. Mit dem grundlegenden Wandel des Strukturbegriffes in der Zellforschung, unserer Anschauungen vom Wesen und der Labilität plasmatischer Strukturen und von den Vorgängen bei der Fixation und Färbung[1] mußte die bedenkenlose Auswertung solcher Methoden im Bereich der Zelle nachhaltiger Kritik begegnen. Seitdem hat im Bereich der Cytologie eine auffallende *Geringschätzung der Methoden des histologischen „Präparates"* um sich gegriffen. Es schien notwendig, die Morphologie des Cytoplasmas und des Kernraumes durch eine systematische Nachprüfung von jenem Ballast an unhaltbaren Befunden, Begriffen, Hypothesen und Theorien zu befreien, den ein allzugroßes Vertrauen in die Methoden der Mikrotomhistologie angehäuft hatte. Diese Überprüfung mit neuen, anders gearteten Verfahren ist in Gang gekommen, und sie wird sich vor allem mit einer Analyse der Befunde an der Grenze lichtmikroskopischer Größenordnung und den damit verbundenen Streitfragen beschäftigen müssen.

Hier steht der Untersucher immer vor dem *Problem der vitalen Scheinhomogenität.* Denn viele „Strukturen" entstehen erst im Gefolge der histologischen Fixation an Orten, die im Leben lichtmikroskopisch homogen erscheinen, und hinter diesem Schleier verbergen sich Phänomene von sehr verschiedener Wertigkeit. Jedes Fixationsbild ist ein *Reaktionsbild.* Es hat seiner Entstehung nach experimentellen Charakter. Deshalb spitzt sich das Problem der Naturtreue solcher Bilder zu auf die Frage nach dem Zusammenhang zwischen der lebendigen Wirklichkeit der unterlichtmikroskopischen Substrate und ihren Veränderungen durch Fixation und Färbung.

Bei der kritischen Deutung solcher Befunde sollte Klarheit über den *Begriff* „Struktur" bestehen, der in der Mikromorphologie bekanntlich in einer verwirrenden, vieldeutigen und uneinheitlichen Formulierung angewendet wird. Es ist ein großer Unterschied, ob man darunter bei einer rein materiellen Auffassung der Objektstruktur nur eine Summe von Inhomogenitäten versteht oder den jeweiligen Inhalt von subjektiven Wahrnehmungen im Sinne des Sehens oder endlich die eigentlich optische Struktur, wie sie in den optischen Eigenschaften des Objektes in Abhängigkeit von seiner materiellen Struktur durch Beeinflussung des Lichtes nach Phase und Amplitude in Erscheinung tritt. Bei der Anwendung histologischer Verfahren kommt es regelmäßig zur Überlagerung

---

[1] Zeiger 1938, 1949.

einer vital präformierten durch eine methodisch bedingte lichtoptische Struktur, die in bezug auf die Einwirkung der Technik und das Artefaktproblem weiter aufgegliedert werden können[1].

Es erscheint zweckmäßig, bei solchen Befunden zu entscheiden, ob maskierte oder latente Strukturen[2] vorliegen, und was als echtes Artefakt zu werten ist. *Maskierte Strukturen* sind so, wie sie das Fixationsbild zeigt, im Leben präformiert, wegen ihrer starken Hydratation jedoch im gewöhnlichen Licht unsichtbar. Sie können durch Entquellungsvorgänge oder im Phasenkontrast sichtbar gemacht und mit geeigneten Mitteln formgetreu erhalten werden. *Latente Strukturen* hingegen sind zwar durch die submikroskopische Struktur vorausbestimmt, aber keineswegs als solche vorgeformt. Typische Beispiele dafür sind die Neurofibrillen, die Nissl-Schollen, bestimmte Bilder des Zellkerns u. a. m.[3]. Als *reversible Strukturen* können sie, ebenso wie maskierte Formteile, im Leben vorübergehend in Erscheinung treten oder experimentell erzeugt und durch Fixation festgehalten werden. Insofern sind sie Produkte der Mikrotechnik, aber keine Kunstprodukte. *Echte Artefakte* sind in ihrer endgültigen Gestaltung niemals so streng vorausbestimmt, als daß nicht die unterschiedliche Wirkung von Fixationsmitteln am gleichen Ort aus den zugrunde liegenden Substraten die verschiedenartigsten Strukturen hervorzaubern könnte.

In engem Zusammenhang mit den latenten Strukturen steht der *Begriff des Äquivalentbildes*, wie ihn Nissl vom Tigroidbild der Nervenzelle abgeleitet hat[4]. Äquivalentbilder sind durch die Konstanz ihrer Beziehung zum lebenden Zustand bestimmt, ohne mit diesem morphologisch identisch zu sein. Hier herrscht das Verhältnis der Komplementarität. Im Rahmen der Fixationscytologie ist es vielfach unmöglich, die äußerst labilen Strukturen des Cytoplasmas und seiner Organellen unverfälscht zu erfassen. Das zwingt uns, wenn experimentell gesetzte oder funktionell bedingte oder pathologische Strukturbilder von den gewöhnlichen abweichen, bei der Deutung ihren komplementären Charakter im Auge zu behalten. Immer wird das Ergebnis einer Untersuchung abhängig sein vom Zustand des Objektes und von der angewandten Methode. Nur wenn die Technik so schonend ist, daß keine Artefaktbildung die in Frage stehende Änderung der Strukturen überlagert und der Ablauf der mikrotechnischen Reaktion konstant gehalten werden kann, dann ist ein bindender Schluß auf eine Veränderung im Objekt berechtigt, obwohl streng genommen noch nichts über die Art dieser Veränderung ausgesagt werden kann. Im Rahmen einer elektrostatischen Theorie der Färbung fixierter Präparate lassen sich innerhalb bestimmter Grenzen Äquivalente histophysiologisch auswerten[5].

Die Erkenntnis, daß Realität und Dynamik plasmatischer Strukturen nicht mit Sicherheit aus dem fixierten und gefärbten Zustand abgelesen werden können, war wesentlich für die neuere Entwicklung der mikroskopischen Optik und die Ausgestaltung von Verfahren, welche die *Lebendbeobachtung von Feinstrukturen* in einem ungeahnten Ausmaß ermöglicht haben. Der Aufschwung auf diesem Gebiet hat freilich auch die bekannten Mängel der Lebendbeobachtung bestätigt: die auffallende Kontrastarmut und den dadurch bedingten, verwirrenden Reichtum an einförmigen und gleichartigen Bildelementen. So muß auch heute die sich ergänzende Kombination von Lebendbeobachtung und Untersuchung des fixierten und gefärbten Präparates unter vielseitig variierten Bedingungen als Regel gelten. Die Deutung solcher Bilder soll mit Vorsicht und Kritik, aber

---

[1] Haselmann 1951.   [2] Péterfi 1929, 1937; Zeiger 1949.
[3] Zeiger 1935, Zeiger und Harders 1951.
[4] Nissl 1910, Zeiger 1938, Pischinger 1942.   [5] Zeiger 1936.

ohne jenen Skeptizismus erfolgen, den einmal die Furcht vor dem Artefakt-gespenst mit Recht gezeitigt hat. Nachdem die kausale Analyse der mikro-technischen Verfahren in Gang gekommen ist[1], und uns moderne Untersuchungs-verfahren bis an die submikroskopische Struktur der Substrate und ihren chemi-schen Aufbau heranführen, sollten auch die experimentellen Möglichkeiten der Erzeugung und Umbildung von Feinstrukturen in der Zelle mehr als bisher in den Dienst der Forschung gestellt werden.

Meist macht man bei der Aufstellung eines Versuchsplanes zur Bewältigung einer cytologischen Fragestellung die betrübliche Erfahrung, daß die groben Methoden, die hier im allgemeinen zur Verfügung stehen, einer solchen Aufgabe nicht gewachsen sind. Unter physiologischen Bedingungen sprechen diese Ver-fahren selten an. Um merkliche stoffliche oder strukturelle Veränderungen hervorzurufen, muß man gewöhnlich so starke Reize ansetzen, daß es fraglich wird, ob die erhaltenen Resultate sich auf normale Verhältnisse übertragen lassen. Beispielsweise liegen viele Ergebnisse der vitalen Färbung mit Diachromen auf dieser Ebene. Eine *tiefergreifende Analyse der Zellstrukturen* ist aber eine not-wendige und unumgängliche Ergänzung der heute so weit fortgeschrittenen chemischen Identifizierung von Bau- und Betriebsstoffen des Protoplasmas und seiner Derivate. Voraussetzung für Erfolge auf diesem Gebiet sind einwandfreie Fixierungsverfahren, hochempfindliche Methoden zum Nachweis charakteristi-scher Stoffe, wenn möglich auch in der lebenden Zelle, und endlich eine wirklich kritische Auswertung elektronenmikroskopischer Verfahren und Ergebnisse, um die Strukturanalyse weiter in den Bereich des submikroskopischen Gefüges voran-zutreiben[2]. Die vielfach unüberwindbaren Schwierigkeiten eines ortsrichtigen Stoffnachweises durch die gebräuchlichen cytochemischen Verfahren lassen die Methoden der biochemischen Analyse von Zellbestandteilen mit Hilfe der Zell-zerlegung durch die Ultrazentrifuge immer bedeutungsvoller erscheinen[3].

Eine Darstellung der *Routinemethoden* liegt nicht im Rahmen dieses Hand-buches. Alles Wesentliche enthalten die zusammenfassenden Darstellungen über mikroskopische Technik und Gewebekultur[4], über Technik der Mikromani-pulation[5], über Auflichtmikroskopie[6], über Polarisationsmikroskopie[7], über Mikrospektrophotometrie, besonders im Ultraviolett[8], sowie über histo- und cytochemische Methodik[9]. Hingegen sollen einige Verfahren gestreift werden, die noch nicht allgemein Verwendung im Laboratorium des Pathologen gefunden haben.

2. Phasenkontrastmikroskopie.

Das Prinzip des Phasenkontrastes geht auf den holländischen Physiker ZERNIKE (1935) zurück. Seitdem verschiedene Geräte[10] im Handel sind, hat es weitere Verbreitung gefunden. Die theoretischen Grundlagen wurden von KÖHLER und LOOS (1941), neuerdings von WOLTER (1950) u. a. dargestellt. In bezug auf praktische Brauchbarkeit und bequeme Handhabung, aber auch optimale Leistungsfähigkeit ist die Apparatur noch nicht völlig ausgereift[11].

---

[1] ZEIGER 1938.   [2] PISCHINGER 1950, PALADE 1952.   [3] LANG 1952.
[4] ROMEIS 1948, A. FISCHER 1933, LEVI 1934, PARKER 1938, I. FISCHER 1942, CAMERON 1950, Murray und KOPECH 1953, BAUER 1954.
[5] PÉTERFI 1928, CHAMBERS 1940, DE FONBRUNE 1949.
[6] KNISELY 1936, VONWILLER 1945, 1947.   [7] W. J. SCHMIDT 1934, PFEIFFER 1949.
[8] CASPERSSON 1950.   [9] LISON 1953, GLICK 1949, GOMORI 1952, PEARSE 1953.
[10] Technische Einzelheiten handelsüblicher Geräte s. BENNET, JUPNIK, OSTERBERG und RICHARDS 1951.
[11] HASELMANN 1950, KEUNING 1950.

Auch erfordert das Verfahren bei kritischer Anwendung erheblich mehr Sachkenntnis als die gewöhnliche Mikroskopie.

Die Kontrastarmut von Cyto- und Caryoplasma im lebenden Zustand ist durch den Hydratationszustand und die geringen Brechzahl- und Dickenunterschiede der lichtmikroskopischen Gefügeteile bedingt. Bei normaler, gerader Hellfeldbeleuchtung sind deshalb feinere Struktureinheiten nicht oder nur undeutlich zu erkennen. Auch werden Unterschiede im Lichtbrechungsvermögen, die das Licht nur in seiner Phase, nicht aber in seiner Intensität beeinflussen, nicht wahrgenommen, denn sie geben keinen adäquaten Reiz für die Photoreceptoren der Netzhaut ab. Im Phasenkontrastmikroskop lassen sie sich dadurch sichtbar machen, daß durch geeignete Eingriffe in den Strahlengang die unsichtbaren Phasenunterschiede in sichtbare Intensitätsunterschiede verwandelt werden. So ist es möglich, an lebenden Zellen besonders in der Gewebekultur Organelle und andere Strukturen distinkt zu verdeutlichen [1].

Neuerdings wurde auf erkenntniskritische Schwierigkeiten in der *Deutung phasenmikroskopischer Bilder* hingewiesen [2]. In sinnesphysiologischer Hinsicht sind die Absorptionsbilder der Hellfeldmikroskopie makroskopischen Bildern der gleichen Objekte äquivalent. Theoretisch liegt hier die von der Abbeschen Theorie geforderte Übereinstimmung der Lichtverteilung in Objekt- und Bildebene hinsichtlich Amplitude und Phase vor. Bei der Phasenkontrastmikroskopie wird jedoch diese Übereinstimmung absichtlich gestört, um eine Umwandlung unsichtbarer Phasenunterschiede in sichtbare Intensitätsunterschiede zu erzielen. Eine Skala von Lichtbrechungswerten wird hier in eine Skala von unterschiedlichen Grautönungen umgesetzt. Dabei werden Objekteigenschaften als Strukturphänomene sichtbar gemacht, die einer unmittelbaren Wahrnehmung grundsätzlich entzogen sind. Wir sehen also Phänomene, für die es in dem durch die spezifische Leistung unseres Auges gegebenen Erfahrungsinhalt unserer Vorstellungswelt von der unmittelbaren Wahrnehmung her keine empirischen Maßstäbe gibt. Auch besitzt die Skala der phasenmikroskopischen Kontraste nur eine sehr bedingte Spezifität. Deshalb ist es unzulässig, bestimmte Strukturen, Organellen oder Substanzen durch bestimmte Tonwerte der Helligkeitsskala identifizieren zu wollen. Die Bedeutung des Verfahrens dürfte deshalb weniger in einer Differenzierung von Formteilen liegen, als in der Möglichkeit einer optimalen Darstellung von Strukturen und ihren Veränderungen und in der Wiedergabe von Gebilden, die einer färberischen Darstellung nur schwer oder gar nicht zugänglich sind. Zur Vermeidung von Fehldeutungen ist es unbedingt notwendig, Befunde im Phasenkontrastmikroskop durch andere Methoden kritisch zu überprüfen. Das empfindliche Verfahren kann niemals als Universalmethode die bekannten Untersuchungsverfahren ersetzen. Für die kritische Auswertung von elektronenmikroskopischen Bildern ist das Phasenbild von besonderer Bedeutung [3].

3. Gefriertrocknung.

Die gewöhnlichen Methoden der histologischen Fixation bieten keine Gewähr für die Erhaltung des chemischen Vitalbestandes in Zellen und Geweben. Auch ein einigermaßen lebenswahres Strukturbild vom fixierten Objekt ist immer mit tiefgreifenden Änderungen in der Verteilung der Stoffe, meist mit einem erheblichen Substanzverlust verbunden [4]. Für die Bearbeitung histo- und cytochemischer Probleme ist die Vermeidung solcher Vorgänge von entscheidender Bedeutung. Das freezing-drying-Prinzip, das auf Altmann (1890) und Gersh (1932)

---

[1] Zollinger 1948. [2] Haselmann 1951.
[3] Bernhard und Mangini 1949. [4] Zeiger 1938.

zurückgeht, bietet die Möglichkeit, agonale und postmortale Veränderungen in der Stoffverteilung weitgehend einzuschränken. Für die Anwendung histo- und cytochemischer Methoden an dünnen Schnitten werden so hinsichtlich Ortsrichtigkeit der nachzuweisenden Substanzen und hinsichtlich Strukturerhaltung günstigere Voraussetzungen geschaffen.

Das Verfahren besteht in dem Gefrieren und Trocknen des Materials im Vakuum bei so tiefen Temperaturen, daß ein Auftauen verhindert wird und die Einbettung unmittelbar nach Abschluß der Entwässerung erfolgen kann. Es handelt sich also um eine physikalische Methode.

Eine Anzahl von Apparaturen zur Gefriertrocknung von Zellen und Geweben mit recht unterschiedlichem technischen Aufwand sind im Laufe der Zeit bekannt geworden[1]. Im allgemeinen wird die Leistungsfähigkeit des Verfahrens für die lebenswahre Strukturerhaltung im cytologischen Bereich wohl zu optimistisch beurteilt. Für den Unerfahrenen entsteht so kein rechtes Bild von den außerordentlichen Schwierigkeiten der Methode. Die Probleme der Artefaktbildung im licht- wie im submikroskopischen Raum sind hier noch kaum systematisch bearbeitet. Vergleichende Untersuchungen mit dem Elektronenmikroskop an ultradünnen Schnitten identischer Zellen über die Wirkung chemischer Fixierungsmittel, wie Osmiumtetroxyd, und der Gefriertrocknung haben gezeigt, daß beim freezing-drying im Protoplasma Artefakte durch Bildung von Eiskristalliten entstehen können[2]. Die Bestimmung der Wirkung unterschiedlicher Versuchsbedingungen mit einem für diesen Zweck besonders geeigneten Gerät hat einige wesentliche und neue Gesichtspunkte zur Verbesserung der Technik erbracht[3]. Die Weiterentwicklung der Methode in ihren physikalischen und apparativen Grundlagen ist daher von außerordentlicher Bedeutung. Bei einer Lösung der technischen Schwierigkeiten wäre das Verfahren jenen der chemischen Fixierung aus vielen Gründen bei weitem überlegen.

4. Untersuchung der Eigenfluorescenz von Zellbestandteilen.

Ziel der Methode ist es, in Zellen und Geweben vorkommende Stoffe, die im ultravioletten Licht fluorescieren, aufzusuchen, genau zu lokalisieren und wenn möglich zu identifizieren. Beim heutigen Stand unserer Kenntnisse scheint es gerechtfertigt, die auftretenden Leuchterscheinungen auf luminescenzfähige Stoffe vorwiegend organischen Charakters zurückzuführen. Adsorption oder Einbau solcher Stoffe in lichtmikroskopische Formteile kann zu einer Steigerung der Leuchtausbeute führen. Eine unterschiedliche Fluorescenzfarbe von Formbestandteilen braucht keineswegs verschiedenen Substanzen zu entsprechen. Auch bedeuten gleiche Fluorescenzen nicht notwendig, daß hier dieselbe Substanz vorliegt, da die Fluorescenzfarben gleich, die Fluorescenzspektra aber ganz verschieden sein können[4]. Die Identifizierung von zelleigenen oder zellfremden Stoffen, wie Vitamin A, Riboflavin, andere Vitamine, Lipoide, Pigmente, carcinogene Stoffe, Chemotherapeutica, Metalle, wie sie vielfach durch direkte Fluorescenzmikroskopie versucht wurde[5], muß deshalb mit Zurückhaltung betrachtet werden. Da die Mikrofluorescenzspektra nicht spezifisch genug sind, ist es noch nicht möglich, die Methode umfassend zum Nachweis von anderen Substanzen in Schnittpräparaten anzuwenden. SJÖSTRAND (1946) hat die fluorescenzmikroskopische Analyse zur Lokalisation von Riboflavin und Thiamin in Zellen benutzt. Zur intravitalen Untersuchung dienen Luminescenzeinrichtungen, wie sie in Anlehnung an das zuerst von ELLINGER und HIRT (1929,

---

[1] NEUMANN 1955, HARRIS 1954. [2] BRETSCHNEIDER und ELBERS 1952.
[3] KULENKAMPFF 1955. [4] SJÖSTRAND 1944. [5] Literatur bei GLICK 1949.

1930) entworfene Gerät vielfach entwickelt wurden. Gewöhnlich werden Gefrierschnitte von frischen oder formolfixierten Organen mit einem der Standardgeräte untersucht; die bis jetzt besten Ergebnisse wurden mit dem Gefrier-Trocken-Verfahren erreicht[1].

5. Vitale Fluorochromierung.

Seit Einführung der vitalen Färbung war es ein mit außerordentlichem Aufwand verfolgtes Ziel, lebendes Protoplasma ohne tiefgreifende Störung der Zellfunktionen so anzufärben, daß eine Beobachtung struktureller Einzelheiten intra vitam möglich wird. Lange Zeit hat man dieses Ziel mit *Diachromen,* also im Hellfeld sichtbaren Farbstoffen, verfolgt. Diese Methode ist jedoch, wie sich gezeigt hat, für die Erzielung einer wirklich inturbanten Färbung von Grundplasma, Organellen und Zellkern wenig geeignet. Damit ein Diachrom in der Schichtdicke eines Schnittpräparates oder in den noch dünneren Schichten einer einzelnen Zelle oder einer Zellstruktur einen im Hellfeld sichtbaren Färbungseffekt hervorbringt, müssen außerordentlich hohe Farbkonzentrationen auftreten. Modellversuche ergaben, daß als Minimum der intraplasmatischen Farbanreicherung Konzentrationen von etwa 1:100 bis 1:1000 notwendig sind[2]. Eine Adsorption von Fremdstoffen in so hoher Konzentration an Zellproteine ist nicht gleichgültig, und so müssen viele Ergebnisse der vitalen Färbung mit Diachromen, soweit sie überhaupt noch als „vital" anzusehen sind, als Anpassungsreaktionen der Zelle auf ein unphysiologisches Überangebot von Fremdstoffen betrachtet werden. Sie sind vielfach mit tiefgreifenden Änderungen der normalen Zellstruktur verbunden. Aus diesem Grund ist die Bedeutung der vitalen Färbung mit Diachromen als morphologische Methode begrenzt[3]. Sie scheint dadurch aber auch in zellphysiologischer Hinsicht eingeengt.

Schon Ellinger und Hirt haben bei ihren Arbeiten über Intravitalmikroskopie im Luminescenzlicht *Fluorochrome,* nämlich Trypaflavin und Fluorescein benutzt und die mikromorphologischen Vorgänge bei ihrer Speicherung und Ausscheidung durch Niere und Leber beschrieben[4]. Wesentliche Einsichten sind später auf dem Boden der Pflanzenphysiologie und Mikrobiologie durch Strugger gewonnen worden. Ihm verdanken wir vor allem eine eingehende physikalischchemische und zellphysiologische Analyse des *Acridinorange*[5]. Auf Grund von Fluorescenzerscheinungen an lebend gefärbten Protoplasten von Pflanzenzellen ist der Schluß erlaubt, daß die intraprotoplasmatische Konzentration dieses Farbstoffes in der ungefähren Größenordnung von nur 1:10000 liegt. Daraus geht die Überlegenheit der Methode gegenüber der vitalen Färbung mit Diachromen hervor. Auch andere *Stoffe der Acridingruppe* lassen sich auffallend leicht in optisch nachweisbarer Form in lebendes Protoplasma einführen. Acridin, Benzoflavin, Acridinrot, Acridingelb, Rivanol, Atebrin und Trypaflavin verhalten sich in dieser Hinsicht gleich. Sie unterscheiden sich nur in Bezug auf ihre Giftigkeit und den sog. Konzentrationseffekt. Ebenso verhalten sich Pyronin und die Fluoresceinverbindungen. Allen diesen Stoffen ist eine ähnliche Molekülgestalt zu eigen, die nach Strugger in Beziehung zu ihrer intravitalen Einlagerungsfähigkeit stehen soll. Totes Protoplasma vermag Acridinorange wesentlich stärker als lebendes zu binden. Die Fluorochromierung mit Acridinorange kann deshalb innerhalb bestimmter Grenzen als praktisch brauchbare Methode zur Unterscheidung von lebendem und totem Protoplasma benutzt werden. Auf Grund von Modellversuchen darf die Speicherung von Acridinorange im

---

[1] Sjöstrand 1944.   [2] Strugger 1949.   [3] Ries 1938, Zeiger 1938.
[4] Ellinger und Hirt 1929, 1930, 1931; Hirt, Ansorge und Markstrahler 1938.
[5] Strugger 1940, 1949; Kölbel 1947.

lebenden Plasma als Kationenadsorption am Proteingerüst aufgefaßt werden. Beim Absterben soll durch die letale Desorganisation der submikroskopischen Feinstruktur die Farbaufnahme um ein Vielfaches gesteigert und wegen der Abhängigkeit der Fluorescenzfarbe des Acridinorange von seiner jeweiligen Konzentration der charakteristische Farbumschlag von Grün nach Rot zustande kommen. Neben diesem „Konzentrationseffekt" spielen aber auch noch spezifische Adsorptionseffekte eine Rolle[1]. So findet eine bevorzugte Bindung des Farbstoffes an Thymo- und Ribonukleotide sowie Polyesterschwefelsäuren (Chondroitinschwefelsäure, Heparin) statt. Wie alle Fluorochrome entfaltet auch Acridinorange eine photodynamische Wirkung, die bei Ausführung und Auswertung von Versuchen in Rechnung gestellt werden muß[2].

Über das Verhalten von Acridinorange in tierischen Zellen und Geweben liegen bisher nur wenig Erfahrungen vor. Arbeiten[3] an verschiedenen Objekten zeigen, daß die Methode geeignet ist, bestimmte Strukturprobleme, aber auch zellphysiologische Fragen zu fördern. Sie lassen auch schon die Grenzen des Verfahrens erkennen.

II. Das Gefüge des Cytoplasmas.

1. Nomenklatur.

Die Cytologie arbeitet mit einem morphologischen *Schema der Zelle* (Abb. 1). In ihm kommen die allen Zellen gemeinsamen Strukturelemente und ihre grobe räumliche Anordnung zum Ausdruck, während die für hochdifferenzierte Gewebezellen spezifischen „Berufsstrukturen", wie Tono-, Myo-, Neurofibrillen, Sekret- und Exkretgranula u. a. außer Betracht bleiben. Der eigentliche Zellkörper wird durch eine submikroskopische *Plasmahaut* begrenzt. Der lebende Zellkern zeigt im Hellfeld meist nur seine Abgrenzung und die Nucleolen. Mitunter bleibt er auch völlig unsichtbar. Im lebenden Zustand erscheint das Cytoplasma als ein licht- und elektronenmikroskopisch homogenes Medium, als *Hyaloplasma* (Grundplasma, cytoplasmatic matrix), in dem die *Zellorganellen* (Mitochondrien, Golgi-Körper, Zentren, Chromidien, Mikrosomen u. a.) und *Zelleinschlüsse* der verschiedensten Art (Vacuolen, Granula, Schollen, Kristalle aus Produkten des Zellstoffwechsels oder aus Speichersubstanzen) mehr oder weniger deutlich hervortreten.

Das „tote" Inhaltsmaterial, die Einschlüsse, hat man vielfach in seiner Gesamtheit als *Paraplasma* dem lebenden Cytoplasma gegenübergestellt und die Färbbarkeit von „paraplastischen Strukturen" mit Vitalfarbstoffen als besonderes Kennzeichen solcher Zellbestandteile betrachtet. Solche Unterscheidung geht auf eine Zeit zurück, in der man ernsthaft die Frage aufwarf, welche Bestandteile der Zelle oder des Cytoplasmas lebend seien und welche nicht. Als entscheidendes Kriterium für einen lebenden Zellbestandteil sah man allein sein Vermögen zur Vermehrung durch Selbstteilung an. M. HEIDENHAIN (1923) hat in seiner genetischen Theorie der lebenden Teilkörper diese Auffassung spekulativ bis in den submikroskopischen Bereich hineingeführt. Von einem ausschließlich lebend gedachten Teilkörpermaterial wurden spezifische Stoffwechselprodukte, die dauernd oder vorübergehend im Cytoplasma in Erscheinung treten, als paraplasmatische und ergastische Substanzen abgegrenzt[4].

---

[1] HÖFLER, TOTH und LUHAN 1949, GÖSSNER 1949, BOERNER-PATZELT 1950, ZEIGER, HARDERS und MÜLLER 1951.
[2] RUHLAND 1953/54.
[3] TONUTTI 1946, GÖSSNER 1949, SCHÜMMELFEDER 1950, ZEIGER und HARDERS 1951, ZEIGER und WIEDE 1954, WIEDE und MEYER 1955.
[4] G. HERTWIG 1929.

Das Vermögen zur Autoreduplikation kann jedoch für sich allein kaum zur Definition des Lebens ausreichen. Mit einer derartigen Unterscheidung von lebenden und nichtlebenden Teilen der Zelle werden, wie eine konkrete Überprüfung zeigt, durchaus willkürliche Grenzen gezogen. Auch ist es fraglich, ob die Begriffe lebend und tot, die sich unmißverständlich nur auf komplexe Systeme, hier also auf die Zelle, anwenden lassen, auch auf ihre Partialsysteme übertragen werden können[1]. Mit der nomenklatorischen Abgrenzung von Cyto- und Paraplasma ist also keine tiefere Einsicht verbunden. Der Systemcharakter der Zelle erfordert andere Gesichtspunkte der Betrachtung. Deshalb erscheinen

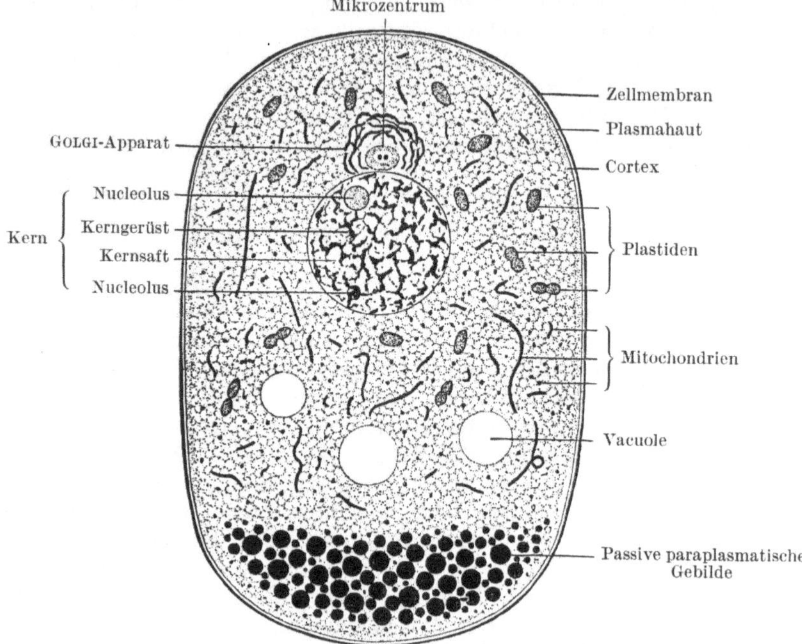

Abb. 1. Älteres Schema einer Zelle. Die cytoplasmatische Grundmasse besteht hier aus einem granulären Maschenwerk, in welchem verschieden differenzierte Granula, Fibrillen und andere geformte Bestandteile enthalten sind. (Nach E. B. Wilson 1925.)

Einteilungsversuche, welche die Plasmaderivate nach dem Grad ihrer Reversibilität und der Intensität ihres Stoffwechsels in eu-, meso-, meta- und alloplasmatische gruppieren[2], sinnvoller. Sie haben sich noch nicht allgemein eingebürgert.

Die Unterscheidung v. Möllendorffs, der im Cytoplasma dem „strukturierten Arbeitsplasma" ein „paraplasmatisches Raumsystem" gegenüberstellt, bezieht sich auf spezielle lichtmikroskopische Phasen des Cytoplasmas[3]. Wenn wir uns heute ganz allgemein die Organisation des Plasmas an Plasmagele gebunden und die Dynamik des Zellgetriebes und ihr morphologisches Abbild von einer Gel-Solumwandlung beherrscht denken, so dürfen wir jene Begriffe mit einem Nebeneinander, aber auch einem Nacheinander dieser beiden Zustandsformen identifizieren.

2. Die Textur des Hyaloplasmas.

Als Modell der submikroskopischen Struktur des Hyaloplasmas dient zur Zeit das Schema der *Haftpunkttheorie* von Frey-Wyssling[4]. Es vermag viele Eigen-

---

[1] Ries 1938.   [2] W. J. Schmidt 1937.   [3] v. Möllendorff 1937.
[4] Siehe den Beitrag von Frey-Wyssling.

tümlichkeiten des Protoplasmas, wie seine unterschiedlichen physikalischen Eigenschaften (Elastizität, Viscosität, Anisotropie, Tixotropie, Quellung und Entquellung, Semipermeabilität, Spinnbarkeit), seine kolloide Zustandsform (reticular-disperses System) und seine dynamische Organisation (Umbau der Haftpunkte), widerspruchslos zu veranschaulichen. Im Rahmen dieses Bildes erscheint das Plasma als ein wasserreiches Gel, in dem sich ein labiles Gerüst von Polypeptidketten und ein flüssiger Anteil gegenseitig durchdringen. Das wäßrige Medium in den Maschen des Molekulargerüstes enthält die Salze und Lipoide, einschließlich der Phosphatide, nicht in regelloser Verteilung, sondern in einer durch die molekularen Richtkräfte bedingten Ordnung an freien hydrophilen und lipophilen, nicht bei der Bildung von Haftpunkten abgesättigten Gruppen von Seitenketten. Außer in solchen Symplexen erscheinen die Lipoide auch in Form von Tropfen im Hyaloplasma oder als Schichtsysteme, eingelagert in charakteristische Plasmagrenzschichten. Es erhebt sich die Frage, ob beim derzeitigen Stand der Eiweißchemie die Annahme von isolierten Polypeptidketten noch zulässig ist oder ob nicht an Stelle der isolierten Ketten *Protofibrillen* vorliegen, also Gebilde, die etwa 10mal dicker und nicht nur durch Parallelisierung von Fadenmolekülen, sondern auch durch säulenförmige Aggregation von Sphäroproteinen aufgebaut werden[1].

Während Frey-Wyssling (1938) ursprünglich die Fadenmoleküle wirr durcheinander laufen ließ, wurde diese Vorstellung später auf Grund von physikalischen Erwägungen abgeändert. Kurze Stabmoleküle können in Flüssigkeiten ebensowenig eine beliebige Lage einnehmen wie Fadenmoleküle in Solen. Vielmehr zwingt die anisodiametrische Gestalt benachbarten Teilchen eine gewisse gegenseitige Ordnung auf. Kratky (1934) hat dieses Prinzip „Ordnung in kleinsten Bereichen" genannt und gezeigt, daß es auch für Gele gilt. Benachbarte Molekülfäden im Proteingerüst des Plasmas können sich also nicht beliebig überkreuzen. Sie verlaufen in einer bestimmten Ebene weitgehend parallelisiert, so daß die Haftpunkte zwischen benachbarten Seitenketten stellenweise massiert und geradezu in linearer Anordnung in Erscheinung treten. Dies kommt auch in dem neuen bildlichen Schema von Frey-Wyssling (1944) zum Ausdruck. Da sich in den anschließenden Gebieten durch minimale Richtungsabweichungen und Verwerfungen die Ausrichtung der Fadenmoleküle ändert, müßte schon in Schichtdicken von einiger Mächtigkeit ein Wirrwarr von sich überkreuzenden Strängen vorliegen und statistische Isotropie bedingen. Eine solche Nahordnung begünstigt aber auch die Schwarm- und Micellbildung und damit den Übergang zu Integrationsstufen höherer Ordnung. So ist dem *Grundplan des Hyaloplasmas* die Tendenz zur Bildung fibrillärer Strukturen inhärent, und unter geeigneten Bedingungen ist die Realisierung von fibrillären Strukturen unterschiedlichster Dicke und ihre Zuordnung zu bestimmten Elementarfunktionen ein gesetzmäßiger Vorgang. Unter ihnen scheinen periodisch gegliederte submikroskopische Protofibrillen als Träger von Ribonucleotiden von besonderer Bedeutung (s. S. 55).

3. Zellform und Cytoplasmastruktur.

Beobachtungen über die Doppelbrechung des Cytoplasmas im ganzen zeigen entsprechend der Vorbehandlung der Objekte an kugeligen Seeigeleiern, daß einem gewissen Anteil des Proteins bis in das Innere der Zelle hinein eine tangentiale Orientierung zur Zelloberfläche zukommt[2]. Fraglich bleibt, ob dieses Verhalten dem lebenden Zustand zugeschrieben werden darf oder durch Entquellung bei der Entwässerung der Objekte veranlaßt wird. Drüsenzellen lassen meist

---

[1] Zahn 1952.   [2] W. J. Schmidt 1941.

erst nach Fixation eine fibrilläre oder lamelläre Struktur ihres Protoplasmas erkennen, die als Ergastoplasma bezeichnet wurde. In der lebenden Zelle fehlt die Anisotropie des Ergastoplasmas. Bezirke von überwiegend positiver Formdoppelbrechung lassen sich aber in der Pankreaszelle durch Behandlung mit Lösungen von einem bestimmten p_H hervorrufen[1], und man darf daraus schließen, daß im Grundplasma solcher Zellen längliche submikroskopische Bausteine parallel zur Polaritätsachse ausgerichtet sind. Ihre Orientierung scheint von ihrer Ladung abhängig zu sein. Auch in der lebenden Zelle dürfte diese Orientierung gegeben sein, sie wird nur durch den Eingriff verstärkt.

Monné (1941) möchte an Spermatocyten und Spermatiden erhobene Befunde dahin verallgemeinern, daß in ungefähr isodiametrischen Zellen (Oocyten, Spermiocyten, Amöbocyten, Fibroblasten, Nervenzellen) Proteinfolien abwechselnd mit Lipoidlamellen konzentrisch um den Kern oder teilweise um das Centriol angeordnet sind. Unterschiede im Lipoidgehalt in bestimmten Bezirken weisen auf Unterschiede in der Beschaffenheit des Proteins, die in seinem Bindungsvermögen für Lipoide zum Ausdruck kommen. Ein ähnlicher Bau ist auch in anderen Zellen nachgewiesen[2]. Mit dem Abweichen von der Kugelform ändert sich der Feinbau. So dürften bei langgestreckten, extrem polaren Epithelzellen die Proteinfäden des Grundplasmas im wesentlichen längs in der Zelle angeordnet sein, so daß hier mehr ein fibrillärer Bautyp vorliegt. In sehr flachen Epithelzellen sollen die Proteinketten vorwiegend parallel der Oberfläche verlaufen. Zellausläufer neigen grundsätzlich zu fibrillärer Struktur[3].

Es liegt also die Vermutung nahe, daß Zellform und Verlaufsrichtung einer *fibrillären Grundstruktur*[4] zusammenhängen, möglicherweise sogar die Zellform durch eine bestimmte Anordnung der Hauptzüge dieser Grundstruktur determiniert und erhalten wird, wenn auch optische Daten als Beweis hierfür noch nicht in genügendem Maße vorliegen. Freilich darf man dieser übermolekularen fädigen Grundstruktur wohl nur eine relative Stabilität zuerkennen, denn je nach den Zustandsbedingungen erscheint sie beim gleichen Objekt in verschiedener Anordnungsweise. So bietet das Plasma von Thrombocyten und Leukocyten bei Ausbreitungsversuchen auf geeigneten Unterlagen im elektronenmikroskopischen Äquivalent Bilder einer Netzstruktur mit unterschiedlichen Streichrichtungen, die von der Schichtdicke des Plasmas abhängen[5]. Isoliertes Hyaloplasma von Amoeba proteus ergibt im Gelzustand ein elektronenmikroskopisch darstellbares Raumnetz, dessen Fäden aus aneinandergereihten kugeligen Partikeln bestehen, im Solzustand einen Niederschlag von kugeligen Gebilden mit eingestreuten Filamenten. Es erscheint überaus zweifelhaft, ob man allen diesen Bildern noch Äquivalentcharakter zusprechen darf. Jedenfalls liegen keine Beweise dafür vor, daß es sich nicht um Artefakte handelt[6].

III. Plasmahaut und Cortex.

Die Oberfläche jedes Protoplasten wird von einer submikroskopisch dünnen Grenzschichte mit unterschiedlichen Sperreigenschaften bedeckt, die von integraler Bedeutung für die osmotische Zellstabilität ist. Ihre Existenz und ihre Struktur können nur aus physiologischen Tatsachen erschlossen werden[7]. Diese Haut ist nicht distinkt von den angrenzenden Plasmaschichten abzugrenzen. Die *Plasmahaut* (Plasmamembran, Plasmolemma) wird außen von lichtmikroskopisch sichtbaren Schichten bedeckt. Sie erscheinen als definierte *Membranen*

---

[1] Ries 1940.   [2] W. J. Schmidt 1941.   [3] Monné 1948.   [4] Zeiger 1949.
[5] Bessis und Bricka 1948, 1949, Bessis, Bricka und Tabuis 1949.
[6] Bairati und Lehmann 1951.   [7] Danielli 1951.

(Cellulose- und Pectinmembran der Pflanzenzelle, Chitinmembran der Crustaceenzelle, Mucinmembran der Eizellen vieler Wirbelloser und Amphibien) oder als *unscharfe Schichten*, die vielfach aus Glycoproteiden aufgebaut sind. Als *cementingsubstance* ist ein Substrat näher charakterisiert worden, das den Zusammenhang zwischen Nierenepithel-, Capillarendothel- und anderen Zellen herstellt[1]. Demnach ist allgemein damit zu rechnen, daß außerhalb der Plasmamembran Proteinfilme den mechanischen Zusammenhang von Zellen in dichten Verbänden gewährleisten. Ihre Bedeutung für die Gestaltung und den Formwandel feinster Intercellularspalten ist unbekannt. Die eigentliche Plasmaoberfläche kann nur mit Hilfe experimenteller Methoden freigelegt werden[2].

In manchen Zellen ist die Textur des Hyaloplasmas unmittelbar unter dem Plasmolemma in einer Außenzone stark verdichtet und in einer Innenzone lockerer. Deshalb erscheinen die peripheren Gebiete solcher Zellen ausgesprochen gallertig im Gegensatz zu dem flüssigen Inneren. CHAMBERS nennt diese periphere Partie *Cortex*, andere bezeichnen sie als *Ektoplasma*, besonders wenn sie frei von Einschlüssen ist. Als Cortex wurde am Seeigelei eine scharf begrenzte, sehr dünne periphere anisotrope Cytoplasmaschicht beschrieben, deren Dicke etwa $1\,\mu$ beträgt (Abb. 2). Der Cortex ist erheblich dichter als das darunterliegende Cytoplasma[3].

Die Doppelbrechung der Oberfläche verschiedener Zellen ist mehrfach nachgewiesen[4]. Es fragt sich jedoch, ob diese Erscheinung immer durch die wirkliche Oberflächenschicht des lebenden Plasmas bedingt ist oder ob sie durch die Anisotropie außen davon gelegener Schichten nicht verschleiert oder vorgetäuscht wird. Bei gründlich mit Imbibition untersuchten Objekten, wie Amoeben, Seeigeleiern, Erythrocyten, Nervenzellen und metatropen Nervenfasern, findet sich negative Eigen- und

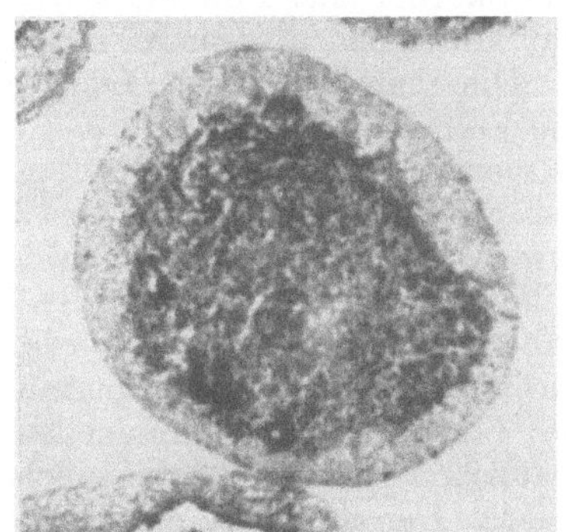

Abb. 2. Durch hypertonisches Seewasser konzentrisch geschichtetes Seeigelei (Psammechinus miliaris), fixiert in Bouin, Färbung Eisenhämatoxylin. Nur zwei von den vier konzentrischen Schichten sind sichtbar: das zentrale, starkgefärbte Grundplasma und die periphere, ungefärbte Dotterschicht. Die nur $1\,\mu$ dicke, doppelbrechende Rindenschicht ist hier ebensowenig erkennbar wie die dünne Mitochondrienschicht an der Grenze zwischen Dotterschicht und Cytoplasma. (Mit Erlaubnis von L. MONNÉ.)

positive Formdoppelbrechung in tangentialer Richtung des Cortex bzw. der Oberflächenschichten. Sie wurden stets interpretiert als Ausdruck einer lamellären oder fibrillären Struktur, in der ausgedehnte Proteinketten und Lipoidmoleküle senkrecht zueinander orientiert sind. Doch ist die Gültigkeit dieses Schemas mit manchen Unsicherheiten, vor allem methodischer Art, belastet. SWANN und MITCHISON (1951) haben eine neuartige und bemerkenswert kritische Deutung der polarisationsoptischen Daten an Hand eines molekularen Strukturschemas vorgelegt. BAIRATI und LEHMANN (1953) gaben eine aufschlußreiche Analyse der Plasmahaut von *Amoeba proteus* mit optischen, elektronenoptischen und histochemischen Methoden.

IV. Zentren.

Die kugeligen, ganz vereinzelt stäbchenförmigen *Centriolen* (Zentralkörperchen) bzw. die Diplosomen stehen an der Auflösungsgrenze des Lichtmikroskopes. Zusammen mit dem benachbarten Cytoplasma, dem *Centroplasma*, bilden sie das

---

[1] CHAMBERS und ZWEIFACH 1947.
[2] CHAMBERS 1940. [3] MONNÉ 1948.
[4] Lit. bei W. J. SCHMIDT 1941, SWANN und MITCHISON 1951.

Mikrozentrum (Centrosom). Ihre einwandfreie Identifizierung ist deshalb vielfach, besonders im lebenden Zustand, nur dann möglich, wenn die Zentralkörperchen Mittelpunkt einer Plasmastrahlung sind. Dies mag der Grund dafür sein, daß sie trotz ihrer Bedeutung für den Ablauf der Zellteilung nicht die Beachtung gefunden haben, die anderen Zellorganellen neuerdings in so reichem Maße zuteil wurde. So ist der Stand unserer Kenntnisse hier kaum über das hinausgewachsen, was in älteren Zusammenfassungen festgehalten ist[1]. Grundlegende Fragen, die schon die ältere Forschung aufgeworfen hat, sind offen geblieben. Nach wie vor ist es unklar, ob die Centriolen permanente Zellorganellen sind, die sich nur durch Teilung vermehren können, oder ob sie auch de novo aus dem Plasma entstehen, wie dies vielfach auf Grund von Beobachtungen bei der künstlichen Parthenogenese behauptet wurde. Auch die Hypothese, daß die Basalkörner aller Flimmerhaare identisch mit den Centriolen seien oder unmittelbar von ihnen abstammten, ist umstritten.

Die charakteristische Lage der Centriolen im Teilungszustand der Zelle legte die Vermutung nahe, daß sie die Spindelpole bestimmen. Sie wurde durch die Dispermieversuche von Boveri (1907) am Seeigelei bewiesen, in denen die Zahl der Spindelpole sich von der Zahl der zugeführten Spermacentriolen abhängig erwies. Man darf demnach in den Centriolen *Keimzentren* vermuten, welche den Bildungsort der Spindelfibrillen bestimmen und von denen aus die Bildung dieser Proteinfibrillen gesteuert wird[2]. Das stimmt gut mit der Auffassung überein, die in den Zentren der Spermien und Flagellaten und in den Basalkörperchen der Ciliaten und Flimmerzellen nur die Bildner fester Skeletfibrillen, die der statischen Funktion der Geißelapparate dienen, aber keine motorische Zentren sieht[3]. Der chemische Aufbau und die submikroskopische Struktur der Zentren ist unbekannt. Sie zeigen eigentümliche rhythmische Bewegungen[4]. Wie ihre Affinität zu Eisen-Hämatoxylin beweist, sind sie von einer erheblichen Dichte gegenüber ihrer unmittelbaren Umgebung. Deshalb lassen sie sich auch durch Zentrifugierung verlagern[5], und im elektronenoptischen Reliefbild treten sie deutlich hervor[4]. Wenn sie die Proteinsynthese beim Aufbau der Spindelfibrillen lenken, wäre zu erwarten, daß sie der Sitz von Enzymen sind, und dies setzte möglicherweise auch die Anwesenheit von Ribonucleotiden voraus. Hierüber ist jedoch nichts bekannt.

V. Mitochondrien.

Mit einer spezifischen Fixierungs- und Färbungsmethode demonstrierte Benda (1902) im Mittelstück des Mäusespermiums und später in vielen anderen Zellarten, auch im lebenden Zustand, Körner, die er wegen ihrer Neigung, Ketten zu bilden, Fadenkörner oder *Mitochondrien* nannte. Stäbchenförmige und fadenförmige Gebilde, die sich mikrotechnisch genau so wie Mitochondrien verhielten, nannte Meves (1907) *Chondriokonten*. Auf Grund ihrer gleichartigen Reaktion gegenüber Fixierung und Färbung sah er in Mitochondrien und Chondriokonten Erscheinungsformen des gleichen Substrates. Für beide prägte er den Namen *Chondriosomen* und für ihre Gesamtheit in der Zelle den Begriff *Chondriom*. Bald zeigte sich, daß diese Gebilde zwar schon früher gesehen und beschrieben, aber in ihrer Wesensgleichheit verkannt worden waren. Eine verwirrende Terminologie, die im Laufe der Zeit ungefähr 50 synonyme Bezeichnungen umfaßte, hat sich zum Glück nicht halten können. Auch der im deutschen Schrifttum noch häufig gebrauchte Ausdruck *Plastosomen*, den Meves (1908) auf Grund von

---

[1] Heidenhain 1907, G. Hertwig 1929.   [2] W. J. Schmidt 1941.
[3] M. Hartmann 1947, Hamperl 1950.   [4] Policard und Bessis 1953.   [5] Beams 1943.

Vermutungen über die Bedeutung des Chondrioms als „primitive, indifferente Anlagesubstanz" schuf, „die im Laufe der Entwicklung die verschiedensten Differenzierungen in den Zellen epigenetisch ausbildet, wobei sie die elterlichen Eigenschaften in die Erscheinung treten läßt", sollte vermieden werden, da er nicht mehr unseren heutigen Einsichten entspricht.

Die ältere Literatur ist eingehend gewürdigt in dem ausgezeichneten Referat von G. HERTWIG (1929), die neuere findet sich in bestimmter Auswahl bei ZOLLINGER (1950a) und bei BOURNE (1950 und 1951).

1. Form, Größe, Zahl, Verteilung und Ausrichtung.

Mitochondrien scheinen in Form von *Granula*, kurzen *Stäbchen* oder leicht geschlängelten *Fäden* mit einem Durchmesser zwischen 0,5 und 1 μ bei 0,2 und 2 μ als äußerste Grenzwerte, und einer maximalen Länge von 7 μ in allen Metazoenzellen vorzukommen. Sehr zahlreich finden sie sich in undifferenzierten embryonalen Zellen, wo ihre Darstellung verhältnismäßig leicht gelingt. Mit fortschreitender Differenzierung der Gewebezellen nimmt ihre *Zahl* in verschiedenem Grade, mitunter beträchtlich ab, während die Geschlechtszellen auch im Endstadium ihrer Entwicklung, als reife Ei- oder Samenzellen, eine große Zahl von Mitochondrien beherbergen. In differenzierten Zellen variiert ihre Zahl je nach der Gewebeart. Besonders reichlich finden sie sich in Drüsen- und Darmepithelzellen, selten in Epithelien mit Schutzfunktion. In den seßhaften Bindegewebs- und den Knochenzellen ist ihre Zahl reduziert, in den beweglichen Bindegewebszellen gering. Auffallend viele Mitochondrien gibt es dagegen in Knorpelzellen, Osteoblasten und jungen Fettzellen. Sarkosomen und Mitochondrien sind nicht bei allen Tierarten identisch. In den Flugmuskeln der Insekten geht ihre Übereinstimmung nach chemischer Zusammensetzung und Fermentgehalt auffallend weit[1]. In glatten Muskelzellen gilt ihr Vorkommen als unsicher. In Erythrocyten sind sie von einem bestimmten Stadium der Entwicklung an nicht mehr nachweisbar[2]. In Nerven- und Gliazellen treten sie nur in sehr geringer Zahl auf[3]. Einer genauen Auszählung der Mitochondrien begegnen wegen der unvermeidlichen Unterschiede in den Ergebnissen verschiedener Darstellungsmethoden und der Unmöglichkeit ihrer Standardisierung Schwierigkeiten. Entsprechende Versuche mit einer besonderen Methode wurden an Nervenzellen angestellt[4].

Die Größe, Form und Zahl der Mitochondrien wechselt je nach der Zellart und ihren Zustandsbedingungen. Ihr Durchmesser in einer gegebenen Zellart erscheint verhältnismäßig konstant, während die Länge auch in der gleichen Zelle außerordentlich variiert. Dies deutet darauf hin, daß ein Wachstum hier im wesentlichen der Länge nach vor sich geht. Wenn eine Zelle sezerniert oder resorbiert, aber auch in einem hypotonischen Medium, schwellen die Mitochondrien, und sie können dabei ihr Volumen beträchtlich vergrößern. In einem hypertonischen Milieu schrumpfen sie und die Stäbchen verwandeln sich in winkelige Formen. Die *Verteilung* des Chondrioms im Cytoplasma erfolgt keineswegs gleichmäßig. In Zellen mit eindeutiger Polarität sind Mitochondrien mitunter an einem Pol angehäuft, z. B. in den Hauptstückzellen der Niere an der basalen Seite[5], in Drüsenzellen an der Basis, in resorbierenden Zellen apical. In anderen Fällen liegen sie randständig oder perinuclear im Cytoplasma. Auch eine Verlagerung

---

[1] WATANABE und WILLIAMS 1951, über Muskelmitochondrien s. auch LINDBERG und ERNSTER 1954, H. RUSKA 1954.
[2] JONES 1943, 1947.
[3] Lit. bei HERTWIG 1929, WASSERMANN 1929, BIELSCHOWSKY 1935, THOMAS 1947, 1948.
[4] THURLOW 1917.   [5] SJÖSTRAND and RHODIN 1953.

von Mitochondrien durch Überladung der Zelle mit Reservesubstanzen kommt vor. Mitunter finden sie sich um das Centrosom angehäuft und zwischen den Polstrahlen. An in vitro gezüchteten Osteoblasten zeigen sich im undifferenzierten Stadium der Zelle fadenförmige Mitochondrien auf das gesamte Cytoplasma verteilt, im Funktionsstadium in perinuclearer Lage und in der reifen Zelle an Zahl und Größe reduziert meist massiv angeordnet, oft aber auch geschwollen und zerstreut[1]. In manchen Zellen weisen Mitochondrien eine charakteristische *Ausrichtung* auf. So liegen sie in prismatischen Epithelzellen gewöhnlich parallel zur Längsachse, in anderen radiär um das Centriol. Man hat vermutet, daß diese Orientierung abhänge von der Richtung von Diffusionsströmen in der Zelle und im Zusammenhang damit von der submikroskopischen Struktur des Grundplasmas[2].

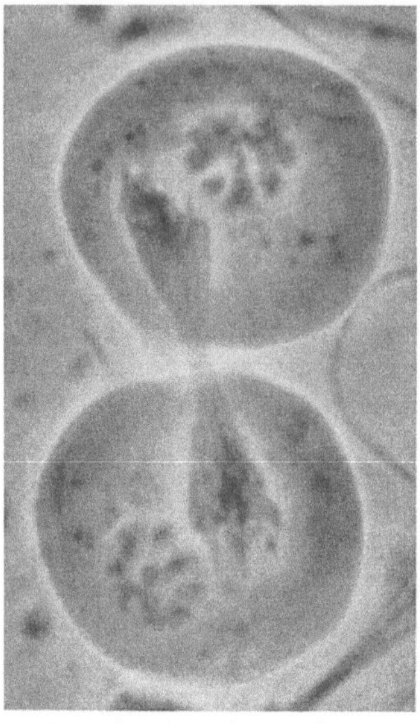

Im allgemeinen variiert das *Zustandsbild* des Chondrioms von Zellart zu Zellart. Eine normale Leberzelle der Ratte soll ungefähr 2500 Mitochondrien enthalten[3]. In hochaktiven Zellen wie den motorischen Nervenzellen des Rückenmarks ist ihre Zahl verhältnismäßig hoch[4], im Brustmuskel von gut fliegenden Vögeln höher als bei schlecht fliegenden[5]. Im gleichen Gewebe variiert die Mitochondrienzahl unter verschiedenen physiologischen Bedingungen. So nimmt die Mitochondriendichte während der Gastrulation[6] und ganz allgemein während des differenzierungsfreien Wachstums ab, wie bei der Geweberegeneration und in Tumoren[7]. Hingegen steigt sie während der Differenzierungsperiode an. So wurde bei Seeigellarven ein definierter Gradient der Mitochondriendichte entlang der animal-vegetativen Achse ermittelt[6]. Eine erhebliche Vermehrung fand sich auch in stark sezernierendem Gewebe[8], und an Speicheldrüsen der Maus ließ sich eine direkte Beziehung zwischen Mitochondrienzahl und sekretorischer Aktivität beobachten[9]. Zweifellos prägt sich in der Morphologie des Chondrioms die jeweilige Eigentümlichkeit der Zellorganisation mehr oder weniger deutlich aus[10].

Abb. 3. Spermatogenese der Schnarrheuschrecke (Psophus stridulus L.). Spermatocyte 1. Ordnung am Ende der Telophase der ersten Reifeteilung, lebend, Phasenkontrast. Verteilung der Mitochondrien bei der Zellteilung. [Nach einem Hochschulfilm von K. Michel (1950).]

2. Entstehung, Wachstum und Vermehrung.

Die Mitochondrien gelten meist als Dauerorganellen, die bei der Zellteilung etwa zur Hälfte je einer Tochterzelle zugeteilt werden[11] (Abb. 3). Wenn sie auch im Zellhaushalt „verbraucht" werden können, so scheint doch nach allen bisherigen Beobachtungen stets ein Stamm von teilungsfähigen Mitochondrien zurückzubleiben[12], oder die Veränderungen, welche die Mitochondrien im Arbeitsrhythmus einer Zelle erfahren, sind reversibler Natur[13]. In der Gewebekultur

---

[1] Hill 1936, Bräm 1951.   [2] Pollister 1941.
[3] Allard, Mathieu, de Lamirande und Cantero 1952.   [4] J. F. Hartmann 1948.
[5] Paul und Sperling 1952.   [6] Gustafson und Lenicque 1952.
[7] Allard, de Lamirande und Cantero 1952, 1953.   [8] Ludford 1948.
[9] Junqueira 1951.   [10] Cowdry 1924.   [11] Lewis und Lewis 1915.
[12] Lit. bei Zollinger 1950.   [13] Ries 1937, Miletti 1937.

ließ sich bei fortlaufender Lebendbeobachtung keine Neubildung feststellen[1]. Mehrfach sind Mitochondrien von anderen licht- und submikroskopischen Strukturen abgeleitet worden, ohne daß eine kritische Nachprüfung diese Annahmen hätte bestätigen können. Auf Grund von Befunden über ihr Verhalten bei der hyalintropfigen Veränderung von Nierenhauptstückzellen wird vermutet, daß die normale *Regeneration* verbrauchter Mitochondrien auf dem Weg einer kontinuierlichen Größenzunahme von Mikrosomen vor sich gehe[2], und elektronenoptische Befunde von „Übergangsformen" sollen diese Vermutung bestätigen[3] (Abb. 4).

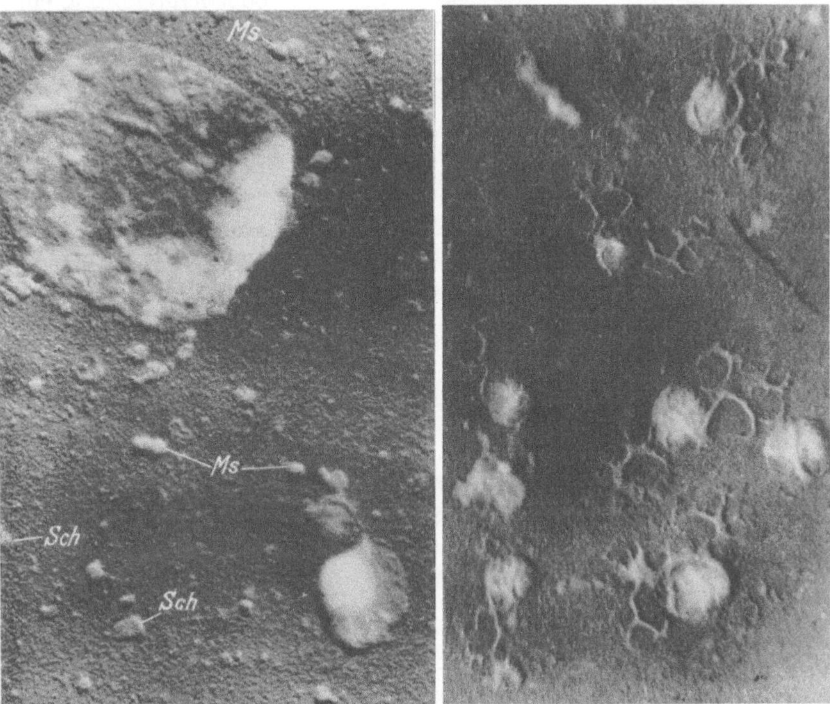

Abb. 4. Bildung von Mitochondrien aus Mikrosomen. Elektronenmikroskopische Aufnahmen einer Suspension von Plasmabestandteilen der Mäuseniere. Cr-Beschattung, Vergr. 20 000 fach. *Links:* normal. Ein Mitochondrion, einige Mikrosomen (Ms) und eine Übergangsform (Sch = Myelinscheibchen). *Rechts:* Nach Destruktion der Mitochondrien durch wiederholte Injektion von Ovalbumin. Mitochondrien in Regeneration. Zahlreiche Übergangsformen, aber keine Mitochondrien oder Mikrosomen. (Nach EICHENBERGER 1953.)

Es wurden auch im elektronischen Bild von normalen Zellen, häufiger noch von bestimmten Geschwulstzellen, rosenkranzförmige Fädchen und Ketten von OBERLING und Mitarb. (1950, 1951, 1952) als «*éléments granulo-filamenteux*» beschrieben. Die Partikel, welche diese Gebilde aufbauen, haben einen Durchmesser von 80—100, in anderen Fällen von 110—170 mμ und sind niemals kleiner als 40 mμ. Übergangsbilder zwischen diesen Formationen und typischen Mitochondrien gaben Veranlassung, sie als ein Chondriom von sehr kleinem Ausmaß, als „ultra-chondriome" zu bezeichnen, womit die Autoren jedoch nichts über Herkunft und Funktion dieser Gebilde präjudizieren wollen. Teilungsbilder dieser Elemente sollen auf ihre Vermehrungsfähigkeit hinweisen.

Allen angeblichen Beobachtungen von einer direkten aktiven *Teilung*, soweit sie auf der Auswertung fixierter Präparate beruhen, glaubte man bisher keine

---

[1] BRÄM 1951.   [2] ZOLLINGER 1951.
[3] EICHENBERGER 1953, LEHMANN und WAHLI 1954, LINDBERG und ERNSTER 1954, dazu kritisch BERNHARD, GAUTIER und ROUILLER 1954.

absolute Beweiskraft zusprechen zu dürfen[1]. In Mesenchymzellen vom Hühnerembryo[2] verändern die Mitochondrien ihre Gestalt synchron mit der Zellteilung.
Man kann diesen Formwechsel verschiedenen Phasen der Mitose zuordnen und
so den Ablauf der Vorgänge rekonstruieren (Abb. 5). In der Prophase zerfallen
die fadenförmigen Organellen in 3—4 rundliche „Granula". Diese Gebilde nehmen
in der Metaphase eine läng-
liche Gestalt an und schnü-
ren sich in der Mitte bisquit-
oder hantelförmig ein. Mit
der Trennung der Chromo-
somenspalthälften   sollen
sie durchgeschnürt werden,
wobei   die   entstehenden
„Tochtergranula" meist zu
Paaren vereinigt bleiben.
Im Verlauf der Anaphase
sammeln sich die Körnchen
fast alle im Raum zwischen
den   beiden   auseinander-
weichenden Chromosomen-
gruppen.   Dabei   trennen
sich die Granulapaare und
werden bei der Plasma-
durchschnürung offenbar so
auf die Tochterzellen verteilt, wie es der Zufall
ihrer Lage mit sich bringt.
Der Formwechsel verläuft
hier also so, wie er auto-
reproduktiven Zellbestandteilen eigen sein müßte, bedarf jedoch noch einer eingehenden Prüfung durch
eine statistische Auswer-
tung des Materials. Die
Lebendbeobachtung mit
Mikrokinematographie im
Phasenkontrast hat einen
Teil dieser Befunde be-
stätigt[3].

Abb. 5 a—e. Formwechsel der Mitochondrien bei der Mitose von Mesenchymzellen des Hühnerembryos. a Ruhestadium, b Prophase, c Metaphase, d Anaphase, e Telophase. (Nach DANNEEL und GÜTTES 1951.)

3. Lebendbeobachtung.

Die vitale und supra-
vitale Untersuchung des
Chondrioms ist von Bedeutung für die einwandfreie Ermittlung von Veränderungen seines Zustandsbildes in längeren Zeiträumen und unter unterschiedlichen Bedingungen. Obwohl die speziellen optischen Verhältnisse nicht besonders
günstig sind, lassen sich Mitochondrien in vielen Zellen, besonders in der Gewebekultur im Hell- und Dunkelfeld, vor allem aber im Phasenkontrast[4], gut

[1] HERTWIG 1929.   [2] DANNEEL und GÜTTES 1951.
[3] HUGHES und FELL 1949, MICHEL 1950.   [4] ZOLLINGER 1948, 1950; BRÄM 1951.

beobachten. Sie zeigen dabei zwei *Bewegungstypen*, eine schlangenartig undulie-
rende Bewegung an Ort und Stelle mit Formveränderungen des Fadens und
eine Bewegung von Ort zu Ort in der Zelle.

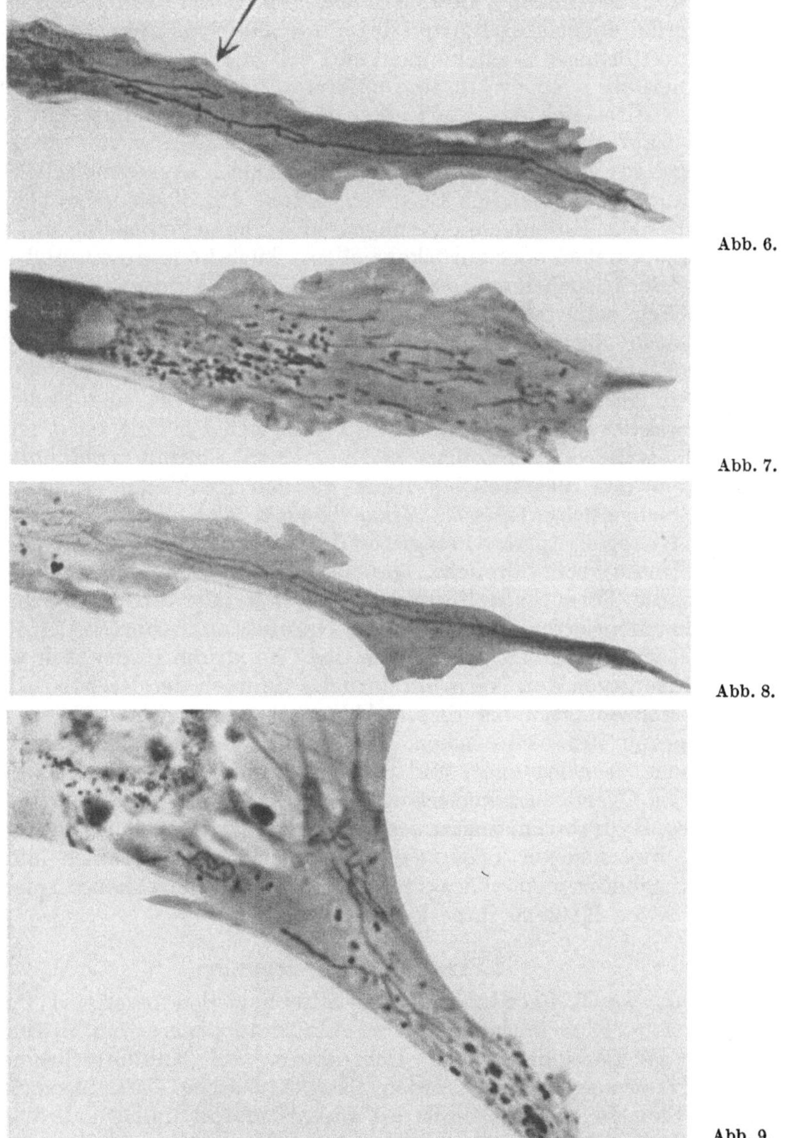

Abb. 6.

Abb. 7.

Abb. 8.

Abb. 9.

Abb. 6—9. Normale Osteoblasten aus Gewebekulturen von Fragmenten des Os frontale 11—13 Tage alter
Hühnerembryonen. Lebend, Phasenkontrast. (Nach BRÄM 1951.) Abb. 6. Die Mitochondrien bilden lange Fäden
mit Bläschen (↓). Abb. 7. Die Mitochondrien zeigen die Gestalt kurzer Stäbchen. Abb. 8. Osteoblast 45 min
nach Zusatz von Colchicin 1:10000, Zerfall der peripheren Teile der Mitochondrien in einzelne Fragmente.
Abb. 9. Osteoblast 45 min nach Zusatz von Colchicin 1:10000, knotige Verdickungen der Mitochondrien.

Man hat die Beweglichkeit als eine passive, durch Plasmaströmung ver-
ursachte und von der Viscosität abhängige Erscheinung gedeutet[1]. Neuere
Beobachtungen an in vitro gezüchteten, unbeeinflußten Osteoblasten mit Phasen-

G. LEVI 1919.

kontrast bestätigen die Auffassung anderer Autoren, daß die Bewegung mehr oder weniger unabhängig von der Umgebung erfolgt und auf einer Contractilität der Mitochondrien beruht[1]. Im übrigen ist das *Bild lebender, fadenförmiger Mitochondrien* nach diesen Untersuchungen ein sehr wechselndes. Zwischen regelmäßig verlaufenden Abschnitten des Mitochondrions finden sich gelegentlich Bläschen, punktförmige Verdickungen und seltener Auftreibungen des Fadenendes, die innerhalb weniger Minuten auftreten und wieder verschwinden. Verschiedentlich spaltet sich das Ende eines Fadens in der Längsrichtung zu zwei kurzen Armen auf, die sich etwas später an ihren Enden wieder vereinigen und so ein endständiges Bläschen entstehen lassen. Durch asymmetrische Aufteilung können sich auch mittelständige Bläschen bilden. Die Fadenlänge bleibt keineswegs konstant. Die Fadenenden vermögen sich vielmehr beliebig in bestimmter Richtung vorzuschieben oder zurückzuziehen. Auch kann an ein und demselben Faden, unter Berücksichtigung der genannten Verdickungen, in vivo der Querschnitt erheblich schwanken (Abb. 6 u. 7). Mikrokinematographische Beobachtungen zeigen einen äußerst raschen Formwechsel der Mitochondrien, der offenbar den Stoffaustausch mit der Umgebung begünstigt[2]. Wieweit alle diese Erscheinungen Ausdruck einer Milieuveränderung an Ort und Stelle oder des Funktionszustandes der ganzen Zelle sind, läßt sich zur Zeit nicht entscheiden. Dem Funktionszustand kann man einen solchen Einfluß wohl nur dann zuschreiben, wenn das gesamte Chondriom gleichartige Veränderungen aufweist.

Auf unterschiedliche *toxische Einwirkungen* (Colchicin, Nicotin, Arsenik, Trypaflavin, Nitrogen Mustard) reagieren die Mitochondrien von in vitro gezüchteten Osteoblasten recht ähnlich. Die Fäden zeigen Neigung zur Verkürzung und nehmen die Form hantelförmiger Stäbchen oder über Perlschnurformen die Gestalt segmentierter oder kugeliger Granula an (Abb. 8 u. 9). Synchron mit diesen Gestaltänderungen zieht sich das Chondriom in der sich kugelig abrundenden Zelle gegen den Kern hin zurück. Je nach der Resistenz der Kultur und der Giftkonzentration ist dieser Ablauf etwas modifiziert[1].

Auf Änderung der osmotischen Verhältnisse reagieren Mitochondrien mit *Schwellung* oder *Schrumpfung*[3], und diese Erscheinung hat zur Annahme einer semipermeablen Oberflächenmembran, zur Annahme von Ionenverschiebung und Änderung des Hydratationszustandes ihrer Strukturproteine Veranlassung gegeben. In hypotonischen Lösungen oder destilliertem Wasser läßt sich an isolierten Mitochondrien ein charakteristischer Formwechsel hervorrufen, der von Bedeutung für die Klärung ihres Feinbaues ist[4].

4. Fixation und Färbung.

Die *Form- und Strukturlabilität* der Mitochondrien erschwert ihre lebensgetreue Fixation. Eine solche ist nur mit lipoidstabilisierenden Mitteln möglich, wie sie sich als Osmiumtetroxyd, Chromsäure und Kaliumbichromat in den bewährten Fixationsgemischen finden. Das klassische Färbungsverfahren von Benda mit Säurefuchsin, das mit der Eisenhämatoxylinmethode und anderen konkurriert, ist im Prinzip das gleiche wie das für säurefeste Bakterien, und dies wirft die Frage auf, ob sich auch die Mitochondrien durch eine besondere Struktur ihrer Außenschicht auszeichnen.

5. Supravitale Färbung.

Aus stark verdünnten Lösungen von Janusgrün speichern Mitochondrien bei guter Sauerstoffversorgung den Farbstoff in blaugrünem Ton. *Janusgrün* ist

[1] Bräm 1951. [2] Frédéric und Chèvremont 1952.
[3] Lewis und Lewis 1915. [4] Zollinger 1948, Harman 1950.

ein Redoxsystem, das von Mitochondrien in einer ersten Stufe irreversibel zu Dimethylanilin und Diäthylsafranin reduziert wird. Letzteres, das *Janusrot*, wird in einer zweiten Stufe weiter zum farblosen Leukokörper reduziert. Die Reaktion mit Janusgrün soll auch von der Gegenwart proteolytischer Enzyme in den Mitochondrien abhängen[1]. Mitochondrien färben sich noch mit anderen lipoidlöslichen Redoxindicatoren, wie Brillantkresylblau-Chlorid, Kresylviolett, Toluidinblau und Methylenblau, intensiv. HCN hebt die vitale Methylenblaufärbung der Mitochondrien auf. Starke Belichtung bewirkt ein rapides Ausbleichen dieser Färbung[2]. Der Färbungsvorgang ist ein Ausdruck der vitalen Aktivität der Zelle, und seine Schwankungen sind durch Änderungen des Redoxpotentials in der Zelle und in ihren Organellen bedingt. Auch eine vitale *Fluorochromierung* von Mitochondrien mit Rhodaminen ist möglich. Die starke Speicherung dieser Farbstoffe ist hier an die lipoiden Komponenten der Mitochondrien gebunden[3].

6. Bausteinanalyse.

Mit der Mikronadel lassen sich Mitochondrien in der Zelle verschieben, ohne daß grobe Veränderungen an ihnen auftreten. Sie sind offensichtlich stärker geliert als das Grundplasma und erweisen sich unter diesen Bedingungen als verhältnismäßig formstabile und widerstandsfähige Gebilde. Versuche mit der Ultrazentrifuge haben gezeigt, daß das *spezifische Gewicht* der Mitochondrien höher als das des Grundplasmas ist[4]. Solch eine künstliche Verlagerung des Chondrioms braucht die Lebensfähigkeit der Zelle nicht aufzuheben. Befruchtete Seeigeleier entwickeln sich nach konzentrischer Stratifizierung durch hypertonisches Seewasser (Abb. 2) ohne Störung weiter[5].

Die Kenntnis der chemischen Zusammensetzung des Chondrioms hat in den letzten Jahren dank der Anwendung neuer Methoden erstaunliche Fortschritte gemacht. Lange Zeit nahm man an, daß diese Organellen vorwiegend aus Lipoiden oder Phosphatiden beständen. Jene Vorstellung beruhte auf ihrem Verhalten gegenüber bestimmten Lösungsmitteln, ihren färberischen Eigenschaften, ihrer Stabilisierung durch Chromate und ihrer gelegentlichen Imprägnation mit Osmiumtetroxyd, sowie einem gewissen Parallelismus zwischen dem Gehalt eines bestimmten Organs an Phosphatiden und Mitochondrien. Erst als BENSLEY und GERSH (1933) mit der Gefrier-Trocken-Methode an Leberzellen von Amblystoma unter idealen Bedingungen die Wirkung von unterschiedlichen Lösungsmitteln studierten, zeigte sich, daß die *Hauptmasse der Mitochondrien aus Protein* besteht. Später fanden BENSLEY und HOERR (1934), daß Mitochondrien aus Leberzellen vom Meerschwein und Kaninchen in 0,85%igen NaCl-Lösungen unlöslich waren, und in einer Untersuchung, die in methodischer Hinsicht der Zellchemie völlig neue Wege wies, gelang es ihnen zum ersten Mal, Mitochondrien durch *fraktionierte Ultrazentrifugierung* zu isolieren und so einer chemischen Untersuchung zugänglich zu machen. Eine differenziertere Analyse von BENSLEY (1937) ergab für Lebermitochondrien folgendes:

> Proteine und unbekannte Substanzen. . . . 64,67%
> Glyceride 28,88%
> Lecithin und Cephalin 4,2%
> Cholesterin. 2,25%

Hier zeigte sich, daß in Lebermitochondrien nicht nur der Proteinanteil im ganzen, sondern auch die Neutralfette gegenüber den Lipoiden überwiegen. Inzwischen ist eine große Anzahl von Arbeiten erschienen, die sich mit dem

---

[1] Lit. bei BOURNE 1951. [2] LUDFORD 1935. [3] STRUGGER 1938, MONNÉ 1938.
[4] BEAMS und KING 1934. [5] MONNÉ 1944.

Tabelle 1.

Fette . . . . Gesättigte und ungesättigte Fettsäuren und Glyceride	Leber, Amblystoma, Meerschwein, Kaninchen	Bensley u. Hoerr 1934, Bensley 1937, Claude 1946
Phosphatide . . . . . . Lecithin und Cephalin	Leber, Amblystoma, Meerschwein, Kaninchen	Bensley u. Hoerr 1934, Bensley 1937, Graffi u. Junkmann 1946, Claude 1946, 1948, Artom u. Swanson 1948, Schneider u. Hogeboom 1951
Sterine . . . . Cholesterin	Leber, Amblystoma, Meerschwein, Kaninchen, Nebenniere	Bensley u. Hoerr 1934, Bourne 1934, Bensley 1937, Graffi u. Junkmann 1946, Claude 1946, 1948, Artom u. Swanson 1948, Schneider u. Hogeboom 1951
Proteine	Leber, Amblystoma, Meerschwein, Kaninchen, Ratte	Bensley u. Hoerr 1934, Bensley 1937, Claude 1946, 1948, Swanson u. Artom 1950
Ribonucleotide	Leber, Nervensystem, Maus, Ratte, Meerschwein	Bensley 1937, Opie u. Lavin 1946, Claude 1946, Schneider 1947, Graffi 1949, Zollinger 1950, Schneider u. Hogeboom 1951, Allard et al. 1952, Abood et al. 1952
Vitamine . . . . Vitamin A und Carotin	Geschlechtszellen, Limnaea, Leber, Säugetiere	Gatenby 1919, Bourne 1935, Joyet-Lavergne 1935, 1937, Bensley 1937, 1943, Goerner 1938, 1939, Jones 1947, Ernster et al. 1950
Vitamin B-Komplex . .	Leber, Meerschwein	Bensley 1948, Bourne 1950, 1951, Price et al. 1950, 1951, Watanabe u. Williams 1951
Vitamin C	Leber, Nebenniere, Gelbkörper, Hypophyse	Leblond 1934, Bourne 1935, Giroud u. Mitarb. 1938
Glutathion oder proteingebundene SH-Gruppen	Leber, endokrine Organe, Zellen aus dem gesamten Tier- und Pflanzenreich	Bourne 1935, Joyet-Lavergne 1935

Fermente und Fermentsysteme[1]	Material meist Leber, vereinzelt Niere, Herz, Skeletmuskel von Laboratoriumstieren
Amylase	Holter u. Doyle 1937
Cytochromoxydase . . .	Schneider 1946, Hogeboom, Claude u. Hotchkiss 1946, Schneider 1947, Recknagel 1950
Cytochrom c	Schneider, Claude u. Hogeboom 1948, Schneider u. Hogeboom 1950, Abood et al. 1952
Cytochrom c-Reduktase .	Wu u. Rittenberg 1949, Hogeboom u. Schneider 1950, Abood et al. 1952
Katalase	v. Euler u. Heller 1949, Ludewig u. Chanutin 1950

[1] Die Literatur zum Abschnitt Fermente und Fermentsysteme s. S. 57. Zur chemischen Konstitution der Mitochondrien und den enzymatisch gesteuerten Prozessen in Mitochondrien s. vor allem Lindberg u. Ernster 1954.

Tabelle 1. (Fortsetzung.)

Bernsteinsäureoxydase . .	SCHNEIDER 1946, HOGEBOOM, CLAUDE u. HOTCHKISS 1946, KENNEDY u. LEHNINGER 1948, KUN 1950, SCHNEIDER u. HOGEBOOM 1950
d-Aminosäureoxydase . .	CHESIN 1950
Milchsäuredehydrase. . .	DIANZANI 1951
Isocitronensäuredehydrase	HOGEBOOM u. SCHNEIDER 1950
Alkoholdehydrase	DIANZANI 1951
Glucosedehydrase fehlend	DIANZANI 1951
Glycerophosphat-dehydrase	DIANZANI 1951
Oxalessigsäuredehydrase .	SCHNEIDER u. POTTER 1949
Cyclophorasesystem . . .	SCHNEIDER 1948, KENNEDY u. LEHNINGER 1948, HARMAN 1950, STILL u. KAPLAN 1950
Aldolase	KENNEDY u. LEHNINGER 1949
Coenzym A	HIGGINS, MILLER, PRICE u. STRONG 1950
Transaminasen	MÜLLER u. LEUTHARDT 1950, NAKADA u. WEINHOUSE 1950
Rhodanase	LUDEWIG u. CHANUTIN 1950
Glutaminase	ERRERA 1949
Arginase	LUDEWIG u. CHANUTIN 1950
Esterasen	OMACHI, BARNUM u. GLICK 1948, LUDEWIG u. CHANUTIN 1950
Lipasen	HELLER u. BARGONI 1950
Alkalische Phosphatase .	EMMEL 1945/46, LUDEWIG u. CHANUTIN 1950, NOVIKOFF, PODBER u. RYAN 1950
Saure Phosphatase . . .	NOVIKOFF, PODBER u. RYAN 1950, PALADE 1951
Glucose-6-phosphat-Phosphatase	KUN 1950, A. G., HERS, J. BERTHET, L. BERTHET u. C. DE DUVE 1951
Adenylsäure-Phosphatase	NOVIKOFF, PODBER u. RYAN 1950
ATP-ase	SCHNEIDER 1946, 1947, SCHNEIDER, HOGEBOOM u. ROSS 1950, NOVIKOFF, PODBER u. RYAN 1950

Nachweis von bestimmten Substanzen, besonders von Enzymen, in Mitochondrien beschäftigen. Soweit sie mir zugänglich waren, sind sie in der vorstehenden Übersicht (Tabelle 1) zusammengestellt.

Der Wert dieser Untersuchungen ist recht verschieden. Allgemein kann gesagt werden, daß die älteren *Arbeiten mit cytotopochemischer Methodik* einer ernsthaften Kritik nicht immer standhalten. So müssen manche Angaben über Vitamine und Glutathion zweifelhaft bleiben, da ihre ortsrichtige Darstellung mit den angewandten groben Nachweisverfahren in so kleinen Gebilden mit Sicherheit nicht möglich ist, und es auch nicht zulässig erscheint, aus der topographischen Übereinstimmung einer bestimmten Reaktion mit Orten stärkerer Mitochondrienanhäufung in der Zelle zu schließen, daß die Mitochondrien für den Ausfall der Reaktion verantwortlich seien. Bestimmte Nachprüfungen haben hier bis jetzt keine Bestätigung erbringen können[1].

Günstiger sind die Ergebnisse zu beurteilen, die durch *Analyse von Mitochondriensuspensionen* gewonnen wurden, wenn auch hier keine Garantie gegeben ist, daß das verarbeitete Material nicht durch Anteile des Cytoplasmas mehr oder weniger verunreinigt war. So besteht die „large granule fraction" der Autoren in Leber und Pankreas nicht nur aus Mitochondrien, sondern auch aus Sekretgranula, und es bedarf besonderer und nicht gleichgültiger Kunstgriffe, um die Mitochondrien als solche formgetreu zu isolieren[2]. Infolge der Verluste, die mit einer Resuspendierung und einem wiederholten Zentrifugieren verbunden

---

RIES 1938. [2] HOGEBOOM, SCHNEIDER und PALADE 1947.

sind, ist eine weitgehende Reinigung der Fraktionen häufig nicht zu verwirk-
lichen. Die Ergebnisse sind also mit einem gewissen Vorbehalt zu betrachten.
Vor allem darf die Genauigkeit der Zahlenangaben (Tabelle 2, S. 56) nicht über-
schätzt werden. Auch hat die fortschreitende Erfahrung gezeigt, daß selbst
Mitochondrien, die mit den mildesten Methoden präpariert wurden, von ihrem
Zustand in der intakten Zelle abweichen, und daß es kein Verfahren gibt, um diese
Organellen in ihrem ursprünglichen Zustand außerhalb der Zelle zu isolieren [1].
Vor allem aber ist eine kritiklose Verallgemeinerung von Befunden, mit welchen
Methoden sie auch gewonnen sein mögen, abzulehnen. Alles deutet vielmehr
darauf hin, daß Mitochondrien trotz bedeutsamer Gemeinsamkeiten spezifische
Unterschiede bei verschiedenen Zellarten aufweisen.

Die Mehrzahl der Untersucher ist sich darüber einig, daß die Mitochondrien
Ribonucleotide enthalten. Nur vereinzelt wird dies bestritten [2]. Morphologische
Methoden, wie die Ribonuclease-Reaktion und die Ultraviolett-Mikroskopie,
ergeben, daß vielfach nur ein Teil des Chondrioms einer bestimmten Zellart
nachweisbare Mengen von Ribonucleotiden aufweist [3]. Bei längerem Eiweißmangel bleibt in der Leberzelle der Gehalt des Chondrioms an Ribonucleotiden
annähernd konstant, während er in den Mikrosomen erheblich abnimmt [4]. Ähnliche Befunde ergeben sich mit den Methoden der enzymatischen Histochemie
(Tabelle 2) [5]. Durch Behandlung mit destilliertem Wasser ·und Ultrazentrifugierung können Mitochondrien in eine Fraktion submikroskopischer Granula
aus Ribonucleotiden und eine andere aus Proteinen (Enzymen) zerlegt werden [6].

Auf Grund der Bausteinanalyse und der älteren histochemischen Befunde
hat Bourne (1942) ein *Strukturmodell* des Mitochondrions entwickelt. Er unterscheidet:

1. eine Oberflächenschicht, bestehend aus einem Mosaik von Lipoproteinen,
2. einen wasserarmen Cortex, in dem Proteine, Fette, Lecithin, Cephalin,
Cholesterin und andere fettlösliche Stoffe, wie Vitamin A, vorherrschen, und
3. eine wasserreiche Innenzone, in der Proteine, Vitamin C, Glutathion, Oxydasen und andere Stoffe angereichert sein sollen.

Wieweit diese Konzeption noch den zur Zeit bekannten Tatsachen entspricht,
wird die Erörterung der submikroskopischen Morphologie der Mitochondrien
zeigen.

7. Submikroskopische Morphologie.

Man hat· aus den Ergebnissen der Fett- und Lipoidanalyse das Mitochondrion
mehrfach als *Komplexkoazervat* gedeutet [7]. Dem widersprechen jedoch alle neueren
Beobachtungen. So werden die fädigen Mitochondrien in den Darmzellen von
Ascaris als positiv einachsig doppelbrechend beschrieben [8], und der gleiche Befund
wurde am Rattenei und an Mitochondrien der Froschniere erhoben [9]. Hier ließ sich
der Charakter der Doppelbrechung durch Imbibition mit Glycerin umkehren, und
dieses Phänomen konnte durch Behandlung mit Lipoidlösungsmitteln aufgehoben
werden. Nach Monné (1939) leuchten die Mitochondrien in überlebenden Spermatocyten und Spermatiden verschiedener Pulmonatenarten, welche die Gestalt sehr
kurzer Stäbchen aufweisen, nur dann deutlich zwischen gekreuzten Nicols auf,
wenn sie mit Chrysoidin intensiv gefärbt sind, und erweisen sich als negativ
doppelbrechend in Bezug auf die Länge. Daraus muß geschlossen werden, daß

---

[1] Still und Kaplan 1950.　　[2] Monné 1948.
[3] Opie und Lavin 1946, Zollinger 1948, 1950, Vendrely-Randavel 1949.
[4] Vendrely 1949, 1950, Vendrely und Vendrely 1949, 1950.
[5] Seifter, Muntwyler und Harkness 1950.　　[6] Claude 1950.　　[7] Bensley 1937.
[8] Giroud 1928.　　[9] Grave 1937, Dalcq 1951.

beide Formtypen von Mitochondrien als *Grundstruktur ein System parallelisierter Stäbchen* von submikroskopischer Dicke enthalten, die wir uns als Bündel von

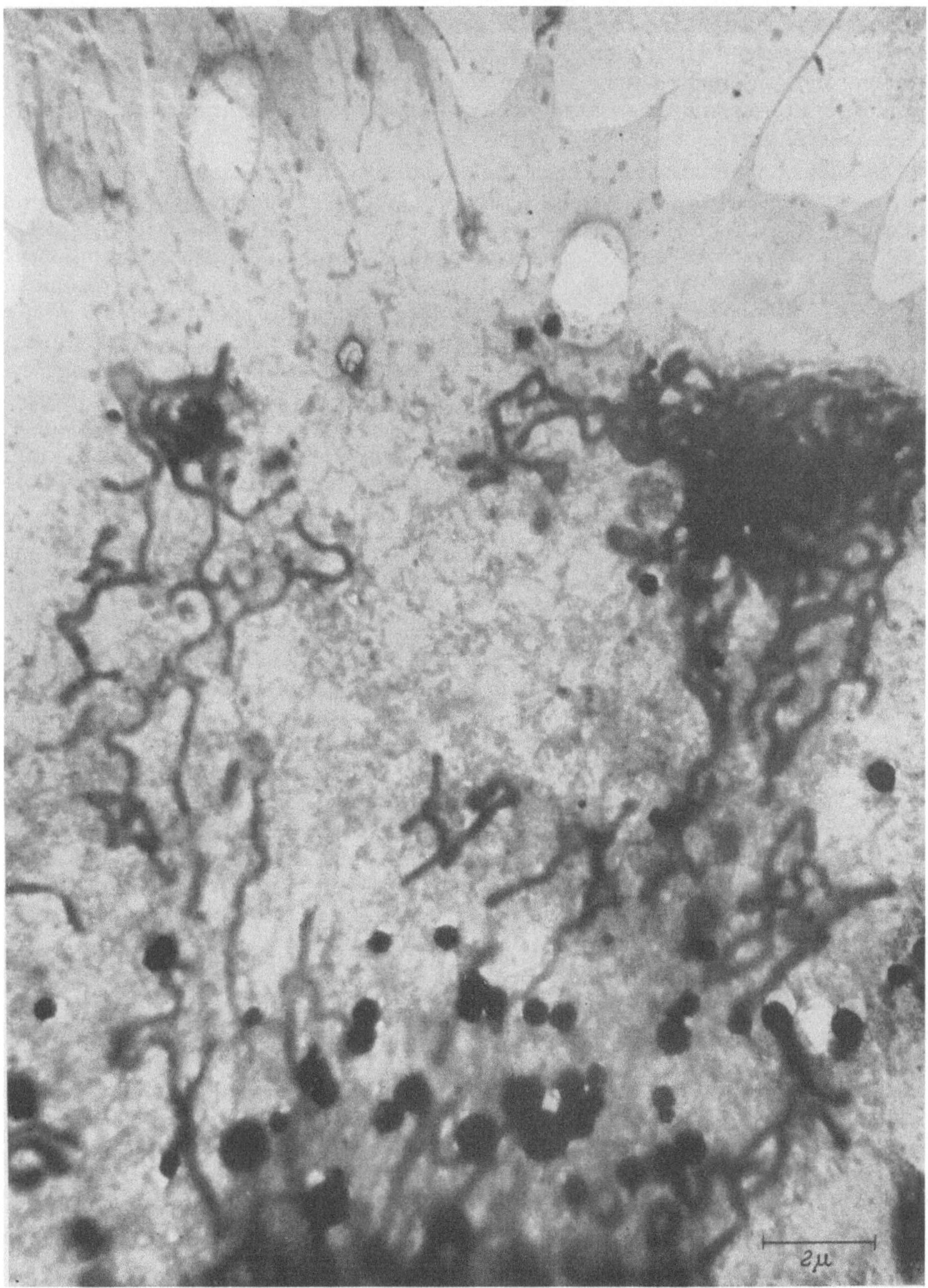

Abb. 10. Peripherer Teil eines malignen Makrophagen aus Rous-Sarkom. Kultur 48 Std auf Formvar, fixiert in 2% Osmiumtetroxyd-Lösung. Elektronenmikroskopische Aufnahme von W. BERNHARD, Vergr. 1:7500. Oben der Rand der Zelle mit fast einschlußfreiem Hyaloplasma, darunter einzeln oder in Knäueln Mitochondrien, zum Teil mit Binnenstruktur und zahlreiche Mikrosomen. Letztere bilden Haufen und Ketten und erscheinen als kleinste transparente „Bläschen", deren Membran vielfach sichtbar ist. Unten gehäuft, aber auch sonst vereinzelt mit scharfem Rand und tiefschwarz: Lipoidtröpfchen. (Mit Erlaubnis von CH. OBERLING.)

Polypeptidketten vorstellen dürfen. Mit diesen Proteinketten sind die Ribonucleotide gekoppelt. Die Art der Einlagerung von Lipoiden ist aus den vorliegenden Daten im einzelnen nicht zu entnehmen. Doch wird man mit der Vermutung nicht fehl gehen, daß die Lipoidkomponenten zum Teil senkrecht zur längsverlaufenden Grundstruktur orientiert sind. Ihre Koppelung an die Proteine und andere Bausteine scheint nach ihrem Verhalten gegenüber destruierenden Faktoren und ihrer geringen Neigung, hierbei Myelinfiguren zu bilden, chemischer Natur zu sein[1].

Die elektronenmikroskopische Untersuchung von Mitochondrien begegnet wegen der beträchtlichen Dicke dieser Elemente gewissen Schwierigkeiten. In Zellen von Gewebekulturen heben sie sich nach Fixierung mit Osmiumtetroxyd wegen ihrer hohen Elektronendichte scharf vom Grundplasma und den Mikrosomen ab (Abb. 10). Neuere Beobachtungen mit Phasenkontrast haben zu der Annahme geführt, daß im Mitochondrion ein solider Körper von einem hydrophilen Sol umgeben und das Ganze durch eine selektiv permeable Oberflächenmembran begrenzt wird[2]. Elektronenmikroskopische Untersuchungen konnten die Existenz dieser Membran bestätigen[3].

An Mitochondrien aus Rattenniere, die in destilliertem Wasser stark schwellen, ist nach Auftrocknung auf die Objektträgerfolie und Goldbeschattung eine strukturierte „*Mitochondrienmembran*" von etwa 200 Å Dicke und ein kompakter „*Mitochondrienkörper*" dargestellt worden[4] (Abb. 11). In einer 1$^0/_{00}$igen Ribonuclease-Lösung verschwindet an solchem, in destilliertem Wasser aufgeschwemmten Material der Mitochondrienkörper, während die

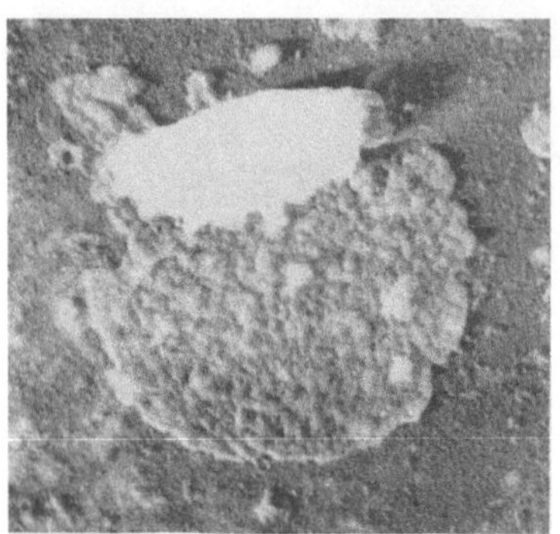

Abb. 11. Mitochondrien, Rattenniere. Nach Quellung in destilliertem Wasser auf einer Kollodiummembran getrocknet und mit Gold beschattet. Elektronenmikroskopische Aufnahme, Vergr. 1:16000, oben der strahlenundurchlässige Mitochondrienkörper, Albuminmoleküle der Mitochondrienmembran. (Nach MÜHLETHALER, MÜLLER und ZOLLINGER 1950.)

Membran unverändert bleibt. Eine 1$^0/_{00}$ige Desoxyribonuclease-Lösung läßt hingegen den Mitochondrienkörper unbeeinflußt. Daraus wurde geschlossen, daß die vorhandene Ribonucleinsäure im Mitochondrienkörper und nicht in der Membran lokalisiert sei[5]. Bestimmte Salzlösungen verringern das Volumen isolierter Mitochondrien im Sinne einer Exponentialfunktion[6].

Zwischen physikalischem Zustand, Oxydationsaktivität und der Gestalt isolierter Mitochondrien von Leber, Niere und Muskel besteht eine unmittelbare Beziehung. HARMAN (1950), sowie HARMAN und FEIGELSON (1952) waren in der Lage, zwischen 2 Hauptformen zu unterscheiden: „target" (wenn die Präparation in hypertonischer Zuckerlösung gemacht wurde, „rod") oder „limbus" und „crescent", dazwischen eine Übergangsform als „spherical dense". Diese verschiedenen Formen werden in vitro und in vivo mit verschiedenen Stoffwechselzuständen korreliert. Durch verfeinerte Fraktionierung sollen sich zwei nach Größe und Fermentaktivität verschiedene Arten von Mitochondrien unterscheiden lassen[7].

[1] PALADE und CLAUDE 1949b.   [2] ZOLLINGER 1948.
[3] CLAUDE und FULLAM 1945, PORTER, CLAUDE und FULLAM 1945, CLAUDE und FULLAM 1946, DALTON, KAHLER, KELLY, LLOYD und STRIEBICH 1949, MÜHLETHALER, MÜLLER und ZOLLINGER 1950, HUSEBY und BARNUM 1950, GLIMSTEDT und LAGERSTEDT 1953, SJÖSTRAND und RHODIN 1953, GIESEKING 1954.
[4] MÜHLETHALER, MÜLLER und ZOLLINGER 1950.   [5] ZOLLINGER 1950.
[6] CERUTI 1948.   [7] LAIRD, NYGAARD, RIS und BARTON 1953.

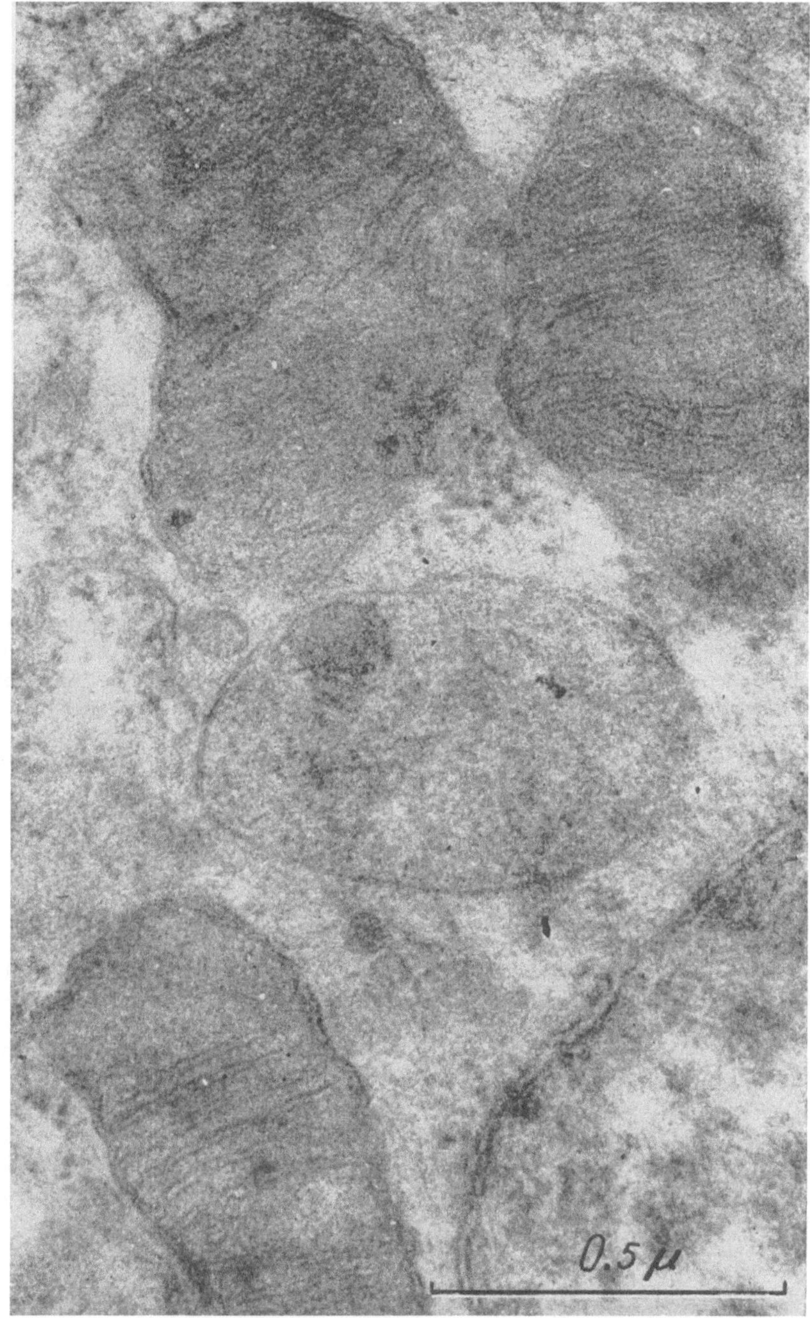

Abb. 12. Mitochondrien aus dem proximalen Abschnitt eines gewundenen Kanälchens der Mäuseniere. Drei Mitochondrien, zwei in der oberen Hälfte des Bildes, eines in der linken unteren Ecke. In der Mitte ein Granulum und in der unteren rechten Ecke ein Teil des Zellkerns. Die Mitochondrien sind umgeben von einer 160 Å dicken Doppelmembran, und im Inneren der Mitochondrien ist ein System von 160 Å dicken, doppelt konturierten Membranen zu sehen. Die Dicke der einzelnen Membranen beträgt 45 Å und die Spaltbreite zwischen den beiden Membranen jeder Doppelmembran 70 Å. Ultradünner Schnitt. Vergr. 97 000mal. (Nach SJÖSTRAND und RHODIN 1953.)

Palade (1952) hat zuerst an dünnen Gewebeschnitten (< 1000 Å) die Fein-struktur von Mitochondrien recht verschiedener Herkunft mit dem Elektronen-mikroskop untersucht. Er fand bei allen seinen Objekten 1. eine *Grenzmembran* von 70—80 Å Dicke, 2. ein System von „internal ridges" (*cristae mitochondriales* genannt) von einer gleichförmigen Dicke von 180—200 Å, die von der inneren Oberfläche der Membran in regelmäßigen Abständen entlang der Längsachse eines stäbchenförmigen Mitochondrions ins Innere vorspringen und 3. eine *Matrix*. Die feinere Struktur der Membran blieb ungewiß. Die *cristae* hingegen zeigten eine dreifache Lamellenstruktur mit einer zentralen Schicht von 80—100 Å Dicke, die beiderseits von einer dichteren Schicht von 50—70 Å Dicke bedeckt war.

Ähnliche Befunde erzielten Sjöstrand (1953) sowie Sjöstrand und Rhodin (1953). Sie konnten durch Herstellung ultradünner Schnitte (etwa 100 Å) eine wesentlich bessere Auflösung erreichen und mit dieser Technik an Mitochon-drien aus Nierenkanälchen eine Mem-bran von ungefähr 167 Å darstellen, die aus 2 Proteinschichten von je 45 Å mit einer zwischenständigen Lipoid-lage von 70 Å Dicke besteht. Eine große Anzahl von quergestreiften in-neren Scheidewänden ähnlicher Struk-tur wie die der Oberflächenmem-bran sind wahrscheinlich identisch mit den *cristae* von Palade (Abb. 12). Auch Glimstedt und Lagerstedt (1953, 1954) haben an isolierten Mito-chondrien aus Rattenleber, die mit Os-miumtetroxyd fixiert waren, eine

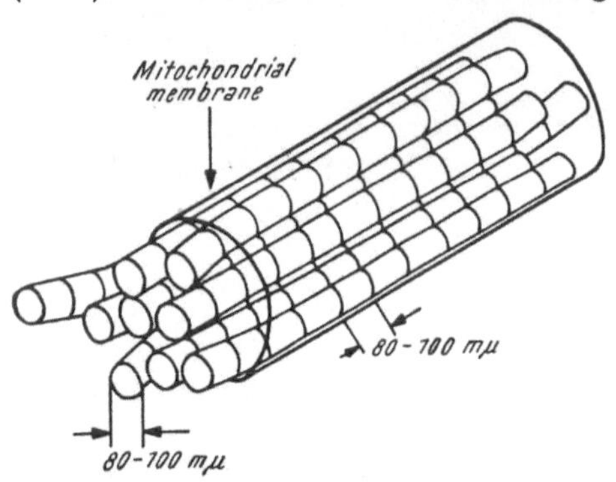

Abb. 13. Zusammenfassendes, schematisches Bild der Beobachtungen über die Ultrastruktur der isolierten Mitochondrien. (Nach Glimstedt und Lagerstedt 1953.)

streifige Struktur des Mitochondrienkörpers beschrieben. Sie kommen zu dem Schluß, daß im Mitochondrion ein solider Kern, der eine kabelähnliche Struktur aus gleichmäßig angeordneten Granula von 800—1000 Å Durchmesser besitzt, von einer Membran umschlossen wird (Abb. 13). In hypotonischer Saccharose-lösung trat zwar eine Schwellung der membranösen Hülle, aber nicht der granu-lären Struktur des Mitochondrienkörpers ein.

Untersuchungen mit der Dünnschnittmethode ergaben an anderen Objekten andere Befunde, so an den Mitochondrien der männlichen Geschlechtszellen von *Helix* eine longitudinal angeordnete, filamentöse Struktur, oft 8 Filamente von 400 Å Dicke. Sie wurden als Längsschnitte durch oberflächenparallele Lamellen gedeutet, die in eine Matrix eingebettet erscheinen[1]. An den kugeligen Mito-chondrien der Mäuseleber fand sich ein fächerartig angeordnetes Lamellen-system[2]. Solange die Einwirkung der Fixierungs- und Einbettungsmethoden auf die osmotisch hochempfindlichen Mitochondrien so wenig durchsichtig ist wie im Augenblick, muß es offen bleiben, wieweit die recht verschiedenartigen Befunde an verschiedenen Objekten lebensgetreu sind, und was hier als Artefakt zu gelten hat.

8. Zur Funktion des Chondrioms.

Obwohl allgemein Einigkeit darüber besteht, daß das Chondriom eine wichtige und unersetzliche Rolle bei den Lebensabläufen in der Zelle spielt, war bis vor kurzem eine eindeutige, funktionelle Charakterisierung dieses Zellbestandteiles nicht möglich. Bei der Erörterung der Frage erscheint es zweckmäßig, von der

---

[1] Beams und Tahmisian 1954.   [2] Gieseking 1954.

allgemeinen Stoffwechselfunktion der Mitochondrien auszugehen. Denn nur von hier aus ist an das sehr viel schwierigere Problem der Spezifität des Chondrioms in verschiedenen Zellarten, das schon in der älteren morphologischen Literatur eine breite Erörterung findet, heranzukommen.

Es steht heute fest, daß in den Mitochondrien in erster Linie die *Fermente der biologischen Oxydation* lokalisiert sind, insbesondere das Warburg-Keilin-System sowie die Enzyme des Citronensäurecyclus. Dementsprechend besteht die Grundfunktion der Mitochondrien darin, energiereiches Phosphat zu liefern. Möglicherweise hängt eine zeitweilige Konzentration von Mitochondrien an bestimmten Zellorten, z. B. in der Nähe der Kernmembran, im Halsteil der Spermien, in engster Bindung mit Myofibrillen[1] oder in unmittelbarer Nachbarschaft zum Photorezeptor in den Stäbchen der Retina[2] mit der Notwendigkeit einer örtlichen Erhöhung der Energielieferung zusammen. Aber nicht nur diese, sondern zahlreiche andere Enzyme sind in die Struktur der Mitochondrien eingefügt (Tabelle 2, S. 56), und die einzelnen Systeme müssen dort räumlich so angeordnet sein, daß sich die Umsetzungen in der notwendigen Reihenfolge abspielen können. Denn nur dann sind die Wege, die von Substraten und Coenzymen zurückgelegt werden müssen, minimal, und der Ablauf vielgliedriger Reaktionsketten, wie der des Citronensäurecyclus, wird beträchtlich beschleunigt. Der *Ordnung der Enzyme* muß eine definierte Struktur des Mitochondrions entsprechen. Wenn sie auch morphologisch noch unbekannt ist, so muß sie doch auf Grund der Stoffwechselleistung dieser Organelle gefordert werden[3]. Tatsächlich führt eine partielle Zertrümmerung von Mitochondrien durch Ultraschall zu einer Schwächung der in ihnen enthaltenen Enzyme oder gar zu ihrer Zerstörung. Bei der Ordnung der Enzymsysteme sind auch die Ribonucleotide beteiligt, denn bei ihrer Blockierung durch Anfärbung mit basischen Farbstoffen fallen bestimmte synthetische Leistungen aus[4].

Auffallend ist, daß die Enzyme der Glykolyse nicht in den Mitochondrien lokalisiert sind. 80—90% der Zellglykolyse entfallen auf das Grundplasma[5]. Ins einzelne gehende Versuche, den intermediären Zellstoffwechsel, insbesondere die Verteilung der Hauptstationen des aeroben Abbaues der Kohlenhydrate auf Cytoplasma und Mitochondrien genauer zu lokalisieren[6], liefern, wenn sie auch durchaus vorläufig sind, eine Diskussionsbasis für die sich rasch mehrenden Befunde der enzymatischen Cytochemie. Neben der Totaloxydation von Substraten sind in den Mitochondrien, nach den Ergebnissen der Enzymanalyse, eine Reihe synthetischer und anderer spezifischer Leistungen lokalisiert (Tabelle 2)[7]. Eine vergleichende Untersuchung wird Anhaltspunkte dafür erbringen können, ob in verschiedenen Zellarten hinsichtlich fermentativer Ausstattung und spezieller Stoffwechselleistung ihrer Mitochondrien Unterschiede bestehen, und wieweit sich der chemische Vitalbestand eines Chondrioms im Zusammenhang mit dem Arbeitsrhythmus einer Zellart oder bei unterschiedlichen funktionellen Zuständen ändert. Solche Befunde sind zu erwarten. Die morphologische Literatur enthält eine Fülle von wertvollen Beobachtungen, Versuchsanordnungen und Fragestellungen, deren Auswertung mit modernen Mitteln das Problem der Spezifität der Mitochondrien wesentlich fördern könnte.

VI. Golgi-Apparat.

Die Erörterung keines anderen Zellbestandteiles ist mit so viel Ungewißheit belastet wie die des Golgi-Apparates. Vor mehr als 50 Jahren hat GOLGI

[1] WATANABE und WILLIAMS 1951, HARMAN und FEIGELSON 1952. [2] SJÖSTRAND 1953.
[3] HOGEBOOM und SCHNEIDER 1950, LANG 1952. [4] LEUTHARDT und MÜLLER 1948.
[5] LANG 1952. [6] BOURNE 1950. [7] Siehe auch LINDBERG und ERNSTER 1954.

(1898) mit einer Silberimprägnationsmethode an Nervenzellen der Eule und der Katze den „apparato reticulare interno" dargestellt. Seitdem sind mehr als 2000 Arbeiten über den „Apparat" erschienen und weit über 100 verschiedene, nicht immer klar definierte Ausdrücke im Zusammenhang mit diesem Gegenstand aufgetaucht. Die Darstellung seiner Morphologie kann deshalb hier nur bestimmte aktuelle Aspekte aufzeigen, vor allem die, die sich durch die kritische Anwendung moderner Untersuchungsverfahren aufgetan und zu erheblichen Kontroversen geführt haben[1].

Das Bestreben der Nachfolge Golgis bestand vielfach nur darin, neue Imprägnationsverfahren zu entwickeln, um ein „Netzwerk" in den verschiedensten Zellen nachweisen zu können. Der Wert dieser Routinemethoden, die, wie wir heute wissen, weder morphologisch noch cytochemisch von Bedeutung sind, außer, daß sie auf einen mysteriösen Zellbestandteil hinweisen, wurde ernstlich zum erstenmal von Parat (1928) angezweifelt. Er war es, der im „Golgi-Feld" der lebenden Zelle keine Netze sah, sondern runde Körper, die er „Neutralrot-Vacuolen" nannte. Später zeigte Hirsch in systematischen Versuchen die Anwesenheit von „Golgi-Körpern", und er hat auf Grund seiner Beobachtungen und der damals bekannten Tatsachen eine allgemeine Theorie über den Stoff- und Formwechsel der Golgi-Körper entwickelt, die es gestattete, die zahllosen Befunde unter einem einheitlichen dynamischen Gesichtspunkt zu betrachten. Neuerdings gehen wichtige morphologische Erkenntnisse vor allem auf die Oxforder Schule unter Baker zurück.

Von Zusammenfassungen seien außer der umfassenden Darstellung von Hirsch (1939) noch die Referate von Kirkman und Severinghaus (1938), Hibbard (1945), Sosa (1948) und Bourne (1950 und 1951) genannt.

1. Zusammensetzung und Nomenklatur des Golgi-Komplexes.

Die Bezeichnung Golgi-Apparat bezieht sich, strenggenommen, nur auf die mit Silber und Osmium geschwärzten Netze der Routinepräparate. Da es genügend Beweise dafür gibt, daß ein so gestaltetes Netzwerk nicht in der lebenden Zelle existiert, sollte man den Terminus ganz fallen lassen[2]. Bei dem eigentümlichen Beharrungsvermögen solcher historischer Wortbildungen scheint es jedoch fraglich, ob er verschwinden wird oder ob indifferente Bezeichnungen, z. B. *Golgi-Komplex*, wie ihn Bourne gebraucht, oder *Golgi-Element*, wie ihn Baker vorgeschlagen hat, sich durchsetzen werden. Jedenfalls besteht dieser Komplex nach der üblichen Auffassung gewöhnlich aus mehreren *Golgi-Körpern* (Golgi-bodies, spheroids). Die Golgi-Körper sind entweder einfach, d. h. sie erscheinen lichtmikroskopisch homogen, oder sie sind vacuolisiert. Im letzten Fall umschließt ein äußerer Teil, das *Externum* (die osmiophile oder chromophile Substanz), eine verschieden große *Vacuole*, das *Internum* (die osmiophobe oder chromophobe Substanz anderer Autoren). Auch zwei und mehr Vacuolen können in einem Golgi-Körper auftreten (Abb. 14).

Die einfachen Golgi-Körper entsprechen der „*Präsubstanz*", die vacuolisierten den „*Systemen*" bzw. den „*Polysystemen*" von Hirsch. Der Grund für diese unterschiedliche Terminologie besteht für Baker (1949) darin, daß das Wort Präsubstanz nicht recht anwendbar für ein bestimmtes morphologisches Element sei, sondern nur für die Substanz, aus welcher dieses Objekt bestehe. Der Ausdruck „System" sei nicht einfach deskriptiv, sondern beinhalte theoretische Vorstellungen, wie die einer physiologischen Einheit.

---

[1] Bensley 1951, Baker 1953a.   [2] Baker 1953b.

2. Form, Größe und Verteilung der Golgi-Körper.

Die Morphologie des Golgi-Komplexes wurde lange Zeit unterschiedlich beschrieben: bei Pflanzen und Wirbellosen ausschließlich als rundliche *Einzelkörper*, bei Wirbeltieren dagegen oft als *Netzwerk* (Abb. 21). Darüber hat sich eine unendliche Polemik entsponnen. Inzwischen ist die neue Methode der Färbung mit Sudanschwarz[1] entwickelt worden, die sich grundsätzlich in ihrer Auswirkung von den Imprägnationsmethoden unterscheidet. Die vitale Methylenblaufärbung und andere[2], die Gefrier-Trockenmethode[3], das Phasenkontrastverfahren[4] und die Elektronenmikroskopie[5] sind mit wechselndem Erfolg angewandt worden.

Wie sich das morphologische Bild für drei recht verschiedenartige Zelltypen, Spermatocyten, polardifferenzierte Epithelzellen und Nervenzellen, auf Grund

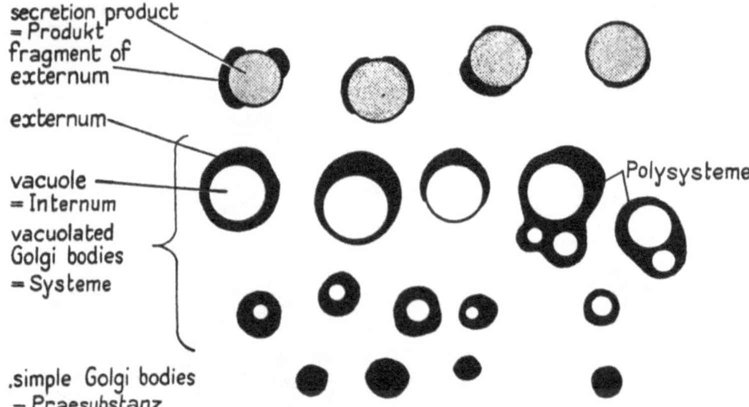

Abb. 14. Strukturplan voll entwickelter Golgi-Körper in dünnen Schnitten.
(Nach BAKER 1949, mit Nomenklatur von HIRSCH.)

der vitalen Untersuchungsverfahren und der Formol-Sudanschwarz-Technik nach den sorgfältigen Studien von BAKER (1944) darstellt, zeigen Abb. 15—20. Sie geben einen Eindruck von der *unterschiedlichen Ausdehnung des Golgi-Komplexes* und der Anordnungsweise seiner Bestandteile. Freilich kann man auf Grund von älteren Untersuchungen[6] an Lepidosomen die Frage erheben, ob die Homologisierung so heterogener Gebilde berechtigt ist. Nach BAKERS ursprünglicher Auffassung besteht der Komplex aus: 1. den „neutralrot-vacuoles", 2. einer „dense lipoid-containing substance", 3. einer „diffuse lipoid-containing substance" und 4. dem „Golgi-product".

Die *Lipoidnatur* der einfachen Golgi-Körper und des Externum oder doch wenigstens ihre vorwiegende Zusammensetzung aus Lipoiden (dense lipoid-containing substance) geht neben anderen Tatsachen vor allem aus ihrer Eigenschaft, Myelinfiguren zu bilden, ihrer Affinität zu Sudanschwarz und ihrem Verhalten gegenüber anderen Lipoid-Testen eindeutig hervor. Wenn eine Serie von zeitlich aufeinanderfolgenden Zustandsbildern beobachtet werden kann, so erscheinen einfache Golgi-Körper zuerst, die vacuolisierten später[7]. Letztere

---

[1] BAKER 1944, 1949.

[2] WORLEY 1944, HOLTFRETER 1948, PALADE und CLAUDE 1949, BAKER 1951, LASFARGUES und DI FINE 1950.

[3] SIMPSON 1941, SOSA 1948.

[4] BRICE und Mitarb. 1946, THOMAS 1947, 1948, OETTLÉ 1948, KEMPSON, THOMAS und BAKER 1948, BAKER 1949, ADAMSTONE und TAYLOR 1953.

[5] PORTER, CLAUDE und FULLAM 1945, SOSA 1948, SJÖSTRAND und HANZON 1954.

[6] PERRONCITO 1910, TERNI 1914, PARAT 1926.   [7] HIRSCH 1939, BAKER 1949.

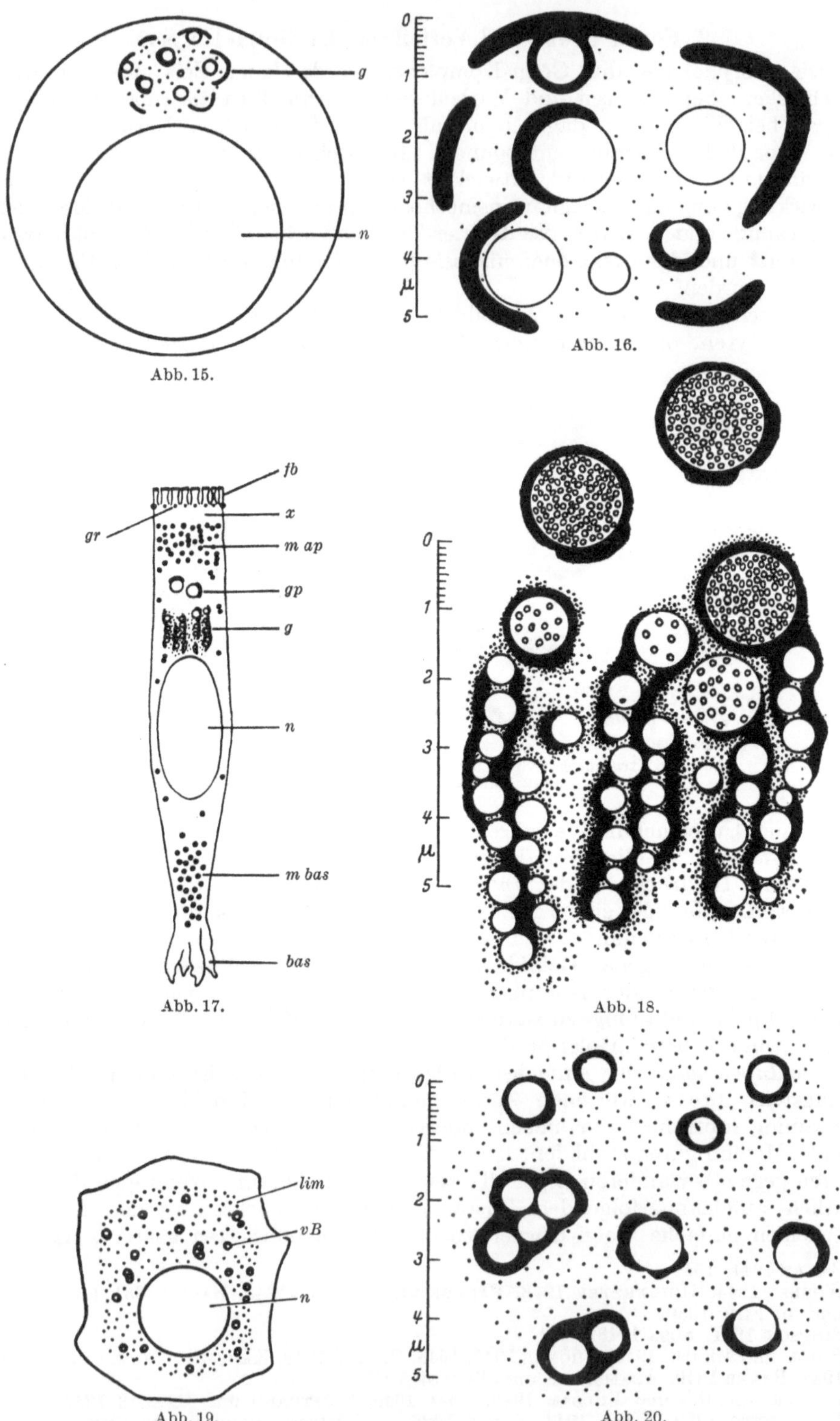

Unterschrift zu Abb. 15—20 s. S. 47.

müssen also durch Vacuolisierung aus einfachen Körpern hervorgehen. Selten überzieht das Externum die Vacuole in gleichmäßiger Dicke; der Grad dieser Unregelmäßigkeit variiert beträchtlich (Abb. 14). Mitunter erscheint das Externum auf eine schmale Kuppe oder ein Band reduziert, jedoch überzieht es, wenn auch in dünnster Schicht, immer die ganze Vacuole. Die Vacuole ist regelmäßig sphärisch. Diese Tatsache, im Zusammenhang mit der Unmöglichkeit im Inneren der Vacuole etwas Festes nachzuweisen, deutet auf einen wäßrigen Inhalt. Die Vacuole hat keine Affinität zu Sudanschwarz. In großen Vacuolen können neue Substanzen, "the secretion product", das „Produkt" von HIRSCH, auftreten. Wenn das Produkt, dessen chemische Zusammensetzung wechselt, gebildet ist, formt die Lipoidhülle keinen vollständigen Überzug mehr. Schließlich wird das Produkt frei von jeder Umhüllung.

In einem späteren Beitrag, der neue Beobachtungen mit Phasenkontrast, Vitalfärbung sowie einer verbesserten Sudanschwarz-Technik beschreibt[1], werden die Bestandteile des Golgi-Komplexes eingeengt. Die Bezeichnung „Neutralrot-Vacuolen" wird aufgegeben, weil die Vacuolen in Golgi-Körpern sich nicht immer mit Neutralrot färben, und auch die bekannte Tatsache bestätigt werden konnte, daß unter bestimmten Bedingungen innerhalb und außerhalb des Golgi-Feldes de novo Neutralrot-Vacuolen, das Krinom von CHLOPIN, auftreten. Daraus wird die Forderung abgeleitet, daß eine sichere *Beurteilung der Morphologie der Golgi-Körper nur durch eine sorgfältige Untersuchung der lebenden, nicht vitalgefärbten Zelle* möglich ist. Eine Identifizierung von Neutralrot-Granula und Golgi-Körpern ist also nicht ohne weiteres statthaft[2]. Auch die Beurteilung von vitalen oder supravitalen Methylenblaufärbungen[3] erfordert sehr viel Kritik. Die diffuse lipoidenthaltende Struktur (Abb. 16, 18, 20) ist in vivo nicht sichtbar und in bestimmten Fällen auch mit spezifischen Methoden nicht nachweisbar. Sie wird deshalb jetzt nicht mehr als essentieller Bestandteil des Komplexes betrachtet.

Die Homologisierung von Strukturen, die „Golgi-Apparat" oder „Golgi-Körper" genannt werden, in bestimmten Zelltypen begegnet großen Schwierigkeiten. Auch hier bestehen zahlreiche Kontroversen. So scheint es im Augenblick angebracht, nach BAKER (1953b) neben dem klassischen Golgi-Apparat, dem imprägnierbaren Netz in Nervenzellen, und neben den imprägnierbaren Netzen in Drüsenzellen zum mindesten noch folgende Kategorien von Strukturen zu unterscheiden:

1. Lipochondrien: charakteristische Strukturen in Nervenzellen von *Helix*, intravital sichtbar, von sphärischer oder annähernd sphärischer Gestalt und unterschiedlicher Größe, mit Neutralrot, aber nicht mit Janusgrün färbbar, im fixierten Zustand von großer Affinität zu Sudan-Schwarz, wobei oft eine äußere lipoide Schicht und eine oder mehrere nichtlipoide Vacuolen in Erscheinung treten (Abb. 21).

---

[1] BAKER 1949, 1950.   [2] MONNÉ 1938, ZEIGER 1938, HIRSCH 1939.   [3] WORLEY 1944.

Abb. 15—20. Anordnung und Struktur der Golgi-Körper in drei verschiedenen Zelltypen. Abb. 15. Prospermatocyt von Helix aspersa. *g* Golgi-Körper, *n* Zellkern. Abb. 16. Strukturschema des Golgi-Komplexes der Abb. 15. Die mit Neutralrot gefärbten Vacuolen sind als helle Kreise dargestellt. Schwarz die „dense lipoid-containing substance", hier in Form von Lepidosomen. Fein punktiert die „diffuse lipoid substance". Abb. 17. Resorbierende Epithelzelle aus dem Dünndarm von Triturus vulgaris L.; *bas.* basale Zellfortsätze, *fb* Oberfläche *g* Golgi-Körper, *gp* Golgi-Produkt, *gr* Granulaschicht nahe der Oberfläche, *m ap* obere Mitochondriengruppe *m bas* basale Mitochondriengruppe, *n* Zellkern, *x* lipoidfreies Gebiet. Abb. 18. Strukturschema des Golgi Komplexes der Abb. 17. Darstellung wie in Abb. 16. Kleine Kreise Golgi-Produkt. Abb. 19. Anordnung der Golgi-Körper in einer Nervenzelle aus dem Ganglion mesentericum craniale eines Kaninchens; *lim* Abgrenzung des Bezirkes mit „diffuse lipoid substance", *n* Zellkern, *vB* mit Neutralrot gefärbte Vacuole, umgeben von „dense lipoid-containing substance". Abb. 20. Strukturschema der Golgi-Körper der Abb. 19. Darstellung wie in Abb. 16. (Nach BAKER 1944.)

2. Osmiophile Plättchen (plaquettes osmiophiles): in den Spermatocyten von Insekten, oft in typischer Weise gruppiert, mit unterschiedlich dickem, aber immer deutlich osmiophilem Rand und weniger osmiophilem Rest, intravitale Gestalt unsicher (Abb. 21).

3. Lepidosomen: in den Spermatocyten von *Helix* mitunter an einem Zellpol gruppiert, sehr manifeste intravitale Struktur von schwer bestimmbarer Gestalt (Abb. 21).

Das wesentliche Ergebnis dieser Bemühungen scheint mir, von Einzelheiten abgesehen, der endgültige Nachweis von „*spheroids*", also Golgi-Körpern mit lipoidhaltigem Externum und lipoidfreiem Internum (Vacuole), in lebenden Zellen verschiedensten Bautypus. *Eine scharfe Grenze zwischen typischen Lipoidtröpfchen, die submikroskopisch im einfachsten Fall nur aus konzentrisch geschichteten Lagen von radiär gestellten Lipoidmolekülen und dazwischen gelegenen Wasserschichten bestehen, und einfachen Golgi-Körpern besteht nicht.*

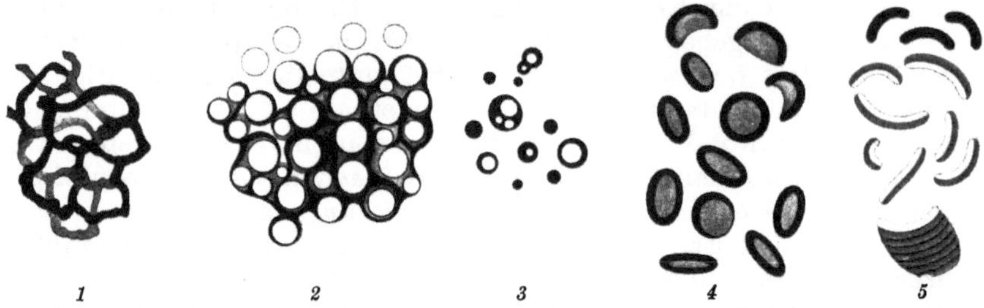

Abb. 21. Erscheinungsformen von Gebilden, die gewöhnlich Golgi-Elemente genannt werden. *1* Der klassische Golgi-Apparat. *2* Imprägniertes Netz zwischen den Sekretgranula einer Drüsenzelle. *3* Lipochondrien. *4* Osmiophile Plättchen. *5* Lepidosomen. (Nach Baker 1953.)

Der Zusammenhang zwischen Golgi-Körpern und dem morphologischen Substrat von Sekretionsprodukten[1] kann trotz vieler Einwände[2] nicht ignoriert werden. Worley (1946) hat erneut auf diese Zusammenhänge hingewiesen, und Hirsch (1948) hat den Versuch einer einheitlichen Interpretation der so verschiedenartigen Bilder unterschiedlicher Funktionszustände des gleichen Objektes im überlebenden Zustand bei Hellfeld- und Phasenkontrastbeobachtung, supravitaler Färbung mit Methylenblau und Neutralrot, wie nach Anwendung der Sudanschwarz-Methode und Imprägnation mit OsO_4 vom Pankreas der Maus vorgelegt.

3. Die Natur der Golgi-Netze.

Die Naturtreue der mit Silber- und Osmium-Imprägnationsmethoden hervorgezauberten Netze wird seit langem angezweifelt. Zwar haben einige Autoren auch in lebenden Zellen Netzstrukturen gesehen, aber es ist zu bedenken, daß eine Gruppe von dichtgedrängten Vacuolen bei Focusierung im optischen Schnitt den Eindruck eines Netzes vorzutäuschen vermag. Das Phasenkontrastverfahren sollte diese Frage entscheiden können, und so haben zahlreiche Beobachter im Hellfeld und im Phasenbild bei verschiedenen lebenden Zellen nichts als rundliche Körper ausgemacht[3]. Baker (1944) hat, wie vor ihm schon Parat und Painlevé (1924), vermutet, das Golgi-Netz sei nichts als eine Ausfüllung der Zwischenräume zwischen den Sphären mit imprägnierbarer Substanz, und Sluiter (1948) hat gezeigt, daß dies eintritt, wenn eine Gruppe von Golgi-Körpern dicht zusammengedrängt ist. Worley (1944) nahm an, daß die Netze durch Deformation von

---

[1] Hirsch 1939.   [2] Palade und Claude 1949 b.
[3] Brice und Mitarb. 1946, Baker 1944, 1949; Thomas 1947, 1948 u. a.

präexistierenden Vacuolen gebildet würden, und WALKER und ALLEN (1927) haben an Hand von Modellversuchen schon vor langem vermutet, der Golgi-Apparat sei nichts als ein Artefakt.

Bedeutsam wurde eine Beobachtung von MONNÉ (1938, 1939). Er sah im Dunkelfeld an Lepidosomen von Helix pomatia nach Vorbehandlung mit isotonischer Natriumcarbonatlösung zum ersten Mal die Bildung von typischen *Myelinfiguren* (Abb. 22). Neuerdings konnten PALADE und CLAUDE (1949a) mit Äthanol (30% und mehr) in Epithel- und Drüsenzellen, Fibrocyten, glatten Muskelfasern und Nervenzellen aus Gewebshomogenaten einer großen Reihe von Organen ebenfalls Myelinfiguren erzeugen und mit Sudanschwarz anfärben. Diese Gebilde waren nach ihrem topographischen und morphologischen Verhalten den Golgi-Apparaten, wie sie nach Anwendung von Imprägnationsmethoden in den gleichen Objekten auftauchen, überraschend ähnlich. Sie entfalten sich aus Lipoideinschlüssen im Golgi-Feld der frischen Zellen, die als mit Neutralrot

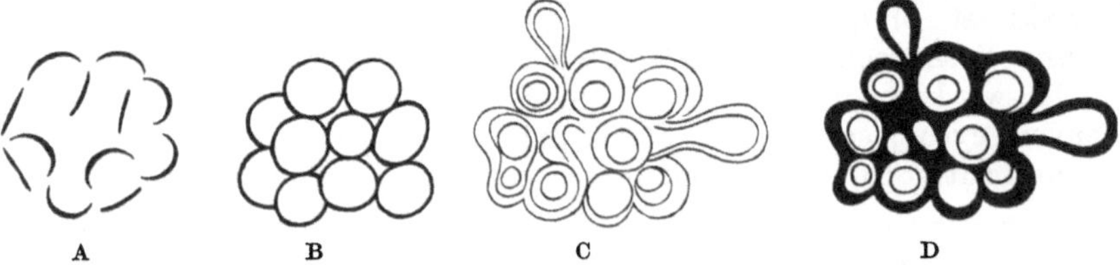

A   B   C   D

Abb. 22 A—D. Golgi-Apparat aus den Spermatocyten von Helix pomatia, überlebend, Dunkelfeld. A normaler Zustand, Golgi-Körper linsenförmig, Kanten- und Flächenansichten, B in isotonischer Na$_2$CO$_3$-Lösung, Abkugelung und partielle Verschmelzung der Golgi-Körper, C Zerfall der Golgi-Körper in ineinandergeschachtelte Membranen, Auswachsen von Myelinschläuchen, D Netzstruktur, wie sie der Komplex nach Osmierung zeigen würde.
A, B und C nach MONNÉ 1939; D von mir ergänzt.

variabel färbbare und doppelbrechende Tröpfchen nachweisbar sind. Sie zeigen zentrale Hohlräume und können sich durch Wasseraufnahme ausdehnen.

Jedoch enthalten die wäßrigen Fixierungsgemische der Routinemethoden zur Darstellung des Golgi-Apparates, wie die von NASSONOV, AOYAMA und DA FANO, keinen Alkohol. PALADE und CLAUDE (1949b) erhielten aber auch hiermit Myelinfiguren, freilich nur dann, wenn die Versuchsbedingungen den Verhältnissen einer Stückfixierung, wie sie bei diesen Verfahren üblich ist, entsprachen. Wurde das Gewebe unmittelbar im Fixierungsgemisch homogenisiert, blieben Myelinfiguren aus. Wurde jedoch das Fixativ einem relativ dicken Quetschpräparat so angeboten, daß es nur langsam in die Gewebsscheibe eindrang, und die *unterschiedliche Diffusionsgeschwindigkeit der Komponenten des Gemisches* sich entfalten konnte, dann traten Myelinfiguren auf. Auch die Anwesenheit oder Abwesenheit von Golgi-Netzen in Gewebekulturen scheint von der Güte der Fixation und nicht von dem normalen oder krankhaften Zustand ihrer Zellen abzuhängen.

Die Figuren entstehen durch das Vordringen einer "zone of acidification within the tissue disc during fixation". Zu dem gleichen Ergebnis kam unabhängig davon ZEIGER (1950) bei der Analyse der Kopsch-Kolatschev-Methode. Auch hier werden Myelinfiguren primär durch eine Änderung der H-Ionenkonzentration im Cytoplasma ausgelöst, nachträglich durch OsO$_4$ stabilisiert und durch sekundäre Osmierung geschwärzt. Wenn in Gewebshomogenaten lediglich durch Pufferung auf ein p$_H$ von 5,8—5,0 intracellulare Myelinfiguren auftreten, so beweist dies, daß die *lokale Erniedrigung des p$_H$ in der Zelle* die Ursache für diesen Effekt ist. Versuche von PALADE und CLAUDE mit Zellfragmenten, die durch fraktionierte Zentrifugierung gewonnen waren, zeigten, daß nur phosphatidhaltige Tröpfchen, aber nicht die Mikrosomen die Fähigkeit zur Bildung von Myelinfiguren besitzen.

Aus alledem ergibt sich mit zwingender Folgerichtigkeit, daß der klassische *Golgi-Apparat ein grobes Artefakt,* und zwar eine Myelinfigur oder einen Komplex von solchen darstellt und durch den mikrotechnischen Eingriff verursacht ist. Doch dürfen diese Netze in bestimmten Fällen als Äquivalentbilder aufgefaßt werden. Sie treten meist nur dann auf, wenn die Lipoideinschlüsse relativ dicht beieinander liegen. Aber auch dort, wo sie wie in Nervenzellen weit verstreut sind, können sie bei fortschreitender Osmierung mit fadenförmigen Mitochondrien zu einem groben Netzwerk verschmelzen[1]. Man wird also aus dem Bild der Netze höchstens auf die ungefähre Ausdehnung des Golgi-Feldes schließen können.

So scheint es an der Zeit, die Imprägnationsmethoden endgültig zu verlassen und durch die Sudanschwarz-Technik zu ersetzen. Sie ist mangels besserer Methoden neben der Lebendbeobachtung noch am geeignetsten, die entscheidende Frage zu klären, ob es denn wirklich Golgi-Elemente mit einem charakteristischen Stoff- und Formwechsel gibt oder ob hier nur einfache Lipoideinschlüsse vorliegen, die, wie PALADE und CLAUDE meinen, in ihrer topographischen Anordnung von einem cytoplasmatischen Strömungssystem abhängen und sich deshalb häufig in relativ ruhigen Zonen dieses Systems, bevorzugt im Kernschatten, ansammeln.

4. Zustandsbedingungen und submikroskopische Morphologie der Golgi-Körper.

Bei dem Mangel an optischen Daten und einer ausreichenden Bausteinanalyse kann es sich hier nur um eine kritische Betrachtung der bisher diskutierten Annahmen handeln. Wieweit eine Verallgemeinerung von Befunden an den verhältnismäßig voluminösen Plättchen und Lepidosomen zulässig ist, bleibt ungewiß. Bei einfachen Lipochondrien, besonders bei kleinen und kleinsten Formen, mögen Verhältnisse vorliegen, wie sie typische Lipoidtropfen aufweisen.

Die Gestalt der Lepidosomen ist noch nicht endgültig geklärt[2]. MONNÉ (1938, 1939) fand an den seiner Meinung nach linsenförmigen Lepidosomen in Spermatocyten und Spermatiden von Helix pomatia, die ein umfangreiches Internum und ein einseitig verdicktes Externum erkennen lassen, in isotonischer NaCl-Lösung, bei Helix lutescens und Tachäa nemoralis nur in hypotonischen Salzlösungen, *schwach positive Doppelbrechung in Bezug auf die Dicke,* die durch Vitalfärbung mit Rhodaminen und besonders mit Chrysoidin bedeutend verstärkt werden kann. In NH_4-Lösungen trennen sich die Externa von den Interna. Aber auch jetzt färben sie sich noch mit Chrysoidin und sind doppelbrechend. Die optische Anisotropie der Interna bleibt hier zweifelhaft. In einer isotonischen NaCl-Lösung, die NH_4 in höherer Konzentration enthält als eine isotonische NH_4Cl-Lösung, nehmen die Körper Kugelgestalt an. Das Externum breitet sich dann in gleichmäßiger Dicke aus, und solche Gebilde zeigen typische Sphäritenkreuze. In Spermatocyten von Lithobius erscheint das kleine kugelförmige Internum wie ein schöner positiver Sphärit, doppelbrechend bis zum Mittelpunkt. Das gewöhnliche konkavschalenförmige, selten plättchenartige Externum ist positiv doppelbrechend in bezug auf seine Dicke. Aus diesen Befunden wird ein *kristallinflüssiger Zustand der Externa* gefolgert, in welchem langgestreckte Lipoidmoleküle radial zur Kugelschalenfläche orientiert sind. Die globulären Interna bei Lithobius sollten ebenfalls Lipoidmoleküle in radialer Anordnung enthalten.

---

[1] THOMAS 1948.   [2] BAKER 1949.

Über die *chemische Zusammensetzung der Golgi-Elemente*, besonders der Externa, ist wenig bekannt. Auf Grund histochemischer Reaktionen wird angenommen, daß ihre wesentlichen Bestandteile Lipoide, Phosphatide und ungesättigte freie Fettsäuren oder Triglyceride sind. Auch Glykoproteide scheinen, wenigstens nach Ergebnissen mit einer Nachweismethode für Polysaccharide, vorhanden zu sein[1]. In Lepidosomen von Helix aspera wurde Lecithin oder Cephalin oder beide zusammen festgestellt[2]. Aus der Tatsache, daß nur die Externa OsO_4 reduzieren und unter dem Einfluß bestimmter Agentien bei Raumtemperatur Myelinfiguren bilden, hat man geschlossen, daß in den Externa Phosphatide mit ungesättigten, in den Interna jedoch solche mit gesättigten Fettsäuren überwiegen[3]. Die modernen Vorstellungen vom Wesen der Osmiumimprägnation[4] sprechen für eine solche Auffassung. Die wichtige Frage nach dem Cholesteringehalt des Externum ist noch ungeklärt. Die Golgi-Körper absorbieren Ultraviolett nicht in nennenswertem Grad[5]. Sie können also Nucleotide nicht in beträchtlichen Mengen enthalten. Dafür spricht auch, daß die Mikroveraschung im GOLGI-Feld keine wesentlichen Niederschläge darstellen kann[6]. Der Golgi-Komplex scheint also besonders arm an Mineralien zu sein.

Die *Anisotropie der* Golgi-*Körper* ist schwach oder vital nicht nachweisbar. Manche Objekte zeigen Doppelbrechung erst nach Entquellung in hypertonischen Lösungen. Diese Verstärkung der Anisotropie kann nicht nur auf Dehydratation, sondern auch auf geordneter Einlagerung von Farbstoffmolekülen oder auf einer gelinden Lipophanerose beruhen[7]. Falls es erlaubt ist, die Befunde an Lepidosomen zu verallgemeinern, so spricht vieles dafür, daß ihr Volumen und ihr Brechungsindex vom Ionenmilieu ihrer Umgebung abhängen. Zweifellos besitzt das außerordentlich labile, quellungsempfindliche Lipoidgefüge einen relativ hohen und unterschiedlichen Quellungsgrad und ist in seinem Bestand vom Ionenmilieu und vor allem vom lokalen p_H in der Zelle abhängig. Das Internum scheint verschieden strukturiert zu sein, granulär oder vacuolär. Es ist möglich, mit Neutralrot und anderen basischen Vitalfarbstoffen, wie Methylenblau, das Externum anzufärben. Unter anderem beruht dies auf der starken Lipoidlöslichkeit der Farbstoffe. Jedoch ist die Anfärbung vom jeweiligen Zustand des Golgi-Körpers, aber auch von dem der gesamten Zelle abhängig. Die Anreicherung von Neutralrot im Internum ist mit cytolytischen Vorgängen verknüpft, wobei eine Vacuolisierung eintreten kann. Ein ähnlicher Effekt wird durch Morphium erreicht[8]. MONNÉ (1948) hält diese Gebilde mit Recht für Artefakte.

Mit *Komplex-Koazervaten* sind die Golgi-Körper von HIRSCH (1939) verglichen worden. Versuche an Lipoidmodellen, die nichtlipoide Substanzen aufnehmen, anreichern und nach Desolvatation in Vacuolen ablagern oder als diskrete Teilchen wieder zur äußeren Phase zurückkehren lassen, wurden als Koazervationsvorgänge und Modellmechanismen für den Stoffwechsel in Golgi-Körpern interpretiert[9]. Solche Vergleiche haben nur den Wert einer Analogie. Gegen sie spricht die positive Anisotropie bestimmter Objekte. Auch lassen solche Vergleiche, falls man geneigt sein sollte, voluminöse Golgi-Körper als hochorganisierte Zellorganellen zu werten, allzu leicht vergessen, daß dem Cytoplasma und seinen Abkömmlingen eine echte Struktur zukommt, während Koazervattropfen, sofern es sich um eine Flüssigkeit handelt, im Sinne der Phasenlehre völlig amorph sind. Unter diesen Voraussetzungen hätte die Annahme eines multilamellären

[1] GERSH 1949.
[2] BAKER 1944, THOMAS 1947, CAIN 1947, 1948, MONTAGNA u. Mitarb. 1948 u. a.
[3] MONNÉ 1948.   [4] ZEIGER 1950.   [5] HIBBARD und LAVIN 1945.   [6] SCOTT 1943.
[7] MONNÉ 1939.   [8] MONNÉ 1947.   [9] HOLTFRETER 1946, 1948.

Phosphatidschichtsystems als Strukturtyp hochdifferenzierter Externa wenig für sich, obwohl ihre Optik keineswegs dagegen spricht.

Monné (1948) betrachtet die Golgi-Körper als *Mischkörper aus Proteinfolien und Lipoidlamellen*. Freilich ist dies bislang nicht bewiesen, denn über den Proteingehalt des Externum ist nichts Sicheres bekannt. Er dürfte jedoch nicht sehr hoch sein. Baker (1944) schließt aus der Strukturlabilität des Externum, daß dieses wenig oder vielleicht kein Protein enthält. Monné (1948) möchte das unterschiedlich optische Verhalten lebender Golgi-Körper in Geschlechts- und Gewebezellen darauf zurückführen, daß die Proteinmenge hier wechselt und daß Cholesterin in bestimmten Fällen anwesend ist, in anderen aber fehlt. Tatsächlich würde eine Anreicherung von Cholesterin in Phosphatidschichtsystemen, in welche es geordnet eingelagert wird, die optischen Daten der Substrate verändern und möglicherweise die Sichtbarkeit im Phasenkontrast erhöhen können[1]. Nach allgemeinen Prinzipien feinbaulicher Zusammensetzung liegt in Mischkörpern das Lipoid in Form von bimolekularen Lamellen zwischen Proteinschichten vor, deren Fadenmoleküle wirr in allen Richtungen der Fläche verlaufen. Vielleicht ist die Neigung der Externa zur konzentrischen Aufblätterung, wie sie im Imprägnationsbild mitunter zum Vorschein kommt, ein Ausdruck eines derartigen Gefüges. Solche Strukturen sind in biologischen Objekten allgemein verbreitet, so im Außenglied der Sehzellen der Wirbeltiere und in der Markscheide der Nervenfaser[2]. Auch für Chloroplasten ist ein solches Gefüge wahrscheinlich gemacht[3]. Seine physiologische Bedeutung ist noch ungeklärt. Man darf vermuten, daß sie im wesentlichen für einen gerichteten Stofftransport, möglicherweise mit chemischen Umsetzungen, bedeutsam sind[4]. Auch eine Analogie mit dem Cortex und seinem Feinbau (S. 27) liegt nahe. Dies würde auch mit der den Golgi-Körpern zugeschriebenen Funktion, Stoffe aus dem Cytoplasma zu konzentrieren, gut übereinstimmen. Wegen seiner starken Hydratation und Quellungsempfindlichkeit ist im Externum eine Gefügeänderung besonders leicht möglich, und dies könnte beim Vorgang der Stoffaufnahme und Stoffwanderung von Bedeutung sein.

Die submikroskopische Morphologie der sog. Golgi-Körper erklärt zwanglos ihre außerordentlich hohe *Strukturlabilität* gegenüber Veränderungen der physikalisch-chemischen Konstanten ihrer Umgebung[5]. Deshalb treten diese Gebilde bei der Zellzerlegung durch Ultrazentrifugierung auch nicht als distinkte Fraktion in Erscheinung, und es bleibt abzuwarten, ob an geeigneten Objekten mit verbesserter Methodik ein Fortschritt, besonders im Hinblick auf den Enzymnachweis, erzielt werden kann[6].

Wegen der Strukturlabilität der Substrate sind die *Ergebnisse der Elektronenmikroskopie* hier in besonders hohem Grad von den Präparationsbedingungen abhängig. Ältere Befunde an dünn ausgebreiteten Zellen zeigen im Golgi-Feld eine Gruppe von distinkten osmiophilen Granula oder ein typisches Netz (Abb. 23). Neueste Untersuchungen an ultradünnen Schnitten von verschiedenen Objekten, welche dem Golgi-Problem eine Wendung zu geben scheinen[7], ergaben einen charakteristischen und auffallend konstanten Strukturkomplex. Er besteht aus paarweise angeordneten *Golgi-Membranen* mit eingeschalteten Vacuolen und *Golgi-Granula* von wechselnder Form, Größe und Dichte. Membranen und Granula erscheinen eingebettet in eine homogene feingranulierte oder retikulierte *Grundsubstanz*.

---

[1] Zeiger 1950. [2] W. J. Schmidt 1937. [3] Frey-Wyssling 1953. [4] Zeiger 1950.
[5] Zeiger 1953. [6] Worley 1951, Schneider, Dalton, Kuff und Felix 1953.
[7] Sjöstrand und Hanzon 1954.

5. Zur Problematik und Funktion des Golgi-Apparates.

Die neueren Einsichten in Aufbau und Zustandsbedingungen der Golgi-Körper zwingen uns, funktionelle Deutungen mit noch mehr Zurückhaltung als bisher zu betrachten. Solange nicht mehr von der chemischen Zusammensetzung, der submikroskopischen Struktur und der Herkunft dieser Substrate bekannt ist, schweben viele dieser Folgerungen in der dünnen Luft theoretischer Spekulation.

Die klassischen Golgi-Netze finden sich in vivo nicht, und man kennt jetzt den Entstehungsmechanismus dieser Artefakte. Die Auffassung von PALADE und CLAUDE, daß die Lipoideinschlüsse, aus denen die Netze hervorgehen, mehr oder weniger zufällig, entsprechend dem Strömungssystem in der Zelle, verteilt sind, ist nur eine bemerkenswerte Arbeitshypothese. Jedenfalls unterscheiden sich die Lipoideinschlüsse von Mitochondrien grundsätzlich durch ihre extreme Strukturlabilität. Diese wiederum beruht auf der auffallenden Armut, möglicherweise dem Fehlen von Proteinen und Ribonucleotiden in diesen Lipoidgefügen. Das alles spricht nicht dafür, daß die Golgi-Körper so hochorganisierte Zellorganellen wie die Mitochondrien sind. In den Lipoidanteilen sind bis jetzt Enzyme nicht nachgewie-

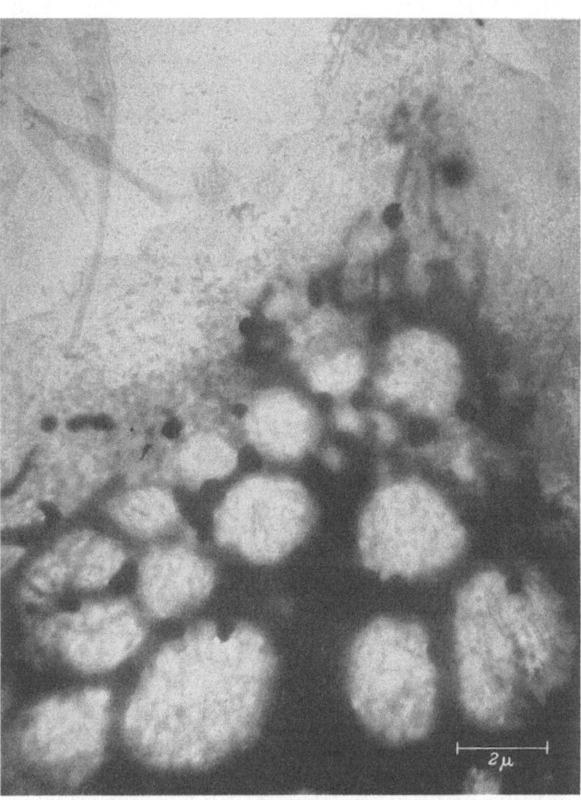

Abb. 23. Makrophage aus Rous-Sarkom. Kultur 48 Std auf Formvar, fixiert in 2% Osmiumtetroxyd-Lösung. Elektronenmikroskopische Aufnahme von W. BERNHARD. Vergr. 1:6000. Teil eines Golgi-Netzes. Erklärung im Text. (Mit Erlaubnis von CH. OBERLING.)

sen, und so gibt es bislang keinen Beweis dafür, daß die Golgi-Körper bzw. die Lipoidtröpfchen eine enzymatische Aktivität besitzen. Wenn jedoch, wie die umfangreichen Untersuchungen von HIRSCH, WORLEY u. v. a. gezeigt haben, die ersten lichtmikroskopisch sichtbaren Produkte von Drüsenzellen im räumlichen Zusammenhang mit diesen Elementen in Erscheinung treten, so kann man an diesen cytologischen Tatsachen nicht vorübergehen. Trotzdem muß, wie auch BOURNE (1950) feststellt, das Urteil über eine echte synthetische Aktivität der Golgi-Systeme aufgeschoben werden.

Wichtig ist die Tatsache, daß *Lipoideinschlüsse von unterschiedlicher Größe in wechselnder Menge und Verteilung so gut wie in allen Zellen* vorkommen, und daß sie sich, wie die Neutralrotcytologie gezeigt hat, auch neu aus dem Grundplasma bilden können. In seinem Erscheinungsbild ist also der Golgi-Komplex nicht nur von der Zellart, sondern in hohem Grad vom jeweiligen Funktionszustand der Zelle abhängig. Die Dynamik dieses Bildes aber verliert sich, was die Entstehung und das Schicksal der Lipoidanteile anbelangt, im submikroskopischen Raum und ist daher einer stichhaltigen Analyse entzogen. Bausteinanalyse und Optik geben Hinweise darauf, daß die Lipoidkomplexe, verglichen mit Mitochondrien, relativ einfach strukturierte Gebilde darstellen. Auf die allgemeine Bedeutung solcher Strukturen für einen gerichteten Stofftransport wurde bereits hingewiesen. In diesem Zusammenhang habe ich die Golgi-Körper physikalisch-chemische *Stoffänger* genannt[1]. Zahlreiche Versuche der Autoren beweisen, daß Phosphatidmodelle die verschiedenartigsten Stoffe aufnehmen und in ihrem Inneren speichern können. So liegt es nahe, das, was wir heute noch Golgi-Komplex nennen, ganz allgemein als einen labilen *Speicheroder Segregationsapparat*[2] zu betrachten, welcher die Aufgabe hat, schädliche Fremdstoffe oder spezifische Produkte des Zellstoffwechsels zu speichern, zu verteilen und so dem intracellularen Stoffwechselgeschehen mehr oder weniger zu entziehen. Von einer Autoreduplikation von sog. Golgi-Körpern ist nichts bekannt. Wenn die jeweils präexistierenden Elemente nicht genügen, entstehen wahrscheinlich aus Phosphatidanteilen des Grundplasmas neue Sphären. Die Beziehungen zur Eliminierung echter Sekrete aus der Zelle erscheinen im Rahmen dieser Betrachtung nur als ein Sonderfall.

VII. Mikrosomen.

Unter Mikrosomen verstand man ursprünglich verschiedenartige, geformte Teilchen im Cytoplasma, die nahe der Auflösungsgrenze des Lichtmikroskopes nur mit bestimmten Fixations- und Färbeverfahren dargestellt werden konnten. Ihre Lebenstreue mußte unter diesen Umständen ebenso zweifelhaft bleiben, wie die Möglichkeit ihrer einwandfreien morphologischen Identifizierung bei verschiedenen Objekten. Man hat ihre Bedeutung als Träger plasmatischen Erbgutes (Plasmon) erörtert[3]. Neuerdings wurde der Begriff in das Arbeitsgebiet der enzymatischen Cytochemie übernommen und dort als Bezeichnung für eine *Fraktion bestimmter Größenordnung* benutzt, wie sie durch Zentrifugierung eines Organhomogenates gewonnen wird[4]. Infolge ihres hohen Gehaltes an Nucleotiden besitzen die Zellkerne das höchste spezifische Gewicht aller Zellbestandteile und sedimentieren schon bei verhältnismäßig geringen Zentrifugalkräften. Nach ihrer Abtrennung erfolgt die Gewinnung der Mitochondrienfraktion, wozu etwa $20{-}25 \cdot 10^3$ g erforderlich sind. Aus dem Rest läßt sich bei noch stärkerer Zentrifugierung ($40{-}100 \cdot 10^3$ g) die Fraktion der Mikrosomen (small granula fraction, Einzelteilchen etwa 50—150 mμ groß) gewinnen. Die Erörterung der Frage, ob die Mikrosomen Partikelchen sui generis oder Trümmer lädierter Mitochondrien sind, kann als im ersteren Sinn entschieden gelten[5]. Darauf deutet schon die recht verschiedenartige Ausstattung der Mitochondrien- und Mikrosomenfraktion mit Enzymen (Tabelle 2), obwohl die verschiedenartige Herkunft des Ausgangsmaterials und die Fehlerquellen der Methodik hinsichtlich Reinheit der Fraktionen nicht übersehen werden dürfen.

Auffallend ist der hohe Gehalt der Mikrosomenfraktion an Lipoiden. Etwa 40% der Trockensubstanz sind *Lipoide*, und davon fallen zwei Drittel auf Phosphatide[6]. Der Befund hängt wohl auch mit dem Umstand zusammen, daß sich in der Mikrosomen- und in der Cytoplasmafraktion Trümmer des strukturlabilen

---

[1] Zeiger 1950.   [2] Bourne 1951.   [3] Hertwig 1929.
[4] Sammelreferate des gesamten Gebietes bei Bradfield 1950, Lang 1952, Lindberg und Ernster 1954, s. auch Schneider und Hogeboom 1951.
[5] Lang 1952, Slautterback 1953.   [6] Lang 1952.

Golgi-Komplexes, der wegen dieser Eigenschaft bisher nicht einwandfrei durch fraktionierte Zentrifugierung isoliert werden konnte[1], sowie Lipoidtröpfchen finden.

Neben Lipoiden enthält die Mikrosomenfraktion vor allem *Ribonucleinsäuren*, und zwar etwa 12% ihres Trockengewichtes[2]. So nimmt es nicht wunder, wenn die Mikrosomen schlechthin als streng basophile, Feulgen-negative, submikroskopische Partikel der angegebenen Größenordnung definiert wurden[3], die sich mit Eisen-Hämatoxylin färben lassen[4]. Ihre Form wurde auch als stäbchenförmig beschrieben[5]. Im Phasenkontrastbild sollen Mikrosomen zu beobachten sein, wenn das Präparat einer ausgiebigen Behandlung mit destilliertem Wasser oder mit Ammoniak unterzogen wurde[6].

In elektronenmikroskopischen Darstellungen erscheinen die Mikrosomen im Grundplasma als feinste geformte Bestandteile von granulärer oder vesiculärer Struktur (Abb. 10) oder eingebettet in fibrilläre oder membranöse Strukturen[7]. Wie weit diese Bilder lebenstreu sind, bleibt offen. Eine Membran konnte elektronenoptisch nicht nachgewiesen werden[8]. Isolierte Mikrosomen zeigen eine rotbraune Farbe, bedingt durch ein Pigment, das bei der Oxydation ungesättigter Fettsäuren entsteht[9]. Eine charakteristische Lokalisation der Mikrosomen innerhalb der Zelle besteht nicht (Abb. 10). Alkalische Phosphatase wurde in der Niere ausschließlich den Mikrosomen zugeordnet[10]. Auch eine elektive vitale Fluorochromierung der Mikrosomen von Pflanzenzellen wurde beschrieben[11].

Die vorherrschende Ansicht von der *Funktion der Mikrosomen* basiert ausschließlich auf der Tatsache, daß der größte Anteil der Nucleoproteine des Cytoplasmas an diese Partikel gebunden ist (Tabelle 3). Das berechtigt zu der Annahme, daß die Mikrosomen an der Proteinsynthese und an der Aufrechterhaltung der genetischen Kontinuität des Cytoplasmas beteiligt sind. Hier bestehen Beziehungen zur Autoreduplikation von Cytoplasmateilchen und zum Problem der Plasmagene[12].

VIII. Chromidien, Cytoplasmafibrillen, Ergastoplasma.

Nicht nur winzige Granula, auch größere Einschlüsse von unterschiedlicher Gestalt sind im Cytoplasma verschiedener Zellarten mit den Methoden der Mikrotomcytologie dargestellt und als *Chromidien* beschrieben worden. Man vermutete, daß sie unmittelbar vom Kernchromatin abstammen und als geformte Gebilde in das Cytoplasma abgegeben werden[13]. Für diese Annahme gibt es jedoch keine Beweise, und nur wenige Untersucher waren in der Lage, solche Chromidien einwandfrei von Mitochondrien zu unterscheiden.

In dem von Einschlüssen befreiten Grundplasma von Seeigeleiern wird ein dreidimensionales Netzwerk von *Cytoplasmafibrillen* vermutet. Die Dicke dieser Strukturen beträgt schätzungsweise 50—100 mμ. Bei Behandlung mit Natriumacid sollen sie irreversibel zu Bündeln assoziieren[14]. Die Bündel bestehen aus gefärbten und ungefärbten Abschnitten, die miteinander abwechseln. Die färbbaren Abschnitte sind 0,3—0,6 μ dick und enthalten Ribonucleotide. MONNÉ nennt sie wegen dieser Eigenschaft unter Bezugnahme auf den älteren Begriff ebenfalls *Chromidien*. Sie sind durch 0,3—1,6 μ starke ribonucleotidfreie oder

---

[1] WORLEY 1951.   [2] LANG 1952, LINDBERG und ERNSTER 1954.
[3] CLAUDE 1940.   [4] VENDRELY 1950.   [5] SCHNEIDER 1947.
[6] ZOLLINGER 1950a.   [7] CLAUDE und FULLAM 1946, BERNHARD, GAUTIER und ROUILLER 1954.
[8] HUSEBY und BARNUM 1950, ZOLLINGER 1951, EICHENBERGER 1953.   [9] BENSLEY 1947.
[10] HERS, BERTHET, BERTHET und DE DUVE 1951.   [11] DRAWERT 1953.
[12] LINDBERG und ERNSTER 1954.   [13] G. HERTWIG 1929, RIES 1938, MONNÉ 1948.
[14] MONNÉ 1946, 1947, 1948.

Tabelle 2. *Verteilung von Fermenten zwischen den Zellbestandteilen.*
(Nach K. Lang 1952.)

Ferment	Zellkern	Mitochondrien	Mikrosomen	Zellplasma
Cytochromoxydase	fehlend[1, 2, 20] 5,4%[34]	größter Teil[1, 2] mindestens 70%[26, 34]		
Cytochrom c	wenig[13, 17] 5%[27]	50%[27] viel[31]	vorhanden[31] 6%[27]	35—45%[27, 31]
Cytochrom c-Reduktase	fehlend[3]	32%[3], 49%[22]	58%[3], 36%[22]	
Katalase	fehlend[21, 46] wenig[14, 17] 4,5%[46]	45%[41], 18%[46]	7%[41]	49%[41], 66%[46]
Bernsteinsäureoxydase	fehlend[17, 19, 20] 8%[27], 7%[34]	100%[1, 2, 5, 38] 56%[27]		
Cholinoxydase	fehlend[9, 17]			
d-Aminosäureoxydase	vorhanden[9, 17] fehlend[19]	viel[44]		
Xanthinoxydase	fehlend[19]			
l-Aminosäureoxydase	fehlend[19]			
Prolinoxydase	fehlend[19]			
Milchsäuredehydrase	vorhanden[17] 28,7%[42] fehlend[20]	53%[42]		18%[42]
Isocitronensäuredehydrase	wenig[22]	12%[22]	wenig[22]	80%[22]
Alkoholdehydrase	15%[42]	23%[42]		62%[42]
Glucosedehydrase	fehlend[42]	fehlend[42]		83%[42]
Glycerophosphatdehydrase	17%[42]	60%[42]		23%[42]
Oxalessigsäureoxydase	10%[23]	45%[23]	fehlend[23]	5%[23]
Cyclophorasesystem	fehlend[4, 5]	100%[4, 5, 15, 16]		
Enolase	vorhanden[17]			
Aldolase	vorhanden[3, 25, 35]	1%[35]		96%[35]
Phosphorylase	vorhanden[17]			
Coenzym A	24%[37]	53%[37]	3%[37]	20%[37]
Kohlensäureanhydratase	wenig[52]			
Transaminasen		viel[28, 40]		
Rhodanase	vorhanden[30] 15%[41]	62%[41]	2%[41]	5%[41]
Kathepsin	vorhanden[18]			
Peptidasen	vorhanden[30]			
Glutaminase		vorhanden[33]		vorhanden[33]
Desoxyribonuclease	100%[18]			
Arginase	Nur in Leberkernen vorhanden[9, 12, 14, 17, 51] 34%[41]	15%[41]	27%[41]	8%[41]
Esterasen	vorhanden[14, 17] 17%[24], 9 6,5%[41]	17%[24, 41]	47%[24] 58%[41]	14%[24] 20%[41]
Lipasen	wenig[8], 4%[49]	17%[49]	19%[49]	42%[49]
Alkalische Phosphatase	vorhanden[17, 52] 10—18%[47] 40%[41]	13%[41] 17—20%[47] vorhanden[54]	vorhanden[29] 0—10%[47] 26%[41]	21%[41] 55—80%[45, 47]
Saure Phosphatase	vorhanden[17, 52] 5—10%[43, 47]	35—40%[43, 47]	5—10%[47] 22%[43]	28%[43] 35—50%[45, 47]
Glucose-6-phosphat-Phosphatase	2%[33] 5—25%[50]	5—18%[38, 50]	47—85%[50]	1—11%[50]
Adenylsäure-Phosphatase	40—45%[47]	40—45%[47]	5—10 %[47]	10—15%[47]
ATP-ase	vorhanden[30] 10—20%[36, 47] 27%[34], 31%[48]	viel[1] 48%[34], 50%[48] 70—75%[47]	2—4%[47] 5%[48]	0—1%[47] 15%[48]
Cholinesterase	vorhanden[52]			

Literatur zur Tabelle 2.

[1] SCHNEIDER, W. C.: J. of Biol. Chem. **165**, 585 (1946). — [2] HOGEBOOM, G. H., A. CLAUDE and R. D. HOTCHKISS: J. of Biol. Chem. **165**, 615 (1946). — [3] WU, H., and D. RITTENBERG: J. of Biol. Chem. **179**, 847 (1949). — [4] SCHNEIDER, W. C.: J. of Biol. Chem. **176**, 259 (1948). — [5] KENNEDY, E. P., and A. L. LEHNINGER: J. of Biol. Chem. **172**, 847 (1948). — [6] HOGEBOOM, G. H., W. C. SCHNEIDER and G. E. PALADE: J. of Biol. Chem. **172**, 619 (1948). — [7] PRICE, J. M., E. C. MILLER and J. A. MILLER: J. of Biol. Chem. **173**, 345 (1948). — [8] BEHRENS, M.: Z. physiol. Chem. **258**, 27 (1939). — [9] LAN, T. H.: J. of Biol. Chem. **151**, 172 (1945). — [10] SCHNEIDER, W. C., and V. R. POTTER: J. of Biol. Chem. **177**, 893 (1949). — [11] DOUNCE, A. L., and G. T. BEYER: J. of Biol. Chem. **174**, 859 (1948). — [12] DOUNCE, A. L., and G. T. BEYER: J. of Biol. Chem. **147**, 685 (1943). — [13] DOUNCE, A. L., and G. T. BEYER: J. of Biol. Chem. **151**, 221 (1943). — [14] TISHKOFF, G. H., S. E. BARNETT and R. M. FREER: J. Gen. Physiol. **33**, 629 (1950). — [15] HARMAN, J. E.: Exper. Cell. Res. **1**, 382, 394 (1950). — [16] STILL, J. L., and E. H. KAPLAN: Exper. Cell. Res. **1**, 403 (1950). — [17] DOUNCE, A. L.: Ann. New York Acad. Sci. **50**, 982 (1950). — [18] LANG, K., G. SIEBERT, I. BALDUS u. A. CORBET: Experientia (Basel) **6**, 59 (1950). — [19] LANG, K., u. G. SIEBERT: Biochem. Z. **320**, 402 (1950). — [20] GRAFFI, A., u. K. JUNKMANN: Klin. Wschr. **1946**, 78. — [21] BUNDING, J. M.: J. Cellul. a. Comp. Physiol. **17**, 133 (1941). — [22] HOGEBOOM, G. H., and W. C. SCHNEIDER: J. of Biol. Chem. **186**, 417 (1950). — [23] SCHNEIDER, W. C., and V. R. POTTER: J. of Biol. Chem. **177**, 893 (1949). — [24] OMACHI, A., C. P. BARNUM and D. GLICK: Proc. Soc. Exper. Biol. a. Med. **67**, 133 (1948). — [25] DOUNCE, A. L., and G. T. BEYER: J. of Biol. Chem. **173**, 159 (1948). — [26] RECKNAGEL, R. O.: J. Cellul. a. Comp. Physiol. **35**, 111 (1950). — [27] SCHNEIDER, W. C., and G. H. HOGEBOOM: J. of Biol. Chem. **183**, 123 (1950). — [28] MÜLLER, A. F., u. F. LEUTHARDT: Helvet. chim. Acta **33**, 268 (1950). — [29] KABAT, E. A.: Science (Lancaster, Pa.) **93**, 43 (1941). — [30] LANG, K., u. G. SIEBERT: Biochem. Z. **322**, 360 (1952). — [31] SCHNEIDER, W. C., A. CLAUDE and G. H. HOGEBOOM: J. of Biol. Chem. **172**, 451 (1948). — [32] LERNER, A. B., T. B. FITZPATRICK, E. CALCIUS and W. H. SUMMERSON: J. of Biol. Chem. **178**, 185 (1949). — [33] ERRERA, M.: J. of Biol. Chem. **178**, 483, 495 (1949). — [34] SCHNEIDER, W. C.: Cold Spring Harbor Symp. Quant. Biol. **12**, 169 (1947). — [35] KENNEDY, E. P., and A. L. LEHNINGER: J. of Biol. Chem. **179**, 957 (1949). — [36] FRANK, S., R. LIPSCHITZ u. L. G. BARTH: Arch. Biochem. **28**, 207 (1950). — [37] HIGGINS, H., J. A. MILLER, J. M. PRICE and F. M. STRONG: Proc. Soc. Exper. Biol. a. Med. **75**, 462 (1950). — [38] KUN, E.: J. of Biol. Chem. **187**, 289 (1950). — [39] SWANSON, M. A.: J. of Biol. Chem. **184**, 647 (1950). — [40] NAKADA, H. I., and S. WEINHOUSE: J. of Biol. Chem. **187**, 663 (1950). — [41] LUDEWIG, S., u. A. CHANUTIN: Arch. Biochem. **29**, 441 (1950). — [42] DIANZANI, M. U.: Arch. di Fisiol. **50**, 175, 181, 187 (1951). — [43] PALADE, G. E.: Arch. Biochem. **30**, 144 (1951). — [44] CHESIN, R. V.: Dokl. Akad. Nauk SSSR. **73**, 359 (1950). — [45] NOVIKOFF, A. B., E. PODBER and J. RYAN: Federat. Proc. **9**, 210 (1950). — [46] EULER, H. v., u. L. HELLER: Z. Krebsforsch. **56**, 393 (1949). — [47] NOVIKOFF, A. B., E. PODBER and J. RYAN: Federat. Proc. **9**, 210 (1950). — [43] SCHNEIDER, W. C., G. HOGEBOOM and H. E. ROSS: J. Nat. Canc. Inst. **10**, 977 (1950). — [49] HELLER, L., u. N. BARGONI: Ark. Kemi (Stockh.) **1**, 447 (1950). — [50] HERS, A. G., J. BERTHET, L. BERTHET et C. DE DUVE: Bull. Soc. Chim. biol. Paris **33**, 21 (1951). — [51] LANG, K., G. SIEBERT, S. LUCIUS u. H. LANG: Biochem. Z. **321**, 538 (1951). — [52] RICHTER, D., and R. P. HULLIN: Biochemic. J. **48**, 406 (1951). — [53] HOLTER, H., u. W. L. DOYLE: C. r. Trav. Labor. Carlsberg, Sér. chim. **22**, 219 (1937). — [54] EMMEL, V. M.: Anat. Rec. **91**, 39 (1945); **96**, 423 (1946).

doch ribonucleotidarme Zwischenstücke, die *Interchromidien*, miteinander verbunden (Abb. 24). Aus diesem Befund wird geschlossen, daß Ribonucleotide periodisch entlang den Cytoplasmafibrillen lokalisiert seien und zwar nur in solchen Zellen, die reichlich Ribonucleotide im Cytoplasma enthalten und deshalb zum Wachstum und damit zu einer umfangreichen Proteinsynthese befähigt sind. Ob die Befunde von MONNÉ vital vorgebildet oder nur artefizielle Aggregate sind, die ihre Entstehung den angewandten Methoden verdanken, bleibt ungewiß[1]. Auch im Cytoplasma von Tubifexeiern wurden elektronenmikroskopisch 30 bis 50 mμ dicke Protofibrillen mit Chromidien von 120—150 mμ Durchmesser dargestellt[2], ebenso in Thrombo- und Leukocyten[3].

Neuerdings haben BERNHARD, GAUTIER und OBERLING (1951) auch im Cytoplasma normaler Leberzellen periodisch gegliederte Strukturen in überzeugender

---

[1] SWANN und MITCHISON 1951.   [2] LEHMANN und BISS 1949.
[3] BESSIS und BRICKA 1948, 1949, BESSIS, BRICKA und TABUIS 1949, BESSIS 1950.

Weise elektronenmikroskopisch dargestellt. Die Menge dieser Gebilde wechselt in Zellen aus verschiedenen Lebern ebensosehr wie ihre topographische Verteilung. Sie fanden sich in jeder Region, recht häufig paranuclear (Abb. 25), mitunter in konzentrischer Anordnung entlang der Kernmembran. Eine regelmäßige Gliederung durch Aneinanderreihung kleinster Körnchen und eine Parallelisierung solcher Ketten ruft das Bild »d'un collier de perles« hervor (Abb. 26). Doch herrscht hier offensichtlich eine große Polymorphie. So fehlt die Periodizität häufig[1], und neuere Befunde mit verbesserter Technik haben gezeigt, daß die Filamente oder Lamellen in Wirklichkeit sehr viel verwickelter strukturiert sind. Es fragt sich, in welchem Umfang diese Befunde lebenswahr sind. Dafür spricht vor allem der Umstand, daß in Leber und Pankreas unter verschiedenen Fixationsbedingungen recht unterschiedliche Bilder in Erscheinung treten[2]. Darum scheint es angebracht, sie zunächst nur als Äquivalente zu werten.

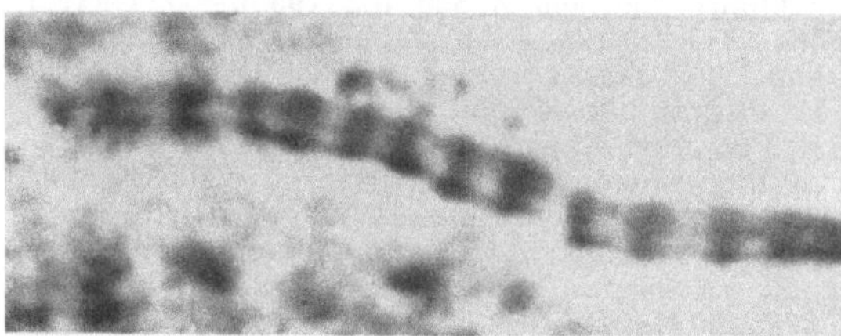

Abb. 24. Ein durch Einwirkung von Natriumacid auf ein Seeigelei (Psammechinus miliaris) entstandenes Bündel von Cytoplasmafibrillen. Fixiert Bouin, Färbung Eisenhämatoxylin. Lichtmikroskopische und photographische Vergrößerung zusammen etwa 1:3000. (Nach Monné 1946.)

Der periodische Bau von Cytoplasmafibrillen erinnert an die Struktur von Chromonemata. Aus der Parallelisierungstendenz wurde auf eine identische oder doch ähnliche Feinstruktur der Einzelelemente geschlossen, und Monné (1948) nimmt an, daß sich die Cytoplasmafibrillen mit den Chromidien durch Wachstum und folgende Längsteilung im Sinne von Duplikanten vermehren. Lehmann (1947, 1949, 1952) bezeichnet die chromidientragenden Plasmafibrillen ähnlich anderen plasmatischen Einheiten von verwickelter Zusammensetzung, wie Chromonemata und Mitochondrien, entsprechend ihren vitalen Eigenschaften und ihrem Charakter als elementare Struktur- und Funktionselemente, als „Biosomen". Damit soll eine Organisationsstufe gekennzeichnet werden, die zwischen Zelle und Makromolekülen eingefügt ist. Frey-Wyssling (1948) hingegen bezweifelt die ständige Individualität

Tabelle 3. *Verteilung von Ribonucleotiden auf die Fraktionen von Rattenleberzellen. Eiweißmangel durch 5 Wochen eiweißfreie Ernährung.* (Nach Seifter, Muntwyler und Harkness 1950.)

	Normal	Eiweißfreie Ernährung
Zellkerne:		
mg Ribonucleotide je g Leber.	1,15	1,20
% der gesamten Ribonucleotide.	15,4	19,1
Mitochondrien:		
mg Ribonucleotide je g Leber	0,6	0,6
% der gesamten Ribonucleotide.	8,0	8,2
Mikrosomen:		
mg Ribonucleotide je g Leber	3,8	2,8
% der gesamten Ribonucleotide.	50,4	40,3
Zellplasma:		
mg Ribonucleotide je g Leber	2,57	3,1
% der gesamten Ribonucleotide.	34,4	44,3

---

[1] Bernhard, Haguenau, Gautier und Oberling 1951, 1952, Gautier und Diomede-Fresa 1953.

[2] Dalton und Mitarbeiter 1950, Dalton 1951, Palade 1952.

der Cytoplasmafibrillen, da eine solche nur im Plasmasol, aber nicht in einem Gel verifiziert sein kann.

Der hohe Gehalt der Mikrosomen- und Zellplasmafraktion von Rattenleberzellen an Ribonucleotiden (Tabelle 3) und die Tatsache, daß bestimmte Anteile von periodisch gegliederten Cytoplasmafibrillen Ribonucleotide enthalten, wirft die

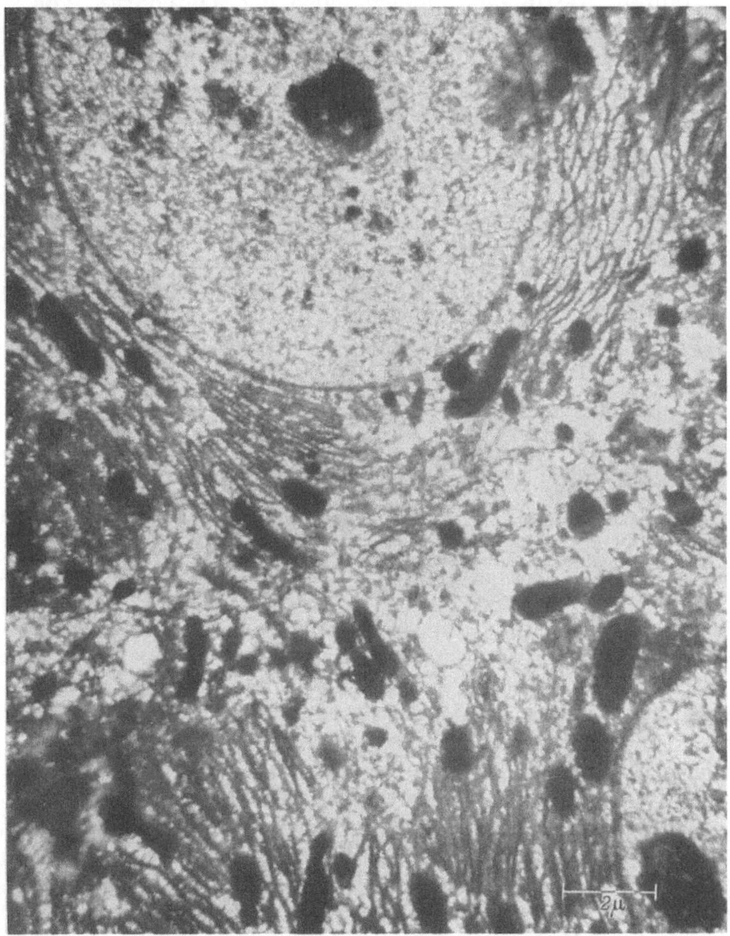

Abb. 25. Leberzelle, Ratte. 48 Std nach partieller Hepatektomie. Fixiert in 2% Osmiumtetroxyd-Lösung 24 Std, Einbettung Esterwax, Schnittdicke 0,2 μ. Vergr. 1:6000. Erklärung im Text. (Nach BERNHARD, HAGUENAU, GAUTIER und OBERLING 1952.)

Frage auf, welche Beziehungen zwischen diesen Befunden und der schon in der älteren Literatur auftauchenden Vorstellung einer basophilen Substanz des Cytoplasmas, der sog. Chromidialsubstanz oder des Ergastoplasmas, bestehen. Dieser Begriff geht auf die Basalfilamente von SOLGER (1894) zurück und wurde von GARNIER (1899) geprägt. Namentlich GARNIER und BOUIN (1905) haben basophile, nach Fixation mit typischen Eiweißfällern darstellbare Plasmaanteile in vielen Drüsenzellen als *Ergastoplasma* beschrieben. Es handelt sich hier also um typische Fixierungsprodukte, die nur als Äquivalente betrachtet werden dürfen. Wegen ihrer starken Basophilie und ihrer häufig feinfädigen oder fädiglamellären Struktur wurden sie häufig mit Mitochondrien[1] und anderen Zellbestandteilen verwechselt. Doch ist seit langem für bestimmte Objekte bewiesen, daß „das Ergastoplasma ein selbständiger und unabhängig neben den Plastosomen bestehender Zellbestandteil" ist[2]. Die Ergastoplasmabildungen sind typische Reaktionsbilder, die in einer fließenden Reihe von artefaktartigen Vergröberungen submikroskopischer Substrate bis zu in vivo gerade noch sichtbaren fibrillären Strukturen führen, wie in den Pigmentzellen der Tintendrüse von Sepia[3].

Ihre Beziehungen zur Morphologie der Cytoplasmanucleotide, wie sie die Mikrospektrophotometrie im Ultraviolett an zahlreichen Objekten dargestellt hat[4], und damit zur Dynamik der Proteinsynthese in embryonalen und in Drüsen- und Nervenzellen liegen auf der Hand. Es wäre verfehlt, allen diesen Bildungen periodisch gegliederte, ribonucleotidhaltige Cytoplasmafilamente unterlegen zu wollen. Für die Nissl-Substanz des Neuroplasmas hat sich jedenfalls in dieser Hinsicht kein Beweis erbringen lassen[5]. Mit der Verbesserung der elektronenmikroskopischen Präparation aber wurde an Drüsenzellen der Leber, des Pankreas und anderer Speicheldrüsen, aber auch an weiteren Zelltypen das

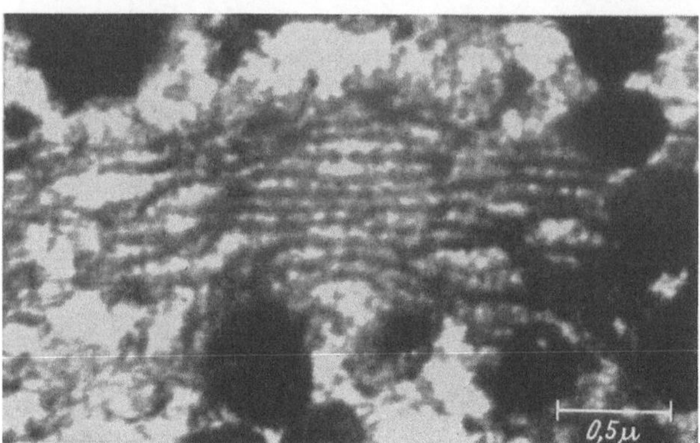

Abb. 26. Material und Technik wie in Abb. 21. Bündel von periodisch gegliederten Cytoplasmafibrillen. Vergr. 1:25000. (Nach BERNHARD, GAUTIER und OBERLING 1951.)

Ergastoplasma als ein System aufgezeigt, das offensichtlich aus zwei konstanten morphologischen Elementen besteht: einem Komplex von *Membranen*, die im Cytoplasma zahlreiche Hohlräume von unterschiedlicher Form begrenzen und einer sehr großen Menge von dichten *Granula* mit einem Durchmesser von etwa 120 Å. Am häufigsten finden sich diese Granula an der Außenfläche der ergastoplasmatischen Membranen aufgereiht, seltener in der Grundsubstanz des benachbarten Cytoplasmas, aber nie im Inneren der Hohlräume[6]. Bedeutsam ist die Tatsache, daß, entsprechend dem funktionellen Cyclus im Auftreten von basophilen, Feulgen-negativen Cytoplasmaeinschlüssen[7], nach 5tägigem Fasten in Zellen der Rattenleber nur noch ganz vereinzelte Cytoplasmalamellen nachweisbar waren. Der Parallelismus zwischen dem Grad der Basophilie des Cytoplasmas und der Menge von ergastoplasmatischen Strukturen ist auffallend. Dem entspricht es, daß, analog dem Verhalten der ergastoplasmatischen Elemente in der Mikrosomenfraktion der Rattenleber, die Ribonucleotide bei eiweißfreier Ernährung im Gegensatz zur Mitochondrienfraktion erheblich abnehmen (Tabelle 3).

Literatur.

ABOOD, L. G., R. W. GERARD and J. BANKS: Substrate and enzyme distribution in cells of the nervous system. Amer. J. Physiol. 168, 728 (1952). — ADAMSTONE, F. B. and A. B. TAYLOR: Structure and physical nature of the cytoplasm of living spinal ganglion

[1] PRENANT 1910.   [2] JACOBS 1929.   [3] RIES 1938.   [4] CASPERSSON 1950.
[5] HAGUENAU und BERNHARD 1953.
[6] BERNHARD, HAGUENAU, GAUTIER und OBERLING 1951, 1952, BERNHARD, GAUTIER und ROUILLER 1954.
[7] LAGERSTEDT 1949.

cells of the adult rat. J. of Morph. 92, 513 (1953). — ALLARD, C., G. DE LAMIRANDE and A. CANTERO: Mitochondrial population of mammalian cells. II. Variation in the mitochondrial population of average rat liver cell during regeneration. Use of mitochondria as a unit of measurement. Cancer Res. 12, 580 (1952). ~ III. Number of mitochondria per average cell of rat liver tumor induced by p-dimethylaminoazobenzene. Significance in the comparative study of the mitochondrial fraction properties of normal tissues and tumors. Canad. J. Med. Sci. 30, 543 (1953). — ALLARD, C., P. MATHIEU, G. DE LAMIRANDE and A. CANTERO: Mitochondrial population of mammalian cells. I. Description of a counting technic and preliminary results on rat liver in different physiological and pathological conditions. Cancer Res. 12, 407 (1952). — ALTMANN, R.: Die Elementarorganismen und ihre Beziehungen zu den Zellen. Leipzig: Veit & Co. 1890. — ARTOM, C. and M. A. SWANSON: Mitochondria. J. of Biol. Chem. 175, 871 (1948).

BAIRATI, A. e F. E. LEHMANN: Diversi constituenti della Amoeba proteus (plasmalemma, ialoplasma, vacuoli) esaminati al microscopio elettronico. Pubbl. Staz. zool. Napoli 23, Suppl. 193 (1951). ~ Structural and chemical properties of the plasmolemma of Amoeba proteus. Exper. Cell Res. 5, 220 (1953). — BAKER, J. R.: The structure and the chemical composition of the Golgi element. Quart. J. Microsc. Sci. 85, 1 (1944). ~ Further remarks on the Golgi element. Quart. J. Microsc. Sci. 90, 293 (1949). ~ A discussion on morphology and fine structure. Studies near the limit of vision with the light microscope, with special reference to the so-called Golgi-bodies. Proc. Linnean Soc. London 162, 67 (1950). ~ The „Golgi-substance". Nature (Lond.) 168, 1089 (1951). ~ Recent papers on the so-called Golgi-apparatus. J. Roy. Microsc. Soc., III. S. 71, 94 (1951). ~ Nouveau coup d'oeil sur la controverse du «Golgi». I. Les techniques du „Golgi" et les objects qu'elles révèlent. Bull. Microscopie appliquée [2] t. 3, 1 (1953a). ~ Remarks on the expressions „Golgi-apparatus", „Golgi-substance", etc. Nature (Lond.) 172, 617 (1953b). — BAUER, KARL FR.: Methodik der Gewebezüchtung. Stuttgart: S. Hirzel 1954. — BEAMS, H. W.: Ultracentrifugal studies on cytoplasmatic components and inclusions. Biol. Symposia 10, 71 (1943). — BEAMS, H. W. and R. L. KING: Effect of ultracentrifuging of the mitochondria of the hepatic cells of the rat. Anat. Rec. 59, 395 (1934). — BEAMS, H. W. and T. N. TAHMISIAN: Structure of the mitochondria in the male germ cells of Helix as revealed by the electron microscope. Exper. Cell. Res. 6, 87 (1954). — BENDA, C.: Die Mitochondria. Erg. Anat. 12, 743 (1902). — BENNET, A. H., H. JUPNIK, H. OSTERBERG and O. W. RICHARDS: Phase microscopy, principles and applications. New York u. London 1951. — BENSLEY, R. R.: On the fat distribution in mitochondria of the guinea pig liver. Anat. Rec. 69, 341 (1937). ~ Chemical structure of cytoplasm. Biol. Symposia 10, 323 (1943). ~ On the nature of the pigment of mitochondria and of submicroscopic particles in the hepatic cell of the guinea pig. Anat. Rec. 98, 609 (1948). ~ Facts versus artefacts in cytology: The Golgi apparatus. Exper. Cell Res. 2, 1 (1951). — BENSLEY, R. R. and I. GERSH: Studies on cell structure by the freezing-drying method. I. Introduction. Anat. Rec. 57, 205 (1933). ~ II. The nature of the mitochondria in the hepatic cell of amblystoma. Anat. Rec. 57, 217 (1933). — BENSLEY, R. R. and N. L. HOERR: Studies on cell structure by the freezing-drying method. V. The chemical basis of the organization of the cell. Anat. Rec. 60, 251 (1934). ~ VI. The preparation and properties of mitochondria. Anat. Rec. 60, 449 (1934). — BENSLEY, S. H.: The normal mode of secretion in the parathyroid gland of the dog. Anat. Rec. 98, 361 (1947). — BERNHARD, W. et A. GAUTIER: Le développement des méthodes de coupes ultra-fines pour le microscope électronique et leur application à l'étude du cancer. Bull. du Cancer 38, 294 (1951). — BERNHARD, W., A. GAUTIER et CH. OBERLING: Eléments fibrillaires de nature probablement ergastoplasmique dans le cytoplasme de la cellule hépatique révélés au microscope électronique. C. r. Soc. Biol. Paris 145, 566 (1951). — BERNHARD, W., A. GAUTIER et CH. ROUILLER: La notion de »microsomes« et le problème de la basophilie cytoplasmique. Arch. d'Anat. microsc. et de Morphologie exp. 43, 236 (1954). — BERNHARD, W., F. HAGUENAU, A. GAUTIER et CH. OBERLING: La structure submicroscopique des éléments basophiles cytoplasmiques dans le foie, le pancreas et les glandes salivaires. Z. Zellforsch. 37, 281 (1952). — BERNHARD, W. and H. MANGINI: Comparative phase contrast and electron microscope studies on animal cells. Conférence Delft 1949. — BESSIS, M.: Studies in electron microscopy of blood cells. Blood, J. Hematol. 5, 1083 (1950). — BESSIS, M. et M. BRICKA: Études sur l'ultra-structure du protoplasma des thrombocytes au microscope électronique. Biochem. et Biophysica Acta 2, 339 (1948). ~ L'étalement et l'ultra-structure des leucocytes du sang humain. C. r. Soc. Biol. Paris 14, 375 (1949). — BESSIS, M., M. BRICKA et J. TABUIS: Nouvelles études sur les cellules sanguines au microscope électronique avec une étude particulière de leur ultra-structure. Arch. Anat. microsc. 38, 190 (1949). — BIELSCHOWSKY, M.: Allgemeine Histologie und Histopathologie des Nervensystems. In Handbuch der Neurologie, Bd. 1, S. 35. 1935. — BOERNER-PATZELT, D.: Über ursächliche Faktoren der polychromen Fluoreszenz von Geweben und Gewebestrukturen nach Fluorochromierung mit nur einem

Fluorochrom. Protoplasma (Berl.) 39, 639 (1950). — Bourne, G.: A study of the Golgi-apparatus of the adrenal gland. Austral. J. Exper. Biol. a. Med. Sci. 12, 123 (1934). ~ Mitochondria, Golgi apparatus and vitamins. Austral. J. Exper. Biol. a. Med. Sci. 13, 239 (1935). — Bourne, G. H.: Mitochondria and Golgi apparatus. In „Cytology and Cell Physiology" (Ed. Bourne). London: Oxford University Press 1942. ~ Recent discoveries concerning mitochondria and Golgi apparatus and their significance in cellular physiology. J. Roy. Microsc. Soc. 70, 367 (1950). ~ Mitochondria and the Golgi complex. In „Cytology and Cell Physiology" (Ed. Bourne), 2. Aufl. Oxford 1951. — Boveri, Th.: Zellstudien. VI. Die Entwicklung dispermer Seeigeleier. Ein Beitrag zur Befruchtungslehre und zur Theorie der Kerne. Jena 1907. — Bradfield, J. R. G.: The localisation of enzymes in cells. Biol. Rev. Cambridge Philos. Soc. 25, 113 (1950). — Bräm, A.: Zum Verhalten der Mitochondrien bei Einwirkung verschiedener Pharmaka. Acta anat. (Basel) 13, 385 (1951). — Bretschneider, L. H. u. P. F. Elbers: Elektronenmikroskopische Zellanalyse nach der Gefriertrockenmethode. Proc. Kon. Nederl. Akad. Wetensch., Ser. C 55, 675 (1952). — Brice, A. T., R. P. Jones and J. D. Smyth: Golgi apparatus by phase-contrast microscopy. Nature (Lond.) 157, 553 (1946).

Cain, A. J.: Demonstration of lipine in the Golgi apparatus in gut cells of Glossiphonia. Quart. J. Microsc. Sci. 88, 151 (1947). ~ An examination of Baker's acid haematein test for phospholipides. Quart. J. Microsc. Sci. 88, 467 (1947). ~ The accumulation of carotenoids in the Golgi apparatus of neurones of Helix, Planorbis and Limnaea. Quart. J. Microsc. Sci. 89, 421 (1948). — Cameron, G.: Tissue culture technique, 2. ed. New York: Academic Press Inc. 1950. — Caspersson, T. O.: Cell growth and cell function. A cytochemical study. New York: W. W. Norton & Co. 1950. — Ceruti, A.: L'azione di alcuni cationi e dell'acqua sul condrioma isolato in vitro. Rend. Accad. naz. Lincei, Cl. Sci. fisiche, mat. e natur., VIII. s. 5, 452 (1948). — Chambers, R.: The micromanipulation of living cells. In „The Cell and Protoplasm". Am. A. Advancement of Sci. 1940. ~ Recent development of the micromanipulative technique and its application. J. Roy. Soc. Microsc. 60, 113 (1940). — Chambers, R. and B. W. Zweifach: Intercellular cement and capillary permeability. Physiologic. Rev. 27, 436 (1947). — Claude, A.: Particulare components of normal and tumor cells. Science (Lancaster, Pa.) 91, 77 (1940). ~ Fractionation of mammalian liver cells by differential centrifugation. I. Problems, methods and preparation of extracts. II. Experimental procedures and results. J. of Exper. Med. 84, 51, 61 (1946). ~ Studies on cells: morphology, chemical constitution and distribution of chemical functions. Harvey Lect. 43, 121 (1948). ~ Studies on cell morphology and functions: methods and results. Ann. New York Acad. Sci. 50, 854 (1950). — Claude, A. and E. F. Fullam: An electron microscope study of isolated mitochondria. Method and preliminary results. J. of Exper. Med. 81, 51 (1945). ~ The preparation of sections of Guinea pig liver for electron microscopy. J. of Exper. Med. 83, 499 (1946). — Cowdry, E. V.: Cytological constituents — Mitochondria, Golgi apparatus and chromidial substance. In „General Cytology" (Ed. Cowdry). Chicago: University of Chicago Press 1924.

Dalcq, A. M.: New descriptive and experimental data concerning the mammalian egg, principally of the rat. Proc. Kon. Nederl. Akad. Wetensch. 54, 351 (1951). — Dalton, A. J.: Electron micrography of epithelial cells of the gastro-intestinal tract and pancreas. American J. of Anat. 89, 109 (1951). — Dalton, A. J., H. Kahler, M. G. Kelly, B. J. Lloyd and M. J. Striebich: Some observations on the mitochondria of normal and neoplastic cells with the electron microscope. J. Nat. Canc. Inst. 9, 439 (1949). — Dalton, A. J., H. Kahler, M. J. Striebich and B. Lloyd: Finer structure of hepatic, intestinal, and renal cells of the mouse as revealed by the electron microscope. J. Nat. Canc. Inst. 11, 439 (1950). — Danielli, J. F.: The cell surface and cell physiology. Chapter IV, page 150. In: Cytology and Cell Physiology, edited by G. Bourne. Oxford: Clarendon Press 1951. — Danneel, R. u. E. Güttes: Über das Verhalten der Mitochondrien bei der Mitose der Mesenchymzellen des Hühnerembryos. Naturwiss. 38, 117 (1951). — Drawert, H.: Zur vitalen Fluorochromierung der Mikrosomen mit Nilblau. Naturwiss. 40, 512 (1953). ~ Vitale Fluorochromierung der Mikrosomen mit Janusgrün, Nilblausulfat und Berberinsulfat. Ber. dtsch. bot. Ges. 66, 135 (1953).

Eichenberger, M.: Elektronenmikroskopische Beobachtungen über die Entstehung der Mitochondrien aus Mikrosomen. Exper. Cell Res. 4, 275 (1953). — Ellinger, Ph. u. A. Hirt: Mikroskopische Untersuchungen an lebenden Organen. I. Methodik. Z. Anat. 90, 791 (1929). ~ Eine Methode zur Beobachtung lebender Organe mit stärksten Vergrößerungen im Lumineszenzlicht (Intravitalmikroskopie). In Abderhaldens Handbuch der biologischen Arbeitsmethoden, Abt. V, Teil 2/3, S. 1753. 1930. ~ Mikroskopische Untersuchungen an lebenden Organen II., III. u. IV. Zur Funktion der Froschniere. Arch. exper. Path. u. Ther. 145, 193 (1929); 150, 285 (1930); 159, 111 (1931). — Ernster, L., R. Zetterstrom and O. Lindberg: Vitamin A as a coenzyme component in the mechanism of aerobic energy-transport. Exper. Cell Res. 1, 494 (1950).

FISCHER, A.: Gewebezüchtung. In Handbuch der Biologie der Gewebezellen in vitro. 3. Aufl. München 1933. — FISCHER, I.: Grundriß der Gewebezüchtung. Jena 1942. — FONBRUNE, P. DE: Technique de micromanipulation (Monogr. de l'Inst. Pasteur). Paris: Masson & Co. 1949. — FRÉDÉRIC, J. et M. CHÈVREMONT: Recherches sur les chondriosomes de cellules vivantes par la microscopie et la microcinématographie en contraste de phase. Archives de Biol. 63, 109 (1952). ~ Evolution des chondriosomes lors de la mitose somatique étudiée dans des cellules vivantes cultivées in vitro par microscopie et microcinématographie en contraste de phase. (2e partie). Archives de Biol. 63, 259 (1952). — FREY-WYSSLING, A.: Submikroskopische Morphologie des Protoplasmas und seiner Derivate. Berlin 1938. ~ Über den submikroskopischen Feinbau der Zellbestandteile. Schweiz. med. Wschr. 1944, 330. ~ Submicroscopic morphology of protoplasm and its derivates. New York, Amsterdam, London, Brussels 1948. ~ Submicroscopic morphology of protoplasm. Amsterdam, Houston, London u. New York 1953.

GARNIER, CH.: Considérations générales sur l'ergastoplasme, protoplasme supérieure des cellules glandulaires. J. Physiol. et Path. géri. 2, 539 (1899). — GARNIER, CH. u. P. BOUIN: Siehe in A. PRENANT, P. BOUIN et L. MAILLARD, Traité d'Histologie, Bd. 1. Paris 1905. — GATENBY, J. B.: The cytoplasmic inclusions of the germ-cells. Part. V. The gametogenesis and early development of Limnaea stagnalis (L.), with special reference to the Golgi apparatus and the mitochondria. Quart. J. Microsc. Sci. 63, 445 (1919). — GAUTIER, A. et V. DIOMEDE-FRESA: Étude au microscope élektronique de l'ergastoplasme des glandes salivaires du rat. Mikroskopie (Wien) 8, 23 (1953). — GERSH, I.: The Altmann technique for fixation by drying while freezing. Anat. Rec. 53, 309 (1932). ~ A protein component of the Golgi apparatus. Arch. of Path. 47, 97 (1949). — GIESEKING, R.: Elektronenmikroskopische Beobachtungen an Mitochondrien aus Leberzellen. Mikroskopie (Wien) 9, 186 (1954). — GIROUD, A.: Structures des chondriosomes. C. r. Acad. Sci. Paris 186, 794 (1928). ~ L'acide ascorbique dans la cellule et les tissus. Berlin 1938. — GLICK, D.: Techniques of Histo- and Cytochemistry. New York u. London 1949. — GLIMSTEDT, G. and S. LAGERSTEDT: Observations on the ultrastructure of isolated mitochondria from normal rat liver. Lunds Univ. Årsskr., N. F. Avd. 2 49, Nr 3; Kungl. Fysiografiska Sällskapets Handlingar, N. F. 64, Nr 3, 1 (1953). ~ Weitere Untersuchungen über die Ultrastruktur isolierter Mitochondrien. Verh. Anat. Ges. Mainz. Erg. z. Anat. Anz. 100, 97 (1954). — GOERNER, A.: Effect of dibenzanthracene on Vitamin A and total lipid of mitochondria. J. of Biol. Chem. 122, 529 (1938). — GOERNER, A. and M. GOERNER: Vitamin A and tumor mitochondria. J. of Biol. Chem. 123, 57 (1938). ~ Vitamin A and liver cell tumors. J. of Biol. Chem. 128, 559 (1939). — GÖSSNER, W.: Zur Histochemie des Strugger-Effektes. Verh. dtsch. Ges. Path. (33. Tagg.) 1949, 102. — GOLGI, C.: Interno alla struttura della cellule nervose. Boll. Soc. méd.-chir. Pavia 1898. ~ Sulla strutture della cellule nervose dei ganglii spinali. Arch. ital. Biol. 30 (1898). — GOMORI, G.: Microscopic Histochemistry. Chicago 1952. — GRAFFI, A.: Einige Betrachtungen zur Ätiologie der Geschwülste, speziell zur Natur des wirksamen Agens der zellfrei übertragbaren Hühnertumoren. Z. Krebsforsch. 50, 501 (1940). ~ Beitrag zur Wirkungsweise kanzerogener Reize und zur Frage des chemischen Aufbaues normaler und maligner Zellen. Arch. Geschwulstforsch. 1, 61 (1949). — GRAFFI, A. u. K. JUNKMANN: Beitrag zum chemischen Aufbau normaler und maligner Zellen. Klin. Wschr. 1946, 78. — GRAVE II, C.: On the ultrastructure of the batonettes of Heïdenhaïn in renal tubule cells of amphibia as revealed by polarized light studies. Washington University, St. Louis. Ref. Anat. Rec. 70, Suppl. No 1, 85 (1937/38). — GUSTAFSON, T. and P. LENICQUE: Studies on mitochondria in the developing sea urchin egg. Exper. Cell Res. 3, 251 (1952).

HAGUENAU, F. et W. BERNHARD: Aspect de la substance de Nissl au microscope électronique. Exper. Cell Res. 4, 496 (1953). — HAMPERL, H.: Über die „hellen" Flimmerepithelzellen der menschlichen Uterusschleimhaut. Virchows Arch. 319, 265 (1950). — HARMAN, J. W.: Studies on mitochondria. I. The association of cyclophorase with mitochondria. II. The structure of mitochondria in relation to enzymatic activity. Exper. Cell Res. 1, 382, 394 (1950). — HARMAN, J. W. and M. FEIGELSON: Studies on mitochondria. III. The relationship of structure and function of mitochondria from heart muscle. Exper. Cell Res. 3, 47 (1952). ~ IV. The cytological localisation of mitochondria in heart muscle. Exper. Cell Res. 3, 58 (1952). ~ V. The relationship of structure and oxydative phosphorylation on mitochondria of heart muscle. Exper. Cell Res. 3, 509 (1952). — HARRIS, R. J. C.: Theory and practice of freezing and drying. New York: Academic Press Inc. 1954. — HARTMANN, J. F.: Mitochondria in nerve cell bodies following section of axones. Anat. Rec. 100, 49 (1948). — HARTMANN, M.: Allgemeine Biologie, 3. Aufl. Jena 1947. — HASELMANN, H.: Beiträge zur Phasenkontrast-Mikroskopie. I. Praktische Methodik und kritische Betrachtungen. Mikroskopie (Wien) 5, 214 (1950). ~ II. Strukturprobleme im Lichte der Phasenkontrastmikroskopie. Mikroskopie (Wien) 6, 9 (1951). ~ III. Eine Methode zur mikrokinematographischen Analyse des histologischen Fixationsvorganges. Mikroskopie (Wien) 6, 83 (1951). — HEIDENHAIN, M.: Plasma und Zelle. 1. Liefg. Jena

1907. ~ Formen und Kräfte in der lebendigen Natur. Vorträge und Aufsätze über Entwicklungsmechanik der Organismen, H. 32. Berlin: Springer 1923. — Hers, H. G., J. Berthet, L. Berthet et C. de Duve: Le système hexose-phosphatasique. III. Localisation intracellulaire des ferments par centrifugation fractionnée. Bull. Soc. Chim. biol. Paris 33, 21 (1951). — Hertwig, G.: Allgemeine mikroskopische Anatomie der lebenden Masse. In Handbuch der mikroskopischen Anatomie des Menschen, Bd. 1, 1. Teil, S. 1. Berlin 1929. — Hibbard, H.: Current status of our knowledge of the Golgi apparatus in the animal cell. Quart. Rev. Biol. 20, 1 (1945). — Hibbard, H. and G. J. Lavin: A study of the Golgi apparatus in chicken gizzard epithelium by means of the quartz microscope. Biol. Bull. 89 (1945). — Hill, J. C.: The cytology and histochemistry of osteoblasts grown in vitro. Arch. exper. Zellforsch. 18, 496 (1936). — Hirsch, G. Chr.: Form- und Stoffwechsel der Golgi-Körper. Berlin: Gebrüder Bornträger 1939. ~ Dynamik der Sekretions-Systeme. Verh. dtsch. Zool. 1948, 226. — Hirt, A., J. Ansorge u. H. Markstrahler: Luminescenzmikroskopische Untersuchungen an der lebenden Frosch- und Rattenleber. Z. Anat. 109, 1 (1938). — Höfler, K., A. Toth u. M. Luhan: Beruht die Fluorochromfärbung von Zellkernen auf Elektroadsorption an der Eiweißphase? Protoplasma (Wien) 39, 62 (1949). — Hogeboom, G. H. and W. C. Schneider: Ionic disintegration of isolated liver mitochondria. Nature (Lond.) 166, 302 (1950). — Hogeboom, G. H., W. C. Schneider and G. E. Palade: The isolation of morphologically intact mitochondria from rat liver. Proc. Soc. Exper. Biol. a. Med. 65, 320 (1947). — Holtfreter, J.: Experiments on the formed inclusions of the amphibian egg. II. Formative effects of hydration and dehydration on lipid bodies. J. of Exper. Zool. 102, 51 (1946). ~ Significance of the cell membran in embryonic process. Ann. New York Acad. Sci. 49, 709 (1948). — Hughes, A. F. W. and H. B. Fell: Studies on abnormal mitoses induced in chic tissue cultures by mustard gas. Quart. J. Microsc. Sci. 90, 37 (1949). — Huseby, R. A. and C. P. Barnum: Investigation of the phosphorus containing constituents of centrifugally prepared fractions from mouse liver cell cytoplasm. Arch. of Biochem. 26, 187 (1950).

Jacobs, W.: Untersuchungen über die Cytologie der Sekretbildung in der Mitteldarmdrüse von Astacus leptodactylus. Z. Zellforsch. 8, 1 (1928/29). — Jones, O. P.: Morphologic, physiologic, chemical and biological distinction of megaloblasts. Arch. of Path. 35, 752 (1943). ~ Mitochondria and their relation to the so-called hyaloplasm. J. Labor. a. Clin. Med. 32, 700 (1947). — Joyet-Lavergne, P.: Recherches sur la catalyse des oxydoréductions dans la cellule vivante. Protoplasma (Wien) 23, 50 (1935). ~ La vitamine A dans la cellule. Protoplasma (Wien) 28, 131 (1937). — Junqueira, L. C. U.: Cytological, cytochemical and biochemical observations on secreting and resting salivary glands. Exper. Cell Res. 2, 227 (1951).

Kempson, D. A., O. L. Thomas and J. R. Baker: A simple method for phase-contrast microscopy. Quart. J. Microsc. Sci. 89, 351 (1948). — Keuning, F. J.: Das Phasenkontrastverfahren in der Mikroskopie. Theoretische Grundlagen und praktische Auswertung. Mikroskopie (Wien) 5, 49 (1950). — Kirkman, H. and A. E. Severinghaus: A review of the Golgi apparatus. Anat. Rec. 70, 413, 557 (1938); 71, 79 (1938). — Knisely, M. H.: A method of illuminating living structures for microscopic study. Anat. Rec. 64, 499 (1936). — Köhler, A. u. W. Loos: Das Phasenkontrastverfahren und seine Anwendungen in der Mikroskopie. Naturwiss. 29, 49 (1941). — Kölbel, H.: Quantitative Untersuchungen über die Farbstoffspeicherung von Acridinorange in lebenden und toten Hefezellen und ihre Beziehung zu den elektrischen Verhältnissen der Zelle. Z. Naturforsch. 2b, 381 (1947). — Kratky, O.: Deformationsmechanismus der Faserstoffe. (Die Ordnung der Mizelle von Filmen in kleinsten Bereichen.) Kolloid-Z. 68, 347 (1934). — Kulenkampff, H.: Zur Technik der Gefriertrocknung histologischer Präparate. 1. Die Frage der Strukturerhaltung. 2. Die Apparatur. Z. wiss. Mikrosk. u. mikrosk. Techn. 62 (1955).

Lagerstedt, St.: Cytological studies on the protein metabolisme of the liver in rat. Acta anat. (Basel) Suppl. 9 (1949). — Laird, A. K., O. Nygaard, H. Ris and A. D. Barton: Separation of mitochondria into two morphologically and biochemically distinct types. Exper. Cell Res. 5, 147 (1953). — Lang, K.: Lokalisation der Fermente und Stoffwechselprozesse in den einzelnen Zellbestandteilen und deren Trennung. In: Mikroskopische und chemische Organisation der Zelle, S. 14. Colloquium Mosbach 1951. Berlin-Göttingen-Heidelberg: Springer 1952. — Lasfargues, E. and J. di Fine: Specific vital staining of the Golgi-zone in tissue culture with azure. Anat. Rec. 106, 29 (1950). — Leblond, C. P.: La vitamine C dans l'organisme. Paris 1934. — Lehmann, F. E.: Über die plasmatische Organisation tierischer Eizellen und die Rolle vitaler Strukturelemente, der Biosomen. Rev. Suisse de Zool. 54, 246 (1947). ~ Mikroskopische und submikroskopische Bauelemente der Zelle. In: Mikroskopische und chemische Organisation der Zelle, S. 1. Colloquium Mosbach 1951. Berlin-Göttingen-Heidelberg: Springer 1952. — Lehmann, F. E. u. R. Biss: Elektronenoptische Untersuchungen an Plasmastrukturen des Tubifex-Eies. Rev. Suisse Zool.

56, 264 (1949). — LEHMANN, F. E. u. H. R. WAHLI: Histochemische und elektronenmikroskopische Unterschiede im Cytoplasma der beiden Somatoblasten des Tubifexkeimes. Z. Zellforsch. **39**, 618 (1954). — LEUTHARDT, F. u. A. F. MÜLLER: Mitochondrien und Citrullinsynthese in der Leber. Experientia (Basel) **4**, 478 (1948). — LEVI, G.: Nuovi studi su cellule coltivate „in vitro". Attività biologiche, intima struttura, caratteri morfologici specifici. Arch. ital. Anat. **16**, 423 (1919). ~ Explantation, besonders die Struktur und die biologischen Eigenschaften der in vitro gezüchteten Zellen und Gewebe. Erg. Anat. **31**, 125 (1934). — LEWIS, M. R. and W. H. LEWIS: Mitochondria and other cytoplasmic structures in tissue cultures. Amer. J. Anat. **17**, 339 (1915). — LINDBERG, O. and L. ERNSTER: Chemistry and physiology of mitochondria and microsomes. In: Protoplasmatologia, Handbuch der Protoplasmaforschung, Bd. III A 4. Wien: Springer 1954. — LISON, L.: Histochimie et cytochimie animales. Paris 1953. — LUDFORD, R. J.: The cytological action of methylene blue. Arch. exper. Zellforsch. **17**, 339 (1935). ~ The study of living malignant cells by phase contrast and ultra-violet microscopy. J. Roy. Microsc. Soc. **68**, 1 (1948).

MEVES, F.: Über Mitochondrien bzw. Chondriokonten in den Zellen junger Embryonen. Anat. Anz. **31**, 339 (1907). ~ Die Chondriosomen als Träger erblicher Anlagen. Cytologische Studien am Hühnerembryo. Arch. mikrosk. Anat. **72**, 816 (1908). — MICHEL, K.: Das Phasenkontrastverfahren und seine Eignung für zytologische Untersuchungen. Naturwiss. **37**, 52 (1950). — MILETTI, M.: La cellula epatica nei vari periodi della digestione intestinale con particolare rignardo al condrioma. Arch. ital. Anat. **38** (1937). — MÖLLENDORFF, W. v.: Beiträge zum Problem der Zellenviskosität. Arch. exper. Zellforsch. **19**, 263 (1937). — MONNÉ, L.: Über Vitalfärbung des Golgi-Apparates und der ergastoplasmatischen Strukturen in einigen Gastropoden-Zellen. Protoplasma (Wien) **30**, 460 (1938). ~ Über experimentell hervorgerufene strukturelle Veränderungen des Golgi-Apparates und der Mitochondrien sowie über die Bildung von Myelinfiguren in Spermatocyten und Spermatiden von Helix lutescens. Protoplasma (Wien) **30**, 582 (1938). ~ Über Vitalfärbung tierischer Zellen mit Rhodaminen. Z. wiss. Mikrosk. **55**, 143 (1938). ~ Über die Farbenveränderung der Mitochondrien und des Golgi-Apparates im Dunkelfeld. Arch. exper. Zellforsch. **23**, 157 (1939). ~ Polarisationsoptische Untersuchungen über den Golgi-Apparat und die Mitochondrien männlicher Geschlechtszellen einiger Pulmonaten-Arten. Protoplasma (Wien) **32**, 184 (1939). ~ Schichtung und Feinstruktur des Grundcytoplasmas. Z. Zellforsch. **31**, 91 (1941). ~ Cytoplasmic structure and cleavage pattern of the sea urchin egg. Ark. Zool. (Stockh.) A **35**, Nr 13 (1944). ~ Struktur und Funktionszusammenhang des Protoplasmas. Experientia (Basel) **2**, 153 (1946). ~ The action of narcotics and hydrating and dehydrating agents on the structure of the cytoplasm. Ark. Zool. (Stockh.) A **39**, Nr 7 (1947). ~ Functioning of the cytoplasm. Adv. Encymol. 8, 1 (1948). — MONTAGNA, W., C. R. NOBACK and F. G. ZAK: Pigment, lipids, and other substances in the glands of the external auditory meatus of man. Amer. J. Anat. **83**, 409 (1948). — MÜHLETHALER, K., A. F. MÜLLER u. H. U. ZOLLINGER: Zur Morphologie der Mitochondrien. Experientia (Basel) **6**, 16 (1950). — MURRAY, M. R. and G. KOPECH: A bibliography of the research in tissue culture. 1884 bis 1950. An index to the literature of the living cell cultivated in vitro, vol. I, vol. II. New York: Academic Press. Inc. 1953.

NEUMANN, K.: Grundriß der Gefriertrocknung. Göttingen: Musterschmidt 1955. — NISSL, FR.: Nervensystem. In KRAUSES Enzyklop. der mikroskopischen Technik, 2. Aufl., S. 268. Berlin u. Wien 1910.

OBERLING, CH., W. BERNHARD, H. BRAUNSTEINER et H.-L. FEBVRE: Présence d'éléments corpusculaires particuliers dans les cellules des leucoses aiguës humaines. Bull. de Cancer **37**, 15 (1950). — OBERLING, CH., W. BERNHARD, H.-L. FEBVRE et J. HAREL: A propos de l'ultra-chondriome. Rev. d'Hématol. **6**, 395 (1951). ~ Chondriome et ultra-chondriome. Observations au microscope électronique. C. R. de l'Association des Anatomistes. 39. Réunion-Clermont-Ferraud, April 1952. — OBERLING, CH., W. BERNHARD, H.-L. FEBVRE, J. HAREL u. R. KLEIN: Sur la présence d'éléments granulo-filamenteux (ultrachondriome?) dans les cellules normales et pathologiques et notamment dans les cellules cancéreuses. C. r. Soc. Biol. Paris **144**, 934 (1950). — OBERLING, CH., W. BERNHARD, A. GAUTIER et F. HAGUENAU: Les structures basophiles du cytoplasme et leurs rapports avec le cancer. Presse méd. **1953**, 719. — OBERLING, CH., W. BERNHARD, M. GUÉRIN et J. HAREL: Images de cellules, cancéreuses au microscope électronique. Bull. de Cancer **37**, 97 (1950). — OETTLÉ, A. G.: Golgi apparatus of living human testicular cells seen with phase-contrast microscopy. Nature (Lond.) **162**, 76 (1948). — OPIE, E. L. and G. I. LAVIN: Localization of ribonucleic acid in the cytoplasm of liver cells. J. of Exper. Med. **84**, 107 (1946).

PALADE, G. E.: A study of fixation for electron microscopy. J. of Exper. Med. **95**, 285 (1952). ~ The fine structure of mitochondria. Anat. Record **114**, 427 (1952). — PALADE, G. E. and A. CLAUDE: The nature of the Golgi apparatus. I. Parallelism between Golgi apparatus and myelin figures. J. of Morph. **85**, 35 (1949a). ~ II. Identification of the

Golgi apparatus with a complex of myelin figures. J. of Morph. 85, 71 (1949b). — Parat, M.: L'appareil de Golgi et de l'idiosome; vrais et faux dictysomes. C. r. Acad. Sci. Paris 182, 808 (1926). ~ Appareil de Golgi, vacuome, colorations vitales, p_H intracellulaire. Arch. exper. Zellforsch. 6, 109 (1928). ~ Chondriome, vacuome (appareil de Golgi) enclaves, etc. p_H, oxydases, peroxydases. Arch. d'Anat. 24, 73 (1928). — Parat, M. et J. Painlevé: Appareil réticulaire interne de Golgi, trophosponge de Holmgren et vacuome. C. r. Acad. Sci. Paris 179, 844 (1924). — Parker, R. C.: Methods of tissue culture. New York: Hoeber 1938. — Paul, M. H. and E. Sperling: Cyclophorase system. XXIII. Correlation of cyclophorase activity and mitochondrial density in striated muscle. Proc. Soc. Exper. Biol. a. Med. 79, 352 (1952). — Pearse, A. G. E.: Histochemistry theoretical and applied. London: J. &. A. Churchill Ltd. 1953. — Perroncito, A.: Mitocondri, cromidi e apparato reticolare interno nelle cellule spermatiche. Atti R. Accad. Lincei, V. s. 8, 225 (1910). — Péterfi, T.: Die Technik der Zelloperationen (Mikrurgie). In Methodik der wissenschaftlichen Biologie, Bd. I, Allgemeine Morphologie, S. 559. Berlin 1928. ~ Das leitende Element. In Handbuch der normalen und pathologischen Physiologie, Bd. 9, S. 79. 1929. ~ Histologie und Histogenese. Fortschr. Zool., N. F. 1, 19 (1937). — Pfeiffer, H. H.: Das Polarisationsmikroskop als Meßinstrument in Biologie und Medizin. Braunschweig 1949. — Pischinger, A.: Über den Einfluß der histologischen Technik auf die Acetalphosphatide in den Geweben. Z. mikrosk.-anat. Forsch. 52, 530 (1942). ~ Über die Verwendungsfähigkeit des Elektronenmikroskops in der zyto- und histologischen Forschung. Mikroskopie (Wien) 5, 287 (1950). — Policard, A. et M. Bessis: Étude microcinématographique et microélectronique du centre cellulaire des leucocytes des vertébrés. Exper. Cell Res. 4, 202 (1953). — Pollister, A. W.: Mitochondrial orientations and molecular patterns. Physiologic. Zool. 14, 268 (1941). — Porter, K. R., A. Claude and E. F. Fullam: A study of tissue culture cells by electron microscopy. Methods and preliminary observations. J. of Exper. Med. 81, 233 (1945). — Prenant, A.: Les mitochondries et l'ergastoplasme. J. Anat. Physiol., Paris 46 (1910). — Price, J. M., E. C. Miller and J. A. Miller: Studies in the intracellular composition of livers from rats fed various aminoazo dyes. 2,3'-methyl-2'methyl-, and 2-methyl-4-dimethylaminoazobenzene and 4'-fluoro-4-dimethylaminoazobenzene. Cancer Res. 10, 18 (1950). ~ The intracellular distribution of protein, nucleic acids and riboflavin in the livers of mice and hamsters fed 4-dimethylaminoazobenzene. Cance rRes. 11, 523 (1951).

Ries, E.: Untersuchungen über Differenzierung, Arbeitsrhythmus und Züchtbarkeit der Pankreaszelle. Arch. exper. Zellforsch. 19, 366 (1937). ~ Grundriß der Histophysiologie. Leipzig 1938. ~ Über den submikroskopischen Bau der Pankreaszelle. Z. mikrosk.-anat. Forsch. 47, 456 (1940). — Romeis, B.: Mikroskopische Technik, 15. Aufl. München 1948. — Ruhland, G.: Der Wirkungsmechanismus des radiomimetischen Zellkerngiftes Trypaflavin. Wiss. Z. Martin-Luther-Universität Halle-Wittenberg 3, 83 (1953/54). — Ruska, H.: Elektronenmikroskopischer Beitrag zur Histologie des Skelettmuskels kleiner Säugetiere. Z. Naturforsch. 9b, 358 (1954).

Schmidt, W. J.: Polarisationsoptische Analyse des submikroskopischen Baues von Zellen und Geweben. In Abderhaldens Handbuch der biologischen Arbeitsmethoden, Abt. V, Teil 10, S. 435. 1934. ~ Die Doppelbrechung von Karyoplasma, Zytoplasma und Metaplasma. Berlin: Gebrüder Bornträger 1937. ~ Die Doppelbrechung des Protoplasmas und ihre Bedeutung für die Erforschung seines submikroskopischen Baues. Erg. Physiol. 44, 27 (1941). — Schmitt, F. O.: Structural proteins of cells and tissues. Advances Protein Chem. 1, 25 (1944). ~ Ultrastructure and the problem of cellular organization. Harvey Lect., Ser. 40 1944/45, 249. — Schneider, W. C.: Nucleic acids in normal and neoplastic tissues. Cold Spring Harbor Symp. Quant. Biol. 12, 169 (1947). — Schneider, W. C., A. J. Dalton, E. L. Kuff and M. Felix: Isolation and biochemical function of the Golgisubstance. Nature (Lond.) 172, 161 (1953). — Schneider, W. C. and G. H. Hogeboom: Cytochemical studies of mammalian tissues: the isolation of cell components by differential centrifugation: a review. Cancer Res. 11, 1 (1951). — Schümmelfeder, N.: Die Fluorochromierung des lebenden, überlebenden und toten Protoplasmas mit dem basischen Farbstoff Acridinorange und ihre Beziehung zur Stoffwechselaktivität der Zelle. Virchows Arch. 318, 119 (1950). ~ Zur Morphologie und Histochemie nervöser Elemente. I. Mitt. Die Fluorochromierung markhaltiger Nervenfasern mit Acridinorange. Virchows Arch. 319, 294 (1950). — Scott, G. H.: Mineral distribution in the cytoplasm. Biol. Symposia 10, 277 (1943). — Seifter, S., E. Muntwyler and D. M. Harkness: Some effects of continued protein deprivation, with and without methionine supplementation on intracellular liver components. Proc. Soc. Exper. Biol. a. Med. 75, 46 (1950). — Simpson, W. L.: The application of the Altmann method to the study of the Golgi-apparatus. Anat. Rec. 80, 329 (1941). — Sjöstrand, F.: Über die Eigenfluoreszenz tierischer Gewebe mit besonderer Berücksichtigung der Säugetierniere. Acta anat. (Basel) Suppl. 1 (1944). ~ The fluorescence microspectrographic localization of riboflavin (vitamin B_2) and thiamin (vitamin B_1) in tissue cells. Acta physiol. scand. (Stockh.) 12, 42 (1946). ~ Cytological localization of riboflavin and thiamine by fluorescence microspectrography. Nature (Lond.) **157**, 698 (1946). ~ The ultrastructure of the outher segments of rods and cones of the eye, as revealed by electron microscopy. J. cellul. a. comp. Physiol. (Am.) **42**, 15 (1953). — SJÖSTRAND, F. S. and J. RHODIN: The ultrastructure of the proximal convoluted tubules of the mouse kidney as revealed by high resolution electron microscopy. Exper. Cell Res. **4**, 426 (1953). — SJÖSTRAND, F. S. and V. HANZON: Ultrastructure of Golgi apparatus of exocrine cells of mouse-pancreas. Exper. Cell. Res. **7**, 415 (1954). — SLAUTTERBACK, D. B.: Electron microscopic studies of small cytoplasmic particles (microsomes). Exper. Cell Res. **5**, 173 (1953). — SLUITER, J. W.: On the function of the Golgi-apparatus in the exocrine pancreas cell. I. Structural variability of the Golgi-apparatus. Proc., Kon. nederl. Akad. Wetensch. **51**, 353 (1948). — SOLGER, B.: Zur Kenntnis der secernierenden Zellen der Glandula submaxillaris des Menschen. Anat. Anz. **9**, 415 (1894). — SOSA, J. M.: On the morphological, chemical and physico-chemical significance of the Golgi-apparatus. Rev. sudamer. Morf. **6**, 115 (1948). — STILL, J. L. and E. H. KAPLAN: Localization of oxidases. Exper. Cell Res. **1**, 403 (1950). — STRUGGER, S.: Die Vitalfärbung des Protoplasmas mit Rhodamin B und 6 G. Protoplasma (Wien) **30**, 85 (1938). ~ Fluoreszenzmikroskopische Untersuchungen über die Aufnahme und Speicherung des Acridinorange durch lebende und tote Pflanzenzellen. Jena. Z. Naturwiss. **73**, 97 (1940). ~ Fluoreszenzmikroskopie und Biologie. Hannover 1949. — STUDNIČKA, F. K.: Die Organisation der lebendigen Masse. In Handbuch der mikroskopischen Anatomie des Menschen, Bd. 1, Teil 1, S. 421. Berlin 1929. — SWANN, M. M. and J. M. MITCHISON: Birefringence of cytoplasm and cell membranes. Progress in Biophysics, vol. 2/1. London 1951. — SWANSON, M. A. and C. ARTOM: The lipide composition of the large granules (mitochondria) from rat liver. J. of Biol. Chem. **187**, 281 (1950).

TERNI, T.: Condriosomi, idiozoma e formazioni periidiozomiche nella spermatogenesi degli anfibi. Arch. Zellforsch. **12**, 1 (1914). — THOMAS, O. L.: Some observations with the Phase-contrast microscope on the neurones of Helix aspersa. Quart. J. Microsc. Sci. **88**, 269 (1947). ~ The cytology of the neurones of Helix aspersa. Quart. J. Microsc. Sci. **88**, 445 (1947). ~ A study of the spheroid system of sympathetic neurones with special reference to the problem of neurosecretion. Quart. J. Microsc. Sci. **89**, 333 (1948). — THURLOW, M.: Quantitative studies on mitochondria in nerve cells. Contrib. to Embryol. **6**, 35 (1917). — TONUTTI, E.: Beobachtungen an marklosen und markhaltigen Nervenfasern. Schweiz. med. Wschr. **1946**, 778.

VENDRELY, C. et R. VENDRELY: Sur la teneur individuelle en acide désoxyribonucléique des gamètes d'oursins Arbacia et Paracentrotus. C. r. Soc. Biol. Paris **143**, 1386 (1949). ~ L'acide ribonucléique des mitochondries et des microsomes du foie et ses variations au cours du jeûne protéique. C. r. Acad. Sci. Paris **230**, 333 (1950). — VENDRELY, R.: Contribution à l'étude cytochimique des acides nucléiques de quelques organites cellulaires. Archives d'Anat. **33**, 81 (1950). ~ Acides nucléiques, organites. Archives d'Anat. **33**, 115 (1950). — VENDRELY-RANDAVEL, C.: Sur la présence d'acide ribonucléique au niveau du chondriome. Acta anat. (Basel) **7**, 225 (1949). — VONWILLER, P.: Lebendige Gewebelehre. St. Gallen 1945. ~ Die Auflichtmikroskopie, ihre Entwicklung, Anwendung, Ergebnisse und Zukunftsaussichten in der Biologie und Medizin. Wien. klin. Wschr. **1947**, Nr 42.

WALKER, C. E. and M. ALLEN: On the nature of "Golgi bodies" in fixed material. Proc. Roy. Soc. Lond. **101**, 468 (1927). — WASSERMANN, F.: Die Neubildung von Plasmosomen in den Zellen junger Keime von Pisum sativum. Sitzgsber. Ges. Morph. u. Physiol. Münch. **1920**, 16. ~ Die Differenzierung der lebendigen Masse. In Handbuch der mikroskopischen Anatomie des Menschen, Bd. 1, Teil 2, S. 586. Berlin 1929. — WATANABE, M. I. and C. M. WILLIAMS: Mitochondria in the flight muscles of insects. I. Chemical composition and enzymatic content. J. Gen. Physiol. **34**, 675 (1951). — WIEDE, M. u. F. MEYER: Über die Toxizität einiger Fluorochrome. Protoplasma (Wien) **44**, 342 (1955). — WILSON, E. B.: The cell in development and heredity, 3. Aufl. New York 1925. — WOLTER, H.: Zur Deutung von Beobachtungen mit dem Phasenkontrastverfahren. Naturwiss. **37**, 272 (1950). — WORLEY, L. G.: Studies of the vitally stained Golgi-apparatus. III. The methylene blue technique and some of its implications. J. of Morph. **75**, 261 (1944). ~ The Golgi apparatus — an interpretation of its structure and significance. Ann. New York Acad Sci. **47**, 1 (1946). ~ Recovery of the Golgi apparatus from homogenates of normal mammalian liver. Exper. Cell Res. **2**, 684 (1951).

ZAHN, H.: Über den Feinbau einiger Proteine. Angew. Chem. **64**, 295 (1952). — ZEIGER, K.: Zum Problem der vitalen Struktur des Zellkernes. Z. Zellforsch. **22**, 607 (1935). ~ Über Äquivalentbilder und Äquivalentwerte in der Elektrohistologie des fixierten Präparates. Z. wiss. Mikrosk. **53**, 279 (1936). ~ Physikochemische Grundlagen der histologischen Methodik. Dresden u. Leipzig: Theodor Steinkopff 1938. ~ Haftpunkttheorie und histologische Fixation. Z. Zellforsch. **34**, 230 (1949). ~ Zur Problematik des Golgi-Apparates. In: Neue Ergebnisse und Probleme der Zoologie **1950**, 1140 (KLATT-Festschrift). ~ Zellstruktur und

Zellstoffwechsel. Verh. Anat. Ges. Marburg. Ergh. z. Anat. Anz. **99**, 9 (1953). — Zeiger, K. u. H. Harders: Über vitale Fluorochromfärbung des Nervengewebes. Z. Zellforsch. **36**, 62 (1951). — Zeiger, K., H. Harders u. W. Müller: Der Strugger-Effekt an der Nervenzelle. Protoplasma (Wien) **40**, 76 (1951). — Zeiger, K. u. M. Wiede: Die Speicherung von Acridinorange in der Froschleber und ihr Einfluß auf das Ausscheidungsvermögen der Leberzelle. Z. Zellforsch. **40**, 401 (1954). — Zernike, F.: Das Phasenkontrastverfahren bei der mikroskopischen Beobachtung. Z. techn. Physik **16**, 454 (1935). ~ Physik. Z. **36**, 848 (1935). — Zollinger, H. U.: Phasenmikroskopische Beobachtungen an Zellkulturen. Mikroskopie (Wien) **3**, 1 (1948). ~ Experimenteller Beitrag zur Frage der Mitochondrienfunktion. Experientia (Basel) **4**, 312 (1948). ~ Trübe Schwellung und Mitochondrien. Schweiz. Z. allg. Path. **11**, 617 (1948). ~ Cytologic studies with the phase microscope. II. The mitochondria and other cytoplasmic constituents under various experimental conditions. Amer. J. Path. **24**, 569 (1948). ~ Les mitochondries (Leur étude à l'aide du microscope à contraste de phases). Rev. d'Hématol. **5**, 696 (1950a). ~ Zum qualitativen Nucleoproteingehalt der Mitochondrien. Experientia (Basel) **6**, 14 (1950b). ~ Beitrag zur Frage der Mitochondrienregeneration. (35. Tagg. der Dtsch. Ges. für Path.) Z. allg. Path. **87**, 423 (1951).

Submikroskopische Morphologie des Cytoplasmas.

Von

A. Frey-Wyssling (Zürich).

Mit 17 Abbildungen.

I. Chemie des Cytoplasmas.

1. Eiweißstoffe.

Die durch Hydrolyse und Papierchromatographie isolierten Grundkörper der Eiweißstoffe sind α-Aminosäuren, denen die Struktur von Abb. 1a zukommt, wobei R irgendeine Atomgruppierung mit oft zahlreichen C-Atomen bedeutet. Eigentlich müssen, im Gegensatz zur üblichen Schreibweise, die NH_2- und die COOH-Gruppen als gleichwertige Atomgruppierungen an das C-Atom angehängt werden, wie dies in Abb. 1b dargestellt ist. Es ergibt sich dann ohne weiteres, wie zwei solche Aminosäuren durch Wasseraustritt ein sog. Dipeptid bilden können. Wiederholt sich dieser Vorgang beliebig oft, so entsteht eine lange *Polypeptidkette*, deren Abschluß in Abb. 1c offengelassen ist. Sie ist wie die Paraffinketten gewinkelt. Der Abstand zwischen zwei gleichwertigen Gruppen beträgt, wie röntgenometrisch an kristallisierten Faser-Eiweißstoffen festgestellt worden ist, 3,5 Å. Nur die CO- und die NH-Gruppen sind über die ganze Länge der Kette gleichartig, während die Gruppe R je nach den Eiweißstoffen ganz verschieden beschaffen sein kann und so die große Mannigfaltigkeit dieser Körperklasse bedingt. Die in Abb. 1c dargestellte Zickzackkette kann als relativ indifferentes Gerüst betrachtet werden, das dem Cytoplasma nicht die chemische Labilität zu verleihen vermag, die wir von ihm kennen. Seine ungewöhnliche Reaktionsfähigkeit wird ihm erst durch die mit R bezeichneten Seitenketten erteilt.

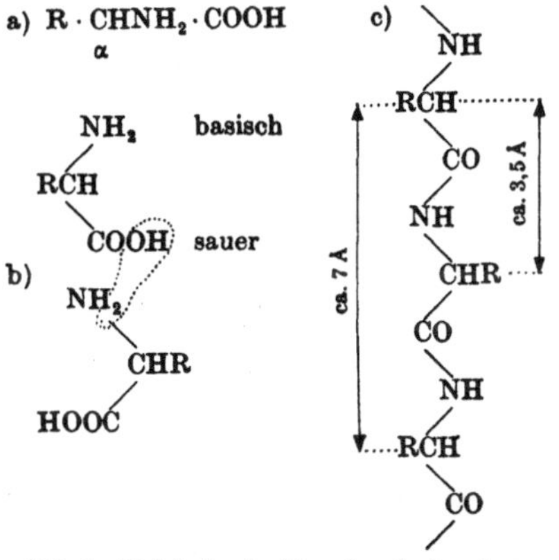

Abb. 1. Molekularstruktur der Aminosäuren. a Pauschalformel; b Prinzip der Verkettung; c Polypeptidkette.

In den chemischen Lehrbüchern wird der amphotere Charakter der Eiweißstoffe gewöhnlich darauf zurückgeführt, daß die Aminosäuren gleichzeitig eine saure und eine basische Gruppe tragen (Abb. 1b). Wie jedoch aus dem Strukturbild der Polypeptidkette hervorgeht, verschwinden diese dissoziationsfähigen Gruppen bei der Polypeptidkondensation. Wenn die Eiweißstoffe trotzdem bald deutlich saure oder basische Eigenschaften aufweisen, so rührt dies von Seitenketten her, die ihrerseits freie COOH- oder NH_2-Gruppen tragen. Dies tritt ein, wenn einzelne Glieder der Polypeptidketten aus Dicarbonaminosäuren oder Diaminosäuren bestehen (Abb. 2).

Die gewöhnlichen Aminosäuren (Valin, Leucin, Phenylalanin usw.) können als Kettenglieder keinen besonderen Einfluß auf die Reaktion der Eiweißstoffe ausüben. Dagegen verleihen sie ihnen einen ausgesprochen *lipophilen* Charakter, indem die Enden der Seitenketten von Methyl- oder Phenylgruppen gebildet

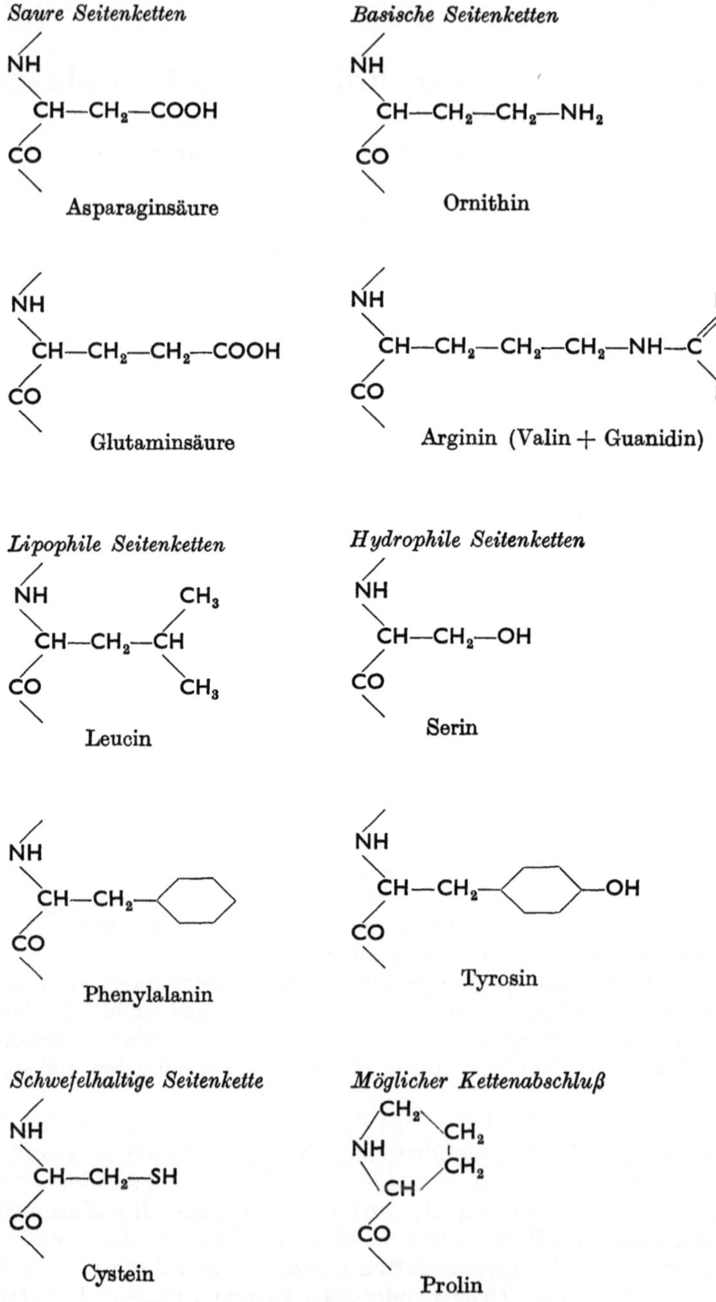

Saure Seitenketten

Asparaginsäure

Glutaminsäure

Basische Seitenketten

Ornithin

Arginin (Valin + Guanidin)

Lipophile Seitenketten

Leucin

Phenylalanin

Hydrophile Seitenketten

Serin

Tyrosin

Schwefelhaltige Seitenkette

Cystein

Möglicher Kettenabschluß

Prolin

Abb. 2. Seitenketten R der Polypeptidketten.

werden (Abb. 2). Häufig tragen die endständigen Gruppen jedoch ein alkoholisches Hydroxyl (Serin, Tyrosin), wodurch eine gewisse Hydrophilie bewahrt wird.

Eine besonders wichtige Seitenkette ist das Cystein mit seiner chemisch sehr reaktionsfähigen Sulfhydril-Gruppe, die, wie gezeigt werden wird, besonders leicht Verbindungsbrücken zwischen benachbarten Polypeptidketten schlägt (Abb. 11 und 13).

Wenn man bedenkt, wie groß und mannigfaltig die Zahl der bisher aus den Eiweißstoffen isolierten Aminosäuren ist, und daß diese an beliebigen Stellen als Seitenketten der Polypeptidketten auftreten können, ersieht man, was für ein buntes Mosaik allein die Eiweißkomponente des Cytoplasmas vorstellt. Die Aminosäurenkonfiguration —$CHNH_2$-COOH trägt, wie aus Abb. 2 hervorgeht, *nicht* zum Charakter dieses Mosaiks bei (denn sie ist nur für die Peptidverkettung verantwortlich), sondern ausschließlich die oft wenig beachteten Endgruppen der Aminosäuren bestimmen den Chemismus der Polypeptide des Cytoplasmas.

Die Polypeptidketten zeigen eine Anzahl *Aufbauprinzipien und Eigenschaften,* die sie von den übrigen chemischen Verbindungen des Plasmas auszeichnen:

Das Prinzip der Wiederholung, welches in der Biologie unter der Bezeichnung Segmentierung oder Metamerie bekannt ist. Viele hochpolymere Substanzen sind nach diesem Prinzip aufgebaut. In den meisten Fällen werden jedoch identische monomere Gruppen wiederholt, während sich in den Polypeptidketten verschiedene Aminosäuren zusammenfügen, so daß die Seitengruppen entlang der Kette in ihren chemischen Eigenschaften variieren. Wahrscheinlich existieren typische Serien von aufeinanderfolgenden Aminosäuren, die sich ihrerseits wiederholen, so daß neben der Kleinperiode von 3,5 Å in der Kette Großperioden entstehen, die der Erschließung schwierig zugänglich sind (Kleinwinkelstreuung von Röntgenstrahlen, Sichtbarkeit im Elektronenmikroskop, wenn größer als 50 Å).

Das Prinzip der Spezifität. Als Ergebnis der zahlreichen möglichen Seitengruppen R und deren zahlenmäßig unbeschränkten Anordnungsmöglichkeiten in der Kette ist eine fast unendliche Anzahl von Polypeptidketten denkbar, die sich zum Teil nur durch geringe Abänderungen im Aufbau unterscheiden. Diese Unterschiede äußern sich indessen in einem chemisch verschiedenen Verhalten, wodurch die große Spezifität der Eiweißstoffe bedingt ist, die zur Zeit nur durch serologische Methoden in ihren Feinheiten erfaßt werden kann.

Das Prinzip der Contractilität. Die auffälligste Eigenschaft der Polypeptidketten ist ihre Fähigkeit sich zu kontrahieren, wie auf S. 90 näher ausgeführt wird. Die Ursache der Beweglichkeit von Zellen und Organellen (Plasmaströmung, Cilien, contractile Fibrillen usw.) muß in der Kontraktionsfähigkeit der Polypeptidketten gesucht werden, und deshalb bilden sie zweifellos das wichtigste Strukturelement im Feinbau des Cytoplasmas.

Die Anzahl Z der Aminosäuren in natürlichen Polypeptiden scheint der Regel von BERGMANN-NIEMANN (1936/37) $Z = 2^n\, 3^m$ zu folgen, aus der hervorgeht, daß irgendeine dreizählige Symmetrie in den Proteinmolekülen vorhanden sein muß. Bisher ermittelte Zahlen für Z sind: $96 = 2^5 \times 3$, $144 = 2^4 \times 3^2$, $288 = 2^5 \times 3^2$, $576 = 2^6 \times 3^2$ usw.[1]. Diese Zahlen sind aus dem Molekulargewicht kristallisierter Eiweißstoffe abgeleitet worden.

Die *Kristallisation der Eiweißstoffe* verrät zwei extrem verschiedene Formen ihrer Moleküle:

1. *Globulare Makromoleküle,* die zufolge ihrer isodiametrischen Gestalt vorzugsweise in kubischer, hexagonaler oder rhombischer dichtester Kugelpackung kristallisieren (Abb. 4a).

2. *Fadenmoleküle* in Form von gestreckten oder schraubigen Polypeptidketten, die zu einem Kettengitter zusammentreten (Abb. 4b).

---

[1] SCHEIBE 1948.

Bei diesen fibrillaren Eiweißstoffen hängt die Kristallisationsfähigkeit von der Regelmäßigkeit der Seitenketten R ab. Wenn die Seitengruppen einfach sind wie beim Seidenfibroin, wo R in der Hauptsache H- und CH_3-Radikale vorstellen, erfolgt eine Kristallisation ebenso leicht wie bei den Fadenmolekülen der Kohlenhydrate Cellulose und Stärke. Wie aus Abb. 3 hervorgeht, ist dies jedoch kaum

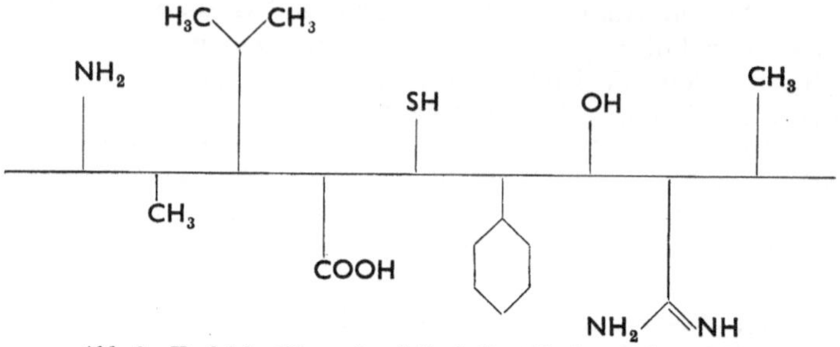

Abb. 3. Ungleiche Länge der Seitenketten R eines Polypeptides.

möglich, wenn die Seitengruppen sich morphologisch stark unterscheiden. Das ist wohl der Grund, warum z. B. Kollagen kein dreidimensionales Kristallgitter, sondern nur eine parakristalline Parallellagerung der Ketten mit Faserperioden, aber ohne Querperioden parallel zur Faserrichtung aufweist[1].

Man nimmt an, daß die Polypeptidketten eine Tendenz besitzen sich aufzurollen, wobei Wassermoleküle mit eingeschlossen werden, und auf diese Weise globulare Moleküle zu bilden. Diese Kugelmoleküle können sich, wie oben erwähnt, zu einem Molekülgitter dichtester Kugelpackung zusammenlagern. Da diese Kugeln beträchtliche Durchmesser besitzen (100 bis über 300 Å Durchmesser), ist es möglich, daß Wasser- und sogar Farbstoffmoleküle in den interstitiellen Räumen zwischen den Kugelmolekülen Platz finden (Abb. 4a). Deshalb können solche Eiweißkristalle quellen oder schwinden und in wäßrigen Lösungen gefärbt werden.

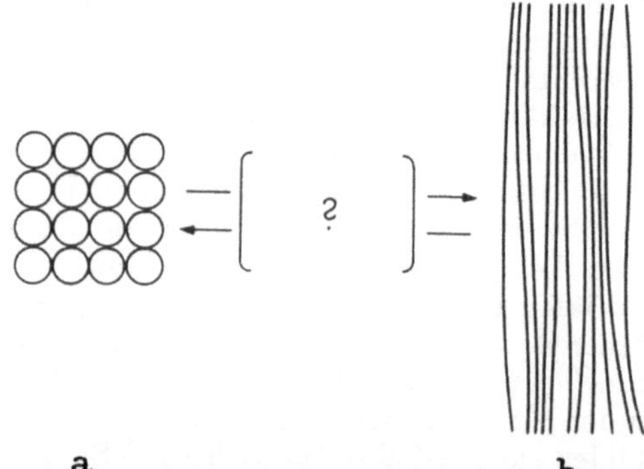

a   b

Abb. 4. Modell des Feinbaues kristalliner Eiweißstoffe. a Kristallgitter aus Kugelmolekülen (globulare Proteine); b Kettengitter aus Fadenmolekülen (fibrillare Proteine). Der Übergang von a→b wird als Denaturierung bezeichnet. (Nach Frey-Wyssling 1944.)

Drastische Entwässerung entfernt nicht nur das Wasser zwischen den Makromolekülen, sondern auch das Hydratationswasser innerhalb der Kugelmoleküle, so daß ihr eigener Aufbau zerstört wird. Dabei geht ihre Wasserlöslichkeit verloren. Diese physikalisch-chemische Veränderung löslicher Proteine wird daher als *Denaturierung* bezeichnet.

Man nimmt an, daß die Denaturierung in einer Entfaltung der aufgeknäuelten Polypeptidketten besteht. Hierfür spricht die Tatsache, daß gewisse spezifische Fermente, die die Kugelmoleküle nicht zu hydrolysieren vermögen, denaturierte Moleküle angreifen, deren Peptidbindungen vorher unzugänglich waren, nachher aber frei zutage liegen (z. B. Hämoglobin). Scheibe (1948) nimmt sogar an, daß die Peptidbindungen des Hämoglobins erst bei der Denaturierung entstehen.

[1] Bear 1944.

In Abb. 4 ist die Denaturierung durch einen Pfeil a → b angedeutet. Der umgekehrte Vorgang, nämlich die Zurückverwandlung von denaturiertem Eiweiß in Kugelmoleküle ist im allgemeinen in vitro unmöglich, aber sie muß in vivo leicht vor sich gehen. Die Zwischenformen zwischen der extremen Kettenform und der Kugelform der Polypeptidmoleküle sind ungenügend bekannt. Da sie

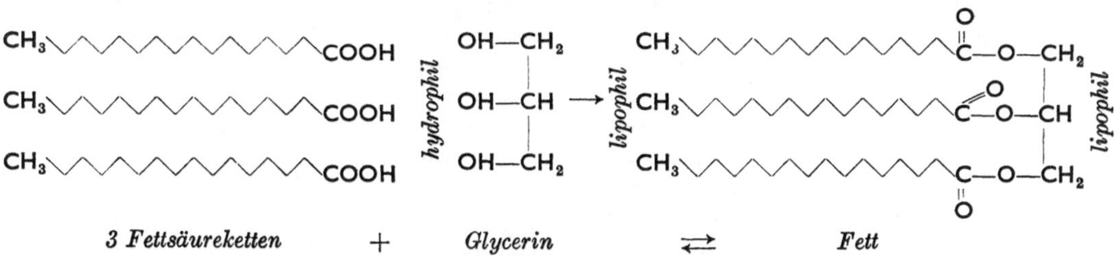

Abb. 5. Molekularstruktur der Fette.

nicht kristallisieren, bestehen keine Möglichkeiten, ihre Gestalt zu untersuchen. Es ist möglich, daß im Eiweißstoffwechsel solche Zwischenformen auftreten. Abb. 10 c zeigt die Länge einer Polypeptidkette, die in einem Kugelmolekül von 100 Å Durchmesser Platz findet.

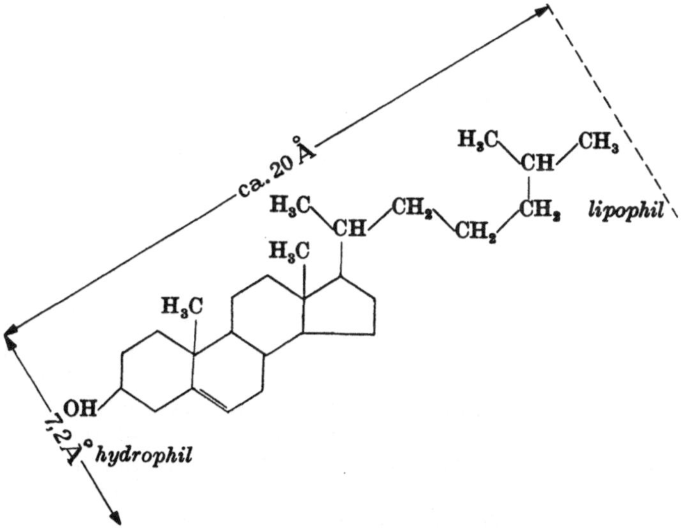

Abb. 6. Molekularstruktur des Cholesterins.

2. Lipoide.

Unter den biologischen Sammelbegriff Lipoide fallen alle Stoffe, die mit Wasser unverträglich, d. h. hydrophob sind. Dieser Begriff ist also weniger durch positive Kennzeichen (Löslichkeit in organischen Flüssigkeiten) als durch ein negatives Merkmal (Wasserunlöslichkeit) charakterisiert. Er umfaßt daher alle möglichen chemischen Stoffgruppen wie Terpene, Wachse, Fette, Sterine usw., von denen sich die beiden letzten am Aufbau des Protoplasmas beteiligen.

Die echten Lipoide zeichnen sich dadurch aus, daß ihre sämtlichen freien Endgruppen aus typisch lipophilen Gruppen bestehen. Besonders deutlich ist dies bei den Fetten ersichtlich. Diese stellen Ester des Trialkohols Glycerin mit Fett- oder Ölsäuren vor. Durch die Veresterung werden die hydrophilen

Gruppen der Ausgangsstoffe abgedeckt, wie Abb. 5 zeigt. Warum im Laufe des Stoffwechsels diesen Verbindungen ihre hydrophilen Gruppen genommen werden, ist schwer zu sagen; aber auf jeden Fall sind sie nach ihrer Entstehung unverträglich mit den hydrophilen Bestandteilen des lebenden Cytoplasmas; und wenn ihre Bildung übersteigert wird, führt sie zur bekannten Erscheinung der fettigen Degeneration des Protoplasmas (Lipophanerose). Es muß daher ein richtiges Verhältnis zwische hydrophilen und lipophilen Stoffgruppen in der lebenden Substanz vorhanden sein.

Diesem Bedürfnis entsprechend tragen viele lipophile Verbindungen des Cytoplasmas mindestens eine hydrophile Gruppe, die dann den Kontakt mit den hydrophilen Nachbargruppen vermittelt. Dies trifft namentlich für die wichtige Gruppe der Sterine zu, von denen in Abb. 6 das kompliziert gebaute Cholesterin $C_{27}H_{45}OH$ dargestellt ist. Es ist ein Molekül mit 4 Ringen und einer Doppelbindung. Die längliche Form steht im Einklang mit dem optischen Befund, daß sich gelöste Cholesterinmoleküle im Strömungsfelde leicht richten lassen und wie die meisten Stabmoleküle positive Strömungsdoppelbrechung zeigen.

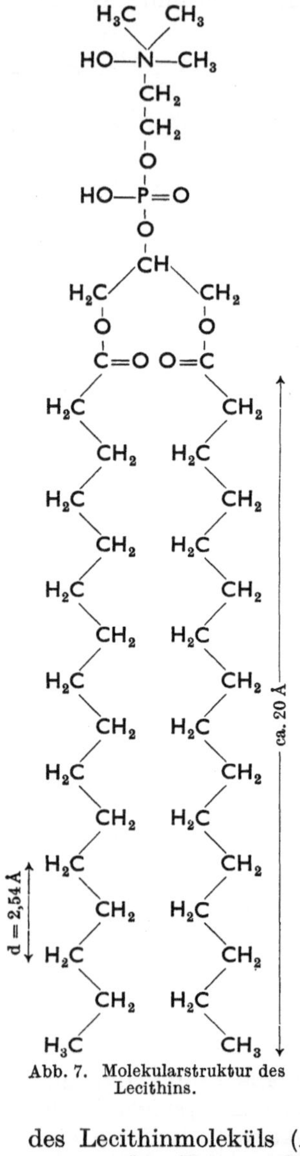

3. Phosphatide.

Die Phosphatide werden wegen ihrer Ätherlöslichkeit gewöhnlich auch zu den Lipoiden gerechnet, doch ist bei ihnen neben dem lipoiden Charakter bereits eine deutliche Neigung zur Hydrophilie vorhanden, die sich z. B. beim Lecithin in der Aufnahme von Wasser und der Bildung von Myelinfiguren äußert. Die Phosphatide stellen daher Stoffe vor, die in der Mitte zwischen den extrem hydrophoben und hydrophilen Substanzen stehen und deshalb zu den wichtigsten Mittlern zwischen den wasserfeindlichen und wasserfreundlichen Bestandteilen des Cytoplasmas gehören. Als Beispiel soll das Lecithin erwähnt werden, das ähnlich wie die Fette zum Teil aus Glycerin und Fettsäuren besteht. Hier sind aber nur zwei OH-Gruppen durch Fettsäuren abgedeckt, während die dritte mit Phosphorsäure und diese ihrerseits mit dem Aminoalkohol Cholin verestert ist (Abb. 7).

Das Cholin $OHCH_2$—CH_2—$N(CH_3)_3OH$ ist eine Base, die durch ihr Hydroxyl an der methylierten Aminogruppe so hydrophil ist, daß sie die Nachbarschaft der lipophilen Endgruppen der Fettsäuren flieht. Das Schema des Lecithinmoleküls (Abb. 8) sieht daher wie eine Stimmgabel aus (im Gegensatz zu den Fetten, die durch eine dreizinkige Gabel ohne Stiel schematisch dargestellt werden können). Die Gabelzinken stellen den lipophilen Pol, der Gabelstiel dagegen den gegensätzlichen hydrophilen Pol des Lecithins dar.

Die Phosphatide vermögen mit den Eiweißketten des Cytoplasmas zu reagieren, indem sie sich an die lipophilen oder hydrophilen Endgruppen der Seitenketten anlagern, wie dies in Abb. 8 angedeutet ist. Diese Anlagerung ist nicht chemischer Art, denn die Phosphatide können ja mit Äther aus dem Cytoplasma

Abb. 7. Molekularstruktur des Lecithins.

herausgelöst werden. Trotzdem nehmen die Phosphatidmoleküle je nach dem Charakter der Seitengruppen der Polypeptidmoleküle ganz bestimmte Stellungen ein. Lipoide ohne hydrophile Gruppen, wie die Fette, können sich nur den lipophilen Seitengruppen anlagern. Wie Abb. 8 zeigt, können sie jedoch durch Zwischenschaltung von Phosphatiden oder anderen Mittlern mit lipophilen Gruppen räumlich zu hydrophilen Seitenketten in Beziehung treten.

Ähnlich wie die Phosphatide verhalten sich die Sterine; doch ist diesen das Lecithin noch dadurch überlegen, daß von seinen beiden Hydroxylgruppen am hydrophilen Schweife die eine (am Phosphor) sauer, die andere (am Stickstoff) dagegen basisch ist. Es kann daher sowohl mit basischen als auch mit sauren Gruppen der Polypeptidketten Salze bilden, so daß die Phosphatide fast mit allen Endgruppen, die wir an den Seitenketten der Eiweißstoffe kennengelernt haben, reagieren können. Hierin liegt ihre große Bedeutung. Ihnen stehen gewissermaßen alle Seitenketten der Polypeptidfadenmoleküle offen. Die Sterine vermögen dagegen nur Ester-, also keine Salzbindungen einzugehen, und den

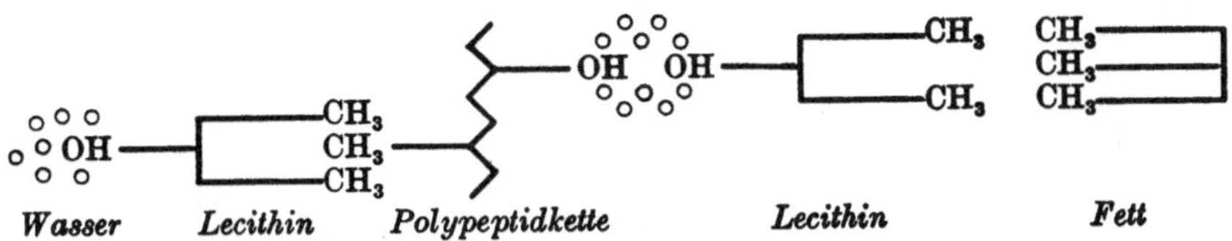

Abb. 8. Beziehungen zwischen Polypeptidseitenketten und Lipoiden. o Wassermoleküle.

Fetten sind schließlich außer den lipophilen Endgruppen alle Seitenketten der Polypeptide als Anlagerungspunkte gesperrt. Man erkennt hieraus deutlich, wie mit zunehmender Hydrophilie der Lipoide ihre Möglichkeiten, sich im Cytoplasma einzufügen, wachsen.

4. Nucleinsäuren.

Die Nucleinsäuren sind makromolekulare Substanzen mit ausgesprochenem Kettenbau. Ihre monomeren Bausteine stellen Stabmoleküle vor, die als *Nucleotide* bezeichnet werden. Sie zerfallen bei der Hydrolyse in drei Bestandteile: in je ein Molekül Phosphorsäure, ein Zuckermolekül aus der Gruppe der Pentosen und einen heterocyclischen Basenring aus der Pyrimidin- oder Puringruppe (Abb. 9). Die Pentose der meisten isolierten Nucleotide ist die d-Ribose, während als Base alle möglichen substituierten Pyrimidinringe (Uracil, Cytosin, Thymin) oder Purinringe (Hypoxanthin, Guanin, Adenin) auftreten können. Die Cytosinsäure, ein Nucleotid aus Fleischextrakt, besitzt z. B. die Strukturformel von Abb. 9 c.

Die Nucleotide kommen in den Pflanzen nicht frei, sondern untereinander zu Polynucleotiden verestert vor, die die eigentlichen Nucleinsäuren vorstellen. Die Veresterung geschieht zwischen einer OH-Gruppe der Phosphorsäure und einem alkoholischen Hydroxyl der Ribose.

In der *Hefenucleinsäure*, die aus Hefepilzen gewonnen wird, sind z. B. vier Nucleotide (Adenin-, Uracil-, Guanin- und Cytosin-Nucleotide) zu einer vierbasischen Säure miteinander vereinigt. Die Kernnucleinsäuren unterscheiden sich von den Plasmanucleinsäuren dadurch, daß ein Teil ihrer Nucleotide nicht d-Ribose, sondern d-2-Ribodesose als Zuckermolekül enthalten. Bei dieser Desoxypentose ist am zweiten C-Atom der Ribose die OH-Gruppe durch H ersetzt. Es ist wahrscheinlich, daß diese geringfügige Strukturänderung die Kernnucleinsäuren viel empfindlicher gegen Hydrolyse macht. Nach FEULGEN (1924) liefern nämlich alle Nucleinsäuren der Kerne nach schwacher Säurehydrolyse die Schiffsche Aldehydreaktion mit schwefligsaurem Fuchsin. Die Hydrolyse setzt offenbar in den Kernnucleinsäuren die Aldehydgruppe der Ribodesose frei, während bei den Nucleinsäuren des Cytoplasmas die Aldehydgruppen maskiert bleiben.

Es gelingt jedoch, die Feulgen-negativen Nucleinsäuren im Cytoplasma an Hand ihrer Färbbarkeit mit basischen Farbstoffen (z. B. Pyronin) und vor allem

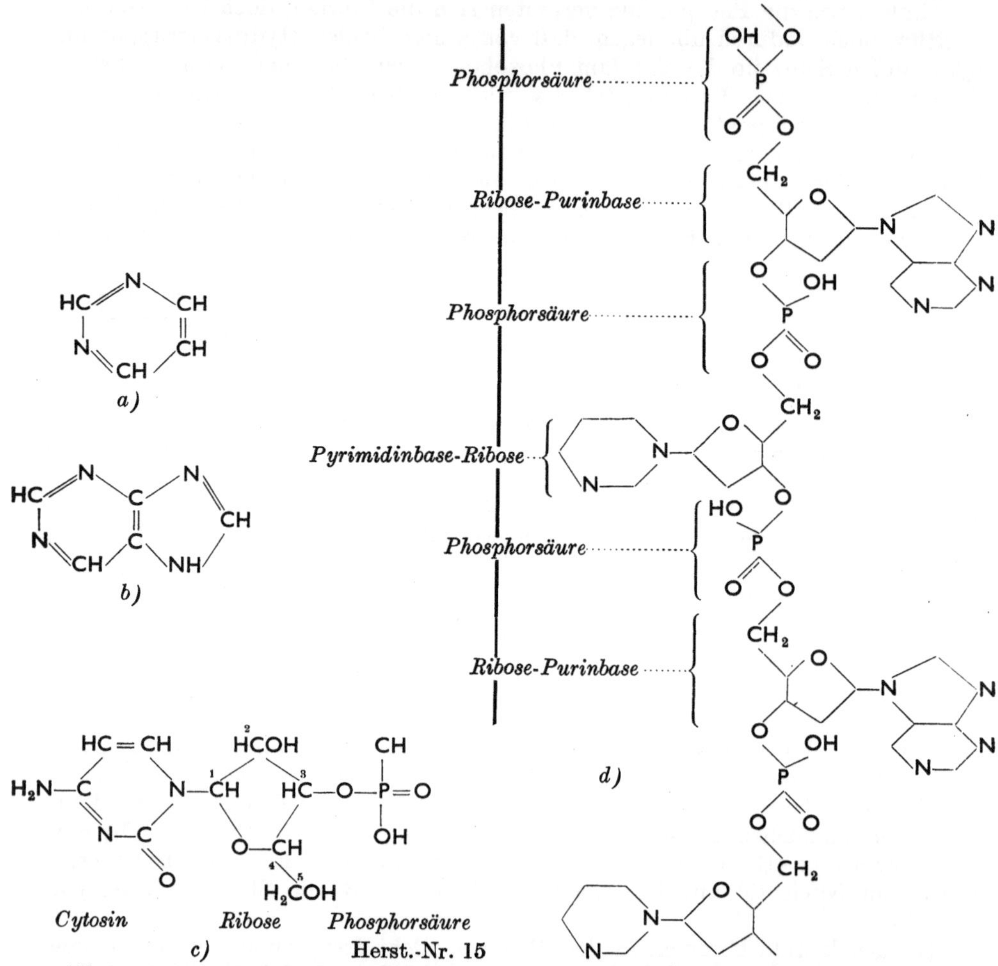

Abb. 9 a—d. Molekularstruktur der Nucleinsäuren. a Gerüst der Pyrimidinbase; b Gerüst der Purinbase; c Cytosinsäure = Nucleotid Cytosin/Ribose/Phosphorsäure (FISCHER 1942); d Nucleinsäure = Polynucleotid.

auf Grund ihrer UV-Absorption im Bereiche von 2600 Å nachzuweisen[1]. Sie sind in der Leber in submikroskopischen Mikrosomen angereichert[2], die im Lichtmikroskop unsichtbar sind und daher dem „Grundplasma" seine chromophilen Eigenschaften verleihen.

5. Chemische Zusammensetzung des Cytoplasmas.

Das gegenseitige Mengenverhältnis der beschriebenen Plasmasubstanzen variiert beträchtlich in verschiedenen Cytoplasten (Tabelle 1). Dies gilt vor

---

[1] CASPERSSON 1936.   [2] CLAUDE 1946.

allem für die Lipoide, Kohlenhydrate und die wasserlöslichen N-Verbindungen. Aus Tabelle 1, die zwei extreme Fälle im Vergleich zur Muskelzusammensetzung enthält, geht hervor, daß die *Eiweißstoffe* den Hauptbestandteil des Cytoplasmas ausmachen. Nur kleine Mengen von anderen strukturbildenden Substanzen sind vorhanden. Im Cytoplasma des Schleimpilzes *Reticularia* sind beträchtliche Mengen von Reservestoffen enthalten, wie Kohlenhydrate, lösliche Stickstoffverbindungen und wahrscheinlich auch der größere Teil der Lipoide. Während Muskeln und das nackte Cytoplasma der Schleimpilze ohne weiteres analysiert werden können, ergeben sich große Schwierigkeiten, wenn das Cytoplasma wie in den Zellen pflanzlicher Gewebe behäutet ist. In diesem Falle müssen die Zellwände in einem Blendor aufgebrochen und die Protoplasten befreit werden. Durch Hochleistungszentrifugen und fraktionierte Aussalzung [z. B. mit $(NH_4)_2SO_4$]

Tabelle 1. *Chemische Zusammensetzung des Cytoplasmas im Vergleich zum Muskel (bezogen auf das Trockengewicht).*

	Plasmodium von *Reticularia lycoperdon* (KIESEL 1930, S. 257)	Blätter von *Spinacia oleracea* (MENKE 1938, S. 289)	Muskeln, mittlere Werte aus LEHNARTZ (1942)
Eiweißstoffe	29,07	85,0	85
Lösliche N-Verbindungen	12,00		1,5 (Kreatin)
Lipoide	19,05	0,7	var.
Phosphatide	4,67		0,5
Cholesterin.	0,58		+
Nucleinsäure	3,68		—
Kohlenhydrate	25,08		2,5—10 (Glykogen)
Asche		3,1	3,5
Unbekannt	5,87	11,2	
	100,00	100,0	

gelingt es, die suspendierten Protoplasmakomponenten des Cytoplasmas, der Kerne und der Plastiden voneinander zu trennen. Natürlich gehen bei diesem Verfahren die wasserlöslichen Substanzen wie Zucker, freie Aminosäuren und Amide verloren, so daß die wasserunlöslichen Verbindungen an Menge relativ zunehmen.

Es ist vor allem auf die große Veränderlichkeit des Lipoidgehaltes im Cytoplasma aufmerksam zu machen. In der zweiten Analyse sind leider die Nucleinsäuren nicht bestimmt worden.

II. Physikalisch-chemisches Verhalten der Eiweißstoffe.

1. Größe globularer Proteinmoleküle.

Das Molekulargewicht der globularen Eiweißmoleküle kann mit Hilfe der Ultrazentrifuge bestimmt werden. SVEDBERG hat festgestellt, daß die Molekulargewichte ganz verschiedener Eiweißstoffe ähnlich sind. Zum Beispiel beträgt es bei Pepsin, Insulin und Eieralbumin 34 500 [1]. In vielen Fällen findet man annähernd Multiple dieser Zahl, wie 70200 für Pferdeserum-Albumin. Auf Grund einer systematischen Untersuchung kam SVEDBERG (1938) zum Schlusse, daß bei den Eiweißstoffen eine Grundeinheit mit dem Molekulargewicht 17600 vorliegt, und alle globularen Proteinmoleküle sind Multiple dieser Grundmasse, die als Svedberg-Einheit bezeichnet wird.

Tabelle 2 enthält Beispiele dieser multiplen Reihe. Sie zeigt, wie sich die Svedberg-Einheiten zu 2, 4, 8, 16 usw. zusammenlagern. Es gibt indessen nicht

---

[1] SVEDBERG 1931.

nur Multiple von 2, sondern auch solche von 3 (z. B. 24), was an die Bergmann-Niemann Regel (1936/37) erinnert. Bis 384 Svedberg-Einheiten können in einem einzigen Molekül vereinigt sein. Die Aggregation oder Dissoziation der Einzelteilchen hängt vom p_H ab.

Da der mittlere Stickstoffgehalt der Proteine 16% beträgt, beläuft sich das mittlere Molekulargewicht ihrer Aminosäure-Bausteine auf $6,25 \times N = 87,5$. Dabei sind allerdings die basischen Aminosäuren, die mehr als ein Atom N enthalten, nicht berücksichtigt. Mit dieser Zahl kann die ungefähre Anzahl der Aminosäuren in den Proteinmolekülen berechnet werden. Die Svedberg-Einheit enthält etwa 200 Aminosäuren (diese Zahl liegt in der Nähe von $2^6 \times 3 = 192$

Tabelle 2. *Gewicht und Größe globularer Proteinmoleküle.*

Proteinart	Sved-berg-Einheiten	Molekular-gewicht	Ungefähre Anzahl der Aminosäuren Z	Durchmesser der Kugelmoleküle d in Å	Oberflächenfilm 7,5 Å dick Fläche/Molekül mμ^2	D/d	Länge L in μ
Lactalbumin a, Myoglobin . .	1	17 600	200	34,5	2,87	1,8	0,07
Lactoglobulin, Ovalbumin, Zein, Pepsin, Insulin . . .	2	35 200	400	43,5	5,75	2,0	0,14
Serumalbumin, CO-Hämoglobulin, gelbes Ferment . .	4	70 400	800	55	11,5	2,2	0,28
Serumglobulin.	8	140 800	1 600	69	23	2,5	0,56
Edestin, Excelsin, Phycocyanin, Phycoerythrin, Katalase . .	16	281 600	3 200	87	46	2,8	1,12
Hämocyanin (Spaltungskomponente), Urease	24	422 400	4 800	100	69	3,0	1,68
Hämocyanin (Spaltungskomponente)	48	845 000	9 600	125	138	3,4	3,36
Hämocyanin *(Calocaris)* . . .	96	1 690 000	19 200	158	275	3,8	6,72
Hämocyanin *(Rossia)*	192	3 380 000	38 400	200	550	4,2	13,44
Hämocyanin *(Helix pomatia)*.	384	6 760 000	76 800	250	1100	4,7	26,88

oder $2^3 \times 3^3 = 216$), und die größten Moleküle der Tabelle 2 umfassen mehr als 75 000 Aminosäuren.

Globulare Eiweißmoleküle können im Elektronenmikroskop abgebildet werden. Die folgende Überschlagsrechnung gibt an, von welcher Größe an dies möglich ist: Die mittlere Raumbeanspruchung einer Aminosäure beträgt $3,5 \times 4,6 \times 10 \text{ Å}^3 = 161 \text{ Å}^3$. Im Elektronenmikroskop können Teilchen mit einem Durchmesser von etwa 50 Å an aufwärts abgebildet werden. Das Volumen eines solchen Teilchens ist $50^3 \pi/6 \text{ Å}^3 = 65 500 \text{ Å}^3$. Dies entspricht etwa 400 Aminosäuren. Proteinmoleküle mit mindestens 2 Svedberg-Einheiten müssen also ohne weiteres erkennbar sein, während die Einheit selbst gerade an der heutigen Auflösungsgrenze der kommerziellen Elektronenmikroskope liegt.

Eine zweite Methode zur Berechnung der Teilchengröße geht von der mittleren Dichte der Eiweißstoffe aus, die 1,33 beträgt. Aus dem absoluten Gewicht der Svedberg-Einheit (17600 geteilt durch die Loschmidtsche Zahl $6,06 \times 10^{23}$) kann mit Hilfe der Dichte ihr Volumen berechnet werden. Als Kugel kommt ihr ein Durchmesser von 34,5 Å zu. In Tabelle 2 ist die angegebene Größe der Eiweißmakromoleküle auf diese Weise berechnet[1]. Auch nach diesem Verfahren findet man, daß Eiweißteilchen mit 400 Aminosäuren, d. h. mit einem Molekulargewicht von etwa 35 000 im Bereiche des Auflösungsvermögens des Elektronenmikroskopes liegen.

[1] Frey-Wyssling 1949.

Die Länge der völlig entfalteten und gestreckten Polypeptidketten kann ermittelt werden, indem man die Kettenperiode von 3,5 Å mit der Zahl der Aminosäurereste vervielfacht. Dabei werden die als Länge L in Tabelle 2 eingetragenen Werte erhalten.

2. Oberflächenfilme der Proteine.

Obschon viele globulare Proteine wasserlöslich sind, enthalten ihre Polypeptidketten zahlreiche lipophile Seitengruppen. Es besteht daher eine Tendenz dieser Gruppen, sich vom Wasser abzuwenden, während die hydrophilen Seitenketten den Kontakt mit dem Wasser suchen. Die Proteine lassen sich daher als monomolekulare Filme auf Wasseroberflächen spreiten. 1 mg Eiweiß kann eine Fläche von 1 bis mehr als $2^1/_2$ m² decken; bei einer Dichte von 1,33 ergibt sich eine Filmdicke von 7,5 bis 3 Å[1]. Dies beweist, daß im Oberflächenfilm keine Kugelmoleküle vorhanden sind. Es wird angenommen, daß sich die Polypeptidketten im Bestreben, ihre hydrophoben Seitengruppen vom Wasser ab-, die hydrophilen Gruppen dagegen dem Wasser zuzuwenden, entfalten. Wenn der Oberflächenfilm (von 1 mg) größer als 1 m² ist, erscheint er flüssig, d. h. die ausgebreiteten Moleküle sind gegeneinander beweglich. Wird er jedoch auf 1 m² zusammengepreßt, so verlieren die einzelnen Moleküle ihre Individualität, verbinden sich innig miteinander und verlieren die Fähigkeit hydratisiert zu werden, d. h. sie nehmen die Eigenschaften eines fibrillaren Proteins an. Die Entfaltung und der Verlust der Löslichkeit wird, wie erwähnt, als *„Denaturierung"* bezeichnet. Oft genügt es, eine wäßrige Eiweißlösung zu schütteln, um einen Schaum von unlöslichem denaturiertem Eiweiß zu erhalten.

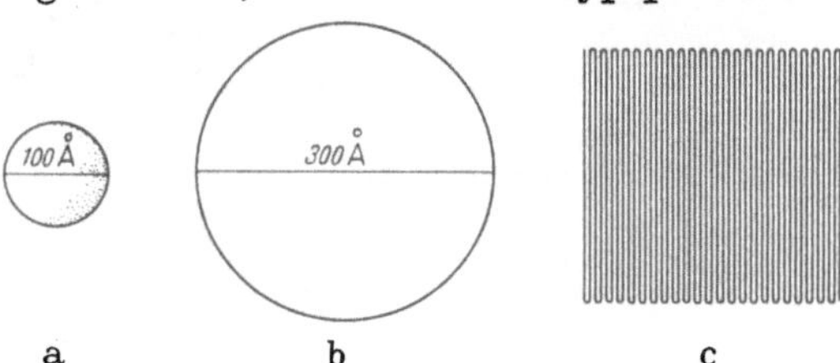

Abb. 10 a—c. a Globulares Proteinmolekül mit 100 Å Durchmesser; b zu einem 7,5 Å dicken Oberflächenfilm gespreitet; c zu einer 11600 Å langen Polypeptidkette denaturiert.

Wenn das Molekulargewicht des Eiweißes bekannt ist, kann die Fläche, welche von einem einzelnen Molekül in einem Film von 7,5 Å Dicke beansprucht wird, berechnet werden. Nimmt man diese Fläche als kreisförmig an, so kann deren Durchmesser D mit dem Durchmesser d des nicht denaturierten Kugelmoleküles verglichen werden. Für kleine Eiweißmoleküle ist das Verhältnis D/d etwa 2, für größere dagegen 4—5. Das heißt, die Oberfläche der gespreiteten Proteinmoleküle ist 4—20mal größer als jene der Projektion der entsprechenden Kugelmoleküle (Abb. 10).

Die Tatsache, daß die kugeligen Proteinmoleküle so leicht denaturieren, stellt die Frage, was für Kräfte die innere Architektur dieser Makromoleküle zusammenhalten. Sie müssen ziemlich schwach sein, denn schon der Kontakt der Kugelmoleküle mit einer Wasseroberfläche genügt, um sie aufzuheben. Andererseits bilden die gespreiteten Moleküle einen festen Film, dem der Charakter eines fibrillaren Eiweißes zukommt. Man muß annehmen, daß die individuellen Moleküle zu einem zweidimensionalen Aggregat miteinander verschmolzen sind, in welchem an Stelle der *intramolekularen* Kräfte zwischen den einzelnen Gruppen der im Kugelmolekül aufgefalteten Polypeptidketten nun *intermolekulare* Kräfte treten, die die ausgebreiteten Moleküle gegenseitig miteinander verbinden. Dasselbe tritt auf, wenn Kugelmoleküle linear zu Perlenketten (s. S. 83) zusammengefügt werden. In beiden Fällen wird das Eiweiß

---

[1] Adam 1941, S. 87.

von einem löslichen corpuscularen Sol in ein unlösliches *reticulares Gel* übergeführt.

Es ist möglich, daß die intramolekularen und die intermolekularen Kräfte gleicher Natur sind. Denn es ist eigentlich dasselbe, ob die Polypeptid-Seitengruppen ein und derselben aufgewundenen Kette oder ob jene benachbarter gestreckter Ketten zusammengehalten werden. Die Stellen, an denen zwei Seitengruppen miteinander in Beziehung treten, sollen als Haftstellen oder Haftpunkte bezeichnet werden, und die Kräfte, die dabei im Spiel sind, sollen nun erläutert werden.

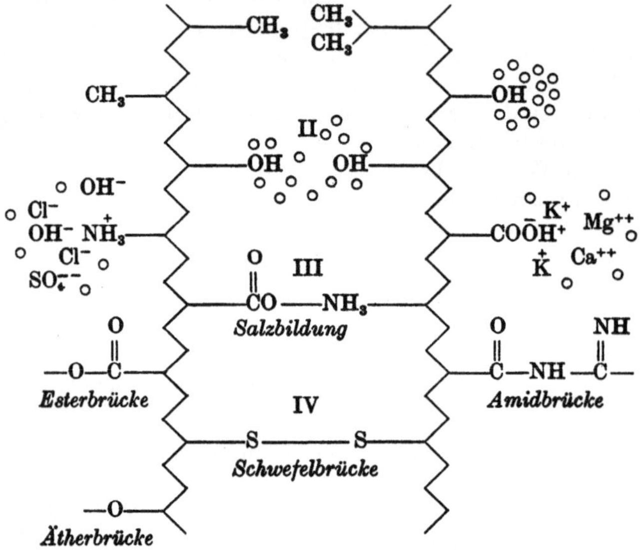

Abb. 11. Schematische Darstellung der Bindungsmöglichkeiten zwischen benachbarten Polypeptidketten. o Wassermoleküle.

3. Haftpunkttheorie.

Die Anziehungskräfte der Seitengruppen benachbarter Eiweißketten können ganz verschiedener Art sein. In Abb. 11 sind einige dieser Möglichkeiten schematisch dargestellt. Lipophile sowie hydrophile Gruppen können sich gegenseitig anziehen. Ferner können zwischen benachbarten sauren und basischen oder alkoholischen Gruppen salzartige oder esterartige Bindungen entstehen, oder es können sich gar hauptvalenzmäßige Verknüpfungen in Form von Äther-, Säureamid- oder Schwefelbrücken bilden. Nicht alle Seitenketten nehmen an solchen Verbindungen teil, sondern eine bestimmte Anzahl endigt frei und tritt wie beschrieben mit Lipoiden, hydrophilen Gruppen oder mit Wasser in Beziehung. Ferner bilden sie Anziehungspunkte für die Ionen der anorganischen Salze, die sich je nach ihrer Ladung um saure oder basische Gruppen sammeln.

Die Haftpunkte, die das aus Polypeptidketten gebildete Molekulargerüst zusammenhalten, sind vielerlei Art. Sie sind in Abb. 11 mit I—IV numeriert und können folgendermaßen charakterisiert werden:

I. homöopolare Kohäsionsbindungen, d. h. gegenseitige Anziehung lipoider Gruppen;

II. heteropolare Kohäsionsbindungen, d. h. Anziehung von Gruppen mit ausgesprochenem Dipoleffekt;

III. heteropolare Valenzbindungen, d. h. Salzbildung oder Esterbildung;

IV. homöopolare Valenzbindungen oder Brückenbildung.

Die Merkmale dieser Bindungstypen sollen kurz besprochen werden, wobei bewußt etwas stark schematisiert werden muß, um ihre besondere Bedeutung für die Eigenschaften des Cytoplasmas deutlich ins Licht zu setzen.

Die homöopolaren Kohäsionsbindungen sind von derselben Art wie die Kräfte, welche einen Paraffinkristall zusammenhalten. Über die Ursache der gegenseitigen Anziehung lipophiler Gruppen weiß man recht wenig, denn die elektrischen Ladungen sind in ihnen so regelmäßig verteilt, daß keine wesentlichen, nach außen wirkenden Kraftfelder entstehen wie bei Dipolmolekülen. Man stellt sich daher vor, daß durch Schwingungen innerhalb der Elektronenkonfigurationen periodische Schwankungen der Felder und bei den Nachbarmolekülen schwache Dipolmomente induziert werden[1]. Besser ist man über den Energieinhalt solcher Bindungen unterrichtet. Der Zusammenhalt zwischen Methyl- und Methylengruppen ist die schwächste Art der Kohäsionsverknüpfung in organischen Feststoffen. Diese Bindungsart wird daher durch wenig Energiezufuhr gelöst und ist darum sehr stark *temperaturabhängig*. Aus diesem Grunde erweichen und schmelzen Paraffine, Fette und Wachse trotz ihres hohen Molekulargewichtes bei relativ niedriger Temperatur.

Ähnlich wird es sich nun mit den homöopolaren Kohäsionsbindungen lipoider Seitengruppen benachbarter Polypeptidketten verhalten. Durch Temperaturerhöhung wird diese Art von Haftpunkten leicht gelöst. Ebenso werden Lipoide und Phosphatide, die an solchen Gruppen haften, beweglicher. Dies hat eine gewisse Verflüssigung der lebenden Substanz zur Folge, die als Viscositätsabfall des Cytoplasmas in Funktion der Temperatur gut bekannt ist.

Weil eine Temperaturerhöhung im physiologischen Temperaturbereich weder heteropolare Kohäsionsbindungen noch Valenzbindungen zu sprengen vermag, wird man wohl nicht fehlgehen, wenn man die stark temperaturabhängige Viscositätsänderung des Cytoplasmas in erster Linie mit der Aufhebung von homöopolaren Kohäsionsbindungen in Zusammenhang bringt. Wie klein die Festigkeit der homöopolaren Kohäsionsbindungen ist, zeigt die außerordentlich geringe Oberflächenspannung der lipoidhaltigen Plasmahäute (1 dyn/cm gegenüber dem Nährmilieu), im Vergleich zu Wasser (71,6 dyn/cm gegenüber Luft), dessen Oberfläche von den heteropolaren H_2O-Molekülen gebildet wird.

Die heteropolaren Kohäsionsbindungen besitzen einen ganz anderen Charakter. Die ihnen zugrunde liegenden Anziehungskräfte beruhen auf Dipolmomenten, die meistens so stark sind, daß man sie als Rest- oder *Nebenvalenzen* bezeichnet.

Überall, wo heteropolare Gruppen, wie —OH, —COOH, —CHO, —NH₂ usw., am Polypeptidgerüst sitzen, müssen sich Wassermoleküle ansammeln und zu diesen Dipolen in Beziehung treten. Auch die >CO- und >NH-Glieder der Hauptketten werden sich schwach hydratisieren, da ihr Dipolcharakter teilweise erhalten geblieben ist. Überall, wo hydrophile Gruppen benachbarter Polypeptidketten ihre Restvalenzen gegenseitig absättigen, schiebt sich daher ein Hydratmantel zwischen sie ein (Abb. 11) und man erkennt, daß bei dieser Art von Haftpunkten der Zusammenhalt von der Menge Wassermoleküle zwischen den beiden Endgruppen, d. h. also von deren Hydratationszustand, abhängig ist. Die heteropolaren Kohäsionsbindungen sind deshalb in erster Linie *quellungsempfindlich*.

Wenn sich benachbarte Polypeptidketten genügend nähern können, bilden sie sog. *Wasserstoffbindungen*[2] zwischen bestimmten Dipolgruppen mit peripherischen Wasserstoffatomen (OH-, NH₂-, >NH-Gruppen). Solche Wasser-

---

[1] BARTHOLOMÉ 1936, S. 825.   [2] PAULING 1940.

stoffatome können vom Dipolfeld benachbarter Gruppen angezogen werden, so daß sie sozusagen etwas aus ihrer engen Bindung mit dem Sauerstoff oder dem Stickstoff herausgehoben werden. Sie nehmen dann eine Stellung zwischen den beiden Dipolgruppen ein, und die beiden Gruppen werden durch das Feld des Wasserstoffatoms miteinander verbunden. Im Formelbild äußert sich dies so, daß das H-Atom seine Valenz gewissermaßen halbiert und auf zwei verschiedene Partner verteilt. Solche H-Bindungen werden daher mit punktierten Valenzstrichen angedeutet.

In Abb. 12 sind die Verhältnisse für zwei gegenläufige Polypeptidketten dargestellt. Man erkennt, wie der Wasserstoff der NH-Gruppen mit einer Ketogruppe in Beziehung tritt, wodurch die Doppelbindung C=O geschwächt wird. Die Kristallisationskräfte im Kettengitter des Seidenfibroins sind von der Art, wie sie in Abb. 12 dargestellt wird. Die beiden Ketten sind nun durch H-Atome chemisch miteinander verbunden, und man erkennt deutlich, daß derartige heteropolare Kohäsionsbindungen den Charakter von Nebenvalenzen haben.

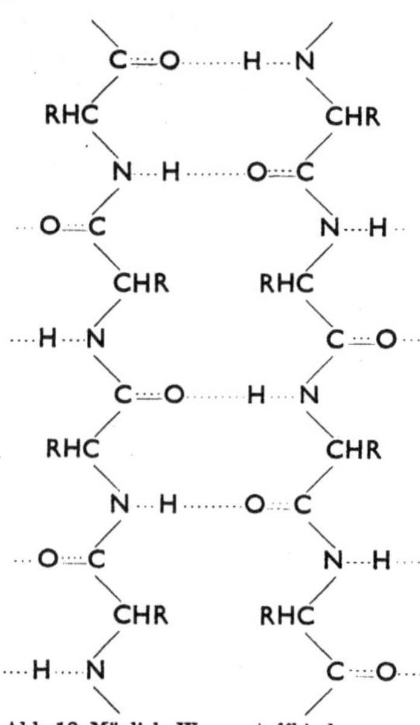

Abb. 12. Mögliche Wasserstoffbindungen zwischen zwei benachbarten Polypeptidketten.

Heteropolare Valenzbindungen. Wenn die positiven und negativen Endgruppen der Seitenketten in geeigneter Lage zueinanderstehen, können sie miteinander eine salzartige Bindung eingehen (Abb. 11 III). Der Bindungstypus ist jenem in einem Ionengitter[1] vergleichbar. Die Ladungen halten sich gegenseitig die Waage und die Hydratation des betreffenden Gebietes geht auf ein Minimum zurück. Wenn sich alle sauren und basischen Gruppen im Cytoplasma gerade die Waage halten, befindet es sich im *isoelektrischen Zustande*, und fast alle Plasmaeigenschaften nehmen dann extreme Werte an: die Quellung durchläuft ein Minimum, die Koagulationsgefahr ein Maximum, die Stabilität ist gering, die elektrische Ladung und die Kataphorese-Wanderung im elektrischen Felde sind definitionsgemäß Null usw.

Die Salzbindungen können nicht so einfach wie die heteropolaren Kohäsionsbindungen durch Zufügung von Neutralsalzen verändert oder gar gelöst werden. Hierfür muß zu einem drastischeren Mittel gegriffen werden: man muß die Wasserstoffionenkonzentration, also das p_H verändern. Die zwischenmolekularen Salzbrücken werden dann teilweise hydrolysiert, und eine gewisse Anzahl der gebundenen Carboxyl- und Aminogruppen werden frei.

Homöopolare Valenzbindungen[2] entstehen entweder durch Wasseraustritt (Äther- und Säureamidbrücken, Abb. 11 IV) oder durch Wasserstoffabspaltung, d. h. Dehydrierung (Methylen- und Schwefelbrücken, Abb. 13). Die ersten besitzen noch eine gewisse Polarität und lassen sich daher unter geeigneten Umständen hydrolysieren. Dies gelingt aber ohne Zuhilfenahme von Enzymen nicht mehr bei physiologischen, sondern erst bei höheren Temperaturen, wie z. B. die Hydrolyse von Glucosiden und Eiweißstoffen durch kochende Säuren deutlich zeigt. Für die Festigkeitseigenschaften der Kohlehydrat-Gerüstsubstanzen und die Beständigkeit des Molekulargerüstes im Cytoplasma, das ja zur Hauptsache

---

[1] PICK 1954.   [2] HEITLER 1934.

aus Säureamidbrücken besteht, ist diese Tatsache besonders wichtig. Die rein homöopolaren Valenzbrücken ($-CH_2-CH_2-$, $-S-S-$) können überhaupt nicht mehr hydrolisiert werden. Hier geschieht die Auflösung der Haftpunkte nach einem ganz anderen Prinzip, nämlich durch Anlagerung von elementarem Wasserstoff (*Hydrierung*, Abb. 13). Solche Hydrierungen und Dehydrierungen sind vom Redoxpotential (rH) im Cytoplasma abhängig.

Cystinbrücke: $CH-R-SH$ $HS-R-GH$ $\underset{+2H}{\overset{-2H}{\rightleftarrows}}$ $CH-R-S-S-R-CH$

Methylenbrücke: $CH-R-CH_3$ CH_3-R-OH $\underset{+2H}{\overset{-2H}{\rightleftarrows}}$ $CH-R-CH_2-CH_2-R-CH$

Abb. 13. rH-abhängige Brückenbindungen.

Molekulare Fernkräfte (long range forces). Während den unter I—IV beschriebenen Kräften ein amikroskopischer Aktionsradius zukommt, gibt es Reaktionen zwischen submikroskopischen Proteinmakromolekülen oder sogar zwischen mikroskopischen Eiweißteilchen, die über submikroskopische Abstände hinweg ausgelöst werden. Solche Fernkräfte sind wirksam, wenn sich

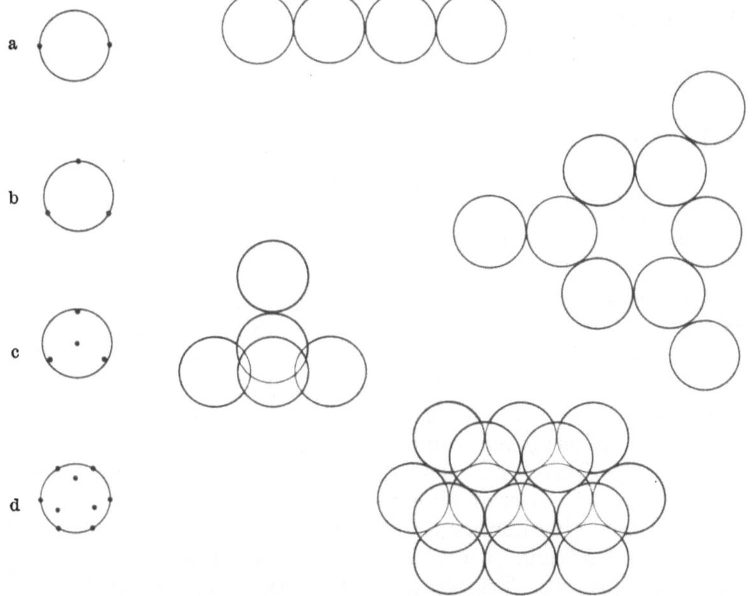

Abb. 14 a—d. Aggregation globularer Makromoleküle (schwarze Punkte = Haftstellen). a Zwei Haftstellen erzeugen Perlenkette; b 3 Haftstellen erzeugen poröse Filme; c 4 Haftstellen erzeugen tetraedrische Gruppen. d 12 Haftstellen erzeugen ein Kristallgitter dichtester Kugelpackung.

stabförmige Virusteilchen in einem konzentrierten Sole parallel lagern[1], wenn sich Proteinmakromoleküle nach dem Multipelgesetz von SVEDBERG zusammenlagern oder wenn globulare Eiweißstoffe kristallisieren. Ähnliche Anziehungskräfte über beträchtliche Abstände sind wirksam, wenn Antikörper (Präcipitine, Agglutinine) die Fällung spezifischer Eiweißstoffe oder sogar die Agglutination von Bakterien oder Blutkörperchen bewirken.

Das Wesen der molekularen Fernkräfte ist nicht leicht zu verstehen. Da ihr Aktionsradius größer als 50 Å ist, spielen sie eine große Rolle für die gesetz-

---

[1] WYCKOFF 1947.

6*

mäßige Anordnung von Kolloidteilchen (long range order) und damit für die Strukturbildung, ähnlich wie die amikroskopischen Kohäsionskräfte eine gewisse Ordnung der Moleküle in konzentrierten Lösungen in kleinsten Bereichen (short range order) bewirken und sich beim Aufbau der Molekülgitter der organischen Kristalle betätigen.

Bei der Zusammenlagerung globularer Eiweißmoleküle zu Gelen müssen gewisse Gebiete der Kugeloberfläche als Haftstellen auftreten. Wenn deren Anzahl zwei ist, besteht eine Tendenz, aus den Kugelmolekülen Perlenketten (beaded chains) zu formen, die sich bei genügender Länge zu einem Gel verflechten können (Abb. 14a). In diesem Falle muß den Makromolekülen eine ausgesprochene Polarität zukommen. Wenn jedes Kugelmolekül je 3 Haftstellen besitzt, ergeben sich makromolekulare Schichten, die porös sind (Abb. 14b). Vier Haftstellen geben Anlaß zur Bildung von tetraedrischen Vierergruppen, die das Strukturmotiv der Eiweißkristalle vorstellen, die nach dem sogenannten Diamant-Gittertypus kristallisieren (Abb. 14c). Schließlich führen 12 Haftstellen zu Kristallgittern dichtester Kugelpackung. In diesem Falle werden alle Stellen, wo sich die Kugeln berühren, zu Haftpunkten (Abb. 14d). Man kann sich daher fragen, ob diese Stellen als Haftgebiete vorausbestimmt sind, oder ob ihre Haftfähigkeit durch die Berührung induziert wird. Bei der Bildung gegliederter Ketten (Abb. 14a), wie sie verschiedentlich im Elektronenmikroskop beobachtet worden sind, müssen im Makromolekül vorausbestimmte polar angeordnete Haftstellen vorhanden sein.

III. Submikroskopische Struktur des Cytoplasmas.

1. Corpusculare Plasmateilchen.

Wenn wir uns die mikroskopischen Einschlüsse des Cytoplasmas (Plastiden, Mitochondrien, Fetttröpfchen, Pigmentkörnchen) wegdenken, bleibt eine mikroskopisch homogene Pseudophase übrig. Dies gilt nicht mehr, wenn mit Hilfe des Elektronenmikroskopes beobachtet wird. Es enthüllt submikroskopische Teilchen, die in einer reticularen, fibrillaren oder homogenen Matrix dispergiert sind. Ihr Durchmesser beläuft sich auf 500—1500 Å[1]. In der Leber sind diese Teilchen deutlich kleiner als die Mitochondrien, die 2000—5000 Å messen. Claude schlug daher vor, sie als *Mikrosomen* zu bezeichnen. Teilchen von 1000 Å Durchmesser beherbergen mindestens 64 der größten Makromoleküle, die in Tabelle 2 aufgeführt sind. Die Mikrosomen müssen daher eine große Anzahl von Protein- und anderen Molekülen enthalten.

Die Mikrosomen der Leber können durch Ultrazentrifugierung von den übrigen Plasmabestandteilen abgetrennt werden. Bensley (1943) fand, daß sie Protein, Nucleoprotein, Flavoprotein, Triglyceride, Lecithin, Sterine und Vitamin A neben 80—90% Wasser enthalten. Nach Jeener (1948) sind sie die Träger der Ribonucleinsäure des Cytoplasmas und verursachen daher dessen Chromophilie. Dadurch unterscheiden sie sich biochemisch von den Mitochondrien, in denen die Nucleinsäuren eine untergeordnete Rolle spielen.

In neuerer Zeit ist gezeigt worden, daß die Mitochondrien die Träger wichtiger Atmungsenzyme sind[2]. Die Zusammensetzung der Mikrosomen weist darauf hin, daß sie ebenfalls als metabolisch aktive Teilchen angesprochen werden müssen. Caspersson (1941) betrachtet sie als Zentren der Proteinsynthese. Es ist indessen möglich, daß ihnen andere Funktionen zukommen. Im sogenannten Ergastoplasma scheinen sie zu submikroskopischen Lamellen aggregiert zu sein[3].

---

[1] Claude 1946, Fauré-Fremiet, Bessis und Thaureaux 1948, Lehmann 1950.
[2] Leuthardt 1949.   [3] Frey-Wyssling 1954.

2. Reticulares Grundplasma.

Die Matrix, in welcher die Mikrosomen und Mitochondrien suspendiert sind, hat im Elektronenmikroskop einen ganz verschiedenen Aspekt je nach dem Objekt, das untersucht wird; ferner ist ihre „Struktur" in außerordentlichem Maße von den verwendeten Fixierungsmitteln abhängig.

CLAUDE und FULLAM (1946) sprechen von einer fibrillaren Grundtextur in den Leberzellen des Meerschweinchens, FAURÉ-FREMIET und seine Mitarbeiter (1948) von einem reticularen Grundplasma in den Amöbocyten der Schnecke. Das Cytoplasma der Thrombocyten des Blutes ist hyalin, alveolar oder fibrillar je nach der Fixierung mit Osmiumsäure, Formalin oder Alkohol[1]. BRETSCHNEIDER (1950a) beschreibt im Cytoplasma gewisser mit Osmium fixierter Ciliaten ein dreidimensionales Netzwerk mit 400 Å weiten Maschen. Auch das Amöben-Hyaloplasma liefert bei Fixierung mit Osmiumsäure oder Formalin ein feines Netzwerk[2]. PORTER (1954) nennt es endoplasmatisches Reticulum.

Es scheint, daß sich die Diskussion über die Artefakte der fixierten Plasmastrukturen, die im Lichtmikroskop sichtbar sind, um eine Stufe tiefer, im Gebiet des Elektronenmikroskopes wiederholt. Es ist klar, daß nur die feinsten Strukturen den wirklichen Verhältnissen in den lebenden Zellen nahekommen. ROZSA und WYCKOFF (1950) geben an, daß das Cytoplasma des Wurzelmeristems der Zwiebel eine dichte reticulare Struktur mit sehr feinen Maschen (kleiner als $0{,}05\ \mu$) aufweist, wenn es mit neutralem Formalin fixiert wird. Alle säurehaltigen Fixierlösungen wie Essigsäure oder auch Osmiumsäure liefern ein mindestens 10mal gröberes Reticulum. BRETSCHNEIDER (1950b) hat mit dem gleichen Objekt eine systematische Untersuchung über den Einfluß der verschiedenen Fixierungsgemische durchgeführt. Die besten Fixationen findet er in den Gemischen von Champy und von Kopsch-Regaud, die beide Formalin und Osmiumsäure neben Chromsäure und Kaliumbichromat enthalten. Das Hyaloplasma zeigt dann ein feines Netzwerk mit einem regelmäßigen hexagonalen Muster aus dünnsten Proteinfibrillen von ungefähr 160 Å Durchmesser. Reines Formalin, Bouins oder Hellys Gemisch ergeben ein etwas gröberes Netzwerk. Flüssigkeiten mit eiweißkoagulierender Wirkung wie Essigsäure, Trichloressigsäure, Phosphorwolframsäure, Alkohol, Sublimat oder Sulfosalicylsäure zerstören das feine Netzwerk. Im Gegensatz zu WYCKOFFs Feststellung kann mit Osmiumsäure bei tierischen Zellen eine zufriedenstellende Fixierung erreicht werden. Nach MÜHLETHALER (1951) und WOHLFARTH-BOTTERMANN (1954) erscheint bei optimaler Fixierung das Cytoplasma pflanzlicher Zellen im Elektronenmikroskop homogen, so daß ihm also keine submikroskopische, sondern eine amikroskopische Struktur zukäme.

Besonders erwähnenswert sind die Beobachtungen über das Auftreten segmentierter Ketten (Perlenketten, beaded chains) im Cytoplasma. BESSIS und BRICKA (1948) haben solche Mikrofibrillen von etwa 500 Å Durchmesser im Cytoplasma der Thrombocyten beschrieben, und LEHMANN (1951) hat ähnliche Ketten in Amöben beobachtet. Im *Tubifex*-Ei wurden Fibrillen gefunden, die Knoten von $0{,}15\ \mu$ Durchmesser trugen[3]; diese Fibrillen bilden das lichtmikroskopische Grundplasma, in welchem die Dotterkörner ($2\ \mu$) suspendiert sind. Die Knoten ($0{,}15\ \mu$) erreichen lichtmikroskopische Dimensionen und sind identisch mit den Chromidien, die HERTWIG im Eiplasma des *Tubifex* und der Seeigel nachgewiesen hat. Sie enthalten Ribonucleinsäure. MONNÉ (1948) möchte die Chromidien mit den Mikrosomen identifizieren, weil beide Ribonucleinsäure enthalten (Feulgen-negativ, UV-Absorption bei 260 mμ, Färbbarkeit mit Pyronin), wodurch sie sich von den Mitochondrien unterscheiden.

[1] BESSIS und BRICKA 1948.   [2] BAIRATI und LEHMANN 1951.   [3] LEHMANN und BISS 1949.

Im Gelzustande muß dem Cytoplasma eine zusammenhängende Struktur (Gelgerüst) zukommen. Auf Grund seiner chemischen Zusammensetzung (Tabelle 1) muß es ein Proteingel vorstellen. Eiweißmoleküle können auf verschiedene Art und Weise zu einem Plasmagerüst zusammentreten:

a) Globulare Makromoleküle oder andere zusammengesetzte submikroskopische Teilchen können Perlenketten bilden. Wenn diese Ketten lange genug werden oder sich verzweigen, entsteht sehr leicht ein Gelgerüst. Die Gelierung von Gelatine gehört zu diesem Typus[1].

b) Ausgestreckte Polypeptidketten können zu feineren oder gröberen Mikrofibrillen aggregieren, wie dies von den fibrillaren Proteinen bekannt ist, und dann Maschen- oder Flechtwerke bilden.

Es ist schwierig zu entscheiden, welcher Typus tatsächlich vorliegt, da sich die submikroskopische Struktur zufolge der Fixations- und Trocknungsvorgänge leicht verändert. Im lebenden Cytoplasma scheint der erste Typus verwirklicht zu sein, der jedoch zufolge der Eiweiß-Denaturierung in den zweiten Typus übergehen kann. Der innere Aufbau der Kugelteilchen und Mikrofibrillen wird von den oben besprochenen Bindungstypen der Haftpunkttheorie beherrscht, während bei Zusammenlagerung der Teilchen zu Gelgerüsten molekulare Fernkräfte (long range forces) im Spiele sind. Obschon die Natur dieser Kräfte noch mangelhaft abgeklärt ist, wirken sie morphologisch in ähnlicher Weise wie die oben beschriebenen physikalisch-chemischen Kräfte im amikroskopischen Gebiete, indem sie Haftstellen erzeugen, durch die corpuscular disperse Teilchen zu einem Flechtwerk oder Maschenwerk gelieren.

Ein solches Gelgerüst läßt die merkwürdigen Eigenschaften des lebenden Plasmas weitgehend verständlich machen.

Der hohe Wassergehalt des Cytoplasmas (70—80% oder mehr) ist durch die beträchtliche Weite der Maschen im Gelgerüst bedingt. Außerdem ist eine innere Hydratation der submikroskopischen Fäden oder Perlenketten möglich. Die aufgenommene Wassermenge kann so groß werden, daß frei bewegliches Wasser im Gel entsteht, was eine Vacuolisation zur Folge hat. In der Regel sind jedoch alle Wasserdipole im Cytoplasma irgendwie gebunden.

Beim Übergang des aktiven Cytoplasmas in den Ruhezustand (Dauersporen, Ruhezygoten, Samen-, Dürre- oder Winterruhe bei Pflanzen) wird der Wassergehalt nach und nach vermindert, so daß die gesamte Struktur in dehydratisiertem Zustande erhalten bleibt. Es erfolgt sozusagen eine Fixierung der Lebensstruktur, die durch allmähliche Hydratation zu irgendeiner späteren Zeit wieder in den stoffwechselfähigen Zustand versetzt werden kann. In neuerer Zeit werden durch das Verfahren der sog. Gefriertrocknung (freeze drying) diese Verhältnisse zur unveränderten Erhaltung von Bakterienstämmen ausgenützt. Sowohl die Entwässerung wie die Hydratation darf nicht stürmisch erfolgen, da dadurch die Cytoplasmastruktur irreversibel verändert wird.

Die physikalischen Eigenschaften der Fluidität, der Plastizität und der Elastizität des Cytoplasmas hängen von den gegenseitigen Bindungen der submikroskopischen Strukturelemente ab. Je unabhängiger diese voneinander sind, um so flüssiger erscheint das Plasma. Alle Bindungen können jedoch nie gleichzeitig gelöst sein, da sonst eine Flüssigkeit ohne elastische Eigenschaften vorliegen müßte und der Tod des Cytoplasmas durch Verflüssigung eintreten würde.

Das große Wunder des cytoplasmatischen Gerüstes ist seine auffallende Beweglichkeit, die in der *Plasmaströmung* zum Ausdruck kommt. Dabei müssen sich die Ketten mehr oder weniger parallel richten, wie aus der mikroskopisch sichtbaren Strangbildung folgt. Häufig ist die Parallelrichtung der Ketten so

---

[1] Joly 1949.

groß, daß sogar Strömungsdoppelbrechung auftritt. In diesem Falle müssen erhebliche Kräfte richtend auf das Gerüst einwirken. Die ganze Bewegung ist nur denkbar, wenn eine große Anzahl von Haftpunktbindungen ständig ab- und kurz darauf wieder aufgebaut werden. *Der grundlegende Unterschied gegenüber toten Gelen besteht darin, daß beim Cytoplasma die Haftpunkte fortwährend umgebaut werden.* Das Haftpunktsystem der lebenden Substanz ist daher nicht etwas Gegebenes, wie z. B. bei Gelatine- oder gar bei Cellulosegelen, sondern beständig ist bei ihm nur der Wechsel!

Der Umbau der Haftpunkte erfolgt nach einem bestimmten, uns völlig undurchsichtigen Plan. Immerhin kann man eine vorübergehende Entstabilisierung auch künstlich herbeiführen, da dem Cytoplasma thixotrope Eigenschaften zukommen. Durch mechanischen Einfluß (Druck, Stoß) läßt sich, ähnlich wie bei der Plasmaströmung, eine reversible Verflüssigung erreichen. Auf so brutale Eingriffe folgen jedoch immer, zeitlich oder dauernd, mehr oder weniger starke Schädigungen des Cytoplasmas.

Wie aus dieser Diskussion hervorgeht, kommt dem Grundplasma die hervorragende Fähigkeit der reversiblen *Gel-Sol-Umwandlung* zu, die im Abschnitt „Plasmaströmung" eingehender behandelt wird.

3. Bedeutung der corpuscularen und reticularen Bauelemente.

Es ist wahrscheinlich, daß das Grundgerüst des Cytoplasmas aus Eiweißstoffen gebildet wird, die den submikroskopischen globularen Plasmateilchen gegenübergestellt werden müssen. Die globularen Partikel sind zwar ebenfalls befähigt zu Perlenketten oder zu Lamellen mit dichtester Kugelpackung zusammenzutreten. Entsprechend ihrem Chemismus ist jedoch zu erwarten, daß sie wie die Mitochondrien als Enzymträger am Stoffwechsel beteiligt sind. Wenn diese Betrachtungsweise richtig ist, wäre im submikroskopischen Aufbau des Cytoplasmas eine *Arbeitsteilung* zu finden, indem dem Plasmagerüst die formgebenden Eigenschaften des Cytoplasmas (Morphogenese) zukommen, während die distinkten Plasmateilchen Träger des Stoffwechsels sind. Die rätselhafte Tatsache, daß ein Bruchteil eines Protoplasten ohne Kern zwar das Formbildungsvermögen verliert, jedoch den Stoffwechsel aufrechtzuerhalten vermag, bis jegliches Atmungssubstrat aufgezehrt ist, erfährt so ihre Aufklärung; denn jeder Bruchteil des Cytoplasmas enthält zahllose corpusculare Plasmateilchen, die dem Stoffwechsel dienen.

Die Zweiteilung der cytoplasmatischen Tätigkeit in mechanisch-morphogenetische und Stoffwechselfunktionen, die an besondere submikroskopische Strukturelemente gebunden sind (Plasmagerüst und Plasmateilchen), findet im lichtmikroskopischen Bereiche ihr Gegenstück im Blut, wo das in Fibrin umwandelbare Fibrinogen das formbildende und die Erythrocyten das stoffwechseltragende Element vorstellen.

IV. Plasmaströmung.

Die Zellen und Plasmodien, in denen bisher die Plasmaströmung genauer untersucht werden konnte, zeigen alle ein flüssiges Innenplasma (Plasma-Sol) und ein festes, gelartiges Außenplasma (Plasma-Gel). Der Unterschied des kolloiden Zustandes dieser beiden Plasmatypen äußert sich in der Brownschen Bewegung von Zelleinschlüssen. Diese zeigen eine lebhafte Zitterbewegung im Endoplasma, wo eine niedere Viscosität herrscht, erscheinen jedoch im festen Ektoplasma wie eingefroren. Vermutlich befinden sich die formgebenden Eiweißstoffe im Binnenplasma mehr im globularen, im elastischen Ektoplasma dagegen eher im fibrillaren Zustande.

In Zellen mit amöboider Bewegung wird die Plasmaströmung durch ständige Gel-Sol-Umwandlungen aufrecht erhalten. Der rückwärtige Teil der Zelle zieht sich zusammen, und gleichzeitig wird ein Teil des gelartigen Ektoplasmas in flüssiges Endoplasma verwandelt. Dies kann an Zelleinschlüssen beobachtet werden, die erst unbeweglich waren und nun nach der Verschiebung der Grenze zwischen Ekto- und Endoplasma heftige Brownsche Bewegung zeigen und eventuell wegschwimmen. Im vorderen Teil der Zelle erscheint das Ektoplasma als dünnes Häutchen, das durch den Binnendruck nach außen gestülpt wird. Man beobachtet Plasmamassen, die in die Ausstülpung strömen. Deren Seitenwände werden verdickt, indem eingeströmtes Endoplasma geliert und mithilft, eine dickere Ektoplasmaschicht aufzubauen. Die ektoplasmatische Haut wird also im gleichen Maße aufgebaut, wie sich die Zelle fortbewegt; um die Plasmaströmung zu erklären, müssen wir somit die Vorgänge der Kontraktion und der Gel-Sol-Transformation im Cytoplasma verstehen.

Wenn man Zellen unter allseitigen Hochdruck bringt verflüssigt sich das gesamte Cytoplasma und die Plasmaströmung steht still[1].

Dies ist bei kriechenden Amöben und bei der Plasmarotation in *Elodea*-Zellen beobachtet worden; aber auch die Zellteilungsschritte in befruchteten Seeigeleiern werden unterbrochen. Läßt man den hohen Druck nicht zu lange einwirken, so kann das Ektoplasma unter normalem Druck wieder gelieren, und sowohl Plasmaströmung als auch Zellteilung kommen wieder in Fluß. Diese Versuche zeigen, daß völlig verflüssigtes Cytoplasma nicht imstande ist zu strömen oder Einschnürungen zuwege zu bringen, wie sie bei der Zellteilung auftreten, da keine Gelstruktur als Grundlage für formative Kräfte vorhanden ist.

Lewis (1942) hat gezeigt, daß Kontraktionen eine Sol-Gel-Umwandlung voraussetzen, da nur das gelierte Plasma fähig ist, sich zu kontrahieren. Bei der Zellteilung der Fibroblasten z. B. wird die Kernteilung von einer ringförmigen Anhäufung von Plasmagel in der Zellmitte begleitet. Dieser Ring schnürt sich später ein und teilt das Cytoplasma auf diese Weise. Auch in der kriechenden Amöbe wird der beobachtete Binnendruck durch Kontraktion des Plasmagels erzeugt.

Es ist von besonderem Interesse, daß die Kontraktion *rhythmisch* erfolgen kann. Mit Hilfe mikrokinematographischer Aufnahmen hat Seifriz (1937) gezeigt, daß die Plasmaströmung des Schleimpilzes *Physarum* eine Pulsationsbewegung ist. Kamiya (1940, 1942) ist es gelungen, in einem einzelnen Plasmodiumstrang die Druckschwankungen zu messen, indem er durch einseitige Außendrucke bekannter Größe die Plasmaströmung aufhob. Er erhielt komplizierte Oscillationskurven, die sich indessen mit Hilfe der Fourier-Analyse in eine Anzahl einfacher Sinuskurven auflösen ließen, aus denen hervorgeht, daß die Plasmaströmung von *Physarum* einem interessanten Polyrhythmus unterworfen ist. Dieser kann so erklärt werden, daß verschiedene Bezirke des Ektoplasmas ihren eigengesetzlichen Kontraktionsrhythmus besitzen, so daß dann die Plasmaströmung die Resultante der Impulse ist, die von den verschiedenen Plasmabezirken ausgehen.

Abb. 15 zeigt diese Druckschwankungen in einem Plasmodiumstrang von *Physarum*. Positive Drucke wechseln mit negativen Drucken ab, die das Endoplasma veranlassen, hin und her zu strömen. Die Symmetrieachse der Sinusschwingungen fällt nicht mit der Zeitachse zusammen, sondern sie ist geneigt. Dies bedeutet, daß die Strömung in der einen Richtung etwas intensiver ist als in der anderen, und hieraus ergibt sich eine langsames Vorrücken des Plasmodiums in der Richtung der stärkeren Strömung.

Marsland 1942.

KAMIYA und ABE (1950) haben auch die elektrischen Potentialdifferenzen zwischen zwei Punkten des Plasmodiumstranges, in welchem das Plasma hin und her strömt, gemessen. Sie erhalten dabei eine ähnliche Sinuskurve mit etwa 10 mV als Amplitude. Gegenüber den Druckmaxima besteht jedoch eine kleine Phasenverschiebung, indem das Elektroplasmogramm gegenüber dem Dynamoplasmogramm etwas nachhinkt. Die Druckwellen werden also nicht durch elektrische Potentiale erzeugt, sondern die Potentialschwankungen sind im Gegenteil eine Folge der druckerzeugenden Vorgänge. Wenn man die Druckschwankungen durch geeignete Außendrucke laufend kompensiert, so daß das Plasma still steht, laufen die Potentialschwankungen unverändert weiter. Die

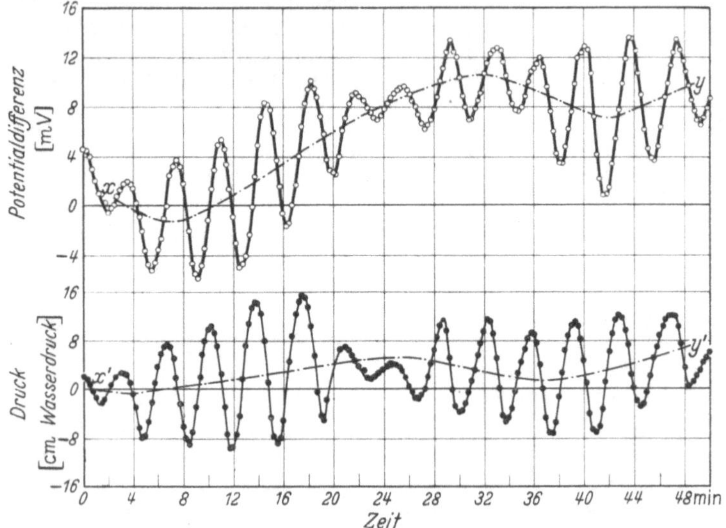

Abb. 15. Elektroplasmogramm und Dynamoplasmogramm von strömendem *Physarum*-Cytoplasma.
(Aus KAMIYA und ABE 1950.)

chemischen Begleiterscheinungen der Plasmakontraktion spielen sich also trotzdem ab, wenn man den sichtbaren Erfolg durch Gegendrucke aufhebt.

Die geschilderten Einzelheiten der rhythmischen Plasmakontraktion erinnern an die Muskeltätigkeit, die auf der Contractilität des Actomyosins beruht. Der Schluß ist daher berechtigt, daß die Plasmaströmung durch contractile Proteine bewirkt wird. Da diese ihre volle Tätigkeit nur im Gelzustande entwickeln können, ergibt sich ein erneuter Hinweis darauf, daß für die normalen Lebensäußerungen der Zellen stets ein Teil des Cytoplasmas im Gelzustande vorhanden sein muß.

Die Erklärung der Plasmabewegung als Druckströmung durch Capillaren, wie sie bei Amöben und Schleimpilzen beobachtet worden ist, kann nicht verallgemeinert werden. In Pflanzenzellen, wie z. B. *Elodea*, rotiert das gesamte Plasma in einer nicht contractilen Zellwand, und in vielen pflanzlichen Haaren beobachtet man, wie nackte Plasmafäden mitten durch die mit Zellsaft gefüllte Vacuole strömen. Hier muß die treibende Kraft im strömenden Plasma selbst gesucht werden[1]. Es ist jedoch erlaubt, auch in diesen Fällen lokale Kontraktionen anzunehmen, so daß folgende Theorie geäußert werden möge[2]:

Innerhalb der fließenden Stränge gelieren submikroskopische Stellen vorübergehend, die dann zur Kontraktion befähigt sind. Hierauf folgt eine Relaxation,

[1] YOTSUYANAGI 1953.　　[2] FREY-WYSSLING 1947/49, 1954.

worauf sich benachbarte Stellen kontrahieren. Wenn derartige Kontraktionswellen periodisch dem Plasmastrang entlang wandern, ist ein Fließen möglich, entweder in peristaltischer Art, wenn transversale Kontraktionen der Oberflächenschichten auftreten, oder indem der hochviscose Strang durch longitudinale Kontraktionen in einer bestimmten Richtung nachgezogen wird (Abb. 16).

Im zweiten Falle verläuft die Strömung in entgegengesetzter Richtung zur wandernden Kontraktionswelle, und die relaxierten Strangstellen müssen durch ein weiteres, in einem gewissen Abstande lokalisiertes temporäres Kontraktionszentrum expandiert werden. Da man oft in ein und demselben lichtmikroskopischen Strang gleichzeitig gegenläufige Strömungen bemerkt, müssen im gleichen Strang gegenläufige Kontraktionswellen angenommen werden. LOEWY (1949) betont, daß dieses System einen

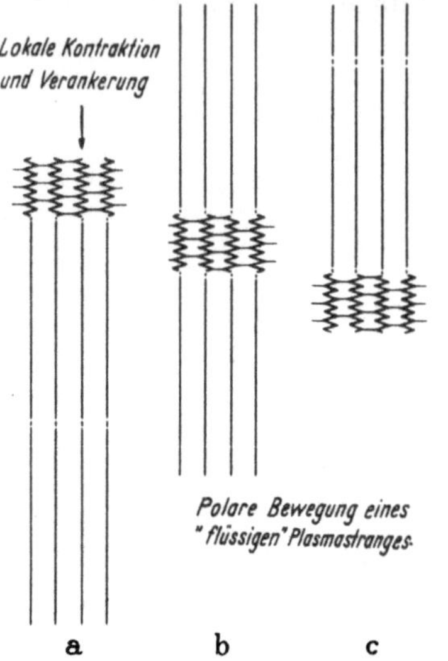

Abb. 16 a—c. Strömung eines Plasmastranges als Folge einer Kontraktionswelle. Der Strang bewegt sich in der der Kontraktionswelle (a, b, c) entgegengesetzten Richtung. (Nach FREY-WYSSLING 1947/49.)

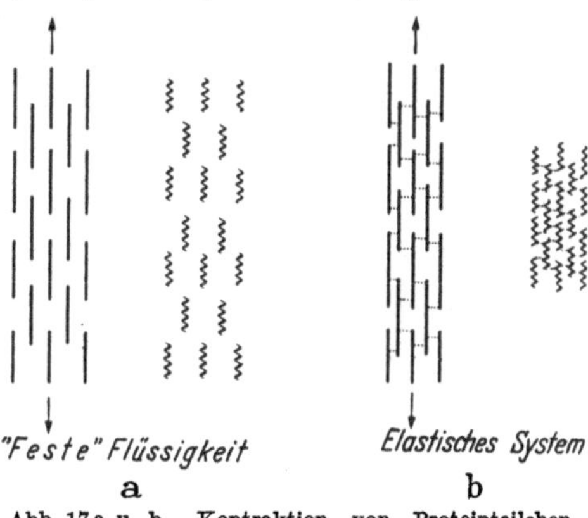

Abb. 17 a u. b. Kontraktion von Proteinteilchen. a Teilchen frei beweglich ohne gegenseitige Verfestigung; b gegenseitige Verfestigung durch Haftstellen. (Nach FREY-WYSSLING 1947/49.)

festen Untergrund voraussetzt, über den das Plasma fließt (Zellwände pflanzlicher Zellen, Ektoplasma) und auf dem sich die gelierten Strangstellen zeitlich verankern können.

Jedenfalls können Kontraktionen submikroskopischer Elemente nur einen äußerlich sichtbaren Effekt erzielen, wenn das System vorübergehend durch Haftstellen verfestigt wird. Dies geht aus Abb. 17 hervor. Links kontrahieren sich voneinander unabhängige, corpuscular disperse Teilchen; das Ergebnis der Kontraktion ist eine Vergrößerung ihrer gegenseitigen Abstände, jedoch wird keine äußere Spannung manifest. Nur wenn die kontrahierenden Teilchen gegenseitig miteinander verbunden sind (Abb. 17b), ist eine mikroskopisch sichtbare Verkürzung des Systems und die Übertragung einer Spannung auf anschließende Elemente möglich.

Literatur.

ADAM, N. K.: The physics and chemistry of surfaces, 3. Aufl. Oxford 1941. — BAIRATI, A., u. F. E. LEHMANN: Über die Feinstruktur des Hyaloplasmas von Amoeba proteus. Rev. suisse Zool. 54, 433 (1951). — BARTHOLOMÉ, E.: Struktur und intramolekulare Kräfte in reinen Lösungen. Bericht über die Tagung der Faraday Society in Edinburgh vom 24. bis 26. Sept. 1936. Naturwiss. 24, 824 (1936). — BEAR, R. S.: X-ray diffraction studies on protein fibres. J. Amer. Chem. Soc. 66, 1297, 2043 (1944). — BENSLEY, R. R.: Biol. Symposia 10, 323 (1943). — BERGMANN, M., and C. NIEMANN: On blood fibrin. A contribution to the problem of protein structure. J. of biol. Chem. 115, 77 (1936). ~ On the structure of proteins: cattle hemoglobin, egg albumin, cattle fibrin, and gelatin. J. of Biol. Chem. 118, 301 (1937). ~ On the structure of silk fibroin. J. of Biol. Chem. 122, 577 (1937). — Bessis, M., and M. Bricka: Etude sur l'ultrastructure du protoplasma des thrombocytes au microscope électronique. Biochim. et Biophysica Acta 2, 339 (1948). — Bretschneider, L. H.: Elektronenmikroskopische Untersuchung einiger Ciliaten. Mikroskopie (Wien) 5, 257 (1950a). ~ Elektronenmikroskopische Untersuchung der Pflanzenzellen. Proc. Acad. Amsterdam C 53, 1476 (1950b).

Caspersson, T.: Über den chemischen Aufbau der Strukturen des Zellkernes. Skand. Arch. Physiol. (Berl. u. Lpz.) Suppl. 8 von 73 (1936). ~ Studien über den Eiweißumsatz der Zelle. Naturwiss. 29, 33 (1941). — Claude, A.: Fractionation of mammalian liver cells by differential centrifugation. J. of Exper. Med. 84, 51 (1946). — Claude, A., and E. F. Fullam: The preparation of sections of guinea pig liver for electron microscopy. J. of Exper. Med. 83, 499 (1946).

Fauré-Fremiet, E., M. Bessis et J. Thaureaux: Ultrastructure du hyaloplasma cellulaire. Microscopie (Paris) 1, 41 (1948). — Feulgen, R., u. H. Rossenbeck: Mikroskopisch-chemischer Nachweis einer Nucleinsäure vom Typus der Thymonucleinsäure und die darauf beruhende elektive Färbung von Zellkernen in mikroskopischen Präparaten. Hoppe-Seilers Z. 135, 203 (1924). — Fischer, F. G.: Zum enzymatischen Abbau und zur Struktur der Nucleinsäuren. Naturwiss. 30, 377 (1942). — Frey-Wyssling, A.: Über Genbau und Gengröße. Arch. Klaus-Stiftg 19, 451 (1944). ~ Das Plasmagel. Proc. 6. Internat. Congr. Exper. Cytol., Stockholm 1947/49. ~ Physicochemical behaviour of cytoplasm. Research (Lond.) 2, 300 (1949). ~ Die submikroskopische Struktur des Cytoplasmas. Wien: Springer 1954 (im Druck).

Heitler, W.: Quantentheorie und homöopolare chemische Bindung. In Handbuch der Radiologie, Bd. 6/2. Leipzig 1934.

Jeener, R.: L'hétérogénéité des granules cytoplasmatiques. Biochim. et Biophlysica Acta 2, 633 (1948). — Joly, M.: Untersuchungen über die Umwandlung einiger koloider Systeme mit Hilfe der Strömungsdoppelbrechung. Kolloid-Z. 115, 83 (1949).

Kamiya, N.: The control of protoplasmic streaming. Science (Lancaster, Pa.) 92, 462 (1940). ~ Physical aspects of protoplasmic streaming. In The structure of protoplasm, S. 199; herausgeg. von W. Seifriz. Ames, Iowa 1942. — Kamiya, N., and S. Abe: Bioelectric phenomena in the myxomycete plasmodium and their relation to protoplasmic flow. J. Colloid Sci. 5, 149 (1950). — Kiesel, A.: Chemie des Protoplasmas. Berlin 1930.

Lehmann, F. E.: Globuläre Partikel als submikroskopische Elemente des tierischen Zytoplasmas. Experientia (Basel) 6, 382 (1950). ~ Mündliche Mitteilung 1951. — Lehmann, F. E., u. R. Biss: Elektronenoptische Untersuchungen an Plasmastrukturen des Tubifex-Eies. Rev. suisse Zool. 56, 264 (1949). — Lehnartz, E.: Einführung in die physiologische Chemie. Berlin 1942. — Leuthardt, F.: Die Organisation des Zellstoffwechsels. Vjschr. naturforsch. Ges. Zürich 94, 132 (1949). — Lewis, W. H.: The relation of the viscosity changes of protoplasm to ameboid locomotion and cell division. In The structure of protoplasm, S. 163; herausgeg. von W. Seifriz. Ames, Iowa 1942. — Loewy, A. G.: A theory of protoplasmic streaming. Amer. Philos. Soc. 93, 326 (1949).

Marsland, D. A.: Protoplasmic streaming in relation to gel structure in the cytoplasm. In The structure of protoplasm, S. 127; herausgeg. von W. Seifriz. Ames, Iowa 1942. — Menke, W.: Untersuchung der einzelnen Zellorgane in Spinatblättern auf Grund präparativ-chemischer Methodik. Z. Bot. 32, 273 (1938). — Monné, L.: Functioning of cytoplasm. Adv. Enzymol. 8, 1 (1948). — Mühlethaler, K.: Mündliche Mitteilung 1951.

Pauling, L.: The nature of the chemical bond, 2. Aufl. Ithaca u. London 1940. — Pick, H.: Festkörperphysik. Naturwiss. 41, 346 (1954). — Porter, K. R.: Cell and tissue differentiation in relation to growth. In E. J. Boell, Dynamics of growth processes, S. 95. Princeton 1954.

Rozsa, G., u. R. W. G. Wyckoff: The electron microscopy of dividing cells. Biochim. et Biophysica Acta 6, 335 (1950).

Scheibe, G.: Eiweißmoleküle, ihr Feinbau und ihr physikalisch-chemisches Verhalten. Naturwiss. 35, 168 (1948). — Seifriz, W.: A theory of protoplasmic streaming. Science (Lancaster, Pa.) 86, 397 (1937). — Svedberg, Th.: Determination of the molecular weight of insulin. Nature (Lond.) 127, 438 (1931). ~ Über die Ergebnisse der Ultrazentrifugierung und Diffusion für die Eiweißchemie. Kolloid-Z. 85, 119 (1938).

Wohlfarth-Bottermann, K. E.: Zur sublicht-mikroskopischen Struktur des Cytoplasmas. Protoplasma 43, 347 (1954). — Wyckoff, R. W. G.: Electron micrographs from concentrated solutions of the tobacco mosaic virus protein. Biochim. et Biophysica Acta 2, 139 (1947).

Yotsuyanagi, Y.: Recherches sur les phénomènes moteurs dans les fragments de protoplasme isolés. Cytologia 18, 146 (1953).

Allgemeine Stoffwechselmorphologie des Cytoplasmas.

Von

GOTTWALT CHRISTIAN HIRSCH-Göttingen.

Mit 71 Abbildungen.

Einleitung.

Ein Hauptkennzeichen der Lebewesen ist ihre Fähigkeit, Großmoleküle aufzubauen und planmäßig zu ordnen. Diese Eiweiße, Lipoide, Kohlenhydrate, Nucleine usw. sind durchkonstruiert bis zum Atom und untereinander zusammengefügt zu lebendigen Strukturen. Dadurch ist die Struktur jedes Lebewesens planmäßig festgelegt und doch zugleich dynamisch.

Über die Statik und Dynamik der Großmoleküle gibt es verschiedene Auffassungen. Nach der älteren Hypothese konstituieren sich die Lebewesen aus einer statischen Struktur und aus einem dynamischen Stoffaustausch, welcher an und zwischen den statischen Strukturen sich abspielt. Man hat auf Grund dieser Hypothese den Tierkörper mit einer Verbrennungsmaschine verglichen: Das statische Zellgerüst solle den festen Maschinenteilen analog sein — die dynamischen Moleküle dem Treibstoff.

Diese Hypothese ist ein Irrtum[1], wie die Versuche mit Isotopen[2] gezeigt haben: Es gibt kein stabiles Gerüst. Grundsätzlich ist jedes Molekül im Lebewesen veränderlich: Es wird in einem ziemlich hohen Ausmaß und mit einer früher unvorstellbaren Geschwindigkeit umgebaut und restituiert; es werden Teile herausgebrochen und wieder hinzugefügt. Der ganze Körper der Lebewesen befindet sich also in einem „Fließgleichgewicht"[3].

„Statische Struktur" ist ein Trugschluß: Was wir im Mikroskop sehen ist submikroskopisch ständigen Veränderungen unterworfen. Das „Statische" der Lebewesen ist nicht das Beharren eines Molekülgerüstes, an welchem die dynamischen Prozesse ablaufen, sondern das Statische, das Beharrende, das Konservative ist der *Bauplan,* welcher jedem Atom seinen Platz im Moleküle gibt, jedem Molekül im Großmolekül, jedem Großmolekül in den submikroskopischen und mikroskopischen Strukturen.

R. SCHOENHEIMER hat dies 1942 also ausgedrückt: „Die großen und komplexen Moleküle und ihre Bestandteile, Fettsäuren, Aminosäuren und Nucleinsäuren, befinden sich fortgesetzt in schneller, chemischer Reaktion. Ester, Peptide und andere Bindungen innerhalb der Großmoleküle öffnen sich. Die hierbei freiwerdenden Fragmente vermischen sich mit solchen, die von anderen Großmolekülen abstammen, und mit denen, welche vom Darme resorbiert worden sind. Sie alle bilden ein metabolisches Gemisch von Bausteinen, denen man nicht mehr ansehen kann, von welchem Mutterboden sie stammen. Diese Bausteine sind die Quellen zahlreicher chemischer Prozesse. Während z. B. einige Moleküle der Fettsäuren ganz abgebaut werden, werden andere derselben chemischen Species durch ganz andere Substanzen gebildet, z. B. durch Kohlenhydrate. Ähnliche Reaktionen geschehen mit den Spaltprodukten der Eiweiße: Freie Aminosäuren werden desaminiert;

---

[1] G. C. HIRSCH 1942, R. SCHOENHEIMER 1942, K. LANG 1952.

[2] R. SCHOENHEIMER 1942, G. HEVESY 1948, 1953, KURBATOW-POOL 1943, M. D. KAMEN 1947, ROSENFELD-TOBIAS 1951, Isotope 1953, Isotopes 1949, R. PETERS et al. 1947, BELLION-DE MICHELIS 1951, J. SCHUBERT 1951, J. G. HAMILTON 1947, W. HANLE 1925, F. HAUROWITZ 1950, L. HEILMEYER 1952.

[3] L. v. BERTALANFFY 1951.

der freiwerdende Stickstoff wird dann übertragen auf früher desaminierte Moleküle, um neue Aminosäuren zu bilden. Kleinere Moleküle treten in die vakanten Plätze der großen, um Fette, Eiweiße und Nucleoproteine zu ergänzen. Einige der kleinen Moleküle, die bei dieser Restitution beteiligt sind, bilden intermediäre Stufen in der Bildung exkretorischer Produkte."

„Alle diese Restitutionsprozesse sind enzymatischer Natur. Die großen Moleküle stehen unter Einfluß von lytischen Enzymen und werden konstant abgebaut bis zu ihren Bausteinen. Solche Prozesse werden ausbalanciert durch synthetische Prozesse, verbunden mit anderen chemischen Reaktionen, wie Oxydationen und Dephosphorylierung. Nach dem Tode hören diese synthetischen Prozesse auf, und unausbalancierte abbauende Reaktionen führen zu einem Zusammenbruch der thermodynamisch unstabilen Strukturelemente. Jeder Restitutionsprozeß, der einen Anstieg freier Energie einschließt, muß verbunden sein mit einem anderen Prozeß. Um Struktur zu erhalten, gegenüber der Tendenz zum Auseinanderbrechen, muß Arbeit geleistet werden; im lebenden Körper werden Energieschulden bezahlt durch chemische Reaktionen."

„Die Entdeckung der schnellen Molekülrestitution durch konstanten Transfer spezifischer Gruppen zeigt, daß das lebendige System einen großen Cyclus von verketteten chemischen Reaktionen darstellt. Diese Ansicht kann kaum in Einklang gebracht werden mit dem klassischen Vergleich mit einer Verbrennungsmaschine; auch nicht mit der Hypothese eines unabhängigen exogenen und endogenen Stoffwechsels."

„Alle chemischen Reaktionen müssen so fein ausbalanciert sein, daß die Körperelemente konstant bleiben in Menge und Struktur. Diese Konstanz ist aber nicht so aufzufassen, als ob die Strukturmaterie eines Lebewesens inaktiv sei oder nur einen geringen Anteil am Stoffwechsel nähme. Eine Verbrennungsmaschine besteht aus einem beständigen Zufluß von Verbrennungsmaterial in ein stabiles System und im Umsatz dieses Materials in Endprodukte. Die neuen Ergebnisse an Lebewesen aber zeigen, daß nicht nur das Verbrennungsmaterial, sondern auch das Strukturmaterial sich in fortwährender Veränderung befindet. Die klassische Hypothese muß ersetzt werden durch eine andere, welche dem dynamischen Charakter aller Strukturelemente des Körpers Rechnung trägt."

„Eine einfache Analogie für eine solche Auffassung ist ein militärisches Regiment. Ein Körper solcher Art ähnelt einem erwachsenen Organismus in mancher Hinsicht: Seine Größe schwankt nur innerhalb enger Grenzen und er hat eine klarumrissene, durchorganisierte Struktur. Doch die Individuen, welche den Körper zusammensetzen, wechseln fortgesetzt: Die Männer vereinigen sich und werden doch von Posten zu Posten verschoben; sie werden befördert und abgesetzt und verlassen schließlich das Regiment nach verschieden langer Dienstzeit. Die Zahl der ein- und ausströmenden Männer ist etwa gleich; aber die Zusammensetzung wechselt. Die Rekruten ähneln der Nahrung; Austritt und Tod korrespondieren mit der Exkretion. — Diese Analogie ist natürlich unvollkommen; sie zeigt nur gewisse Ähnlichkeiten mit der dynamischen Auffassung biologischer Strukturen. Wenn die Analogie auch den konstanten Wechsel der Bausteine aufzeigt, so trägt sie doch den chemischen Prozessen zwischen den Bausteinen keine Rechnung. — Welche Kräfte für die Anordnung der Atome in biochemischen Molekülen verantwortlich sind: Diese Frage liegt jenseits der Grenzen unserer Laboratoriumsexperimente."

Die folgende Darlegung der dynamischen Morphologie des Stoffwechsels im Zellplasma geht von der Erkenntnis aus, daß Struktur und Funktion eine Einheit sind[1]. Sie erörtert zuerst die Aufnahme der Rohstoffe in die Zelle durch die Zellmembran hindurch — dann die Orte des Stoffwechsels und dabei den Umsatz einiger bestimmter chemischer Stoffe im Plasma. Dabei wird erstrebt, die Dynamik der Moleküle, der submikroskopischen und mikroskopischen Strukturen einheitlich aufzufassen[2].

---

[1] G. C. HIRSCH 1929.

[2] Allgemeine Darstellungen: J. R. BAKER 1945, E. BALDWIN 1949, W. BARGMANN 1948, C. BARIGOZZI et al. 1949, R. R. BENSLEY 1941, 1943, G. H. BOURNE 1951, J. BRACHET 1947, 1950, J. R. G. BRADFIELD 1950, F. BÜCHNER 1950, R. CHAMBERS 1943, 1950, A. CLAUDE 1950, P. DANGEARD 1947, DEMPSEY-WISLOCKI 1946, R. J. GAUTHERET 1949, D. GLICK 1949, CH. GRÉGOIRE 1950, R. A. R. GRESSON 1948, G. C. HIRSCH 1929, 1939, 1942, 1948, K. LANG 1952, LEE-HANSON 1947, G. LEVI 1941, R. D. LILLIE 1950, L. LISON 1953, E. RIES 1938, DE ROBERTIS-NOWINSKI-SAEZ 1949, L. W. SHARP 1943, F. TIMM 1943, K. ZEIGER 1938, 1948.

Ich danke den vielen Untersuchern, welche mir ihre Separata und Bücher schickten — dem Springer-Verlage, der mir die Arbeit in Zürich ermöglichte — dem Kollegen Prof. v. MEYENBURG, Dir. d. Path. Inst., Zürich und Frau F. KERBER-Zürich für ihre Gastfreundschaft — Frau E. DU BOIS-REYMOND für ihre wertvolle Hilfe beim Bau des Manuskriptes.

I. Die Permeation der Stoffe.

1. Definition der Vorgänge.

Jede Zelle besitzt eine abgrenzende Plasmaschicht: die Membran. Diese Zellmembran ist der erste Ort der Zelle, an welchem Stoffwechsel stattfindet. Das Plasma beherrscht Bau und Funktion dieser Membran: Einige Stoffe treten jederzeit in die Zelle ein oder aus ihr heraus; andere Stoffe werden nur zu einer bestimmten Zeit hereingelassen oder herausgeschleust. Durch diese Möglichkeit einer Regulierung kann die Membran in ihrer Struktur und in ihrer Funktion verändert werden.

Der Eintritt und Austritt von Stoffen in die Zelle ist ein komplexer Vorgang[1], wir wollen ihn Permeation[2] (Penetration, Transport) nennen und gleich, zur Klärung, mit einer *Definition* beginnen:

Die **Permeation** ist der physikalisch-chemische Vorgang, durch welchen ein permeierender (eindringender oder austretender) Stoff in die Zelle eintritt oder aus der Zelle austritt; die Permeation wird bestimmt durch die treibenden Kräfte, welche den Stoff bewegen[3]. Diese Kräfte bilden ein physikalisch-chemisches System, das sich aus vielen Faktoren ergibt, welche teilweise im Stoffe selber liegen (molekulare Faktoren), teilweise in der Umgebung der Zelle (exogene Faktoren), teilweise in dem Stoffwechsel der Zelle selber (endogene Faktoren):

Die *molekularen Faktoren* beruhen unter anderem auf der Teilchengröße, auf der Teilchenladung und auf den Eigenschaften einzelner Bausteine der Teilchen.

Die *exogenen Faktoren*, welche heteronom auf die Permeation einwirken, beruhen 1. auf dem physikalisch-chemischen Zustande des Zellmediums: Bei Metazoen besonders auf dem Zustand der Gewebeflüssigkeit, welche zwischen Blut und Zellwand die Zelle umspült. — 2. Auf den Regulationsmechanismen des Organismus, welcher durch Nerven und Hormone die Permeation eines Stoffes verändern kann, je nach der physiologischen Lage.

Die *endogenen Faktoren* sind die autonomen (von der Zelle aus gesehen); sie liegen sehr komplex im Stoffwechsel der Zelle und sind auf zwei Vorgänge verteilt, die ineinander greifen:

1. Jede Zelle baut eine besonders und verschieden konstruierte Zellmembran (Plasmalemma[4]); sie ist immer vorhanden[5], teils von mikroskopischer, teils von submikroskopischer Größenordnung (s. Frey-Wysslings Beitrag). Gewisse Beobachtungen an der Permeation lassen den Schluß zu, daß die meisten Zellmembranen homogene nur wenige Moleküle dicke Lipoidschichten bilden[6], und daß die Konstruktion ein und derselben Membran wechselt: sei es in der Porengröße, sei es in der elektrischen Ladung, oder in der Anordnung der Moleküle, aus welchen die Membran aufgebaut wurde[6]. Es besteht wahrscheinlich die Möglichkeit für die Zelle, autonom die physikalisch-chemische Konstruktion der Membran zu ändern, zu regulieren je nach der physiologischen Lage. Damit würde auch in einer Zellmembran ein Fließgleichgewicht (S. 92), oder ein regulierbares dynamisches Gleichgewicht herrschen.

2. Die Zelle scheint befähigt zu sein, die aufgenommenen Stoffe in verschiedener Weise im Plasma zu verarbeiten; davon wird auf S. 100 u. 110 gehandelt werden, wenigstens soweit dieser Vorgang mikroskopisch sichtbar zu machen ist. Durch

---

[1] Literatur bis 1933 bei Osterhout 1933, bis 1938 bei W. Wilbrandt 1938, bis 1940 bei R. Höber 1948, bis 1943 bei Davson-Danielli 1943, bis 1950—1952 bei H. H. Ussing 1953.
[2] G. C. Hirsch 1925.   [3] T. Teorell 1949.
[4] O. Shulman 1943, A. Frey-Wyssling 1948, F. E. Lehmann 1952.
[5] Perikarya des Nucl. olivae: J. H. Scharf 1951. — Ausgezeichnete Darstellung in W. Wilbrandt 1946.
[6] J. F. Danielli 1952.

die physikalische Adsorption z. B. können permeierte Stoffe gebunden werden an komplexe Zellstrukturen und dadurch osmotisch unwirksam gemacht werden; ähnlich kann durch Synthese permeierter Stoffe mit bereits vorhandenen Bausteinen zu neuen größeren Molekülen (s. S. 100) der osmotische Wert einer Substanz in der Zelle verändert werden.

So kommt es, daß häufig (aber nicht immer) durch eine Zelle zu einer bestimmten Zeit nur bestimmte Stoffe in bestimmten Mengen herein- oder herausgelassen werden; man hat das genannt "permittivity of a membrane for a particular substance"[1]. —

Im Gegensatz zur Permeation, als einem physikalisch-chemischen System vieler Faktoren, ist die **Permeabilität** die Möglichkeit für einen bestimmten Stoff, eine Membran zu durchdringen: Die Menge einer gegebenen Substanz, welche eine Membran permeiert, in einem gegebenen Raum und zu einer gegebenen Zeit, ist der Ausdruck der Permeabilität. Demnach kann die Permeabilität einer bestimmten Substanz definiert werden als die Menge dieser Substanz in Grammmol, welche durch die Oberfläche eines μ^2 der Zellmembran fließt, in 1 sec, bei einer bestimmten Temperatur und einem bestimmten Konzentrationsgefälle zu beiden Seiten der Membran[2].

So entsteht ein Strom von Stoffen, genannt *Flux*[3]; dieser geht von außen nach innen als *Influx*, oder umgekehrt als Outflux, wohl sprachlich besser *Exflux*.

Und schließlich noch eine biologisch wichtige Unterscheidung: Eine Permeation, im obigen Sinne, kann zustande kommen durch ein System von Faktoren, welches starr ist: dies ist der Fall z. B. bei der Permeation eines Stoffes durch eine tote Membran; hier sind die meisten Faktoren unveränderlich für längere Zeit. Auch lebende Membranen können eine längere Zeit hindurch ohne Veränderungen bestehen; und lebendes Plasma kann offenbar ohne erkennbare Veränderungen Stoffe nach dem Fickschen Diffusionsgesetze hereinlassen oder austreten lassen. Eine Vergiftung und damit Abtötung der Membran wie des Zellplasmas ändert die Faktoren der Diffusion nicht. In solchem Falle spricht man von „*passiver Permeation*". — Erfolgt der Flux aber entgegen dem Konzentrations- und Potentialgefälle, entgegen dem Fickschen Diffusionsgesetze, so kann man annehmen, daß „aktive" Veränderungen in der Membran und vor allem im Plasma die Ursache der Permeation bilden; man spricht dann von „*aktiver Permeation*" oder „*Resorption*", wenn es sich um einen Influx handelt, von *Extrusion* (Sekretion im engeren Sinne[4]), wenn es sich um Exflux handelt. In vielen Fällen findet ein Austausch in beiden Richtungen statt[5].

Für eine Stoffaufnahme durch Spalten zwischen Epithelzellen ist der Terminus „*Exsorption*" vorgeschlagen worden[6].

2. Passive Permeation (Diffusion).

Die Permeation, als System der bewegenden Kräfte, kann zunächst als stabiles System gedacht werden, d. h. ein System, in welches der Stoffwechsel der Zelle nicht aktiv eingreift. Das System ist dann so eingerichtet, daß die Permeation abläuft nach dem Fickschen Diffusionsgesetz, ohne Energieverbrauch des Zellplasmas, ohne Akkumulation in der Zelle[7]. Die *treibenden Kräfte des Systems* sind[8]: a) Der thermodynamische Gradient, der hervorgeht aus dem chemischen

---

[1] T. Teorell 1949.   [2] Davson-Danielli 1943.   [3] H. H. Ussing 1947—1953.
[4] G. C. Hirsch 1925.   [5] J. F. Danielli 1952.   [6] J. Lewke 1951.
[7] L. G. Longworth 1945, H. S. Harned 1947, R. B. Dean 1947, R. Höber 1936, 1948. Cold Spring Harbor Symp. 1940, Davson-Danielli 1943, T. Teorell 1949, H. H. Ussing 1949, H. J. Bogen 1942.
[8] T. Teorell 1949 (auch W. J. Osterhout 1933).

Potential, annähernd gleich dem Konzentrationsunterschied; er wirkt auf Teilchen verschiedener Größe und Ladung. b) Das elektrische Potential der Membran als Phasengrenzpotential (Abb. 1). c) Der hydrostatische Gradient als Faktor bei Porenfiltration. d) Die Gradienten der Oberflächenkräfte. Auf diese Weise ist auch die Permeation durch Membranen gegen das Konzentrationsgefälle möglich durch Einstellung des Donnan-Gleichgewichtes[1]. Das System der bewegenden Kräfte erfordert eine gewisse „Aktivationsenergie", welche J. F. Danielli entdeckt hat[2]; sie darf nicht mit dem Stoffwechsel der „aktiven Permeation" (s. unten) verwechselt werden. Solange die physiologische Tätigkeit des Plasmas nicht eingreift durch besondere „aktive Veränderungen" in dieses System der treibenden Kräfte, solange also das Geschehen der Permeation rein statisch abläuft: soweit können wir von „reiner Diffusion" oder passiver Permeation sprechen.

In den meisten Fällen findet ein *Diffusionsaustausch* statt[3]. H. H. Ussing hat eine Formel entwickelt, deren Teile meßbar sind; geschieht der Austausch nach dieser Formel, so haben wir Diffusion vor uns; wenn nicht, so liegt aktive Permeation vor.

Die passive Permeation wird vielfach durch Molekülgröße, durch Porengröße der Membran und Lipoidlöslichkeit des Teilchens bestimmt: Die Permeation von Stoffen z. B. in Chara hängt direkt ab von diesen Faktoren[4]. Als exogene Faktoren sind von Einfluß: ein bestimmtes Ionenmilieu, das p_H, die Temperatur und das Licht[5].

Einige Beispiele, mit Erwägungen, wieweit das System der Permeation stabil und passiv ist, mögen hier folgen:

Tabelle 1. *Vergleichende Wasserpermeabilität (nach Lucké et al. 1939, aus Davson-Danielli 1943). Die angegebenen Konstanten sind die Anzahl der μ^3 Wasser, die permeieren durch $1\ \mu^2$ Zelloberfläche/min/1 Atmosph. Differenz im osmotischen Druck/20—22° C. Alle Werte wurden zurückgebracht auf zwei bezeichnende Grenzwerte.*

	Zelle	Permeabilität
Echinodermeneier	Arbacia punctulata, unbefruchtet[6]	0,1
	Paracentrotus lividus, unbefruchtet	0,1
	Arbacia punctulata, befruchtet	0,2—0,3
	Paracentrotus lividus, befruchtet	0,2
	Strongylocentrotus, Dendraster, Patiria, Pisaster, unbefruchtet	0,1—0,4
Protozoa	Zoothamnium sp.	0,12—0,25
	Gregarina	0,2
Pflanzen	Fucus vesiculosus	0,16
	Allium sp.	0,3
	Salvinia auriculata	0,55
Annelideneier	Chaetopterus pergamentaceus[6]	0,4—0,5
Molluskeneier	Cumingia tellenoides	0,4—0,5
Vertebraten	Maus, Ratte, Huhn, Fibroblasten	0,4—1,0
	Kaninchen, Leukocyten	0,3
	Mensch, Leukocyten	1,3
	Kuh, Erythrocyten	2,5
	Mensch, Erythrocyten	3,0

---

[1] R. B. Dean 1947, M. J. Kopac 1943, M. Macheboeuf 1948, W. Wilbrandt 1938.
[2] J. F. Danielli 1943, 1951.
[3] H. H. Ussing 1948—1953. Ältere mathem. Grundlagen M. H. Jacobs 1935, S. 81. J. F. Danielli 1941, 1950, 1951.
[4] Collander-Bärlund 1933; Abb. auch in De Robertis 1949 und W. Wilbrandt 1938.
[5] W. Wilbrandt 1938, R. Höber 1948.
[6] P. Rieser 1950 bestimmte den Widerstand der Zellmembran gegen inneren Druck.

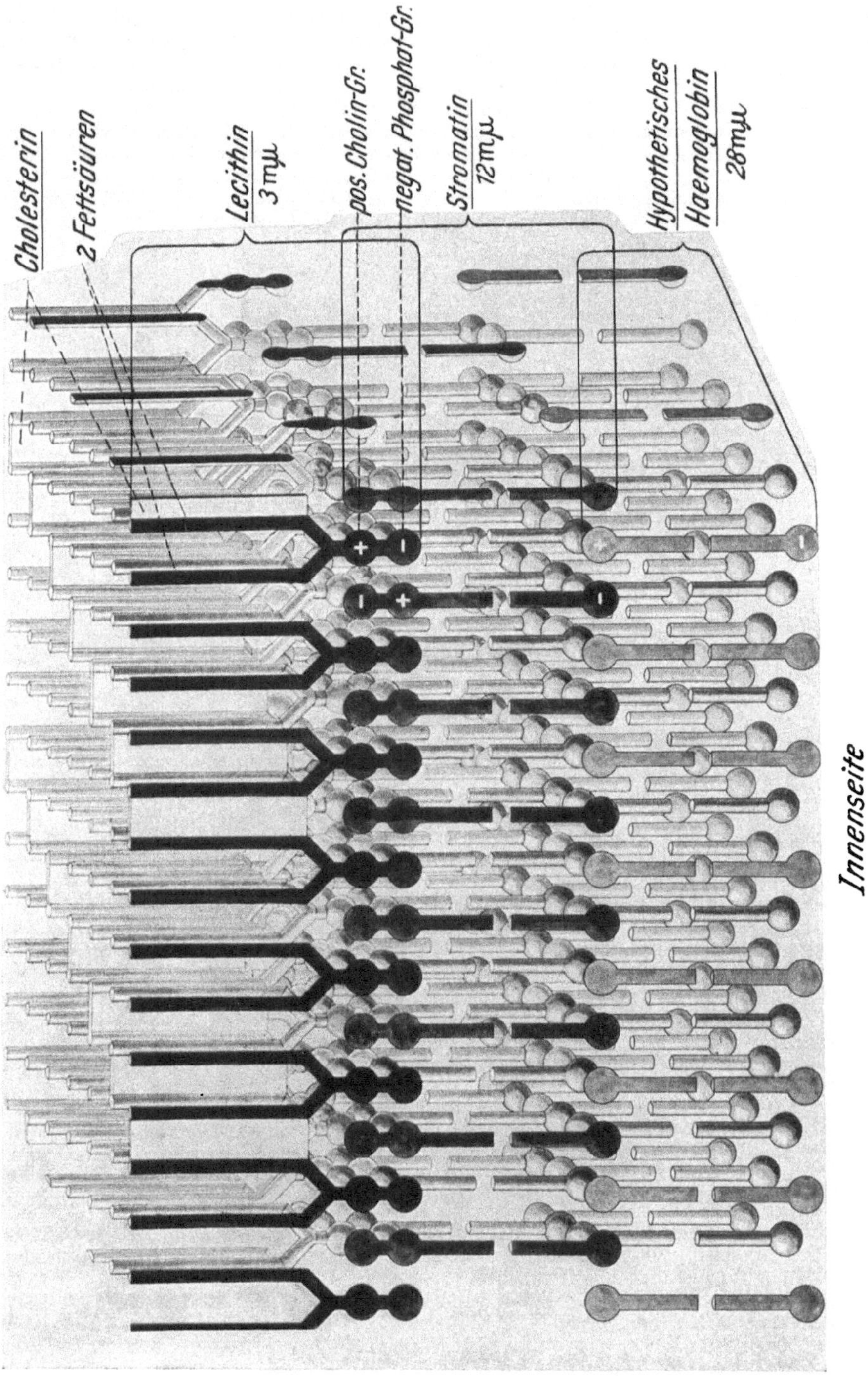

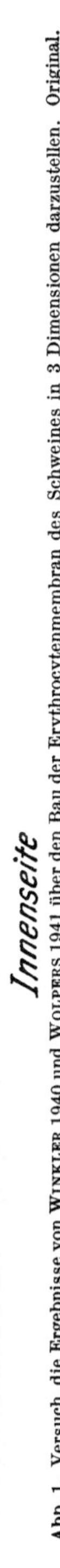

Abb. 1. Versuch, die Ergebnisse von WINKLER 1940 und WOLPERS 1941 über den Bau der Erythrocytenmembran des Schweines in 3 Dimensionen darzustellen. Original.

Die *Wasseraufnahme*[1]. Tabelle 1 gibt eine Übersicht über einige Ergebnisse. Die geringe Permeabilität bei Echinodermeneiern steht nicht vereinzelt da, sondern kommt auch bei Pflanzenzellen und einigen Protozoen vor[2]. Am höchsten ist die Permeabilität bei Erythrocyten[3]; Abb. 1 gibt von deren Membran eine vorläufige Vorstellung[4].

Das Volumen von Fibroblasten (embryonale und maligne) in der Gewebekultur hängt weitgehend vom osmotischen Druck des Salzmediums ab. Die Permeabilitätskonstante liegt bei 0,4—1,0[5]. — Auch Mitochondrien scheinen von einer „semipermeablen" Membran umgeben zu sein (Abb. 2)[6]; jedoch nur hinsichtlich bestimmter Salze und Zucker. — Schweres Wasser (D_2O) permeiert in Arbacia-Eier ebenso wie H_2O[7], aber in Kuh- und Rattenerythrocyten 44% weniger als H_2O, was vermutlich am Bau der Membran liegt (Abb. 1 und 29). —

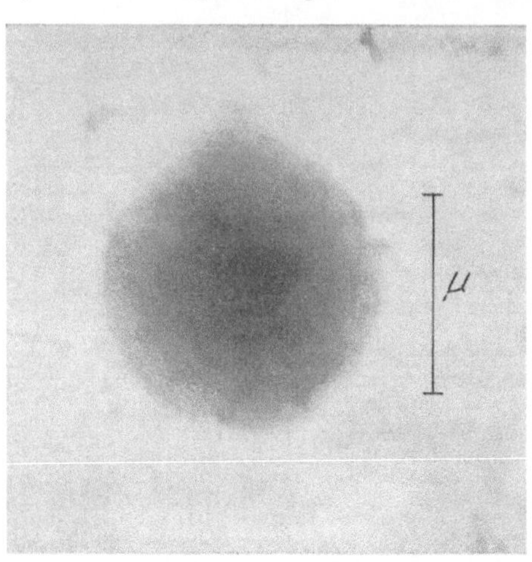
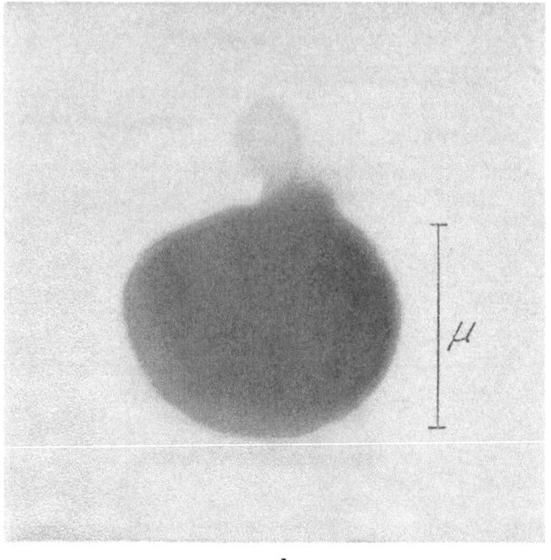

a   b

Abb. 2 a u. b. Mitochondrien der Leber der Maus, isoliert durch Homogenisierung und Zentrifugieren in 0,85% NaCl; Fixierung in Osmiumdämpfen etwa 15 min. Die zweite Abbildung war vor Fixierung kurze Zeit in destilliertem Wasser. Elektronenmikroskop. a Abrundung und Anschwellen der Mitochondrien. b Beginnender Bruch der semipermcablen Membran nach Übertragung in destilliertes Wasser (vgl. Abb. 29). Nach A. J. DALTON und Mitarbeiter 1949.

30 cm³ D_2O permeieren in das Korpus und Antrum des Hundemagens in 10—20 min; verschiedene Funktionszustände des Korpus ergaben keinen Unterschied[8].

Der Enddarm vom Flußkrebs ist schnell durchlässig für H_2O, aber nicht für NaCl, Traubenzucker, Pepton; hier, wie bei den Erythrocyten, ist die biologische Bedeutung naheliegend[9]. Im Darm von Säugetieren aber ist die Wasseraufnahme nicht proportional dem osmotischen Gefälle zwischen Darmflüssigkeit und Blutplasma; es kann sogar gegen das osmotische Gefälle Wasser in den Darm extruiert werden. Obwohl osmotische Kräfte ein bedeutender Faktor der Darm-Wasseraufnahme bei Säugetieren sind, so sind hier noch andere regulierende Kräfte der Permeation wirksam[10] — Urethane und Carbonate setzen die Permeation von Wasser in Eier von Arbacia nicht herab[11]. — Sehr bedeutsam ist der Wasserwechsel bei Amöben[12].

Der *Diffusionsaustausch von Ionen* z. B. durch die Syncytiummembran einer Sartorius-Muskelzelle des Frosches verläuft schnell bei Na^{24} (Halbzeit etwa 30 min), noch schneller bei Cl^{38}. Der Exflux geschieht nur zum Teil als reine Diffusion freier Ionen[13]. — Na^{24} permeiert in Kaninchenleukocyten und ersetzt zu 90% das vorhandene Na in 75 min; später wird der Austausch nur langsam fortgesetzt[14]. — Dasselbe Atom dringt in Froscheier ein mit einem

---

[1] McCutcheon-Lucké 1932, Davson-Danielli 1943, A. Krogh 1939, Frey-Wyssling 1946, T. Teorell 1949, Petitpas-Mathieu 1946, M. H. Jacobs 1935, S. 78, L. R. Blinks 1942, W. Wilbrandt 1938, H. H. Ussing 1952, 1953.

[2] Davson-Danielli 1943. A. J. Dalton et al. 1949.   [3] B. Lucké et al. 1939.

[4] Nach den Untersuchungen von K. C. Winkler 1940/41. Parpart-Dziemian 1940, C. Wolpers 1941, Waugh-Schmitt 1940, D. F. Waugh 1947, O. Shulman 1943, A. J. Dziemian 1942, S. C. Brooks 1941.

[5] A. M. Brues 1936.   [6] A. J. Dalton et al. 1949.

[7] B. Lucké-Harvey 1935.   [8] O. Cope et al. 1949.   [9] G. C. Hirsch 1925.

[10] Visscher-Roepke 1945.   [11] B. Lucké 1931.   [12] Løvtrup-Pigón 1951.

[13] Levi-Ussing 1948.   [14] Wilson-Manery 1949.

Diffusionskoeffizienten $2,6 \times 10^{-7}$ cm²/sec; nach einer halben Stunde ist es gleichmäßig im Plasma verteilt[1]. — Die Kiemen von Mytilus dagegen nahmen P^{32} in 140 min nur zu 0,06% auf. Die Permeation stieg zunächst mit der steigenden Konzentration des P^{32} im umgebenden künstlichen Seewasser und zwar unabhängig von der Reihenfolge, in welcher die Konzentration erhöht wurde. Dann aber stieg die Permeation schneller als die Konzentration P^{32} im Medium; am schnellsten war sie bei höchster P^{32}-Konzentration (500 μM/L), und zwar bedeutend schneller als ein lineares Verhältnis zwischen Konzentration und Permeation. Blausäure, Sulfid und Jodacetat hemmen die Permeation; Fluorid dagegen nicht[2].

Theoretisch wichtig sind die Untersuchungen an Kollodiummembranen mit verschiedener Porengröße[3]. Biologisch wichtig ist der *Wechsel der Permeabilität:* So ist Permeation von Äthyl-Glykol und α, γ-Dioxypropan in Eier von Arbacia nach der Befruchtung verdoppelt[4]. — Es können Stufenfolgen biologischer Art beobachtet werden: Der lebende Darm von Helix (Schnecke) zeigt die Erscheinungen der Diffusion; diese sind gleich dem durch Fluornatrium oder Formalin abgetöteten Froschdarm; der lebende Froschdarm aber zeigt aktive Permeation[5]. — Stufenfolgen der Porengröße der Membran: Gewisse Zellen besitzen kleine Areale, welche durch bestimmte Porengrößen die Permeation eines bestimmten Stoffes gestatten: Chara hat solche Areale für sehr kleine Moleküle, z. B. Methylalkohol; die Erythrocyten der Kuh für Harnstoff, der Ratte für Glycerin, des Menschen für Glucose[6]. — Die proximalen Tubulusepithelzellen der Niere des Fisches Carassius haben basal Poren von 8,5 Å Durchmesser, apikal aber von 5,2 Å[7]; die Darmepithelzellen des Frosches basal 9,7 Å, apikal aber 8,5 Å[8]. Der Austausch gewisser Stoffe zwischen Blut-Zentralnervensystem und Blut-Auge ist eine Diffusion; andere Stoffe permeieren mit aktiver Zellpermeation. Die diffundierenden Stoffe zwischen Blut-Gehirn permeieren langsam (im Gegensatz zu anderen Geweben); nur Wasser und lipoidlösliche Stoffe diffundieren schnell. Auch der Diffusionsaustausch Blut-Auge ist langsam; aber Wasser und Äthylalkohol diffundieren schnell[9]; im ganzen gesehen ist dieser Austausch ein Gemisch von passiver und aktiver Permeation[10]. — Die Aufnahme von Äthylalkohol durch die Mucosa des Katzen- und Menschenmagens scheint dagegen eine reine Diffusion zu sein[11]. NaCl, Harnstoff, Glykokoll, Dulcit und Sorbit werden offenbar durch reine Diffusion aufgenommen in das Darmepithel; Monosaccharide aber werden mit dem von den Darmzellen extruierten P verbunden[12]. — Die Leber des Frosches enthält ein „passives" Filter, dessen Poren etwa der Größe des Inulinmoleküls entsprechen[13]. — Kleine und mittelgroße Moleküle diffundieren in frische Schnitte des Nucleus pulposus junger Kälber ungefähr halb so schnell wie Wasser. Die Größe der Poren zwischen den Fibrillen ist etwa 30 mμ[14]. — Im Rumen des Schafes permeieren kleine Moleküle schneller als große[15]. Wenn Natriumacetat, Natriumpropionat und Natriumbutyrin in den Magen gegeben werden, so diffundieren bei p_H 7,5 nur Fettsäureanionen, und zwar durch wassergefüllte Poren vom Durchmesser der Buttersäure im intercellulären Zement. Bei p_H 5,8 diffundieren freie Säuren in großen Mengen zusammen mit Fettsäureanionen. Der größte Teil diffundiert durch Lipoidmembranen nach dem Konzentrationsgefälle[16]. Auch in den Wänden der Blutcapillaren scheinen die meisten Substanzen (gemäß STARLINGs Ultrafilter-Hypothese) durch Poren des „intracellulären Zements" zu permeieren[17].

Diffusion wird durch Gifte, wie z. B. durch Blausäure oder Phlorrhizin, nicht gestört[18].

3. Aktive Permeation (Resorption).

Allgemeines. Eine aktive Permeation liegt vor (s. S. 95), wenn spezielle Stoffwechselarbeit im Zellplasma verrichtet werden muß, um einen chemischen Körper gegen ein Gefälle durch eine Zellmembran zu schleusen: gegen ein Potential- oder ein Konzentrationsgefälle oder gegen beides[19, 20]. Diese Art der Permeation kann auch *Resorption* genannt werden; das ist eine Frage der Übereinkunft[21].

Bei passiver und aktiver Permeation bildet sich ein System physikalisch-chemischer treibender Kräfte (s. S. 95). Der Unterschied besteht aber darin, daß bei der aktiven Permeation das Zellplasma aktiv eingreift: a) in die physi-

[1] ABELSON-DUVY 1949.   [2] R. R. RONKIN 1950.   [3] Übersicht bei WILBRANDT 1938.
[4] B. LUCKÉ et al. 1939.   [5] H. J. JORDAN 1921. Einige weitere Fälle bei OSTERHOUT 1933.
[6] J. F. DANIELLI 1950.   [7] H. GORDON 1942.   [8] GORDON-CSÁKY 1942.
[9] E. PALM 1947, A. KROGH 1946.   [10] V. E. KINSEY 1950.   [11] BERGGREN-GOLDBERG 1940.
[12] LASZT-DELLA TORRE 1941.   [13] HAYWOOD-HÖBER 1937.   [14] S. POULSON 1951.
[15] J. BARCROFT et al. 1944.   [16] J. F. DANIELLI et al. 1945.   [17] DANIELLI-STOCK 1944.
[18] H. GORDON 1942, E. J. CONWAY 1945/46, V. HANZON 1953: Uracin→Endothelien.
[19] H. H. USSING 1949, A. KROGH 1946. Allgemeines in LEE-HANSON 1947 und W. WILBRANDT 1952.
[20] FORSTER-TAGGART 1950, V. HANZON 1953.   [21] G. C. HIRSCH 1925.

kalisch-chemische Struktur der Zellmembran, b) in die Bindung und Verwertung des permeierten Stoffteiles innerhalb des Zellplasmas, c) in den osmotischen Druck eines Stoffes innerhalb der Zelle. Die Veränderungen a) an der Zellmembran können erfolgen durch Änderung des elektrischen Potentials, durch Austausch von Molekülen, durch Veränderung der Porenweite und Porenladung, durch Veränderung der Oberflächenkräfte, durch Verdoppelung und Vermehrung der Membranschichten und schließlich durch Aufreißen großer Stücke der Membran beim Vorgang der Phagocytose. — Die Veränderungen b), durch Bindung der permeierten Stoffteile im Stoffwechsel[1] des Zellplasmas, können geschehen durch physikalische Adsorption an Micellen, Membranen von Mitochondrien und durch chemische Bindung an Makro- und Mikromoleküle in der Grundsubstanz[2]. Hierdurch kann z. B. ein Konzentrationsgefälle aufrechterhalten werden, gleichzeitig mit einer Speicherung des permeierten Stoffes; dessen Vorrat steht dann für den Zellstoffwechsel zur Verfügung. — Hinzu tritt bei Säugetieren der bekannte Pumpmechanismus der Darmzotten[3].

Durch aktive Permeation können *Teilchen sehr verschiedener Größe* in das Zellplasma durch die Zellmembran permeieren: Ionen, Moleküle, Makromoleküle und Kolloide — schließlich sogar Teilchen, die mikroskopisch gesehen werden können, welche also größer als 1000 Å sind. Diese letzte Permeationsform nennen wir *Phagocytose*[4].

Die aktive Permeation (z. B. in den Nierentubuli bei Fischen) hängt ab vom intakten Stoffwechsel des Plasmas: Die Transportenergie wird erhalten durch O_2 und eine bestimmte Temperatur; sie wird unterdrückt durch verschiedene Inhibitoren von Dehydrogenasen (Arsen, Phlorrhizin, Jodacetat, Fluorid), von Cytochromoxydase (Blausäure) oder von energiereichen Phosphaten (Dinitrophenol); auch Hg (als Inhibitor der SH-Gruppen) verhindert den Transport, ebenso p-Aminohippurat und Penicillin, welche vermutlich Phenolrot verdrängen[5].

Diese Einflüsse sind also zur Erkennung einer aktiven Permeation experimentell entscheidend. Die aktiven Veränderungen erfordern weiterhin einen besonderen Energieverbrauch im Zellplasma: erhöhten O_2-Verbrauch und CO_2-Abgabe, also Verbrennung von Energieträgern. Und schließlich kann der aktiv eingreifende Stoffwechsel *von außen gesteuert* werden durch hormonale oder nervöse Regulationen; hierdurch werden die Vorgänge der Permeation eingebaut in das Ganze des Körpers.

Der Gegensatz zwischen passiver und aktiver Permeation beruht also nicht auf mechanistisch-vitalistischen Gegensätzen, sondern auf statisch-dynamischen: Bei passiver Permeation ist ein statisches System teilchenbewegender, treibender Kräfte gegeben (s. oben); bei aktiver Permeation (Resorption) wird dieses bestehende System durch dynamisches Eingreifen des Zellplasmas so verändert, daß bestimmte Stoffe zu einer bestimmten Zeit aufgenommen und andere ausgeschlossen werden. Es ist also die Veränderlichkeit eines bereits bestehenden Kräftesystems, welches die aktive von der passiven Permeation unterscheidet. Einige Beispiele[6]:

Ein **Wechsel der Permeabilität** eines bestimmten Stoffes gegenüber einer bestimmten Zellart ist noch kein Kennzeichen für aktive Permeation, denn ein solcher Wechsel kann auf verschiedene Faktoren zurückgeführt werden. Entscheidend ist der Vergleich zwischen derselben Zellart zu verschiedenen Zeiten des Funktionsablaufes: vor allem der lebenden und der toten Zelle. Dies zeigen unter anderem Versuche an der Haut[7], sowie an der Placenta: Radioaktiver Phosphor permeiert gegen Ende der Schwangerschaft schneller als zu Beginn[8];

[1] L. R. Blinks 1942, W. Wilbrandt 1947, W. J. V. Osterhout 1933, E. Guensberg 1947.
[2] H. H. Ussing 1949, A. Krogh 1946. Allgemeines in Lee-Hanson 1947.
[3] Verzár-MacDougal 1936.   [4] G. C. Hirsch 1925.
[5] Forster-Taggart 1950, Wilbrandt-Rosenberg 1951.
[6] Weitere Beispiele s. H. H. Ussing 1949.
[7] H. O. Calvary et al. 1946.   [8] W. S. Wilde et al. 1946.

ebenso Na[1]; dies kann auf verschiedenen dynamischen Faktoren beruhen. — Die lebende exokrine Pankreaszelle besitzt bestimmte Granula, die von Janusgrün und Neutralrot gefärbt werden. Durch Auszählung der Zellen wurde bewiesen, daß Janusgrün in allen Funktionsstadien vom Blute zum Zellplasma permeiert, daß aber Neutralrot nur in den ersten 6 Std nach der Sekretextrusion hereingelassen wird, später viel weniger (Abb. 3). Also verändert sich die Permeabilität der Pankreaszelle gegenüber Neutralrot: Sie steigt in Zeiten, in denen Rohstoffe für die Restitution besonders stark permeieren[2]. — Na[24] wird resorbiert vom Korpus des Hundemagens (sekretive Abteilung): während der Restitutionszeit 3mal so stark wie während der Extrusionszeit; das Antrum aber resorbiert 100mal mehr. Vor allem üben verschiedene Elektrolytkonzentrationen im Blutserum keinen Einfluß aus auf die Resorption[3]. Normaler Hundedarm resorbiert nur wenig Fe; chronische Anämie (Blutverlust) steigert die Fe-Resorption um das 5—15fache. Beim Menschen wird in den ersten 24 Std nur wenig Fe resorbiert; wenn aber das Körper-Fe nach einigen Tagen verbraucht ist, so steigt die Fe-Resorption bedeutend. Wird Fe intravenös einige Tage vor radioaktivem Fe gegeben, so wird die Menge des resorbierten Radium-Fe nicht verkleinert: Entscheidend für diese Menge ist die Menge Fe im Darmepithel, wo das Fe offenbar an Eiweiße des Zellplasmas gebunden ist[4]. Auch für die Aufnahme von Na, Chloriden und Wasser stimmen die gefundenen Werte nicht mit den Diffusionsberechnungen überein; autogenes Serum wird resorbiert; Quecksilber-Chlorid hemmt[5]. D_2O und NaCl werden parallel resorbiert gegen das Konzentrationsgefälle[6].

Untersuchungen der Resorption von 41 Farbstoffen durch den Dünndarm zeigten[7], daß 95% in die Lymphe übertraten, gleichgültig, ob sie sauer oder basisch sind; Reaktion, chemische Struktur und Lipoidlöslichkeit spielen eine nur geringe Rolle, die schnellsten Farbstoffe zeigten sich nach 3 min in der Lymphe. Die meisten der in den Darm eingeführten Farbstoffe werden durch Blutgefäße resorbiert, nur Farbstoffe von sehr hoher Diffusionsfähigkeit gehen vom Darm aus auch direkt in die Lymphe über. Farbstoffe, welche nur in die Lymphe übergehen und nicht in das Blut, wurden nicht gefunden.

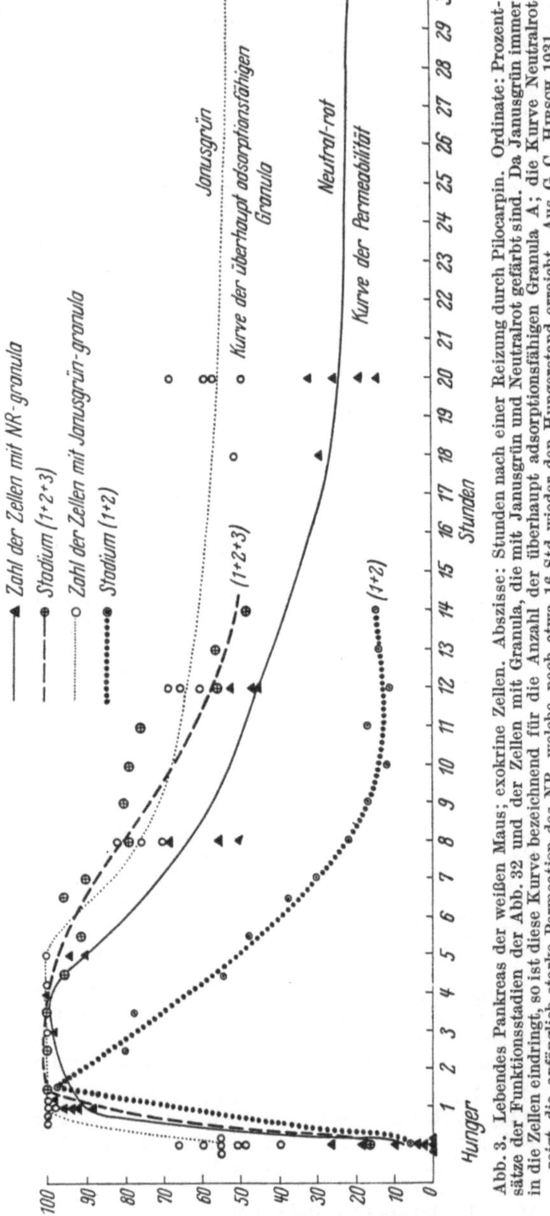

Abb. 3. Lebendes Pankreas der weißen Maus; exokrine Zellen. Abszisse: Stunden nach einer Reizung durch Pilocarpin. Ordinate: Prozentsätze der Funktionsstadien der Abb. 32 und der Zellen mit Granula, die mit Janusgrün und Neutralrot gefärbt sind. Da Janusgrün immer in die Zellen eindringt, so ist diese Kurve bezeichnend für die Anzahl der überhaupt adsorptionsfähigen Granula A; die Kurve Neutralrot zeigt die anfänglich starke Permeation des NR, welche nach etwa 16 Std wieder den Hungerstand erreicht. Aus G. C. Hirsch 1931.

---

[1] A. Gellhorn et al. 1943.   [2] G. C. Hirsch 1931.   [3] O. Cope et al. 1943.
[4] P. F. Hahn et al. 1943. Siehe Beitrag „Mineralstoffwechsel" dieses Bandes.
[5] M. B. Visscher 1944/45.   [6] Peters et al. 1939.   [7] T. Kawawaki 1936.

An der Resorption von Zucker im Darm ist Hexokinase direkt beteiligt in einem Kreisprozeß zusammen mit der Phosphatase[1]. Monosaccharide werden vor der vorderen Darmzellmembran phosphoryliert und durchwandern als Hexosephosphorsäure die Zelle; sie werden an der basalen Membran wieder dephosphoryliert und als Zucker an das Blut abgegeben. NaCl, Harnstoff, Glykokoll, Dulcit und Sorbit werden nicht phosphoryliert und durch reine Diffusion aufgenommen[2]. — Resorption und Speicherung von Uranin[3].

P^{32} (PO_4) wird in die Leberzelle aufgenommen mit Hilfe einer energiespendenden Phosphorylierung, welche durch Natriumazid gehemmt wird[4]; die Placenta läßt mehr Phosphatide passieren als die Leber[5].

Die durch Formalin abgetötete Froschhaut zeigt Diffusion[6]; der Chloridtransport wird aber durch Blausäure blockiert[7]. In der lebenden Haut bewegt K sich bei hohem Potential der Haut (innen +) passiv, bei niedriger wahrscheinlich aktiv; Na wird im Influx aktiv transportiert: Je größer diese aktive Permeation, desto höher ist die Spannung; die letztere wird also erhalten durch den aktiven Transport des Na-Ions. Na-Influx and die Spannung sinken nach Einfluß der Blausäure; sie steigen nach Einfluß von Adrenalin Abb. 4)[8].

Akkumulation. Anhäufung eines Stoffes kann ohne Energieaufwand beim Donnan-Gleichgewicht erfolgen; wenn aber durch Erreichen eines nöheren chemischen Potentials durch Adsorption oder chemische Bindung usw.) Energie des Zellplasmas erforderlich ist, dann sprechen wir von *Resorption mit Akkumulation*[9]. Hierfür einige Beispiele[10]:

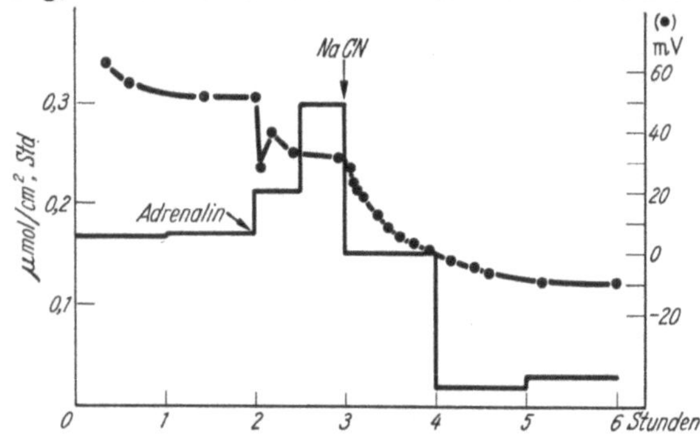

Abb. 4. Lebende Froschhaut. Potential (mV) innen (+) und außen, Na^+-Influx. durch die Haut. Einfluß von NaCN auf beide gleichsinnig erniedrigend; von Adrenalin erhöhend. Nach H. H. Ussing 1949.

Die Akkumulation von 62 sauren Farbstoffen in den Zellen der Malpighi-Schläuche von Periplaneta geschieht so: Die Basalmembran der Zellen läßt die Farbstoffe diffundieren (reziproker Austausch); aber die apikale Membran reguliert den Austritt der Farbstoffe in das Schlauchlumen irreziprok[11]. Anhäufung von Phenolrot in isolierten Nierentubuli der Flunder hängt ab von den Oxydationen in der lebenden Zelle: Kälte, O_2-Mangel, Arsenit, Phlorrhizin, Jodacetat, Fluorid, Blausäure, Dinitrophenol, Hg blockieren die Permeation und Akkumulation[12]. Radioaktive Ionen wurden aufgehäuft in der Zerebrospinalflüssigkeit: K > Na > Bromid > Rb > Sr > P > J. Nach 20, 30, 60 min entstehen Maxima; keine Diffusion oder Ultrafiltration, aber aktiver Transport[13]. — Das radioaktive Thyroxin wird bevorzugt resorbiert und akkumuliert im Hinterlappen der Hypophyse[14].

Die *plasmatischen Bindungen* anorganischer Stoffe: 80% des K sind in Muskelzellen des Hühnerembryos gebunden und nicht durch In- oder Exflux austauschbar[15]; im Gastrocnemius des Kaninchens sind aber nur 5% K^{42} nicht am Austausch beteiligt; Entnervung vermindert die Bindung[16].

Regulationen. Einflüsse regulierender Art sind vielfach beobachtet[17]: z. B. wird die Darmpermeation von Glucose unter anderem vom Hypothalamus und von endokrinen Drüsen gesteuert, die vor allem die Phosphorylierung beeinflussen[18]; das Vitamin P[19], Nebennierenhormone[20], Tyroxin[21], Stoffe des Vorderlappens der Hypophyse[22] haben verschiedene Einflüsse.

[1] M. P. Hele 1950.   [2] Laszt, L., and L. Della Torre 1941.
[3] s. bei V. Hanzon 1952 in Leberzellen.   [4] G. Popják 1950.   [5] Popják-Beckmans 1950.
[6] E. Wertheimer 1923, A. Eckstein 1936, H. H. Ussing 1953.   [7] E. Huf 1935.
[8] H. H. Ussing 1948—1953, Koefoed-Ussing 1953, Koefoed et al. 1952, Fuhrman-Ussing 1951.
[9] W. J. V. Osterhout 1936, 1947.
[10] W. J. V. Osterhout 1932—1947, Arisz 1942, W. Wilbrandt 1938, R. Chambers 1943, Forster-Taggart 1950, Ch. Haywood et al. 1945.
[11] L. Lison 1937.   [12] Forster-Taggart 1950, Bott-Richards 1941.
[13] D. M. Greenstein et al. 1943.   [14] R. Courier et al. 1951, S. C. Brooks 1951.
[15] L. G. Wesson et al. 1949.   [16] E. Fischer et al. 1950.   [17] W. Wilbrandt 1947.
[18] A. Soulairac 1947.   [19] P. Galmiche 1945.
[20] J. R. Jordan 1945, F. Verzár 1945, Bavetta 1943.   [21] F. Ponz 1945.
[22] Fuhrman-Ussing 1950.

4. Kolloidpermeation.

Die Permeation großer Moleküle stellt die Zelle vor besondere Aufgaben: In diesen Fällen muß die Zelle durch chemischen und physikalischen Umbau des Gefüges oft tief eingreifen in die statischen Verhältnisse. Darum handelt es sich bei diesen Vorgängen um *aktive Permeation oder Resorption*. Da bisher diese Vorgänge physikalisch-chemisch nur wenig erforscht sind, so kann die Darstellung sich nur nach der Größe der permeierenden Teilchen richten. Wir wollen deswegen unterscheiden zwischen einer *Kolloidpermeation*: d. h. Durchtritt von Submikronen von 10—1000 Å Durchmesser — und einer *Phagocytose*: d. h. Durchtritt von mikroskopisch sichtbaren Partikeln, größer als 1000 Å[1]. Beide Permeationen haben gewisse Erscheinungen gemeinsam.

Die Kolloidpermeation (Kolloidopexie) betrifft bereits so große Körper von 10—1000 Å, daß die normalen Poren der Zellmembranen nicht für eine passive Permeation ausreichen. Es sind darum z. B. die Epithelzellen der Wirbeltiere meist impermeabel für Makromoleküle; doch können durch besondere Stoffwechselvorgänge, zum Teil mit erheblichem Zellenergieaufwand, auch Makromoleküle die Zellmembran passieren[2]. Man kann übereinkommen, Zellen mit Kolloidpermeation einen besonderen Namen zu geben: Vielfach werden sie *Athrocyten*[3] genannt, weil sie nach der Kolloidpermeation die Erscheinung der Athrocytose (s. unten) zeigen. — Eine gute Technik zur Beobachtung der Kolloidpermeation liefern isolierte einzelne Nephrone von Fischen[4].

Von 31 Farbstoffen, welche in den Magen von Hunden injiziert wurden, sind 16 resorbiert worden, saure und basische Monoazofarbstoffe besser als Diazofarbstoffe. Doch hängt die Resorption weder von der Reaktion des Farbstoffes noch von den Chromophoren derselben ab. Die Lipoidlöslichkeit der Farbstoffe ist nicht entscheidend für ihre Permeation, denn sowohl lipoidlösliche als auch unlösliche wurden teilweise resorbiert, teilweise nicht. Auch die Eigenschaft der Farbstoffe, vital zu färben, ist ohne Einfluß auf die Permeation. Farbstoffe jedoch, welche eine größere Diffusibilität als 5,5 cm in 8 Tagen im 0,5%igen Agarmedium besitzen, werden alle durch den Magen resorbiert; besitzen sie eine geringere Diffusibilität als 5 cm, so werden sie nicht resorbiert. Also soll die Permeationsfähigkeit der Farbstoffe abhängen von ihrer Teilchengröße. Eine Beziehung zwischen der Resorption von Farbstoffen durch den Magen und einer Sekretion derselben Farbstoffe in den Magen konnte nicht erwiesen werden; Resorption und Sekretion unterliegen verschiedenen Faktoren[5].

Tristearin, Stearinsäuren, Cholesterin, Lecithin, Karotin dringen zuerst leicht in die Lipoidfelder der Membranen ein; aber der Übertritt in die wäßrige Zellphase ist mit erheblichem Zellenergieaufwand verbunden, zum Teil wohl mit Plasmabewegungen, d. h. Umbau des Gefüges[6]. Die Glomerulusmembran der Säugetierniere scheint Proteine von geringerer Größe (etwa 10 Å) ohne aktives Eingreifen passieren zu lassen, weil die Poren offenbar diese Weite besitzen; auch die Froschcapillarenmembran. In beiden Fällen werden die Poren durch Mangel an O_2 und durch Atmungsgifte vergrößert, normal also klein gehalten[7]. — Unter den Protozoen resorbieren die Flagellaten Chlorogonium und Chilomonas unter anderem Dextrin, Lactose, Dextrose, Arabinose, Rinderblutserum, Hefeextrakte, Trypton[8]; der Ciliat Colpidium resorbiert Dextrose, Lävulose und Stärke[9]; Glaucoma Trypton[10]. — Globuline des Colostrums werden in den ersten 24 Std nach Geburt bei Rindern unverändert resorbiert[11].

Diskrimination. Viele Zellen lassen jedes Kolloid permeieren; andere Zellen sind eingestellt auf kleinere Kolloide und schließen größere aus. So haben LISON, CORDIER und SMULDERS entdeckt, daß gewisse Gewebe aus verschiedenen Zellen bestehen können, welche auf verschiedene Kolloide eingestellt sind; sie nennen diese Erscheinung das Unterscheidungsvermögen oder eine Diskrimination. (Sie haben diesen Begriff nicht immer getrennt von der Athrocytose, die ich unten

---

[1] G. C. HIRSCH 1925.   [2] DAVSON-DANIELLI 1943, J. F. DANIELLI 1951.
[3] Vgl. die Arbeiten von CORDIER, LISON, SMULDERS, FAUTREZ, DU BOIS. Doch wird meist nicht genügend unterschieden zwischen Kolloidpermeation und Phagocytose.
[4] FORSTER-TAGGART 1950.   [5] K. KOBAYASHI 1936.
[6] DAVSON-DANIELLI 1943, VERZÁR-MACDOUGAL 1936.
[7] VERZÁR-DOUGAL 1936.   [8] J. B. LOEFER 1938.   [9] A. M. ELLIOT 1935.
[10] D. F. JOHNSON 1935.   [11] R. S. COMLINE et al. 1951.

näher bespreche; ich möchte hier aber mit Smulders[1] unterscheiden zwischen der Permeation und der intraplasmatischen Verarbeitung.)

Das beste Beispiel ist vielleicht das Nephron von Salamandra: Abb. 5 zeigt, daß verschiedene Abschnitte des Kanales permeabel sind für recht verschiedene Kolloide, und zwar beim Herabsteigen im Kanal je nach steigender Teilchengröße und fallendem Diffusionskoeffizienten, bis schließlich am Ende sogar phagocytiert wird[2]; Trypanblau allein wird proximal resorbiert; Albumin + Trypanblau aber distal[3]. (Weitere Beispiele bei [2] und [4].) — Im *reticulo-endothelialen System (RES)* der Amphibien und Säugetiere befinden sich „G-Zellen", welche elektronegative Farbstoffe größer als 30—40 Å aufnehmen[1]; und „F-Zellen", die nur solche von kleinerem Durchmesser permeieren lassen[4, 1]: Die „G-Zellen" sind polymorphe Zellen mit rundem oder nierenförmigem Kern (freie Makrophagen); die „F-Zellen" längliche, spindelförmige Zellen (Histiocyten[4]). Nur wenige Zellen (M) lassen beide

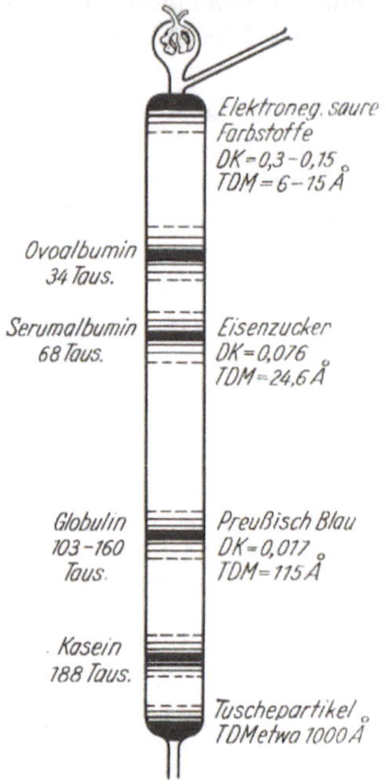

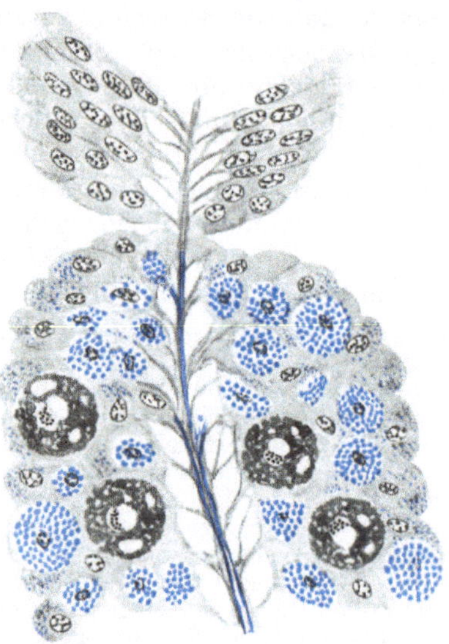

Abb. 5. Schema eines Nephron von Salamandra. Diskrimination: Kolloidpermeation und Phagocytose in verschiedenen Zellen des Tubulus. Mit Angaben der Teilchengröße nach Smulders 1951. *DK* = Diffusionskonstante, *TDM* = Teilchendurchmesser. Nach Cordier-Gérard-Smulders 1939.

Abb. 6. Actinie Bunodeopsis, Teil des Entoderms, welcher Kolloide und Partikel aufnimmt. 24 Std nach Fütterung mit Trypanblau. Große schwarze Verdauungsvacuolen mit phagocytierten Nahrungsbrocken; Trypanblau in anderen Zellen vacuolär konzentriert. Nach A.-M. du Bois 1951.

Stoffe permeieren: Übergänge zwischen Makrophagen und Histiocyten. Die „F-Zellen" sind die Histiocyten des Bindegewebes, die endothelialen Zellen der Sinusoiden der Milz, der Lymphknoten, des Knochenmarkes und der Nebenniere, gewisse Kupffer-Zellen der Leber. Die „G-Zellen" sind die reticulären Zellen des hämatopoetischen Gewebes, gewisse Kupffer-Zellen, Makrophagen des Säugetieromentum. M-Zellen kommen nur im Omentum vor[5]. — Ebenso finden sich im Bindegewebe der Schnecke Tachea zwei Zellformen, welche entweder Trypanblau (6,6 Å) und Ammoniakcarmin (10,2 Å) permeieren lassen, oder kolloidale Tusche (1000 Å) aufnehmen[6]. — Im Gegensatz dazu permeieren Kolloide von 6—24 Å und Partikel von 1000 und mehr Å in die der Resorption dienenden Zellen der Aktinien[7] (Abb. 6). — Im Embryo und in der Kaulquappe des Frosches nehmen die Kupffer-Zellen alle Kolloide und Partikel auf; die Epithelzellen des Darmes und des Pronephros resorbieren Teilchen von 6—115 Å, haben aber offenbar besondere Mühe Tusche zu phagocytieren (etwa 1000 Å); die Histiocyten und Blutzellen phagocytieren nicht; die Wand des pronephridialen Glomerulus läßt nur Trypanblau (6,6 Å) passieren; größere Stoffe werden zurückgewiesen[8]. — Das RES bei Bufo nimmt Farbstoffe von 3,5—115 Å auf; die Größe des Kolloids spielt keine Rolle, denn

---

[1] J. Smulders 1951 mit Tabelle der Teilchengröße von 23 Farbstoffen.
[2] Cordier-Gérard-Lison 1939.   [3] Bennhold-Seybold 1952.   [4] L. Lison 1940, 1942.
[5] Lison-Smulders 1948, 1949.   [6] A.-M. du Bois 1942.
[7] G. C. Hirsch 1925, Jordan-Hirsch 1925, A.-M. du Bois 1951.   [8] A.-M. du Bois 1946.

es werden andere Farbstoffe von geringer Größe nicht aufgenommen[1]. — Eisenzucker (24,6 Å) wird von der Schnecke Murex in der Speicheldrüse, Mitteldarmdrüse und im Enddarm resorbiert; phagocytiert (Carmin, etwa 1000 Å) wird nur in der Mitteldarmdrüse[2] (Abb. 7).

Die Pole. Eine zweite Unterscheidung ist gemacht worden zwischen apolarer und polarer Kolloidpermeation: Die erste liegt vor, wenn ein Kolloid an allen Seiten einer Zelle permeiert; die zweite, wenn nur an einem bestimmten Pole Kolloide permeieren, während der andere Pol die Kolloide zurückweist[3]. Eine „transitäre Polarität" liegt vor, wenn ein Stoff an dem einen Pol der Zelle resorbiert, am andern extruiert wird[3].

Apolare Kolloidpermeation ist unter anderem beschrieben bei vielen Protozoen, den Zellen des RES der Vertebraten, den Amöbocyten der Wirbellosen, den Perikardialzellen der Insekten, den Kiemennephrocyten der Crustaceen[4]. *Polare* Kolloidpermeation aber besitzen

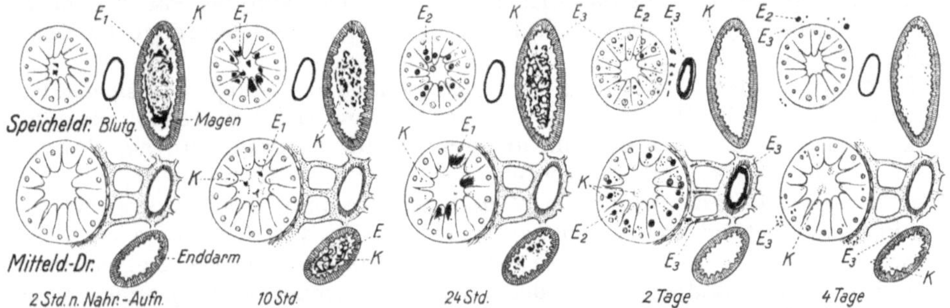

Abb. 7. Schnecke Murex zu verschiedenen Zeiten nach Fressen von E=Eisenzucker (24,6 Å) und K=Carminpuder (etwa 1000 Å). Diskrimination zwischen beiden Stoffen in verschiedenen Geweben des Körpers. E in drei verschiedenen Stufen der Konzentration. Nach G. C. HIRSCH 1924.

unter anderem die Epithelzellen des Magens der Anuren[4] und die Darmepithelzellen der Kaulquappe, welche basal Kolloide resorbieren und apikal extruieren; nach der Metamorphose geht diese Eigenschaft verloren, und Wanderzellen übernehmen den Transport[5]. Der Sacculus der Antennendrüse der Dekapoden, die Schläuche von MALPIGHI[6] (Abb. 5), der Plexus chorioideus, die Schleifenkanäle der Vertebratenniere[4] resorbieren und transportieren Kolloide einseitig. Abb. 7 zeigt, wie die Mitteldarmdrüse von Murex kolloidalen Eisenzucker apikal resorbiert und basal zum Bindegewebe extruiert; phagocytiertes Carmin aber wird apikal resorbiert (10 Std) und apikal extruiert (2—4 Tage). Durch solchen polaren Transport unterscheidet sich die Kolloidpermeation häufig vom Diffusionsaustausch, aber nicht immer.

Die Kolloidpermeation des RES ist *beeinflußbar* durch einige chemische Stoffe: Histamin und Cholin aktivieren gleichermaßen[7]; Antihistaminstoffe (Phenergan[8]) und Neo-Antergan haben einen hemmenden Einfluß, besonders in der Milz des Frosches.

5. Phagocytose.

Allgemeines. Phagocytose kann man vorläufig definieren als aktive Permeation von mikroskopisch sichtbaren Teilchen, also vom Durchmesser größer als 1000 Å[9]. Da wir noch nicht wissen, was submikroskopisch oder physikalischchemisch bei der Phagocytose geschieht, so ist diese vorläufige Definition die bis jetzt einzig mögliche.

Die Phagocytose ist neuerdings am besten studiert worden an Zeitrafferfilmen (20—40mal) von Leukocyten bei Phasenkontrast durch J. FREDERIC und R. ROBINEAUX (Polynucleäre und Monocyten[10]). Nach älteren Angaben[11]

[1] J. FAUTREZ 1937.   [2] G. C. HIRSCH 1924.   [3] L. LISON 1938, 1940.   [4] L. LISON 1940.
[5] A. M. DU BOIS 1946.   [6] L. LISON 1937.
[7] J. TÖRO 1944, M. v. JANSCO 1947, J. SMULDERS 1951.
[8] BIOZZI et al. 1948, J. SMULDERS 1951.
[9] G. C. HIRSCH 1923, 1925, 1953, B. LUCKÉ 1933, ST. MUDD 1933, CORDIER-GÉRARD-LISON 1939, J. H. SCHULMAN 1951.
[10] ROBINEAUX-FREDERIC 1951, J. FREDERIC 1953.
[11] G. C. HIRSCH 1923, 1925, 1953, B. LUCKÉ 1933, ST. MUDD 1933, CORDIER-GÉRARD-LISON 1939, J. H. SCHULMAN 1951, DE ROBERTIS-NOWINSKY-SAEZ 1949; vgl. die gute Darstellung der phys.-chem. Geschehnisse in ST. MUDD 1933.

zerfällt diese Form der Permeation in zwei Phasen: Durch *Adhäsion* kleben die Partikel an der Außenfläche der Membran; durch *Ingestion* versinken sie in das Plasma.

Die Ingestion stellt die höchsten Anforderungen an die Fähigkeit des Plasmas, Teile umzubauen: Hierbei entsteht ein „Loch" in der Membran, so groß, daß ein Körper von mehr als 1000 Å permeieren kann. Die komplizierte Plasmamembran wird also abgebrochen an der Stelle, an welcher das Partikulum anliegt; durch submikroskopische Verschiebungen öffnet sich gewissermaßen ein Tor, durch welches das Partikulum in das Plasma einsinkt. Die Änderungen in der Oberflächenenergie wurden gemessen[1]. Die hierbei sich abspielenden Umbauten der Membran und des Plasmas geschehen natürlich submikroskopisch: darum ist im Lichtmikroskop keine Bewegung im Plasma zu sehen; sichtbar ist nur die Bewegung des Partikulum, welches in das Plasma einsinkt. Ist dann das Partikulum im Plasma eingebettet, so schließt sich das „Tor" wieder: Die ursprüngliche Membran wird restituiert.

Bei den genannten Leukocyten[2] wird zuerst ein sehr dünner hyaloplasmatischer Schleier genau in die Richtung auf den zu phagocytierenden Keim (Staphylokokken) ausgesandt, der sich dann an ihm anhäuft. Darauf wird ein Pseudopodium nachgeschickt, welches sich ebenfalls über dem Keime ausbreitet. Der Keim bewegt sich in das Innere der Zelle hinein als ob er hineingezogen würde. Der Phagocyt beträgt sich bei dieser Ingestion sehr verschieden, je nach der Natur der Beute; es kann sich also bei der Phagocytose nicht um einen automatischen Ablauf handeln (wie Modellversuche ihn früher zeigten), sondern um eine aktive Permeation, bei welcher der Höhepunkt einer aktiven Verschiebbarkeit und eines Umbaus der Membran erreicht ist.

Den Ausdruck „*Phagocyten*" sollte man nur auf Zellen anwenden, welche eine Phagocytose nach obiger Definition zeigen.

Phagocytose[3] kommt vor bei sehr verschiedenen Zellen; sie ist häufiger und wichtiger als man gewöhnlich sich vorstellt[4]. Sie findet sich in Epithelzellen, im Bindegewebe und bei Blutzellen der Metazoen; die meisten Protozoen können phagocytieren. Die folgende Übersicht kann nur ganz kurz sein:

Phagocytose in Epithelzellen[3]: Nur bestimmte Zellen oder Gewebeteile phagocytieren im Darmtractus (Diskrimination) bei Schwämmen, Cölenteraten (Abb. 6), Turbellarien (Abb. 13), Seesternen, Muscheln, Rädertieren, Tardigraden, Pantopoden[3], Schnecken (Abb. 7)[5]. Die Fragen nach den Beziehungen der Phagocytose zur passiven Permeation, zum Darmbau und Nahrungstransport sind vergleichend-physiologisch interessant: Hier kann man eine stufenweise Entwicklung konstruieren[3]. — In Hühnerembryonen von 3—15 Tagen phagocytieren ursprünglich alle drei Grundgewebe Tusche und Carmin; die Epithelien aber verlieren die Phagocytosefähigkeit (mit Ausnahme des Peritoneums)[6]. In der Entwicklung des Frosches phagocytieren die Darmzellen ursprünglich Pigment; später verliert sich diese Eigenschaft, und Wanderzellen übernehmen die Funktion[7]. — 3—24 Std alte Kälber können noch Colostrumpartikel von 2 μ Durchmesser unverdaut phagocytieren; ältere Kälber nicht mehr[8]. — Meningocyten an der Außenfläche der Arachnoidea (Meningen der Kröte) phagocytieren Tusche und Erythrocyten (Abb. 8)[9]. — Das Kolloid der Thyroidea soll bei Rückresorption phagocytiert werden[10]. — Phagocytose im Nephron s. Abb. 5. — In der Lunge sind zwei verschiedene Phagocyten unterschieden worden: die entodermen Epithel- oder Staubzellen und die mesodermalen Histiocyten; die ersten phagocytieren Partikel nur von der Luftseite her mit 1—4 partikel-permeablen Oberflächen[11]. Beide phagocytieren auch Fett[12]. — Die „Zementsubstanz" der Zellgrenzen im Capillarendothel zeigt besondere Adhäsion für Kohlepartikel; hoher Calciumgehalt und niedriges p_H erhöhen diese Adhäsion[13].

[1] Lyddane-Stuhlmann 1940.   [2] Robineaux-Frederic 1951, J. Frederic 1953.
[3] Ältere Literatur bei G. C. Hirsch 1924, 1925, Hirsch-Jordan 1925, Jordan-Hirsch 1927, G. Wallbach 1931.
[4] Davson-Danielli 1943, M. J. Hogue 1932.
[5] B. Rosén 1941, 1951, Guardabassi-Ferreri 1951.
[6] K. Dobrowska 1951.   [7] A.-M. du Bois 1946.   [8] R. S. Comline et al. 1951.
[9] S. L. Palay 1944.   [10] Conte-Compte 1950.   [11] C. C. Macklin 1950 1951.
[12] Wotton-Martin 1951.   [13] Chambers-Zweifach 1940, 1947.

Eine der interessantesten Fragen ist die **Phagocytose von Fettpartikeln** *(Lipophagia)*[1] durch Epithelzellen[2]: Bei Cölenteraten ist Fettphagocytose die einzige Art der Fettaufnahme[3]; bei Säugetieren aber treten neue Faktoren hinzu: Hydrotropische Substanzen[4], Phosphorylierung, Spaltung in Glycerin und Fettsäuren, sowie Bakterien des Dickdarms[2]. — Neuerdings hat J. R. BAKER[5] Phagocytose des Fettes im Darm nachgewiesen (Abb. 9): Bei Mäusen finden sich $1^1/_2$—$2^1/_4$ Std nach Fütterung mit Butter und Milch in dem Darmlumen

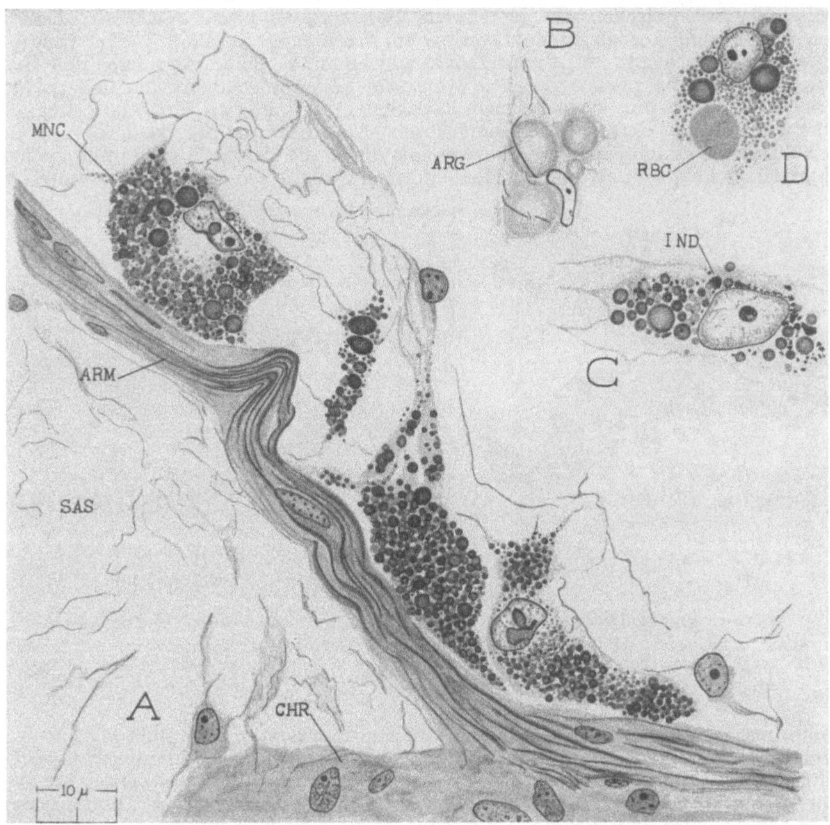

Abb. 8. Arachnoidea und Chorioidea der Kröte Bufo nach Injektion von Tusche und eigenem Blute. *(A)*: Übersicht. ARM Arachnoideamembran, CHR Dach der Chorioidea des 3. Ventrikels, MNC Meningocyten nach Phagocytose der injizierten Substanzen. — *(B)*: Meningocyt, ARG argyrophile Faser. — *(C)*: Meningocyt 65 Std nach Phagocytose von Tusche, teilweise Konzentration in Vacuolen. — *(D)*: Meningocyt mit phagocytierten Erythrocyten (RBC), 14 Tage nach Injektion: Verdaunng. Nach S. L. PALAY 1944.

Fetttropfen von 0,8 μ Durchmesser. Im Streifensaum der Epithelzellen liegen spindelförmige Fettpartikel mit etwa 0,5 μ Durchmesser (als Kugel gerechnet). Im Zellplasma liegen Fettkugeln von etwa 5 μ Durchmesser. Daraus ergibt sich die Phagocytose von Fettpartikeln und ihr Zusammenfließen bei der intraplasmatischen Verarbeitung. (Die Leukocyten des Frosches sollen Fett nur vom Epithel zum Lumen transportieren[6]). Eine weitere Aussicht auch für Epithelien eröffnet die Entdeckung, daß Histiocyten des Peritoneums sich an eingespritzte Fetttropfen anlegen und sie teilweise mittels einer ausgeschiedenen Lipase „außenverdauen" zu Glycerin und freien Fettsäuren, teilweise phagocytieren[7]. — Vitamin A wird in Öl gelöst zusammen mit diesem aufgenommen und folgt dann den Lymphbahnen. Die Resorption beginnt im Dünndarm der Ratte schon nach 25 min, wie Fluorescenzmikroskopie

[1] ALTSCHUL-FRIESEN 1949, GUARDABASSI-FERRERI 1953, U. RITTER 1952.
[2] A. C. FRAZER 1950, DAVSON-DANIELLI 1943, VERZÁR-MACDOUGAL 1936.
[3] Übersicht G. C. HIRSCH 1925.
[4] Galle und andere oberflächenaktive Stoffe, s. u. a. H. J. VONK 1935.
[5] J. R. BAKER 1951 (vgl. auch A. C. FRAZER et al. 1944).   [6] E. H. LEACH 1938.
[7] R. M. WOTTON et al. 1950 (vgl. dazu CHAMBERS-KOPAC 1937, E. H. TOMPKINS 1946, ALTSCHUL-FRIESEN 1949).

zeigte[1]; bei Schnecken (Helix) aber erst nach 2 Std[2]. Atropin und Neostigmin fördern die Resorption; Cholin hat keinen Einfluß[1].

Phagocytose im Bindegewebe ist lange bekannt als Tätigkeit des RES. Ich verweise nur kurz auf einige neuere Arbeiten: Sehr klar dargestellt ist die Pigmentphagocytose durch Makrophagen der Froschkaulquappe zu Beginn der Metamorphose und die Diapedese durch das Darmepithel in das Darmlumen[3]. Bei der Metamorphose der Fliege Sarcophaga phagocytieren Makrophagen die sich auflösenden Muskeln und transportieren diese Partikel zu speziellen Stoffwechselzellen, welche Eiweiß, Fett und Glykogen speichern; diese Stoffe werden wieder dem Aufbau neuen Gewebes zur Verfügung gestellt[4]. — Im Bindegewebe der Schnecke Tachea gibt es Leydig-Zellen, welche nur Kolloide resorbieren und Du Bois-Zellen, welche Tusche phagocytieren[5]. Wenn bei Säugern Makrophagen und polymorphe Leukocyten in vitro mit verschiedenen Partikeln und Bakterien Kontakt bekommen, so phagocytieren beide Formen gleichsinnig; nur Collodiumpartikel (bedeckt mit Eiweiß) werden durch die ersten besser phagocytiert als durch die zweiten. Immunserum und Tropine fördern die Phagocytose durch beide Zellformen[6]. — Die Phagocytose durch intralobulare

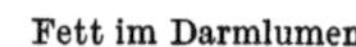

Fettspindel im Stäbchensaum   Fett im Darmlumen

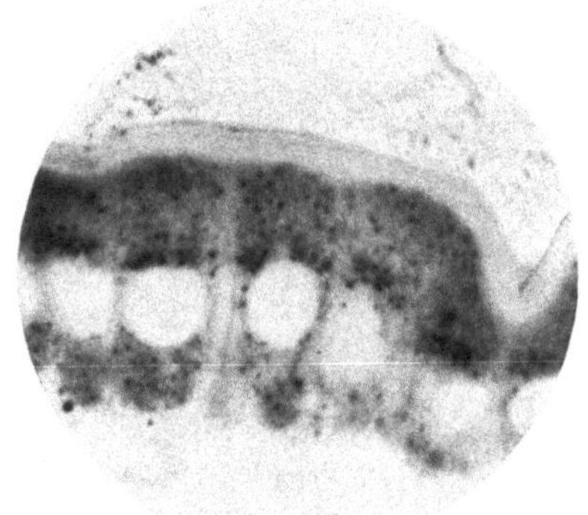
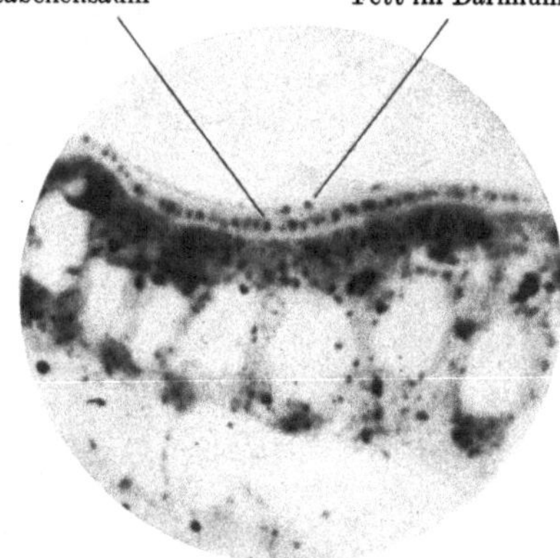

nach Eiweißfütterung   nach Fettfütterung

Abb. 9. Maus, Dünndarm nach Protein- und Fettfütterung. Gefärbt mit Sudanschwarz. Fett in Form einer Spindel im Stäbchensaum der Epithelzelle. Darunter eine freie Zone; unter dieser größere Fetttropfen und osmiophile Körper; die helle Stelle darunter ist der Zellkern. Aus J. R. Baker 1951.

Makrophagen im Thymus[7], durch submesotheliale Histiocyten und Makrophagen des Peritoneums[8] und in den Lymphknoten[9] wurde zusammen mit den Veränderungen dieser Organe in extenso dargestellt durch R. N. Baillif. — Kupffer-Sternzellen reduzieren $AgNO_3$ normaliter nur wenig; aber nach Nebennierenexstirpation stark[10]. Wenn Thoriumdioxyd als Partikel benutzt wird, läßt sich am RES beobachten[11]: die Milz phagocytiert nach Exst. der Nebenniere weniger; Cortexextrakt erhöht die Phagocytose, aber Desoxycorticosteron-Acetat nicht. Hypophysen-Exst. hat keine Auswirkung; wenn danach Cortexextrakt injiziert wurde, erhöhte sich die Phagocytose; ebenso durch Hungern. Die Cortex der Nebenniere übt Einfluß aus auf die Größe der Makrophagen, ihre phagocytierende Arbeit und Plasmakonstruktion. — Polymorphkernige Leukocyten[12] werden durch das lösliche Dextrin von Kartoffelstärkekörnern angezogen und legen sich binnen 1 Std mit Pseudopodien an diese an. Dies geschieht nie in Ringer-Lösung, nur in Serum. 14 Fermentinhibitoren verhindern Bewegung und Phagocytose: 2 präzipitieren das Calcium des Serums, 4 inaktivieren das Komplement, 8 inhibieren intracelluläre Fermente. — Röntgenstrahlen von 75—150 r erhöhen die Phagocytose durch Förderung der Opsonine im Blutplasma[13]. (Leider müssen die guten Beobachtungen an Protozoen hier fortgelassen werden.)

Während der Mitose der Sternzellen der Mausleber wird kein Trypanblau aufgenommen; wenn jedoch die Zellen bereits Trypanblau gespeichert haben, dann kann trotzdem die mitotische Teilung vor sich gehen: die vor dem Beginn der Teilung entstandenen Farbstoffgranula verändern sich während der Mitose in blasse Vacuolen und verschwinden[14].

[1] Popper-Volk 1944, Volk-Popper 1950.   [2] Guardabassi-Ferreri 1951.
[3] A.-M. du Bois 1946.   [4] G. C. Hirsch 1942.   [5] A.-M. du Bois 1942.
[6] B. Lucké et al. 1933 (Übersicht und Literatur). Vgl. Linke-Ulmer 1951.
[7] R. N. Baillif 1949.   [8] R. N. Baillif 1946.   [9] R. N. Baillif 1951.
[10] G. Wolf-Heidegger 1942.   [11] Gordon-Katsch 1949.   [12] A. Delauney et al. 1951.
[13] Rosselet-Sarian 1944, Sarian 1951.   [14] J. M. Ortiz-Picon 1936.

Aus dieser kurzen Auslese ergibt sich bereits, daß es verfrüht war, Phagocytose allein durch Oberflächenspannungen „erklären" zu wollen. Der Vorgang ist vielmehr sehr komplex.

II. Mikroskopisch sichtbare intraplasmatische Verarbeitung.

Die Phasen. Viele permeierte Stoffe werden intraplasmatisch verarbeitet (S. 100). Was geschieht aber im Besonderen mit resorbierten Stoffen nach Kolloidpermeation oder Phagocytose? Die oben angeführten Versuche (S. 92) mit radioaktiven Stoffen haben gezeigt, daß eingeführte Ionen oder Moleküle sehr schnell in den Stoffwechsel der Makromoleküle eingehen; aber was da geschieht und wie es geschieht, ist meist noch dunkel. Auch die Verarbeitung von Kolloiden (10 bis 1000 Å) und Partikeln ($<$ 1000 Å) ist nicht vollständig aufgehellt; aber die Größe dieser Teile, ihre Konzentration und damit ihre Sichtbarkeit im Mikroskop lassen wenigstens mikroskopisch drei verschiedene Phasen der intraplasmatischen Verarbeitung erkennen[1]; diese sind allerdings nur aufspürbar durch Beobachtung lebender Zellen oder durch Stufenuntersuchungen fixierter Präparate mit Auszählungen oder durch den Zeitrafferfilm. Abb. 10 soll in groben Zügen diese drei Phasen zeigen: 1. Während der *Vorverarbeitung* liegen kolloidaler Eisenzucker, saure Farbstoffe und phagocytierte Nahrung diffus oder ohne Vacuole im Zellplasma. 2. Während der *Hauptverarbeitung* werden die Kolloide konzentriert in speziellen Vacuolen; Nahrungsstoffe werden in Vacuolen verdaut. 3. In der nun folgenden *Speicherung* verschwinden die Vacuolen: Die Kolloide liegen als konzentrierte Granula im Plasma; die umgesetzten Nahrungspartikel sind zu Granula oder anderen chemischen Bindungen umgesetzt. Hierfür einige Beispiele und Abbildungen:

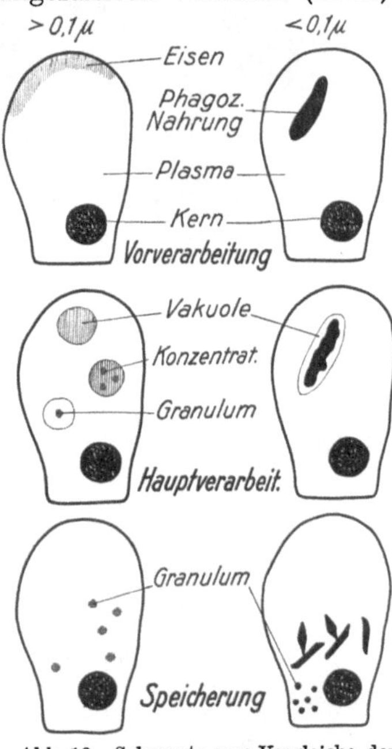

Abb. 10. Schemata zum Vergleiche der intraplasmatischen Verarbeitung von kolloidalem Eisenzucker (oder sauren Farbstoffen) und phagocytierten Nahrungspartikeln in 3 Phasen. Nach G. C. HIRSCH 1925.

1. *Vorverarbeitung.* Permeierter Eisenzucker und saure kolloidale Farbstoffe befinden sich zunächst in einem diffusen Zustande im Plasma[2]. Nahrungspartikel liegen verschieden lange Zeit dicht vom Plasma umgeben: z. B. aufgenommene Staphylokokken[3], die Leberzellen in Abb. 13, Garneelenmuskeln[1], die eingeschlungene Nahrung in Abb. 11, das Holz in Abb. 12, Edestin in den Mitteldarmdrüsenzellen von Helix[4] (weitere Beispiele bei[1]).

2. Die *Hauptverarbeitung* besteht — mikroskopisch gesehen — in einer Konzentration[5] und (bei Nahrungsstoffen) einer Verdauung inmitten einer Vacuole. Bei der *Verdauung*[6] sezerniert das Plasma Verdauungsenzyme auf der Phasengrenze zwischen Plasma und Nahrungspartikel; dadurch entsteht ein Flüssigkeitshof um das Partikulum, welcher durch eine Membran vom Plasma getrennt ist. Carmin wird als unverdaubar oft nicht von einer Vacuole umgeben. Vacuolisiert werden Fibrin, Leberzellen (Abb. 13, Stad. 2), Muskelstücke, Goldfibrin[7], Holzpartikel (Abb. 12), eingeschlungene Opalinen in Balantidium[8], Eiweiß in Pantopodenzellen[9], aufgenommene Nahrungsbrocken in Aktinien (Abb. 6) und in Leukocyten der Säugetiere[10]. Bei einer folgenden Verdauung wird die Nahrung homogenisiert

[1] G. C. HIRSCH 1925, 1929a, 1942, 1953.
[2] G. C. HIRSCH 1924, K. ZEIGER 1938. [3] ROBINEAUX-FREDERIC 1951.
[4] B. ROSÉN 1941. [5] K. ZEIGER 1938. [6] ST. MUDD 1933.
[7] G. und S. HÖRSTADIUS 1940. [8] BRETSCHNEIDER-HIRSCH 1927.
[9] E. SCHLOTTKE 1933. [10] R. N. BAILLIF 1949, ROBINEAUX-FREDERIC 1951.

(Abb. 13, 6 Std, Stadium 3); im weiteren Stadium 4 wird der Inhalt der Vacuole immer dunkler und dichter, vermutlich unter Wasseraustritt. Im Stadium 5 schlägt das p_H um, der Inhalt wird gelatinös. — Auch Edestin wird in Vacuolen verdaut[1].

Saure Farbstoffe, Carmin-Kohlepartikel, Tusche[2], kolloidales Gold[3] werden zunächst *konzentriert (Koaleszenz, Athrocytose[4])*. Dabei ist öfter festgestellt, daß eine Komponente des Plasmas mitkonzentriert wird[5]. In vielen Fällen sind die Stoffe dabei oder darauf von einer Vacuole umgeben: so z. B. Kohlencasein[6], kolloidales Quecksilbersulfid, Chlorazolschwarz E[7], Neutralrot in der Amöbe Chaos[8], Trypanblau (Abbildung 6[9]). Sehr interessant sind die Beobachtungen, daß die Konzentration von Kolloiden und Partikeln in einem Zusammenhang mit den osmiophilen Körpern stehen kann (aber nicht immer steht): Diese nehmen an Zahl und Größe zu und haben ein bestimmtes Ortsverhältnis zu den Kondensprodukten[10] (S. 173).

Der Zeitrafferfilm von Robineaux-Frederic[11] zeigte, daß eine Vacuole in polynucleären Leukocyten frühzeitig entstehen kann; in einigen Fällen sogar noch bevor der Keim vollständig in das Innere der Zelle eingedrungen ist. Die Vacuole bildet sich als ein Flüssigkeitshof dicht um den Keim; dann vergrößert sie sich. Im Laufe der Verdauung werden

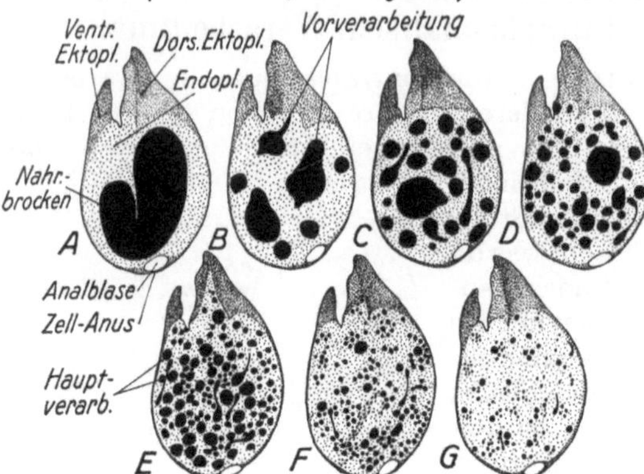

Abb. 11. Balantidium giganteum. Intraplasmatische Vor- und Hauptverarbeitung eines phagocytierten großen Nahrungsbrockens in 7 Stadien. Nach Bretschneider-Hirsch 1927.

die Keime durch einen Flüssigkeitsstrom in der Vacuole bewegt. In einigen Fällen bildet sich die Vacuole aus „spezifischen Granula", die während der Verdauung allmählich verschwinden (also vielleicht Enzymspender sind); in anderen Fällen ist weder eine Beteiligung dieser Granula, noch der Mitochondrien nachweisbar. — Histamin fördert die Phagocytose[11].

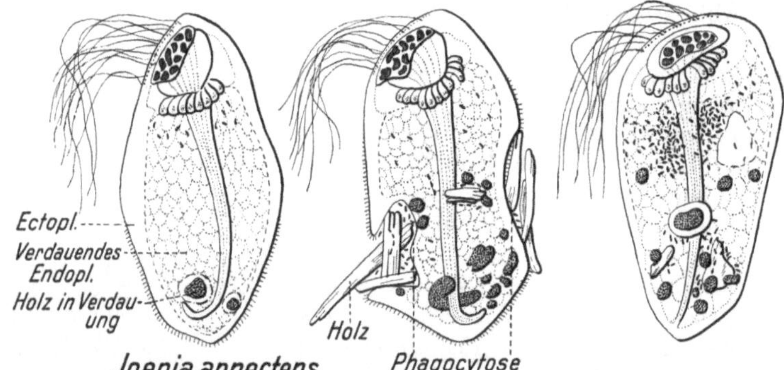

Abb. 12. Joenia annectens; Ciliat in Termiten. Phagocytose und Verdauung von Holz. Nach einer Zeichnung von G. v. Türcke-Wysk, Breslau 1943.

3. *Speicherung.* Die abgebauten Nahrungsstoffe treten als Moleküle durch die Vacuolenmembran zurück in das Plasma; dies haben mit radioaktivem C^{14} Andresen et al. bewiesen[12]: Es findet die Synthese zelleigner gespeicherter Stoffe im Plasma der Amöbe statt, nicht in der Vacuole; so auch in Abb. 13 die Eiweißkugeln im Stadium 6 und 7, das Fett in besonderen

[1] B. Rosén 1951.   [2] R. N. Baillif 1946, K. Dobrowska 1951.
[3] G. und S. Hörstadius 1940.
[4] Offenbar versteht die Schule von Cordier, Lison, Smulders unter „Athrocytose" diesen Vorgang der Konzentration saurer Farbstoffe.
[5] J. Fautrez 1939.   [6] B. Rosén 1941.   [7] R. N. Baillif 1949, Robineaux-Frederic 1951.
[8] N. Andresen 1945.   [9] A.-M. du Bois 1951.
[10] R. N. Baillif 1941; über die Adsorption von Kolloiden an osmiophilen Körpern vgl. G. C. Hirsch, Monographie 1939, S. 178—200.
[11] Robineaux-Frederic 1951, Frederic 1953.   [12] N. Andresen et al. 1950.

Fettkugeln. — Wenn man Catgut-Fäden mit Hämatoxylin färbt und durch Histiocyten phagocytieren läßt, so verändert der Farbstoff seine chemischen Reaktionen, vermutlich weil er sich mit Eiweißen intraplasmatisch verbunden hat; Catgut selbst wird intraplasmatisch verdaut[1]. — Die Farbstoffe und unverdauliche Partikel (Carmin usw.) liegen in dicken Klumpen zusammengeballt im Plasma und werden oft wieder ausgestoßen: z. B. Carmin (Abb. 7), Pigment[2].

Die Speicherung von Heparin wurde ausführlich beobachtet[3]: Wiederholte Injektionen bei Ratten täglich bis zu 50 mg zeigten schon nach dem 1. Tage Speicherung des Heparins

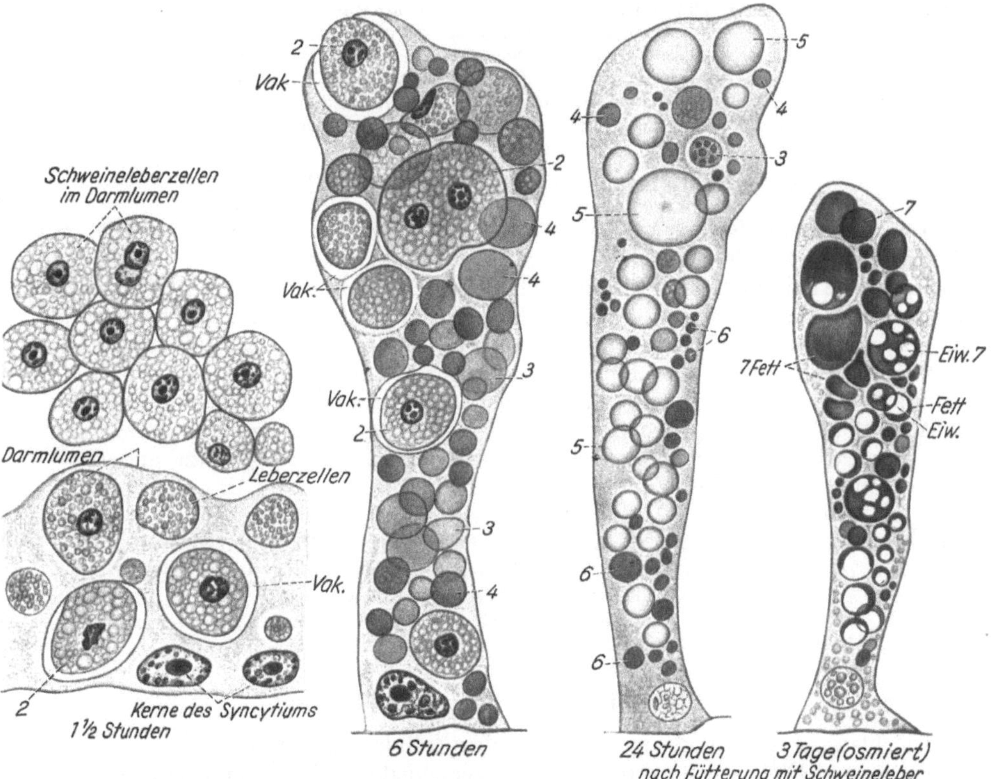

Abb. 13. Planaria. Darmzellen in 4 Stufen nach Fütterung mit Schweineleber. — ($1^{1}/_{2}$ Std): Im Darmlumen unverdaute Leber; Darmepithel ein niedriges Syncytium im Stadium der intraplasmatischen Vorverarbeitung 1—2. — (6 Std): Darmepithel bedeutend erhöht, voll mit Stadien 3—4 der Hauptverarbeitung. — (24 Std): Vor allem Stadium 5 der Hauptverarbeitung und Stadium 6 der Speicherung. — (3 Tage): Epithel niedriger. Osmierung des Fettes; Eiweiß hell. Speicherung von Fett und Eiweiß. Original.

in der Leber, Milz, Lunge, Knochenmark, Hiluslymphdrüsen, Mesenteriallymphdrüsen, Thyreoidea, Haut bei der Injektionsstelle und in den Nieren. Während der ersten 3 Tage nimmt die gespeicherte Menge in Lunge und Knochenmark zu, während die Sternzellen der Leber etwa am 8. Tage das Speicherungsmaximum erreichen. Noch 30 Tage nach der letzten Injektion sind Granula in den Sternzellen sichtbar. Lunge und Knochenmark speichern früh und geben schnell ab, im Gegensatz zu Leber und Milz. Leber, Thyreoidea und Haut halten Heparin am längsten zurück; am schnellsten geben die Hiluslymphdrüsen Heparin ab. Auch das Blutgefäßendothel des Knochenmarks und der Milz speichert Heparin (Bedeutung für Behandlung von Thrombosen); größere Gefäße sind negativ. — Die Injektion von einer einmaligen Dosis von 30 mg zeigte Speicherung schon nach 3 Std in Leber und Niere, nach 6 Std im Knochenmark, in Lymphdrüsen und Thyreoidea. Lunge, Knochenmark und Lymphdrüsen speichern schnell, Leber und Milz erst später. Thyreoidea und Hiluslymphdrüsen geben schnell ab. Leber und Thyreoidea halten am längsten Heparin zurück. —Wiederholte Injektionen mit einer Tagesdosis von 5—100 mg beim Meerschweinchen zeigten: schnell

---

[1] Altschul-Friesen 1947.   [2] A.-M. du Bois 1946.   [3] J. Asplund et al. 1939.

speichern Leber, Milz, Lunge und Niere, die übrigen Organe jedoch nicht. Besonders die Sternzellen halten Heparin lange zurück. — Beim Kaninchen ergaben wiederholte Injektionen: nach 48 Std Leber, Lunge, Darm und Niere positiv; Sternzellen der Leber nur mäßig positiv. In den Gefäßendothelzellen des Darmes nach 48 Std Speicherung, nach 4 Tagen nicht mehr; in der Niere jedoch noch positiv nach 14 Tagen. Eine einmalige Dosis von 50 mg zeigte feine Heparingranula in Milz und Niere, später auch in den Lungenphagocyten und im Gefäßendothel der Milz und in den Sternzellen. Heparin wird von dem Epithel des Darmkanals nicht resorbiert (Einspritzung während der Äthernarkose in eine Darmschlinge, welche oral und in einigen Fällen auch anal abgebunden wurde; Versuchsdauer $7^1/_2$ Std). — An trächtigen Tieren wurde gefunden: Bei der Ratte speichern 1. Leukocyten in den Blutgefäßen, welche im Kontakt mit den basalen Teilen der Reichertschen Membran stehen; 2. Zellen des parietalen Blattes, welche später in den Sinus entodermaticus gelangen; 3. kubische Zellen des visceralen Blattes. Ein Heparintransport zum Fetus wurde in keinem Falle beobachtet. Zellen mit metachromatischen Granula liegen in der Uteruswand bei der Anheftungsstelle der Placenta, dicht an den mütterlichen Gefäßbahnen.

III. Die Orte des Stoffwechsels im Zellplasma.

Das allgemeine Gefüge des Zellplasmas der Tiere kann, nach dem heutigen Stande der Cytologie, vorläufig aufgeteilt werden in vier einander umfassende und teilweise einschließende Plasmafraktionen[1]: Das Allumfassende ist das *Hyaloplasma* oder die Grundsubstanz; in ihr eingebettet liegen die *Mikrosomen* als submikroskopische Teile kolloidaler Größe. In diesem allgemeinen Gefüge liegen zerstreut die *Mitochondrien* und die Felder der *osmophilen Prozesse*[2]. Diese vier Teile sind nur annähernde Beschreibungen von statischen Zuständen; in Wirklichkeit findet ein Strom von chemischen Umsetzungen von dem einen Teile zum anderen statt, wobei jeder Teil seine Zusammensetzung fortgesetzt ändert. — Außerdem gibt es in allen Zellen noch *spezielle Stoffwechselorte*, die aber wechseln mit dem speziellen Berufe oder Zustand der Zelle: besondere Fibrillen, Stoffspeicher, Vacuolen, Stoffwechselgranula, Chromidialstoffe, Zentrosomen usw.[3].

Dieses Plasmagefüge wird vorstehend durch die Beiträge von A. Frey-Wyssling und K. Zeiger ausführlich und vor allem statisch besprochen. Auch der später folgende Beitrag von F. E. Lehmann wird darüber berichten. Ich muß mich deswegen hier beschränken auf eine kurze Darstellung der allgemeinen Dynamik.

Die Darstellung der Plasmafraktionen.

Die klassische Methode zur Analyse des Zellplasmas ist die mikroskopische im Licht- und Elektronenmikroskop nach verschiedenen Vorbehandlungen, unter anderem durch die Gefriertechnik und die Veraschung (s. Beitrag „Mineralstoffwechsel"); sie hat den Vorteil, die Teile des Plasmas am natürlichen Orte festzuhalten. Neuere Methoden können diese klassische wesentlich ergänzen: 1. Die Technik der Zentrifugierung und die biochemische Mikrobestimmung des Stoffwechsels der Schichten einzelner Zellen[4]. — 2. Die Technik der Homogenisierung ganzer Organe bis zur Zertrümmerung der Zellen und Isolierung von einzelnen Fraktionen der Zellen durch die Zentrifuge[5]. Diese Technik hat unter gewissen

---

[1] Zusammenfassende, allgemeine Darstellungen: G. H. Bourne et al. 1951, A. Claude 1950, A. Frey-Wyssling 1948, R. A. R. Gresson 1948, G. C. Hirsch 1942, A. C. Hollande 1943, N. L. Hoerr 1943, E. Küster 1942, F. E. Lehmann 1947, 1952, de Robertis-Nowinski-Saez 1949, Schneider-Hogeboom 1951.
[2] F. E. Lehmann 1947 faßt zusammen die Chromonemata des Kernes, die Plasmafibrillen, Mikrosomen und Mitochondrien unter dem Begriff „Biosomen".
[3] Auf die völlig abweichenden Darstellungen von A. C. Hollande kann aus Raummangel leider nicht eingegangen werden.
[4] Siehe die Arbeiten von Linderstrøm-Lang und von Holter.
[5] Siehe vor allem die Arbeiten von A. Claude, G. H. Hogeboom, G. E. Palade, J. M. Price, W. C. Schneider. Neuere Übersichten: Schneider-Hogeboom 1951, K. Lang 1952.

Kautelen große Erfolge erzielt in der Entdeckung von bestimmten chemischen Stoffen und Enzymen, zugeordnet zu gewissen Orten des Stoffwechsels. Es können durch diese Technik eine ganze Reihe von Fraktionen isoliert werden, welche dann mikroskopisch auf ihre Bestandteile geprüft werden müssen. Sie zerfallen in zwei Gruppen: a) Die mikroskopisch erkennbaren Teile: Isoliert können werden die Zellkerne, die Mitochondrien, Melaningranula, partikelförmiges Glykogen, Sekretgranula und bei Eiern z. B. die Dotterpartikel. — b) Die submikroskopischen Teile: die Mikrosomen und der schwer definierbare Rest des „Hyaloplasmas", welches Substanzen „in Lösung" enthält. Das am meisten gebrauchte Plasma der Rattenleber ergibt wenigstens vier Fraktionen: Zellkerne — Mitochondrien — Mikrosomen — und die überstehende Fraktion, genannt Hyaloplasma.

Wie kritisch man die physiologischen Ergebnisse der Ortung beurteilen muß ergibt sich aus den Tatsachen, daß die Summe der Teile nur selten 100% ist, daß die O_2-Aufnahme der Embryonen von Melanoplus zu 65% gebunden ist an die intakte Struktur und nur zu 35% an die Fraktionen des Homogenates[1], daß nur sehr sorgfältige Verfahren eine Diffusion von Stoffen aus einer Fraktion in die andere auf ein Minimum reduzieren können.

A. Das Hyaloplasma.

Das „Hyaloplasma" (Periplasma[2]) ist vorläufig ein Sammelbegriff; seine Teile sind noch problematisch. Es wird von den Mikrosomen getrennt durch Zentrifugieren bei 50000 × g. Steigert man auf 100000 × g, so läßt sich noch organisches Material niederschlagen[3], welches aus Makromolekülen besteht. In welchem Gefügezusammenhang diese entstehen, bespricht A. FREY-WYSSLING im vorstehenden Beitrag. Die Fraktion enthält auch Lipoidteilchen zu 75—90% des Zellinhaltes, welche zentrifugal gewandert sind; daher der hohe Phosphorgehalt von 47%[4]. Sonst aber enthält das Hyaloplasma Teilchen, welche kleiner als 50 mμ sind und ein sehr hohes Molekulargewicht besitzen. — Zentrifugiert man ganze Schnecken (Physa), so werden alle mikroskopischen Elemente in den Oocyten verschoben; die Grundsubstanz (mit den Mikrosomen) bleibt aber intakt, und die Entwicklung verläuft normal[5].

Im Hyaloplasma des Seeigeleies wurden zwei Phasen beschrieben: Eine fibrilläre negativ-doppelbrechende, dichte Phase, die aus Polypeptidketten mit Ribonucleinsäuren besteht; eine optisch strukturlose Phase liegt dazwischen[6]. Elektronenmikroskopisch sind nach Fixierung feine Teilchen zu erkennen (Abb. 14, 15, 16)[7]. — Eine kontinuierliche „wäßrige Phase" zwischen den Fibrillen wurde durch Injektionen wahrscheinlich gemacht[8]. Polarisationsoptisch wurden in Epithelzellen des Darmes, der Vesic. sem., der Prostata und des Uterus Polypeptidketten nachgewiesen, die basal-apikal verlaufen; Lipoidsubmikronen sind senkrecht zu diesen Ketten geordnet[9].

Die Hyaloplasmafraktion enthält 29—55% des totalen N der normalen Mäuseleber[10], 45% im Hepatoma 98/15[11], 32—44% in der Rattenleber[12], 49% beim Kaninchen[13]; dieProzentsätze N in Carcinomen und Niere waren von derselben Größenordnung, nur in der Milz niedriger[11]. Das sind auffallend hohe Prozente. Die Aufnahme von N^{15} zeigt Abb. 20, von P^{32} Abb. 18[14], von C^{14} Tabelle 2. — *Ribonucleinsäure (RNS)* ist mit etwa 36%[4] (39 mg/g Eiw.[15])

---

[1] J. H. BODINE 1950.   [2] A. C. HOLLANDE 1943.   [3] K. LANG 1952.
[4] MUNTWYLER et al. 1950.   [5] E. W. HARTUNG 1947.
[6] L. MONNÉ 1944, 1945, A. LAZAROW 1943.
[7] A. J. DALTON et al. 1949, 1950, BAIRATI-LEHMANN 1951, E. F. LEHMANN 1952.
[8] R. CHAMBERS 1943.   [9] HILLARP-OLIVECRONA 1946.
[10] BARNUM-HUSEBY 1948, HUSEBY-BARNUM 1950, MUNTWYLER et al. 1950.
[11] SCHNEIDER-HOGEBOOM 1950.
[12] G. H. HOGEBOOM et al. 1948, J. M. PRICE et al. 1948, W. C. SCHNEIDER 1948,
    G. H. HOGEBOOM 1949, SCHNEIDER-POTTER 1949, S. SEIFTER et al. 1950.
[13] LE PAGE-SCHNEIDER 1948.   [14] Siehe dagegen JEENER 1949.
[15] J. M. PRICE et al. 1951.

meist niedriger als in der Gesamtzelle; dagegen höher in der Milz[1], Rattenniere[2], Thyreoidea[3], sowie in rasch wachsenden Geweben[4] und Tumoren[5]. Dies stützt die Annahme, daß RNS bei Wachstum auch in dem Hyaloplasma eine Rolle spielt. *Thymonucleinsäure* wurde auch im Hyaloplasma der Schilddrüse bis zu 48,3% gefunden[6]. — So ist es auch sinnvoll, daß viele *Eiweiße* vorkommen: 39% des Totaleiweißes der Leberzelle[7]; Tabelle 2 zeigt, wie der Einbau von C^{14} enthaltenden Aminosäuren in die Eiweiße des Zellplasmas etwa ebenso hoch ist wie in den Zellkernen und Mitochondrien. Wahrscheinlich handelt es sich teils um Struktureiweiße, teils um Träger von *Enzymen:* z.B. Lipase zu 42% der totalen Menge der Leberzelle[8]. Vor allem finden sich hier alle Enzyme, die beim Umsatz von Glucose $\leftrightarrows$ Milchsäure

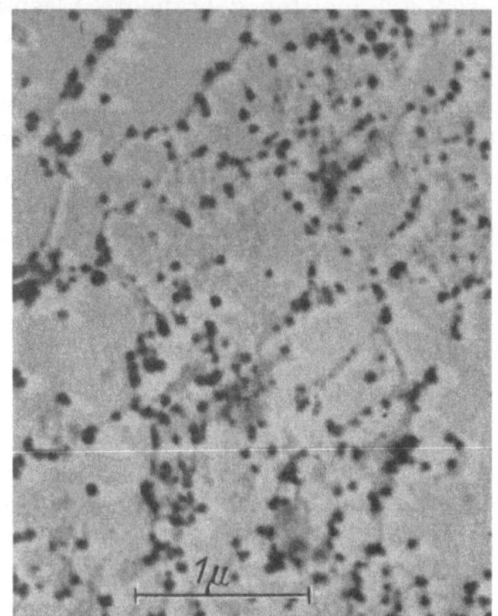

Abb. 14. Hyaloplasma der Amöbe im Elektronenmikroskop. In Mg- und Ca-haltiger Salzlösung suspendiert. Reticularstruktur feiner Fibrillen; Mikrosomen den Fibrillen angelagert. Transparentbild, Vergr. 21000. Aus E. F. LEHMANN 1952.

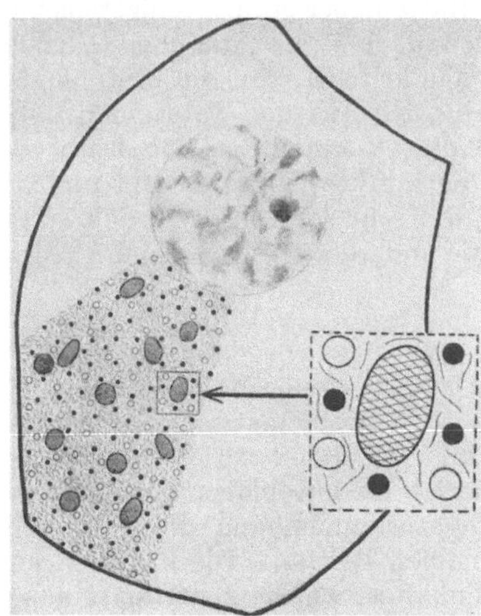

Abb. 15. Schema einer Säugetierleberzelle unter Fortlassung des osmiophilen Feldes. Zellkern mit Nucleolus angedeutet. Mitochondrien: kreuzweise gestrichelt. Mikrosomen: schwarz. Partikelförmiges Glykogen: helle Kreise. Asymmetrische Micellen (Fibrillen): lange feine Fäden. Aus A. LAZAROW 1943.

Tabelle 2. *Einbau von C^{14}-enthaltenden Aminosäuren in die Proteine der Zellfraktionen der Leber.* (Nach H. BORSOOK et al. 1950, aus K. LANG 1952.)

Fraktionen	Einbau µ m/g/Std			
	Glykokoll	Histidin	Leucin	Lysin
Zellkerne	0,6	1,5	2,3	1,3
Mitochondrien	0,6	1,2	1,1	1,6
Mikrosomen	1,2	3,1	4,3	2,9
Zellplasma	0,7	1,2	1,8	1,6

beteiligt sind[9], in Mengen, die genügen würden, um etwa die Hälfte des glykolytischen Enzymbedarfes der ganzen Zelle zu decken, Aldolase 96%[10]. Außerdem wurden gefunden Katalase zu 49—66%[11], Cytochrom c[12] in rund 40% des totalen Zellenzymes, Iso-Citronensäuredehydrase zu 82%[13], Alkoholdehydrase 62%[14], Die Menge der sauren Phosphatase ist 35—50%, der alkalischen sogar 55—80%[15]. — Doch muß bei allen diesen Beobachtungen gesagt werden,

[1] M. L. PETERMANN et al. 1949.   [2] SCHNEIDER-POTTER 1949.   [3] J. RERABELE 1952.
[4] BRACHET-JEENER 1943.   [5] J. M. PRICE et al. 1949.   [6] J. RERABELE 1952.
[7] J. M. PRICE et al. 1948.   [8] HELLER-BARGONI 1950.   [9] LE PAGE-SCHNEIDER 1948.
[10] KENNEDY-LEHNINGER 1940.   [11] LUDEWIG-CHANUTIN 1950.
[12] SCHNEIDER-HOGEBOOM 1950.   [13] HOGEBOOM-SCHNEIDER 1950.
[14] M. U. DIANZANI 1951.   [15] A. B. NOVIKOFF et al. 1950.

daß durch das Zentrifugieren leicht Enzyme von größeren Partikeln abgeschleudert werden können. — *Heparin* ist in einer Mastzelle zu 82% an das „Hyaloplasma" gebunden: wahrscheinlich an Teile $< 10\,m\mu$ eines Eiweißkomplexes[1]. — Der *Phosphorlipoidgehalt* ist nur

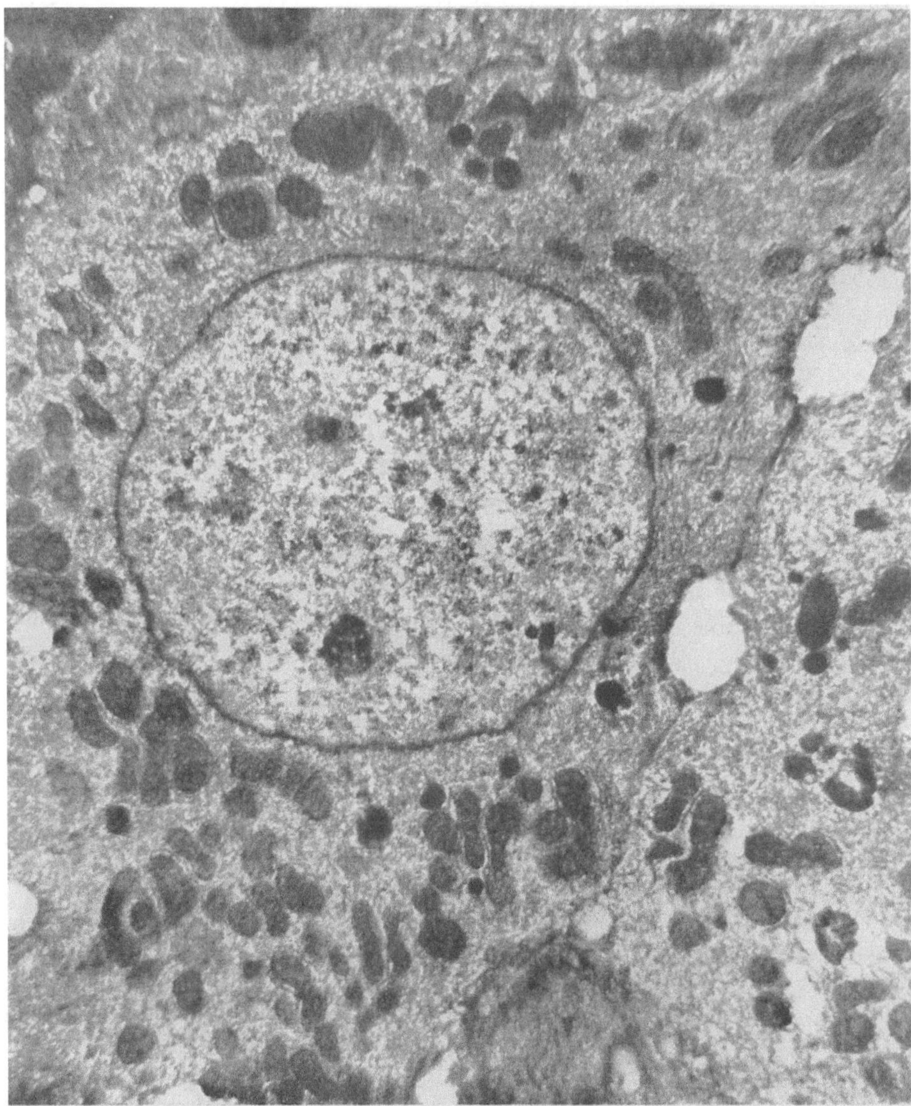

Abb. 16. Leberzelle einer jungen Ratte nach Osmiumfixierung im Elektronenmikroskop. In der Mitte der Zellkern mit feinkoaguliertem Chromatin, 2—3 Nucleolen und Kernmembran. Rechts davon verläuft über das ganze Bild die Zellmembran, 4mal unterbrochen von Gallencapillaren (helle Stellen). Im Zellplasma große nierenförmige bis runde Mitochondrien. Dazwischen kleinere polygonale bis rundliche Körper: Granula, wegen des hohen Lipoidgehaltes vielleicht Mikrosomen. Vergr. 12 000mal. Die feinsten Granulationen sind wahrscheinlich Artefakte. Das Photo ist der Freundlichkeit von Prof. OBERLING in Villejuif zu danken.

9% des Leberzellgehaltes[2]. — Fraktionierte Mikrosomen nehmen kein O_2 auf; wenn aber von der Hyaloplasmafraktion noch etwas hinzugefügt wird, dann steigt die O_2-Aufnahme von 0 auf 50% des Gesamthomogenates[3].

---

[1] C. JULEN et al. 1950.   [2] G. L. ADA 1949.   [3] BODINE-LU 1950.

Diese Ergebnisse der letzten Jahre zeigen trotz der Kritik an der Technik, daß im „Hyaloplasma" wahrscheinlich sich ein Enzymsystem befindet, dessen einzelne Teile vielleicht nicht streng geortet sind, die aber im allgemeinen Stoffwechsel eine wichtige Rolle spielen; weiterhin, daß die Herauslösung der Mikrosomen und Mitochondrien auch den Stoffwechsel des Hyaloplasmas teilweise unterbricht. Diese letzte Erfahrung gilt auch umgekehrt: durch Herauszentrifugieren des Hyaloplasmas wird der Stoffwechsel der anderen Fraktionen beeinflußt. Beides zeigt, daß Hyaloplasma — Mikrosomen — Mitochondrien im ständigen Austausch von Stoffen stehen.

Im normalen Hyaloplasma eingebettet verlaufen auch die *Osmiophilen Prozesse* (vgl. S. 152). Sie spielen sich primär ab an lipoidhaltigen Körpern, an den sog. Präsubstanzen. Diese sind wegen ihres Lipoidgehaltes leicht und steigen deswegen beim Zentrifugieren in die Hyaloplasmafraktion auf. Hier können sie am besten durch Nilblausulfat dargestellt werden (Abb. 17): sie besitzen dieselbe Größe wie in der intakten Zelle nach Osmiumimprägnation. Sie agglutinieren dabei in derselben Weise zu einer Art „Netzwerk", was dafür spricht, daß das „Golgi-Netz" ein Artefakt ist, die einzelnen Osmiophilen Körper aber bestehen [1].

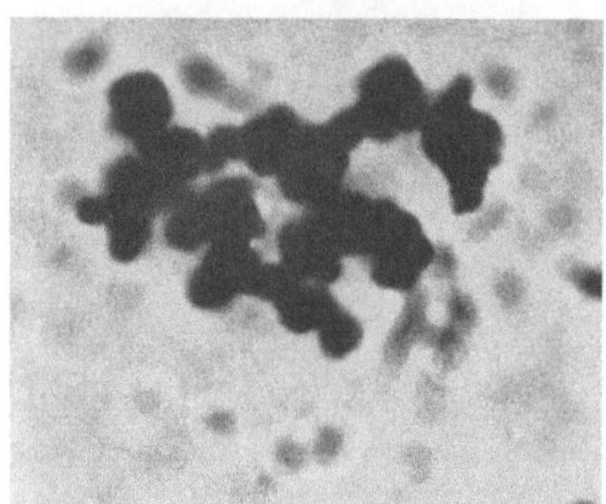

Abb. 17. Fraktion des Hyaloplasmas des Homogenates der Rattenleber enthält Lipoidkörper, welche mit Nilblausulfat sich färben und agglutinieren zu netzartigen Figuren. Die Lipoidkörper werden als Präsubstanzen der Osmiophilen Körper angesehen. Aus L. G. Worley 1951.

B. Die Mikrosomen.

Mikrosomen (Abb. 14—16, 19) kann man vorläufig *definieren* als isolierbare submikroskopische Körperchen von 600—2000 Å [2] (oder 600—1500 Å [3], 50—200 mμ [4]) Durchmesser: sie können also nicht gesehen werden im Lichtmikroskop, teilweise aber im Elektronenmikroskop (Abb. 14, 16, 19, 25, 26, 43; vgl. auch [5]), vielleicht auch im UV-Mikroskop [6]. So lange der Akzent der Definition noch auf der Größe liegt, können die „klassischen Chromidien [7]" noch nicht zu den Mikrosomen gerechnet werden; wird zukünftig die Definition physiologisch gegeben werden, so werden wahrscheinlich die „Chromidien" zu dieser Gruppe gezählt werden.

Mikrosomen quellen auf durch saure Fixierer und werden durch Adsorption von Farbstoffen vergrößert [8]. Sie sind keine zerbrochenen Mitochondrien: ihre Verteilung auf verschiedene Zellschichten nach dem Zentrifugieren intakter Eizellen [9], ihr verschiedener Enzym-, RNS- und Lipoidgehalt sprechen gegen die Identität; auch sind zerbrochene Mitochondrien kleiner. Mikrosomen bilden in gewissen Zellen (z. B. in den serösen Drüsen und in der Leber) etwa 15—20% der Zellmasse [10]; dies weist auch auf ihre physiologische Bedeutung. Es ist sicher, daß die Körper dieser Definition nicht in allen Zellen identisch sind; aber sie haben gewisse gemeinsame Züge [11]. So sollen die Mikrosomen der Leber, nach der einen Meinung [12], identisch sein mit Fibrillen, welche zerfielen (Abb. 16); nach der anderen Meinung aber mit Chromidien [13]: beide enthalten bedeutende Mengen von Ribonucleinsäure. — Durch das Elektronenmikroskop wurde bei der Leberzelle von Xenopus ein dreidimensionales Netzwerk entdeckt, welches besteht aus Fibrillen (Leptonen) [14] und Mikrosomen von etwa 0,1 μ Durchmesser (Abb. 19).

[1] L. G. Worley 1951.   [2] A. Lazarow 1943.   [3] G. H. Hogeboom et al. 1946.
[4] J. R. G. Bradfield 1950, R. Weber 1952.
[5] R. Weber 1952, A. Claude 1948, Fernández-Moran-Luft 1949, F. E. Lehmann 1950, Bairati-Lehmann 1951, Lehmann-Biss 1949.
[6] Ludford-Smiles 1950.   [7] L. Monné 1948.
[8] L. Monné 1948, M. Chèvremont 1950 (mit schönen Abbildungen).   [9] L. Monné 1944, 1945.
[10] A. Claude 1948.   [11] Brachet-Jeener 1943, Schneider-Hogeboom 1951.
[12] W. Bernhard et al. 1952.   [13] S. Brenner 1947.   [14] L. H. Bretschneider 1951.

Mikrosomen enthalten im Trockengewicht 31—43% Totallipoide (schwache Färbung mit Sudan III)[1], davon 31% Phosphatide, 2,6% Nucleinsäuren, etwa 50% Eiweiß[2] und etwas Calcium und Magnesium[3]. Sie besitzen, relativ zu anderen Plasmateilen, keinen überragenden N-Gehalt: nur 15—30% des totalen N der Leberzelle[4], 16% der Nierenzelle[5]; aber sie nehmen N^{15} in Glykokoll sehr schnell und am meisten von allen Zellfraktionen auf (Abb. 20)[6].

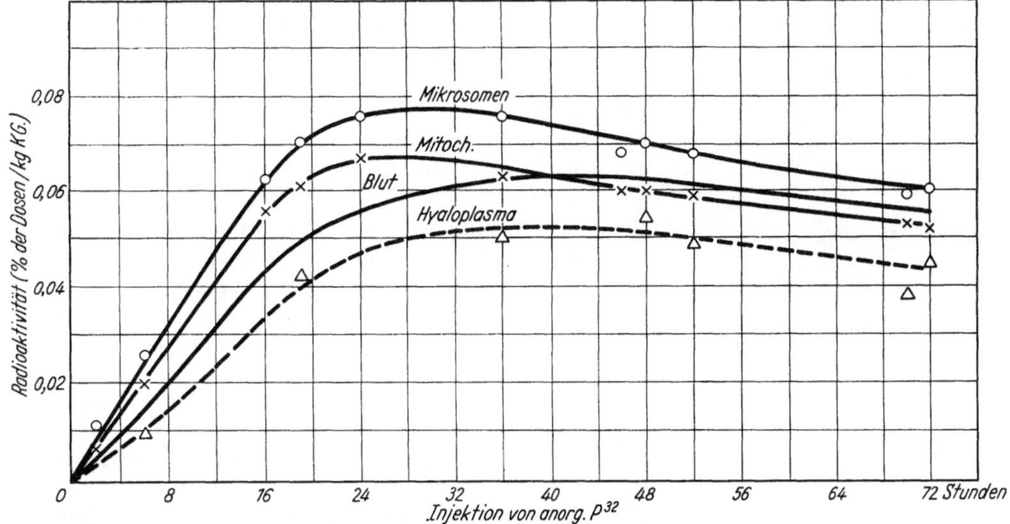

Abb. 18. Radioaktivität des einmalig injizierten anorganischen P³² (Prozent der Dosis P³²/kg Körpergewicht) in den Lebermikrosomen, Mitochondrien, Blutplasma und Leberhyaloplasma des Kaninchens. In der Leberzelle geschieht der Einbau von P³² in den 3 Fraktionen des Zellplasmas unabhängig voneinander. Die Mikrosomen zeigen den intensivsten P-Stoffwechsel. Nach A. G. ADA 1949.

Der *relativ hohe Gehalt an Ribonucleinsäure (RNS)* ist bemerkenswert: etwa 50—60% des Gehaltes in der Leberzelle[7], oder 111 mg/g Protein[8]. Auf diesem Gehalt an RNS beruht die Färbung der „basophilen Substanz" mit basischen Farbstoffen[9]. Ribonuclease zerstört die Mikrosomen und löscht die UV-Absorption bei 2600 Å aus[10]. In verschiedenen Organen des Kaninchens, der Ratte und Maus, aus Hefe und Amphibieneiern wurden Mikrosomen isoliert: Alle enthielten RNS, Protein-SH-Gruppen, Plasmalogen (Vorläufer des Plasmals); aber Glykogen und Thymonucleinsäure (TNS) waren meist abwesend; nur in der Schilddrüse des Schweines sind 0,6% TNS gefunden, neben einem merkwürdig niedrigen Gehalte an RNS (1,7%[11].) In erwachsenen Organen ist die ganze RNS des Zellplasmas oft an die Mikrosomen gebunden; aber nicht in der Hefe

---

[1] J. HOLTFRETER 1946.
[2] A. CLAUDE 1946, G. L. ADA 1949, HUSEBY-BARNUM 1950, BARNUM-HUSEBY 1948, G. L. ADA 1949.
[3] L. MONNÉ 1948.
[4] G. H. HOGEBOOM et al. 1948, W. C. SCHNEIDER 1948, SCHNEIDER-POTTER 1949, SCHNEIDER u. HOGEBOOM 1950, W. C. SCHNEIDER et al. 1950, LE PAGE-SCHNEIDER 1948, S. SEIFTER et al. 1950.
[5] SCHNEIDER-POTTER 1949.   [6] T. HULTIN 1950.
[7] A. CLAUDE 1944, 1946, W. C. SCHNEIDER 1948, S. SEIFTER 1950, W. C. SCHNEIDER et al. 1950, L. MONNÉ 1946.
[8] J. M. PRICE et al. 1950.   [9] J. BRACHET 1940.
[10] CASPERSSON-SANTESSON 1942, GERSH-BODIAN 1943, J. BIESELE 1944, DAVIDSON-WAYMOUTH 1945/46, E. L. OPIE 1946, H. W. DEANE 1946, OPIE-LAVIN 1946, S. BRENNER 1947, C. VENDRELY 1950.
[11] J. RERABELE 1952.

und den Amphibieneiern[1]. Entfernt man die RNS, so färben sich die Mikrosomen nicht mehr mit Eisenhämatoxylin[2] oder mit Toluidinblau. Das Verhältnis RNS:N weist auf einen innigen Zusammenhang[3]. — Der Gehalt an *Phosphorlipoiden* ist 65% des Gesamtgehaltes der Leberzelle[4]. Die Mikrosomen nehmen P^{32} am schnellsten und am meisten auf (Abb. 18)[4]. — In der Leberzelle gelang es, zwei Gruppen von Mikrosomen zu trennen: schwerere, gleichmäßig reich an RNS und Lipoiden; und leichtere, reich an RNS, aber arm an Lipoiden[5]. (In konzentrierter NaCl-Lösung kann man die Partikel aufteilen: die kleineren mit viel RNS und blutkoagulierender Aktivität, aber arm an Enzymen, die größeren umgekehrt[6]; es ist zu vermuten, daß die größeren die Mitochondrien sind.) In der Mausleber wurden sogar fünf Fraktionen isoliert: der Gehalt an RNS war in den kleinsten Mikrosomen am höchsten; umgekehrt der Gehalt an Phosphatiden und Phosphatase[7].

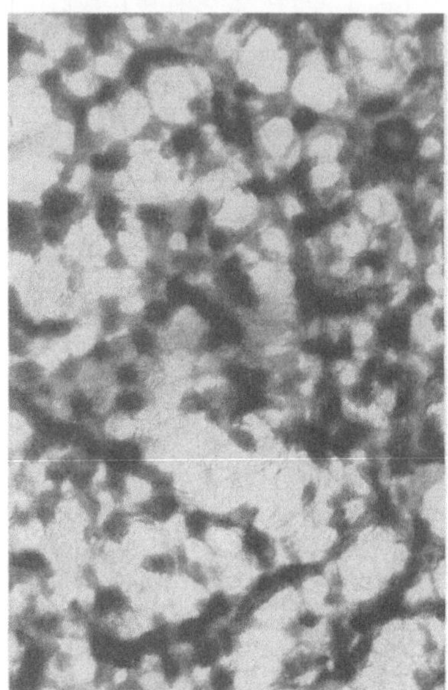

Abb. 19. Leberschnitt von Xenopus, 0,1 μ dick. Fixierung in K-bichromat-Sublimat-Formol-Os_4O_4. Elektronenmikroskop. Plasmanetzwerk mit Fibrillen und runden Mikrosomen von 0,1 μ Durchmesser. Aus R. Weber 1952.

Es sind zwar mehrere *Enzyme* an Mikrosomen gebunden: Ribonuclease, Amylase, Dipeptidase, Trypsin[8], Katalase (7% des Zellgehaltes), Cytochrom c (12%[9]), Co-Enzym A (3%[10]), ATP-ase (3%[11]), Adenylsäurephosphatase (5—10%), alkalische und saure Phosphatase (22%), Lipase (19%[12]), Arginase 27%[13]. Aber nur in einigen Fällen übersteigt der Enzymgehalt den Durchschnitt des Zellplasmas: Esterasen 47—58%[14], Cytochrom-c Reduktase 36—59%[15], Glucose-6-phosphat-Phosphatase 47—85%[16].

Mikrosomen enthalten nur 4—8% des totalen Gehaltes an *Vitamin* B_6[17], aber 24 μg Riboflavin/g frische Leber[18]. Ein blutkoagulierender Faktor wurde an ihnen entdeckt[19]. Insulin und das Melanophorenhormon wurden in den Mikrosomen der Erythrocyten, des Pankreas und der Hypophyse gefunden[1].

Aus diesen Angaben kann man sich ein erstes Bild machen von der *physiologischen Bedeutung der Mikrosomen:* sie spielen wahrscheinlich im Nuclein-Eiweißstoffwechsel eine wichtige Rolle. Die RNS wird vermutlich zuerst im Kern synthetisiert, geht dann zum Zellplasma über und wird schließlich vor allem den Mikrosomen eingebaut (s. Kap. Nucleinsäure[20]). Die schnelle Aufnahme von

[1] Brachet-Jeener 1943.   [2] C. Vendrely 1950.
[3] Schneider-Potter 1949, A. Claude 1944, 1946, W. C. Schneider 1948, S. Seifter 1950, W. C. Schneider et al. 1950, L. Monné 1946, J. M. Price et al. 1950.
[4] G. L. Ada 1949.   [5] Barnum-Huseby 1948.   [6] R. Jeener 1948.
[7] H. Chantrenne 1947.   [8] Brachet-Jeener 1943.   [9] W. C. Schneider et al. 1949,
[10] Vgl. Tabelle K. Lang 1952.   [11] Steinbach-Moog 1945, W. C. Schneider 1946.
[12] Steinbach-Moog 1945.   [13] Ludewig-Chanutin 1950, Heller-Bargoni 1950.
[14] Ludewig-Chanutin 1950, Heller-Bargoni 1950, A. Omachi et al. 1948, J. H. Copenhaver et al. 1950.
[15] Hogeboom et al. 1948, Hogeboom-Schneider 1950, G. H. Hogeboom 1949.
[16] A. G. Hers et al. 1951.   [17] J. M. Price et. al. 1949.   [18] J. M. Price et al. 1950.
[19] E. Chargaff 1945, A. Claude 1946.
[20] Jesner-Szafraz 1949, 1950, Barnum-Huseby 1950. Ausführlich T. O. Caspersson 1950, S. 101.

N^{15} (Abb. 20) und der hohe Gehalt an RNS sprechen für die Möglichkeit einer Eiweißsynthese und -abgabe[1]: vielleicht für die Synthese von Polypeptidketten zu Eiweißen besonderer Konfiguration, vielleicht für den Einbau von Aminosäuren in Polypeptidketten[2]. Besonders wachsende und eiweißproduzierende Zellen (wie seröse Drüsenzellen, embryonale[3] und Tumorzellen) besitzen viel basophile Substanz: d. h. RNS-haltige Zellteile, die wahrscheinlich den Mikrosomen zugeordnet werden können[4]. Wenn man einer Amöbe C^{14}-haltiges Futter gibt, so wird es in 60 Std in den Vacuolen verdaut; dann aber findet sich C^{14} nicht mehr in den Vacuolen und nicht an den Mitochondrien oder Kristallen, sondern ist gleichmäßig im Zellplasma verteilt, d. h. an das Hyaloplasma oder an die Mikrosomen gebunden[5]. — Man hat auch vermutet, daß Mikrosomen Faktoren der außer-karyotischen Vererbung seien[6]. — Die Granula, welche bei $18\,000 \times g$ isoliert werden und deren Injektion in Froscheier eine künstliche Entwicklung hervorruft, scheinen keine Mikrosomen nach obiger Definition zu sein, denn sie sind im Dunkelfeld sichtbar[7]. Aber der Befund, daß Granula solch eine Wirkung erzielen, ist von methodischer Bedeutung für eine Vorstellung der physiologischen Leistung von Mikrosomen im allgemeinen: Wenn nämlich Mikrosomen in die Entwicklungsstadien von 4—16 Zellen des Frosches injiziert wurden, so erhöhen sie den RNS-Gehalt in den nächstliegenden Zellen[8]. Erhitzt man Froschgastrulae 1 Std auf 37° C, so sinkt der O_2-Verbrauch um 40%, und die Mikrosomen der Zellen verlieren einen großen Teil ihres Gehaltes an RNS[9]. — Durch Hunger werden die Mikrosomen reduziert[10]. — Ob die Mikrosomen die Fähigkeit besitzen, sich als selbständige Zellteile selber zu vermehren[11], das ist wahrscheinlich, aber noch nicht bewiesen.

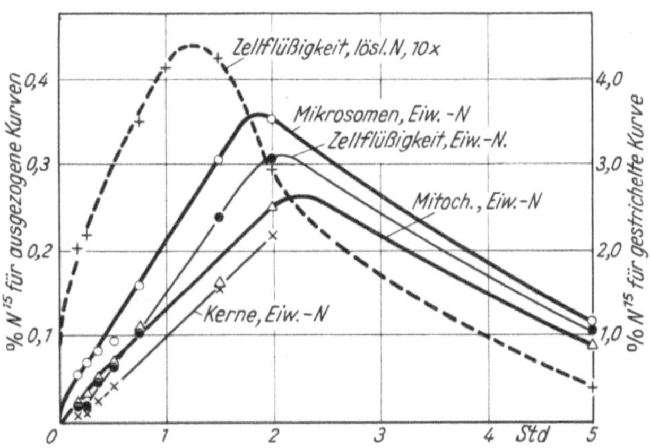

Abb. 20. Aufnahme von Glykokoll mit N^{15} in verschiedenen Fraktionen der Leber von Küken nach intravenöser Injektion. Nach T. HULTIN 1950.

Über die Abhängigkeit der Mikrosomen von den Mitochondrien hat J. BRACHET[12] eine geistreiche Hypothese aufgestellt: Der Kern kontrolliert die Schaltung zwischen Oxydationen und Phosphorylierungen im Zellplasma (denn entkernte Zellen verhalten sich ebenso wie intakte, welche Giften ausgesetzt waren, die jene Schaltung unterbrechen). Diese Kontrolle des Kernes verläuft so: Unter Einfluß des benachbarten Chromatins entwickeln sich die Nucleolen und synthetisieren jene diffusiblen Co-Enzyme zur Schaltung der Oxydationen und Phosphorylierungen, welche an die Mitochondrien abgegeben werden und hier wirken. Wenn diese Schaltung und damit die Synthese der energiereichen Verbindungen fehlt, dann ist auch die Selbstvermehrung der Mikrosomen gestoppt, wodurch sie allmählich verschwinden. Die Mitochondrien dagegen (als Hauptträger der biologischen Oxydationen) verlieren in entkernten Zellen ihre Aktivität erst bedeutend später.

---

[1] J. R. G. BRADFIELD 1950.   [2] SPIEGELMAN-KAMEN 1946.   [3] MOOG-STEINBACH 1946.
[4] A. CLAUDE 1943, J. M. PRICE et al. 1949.   [5] N. ANDRESEN et al. 1950.
[6] L. L. MILLER 1948, A. CLAUDE 1948, J. BRACHET 1951.
[7] J. R. SHAVER 1949.   [8] BRACHET-SHAVER 1949.   [9] J. BRACHET 1949.
[10] H. W. KOSTERLITZ 1946.   [11] M. R. DRENNAN 1944, F. E. LEHMANN 1950.
[12] J. BRACHET 1950.

C. Die Dynamik der Mitochondrien.

1. Allgemeines.

Die Mitochondrien (Chondriosomen, Plastosomen[1]) stehen im Zentrum wichtiger Stoffwechselvorgänge: Im Dienste der Zellatmung, als Energiespender, des

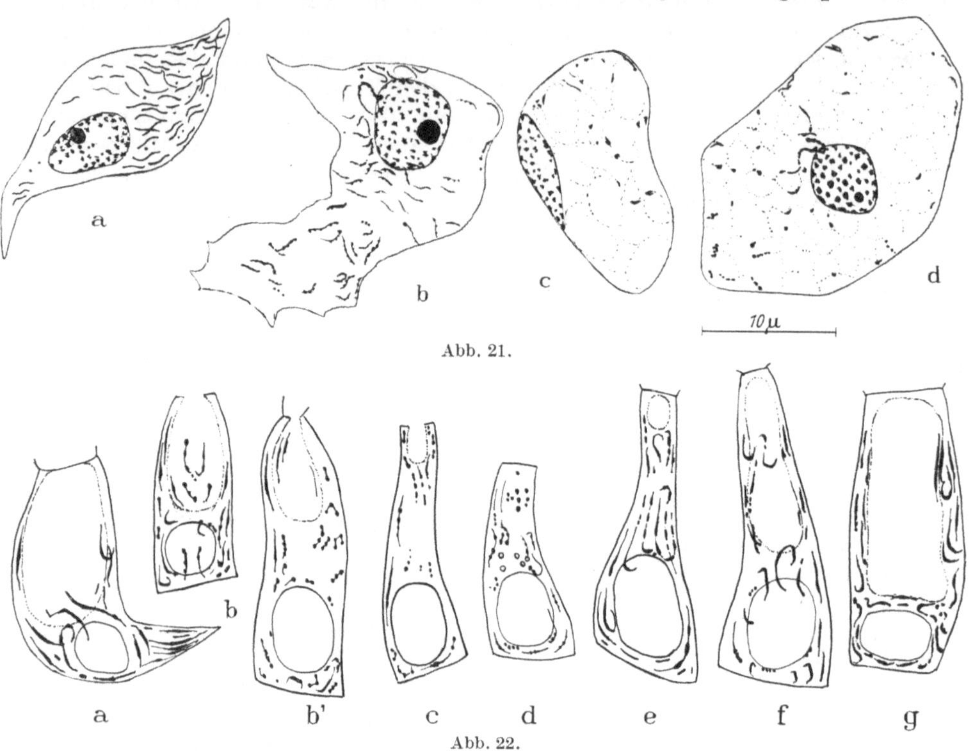

Abb. 21 und 22. Formwechsel der Mitochondrien im Laufe eines Sekretionscyclus:
Abb. 21. Eine seröse Drüsenzelle in der Speicheldrüse der Schnecke Limnaea. Nach Gabe-Prenant 1948.
Abb. 22. Eine Schleimzelle des Dickdarmepithels der weißen Maus. Nach P. Huber 1945.

Citronensäurecyclus, zusammen mit dem Stoffwechsel der Kohlenhydrate, Eiweiße, Fette, Lipoide. Deswegen kommen sie in allen tierischen Zellen mit eigenem Stoffwechsel vor: auch in den Erythroblasten der Säugetiere[2], in den Erythrocyten der Fische[3], in „primitiven Erythrocyten" des Menschen[4], ebenso in

---

[1] *Namen:* Französische Forscher pflegen im allgemeinen von Chondriosomen zu sprechen, bei rundlichen Formen von Mitochondrien, bei fadenförmigen von Chondrioconten. — E. H. Newcomer, 1946, schlägt vernünftig vor, im allgemeinen Mitochondrien zu sagen, bei Fadenform Mitosom, bei Granula Chondriosom. — *Allgemeine Darstellungen* 1939 bis 1953: G. H. Bourne 1950, |A. Claude 1948, 1949, 1950, A. H. Fischer 1946, R. J. Gautheret 1949, A. Guillermond 1934, 1941, R. A. R. Gresson 1949, G. C. Hirsch 1939, A. C. Hollande 1943, 1946, 1947, H. M. Kalckar 1952, K. Lang 1952, G. Levi 1946, E. H. Newcomer 1940, 1951, de Robertis-Nowinski-Saez 1949, Schneider-Hogeboom 1951, S. Takagi 1939, L. Vallmitjana 1948, G. Wallbach 1931, R. Weber 1952, H. U. Zollinger 1950. In der führenden deutschen „Allgemeinen Biologie" von M. Hartmann werden im Jahre 1953 die Mitochondrien in 51 Zeilen behandelt mit der Schlußfolgerung, daß es sich um „keine konstanten Zellbestandteile" handele.
[2] O. P. Jones 1948.   [3] Arvy-Gabe 1948.
[4] P. H. Ralph 1947, O. P. Jones 1947, Jones-Smith 1950.

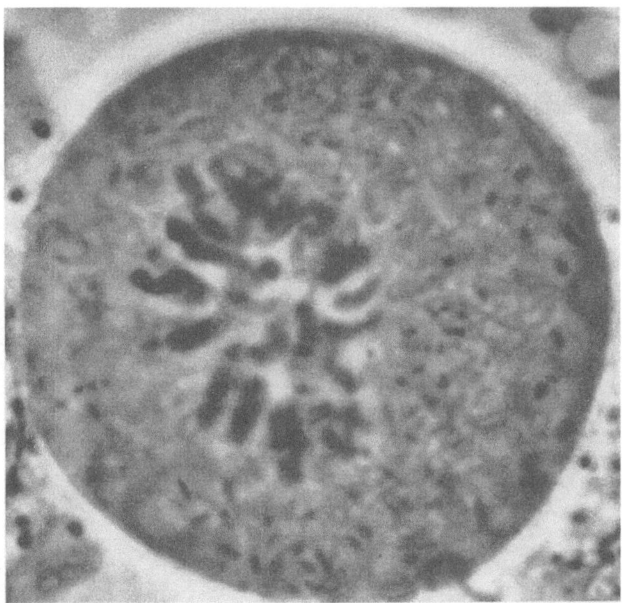

Abb. 23 a.

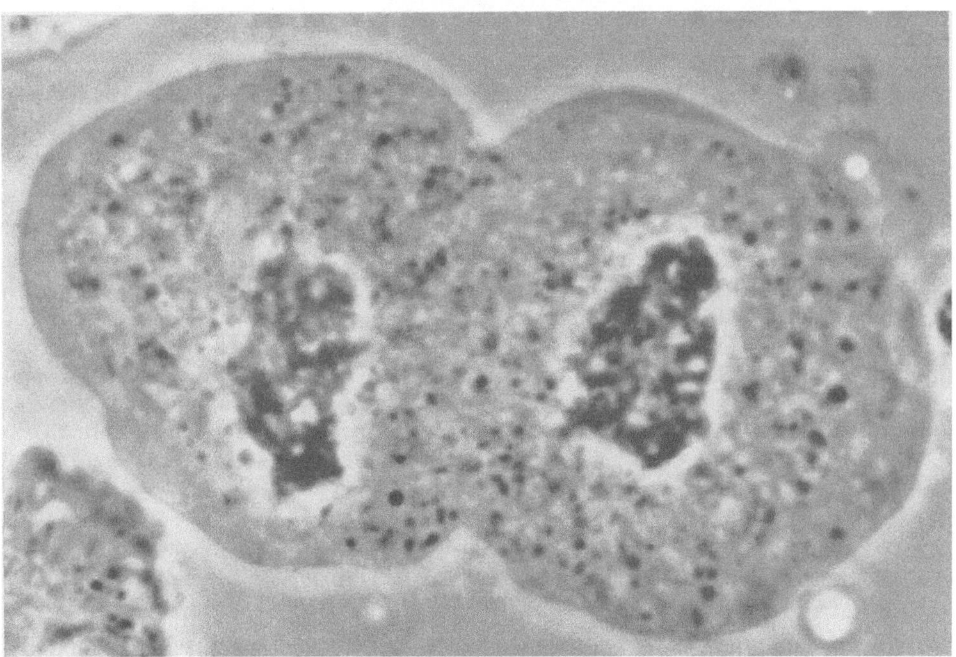

Abb. 23 b. Legende unter Abb. 24.

allen Pflanzenzellen mit eigenem Stoffwechsel[1]. — Sie sind seit langer Zeit
bekannt durch ihre elektive Färbbarkeit mit Janusgrün, welchen Farbstoff sie

---

[1] Der Botaniker ZIRKLE, 1929, definierte Mitochondrien als Zelleinschlüsse erhalten bei
p_H 4,8—5,2, zerstört bei mehr sauren Fixierern. — Über das Verhältnis zu den Plastiden
usw. s. den letzten Abschnitt.

enzymatisch umsetzen in rotes Diäthyl-Safranin. — In tierischen Zellen sind sie oft etwa 0,5 μ dick, bis etwa 4 μ lang, manchmal spiralig (Abb. 27)[1], manchmal rundlich von etwa 0,3—1,5 μ Durchmesser (Abb. 2, 16, 21—23, 25, 26); doch sind im Elektronenmikroskop Mitochondrien von 0,1 μ Durchmesser beschrieben worden[2] („Ultramitochondrien" von der Größenordnung der Mikrosomen), wobei es allerdings noch nicht bewiesen ist, ob diese Körper den Mitochondrien zugerechnet werden können. — In der Leberzelle der Säugetiere bilden sie etwa 15—20% der Zellmasse[3] (Abb. 15, 16). Sie sind positiv doppelbrechend in der Länge[4]. Die Mitochondrien des Ratteneies sind anfänglich isotrop, werden

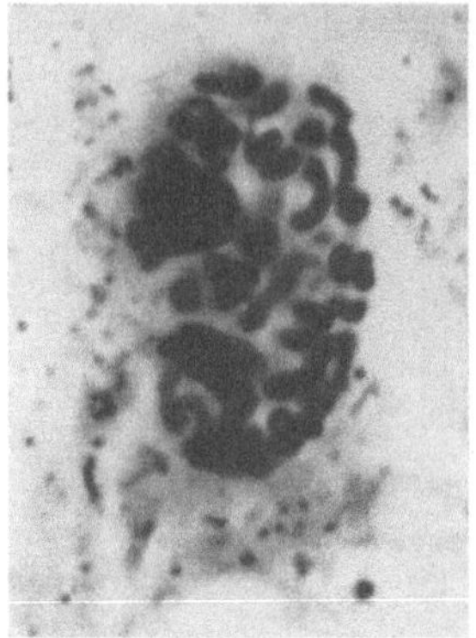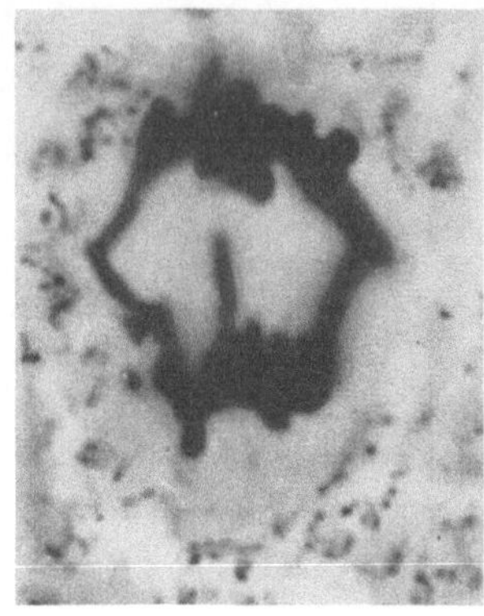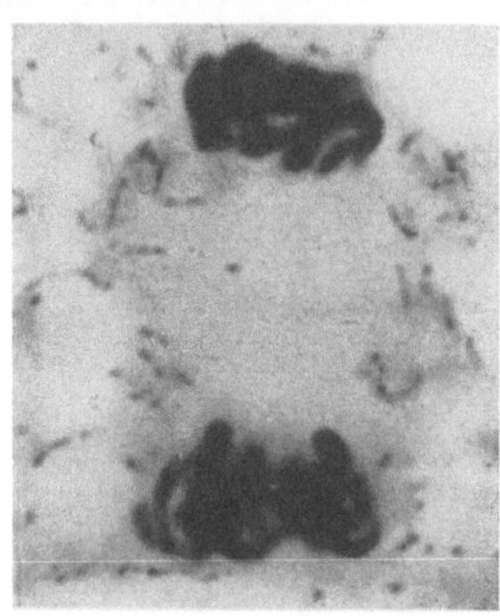

Abb. 24.

Abb. 23 und 24. Mitochondrien während der Mitose: Abb. 23 a: Zellen des schnell wachsenden Maussarkoms Rb; Phasenkontrastmikroskopie. Vergr. 2500mal. Oben: Metaphase mit fast gleichmäßiger Verteilung der Kurzstäbe bis Kugeln der Mitochondrien. — Unten: Beginn der Zellteilung mit gleichmäßiger Verteilung der ausschließlich runden Mitochondrien. Aus Ludford-Smiles 1950.
Abb. 24. Wurzelspitzenzelle von Narcissus, fixiert in 0,5% Chinon in 0,4%igem NaCl, dann Zirkles-Fixierung. Prophase, späte Anaphase und Telophase der Chromosomen; Formveränderung und Verteilung der Mitochondrien. Vergr. etwa 1400 mal.
Nach freundlich überlassenen Original-Photos von Prof. E. H. Newcomer, Connecticut.

aber nach der dritten Teilung anisotrop[5]. — Mitochondrien besitzen (im Gegensatz zu den Mikrosomen) sicherlich eine Membran[6], welche drahtförmige Substanzen in den Mitochondrien umhüllt und eine besondere Permeabilität besitzt (Abb. 2, 28—32). Es ist auf Grund von Untersuchungen mit radioaktivem Na und K die fragliche Hypothese geäußert worden, die Mitochondrien wären „Makromoleküle" mit gefalteter Gitterstruktur und den Eigenschaften eines fibrösen Gels[7]. — Viele Mitochondrien besitzen das Vermögen sich zu bewegen: passiv durch Plasmaströmungen, vor allem aber aktiv durch Schlängelung (Abb. 33)[8]. Dabei ordnen sie sich vielfach von einer ursprünglich gleichmäßigen Verteilung in einer Zelle zu einem besonderen Mitochondrienfelde (Abb. 44).

---

[1] M. Favre 1950: in den Epidermiszellen des Menschen.
[2] A. J. Dalton et al. 1949, Oberling et al. 1950, 1951.   [3] K. Lang 1952.
[4] L. Monné 1942: in den Spermiocyten von Helix und Lithobius.   [5] A. M. Dalcq 1951.
[6] G. C. Hirsch 1932. Guilliermond-Obaton 1937. H. Chantrenne 1947. A. Claude 1948, 1949. E. L. Opie 1948. G. H. Hogeboom et al. 1948. H. U. Zollinger 1948, 1950. A. J. Dalton et al. 1949. R. J. Gautheret 1949. Hogeboom-Schneider 1950. K. Mühlethaler et al. 1950. Landschütz-Kausche 1951. Glimstedt-Lagerstedt 1953. — Vielleicht bilden Cephaline und Proteine eine ähnliche Membranaußenschicht wie in Abb. 2 dargestellt.
[7] J. W. Harman 1950.
[8] G. C. Hirsch 1931, 1932, A. Fischer 1946, E. G. Christiansen 1949. Über die Lage berichtet A. W. Pollister 1941. Eindrucksvoll waren Cantis und Frederics Filmaufnahmen dieser Bewegungen: J. Frederic 1950, 1951, Frederic-Chèvremont 1952, J. Frederic 1952.

Während der Mitose werden die Mitochondrien meist gleichmäßig verteilt[1] (Abb. 23—24) und ihre Zahl wird erhöht; doch scheint beides nicht immer der Fall zu sein[1,2]. Die besten Beobachtungen wurden an Filmaufnahmen gemacht[1]:

Die Veränderungen an den Mitochondrien scheinen in der Nähe des Kernes zu beginnen und sich langsam auszubreiten. Sie bestehen in folgenden Erscheinungen: Die Eigenbewegungen der Mitochondrien werden langsamer. Die meisten Mitochondrien werden kleiner; sie legen sich vielfach rosenkranzförmig aneinander, oder zerfallen in Körnchen, oder werden weicher im Umriß, und können sogar gänzlich verschwinden. Dann werden die Mitochondrien passiv verteilt, außerhalb der Chromosomen durch Bewegungen („Kneifen") des Plasmas. In den Tochterzellen ist die Anzahl der Mitochondrien annähernd gleich. Eine wirkliche Teilung (Durchschnürung) der Mitochondrien wurde nicht beobachtet, nur ausnahmsweise wurde ein Mitochondrium in zwei Teile geteilt, wenn es an die Spindel geheftet war oder durch die Bewegungen des Plasmas ergriffen wurde. Die Restitution der Mitochondrien nach der Mitose geschieht rasch: sie werden dicker und strecken sich, teilweise verschmelzen sie zu Filamenten. Sobald sich die Kernmembran wiederbildet, haben die Mitochondrien ihr normales Aussehen wiederbekommen in beiden Tochterzellen. Ihre Zahl ist dann dieselbe wie in der Mutterzelle[1].

Spontane Nebennierentumoren-Zellen zeigen während der Mitose keine Änderungen in der Zahl der Mitochondrien, wohl in der Färbungsreaktion: in der Metaphase werden die Mitochondrien kleiner und heller gefärbt. In den anderen Neoplasmen aber nimmt die Zahl der Mitochondrien während der Prophase bedeutend ab. Während der Metaphase ist die normale Zahl von Mitochondrien wieder gebildet, deren Durchmesser aber unter normal ist[2].

Ein sehr deutlicher Formwechsel der Mitochondrien zeigt sich während der Mitose in Mesenchymzellen von Hühnerembryonen: Die langen, fadenförmigen Mitochondrien der Interphase zerfallen anfangs in je 3—4 rundliche Körper von $0,5\,\mu$ Durchmesser. In der Metaphase werden die Mitochondrien wieder länglich bis hantelförmig, dann werden diese „Hanteln" durchgeschnürt, so daß zwei rundliche Mitochondrien nebeneinander liegen. In der Anaphase sammeln sie sich in dem Raum zwischen den Tochterplatten. Dabei trennen sich die Paare; doch findet man gelegentlich auch während der Anaphase und nach der Durchschnürung der Zelle in den Tochterzellen einzelne Mitochondrien-Paare. Es scheinen die Mitochondrien zahlenmäßig nicht gleichmäßig verteilt zu werden! Beim Übergang zur Interphase vereinigen sich die kleinen Mitochondrien wieder zu langen Fäden[3].

2. Physiologie der Zahl und Form.

Der Bau der Mitochondrien[4] wird vorstehend durch K. ZEIGER beschrieben; hier folgen nur einige physiologische Aussagen[5].

Untersucht man isolierte Mitochondrien der normalen Rattenleber nach Fixierung in 1% OsO_4 oder Formalin in 0,88 M Rohrzucker mit Acetat-Veronal im Elektronenmikroskop teils direkt, teils nach Beschattung mit Palladium, so ergibt sich Abb. 30. Die Länge der Mitochondrien variiert von $1—2\,\mu$; Dicke $0,3\,\mu$. Das *Innere der Mitochondrien* zeigt in den Präparaten vielfach kurze Fragmente; dies sind Teile eines Kabels, welches aus etwa *10 Strängen* besteht, von denen jeder 80—100 mμ Durchmesser hat und in Scheiben von 80—100 mμ eingeteilt ist. Alle diese Stränge sind von einer gemeinsamen

---

[1] CHÈVREMONT-FREDERIC 1952.　　[2] A. J. DALTON 1951, P. DUSTIN 1949.
[3] DANNEEL-GÜTTES 1951.
[4] Besondere *Färbungen:* E. H. NEWCOMER 1940, L. MONNÈ 1942, J. COUJARD 1942, D. S. DRY 1944, GUILLIERMOND-GAUTHERET 1946, P. JOYET-LAVERGNE 1946, M. POLAK 1947, M. GABE 1947, A. J. CAIN 1948, S. B. BRENNER 1949, BORCHERT-HELMCKE 1950, J. W. HARMAN 1950.
[5] Beachtenswert sind die kritischen Erwägungen über die Isolationstechnik durch J. F. DANIELLI 1946.

Mitochondrien-Membran umgeben. Es gelang in unbeschatteten Präparaten diese Membranen erstmalig zu isolieren (Abb. 30): Sie sind sehr dünn, im isolierten Zustand meist gefaltet und zeigen oft eine netzartige Struktur[1].

Die Mitochondrien der Spermiocyten der Ratte wurden ebenfalls elektronenmikroskopisch untersucht, aber in den Zellen auf Schnitten. Dabei ergaben sich zwei Formen von Mitochondrien, die auf S. 126 beschrieben sind. Die der Publikation beigefügten Photos zeigen nun, daß beide Typen von Mitochondrien eine Membran besitzen; aber die runden der Spermatiden ohne erkennbare Bänder, die länglichen und runden Mitochondrien der Spermatogonien mit einer gebänderten Struktur (Abb. 32a): bei einem Mitochondrium von etwa 1,5 μ Länge und 0,5 μ Breite waren 15—20 Bänder zu erkennen[2].

Das *Trockengewicht der Mitochondrien* schwankt in der Rattenleber zwischen 9—44 mg/g frische Lebersubstanz[3]. Die *Zahl der Mitochondrien* wurde in anfänglich nur einem einzigen Funktionszustande der Säugetiere festgestellt als $5,1 \times 10^{10}$/g frische Leber[4]; Tabelle 3 zeigt jedoch neuere Ergebnisse. Aber die Zahl und Form der Mitochondrien *wechselt* auch in derselben Zelle (Abb. 21, 22, 24) je nach dem Funktionszustande[5]. Hunger, Kälte und Alter setzen im allgemeinen die Zahl der stäbchenförmigen Mitochondrien herab und erhöhen die Zahl der runden bis ovalen[6]; die Oberflächenvergrößerung ist wohl ein Zeichen erhöhten Stoffwechsels? Hitze (37—42° C) verursacht eine Blähung, Fragmentierung und Auflösung der Mitochondrien[6]. Tryptophanmangel in der Nahrung[7] und Inaktivität der Zelle[8] erzeugen eine Abnahme der Zahl der Mitochondrien. — Im Laufe des Funktionscyclus einer Zelle ist in vielen Fällen eine Veränderung der Zahl, der Lage oder der Form beobachtet worden, wofür einige Beispiele gegeben seien:

Tabelle 3. *Anzahl der Mitochondrien der einzelnen Rattenleberzelle.*
(Aus C. Allard et al. 1952.)

	Anzahl der Mitoch. im g Frischleber	Anzahl der Zellen im g Frischleber	Anzahl der Mitoch. je Zelle
Normal[9]	33,0mal 10^{10}	133mal 10^6	2480
Totalleber mit Tumor	41,9mal 10^{10}	92mal 10^6	4550
Reiner Tumor	39,4mal 10^{10}	554mal 10^6	711
Regenerierende Leber nach 2 Tagen . .	25,7mal 10^{10}	123mal 10^6	2089
Nach Fütterung mit gekochtem Reis			
90 Tage	26,7mal 10^{10}	137mal 10^6	1940
Nach 6 Tagen Hunger	34,4mal 10^{10}		

Ein Lebertumor der Ratte nach Fütterung mit 4-Dimethyl-Aminoazobenzen (= DAB) enthielt je Zelle 1391 Mitochondrien. Eine Gruppe Ratten wurde gefüttert mit basaler eiweißarmer Nahrung ohne Zugabe; 5 Gruppen erhielten dieselbe Grundnahrung aber als Zugaben 0,06% Carcinogene: DAB oder 4-Fluor-4-DAB, 2-Acetylamino-Fluor, 2-Methyl-4-DAB, oder 0,06% DAB gemischt mit 0,06% des letzten Stoffes, oder 0,06% DAB gemischt mit einer vollständigen Diät von Purina Fox Chow. Die Tiere wurden nach 15, 30, 45, 60

---

[1] Glimstedt-Lagerstedt 1953.   [2] M. L. Watson 1953.
[3] Swanson-Artom 1950.   [4] H. v. Euler 1949.
[5] C. Marchesi 1943, Hollande-Hollande 1943, G. Guzman 1946, M. Tudita 1947, A. Fischer 1948, A. Corti 1949, E. H. Newcomer 1951.
[6] R. C. MacCardle 1937, McCurdy-Derrickson 1939, 1940, M. Bessis 1949, H. S. Roberts 1950.
[7] Spector-Adamstone 1950.
[8] R. M. Miay 1946, F. Meersseman 1939, L. C. Junqueira 1951, S. Oinuma 1939.
[9] E. Shelton et al. 1953 geben eine Durchschnittszahl der Mitochondrien in der normalen Leberzelle der *weißen Maus* von $8,7 \times 10^{10}$.

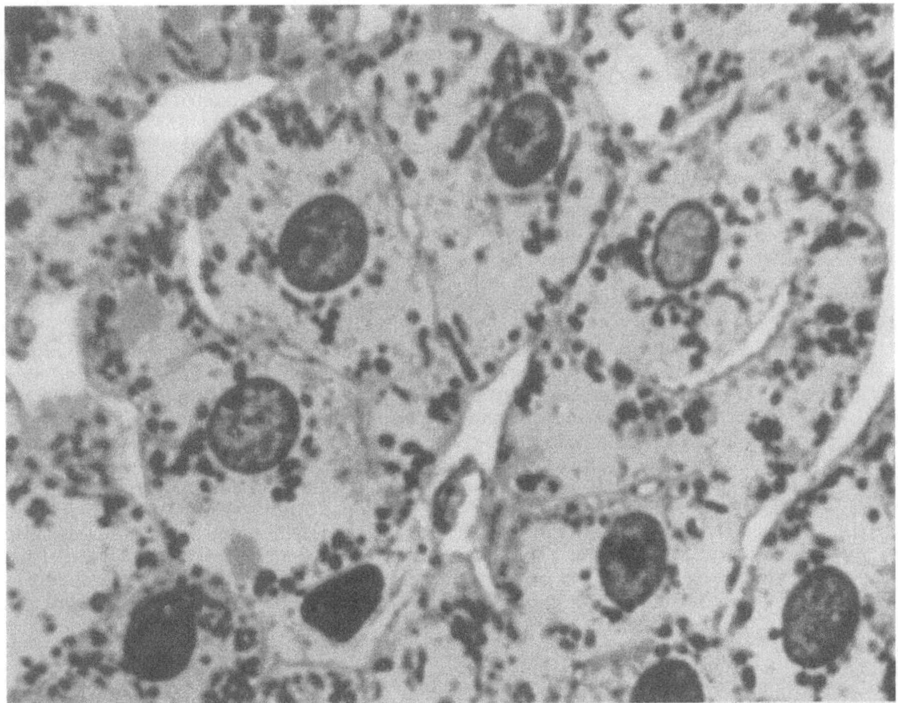

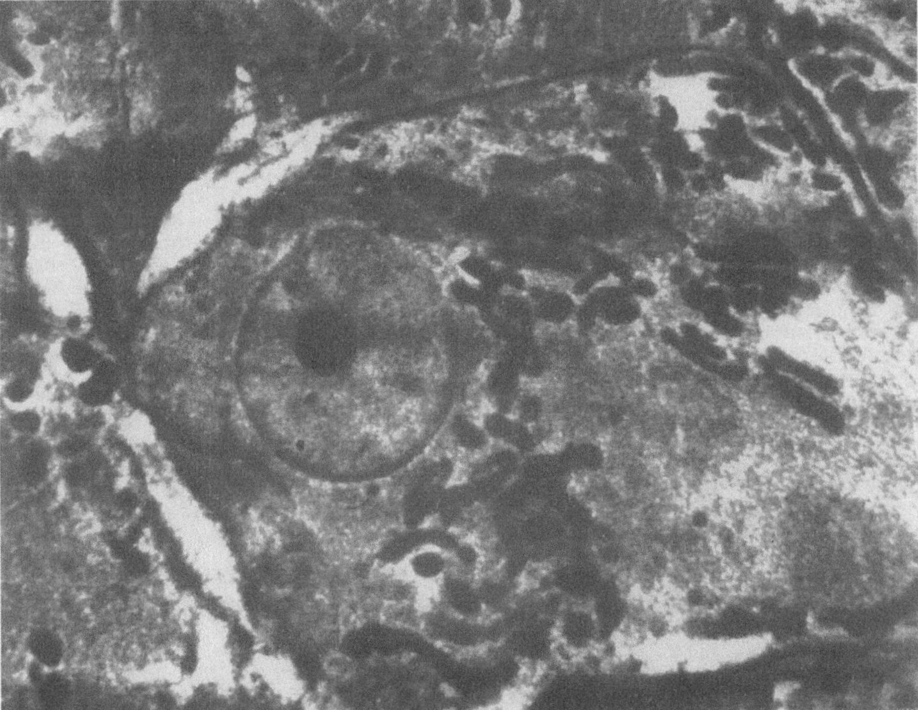

Abb. 25. Schnitte durch Leber des Meerschweinchens nach Fixierung in Osmiumsäure und Einbettung in Campher-Naphthalin. — Oben: Lichtmikroskop Schnitt 1 μ dick, gefärbt mit Eisenhämatoxylin nach REGAUD. Mikrophoto 1000mal, vergr. auf 2000mal. — Unten: Elektronenmikroskop, Schnitt 0,5 μ dick, ungefärbt. Photo: 1650mal, vergr. auf 5000mal. Die Mikrosomen des Plasmas sind nur im Elektronenmikroskop sichtbar, etwa 0,1 μ im Durchmesser. Nach A. CLAUDE 1948.

und 90 Tagen getötet. Isolation und Zählung der Lebermitochondrien, wie 1952 angegeben, in 3 Zentrifugalfraktionen. — Ergebnisse: Histologisch zeigten die Lebern nach 90 Tagen der Grundnahrung Hepatitis; bei Zusatz von DAB aber waren sie cirrhotisch; nach 4-Fluor-4-DAB schon nach 45 Tagen. Die ersten 3 Carcinogene erzeugten eine Erniedrigung der Zahl der Mitochondrien gegenüber den Kontrollen (2496/Zelle bei 0 Tagen bis 3277 bei 90 Tagen) auf etwa die Hälfte, und zwar in abfallender Reihe nach der Zeit der Verabreichung. Aber 2-Methyl-4-DAB (welches nicht carcinogen ist) erhöhte sogar die Mitochondrienzahl bis 4115. DAB senkte die Mitochondrienzahl nicht, wenn es einer ganz normalen Nahrung zugesetzt wurde (2489). Das erstgenannte Gemisch senkte jedoch die Zahl ebenfalls. Schlußfolgerung: Besonders DAB blockiert die Bildung der Mitochondrien, aber nur im Zusammenhang mit genannter Grundnahrung. — Es sank die Anzahl der Leberzellen nach der Grundnahrung und nach sämtlichen Zugaben, mit Ausnahme von DAB.[1]

In der *Leber* des Meerschweinchens sollen die Mitochondrien 1—7 Std nach der Mahlzeit vorwiegend fadenförmig sein, nach 14 Std granulär[2]. — In der Mausleber findet bekanntlich ein täglicher Rhythmus statt. Es wechselt auch die Zahl und Form der Mitochondrien rhythmisch: in der peripheren Zone eines Lobulus sind sie täglich um 9 Uhr lang und stabförmig, um 15 Uhr rundlich; in der mittleren und zentralen Zone findet jedoch kein Wechsel statt. Aber ein unmittelbarer Zusammenhang zwischen dem Tagesrhythmus der Leber und dem obigen Mitochondrienwechsel konnte noch nicht gefunden werden[3]. — Dagegen wurde in der Salamanderleber eine Parallelität entdeckt zwischen der Abnahme von Fett + Glykogen und der Zunahme der granulären Mitochondrien[4]; eine Beteiligung der Mitochondrien an der Fettspeicherung der Kröten- und Fundusleber wurde wenigstens wahrscheinlich gemacht[5], wird aber bei der Maus verneint, obwohl die Mitochondrien rund und bläschenförmig werden, wenn Fett in der peripheren Zone des Lobulus deponiert wird[6]. — Die Normalratte besitzt durchweg Leberzellen mit kugelförmigen bis etwas länglichen Mitochondrien (Abb. 16); 1 Std nach Alkoholvergiftung liegen die Mitochondrien in Reihen und sind teilweise stäbchenförmig geworden; $2^1/_2$ Std nach der Vergiftung sind die meisten Mitochondrien stäbchenförmig geworden, wobei noch zwei Typen unterschieden werden. 12 Std nach Vergiftung sind die meisten Mitochondrien wieder kugelförmig. Wenn die Ratten acht Tage täglich eine nicht angegebene Menge von 5%igem Äthylalkohol per os erhalten, so zeigen die Leberzellen zwar runde Mitochondrien, welche jedoch kleiner sind; daneben kommt auch noch ein zweiter Typus mit stäbchenförmigen Mitochondrien vor[7]. — Bei normalen weißen Ratten[8] zeigen die Zellen zur Zeit der Fütterung im Zentrum jedes Leberläppchens drahtförmige Mitochondrien; an der Peripherie des Leberläppchens dagegen sind die Mitochondrien von mehr runder Form. 2—8 Std nach Fütterung werden immer mehr Mitochondrien drahtförmig, während stets mehr Glykogen im Zellplasma aufgehäuft wird. 8 Std nach der Fütterung ist das Maximum an Glykogen erreicht; 12—14 Std nach Fütterung nimmt die Zahl der drahtförmigen Mitochondrien wieder ab; doch erst 30 Std nach der Fütterung sind die Mitochondrien von rundlicher Form. Die Mitochondrien an der Peripherie werden zuletzt drahtförmig und kehren zuerst wieder zur runden Form zurück. Nach Fütterung mit Glucose und mit Fett werden die Mitochondrien ebenfalls drahtförmig; nach Fütterung mit Eiweiß jedoch nicht. Nach der Exstirpation des Pankreas agglutinieren die Mitochondrien. Nach der Exstirpation der Schilddrüse war der größte Teil der Mitochondrien rundlich; ebenso nach Exstirpation der Hypophyse. — Es ist also möglich, daß eine Beziehung besteht zwischen der Drahtform der Mitochondrien und einem hohen Glykogengehalt. Doch werden die Mitochondrien auch nach der Fettfütterung drahtförmig. Das Fehlen der Drahtform nach Eiweißfütterung kann nicht der geringen Menge des Glykogens zugeschrieben werden, da diese Mitochondrienform auch nach Fettfütterung zu beobachten ist. Es muß bemerkt werden, daß die Leberzelle so verschiedene Funktionen besitzt, daß man es immer mit einer Vielheit verschiedener Faktoren zu tun hat, welche Einfluß ausüben könnten auf die Form der Mitochondrien. Dieser Einwand gilt besonders, wenn so starke eingreifende Veränderungen bei dem Organismus geschehen, wie die Exstirpation des Pankreas, der Schilddrüse und der Hypophyse.

Im Hühnerdarm sind während der ersten Entwicklungstage die Mitochondrien gleichmäßig in den Epithelzellen des Darmes verteilt; später aber, bei Beginn der Darmtätigkeit sind sie apikal gehäuft[9].

Wie im Elektronenmikroskop beobachtet wurde, sind die Mitochondrien in den *Spermiocyten* der Ratte cyclisch von verschiedenen Formen: große runde Mitochondrien von 0,7 bis

---

[1] C. Allard et al. 1952.

[2] C. Marchesi 1943; s. auch die Beobachtungen von J. Frederic 1950 über den Formwechsel in der Gewebekultur und in Abb. 33.

[3] H. W. Deane 1944.   [4] McCurdy-Derrickson 1939.

[5] de Robertis-Magdalena 1935, McCurdy-Derrickson 1940.   [6] H. W. Deane 1942.

[7] W. P. Petravicz 1938.   [8] H. W. Steffens 1941.   [9] Argeseanu-May 1938.

0,8 μ Durchmesser im Typus A der Spermatogonien — kleinere längliche Mitochondrien von 0,3 μ Breite und etwa 1 μ Länge im Typus B. Die Mitochondrien der Spermatiden sind dagegen rund mit 0,4—0,45 μ Durchmesser[1].

In den ersten Stunden nach Explantation von *Bindegewebszellen und Muskeln* von Hühnerembryonen sind die Mitochondrien kugelförmig; dann werden sie fadenförmig und wechseln im Abstand von je 30—60 sec die Form: Zweigbildung, Bewegung im Mitochondrienfelde (Abb. 33). Ihr Wachstum und ihre Verkürzung erfolgt in der Länge; aber auch Anschwellungen treten auf, bis zur Rosenkranzform. Die Bewegung ist keineswegs nur passiv durch Plasmaströmungen, sondern aktiv: starke Veränderungen der Oberflächenspannung und sehr schnelle Umsetzungen der submikroskopischen Struktur sind wohl Faktoren der Bewegung. Die

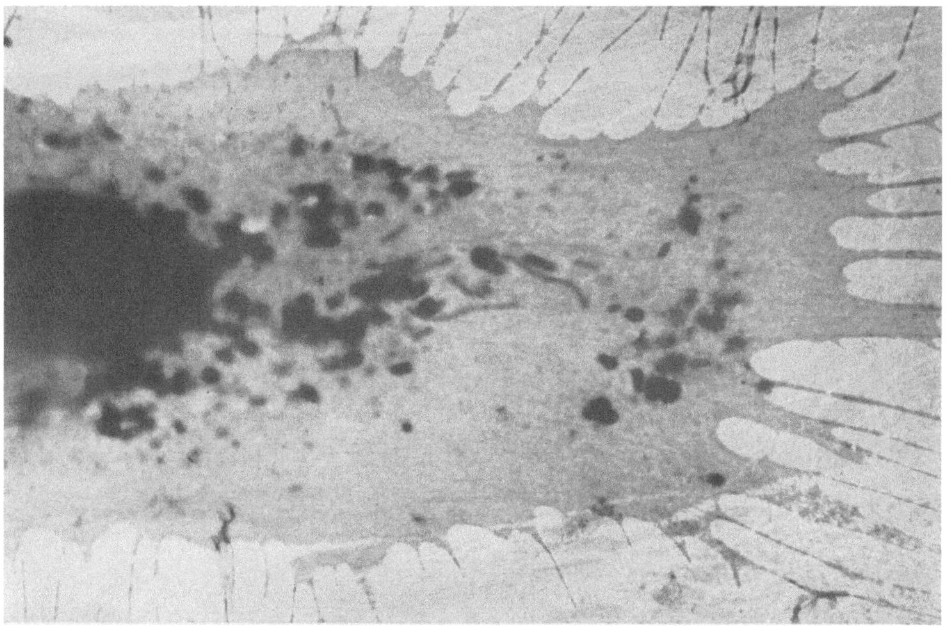

Abb. 26. Normaler polynucleärer Leukocyt. Elektronenmikroskopische Aufnahme: Kern links, dunkel. Große runde dunkle Körper sind neutrophile Granula. Längliche hellere Stäbchen sind Mitochondrien. Hyaloplasma fein granuliert; die Mikrosomen sind in der Längsachse der Zelle orientiert. Vergr. 6200mal. Nach W. BERNHARD und Mitarbeiter 1950. (Vgl. auch M. BESSIS 1951, BESSIS-BRICKA 1951.)

Mitochondrien sind der Ort sehr schnellen Stoffwechsels und Stoffaustausches mit dem umgebenden Cytoplasma; dies zeigt sich auch in der Vacuolisierung, der teilweisen Verflüssigung und schließlich im vollständigen Verschwinden eines Mitochondrium. Die in der Nähe des Zellkernes befindlichen Mitochondrien zeigen lebhaften Kontakt mit der Kernmembran (Abb. 33): 18 Stadien in 9 Std 45 min, gezeichnet nach Filmaufnahmen, zeigen die Formveränderungen der Mitochondrien und die Aufnahme von Kernstoffen in das Mitochondrium[2].

Die Frage der Beteiligung der Mitochondrien an dem *Muskelstoffwechsel* ist noch strittig: An fixierten und auf Mitochondrien gefärbten Präparaten wurden beim Vergleich von ruhenden und ermüdeten Muskeln der Ratte keine Unterschiede der Mitochondrien gefunden[3]. Andererseits wurden die Mitochondrien des Musc. sartorius des Frosches vital gefärbt und in vivo beobachtet: nach Reizung verschwinden die Mitochondrien, welche vorher um die Kerne herum lagen; eine Restitution wurde während der kurzen Beobachtungszeit nicht gesehen[4]. — Fußmuskeln des 9 Tage alten Hühnerembryos zeigten in vivo: durchschnittene Myofibrillen verloren die Streifung und zerfielen in „mitochondrienähnliche" Gebilde; diese orientieren sich in der Länge, verschmelzen und bilden neue Myofibrillen[5]; ob aber die Bruchstücke wirklich Mitochondrien sind, bedarf noch der genaueren Analyse. Dabei ist wichtig, daß die Sarkosomen der Insektenflugmuskeln ihrem chemischen und färberischen Verhalten nach

---

[1] M. L. WATSON 1953.   [2] FREDERIC-CHÈVREMONT 1952.   [3] E. ADELHELM 1938.
[4] ROJAS-RESTA 1938, 1939.   [5] LEVI-CHÈVREMONT 1941.

Mitochondrien sind[1]. — Im Kaninchenherzen sind die Mitochondrien stabförmig, können aber umgewandelt werden in Granula. Sie liegen zwischen den Fibrillen. Nur die transversal zu den Sarkomeren liegenden Mitochondrien haben eine funktionelle Beziehung zum Sarkomer. Ihre nahe Beziehung zu den Myofibrillen zeigt, daß sie vielleicht am Vorgange der Kontraktion teilnehmen[2]. Besteht eine Beziehung zwischen der Form der Mitochondrien und dem Zellstoffwechsel, speziell den oxydativen Eigenschaften? Technik: Isolierung der Mitochondrien der Herzmuskeln des Kaninchens durch Homogenisieren und Zentrifugieren in

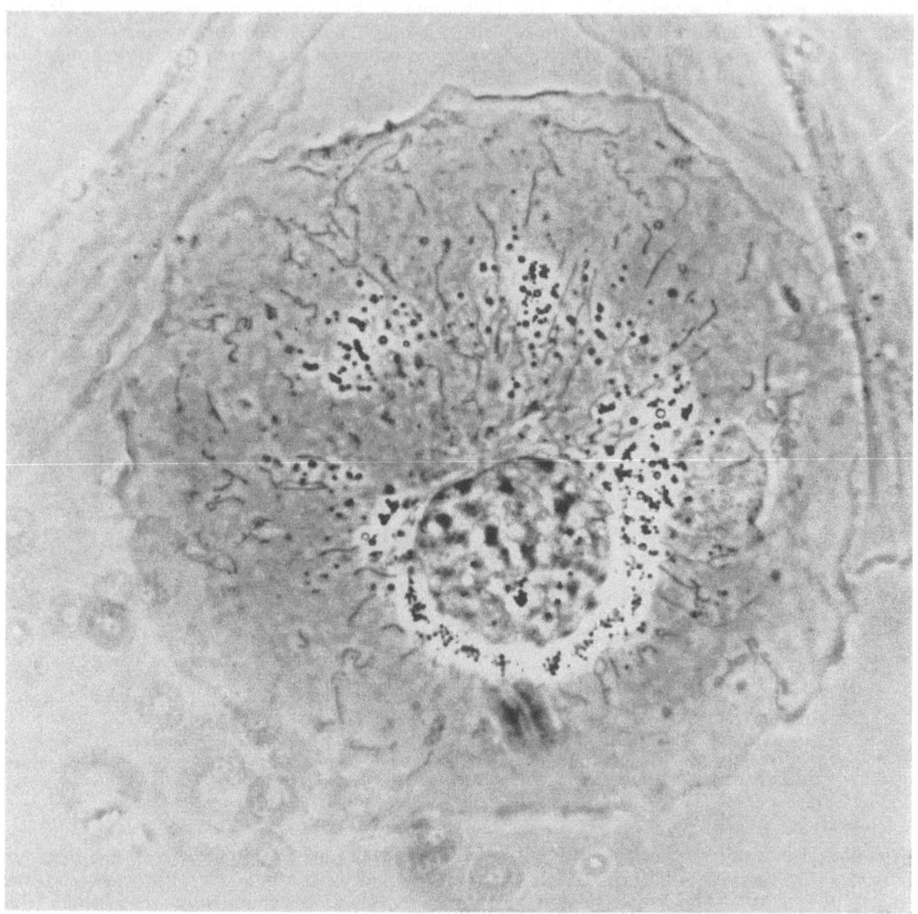

Abb. 27. Lebender Makrophage der Milz des Salamanders Triturus. Gewebekultur, Phasenkontrastmikroskop. Vergr. 1100mal. Zellkern. Dunkle Granula. Runde Kügelchen mit hellem Zentrum sind Fetttropfen. Mitochondrien länglich, geschlängelt, selten körnig. Aus R. Buchsbaum 1948.

0,25 M Rohrzucker. Das Minimum der Mitochondrienmenge für jedes Experiment betrug 5—6 cm³. Präparate zur Trennung der Oxydation und Phosphorylierung: 2,4-Dinitrophenol, Janus-Grün B, Usninsäure (Naphthofuranderivat mit Phloroglucinkern). Wenn das Verhältnis P/O bei der oxydativen Phosphorylation bestimmt wurde, so wurden Glucose und Hexokinase angewendet. Eine andere Versuchsreihe ohne Glucose und Hexokinase diente der morphologischen Untersuchung im Phasenkontrast. Fluorid wurde hinzugefügt, wenn P/O bestimmt wurde, um ATP-ase zu unterdrücken. Andere Serien gebrauchten Kreatin-Transphosphorylase um Phosphatenergie als Kreatinphosphat abzufangen. — Ergebnisse:

---

[1] Watanabe-Williams 1951, B. Sacktor 1953. Vallmitjana-Rovira 1948 dagegen: Mitochondrien und Sarkosomen sind bei Amphibien und Reptilien grundsätzlich verschieden; ausführliche Darstellung der verschiedenen statischen Befunde, zwei Cyclen des Formwechsels der Mitochondrien.

[2] Harman-Feigelson 1952.

Niedrige Molarkonzentrationen des Rohrzuckers (0,125—0,25) bewahren die „Schildform" der Mitochondrien, welche zugleich die höchste Kubikmillimeteraufnahme von O_2 zeigen (etwa 35,0) und die höchsten μ-Mol des anorganischen P. Höhere Konzentrationen Rohrzucker (0,5) erzeugen degenerierte Mitochondrienformen („Spherical dense" und schließlich Halbmonde), welche zugleich weniger O_2 aufnehmen (etwa 15—17 mm³) und weniger P verestern. Es sprechen die Ergebnisse für eine Beziehung Form zu Funktion. — Solche degenerativen Formänderungen treten übrigens auch auf, wenn Phosphorylierung und Oxydation getrennt wurden oder Phosphat entfernt wurde. Fluorid, als ATP-Inhibitor, bewahrt dagegen die schildförmige Mitochondrienform. Änderungen in der Mitochondrienform waren gleichgeschaltet mit Änderungen in den Suspensionen. — Verff. schließen, daß die oft beschriebene cyclische Variation der Mitochondrienform in vivo kein physiologischer Cyclus ist, sondern eine Störung der Funktion durch äußere Eingriffe oder pathologische Zustände. Dieser Schluß hat viel Berechtigtes, ist aber, wenigstens in dieser Form, übertrieben[1].

In der *Speicheldrüse* der Schnecke Limnaea[2] und in den *Schleimzellen* des Dickdarmes der Maus (Abb. 22[3]) wurde ein Cyclus der Mitochondrien beschrieben: Im Laufe der Entwicklung des serösen Sekretes zerfallen die fadenförmigen Mitochondrien in kleinere Teile, die an der Sekretbildung teilhaben. — In ähnlicher Weise zerfallen die Mitochondrien der werdenden *Knorpelzelle* mit zunehmender Aktivität[4].

Wenn man den N. ischiadicus einseitig durchschneidet, dann steigt die Zahl der Mitochondrien von 90,24 Millionen/mm³ Plasma auf der intakten Seite auf 170,46 Millionen auf der operierten Seite in den *Neuronen* des Ventralhornes des Rückenmarkes[5]. Diese Verdoppelung ist wohl ein Ausdruck erhöhten Stoffwechsels. — Dagegen wurde bei den Mitochondrien in autonomen Ganglienzellen eine Verminderung in Größe und Zahl nach Reizung beschrieben, aber ohne quantitative Angaben[6].

Erniedrigter Stoffwechsel — z. B. in der *Nebennierencortex* nach Hypophysektomie[7] oder in der *Thyroidea* nach Alloxaneinwirkung[8], erzeugt Schwund oder wenigstens Verminderung der Mitochondrien.

Eine besondere statistische Technik zur Bestimmung der Zahl der Mitochondrien im Homogenat wurde neuerdings von E. SHELTON und Mitarbeitern 1953 entwickelt. Diese Methode ist von großer Wichtigkeit für die Frage der Beziehung der Zahl der Mitochondrien zur Funktionsphase der Zelle.

3. Der chemische Aufbau.

Die soeben genannten Beobachtungen erweisen zunächst, daß die Mitochondrien irgendwie im Stoffwechsel der Zelle eine bedeutende Rolle spielen. Näher erforscht wurde ihre Biochemie aber erst in den letzten 10 Jahren durch die Technik der Isolation und chemischen Bestimmung[9]:

Eiweiß. Der Prozentgehalt der trockenen Lebermitochondrien an Eiweiß scheint bedeutenden Schwankungen zu unterliegen: ursprünglich wurden 25% angegeben[10]; doch berichtet die neueste Untersuchung 63% Proteine und Nucleoproteine[11]. Diese Unterschiede könnten im Zusammenhang stehen mit einem Funktionscyclus? Durch Wasser zerstörte Mitochondrien setzen 1,5% Eiweiß frei, durch den Oscillator zerstörte 1,7%[12]. Die Mitochondrien der Mausleber enthalten 35 mg Eiweiß je g frischer Lebersubstanz. S ist bis zu 1,16% vorhanden, vor allem in den SH-Gruppen[13]. Der Eiweißgehalt der Mitochondrien in der Leberzelle ist nach dem des Hyaloplasmas der höchste a conto des hohen Enzymgehaltes. Das Eiweiß soll vor allem unter der Membran konzentriert sein[14]. Mittels Ditetrazoliumchlorid wies man in isolierten Mitochondrien nach: d-Aminosäuren-Oxydase, Oxydation von dl-Alanin (stärker in der Niere als in der Leber). Schwache Reaktionen ergaben Tyraminoxydase und Xanthinoxydase (nur Leber)[15].

---

[1] HARMAN-FEIGELSON 1952.   [2] GABE-PRENANT 1948.   [3] P. HUBER 1945.
[4] J. F. SHEEHAN 1948.   [5] J. F. HARTMANN 1948.   [6] SULKIN-KUNTZ 1950.
[7] DEANE-GREEP 1946, R. A. MILLER 1950.
[8] D. P. SEECOF 1925, APPELEGARTH-KONEFF 1946, F. G. BARBA 1950, J. ONO 1953.
[9] Beachtenswert sind die kritischen Erwägungen über die Isolationstechnik durch J. F. DANIELLI 1946.
[10] A. CLAUDE 1948.   [11] SWANSON-ARTOM 1950.   [12] HOGEBOOM-SCHNEIDER 1951.
[13] DE ROBERTIS-NOWINSKI-SAEZ 1949.   [14] R. R. BENSLEY 1937.   [15] M. U. DIANZANI 1953.

Stickstoff. Der Prozentgehalt der trockenen Lebermitochondrien an N ist 12,1%[1], oder $6,4 \pm 1,4$ mg/g Frischleber, oder $21,4 \pm 1,8\%$ des Total-N der Leber[2]. Wenn die Mitochondrien der Rattenleber in Zuckerlösung gewaschen werden, dann ist ihr N-Gehalt 23—26%[3], ihr Eiweißgehalt 30—33% des totalen Gehaltes der Leber[4] oder $1,7 \times 10^{-7}\ \gamma$ in einem einzelnen Mitochondrium[5] (in Tumoren 63% weniger[4]). Die Mitochondrien der Kaninchenleber enthalten weniger N (nur 11%) und weniger Eiweiß[6]; die Nierenmitochondrien 20% N des gesamten Gewebes[7]. Mit N^{15} gekennzeichnetes Glykokoll wird gemäß Abb. 20 aufgenommen. Eiweißfreie Diät vermindert den N-Gehalt der Mitochondrien[8].

Nucleinsäuren. Der Gehalt der getrockneten Lebermitochondrien an Ribonucleinsäure (RNS) ist 3,7%. In den feuchten Mitochondrien ist der Gehalt

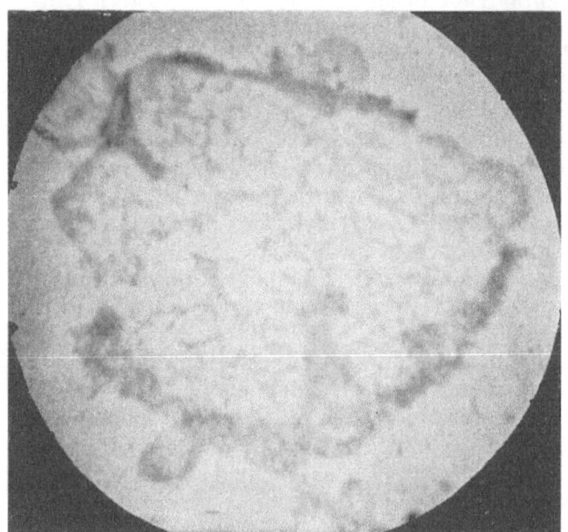

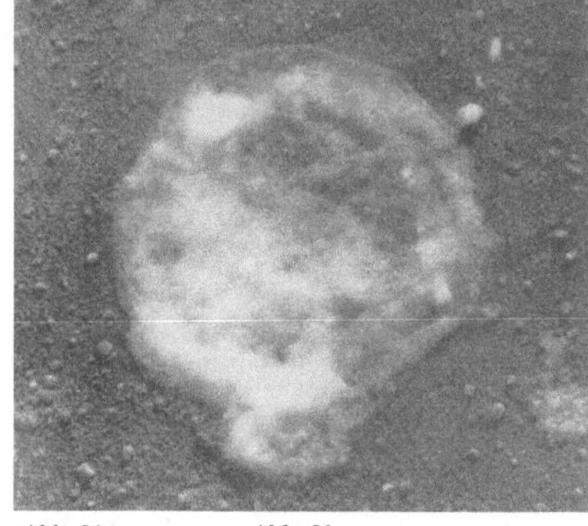

Abb. 28.   Legenden unter Abb. 31.   Abb. 29.

etwas niedriger als in der ganzen Leber (27 μg) und bedeutend niedriger als in den Mikrosomen (63 μg): nämlich 11 μg RNS-Phosphor/mg Total-N der Mitochondrien der Rattenleber[9], oder 15% der ganzen Rattenleber[9] — nach einer neuesten Untersuchung 123 μg oder 15,6% Total-RNS der Leber[2], oder etwa die Hälfte des totalen Gehaltes an RNS im Nervensystem[10]. Eine andere Untersuchung fand 45 mg/g Protein[11] (Tumoren enthalten etwas mehr RNS[9]). Der Gehalt an RNS wurde auch durch Einwirkung von RN-ase[12] und durch Färbung[13] nachgewiesen: nach Einwirkung der RN-ase bleibt die Färbbarkeit mit Eisenhämatoxylin erhalten (während sie im Ergastoplasma verschwindet) weil die übrigbleibenden Lipoproteine sich damit färben[14]. — RNS ist im Mitochondrienkörper lokalisiert[15]; etwas Thymonucleinsäure aber kommt wahrscheinlich nur in der Membran vor[16]. Eiweißfreie Diät vermindert den Gehalt der Mitochondrien an RNS nicht[8]. Auch an Mitochondrien von Protozoen wurde RNS nachgewiesen[17].

[1] Barnum-Huseby 1948.   [2] C. Allard et al. 1952.
[3] G. H. Hogeboom et al. 1948, W. C. Schneider 1948, W. C. Schneider et al. 1950, Schneider-Potter 1949.
[4] J. M. Price et al. 1948, 1949, 1950.   [5] H. v. Euler 1949.   [6] Le Page-Schneider 1948.
[7] W. C. Schneider 1946, Schneider-Potter 1949.   [8] S. Seifter et al. 1950.
[9] Schneider-Hogeboom 1951. Vgl. auch Vendrely-Vendrely 1950.
[10] L. G. Abood et al. 1952.   [11] J. M. Price et al. 1949, 1950.
[12] Opie-Lavin 1946, H. U. Zollinger 1948, 1950, C. Vendrely 1949, 1950.
[13] D. S. Dry 1945, O. P. Jones 1947, E. L. Opie 1947, Hogeboom et al. 1949.
[14] C. Vendrely 1949, 1950.   [15] H. U. Zollinger 1950.
[16] Opie-Lavin 1946, H. U. Zollinger 1948, 1950, C. Vendrely 1949, 1950.
[17] P. B. Weisz 1950.

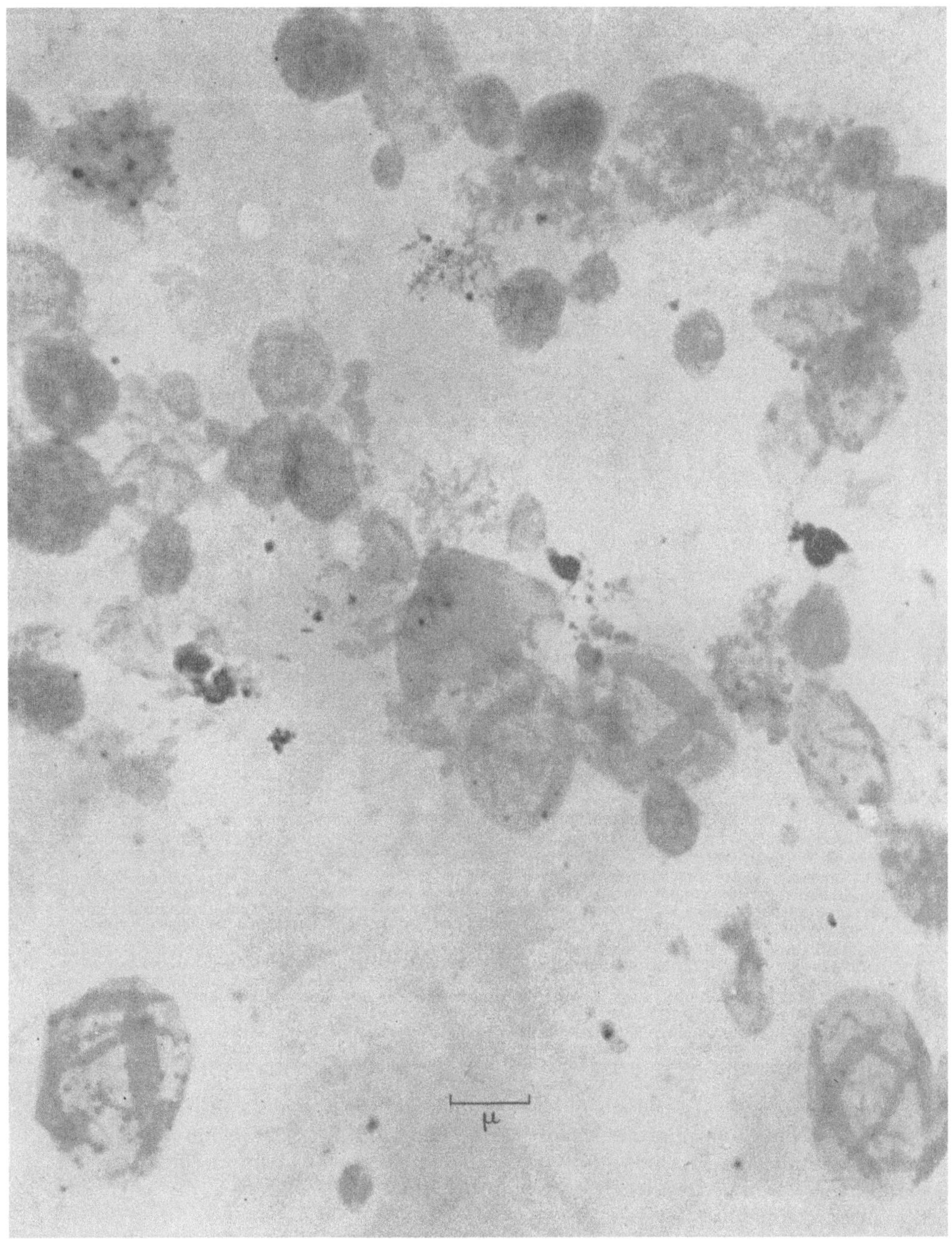

Abb. 30. Legende unter Abb. 31.

Lipoide. 25—36% des Trockengewichtes bestehen aus Lipoiden, davon etwa $^2/_3$ aus Phosphatiden[1]; durch die Plasmalreaktion wurde ein hoher Gehalt

---

[1] J. R. BAKER 1942, A. CLAUDE 1944, 1948, GRAFFI-JUNKMANN 1946, BARNUM-HUSEBY 1948, G. L. ADA 1949, SCHNEIDER-HOGEBOOM 1951. Vgl. auch VENDRELY-VENDRELY 1950, SWANSON-ARTOM 1950.

an Acetalphosphatiden nachgewiesen[1]. P^{32} wird durch Mitochondrien quantitativ weniger als durch Mikrosomen aufgenommen (Abb. 18[2]), viel weniger als durch die Kerne[3]. Etwa 15% der Gesamtlipoide sind freies und gebundenes Cholesterin (Membran)[1]. — Von den Leberlipoiden des Trichloressigsäure-Präcipitates waren 79% Phosphatide, 4,4% Cholesterin (wovon die Hälfte

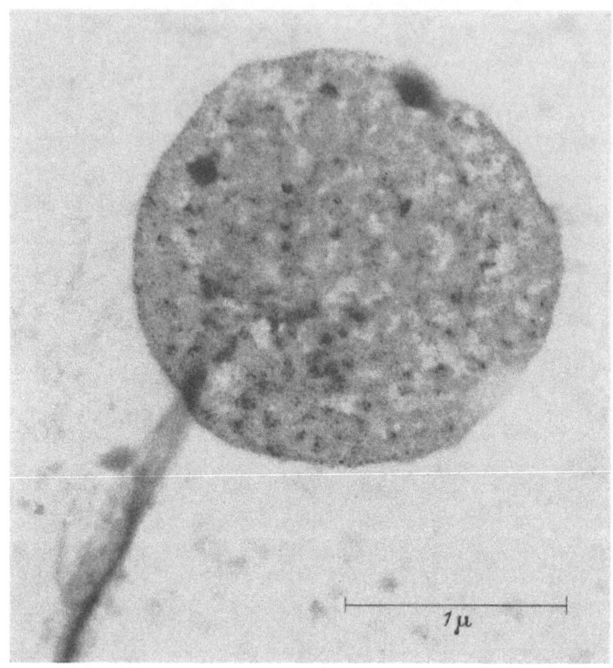

Abb. 31.

Abb. 28—31. Elektronenmikroskopische Aufnahmen von Mitochondrien:

Abb. 28. Aus Zellen des Ascitestumors der Maus. Die dunklere Randzone ist vermutlich die Membran. Der Körper zeigt die submikroskopische Struktur eines feinen Netzwerkes. Vergr. 21000mal. Aus Landschütz-Kausche 1951.

Abb. 29. Xenopus, isolierte Mitochondrien der Leber. Rohhomogenat in verdünnter Lockelösung; daher Quellung der Mitochondrien und Substanzverluste. Beim Trocknen der Präparate flachen die Mitochondrien ab, daher die kurzen Schatten, Gold-Manganin-Beschattung, nach Formol 10% → OsO_4 2%. Originalaufnahme 10000mal; nachvergrößert auf 20000mal. Das Photo ist der Freundlichkeit von Dr. R. Weber, Bern, zu danken. Original.

Abb. 30. Rattenleber. Die Mitochondrien wurden isoliert in 0,88 M Rohrzucker in Wasser, fixiert in 1% OsO_4 in 0,88 M Rohrzucker, gepuffert mit Acetat-Veronal pH 7,3. Unbeschattet. Isolierte Membranen, teilweise mit Netzstruktur. Einige Mitochondrien zeigen „Granula" (wie in Abb. 28), die gedeutet werden als Bruchstücke bestimmter Größe (80—100 mμ) jener 8—10 Fibrillen, welche das Innere der Mitochondrien ausfüllen. Aus Glimstedt-Lagerstedt 1953.

Abb. 31. Mitochondrium aus Leberzellen der Maus nach Homogenisieren, Fraktionieren, Quellung in destilliertem Wasser, Fixierung in Osmiumtetroxyd-Dämpfen. Elektronen-Mikroskop AEG-Zeiss EM 7. Feine Körnchen (10—20 mμ), von denen angenommen wird, daß sie in der Membran liegen. Aus N. Schümmelfeder 1952.

freies Cholesterin war), 17% Neutralfett und andere Lipoide[4]. Eine ungefähre Schätzung der Phosphatide ergab: 45% Lecithin, 8% Sphingomyelin, 47% nicht cholinhaltige Phosphatide[4]. Die Lipoide sollen vor allem in der Membran konzentriert sein[5]. Im Nervensystem wurden 48—50% Lipoid-P in den Mitochondrien gefunden[6].

4. Die Physiologie der Vitamine und Enzyme.

Eindrucksvoll sind die neueren Ergebnisse über die Vitamine (zumeist als Co-Enzyme wirkend) und die Systeme der Enzyme in oder an den Mitochondrien —

[1] Graffi-Junkmann 1946.   [2] G. L. Ada 1949.   [3] Barnum-Huseby 1950.
[4] Swanson-Artom 1950.   [5] R. R. Bensley 1937.   [6] L. G. Abood et al. 1952.

oft in inniger Zusammenarbeit mit anderen Zellteilen. Erst durch diese Befunde wurde die zentrale Bedeutung der Mitochondrien im Stoffwechsel erkannt[1].

Vitamine. Vom Vitamin B-Komplex wurden in Mitochondrien gefunden oder wahrscheinlich gemacht: Aneurin[2]. Riboflavin: etwa 130 μg/g Protein[3], 262 μg/g Protein[4], 1 γ/mg N[5], also etwa das Dreifache wie im Hyaloplasma, das Doppelte wie in den Mikrosomen[3,4]. Auch Panthotensäure und Pyridoxin (Adermin B_6)[6] 28—45%[7]. Ferner Vitamin C[8], Inositol[9] und Vitamin A in 249—910 USP-Einheiten/100 mg Lipoid[10].

Atmungsenzyme. Zunächst ist Fe in 0,2% des Mitochondriengehaltes der Leber an trockner Substanz enthalten, Cu 0,02—0,04%[9]. — Glutathion wurde in den Mitochondrien der Leber des Meerschweinchens schon 1935[11], in den Speicheldrüsen von Chironomus und in Pflanzenzellen 1938 entdeckt[12]. — Einige Enzyme des WARBURG-KEILIN-Systems sind in sehr hohen Prozentsätzen des toto-Lebergehaltes der Säugetiere gefunden: Cytochromoxydase (WARBURGs Atmungsferment) zu mindestens 70%[13], Cytochrom c[5] zu mindestens 50%[14], Cytochrom c-Reduktase zu 32—49%[14]; dazu kommen als ergänzende Enzyme Katalase zu 18—45%[15,16], oder $1{,}46 \times 10^{-10}$ k in einzelnen Mitochondrien[16], Nicotinsäureamid als Bestandteil der Co-Dehydrasen I und II zu 50%[2],

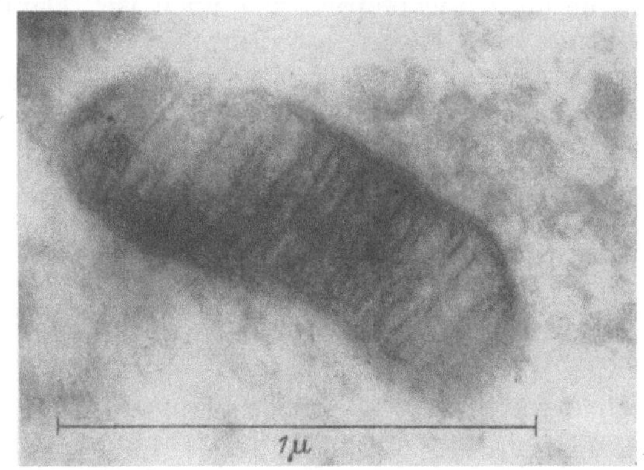

a

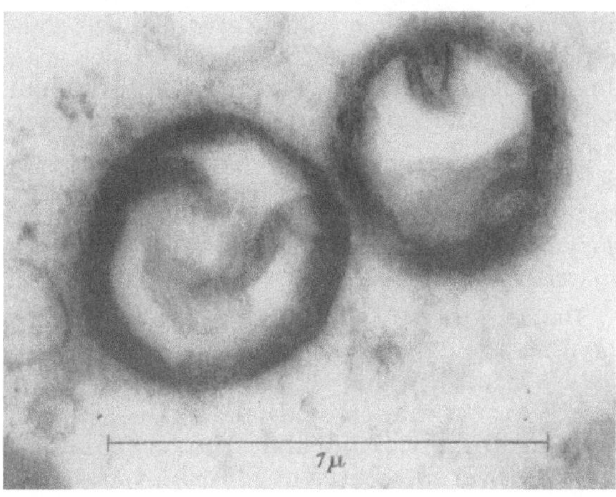

b

Abb. 32 a u. b. Spermiogonium der Ratte. Mitochondrien in der Längsansicht und im Querschnitt. Aus den Photographien gehen hervor: die Membran und die bandförmige Anordnung eines größeren inneren Strukturelementes.
Die unveröffentlichten Aufnahmen wurden durch Dr. M. L. WATSON (US Atomic Energy Com., Univ. of Rochester, At. Energy Project) freundlichst zur Verfügung gestellt.

[1] Vgl. die Besonderheiten der Mitochondrienenzyme bei H. M. KALCKAR 1952.
[2] G. H. BOURNE 1935, 1950, 1951.   [3] J. M. PRICE et al. 1949, 1950.
[4] J. M. PRICE et al. 1951, F. SJÖSTRAND 1951.
[5] WATANABE-WILLIAMS 1951: Sarkosomen der Insektenflugmuskeln.
[6] J. M. PRICE et al. 1949, 1950.   [7] J. M. PRICE et al. 1949.
[8] G. H. BOURNE 1935.   [9] DE ROBERTIS-NOWINSKY-SAEZ 1949.
[10] G. BOURNE 1935, GOERNER-GOERNER 1938, L. ERNSTER et al. 1950.
[11] G. H. BOURNE 1935.   [12] PH. JOYET-LAVERGNE 1938.
[13] GRAFFI-JUNKMANN 1946, G. H. HOGEBOOM et al. 1946, 1947, 1948, W. C. SCHNEIDER 1946, 1947, W. C. SCHNEIDER et al. 1948, 1950, S. BRENNER 1949, B. SACKTOR 1953, SCHNEIDER-HOGEBOOM 1950, R. O. RECKNAGEL 1950. Bei Protozoen s. P. B. WEISZ 1950, L. G. ABOOD et al. 1952.
[14] G. H. HOGEBOOM 1949, HOGEBOOM-SCHNEIDER 1950, SCHNEIDER-HOGEBOOM 1950, L. G. ABOOD et al. 1952.
[15] V. EULER-HELLER 1949, LUDEWIG-CHANUTIN 1950.   [16] H. V. EULER 1949.

Dopaoxydase[1], Octansäure (= Caprylsäure)-Oxydase[2], Oxalessigsäureoxydase[3]; die beiden letzten bezeichnenderweise nur nach Hinzufügung von einem kleinen Teil der sonst inaktiven Mikrosomenfraktion (s. den Citronensäurecyclus). Schon hieraus läßt sich schließen, daß ein wichtiger Teil des Systems oxydativer Enzyme an Mitochondrien gebunden ist. Damit ist die Hypothese von Joyet-Lavergne[4] zur Theorie erhoben[5].

Cytochromoxydase[6] wurde in Zuckerlösung zu 27 % durch den Oscillator inaktiviert; in anderen Medien (z. B. Wasser oder Kaliumphosphat) war der Verlust viel größer. Die Aktivität der DPNCR (Diphosphor-Pyridin-Nucleotid-Cytochromreduktase) wurde durch den Oscillator nicht herabgesetzt. Cytochromoxydase und DPNCR waren konzentriert in der Fraktion Sd_2: im polydispersen Material des Sediments. Die Verteilung beider Enzyme nach der Vibration ist aber verschieden: Sd_1 enthielt viel Cytochromoxydase und nur wenig DPNCR; S_2 aber umgekehrt. Beide Enzyme sind also gebunden an Teile von verschiedenem Sedimentationsgrad. Die Verteilung des Cytochrom c in den Fraktionen war ähnlich der Verteilung der Cytochromoxydase. Es sprechen einige Befunde dafür, daß das Cytochrom c in den Mitochondrien in naher Verbindung steht zur Bernsteinsäureoxydase und zur Cytochromoxydase[7].

In der weißen und grauen Substanz des Gehirnes von Ratten wurde der Enzymgehalt getrennt geprüft: erst in toto, dann in den Mitochondrien. Die Menge der untersuchten Enzyme (Cytochromoxydase, Bernsteinsäuredehydrase, Äpfelsäuredehydrogenase, Cytochrom c-Reductase) per Einheit fettfreien Trockengewichtes, war in der grauen etwa doppelt so hoch wie in der weißen Substanz; in den Fraktionen aber (bei Vergleich der grauen und weißen Substanz) recht ähnlich. Alle 4 Enzyme sind in den Mitochondrien weit mehr vorhanden als in den beiden anderen Fraktionen. Ebenso geschieht die Oxydation der Citronensäure-Cyclus-Zwischenprodukte in den Mitochondrien weit intensiver (5—10mal) als in den anderen Fraktionen. Auch die Aldolase, ATP-ase und alk. Phosphatase sind in den Mitochondrien 2—4mal stärker. Dagegen finden sich glykolytische Enzyme vor allem im Hyaloplasma (S. 114). Mikrosomen wurden aber nicht isoliert[8].

Die *Enzyme des Citronensäurecyclus*. Mit der Wirksamkeit dieser biologischen Oxydasen ist nahe verknüpft die Tätigkeit von Enzymen[9] im Citronensäurecyclus (Tricarbonsäure-[10] oder Krebscyclus), welche jetzt alle[11] in den Mitochondrien gefunden worden sind[12]: z. B. Co-Enzym A für die Synthese von Citronensäure aus Oxalessigsäure und Acetat zu 53 % des Lebergehaltes[13]; Bernsteinsäure-Dehydrase für die Umsetzung Fumarsäure $\leftrightarrows$ Bernsteinsäure zu 56—100 %[14]; Iso-

---

[1] Du Buy-Woods 1949.   [2] Kennedy-Lehninger 1948, 1949, W. C. Schneider 1949.
[3] Schneider-Potter 1949.
[4] Ph. Joyet-Lavergne, entscheidende Experimente 1927—1938.
[5] Dabei ist zu bemerken, daß fraktionierte Mitochondrien der Embryonen des Insektes Melanoplus nur dann O_2 aufnehmen, wenn ein kleiner Teil des (überstehenden) Hyaloplasmas hinzugefügt wurde: Bodine-Lu 1950.
[6] Cytochromoxydase wird durch proteinfreie Nahrung bei Ratten zusammen mit den Mitochondrien erheblich herabgesetzt: E. P. Benditt 1949.
[7] Hogeboom-Schneider 1952.   [8] L. G. Abood et al. 1952.
[9] Ältere Angaben siehe bei E. H. Newcomer 1940.
[10] Gortner-Gortner 1950, E. Lehnartz 1952 S. 391, K. Lang 1952 S. 102.
[11] Mauron-Leuthardt unveröffentlicht, in Müller-Leuthardt 1950.
[12] Vgl. auch die Kritik durch H. M. Kalckar 1952.   [13] H. Higgins et al. 1950.
[14] A. Claude 1944, Graffi-Junkmann 1946, G. H. Hogeboom et al. 1946, 1947, 1948, W. C. Schneider 1946, W. C. Schneider et al. 1948, Kennedy-Lehninger 1948, McShan-Meyer 1949, Schneider-Hogeboom 1950, Still-Kaplan 1950, R. O. Recknagel 1950, McShan et al. 1947, 1950, V. R. Potter et al. 1950, E. Kun 1950, Abood et al. 1952. An den intakten Rattenlymphocyten nachgewiesen durch S. Brenner 1949; in dem Protozoon Chaos gebunden an Mitochondrien: N. Andresen et al. 1951, 1952.

Citronensäuredehydrase 12%[1], Oxalessigsäureoxydase 45%[2], Brenztraubensäure-oxydase[3], Bernsteinsäure-Oxydase zu 60%[4]. Die Überführung von Citronensäure in cis-Aconitsäure, die Vereinigung von Brenztraubensäure und Oxalessigsäure, die Wirkung einer β-Glucuronidase[5], einer α-Ketoglutaroxydase[6] und einer Äpfelsäuredehydrogenase[7] finden wohl ausschließlich in den Mitochondrien statt. Milchsäuredehydrase[8] ist bis zu 53% des Homogenatgehaltes festgestellt[9]. Auch das synthetisierende Enzym Rhodanese, welches Rhodanat irreversibel synthetisiert aus Cyanwasserstoff und Na-Thiosulfat, ist zu etwa 60% in den Mitochondrien gefunden[10].

Diese Umsetzungen erfordern Energie, welche geliefert wird durch eine gleichzeitige Anwesenheit von Adenylsäure, oder ATP[11], oder durch eine Esterbildung mit anorganischem Phosphat: in Mitochondrien wird P^{32} beschleunigt eingebaut bei der Oxydation von Brenztraubensäure und Äpfelsäure. Alkalische Phosphatase ist zu etwa 20%, saure Phosphatase zu 30—40% des Homogenatgehaltes in den Mitochondrien zu finden[12]; Glucose-6-Phosphat-Phosphatase zu etwa 5 bis 18%[13] (s. Näheres S. 137).

Wenn energiereiche Phosphatverbindungen in Mitochondrien geformt sind, so werden sie mittels eines Trägersystems durch eine Reihe von Reaktionen geschleust und schließlich an einen Endakzeptor geheftet. Es wurden 3 Phasen unterschieden: Bildung der Phosphatverbindung, Transphosphorylierung und Gebrauch („trapping") der Phosphatenergie[14].

Der Mechanismus der Energieübertragung kann geprüft werden ausgehend von der Hypothese, daß dieser Mechanismus unter physiologischer Kontrolle von Kinaseprozessen des Zellplasmas stattfindet, also unter Zusammenarbeit von Mitochondrien mit anderen Systemen des Plasmas: Mitochondrien aus dem Herzen von Kaninchen wurden mit Hexokinase und Glucose versehen und geprüft unter aeroben Bedingungen unter Hinzufügung von Adenylsäure. Die Mengen und die Erneuerungsquoten des intermediären Phosphats wurden geprüft mit kombinierten Methoden der Isotopen und Chromographie. Als Intermediare wurden Adenosindiphosphat und anorganisches Pyrophosphat entdeckt; beide wurden erneuert während der Bildung von Adenosin-Triphosphat. Es scheint, daß im Arbeitssystem ein höheres Nucleotid existiert, das aber mit keinem der bisher bekannten identisch ist. Es besteht die Möglichkeit, daß dies ein Primärester ist. So kann schließlich ein Schema entwickelt werden, in welchem acht Reaktionen untereinander verbunden sind, welche endlich zur Bildung von Adenosin-Triphosphat führen: die vorzügliche Bildung geschieht durch die Phosphorylierung von Adenosin-Diphosphat durch einen primären Ester (= primitiver Mechanismus). Der Weg eines „differenzierten Mechanismus" ist gebunden an Dinucleotidasereaktionen. Dieser Mechanismus wird als notwendig für gekoppelte Phosphorylationen angesehen. Schließlich ist ein besonderer Mechanismus vorgeschlagen, welcher im Plasma durch Kinaseprozesse die Oxydation und Phosphorylierung in den Mitochondrien kontrolliert[14].

Damit sind in den Mitochondrien einige wichtige Umsetzungen des oxydativen Stoffwechsels der Kohlenhydrate lokalisiert: die Enzyme entstehen in den Mitochondrien und wirken teilweise in diesen, oder sie werden abgegeben an das Grundplasma, an die Mikrosomen oder an die Osmiophilen Körper. Dabei ist z. B. zu beachten, daß Glucosedehydrase in den Mitochondrien fehlt, aber in den

---

[1] DU BUY-WOODS 1949, HOGEBOOM-SCHNEIDER 1950.
[2] SCHNEIDER-POTTER 1949, V. R. POTTER et al. 1950.
[3] KENNEDY-LEHNINGER 1949, LEUTHARDT-MAURON 1950.
[4] W. C. SCHNEIDER et al. 1948, SCHNEIDER-HOGEBOOM 1950.
[5] J. G. CAMPBELL 1949.   [6] STILL-KAPLAN 1950.
[7] WATANABE-WILLIAMS 1951, B. SACKTOR 1953.
[8] GRAFFI-JUNKMANN 1946. In den intakten Rattenlymphocyten s. S. BRENNER 1949.
[9] M. U. DIANZANI 1951. Vgl. auch S. BRENNER 1949.   [10] LUDEWIG-CHANUTIN 1950.
[11] LEUTHARDT-MÜLLER 1948, F. LEUTHARDT et al. 1949.
[12] A. B. NOVIKOFF et al. 1950, G. E. PALADE 1951.
[13] E. KUN 1950, A. G. HERS et al. 1951.   [14] LINDBERG-EVASTER 1952.

Mikrosomen zu 83% vorhanden ist[1], während Amylase gerade an den Mitochondrien (der Amöben) gefunden wurde[2].

Die *Enzyme des Eiweiß- und Fettstoffwechsels.* Mit diesem „Citronensäure-Cyclus" sind aber noch andere wichtige Stoffwechselvorgänge eng verknüpft: es können Teile des Fett- und des *Eiweißstoffwechsels* an diesen Cyclus sich anschließen, wobei der Citronensäurecyclus im Mittelpunkte steht. Es ist z. B. möglich, daß vom Eiweißstoffwechsel her Alanin in den Cyclus einbezogen wird: Citrulin + Asparaginsäure $\rightleftarrows$ Arginin + Äpfelsäure[3]. Wichtig sind ferner die Überführung von Glutaminsäure in Asparaginsäure: Desaminierung der Glutaminsäure zur α-Ketoglutarsäure, Bildung von Oxalessigsäure, welche mit der überschüssigen Glutaminsäure Asparaginsäure bildet[4]; Pyrodoxin als Teil der Transaminase in hoher Konzentration[5]; die Transaminase selber, welche Glutaminsäure überführt in Oxalessigsäure und umgekehrt[4]. Citrulin wird innerhalb der Mitochondrien aus Ornithin synthetisiert bei Gegenwart von CO_2, Glutaminsäure und Ammoniak (oder besser Glutamin)[4]; auch aus α-Ureidoglutarsäure wird bei Anwesenheit von Fumarat und Ammoniumsalzen Citrulin gebildet[4]; die Blockierung dieser Synthese durch Janusgrün läßt annehmen, daß sie in den Mitochondrien geschieht[6]. Auch wird hier Glutamin abgebaut[7] und synthetisiert[8]. d-Aminosäureoxydase[9] ist in hoher Konzentration vorhanden. Glykokoll und Lysin (radioaktiv gekennzeichnet) werden sehr schnell in die Proteine der Mitochondrien eingebaut[10]. Die Synthese von p-Aminohippursäure erfolgt *nur* in den Mitochondrien und wird durch die Anwesenheit von Glutamin oder α-Glutarsäure gefördert[11]. — Auch eine starkwirkende Uricase (Harnsäure $\rightarrow$ Allantoin) ist beobachtet worden[12].

Auch der *Fett-Lipoidstoffwechsel* kann dem Citronensäurecyclus in den Mitochondrien angegliedert sein: Fettsäuren können (mit zwei Kohlenstoff-Intermediaten) ein- und austreten. In den Mitochondrien sind gefunden Caprylsäure-(Octansäure-)Oxydase[13] und andere Fettsäureoxydasen[14]. P^{32} (Abb. 18) wird stark aufgenommen in die Phosphatide, aber auch in RNS und in ein Phosphorprotein[15] der Mitochondrien, verbunden mit der Oxydation von Kettengliedern des Citronensäurecyclus[16]. An den Nebennierencortexzellen der Maus wurde es wahrscheinlich gemacht, daß die Mitochondrien an dem Aufbau der Lipoide mitarbeiten[17].

D. E. Green hat diesen erweiterten Zusammenhang das *Cyclophorasesystem* genannt: ein großes System von Enzymen, welches als Desmolasen Abbauprodukte von Kohlenhydraten (Brenztraubensäure), von Eiweißen (Aminosäuren) und von Fetten (Fettsäuren) bis zu H_2O und CO_2 abbauen, aber auch synthetisieren kann. Allerdings besitzen Mitochondrien diese Cyclophoraseaktivität nur in einer „gelartigen" Konsistenz und nach Zusatz von PO_4, Mg, ATP und Cytochrom C sowie einer katalytisch wirkenden Menge eines der Teile des Citronensäurecyclus: was darauf hinweist, daß nicht die Mitochondrien allein Träger der vollen Aktivität sind, sondern dazu der Mikrosomen

---

[1] M. U. Dianzani 1951. Vgl. auch S. Brenner 1949.   [2] Holter-Doyle 1938.

[3] A. F. Müller 1949, Müller-Leuthardt 1949, 1950, Ratner-Pappas 1949.

[4] A. F. Müller 1949, Müller-Leuthardt 1949, 1950.   [5] J. M. Price et al. 1949.

[6] Leuthardt-Müller 1948, F. Leuthardt et al. 1949.

[7] M. Errera 1949, Hogeboom-Schneider 1951.   [8] Frei-Leuthardt 1950.

[9] R. V. Chesin 1950.   [10] H. Borsook 1950.   [11] Kielly-Schneider 1950.

[12] A. H. Schein et al. 1950.   [13] Kennedy-Lehninger 1948, W. C. Schneider 1948.

[14] Kennedy-Lehninger 1948, 1949.

[15] Kennedy-Lehninger 1949, Leuthardt-Mauron 1950.

[16] Friedkin-Lehninger 1948, Kennedy-Lehninger 1949.

[17] R. A. Miller 1950.

und gewisser Stoffe des Hyaloplasmas bedürfen. Das tut aber der Entdeckung der Cyclophorase und der zentralen Bedeutung der Mitochondrien innerhalb des ganzen Systems keinen Abbruch, denn das Ausmaß des Abbaues hängt ab von der Anzahl und der Integrität der Mitochondrien[1]. Wir wissen ja, daß die Mitochondrien nicht vereinzelt synthetisieren oder desmolieren, sondern im Zusammenhang mit dem Hyaloplasma, den Mikrosomen und dem Osmiophilen Komplex:

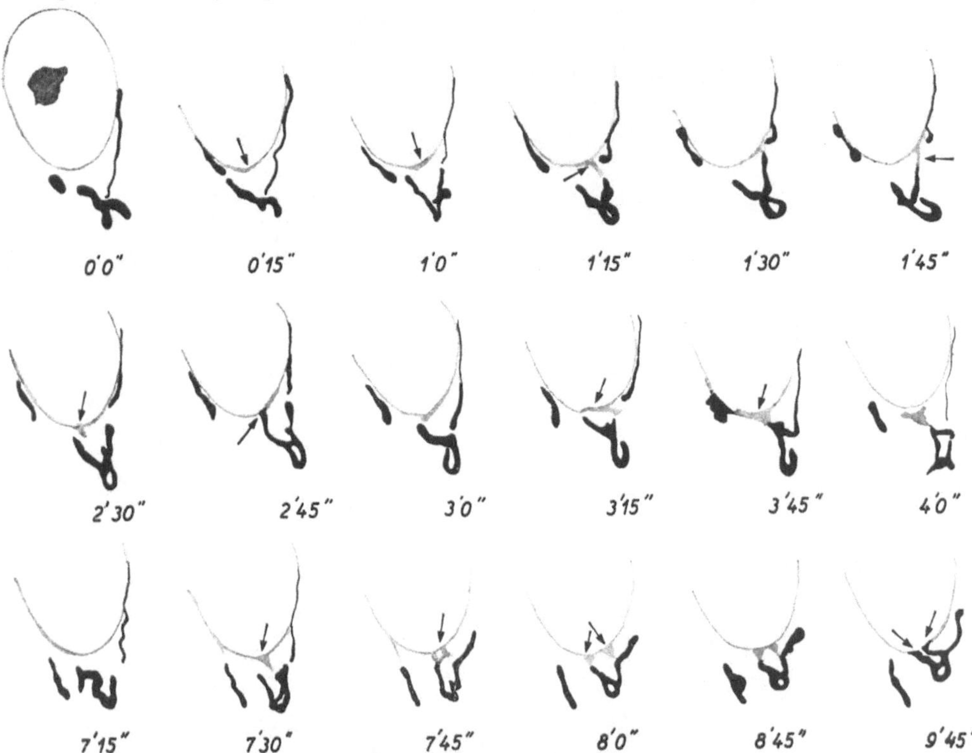

Abb. 33. Gewebekultur des Bindegewebes von Hühnerembryonen von 10—12 Tagen. Lebendbeobachtung einiger Mitochondrien in der Nähe des Kernes ein und derselben Zelle während 9 min 45 sec. Herausgezeichnet aus einem Film. Die Pfeile zeigen die dreimalige Anschwellung der Kernmembran und die darauffolgende Aufnahme von Nucleinsäure aus dem Kern durch das Mitochondrium. Aus FREDERIC-CHÈVREMONT 1952. 

so geben z. B. die lebenden Pankreasmitochondrien im Lichtmikroskop noch eben sichtbare Kügelchen ab, welche zum Osmiophilen Komplex wandern und hier verarbeitet werden[2] (Abb. 36 und 37); es kann sich auch die oxydative Tätigkeit der Mitochondrien verschieben auf die Mikrosomen[1].

Energiewechsel[3]. Das auf S. 135 Gesagte gilt auch für das Cyclophorasesystem. ATP-ase ist mit 48—75% des Homogenatgehaltes hoch zu bewerten (wenig jedoch in den Mitochondrien des experimentellen Leberadenoms[4]). ATP (Adenosintriphosphat) ist bekannt als energiereicher Stoff: man kann annehmen, daß seine Energie im Citronensäurecyclus oder im weiteren Cyclophorasesystem der Mitochondrien eine bedeutende Rolle spielt bei der Bildung von Vorstoffen, die dann, das Zellplasma durchwandernd, zusammen mit den Mikrosomen und Osmiophilen Systemen imstande sind, höhere Synthesen auszuführen[5];

---

[1] J. W. HARMAN 1950.
[2] G. C. HIRSCH 1932, 1939. (Näheres in dem Kapitel Osmiophile Körper.)
[3] LIPMANN-KAPLAN 1949.
[4] W. C. SCHNEIDER 1946, W. C. SCHNEIDER et al. 1950, NOVIKOFF et al. 1950.
[5] Siehe auch J. R. G. BRADFIELD 1950.

darum ist die Entdeckung von Leuthardt-Müller, daß die Mitochondrien auch die Resynthese von ATP aus Adenylsäure vollziehen können, hoch einzuschätzen[1]. Brenztraubensäure wird im Homogenat und von den Mitochondrien nur bei Anwesenheit von ATP oxydiert[2]. p-Amino-hippursäure wird ausschließlich in den Mitochondrien synthetisiert; dabei spielt eine oxydative Phosphorylierung eine

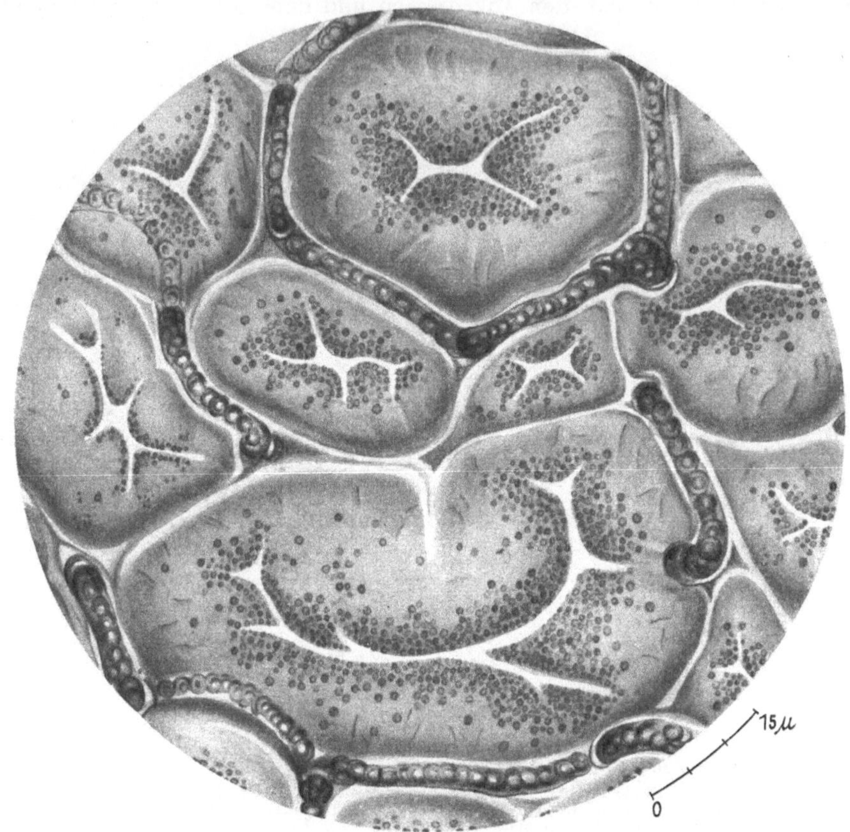

Abb. 34. Legende unter Abb. 35.

wichtige Rolle[3]. Aber das Enzym, welches die Reaktion zwischen Glutaminsäure, Ammoniak und ATP katalysiert (s. oben) ist nicht an die Mitochondrien (oder Mikrosomen) gebunden, sondern findet sich im Hyaloplasma[4].

Die ATP-ase in den Sarkosomen, die bei Insekten sicher Mitochondrien sind[5], ist spezifisch, weil Orthophosphat von ATP abgespalten werden kann. Die Michaelis-Menten-Konstante Ks ist $2,78 \times 10^{-3}$ und V-Max $= 76\ \mu g$ P min^{-1} mg^{-1} Trockengewicht. Mg^{++} und Mn^{++} aktivieren diese enzymatische Reaktion in den Sarkosomen, aber Ca^{++} nicht; die Aktivierung beträgt 60% mit einer optimalen Konzentration 6×10^{-4} M. Experimente mit Kombinationen von Mg^{++} und Mn^{++} zeigten, daß jedes Ion das andere ersetzen kann, und daß die Resultate sich addieren; dies hängt schließlich von der Endkonzentration der Kombination ab. Konzentrationen der Mg-, Mn- und Ca-Ionen, welche höher sind als 6×10^{-3} M, wirken als Inhibitoren. Fluorid hemmt die ATP-ase dieser Sarkosomen nicht; dagegen wohl

[1] Leuthardt-Müller 1948, Lehninger-Kennedy 1948, 1949, D. E. Green et al. 1948, Müller-Leuthardt 1949.
[2] Leuthardt-Müller 1949, Nielsen-Leuthardt 1950.
[3] Nielsen-Leuthardt 1949, Kielley-Schneider 1950.
[4] Müller-Leuthardt 1949, 1950.   [5] Watanabe-Williams 1951, B. Sacktor 1953.

Chlorquecksilberbenzoat. Das Ausmaß der Hemmung ist gleich der Konzentration. — Intakte Sarkosomen haben eine geringere ATP-ase-Wirkung als fein zerteilte (das ist wichtig); dies läßt auf eine „latente" ATP-ase in den Sarkosomen schließen. Auf die spezifische ATP-ase folgt eine Adenylatkinase, deren Aktivität in der Ortho-Phosphatabspaltung vom Adenosindiphosphat besteht. Magnesium aktiviert diesen Vorgang. ATP kann dephosphoryliert werden durch Enzyme der Muskelfibrillen in der sog. „löslichen Fraktion" (wahrscheinlich Mikrosomen) und in den Mitochondrien. Die ATP-ase der Fibrillen wird durch

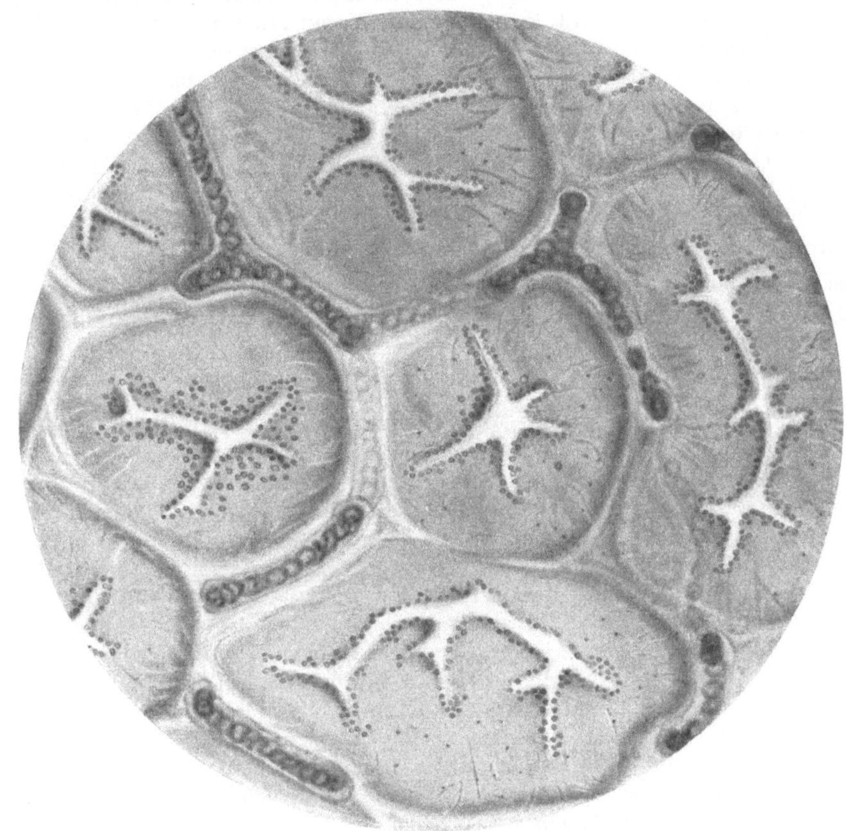

Abb. 35.

Abb. 34 und 35. Beobachtung des lebenden Pankreas der weißen Maus:
Abb. 34. Im ungereizten Zustande nach einigen Stunden Hunger. Etwa 7 Acini, umspült von Capillaren. Der am meisten linke Acinus hat gerade eine Hungerextrusion hinter sich. Die übrigen Acini verharren im Ruhezustande. Lebend zu sehen: die Mitochondrien, Zymogengranula im mittleren Zellfelde und am Apex der Zelle.

Abb. 35. $^{1}/_{2}$ Std nach Reizung mit Pilocarpin: die meisten Zymogengranula sind extruiert. Mitochondrien deutlicher; sie bilden an der Oberfläche kleinste Granula, die sich ablösen, herumschwärmen und dann zum mittleren Zellfelde aufrücken, wo sie verschwinden. Capillaren etwas erweitert. Links ein Acinus, dessen Zellen noch kaum Zymogengranula ausgestoßen haben. In allen Acini sind die Lumina durch die Verkürzung der Zellen größer geworden. Nach G. C. HIRSCH 1931.

Ca[++] aktiviert, die ATP-ase der löslichen Fraktion durch Mg[++]. Die ATP-Dephosphorylierung in den Sarkosomen wird durch Fluorid gehemmt; die ATP-ase aber nicht. Die „lösliche Fraktion" enthält eine Pyrophosphatase, welche durch Magnesium aktiviert wird; Fluorid hemmt diese Reaktion[1].

Die *Menge und Ordnung der Enzyme* läßt sich schätzen[2]:

Wenn ein Mitochondrium 2 μ lang ist und einen Durchmesser von 0,5 μ hat, dann ist sein Volumen 0,4 μ^3; bei einer Dichte von 1,2 ist sein Nettogewicht $4,8 \times 10^{-7}\,\gamma$. Wenn das Trockengewicht 30% des feuchten Gewichtes ist, dann ist die feste Masse eines Mitochondriums $1,4 \times 10^{-7}\,\gamma$: sie mag bestehen aus 25—30% Lipoiden, 20—25% anorganischer Materie, dann sind

<hr>

[1] B. SACKTOR 1953.   [2] A. CLAUDE 1949.

Proteine wahrscheinlich zu 50% vorhanden, wohl meist als Enzymträger $= 7 \times 10^{-8}\gamma$. Danach könnte ein Mitochondrium etwa eine Million Eiweißmoleküle beherbergen (wenn diese ein Durchschnitts-Mol.-Gew. von 35000, oder ein absolutes Gewicht von 6×10^{-14} haben). Wenn man weiter annimmt, daß ein Mitochondrium 25 verschiedene Enzymsysteme besitzt, jedes System zu 20 verschiedenen Eiweißmolekülen, so könnten gleichzeitig im Mitochondrium 2000 Duplikate von jedem dieser 25 Enzymsysteme existieren.

Es ist wahrscheinlich, daß diese Enzymsysteme *schachbrettartig* über jedes lange Mitochondrium verteilt sind: da die langen Mitochondrien im Leben in kleinere Stücke auseinanderfallen, so würden sie bei gruppenweiser Anordnung der Enzyme dabei wichtige Systeme verlieren. Bei diesem „Schachbrett" könnten sich die Umsetzungen in einer bestimmten Reihenfolge abspielen[1]. Hierbei scheinen Ribonucleotide wichtig: bei ihrer Blockierung sind auch die Enzyme blockiert[2]. Aus dieser Ordnung herausgelöste Enzymsysteme haben andere Eigenschaften als solche im Verbande[3]; ja, Bernsteinsäureoxydase und Caprylsäureoxydase sind nach Auseinanderbrechen der Mitochondrien durch die Vibrationen eines Oscillators ganz inaktiviert[4]. (Vgl. die innere Struktnr S. 123).

Bei einer solchen Fülle von Enzymen ist der Befund interessant, daß die Fraktion der Mitochondrien imstande ist, Froscheier zur ersten Entwicklung anzuregen[5].

5. Die Produktion der Mitochondrien.

Die Bildung der Mitochondrien ergibt sich teils aus den oben dargestellten Enzymsystemen, teils aus der mikroskopischen Beobachtung[6]. Für den Ort der Aktivität der *Enzyme* gibt es verschiedene Möglichkeiten: Die Enzyme sind teilweise zu 100% an die Mitochondrien gebunden; in diesen Fällen kann man annehmen, daß sie auch in oder an den Mitochondrien aktiv sind, abbauend oder aufbauend. Dies gilt z. B. für die Bernsteinsäureoxydase oder für das Cyclophorasesystem, zum Teil auch für die ATP-ase. Zweifellos sind also die Mitochondrien eine *wichtige Energiequelle* und *Produktionsstätte*. Doch arbeiten sie nicht völlig isoliert, sondern zusammen mit den Nucleinsäuren, dem Hyaloplasma (und den darin sich ab spielenden Osmiophilen Prozessen) und den Mikrosomen am Kohlenhydrat-, Fett- und Eiweißstoffwechsel. Die Atmungsfermente sind (mit Ausnahme der Cytochromoxydase) ziemlich gleichmäßig auf Hyaloplasma, Mikrosomen und Mitochondrien verteilt. Wir wollen nun zeigen, daß durch *ein System von Mitochondrien, Nucleinsäuren, Mikrosomen und Osmiophilen Körpern Produkte synthetisiert und abgebaut werden können.*

Diese Hypothese wird zunächst gestützt durch zahlreiche mikroskopische Beobachtungen: sobald nämlich die erzeugten Produkte so große Formen annehmen, daß sie mikroskopisch gesehen werden können. Die besten Ergebnisse wurden durch die *Beobachtung lebender Mitochondrien* erzielt: in den Gewebekulturen von Hühnerembryonen[7] und am lebenden Pankreas[8]. Die neuesten schönen Unter-

---

[1] D. E. Green 1949, J. W. Harman 1950.

[2] Leuthardt-Müller 1948, F. Leuthardt et al. 1949. Siehe hierzu die sehr interessante Plasmagenhypothese von S. Spiegelmann 1946, 1948, über den Zusammenhang von Genen, Nucleinsäuren, Enzymmustern, Selbstverdoppelung und Plasmastruktur.

[3] F. M. Hunnekens 1951.

[4] Hogeboom-Schneider 1950.   [5] J. R. Shaver 1949.

[6] E. H. Newcomer 1940 und 1951, wo die gesamte ältere Literatur übersichtlich verzeichnet ist.

[7] Ältere Beobachtungen bei R. G. Canti 1929, G. Levi 1934, 1941, W. H. Lewis 1940.

[8] G. C. Hirsch 1931, 1932. Nach diesen Untersuchungen glaubte E. Ries die „Lipochondrien" im Pankreas entdeckt zu haben (1935), in denen er den Mutterboden der Zymogengranula erblickte: es wurde aber durch Järvi 1940 und J. W. Sluiter 1944 statistisch berechnet, daß es sich bei diesen „L." nur um Alterspigmente handelt.

suchungen von FREDERIC-CHÈVREMONT[1] zeigen, daß die Mitochondrien einen sehr schnellen Formwechsel besitzen: sie wechseln in 30—60 sec die Form (Abb. 33). Sie tauschen mit dem umgebenden Plasma sehr schnell Stoffe aus: so wurde im Zeitraum von 9 min 45 sec an drei Mitochondrien auf 18 Stadien aus dem Film der ungemein schnelle Formwechsel herausgezeichnet, der beweist, wie stark der Stoffaustausch mit dem Kern und dem Plasma ist. Die Kernmembran verdickt sich in dieser Zeit dreimal und das Mitochondrium nimmt die hierbei abgegebenen Nucleinsäuren in sich auf unter starken Formveränderungen (Abb. 33). — J. BRACHET[2] stellt sich diesen Zusammenhang hypothetisch folgendermaßen vor:

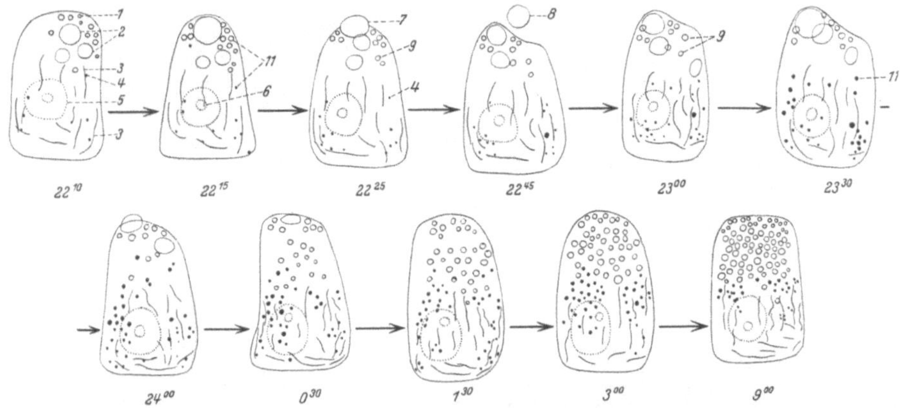

Abb. 36. Lebende exokrine Pankreaszelle, ohne Färbung. Letztes Pilocarpin 21⁰⁰. Beobachtung einer einzigen lebenden Zelle und Versuch, alle ihre ohne Färbung erkennbaren Strukturen zeichnerisch festzuhalten; im Protokoll wurden mehr Stufen gezeichnet als hier wiedergegeben sind. Beides macht die Beobachtung ungenau, so daß für die Lage jedes einzelnen Granulum keine Garantie übernommen werden kann. *(1)* alte Granula, *(2)* Vacuolen, *(3)* Mitochondrien, *(4)* Granula A, *(5)* Kernumriß, *(6)* Umriß des Kernkörperchens (beides nicht sichtbar), *(7)* Vacuole wird ausgestoßen, *(8)* Vacuole ist im Lumen noch einige Zeit sichtbar, *(9)* neue Sekretgranula gebildet im Osmiophilen Felde, *(10)* Lage des nicht sichtbaren Osmiophilen Feldes, *(11)* Granula B (im Osmiophilen Felde). Nach G. C. HIRSCH 1931.

Der Kern entwickelt unter Einfluß des Chromatins die Nucleolen; diese synthetisieren diffusible Co-Enzyme zur Schaltung der Oxydationen und Phosphorylierungen, welche unter anderem an die Mitochondrien abgegeben werden und hier wirken (s. S. 175).

Wenn man das *Pankreas der weißen Maus*[3] lebend bei 37⁰ C und gleichbleibender Luftfeuchtigkeit mit etwa 1000facher Vergrößerung beobachtet (Abb. 34 bis 35), so sieht man, wie nach Pilocarpin-(Sekretin-)Reizung die gespeicherten Zymogengranula aufgelöst und extruiert werden; wie dann an den Mitochondrien kleinste Granula A entstehen (10—17 min) und sich vom Mutterboden lösen (Abb. 36—37)[4]. Diese Granula A irren etwa 1 Std mit einer Geschwindigkeit von 6—8 min/μ umher und begeben sich darauf alle in einer weiteren Stunde zum Osmiophilen Felde mit einer Geschwindigkeit von 7 bis 13 min/μ. Während dieser Wanderung wachsen sie bis auf das Zweifache ihres Durchmessers an. Dann gehen sie in den Stoffwechsel des Osmiophilen Feldes ein (Granulum B, Abb. 37): was hier mit ihnen geschieht, ist nicht genauer bekannt; es ist nur statistisch bewiesen, daß die Produktion der eigentlichen Zymogengranula in dem Osmiophilen Felde erfolgt[5] (Abb. 36, 37, 60), und daß diese Produktion nur abläuft, wenn vorher die Granula A zum Osmiophilen Felde

---

[1] FREDERIC-CHÈVREMONT 1952.   [2] J. BRACHET 1951.   [3] Siehe Fußnote [8] S. 140.
[4] Bestätigt an lebenden und fixierten Präparaten durch E. S. DUTHIE 1934, M. YAMASAKI 1936, P. HUBER 1949, TAMAKI-IWASHIGE 1950.
[5] J. W. SLUITER 1944.

gelangt sind (Abb. 38): solange nämlich die Mitochondrien durch Röntgenbestrahlung ausgeschaltet sind aus der Produktion der Granula A, solange findet
auch im Osmiophilen Felde keine neue Produktion der Zymogengranula im
Stadium 3 statt. Sobald aber, etwa 4 Std nach Röntgenbestrahlung, die Mitochondrien neu gebildet sind (Abb. 44), werden auch neue Granula A von den

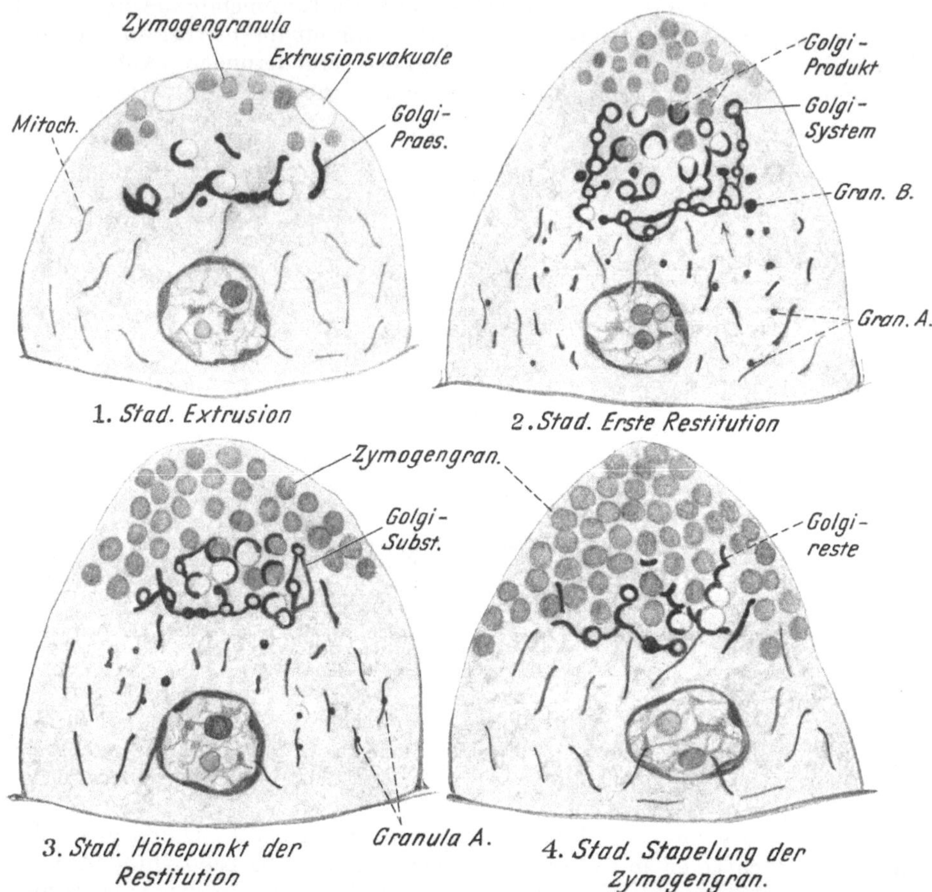

Abb. 37. Kombinierte Darstellung der Lebendbeobachtung (Abb. 36) und des Bildes fixierter und mit OsO₄
imprägnierten Zellen (Abb. 60). Vier Stadien als Grundlage statistischer Behandlung. Stadium 1: Extrusion
der Zymogengranula in Extrusionsvacuolen. Osmiophile Körper meist Präsubstanz. — Stadium 2: Bildung der
Granula A an den Mitochondrien, die zum Osmiophilen Felde wandern und danach zu Granula B werden. Im
Osmiophilen Felde Bildung von Vacuolen (Interna), die sich zu Zymogengranula verdichten. — Stadium 3:
Vermehrung der Zymogengranula. Stadium 4: Stapelung der Zymogengranula, Rückgang der Osmiophilen
Substanz. Nach G. C. Hirsch 1931.

Mitochondrien produziert; diese wandern wieder zum Osmiophilen Felde, wo
eine neue Produktionsserie der Zymogengranula einsetzt (Abb. 38). Diese Beobachtungen sollten nicht so interpretiert werden, daß aus den Produkten der Mitochondrien die Zymogengranula entstehen; es sind diese Granula A vielmehr nur
Zwischenprodukte der Mitochondrien, welche von dem Osmiophilen Felde aufgenommen und verarbeitet werden zu den endgültigen Produkten: den Zymogengranula[1] (das Kapitel über Osmiophile Körper).

---

[1] Diese Beobachtungen an lebenden Zellen wurden neuerdings bestätigt und ergänzt an
fixierten Zellen durch E. S. Duthie 1933/34, P. Huber 1949, Tamaki-Iwashige 1950.

In ähnlicher Weise[1] entstehen Granula aus den Mitochondrien der Schweißdrüsen[2], der Sertolizellen[3], der Prostata[4] des Menschen; diese beteiligen sich an der Synthese der Lipoide (Reservestoff dieser Zellen und Sekrete), indem sie sich nach dem Zellapex zum Osmiophilen Felde begeben[3]. — Die Gallenpigmentgranula der Leberzellen des Menschen entstehen zuerst als kleine Granula durch Zerfall der Mitochondrien; diese Granula begeben sich zum Osmiophilen Felde und werden hier in Zusammenarbeit mit der Osmiophilen Substanz endgültig zu Gallenpigmentgranula ausgebildet[5]. — Auch in den LIEBERKÜHNschen Drüsen[6], in den Schleimzellen des Dickdarmepithels der Maus (Abb. 22[7]), und in den Speicheldrüsen der Schnecke Limnaea[8] ist ein Zusammenarbeiten von Mitochondrien und Osmiophiler Substanz beschrieben worden. (Siehe Näheres S. 168.) — In den Epithelzellen der Harnblase des Menschen liegen die Mitochondrien am dichtesten um das Osmiophile Feld; sie formen Lipoidgranula: kleine färbbare Granula lösen sich von den Mitochondrien und wachsen an zu stark färbbaren Lipoidgranula, welche in dem Osmiophilen Felde weiterentwickelt werden[9].

In anderen Fällen wurde durch Vergleich verschiedener Zellstadien beobachtet, wie bestimmte Granula durch Auseinanderbrechen der Mitochondrien entstehen und sich vom Mutterboden lösen: z. B. die Protein-α-Granula in dem Plasma der wachsenden Eier von Limnaea (Abb. 39[10]). Lipoidtropfen[11] entstehen als Sekrete der flimmerlosen Zellen des Ductus efferens „auf Kosten der Mitochondrien": zuerst als Lipoid und gelbliches Pigment, welche sich dann in Sekretvacuolen verwandeln[12].— Auch in den Muskelzellen von Amphibien wurden auseinander-

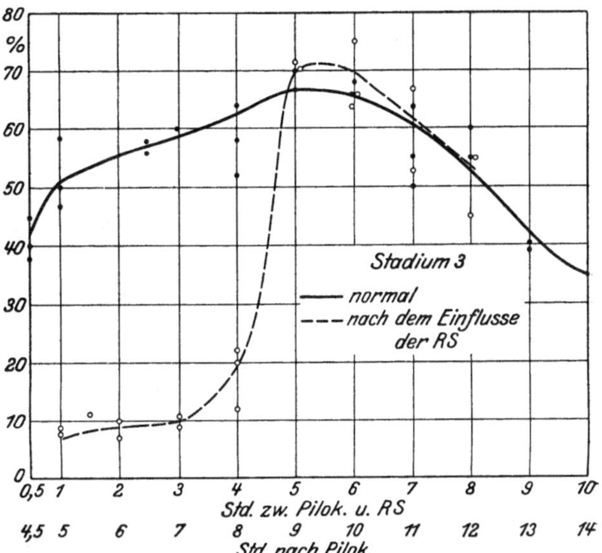

Abb. 38. Die Stadien 1 und 2 der Abb. 37 werden nicht durch Röntgenstrahlen beeinflußt, da ihre Weiterentwicklung nicht von den Mitochondrien abhängig ist (s. Kurven in der Originalarbeit). Aber das hier ausgezählte Stadium 3 zeigt die Verzögerung durch Röntgenstrahlen, welche die Mitochondrien zerstörten. Erst etwa 4 Std nach Bestrahlung sind die Mitochondrien wieder restituiert (Abb. 44): dann steigt die Zahl der Stadien 3 stark an und erreicht bei 5 Std wieder den normalen Prozentsatz der Acinuszellen. Aus G. C. HIRSCH 1931.

gebrochene Mitochondrien gefunden, welche Vacuolen gebildet hatten mit einem fettähnlichen Inhalt[13]. — Im Hypophysenhinterlappen des Rindes hatten die Mitochondrien den höchsten Gehalt an antidiuretischem Hormon unter den vier Fraktionen des Zentrifugates: man kann also annehmen, daß dieses Hormon in den Mitochondrien entsteht[14].— In älteren Zellen der Speicheldrüsen von Drosophila scheinen die Mitochondrien gewisse Granula zu bilden, die als Reservestoff dienen sollen[15] (aber auch andere Funktionen haben könnten). — Die Zellen der Gl. orbitalis der Ratte bilden in ähnlicher Weise die Sekretgranula wie oben beim Pankreas beschrieben: primär aus den Mitochondrien; dann sekundär übergehend in „Ring- und Halbmondkörperchen" umgeben von Osmiophiler Substanz[16]; ebenso die Lipoidtropfen in den Ohrschmalzdrüsen (Gl. ceruminosa) des Menschen[17] (Abb. 40). Auch an der Bildung des Schweißes in den Schweißdrüsen sind Mitochondrien beteiligt[18]. — In den Hautcrypten bei dem Chitonen Acanthochites wurde es wahrscheinlich, daß die Sekretgranula im Kontakt mit Mitochondrien entstehen; aber auch Osmiophile Präsubstanzen und

[1] E. H. NEWCOMER 1940 und 1951, wo die gesamte ältere Literatur übersichtlich verzeichnet ist.
[2] K. MINAMITANI 1941.   [3] ITO-HIOKI 1940.   [4] M. MATUSITA 1943.
[5] Y. MIZUTANI 1944.   [6] Y. SAWADA 1935.   [7] P. HUBER 1945, 1949.
[8] GABE-PRENANT 1948.   [9] T. TAKAHASHI 1938.
[10] BHATTACHARYA-MATHUR 1929, A. S. SRIVASTAVA 1948, BRETSCHNEIDER-RAVEN 1951.
[11] H. TARWIDOWA 1939.   [12] MATUSITA-TAMAKI 1943.   [13] L. VALLMITJANA 1949.
[14] A. GRAFFI 1951.   [15] W. L. HSU 1948.   [16] K. ENJO 1947.   [17] S. OSOGOE 1951.
[18] REGAUD-FAVRE 1912, RING-RANDALL 1947, H. BUNTING et al. 1949, ITO-IWASHIGE 1951.

Systeme wurden gefunden[1]. — In den braunen Inguinaldrüsen des Kaninchens stehen die Mitochondrien auch in Zusammenhang mit der Produktion des Sekretes[2]; ebenso in den Nasendrüsen des Frosches[3]. In Gewebemastzellen produzieren Mitochondrien Heparin[4].

Innerhalb der Protozoen sind bei den Amöben Pelomyxa und Chaos die Mitochondrien um die Exkretionsvacuole gelagert: die Menge Exkretionswasser steht im umgekehrten Verhältnis zur Menge der Mitochondrienstücke[5]; bei Stentor und Blepharisma sind die Pigmentgranula Mitochondrien mit RNS und Cytochromoxydase[6].

In einigen Fällen konnte durch Beobachtung von aufeinanderfolgenden Stadien einer einzigen Zellart nachgewiesen werden, daß Mitochondrien in kleinere

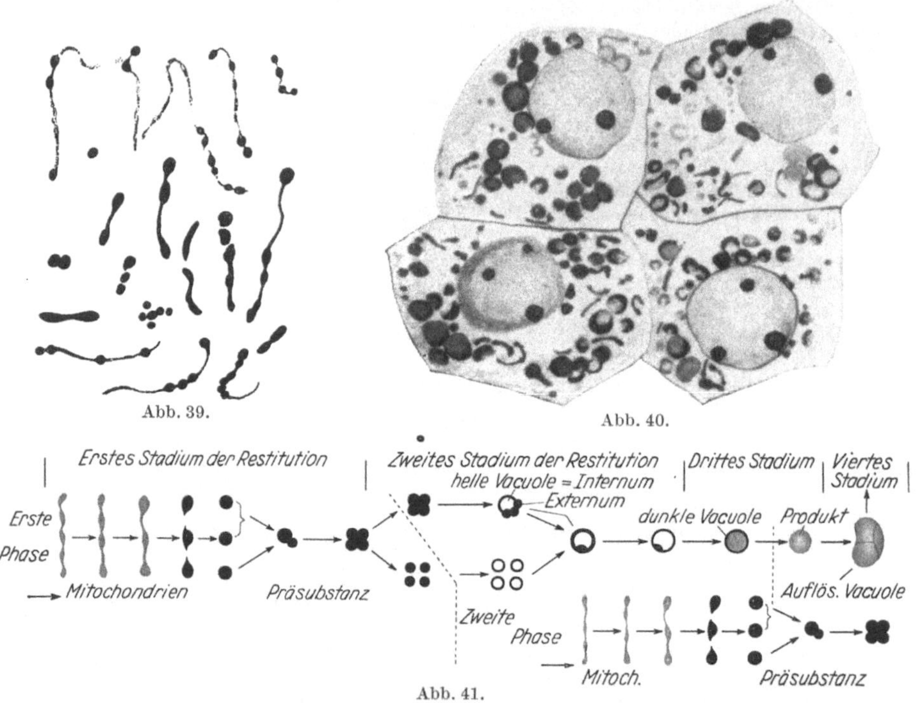

Abb. 39—41. Produktion der Mitochondrien, ohne und mit Osmiophilen Körpern: Abb. 39. Ei der Schnecke Limnaea, wachsende Oocyten. Fixierung in Regaud, Färbung Altmann-Fuchsin. In den Mitochondrien entstehen Granula von 0,5 μ Durchmesser. Allmählich wird das ganze Mitochondrium in eine Kette solcher Granula umgeformt. Dann brechen die Granula auseinander als freie Eiweißgranula. Aus Bretschneider-Raven 1951.

Abb. 40. Vier Zellen der Gl. ceruminosa des Menschen, fixiert in Levis-Gemisch 3 Tage, Eisenhämatoxylin. Bildung der Lipoide: Zerfall der Mitochondrien in primäre Granula, die anschwellen zu Bläschen; diese verwandeln sich (umgeben von hier nicht sichtbarer Osmiophilen Substanz) in Lipoidgranula, welche apokrin ausgestoßen werden. Nach S. Osogoe 1951.

Abb. 41. Schema der Entstehung von Präsubstanz aus Mitochondrien in der Niere des männlichen Stichlings. Aus den Osmiophilen Körpern entstehen Eiweiße zum Nestbau (Produkt). Ablauf einer Phase und Einsetzen einer neuen Phase am Ende des zweiten Restitutionsstadiums. Aus Rinkel-Hirsch 1940.

Stücke zerfallen, und daß diese übergehen an Osmiophile Substanz, aus welcher dann Sekrete entstehen. (Einen solchen Zusammenhang hypothetisch zu erdenken ist einfach; ein Beweis kann nur durch genaue Stufenuntersuchungen geführt werden). Der männliche Stichling Gasterosteus[7] schaltet im Frühjahr in den Nephronzellen die Tätigkeit um von der Exkretion des Urins auf die

---

[1] Gabe-Prenant 1949.   [2] W. Montagna 1950.   [3] C. L. Tsui 1935.   [4] Ito-Kubota 1944.
[5] C. G. Wilber 1945. Vgl. auch Mast-Hopkins 1941. Über Chaos s. N. Andresen 1942 und H. Holter 1950. Über Trypanosomen M. Rose 1933, R. Wotton 1940, T. Pizzi 1950. Über Oxytricha M. W. Kay 1945. Über Opalina R. Patten 1932.
[6] P. B. Weisz 1949, 1950. — Die Mitochondrien der Eugleniide Chilomonas s. A. C. Hollande 1940.
[7] Rinkel-Hirsch 1940.

Sekretion eines klebrigen Eiweißes, das zum Nestbau verwendet wird. Diese Umschaltung verläuft wellenförmig über das Nephron und kann durch Lichteinwirkung beschleunigt werden. Dadurch kann man dem Ablauf ein Startsignal geben. Nach Lichtreiz fallen die Mitochondrien auseinander in Ketten kugelförmiger Gebilde (Abb. 41), aus denen Osmiophile Präsubstanz entsteht. Diese erzeugt das Eiweiß (Produkt). — In den Tränendrüsen des Menschen bilden in den sog. „K-Zellen" die Osmiophilen Körper das Sekret. Diese Körper entstehen aus Osmiophiler Präsubstanz; diese wiederum entsteht an der Basis

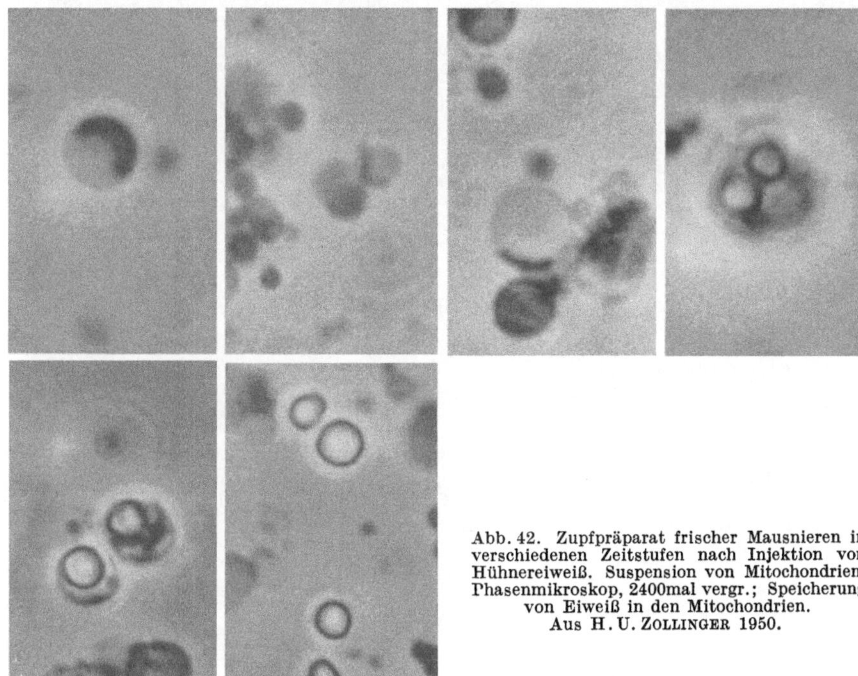

Abb. 42. Zupfpräparat frischer Mausnieren in verschiedenen Zeitstufen nach Injektion von Hühnereiweiß. Suspension von Mitochondrien. Phasenmikroskop, 2400mal vergr.; Speicherung von Eiweiß in den Mitochondrien. Aus H. U. ZOLLINGER 1950.

der Zelle aus Mitochondrien[1]. — In den Schleimdrüsen zeigen die Mengen der Osmiophilen Substanz und der Mitochondrien reziproke Verhältnisse[2].

6. Das Speicherungsvermögen der Mitochondrien.

Speicherung in Mitochondrien ist durch Versuche wahrscheinlich gemacht worden (Abb. 42—43): Injiziertes Hühnereiweiß wird offenbar in den Mitochondrien der Rattenniere nach $2^{1}/_{2}$ Std in irgendeiner Weise aufgenommen und in Form glänzender Kügelchen gespeichert[3]. 5% Essigsäure und 0,1 M Ammoniak „verlöschen" diese Kügelchen; nur die Mitochondrienmembran bleibt zurück[3]. Ähnliche Bilder wurden nach Injektion von Menschenblut, Traubenzucker und Heparin erhalten[3, 4]. Die „trübe Schwellung" ist eine granuläre und vesiculäre Schwellung der Mitochondrien[3]. — Carotinoide Pigmente werden in Pflanzenmitochondrien

---

[1] ITO-MIZUTANI 1938.   [2] ST. GRZYKI 1951.

[3] H. U. ZOLLINGER 1948, 1950, E. L. OPIE 1947 nennt solche Körper mit deutlicher Außenschicht und hellem Zentralraum „Cytochondrien" (Fixierung in Zenker, Färbung mit Giemsa; sie schwellen in destilliertem Wasser; vgl. R. BUVAT 1947. T. P. DOOLEY 1941 beobachtete solche Vesicula in den Mitochondrien nach Behandlung mit Colchicin. Den Ablauf der Speicherung siehe bei A. RÜTTIMANN 1951, M. EICHENBERGER 1952.

[4] ZINGG-ZOLLINGER 1951, E. DE ROBERTIS 1939.

gespeichert[1]. Die Speicherung von Vitalfarbstoffen beschrieb L. Monné[2]; Benzpyren wurde durch das UV-Mikroskop als in den Mitochondrien gebildet oder
gespeichert nachgewiesen[3]. Ursprung und Speicherung mancher anderer Stoffe
ist an oder in den Mitochondrien auch neuerdings beschrieben worden: z. B.
Melanin[4] oder Fett; letztes in den Muskeln der Amphibien[5]. Aber alle älteren
Angaben über Fettspeicherung in den Mitochondrien sind heute chemisch ebenso
kritisch zu betrachten wie die über die Speicherung anderer Stoffe. Es wäre

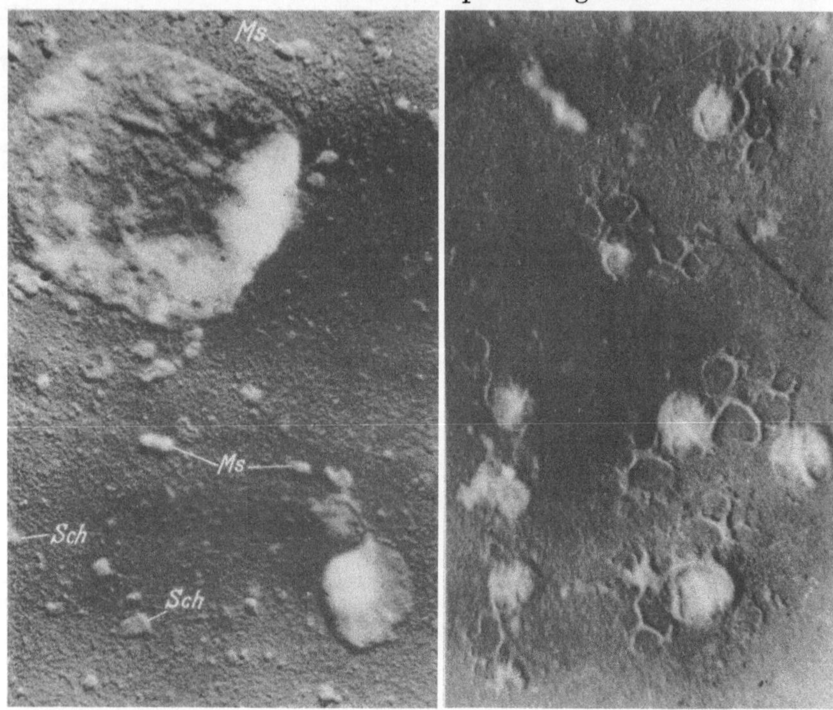

Abb. 43. Elektronenmikroskopische Aufnahmen von Plasmabestandteilen im Homogenat von Mäusenieren in
0,88 M Rohrzuckerlösung, nach Abzentrifugieren grober Bestandteile. Nachspülen mit destilliertem Wasser.
Vergr. 20000mal. *Links:* Normaltiere. Oben ein großes Mitochondrium, dessen oberer Rand als Membran ge-
deutet wird. Rechts unten eine kleinere „Zwischenform". Die mit *Ms* gekennzeichneten Körper werden als
Mikrosomen angesehen; die mit *Sch* bezeichneten als Myelinscheibchen. — *Rechts:* Nach 5 Eiweißinjektionen in
täglichen Abständen. Erschöpfungsphase der Mitochondrien: keine großen Mitochondrien mehr, aber zahlreiche
„Zwischenformen". Dazwischen netzartige Strukturen von Fäden unbekannter Bedeutung.
Aus M. Eichenberger 1952.

erwünscht, wenn die Speicherungsfrage gelöst würde durch Homogenisieren, Isolieren und chemische Untersuchungen auf verschiedenen Funktionsstufen der Zelle.

7. Entstehung und Wachstum der Mitochondrien.

Es sind bisher mehrere Beobachtungen und Auffassungen über die *Entstehung
der Mitochondrien* geäußert worden, die sich zum Teil nicht ausschließen: Die
Mehrzahl der Untersucher schloß aus dem Vergleich fixierter Präparate desselben
Objekts, oder besser aus der Lebendbeobachtung *eines* Objektes unter verschiedenen Funktionszuständen[6], daß die Mitochondrien die Fähigkeit besitzen

---

[1] P. Heim 1946.   [2] L. Monné 1942.   [3] A. Graffi 1939, 1940, 1941, Ahlstrøm-Berg 1947·
[4] M. W. Woods et al. 1949.   [5] L. Vallmitjana 1949.
[6] A. Pensa 1917, 1925, H. Sorokin 1938, 1941, E. H. Newcomer 1940, 1951, A. Guilliermond 1941, J. A. O'Brien 1942, A. Gonçalves da Gunha 1942, E. S. McDonough
1943, R. J. Gautheret 1949 mit vergleichender Übersicht, Woods-Du Buy 1951,
Frederic-Chèvremont 1952.

quer zu ihrer Längsrichtung in Stücke zu zerfallen (im Gegensatz zur Längsspaltung der Chromosomen). Diese Beobachtung ist so oft und an den verschiedensten Objekten gemacht worden, daß die Vermehrung durch Querspaltung jedenfalls nicht ausgeschlossen werden kann[1].

Wenn im lebenden Pankreas die Mitochondrien durch Röntgenstrahlen größtenteils ausgelöscht werden (Abb. 44), so läßt sich an der lebenden Zelle beobachten, daß neue Mitochondrien auf der Grenze von Ekto- und Endoplasma als lange fadenförmige Gebilde entstehen, welche dann zum Mitochondrienfelde schlängelnd sich bewegen und in kleinere Fäden auseinanderfallen (Auswirkung Abb. 38[2]). Dies würde bedeuten, daß Mitochondrien unter Umständen nicht nur aus sich selber, sondern auch de novo entstehen können[3]. So bilden sich die durch Hitze zerstörten Mitochondrien der Pflanzen nach kurzer Zeit neu[4].

Einige neuere Beobachtungen haben ZOLLINGER zu der Hypothese geführt[5], daß der Nucleolus die RNS liefert (dies scheint plausibel), welche an das Osmiophile Feld abgegeben wird (dies ist unbewiesen); hier sollen die Mikrosomen entstehen

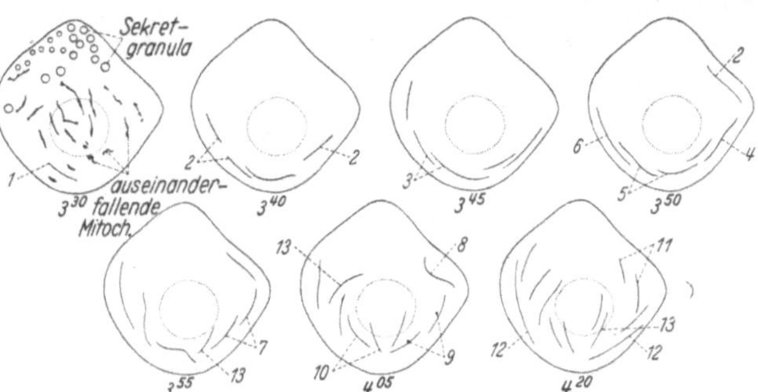

Abb. 44. Lebende Pankreaszelle der weißen Maus. Hunger 1 Tag. Pilocarpin *11³⁰*, *12⁰⁰*, *12³⁰* Uhr Vorm., *1⁰⁰* Uhr Nachm. Röntgenstrahlen *2⁵⁵* Uhr. Beginn der Beobachtung der Zelle *3⁰⁰* Uhr. Von *3—3³⁰* Uhr keine besondere Veränderung. Nur bei *3³⁰* Uhr sind alle erkennbaren Zellbestandteile gezeichnet, in den übrigen Abbildungen sind nur die neu entstandenen Mitochondrien verfolgt. *1* Erstes sehr dünnes Mitochondrium. *2* Weitere dünne Mitochondrien an der Plasmagrenzschicht. *3* Zwei Mitochondrien werden länger. *4* Die entstandenen langen Fäden werden wellig. *5* Aus dem einen Mitochondrium sind zwei wellige geworden. *6* Das Mitochondrium hat sich verlängert. *7* Das Mitochondrium bei *4* ist auseinandergebrochen. *8* Welligwerden des Mitochondrium. *9* Entstehen neuer Granula A. *10* Auseinanderbrechen der Mitochondrien. *11* Auseinanderbrechen des Mitochondrium bei *8*. *12* Entstehen einer zweiten Parallelschicht. *13* Umstellen der Richtung der neuen Mitochondrien in die Längsachse der Zelle. Aus G. C. HIRSCH 1931.

(unbewiesen), aus welchen sich dann Mitochondrien entwickeln. Eine Genese Mikrosomen → Mitochondrien ist möglich, aber fraglich, da bedeutende Unterschiede in dem Gehalte an Enzymen usw. zwischen den Mikrosomen und Mitochondrien bestehen (s. S. 117 und 129); doch wäre daran zu denken, daß die spezifischen Stoffe der Mitochondrien vielleicht erst im Laufe des Wachstums der Mitochondrien aus den Mikrosomen sich entwickeln[6]. — Nach Ansicht von A. C. HOLLANDE entstehen die Mitochondrien aus den von ihm beschriebenen „Solenosomen" („Tubes hyaline[7]"). Vorläufig müssen wir so weitreichende Möglichkeiten noch mit Vorsicht betrachten.

Das *Wachstum der Mitochondrien* erfolgt in vielen Fällen so: aus kleinen rundlichen Körpern werden lange Fäden[8] (Abb. 21—22). Dies bedeutet also

---

[1] G. C. HIRSCH 1931, E. H. NEWCOMER 1940, A. GUILLIERMOND 1941, DU BUY 1943, R. J. GAUTHERET 1949, WOODS-DU BUY 1951, J. FREDERIC 1952.
[2] G. C. HIRSCH 1931, 1939.
[3] R. CHAMBERS 1915, A.-C. HOLLANDE 1943, S. B. HARVEY 1946, A. J. DALTON et al. 1949.
[4] P. DANGEARD 1951.
[5] M. HOQUETTE 1936, E. H. NEWCOMER 1940, 1951, H. U. ZOLLINGER 1950.
[6] M. EICHENBERGER 1952 zeigte zur Zeit der Neuentstehung von Mitochondrien zahlreiche Zwischenformen zwischen Mikrosomen und Mitochondrien (Abb. 43); aber nur eine Statistik könnte hier Beweise liefern. Vgl. auch R. J. GAUTHERET 1949, S. 247.
[7] A.-C. HOLLANDE 1947.
[8] A. GUILLIERMOND 1941, R. J. GAUTHERET 1949. CL. BESSIÈRE 1948: in den Spermien der Myriapoden.

eine Substanzvermehrung an den beiden Enden, wie dies auch bei Bakterien beobachtet ist. Ein solches Wachstum läßt sich an fixierten Präparaten vergleichsweise beobachten[1] oder besser am lebenden Objekt bei längerer Beobachtung derselben Zelle während ihrer Aktivität[2].

Ob die Mitochondrien als „Eigenkörper" aufzufassen sind[3] oder gar als „symbiontische Bakterien[4]" kann hier nicht diskutiert werden, denn die Antworten sind noch nicht spruchreif.

Sehr interessant sind die Diskussionen der Botaniker über die Fähigkeit der pflanzlichen Mitochondrien, in *Plastiden* verschiedener Typen zu differenzieren[5], zu mutieren durch enzymatische Abnormitäten[6] und dadurch vielleicht als „*Chondriogene*" eine Rolle als Vererbungsträger im Plasma zu spielen[7]. Viröse Krankheiten rufen Störungen in der Reifung und Funktion von Mitochondrien hervor[8]; es sprechen sogar Beobachtungen dafür, daß bestimmte Pflanzenviren aus den Mitochondrien entstehen[9]. Leider können wir hier nicht darauf eingehen.

D. Die Osmiophilen Körper.

(Golgi-Körper, Lacunoma, Vakuom.)

Hyaloplasma, Mikrosomen und Mitochondrien sind durch die moderne Technik der Homogenisierung und durch fraktioniertes Zentrifugieren zu isolieren und dadurch cytochemisch zu prüfen. Es gibt aber noch andere Gruppen von Stoffwechselorten im Zellplasma: z. B. die Vacuolen und die Osmiophilen Körper, deren Isolierung auf dem genannten Wege bisher nicht möglich war, weil sie gleichzeitig mit dem Hyaloplasma fraktioniert werden (Abb. 17, S. 116), und weil sie offenbar keine so widerstandsfähige Membran besitzen wie z. B. die Mitochondrien. Aus diesem Grunde ist das Vorhandensein von Vacuolen oder besonderen osmiophilen Stoffwechselorten neuerdings manchmal bezweifelt worden. Aber das bisherige Mißlingen der fraktionierten Isolierung darf uns nicht zu dem voreiligen Schlusse verleiten, daß die Tausende von Untersuchungen über die Dynamik der Osmiophilen Körper an Schnittpräparaten überholt sind: denn bei weitem nicht alle Stoffwechselorte des Plasmas können durch fraktioniertes Zentrifugieren isoliert werden. Viele wichtige Stoffwechselorte sind strukturell so wenig widerstandsfähig, daß sie durch das rohe und gewaltsame Vorgehen der Homogenisierung und des Zentrifugierens zerrissen, aufgeteilt und im Plasma verteilt werden: z. B. die Zellmembranen, die Vacuolen, Centrosomen, die feineren Fibrillen — und die Osmiophilen Körper. Die moderne Technik des Homogenisierens und Zentrifugierens hat sehr bedeutende Ergebnisse erzielt, welche oben dargestellt sind; aber diese Technik ist einseitig und sehr gewaltsam. Erst die Anwendung *aller* Techniken auf eine bestimmte Zelle — erst die Verfolgung der physiologischen Veränderungen aller Stoffwechselorte während der Genese oder während der Funktion der Zelle kann uns eine umfassende Einsicht geben in die Dynamik der Stoffwechselorte. Deswegen erscheint es notwendig, gerade die Dynamik der Osmiophilen Körper im Zusammenhang mit den Mitochondrien, Mikrosomen und dem Hyaloplasma darzustellen.

[1] Zum Beispiel W. Siang-Hu 1947, Rauromo-Turpeinen 1940, J. Bridgman 1948, F. Payne 1952.
[2] G. C. Hirsch 1931, 1939.   [3] W. Seyfarth 1952.
[4] H. Schanderl 1950, E. H. Newcomers Übersicht 1940.
[5] A. Pensa 1917, 1925, H. Sorokin 1938, 1941, E. H. Newcomer 1940, 1951, A. Guilliermond 1941, J. A. O'Brien 1942, A. Gonçalves da Cunha 1942, E. S. McDonough 1943, R. J. Gautheret 1949 mit vergleichender Übersicht, Woods-du Buy 1951, Frederic-Chèvremont 1952.
[6] E. H. Newcomer 1940, M. W. Woods 1945, du Buy-Lackey 1950, Woods-du Buy 1951.
[7] du Buy-Woods 1945, S. Spiegelmann 1948, H. Schanderl 1950, Woods-du Buy 1951. Gute Übersicht bei E. H. Newcomer 1951.
[8] A. Graffi 1940, du Buy-Woods 1943, Woods-du Buy 1951.
[9] Woods-du Buy 1943. Vgl. auch E. Altenburg 1946.

1. Allgemeine Charakterisierung.

Im Laufe der biochemischen Genese der Sekrete und vieler anderer intraplasmatisch entstehender Substanzen existiert eine strukturelle Vereinigung zwischen dem Sekret als Zellprodukt und einer Osmiophilen Substanz. Durch diese Verbindung entsteht letzten Endes erst das fertige Produkt: etwa so, wie Abb. 46 und 49 es wiedergeben.

Über 2200 Untersuchungen sind bisher erschienen über Bau und Funktion dieser Osmiophilen Substanz, seitdem GOLGI 1898 sie in Neuronen entdeckte. 1939 wurde eine dynamische Theorie über diese damals noch „GOLGI-Körper" genannte Substanz aufgestellt[1]. Seitdem sind fast 400 Arbeiten veröffentlicht worden, welche im ganzen die Theorie bestätigen, teilweise einschränken auf sekretbildende Zellen, teilweise kritisch vertiefen[2].

J. R. BAKER[3] hat 1953 drei verschiedene intracelluläre Körper (Abb. 45) zusammengefaßt zu dem neuen Begriffe der „Osmiophilen Körper", deren Eigenschaften er also definiert: „Sie existieren in der lebenden Zelle; sie reduzieren

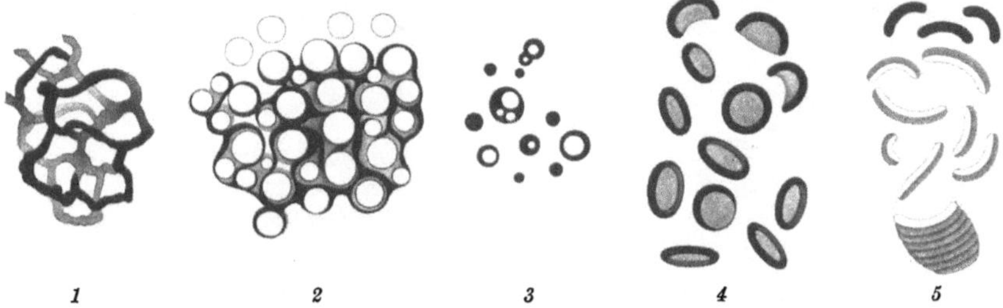

1   *2*   *3*   *4*   *5*

Abb. 45. Die Erscheinungsformen der Osmiophilen Substanz. *1* Der „klassische GOLGI-Apparat" in Form eines Netzwerkes, welches ein Artefakt ist. *2* Einzelne Osmiophile Körper einer sezernierenden Zelle, welche dicht aneinander liegen und ein „Netzwerk" vortäuschen. *3* Die „Lipochondria" von J. R. BAKER, teilweise mit Vacuolen (Internum). *4* „Osmiophile Plättchen". *5* Lepidosomen. Nach J. R. BAKER 1952.

OsO_4 viel langsamer als Fetttropfen; sie sind in gewöhnlichen Routinepräparaten nicht darstellbar."

Diese treffende, aber sehr weite, infolgedessen etwas leere Definition ist rein statisch. Sie sei ergänzt durch die folgende dynamische Charakterisierung:

Osmiophile Körper bilden ein *Feld besonderen synthetischen oder kondensierenden Stoffwechsels*. Sie sind wahrscheinlich in allen tierischen Zellen vorhanden, welche einen eigenen Stoffwechsel haben, sicher in allen sezernierenden Zellen. Sie bestehen aus sphärischen bis länglichen oder unregelmäßigen Körpern, die oft zu mehreren ein *Osmiophiles Feld* bilden (Abb. 46, 51). Das „Netzwerk" von GOLGI ist ein Artefakt, entstanden durch Überimprägnation in Reihen liegender

---

[1] G. C. HIRSCH 1939. Verwirrend ist die Nomenklatur: jeder Untersucher benutzt neue Ausdrücke. Die Tabelle in HIRSCH 1939, S. 8—18, zählte schon 125 verschiedene Bezeichnungen in Verbindung mit den „GOLGI-Körpern" auf; seitdem sind etwa 30 neue Termen gebraucht worden.

[2] Allgemeine Literatur seit 1939: J. R. BAKER 1944, 1945, 1949, 1953, H. W. BEAMS 1943, R. R. BENSLEY 1951, E. BORGHESE 1943, G.H. BOURNE 1950, 1951, A. J. CAIN 1949, A. CORTI 1946, A. B. DAWSON 1942, A. FISCHER 1946, R.-J. GAUTHERET 1949, R. A. R. GRESSON 1948, A. GUILLIERMOND 1941, H. HIBBARD 1945, G. C. HIRSCH 1939, 1949, KIRKMAN-SEVERINGHAUS 1938, P. KLEMPERER 1945, LASFARGUES-DI FINE 1950, L. MONNÉ 1948, V. NATH 1948, PALADE-CLAUDE 1949, DE ROBERTIS-NOWINSKI-SAEZ 1949, J. M. SOSA 1948, M. TIRELLI 1941, E. TONUTTI 1939, L. G. WORLEY 1946, K. ZEIGER 1950 und sein vorstehender Beitrag. In der in Deutschland führenden „Allgemeinen Biologie" von M. HARTMANN (1953) werden in der 4. Aufl. die Osmiophilen Körper auf 15 Zeilen behandelt mit dem Bemerken „es sei nichts Sicheres bekannt".

[3] J. R. BAKER 1953.

Körper (Abb. 45, 47, 48)[1]. Die *Präsubstanz* dieser Osmiophilen Körper (Abb. 46) ist durchimprägnierbar mit OsO_4: sie adsorbiert und konzentriert andere Stoffe. In ihr entstehen *Vacuolen* (Abb. 46) (Internum oder Osmiophobe Substanz). Die Osmiophile Substanz wurde zusammen mit den Vacuolen ein *Osmiophiles System*[1]

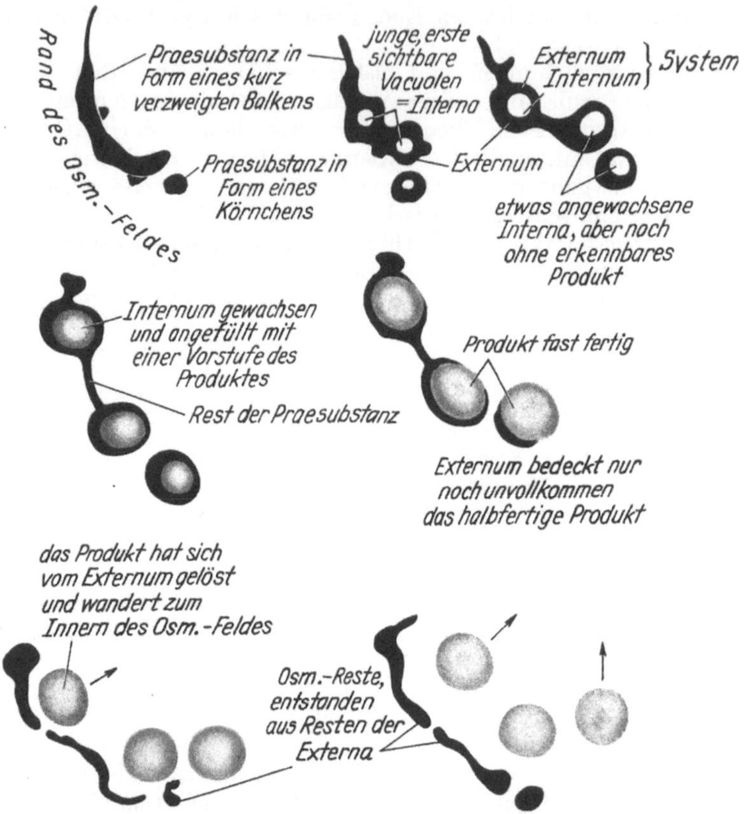

Abb. 46. Genese von Produkten aus der Präsubstanz in dem Pankreas und in den Eiweiß- und Schleimzellen nach Imprägnation mit OsO_4. Gedacht ist, daß an dem linken unteren Rande des Osmiophilen Feldes ein einzelner Balken der Präsubstanz zusammen mit einem Präsubstanzkörnchen herausgezeichnet ist. Der Balken hängt meistens mit anderen Balken zu einem Gerüstwerk zusammen, was auf die Fixation zurückzuführen ist. Es wird in den folgenden Stadien verfolgt: die Entstehung von „Systemen", welche teilweise durch Brücken früherer Präsubstanz miteinander in Verbindung stehen. In den Vacuolen (Interna) bildet sich allmählich das Produkt. Die Produkte machen sich von der Osmiophilen Substanz los und wandern zur Mitte des Osmiophilen Feldes und zum Apex. Reste der Externa bleiben als „Osmiophile Reste" zurück. Damit ist eine Arbeitsphase abgelaufen. Eine zweite kann dadurch beginnen, daß in den Osmiophilen Resten als Präsubstanz neue Vacuolen entstehen. Nach G. C. Hirsch 1940.

(Golgi-System) genannt. In den Vacuolen dieser Systeme treten bestimmte Produkte des Stoffwechsels auf: z.B. Proteine, Lipoide, Mucoproteine, Enzyme, Hormone. Diese Produkte verdichten sich; dann lösen sie sich von der Osmiophilen Substanz als fertige Zellprodukte. — Die Osmiophile Substanz empfängt Rohstoffe und Halbfertigprodukte von den Mitochondrien, den Mikrosomen, dem Kern und dem Hyaloplasma. Die Verteilung und Reihenfolge dieser Spenden ist verschieden, aber meist ist die Osmiophile Substanz der letzte Synthetisator

---

[1] G. C. Hirsch 1939, 1948, J. R. Baker 1944—1953, V. Nath 1944, L. G. Worley 1946, J. Holtfreter 1946, Palade-Claude 1948, O. L. Thomas 1947—1949, G. H. Bourne 1951. Da Golgi ein „Netz" interpretierte, so hat J. R. Baker 1950 mit Recht jede Bezeichnung mit „Golgi" fallen lassen.

oder Kondensator. Stets ist die Reihe der Entwicklungsphasen eines Produktes eine lange Kette von chemischen Umwandlungen; dabei spielt die Osmiophile Substanz eine letzte Rolle[1].

Diese Theorie wird bildlich dargestellt in den Abb. 46 und 49. Ein Schema in Worten kann so aussehen:

Mitochondrien ↘
Kern ———→ homogene ——→ Externum ——→ homogener Rest ——→ neue Präsubstanz
Mikrosomen ↗ Präsubstanz ↘ Internum ———→ Produkt
(Vacuole) ↓

Abstoßung und eventuelle Auflösung des Produktes

| Eine Arbeitsphase |

Die dicken Striche zeigen den direkten Übergang einer Form in die andere; die dünnen Striche die Spendung von Stoffen.

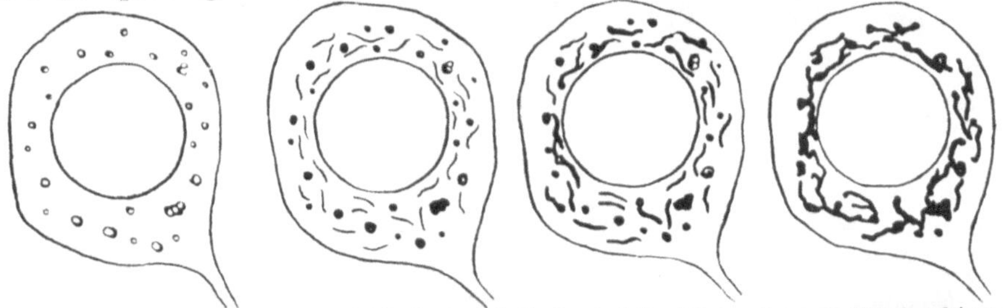

Abb. 47. Neuron der Vertebraten; zuerst schwärzen sich die Osmiophilen Körper, dann die Mitochondrien; aus beiden Komplexen entsteht schließlich ein Netz. Nach den Untersuchungen von J. R. BAKER und O. L. THOMAS

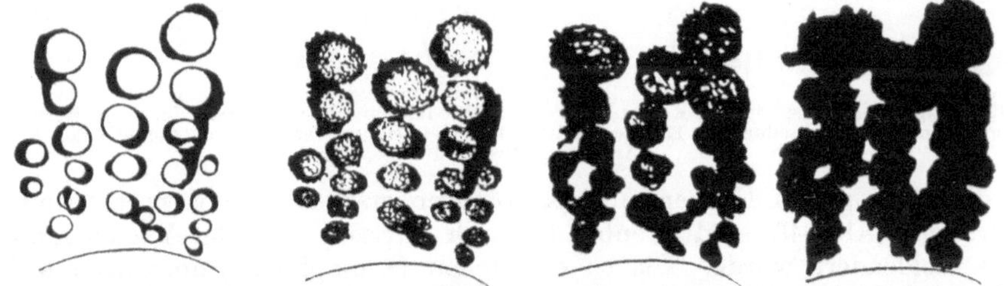

Abb. 48. Osmiophiles Feld im Darmepithel der Maus; unten Kernmembran durch Bogen angedeutet. Hier nehmen die Mitochondrien keinen Anteil am „Netz", das nur durch Überladung und Zusammenfließen der einzelnen Osmiophilen Körper entsteht. Aus A. J. CAIN 1949.

Abb. 47 und 48. Künstliche Erzeugung eines „klassischen Netzwerkes" durch Überimprägnation der Osmiophilen Körper mit OsO₄.

2. Die Existenz der Osmiophilen Körper.

Die Existenz der Osmiophilen Körper ist aus folgenden Gründen geleugnet worden: Sie seien im Homogenat durch Zentrifugieren nicht zu isolieren; sie könnten in der lebenden Zelle nicht gesehen werden; sie entstünden als künstliche Myelinfiguren[2]. Die meisten der Kritiker gehen dabei von der falschen Vorstellung aus, daß die Osmiophilen Körper mit dem „GOLGIschen Netzwerk" identisch seien. Dies „Netz" ist allerdings ein Artefakt (Abb. 47 und 48).

Isolierung durch Zentrifugieren. Osmiophile Körper in *intakten* Zellen können von den Mitochondrien, vom Kern, vom Hyaloplasma plus Mikrosomen durch Zentrifugieren getrennt werden[3, 4]. Dabei ist die Osmiophile Substanz

[1] G. C. HIRSCH 1939, 1940, L. G. WORLEY 1946, N. O. BERG 1951.   [2] PALADE-CLAUDE 1949.
[3] Beispiele bei G. C. HIRSCH 1939, ferner: SINGH-BOYLE 1938, K. M. RICHTER 1940, H. W. BEAMS 1943, NATH-BHATIA 1944, P. N. CHATTERJEE 1944, BRETSCHNEIDER-RAVEN 1951, BRETSCHNEIDER et al. 1952.
[4] R. H. J. BROWN 1936, A. S. SCRIVASTAVA 1948.

meist schwerer als Hyaloplasma plus Mikrosomen, aber leichter als die Mito-chondrien. Die Körper bewahren bei leichtem Zentrifugieren meist ihre Form und chemische Zusammensetzung, aber nicht immer: das spezifische Gewicht der Osmiophilen Körper wechselt nämlich je nach ihrer Funktionsphase; in bestimmten *Phasen* werden die Vacuolen (Interna) von der Chromophilen Substanz getrennt[1]; die Chromophile Substanz ist dann leichter als die (z. B. proteinhaltige) Vacuole[2].

Aber nach dem starken Eingriff des *Homogenisierens* können die Osmiophilen Körper durch nachträgliches Zentrifugieren nicht vollständig vom Hyaloplasma getrennt werden: sie finden sich wegen ihrer Leichtigkeit in der Hyaloplasma-fraktion zusammen mit anderen Lipoiden[3] (Abb. 17, S. 116). In dieser Fraktion

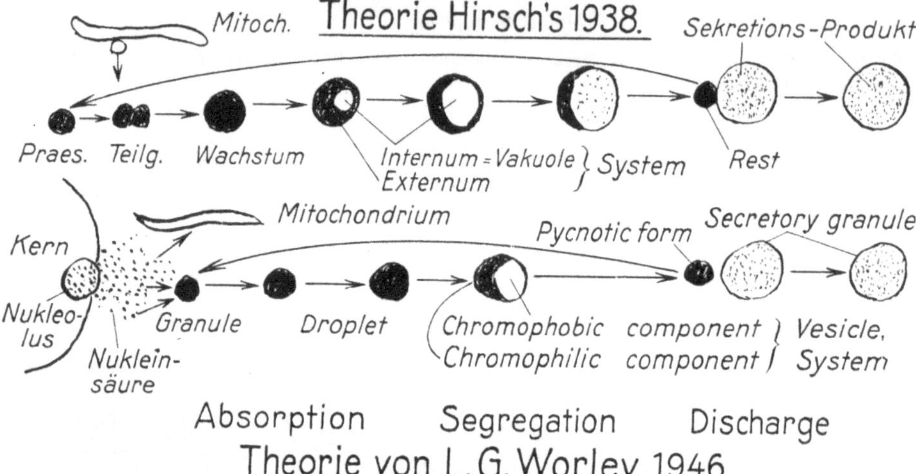

Abb. 49. Tätigkeit eines Osmiophilen Körpers während der Produktion z. B. von Eiweiß, Lipoiden, Hormonen, Mukoproteinen. Gegenüberstellung der Theorie von Hirsch 1938—1940 und der Ergänzung durch Worley 1946. Aus G. C. Hirsch 1949.

sind die Osmiophilen Körper nur als homogen erscheinende Körper erhalten; die Systeme (Abb. 46) sind offenbar dadurch zerrissen, daß der Vacuoleninhalt herausgeschleudert wurde. Die so erhaltenen Osmiophilen Substanzen haben durch die Färbung mit Nilblausulfat die Neigung zu verkleben (agglutinieren) (Abb. 17), ähnlich wie bei Fixierungen oft jene „Netze" als Artefakte entstehen[3] (Abb. 47 und 48). Es können also unter bestimmten Umständen auch nach Zentrifugieren von Homogenaten im Hyaloplasma noch primär einzelne Osmio-phile Körper vorhanden sein; diese müssen zukünftig noch vom Hyaloplasma getrennt und chemisch untersucht werden in ihrem Wechsel während einer Arbeitsphase: hierzu würden sich unter anderem Eier (besonders von Inverte-braten)[4] und der Darm von Ascaris eignen[5].

Auch durch einen elektrischen Disintegrator (der etwa 50 mal/sec das Gewebe schüttelt) können Zellbestandteile isoliert werden: in Leber- und Nierenzellen finden sich dann Vacuolen, umgeben von Osmiophiler Substanz, welche zusammen vielleicht mit den Osmiophilen Systemen identisch sind; aber niemals wurden „Netze" gefunden[6].

Mit einer besonderen Isoliertechnik haben Palade-Claude überlebende Gewebezellen isoliert und in ihnen Osmiophile Substanzen als Myeline beschrieben[7] (s. S. 154 und Abb. 57);

[1] L. G. Worley 1951. K. M. Richter 1940 in Spermiogonia von Notonecta, D. P. Costello 1940.
[2] L. G. Worley 1946.   [3] L. G. Worley 1951.   [4] V. Nath 1944.
[5] G. C. Hirsch 1940, Hirsch-Bretschneider 1937, Bretschneider et al. 1953.
[6] G. H. Bourne 1951.
[7] Palade-Claude 1949. Vgl. die Antworten von R. R. Bensley 1951, J. R. Baker 1949—1953.

ob diese aber mit den oben charakterisierten Osmiophilen Körpern identisch sind, ist unwahrscheinlich.

Die Sichtbarkeit im lebenden, überlebenden und fixierten Zustande. Der Brechungsindex der *unfixierten* Osmiophilen Körper ist meist gleich dem des Hyaloplasmas; nur einige Osmiophile Körper oder deren Präsubstanzen (Vorstufen) sind vital ohne jede Färbung sichtbar[1]: z. B. in den Spermiocyten[2] (Abb. 45, 5). In lebenden Plasmazellen und Megaloblasten[3] (Abb. 50) wurde im Dunkelfeld neben dem Kern eine schwach glänzende Substanz mit eingeschlossenen Vacuolen und Mitochondrien beschrieben, welche als „zusammenhängende Phase des GOLGI-Materials" angesehen wird.

Das *Phasenkontrastmikroskop* hat in einigen lebenden Zellen die Osmiophilen Körper als einzelne Körper aufgezeigt[4] (Abb. 51). Viele Forscher haben jedoch in lebenden Zellen vergeblich nach den „GOLGI-Netzen" gesucht, weil diese Kunstprodukte sind, entstanden durch Fixierung[5] (Abb. 47 und 48); sie schlossen daraus irrtümlich, daß es keine „GOLGI-Körper" gäbe.

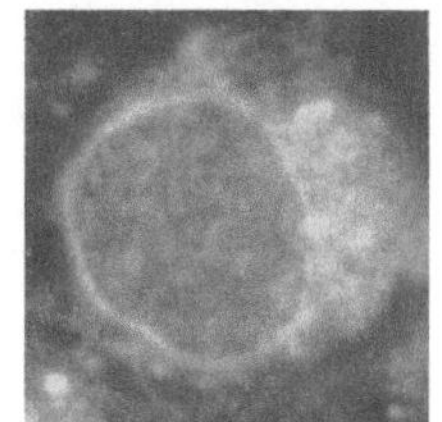

Abb. 50. Lebende Plasmazelle im Dunkelfeld. Kern und daneben eine Substanz, die als zusammenhängende Masse Osmiophilen Materials mit hellen Vacuolen beschrieben wird. Aus J. WALLGREN 1951.

Vitalfärbung zeigen die Osmiophilen Körper meist nur in einzelnen frühen Stadien ihrer Entwicklung[6]: zum Teil mit Neutralrot (Abb. 51) = Vakuom PARATs[7] oder mit Methylenblau[8] (Abb. 51 und 52) oder mit Nilblausulfat[9] (welches manchmal verfüttert wurde); 0,01% Nilblausulfat färben selektiv den Osmiophilen Körper der männlichen Keimzellen einer Schnecke, aber nicht die Mitochondrien; umgekehrt Janusgrün[10]. Eine Fraktion des Methylenblaus, das Trimethyl-Thionin (welches durch Chloroform extrahiert werden kann), färbt die Osmiophilen Körper der lebenden Fibroblasten spezifisch[11]. In den Spermiocyten von Helix wird die Osmiophile Substanz lebend intensiv gefärbt mit Chrysoidin und Bismarckbraun[12], aber nicht die Vacuole. Doch ist bei Vitalfärbungen allgemein vorsichtige Beurteilung geboten[13], da vielfach dadurch Kunstprodukte entstehen.

---

[1] Die ältere Literatur mit Abbildung s. G. C. HIRSCH 1939, S. 147—152, L. MONNÉ 1946, 1948, A. T. BRICE et al. 1946, O. L. THOMAS 1947, D. A. KEMPSON et al. 1948, G. C. HIRSCH 1949, J. R. BAKER 1951, M. D. L. SCRIVATANA 1953, G. C. HIRSCH 1940, J. R. BAKER 1944, 1949, G. GRANAGLIA 1950.

[2] L. MONNÉ 1939, R. A. R. GRESSON 1950. [3] J. WALLGREN 1951.

[4] G. C. HIRSCH 1948 im Pankreas. L. MONNÉ 1939 in lebenden Spermatiden. R. A. R. GRESSON 1950 in lebenden Ratten- und Maus-Spermatocyten. A. T. BRICE et al. 1946, J. R. BAKER 1944, 1949 (Darm), A. CORTI 1947. A. CORTI 1948, G. GRANAGLIA 1950. DALTON-FELIX 1952 in Epithelzellen der Epididymis, J. B. GATENBY 1953 in Neuronen, IHNUMA-YANAGISAWA 1953 im Darm.

[5] L. G. WORLEY 1943, 1944, J. HOLTFRETER 1948, PALADE-CLAUDE 1949, A. J. CAIN 1949, J. R. BAKER 1951, WORLEY-SLATER 1950, LASFARGUES-DI FINE 1950, G. C. HIRSCH 1938, 1939, 1940, L. MONNÉ 1948, A. J. CAIN 1949, WORLEY-SPATER 1950.

[6] Beispiele bei G. C. HIRSCH 1939, S. 185—199, S. TARAO 1940.

[7] Zur Vacuomhypothese von PARAT s. A. PENSA 1935, BHATTACHARYA-SRIVASTAVA 1935, D. R. BHATTACHARYA 1942, E. BORGHESE 1943, J. R. BAKER 1950, G. C. HIRSCH 1931, H. HIBBARD 1942.

[8] L. G. WORLEY 1943, 1944, J. HOLTFRETER 1948, PALADE-CLAUDE 1949, A. J. CAIN 1949, J. R. BAKER 1951, WORLEY-SPATER 1950, LASFARGUES-DI FINE 1950.

[9] H. TANAKA 1932: Gewebekultur von Neuronen, Allantoisepithel, Retina des Hühnchens. HIRSCH-BRETSCHNEIDER 1937: Darm, Ascaris. S. TARAO 1940: Pankreas.

[10] M. D. L. SCRIVATANA 1953.

[11] LASFARGUES-DI FINE 1950, s. auch ST. GRZYCKI 1951.

[12] L. MONNÉ 1948. [13] K. KIYONO et al. 1938, M. YAMASAKI 1936.

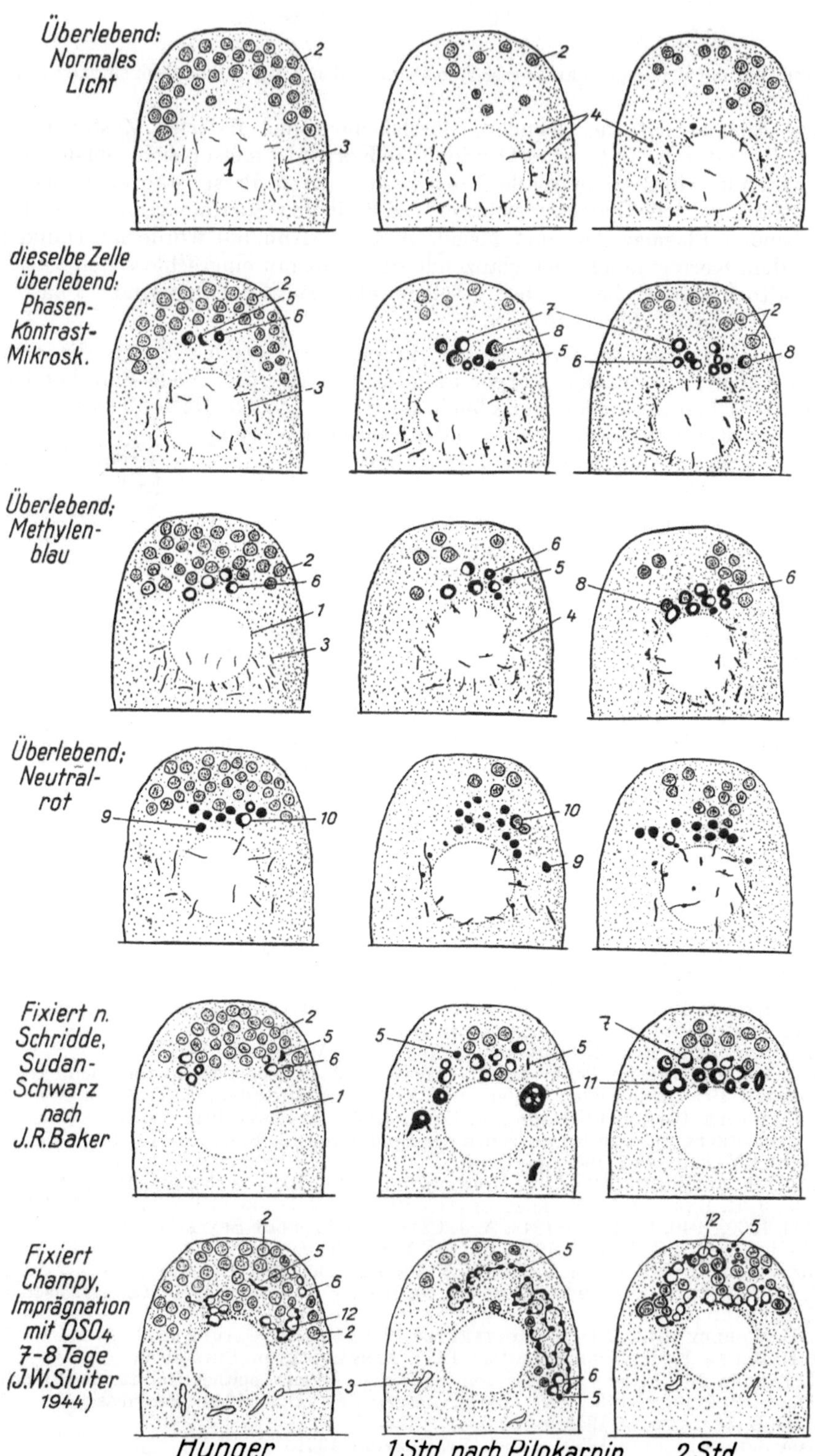

Abb. 51. Erklärung der Abb. siehe S. 155 unten.

Osmiophile Körper in Spermien (Pulmonaten, Chilopoden) sind doppeltbrechend, erhöht durch hypertonische Salzlösungen oder Färbung mit Chrysoidin[1].

Alle *fixierten Präparate* sind „Kunstprodukte", so auch die fixierten Osmiophilen Körper[2] (Abb. 51). Aber diese „Kunstprodukte" treten so regelmäßig auf und zeigen einen so regelmäßigen Formwechsel, daß ihnen eine reale Grundlage im lebenden Plasma nicht abgesprochen werden darf: man muß jedoch die Bilder fixierter Präparate mit lebenden Zellen vergleichen (Abb. 51) und auf verschiedenen Stufen der Zelltätigkeit untersuchen. Die Fixation von Osmiophilen Körpern in der Leber erfolgt nur bei einem p_H von 5,2—4,8 und bei Anwesenheit gewisser stabilisierender Elektrolyten[3].

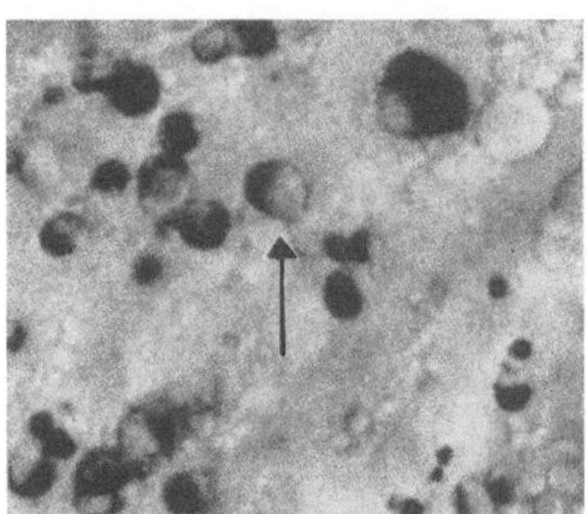

Abb. 52. Osmiophile Körper aus einer Zelle der frühen Trochophora des Molluskes Navanax. Überlebend mit Methylenblau gefärbt. Pfeil: Osmiophile Körper im Beginn der aktiven Phase, entsprechend dem „Vesicle-Stadium" in Abb. 49. Aus WORLEY-WORLEY 1943.

Verwendet man in fixierten Präparaten keine Metallimprägnationen, so heben sich das Feld der Osmiophilen Körper (oder einzelne Körper) als helle Stellen vom dunkler gefärbten Hintergrunde des Plasmas ab: das „*Negativ*"[4]. Es ist anzunehmen, daß das Lacunoma CORTIs dem Osmiophilen Körper entspricht und vielfach als solches „Negativ" mit Vorteil zu verwerten ist[5].

Auch durch die Gefrier-Trockentechnik konnten Osmiophile Körper in sezernierenden Zellen und Neuronen als „Negativ" in Kanalform oder als einzelne Osmiophile Körper nachgewiesen werden[6] (Abb. 54), wenn vorher mit der KOP-schen Technik fixiert war[7].

Die Technik der Mikroveraschung ergab, daß der Mineralgehalt der Osmiophilen Körper nur recht gering sein kann[8].

Auch im *Elektronenmikroskop* wurden die Osmiophilen Körper beobachtet (Abb. 56), schon 1946 wurden damit „Anhäufungen von osmiophilen Bläschen" beschrieben[9].

In diesem Zusammenhang müssen wir uns mit den Arbeiten von PALADE und CLAUDE[10] auseinandersetzen.

Aus verschiedenen Geweben der Säugetiere (vor allem Leber) wurden in 0,88 M Sukroselösung Homogenate hergestellt, die schließlich isolierte Zellen, Zellteile, Mitochondrien, Granula und Lipoidtropfen enthielten. Diese wurden gefärbt oder mit Sudanschwarz imprägniert. Das Ergebnis zeigt Abb. 57. Ein Vergleich mit Abb. 51 ergibt: 1. daß die Verfasser dieselben Körper in den Pankreaszellen darstellten wie sie in Abb. 51 nach SCHRIDDE-Fixierung und Sudanschwarz-Imprägnation dargestellt sind; 2. daß dieselben Körper überlebend im Phasenmikroskop und nach Vitalfärbung mit Methylenblau und (nur zum Teil) mit Neutralrot gefärbt gesehen werden können; Die Verfasser nennen die erhaltenen schwarzen Körper „*Myelinfiguren*" und ziehen den Schluß, daß diese der „GOLGI-Apparat"

---

[1] L. MONNÉ 1942.   [2] G. C. HIRSCH 1939, S. 49, J. HOLTFRETER 1948, PALADE u. CLAUDE 1949.
[3] PALADE-CLAUDE 1949.
[4] R. R. BENSLEY 1951, W. L. SIMPSON 1941, J. M. SOSA 1948, z. B. O. JÄRVI 1939 und H. HUBER (Pankreas) 1949, S. OSOGOE 1951.
[5] Vgl. die Diskussion zwischen A. CORTI 1942—1949, M. TIRELLI 1941, E. BORGHESE 1943, G. GRANAGLIA 1950.
[6] R. R. BENSLEY 1951, W. L. SIMPSON 1941, J. M. SOSA 1948, ADAMSTONE-TAYLOR 1952 kamen aber zu einem anderen Ergebnis.
[7] J. M. SOSA 1948.   [8] G. H. SCOTT 1943.
[9] A. CLAUDE 1946, J. M. SOSA 1948, A. J. DALTON 1951.   [10] PALADE u. CLAUDE 1949.

Abb. 51. Drei Stadien einer Pankreaszelle der weißen Maus nach 6 verschiedenen Behandlungen. Versuch einer einheitlichen Interpretation der verschiedenen Bilder. *1* Zellkern. *2* Proenzymgranula. *3* Mitochondrien. *4* Granula der Mitochondrien, die zum Osmiophilen Felde wandern. *5* Präsubstanz und Reste. *6* Junge Osmiophile Körper mit 1 oder 2 Interna. *7* Ältere mit größerem Internum. *8* Konzentrierte Enzyme im Internum. *9* Interna gefärbt mit Neutralrot. *10* Externum gefärbt. *11* Polysystem. *12* Vacuolen oder Interna. Aus G. C. HIRSCH 1948.

seien; da nun (nach Meinung der Autoren) diese Myelinfiguren ein Kunstprodukt seien, so sei jeder „Golgi-Apparat" ein Kunstprodukt. Gegen diesen Schluß haben sich bereits einige Zytologen gewendet[1], allerdings mit recht verschiedenen Gegenschlüssen. Man kann durch Vergleich der Abb. 51 und 57 erkennen, daß Palade u. Claude dieselben Osmiophilen Körper darstellten wie sie überlebend im Phasenmikroskop gesehen werden können; daß also jene „Myelinfiguren" keine Kunstprodukte sind; dagegen ist das „Netzwerk" ein Kunstprodukt (Abb. 51), welches durch die klassischen Techniken der Silber- und Osmiumimprägnation eines Pankreas erzielt wird (Abb. 47 und 48); aber in demselben Maße sind alle Fixationen und Färbungen „Kunstprodukte", die jedoch etwas aussagen, sobald sie (gleichmäßig verwendet) uns den intravitalen Wechsel von Strukturen aufzeigen.

A. Corti hat folgende Einwände gegen die oben dargestellte Auffassung erhoben[2]:
1. Es gäbe keine homogene Osmiophile Substanz, sondern nur Bläschen ohne Eigenwand

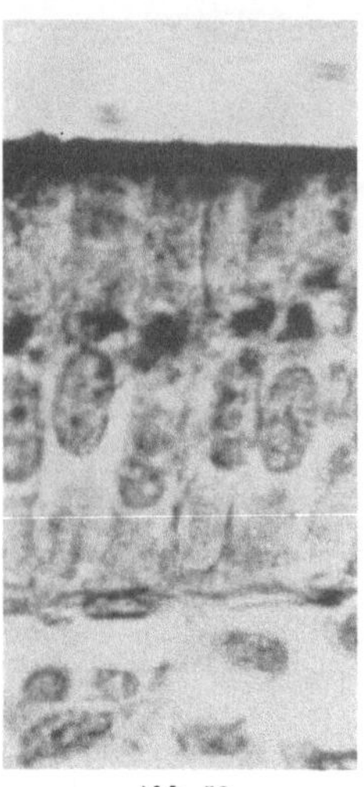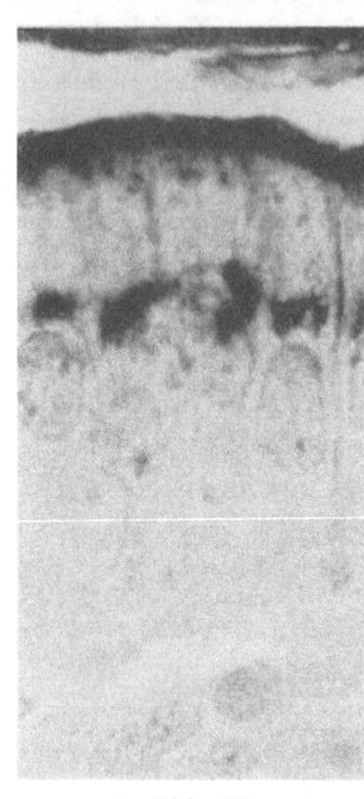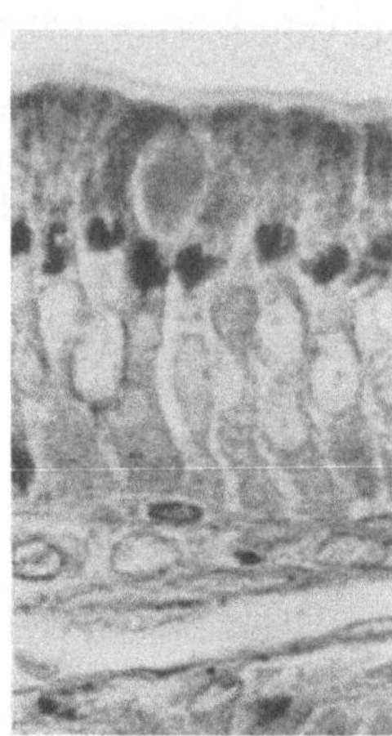

Abb. 53   Abb. 54   Abb. 55

Abb. 53—55. Maus, Dünndarm. Abb. 53. Aceton-Entwässerung. Alkalische Phosphatase im Streifensaum, im Osmiophilen Felde und im apikalen Plasma, weniger im Kern und basalen Plasma.

Abb. 54. Gefriertrockentechnik. Die Verteilung der alkalischen Phosphatase ist etwa die gleiche wie in Abb. 53.

Abb. 55. Behandlung mit OsO₄ nach Ludford: die schwarzen Osmiophilen Körper haben dieselbe Lage wie die alkalische Phosphatase. Aus V.M.Emmel 1945, 1946.

mit einem hellen Inhalt (Abb. 58), welche Corti „Lacunoma" nennt. Unsere Theorie von 1939 sagt: Es werden nach Imprägnierung oft homogene Körper beobachtet (Präsubstanz); ob diese wirklich „homogen" sind, ist chemisch zweifelhaft; wichtig ist nur, daß im Anfang der Arbeitsphase ein Osmiophiler Körper existiert, in welchem allmählich eine Vacuole entsteht. — 2. Es gäbe keinen Osmiophilen Körper, sondern nur Bläschen (Lacunen), an deren Grenzphase mit dem Cytoplasma durch chemische und physikalische Umwandlung Metalle sich künstlich anhäufen. Unsere Theorie von 1939 hat auch die Einzelkörper in Form von Bläschen besonders betont und die „Netze" für Artefakte erklärt. Sie hat den chemischen Vorgang nicht vernachlässigt; aber sie glaubt an eine besondere lipoidreiche Osmiophile Substanz, denn es gibt keine „chemische und physikalische Umwandlung" ohne chemische Stoffe, welche reagieren: durch Adsorption, Imprägnation oder chemische Reaktion. Wir betonen also die Notwendigkeit einer Substanz für das physikalisch-chemische Geschehen und ebenso die Wichtigkeit der Vacuole (Internum) für die Gestaltung des Produktes. — 3. Corti beachtet nur den wäßrigen Inhalt eines Bläschens oder Kanales. Unsere Theorie von 1939 schaut auf beides; sie hat die Einheit der Osmiophilen Substanz und der Vacuole sogar so stark betont, daß sie beides zusammen ein „System" nannte. — 4. Corti meint, die Mehrzahl der 735 Einzelabbildungen unserer Monographie von 1939 sprächen für ein Lacunom. Dies zeigt, daß beide Meinungen übereinstimmen in der Existenz von einzelnen Körpern und Systemen. Diese Übereinstimmung ist richtig, weil sie gegen die Golgische

---

[1] J. R. Baker 1950, Moussa-Gatenby 1950, R. R. Bensley 1951, Gatenby-Moussa 1951, M. D. L. Scrivatana 1953.
[2] Vgl. vor allem A. Corti 1946, S. 39—44.

Netztheorie gerichtet ist. — 5. Cortis Beobachtungen sind richtig, seine Betonung der Lebendbeobachtung des Vacuoleninhalts und der Überimprägnation ist vortrefflich; aber seine Ablehnung einer besonderen lipoidreichen Osmiophilen Substanz ist wahrscheinlich ein Irrtum. Es steckt in der Vakuomhypothese von Parat[1] und in der Lacunomhypothese von Corti[2] viel Wahres; aber leider sind beide Hypothesen etwas einseitig.

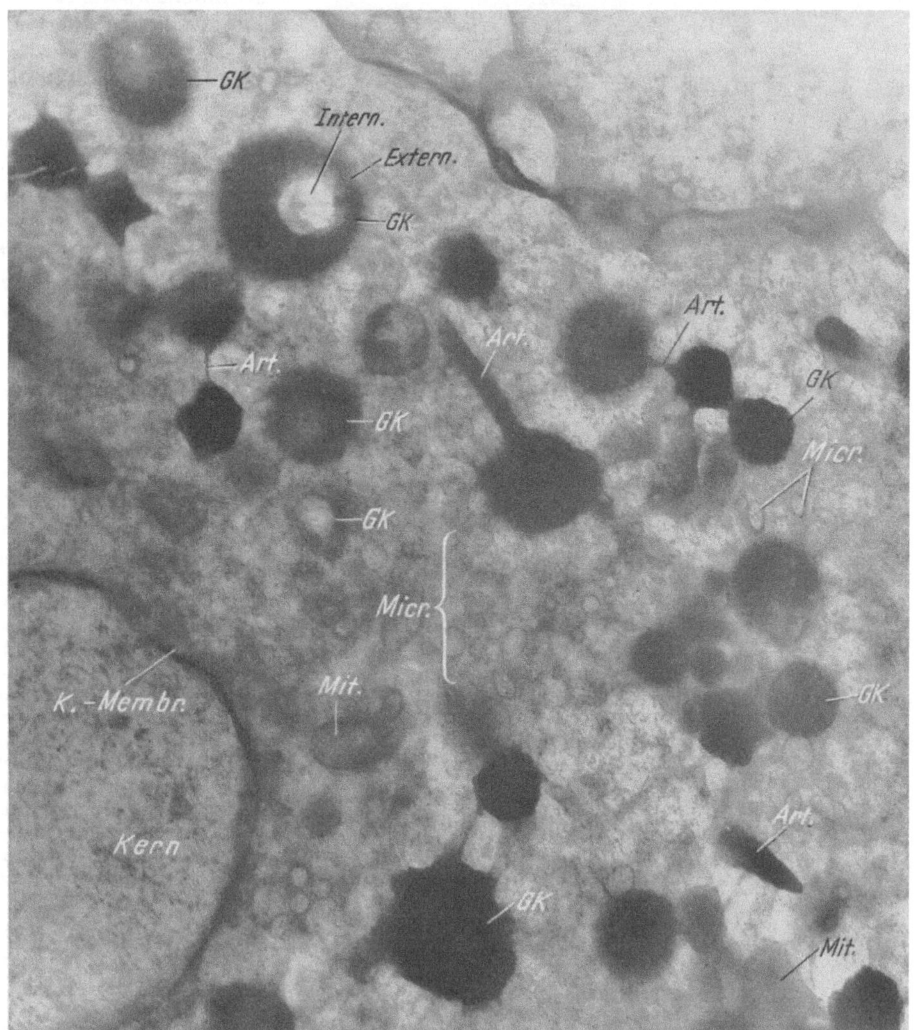

Abb. 56. Bindegewebszelle aus der Kieme der Schnecke Venus. Elektronenmikroskopische Aufnahme, Vergr. 14000mal. Das Photo wurde freundlicherweise zur Verfügung gestellt durch Prof. L. G. Worley und E. Fischbein. — Deutung: *GK* Osmiophile Körper, teilweise als Systeme mit Vacuole und äußerer Osmiophiler Schicht. *Mit* Mitrochondria. *Mikr* Mikrosomen. *Art* Artefakte. 1% gepufferte OsO$_4$. Original.

Ergebnis. Die reale Existenz bestimmter Osmiophiler Körper in lebenden Zellen mit besonderen Stoffwechselaufgaben kann also nach dem Gesagten nicht bezweifelt werden. Die klassischen „Netze" dagegen sind Kunstprodukte der Fixation, welche jedoch, beobachtet in Stufenuntersuchungen und verglichen mit den Bildern lebender Zellen, einen gewissen heuristischen Wert besitzen.

---

[1] Siehe Fußnote [7], S. 153.

[2] Vgl. vor allem A. Corti, 1946, S. 39—44 und 1942, 1947.

3. Substanz der Osmiophilen Körper.

Die *Grundsubstanz*[1] der *Osmiophilen Körper* ist ein weich-elastisches[2], manchmal doppelbrechendes[3] Gel, das eine geringere Dichte hat als das Plasma[4].

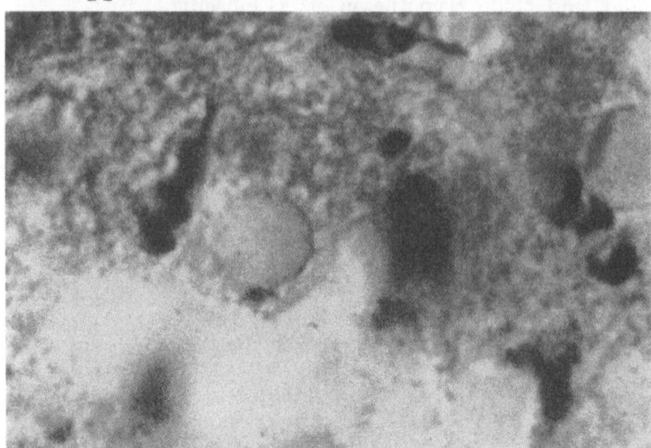

Abb. 57. Azini des Pankreas der Ratte, 0,88 M Rohrzucker-Homogenat, 50% Äthylalkohol, Sudanschwarz. Vergr. 1800 mal. Links 2 Zellen mit „peripherer komplexer Myelinfigur". Rechts 3 Zellen mit „Myelinfiguren" an der apikalen Seite des Zellkernes. Aus Palade-Claude 1949. Vergleich mit Abb. 51, 2. Reihe von unten zeigt die Ähnlichkeit der erhaltenen Figuren, aber auch die Unzulänglichkeit der Darstellung der Osmiophilen Körper bei diesem Verfahren.

Die genauere chemische Zusammensetzung ist unbekannt; sicher aber ist, daß sie wechselt je nach dem Funktionsstadium. Osmiophile Körper enthalten Lipoide[5], speziell Phospholipoide, und Eiweiß[6]; Ribonucleinsäure nur in geringen Mengen[7]. Phosphatase ist im Osmiophilen Felde der Epithelzellen der Maus stark lokalisiert[8] (Abb. 54 und 55) und bildet einen braunen Ring um die Osmiophilen Körper in Gewebekulturen des Hühnerherzens[9] (vgl. S. 182).

Es besteht bei der Gomori-Technik die Möglichkeit[10], daß Calciumphosphat vor allem an Kerne adsorbiert wird (Martin-Jacoby 1949). Dieses ist nicht der Fall bei der Osmiophilen Substanz. Kleine Stücke der Schleimhaut von Maus und Ratte wurden fixiert in kaltem Aceton oder gefroren in Isopentan; Paraffineinbettung. Nachweis der alkalischen Phosphatase nach Gomori-Takamatsu (1939) und nach Menten et al. (1944). Nach kurzer Anwendung (45—75 sec) der ersten Technik sind die Osmiophile Substanz und der Streifensaum der Zellen positiv für alkalische Phosphatase (sowohl nach Aceton wie nach der Gefriertrockentechnik), aber nicht die Kerne. Ebenso nach Anwendung der Technik von Menten. Das Enzym wurde in Kontrollen zerstört durch destilliertes Wasser 90° C, 5 min; Erfolg: Kerne und Streifensaum sind positiv, aber nicht die Osmiophilen Körper. Es ist aus von Verfassern angegebenen Gründen unwahrscheinlich, daß das Enzym vom Streifensaum zu den Osmiophilen Körpern diffundierte. Die Osmiophilen Körper enthalten also eine beträchtliche Menge alkalischer Phosphatase.

Die Osmiophilen Körper im Kropfepithel des Huhnes zeigten keine Nucleoproteine, keine Nucleinsäuren und kein Eiweiß, welches Tyrosin und Tryptophan enthält[11].

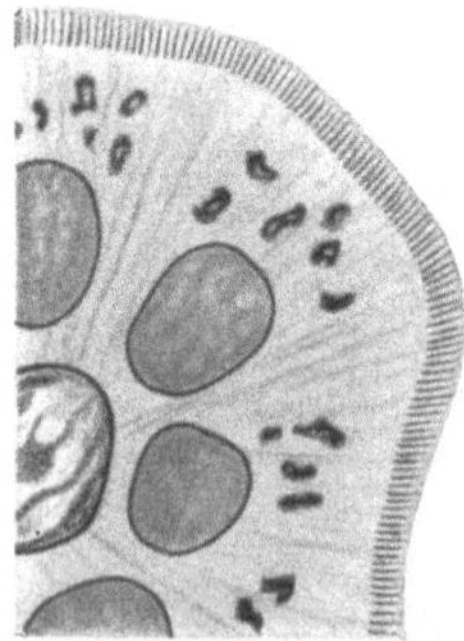

Abb. 58. Weiße Maus, Embryo am viertletzten Tage des uterinen Lebens. Schnitt durch den Darm. Fixierung in Arseniklösung nach Corti. Verf. nennt die imprägnierten Körper Lacunoma: kleine Tropfen, „welche oft einen peripheren Teil imprägniert mit Silber und einen inneren, helleren Teil zeigen". Aus Corti 1942.

[1] G. C. Hirsch 1939, S. 152—207. Über den Bau der Osmiophilen Körper s. vor allem K. Zeiger 1950.
[2] L. G. Worley 1943, 1944, 1946.
[3] L. Monné 1942, L. Monné 1939, 1942.
[4] J. M. Sosa 1948. W. L. Simpson 1941 (Gefriertrockentechnik).
[5] J. R. Baker 1944, 1949, A. J. Cain 1947, 1949, J. Holtfreter 1948, Palade-Claude 1949, Worley-Spater 1950, G. Granaglia 1951, N. O. Berg 1951.
[6] L. G. Worley 1944, V. Nath 1944, L. Monné 1948, Palade-Claude 1949, G. H. Bourne 1951, H. Eartlick 1936, A. J. Cain 1947, L. Monné 1948, J. R. Baker 1947, J. M. Anderson 1950, G. Menzies 1948, M. Watzka 1939.
[7] A. Claude 1943. P. Dustin 1944 in kernhaltigen Erythrocyten, L. Monné 1948.
[8] V. M. Emmel 1945, 1946, Guardabassi-Sacerdote 1951.   [9] Levi-Fajer 1950.
[10] Novikoff et al. 1952.   [11] H. Hibbard 1945.

In den Osmiophilen Körpern der Spermiocyten von Arvelius und der Ratte, sowie in fast allen Organen des Kaninchens und des Frosches[1] wurde ein Polysaccharid mit einer 1,2-Glykol-Verbindung entdeckt[2].

PALADE-CLAUDE[3] zeigten an Modellversuchen, daß in Lecithinemulsionen (2% in 0,15 M NaCl), gefärbt mit Neutralrot, Methylenblau oder Nilblausulfat, sich einzelne Kugeln in steigendem Maße färben. Lecithin-Ölgemische zeigten „Systeme": außen färbten sich die Kugeln stärker als innen. Öltropfen, eingebettet in Gelatine, färbten sich homogen. Phospholipoide imprägnierten mit OsO_4 langsam, Öltropfen schnell. Daraus kann auf die Anwesenheit von Phospholipoiden in Osmiophilen Körpern erneut geschlossen werden.

Wichtig ist die *Adsorptionsfähigkeit*: In lebenden Zellen von Mytilus werden pigmentierte Fette durch die Osmiophilen Körper weitgehend adsorbiert[4], in lebenden Gewebekulturen Benzpyren[5]; Metalle werden stärker adsorbiert als durch die Mitochondrien und Mikrosomen (Silber[6], Eisen und Kupfer[7]). Die Adsorption und Reduktion von OsO_4 erfolgt langsamer als durch reine Lipoidtropfen[8]; Silber wird aber schneller reduziert. Die lebende Präsubstanz adsorbiert Methylenblau[9] (Abb. 51 und 52), Dahlia[10]; Neutralrot[11] aber (Abb. 51) nur in bestimmten frühen Funktionsstadien[12]. Fixierte Osmiophile Körper adsorbieren Sudanschwarz[13] (Abb. 51) und Nilblau[14].

Mangel an Nicotinsäureamid erzeugt Gewichtsverlust und Wachstumshemmung (SURE 1951) infolge mangelhafter Resorption wahrscheinlich von Fett. JOHNSTON[15] untersuchte bei Kontrollen und bei verschiedenen Graden der Niacinmangelkrankheit das Aussehen der Osmiophilen Körper im Duodenum der Ratte. Nach Behandlung mit der KOPSCH-Technik liegen normalerweise oberhalb des Kerns netzartig zusammengefügt Osmiophile Körper, selten um den Kern herum. Diffuse Schwärzung scheint Resorption anzugeben. Tiere, die nur 60—70% normal waren, zeigen Osmiophile Körper oberhalb oder um den Kern; die Körper verklumpen oder bilden Bänder; Osmiophile Einzelkörper sind selten. 48—50% normale Tiere: hypertrophische Osmiophile Masse in der Längsachse; viele einzelne Osmiophile Körper, vor allem apikal. 14—45% normal: die Osmiophile Substanz bricht auseinander und verschwindet. Bei 14% normal bleiben nur vereinzelte Fragmente der Osmiophilen Substanz übrig, gelagert um zahlreiche Vacuolen im Plasma. Stets Einzelkörper. Hieraus kann geschlossen werden, daß die Osmiophilen Körper bei der Resorption von Fetten eine Rolle spielen, daß Niacin die „Organisation und Funktion der Osmiophilen Körper beeinflusse"[15].

---

[1] ARZAC u. FLORES 1952 nach Fixierung in Orth und Nachweis durch HJO_4-Carbolfuchsin und durch HJO_4-Schiff-Technik.

[2] SCHRADER u. LEUCHTENBERGER 1951, LEUCHTENBERGER u. SCHRADER 1950, s. auch L. MONNÉ 1949, 1951, C. P. LEBLOND 1950, I. GERSH 1949, LEBLOND-CLERMONT 1952 (Ratte) und L. MONNÉ 1950 (Seeigeleier).

[3] PALADE u. CLAUDE 1949.   [4] L. G. WORLEY 1943.   [5] A. GRAFFI 1940.

[6] P. MAKAROV 1933, HIRSCH-BRETSCHNEIDER 1937, N. VAN TIEL 1940, F. K. BAUER 1943, H. ELFTMAN 1952, GABE-PRENANT 1948, D. S. SRIVASTAVA 1952, Versilberungstechnik für Osmiophile Körper: 1% Kupferchlorid in destilliertem Wasser 85 cm³, frisch hinzugefügt neutrales Formol 15 cm³ 2—4 Std bei 20° C. Destilliertes Wasser 1,5% Silbernitratlösung, im Dunkeln 8—24 Std, 20° C (Warmblüter erfordern weniger Zeit als Kaltblüter). Destilliertes Wasser. Reduzierende Flüssigkeit (Hyedrochinon 1 g, Natriumsulfid 1,5 g, Formalin 15 cm³, destilliertes Wasser 85 cm³). Fließendes Wasser $^1/_2$ Std. Gefrierschnitte oder Paraffin.

[7] N. VAN TIEL 1940. Die Eisenadsorption s. Kapitel Mineralstoffwechsel der Zelle.

[8] H. ELFTMAN 1952. Diese langsame Imprägnation (G. C. HIRSCH 1939, Abb. 157, S. 174) zeigen auch die Abb. 47—48. PALADE-CLAUDE 1949 erzielten Imprägnation unr nach Fixierung und nur nach 1—6 Tagen.

[9] Siehe Fußnote [2], S. 158.   [10] Siehe Fußnote [5], S. 158.   [11] Siehe Fußnote [7], S. 158.

[12] G. C. HIRSCH 1939, L. MONNÉ 1948. Dagegen W. S. MORGAN 1953, J. KAMNEV 1933.

[13] Siehe Fußnote [5], S. 158.   [14] Siehe Fußnoten [7, 9] S. 158.

[15] JOHNSTON-WEITZ 1952.

Die Frage, ob die Osmiophile Substanz *Vitamin C* in besonderem Maße enthalte ist früher bejaht worden[1]; neuerdings aber sprechen die Ergebnisse einiger Forscher dagegen[2] (vergl. S. 163).

Aus einer Reihe von Reagensglasversuchen wurde geschlossen, daß bei der Technik von GIROUD-LEBLOND Natriumsulfat reagiert mit dem Überschuß von freiem Silbernitrat, welches nicht durch Vitamin C reduziert wurde. Dadurch können Granula von Silbersulfit hervorgerufen werden, die nicht von den Granula der Vitaminreaktion zu unterscheiden sind, aber ein Kunstprodukt darstellen. Es wurde folgende Technik angewendet: Durchtränkung 1 Std in 10%igem Silbernitrat 100 cm³ + Eisessig 1 cm³; 1 Std in 20mal der Menge des Einbettungsstückes einer 100%igen Lösung von Natriumsulfit; 1 Std in 10mal der Menge einer 10%igen Lösung von Natriumthiosulfat. Waschen in destilliertem Wasser. Alkoholreihe. Paraffin. Schnitte 5 μ gegengefärbt mit Safranin und Eosin. Versuche mit dieser Technik an nicht genannten und nicht abgebildeten Objekten zeigten, daß Vitamin C-Granula nur in kleinster Form unregelmäßig im Zellplasma verstreut sind, und daß die Osmiophilen Körper und Mitochondrien kein Vitamin C enthalten[3].

Der *Salzgehalt der Osmiophilen Körper* ist so gering, daß das Veraschungsbild keine Spuren zeigt[4]. — Die *Doppelbrechung* bei den Spermien und Eiern ist positiv senkrecht zur Oberfläche: demnach wären die langen Lipoidmoleküle senkrecht zur Oberfläche orientiert, vielleicht ähnlich wie in Abb. 2[5].

Die *Menge der Osmiophilen Substanz* ist proportional der Zellgröße[6]; sie wird in Neuronen durch Fütterung mit Lecithin und Kohlenhydraten erhöht, durch Hunger erniedrigt[7]. Hitze von 37—42° C vermehrt die Menge in der Leber[8].

Während der *Mitose* werden die Osmiophilen Körper meist als Präsubstanzen (als homogen erscheinende Osmiophile Körper) auf beide Tochterzellen gleichmäßig verteilt[9]; eine Verteilung als „Systeme" (mit Vacuolen) ist selten.

4. Die Form der Osmiophilen Substanz.

Die Form der Osmiophilen Substanz ist von J. R. BAKER 1952 systematisch beschrieben worden[10] (Abb. 45): Die klassische Form des „Netzwerkes", wie sie GOLGI (Abb. 45, *1*) und viele andere[11] aufzeigten, entsteht durch Überimprägnation mit Metallen (Abb. 47 und 48); sie existiert in der lebenden Zelle nicht und ist nur ein Äquivalentbild[12]. Die Form in der lebenden Zelle entspricht etwa den Abb. 45, *2* oder Abb. 51 und 52. Diese Grundform ist ein Einzelkörper[13]. J. R. BAKER hat deswegen vorgeschlagen, die Bezeichnungen „GOLGI-Körper" fallen zu lassen und nur drei „*Osmiophile Körper*" zu definieren:

1. Die „*Lipochondria*" (Abb. 45, *3*)[14]: sphärische oder subsphärische Lipoidkörper von verschiedener Größe im Zellplasma. Sie sind sichtbar im Leben; haben

---

[1] G. C. HIRSCH 1939, 1940, O. JÄRVI 1940, G. BOURNE 1942, E. TONUTTI 1943, WORLEY u. SPATER 1950.

[2] J. W. SLUITER 1944, J. M. SOSA 1948, 1952   [3] J. M. SOSA 1952.

[4] G. H. SCOTT 1948.   [5] L. MONNÉ 1939, 1942, 1945.

[6] Siehe unter anderen GRESSON-ZLOTNIK 1948 (Ochse), T. ITO 1941 (Mensch).

[7] C. H. U. CHU 1937.   [8] R. C. MacCARDLE 1937.

[9] J. SATO 1940, L. G. WORLEY 1944, M. K. SUBRAMANIAM 1948. Dyctiokinesis (PERRONCITO 1909), Golgikinesis (J. M. SOSA 1948). A. J. DALTON 1951.

[10] J. R. BAKER 1952.

[11] Ohne das Problem zu sehen beschreiben einfache „Netzwerke" auch nach 1939: AYKROYD-GATENBY 1941, KRICHESKY-MANDEL 1943 (Uterusdrüsen), C. YOKOCHI (Darm) 1950, 1951, R. GETTY 1949 (Leber), J. BRIDGMAN 1948 (Placenta), SOSA-MENEGAZZI 1940 (Muskeln von HIRUDO).

[12] G. C. HIRSCH 1939, S. 39—64, K. ZEIGER 1950, N. O. BERG 1951.

[13] J. HIRSCHLER 1928, G. C. HIRSCH 1939, J. R. BAKER 1942—1952 (Darmepithel und Neuronen), O. L. THOMAS 1944—1951 (Neuronen), A. J. DALTON 1951 (Darmepithelien), NATH-BHATIA 1944, R. A. R. GRESSON 1941, A. S. SRIVASTAVA 1948 (Eier), ST. GRZYCKI 1951 (Mucosa).

[14] J. R. BAKER 1951, gegen die Bezeichnung wenden sich mit Recht R. A. R. GRESSON 1952 und J. B. GATENBY 1953.

oft eine besondere Affinität zu Neutralrot in der lebenden Zelle. Sie reduzieren OsO_4 viel langsamer als Fetttropfen. Sie sind nicht bewahrt durch gewöhnliche Fixierer (BOUIN, ZENKER). Sie sind in vielen Zellen beschränkt auf einen besonderen Ort des Plasmas, meist nahe dem Kern; der Ort ist durch die besondere Art der Zelle bestimmt: sein Zentrum liegt meist in der Hauptachse der Zelle. Die Abb. 45 zeigt, daß in den „Lipochondria" Vacuolen entstehen, deren Bedeutung unten dargelegt wird[1]. Dieser Gruppe von Körpern kommt die größte Verbreitung in tierischen Zellen zu; auf sie stützte sich auch unsere dynamische Theorie von 1939. Diese BAKERschen „Lipochondria" sind nicht identisch mit den Lipochondrien von RIES 1933 (welche nur Alterspigmente sind[2]), noch mit den Lipochondrien von SCHNEIDER 1902, die nur Fett enthaltende Granula sind. Durch diese Nomenklatur entstehen leider viele Verwechslungen; ich vermeide diesen Ausdruck[3].

2. Die „*osmiophilen Plättchen*". Diese befinden sich in frühen Spermatocyten der Insekten (Abb. 45, *4*) mit einem stark osmiophilen Rande (Externum) und einem weniger osmiophilen oder osmiophoben Innenkörper (Internum)[4]. Solche Vacuolisierung kommt auch regelmäßig bei den „Lipochondria" vor.

3. Die „*Lepidosomen*" in den frühen Spermatocyten der Schnecken[5] (Abb. 45, *5*). Die Bedeutung dieser Körper ist unsicher.

Die gemeinsamen Eigenschaften dieser drei „*Osmiophilen Körper*" wurden auf S. 149 definiert. Diese Formulierung umfaßt auch die Definition von V. NATH 1944: „GOLGI-Netze...... sind Artefakte; in undifferenzierten Zellen sind die Körper allgemein von granulärer Form" — und von M. K. SUBRAMANIAM 1948: „Die Lösung des GOLGI-Problems ist klar, wenn man versucht, die Struktur des sog. ‚Netzwerkes' in Übereinstimmung zu bringen mit den Einzelkörpern der Invertebraten"[6].

A. W. POLLISTER[7] hat alle Gewebe der Amphibien nach der statischen Denkweise der vergleichenden Anatomie untersucht: also ohne Rücksicht auf die dynamischen Formveränderungen bei der Arbeitsleistung der Zelle und bewußt sich beschränkend auf eine Vertebratenklasse. Er kommt zu dem Ergebnis, daß der „GOLGI-Apparat" lamellär gebaut ist, oft in Form eines Kragens oder Ringes (Abb. 66 E). Die Lamellen haben eine mittlere Dicke von $0,2\,\mu$. Diese Beobachtungen sind wertvoll und erklären auch gewisse Formen bei anderen Vertebratenklassen. POLLISTER schließt, daß es nur eine einzige Art von Substanz gäbe: die osmiophile, welche verschieden stark imprägniert wird, wodurch schwarze und graue Substanzen erscheinen; er verneint also die Vacuolenbildung (s. unten). — Wir würden dagegen aus den Bildern von POLLISTER schließen, daß es eine Osmiophile Substanz gibt, welche auch ohne die „graue Substanz" vorkommt und die Präsubstanz darstellt; daß die Osmiophile Substanz eine graue, Osmiophobe Substanz umschließt oder begrenzt, also das Internum oder die Vacuole. Wir glauben, daß unsere dynamische Methode (die Verfolgung des Arbeitscyclus) mehr aussagt, als eine statische Beobachtung und Vergleichung nur zufälliger Arbeitsstadien; und daß eine einseitige Imprägnierungstechnik ohne Vitalbeobachtung leicht Artefakte ergibt.

Eine kleine Gruppe von Forschern um J. B. GATENBY[8] sagt, daß der „GOLGI-Apparat" in der Leber (und in Neuronen, Abb. 67) aus gewundenen Kanälchen besteht, welche zur Zellmembran führen und dort in einer Anschwellung enden, wo die Zellmembran die Gallenkanäle berührt.

J. HOLTFRETER wies schon 1946[9] nach, daß seine „Liposomen" Gold adsorbieren, daß Eisenalaun die Körper vacuolisiert und an ihnen adsorbiert wird. Es wurden zahlreiche Modellversuche mit Fetten, Fettsäuren, Phosphatiden und Cerebrosiden gemacht, die oft

---

[1] A. J. DALTON 1951 verneint die Identität der „GOLGI-Substanz" und der BAKERschen „Lipochondria"; nach unserer Meinung zu Unrecht.
[2] O. JÄRVI 1940, J. W. SLUITER 1944.   [3] J. B. GATENBY et al. 1953.
[4] Diese sind nach H. NEWCOMER 1946 bei Pflanzen deformierte Mitochondrien.
[5] R. J. GAUTHERET 1949, S. 241, A. C. HOLLANDE 1947, S. 45.
[6] M. K. SUBRAMANIAM 1948.   [7] A. W. POLLISTER 1939.
[8] J. G. GATENBY 1951, W. L. SIMPSON 1941, GATENBY-MOUSSA 1951.
[9] J. HOLTFRETER 1946.

Formen ergaben, welche den Formen der Osmiophilen Körper nach klassischer Fixierung ähneln, aber natürlich Artefakte sind. Daraus kann aber nicht geschlossen werden, daß alle Osmiophilen Körper Artefakte sind.

Aus all diesen neueren Angaben ist zu ersehen, wie vorsichtig der Untersucher mit Schlüssen auf die Form der Osmiophilen Körper sein muß. Darum ist es immer wieder notwendig, auf zwei Erfordernisse bei der Untersuchung der Osmiophilen Körper hinzuweisen: auf die Lebendbeobachtung und auf die Stufenuntersuchung, bei welcher der „Film" des dynamischen Ablaufes der Geschehnisse an den Osmiophilen Körpern zeigt, wie die Form gesetzmäßig wechselt.

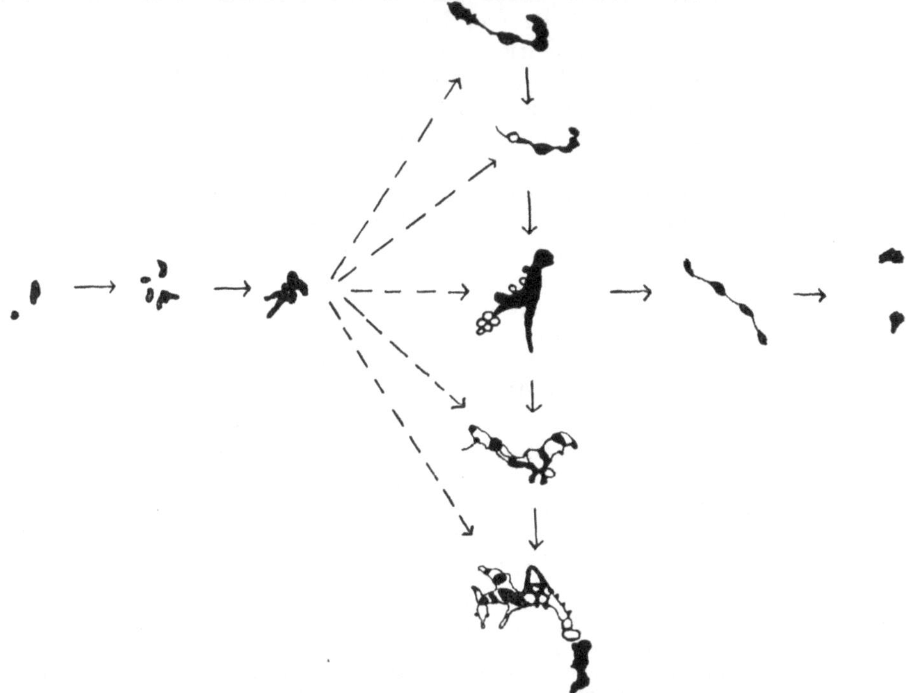

Abb. 59. Leberzellen des Frosches Rhacophorus. Formwechsel der Osmiophilen Körper: homogene Präsubstanz, Vacuolen („Idiosom") mit Bildung von Gallenstoffen darin; schließlich bleiben nur osmiophile Reste übrig, welche wieder Präsubstanz bilden, womit der Cyclus sich schließt. Aus M. K. Subramaniam 1948.

5. Der Stoffwechsel der Osmiophilen Körper.

Eine Reihe chemischer Prozesse an den Osmiophilen Körpern findet in mikroskopischen Bildern ihren Ausdruck (Abb. 46). Bei ihrer Beurteilung ist allerdings kritische Vorsicht geboten[1] wegen der leicht entstehenden Artefakte. Wenn man aber den „Film" der Arbeitsphasen einer Zelle in verschiedenen Stufen betrachtet, so ergibt sich, daß die Osmiophilen Körper eine gesetzmäßige Reihe von Formen durchlaufen, welche keine Artefakte sind:

Am Anfang einer Arbeitsphase steht ein kleiner Osmiophiler Körper von etwa 0,5—1 μ, die *Präsubstanz* (Abb. 46, 49, 59)[2]: diese Präsubstanz ist mikroskopisch homogen und hat die obengenannten Eigenschaften der Osmiophilen Substanz. In sehr vielen Fällen ist die Präsubstanz mit obengenannten Vital-

---

[1] J. Holtfreter 1946 B, S. 79, Palade-Claude 1949.
[2] "Simple Osmiophilic body" bei J. R. Baker 1949; "Remnant, pycnotic form of droplets" bei L. G. Worley 1946. "Compact mass of osmiophil substance" bei E. S. Horning 1943. "Golgiosomes" bei J. M. Sosa 1948.

farbstoffen färbbar (Abb. 51); sie kann sich teilen, jedenfalls wachsen (s. S. 166). Sie *adsorbiert* Stoffe aus dem Plasma, vom Kern und bestimmte Produkte der Mitochondrien[1] (Schema S. 151 und Abb. 49). Bei dieser Adsorption spielen die Phosphatidmoleküle wahrscheinlich eine wichtige Rolle: durch ihre Vermittlung gelangen in den Osmiophilen Körper hydrophile und hydrophobe Substanzen, sowie positiv und negativ geladene Moleküle[2].

Die Präsubstanz geht dann über in eine *aktive Periode*, welche in zahlreichen Fällen beobachtet wurde: es entsteht dabei in der Präsubstanz ein neuer Stoff, welcher nicht die Eigenschaft der Osmiophilen Substanz hat und in einer *Vacuole* gebildet wird (Abb. 46, 49, 51, 52, 56, 59, 60)[3]. Der Vacuoleninhalt wurde von J. Hirschler 1927 zuerst „*Apparat-Internum*" genannt, von zahlreichen Amerikanern osmiophobic substance[4]. Dieser neue Stoff in der Vacuole ist wahrscheinlich das Produkt einer synthetischen oder einer konzentrierenden Stoffwechseltätigkeit der Osmiophilen Substanz; jedenfalls ist er zuerst flüssiger Natur und wird im Laufe der sekretorischen Aktivität der Zelle immer dichter. Durch Zentrifugieren lebender Spermien von Notonecta konnten die Interna wegen ihres geringeren spezifischen Gewichtes getrennt werden von den Externa[5]. Die chemische Beschaffenheit des Internums ist, wie wir unten zeigen werden, sehr verschieden: darum gibt es auch keine bestimmten färberischen oder mikrochemischen Regeln; manchmal färben sich die Vacuolen mit Tannin-Eisen[6], manchmal mit Lichtgrün oder Orange G.[7].

Die Vacuole mit ihrem Inhalt ist nur teilweise identisch mit Parats Vakuom[8] und Salazars „Para-Golgi"[6], aber wohl immer identisch mit Cortis Lacunoma[9] (Abb. 58) und Subramaniams Idiosomic component (Abb. 59)[10]. An den lebenden Osmiophilen Körpern der Spermiocyten von Helix wurde die Osmiophile Substanz gefärbt durch Chrysoidin und Bismarckbraun; die Vacuolen aber durch Xanthopyrinin, Acridinorange, Neutralrot, Nilblausulfat, Kresylviolett und Brillantkresylblau[11]. Doch sind diese Farbreaktionen für jedes Produkt wieder verschieden.

Durch die Vacuolisierung der Osmiophilen Substanz entsteht ein Doppelkörper, ein „*System*"[12]: außen liegt die Osmiophile Substanz als „*Externum*"[13] (oder chromophile Substanz[14]); innen liegt der kondensierte oder synthetisierte Stoff als Vacuole oder „*Internum*"[13] (chromophobe Substanz[15]). Beobachtet man die Aktivität der Osmiophilen Körper in Stufen, so sieht man, daß die Vacuole wächst, daß sich ihr Inhalt immer mehr verdichtet, bis sich schließlich der Vacuoleninhalt von dem Mutterboden der chromophilen Substanz löst und

---

[1] Ob auch Vitamin C adsorbiert wird, ist strittig: es wurde bejaht von G. C. Hirsch 1940 G. H. Bourne 1944, 1948, 1951, O. Järvi 1940, E. Tonutti 1939, 1940; es wird bezweifelt von J. W. Sluiter 1944, A. Corti 1947, Lever-Sedee 1951 (vgl. S. 160).

[2] J. Holtfreter 1946.

[3] J. W. Sluiter 1944 (Pankreas), S. Grzycki 1950 (Mucosa), H. Suzuki 1943. Bei J. R. Baker 1949 „vacuolated Golgi body". Bei Parat 1926 „Lepidosome". Worley-Spater 1950 im Sarcoma 180, Tuzet-Manier 1951, A. Gonçalves da Cunha 1948, Y. Mizutani 1944, G. Granaglia 1951 in der Mitteldarmdrüse von Helix. L. Monné 1948 betont das Internum, faßt es nicht als Vacuole, sondern als „kompakter Körper" auf. M. K. Subramaniam 1938 beobachtete im Darm von Lumbriconereis, daß das Produkt nicht innerhalb, sondern dicht außerhalb der Osmiophilen Substanz entsteht. Uns erscheint dies nur ein Unterschied des Stadiums.

[4] L. G. Worley 1944, L. Monné 1942: Internum doppeltbrechend. Worley-Worley 1943.

[5] K. M. Richter 1940.   [6] A. L. Salazar 1942/43, A. T. Sousa 1943.

[7] L. G. Worley 1944, L. Monné 1942.   [8] Siehe die Fußnote [7], S. 153 und A. Pensa 1935.

[9] Die Identität des „Lacunoma" von Corti 1942, 1947 (hochdisperses Hydrosol, ohne Lipoide) mit dem Internum (Vacuole) wird betont durch G. Granaglia 1951, M. Tirelli 1939, 1941.

[10] M. K. Subramaniam 1938.   [11] L. Monné 1942.   [12] G. C. Hirsch 1938.

[13] Worley-Worley 1943.

[14] Jan Hirschler 1916.   [15] L. G. Worley 1944, Worley-Worley 1943.

frei in das Plasma eintritt (Abb. 46): jetzt stellt der Inhalt das fertige Sekret oder *Produkt* dar[1] (Abb. 51). Dieser Prozeß ist immer wieder nachweisbar. J. R. Baker (1953) hat neuerdings zugegeben, daß eine große Menge von Sekret-produkten verschiedenster Art in Verbindung mit Osmiophiler Substanz ent-stehen; aber er drückt den Prozeß der Bildung der Sekretprodukte so aus:

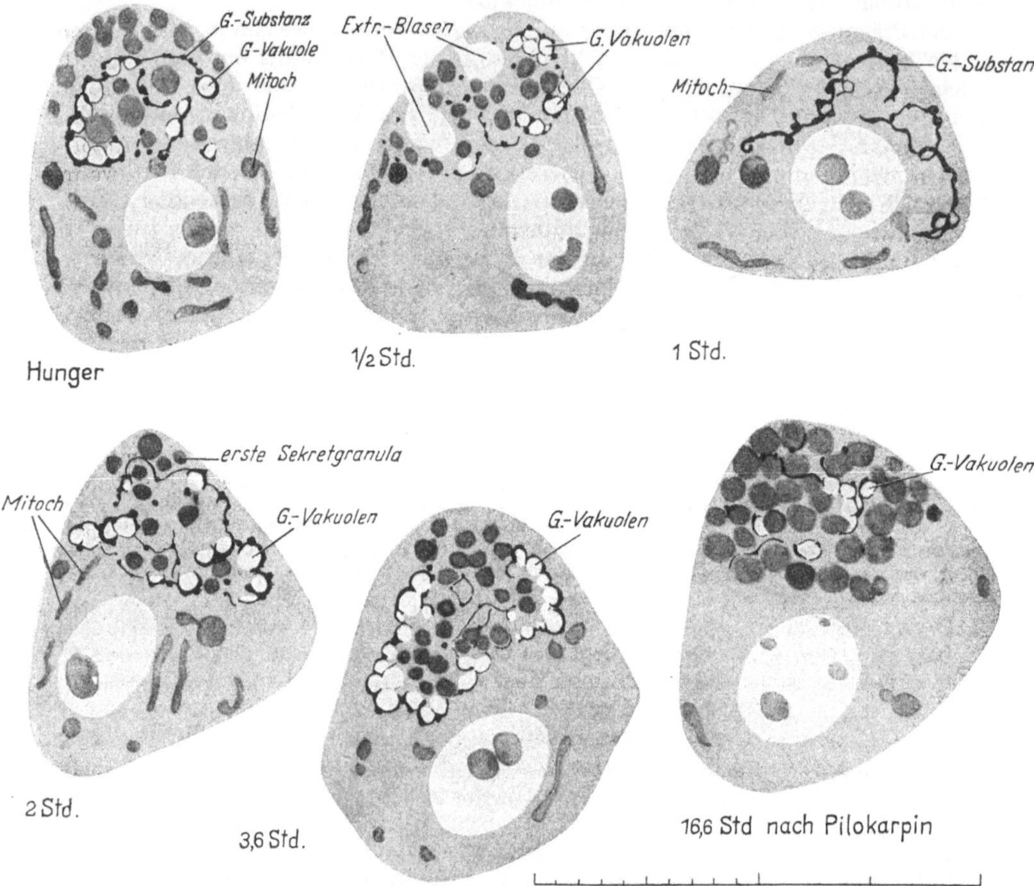

Abb. 60. Exokrines Pankreas der weißen Maus. Cytologischer „Film" der Extrusion und der Restitution neuer Sekretgranula in den Pankreaszellen nach Pilocarpinreizung. Champy-Fixation, OsO₄-Imprägnation während 7—8 Tagen, Nachfärbung mit Säurefuchsin nach Altmann. Die Reihenfolge ist durch statistisches Auszählen der Stufen bewiesen. Nach J. W. Sluiter 1944.

„Anstatt zu sagen, daß Golgi-Körper dies oder das sezernieren, könnten wir nicht sagen, daß neu gebildete Sekretbläschen oft eine lipoidhaltige Scheide ringsherum besitzen und daß wir fortfahren müssen, ihre chemische Kompo-sition näher zu untersuchen?". Es ist die alte Frage vom Ei und der Henne; was ist zuerst da: die Osmiophile Substanz oder das Sekretprodukt? Wenn man die Entstehung des Sekretes in verschiedenen Stufen untersucht, dann sieht man, daß die Osmiophile Substanz zuerst existiert, daß darauf das Sekretprodukt

---

[1] G. C. Hirsch 1939, J. M. Sosa 1948: „Metagolgiomes". L. G. Worley 1946. J. R. Baker 1944: "Golgi-product, which arrises in the vacuoles and is the result of the synthesis achie-ved by the Golgi element".

in ihr oder an ihr sich (optisch sichtbar) bildet. Es helfen bei dem Aufbau von vorläufigen Sekretstoffen auch die Mitochondrien, das Hyaloplasma, die Nucleinsäuren des Kernes; das Endprodukt wird aber von der Osmiophilen Substanz gebildet (Schema auf S. 151).

Die dabei frei werdende alte Osmiophile Substanz bleibt als *Rest* (remnant) zurück: sie rundet sich ab oder verharrt in wurstförmiger Gestalt. Aus ihr können bei der nächsten Aktivitätsphase neue aktive Systeme mit Vacuolen hervorgehen (Abb. 46, 59, 60).

Die *Theorie von* L. G. WORLEY 1946 (Abb. 49) bedient sich zwar anderer Bezeichnungen für die einzelnen Stadien einer produzierenden Phase, ist aber im ganzen derselben Auffassung. Die ältere Theorie wird hier ergänzt durch genauere Angaben über die Beteiligung der Ribonucleinsäure des Nucleolus, die austretend und im Plasma wandernd unter anderem zur Präsubstanz (granule) kommt und hier bei der Entwicklung zum „droplet" und zum System mitwirkt. Die Einteilung der synthetischen Phase in Adsorption, Segregation (Trennung von Eiweiß und Lipoiden je nach Art des Produktes) und Discharge (Trennung von Osmiophiler Substanz und Produkt) ist für das Verständnis der Dynamik wertvoll.

In neuester Zeit sind *Experimente an Modellen* gemacht worden, welche erkennen lassen, daß man sehr vorsichtig sein muß mit Schlüssen aus rein statisch erhaltenen Bildern von Vacuolen in lipoidhaltigen Gemengen. Besonders die Modellversuche von J. HOLTFRETER 1946 zeigen, daß die chromsäurehaltige Fixierungsflüssigkeit von CHAMPY (welche meist zur Darstellung der Osmiophilen Körper gebraucht wird) Lipoidtropfen (Liposomes) transformiert in vacuolisierte runde Körper, welche den „Systemen" ähnlich, aber Kunstprodukte sind; dieser Prozeß wird verursacht durch die Chromsäure und erklärt sich durch die Anwesenheit von Phosphatiden. Durch das Hinauswerfen von Lösungswasser entstehen „Vacuolen". Es kann nach diesen Experimenten angenommen werden, daß „in lebenden Zellen der Lösungsstatus der Osmiophilen Körper sich ändert je nachdem der Körper die metabolischen Produkte adsorbiert, kondensiert, synthetisiert oder ausstößt". Nur durch Lebendbeobachtung und durch Fixierung von verschiedenen Arbeitsstufen der Zelle erhält man Sicherheit; aber Schlüsse aus einem einzigen Bilde auf den genetischen Zusammenhang der Formen haben keinen Wert. „Die Veränderungen in Struktur und Färbung der Osmiophilen Körper, die in aufeinanderfolgenden Stadien ihrer Sekretionsperiode fixiert wurden, erscheinen zu regelmäßig, als daß sie als Artefakte angesehen werden könnten. Offenbar reflektieren diese Veränderungen wirkliche periodische Vorgänge im Aufbau und Lösungsstatus der Körper".

PALADE u. CLAUDE zeigten dann 1949 experimentell, daß zur Fixierung der Osmiophilen Substanz ein p_H von 5,8—5,2 und darauf folgend eine stabilisierende Wirkung von Elektrolyten notwendig ist. Sie schlossen daraus, daß die genetische Reihe "simple, crescentic, vacuolar, or granular forms", d. h. Präsubstanz → System → Produkt durch verschieden tiefes Eindringen der Fixationsflüssigkeiten entstehe. Dieser Schluß ist durch die Methode reiner Modellversuche verursacht: Wenn die Forscher ihre Objekte auf verschiedenen Stufen der Zellaktivität beobachtet hätten, wenn sie die verschiedenen Erscheinungsformen quantitativ erfaßt hätten — dann hätten sie gesehen: 1. daß die genannten Erscheinungsformen der Osmiophilen Substanz in ein und derselben Zelle zugleich vorkommen, also nicht auf verschiedene Grade der Fixierung zurückgeführt werden können, 2. daß die Zahl der verschiedenen Erscheinungsformen der Osmiophilen Substanz in den Arbeitsstadien der Zelle regelmäßig, also gesetzmäßig wechselt. Dafür mag die gute Untersuchung des Pankreas durch J. W. SLUITER ein Beispiel sein in Abb. 60 und 61.

Geeignet für eine kritische Beurteilung sind vor allem *Stufenuntersuchungen:* Erstens kann man den „Film" des ontogenetischen Formwechsels der Osmiophilen Körper verfolgen in der Entwicklung der embryonalen Zelle bis zur Entstehung der Berufsstruktur der Zelle. Zweitens kann man den Formwechsel bei der Funktion der erwachsenen, berufstätigen Zelle stufenweise untersuchen.

6. Der ontogenetische Werdegang der Osmiophilen Körper.

In der Ontogenie der Leber des Hühnchens[1] und der Maus[2] entwickelt sich die homogene Osmiophile Substanz zu Systemen durch die Entstehung der Vacuolen in ihr und durch die Bildung eines Produktes in den Vacuolen. — Im Endostyl von Branchiostoma erscheinen die Osmiophilen Körper ontogenetisch zuerst als kleine Präsubstanzen, die nach Größe und Zahl wachsen; in ihnen entsteht darauf das Internum als brauner Körper, der in Schleim übergeht: der osmiophile Außenteil bricht; die Schleimglobuli werden frei, oft noch mit einer Kappe von Osmiophiler Substanz überzogen. Die Reste degenerieren oder werden wieder als Präsubstanz für den nächsten Sekretionscyclus gebraucht[3].

Auf Grund seiner langjährigen Erfahrung über das Entstehen der Geschlechtszellen schließt sich auch V. Nath 1944 der obigen Theorie an. — In der Extremitätenanlage des Hühnchens sind noch am 3. Tage Präsubstanzkörper zu beobachten, während am 4. Tage Vacuolen auftreten in der Osmiophilen Substanz der Zellen des Vorknorpels; dann bleiben nur Reste übrig[4]. — In der Entwicklung der Steißdrüse des Huhnes wurden einzelne Osmiophile Körper nachgewiesen, welche in den Vacuolen am 13.—16. Tage Lipoide erzeugen[5].

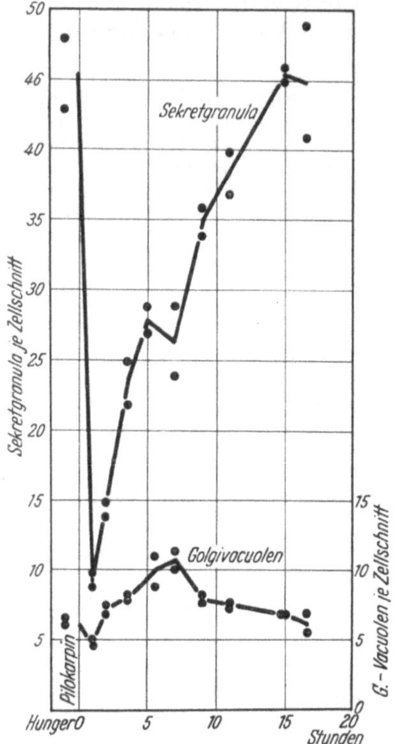

Abb. 61. Vergleich der Mengen der Sekretgranula und der in der Osmiophilen Substanz auftretenden Vacuolen während der Restitution in der exokrinen Pankreaszelle der weißen Maus nach Reizung durch Pilocarpin. Nach J. W. Sluiter 1944.

7. Der gesetzmäßige Wechsel der Osmiophilen Körper während der Zellarbeit.

Die synthetische oder kondensierende Tätigkeit der Osmiophilen Körper ist nur dadurch optisch oder cytochemisch zu verfolgen, daß man dieselbe Zelle im Leben beobachtet (wie das in Abb. 34, 35, 36 geschehen ist) — oder indem man die Stufenzählmethode anwendet, indem man verschiedene Arbeitsstadien eines Gewebes statistisch messend untersucht[6] (wie dies in Abb. 61 getan wurde). Einige neuere Ergebnisse seit 1939[7] sollen hier dargestellt werden:

Sekrete. Eines der am intensivsten untersuchten Objekte ist das *exokrine Pankreas:* es wurde lebend (Abb. 34—35)[8] und in Stufenuntersuchungen (Abb. 60)[9] geprüft. — L. G. Worley[10] hat am lebenden Pankreas des Frosches die Entstehung der Sekretgranula aus den Osmiophilen Körpern beobachtet. — N. Xeros[11] färbte die bläschenförmigen Osmiophilen Körper des Pankreas lebend mit Methylenblau, Toluidinblau, Neutralrot, Brilliant-Chresylblau und Nilblausulfat (vgl. Abb. 51). „Netze" wurden durch hypertonische NaCl-Lösungen erzielt. Xeros konnte keinen Zusammenhang zwischen dem Bläscheninhalt und der Bildung der Enzymgranula sehen. Doch hatte schon vorher J. W. Sluiter[12]

[1] A. J. Dalton 1934, 1937.   [2] H. W. Deane 1944.   [3] M. K. Subramaniam 1939.
[4] P. B. van Weel 1948.   [5] S. A. Cohn 1952.   [6] G. C. Hirsch 1914, 1929.
[7] Bis 1939 s. die Angaben bei G. C. Hirsch 1939, S. 67—229.   [8] G. C. Hirsch 1931, 1949.
[9] J. W. Sluiter 1943, E. S. Duthie 1934, O. Järvi 1941, P. Huber 1948, Tamaki-Tsuchiya 1950 (am Menschen). Die Arbeit von Ries 1935 ist in den Ergebnissen irrig.
[10] L. G. Worley 1944.   [11] N. Xeros 1951.   [12] J. W. Sluiter 1944, 1948.

die Stufenzählmethode angewendet und hat dadurch die Reihenfolge der in
Abb. 60 gegebenen Stadien statistisch bewiesen (Abb. 61): Am Anfang einer
Arbeitsphase der Zelle (1 Std nach Pilocarpinreizung) und am Ende (17 Std)

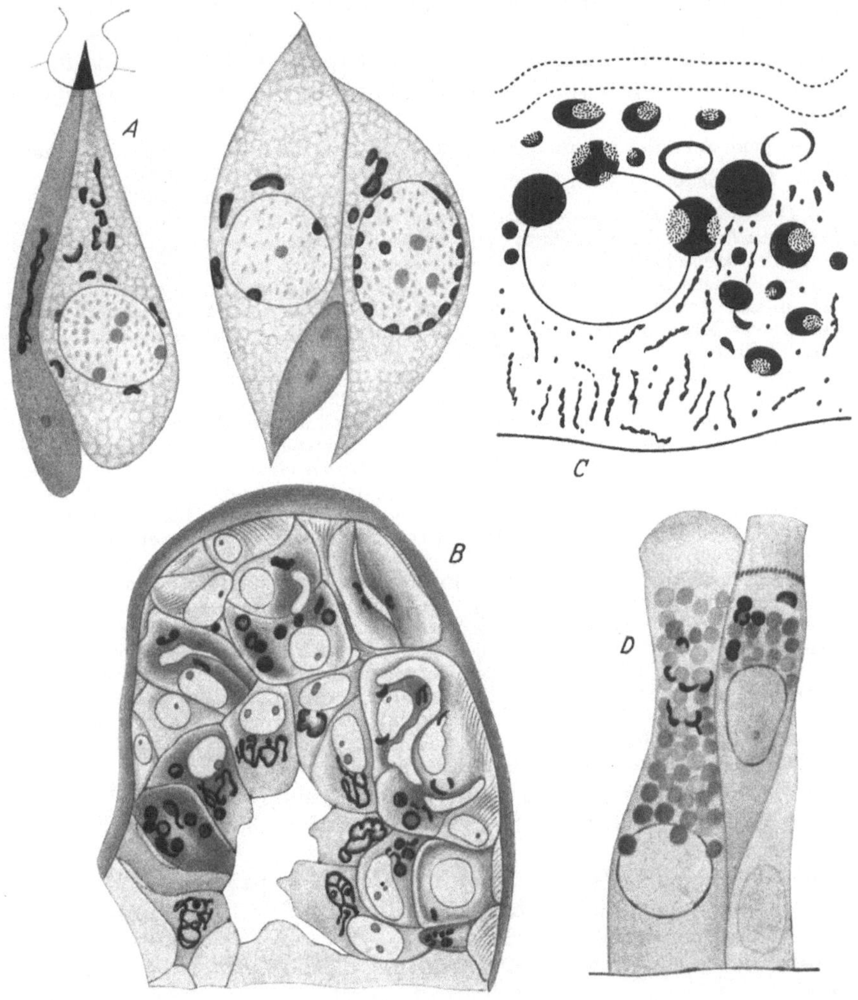

Abb. 62. A: Sinneszelle (am Rande links) und sezernierende „Stützzellen" der Papilla foliata des Kaninchens.
Osmium nach KOLATCHEV. In der Sinneszelle „netzartige Stränge", in den sezernierenden Zellen einzelne
Systeme, welche als Produkt in den Interna ein eiweißhaltiges Sekret erzeugen. Beachtlich sind Substanzen an
der Innenseite der Kernmembran, die in hypothetischen Zusammenhang mit Osmiophilen Körpern gebracht
werden. Aus H. SUZUKI 1943.
B: Schweißdrüsen des Menschen (24jähriger Mann). OsO_4-Imprägnation, Anilinfuchsin. Vergr. 1000mal. In
den basalen Zellen einzelne Osmiophile Körper zum Teil als Präsubstanzen, zum Teil als Systeme. Produktion
von Fett in den Osmiophilen Körpern der äußeren Zellen. Aus T. ITO 1943.
C: Magenzelle der Larve von Drosophila. Behandelt nach MANN-KOPSCH: Mitochondrien, Präsubstanzen,
Systeme. Aus W. S. HSU 1947.
D: Flimmerlose Zelle und Flimmerzelle der Epithelzellen der Ductuli efferentes des menschlichen Nebenhodens.
OsO_4-Imprägnation. Osmiophile Körper einzeln, Unterschiede auffallend. Aus MATUSITA-TAMAKI 1944.

ist die Menge der Sekretgranula (Produkte) am größten; zu dem Zeitpunkt
(7 Std), in welchem die Mehrzahl der Zellen im Begriff steht, größere Mengen
Sekretgranula zu produzieren, enthalten die Zellen auch die größte Zahl der
Vacuolen. Die Kurve der Vacuolen steigt während der ersten 7 Std nach Reizung
etwa in demselben Maße wie die der Sekretgranula, dann aber fällt sie ab, weil

jetzt weniger Vacuolen in der Präsubstanz gebildet werden als in Sekretgranula übergehen. Dies spricht statistisch dafür, daß aus den Vacuolen Sekretgranula entstehen. Es erhebt sich aber der Einwand, daß der Mengenunterschied zwischen Granula und Vacuolen sehr groß ist; dies kann so erklärt werden: für jedes Sekretgranulum, das reif wird, verschwindet eine Vacuole; die reifen Granula aber verschwinden nicht, sondern werden gestapelt. Und doch läßt die große Diskrepanz in den Mengen die Möglichkeit offen, daß die Sekretgranula noch eine zweite Quelle haben.

Auch in dem Sekretionscyclus der *Speicheldrüse von Limnaea* wurden vor kurzer Zeit die Stadien Präsubstanz → Vacuolisierung ⟨ Internum → Sekretionsprodukt / Externum → Osmiophiler Rest ⟩ beschrieben[1]; ebenso in *Drüsenzellen* des Käfers Popillia[2] und des Insektes Chrotogonus[3], in den *sezernierenden Stützzellen* der Papilla foliata (Abb. 62)[4], in den Epithelzellen der intrahepatischen *Gallengänge* des Menschen[5], in den *Schweißdrüsen* des Menschen (Abb. 62 B)[6, 7], in den Epithelzellen des menschlichen *Nebenhodens*[8] (Abb. 62 D) und der sezernierenden menschlichen *Prostata*[9], in den Makrophagen der Ratte nach Phagocytose[10], in den sezernierenden Epidermiszellen und Magendrüsen (Abb. 64) von Drosophila[11], in den sezernierenden Hautdrüsen des Flußkrebses[12], in den *Hautdrüsen* von Chitonen[13], in den *Tränendrüsen* des Menschen[14], in der *Mitteldarmdrüse* von Helix[15], in den sezernierenden Zellen der Neurohypophyse[16]. Vielleicht gehören auch perinucleäre Lipoidkörper in den Talgdrüsen zu den Osmiophilen Substanzen[17]. Die Speicheldrüsen von Drosophila, ähnlich der Abb. 62 C, erzeugen (neben Vorratsgranula aus den Mitochondrien) Enzymgranula aus einzelnen Osmiophilen Körpern[18]. — In den *Schmierdrüsen* des Hamsters wurden einzelne Osmiophile Körper als Präsubstanzen, Systeme und Produkte nachgewiesen mit Osmierung, BAKERS Hämateintest und mit Silber nach DA FANO[19]. — In den Nebennieren unreifer Ratten, die behandelt wurden mit Oestradiol, Stilboestrol, Desoxy-corticosteron, Progesteron, Androsteron, Dehydro-Isoandrosteron, Serum schwangerer Pferde, Gonadotropin des Chorion, wurde auf die Reaktion der Sphäroidkomplexe (Osmiophile Prozesse) und der „discharged bodies" (Produkte nach CAIN) geachtet: Häufung der Osmiophilen Körper wurde in der Innenzone der Rinde beobachtet, besonders nach Behandlung mit Androgenen, aber nicht nach adrenocorticotropen Hormonen. Umgekehrt sind „discharged bodies" vermehrt nach adrenocorticotropen Hormonen, aber nicht nach androgenen. Die Osmiophilen Körper werden folglich als Orte der Synthese der Rindenhormone betrachtet; „discharged bodies" aber als Hormonträger, welche in das Blut extruiert werden[20]. — Auch in den PANETHschen Zellen wurde ein Sekretionscyclus der Osmiophilen Körper beobachtet[21]. — Schleim in den Zellen der menschlichen Gallenblase entsteht in Vacuolen Osmiophiler Körper[22].

Im *Darm* sind im Licht- und Elektronenmikroskop Osmiophile Körper beschrieben worden[23]. Besonders klar liegen die Stoffwechselprozesse bei Wirbellosen[24] (Abb. 62 C).

In den basophilen Zellen des sezernierenden *Hypophysenvorderlappens* vergrößern sich die Osmiophilen Einzelkörper, und zahlreiche Sekrettropfen entstehen, umgeben von osmiophilen Rändern[25]. In der *Nebenniere* wurden Einzelkörper beschrieben[26]: Reizung mit Hormon läßt die Osmiophilen Substanzen wachsen[27].

[1] GABE-PRENANT 1948.   [2] J. M. ANDERSON 1950.   [3] BHATTACHARYA-SRIVASTAVA 1946.
[4] H. SUZUKI 1943.   [5] Y. MIZUTANI 1944.   [6] T. ITO 1943.
[7] K. MINAMITANI 1941.   [8] MATUSITA-TAMAKI 1944.   [9] MATUSITA 1943.
[10] R. N. BAILLIF 1941.   [11] W. S. HSU 1947 und 1948.   [12] Z. MALACZYNSKA-SUCHZITZ 1937.
[13] GABE-PRENANT 1949.   [14] ITO-MIZUTANI 1938.   [15] G. GRANAGLIA 1951.
[16] ROMIEU-STAHL 1952.   [17] MONTAGNA-CHASE 1950.   [18] W. S. HSU 1948.
[19] MONTAGNA-HAMILTON 1949.   [20] E. G. RENNELS 1952.   [21] C. YOKOCHI 1950.
[22] TOGARI-OKADA 1953; vielleicht auch der Schleim in den Mantelzellen der Schnecke Busycon: R. R. RONKIN 1952.
[23] J. R. BAKER 1944, 1949, 1951, A. J. DALTON 1951, 1952, IHNUMA-YANAGISAWA 1953.
[24] G. C. HIRSCH 1940, W. S. HSU 1947, M. T. PATTERSON 1937.
[25] A. GATZ 1937—1938, C. WITTAGQUIST 1938, P. D. ALTLAND 1939, J. D. REESE et al. 1939, J. AYERS 1941, K. FARKAS 1941, WOLFE-BROWN 1942, A. T. SOUSA 1943, CHAPMAN-HIGGINS 1944, BAKER-EVERETT 1944, J. M. WOLFE 1949.
[26] A. N. ABOIM 1944, s. auch A. J. VACCAREZZA 1945.   [27] REESE-MOON 1938.

In der *Thyreoidea* werden die Osmiophilen Körper nach Alloxanbehandlung stark reduziert[1]. Die Menge der Osmiophilen Körper ist ein Zeichen für die Funktion der Drüse[2]. — Auch in der *Parathyreoidea* wurden Veränderungen an den Osmiophilen Körpern nach der Geburt[3] und nach Reizung durch Hormone[4] beobachtet.

In der *Leber* entstehen bei Fischen Granula aus Vacuolen, umgeben von Osmiophiler Substanz, welche sich ablösen; im Hunger verschwinden diese Granula, und Osmiophile Reste bleiben zurück. Die Zeichnungen entsprechen der Abb. 46[5].

In **Muskeln** liegen einzelne Osmiophile Körper[6]; nach Faradischer Reizung von 30—60 sec beginnen die Körper zu zerfallen; nach 5 min sind sie verschwunden[7]. — Systeme wurden neuerdings auch in sich entwickelnden Knorpelzellen gefunden[8]. — Auch in den *Erythroblasten* der Knochenfische wurden Systeme und Reste gesehen, in reifen Erythrocyten nur Reste[9]. Die Erythrocyten des Axolotl enthalten sphärische Osmiophile Körper, welche basische Farbstoffe lebend adsorbieren; die Vacuolen der Systeme enthalten Ribonucleinsäure[10].

In allen **Epidermiszellen** unterhalb des Str. granulosum von Maus, Ratte, Hamster, Kaninchen, Hund, Katze, Affe liegen Osmiophile Körper um den Zellkern herum; im Str. gr. sind diese Körper nur „staubartig"; aber darunter zeigen sie 2 Formen: entweder homogen färbbare rundliche Körper, oder eiförmige mit Vacuolen. Sie liegen an den beiden „Polen des Kernes" gehäuft. Es wird angenommen, daß sie bei der Entstehung von Keratin eine Rolle spielen[11].

Bei **Eiern** von Ascaris[12] wurde ein neuer Verlauf der Entwicklungsperioden entdeckt (Abb. 63) durch Berechnung der Kerngröße, der Anzahl der Kerne und Größe des Ovariums (obere Reihe). In den ersten Tagen der Entwicklung entstehen drei verschiedene Arbeitsphasen: α, β, γ. Die Präsubstanz der α-Phase bleibt undeutlich; die frühen Osmiophilen Körper zeigen schon Osmiophile und Osmiophobe Substanz (Systeme), welche auseinanderfallen und allmählich in Eiweiß (Produkte) übergehen. Während dieser Zeit formen sich die ersten Präsubstanzen der β-Phase, die in ihren Vacuolen Fett bilden. Zu dieser Zeit entstehen die Präsubstanzen und Systeme der γ-Phase, die wieder Eiweiß liefern, welches besonders während der Wachstumsperiode der Eier eine Rolle zu spielen scheint. — Am Hühnerei[13] entstehen in der Frühperiode zwei hintereinander geschaltete Phasen: die erste entsteht als Präsubstanz rings um die Zentrosphäre während der extrafollikulären Periode der Eientwicklung; aus ihr bilden sich Systeme, aus deren Vacuolen die ersten Dotterprodukte hervorgehen und in das Eiplasma wandern. Die Präsubstanz der 2. Phase entsteht aus Resten der Externa der vorhergehenden Phase am Ende der extrafollikulären Eiperiode. Während der darauffolgenden intrafollikulären Eiperiode entwickeln sich aus diesen Präsubstanzen einzelne Systeme, welche stark anwachsen: in ihren Vacuolen entstehen wiederum Dotterkörner; die Systeme wandern dabei zum Rand des Eies. Hier findet eine weitere Vermehrung der Präsubstanz der 2. Phase statt, deren Produkte in entgegengesetzter Richtung nach dem Innern des Eies wandern. — Auch während der Dotterbildung der Eier von Drosophila durchlaufen die Osmiophilen Körper bestimmte Phasen in den Nährzellen: 1. sie sind zuerst kleine Präsubstanzen, vermehren sich und wachsen zu langen Fäden,

[1] Applegarth-Koneff 1946.   [2] Stuart-Broders 1940.
[3] C. L. Foster 1946, S. H. Bensley 1947.
[4] E. de Robertis 1940.   [5] S. Iwasaki 1952, N. Saka 1951.
[6] E. Adelhelm 1938.   [7] Rojas-Resta 1938.   [8] J. F. Sheehan 1948.
[9] Arvy-Gabe 1948.   [10] P. Dustin 1947.   [11] W. Montagna 1950.
[12] C. J. H. v. d. Broek 1939 (durch Kriegseinwirkung unveröffentlicht, vgl. G. C. Hirsch 1939).
[13] J. W. Sluiter 1940.

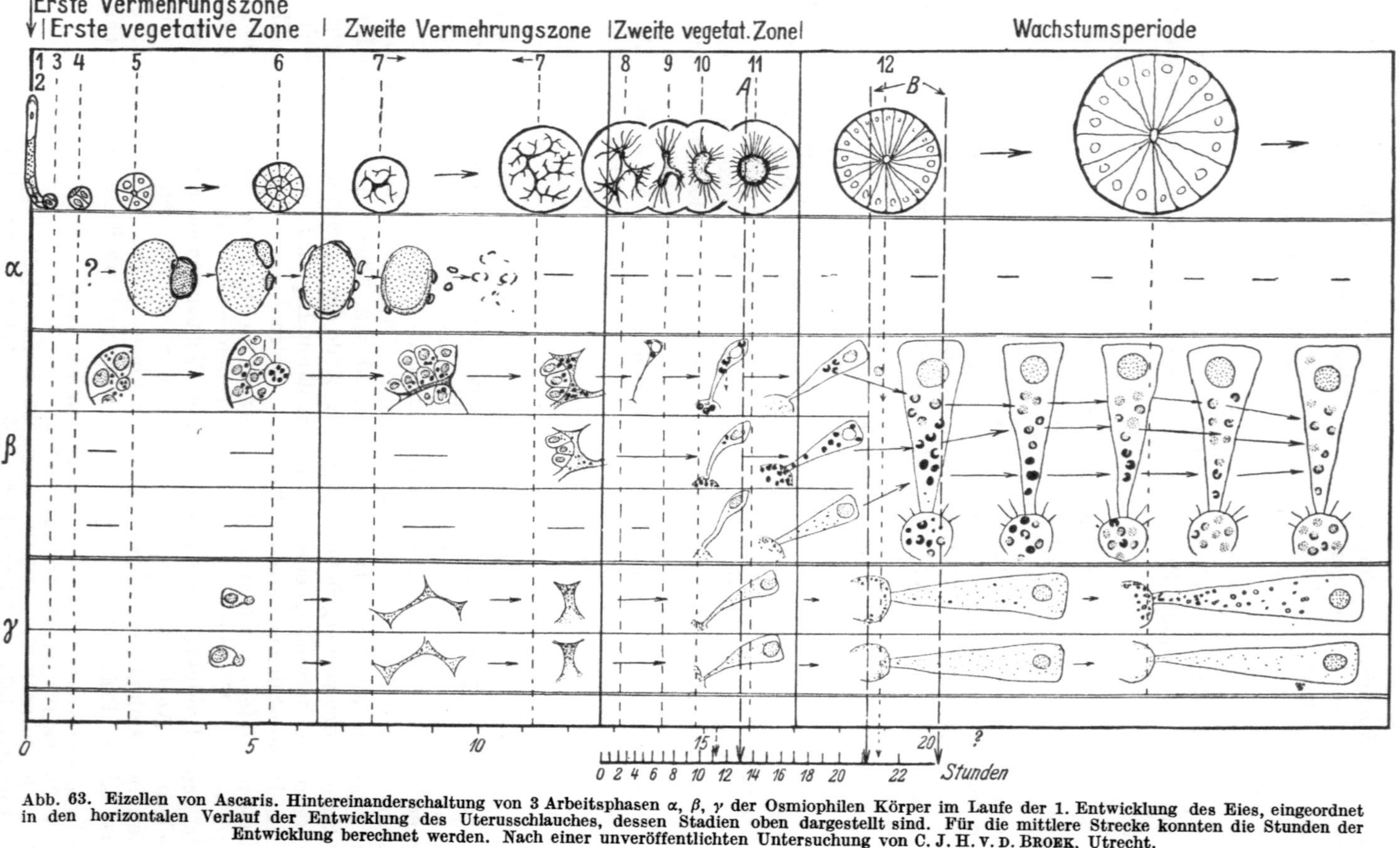

Abb. 63. Eizellen von Ascaris. Hintereinanderschaltung von 3 Arbeitsphasen α, β, γ der Osmiophilen Körper im Laufe der 1. Entwicklung des Eies, eingeordnet in den horizontalen Verlauf der Entwicklung des Uterusschlauches, dessen Stadien oben dargestellt sind. Für die mittlere Strecke konnten die Stunden der Entwicklung berechnet werden. Nach einer unveröffentlichten Untersuchung von C. J. H. v. d. Broek, Utrecht.

welche ein „Netz" vortäuschen; 2. nur kleine Stückchen Osmiophiler Substanz sind zu sehen; 3. durch neues Wachstum dieser Präsubstanzen bilden sich einzelne,

größere Körper, welche zu „Bläschen" (Osmiophilen Systemen) auswachsen:
Produktionsstadium des Eiweißes. (Auch die Mitochondrien in den Nährzellen
wachsen, brechen zu Granula auseinander und transformieren zu ungesättigten
Fettkugeln[1].) — Im Ei der Schnecke Limnaea[2] (Abb. 64) entstehen die Eiweiß-
β-Granula aus den Systemen. (Eine gegensätzliche Meinung s. bei[3].) — Ob die
„Liposomen" in Amphibieneiern, welche J. HOLTFRETER[4] eingehend studierte,
zu den Osmiophilen Körpern gehören, blieb fraglich, da keine Stufenunter-
suchungen gemacht wurden. — In Reptilieneiern bildet sich der Fettdotter

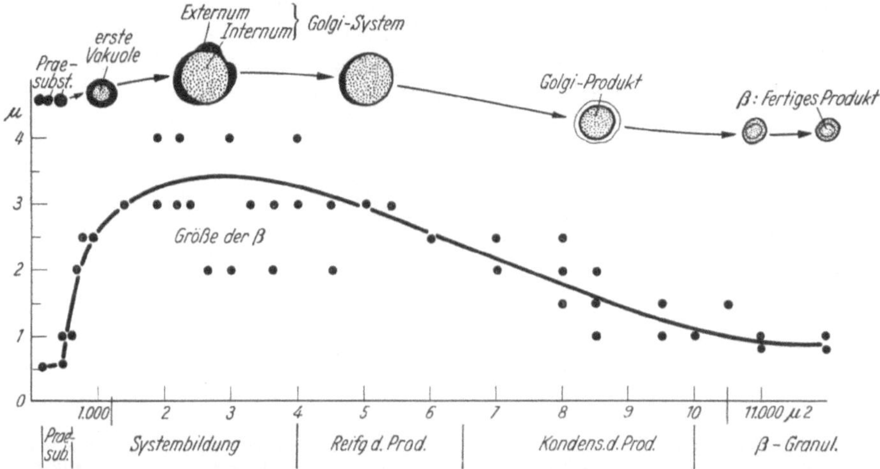

Abb. 64. Ei von Limnaea (Schnecke): Bildung der β-Granula des Dotters aus Osmiophilen Körpern. Darunter:
Wachstum und Verkleinerung der Interna (Vacuolen → Produkt) im Laufe der Entwicklung. Abszisse: Zell-
index; Ordinate: Durchmesser der Vacuolen und des darin entstehenden Produktes (β-Granula) in Mikron.
Nach BRETSCHNEIDER-RAVEN 1951 (mit Bezeichnungen nach der Theorie von HIRSCH).

aus den Interna der Osmiophilen Körper, der Eiweißdotter aus den Mitochondrien[5].

Die Osmiophilen Körper der *Spermien*[6] können aus Raummangel hier nicht behandelt
werden: Die Theorie, daß sie am Aufbau des Acrosoms beteiligt sind, ist vielfach bestätigt,
teilweise geleugnet[7].

Obwohl die grundlegenden Arbeiten von BEAMS 1931, DONESCO 1935 und
ITO 1936[8] (Abb. 66 D) die Struktur der Osmiophilen Körper in **Neuronen** weitgehend geklärt hatten, wogt heute der Streit noch hin und her. Den Wechsel
der Anschauungen zeigt Abb. 65, gesehen vom Standpunkt GATENBYS[9]. Es
haben sich zuletzt 2 Fronten der Meinungen gebildet[10]: GATENBY und seine
Mitarbeiter[9] interpretieren die Osmiophilen Körper der Vertebratenneuronen
als längliche Kanälchen, an deren Außenwand „sudanophiles Material" entstehe
(Abb. 65, *4*); außerhalb dieses Systems von Kanälen lägen lipoidhaltige rundliche
Körper, die keine Osmiophile Substanz seien. Die Abb. 67 zeigt deutlich die

[1] W. S. HSU 1952.   [2] BRETSCHNEIDER-RAVEN 1951.   [3] SINGH-BOYLE 1938.
[4] J. HOLTFRETER 1946.   [5] A. S. SRIVASTAVA 1948.
[6] Zum Beispiel W. M. BRIGHT 1939, R. KEHL 1939, J. E. McCROAN 1940, C. K. RATH-
NAVATHY 1941, GRESSON-ZLOTNIK 1945, 1948, C. BESSIÈRE 1948, P. DUSTIN 1949,
J. M. ANDERSON 1950.
[7] M. D. L. SRIVASTAVA 1953.
[8] ITO-AOKI 1939 interpretieren die Form der Osmiophilen Körper allerdings wieder als
„netzförmig"; doch kann man ihre Abbildung auch zugunsten der Systemtheorie deuten
(Abb. 72).
[9] GATENBY-MOUSSA 1949, 1951, J. B. GATENBY et al. 1949, MOUSSA-GATENBY 1950,
GATENBY-LESLIE ELLIS 1951, J. B. GATENBY et al. 1953. J. B. GATENBY 1951, 1953.
[10] A. J. MARSHALL 1952.

neuesten Beobachtungen Gatenbys und seiner Mitarbeiter (1953) an Neuronen der Amphibien. Nach unserer Meinung zeigen sie das frühe Auftreten einer Präsubstanz nahe dem Kern bei ganz jungen Tieren, das Entstehen länglicher Balken, die sich teilweise gegenseitig berühren, die Entstehung von Vacuolen in oder an diesen Balken, was dann zur Bildung einzelner „vesicles" (Bläschen) führt. So kann man diese Zeichnungen durch unsere Abb. 46 leicht interpretieren. Gatenby jedoch interpretiert diese Beobachtungen als ein Kanalsystem (statt Balken), an dessen Wänden sich Osmiophile Substanz befindet und dessen Lumina zu den Hohlräumen der Bläschen werden. Der Unterschied in der Interpretation ist aber ziemlich gering. — Die Körper in Neuronen von Limnaea aber werden als Einzelkörper beschrieben: osmiophil, argentophil, aber nicht sudanophil[1].

Spinalganglienzellen junger Schweine wurden teils in toto fixiert in da Fanos Kobalt-Nitrat-Formalin, teils frisch im Gefriermikrotom geschnitten 6—10 μ, auf dem Objektträger

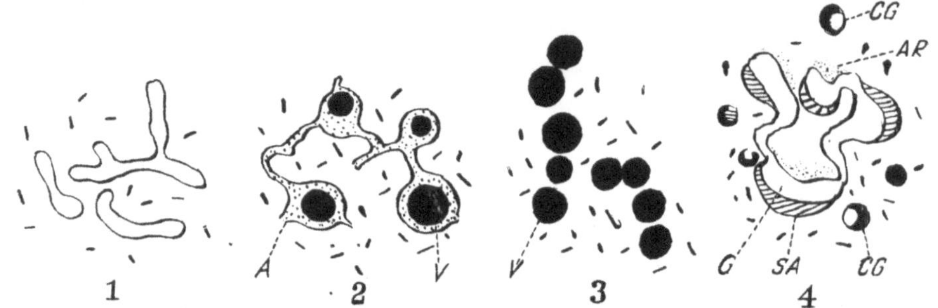

Abb. 65. Gegenüberstellung von 4 verschiedenen Auffassungen der Osmiophilen Körper in Neuronen, wie sie Gatenby heute sieht. (1) Gatenbys ursprüngliche Ansicht: System von kleinen Kanälen. — (2) Gatenbys Ansicht 1929: das Neutralrot-Vakuom (V) erscheint in den Hohlräumen des „argentophilen Materials (A). — (3) Hypothese von Covell-Scott 1928: Die Neutralrot-Vacuolen liegen einzeln. — (4): Die Ansicht von Gatenby 1949: Die Kanäle (G) sind begleitet von sudanophilem Material (SA); im Plasma liegen „Ciaccio bodies" (CG), welche (nach Gatenbys Ansicht) dem „Sphäroid-System" von Thomas entsprechen sollen und mit dem „Golgi-Apparat" nichts zu tun haben (was AR bedeutet ist unklar). Aus Gatenby-Moussa 1949.

fixiert und dann versilbert. „Entsilberung" (nach Photographie des versilberten Objektes) geschieht durch Jodlösung (20 Tr. ges. alk. Jodlösung auf 100 cm³ Alkohol); Auswaschen in Silbernitrat um freies Jod zu entfernen; in Natriumthiosulfat zur Entfernung unreduzierten Silbers. Ergebnisse: die Fixierung in toto ergab ein Golgi-Netzwerk oder schwarze Granula, verbunden durch ungefärbte Stränge. Gefrierschnitte behandelt nach da Fano: viele feine Granula im Plasma. Die Entsilberung zeigt 1. ein Plasmanetz von tiefer Goldfarbe (im Gegensatz zum umgebenden hellgelben Plasma) und 2. sehr kleine schwarze Granula an der Oberfläche dieses Netzes, welche also nicht entsilbert sind. Das Netzwerk wird als ein System hohler Kanäle angesehen[2].

J. R. Baker und Mitarbeiter[3] dagegen interpretieren an lebenden, überlebenden und fixierten Präparaten in Neuronen der Invertebraten und Vertebraten gerade die einzelnen sphärischen Körper (Abb. 66 B) als Osmiophile Substanz: Präsubstanz und Externum enthalten Phospholipoide und wahrscheinlich noch andere Lipoide; die Interna dagegen Carotinoide[4]. Diese Osmiophilen Körper (spheroid complexes[5], systems, Baker bodies[6]) färben sich supravital mit Janusgrün und Trimethyl-Thionin; fixiert imprägnieren sie sich mit Sudanschwarz (Abb. 66 B)[5] und erweisen sich mit dem Hämatintest als Phospholipoide. Die Imprägnation mit OsO_4 (Abb. 47) zeigt: zuerst imprägnieren sich die Osmiophilen Körper, nach 24 Std die Mitochondrien, später verschmelzen beide Elemente zu einem „Netzwerk". Das Internum dieser Systeme (chromophobe core[5]) ist identisch mit dem Vakuom von Parat und bildet die Produktionsstätte von lipochromen Granula.

[1] T. A. A. Moussa 1950.   [2] F. B. Adamstone 1952.
[3] J. R. Baker 1944—1947, O. L. Thomas 1947—1951, St. Grzycki 1951.
[4] A. J. Cain 1948.   [5] O. L. Thomas 1947, St. Grzycki 1951.   [6] O. L. Thomas 1949.

Andere Forscher fanden an Neuronen junger Katzen und Hunde ein Kanalsystem, an älteren lipoidhaltige Granula[1]; an Neuronen von Schafen teils einzelne Osmiophile Körper, teils ein Netzwerk[2] (Abb. 66 A). Doch gibt es bis heute noch keinen experimentellen Beweis für die Funktion dieser sphäroiden Körper.

Präganglionäre Reizung des oberen Ganglion cervicale der Katze erzeugt in den Neuronen entweder ein völliges Verschwinden der Osmiophilen Substanz oder nur noch einzelne Osmiophile Körper, während die ruhende Zelle eine Art „Netzwerk" zeigt. Parallel mit diesem Formwechsel gehen Veränderungen an der NISSL-Substanz[3]. Das sudanophile Material nimmt

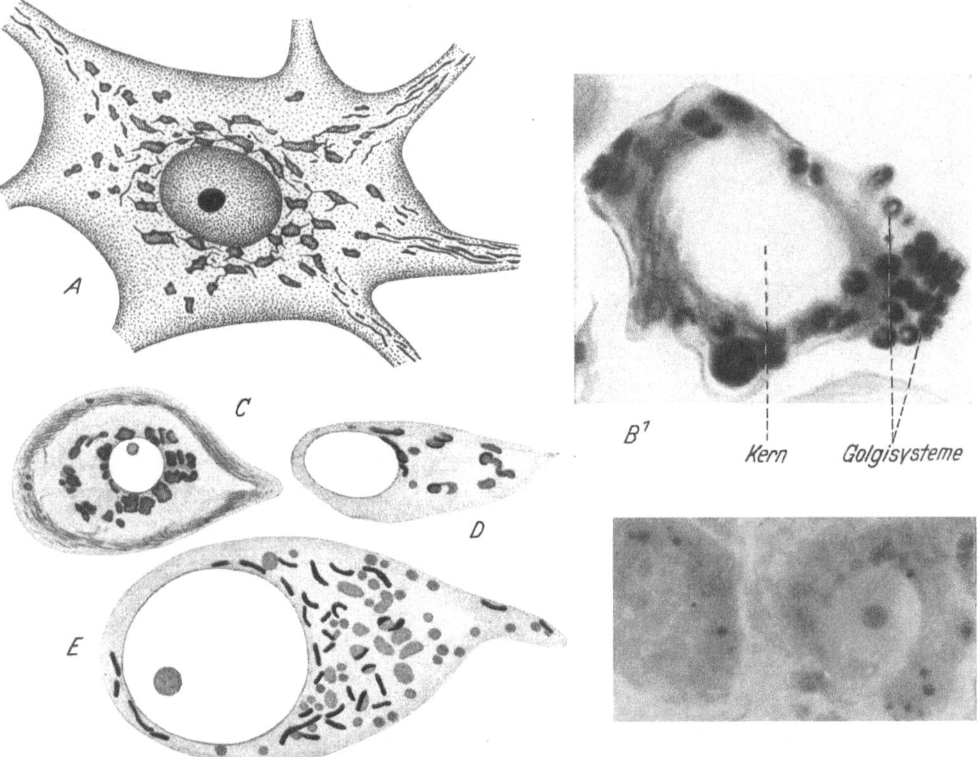

Abb. 66. Osmiophile Körper in Neuronen:

(A): Multipolare Zelle der Med. oblongata des Schafes. Behandlung nach Aoyama. Aus GRESSON-ZLOTNIK 1947.

(B): *1* Helix- und *2* Lumbricus-Neuronen, A0B-Fixation, BAKERS Sudanschwarz. Vergr. etwa 3000mal. Aus O. L. THOMAS 1949 und nach einem persönlich geschickten Photo.

(C): Hirudo, Neuron.

(D): Intramurales Neuron der Längsmuskulatur des Wurmfortsatzes des Menschen. Imprägnation OsO_4. Aus T. ITO 1936.

(E): Axolotl, Neuron des Gangl. vago-glossophar. OsO_4-Imprägnierung. Aus A. W. POLLISTER 1939.

nach Reizung bedeutend zu[4]; es ist aber fraglich, ob damit die obengenannten sphärischen Körper identisch sind. — An den neurosekretorischen Neuronen des Nucl. praeopt. magnocellularis der Kröte wurden Stränge mit Vacuolen beobachtet; doch wurden keine statistischen Untersuchungen angestellt[5]. — Mit der Tanninmethode wurde die „Para-Golgi-Substanz" (Eiweiß) dargestellt an den Spinalganglienzellen des Hundes als einzelne Interna[6]. Es scheint in der Tat die Tannintechnik ein wertvolles Hilfsmittel zu sein.

Und weiterhin wurde eine Beteiligung der Osmiophilen Substanzen am **Prozeß der Phagocytose** nachgewiesen[7]: Die Makrophagen des Ratten-Omentum phagocytieren Lithiumcarmin oder Tusche; danach nimmt die Menge der

---

[1] NIETO-ESCOBARI 1950.   [2] GRESSON-ZLOTNIK 1947, K. S. CHODNIK 1950.
[3] SULKIN-KUNTZ 1948. Ähnliches fand S. GRZYCKI 1951 an Neuronen der Schnecke Limnaea.
[4] SULKIN-KUNTZ 1950.   [5] ITO-OISHI 1950.   [6] J. R. V. FRAZÃO 1946.   [7] R. N. BAILLIF 1941.

Osmiophilen Substanz in den Zellen zu und die Zahl der Einzelkörper wächst.
Diese legen sich an die Vacuole um die phagocytierten Partikel an und bewirken
vielleicht Zusammenballung der Partikel. Solche Vermehrung und Bewegung
der Osmiophilen Substanz wurde nicht beobachtet in Makrophagen, die keine
Partikel aufgenommen hatten. (S. 181).

7. Schließlich wurde erst in diesem Jahre gefunden[1], daß das **Pigment** in
den Augen des Kaninchenembryos aus den Osmiophilen Körpern in zwei Phasen

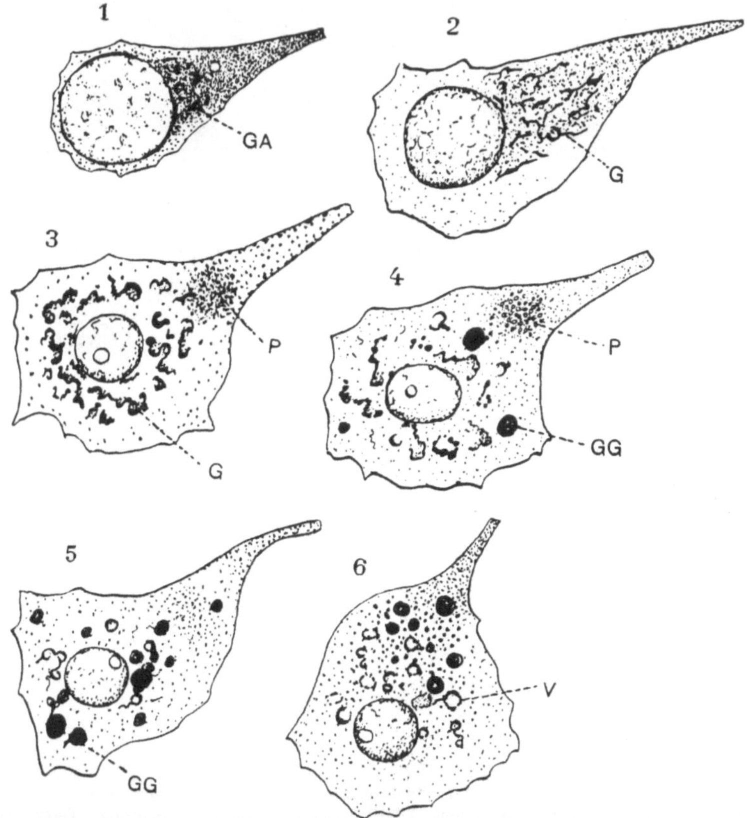

Abb. 67. Die Entwicklung der Osmiophilen Substanz in den Neuronen von Amphibien (nach Imprägnierung
mit OsO₄): (*1*) Neuron einer Molch-Larve von 6 mm Länge, *GA* = Osmiophile Substanz als Präsubstanz neben dem
Kern. (*2*) Neuron einer Frosch-Larve mit Schwanz; wachsende Stränge, die teilweise verbunden sind. (*3—6*):
Drei Stadien der Entwicklung der Osmiophilen Substanz beim erwachsenen Tiere: Entstehung von Vacuolen
(Interna) und einzelner „vesicles" (Systeme). *P* = Pigment. *GG* = Große Fettgranula, *V* = Vacuolen oder Systeme.
Aus J. B. GATENBY et al. 1953: seine Interpretation s. Text.

entsteht: in der ersten Phase findet eine Bildung oder Kondensation des Pigment-
stoffes im Externum statt; in der zweiten Phase wird das Pigment in das Internum transportiert und dort als Produkt gespeichert (zentraler Melaninkern).
Diese Ergebnisse wurden auch durch experimentelle Behandlung mit Röntgenstrahlen gestützt (Vgl. auch S. 181).

Alle diese Untersuchungen konnten nur skizziert werden. Ihre Ergebnisse
müßten kritisch im Lichte der Experimente von PALADE-CLAUDE (1949) und
HOLTFRETER (1946) erneut durchgearbeitet werden. Die reale Existenz der verschiedenen Erscheinungsformen der Osmiophilen Körper sollte an der lebenden

---

[1] E. GÜTTES 1953.

Zelle nachgeprüft werden. Vor allem kann der skizzierte Formwechsel der Osmiophilen Körper nur bewiesen werden durch die synchrone Beobachtung des Ablaufs der Funktion.

8. Kooperation zwischen Nucleinsäuren, Mitochondrien und Osmiophiler Substanz.

Die ursprüngliche Hypothese (S. 151) nahm schon eine Beteiligung der Mitochondrien und des Kernes an der Produktion an. Es ist in Abb. 49 eine Ko-

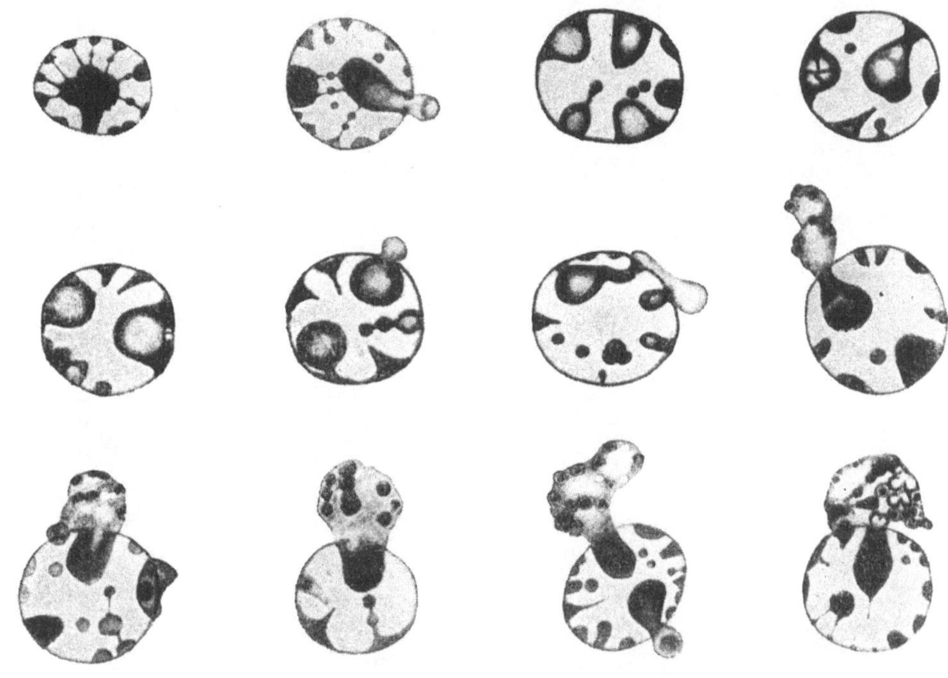

Abb. 68. Exokrine Pankreaszelle der weißen Maus. Fixation CIACCIO, Färbung Feulgen, Azan. Eine künstlich zusammengestellte Reihe (also keine Stufenuntersuchung) von Kernen, die so geordnet sind, daß sie die Hypothese der Entstehung der Präsubstanz aus Nucleolenmaterial bildlich erläutern: das Nucleolenmaterial tritt durch die Kernmembran hindurch in das Zellplasma und bildet in den 4 letzten Zeichnungen Körnchen, welche in systemähnliche Körper übergehen.
Aus P. HUBER 1949.
(Gleichzeitig bilden die Mitochondrien Auftreibungen und geben Granula an das Osmiophile Feld ab.)

operation von Mitochondrien, Nucleinsäuren und Osmiophilen Körpern geschildert worden; auch wurde dargelegt, daß im exokrinen Pankreas der Maus die Mitochondrien Granula A an das Osmiophile Feld abgeben (Abb. 36 und 37) Seitdem sind diese Forschungen bedeutend weiter getrieben worden:

Am *exokrinen Pankreas* wurde an den *Mitochondrien* beobachtet (s. S. 141), daß sie in ihrem Innern Granula bilden, welche an das Osmiophile Feld abgegeben werden[1] (Abb. 36 und 37); nur dann, wenn an den Mitochondrien knotenförmige Auftreibungen entstanden sind, und wenn Granula A abgegeben worden sind, bilden sich neue Sekretgranula[2]. Es besteht also ein Zusammenhang zwischen den Granula A der Mitochondrien und den im Osmiophilen Felde ausgebildeten Sekretgranula: aber wohl nicht in Form eines direkten Stoff-

---

[1] G. C. HIRSCH 1931, 1949, E. S. DUTHIE 1934, O. JÄRVI 1941, P. HUBER 1948, TAMAKI-TSUCHIYA 1950 (am Menschen).
[2] GABE-PRENANT 1948.

transportes, sondern in Form einer Stoffspende der Mitochondrien an das
Osmiophile Feld, in welchem dann diese Spende verarbeitet wird. — Ein zweiter
Stoffspender ist der *Kern*: Zunächst wurde physikalisch gezeigt, daß die Nucleolen
der Pankreaszelle Ribonucleinsäuren (RNS) enthalten, daß auch im Zellplasma

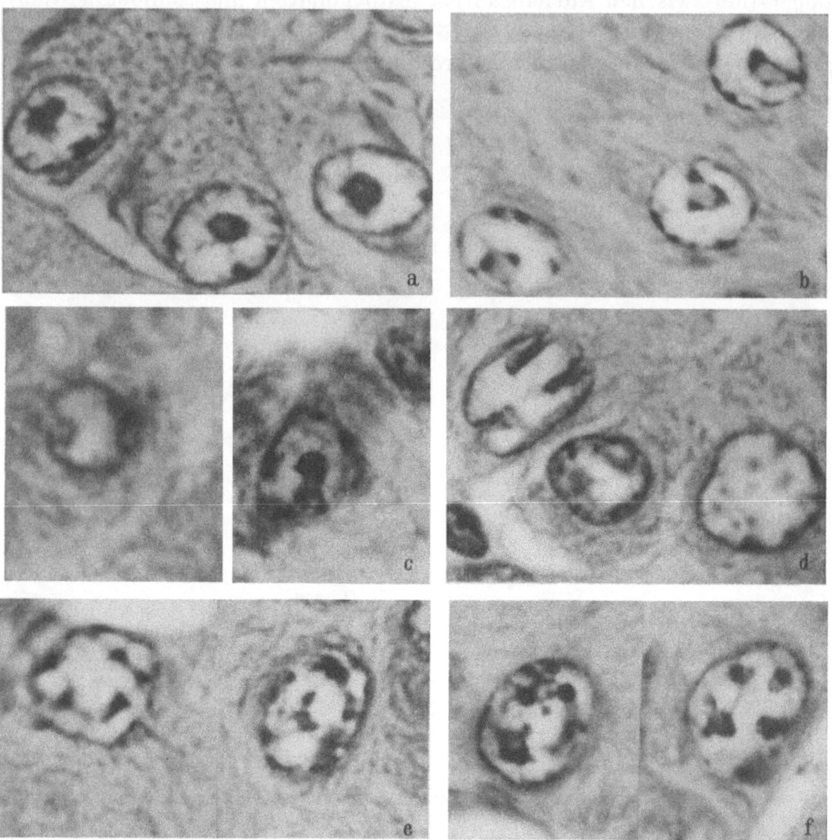

Abb. 69. Verschiedene Stadien des Funktionsformwechsels des Kernes vom Pankreas. 1700 mal. a Ruhephase
mit runden zentralen Nucleolen (24 Std. unter Atropin, Feulgen-Azan). b Beginnende Extrusion. Verbindung
der Chromozentren mit der Kernmembran, Ausziehung des Nucleolus (1 Std nach der 3. Pilocarpininjektion,
Feulgen-Azan). c Abgabe von Nucleolarsubstanz ans Cytoplasma (1—2 Std nach Pilocarpin, van Gieson; 2—3 Std
nach Pilocarpin Kresylviolett). d Dekondensationsphase; noch mit großen ins Cytoplasma mündenden Kern-
kanälen (3 Std nach Pilocarpin v. Gieson). e Kondensationsphase mit dicken Chromatinsträngen (5 Std nach
der 3. Pilocarpininjektion, Feulgen-Azan). f Neuauftreten von Nucleolarsubstanz (11 Std nach Pilocarpin,
Feulgen-Azan). Aus H. W. Altmann (1952).

während der Restitution der Sekretgranula in Kernnähe sich RNS findet[1].
Dann zeigt weiterhin die Abb. 68 eine künstlich zusammengestellte Reihe von
Kernzeichnungen, welche die Hypothese P. Hubers (1949) bildlich darstellen:
danach passieren Nucleoproteide des Nucleolus die Kernmembran, treten in Blasen-
form in das Plasma (Schleusenmechanismus nach Berg); es bilden sich strangartige
Verdickungen an der Grenzfläche der Blase, welche zu rundlichen Körpern
werden (zeitlich übereinstimmend mit der Bildung der Granula an den Mitochondrien); schließlich sollen sich aus diesen runden Körpern, unter Beteiligung
der Granulastoffe der Mitochondrien, einzelne Systeme bilden, welche rosenkranzförmig liegen[2]. Diese Hypothese hat manche Argumente für sich; aber

---

[1] T. O. Caspersson et al. 1941, T. O. Caspersson 1950.
[2] Weitere Beispiele für ähnliche Befunde bei G. C. Hirsch 1939, S. 116—119.

diese sind mehr durch Vergleiche mit ähnlichen Angaben in der Literatur gewonnen als durch Beobachtungen, Stufenuntersuchungen der Funktion und Statistik. Deswegen bleiben die Fragen offen, ob die Ähnlichkeit der letzten Stadien der Abb. 68 mit einem Osmiophilen Felde vielleicht Zufall sei, oder ob hier ein wirklicher Übergang der Nucleolensubstanz in Präsubstanz vorliege,

oder vielmehr nur eine Stoffspende, ähnlich wie bei den Granula A der Mitochondrien. Es sprechen zur Zeit mehr Argumente für die Hypothese der Stoffspende der Nucleolen und Mitochondrien an die Osmiophilen Körper als für einen genetischen Übergang von Nucleinsäure in Osmiophile Körper.

Die cyclische Veränderung am Kern des Pankreas der weißen Maus während der Ruhe und während der Restitutionszeit beschrieb 1952 H. W. ALTMANN (Abb. 69). Er unterscheidet einen kleinen Funktionskreis nach geringer Reizung, mit unvollständiger Abgabe von Nucleolarsubstanz und einen großen Funktionskreis mit völligem Verlust der Nucleolen. Nach Reizung mit Pilocarpin (1 mg auf 10 g K.Gew.) durchläuft der Kern den großen Cyclus, der in 4 Phasen eingeteilt wird, welche hintereinander geschaltet sind: 1. Ruhepause: zentraler, homogener Nucleolus (Eiweiß und Ribonucleotide), feulgenpositives Granulum an der Kernmembran. Das Chromatin ist der Kernmembran nur von innen angelagert. Kernvolumina 400—800 μ; letzte mit doppeltem Chromosomensatz.— 2. Kontraktionsphase nach Pilocarpinreizung: Nucleolus quillt mit Vacuolen, welche nach Nucleinase sichtbar bleiben. Längs des Feulgen-positiven Fadens wird die Kernmembran erreicht, wo das Chromozentrum einen Riegel bildet; oft hier Einziehen der Membran; Kernvolumen 336—672 μ. Am lebenden

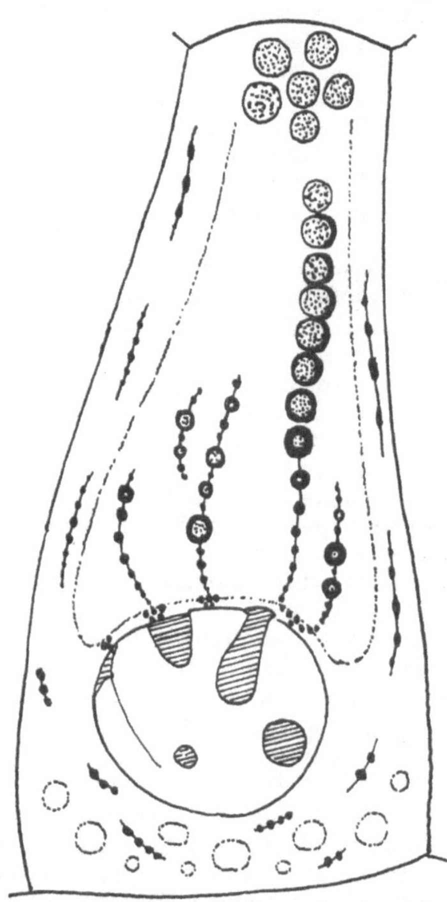

Abb. 70. Schleimzelle des Dickdarmepithels der Maus. Schema der Zellteile und des Entstehens der Schleimprodukte durch Zusammenarbeit der Ribonucleinsäure der Nucleolen (gestrichelt), Mitochondrien und Osmiophilen Substanz, an welcher sich die Schleimgranula (punktiert) bilden (vgl. Abb. 22). Nach P. HUBER 1945.

Pankreas zeigte sich phasenoptisch, daß diese Bewegungen in 10 min ablaufen. Die Kernmembran wird an dieser Berührungsstelle aufgelöst: Die Nucleolarsubstanz wird an das Plasma abgegeben. Manchmal gelangen die Stoffe des Nucleolus über 2—3 Chromozentren zur Kernmembran; stets folgen sie vorgebildeten Bahnen, die chromosomaler Natur sein sollen. Die Menge der ausgestoßenen Nucleolarsubstanz ist sehr verschieden und scheint sich nach den Bedürfnissen des Plasmas zu richten. — 3. In der Dekondensationsphase nimmt der Kern an Volumen zu, das Kerngerüst wird aufgelockert; Chromozentren sind oft nicht mehr erkennbar; aber die Menge der Nucleinsäure ist nicht vermindert (3—7 Std nach Pilocarpinreizung). Aus dem Zellplasma treten durch Aufnahme kleinmolekulare Vorstufen in den Kern über durch die fein poröse Membran. Allmählich bilden sich Feulgen-positive Strukturen an der Kernmembran: Stifte und Dreiecke. — Dann folgt die 4. Phase der Kondensation: Zunahme der Spiralisation; Kernvolumen nimmt ab. Zuerst sind keine Nucleolen zu sehen; dann bilden sich diese schwach, werden eingedickt und nach dem Innern verlagert; oft verschmelzen mehrere Nucleolen zu einem Sammelnucleolus.

Auch in der statistisch gut bearbeiteten Speicheldrüse von Limnaea wurde eine Beteiligung der RNS und der Mitochondrien (Abb. 21) an der Ausbildung der Produkte sehr wahrscheinlich gemacht[1]. An den Gaumendrüsen der Henne wurde ein reziprokes Verhältnis zwischen RNS und Osmiophiler Substanz gefunden[2].

Das *Dickdarmepithel* der weißen Maus enthält Schleimzellen, an denen 8 verschiedene Arbeitsphasen beobachtet wurden[3] (Abb. 22); die Häufigkeit der Phasen wurde statistisch berechnet und daraus die Reihenfolge demonstriert. Hieraus wurde mit Recht auf folgenden Ablauf einer Restitutionsperiode geschlossen (Abb. 70): das Basalplasma (Nucleoproteine enthaltend) wird im Beginn der Extrusion vacuolisiert und schwindet allmählich; Nucleolen vermehren sich und geben RNS an das Plasma ab. Die Mitochondrien sind im Stapelstadium fadenförmig (Abb. 22), sie verkürzen sich dann; zur selben Zeit der Abgabe der RNS bekommen die Mitochondrien perlschnurartige Knoten und zerfallen in Körner, die kettenförmig liegen; zuletzt sind sie wieder fadenförmig. — Als „Präsubstanz" werden hier kleine Granula bezeichnet, die in einer Plasmaschicht zwischen dem Kern und den Osmiophilen Systemen liegen; sie sind mit Azan färbbar. Ihr erstes Auftreten geschieht zur Zeit der RNS-Abgabe des Kernes. Sie wandern in Ketten geordnet apikalwärts; hier formen sie sich um zu „Systemen", indem sie allmählich Vacuolen ausbilden, denen ein Externum als „Kapuze" aufsitzt (Abb. 70); aus ihnen gehen dann die eigentlichen Schleimgranula als Produkte hervor. Es wird daraus geschlossen, daß die Körper der „Präsubstanz" mit Hilfe von RNS des Kernes und der Mitochondrien aufgebaut werden und Vorstoffe des Schleimproduktes darstellen. Im Gegensatz zum Schema der Theorie von 1939 (S. 151) würde also nach dieser Hypothese der Arbeitsgang so verlaufen:

Basalplasma-Nucleinsäure   ⎫   System
Kern-Nucleinsäure   ⎬→ „Präsubstanz"   → Internum → Schleimprodukt
Mitochondrienstoffe   ⎭ Osmiophile Substanz → Externum

Dabei würde nur das Externum die eigentliche (oben definierte) Osmiophile Substanz bilden; die „Präsubstanz" würde aus Nucleinsäuren und Mitochondrien entstehen. Diese Auffassung läßt die Genese der Osmiophilen Substanz unberührt. Sie bedarf der weiteren Prüfung. — Wichtiger erscheint die funktionelle Hypothese Hubers: „Die Aufgabe des Golgi-Feldes ... besteht in der Umwandlung und Weiterverarbeitung von Stoffen, die von anderen Zellbestandteilen vorbereitet worden sind, zum fertigen Produkt. Im Golgi-Felde geschieht diese Weiterverarbeitung in den sich entwickelnden Golgi-Systemen, welche ein Schleusensystem darstellen, in welchem die notwendigen Baustoffe durch das System-Externum durchgeschleust und dem zum Produkt sich umbildenden System-Internum zugeführt werden"[3]. Diese Hypothese ist sehr beachtenswert und drückt treffend das aus, was auf S. 162—165 dargelegt wurde.

Bei der Ontogenie des Hühnerdarmes wurde bald nach dem Schlüpfen eine gleichzeitige Vermehrung der Phosphatase und der Osmiophilen Körper beobachtet; Nucleolen und Kernmembran wurden gleichzeitig dichter[4]. Eine Zusammenarbeit von Nucleolen-RNS mit Mitochondrien und Osmiophilen Körpern wurde auch bei der Reifung einiger Eier[5] und in den Drüsenzellen des Käfers Popillia[6] wahrscheinlich gemacht.

---

[1] Gabe-Prenant 1948.   [2] S. Grzycki 1951.   [3] P. Huber 1945.   [4] Fl. Moog 1950.
[5] Zum Beispiel Gabe-Prenant 1949.   [6] J. M. Anderson 1950.

An der *Gl. seminalis und vesicularis* des Kaninchens wurde ante und (in Stufen von 15 sec, 3, 6, 9, 14 und 20 min) post coitum Folgendes festgestellt[1]: vorher war das Plasma fein granulär und eosinophil, nach der Ejakulation aber unterhalb des Kernes basophil (Nucleinsäure) mit Maximum bei 6 min. Die Mitochondrien liegen stets basal; post coitum werden sie kürzer, dicker, nach 3 min aber wieder dünn. Das Osmiophile Feld liegt zwischen den Mitochondrien und dem Apex. Die Sekretionsgranula werden post coitum aufgelöst und aus dem Osmiophilen Felde restituiert. Hypothese: Es werden während der Restitution Nucleinsäuren an die Mitochondrien abgegeben. Diese geben Material an die Osmiophilen Körper; hier entstehen die neuen Sekrete.

Die Befunde an der *Gl. orbitalis* der Ratte weisen auch auf eine Beteiligung des Nucleolus hin, dessen Nucleinsäuren an das Plasma abgegeben und vielleicht von den Mitochondrien übernommen werden. Die Mitochondrien bilden während der Restitutionszeit Granula, die oft einen hellen Hof haben; diese entwickeln sich im Zusammenhang mit den Osmiophilen Körpern[2].

An den *Speicheldrüsen* von Helix wurde eine intensive Beteiligung der Nukleinsäure des Kernes an der Sekretbildung wahrscheinlich gemacht[3]; die Tätigkeit der Osmiophilen Substanz wurde an demselben Objekt früher nachgewiesen[4].

Ergebnis. Die neueren Untersuchungen zeigen die ersten Schritte zu einer tieferen Erkenntnis des Stoffwechselzusammenhanges zwischen den Nucleinsäuren, den Mitochondrien und den Osmiophilen Körpern. Die Beobachtungen weisen darauf hin, daß auch die Osmiophilen Körper nicht isoliert arbeiten, sondern eingeschaltet sind in das einheitliche chemische Getriebe der Zelle, daß durch Kooperation von Nucleinsäuren, Mitochondrien und Osmiophiler Substanz schrittweise spezifische Produkte aufgebaut werden können.

9. Die Entstehung der Osmiophilen Präsubstanz.

Für die Entstehung der Osmiophilen, homogenen Präsubstanz gibt es mehrere Möglichkeiten und viele Meinungen. Eine Vermehrung durch autogene *Durchschnürung*[5] wurde durch Lebendbeobachtung nach Methylenblaufärbung der Zellen der ersten Entwicklungsstadien eines Molluskes bewiesen: nach der Abscheidung von Fett, dann von Eiweiß fällt der relativ große Osmiophile Körper auseinander in zahlreiche kleine Präsubstanzen[6] (Abb. 71).—Auch die Präsubstanz der Eier schnürt sich durch[7] (Abb. 64). Doch besteht bei all diesen Behandlungen der Osmiophilen Körper die Gefahr einer künstlichen Beeinflussung. — Die Entstehung „de novo" aus dem Cytoplasma bringt die Präsubstanz in nahe Beziehung zu den *Mikrosomen*; erforscht ist diese Beziehung noch nicht. Ein direkter genetischer Zusammenhang zwischen *Mitochondrien* und Präsubstanz ist wahrscheinlich gemacht bei der Umschaltung der Nierenzelle des männlichen Stichlings von der Exkretion auf die Proteinsekretion des Eiweißes zum Nestbau[8] (Abb. 41). Auch bei Sekretzellen von Pulmonaten wurde der Übergang zwischen Mitochondrien und Osmiophilen Körpern beschrieben[9]. Ein statistischer Zusammenhang zwischen der Menge der Mitochondrien und der Osmiophilen Körper wurde an den Schleimzellen des Gaumens vom Huhn erwiesen; danach wären die Osmiophilen Körper „eine Fortsetzung der Veränderungen an den Mitochondrien im Sekretionscyclus"[10]: das bedeutet wohl nicht einen substantiellen Übergang der Mitochondrien, sondern einen funktionellen Zusammenhang wie er auch auf S. 141 am Pankreas erwiesen wurde (Abb. 36—37).

---

[1] P. GYLLING 1938, 1941.   [2] K. ENJO 1947.   [3] LEUCHTENBERGER-SCHRADER 1952.
[4] Unveröffentlichte Untersuchung des Referenten.
[5] Die sich durchschnürenden „Lipochondrien", die RIES 1935 für die Quelle der GOLGI-Körper im Pankreas hielt, sind Alterspigmente in alten Mäusen: O. JÄRVI 1940, J. W. SLUITER 1944. TAMAKI-TSUCHIYA 1950 hielten sie für Fett.
[6] WORLEY-WORLEY 1943.   [7] BRETSCHNEIDER-RAVEN 1951.   [8] RINKEL-HIRSCH 1940.
[9] J. FILHOL 1938.   [10] S. GRZYCKI 1951.

L. G. Worley hat 1946 Argumente zusammengetragen, welche dafür stimmen, daß die Osmiophile Präsubstanz aus den *Nucleinsäuren des Nucleolus* entsteht[1] (Abb. 49). Für eine solche Möglichkeit sprechen auch die Untersuchungen[2] der Abb. 62 A, obgleich dunkel bleibt, was die Körper an der Zellmembran chemisch bedeuten; es liegt aber keine Stufenuntersuchung vor.

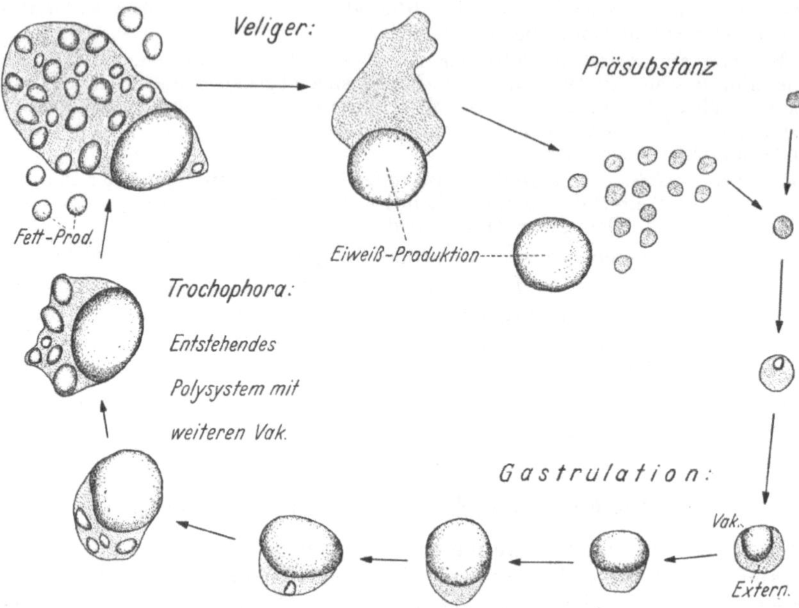

Abb. 71. Frühe Entwicklung des Molluskes Navanax: Gastrulation bis Veliger-Larve. Entwicklung eines Osmiophilen Körpers, überlebend, nach Methylenblaufärbung. Produktion von Fett, dann von Eiweiß. Entwicklung neuer Präsubstanz aus dem großen Osmiophilen Restkörper.
Nach Worley-Worley 1943, mit Bezeichnungen nach Hirsch's Theorie.

10. Produkte der Osmiophilen Körper.

In Verbindung mit der Osmiophilen Substanz entstehen zahlreiche chemische Produkte. Sie sind 1939 durch G. C. Hirsch S. 230—248 aufgezählt und nach den neueren Untersuchungen auf S. 166—174 genannt.

Die Produkte der Osmiophilen Körper können von 2 Seiten aus beurteilt werden: erstens nach den Stoffen, welche aus den Vacuolen der Osmiophilen Substanz hervorgehen, zweitens nach den physikalisch-chemischen Eigenschaften der Osmiophilen Körper. Hierbei ist kritisch von vornherein zu bemerken, daß es in fixierten Zellen schwer ist, die Osmiophile Substanz mit einem bestimmten Produkt in Zusammenhang zu bringen; denn es besteht die Gefahr, daß ein frei in der Zelle liegendes Produkt erst durch die Fixation mit der Osmiophilen Substanz in nahen Kontakt gebracht wird.

Die mikroskopisch sichtbaren Produkte. Es sei hier noch eine kurze Aufzählung der Produkte gegeben; man kann diese einteilen je nach dem Orte, an welchem sie zukünftig wirken: Ein Produkt, das aus der Zelle extruiert wird, um dort zu wirken, kann man Exoerdon nennen; ein solches, das innerhalb der Zelle wirkt, ein Endoerdon[3].

Exoerda, entstanden durch eine Phase der Osmiophilen Körper, sind z. B. die Zymogengranula der Enzymdrüsen: Pankreas (Abb. 60), Magendrüsen, Mittel-

---

[1] Siehe auch Singh-Boyle 1938.   [2] H. Suzuki 1943.   [3] G. C. Hirsch 1939.

darmdrüsen von Schnecken, Drosophila[1] (Abb. 62 C) und Krebsen; die fettigen Substanzen der Talgdrüsen, der Öldrüsen der Haut[2], der Leberzellen des Goldfisches[3], der menschlichen Schweißdrüsen[4]; die Mukoproteide der Schleimdrüsen[5], die Eiweiße der Eiweißdrüsen[6]; einige Hormone z. B. der Inselzellen, des Vorderlappens der Hypophyse[7], der Thyreoidea. In der Leber ist die Entstehung der Galle in Zusammenhang mit Osmiophilen Körpern gebracht worden[8] (Abb. 59). Die Produktion des Schmelzes am Zahn geschieht wahrscheinlich durch die Osmiophilen Körper. Auch spielen diese eine noch unbekannte Rolle in Nierenzellen.

Endoerda sind Produkte der Osmiophilen Körper zum intracellulären Gebrauche[9]: die Kapseln der Cnidoblasten, die Akrosomen der Spermien, die „Batonets" in den cilientragenden Zellen der Schwämme[10] und der Protozoen. Auf eine noch ungeklärte neue Funktion der Osmiophilen Körper weist der Formwechsel in den Chloridzellen der Kiemen des Fisches Fundulus[11]: hin. Diese Zellen adaptieren schneller an Süßwasser als an Seewasser; es gibt in ihnen Osmiophile Körper von typischen „Systemen" bis zur „Allgemeinen Osmiophilen Granulation"; bei Süßwasseranpassung nimmt die Menge dieser Körper zu.

Bei der intraplasmatischen Verdauung nach Phagocytose in Makrophagen spielt die Osmiophile Substanz eine bemerkenswerte Rolle[12] (S. 173): sie vermehrt sich sobald ein Partikel aufgenommen wurde; es erscheinen Vacuolen in ihr. Diese „Systeme" legen sich dicht an die phagocytierten Partikel. Danach werden die Partikel kondensiert und gestapelt. Dies spricht für die Bildung intracellulär verbrauchter Enzyme durch die Osmiophile Substanz.

Endoerda sind ferner Fett in den Eizellen der Kuh[13], Fett und Eiweiß im Ei eines Mollusken[14] (Abb. 71), Eiweiß als β-Granula bei Limnaea[15] (Abb. 64) und bei Ascaris (Abb. 63); das Fett des primären Dotters des Hühnchens[16]. — Die Entstehung von Pigment aus Osmiophilen Körpern wurde in den Entwicklungsstadien der Muschel Mytilus lebend beobachtet[14]; und als Adsorption und Konzentration in den Osmiophilen Körpern gedeutet (vgl. S. 174). — Auch lokomotorische Strukturen der Protozoen scheinen in einem Stoffwechselverhältnis zu stehen zu Osmiophilen Körpern.

Die Entstehung von Kohlenhydraten wurden nicht im Zusammenhang mit Osmiophilen Körpern beobachtet. Doch vergleiche S. 159 oben.

Es ist anzunehmen, daß bei diesen Produkten manche erst durch die Fixation mit den Osmiophilen Körpern in Kontakt gekommen sind, daß also bei der Beurteilung ein Artefakt vorlag. Dies läßt sich nur durch Lebendbeobachtung und Stufenuntersuchungen fixierter Präparate vermeiden[17].

Die Entstehung der Produkte. Die große Verschiedenheit der oben genannten Produkte macht es wahrscheinlich, daß das Erscheinen eines Stoffes in der Vacuole eines Osmiophilen Körpers abhängt von mehreren Faktoren: Erstens von den *Rohstoffen und Halbfertigfabrikaten*, welche die Mitochondrien, die Mikrosomen, der Kern und das Hyaloplasma den Osmiophilen Körpern liefern. Hierbei kann heute schon den Produkten der Mitochondrien eine bedeutende Rolle zuerkannt werden (s. S. 175). Zweitens hängt die Entstehung der Produkte ab von der *Tätigkeit der Osmiophilen Substanz.* Die Theorie von 1939 war aufgestellt ohne die neueren Kenntnisse der Enzymsysteme der Mitochondrien und Mikrosomen und

---

[1] W. S. Hsu 1948.   [2] S. A. Cohn 1952.   [3] R. C. MacCardle 1937.   [4] T. Ito 1943.
[5] St. Grzycki 1950, J. M. Anderson 1950, K. Nagahiro 1938, Y. Mizutani 1944, Ito-Nagahiro 1941.
[6] K. Enjo 1947.   [7] J. C. Ayers 1941.   [8] K. M. Subramaniam 1948, Y. Mizutani 1944.
[9] G. C. Hirsch 1939.   [10] Dubosq-Tuzet 1941.   [11] D. E. Copeland 1950.
[12] R. N. Baillif 1941.   [13] Gresson u. Zlotnik 1948.
[14] Worley u. Worley 1943, L. G. Worley 1944.   [15] Raven u. Bretschneider 1951.
[16] J. W. Sluiter 1940. Eine Übersicht gab R. A. R. Gresson 1933. Weitere Untersuchungen: Subramaniam-Gopala 1935, M. K. Subramaniam 1935, A. S. Srivastava 1948, O. G. Fahmy 1948, B. S. Kaushiva 1949, Worley-Worley 1943.
[17] Palade u. Claude 1949.

ohne nähere Kenntnis der Bedeutung der Nucleinsäuren: deswegen vermutete die Theorie, daß die Osmiophilen Körper alles könnten: adsorbieren, konzentrieren und gleichzeitig unter Umsetzung der eigenen Substanz synthetisieren[1]. Diese Eigenschaften müssen nach den neueren Erfahrungen auseinander gehalten werden: 1. Die *Adsorption* chemischer Stoffe ist genügend häufig und an zahlreichen Stoffen und Zellen beobachtet (s. S. 159).

2. Die *Konzentration chemischer Stoffe* als „Produkte" in den Vacuolen oder an den Grenzflächen der Osmiophilen Körper ist für zahlreiche chemische Körper beobachtet: sie umfaßt (nach dem oben Gesagten) fast alle wichtigen biochemischen Körper mit Ausnahme der Kohlenhydrate.

3. Die Beteiligung, d. h. *der Verbrauch Osmiophiler Substanz* während der Konzentration der Produkte ist in vielen Fällen nachgewiesen, in denen man mit einer Stufenuntersuchung die Kette von Geschehnissen untersuchte: die Menge der Osmiophilen Substanz bleibt nicht dieselbe; sie ist am größten während der ersten Produktionszeit; sie wird geringer am Ende der Produktion; es sei auf die Abb. 37, 59 und 60 verwiesen, sowie auf die Entwicklung der Eier und Spermien, der Produktion von Sekret in Drüsen und in der Leber[2]. — Doch konnte in der Mitteldarmdrüse der Drosophilalarve beobachtet werden, daß das Sekret nicht auf Kosten der Osmiophilen Substanz entsteht, wohl aber in nahem Kontakt mit dieser[3].

4. Kann die Osmiophile Substanz aus den adsorbierten Stoffen der Mitochondrien, der Mikrosomen und der Nucleinsäuren, unter Hinzuziehung eigener chemischer Substanz *neue Produkte aufbauen?* Diese Frage kann erst entschieden werden, wenn wir wissen werden, ob die Osmiophile Substanz die nötigen *Enzyme* besitzt, um jene oben aufgezählten Produkte selbst im letzten Stadium chemisch synthetisieren zu können. Bisher ist es nur wahrscheinlich gemacht, daß in Gewebekulturzellen und in einigen sekretorischen Zellen (Darm, Leber, Nierentubuli, schwangerem Uterus, Epididymis) *Phosphatasen* (Abb. 53—55) in dem Osmiophilem Felde gehäuft vorkommen[4]; es fehlen jedoch die notwendigen Stufenuntersuchungen, welche bei einem Objekt Phosphatase und Osmiophile Körper gleichzeitig im Arbeitscyclus verfolgen. Im Pankreas liegt die Phosphatase aber gerade basal, also nicht im Bereiche des Osmiophilen Feldes[5]. — *Ribonucleinsäure* wurde in den Vacuolen der Erythrocyten vom Axolotl nachgewiesen[6]. Unsere Frage kann daher erst beantwortet werden, wenn die Isolation der Osmiophilen Substanz gelungen ist, und sie damit einer physiologisch-chemischen Enzymanalyse zugänglich gemacht ist. Auch wenn diese Frage nach dem Enzymgehalt also vorläufig unbeantwortbar bleibt, so bleibt das Theorieschema auf S. 151 gültig, da es noch nichts aussagt über die Art der chemischen Vorgänge in der Osmiophilen Substanz: ob Kondensation oder Synthese.

G. H. Bourne[7] hat neuerdings den Osmiophilen Körpern die Rolle der „protective segregation" zugeschrieben: einer „schützenden Abscheidung" von Stoffen: „Der Golgi-Komplex besteht aus kleinen Absonderungskugeln (im Zusammenhang mit Phospholipoiden), die neue Kugeln bilden können. Sie sind in der Zelle angeordnet nach dem Diffusionsstrom ... gemäß ihrer Funktion. In der apikalen Region der Epithelzellen können

---

[1] Diese Hypothese geht letzten Endes auf die klassischen Untersuchungen von R. H. Bowen 1919—1928 zurück, welcher annahm, daß die Produkte durch die synthetische Tätigkeit der Osmiophilen Substanz entstehen, ohne daß diese aber selber in die Produkte transformiert würde.

[2] Deutlich besonders bei der Entwicklung der Spermien und Eier: J. W. Sluiter 1940, V. Nath. 1944. Drüsen: K. S. Chodnik 1940, Y. Mizutani 1944.]Leber: H. W. Deane 1944.

[3] W. S. Hsu 1947.

[4] G. H. Bourne 1943, V. M. Emmel 1945, 1946, Deane-Dempsey 1945, H. W. Deane 1947, Levi-Fajer 1950 (vergl. S. 58).

[5] H. W. Deane 1947.   [6] P. Dustin 1947.   [7] G. H. Bourne 1951.

die Substanzen vom distalen Ende her empfangen werden und abscheiden, auf demselben Wege wie sie lösliche Eisensalze, Vitamin C usw. abscheiden. Wenn diese Kugeln einer abnormen Absorption gegenüberstehen, entweder giftiger Substanzen oder synthetischer Produkte, so können sie antworten mit der Entwicklung neuer Kugeln oder von Myelinkörpern." — Wenn auch anzunehmen ist, daß diese Hypothese etwas eng ist, so ist sie doch eine wertvolle Ergänzung obiger Darlegungen.

Die Analoga für die Osmiophilen Körper bei Protozoen[1] und Pflanzen[2] müssen aus Raummangel außer Betracht bleiben.

Literatur 1939—1953.

ABELSON, P. H., and W. R. DUVY: Radioactive sodium permeability and exchange in frog eggs. Biol. Bull. 96, 205 (1949). — ABOIM, A. N.: L'organe interrénal des sélaciens. Étude cytologique, histochimique et histophysiologique. Arch. Portugaises Sci. Biol. 7, 89 (1944). — ABOOD, L. G., R. W. GERARD and J. BANKS: Substrate and enzyme distribution in cells of the nervous system. Amer. J. Physiol. 168, 728 (1952). — ABRAMSON, H. A., L. S. MOYER and M. H. GORIN: Electrophoresis of proteins and the chemistry of cell surfaces. New York 1942. — ADA, G. L.: Phospholipin metabolism in rabbit-liver cytoplasm. Biochemic. J. 45, 422 (1949). — ADAMSTONE, F. B.: A device for the rapid fixation of fresh frozen tissue sections. Stain Technol. 26, 157 (1951). ~ Structure of the Golgi apparatus of spinal ganglion cells as shown by the application of desilvering methods to standard Da Fano preparations. J. of Morph. 90, 201 (1952). — ADAMSTONE, F. B., and H. SPECTOR: Tryptophan deficiency in the rat. Arch. of Path. 49, 173 (1950). — ADAMSTONE, F. B., and A. B. TAYLOR: The rapid preparation of frozen tissue sections. Stain Technol. 23, 109 (1948). ~ Anat. Rec. 101, 703 (1948). ~ A study of the Golgi apparatus in spinal ganglion cells of the pig using fresh frozen sections. J. of Morph. 90, 217 (1952). ~ Structure and physical nature of the cytoplasm of living spinal ganglion cells of the adult rat. J. of Morph. 92, 513 (1953). — ADELHELM, E.: A cytological study of fatigued muscle. Anat. Rec. 70, 473 (1938). — ADOLPH, E. F.: Physical properties of protoplasm. Ann. Rev. Physiol. 3, 185 (1941). — AGATE, F. J.: Functional significance of adrenal changes following gonadectomy in the hamster. Anat. Rec. 112, 1 (1952). — AHLSTRØM, C. G., and N. O. BERG: Mitochondrien, Benzpyren. Acta path. scand. (Copenh.) 24, 283 (1947). — AKROYD, O. E., and J. B. GATENBY: Cytology of human uterine glands in gravid and non-gravid phases. Quart. J. Microsc. Sci. 82, 541 (1941). — ALBERTINI, A. VON: Pflasterepithelzellen im Phasenkontrastbild. Acta anat. (Basel) 1, 463 (1946). — ALFERT, M.: A cytochemical study of oogenesis and cleavage in the mouse. J. Cellul. a. Comp. Physiol. 36, 381 (1950). — ALLARA, E.: Ricerche sull'organo del gusto dell'uomo. 2. Le sostanze minerali delle formazioni gustative nelle varie età della vita. Arch. ital. Anat. e Embriol. 46, 96 (1941). ~ Alcuni problemi di istofisiologia della ghiandola sottomascellare studiati con il metodo della micro-incinerazione. Boll. Soc. ital. Biol. sper. 23, 1 (1947). ~ Quelques problèmes d'histophysiologie des glandes salivaires, étudiés avec la méthode de la microincinération. Bull. Histol. appl. 16, 27 (1949). — ALLARD, C., R. MATHIEU and G. DE LAMIRANDE: Mitochondrial population in mammalian cells. 1. Description of a counting technic and preliminary results of rat liver in different physiological and pathological conditions. Cancer Res. 12, 407 (1952). — ALLARD, C., G. DE LAMIRANDE and A. CANTERO: Mitochondrial population of mammalian cells. 2. Variation in the mitochondrial population of the average rat liver cell during regeneration. Use of the mitochondrion as a unit of measurement. Cancer Res. 12, 580 (1952). ~ Mitochondrial population in mammalian cells. 4. Preliminary results on the variation in the mitochondrial population of the average rat liver cell during azodyes carcinogenesis. Canad. J. Med. Sci. 30, 543 (1952). — ALPERT, M.: Observations on the histophysiology of the adrenal gland of the golden hamster. Endocrinology (Springfield, Ill.) 46, 166 (1950). — ALTMAN, K. I., R. N. WATMAN and K. SALOMON: The incorporation of α-C^{14}-acetate into the stroma of the erythrocyte. Arch. of Biochem. a. Biophysics 33, 168 (1951). — ALTMANN, H.-W.: Über die Abgabe von Kernstoffen in das Protoplasma der menschlichen Leberzelle. Z. Naturforsch. 4, 138 (1949). ~ Morphologische Bemerkungen zur Funktion des Ganglienzellkernes. Naturwissenschaften 39, 348 (1952). ~ Funktionsformwechsel des Kernes im exokrinen Gewebe des Pankreas. Z. Krebsforsch. 58, 632 (1952). — ALTMANN, H. W., u. R. MENY:

---

[1] Protozoen: SUBRAMANIAM-GANAPATI 1938, J. D. SMYTH 1941—1945, 1947, R. HOVASSE 1939, GRASSÉ-HOLLANDE 1941, J. TURNER 1940, J. B. GATENBY et al. 1938, P. A. MEGLITSCH 1940, GATENBY-SMYTH 1940, R. F. McLENNAN 1940, A. HOLLANDE 1942, M. W. KAY 1945, M. HAMON 1951.

[2] Pflanzen: A. PENSA 1925, M. YAMASAKI 1936, K. KIYONO et al. 1938, E. H. NEWCOMER 1946, J. DUFRENOY 1945, S. R. BOSE 1937, M. CHADEFAUD 1939, L. J. NAHM 1940, N. P. MARENGO 1949. Siehe die ältere Literatur bei G. C. HIRSCH 1939, Abb. 110, 141, 232, 233.

Der Funktionsformwechsel des Zellkerns im exokrinen Pankreasgewebe. Naturwissenschaften **39**, 138 (1952). — Altschul, R., and A. M. Friesen: Studies of phagocytosis. Amer. J. Clin. Path. **17**, 444 (1947); **19**, 163 (1949). — Anderson, J. M.: A cytological and cytochemical study of the male accessory reproductive glands in the Japanese beetle, Popillia japonica Newman. Biol. Bull. **99**, 49 (1950). ~ A cytological and cytochemical study of the testicular cyst-cells in the Japanese beetle. Physiologic. Zool. **23**, 308 (1950). ~ Structure and function in the pyloric caeca of Asterias forbesi. Biol. Bull. **105**, 47 (1953). — Anderson, L. E.: Cytoplasmic inclusions in the male gametes of Lilium. Amer. J. Bot. **26**, 761 (1939). — Anderson, N. G., and K. M. Wilbur: Release of nucleic acids from cell components by heparin. Federat. Proc. **9**, 254 (1950). ~ Studies on isolated cell components. 2. Release of a nuclear gel by heparin. J. Gen. Physiol. **34**, 647 (1951). — Andreassi, G.: Intorno alla morfologia del nucleolo in tessuti normali e neoplastici dell'uomo e di altri animali. Ric. Morf. **19**, 141 (1942). — Andresen, N.: Cytoplasm amoeba Chaos. C. r. Trav. Labor. Carlsberg, Sér. chim. **24**, 140 (1942). ~ Coalescence between vacuoles during vital staining with neutral red of Chaos chaos L. C. r. Trav. Labor. Carlsberg, Sér. chim. **25**, 147 (1945). — Andresen, N., C. Chapman-Andresen and H. Holter: The distribution of food in amoeba cytoplasm studied by means of autoradiography. Exper. Cell. Res. **1**, 139 (1950). Compt. r. Trav. Labor. Carlsberg, Sér. Chim. **28**, 189 (1952). — Andresen, N., Fr. Engel and H. Holter: Succinic dehydrogenase and cytochrome oxidase in Chaos chaos. C. r. Trav. Labor. Carlsberg, Sér. chim. **27**, 408 (1951). — Andresen, N., and H. Holter: Cytoplasmic changes during starvation of the amoeba Chaos chaos L. C. r. Trav. Labor. Carlsberg, Sér. chim. **25**, 108 (1945). — Andresen, N., and B. M. Pollock: A comparison between the cytoplasmic components in the myxomycete Physarum polycephalum. C. R. Labor. Carlsberg, Sér. chim. **28**, 247 (1952). — Andrew, W.: The Golgi apparatus in the nerve cells of the mouse from youth to senility. Amer. J. Anat. **64**, 351 (1939). — Andrus, M., and M. X. Zarrow: Amount of alkaline phosphatase in the oviduct of folic acid deficient chicks. Proc. Soc. Exper. Biol. a. Med. **72**, 714 (1949). — Anfinsen, C. B., H. Lowry and A. B. Hastings: The application of the freezing-drying technique to retinal histochemistry. J. Cellul. a. Comp. Physiol. **20**, 231 (1942). — *Annotations:* Absorption and excretion of iron. Lancet **237**, 843 (1939). — Appelegarth, A. P., and A. A. Koneff: Alloxan diabetes, Golgi apparatus and mitochondria, thyroid gland. Anat. Rec. **96**, 13 (1946). — Argeseanu, S., et R. M. May: Études différentielles sur la cellule embryonnaire et adults. 1. Évolution de constituants cytoplasmiques des cellules de l'épithelium intestinal du poulet (Gallus domesticus). Arch. d'Anat. microsc. **34**, 441 (1938). — Arisz, W. H.: Permeability. Proc. Kon. Ned. Akad. v. Wetensch. **45**, 2, 794 (1942). — Arnold, J.: Plasma, Plasmosomen-Granulalehre, Mitochondrien. Anat. Anz. **43**, 433 (1913). — Artom, C.: Mitochondria. J. of Biol. Chem. **157**, 585 (1945). — Artom, C., and W. H. Fishman: Mitochondria. J. of Biol. Chem. **148**, 405 (1943). — Artom, C., and M. A. Swanson: Mitochondria. J. of Biol. Chem. **175**, 871 (1948). — Arvy, L., et M. Gabe: Corps de Golgi des erythrocytes téléostéens. C. r. Soc. Biol. (Paris) **142**, 278 (1948). ~ L'organe photogène chez la larve de Pelania mauritanica. Ann. des Sci. natur. zool., XI. s. 11 (1949). — Arzac, J. P.: Glycogen, testes. J. Clin. Endocrin. **10**, 1465 (1950). — Arzac, J. P., and L. G. Flores: Golgi zones, technics for carbohydrates. Stain Technol. **27**, 9 (1952). — Aschoff, L.: Pathologie und Biologie. Verh. Ges. dtsch. Naturforsch. **94**, 9 (1937). — Asplund, J., U. Borell u. H. Holmgren: Speicherung, Heparin. Z. mikrosk.-anat. Forsch. **46**, 16 (1939). — Asplund, J., and Hj. Holmgren: Metachromatically granulated cells in the mucous membrane of the human uterus. Acta anat. (Basel) **3**, 312 (1947). — Ayers, J.: The Golgi material in the hypophyseal cells. Anat. Rec. **81**, 433 (1941). — Aykroyd, O. E., and J. B. Gatenby: Quart. J. Microsc. Sc. **82**, 541 (1941).

Babkin, B. P.: The mechanism of the secretory activity of the digestive glands. Rev. Canad. Biol. **2**, 416 (1943). ~ Secretory mechanism of the digestive gland. New York: Paul B. Hoeber 1944. — Baer, F.: Beobachtungen über morphologische und physiologische Veränderungen im histologischen Bild der Hypophyse (Vorder- und Zwischenlappen) der weißen Maus. Acta Neerland. Morphol. **4**, 233 (1942). — Baginski, St.: Mikroveraschung. Z. Mikrosk. **55** (1938). — Baillif, R. N.: Microscopic changes in the hypophysis of the albino rat following exposure to cold, and their relationship to the physiology of secretion. Amer. J. Anat. **62**, 475 (1938). ~ Reaction of the rat omentum to injections of particulate matter. Proc. Soc. Exper. Biol. a. Med. **47**, 409 (1941). ~ Reaction of the rat peritoneum to acid colloidal pigments. Proc. Soc. Exper. Biol. a. Med. **62**, 264 (1946). ~ Ovarian response in the albino rat to injected colloidal substances. Amer. J. Anat. **83**, 109 (1948). ~ Thymic involution and regeneration in the albino rat, following injection of acid colloidal substances. Amer. J. Anat. **84**, 457 (1949). ~ Lymph node changes following repeated injections of acid colloidal substance in the albino rat. Amer. J. Anat. **88**, 109 (1951). ~ Suprarenal alterations following thorotrast injections in the albino rat. Anat. Rec. **112**, 4 (1952). — Bairati, A., u. F. E. Lehmann: Über die Feinstruktur des Hyaloplasmas von Amoeba proteus. Rev. suisse Zool. **54**, 443 (1951). ~ Diversi costituenti della Amoeba proteus (plasmalemma, ialoplasma, vacuoli) esaminati al microscopio elettronico. Pubbl. Staz. zool. Napoli **23**, 193 (1951). ~ Über die submikroskopische Struktur der Kernmembran bei Amoeba proteus. Experientia (Basel) 8, 60 (1952). — BAKER, B. L., S. J. HOOK and A. E. SEVERINGHAUS: The cytological structure of the human chorionic villus and decidua parietalis. Amer. J. Anat. **74**, 291 (1944). — BAKER, B. L., and J. H. LEEK: The relationship of the parathyroid glands to the action of estrogen on bone. Amer. J. Physiol. **147**, 522 (1946). — BAKER, J. R.: Chemical composition of mitochondria. Nature (Lond.) **149**, 611 (1942). ~ The structure and chemical composition of the Golgi element. Quart. J. Microsc. Sci. **85**, 1 (1944). ~ Cytological technique, 2. Aufl. London: Methuen Co. 1945. ~ Further remarks on the Golgi element. Quart. J. Microsc. Sci. **90**, 293 (1949). ~ A discussion on morphology and fine structure. Studies near the limit of vision with the light microscope, with special reference to the so-called Golgi-bodies. Proc. Linnean Soc. Lond. **162**, 67 (1950). ~ The absorption of lipoid by the intestinal epithelium of the mouse. Quart. J. Microsc. Sci. **92**, 79 (1951). ~ Preparation of tissues for microscopical examination and histochemistry. Microscopy. Bourne's Cytology 1951. ~ The „Golgi substance". Nature (Lond.) **168**, 1089 (1951). ~ Recent papers on the so-called Golgi apparatus. J. Roy. Microsc. Soc., III. s. **71**, 94 (1951). ~ The cell-theory: a restatement, history and critique. 3. The cell as a morphological unit. Quart. J. Microsc. Sci. **93**, 156 (1952). ~ Nouveau coup d'oeil sur la controverse du „Golgi". 1. Les techniques du „Golgi" et les objets qu'elles révèlent. Bull. Microscopie appl. Sér. 2 **3**, 1 (1953). ~ The expressions „Golgi apparatus", „Golgi body" and „Golgi substance". Nature (Lond.) **172**, 617 (1953). — BALDWIN, E.: Dynamic aspects of biochemistry. Cambridge: Univ. Press 1949. — BALL, E. G., and O. COOPER: Mitochondria. J. of Biol. Chem. **180**, 113 (1949). — BARBA, F. G.: Cycle fonctionnel et types cytologiques. Soc. Port. de Biol. **8**, 41 (1946). — BARCROFT, J., R. A. McANALLY and A. T. PHILLIPSON: Rumen, sheep, permeability. J. of Exper. Biol. **20**, 120 (1944). — BARER, R.: Recent advances in microscopy. II. Phasecontrast microscopy. Brit. Sci. News 1, 10 (1948). ~ Advances in microscopy: I. The reflecting microscope. Brit. Sci. News 1, 66 (1948). ~ Variable colour-amplitude phase-contrast microscopy. Nature (Lond.) **164**, 1087 (1949). ~ Aspects of ultra-violet and infra-red microspectrography with the Burch reflecting microscope. Faraday Soc. Disc. **1950**, 369. ~ Learning about the invisible. (Ultra-violet and infra-red photomicrography.) Photographic. J. B **90**, 83 (1950). ~ The technique of ultra-violet absorption spectroscopy with the Burch reflecting miscroscope. Biochim. et Biophysica Acta 6, 123 (1950). ~ Cytological techniques. C. Microscopy. Bourne, Cytol. and Cell Physiol., 2. Aufl. 1951. — BARGMANN, W.: Histologie und mikroskopische Anatomie des Menschen, Bd. 1. Stuttgart 1948. — BARNES, J. M.: The staining of duodenal mucosa of rats following the injection of solutions of tannic acid. Brit. J. Exper. Path. **29**, 495 (1948). — BARNUM, C. P., and R. A. HUSEBY: Some quantitative analyses of the particulate fractions from mouse liver cell cytoplasm. Arch. of Biochem. **19**, 17 (1948). ~ The intracellular heterogencity of pentose nucleic acid as evidenced by the incorporation of radiophosphorus. Arch. of Biochem. **29**, 7 (1950). — BAROON, S. S.: Betagranules in the islets. Arch. of Path. **46**, 159 (1948). — BARRINGTON, E. J. W.: The influence of secretin on pancreatic secretion in the cat. J. of Physiol. **100**, 80 (1941). ~ The supposed pancreatic organs of Petromyzon fluviatilis and Myxine glutinosa. Quart. J. Microsc. Sci. **85**, 391 (1945). — BAUER, K.: Silbergranula im Cytoplasma. Z. wiss. Mikrosk. **59**, 142 (1943). — BAUER, K. F.: Struktur lebender Zellen in vitro. Z. Anat. **112**, 653 (1943). — BAVETTA, L. A.: Permeability. Amer. J. Physiol. **140**, 44 (1943). — BEAMS, H. W.: Ultracentrifugal studies on cytoplasmic components and inclusions. Biolog. Sympos. **10**, 71. Lancaster, Pa.: N. L. Hoerr 1943. ~ The microtomists vade-mecum. Philadelphia: Blakiston Co. 1950. — BEAMS, H. W., and R. L. KING: A study of the cytoplasmic components and inclusions of the developing guinea pig egg. Cytologia **8**, 353 (1938). ~ Fragmentation of amphibian erythrocytes in the ultracentrifuge. J. of Morph. **77**, 63 (1945). — BEAMS, H. W., and J. F. SHEEHAN: The yolk-nucleus complex of the human ovum. Anat. Rec. **81**, 545 (1941). — BEAUMONT, A.: Le pancréas du têtard d'Alytes obstetricans (Laurenti). Arch. Anat. microscop. et Morph. exper. **42**, 32 (1953). ~ Modifications histologiques du pancréas des larves de Batriciens Anoures au cours de la métamorphose. C. r. Soc. Biol. Paris **147**, 56 (1953). — BENDITT, E. P.: Enzymes, mitochondria, liver protein reserves. Proc. Inst. Med. Chicago **17**, 403 (1949). — BENJAMIN, I. A., W. F. NEUMAN and H. E. THOMPSON: Radioactive phosphorus used to study phosphate exchange between urine in the renal pelvis and renal calculi containing phosphate. Science (Lancaster, Pa.) **111**, 498 (1950). — BENNET, L. L., and A. A. KONEFF: Atrophy of the thyroid and hypertrophy of the adrenal. Anat. Rec. **96**, 1 (1946). — BENNHOLD, H., u. G. SEYBOLD: Der Aufnahmemechanismus plasmaeiweißgebundener Vitalfarbstoffe in speichernde Zellsysteme. Exper. Med. **118**, 407 (1952). — BENSLEY, R. R.: On the fat distribution in mitochondria of the guinea pig liver. Anat. Rec. **69**, 341 (1937). ~ The chemistry of cytoplasm. Biol. Symp. **10**, 323. Lancaster, Pa.: N. L. Hoerr 1943. ~ Pigment of mitochondria and of submicroscopical particles, hepatic cell. Anat. Rec. **98**, 609 (1947). ~ Facts versus artefacts in cytology: the Golgi apparatus. Exper. Cell Res. 2, 1 (1951). — Bensley, S. H.: Solubility studies of the secretion granules of the guinea pig pancreas. Anat. Rec. 72, 131 (1938). ~ The normal mode of secretion in the parathyroid gland of the dog. Anat. Rec. 98, 361 (1947). — Bensley, R. R., and S. H. Bensley: Handbook of histological and cytological technique. Chicago 1941. — Berggren, S. M., and L. Goldberg: The absorption of ethylalcohol from the gastro-intestinal tract as a diffusion process. Acta physiol. scand. (Stockh.) 1, 246 (1940). — Bernhard, W., F. Haguenau et Ch. Oberling: La structure submicroscopique des éléments basophiles cytoplasmiques dans le foie, le pancréas et les glandes salivaires. Z. Zellforsch. 37, 281 (1952). — Bertalanffy, L. v.: Theoretische Biologie, Bd. 2. Stoffwechsel und Wachstum. 2. A. Bern 1951. ~ General system theory: A new approach to unity of science. Problems of general system theory. Conclusion. Towards a physical theory of organic teleology. Feedback and dynamics. Human Biol. 23, 302, 336, 346 (1951). — Bessière, Cl.: La spermatogenèse de quelques Myriapodes diplopodes. Archives de Zool. 85, 149 (1948). — Bessis, M.: Cellules sanguines. Rev. d'Hématol. 2, 294 (1949). — Bessis, M., et M. Bricka: Sur le chondriome des leucocytes examiné au microscope électronique. Rev. d'Hématol. 6, 91 (1951). — Bhattacharya, D. R.: The vacuome theory. 11. Ann. Sess. of the Nat. Acad. Sci., India. 1942. — Bhattacharya, D. R., and M. D. L. Srivastava: The cytoplasmic inclusions in the cells of the enteric caeca of Chrotogonus SP. Proc. Nat. Acad. Sci. India 17, 1 (1947). — Biellier, H. V., and C. W. Turner: The thyroxine secretion rate of growing white Pekin ducks. Poultry Sci. 29, 248 (1950). — Biereigel, R. O.: Untersuchungen über das Verhalten der Speichersubstanzen (Fett, Glykogen und Eiweiß) und die Kerngrößen in der Leber der weißen Maus während der Schwangerschaft. Z. Zellforsch. 28, 341 (1938). — Biesele, J. J., and M. M. Biesele: Alkaline phosphatase in mouse skin under methylcholanthrene treatment. Cancer Res. 4, 751 (1944). — Biozzi, G., G. Mene et Z. Ovary: Antihistamin. Revue d'Immunol. 12, 320 (1948). — Bisson, P.: Ovocyte chez Gammarus. Bull. Soc. zool. France 75, 24 (1950). — Blaich, W.: Einfluß von Penicillin auf den Arbeitsrhythmus des Mäusepankreas. Naunyn-Schmiedebergs Arch. 207, 90 (1949). — Blinks, L. R.: Permeability. Ann. Rev. Physiol. 4, 1 (1942). — Block, W. D., O. H. Buchanan and R. H. Freyberg: Metabolism, toxicity and manner of action of gold compounds in the treatment of arthritis. 2. A comparative study of the distribution and excretion of gold following the intramuscular injection of 5 different gold compounds. J. of Pharmacol. 73, 200 (1941). — Bloom, F.: Tubular epithelium, Canine Brights disease, mitochondria. Amer. J. Path. 19, 957 (1943). — Bloom, G., and H. Engström: Interciliary structures in the epithelium of the upper part of the respiratory tract. Ann. of Otol. 62, 26 (1953). — Bloom, W. and M. Bloom: Calcification and ossification. Calcification of developing bones in embryonic and newborn rats. Anat. Rec. 78, 497 (1940). — Bloor, W. R.: Biochemistry of fatty acids and their compounds, the lipids. New York 1943. — Bo, J.: Histochemical study on glycogen deposition in the uterus of the rat. Anat. Rec. 112, 11 (1952). — Bo, W. J., and W. B. Atkinson: Histochemical studies on glycogen deposition in the uterus of the rat. 1. In intact cyclic animals and in castrates treated with ovarian hormones. Anat. Rec. 113, 91 (1952). ~ Histochemical studies on glycogen deposition in uterus of the rat. 3. Effect of starvation. Proc. Soc. Exper. Biol. a. Med. 83, 405 (1953). — Bodine, J. H.: To what extent is oxygen uptake of the intact embryo related to that of its homogenate? Science 112, 110 (1950). — Bodine, J. H. and Kiao-hung Lu: Oxygen uptake of intact embryos, their homogenates and intracellular constituents. Physiologic. Zool. 23, 301 (1950). ~ Structure and endogenous oxygen uptake of embryonic cells. Physiologic. Zool. 24, 120 (1951). — Bogen, H. J.: Permeabilitätsreihen. Biol. Zbl. 62, 511 (1942). — Booij, H. L., J. Hijner and Dijkshoorn: Studies on hemolysis I. The influence of some organic compounds on hemolysis. Acta physiol. et pharmacol. Neerl. 1, 617, 631 (1950). — Borchert, R., u. J.-G. Helmcke: Bemerkungen zur Fluorochromierung lebender und toter Zellen mit Akridinorange. Naturwissenschaften 37, 565 (1950). — Borghese, E.: Ancora a proposito di lacunoma, vacuoma, apparato reticolare interno del Golgi. Monit. zool. ital. 54, 51 (1943). — Borsook, H.: Labeled amino acids and mitochondria. Physiologic. Rev. 30, 206 (1950). — Borsook, H., C. L. Deasy and A. J. Hagen-Smith: Amino-acids, C^{14}. J. of Biol. Chem. 184, 529 (1950). — Bose, S. R.: Cytology-study of basidia of Polyporaceae. J. Indian Bot. Soc. 16, 119 (1937). — Bott, P. A., and A. N. Richards: The passage of protein molecules through the glomerular membranes. J. Biol. Chem. 141, 291 (1941). — Bourne, G.: Golgi apparatus and vitamins. Austral. J. Exper. Biol. a. Med. Sci. 13, 239 (1935). ~ Vitamin C in cell physiology. J. of Physiol. 99 (1941). ~ The effect of ascorbic acid (vitamin C), calcium ascorbate and calcium gluconate on the regeneration of bone in rats. Quart. J. Exper. Physiol. 31, 319 (1942). ~ The effect of graded doses of vitamin C upon the regeneration of bone in guinea pigs on a scorbutic diet. J. of Physiol. 101, 327 (1942). ~ Intracellular localization of vitamin C. Nature (Lond.) 153, 254 (1944). ~ Mitochondria, Golgi apparatus, significance in cellular physiology. J. Roy. Microsc. Soc., III. s. 70, 367 (1950). ~ Intracellular distribution of vitamin C in the adrenal cortex.

Nature (Lond.) **166**, 549 (1950). ~ Recent discoveries concerning mitochondria and Golgi apparatus and their significance in cellular physiology. J. Roy. Microscop. Soc. **70**, 367 (1951). ~ Mitochondria and Golgi complex. Bourne's Cytology 1951. — Bourne, G. H. u. Mitarb.: Cytology and cell physiology, 2. Aufl., Oxford Press 1951. — Brachet, J.: Biochemical and physiological interrelations between nucleus and cytoplasm during early development. Growth Symp. **11**, 309 (1947). ~ L'hypothèse des plasmagènes dans le développement et la differenciation. Publ. Staz. zool. Napoli **21**, 77 (1949). ~ Quelques effets biochimiques d'un choc thermique sur les oeufs de batraciens en voie de développement. Bull. Soc. Chim. biol. Paris **31**, 724 (1949). ~ Rôle du noyau et du cytoplasme dans les synthèses et la morphologie. Ann. Soc. Roy. zool. Belg. **81**, 185 (1951). ~ Chemical embryology. Transl. by Barth. New York: Interscience Publ. 1950. — Brachet, J., and H. Chantrenne: Protein synthesis in nucleated and non-nucleated halves of Acetabularia mediterranea studied with carbon-14-dioxide. Nature (Lond.) **168**, 950 (1951). — Brachet, J. et R. Jeener: Particules cytoplasmiques de dimensions macro-moléculaires riches en acide pentosenucléique. Enzymologica (Hague) **11**, 196 (1943). — Brachet, J., et F. H. de Scoeux: Remarques sur le mode d'action de l'organisateur chez les amphibiens. J. Cyto-embryol. belg.-néerl. **1949**, 56. — Brachet, J., and J. R. Shaver: The injection of embryonic microsomes into early amphibian embryos. Experientia (Basel) **5**, 204 (1949). — Bradfield, J. R. G.: Discussion on morphology and fine structure. Biochemical aspects of cell morphology. Proc. Linnean Soc. Lond., Session **162**, 76 (1950). — Brandt, F. C., and W. M. Sperry: Mitochondria. J. of Biol. Chem. **141**, 545 (1941). — Brenner, S.: Supravital dyes of oxidation-reduction systems on the mitochondria. S. Afr. Med. Sci. **14**, 13 (1949). — Brenner, S., and V. K. Scholar: Supravital staining of mitochondria with amethyst violet. Stain Technol. **25**, 163 (1950). — Bretschneider, L. H.: The mechanism of oviposition in semination in Limnaea stagnalis L. Kon. nederl. Akad. Wetensch. Proc. **51**, 358, 616 (1948). ~ Anwendung und Ergebnisse der Elektronenmikroskopie. Mikroskopie (Wien) **3**, 12, 160 (1948); **5**, 257 (1950). ~ A simple technique for the electronmicroscopy of cell and tissue sections, sperm. Proc. Kon. nederl. Akad. Wetensch. **50**, 88 (1947); **52**, 301, 526, 654 (1949); **53**, 53, 675 (1950). ~ Die elektronenoptische Feinstruktur von organischen Kolloiden und dem Grundcytoplasma. Proc. Kon. nederl. Akad. Wetensch. **54**, 89 (1951). ~ The fine structure of protoplasm. Surv. Biolog. Progress **2**, 222 (1952). ~ The electron-microscopic investigation of tissue sections. Surv. Biol. Progress **1**, 305 (1952). — Bretschneider, L. H., W. G. Braams, F. F. S. N. Bloemsma u. T. G. J. Stalfoordt: Struktur und Cytochemie der Darmzelle von Ascaris suilla Duj. 1. Die Stratifikation des Zellinhaltes der normal ernährten Zelle mit der Ultrazentrifuge. Proc. Kon. Akad. Wetensch. Amsterdam, Ser. C **55**, 407 (1952). — Bretschneider, L. H., and J. J. Duyvené de Wit: Sexual endocrinology of non-mammalian vertebrates. New York 1947.— Bretschneider, L. H., u. P. F. Elbers: Elektronenmikroskopie. Zellanalyse nach der Gefriertrockenmethode. Proc. Kon. nederl. Akad. Wetensch. Amsterdam, Ser. C **55**, 675 (1952). — Bretschneider, L. H., u. G. C. Hirsch: Nahrungsaufnahme, intraplasmatische Verdauung und Ausscheidung bei Balantidium. Z. vergl. Physiol. **6**, 598 (1927). — Bretschneider, L. H., u. Chr. P. Raven: Structural and topochemical changes in the egg cells of Limnaea stagnalis L. during oogenesis. Arch. néerl. Zool. **10**, 1—31 (1951). — Brice, A. T., R. P. Jones and J. D. Smyth: Golgi apparatus by phase contrast microscopy. Nature (Lond.) **157**, 553 (1946). — Bridgman, J.: Development of chorioallantoic placenta of white rat. J. of Morph. **83**, 195 (1948). —Bright, W. M.: Spermiogenesis in sunfish with special attension to cytoplasmic inclusions. Trans. Am. Microsc. Soc. **58**, 485 (1939). — Brolin, S. E.: A study of the structural and hormonal reactions of the pituitary body of rats exposed to cold. Illustrating the regulatory influence of the anterior lobe on the thyroid gland. Acta anat. (Basel) Suppl. **3** (1945). — Brolin, S. E., and G. Theander: Quantitative investigations on the anterior pituitary body of castrated rats with reference to the absolute cell conditions and their significance. Acta anat. (Basel) **1**, 72 (1945). — Brooks, S. C.: Permeability. Ann. Rev. Physiol. Stanford **1945**. ~ Penetration of radioactive isotopes, P^{32}, Na^{24} and K^{42} into Niella. J. Cellul. a. Comp. Physiol. **38**, 83 (1951). — Brooks, S. C., and M. M. Brooks: Permeability of living cells. Berlin: Gebrüder Bornträger 1941. — Brooks, S. C., and M. M. Brooks: The permeability of living cells. Ann. Arbor: J. W. Edwards 1944.— Brown, R. H. J.: The effect of ultracentrifuging vertebrate neurones. Quart. J. Microsc. Sci. **79**, 73 (1936). — Browning, J.: Cytoplasmic inclusions of the protozoan Tetrahymena geleii. Texas Rep. Biol. a. Med. **9**, 3 (1951). — Brues, A. M., and C. M. Masters: Effects of osmotic pressure on normal and malignant fibroblasts. Amer. J. Canc. **28**, 314 (1936). ~ The permeability of normal and malignant cells to water. Amer. J. Canc. **28**, 324 (1936). — Bruhi, A.: Sostanza grigia. Biol. Latina **1**, 688 (1949). — Büchner, Fr.: Allgemeine Pathologie. Pathologie als Biologie und als Beitrag zur Lehre vom Menschen. München-Berlin 1950. — Buchsbaum, R.: Individual cells under phase microscopy before and after fixation. Anat. Rec. **102**, 19 (1948). — Buño, W.: L'appareil de Golgi de la cellule de Sternberg. Bull. Histol. appl. **15**, 5 (1938). — Burkl, W.: Über die Ursachen der amphitropen Reaktion der Sekretgranula in den Speicheldrüsen des Menschen. Z. mikrosk.-anat. Forsch. **59**, 332 (1952). — Butler, G. C.: Use of tracers, siehe in Rothmann, New York: Harper-Brothers 1949. — Butler, J. A. V.: Progr. Biophysics a. Biophysical Chem. **1950**. — Buvat, R.: Observation vitale, prolongée pendant 14 jours, de l'action de l'eau sur les chondriomes d'une même cellule. C. r. Acad. Sci. Paris **224**, 359 (1947). ~ Influence de la cyclose sur les chondriosomes des cellules de chicorée et de scorsonère immergées dans l'eau. C. r. Acad. Sci. Paris **224**, 668 (1947). — du Buy H. G., and M. D. Lackey: Mitoch. enzymes. Science (Lancaster, Pa.) 111, 572 (1950). — du Buy, H. G., and M. W. Woods: Mitochondrial viruses. Phytopathology **33**, 766 (1943). ~ Enzymatic activities of isolated amelanotic and melanotic granules of mouse melanomas, relationship to mitochondria. J. Nat. Cancer Inst. 9, 325 (1949). — Bzowski, R.: Chondriome et sécrétion venimeuse chez les colubridés. C. r. Soc. Biol. Paris **120**, 879 (1935).

Cahn, T., J. Houget et R. Jacquot: Chondriome. Ann. de Physiol. 9, 205 (1933). — Cain, A. J.: Baker's acid haematein test for phospholipines. Quart. J. Microsc. Sc. **88**, 467 (1947). ~ Lipine in the Golgi apparatus in gut cells of Glossiphonia. Quart. J. Microsc. Sci. **88**, 151 (1947). ~ The accumulation of carotenoids in the Golgi apparatus of neurones of Helix, Planorbis and Limnaea. Quart. J. Microsc. Sci. **89**, 421 (1948). ~ Method for staining mitochondria. Quart. J. Microsc. Sci. **89**, 229 (1948). ~ Research in cytoplasmic cytology. Oxf. Science 2, 30 (1949). ~ Histochemistry of lipoids in animals. Biol. Reviews **25**, 73 (1950). — Cain, A. J., and R. G. Harrison: Cytological and histochemical variations in the adrenal cortex of the albinorat. J. of Anat. **84**, 196 (1950). — Calvary, H. O., J. H. Draize and E. P. Larg: Skin permeability. Physiologic. Rev. **26**, 495 (1946). — Campbell, J. G.: Localization of beta-glucuronidase. Brit. J. Exper. Path. **30**, 548 (1949). — Carson, H. L.: A comparative study of the apical cell of the insect testis. J. of Morph. **77**, 141 (1945). — Casella, C., e M. Reggiani: Istospettrografia di fluorescenza. Arch. di Biol. **60**, 207 (1949). — Caspersson, T. O., u. L. Santesson: Acta radiol. (Stockh.), Suppl. 46, 1 (1942). — Caspersson, T. O.: Cell growth, cell function. New York: W. W. Norton 1950. — Ceruti, A.: L'azione di alcuni cationi e dell'acqua sul condrioma isolato in vitro. Atti Accad. Lincei Cl. Sci. Fis. VIII. s. 5, 452 (1948). ~ Il metabolismo dell'acido nucleinico nei tessuti embrionali. Lavori Bot. Torino 8, 107 (1947). — Chadefaud, M.: Un curieux élément cytologique chez une xanthophycée. Bull. Soc. Bot. France **86**, 190 (1939). ~ Éléments mitochondriaux actifs et inactifs, chez les diatomées du genre Fragilaria. C. r. Acad. Sci. Paris **208**, 1422 (1939). — Chambers, R.: Mitochondria. Science (Lancaster, Pa.) **41**, 290 (1915). ~ The cell as an integrated functional body. Ann. New York Acad. Sci. **50**, 817 (1949). ~ Electrolytic solutions, protoplasmic structures. Biol. Symp. **10**, 91 (1943). ~ Structure, cellular function. Ann. New York Acad. Sci. **50** (1950). ~ Structure in relation to cellular function. Ann. New York Acad. Sci. **50** (1950). — Chambers, R., and G. Cameron: Permeability. Amer. J. Physiol. **141**, 138 (1943). — Chambers, R., and B. W. Zweifach: Intercellular cement and capillary permeability. J. Cellul. a. Comp. Physiol. **15**, 255 (1940). ~ Physiologic. Rev. **27**, 436 (1947). — Chantrenne, H.: Granules cytopl. Biochim. et Biophysica Acta **1**, 437 (1947). — Chapman, A., and G. M. Higgins: Rôle of the thyroid gland in the cytologic response of the pituitary to low intake of iodine. Endocrinology (Springfield, Ill.) **34**, 83, 392 (1944). — Chargaff, E.: Mitochondria. J. of Biol. Chem. **142**, 491 (1942). — Chargaff, E., C. Levine and C. Green: Mitochondria. J. of Biol. Chem. **175**, 67 (1948). — Chargaff, E., M. Ziff and D. Rittenberg. Mitochondria. J. of Biol. Chem. **144**, 343 (1942). — Chatterjee, P. N.: Cytoplasmic inclusions in the oogenesis of some forest insect parasites. Allahabad Univ. Stud., zool. Sect. **1944**. — Chèvremont, M.: Contribution à l'étudé des microsomes. Bull. Acad. Roy. Méd. Belg. **15**, 29 (1950). — Chèvremont, M., et J. Fréderic: Recherches sur le compostement du chondriome pendant la mitose. C. r. Soc. Biol. Paris **145**, 1245 (1951). ~ Évolution des chondriosomes lors de la mitose somatique étudiée dans des cellules vivantes cultivées in vitro par microscopie et microcinématographie en contr. de phase (2.e partie). Arch. de Biol. **63**, 259 (1952). — Chodnik, K. S.: A cytological study of the alimentary tract of the domestic fowl. Quart. J. Microsc. Sci. **88**, 419 (1947); **89**, 75 (1948). ~ Observations on the Golgi material of the neurones of the central nervous system of fowl affected with neurolymphomatosis gallinarum. Proc. Roy. Soc. Edinburgh **64**, 172 (1950). — Chouke, K. S., and H. T. Blumenthal: Further investigations on the proliferative activity of the thyroid gland of the female guinea pig during the sexual cycle. Endocrinology (Springfield, Ill.) **30**, 511 (1942). — Christiansen, E. G.: Orientation of the mitoch. during mitosis. Nature (Lond.) **103**, 131 (1949). — Chu, C. H. U.: The effect of a carbohydrate diet on the Golgi apparatus in the spinal ganglion cells of albino mice (Mus musculus). Chinese J. Physiol. **12**, 417 (1937). — Chu, J. P.: Influence of the thryroid gland on pituitary gonadotrophic activity in the rabbit. Endocrinology (Springfield, Ill.) **34**, 90 (1944). — Ciaccio, G.: Granulazioni interfibrillari delle fibre musculari striate. Atti Reale Accad. ital. Cl. Sci., VII. s. 2, 427 (1941). — Clara, M.: Untersuchungen über den färberischen Nachweis des Schleimes in den Drüsenzellen des Menschen. Z. mikrosk.-anat. Forsch. **47**, 183

(1940). — Claude, A.: A group of chemicals active in increasing tissue permeability and enhansing certain infections processes. Science (Lancaster, Pa.) 78, 151 (1933). ~ On the existence of a factor increasing tissue permeability in organs other than testicle. J. of Exper. Med. 60, 457 (1934). ~ Mitoch. microsomes, nucleic acid of a leucemic cell. J. of Exper, Med. 80, 19 (1944). ~ Electron microscopy of animal cells. Proc. N.Y. State Assoc. Publ. Health Labor. 26, 12 (1946). ~ Fractionation of mammalian liver cells by differential centrifugation. 1. Problems, Methods, preparation of extract. 2. Experimental procedures and results. J. of Exper. Med. 84, 51 (1946). ~ Studies on cells: morphology, chemical constitution and distribution of biochemical functions. Harvey Lectures, Ser. 43, 121 (1948). ~ Electron microscope studies of cells by the method of replicas. J. of Exper. Med. 89, 425 (1949). ~ Cell morphology and functions. Ann. New York Acad. Sci. 50, 854 (1950). — Claude, A., R. Porter and E. Pickels: Electron microscope study of chicken tumor cells. Cancer Res. 7, 421 (1947). — Coelho, R. B.: The action of the sexual hormones on the histologic structures of the submaxillary glands. Rev. brasil. Med. 3, 521 (1946). — Cohn, S. A.: Some cytological observations on the developing uropygial gland of the fowl. Anat. Rec. 112, 106 (1952). — Cold Spring Harbor Symposia, Biology, Permeability 8 (1940). — Collander, R., u. H. Bärlund: Permeability. Acta bot. fenn. 11, 1 (1933). — Collier, V. jr.: Studies on the cytoplasmic components in fertilization. 1. Ascaris suilla. Ann. J. Microsc. Sci. 78, 397 (1936). — Comar, C. L., and J. C. Diggers: Secretion of radioactive calcium in the hen's egg. Science (Lancaster, Pa.) 109, 282 (1949). — Comline, R. S., H. E. Roberts and D. A. Titchen: Route of absorption of colostrum globulin in the new-born animal. Nature (Lond.) 167, 561 (1951). ~ Histological changes in the epithelium of the small intestine during protein absorption in the new-born animal. Nature (Lond.) 168, 84 (1951). — Conway, E. J.: Permeability. Biol. Reviews Cambridge 20, 56 (1945). ~ Nature (Lond.) 157, 715 (1946). Cook, R. P., and R. O. Thomson: Absorption of fat and of cholesterol in the rat, guinea-pig and rabbit. Quart. J. Exper. Pysiol. 36, 61 (1951). — Cope, O., W. E. Cohn and H. Blatt: Na, D-absorption. J. Clin. Invest. 22, 103, 111 (1943). — Copeland, D. E.: The cytological basis of chloride transfer in the gills of Fundulus heteroclitus. J. of Morph. 82, 201 (1948). ~ Adaptive behavior of the chloride cell in the gill of Fundulus heteroclitus. J. of Morph. 87, 369 (1950). — Copp, D. H., and D. M. Greenberg: Abs. and excretion of iron. J. of Biol. Chem. 164, 377 u. 389 (1946). — Cordier, R., P. Gérard et L. Lison: Commentaires sur le phénomène athrocytaire: l'Athrocytose discriminante. Arch. de Biol. 50, 561 (1939). — Cori, C. F.: Enzymatic breakdown and synthesis of glycogen. Cold Spring Harbor Symp. Quant. Biol. 7, 260 (1939). — Corner, G. W.: The fate of the corpora lutea and the nature of the corpora aberantia in the Rhesus monkey. Carnegie Inst. Washington Contributions to Embryology No 192. — Corner, G. W., C. G. Hartman and G. W. Bartelmez: Development, organization and breakdown of the corpus luteum in the Rhesus monkey. Carnegie Inst. Washington Publ. 557, 117 (1945.) — Corti, A.: Il lacunoma. Arch. ital. Anat. 47, 135 (1942). ~ Per la conoscenza e per la storia del lacunoma. Mon. zool. ital. 55, 17 (1946). ~ Il lacunoma osservato col microscopio a contrasto di fase. Rend. Accad. Naz. Lincei, Cl. sc. fis., mat. e nat. 4, 132 (1947). ~ Per la tecnica e per la conoscenza del lacunoma. Mon. zool. ital. 56 (1947). ~ Ricerche sul lacunoma. Riv. Biol. 39, 103 (1947). ~ Conoscenze cellulari: apparato interno e lacunoma. Rend. Accad. Naz. Lincei, Cl. fis., mat. e nat. 4, 578 (1948). ~ 1. La cellula intestinale dell'embrione e dell'adulto di Gallus gallus. 2. Precisazioni sul condrioma e sul lacunoma della cellula intestinale. 3. Ancora per la precisa morfologia della cellula intestinale. Boll. Soc. ital. Biol. sper. 25 (1949). ~ Il condrioma dell'epitelio intestinale dei chirotteri nostrali. Stud. Med. Biol. 1, 1 (1949). — Costello, D. P.: Centrifug. eggs. J. of Morph. 66, 99 (1940). ~ Segregation of ooplasmic constituents. J. Elisha. Mitchell Sci. Soc. 61, 277 (1945). — Coujard, J.: Phénols dans les tissues, chondriome. C. r. Soc. Biol. Paris 136, 407 (1942). — Courrier, R.: Contribution à l'endocrinologie de la thyroide. Acta endocrinol (Copenh.) 7, 54 (1951). — Courrier, R., A. Horeau, M. Marois: et F. Morel: Sur la pénétration de la thyroxine dans le lobe postérieur de l'hypophyse. C. r. Acad. Sci. Paris 232, 776 (1951). — Cowdry, E. V.: Microscopic technique in biology and medicine. Baltimore: Williams & Wilkens Co. 1943. — Crawford, G. N. C., and R. Barer: The action of formaldehyde on living cells as studied by phase-contrast microscopy. Quart. J. Microsc. Sci. 92, 403 (1951). — Cremer, H. D., W. Herr u. H. Späth: Ca-Resorption und Einlagerung. Biochem. Z. 322, 212 (1951). — Criminade, R.: Chondriome. Bull. Soc. Chim. biol. Paris 4, 601 (1922).

Dabrowska, K.: Phagocytosis in chick embryo cells. Bull. Acad. Polon. Sc. et Lettres, Sér. B. 1950, 341. — Dalcq, A. M.: Effets de la centrifugation sur l'oocyte de 2e ordre et l'oeuf fécondé indivis du rat. Arch. d'Anat. 34, 157 (1950). ~ Nouvelles recherches avec recours à la centrifugation sur l'organisation de l'oeuf chez les mammifères. Informations concernant la basophilie, les mitochondries, les nucléoles. C. r. Assoc. Anat. 38. Réunion, S. 343. 1951. ~ Le problème de l'évolution est-il près d'être résolu? Ann. Soc. Roy. zool. Belg. 82, 117 (1951). ~ New descriptive and experimental data concerning the mammalian egg, principally of the rat. Proc. Kon. nederl. Akad. Wetensch. 54, 351 (1951). — Dalton, A. J.: The functional differentiation of the hepatic cells of the chick embryo. Anat. Rec. 58, 321 (1934); 68, 393 (1937). ~ Cell division, mitochondria, Golgi bodies. Ann. New York Acad. Sci. 51, 1295 (1951). ~ Golgi substance, electron microscope. Nature (Lond.) 168, 244 (1951). ~ Z. Zellforsch. 36, 522 (1952). — Dalton, A. J., and W. R. Earle: Production of malignancy in vitro. 8. Observations on the mitochondria and Golgi material. J. Nat. Canc. Inst. 4, 539 (1944). — Dalton, A. J., and J. E. Edwards: Mitochondria and Golgi apparatus of induced spontaneous hepatomas in the mouse. J. Nat. Canc. Inst. 2, 565 (1942). ~ Cytology of hepatic tumours and proliferating bile duct epithelium in the rat induced with p-dimethylaminoazobenzene. J. Nat. Canc. Inst. 3, 319 (1942). — Dalton, A. J., and M. D. Felix: „Lipochondria" and the Golgi substance in epithelial cells of the epididymis. Nature (Lond.) 170, 541 (1952). ~ Studies on the Golgi substance of the epithelial cells of the epididymis and duodenum of the mouse. Amer. J. Anat. 92, 277 (1953). ~ Phase contrast and electron micrography of the Cloudman S 91 mouse melanoma. 3. Confer. Pigment cell S. 267. 1953. — Dalton, A. J., H. Kahler, M. G. Kelly, B. L. Lloyd and M. J. Striebich: On the mitochondria of normal and neoplastic cells. J. Nat. Canc. Inst. 9, 439 (1949). — Dalton, A. J., H. Kahler, M. J. Striebich and B. Lloyd: Finer structure of hepatic, intestinal, and renal cells of the mouse as revealed by the electron microscope. J. Nat. Canc. Inst. 9, 439 (1949); 11, 439 (1950). — Dan, K. and J. C.: Behavior of the cell surface during cleavage. 8. On the cleavage of medusan eggs. Biol. Bull. 93, 163 (1947). — Dangeard, P.: Cytologie végétale et cytologie générale. Paris: Paul Lechevalier, Edit. 1947. ~ Destruction du chondriome par la chaleur. C. r. Acad. Sci. Paris 232, 1274 (1951). — Daniel, R. J.: The distribution of ascorbic acid in developing salmon (Salmo salar L.). Biochemic. J. 45, 435 (1949). ~ Distribution of ascorbic acid in the common mussel. Proc. Biol. Soc. Liverpool 57, 5 (1950). — Danielli, J. F.: Cell permeability and diffusion across the oil-water inter-face. Trans. Faraday Soc. 37, 121 (1941). ~ Establishment of cytochemical techniques. Nature (Lond.) 157, 755 (1946). ~ Cell physiology and pharmacology. New York, Amsterdam 1950. ~ Activated diffusion in biology. Proc. Int. Congr. Exper. Cytol. 1950, 312. ~ Physical and physicochemical studies of cells. Bourne's Cytology, 2. Aufl. 1951. ~ Cell surface and cell physiology. Bourne's Cytology, 2. Aufl. 1951. ~ Structural factors in cell permeabilitiy and secretion. Symposia Soc. f. Exper. Biol. 1952, No 6. — Danielli, J. F., M. W. S. Hitchcock R. A. Marshall and A. T. Phillipson: The mechanism of absorption from the rumen as exemplified by the behaviour of acetic, propionic and butyric acids. J. of Exper. Biol. 22, 75 (1945). — Danielli, J. F., and A. Stock: The structure and permeability of blood capillaries. Biol. Rev. Cambridge Philos. Soc. 19, 81 (1944). — Daniels, M. J.: A cytological study of the Gregarine parasites of Tenebrio molitor using the ultracentrifuge. Quart. J. Microsc. Sci. 80, 293 (1938). — Danneel, R., u. E. Güttes: Über das Verhalten der Mitochondrien bei der Mitose der Mesenchymzellen des Hühnerembryos. Naturwissenschaften 38 (1951). ~ Über die Plasmastrukturen der Ascitestumorzellen. Naturwissenschaften 39 (1952). — Davidson, J. N., and C. Waymouth: Nucleic acids, tissue growth. Nutrition Abstracts and Reviews 14, 1 (1944/45). J. of Physiol. 105, 191 (1946). — Davies, J.: Anatomical and histochemical observations on the excretory organs and placenta of the mammalian embryo. Anat. Rec. 112, 141 (1952). — Davson, H., and J. F. Danielli: Permeability of natural membranes. Cambridge 1943. — Davson, H., and W. S. Duke-Elder: Distribution of reducing substances between intraocular fluids and blood. J. of Physiol. 107, 141 (1948). — Dawson, A. B.: Some morphological aspects of the secretory process. Federat. Proc. 1, (1942). ~ A note on the argentaffin cells of the gastric mucosa of the rat. Anat. Rec. 89, 287 (1944). ~ Some evidences of specific secretory activity of the anterior pituitary gland of the cat. Amer. J. Anat. 78, 347 (1946). ~ Argentophil and argentaffin cells in the gastric mucosa of the rat. Anat. Rec. 100, 319 (1948). ~ Argyrophilic inclusions in the cytoplasm of the ova of the rat in normal and atretic follicles. Anat. Rec. 112, 37 (1952). Dawson, A. B., and S. L. Moyer: Histogenesis of the argentophile cells of the proventriculus and gizzard of the chicken. Anat. Rec. 100, 493 (1948). — Day, M. F.: The distribution of ascorbic acid in the tissues of insects. Austral. J. Sci. Res., Ser. B 2, 19 (1949). ~ Occurence of mucoid substances in insects. Austral. J. Sci. Res., Ser. B 2, 421 (1949). ~ Mechanism of secretion by salivary glands of Periplaneta. Austral. J. Sci. Med. 4, 136 (1951). — Day, M. F., and R. F. Powning: A study of the processus of digestion in certain insects. Austral. J. Sci. Res., Ser. B 2, 175 (1949). — Dean, R. B.: Diffusion. Chem. Rev. 41, 503 (1947). — Deane, H. W.: A study of the hepatic-cell mitochondria in the fatty liver produced by a high sugar diet. Anat. Rec. 84, 171 (1942). ~ A cytological study of the diurnal cycle of the liver of the mouse in relation to storage and secretion. A cytological study of storage and secretion in the developing liver of the mouse. A cytological study of the effect of trypan blue upon the liver of the mouse. Anat. Rec. 88, 39, 161, 245 (1944). ~ The basophile bodies in hepatic cells. Amer. J. Anat. 78, 227 (1946). — Deane, H. W., and E. W.

DEMPSEY: The localisation of phosphatases in the Golgi region of intestinal and other epithelial cells. Anat. Rec. 93, 401 (1945). — DEANE, H. W., and R. O. GREEP: Adrenal cortex after hypophysectomy. Amer. J. Anat. 79, 117 (1946). — DEANE, H. W., and A. MORSE: Vit. C, adrenal cortex. Anat. Rec. 100, 51 (1948). — DEBRUNNER, H. U.: Cytologische Untersuchungen an den Keimblättern des Hühnchens mit dem Phasenkontrastmikroskop. Vjschr. naturforsch. Ges. Zürich 96, 23 (1951). — DELAUNEY, A., J. LEBRUN and H. BARBER: Chemotactisme, leucocytes. Nature (Lond.) 167, 774 (1951). — DEL CONTE, E.: Demostracion de lipidos en el nucleo de celulas hipofisarias. Arch. Soc. argent. Anat. y Pat. 10, 209, 265 (1948). Contribución del coefficiente citológico a la fisiologia y pathologia de la correlación hipofisotiroidea. Buenos Aires 1949. — DEL CONTE, E., y E. J. COMPTE: Histofisiologia de la tiroides del pollo durante sus primeros dias de vida. Rev. Fac. Agronom. y. Vet. 12, 166 (1950). — DEMPSEY, E. W.: Fluorescent and histochemical reactions in the rat thyroid gland at different states of physiological activity. Endocrinology (Springfield, Ill.) 34, 27 (1944). ~ The chemical cytology of the thyroid gland. Ann. New York Acad. Sci. 50, 336 (1949). — DEMPSEY, E. W., and D. L. BASSETT: Fluorescence, birefringence and histochemistry of the rat ovary. Endocrinology 33, 384 (1943). — DEMPSEY, E. W., and M. SINGER: Observations on the chemical cytology of the thyroid gland at different functional stages. Endocrinology (Springfield, Ill.) 38, 270 (1946). — DEMPSEY, E. W., and G. B. WISLOCKI: Histochemical contributions to physiology. Physiologic. Rev. 26 (1946). — DIAMOND, M., and J. P. WEINMANN: The enamel of human teeth. An inquiry into the formation of normal and hypoplastic enamel matrix and its calcification. New York: Columbia Univ. Press 1940. — DIANZANI, M. U.: Arch. di Fisiol. 50, 175, 181, 187 (1951). ~ Histochemical detection with ditetrazolium chloride of some enzymatic activities in isolated mitochondria. Nature (Lond.) 171, 125 (1953). — DIAS-AMADO, L. E.: Les éléments argentophiles de la parathyroïde. Arch. portug. Sci. Biol. 7, 76, 161, 190 (1944). ~ Les granulations chromo-argentaffines de la rate. Bull. Soc. portug. Sci. nat. 15, 11 (1945). — DICKER, E. E., and H. HELLER: The mechanism of water diuresis in adult and newborn guinea-pigs. J. of Physiol. 112, 149 (1951). — DITTUS, P.: Interrenalsystem und chromomaffine Zellen im Lebensablauf von Ichthyophis glutinosus L. (Dissertation, Tübingen). Z. wiss. Zool. 147 (A), 459 (1936). — DONALDSON, J. C., and T. HUMPHREY: Cells with argentophilic granules in the embryonic human pancreas. Anat. Rec. 103, 532 (1949). — DOOLEY, TH. P.: The influence of colchicine upon the germ cells of insects (Orthoptera) with spec. refer. to the mitochondria and dictyosomes. Trans. Amer. Microsc. Soc. 60, 105 (1941). — DOUGLAS, S. H.: A note on the work of v. la Valette St. George, the discoverer of the Golgi apparatus and mitochondria of modern cytology. J. Roy. Microsc. Soc. 55, 28 (1935). — DRENNAN, M. R.: What is the ultimate nature of the cell? Clin. Proceed. 3, 171 (1944). — DRY, D. S.: Improved methods for the demonstration of mitochondria, glycogen, fat and iron in animal cells. Amer. J. Sci. 41, 298 (1945). — DU BOIS, A.-M.: Colloidopexie chez l'escargot. C. r. Soc. phys. Genève 59, 41 (1942). ~ Elimination du pigment et de quelques colorants colloïdaux par la paroi intestinale du têtard. C. r. Soc. phys. Genève 60, 238 (1943). ~ Athrocytose du pigment chez l'embryon et le têtard de Grenouille. Rev. suisse Zool. 53, 1 (1946). ~ Colloidopexie chez les Actinies. Rev. suisse Zool. 58, 177 (1951). — DUBOSCQ, O.: Recherches complementaires sur l'ovogenèse, la fécondation et les premiers stades du développement des éponges calcaires. Archives de Zool. 81, 395 (1942). — DUBOSCQ, O., et O. TUZET: Sur le parabasal au corps de Golgi des éponges calcaires. Archives de Zool. 76, 78 (1934). ~ Sur les cellules en croix des Sycon (Sycon ciliatum Fabr., Sycon coronatum Ellis et Sol., Sycon elegans Bower.) et leur signification. Archives de Zool. 81, 151 (1941). — DU BUY, H. G., and M. W. WOODS: Evidence for the evolution of pythopathogenic viruses from mitochondria and their derivatives. 2. Chemical evidence. Phytopathology 33, 766 (1943). — DUFRENOY, J.: Comparative study of the vacuome and of related systems in plants and animals. Biodynamica 5, 137 (1945). — DUPRÉ, A.: Action de la lécithine et de corps voisins sur la transformation histiocytaire d'éléments musculaires et de fibrocytes en culture de tissus. C. r. Soc. Biol. Paris 144, 1565 (1950). — DUSTIN, P.: Le microscope à contraste de phase et son utilisation en cytologie pathologique. Acta clin. belg. 4, 70 (1949). — DUSTIN jr., P.: Contribution à l'étude de la coloration vitale granulaire par les colorants basiques. Production expérimentale de granules basophiles dans les érythrocytes et les tissus des amphibiens. Bull. Acad. Roy. méd. belg. 27, 612 (1941). ~ Contribution à l'étude de la coloration vitale par les colorants basiques. Bull. Acad. roy. med. belg. 29, 700 (1943). — DUTHIE, E. S.: Pancreas. Proc. Roy. Soc. Lond. B 113 (1933). ~ Arch. exper. Zellforsch. 15, 352 (1934). — DZIEMIAN, A. J.: Permeability, lipids, red cell. J. Cellul. a. Comp. Physiol. 20, 135 (1942).

ECKSTEIN, A.: Diffusion, Froschhaut. Pflügers Arch. 237, 125 (1936). — EDDY, W. H.: Vitaminology. Chemistry and function of the Vitamines. London: Bailliere, Findall, Co. 1950. — EDLBACHER, S., u. F. LEUTHARDT: Lehrbuch der physiologischen Chemie, 10. Aufl. 1952. — EDWARDS, J. E., A. J. DALTON and H. B. ANDERVONT: Pathology of a transplantable spontaneus hepatoma in a C_3H mouse. J. Nat. Canc. Inst. 2, 555 (1942). — EGER, W.: Nebennieren bei der Glykogenbildung in Leber und Fettgewebe. Virchows Arch. 309, 811

(1942). — Ehrenswärd, G., A. Fischer and R. Stjernholm: Protein metabolism of tissue cells in vitro. 7. The chemical nature of some obligate factors of tissue cell nutrition. Acta physiol. scand. (Stockh.) 18, 218 (1949). — Eichenberger, M.: Elektronenmikroskopische Beobachtungen über die Entstehung der Mitochondrien aus Mikrosomen. Diss. Zürich 1952. — Elftman, H.: Sertoli cell cycle in the mouse. Anat. Rev. 106, 381 (1950). ~ Direct silver method for the Golgi apparatus. Stain Technol. 27, 47 (1952). ~ Cytochemistry of the Golgi apparatus. Anat. Rec. 112, 23 (1952). — Elliot, A. M.: Colpidium. Arch. Protistenkunde 84, 156 (1935). — Emmel, V. M.: The Golgi apparatus in the proximal and distal tubule cells of the perfused frog's kidney. Anat. Rec. 70, 371 (1938). ~ Mitochondrial and p_H changes in the rat's kidney following interruption and restoration of the renal circulation. Anat. Rec. 78, 361 (1940). ~ Alkaline phosphatase in the Golgi zone of absorbing cells of the small intestine. Anat. Rec. 91, 39 (1945). — Engström, A.: Korrelation zwischen Aschengehalt und Ultraviolettabsorption bei verschiedenen Zellbestandteilen. Chromosoma (Heidelberg) 2, 459 (1943). ~ Röntgen absorption spectography. Acta Radiol. Suppl. 63 (1946). ~ Nature (Lond.) 158, 664 (1946). ~ Proc. Int. Congr. Exper. Cytol. 1947. ~ Note on the cytochemical analysis of elements by roentgen rays. Acta Radiol. (Stockh.) 36, 393 (1951). — Engström, A., D. Glick and B. Malmström: A critical evaluation of quantitative histo- and cytochemical microscopic techniques. Science (Lancaster, Pa.) 114, 253 (1951). — Engström, A., and B. Lindström: A new method for determining the weight of cellular structures. Nature (Lond.) 163, 563 (1949). — Enjo, K.: Zytologische und histologische Untersuchungen über die Gl. orbitalis externa der Ratte. 1. Mitteilung: Über die Drüsenzellen der Hauptstücke. Cytologia 14, 70 (1947). — Ernster, L., R. Zetterström and O. Lindberg: Vitamin A as a co-enzyme component in the mechanism of aerotic energy-transport. Exper. Cell. Res. 1, 494 (1950). — Euler, H. v.: Actions of normal and sarcomatous sera and tumour cells. Pontificiae Acad. sci. scripta varia 7, 222 (1949).

Fahung, O. G.: Oogenesis of Eremina, vitellogenesis. Quart J. Microsc. Sci. 90, 159 (1949). Fairley, J. L., L. Seagran and H. S. Loring: Analysis of the ribonucleic acid of the large cytoplasmic granules (mitochondrial fraction) of beef pancreas. Federat. Proc. 9, No. 1 (1950). Farkas, K.: Zelltätigkeit und Golgiapparat, Hypophyse. Virchows Arch. 307, 315 (1941). — Fautrez, J.: Contribution à l'étude de l'atrocytose. La condensation figurée intracellulaire des colorants acides. Bull. Acad. roy. Méd. Belg. (V), 23, 166 (1937). ~ Arch. Biol. 50, 369 (1939). — Favre, M.: Chondriome de l'épiderme normal et des épidermes pathologiques. Ann. de Dermat. 10, 241 (1950). —Fernández-Morán, H.: Electron microscope observations on the structure of the myelinated nerve fibre sheath. Exper. Cell. Res. 1, 143 (1950). — Fernández-Morán, H., a. R. Luft: Submicroscopic cytoplasmic granules in the anterior lobe cells of the rat hypophysis as revealed by electron microscopy. Acta endocrinol. (Copenh.) 2, 199 (1948). — Filhol, J.: Recherches sur la nature des lépidosomes et les phénomènes cytologiques de la sécretion chez les Gastéropodes pulmonés. Généralités. Gl. hermaphrodite. Gl. de l'albumine. Canal mixte. Lépidosomes. Archives Anat. microsc. 34, 153, 407 (1938). ~ Protéine intracellulaire des spermatozoides chez l'Ascaris megalocephala. Archives Anat. microsc. 33, 301 (1937). — Filhol, J., et H. Garrault: La sécretion de la prokératine et la formation de la capsule ovulaire chez les sélaciens. Archives Anat. microsc. 34, 105 (1938). — Fink, W.: Mitochondrien-Darstellung. Z. Krebsforsch. 58, 678 (1952). — Firket, H.: Recherches sur la régénération histologique (evolution générale et analyse quantitative). Archives de Biol. 62, 309 (1951). — Fischer, A.: Biology of tissue cells. Cambridge 1946. ~ Morphological aspects of animal tissue cells in synthetic media. Acta anat. (Basel) 5, 57 (1948). — Fischer, E.: Effect of maintained contracture on physiological properties of muscle. Arch. Phys. Med. 22, 44 (1951). — Fischer, E., R. V. Bowers, H. V. Skowlund, K. W. Ryland and N. J. Copenhaver: Electrophoresis of the water-soluble proteins of normal and atrophied muscles non-treated and treated by daily electrical stimulation. Arch. Phys. Med. 30, 766 (1949). — Fischer, E., J. W. Moore, H. V. Skowlund, K. W. Ryland and N. J. Copenhaver: The potassium permeability and the capacity for potassium storage of normal and atrophied muscle, investigated with the radioactive isotope K^{42}. Arch. Phys. Med. 31, 429 (1950). — Fischer, E., and V. W. Ramsey: The effect of daily electrical stimulation of normal and degenerated muscles upon their protein content and upon some of the physico-chemical properties of the protein. Amer. J. Physiol. 145, 583 (1946). — Fischer, H., u. P. Huber: Pankreas bei Nickelvergiftung. V.j.schr. Naturforsch. Ges. Zürich 92, 165 (1947). — Fleischmann, W.: Comparative physiology of thyroid. Quart. Rev. Biol. 22, 119 (1947). — Flexner, L. B.: The cytological biochemical and physiological differentiation of the neuroblast. Genetic Neurology. Univ. Chicago Press 1950. — Flory, C. M., and A. Thal: Transparent chamber for the observation of the pancreas of the living mouse. Anat. Rec. 97, 33 (1947). — Flosdorf-Chambers-Malisoff: Mitochondria. J. Amer. Chem. Soc. 58, 1069 (1936). — Fonbrune, P. de: Technique de micromanipulation. Paris: Masson & Cie 1949.—Foster, C. L.: Parathyroidea, post-natal cytological development of the normal gland, mitoses, Golgi-elements. J. of Anat. 80, 171 (1946). — Forster, R. P., and I. V. Taggart: Use of isolated renal tubulus for the examination of metabolic processes associated with active cellular transport. J. Cell. and Comp. Physiol. **36**, 251 (1950). — FRAZÃO, J. V.: Note sur la zone de Golgi de la cellule nerveuse. Arch. portug. Sci. Biol. **9**, 94 (1946). — FRAZER, A. C.: Changes in the oil-water interface during the absorption of particulate fat from the intestine. Surface Chemistry 1948, 241. ~ Blood plasma lipo-proteins, with special reference to the fat transport and metabolism. Faraday Soc. Disc. **1949**, No 6, 81. ~ Fat absorption in man. St. Bartholomew's Hosp. J. **1950**. — FRAZER, A. C., J. M. FRENCH, H. G. SAMMONS, G. THOMAS and M. D. THOMPSON: Normal and abnormal fat absorption in the human subject and its nutritional significance. Brit. J. Nutrit. **3**, 358, 363 (1949). — FRAZER, A. C., and J. H. SCHULMAN: Fat absorption. J. of Physiol. **103**, 306 (1944). — FREDERIC, J.: Installation de microcinématographie à l'accéléré, en contraste de phase et à forts grossissements. 4. Congrès de l'Assoc. Internat. du Cinéma scientifique, Octobre 1950. ~ Contribution à la cytologic de l'épithelium hépatique cultivé in vitro, par la microscopie en contraste de phase. C. r. Soc. Biol. Paris **144**, 1243 (1950). ~ Transformation en macrophages des cellules epitheliales du foie cultivé „in vitro". C. R. Assoc. Anatomistes, 38. Réunion 1951. ~ Quelques aspects nouveaux de l'epithélium hépatique cultivé „in vitro", étudie par la microcinematographie et le microscope en contraste de phase. C. R. Assoc. Anatomistes, 38. Réunion 1951. ~ Contribution à l'étude de l'épithelium hépatique cultivé in vitro. Microscopie et microcinématographie en contraste de phase, histochemie. Acta anat. (Basel) **15**, 42 (1952). ~ Einführung zum Film Cytophysiologie des phagocytes. Manuskript 1953. — FREDERIC, J., et M. CHÈVREMONT: Recherches sur les chondriosomes de cellules vivantes par la microscopie et la microcinématographie en contraste de phase. Archives des Biol. **63**, 110 (1952). C. r. Soc. Biol. Paris **145**, 1243 (1951). — FREDERIC, J., et R. ROBINEAUX: Contribution à l'étude de la cytophysiologie des leucocytes par la microcinématographie en contraste de phase. J. de Physiol. **43**, 732 (1951). — FREE, A. H., A. J. BEAMS and V. C. MYERS: Studies of the enzyme activities of duodenal contents as a means of evaluating pancreatic function. Gastroenterology **1**, 188 (1943). — FREI, J., et F. LEUTHARDT: La synthèse biologique de la glutamine et les mitochondries. J. suisse de Méd. **7**, 179 (1950). — FREY-WYSSLING, A.: Permeab. Experientia (Basel) **2**, 132 (1946). ~ Submicroscopic Morphology of Protoplasm. 2. Aufl. Amsterdam, New York: Elsevier Publ. 1953. — FRIEDKIN, M., and A. L. LEHNINGER: Mitochondria. J. of Biol. Chem. **177**, 775 (1948). — FRIEDMAN, L., and B. R. RAY: A study of the diffusion velocity of ovalbumin in relation to its molecular weight. J. Physic. Chem. **46**, 1140 (1942). — FUCHS, H.: Zur Kenntnis der Zusammensetzung der Magenschleimhaut. Z. Biol. **99**, 484 (1939). — FUHRMAN, F. A., and H. H. USSING: Characteristic response of isolated frog potential to neurohypophysial principles and its relation to transport of sodium and water. Federat. Proc. **9**, No. 1 (1950). ~ A characteristic response of the isolated frog skin potential to neurohypophysial principles and its relation to the transport of sodium and water. J. Cellul. a. Comp. Physiol. **38**, 109 (1951). — FULTON, JOHN: Howell's Physiology, 15. ed. W. B. Saunders Co. 1946.

GABE, M.: Sur l'emploi du picrate de vert de méthyle pour la differenciation de la coloration d'Altmann. Bull. Histol. appl. **1**, 5 (1947). ~ L'appareil génital femelle de Pterotrachea. Cellule **54**, 7 (1951). ~ Sur l'existence d'un cycle sécrétoire dans la glande du sinus (organe pseudofrontal) chez Oniscus asellus L. C. r. Acad. Sci. Paris **235**, 900 (1952). ~ Cellules neuro-secretrices, Prosobranches. C. r. Acad. Sci. Paris **236**, 323 (1953). — GABE, M., et J.-L. PARROT: Augmentation de l'absorption intestinale de l'histamine par l'action de certaines diamines. Presse méd. **1952**, Nr. 82, 1779. — GABE, M., et M. PRENANT: Metabolisme du fer chez Acanthochites fascicularis L. Archives Anat. microsc. **37**, 136 (1948). ~ Contribution à la cytologie de la glande salivaire de Limnaea stagnalis. Cellule **52**, 17 (1948). ~ Filaments fuchsinophiles des chryptes glandulaires. Act. neerl. morph. **6**, 1 (1949). ~ Contribution a l'histologie de l'ovogenèse chez les Polyplacophores. Cellule **53**, 99 (1949). — GAGE, S. H.: Zymogen granules in the fishes. Trans. Amer. Fisheries Soc. **72**, 263 (1942). ~ Zymogen granules of the pancreas in vertebrates. Trans. Amer. Microsc. Soc **64**, 151 (1945). — GALL, H.: Effects of 2,4-dichlorophenoxyacetic acid on starch digestion on reducing activity in bean tissue cultures. Bot. Gaz. **110**, 319 (1948). — GALMICHE, P.: Perméabilité des vaisseaux et vitamine P. Paris: Librairie Le Francois 1945. — GATENBY, J. B.: The Golgi apparatus of liver and nerve cells. Nature (Lond.) **167**, 185 (1951). ~ The Golgi apparatus of the living sympathetic ganglion cell of the mouse, photographed by phase-contrast miroscopy. J. Royal Microsc. Soc. Transactions **73**, 67 (1953). — GATENBY, J. B., M. ELBANHAWY, T. A. MOUSSA and J. I. K. GORNALL: Ciaccio bodies and the life of the neurone. Cellule **55**, 139 (1953). — GATENBY, J. B., and J. LESLIE-ELLIS: Neurone. Cellule **54**, 149 (1951). — GATENBY, J. B., and T. A. A. MOUSSA: The dorsal root ganglion cell of the kitten with Sudan dyes and the Zernicke microscope. J. Roy. Microsc. Soc. **69**, 185 (1949). ~ Golgi-Apparatus. Cellule **54**, 49 (1951). ~ Neurons of human autonomic system, senility pigment. J. of Physiol. **114**, 252 (1951). — GATENBY, J. B., T. A. A. MOUSSA and F. DOSEKUN: The cytoplasmic inclusions of the fixed spinal cord cells of the kitten with the Zernicke microscope and Sudan dyes. Cellule **53**, 15 (1949). — GATENBY, J. B., and B. N. SINGH: The Golgi apparatus of Copromonas subtilis and Euglena spec. Quart. J. Microsc. Sci. **80**, 567 (1938) — GATENBY, J. B., B. N. SINGH and K. M. R.

Browne: Further notes on the association between Golgi apparatus and the vacuole system in Euglena and Copromonas. Cellule 47, 227 (1938). — Gatenby, J. B., and J. D. Smyth: The Golgi apparatus and pyrenoids of Chilomonas paramecium, with remarks on the identification of Copromonas subtilis. Quart. J. Microsc. Sci. 81, 595 (1940). — Gates, R. R.: Some observations regarding the nucleolus and cytoplasm in living marine eggs. Biol. Bull. 82, 47 (1942). — Gatz, A. J.: The relation of the Golgi material to the secretory process in the basophilic cells of the anterior hypophysis. Anat. Rec. 69, 429 (1937). ~ The cytological relationship between the hypophysis and the germinal epithelium of the testis. Anat. Rec. 70, 619 (1938). — Gautheret, R. J.: La Cellule. Principes de Cytologie générale et végétale. Paris: A. Michel, Edit. 1949. — Gellhorn, A., L. B. Flexner and L. M. Hellman: Permeability of the placenta, Na. Amer. J. Obstetr. 46, 668 (1943). — Geraldes Barba, F.: Cycle fonctionnel et types cytologiques du corps thyroide du lapin. Arch. port. Sci. Biol. 8, 41 (1945/46). ~ Metabolisme lipoprotéique de la cellule pancréatique du Pleurodeles. C. r. Soc. Biol. Paris 146, 1458 (1952). — Gersh, I.: The structure and function of the parenchymatous glandular cells in the neurohypophysis of the rat. Amer. J. Anat. 64, 407 (1939). ~ Application in pathology, method freezing-drying. Bull. Internat. Assoc. Med. Mus. 28, 179 (1948). ~ Protein component of the Golgi apparatus. Arch. of Path. 47, 99 (1949). — Gersh, I., and D. Bodian: Histochemical analysis of motoneurons. Hoerr, Frontiers in Cytochemistry. Biol. Symposia, Cattell Lancaster Pa. Bd. 10, S. 163. 1943. — Getty, R.: Histocytological studies on normal bovine livers and on bovine livers exhibiting a focal hepatitis and telangiectasis. Diss. Jowa State College. 1949. — Geymond, R.: Mitochondries de la cellule hépathique. Thesè Fac. Med. Lausanne 1924. — Gillman, J.: The structure of the basal granular cell (argentaffine) in the human (Bantu) alimentary canal with special reference to the anti-anaemic factor. S. Afric. J. Med. Sci. 7, 144 (1942). — Gilson, S. B.: Studies of proteinuria in the rat. Proc. Soc. Exper. Biol. a. Med. 72, 608 (1949). — Gieseking, R., u. G. F. Bahr: Leber-Mitochondrien. Exper. Cell. Res. 4 (1953). — Glick, D.: Techniques of Histo- and Cyto-Chemistry. New York 1951. — Glick, D., A. Engström and B. G. Malmström: A critical evaluation of quantative histo- and cytochemical microscopic techniques. Science (Lancaster, Pa.) 114, 253 (1951). — Glimstedt, G., and S. Lagerstedt: Ultrastructure of isolated mitochondria from normal rat liver. Kgl. Fysiogr. Sällsk. Hdl., N. F. 64, 3 (1953). — Goerner, A., and M.: Vitamin A and tumor mitochondria. J. of. Biol. Chem. 123, 57 (1938). — Gomori, G.: Sources of error in enzymatic histochemistry. J. Labor. Clin. Med. 35, 802 (1950). ~ Microscopic Histochemistry, Principles and Practice. Chicago Univ. Press. 1952. — Gonçalves da Cunha, A.: Vacuome et appareil de Golgi-Holmgreen. 2. Recherches sur des cellules de l'endoderme de l'hydre. Brot. Ciênc. Nat. 17, 49 (1948). — Goodspeed-Uber: Proc. Nat. Acad. Sci. Washington 20, 495 (1934); 22, 463 (1936). — Goodwin, T. W.: The biochemistry of locusts. 2. Carotenoid distribution in solitary and gregarious phases of the African migratory locust (Locusta migratoria migratorioides R. and F.) and the desert locust (Schistocerca gregaria Forsk). Biochemic. J. 45, 472 (1949). — Gordon, A. S., and G. F. Katsch: Adrenal cortex, phagocytic activity, macrophages. Ann. New York Acad. Sci. 52, 1 (1949). — Gordon, H.: Durchlässigkeit der Tub. contorti der Niere vom Goldfisch. Arch. exper. Zellforsch. 24, 169 (1942). — Gordon, H., u. T. Csaky: Permeabilität der Darmepithelzellen. Arch. exper. Zellforsch. 24, 233 (1942). — Gortner jr., R. A., and W. A. Gortner: Outlines of Biochemistry. New York: John Wiley & Sons 1950. — Gottschewski, G. H. M.: Über die Anwendungsmöglichkeiten der neuen Leitz-Phasenkontrasteinrichtung mit Kondensor nach Heine. Z. wiss. Mikrosk. 61, 185 (1953). — Graffi, A.: Zelluläre Speicherung cancerogener Kohlenwasserstoffe. Z. Krebsforsch. 49, 177 (1939). ~ Einige Betrachtungen zur Ätiologie der Geschwülste speziell zur Natur des wirksamen Agens der zellfrei übertragenen Hühnertumoren. Z. Krebsforsch. 50, 501 (1940). ~ Intracelluläre Benzpyrenspeicherung in lebendigen Normal- und Tumorzellen. Z. Krebsforsch. 50, 196 (1940). ~ Fluoreszenzmikroskopische Untersuchungen der Mäusehaut nach Pinselung mit Benzpyren-Benzollösungen. Z. Krebsforsch. 52, 165 (1941). ~ Die Aldehydreaktion (Plasmalreaktion) an Tumorzellen. Arch. exper. Zellforsch. 25, 127 (1944). ~ Kanzerone Reize, chemischer Aufbau, Zellen. Arch. Geschwulstforsch. 1, 1 (1949). ~ Antidiuretisches Hypophysenhinterlappenhormon. Arch. Geschwulstforsch. 3, 222 (1951). — Graffi, A., u. K. Junkmann: Chemisch normale und maligne Zellen. Klin. Wschr. 24, 78 (1946). — Graffi, A., u. H. Maas: Eignung des Benzpyrens zur fluoreszenzmikroskopischen Untersuchung fett- und lipoidreicher Strukturen in lebenden Zellen und Mikroorganismen. Arb. Inst. exper. Ther. Frankf. 39, 21 (1940). — Grafflin, A. L.: Histological observations upon an adult human pancreas (autofluorescence, fat and pigment). Anat. Rec. 78, 207 (1940). ~ In vivo studies of hepatic structure and function in the salamander. Anat. Rec. 115, 53 (1953). — Granaglia, G.: Il lacunoma nella cellula vivente. Rend. Accad. Naz. Lincei, Cl. sc. fis., mat. e nat. 7, 262 (1949). ~ Il lacumona degli elementi del miocardio. Rend. Accad. Naz. Lincei, Cl. fis., mat. e nat. 7, 338 (1949). ~ Il lacunoma della cellula intestinale di Helix. Monit. zool. ital. 58, 100 (1951). — Granger, B., and R. F. BAKER: Electron microscope investigation of the striated border of intestinal epithelium. Anat. Rec. 107, 423 (1950). — GRASSÉ, P.-P., et A. HOLLANDE: Vacuoles pulsatile et appareil de Golgi dans l'évolution de la cellule. Archives de Zool. 82, 301 (1941). — GREEN, D. E.: Mitochondria, Cyclophorase. Biol. Rev. 26, 410 (1951). — GREEN, D. E., W. F. LOOMIS and V. H. AUERBACH: Cyclophorase. J. of Biol. Chem. 172, 389 (1948). — GREENBERG, D. M., R. B. AIRD, M. D. BOELTER, W. W. CAMPELL, W. E. COHN and M. MURAYAMA: A study with radioactive isotopes of the permeability of the blood-cerebrospinal fluid barrier to ions. Amer. J. Physiol. 140, 47 (1943). — GREENGARD, H., M. J. GROSSMAN, R. A. ROBACK and A. C. IVY: The enzyme content of pancreatic secretion following various stimulants. Amer. J. Physiol. 141, 509 (1944). — GREGOIRE, CHARLES: Microscope electronique et recherche biologique. Paris: Masson & Cie. 1950. — GRESSON, R. A. R.: Oogenesis. Quart. J. Microsc. Sci. 75, 697 (1933). ~ Presence of the sperm middlepiece in the fertilized egg of the mouse (Mus musculus). Nature (Lond.) 145, 425 (1940). ~ Centrifuged oocyte of the mouse. Quart. J. Microsc. Sci. 81, 569 (1940). ~ Fertilization and the first cleavage division of the egg of the mouse. Quart. J. Microsc. Sci. 82, 35 (1941). ~ A study of the cytoplasmic inclusions during maturation, fertilization and the first cleavage division of the egg of the mouse. Quart. J. Microsc. Sci. 83, 34 (1941). ~ Essentials of General Cytology. Edinburgh: Univ. Press 1948. ~ A study of the cytoplasmic components during the gametogenesis of Bos taurus. Quart. J. Microsc. Sci. 89, 219 (1948). ~ A study on the male germ-cells of the rat and the mouse by phase-contrast microscopy. Quart. J. Microsc. Sci. 91, 73 (1950). ~ The structure and formation of the mammalian spermatozoon. Cellule 54, 81 (1951). ~ The Golgi substance. Cellule 54, 399 (1952). — GRESSON, R. A. R., and I. A. ZLOTNIK: Comparative study of the cytoplasmic components of the male germ-cells of certain mammals. Proc. Roy. Soc. Edinburgh, B, 62 137 (1945). ~ The Golgi material of the neurones of the central nervous system of sheep infected with louping-ill. Quart. J. Microsc. Sci. 88, 55 (1947). — GRODZIŃSKI, Z.: Zur Morphologie des Hühnereidotters unter normalen und experimentellen Bedingungen. Bull. Acad. Polon. Sci. Sér. B 1938, S. 317. ~ Yolk spheres of hen's egg as osmometers. Biol. Rev. Cambridge Philos. Soc. 26, 253 (1951). — GRZYCKI, S.: Cytochemical investigations of the nucleus and the nucleolus of the glandular cell in various periods of the secretory activities with special reference to the secretory cycle of the Golgi apparatus. Bull. Acad. Polon. Sci. 1951, 5. ~ The Golgi-Thomas spheroidal system in the glandular cells. Bull. Acad. Polon. Sci. 1949, 289. ~ On the activity zones of the epidermis of human skin with special consideration of the Malpighian cells. Ann. Univ. M. Curie, Lublin 6, 271 (1951). ~ Experimental studies on the topography, structure and function of the Golgi-Thomas spheroidal systems and the secretory granules (mitochondria) in the glandular cells. Ann. Univ. M. Curie, Lublin 6, 297 (1951). ~ Changes in the chromatophilia of living nerve cells of cerebral ganglia of snails after the stimulation by means of electrice currents of short duration and various intensities. Ann. Univ. M. Curie, Lublin 6, 333 (1951). ~ Topography and structure of the probable neurosecretory material in the ganglion cells of the snails Limnaea stagnalis L., Planorbis corneus L., Paludina vivipara. Bull. Acad. Polon. Sci. B. 1951. ~ Spheroidal systems. Ann. Univ. M. Curie, Lublin 6, 223 (1951). ~ Golgi-dynamic area in the ganglion cells of the snail. Ann. Univ. M. Curie, Lublin 6, 251, 285 (1951). — GUARDABASSI, A.: L'azione immediate dei raggi X sul condrioma e sul lacunoma dell'epitelio intestinale. Rend. Accad. Naz. Lincei, Cl. sc. fis., mat. e nat. 7, 334 (1950). — GUARDABASSI, A., e E. FERRERI: L'assorbimento dei lipidi nell'intestino di Helix pomatia. La fosfotasi alcalina nell'intestino. Boll. Soc. ital. Biol. sper. 27, 1037, 1039 (1951). ~ Istofisiologia dell'apparato digerente di Helix pomatia. Arch. Zool. Ital. 38, 63 (1953). ~ Contributo allo studio dell'assorbimento dei lipidi: esperimenti su tratti intestinali di Helix pomatia, isolati e sopraviventi in soluzione fisiologica. Arch. Sci. Biol. 37, 287 (1953). — GUARDABASSI, A., e M. SACERDOTE: Novità strutturali del derma di Rana esculenta. Boll. Soc. ital. Biol. sper. 25, 1 (1949). ~ Fosfatasi intestinale e lacunoma in rapporto allo stato funzionale degli enterociti. Monit. zool ital. (Suppl. Atti Soc. ital. Anat.) 59, 1—4 (1950). ~ Fosfatasi intestinale e lacunoma in rapporto allo stato funzionale degli enterociti. Arch. Sci. biol. di Torino 35, 87 (1951). — GUENSBERG, E.: Die Glukoseaufnahme in menschliche rote Blutkörperchen. Diss. Bern 1947. — GÜTTES, E.: Die Herkunft des Augenpigmentes beim Kaninchenembryo. Z. Zellforsch. 39, 168 (1953). ~ Über die Beeinflussung der Pigmentgenese im Auge des Hühnerembryos durch Röntgenstrahlen und über die Herkunft der Pigmentgranula. Z. Zellforsch. 39, 260 (1953). — GUILLIERMOND, A.: Colorisation vitale des chondriosomes. Bull. Histol. appl. 17, 225 (1940). ~ Les constituants morphologiques du cytoplasma. Exposé de Biologie, Paris 1934. ~ Le Chondriome. Paris: Hermann et Cie (1934). ~ Un nouvel exemple de reversibilité du systéme vacuolaire. Rev. Cytol. et Cytophysiol. végét. 2, 241 (1937). ~ Données actuelles sur la signification physiologique des chondriosomes. Bull. Histol. appl. 18, 91 (1941). ~ Cytoplasm, plant cell. Chronica Bot. (Waltham, Mass.) 1941. — GUILLIERMOND, A., et R. GAUTHERET: Coloration vitale des cellules végétales. Rev. gén. Bot. 53, 25, 80, 121 (1946). — GUILLIERMOND, A., et F. OBATON: Présence d'un film sur les mitochondries dans les cellules végétales. C. r. Acad. Sci (Paris) 204, 387 (1937). — Guzmán, G.: Citologia de la médula huesosa del conejo en coloracion supravital con roja neutro y verde janus. Bol. Estud. Med. Biol. Mexico 4, 125 (1946). — Gylling, P.: Zur Histophysiologie der Glandula seminalis und der Glandula vesicularis des Kaninchens. Acta Soc. Sci. fenn. Nuova Ser. B. 2, 1—100 (1938).

Hagquist, C. W.: Cellular changes in the anterior hypophysis during the reproductive cycle in the female guinea pig. Anat. Rec. 72, 211 (1938). — Hamon, M.: Note sur une grégarine parasite du tube digestif de Sagitta lyra. Bull. Soc. Histoire natur. Afrique N. Alger. 42, 11 (1951). — Hamperl, H.: Die Fluorescenzmikroskopie menschlicher Gewebe. Virchows Arch. 292, 1—57 (1934). — Handovsky, H.: Tabulae Biolog. Cellula. Bd. 19 (3), 1—316. den Haag: Junk 1950. — Hanke, H. H., and H. A. Charipper: The anatomy and cytology of the pituitary gland of the golden hamster (Cricetus auratus). Anat. Rec. 102, 123 (1948). — Hanle, W.: Künstliche Radioaktivität. Stuttgart 1952. — Hanzon, V.: Liver cell secretion under normal and pathologic conditions studied by fluorescence microscopy on living rats. Acta physiol. scand. (Stockh.) 28, Suppl. 101, 1—268 (1952). — Hargitay, B., W. Kuhn u. H. Wirz: Ein Modellversuch zum Problem der Harnkonzentrierung. Helv physiol. Acta 9, 26 (1951). — Harman, J. W.: Selective staining of mitochondria. Stain Technol. 25, 69 (1950). ~ Studies on mitochondria: 1. The association of cyclophorase with mitochondria. Exper. Cell Res. 1, 382 (1950). ~ Studies on mitochondria: 2. The structure of mitochondria in relation to enzymatic activity. Exper. Cell Res. 1, 394 (1950). ~ The comparative cytology and function of skeletal muscle. 1. An introductory review. Amer. J. Physiol. 31, 34 (1952). — Harman, J. W., and M. Feigelson: Studies an mitochondria: 4. The cytological localization of mitochondria in heart muscle. Exper. Cell. Res. 3, 58 (1952). ~ Studies on mitochondria: 5. The relationship of structure and oxidative phosphorylation in mitochondria of heart muscle. Exper. Cell Res. 3, 509 (1952). ~ Studies on mitochondria: 3. The relationship of structure and function of mitochondria from heart muscle. Exper. Cell Res. 3, 47 (1952). — Harman, J. W., and U. S. Osborne: The relationship between cytochondria and myofibrilis in pigeon skeletal muscle. J. of Exper. Med. 98, 81 (1953). — Harned, H. S.: Diffusion. Chem. Rev. 41, 503 (1947). — Harper, A. A., and J. F. S. Mackay: The effects of pancreozymin and of vagal nerve stimulation upon the histological appearance of the pancreas. J. of Physiol. 107, 89 (1948). — Harper, A. A., and C. C. N. Vass: The control of the external secretion of the pancreas in cats. J. of Physiol. (99, 415 1941). — Harrow, Benjamin: Textbook of Biochemistry. New York 1950. — Hartmann, J. F.: Mitochondria in nerve cell bodies following section of axones. Anat. Rec. 100, 49 (1948). — Hartung, E. W.: Cytological and experimental studies on the oöcytes of fresh water pulmonates. Biol. Bull. 92, 10 (1947). — Hartz, Ph. H.: Dilatation of the acini of the pancreas in hyperemesis of pregnancy. Am. J. Clin. Path. 19, 846 (1949). — Harvey, S. B.: Structure and development of the clear quarter of the Arbacia egg. J. of Exper. Zool. 102, 253 (1946). — Harvey, E. B., and D. A. Marsland: Surface of the amoeba. J. Cellul. a. Comp. Physiol. 2, 75 (1932). — Hastings, A. B.: Tissues and body fluids. Harvey Lectures, Sc. Press. Lancaster, Pa. (1941). — Haug, G.: Morphologische und histophysiologische Untersuchungen an den Verdauungsorganen der Mallophagen und Anopluren. Zool. Jb. Physiol. 72, 302 (1952). — Haurowitz, F.: Progress in Biochemistry. New York (1950). — Haywood, Ch., V. C. Dickerson and M. C. Callins: Permeability. J. Cellul. a. Comp. Physiol. 25, 145 (1945). — Haywood, Ch., and R. Höber: The permeability of the frog liver to certain lipoid-insoluble substances. J. Cellul. a. Comp. Physiol. 10, 305 (1937). — Heilbrunn, L. V.: Outline of general Physiology. Philadelphia und London: W. B. Saunders Company 1943. — Heim, P.: Sur les pigments carotiniens des champignons. C. r. Acad. Sci (Paris) 223, 1170 (1946). — Hele, M. P.: Phosphorylation and absorption of sugars in the rat. Nature (Lond.) 166, 786 (1950). — Helm, J. D., and M. H. Jacobs: Permeability. J. Cellul. a. Comp. Physiol. 22, 43 (1943). — Herklotz, K.: Farbstoffspeicherung, Nierenkanäle, Maus, Diurese. Z. mikroskop. Forsch. 51, 145 (1942). — Hibbard, H.: Current status of our knowledge of the Golgi apparatus in the animal cell. Quart. Rev. Biol. 20, 1—19 (1945). ~ The „Golgi apparatus" during development in the stomach of Gallus domesticus. J. of Morph. 70, 121 (1942). — Hibbard, H., and G. Lavin: A study of the Golgi apparatus in chicken gizzard epithelium by means of the quartz microscope. Biol. Bull. 89, 157 (1945). — Hirsch, G. C.: Intracelluläre Protease. Z. physiol. Chem. 91, 78—80 (1914). ~ Ernährungsbiologie fleischfressender Gastropoden. 1. Bau, Nahrungsaufnahme, Verdauung, Sekretion. Zool. Jb., Abt. allg. Zool. u. Physiol. 35, 357 (1915). ~ Weg des resorbierten Eisens und des phagozytierten Karmins bei Murex. Z. vergl. Physiol. 2, 1—22 (1923). ~ Probleme der intraplasmatischen Verdauung. Z. vergl. Physiol. 3, 183—208 (1925). ~ Spijsverteering. Leerboek algemeene Dierkunde. Utrecht (1929). ~ Dynamik organischer Strukturen. Roux' Arch. 117, 511—561 (1929). ~ Theory of fields of restitution with special reference to secretion. Biol. Rev. Cambridge Philos. Soc. 6, 88—131 (1931). ~ Analyse des Sekretmaterials mittels Röntgenstrahlen. Roux' Arch. 123, 792—821 (1931). ~ Lebendbeobachtung des

Pankreas. I. Restitution. Z. Zellforsch. 15, 37—68 (1931). ~ III. Wechselnde Permeabilität der Pankreaszelle. Z. Zellforsch. 14, 517—543 (1931). ~ IV. Restitution der Drüse als Ganzes. Z. Zellforsch. 15, 290—310 (1932). ~ Theorie der Golgi-Körper. Proc. Kon. Ned. Akad. v. Wetensch. 40, 614, 725 (1937) ~ Probleme des Wiederersatzes des Sekretstoffes in Zellen. Rev. Biol. 24, 5—27 (1938). ~ Restitution von Produkten in tierischen Zellen. Verh. dtsch. Zool. 8, 255—294 (1939). ~ Form- und Stoffwechsel der Golgi-Körper. Protoplasma-Monogr. 18. Berlin 1939. ~ Restitution. Verh. dtsch. Zool. 1939, 255. ~ Vitamin C und Golgi-Körper. Protoplasma (Wien) 34, 377 (1940). ~ Formwechsel der Golgikörper bei Ascaris. Protoplasma 35, 280 (1940). ~ Bau des Tierkörpers. In Handbuch der Biologie, Bd. 5. Potsdam 1942. ~ Daten zum Arbeitsrhythmus der Drüsenzellen und Drüsen. Tabulae biologicae (Den Haag) 21, 82—136 (1944). ~ Dynamik der Sekretions-Systeme. Verh. dtsch. Zool. Kiel 1948, S. 226. ~ Nahrung, Atmung, Stoffwechsel. In Handbuch der Biologie, Bd. 5. Darmstadt 1954. — Hirsch, G. C., u. L. H. Bretschneider: Ascaris II. Adsorption von Fe durch Golgi-Körper. Protoplasma (Wien) 29, 9—30 (1937). — Hirsch, G. C., u. H. J. Jordan: Vergleichende Physiologie der Verdauung. In Bethes Handbuch der Physiologie. Berlin: Springer 1925. — Hirschler, J.: Golgi-Apparat. Arch. exper. Zellforsch. 6, 338 (1928). — Hocquette, M.: Le chondriome dans les cellules excrétrices de Primula obconica et ses modifications. C. r. Acad. Sci. (Paris) 202, 234 (1936). — Höber, R.: Permeability, solutes. Physiologic. Rev. 16, 52 (1936). ~ Physical chemistry of cells and tissues. Philadelphia: Blakiston Co. 1948. — Höfler, K.: New facts on water permeability (Sammelreferat). Protoplasma (Wien) 39 (1950). — Hoerr, N. L.: Methods of isolation of morphological constituents of the liver cell. Biol. Symposia 10, 185 (1943). — Hölscher, H. A.: Mitochondrien. Z. Krebsforsch. 57, 361 (1951). — Hörstadius, G. u. S.: Phagocytose. Publ. Staz. zool. Napoli 18, 151 (1940). — Hoffman, M. M., G. Masson and M. L. Desbarats: The rôle of bile in the absorption of steroid hormones from the gastrointestinal tract. Endocrinology (Springfield, Ill.) 42, 279 (1948). — Hogeboom, G. H., and W. C. Schneider: Cytochemical studies of mammalian tissues. III. Isocitric dehydrogenase and triphosphopyridine nucleotide-cytochrome c reductase of mouse liver. J. of Biol. Chem. 186, 417 (1950). ~ Sonic disintegration of isolated liver mitochondria. Nature (Lond.) 166, 302 (1950). ~ Intracellular distribution of enzymes. 8. The distribution of diphosphopyridine nucleotide — cytochrome c reductase in normal mouse liver and mouse hepatoma. J. Nat. Canc. Inst. (Bethesda) 10, 983 (1950). ~ Proteins of liver and hepatoma mitochondria. Science (Lancaster, Pa.) 113, 355 (1951). ~ Physical state of certain respiratory enzymes of mitochondria. J. of Biol. Chem. 194, 513 (1952). — Hogeboom, G. H., W. C. Schneider and G. E. Palade: Isolation of morphologically intact mitochondria from liver. Proc. Soc. Exper. Biol. 65, 326 (1947). ~ Mitochondria, submicroscopical particulate. J. of Biol. Chem. 172, 619 (1948). — Hogue, M. J.: Phagocytosis. Anat. Rec. 54, 307 (1932). ~ Tissue cultures of the brain intercellular granules. J. Comp. Neur. 85, 519 (1946). ~ Human fetal choroid plexus cells in tissue cultures. Anat. Rec. 103, 381 (1949). ~ Cell membranes of human brain cells. Anat. Rec. 112, 42 (1952). — Hollande, A.-Ch.: La structure du protoplasme et l'origine des appareils cytoplasmiques. C. r. Acad. Sci. (Paris) 209, 327 (1939). ~ Le chondriome des Eugléniens et des Cryptomonadines. C. r. Acad. Sci. (Paris) 210, 317 (1940). ~ Cytologie et Biologie des Flagellées libres. Arch. Zool. expér. 83, Suppl. 1—268 (1942). ~ Observations sur la structure du protoplasme et l'organisation de la cellule. Arch. Zool. expér. 83, 269 (1943). ~ Structure de la cellule. Nature et origine de la matière vivante. Conférence publ. à la Fac. Méd. Montpellier 1945. ~ Observations sur le rajeunissement de la cellule. Bull. biol. France et Belg. 79, 98 (1945). ~ La Vie et la Structure de la Cellule. Paris: Hermann Cie. 1947. — Hollande, A.-Ch. et G.: Cytologie des leucocytes du sang humain. Bull. biol. France et Belg. 77, 258 (1943). ~ La mise en evidence in vivo des solénosomes du protoplasme et des spirémoïdes du noyau de la cellule. (Cellules méristématiques de la Jacinthe; corps central des Cyanophycées, solénosomes et microsomes de la Spirogyre.) Bull. Histol. appl. 1944, 187 ~ La structure cytologique des bactéries et des cyanophycées. Arch. Zool. exper. 84, 375 (1946). — Holmgren, H.: Leberrhythmus und Fettresorption. Dtsch. med. Wschr. 1938, 744. — Holt, M. W., Sh. C. Sommers and Sh. Warren: Preparation of tissue sections for quantitative histochemical studies. Anat. Rec. 112, 177 (1952). Holtfreter, J.: Experiments on the formed inclusions of the amphibian egg. III. Observations on microsomes, vacuoles and on the process of yolk resorption. J. of Exper. Zool. 103, 81 (1946). ~ Experiments on the formed inclusions of the amphibian egg. I. The effect of p_H and electrolytes on yolk and lipochondria. J. Exper. Zool. 101, 355; 102, 51 (1946). ~ Cell membrane. Ann. N. Y. Acad. Sci. 49, 709 (1948). — Horning, E. S.: The reaction of the uterine epithelium of the rat to oestrogenic stimulation. J. of Endocrin. 3, 260 (1943). ~ Microincineration. Bourne's Cytology. 1951. — Houssa, T. A. A.: Cytology of neurones of Limnaea. J. of Morph. 87, 27 (1950). — Hovasse, R.: Contribution à l'étude de l'appareil de Golgi des Flagellées libres: l'existance d'un corps parabasal chez Cercomonas longicauda Duj. Arch. Zool. exper. 79, 43 (1937). ~ Les Chlamydomonadinées. Bull. Soc. zool. France

63, 357 (1939). — Hsu, W. S.: On the cytoplasmic elements in the mid-gut epithelium of the larvae of Drosophila melanogaster Meigen. J. of Morph. **80**, 161 (1947). ~ The Golgi material and mitochondria in the salivary glands of the larva of Drosophila melanogaster. Quart. J. Microsc. Sci. **89**, 401 (1948). ~ Some observations on the Golgi material in the larval epidermal cells of Drosophila melanogaster. Biol. Bull. **95**, 163 (1948). ~ The history of the cytoplasmic elements during vitellogenesis in Drosophila melanogaster. Quart. J. Microsc. Sci. **93**, 191 (1952). ~ The origin of proteid yolk in Drosophila melanogaster. Quart. J. Microsc. Sci **94**, 23 (1953). — Huber, P.: Histophysiologie des Dickdarms. Vjschr. naturforsch. Ges. Zürich **90**, 1 (1945). ~ Zytologische Vorgänge bei der Bildung von Sekretstoffen in der Azinuszelle des Pankreas. Z. Zellforsch. **34**, 428 (1949). ~ Sekretbildung als zytologisches Problem, am Beispiel der exokrinen Pankreaszelle in seiner historischen Entwicklung seit R. Heidenhain dargestellt. Vjschr. naturforsch. Ges. Zürich **94**, 73 (1949). — Huf, E.: Froschhaut. Pflügers Arch. **235**, 655 (1935). — Hultin, T.: Incorporation in vivo of ^{15}N-labelled glycerine into liver fractions of newly hatched chicks. Exper. Cell. Res. **1**, 376 (1950). — Hultquist, G. T., u. B. Tegner: Beitrag zur Methodik bei Färbung von Granula in den Zellen der Langerhansschen Inseln. Schweiz. Z. allg. Path. **12**, 47 (1949). — Humphrey, T., and J. C. Donaldson: Argentophile cells in the early embryonic human pancreas. Anat. Rec. **103**, 572 (1949). — Hunnekens, F. M.: Mitochondrien. Exper. Cell Res. **2**, 115 (1951).

Ihnuma, M. and N. Yanagisawa: Phase contrast microscopy of the Golgi Apparatus in the intestinal epithelial cells of mouse. Folia anat. jap. **25**, 201 (1953). — Ito, T.: Zytologische Untersuchungen über die Ganglienzellen des japanischen medizinischen Blutegels Hirudo ripponica, mit besonderer Berücksichtigung auf die „dunkle Ganglienzelle". Folia anat. jap. **14**, 111, 389 (1936). ~ Zytologische Untersuchungen über die intramuralen Ganglienzellen des Verdauungstraktes. Über die Ganglienzellen der menschlichen Wurmfortsätze mit besonderer Berücksichtigung von Golgi-Apparat, Mitochondrien, Nissl-Substanz und Pigmentgranula. Okajimas Fol. anat. jap. **14**, 621 (1936). ~ Über die Formveränderung der Randnukleolen der wachsenden Oozyten bei einem Knochenfisch mit besonderer Berücksichtigung auf die Frage über den Austritt der Nukleolarsubstanz ins Zytoplasma. Cytologia **9**, 283 (1938). ~ Über den Golgi-Apparat und die Mitochondrien der Spermatogonien sowie Spermatozyten des Menschen, nebst Bemerkungen der Riesenspermatogonien. Cytologia **11**, 436 (1941). ~ Über den Golgi-Apparat und die Mitochondrien der Spermatogonien sowie Spermatozyten des Menschen nebst Bemerkungen der Riesenspermatogonien. Cytologia **11**, 436 (1941). ~ On the origin of the carotid body in the rabbit. Fol. anat. jap. **23**, 117 (1950). ~ Über den Golgi-Apparat der ekkrinen Schweißdrüsen der menschlichen Haut. Okajimas Fol. anat. jap. **22**, 273 (1943); **23**, 147 (1951). ~ Histology and histogenesis of the adrenal cortex in the guinea pig. Fol anat. jap. **24**, 269 (1952). ~ Observations on the development and structure of the adrenal medulla in the guinea pig. Fol. anat. jap. **25**, 37 (1953). — Ito, T., u. S. Aoki: Über den Golgi-Apparat der Ganglienzellen der Glandula submaxillaris des Hundes. Okajimas Fol. anat. jap. **17**, 567 (1939). — Ito, T., u. K. Hioki: Zur Zytologie der Sertoli-Zellen im menschlichen Hoden. Okajimas Fol. anat. jap. **19**, 301 (1940). — Ito, T., u. K. Kubota: Beitrag zur Kenntnis der Gewebsmastzellen mit besonderer Berücksichtigung des Golgi-Apparates derselben. Cytologia **13**, 337 (1944). — Ito, T., u. Y. Mizutani: Zur Zytologie der Tränendrüse des Menschen. Okajimas Fol. anat. jap. **16**, 503 (1938). — Ito, T., u. K. Nagahiro: Zytologische Untersuchungen der Epithelzellen der menschlichen Gallenblase mittels der Bauerschen Methode mit besonderer Berücksichtigung der gleichzeitigen Darstellung von Schleimstoffen und Golgi-Apparat sowie Mitochondrien. Okajimas Fol. anat. jap. **21**, 37 (1941). — Ito, T., u. S. Oinuma: Zytologische Untersuchungen über die Hodenzwischenzellen des Menschen, mit besonderer Berücksichtigung auf die inkretorische Bedeutung von Lipoid und Pigment. Okajimas Fol. anat. jap. **18**, 497 (1939). — Ito, T., u. K. Oishi: Zytologische Untersuchungen der Zwischenhirndrüse von Bufo vulgaris japonicus. Okajimas Fol. anat. jap. **23**, 35 (1950). — Ito, T., u. R. Ota: Beitrag zur Zytologie der Samenblasenepithelzellen des Menschen. Arch. hist. jap. **1**, 119 (1950). — Ito, T., T. Takahashi u. Y. Mizutani: Über den Golgi-Apparat der Plasmazelle mit besonderer Berücksichtigung auf das Wesen des hellen Hofs derselben. Okajimas Fol. anat. jap. **16**, 303 (1938). — Ito, T., K. Tsuchiya u. K. Iwashige: Studien über die basophile Substanz (Ribonukleinsäure) in den Zellen der menschlichen Schweißdrüsen. Arch. hist. jap. **2**, 279 (1951). — Iwasaki, S.: On the Golgi apparatus, alkaline phosphatase and protein of liver cells of a fish (Oryzias latipes) during starvation. On the Golgi apparatus. Alkaline Phosphatase, Protein. Okajimas Fol. anat. jap. **24**, 45, 187 (1952), **25**, 13 (1953). — Iwata, K.: Studien über die Mitochondrien der Nierenharnkanälchen bei Bufo vulgaris japonicus. 1. Über den Einfluß der Jahreszeit auf die Mitochondrien. Soc. Path. jap. Trans. **30**, 102 (1940).

Jacobs, W.: Cytologie der Sekretbildung der Mitteldarmdrüse von Astacus. Z. Zellforsch. **8**, 1—62 (1928). — Järvi, O.: Restitution des Sekretstoffes in der Unterzungendrüse der

Katze. Z. Zellforsch. **30**, 198 (1939). ~ „Lipochondrien" von Ries und ihre Beziehungen zu den Pigmenten. Z. Zellforsch. **31**, 1 (1940). ~ Vitamin C und Golgi-Substanz. Protoplasma (Wien) **34**, 362 (1940). — Janowitz, H. D., and F. Hollander: The exocrine-endocrine partition of enzymes in the digestive tract. Gastroenterology **17**, 591 (1951). — Janowitz, H. D., F. Hollander and C. Jackson: Stimulation of cell free gastric mucus by the topical application of acetylcholine. Proc. Soc. Exper. Biol. a. Med. **76**, 578 (1951). — Jeener, R.: Liens de phosphatase alcaline avec les nucléoprotéides du noyeau cellulaire et des granules cytoplasmiques. Experentia (Basel) **2**, 458 (1946). ~ L'hetérogénéité des granules cytoplasmiques: données complémentaires fournies par leur fractionnement en solution saline concentrée. Biochim. Biophysica Acta **2**, 633 (1948). — Johlin, J. M.: Physical Biochemistry. New York: Paul B. Hoeber 1949. — Johnston, P. M., and E. M. Weitz: The effect of niacin deficiency on the appearance of the Golgi apparatus in the columnar absorbing cells of the duodenum of the albino rat. J. of Morph. **91**, 79 (1952). — Jones, O. P.: Morphological, physiological, chemical and biological distinction of megaloblasts. Arch. of. Path. **35**, 752 (1943). ~ Mitochondria and their relation to the so-called hyaloplasm. J. Labor. a. Clin. Med. **32**, 700 (1947). ~ Nuclear structure versus nuclear pattern. Blood **3**, 967 (1948). — Jones, O. P., and A. Smith: Transmission of antianemic principle across the placenta and its influence on embryonic erythropoiesis. 2. Comparison of the effect of liver extract and pteroylglutamic acid (PGA). Blood **5**, 499, 618 (1950). — Jordan, H. J., u. H. Begemann: Permeabilität, Darm, Helix. Zool. Jb., Abt. allg. Zool. u. Physiol. **38**, 565 (1921). — Jordan, H. J., u. G. C. Hirsch: Praktikum der Vergleichenden Physiologie. Berlin: Springer 1927. — Jordan, J. R.: Permeability. Amer. J. Physiol. **143**, 558 (1945). — Joyet-Lavergne, P.: Nouvelle technique, cytologie, cytophysiologie. C. r. Acad. Sci. (Paris) **222**, 1514 (1946). — Chondriome, respiration. Rév. gen. Sci. pures appl. **49**, 45 (1938); C. r. Soc. Biol. (Paris) **128**, 59 (1938). — Julen, C., O. Snellman and B. Sylvén: Mast Cells. Acta physiol. scand. (Stockh.) **19**, 289 (1950). — Junqueira, L. C.: Histological and histochemical observations an „working" and „resting" mice submaxillary glands. Exper. Cell Res. **2**, 327 (1951). ~ Cytological, cytochemical and biochemical observations on secreting and resting salivary glands. Exper. Cell Res. **2**, 3 (1951). — Junqueira, L. C. U., M. Fajer, M. Rabinovitch and L. Frankenthal: Biochemical and histochemical observations on the sexual dimorphism of mice submaxillary glands. J. Cellul. a. Comp. Physiol. **34**, 129 (1949). — Junqueira, L. C., A. Sesso et L. Nahas: Cellules sécrétantes, glande parotide. Bull. Microscopie appl. Sér. 2. **1**, 133 (1951).

Kalckar, H. M.: The nature of energetic coupling in biological synthesis. Chem. Rev. **28**, 71 (1941). ~ Metabolic enzymes, mitochondria. Acta med. scand. (Stockh.) **142**, Suppl. 266, 615 (1952). ~ The enzymes of nucleoside metabolism. Fortschr. Chem. organ. Naturstoffe **9** (1952). — Kamen, M. D.: Radioactive Tracers in Biology. New York: Academic Press 1947. — Kamnev, I.: Influence of vital stains on cellular organoids in epithelium of frog intestine. Arkhiv Anat. i Embr. **12**, 71 (1933). — Kanshiva, B. S.: Oogenesis of snakes. Diss. Michigan 1949. — Kater, J.: Mitochondria, hepatic cell during cholagogic stim. Z. Zellforsch. **25**, 127 (1936). — Kawawaki, T.: Resorption. Jap. J. Gastroenterol. **8**, 878 (1936). — Kay, M. W.: Studies on Oxytricha bifaria Stokes. 1. Analysis of the cytological structure. Trans. Amer. Microsc. Soc. **64**, 91 (1945). — Kehl, R.: Sur la polarité de l'appareil de Golgi dans les éléments des tubes sexuels males chez les oiseaux. C. r. Soc. Biol. **131**, 104 (1939). — Kempson, D. A., O. L. Thomas and J. R. Baker: Contrast microscopy. Quart. J. Microsc. Sci. **89**, 351 (1948). — Kennedy, E. P., and A. L. Lehninger: Oxydation of fatty acids and tricarboxylic acid cycle intermediates by isolated rat liver mitochondria. J. of Biol. Chem. **172**, 847 (1948); **179**, 957 (1949); **185**, 275 (1950). — Kepner, W. A.: Food reactions of amoebas and the manipulation of nematocysts of Hydra by Microstomum. Science (Lancaster, Pa.) **114**, 556 (1951). — Kepner, W. A., and W. C. Whitlock: Food reactions of Ameba proteus. J. of Exper. Zool. **32**, 397 (1921). — Kielley, R. K., and W. C. Schneider: Synthesis of p-aminohippuric acid by mitochondria of mouse liver homogenates. J. of Biol. Chem. **185**, 869 (1950). — Kingsley, G. R., and R. R. Schaffert: Mitochondria. J. of Biol. Chem. **180**, 315 (1949). — Kinsey, V. E. et al.: Permeability. Brit. J. Ophthalm. **28**, 355 (1944). — Kirgis, H. D.: The cytological structure of the hypothalamic nuclei in relation to their functional connections. Trans. Acad. Sci. St. Louis **30**, 69 (1940). — Kirkman, H.: A cytological study of the anterior hypophysis of the guinea pig and a statistical analysis of its cell types. Am. J. Anat. **61**, 233 (1937). — Kirkman, H., and A. E. Severinghaus: A review of the Golgi apparatus. Anat. Rec. **71**, 79 (1938). — Klemperer, P.: Cellular pathology. J. Mt. Sinai Hospital **12**, 416 (1945). ~ Pathologic anatomy and biology. Hawaii Med. J. **8**, 25 (1948). — Knoll, H., W. Wilbrandt u. F. Wyss: Was bedeuten kurzfristige Kapillarresistenz-Änderungen? Helv. med. Acta **16**, 443 (1949). — Kobayashi, K.: Resorption im Magen. Jap. J. Gastroenterol. **8**, 849 (1936). — Koefoed-Johnsen, V., and H. H. Ussing: The contributions of diffusion and flow to the passage of D_2O through living membranes. Acta physiol. scand. (Stockh.) **28**, 60 (1953). — Koefoed-Johnsen, V., H. Levi and H. H. Ussing: The mode of passage of chloride ions through the isolated frog skin. Acta physiol. scand. (Stockh.) **25**, 150 (1952). — Koefoed-Johnsen, V., H. H. Ussing and K. Zerahn: The origin of the short-circuit current in the adrenaline stimulated frog skin. Acta physiol. scand. (Stockh.) **27**, 38 (1952). — Koenig, H., D. Feldman and R. S. Koenig: Ultraviolet and phase contrast photomicrography of living cells grown in vitro. Anat. Rec. **112**, 50 (1952). — Koneff, A. A., O. Scow, M. E. Simpson, C. H. Li and H. M. Evans: Histological changes in the pituitary. Anat. Rec. **104**, 465 (1949). — Koneff, A. A., M. E. Simpson and H. M. Evans: Histological changes in the pituitary. Growth **12**, 33 (1948). — Kopac, M. J.: Micrurgical application of surface chemistry to the study of living cells. In: J. A. Reyniers, Micrurgical and germ-free methods. Springfield, Ill. 1943. — Kornmüller, A. E.: Elemente der nervösen Tätigkeit. Stuttgart 1947. — Kosterlitz, H. W.: Effects of changes in dietary protein on the composition and structure of liver. J. of Physiol. **105** (1946); **106**, 194 (1947). — Krijgsman, B. J.: Arbeitsrhythmus der Verdauungsdrüsen bei Helix. Z. vergl. Physiol. **3**, 264 (1924); **8**, 187 (1928). — Krogh, A.: Active absorption, chloride. Skand. Arch. Physiol. **76**, 60 (1937). ~ Osmotic regulation in aquatic animals. Cambridge 1939. ~ Permeability, Eristalis. Saetryk Ent. Medd. **23**, 49 (1943). ~ Permeability of chorion membrane. Acta physiol. scand. (Stockh.) **6**, 203 (1943). ~ Croonian Lecture, about actives and passives exchanges. Proc. Roy. Soc. **133**, 140 (1946). — Küster, E.: Ergebnisse und Aufgaben der Zellmorphologie. Dresden: Theodor Steinkopff 1942. — Kuntz, A., and N. M. Sulkin: The neuroglia in the autonomic ganglia: cytological structure and reactions to stimulation. J. Comp. Neur. **86**, 467 (1947). — Kurbatov, J. D., and M. L. Pool: Radioactive isotopes for the study of trace elements in living organisms. Chem. Rev. **32**, 231 (1943).

Lagerlöf, H.: Pancreatic function and pancreatic disease. New York: Macmillan & Co. 1943. — Lagerstedt, S.: Effect of microincineration on the proteinaceous inclusions in normal rat liver cytoplasm. Acta Anat. (Basel) **3**, 190 (1947). — Landschütz, Chr., u. G.-A. Kausche: Beobachtungen an Cytoplasmastrukturen des Ascitestumors der Maus mit dem Elektronenmikroskop. Z. Krebsforsch. **57**, 509 (1951). — Lang, K.: Lokalisation der Fermente und Stoffwechselprozesse in den einzelnen Zellbestandteilen und deren Trennung. Mikroskopische und chemische Organis. der Zelle. Mosbach Colloquium, Springer 1952. ~ Intermediärer Stoffwechsel. Springer 1952. — Lasfargues, E., and J. di Fine: Specific vital staining of the Golgi zone in tissue culture with azure B. Anat. Rec. **106**, 29 (1950). Bull. Histol. appl. **2**, 25 (1950). — Laszt, L., u. L. Della Torre: Resorption, monosaccharides P. Schweiz. med. Wschr. **1941**, 1416. — Lazarow, A.: The chemical structure of cytoplasm as investigated in Prof. Bensley's laboratory during the past ten years. Biol. Symp. (Lancaster, Pa.) **10**, 9 (1943). — Leach, E. H.: The role of leucocytes in fat absorption. J. of Physiol. **93**, 1 (1938). — Leblond, C. P.: Distribution of periodic acid-reactive carbohydrates in the adult rat. Amer. J. Anat. **86**, 1—49 (1950). — Leblond, C. P., and Y. Clermont: Spermiogenesis of rat, mouse, hamster and guinea pig as revealed by the "periodic acid-fuchsin sulfurous acid" technique. Amer. J. Anat. **90**, 167 (1952). — Leblond, C. P., and W. U. Gardner: Distribution of vitamin C in the adrenal gland of the mouse with reference to the nature of the X-Zone. Anat. Rec. **72**, 119 (1938). — Leblond, C. P., and M. A. Sergeyeva: Vacuolation of the acinar cells in the pancreas of the rat after treatment with thyroxine or acetylcholine. Anat. Rec. **90**, 235 (1944). — Lehmann, F. E.: Über die plasmatische Organisation tierischer Eizellen und die Rolle vitaler Strukturelemente der Biosomen. Rev. suisse Zool. **54**, 246 (1947). ~ Elektromikroskopische Untersuchungen an den Polplasmen von Tubifex und den Mikromeren von Paracentrotus. Jber. Schweiz. Ges. Vererbungsforschg. **25**, 611 (1950). ~ Die Morphogenese in ihrer Abhängigkeit von elementaren biologischen Konstituenten des Plasmas. Rev. suisse Zool. **57**, 141 (1950). ~ Globuläre Partikel als submikroskopische Elemente des tierischen Zytoplasmas. Experientia (Basel) **6**, 382 (1950). ~ Mikroskopische und submikroskopische Bauelemente der Zelle. 2. Colloquium Mosbach S. 1—18: Springer 1952. — Lehmann, F. E., u. R. Biss: Elektronoptische Untersuchungen an Plasmastrukturen des Tubifexeies. Rev. suisse Zool. **56**, 264 (1949). — Lehnartz, E.: Chemische Physiologie, 10. Aufl. Springer 1952. — le Page, G. A., and W. C. Schneider: Glytolytic enzymes. J. of Biol. Chem. **176**, 1021 (1948). — Leuchtenberger, C., and F. Schrader: The chemical nature of the acrosome in the male germ cells. Proc. Nat. Acad. Sci. USA. **36**, 677 (1950). — Leuthardt, F., et J. Mauron: L'oxydation du pyruvate dans des suspensions des mitochondries hépatiques. Helvet. physiol. Acta **8**, 386 (1950). — Leuthardt, F., u. A. F. Müller: Mitochondrien und Citrullinsynthese in der Leber. Experientia (Basel) **4**, 478 (1948). ~ Über die Wirkung eines Cozymasepräparates auf die oxydative Phosphorylierung. Helvet. physiol. Acta **7**, 48 (1949). — Leuthardt, F., A. F. Müller u. H. Nielsen: Biologische Citrullinsynthese, Glutamin und α-Ureidoglutarsäure. Helv. chim. Acta **32**, 744 (1949). — Lever, J., and J. W. Sedee: Thyroid gland, Golgi apparatus, Vitamin C. Proc. Kon. Ned. Akad. v. Wetensch. **54**, 53 (1951). — Levi, G.: Gewebekultur. Erg. Anat. Entw. **31**, 126 (1934). ~ Trattato di Histologia, 3. Aufl. Torino 1946. — Levi, G., et M. Chèvremont: Transformations structurales des éléments des muscles squlettiques pendant leur croissance in vitro. Relations entre mitochondries et myofibrilles. Arch. de Biol. **52**, 523 (1941). — LEVI, G., e A. FAJER: Distribuzione della fosfotasi alcalina in cellule coltivate in vitro. Atti Accad. naz. Lincei Ser. 8. **8**, 98 (1950). LEVI, H., and H. H. USSING: The exchange of sodium and chloride ions across the fibre membrane of the isolated frog sartorius. Acta physiol. scand. (Stockh.) **16**, 223 (1948). ~ Resting potential and ion movements in the frog skin. Nature (Lond.) **164**, 928 (1949). — LEWIS, M. R., and W. H.: Mitochondria in tissue cultures. Amer. J. Anat. **17**, 339 (1941). — LEWIS, S. R., G. M. POMERAT and D. EZELL: Human epithelial cells, tissue cultures, phasecontrast. Anat. Rec. **104**, 487 (1949). — LEWIS, W. H.: Mitochondria. Bull. Johns Hopkins Hosp. **66**, 60 (1940). — LEWKE, J.: Über funktionelle Wechselzustände des Bindegewebes im Zusammenhang mit der Tätigkeit der Speicheldrüsen, insbesondere der sekretorischen Vorgänge im Speichelrohr. Z. mikrosk.-anat. Forsch. **55**, 181 (1949). ~ Über den parazellulären Stoffaufnahmeweg (Exsorption) durch Epithelien, besonders durch das Epithel der Darmschleimhaut. Z. mikrosk.-anat. Forsch. **57**, 451 (1951). — LILLIE, R. D.: On absorption of iron by tissue sections. Bull. internat. Assoc. Med. Mus. **30**, 91 (1949). — Histopathologic Technic. Philadelphia 1950. — LINDBERG, O., and L. EVASTER: Mechanism of phosphorylative energy transfer in mitochondria. Exper. Cell Res. **3**, 209 (1952). — LINDERSTRØM-LANG, K., u. H. HOLTER: Enzymatische Histochemie in BAMANN-MYRBÄCK, Methoden. Leipzig 1940. — LINKE, A., u. W. ULMER: Die Wirkung von Äthylurethan auf die Phagocytosefähigkeit menschlicher Leukocyten in vitro. Klin. Wschr. **1951**, 471. — LIPMANN, F., and N. O. KAPLAN: Ann. Review Biochem. **18**, 267 (1949). — LIPPMAN, R. W., and J. OLIVER: Mechanisme of proteinuria III. J. of Exper. Med. **93**, 325 (1951). — LISON, L.: Etudes histophysiologiques sur le tube de Malpighi des insectes. I. Elimination des colorants acides par la tube de Malpighi chez les Orthoptères. Archives de Biol. **48**, 41, 321, 489 (1937). ~ Polarité glandulaire et polarité athrocytaire. Trav. Stat. Zool. Wimereux **13**, 413 (1938). ~ Quelques aspects histophyiologiques des phénomènes d'athrocytose. ¡Ann. Soc. roy. zool. Belg. **61**, 23 (1940). ~ Recherches sur l'histophysiologie comparée de l'excrétion chez les arthropodes. Acad. Roy. Belg. Memoires **19**, fasc. 5 (1942). ~ Histochimie et Cytochimie animales. 2. Aufl. Paris 1953. — LISON, L., and J. SMULDERS: Discriminating "Athrocytes" in the reticuloendothelial system. Nature (Lond.) **162**, 65 (1948). ~ Les éléments discriminants du système réticulo-endothélial chez la grenouille. C. r. Soc. Biol. (Paris) **143**, 573, 575 (1949). — LONG, M. E., and E. T. ENGLE: Cytochemistry of the human testis. Ann. N. Y. Acad. Sci. **55**, 619 (1952). — LONGWORTH, L. G.: Diffusion. Ann. N. Y. Acad. Sci. **46**, 211 (1945). — LOOPER, J. B.: Observations on the food reactions of Actinophris sol. Biol. Bull. **54**, 485 (1928). — LØVTRUP, S., and A. PIGÓN: Transport water Chaos. C. r. Trav. Labor. Carlsberg, Ser. chim. **28**, 1 (1951). — LUCAS, A. M.: Occurrance of two types of intranuclear inclusions in the pancreas of turkeys of which one suggests a virus infection. Poultry Sci. **30**, 635 (1951). — LUCKÉ, B.: Narcotics, permeability of living cells to water. Biol. Bull. **60**, 72 (1931). — LUCKÉ, B., and RICCA HARTLINE: Permeability of eggs. J. Cellul. a. Comp. Physiol. **14**, 237 (1939). — LUCKÉ, B., and E. N. HARVEY: D_2O perm. J. Cellul. a. Comp. Physiol. **5**, 473 (1935). — LUCKÉ, B., M. STRUMIA, S. MUDD, M. McCUTCHEON and E. H. B. MUDD: On the comparative phagocytic activity of macrophages and polymorphonuclear leucocytes. The essential similarity of tropin action with respect to the two types of phagocytes. J. of Immun. **24**, 455 (1933). — LUDFORD, R. J., and J. SMILES: Fibroblasts and sarcoma cells. J. Roy. Microsc. Soc. **70**, 186 (1950). ~ The structure of living malignant cells demonstrable by ultra-violet microscopy. J. Roy. Microscop. Soc. **68**, 1 (1948); **70**, 194 (1950). — LYDDANE, R. H., and O. STUHLMANN: Phagocytosis. J. Gen. Physiol. **23**, 521 (1940).

MACCARDLE, R. C.: The effect of temperature on mitochondria in liver cells of fish. J. of Morph. **61**, 613 (1937). — MACHEBOEUF, M.: Permeabilité cellulaire. C. r. Soc. Biol. (Paris) **142**, 61 (1948). — MACKLIN, C. C.: Mitochondrial arrangement in alveolar epicytes and from cells of mouse lungs, particularly as induced by the vacuolids. Biol. Bull. **96**, 173 (1949). ~ The foam cells of mammalian lungs with special reference to the vacuolids. Acta Physiol. Cellularis 1950, 383. ~ The alveoli of the mammalian lung. An anatomical study with clinical correlations. Chicago: McArthur Lecture 1950. ~ The dust cells in the lungs of the albino mouse. Their structure, relations, and mode of action. Lancet **1951**, p. 432. — MAHONEY, F. J.: Spermatogenesis with special references to certain extranuclear structures in the pulmonate Physa gyrina Say. Univ. Colorado Stud. Ser. A **26**, 81 (1940). — MALACZYNSKA-SUCHZITZ, Z.: Haut, Astacus. Mém. Acad. Pol. Ser. B (1937). — MANZINI, C., and G. VERARDI: Histophysical researches on thyroid. Boll. Soc. ital. Biol. sper. **14**, 35 (1939). — MARCHESI, C.: Researches on the structural arrangement of the thymus in mammals. Arch. ital. Anat. e Embriol. **48**, 22 (1943). ~ Cellula hepatica. Arch. Anat. **47**, 634 (1943). — MARENGO, N. P.: A study of the cytoplasmie inclusions during sporogenesis in Onoclea sensibilis. Amer. J. Bot. **36**, 603 (1949). — MARSHALL, A. J.: Structure, Golgi body. Sci. Progr. (Lond.) **40**, 71 (1952). — MARZA, V. D. and E. V., and M. J. GUTHRIE: Histochemistry of the ovary of Fundulus heteroclitus with special references to the differentiating oocytes. Biol.

Bull. **73**, 67 (1937). — Mast, S. O., and D. L. Hopkins: Regulation of the water content of Amoeba mira and adaptation to changes in the osmotic concentrations of the surrounding medium. J. Cellul. a. Comp. Physiol. **17**, 31 (1941). — Matusita, M.: Zytologische Untersuchungen der menschlichen Prostataepithelien mit besonderer Berücksichtigung der apokrinen Sekretion. Okajimas Fol. anat. jap. **22**, 199 (1943). — May, R. M.: Globules actifs et dormants chez le tardigrade macrobiotes. Arch. d'Anat. microsc. **36**, 136 (1946). — McCroan, J. E.: Spermatogenesis of Cambarus with special references to the Golgi material and mitochondria. Cytologia **11**, 136 (1940). — McCutcheon, M., and B. Lucké: Cell as osmotic system. Physiologic. Rev. **12**, 68 (1932). — McDonald, J. D.: Intranuclear inclusions, epithelium, human vas deferens. Anat. Rec. **106**, 327 (1950). — McDonough, E. S.: Studies on the cytoplasm and its inclusions in Sclerospora graminicola. Amer. J. Bot. **30**, 809 (1943). — McDougald, T. J.: GA fibres of cardiac muscle. Z. Zellforsch. **24**, 399 (1936). ~ The Golgi apparatus of cells in tissue. Arch. Exper. Zellforschg **20**, 35 (1937). — McLennan, R. F.: Osmic acid, protozoa. Trans. Amer. Micros. Soc. **59**, 149 (1940). — McMannus, J. F. A.: Apparent reversal of position of the Golgi element in the renal tubuli. Nature (Lond.) **152**, 417 (1943). ~ The Golgi elements in the cells of the first and second convoluted tubules of the cat kidney. Quart. J. Microsc. Sci. **85**, 97 (1944). — McShan, W. H., and R. K. Meyer: Gonadotrophic activity of granules isolated from rat pituitary glands. Proc. Soc. Exper. Biol. a. Med. **71**, 407 (1949). — Meersseman, F.: Le chondriome de la cellule hepatique chez le cobaye normal. Bull. Histol. appl. **16**, 215 (1939). — Meglitsch, P. A.: Cytological observations on Endamoeba blattae. Univ. Illinois Biol. Monogr. **17**, 1—148 (1940). — Mendelow, H., and J. B. Hamilton: Rapid freezing-dehydration of tissues. Anat. Rec. **107**, 443 (1950). — Menzies, G.: Lipoids content of the oxyntic granules of the rat's stomach. Nature (Lond.) **162**, 64 (1948); J. of Anat. **83**, 25 (1949). ~ Further observations upon the oxyntic cells with special references to acid phosphatase. Quart. J. Microsc. Sci. **93**, 259 (1952). — Miller, J. M., and T. B. Wiper: Physiologic observations on patients with external pancreatic fistula. Amer. Surg. J. **120**, 852 (1944). — Miller, L. L.: Plasmagenes, microsomes. J. of Biol. Chem. **172**, 113 (1948). — Miller, M. R.: The histology and experimental alteration of the adrenal of the viviparous lizard Xantusia vigilis. Anat. Rec. **112**, 60 (1952). ~ The normal histology and experimental alteration of the adrenal of the viviparous lizard Xantusia vigilis. Anat. Rec. **113**, 309 (1952). ~ Experimental alteration of the adrenal histology of the urodele amphibian Triturus tarosus. Anat. Rec. **116**, 205 (1953). — Miller, R. A.: Alteration of secretory activity in the adrenal cortex of mice. Amer. J. Anat. **86**, 405 (1950). ~ A study of mitochondria in relation to secretionary activity in the adrenal cortex of rats. Anat. Rec. **112**, 61 (1952). — Miller, R. A., and O. Riddle: The cytology of the adrenal cortex of normal pigeons and in experimentally induced atrophy and hypertrophy. Amer. J. Anat. **71**, 311 (1942). — Minamitani, S.: Zytologische und histologische Untersuchungen der Schweißdrüsen in menschlicher Achselhaut. Zur Zytologie der apokrinen Schweißdrüsen in der menschlichen Achselhaut. Okajimas Fol. anat. jap. **21**, 61 (1941). — Mitchell, Ph. H.: A Textbook of Biochemistry. New York: McGraw-Hill Book Co. 1950. — Mizutani, Y.: Zytologische und histologische Untersuchungen über die Epithelzellen der intrahepatischen Gallengänge in den menschlichen Lebern. Okajimas Fol. anat. jap. **22**, 597 (1944). ~ Zytologische Untersuchungen der menschlichen Leber. 2. Über die Mitochondrien der menschlichen Leberzellen. Okajimas Fol. anat. jap. **22**, 675 (1944). — Moffett, B. C.: Studies on the permeability and histology of synovial tissue in the rat. Anat. Rec. **112**, 61 (1952). — Mohr, J. L.: Counterstains for silver impregations of Golgi apparatus. Trans. Amer. Microsc. Soc. **62**, 96 (1943). — Monné, L.: Über die Farbenveränderung der Mitochondrien und des Golgi-Apparates im Dunkelfeld. Arch. exper. Zellforschg **23**, 157 (1939). ~ Zytoplasma der Spermatozyten von Lithobius. Ark. zool. (Stockh.) **34 B**, Nr 1, 1 (1942). ~ Elektive Färbung des Vakuoms und der Mitochondrien. Arch. exper. Zellforschg **24**, 373 (1942). ~ Lipoidverteilung, Phasentrennung und Polarität der Zelle. Ark. zool. (Stockh.) **34 B**, S. 1—8 (1942). ~ Über die elektive Vitalfärbung des Vakuoms und der Mitochondrien sowie über die diffuse Vitalfärbung des gesamten Zytoplasmas. Arch. exper. Zellforschg **24**, 373 (1942). ~ Cytoplasmic structure and cleavage pattern of the sea urchin egg. Ark. zool. (Stockh.) **35 A**, S. 1—27 (1944). ~ Investigations into the structure of the cytoplasm. Ark. zool. (Stockh.) **36 A**, S. 1—28 (1945). ~ The action of narcotics and of hydrating and dehydrating agents on the structure of the cytoplasma. Ark. zool. (Stockh.) **39 A**, Nr 7, 1 (1947). ~ Functioning of the cytoplasm. Adv. Enzymol. **8**, 1 (1948). ~ Structure and function of neurones in relation to mental activity. Biol. Rev. Cambridge Philos. Soc. **24**, 297 (1949). — Monné, L., u. S. Härde: On the cortical granules of the sea urchin egg. Ark. zool. (Stockh.) Ser. 2, 1, No 31 487 (1951). ~ Changes in the protoplasmic properties occurring upon stimulation and inhibition of the cellular activities. Ark. zool. (Stockh.) Ser. 2, 3, No 21, 289 (1952). — Monné, L., and D. B. Slauterback: Disappearance of protoplasmic acidophilia upon desamination. Ark. zool. (Stockh.) Ser. 1, 455 (1951). — Montagna, W.: The brown inguinal glands of the rabbit. Amer. J. Anat. **87**, 213

(1950). ∼ Perinuclear sudanophil bodies in mammalian epidermis. J. Microsc. Sci. **91**, 205 (1950). — Montagna, W., and H. B. Chase: Redifferentiation of sebaceous glands in the mouse after total extirpation with methylcholanthrene. Anat. Rec. **107**, 83 (1950). — Montagna, W., H. B. Chase and W. C. Lobitz: Histology and cytochemistry of human skin. 5. Axillary apocrine sweat glands. Amer. J. Anat. **92**, 451 (1953). ∼ Histology and cytochemistry of human skin. 4. The eccrine sweat glands. J. Invest. Dermat. **20**, 415 (1953). — Montagna, W., and J. B. Hamilton: The sebaceous glands of the hamster. 2. Some cytochemical studies in normal and experimental animals. Amer. J. Anat. **84**, 365 (1949). — Montagna, W., and Ch. R. Noback: The histochemistry of the preputial gland of the rat. Anat. Rec. **96**, 111 (1946). ∼ Histochemical observations on the sebaceous glands of the rat. Amer. J. Anat. **81**, 39 (1947). — Moog, F.: The functional differentiation of the small intestine. 2. The differentiation of alkaline phosphomonoesterase in the duodenum of the mouse. J. exper. Zool. **118**, 187 (1951). —, Moog, F., and H. B. Steinbach: Localization of acid and alkaline phosphomonoesterase in cytoplasmic granules. J. Cellul. a. Comp. Physiol. **28**, 209 (1946). — Moore, A. R.: Cytoplasmic structure in Plasmodium. Proc. Soc. Exper. Biol. Med. **32**, 174 (1934). — Morgan, W. S.: Pancreas, neutral red granules. Quart. J. Microsc. Sci. **94**, 141 (1953). — Moricard, R.: Étude des modifications de la zone de Golgi des cellules périovocytaires dans leurs rapports avec le développement de l'ovocyte et le déclanchement de la mitose de maturation précessive de l'ovulation et de la formation du corps jaune chez le lapin. C. r. Acad. Sci. (Paris) **199**, 1448 (1934). — Morra, F., e A. Cormara: Cellule enterocromaffini nei mammiferi. Atti Soc. Ital. Sci. Nat. **86**, 87 (1947). — Moussa, T. A., and J. B. Gatenby: Neutral red and the Golgi apparatus of sympathetic neurones and the Zernicke microscope. Cellule **53**, 271 (1950). — Mudd, St.: Phagocytosis. Cold Spring Harbor Symp. Quant. Biol. **1**, 77 (1933). — Mühlethaler, K., A. F. Müller u. H. U. Zollinger: Zur Morphologie der Mitochondrien. (Elektronenmikroskopische Untersuchungen.) Experientia (Basel) **6**, 16 (1950). — Müller, A. F.: Die biologische Citrullinsynthese. Diss. Zürich 1949. — Müller, A. F., u. F. Leuthardt: Oxydative Phosphorylierung und Citrullinsynthese in den Lebermitochondrien. Helvet. chim. Acta **32**, 144, 2349 (1949); **33**, 262 (1950). ∼ Die Umwandlung der Glutaminsäure in Asparaginsäure in den Mitochondrien der Leber. Helvet. chim. Acta **33**, 268 (1950). — Murnaghan, D. P.: Studies on living spinal ganglion cells. Anat. Rec. **81**, 183 (1941). — Murray, M. R., and A. P. Stout: Adult human sympathetic ganglion cells cultivated in vitro. Amer. J. Anat. **80**, 225 (1947).

Nagahiro, K.: Zytologische Untersuchungen über die Epithelzellen der Gallenblase des Menschen. Cytologia **9**, 132 (1938). — Nahm, L. J.: The problem of Golgi material in plant cells. Bot. Review **6**, 49 (1940). — Nath, V.: Golgi apparatus. 31. Ind. Science Congr. Delhi 1944. — Nath, V., and C. L. Bhatia: Osmiophile granules in the egg of Pheretima. Proc. Nat. Inst. Sci. Ind. **10**, 231 (1944). — Needham, J.: Biochemistry and Morphogenesis. Cambridge: Univ. Press 1942. — Newcomer, E. H.: Mitochondria in plants. Bot. Review **6**, 85 (1940). ∼ An osmic impregnation method for mitochondria in plant cells. Stain Technol. **15**, 89 (1940). ∼ Concerning the duality of the mitochondria and the validity of the osmiophilic platelets in plants. Amer. J. Bot. **33**, 684 (1946). ∼ Mitochondria in plants. Bot. Review **17**, 53 (1951). — Nicolaysen, R.: The absorption of calcium as a function of the body saturation with calcium. Acta physiol. scand. (Stockh.) **5**, 200 (1943). — Nielsen, H., u. F. Leuthardt: Synthèse biologique de l'acide hippurique. Helvet. physiol. Acta **7**, C 53 (1949). ∼ Synthèse biologique de la cocarboxylase. Helvet. physiol. Acta **8**, C 32 (1950). — Nielson, P. E.: A study with radioactive phosphorus of the permeability of the rat placenta to phospholipid. Amer. J. Physiol. **135**, 670 (1942). — Nieto, D., y A. Escobari: Apparato de Golgi. Bol. Inst. Estud. Méd. y Biol. Mexico (1950). — Noback, C. R.: Histochemical comparison of the resting and "exhausted" cells of the pancreas and the salivary glands of mouse, rat. Anat. Rec. **97**, 359 (1947). — Noback, C. R., and W. Montagna: Pancreas and sal. glands Amer. J. Anat. **81**, 343 (1947). — Noel, R., and H. Tuchmann-Duplesses: Chondriome, hypophyse de la souris blanche. Ann. d'Endocrin. **6**, 31 (1945). — Novikoff, A. B., L. Korson and H. W. Spater: Alkaline phosphatase activity in the Golgi substance of intestinal mucosa. Exper. Cell Res. **3**, 617 (1952). — Novikoff, A. B., E. Podber, J. Ryan and E. Noe: Biochemical heterogeneity of the cytoplasmic particles isolated from rat liver homogenate. J. Histochem. and Cytochem. **1**, 27 (1953).

Oakberg, E. F., and A. M. Lukas: Effect of age sex and individual variability on lymphoid tissue of the pancreas in white Leghorn chickens. Poultry Sci. **28**, 675 (1949). — Oberling, Ch., W. Bernhard et H. L. Febvre: À propos de l'Ultra-Chondriome. Rev. d'Hématol. **6**, 395 (1951). — Oberling, Ch., W. Bernhard, L. Febvre, J. Harel et R. Klein: À propos de l'ultra-chondriome. C. r. Acad. Sci. (Paris) **231**, 1260 (1950); Rev. Hématol. **6**, 395 (1951); C. r. Soc. Biol. (Paris) **144**, 934 (1950). — Oberling, Ch., W. Bernhard et M. Guérin: Images de cellules cancéreuses au microscope électronique. Bull. Cancer **37**, 97 (1950). — O'Brien, J. A.: Cytoplasmic inclusions in the glandular epithelium of the scutellum of Triticum sativum and Secale cereale. Amer. J. Bot. **29**, 479 (1942). — Oettlé, A. G.: Golgi apparatus. Nature (Lond.) **162**, 76 (1948). —Oinuma, A.: Zytologische Untersuchungen der Hyalinknorpelzellen des Menschen. Okajima, Fol. anat. jap. **18**, 307 (1939). — Okada, T.: Histology and histogenesis of the gall bladder in the rabbit. Arch. hist. jap. **2**, 311 (1951). —Okamoto, H.: Mitochondrien der Leber und Milz, Frösche. Virchows Arch. **250**, 275 (1928). — Oker: Postmortale Autolyse der Zellgranula. Virchows Arch. **228**, 200 (1920). — Oliver, J.: J. Mt. Sin. Hosp. **15**, 175 (1948). ~ Dynamics of morphol. of the mammalian nephron. Amer. J. Med. **9**, 88 (1950). — Oliver, J. R., and E. M. Lund: Renal secretion. J. of Exp. Med. **57**, 435 (1933). — Omachi, A., C. P. Barnum and D. Glick: Esterase among cytoplasmic compoments of mouse liver cells. Proc. Soc. Exper. Biol. a. Med. **67**, 133 (1948). — Ono, J.: Studies on histological, cytological and cytochemical changes in the liver of rabbits, caused by the alteration of atmospheric temperature. I Histological, II Changes of polysaccharides, III of mitochondria. Folia anat. jap. **25**, 150, 156, 159 (1953). — Opie, E. L.: Ribonucleic acid in liver cells with the production of tumors. J. of Exp. Med. **84**, 91 (1946). ~ Cytoplasm of liver cells and of tumor cells. J. of Exper. Med. **85**, 339 (1947). ~ Cytochondria of normal cells, of tumor cells and of cells with various injuries. J. of Exper. Med. **86**, 45 (1947). ~ Osmotic system. J. of Exper. Med. **87**, 425 (1948). — Opie, E. L., and G. I. Lavin: Mitochondrien. J. of Exper. Med. **84**, 107 (1946). — Ortiz-Picon, J. M.: Zellteilung, Phagocytose. Z. Zellforschg **23**, 779 (1936). — Osogoe, S.: Zytologische Untersuchungen der Gl. ceruminosa. Arch. hist. jap. **2**, 153 (1951). — Osterhout, W. J. V.: Large Cells. Austral. J. Exper. Biol. a. Med. Sci. **9**, 135 (1932). ~ Permeability in large plant cells and in models. Erg. Physiol. **35**, 968 (1933). ~ How do electrolytes penetrate the cell? Collect. Net **10** (1935). ~ Protoplasmaoberflächen. Kolloid. Z. **77**, 373 (1936). ~ The absorption of electrolytes. Bot. Review **2**, 283 (1936); **13**, 194 (1947). — Ostrouch, M.: Histophysiologische Untersuchungen über die Hauptdrüsen des Magens. 1. Die Bedeutung der Belegzellen im Sekretionsprozeß. Z. Zellforschg **26**, 424 (1937).

Paff, G. H., F. Bloom and Ch. Reilley: The morphology and behavior of neoplastic mast cells cultivated in vitro. J. of Exper. Med. **86**, 117 (1947). — Palade, G. E., and A. Claude: The nature of the Golgi apparatus. Parallelism between Golgi apparatus and intracellular myelin figures. J. of Morph. **85**, 35, 171 (1949). — Palay, S. L.: Neurosecretion. 3. The origin of neurosecretory granules from the nuclei of nerve cells in fishes. J. Comp. Neur. **79**, 247 (1943). ~ The histology of the meninges of the toad (Bufo). Anat. Rec. **88**, 257 (1944). ~ Neurosecretory phenomena in the hypothalamus of man and monkey. Anat. Rec. **112**, 68 (1952). ~ Neurosecretory phenomena in the hypothalamo-hypophysical system of man and monkey. Amer. J. Anat. **93**, 107 (1953). — Palay, S. L., and S. L. Wissig: Secretory granules and Nissl substance in fresh supraoptic neurones of the rabbit. Anat. Rec. **116**, 301 (1953). — Palm, E.: On the passage of ethylalcohol from the blood into the aqueous humour. Acta ophthalm. (København) **25**, 139 (1947). — Panijel, J.: 1. Étude cytochimique et biochimique de la gamétogenèse et de la fécondation chez la Grenouille et l'Ascaris. Contribution à l'étude du métabolisme des nucléoprotéines. 2. Les problèmes de l'histochimie et la biologie cellulaire. (Étude critique des méthodes d'analyse histochimique.) Paris: Hermann 1951. — Parnell, J. P.: Postnatal development and functional histology of the sebaceous glands in the rat. Amer. J. Anat. **85**, 41 (1949). — Parpart, A. K.: Chemistry and Physiology of Growth. Princeton: Univ. Press 1949. — Parpart, A. K., and A. J. Dziemian: Red cell membrane. Cold Spring Harbor Symp. Quant. Biol. **8**, 17 (1940). — Passano, L. M.: Phase contrast observations on living neurosecretory cells of Sesarma. Anat. Rec. **112**, 158 (1952). — Patten, R.: Observations on the cytology of Opalina ranarum and Nyctotherus cordiformis. Proc. Roy. Irish Acad., Sect. B. **41**, 73 (1932). — Patterson, M. T.: Digestiv tract of Passalus cornutus Fabricius. Ann. Ent. Soc. Amer. **30**, 619 (1937). — Paulson, S., B. Sylvén and C. Hirsch: Biophysical and physiological investigations on cartilage and other mesenchymal tissues. 3. The diffusion rate of varions substances in normal bovine nucleus pulposus. Biochim. et Biophysica Acta **7**, 207 (1951). — Payne, F.: Cytological changes in the cells of the pituitarys, thyroids, adrenals and sex glands of ageing fowl. Cowdry's Problems of Ageing **16**, 381 (1952). ~ Do mitochondria divide? J. of Morph. **91**, 555 (1952). Peczenik, O.: Actions of sex hormones on oestrous cycle and reproduction of the golden hamster. J. of Endocrin. **3**, 157 (1942). — Pellissier, M.: Sur certains constituants cytoplasmiques de l'infusoire cilié Trichodinopsis paradoxa Clap. et Lach. Notes et Rev. Arch. Zool. Exper. et Gen. **78**, 32 (1936). — Pensa, A.: Les questions les plus discutées sur le cytoplasme des végétaux. C. r. Assoc. Anat. **1925**. ~ Vacuoma e apparato reticolare interno. Monit. zool. ital. **45**, 44 (1934). — Peters, H. C., and M. B. Visscher: On the mechanism of active absorption from the intestine. J. Cellul. a. Comp. Physiol. **13**, 51 (1939). — Petitpas, T., et M. Mathieu: Permeab. C. r. Acad. Paris **222**, 1486 (1946). — Pfuhl, W.: Über die funktionellen Beziehungen zwischen den Leberzellen und den Kupfferschen Sternzellen. Anat. Anz. **86**, 273 (1938). — Pfuhl, W., u. O. Dienstbach: Die Speicherung und Verarbeitung von kolloiden

Farbstoffen, Pigmenten und Lipoiden in der Golgi-Substanz der Leberzellen. Z. Anat. 108, 260 (1938). — Pigón, A.: Vacuoles of macrophages of the frog. Bull. Internat. Acad. Polon. Sci. Ses. B. II (1948). ~ The tension at the surface of the dissected vacuoles. Part 1. Bull. Internat. Acad. Polon. Sci., Sér. B. S. 13 (1950). — Pincus, I. J., J. E. Thomas and D. Hausman: Relationship between the p_H of the duodenal content and pancreatic secretion. Feder. Proc. 6, No 1 (1947); Proc. Soc. Exper. Biol. a. Med. 67, 497 (1948). — Pincus, I. J., J. E. Thomas and P. O. Lachman: The effect of vagotomy on the secretion of pancreatic juice after the ingestion of varions food-stuffs. Feder. Proc. 7, No 1 (1948). — Pizzi, T.: Trypanosoma: medios de cultivo, morfologia, nucleo, condrioma. Biologica (Santiago) H. 8—11, 93 (1950). — Plagge, J. C.: The vital importance of salivary glands to newborn rats. Amer. J. Physiol. 124, 612 (1938). — Polak, M.: Técnica sensibla pata la impregnación argentica del condrioma. Arch. Soc. Argent. Anat. normal y patol. 8, 177 (1946). — Policard, A.: Méthode de la Microincinération. Paris 1938. ~ Bases structurales et ultrastructurales de la microincinération. Mecanismes de formation des grains de cendre. Bull. Histol. appl. 17, 81 (1940). ~ Précis d'Histologie physiologique, 4. Aufl. Paris: Doin et Cie 1941. ~ Microincineration. Proc. Roy. Microsc. Soc. 62, 25 (1942). — Pollister, A. W.: Structure of the Golgi apparatus, Amphibia. J. Microsc. Sci. 81, 235 (1939). ~ Mitochondrial orientations and molecular patterns. Physiologic. Zool. 14, 268 (1941). — Pommerenke, W. T., P. F. Hahn and W. F. Bale: Placenta, iron. Amer. J. Physiol. 137, 164 (1942). — Ponder, E.: Red cell cytochemistry and architecture. Ann. N. Y. Acad. Sci. 48, 579 (1947). ~ Observations sur certaines propriétés des stromas de globules rouges. Rev. d'Hématol. 5, 580 (1950). — Ponz, F.: The influence of thyroxin on the absorption of monosaccarides from the intestine. Rev. españ. Fisiol. 1, 9 (1945). — Popják, G.: Mechanism of absorption of inorganic phosphate from blood by tissue cells. Nature (Lond.) 166, 184 (1950). — Popják, G., and M.-L. Beeckmans: Are phospholipins transmitted through the placenta? Biochemic. J. 46, 99 (1950). — Popper, H., and B. W. Volk: Absorption of vitamin A in the rat. Arch. of Pathol. 38, 71 (1944). — Porter, K. R., A. Claude and E. F. Fullam: Tissue culture, electronic microscopy. J. of Exper. Med. 81, 233 (1945). — Porter, R. W., and H. A. Davenport: Golgi's dichromate-silver method. Stain Technol. 24, 117 (1949). — Potter, V. R., J. M. Price and E. C. Miller: Studies on the intracellular composition of livers from rats fed various aminoazodyes. 3. Effects on succinoxidase and oxalacetic acid oxidase. Cancer Res. 10, 18, 28 (1950). — Potter, V. R., R. O. Recknagel and R. B. Hurlbert: Intracellular enzyme distribution, interpretations and significance. Federat. Proc. 10, 646 (1951). — Prenant, M., et M. Gabe: Ovogenèse, chitons. Bull. Soc. zool. France 74, 150 (1949). — Price, J. M., J. A. Miller, E. C. Miller and M. Weber: Studies on the intracellular composition of liver and liver tumor from rats fed 4-dimethylaminoazobenzene. Cancer Research 9, 96, 398 (1949). — Price, J. M., and E. C., and J. A. Miller: Studies on the intracellular composition of livers from rats fed various aminoazo dyes. 2.3'-methyl-2'methyl-, and 2-methyl-4-dimethylaminoazobenzene and 4'-fluoro-4-dimethylaminoazobenzene. Cancer Res. 10, 18 (1950). ~ The intracellular distribution of protein, nucleicacids and riboflavin in the livers of mice and hamsters fed 4-dimethylaminoazobenzene. Cancer Res. 11, 523 (1951).

Raab, W., and R. J. Humphreys: Secretory function of sympathetic neurones and sympathin formation in effector cells. Amer. J. Physiol. 148, 460 (1947). — Ralph, P. H.: Observations on the "normal" adult human erythrocyte. Anat. Rec. 98, 489 (1947). — Ralli, Elaine P.: Editor of Adrenal Cortex, First and Sec. Conference. New York: Josiah Macy Jr. 1949 und 1950. — Rasmussen, A. T.: Neuro-Anatomy. Progr. in Neur. a. Psychiatry 6, 1 (1951). — Rathnavathy, C. K.: The spermatogenesis of Clibanarius olivaceus. Proc. Indian Acad. Sci. Sect. B. 13, 379 (1941); 21, 41 (1945). — Recknagel, R. O.: Localization of cytochrome oxidase on the mitochondria of the frog egg. J. Cellul. a. Comp. Physiol. 35, 111 (1950). — Reese, J. D., A. A. Koneff and M. B. Akimoto: Anterior pituitary changes following adrenalectomy in the rat. Anat. Rec. 75, 373 (1939). — Reese, J. D., and H. D. Moon: The Golgi apparatus of the cells of the adrenal cortex after hypophysectomy and on the administration of the adrenocorticotropic hormone. Anat. Rec. 70, 543 (1938). — Regaud, Cl., et M. Favre: Glandes sudoripares. C. r. Assoc. Anat. 1912. — Reifenstein jr., Edw. C. Editor: Metabolic Interrelations. Josiah Macy Jr. Found. 1949. — Rennels, E. G.: Influence of hormones on the histochemistry of ovarian interstitial tissue in the immature rat. Amer. J. Anat. 88, 63 (1951). ~ The use of acid haematoin for staining acidophiles of the rat hypophysis. Anat. Rec. 111, 46 (1951). ~ An experimental study of cytoplasmic inclusions in adrenal cortical cells of the immature rat. Anat. Rec. 112, 509 (1952). ~ Localization of phospholipids in the rat hypophysis. Anat. Rec. 115, 659 (1953). — Reřábek, J. and E.: Nucleic acids and cytological changes in the thyroid gland after thiouracil. Acta physiol. scand. (Stockh.) 14, 276 (1947). — Rerabele, J.: Thyroxine, diiodotyrosine, nucleic acid in isolated thyroid cells. Biochim. et Biophysica Acta 8, 389 (1952). — Rheingold, J. J., and G. B. Wislocki: Histochemical methods applied to hematology. Blood 3, 641 (1948). — Richter, K. M.: A study of the cytoplasmic structures in the male germinal cells of several species of Notonecta, with spec. refer. to the Golgi system. J. of Morph. **67**, 489 (1940). — Ries, E.: Grundriß der Histophysiologie. Leipzig 1938. — Rieser, P.: The resistance of cell membranes to internal pressure. Physiologic. Zool. **23**, 199 (1950). — Riley, V., and M. W. Woods: A short column procedure for separating cytoplasmic components from normal and tumor tissue. Proc. Soc. Exper. Biol. a. Med. **73**, 92 (1950). — Ring, I. R., and E. Randall: Sweat glands of the rat, their response to prolonged nervous stimulation. Anat. Rec. **99**, 7 (1947). — Rinkel, G., u. G. C. Hirsch: Sekretion des Eiweiß zum Nestbau in der Niere des Stichling. Z. Zellforschg **30**, 649 (1940). — Rinkel, G. L.: Restitution der Eiweißkörper beim Nestbau des männlichen Stichling (Gasterosteus). Arch. néerl. Zool. **4**, 357 (1939). — Ritter, U.: Mechanismen der Fettresorption beim Frosch. Pflügers Arch. **255**, 164 (1952). Robertis, E. de: Cytologie du foie dans les diabètes pancréatique et hypophysaire. C. r. Soc. Biol. **127**, 158 (1938). ~ The cytology of the parathyroid gland of rats injected with parathyroid extract. Anat. Rec. **78**, 473 (1940). — Robertis, E. de, and A. Magdalena: Hepatic cells of Bufo arenarum (Hensel). Rev. Soc. argentina Biol. **11**, 179 (1935); **14**, 145 (1938). — Robertis, E. de, W. W. Nowinski and F. A. Saez: General Cytology. Philadelphia und London: Saunders Company 1949. — Roberts, H. S.: Mitochondrial form. Anat. Rec. **104**, 163 (1950). — Robineaux, R., et J. Frederic: Contribution à l'étude cytologique des phagocytes par la microcinématographie en contraste de phase. C. r., 3. Congrès Soc. Internat. Europ. d'Hematol. Oct. 1951. ~ Activation par l'histamine du pouvoir phagocytaire des polynucléaires neutrophiles. C. r. Soc. Biol. (Paris) **146**, 313 (1952). — Roddy, H.: Microincineration. Stain Technol. **16**, 101 (1941). —Rojas, P., y L. L. Resta: Histophysiology of the Golgi apparatus a. chondrioma in striped muscle. Rev. Soc. argent. Biol. **14**, 353, 476 (1938). ~ Histophysiologie du chondriome de la fibre musculaire striée. C. r. Soc. Biol. (Paris), **131**, 293 (1939). —Romanini, M. G.: Azioni istochimicamente rivelabili dei fermenti delle ghiandole salivari anteriori e posteriori di Octopus vulgaris. Boll. Soc. ital. Biol. sper. **27**, 1082 (1951). ~ Ghiandole salivari post. di Eledone. Boll. Soc. ital. Biol. sper. **28**, 1116 (1952). — Romieu, M., et A. Stahl: L'appareil de Golgi, neurohypophyse. C. r. Assoc. Anat. **69**, 851 (1952). — Ronkin, R. R.: The uptake of radioactive phosphate by the excised gill of the mussel Mytilus edulis. J. Cellul. a. Comp. Physiol. **35**, 241 (1950). Cytological studies on mucus formation and secretion in Busycon. Biol. Bull. **102**, 252 (1952). Fibrous ultrastructure in the hypobranchial mucus of Busycon. Biol. Bull. **103**, 306 (1952). — Roofe, P., P. Wilkinson and F. Hoecker: An investigation of the placental transmission of the alkaline earths, radium and calcium. Anat. Rec. **112**, 80 (1952). — Rose, M.: Technique de coloration élective des grains de sécrétion de l'appareil parabasal de Trypanophis grobbeni Poche. C. r. Soc. Biol. d'Alger **112**, 975 (1933). — Rosén, B.: Intrazelluläre Verdauung, Helix. Zool. Jb., Abt. allg. Zool. u. Physiol. **60**, 241 (1941). ~ The problem of phagocytosis in Helix pomatia L. Ark. Zool. **3**, 33 (1951). — Rosselet, A., et I. Sarian: Phagoc. irrad. leucocytes. Schweiz. med. Wschr. **74**, 260 (1944). — Rothmann, S. C.: Constructive uses of atomic energy. New York: Harper Brothers, Publishers 1949. — Rothschild, H., and L. C. M. Junqueira: The possible correlation between cathepsin activity and protein synthesis. Arch. of Biochem. a. Biophysics **34**, 453 (1951). — Roulet, F.: Methoden der Pathologischen Histologie. Wien 1948. — Ruch, F.: Eine Apparatur zur Messung des Ultraviolettdichroismus von Zellstrukturen. Exper. Cell Res. **2**, 680 (1951). — Rüttimann, A.: Über Aufbrauchserscheinungen und Neubildung der Mitochondrien in den Nierenhauptstücken nach Speicherung. Diss. Zürich 1951.

Sabbia, L.: Condrioma nella cellula di Sternberg. Haematologica (Pavia) **31**, 311 (1948).— Sacktor, B.: Investigations on the mitochondria of the house-fly, Musca domestica L. 2. Oxidative enzymes with spec. refer. to malic oxidase. Arch. of Biochem.a. Biophys. **45**, 349 (1953). ~ Investigations on the mitochondria of the house fly, Musca domestica L. 1. Adenosinetriphosphatases, mitochondria. J. Gen. Physiol. **36**, 371 (1953). ~ Mitochondria of Musca. ATP-ase. J. Gen. Physiol. **36**, 371 (1953). — Saguchi, S.: On cytology of pancreatic secretion. Cytological studies 8, 1 (1949). — Saka, Naoshi: Über den Golgi-Apparat der Leberzellen eines Knochenfisches (Oryzias latipes) bei der Cholesterinfütterung. Okajimas Fol. anat. jap. **23**, 227 (1951). — Salazar, A. L.: L'appareil para-Golgi et les conceptions actuelles sur la zone de Golgi. L'appareil para-Golgi répond-il à l'Idio-Golgi di Bowen? (Apparatinhalt de Hirschler, Golgi-Internum de Sembrat, etc.) Anat. Rec. **82**, 309 (1942). ~ Zone de Golgi. Z. Zellforsch. **32**, 134 (1942). ~ L'appareil para-Golgi et l'image négative de l'appareil de Golgi. An. Fac. Farm. Porto **6**, 73 (1945). — Salvatore, C. A.: Growth of human de Graafs follicle and corpus luteum. Rev. brasil. Biol. **10**, 85 (1950). ~ O ciclo ovariano. Rev. Gynec. **1**, 6 (1951). — Samuel, M.: Studies on the corpus luteum in Rhinobatus granulatus Cuv. Proc. Indian Acad. Sci. Sect. B. **18**, 133 (1943). — Sanders, F. K.: Spezial Methods. Bourne's Cytology 1951. — Sarian, J. N.: Irradiated human plasma and phagocytosis. J. Roentgen. Rad. Ther. **65**, 940 (1951). — Sato, J.: Studies on the cytoplasmic phenomena in the spermatogenesis of the oriental scorpion, Buthus martensii, with special references to the structure of the chondriosome ring and the dyctiokinesis. J. Sci.

Hiroshima Univ. Ser. B. Div. 1. 8, 1—116 (1940). — Schade, A. L., and L. Caroline: Science (Lancaster, Pa.) 104, 340 (1946). — Schanderl, H.: Chondriosomen pflanzlicher Zellen intra vitam. Der Züchter 20, 65 (1950). — Scharf, J.-H.: Untersuchungen an markhaltigen Ganglienzellen in der Wirbeltierreihe und beim Menschen. Verh. anat. Ges. 48. Versammlg. 1950. ~ Lipoid-Grenzmembran multipolarer Ganglien. Anat. Anz. Erg.-Heft 1951, 108; Acta neurovegetativa (Wien) 3, 498 (1951). ~ Die markhaltigen Ganglienzellen und ihre Beziehungen zu den myelogenetischen Theorien. Morph. Jb. 91, 187 (1951). ~ Hüllstrukturen, Grenzmembranen und Lipoide der Ganglienzellen bei einigen Wirbellosen. Verh. anat. Ges. 50. Versammlg. 1952. — Scharrer, E.: Capillaries and mitochondria in neuropil. J. Comp. Neur. 83, 237 (1945). — Schmid, A. E., u. E. Bürki: Histochemische Untersuchungen zum Nachweis und zur Lokalisation des Vitamin C im Auge. Ophthalmologica (Basel) 105, 65 (1943). — Schmidt, G., J. Benoth and B. Hershman: J. of Biol. Chem. 166, 505 (1946). Schmitt, F. O., C. E. Hall and M. A. Jakus: The ultrastructure of protoplasmic fibrils. Biologic. Symposia, Lancaster Pa. 10, 261 (1943). — Schneider, W. C., A. Claude and G. H. Hogeboom: The distribution of cytochrome c and succinoxidase activity in rat liver fractions. J. of Biol. Chem. 172, 451 (1948). — Schneider, W. C., and G. H. Hogeboom: Intracellular distribution of enzymes. 6. The distribution of succinoxidase and cytochrome oxidase activities in normal mouse liver and in mouse hepatoma. J. Nat. Canc. Inst. (Bethesda) 10, 969 (1950). ~ Cytochemical studies of mammalian tissues: the isolation of cell compoments by differential centrifugation: a review. Cancer Res. 11, 1 (1951). — Schneider, W. C., G. H. Hogeboom and H. E. Ross: Intracellular distribution of enzymes. 7. The distribution of nucleic acids and adenosinetriphosphatase in normal mouse liver and mouse hepatoma. J. Nat. Canc. Inst. (Bethesda) 10, 977 (1950). — Schneider, W. C., and V. R. Potter: Intracellular distribution of enzymes. 4. Oxalacetic oxidase. J. of Biol. Chem. 177, 893 (1949). — Schoenheimer, R.: The dynamic state of body constituents. Harvard Univ. Monogr. in Med. a. Publ. Health 3 (1942). 3. Aufl. Cambridge, Mass. 1949. — Schofield, G.: Argentaffin and mucous cells of the small and large intestines of the mouse. Acta anat. (Basel) 16, 1 (1952). — Schrader, F., and C. Leuchtenberger: A cytochemical analysis of the functional interrelations of various cell structures in Arvelius albopunctatus (de Geer). Exper. Cell Res. 1, 421 (1950). ~ The cytology and chemical nature of some constituents of the developing sperm. Chromosoma (Heidelberg) 4, 404 (1951). ~ The origin of certain nutritive substances in the eggs of hemiptera. Exper. Cell Res. 3, 136 (1952). — Schümmelfeder, N.: Geschwulstzellen. Z. Krebsforsch. 58, 666 (1952). — Schulman, J. H.: Monolayer technique, Bourne's Cytology. 1951. — Schwiegk, H.: Künstliche Radioaktive Isotope in Physiologie, Diagnostik und Therapie. Springer-Verlag 1953. — Scott, G. H.: Mineral distribution in the cytoplasm. Proc. Soc. Exper. Biol. 45, 30 (1940). ~ Biol. Symp. Lancaster Pa. 10, 277 (1943). ~ Med. Phys. New York 1944. — Scott, G. H., and A. Williams: Anat. Rec. 64, 107 (1935). — Scott, V. B., C. C. Scott and H. J. Bugel: The relation of fasting external pancreatic secretion to hunger. Amer. J. Physiol. 131, 60 (1940). — Seecof, D. P.: Mitochondria. Amer. J. Path. 1, 295 (1925). — Seifter, S., E. Muntwyler and D. M. Harkness: Protein deprivation, intracellular liver components. Proc. Soc. Exper. Biol. a. Med. 75, 46 (1950). — Selye, Hans: Textbook of Endocrinology, 2. Aufl. Montreal 1949. — Sendrail, M., A. Bazex et N. Bolte: Sur une nouvelle technique de differenciation cellulaire applicable au pancréas insulaire. Ann. Endocrinol. 10, 374 (1949). ~ Modifications cytologiques des pancréas de Cobayes soumis a l'alloxanisation. C. r. Soc. Biol. Paris 143, 978 (1949). — Seyfarth, W.: Mitochondrien in Tumorzellen als Eigenkörper. Naturwissenschaften 39, 91 (1952). — Shanklin, W. M.: Mesothelial concretions and mesothelium in the human pituitary. Anat. Rec. 102, 77 (1948). ~ On the presence of calcific bodies, cartilage, bone, follicular concretions and the so-called hyaline bodies in the human pituitary. Anat. Rec. 102, 469 (1948). ~ On the presence of cysts in the human pituitary. Anat. Rec. 104, 379 (1949). ~ The histogenesis and histology of an integumentary type of epithelium in the human hypophysis. Anat. Rec. 109, 217 (1951); 111, 177 (1951). — Sharp, L. W.: Fundamentels of Cytology. New York 1943. — Shaver, J. R.: The role of cytoplasmic granules in artificial parthenogenesis. J. Cyto-embryol. belgo-néerland. Gent 1949, 61. ~ Antigenic activity, granules, embryo. Anat. Rec. 105, 571 (1950). — Sheehan, J. F.: A cytological study of the cartilage cells of developing long bones of the rat, with special reference to the Golgi apparatus, mitochondria, neutral-red bodies and lipid inclusions. J. of Morph. 82, 2, 151 (1948). — Shelley, W. B., and H. Mescon: Secretory activity in human sweat glands. J. Invest. Dermat. 18, 289 (1952). — Shelton, E., W. C. Schneider and M. J. Striebich: A method for counting mitochondria in tissue homogenates. Anat. Rec. 112, 86 (1952). ~ A method for counting mitochondria in tissue homogenates. Exper. Cell Res. 4, 32 (1953). — Shulman, O.: Introduction to Biophysics. New York: Wiley & Sons 1943. — Simard, L.-Ch.: Etude histologique de pancréas greffés dans la paroi abdominale, chez le chien. Rev. canad. de Biol. 4, 264 (1945). — Simpson, W. L.: An experimental analysis of the Altmann technic of freezing-drying. Anat. Rec. 80, 173, 329 (1941). — Singh, B. N., and W. Boyle: The vitellogenesis of Gasterosteus aculeatus (the stickleback) investigated by the ultra-centrifuge. Quart. J. Microsc. Sci. 81, 81 (1938). — Sinnot, E. W.: Substance or system. The riddle of morphogenesis. Amer. Naturalist 80, 497 (1946). — Siri, W. E.: Isotopic Tracers. New York 1949. — Sjöstrand, F.: Electron-microscopic examination of tissues. Nature (Lond.) 151, 725 (1943). — Sluiter, J. W.: Cytologie des Hühnereies während der ersten Phase der Ovogenese. Protoplasma (Berl.) 34, 393, 431 (1940). ~ Restitutions-Problem in der Pankreaszelle. Z. Zellforsch. 33, 187 (1944). Proc. K. ned. Akad. 51, 503, 627 (1948). ~ Vitamin C und Golgi-Körper. Z. Zellforsch. 33, 299 (1944). ~ Het Golgi-Apparaat (1898—1949). In Memoriam? Vakblad v. Biologen. 30, 189 (1950). — Sluiter, J. W., J. C. A. Mighorst u. G. J. v. Oordt: The changes in the cytology of the adrenals of Rana esculenta following hypophysectomy. Proc. Kon. nederl. Akad. Wetensch. 52, 1214 (1949). — Smith, I. D.: Structure and osmiophilic inclusions of Astasia harrisii. Quart. J. Microsc. Sci. 85, 117 (1945). ~ Contractile vacuole, Chilomonas. Quart. J. Microsc. Sci. 88, 65 (1947). — Smulders, J.: Recherches sur l'athrocytose discriminante dans le système réticulo-endothélial. Étude qualitative et quantitative. Arch. de Biol. 62, 133 (1951). — Smyth, I. D.: Osmiophil material in some ciliates. Proc. Roy. Irish Acad. 46, 189 (1941). ~ Morphology of the osmiophil material of Rhabdomonas costata and its behavior during division. Quart. J. Microsc. Sci. 85, 329 (1944). ~ The Golgi apparatus of protozoa. Biol. Rev. 19, 94 (1944). — Soeborg Ohlsen, A.: Contribution to the histochemistry of the stomach. Thesis: Copenhagen 1941. — Sommermeyer, K.: Quantenphysik der Strahlenwirkung in Biologie und Medizin. (Probleme der Bioklimatologie, Bd. 2.) 1952. — Sorokin, H.: Mitochondria and plastids in living cells of Allium cepa. Amer. J. Bot. 25, 28 (1938); 28, 476 (1941). — Sosa, J. M.: On the morphological, chemical and physico-chemical significance of the Golgi apparatus. Rev. sudamer. morf. 6, 115 (1948). ~ Exper. Cell Res., Suppl. 1 (1949). ~ Vitamin C demonstration and Golgi apparatus. Exper. Cell Res. 3, 184 (1952). — Sosa, J. M., y J. A. Menegazzi: The Golgi apparatus of striated muscle fibre of Hirudo medicinalis and its relationship with contractile activity. Arch. Soc. Biol. Montev. 10, 6 (1940). — Soskin, S.: The storage and significance of tissue glycogen in health and disease. Proc. Amer. Diab. Assoc. 2, 119 (1942). — Soskin, S., and R. Levine: Carbohydrate metabolism. Corr. of physiol., biochem. and clin. aspects: Univ. Chicago Press 1946. — Soulairac, A.: L'appétit glucidique et sa régulation neuroendocrinienne chez les rongeurs. Bull. biol. France 81, 273 (1947). — Sousa, A. T. de: La méthode tanno-ferrique et ses modifications dans l'étude de l'hypophyse: Quelques résultats. Anais Fac. Farm. Porto 5, 155 (1943). — Spealman, C. R.: The volume flow of resting salivary secretion. Amer. J. Physiol. 139, 225 (1943). — Spector, H., and F. B. Adamstone: Tryptophan deficiency in the rat. J. Nutrit. 40, 213 (1950). — Spek, J.: Optische Analysen von Vitalfärbungen. Vortrag Med.-Naturwiss. Ges. Jena, 1942. — Srivastava, A. S.: Cytological observations on the oögenesis of certain Indian lizards. 1. Infiltration of cytoplasmic inclusions from the follicle cells into the oöcyte. Transact. Amer. Microsc. Soc. 66, 318 (1947); 67, 341 (1948). ~ Cytological observations on the oögenesis of certain Indian lizards. 3. Role of cytoplasmic inclusions in lacertilian eggs. Proc. Nat. Acad. Sci., India 18, 33 (1948). — Srivastava, D. S.: New method for the demonstration of the Golgi apparatus. Nature (Lond.) 169, 549 (1952). — Srivastava, M. D. L.: Cytoplasmic inclusions in the oogenesis of Musca domestica. Proc. Acad. Sci. (Unit. Prov. Agra and Oudh, India) 4, 179 (1934). ~ Golgi bodies in the male germ cells of Vaginula. Nature (London) 172, 689 (1953). ~ The Oogenesis of Cybister and Anthia. Alahabad Univ. Stud., Zool. Sect. 1948. — Stafford, Wm. T., and H. W. Mossman: The ovarian interstitial gland tissue and its relation to the pregnancy cycle in the guinea pig. Anat. Rec. 93, 97 (1945). — Steffens, H. W.: Mitochondria, hepatic cell. Anat. Rec. 81, 243 (1941). — Steinbach, H. B., and F. Moog: Localization of adenylpyrophosphatase in cytoplasmic granules. J. Cellul. a. Comp. Physiol. 26, 175 (1945). — Steinmann, P., u. G. Wilhelmi: Blockierung hochaktiver Zellen durch Vitalfärbung und deren praktische Anwendungsmöglichkeiten. 1. und 2. Mitt. Roux' Arch. 144, 329, 343 (1950). — Stevens, C. E., and C. P. Leblond: Renewal of the mucous cells in the gastric musoca of the rat. Anat. Rec. 115, 231 (1953). — Subramaniam, M. K.: An analysis of certain criticisms against the existence of the Golgi apparatus. Proc. Indian Acad. Sci., Sect. B 5, 48 (1937). ~ Oogenesis of Meretrix casta (Chemnitz) with a note on the nature of the contents of neutral red vacuoles. J. of Morph. 61, 127 (1937). ~ Studies on the structure of the Golgi apparatus. 4. Endostyle of Branchiostoma indicum. Quart. J. Microsc. Sci. 81, 429 (1939). ~ Studies on the structure of the Golgi apparatus. 2. Liver cells of Rhacophorus maculatus Gray. 3. Some observations on the mechanism of secretion of Golgi bodies in the intestinal cells of Lumbriconereis. Proc. Indian Acad. Sci., Sect. B 7, 80, 125 (1948). — Subramaniam, M. K., and R. G. Aiyar: An analysis of the shape and structure of Golgi bodies in the eggs of invertebrates with a note on the probable modes of origin of the Golgi network. Proc. Indian Acad. Sci., Sect. B 5, 142 (1937). ~ Some observations on the possible mode of evolution of the network Golgi apparatus of vertebrate somatic cells from discrete Golgi bodies of invertebrates. Cellule 45, 61 (1936). — Subramaniam, M. K., and P. N. Ganapati:

Studies on the structure of the Golgi apparatus. 1. Cytoplasmic inclusions in the gregarine Lecudina brasili (n. sp.) parasitic in the gut of Lumbriconereis. Cytologia 9, 1 (1938). — SUBRAMANIAM, M. K., and A. GOPALA: Oogenesis of Acentrogobius neilli (Gobius neilli Day), with special reference to the behaviour of the nucleoli. J. Roy. Microsc. Soc. 55, 174 (1935). — SUGIYAMA, S.: On the postnatal histogenesis of the thyroid gland of the rabbit. 1. On the glandular cells (follicle cell and parafollicular cell). Folia anat. jap. 23, 57 (1950). — SUGIYAMA S., u. T. JAGIZAWA: On the postnatal histogenesis of the thyroid gland of the rabbit. 3. On the thyroid function researched from the histogenetic point of view. Folia anat. jap. 23, 67 (1950). — SULKIN, N. M., and A. KUNTZ: The Golgi apparatus in autonomic ganglion cells and peripheral neuroglia and its modification following stimulation and induced hypertension. J. of Neuropath. 7, 154 (1948). ~ A histochemical study of the autonomic ganglia of the cat following prolonged preganglionic stimulation. Anat. Rec. 108, 255 (1950). — SUZUKI, H.: Zytologische Untersuchungen über die Geschmacksknospe mit besonderer Berücksichtigung der Sekretion ähnlichen Erscheinung in den sogenannten Stützzellen. Okajimas Fol. anat. jap. 22, 281 (1943). — SWANSON, M. A., and C. ARTOM: The lipide composition of the large granules (mitochondria) from rat liver. J. of Biol. Chem. 187, 281 (1950). — SWIEZAWSKA, K.: Influence of an increase in the osmotic pressure upon the white yolk spheres of the hen's egg, containing two or more drops of fat. Bull. Acad. Polon. Sci. et Lettres, Sér. B 1949, 201. — SYLVÉN, B.: The cytoplasm of living tissue mast cells in visual phase-contrast. Exper. Cell Res. 1, 492 (1950). — SYLVÉN, B., and L.-G. LARSSON: The mast cell reaction in mouse skine to some organic chemicals. III. The early effect of aromatic hydrocarbons. Cancer Res. 8, 449 (1948). — SYLVÉN, B., S. PAULSON, C. HIRSCH and O. SNELLMAN: Biophysical observations and physiological investigations on cartilage and other mesenchymal tissues. 2. The ultrastructure of bovine and human nuclei pulposi. J. Bone Surg. A 33, 333 (1951).

TAGAKI, S.: Mitochondria in the luminous organs of Luciola cruciata Motschulsky. Proc. imp. Acad. Tokyo 10, 692 (1934). ~ Contribution to the study of mitochondria. Mem. Coll. Sci. Kyoto Univ., Ser. B 15, 167 (1939). — TAKAHASHI, T.: Zur Zytologie der Epithelzellen der Harnblase des Menschen. Okajimas Fol. anat. jap. 16, 315 (1938); 17, 398 (1939). — TAMAKI, M., u. K. IWASHIGE: Zytologische Untersuchungen des menschlichen Pankreas. 1. Über die Sekretionserscheinungen der Drüsenzellen im exokrinen Teil mit besonderer Berücksichtigung der Mitochondrien. Okajimas Fol. anat. jap. 23, 1 (1950). — TAMAKI, M., u. K. TSUCHIYA: Zytologische Untersuchungen des menschlichen Pankreas. 2. Über den GOLGI-Apparat der Drüsenzellen des exokrinen Teils. Okajimas Fol. anat. jap. 23, 23 (1950). — TANAKA, H.: Golgi apparatus vitally stained with nile-blue sulphate. Arch. exper. Zellforsch. 13, 47 (1932). — TANAKA, K.: Argentophil cells in the alimentary tract of human fetus. Trans. Soc. Path. Jap. 28, 36 (1938). — TARAO, S.: Microchemical studies on the Golgi apparatus using protease-Nile blue sulphate technique. 2. Golgi apparatus of pancreatic acinar cells in the mouse in fixed and living condition. Cytologia 11, 261 (1940). — TARWIDOWA, H.: Lipoides, Mitochondries, Cellule 47, 204 (1938). — TEORELL, T.: Cold Spring Harbor Symp. Quant. Biol. 12, 247 (1947). ~ On the permeability of the stomach mucosa for acids and some other substances. J. Gen. Physiol. 23, 263 (1939). ~ Permeability. Ann. Rev. Physiol. 11, 545 (1949). — TERBRÜGGEN, A.: Cytologische Nierenfunktion in normalen und pathologischen Verhältnissen. Virchows Arch. 290, 574 (1933). — THOMA, K., u. A. WIERCINSKI: Untersuchungen über die Funktion der Granula der basophilen Leukozyten. Dtsch. med. Wschr. 1950, 86. — THOMAS, EARL J.: External Secretion of the Pancreas. Springfield, Ill. 1950. ~ Pancreatic physiology in the light of recent investigations. Symposion on the Pancreas 1950. — THOMAS, EARL J., and J. O. CRIDER: The secretion of pancreatic juice in the presence of atropine or hyoscyamine in chronic fistula dogs. J. of Pharmacol. 87, 81 (1946). ~ Carbohydrates as stimuli for the secretion of pancreatic enzymes. Federat. Proc. 6, No 1 (1947). — THOMAS, O. L.: Some observations with the phase-contrast microscope on the neurones of Helix aspersa. Quart. J. Microsc. Sci. 88, 269 (1947). ~ The cytology of the neurones of Helix aspersa. Quart. J. Microscop. Sci. 88, 445 (1947). ~ A study of the spheroid system of sympathetic neurones with special references to the problem of neurosecretion. Quart. J. Microsc. Sci. 89, 333 (1948). ~ The demonstration of a new nerve-cell organoid. Stain Technol. 24, 201 (1949). ~ Nerve cell neurosecretion. J. Comp. Neur. 95, 73 (1951). ~ Lipochondria of living nerve cells. Science (Lancaster, Pa.) 115, 657 (1952). — THORELL, B.: Studies in the formation of cellular substances during blood cell production. Acta med. scand. (Stockh.) Suppl. 200 (1947). — TIEL, N. VAN: Adsorption von Metallen und Vitamin C an GOLGI-Körpern. Arch. néerl. Zool. 4, 359 (1939). ~ Protoplasma (Berl.) 35, 289 (1940). — TIMM, F.: Mikrochemie, Histochemie, Zellmikrochemie. Jen. Z. Med. Naturw. 76, 157 (1943). — TIRELLI, M.: L'apparato di Golgi nelle cellule della mucosa intestinale di Gobius paganellus. Arch. zool. ital. 26, 57 (1939). ~ Struttura dell'apparato di Golgi, suoi rapporti col lacunoma, sua funzione. R. Accad. Ital. Sci. fis. 2, 658 (1941). — TODA, M.: Studies on the mitochondria and metachondria of the testicle cells. Jap. J. Exper. Med. 15, 171

(1937). — Togari, C., u. T. Okada: The minute structure of the epithelium of the human gallbladder. Folia anat. jap. **25**, 1 (1953). — Togari, Ch., S. Sugiyama and Y. Sawasaki: Prenatal histogenesis of the thyroid gland. Anat. Rec. **114**, 213 (1952). — Tonutti, E.: Ascorbinsäure in der Zelle und ihre Bedeutung für die Zelltätigkeit. Z. Vitaminforsch. **9**, 349 (1939). ~ Golgi-Apparat. Verh. anat. Ges. **1939**. ~ Vitamin C im Gewebe. Jb. Morph. usw. **48**, 1 (1940). ~ Über die Nebennierenrinde bei Vitamin E-freier Ernährung. Z. Vitaminforsch. **13**, 1 (1943). ~ Histophysiologie der Leydigschen Zwischenzellen des Rattenhodens. Z. Zellforsch. **32**, 495 (1943). ~ Sekretionsbiologie des Hypophysenvorderlappens. Vitamine u. Hormone **5**, 108 (1944). — Troll, W. L.: Die protoplasmatische Organisation. Protoplasma (Wien) **40** (1951). — Tsukagoshi, N.: Zur Zytologie der ekkrinen Schweißdrüsen der Tiere mit besonderer Berücksichtigung des Vorkommens der zwei Arten Drüsenzellen und ihrer apokrinen Sekretion. Arch. hist. jap. **2**, 481 (1951). — Tsukuda, T.: Mitochondria, polysaccharides and ribonucleic acid in liver cells of a fish Oryzias during starvation. Fol. anat. jap. **24**, 41, 291 (1952). — Tubiana, Maurice: Les Isotopes radioactifs en médecine et en biologie. Paris 1950. — Tudita, M.: Mitochondria, mid-intestinal epithelium, Tenebrio, Porcellio. Zool. mag. jap. **57**, 67 (1947). — Turner, J. P.: Cytoplasmic inclusions in the ciliate Tillina canalifera. Arch. Protistenkde **93**, 255 (1940). — Turner, O. A.: A Manual of neurohistologic technic. St. Louis: C. V. Mosby Co. 1940. — Tuzet, O., et J. F. Manier: Spermiogenèse du Lithobius. C. r. Acad. Sci. Paris **232**, 882 (1951).

Uhlenhuth, E., J. E. Schenthal, J. U. Thompson, K. F. Mech and G. H. Algire: Colloid content and cell height as related to the secretory activity of the thyroid gland. 1. In normal thyroids of Triturus torosus. J. of Morph. **76**, 1 (1943). — Uhlenhuth, E., J. E. Schenthal, J. U. Thompson and R. L. Zwilling: Colloid content and cell height as related to the secretory activity of the thyroid gland. J. of Morph. **76**, 45 (1945).— Urbani, E.: Acido ribonucleico nella vitellogenese, secrezione. Boll. Zool. **16**, 151 (1949). ~ La massa di giardina dell'oocite di Dytiscus marginalis L. Riv. Biol. **42**, 413 (1950). — Urbani-Mistruzzi e V. Pacini: Ergastoplasma e acidi nucleici nel ciclo secretorio di alcune ghiandole. Atti Accad. naz. Lincei, Ser. 8, **10**, 427 (1951). — Ussing, H. H.: Interpretation of the exchange of radio-sodium in isolated muscle. Nature (Lond.) **160**, 262 (1947). ~ The use of tracers in the study of active ion transport across animal membranes. Cold Spring Harbor Symp. Quant. Biol. **13**, 193 (1948). ~ The distinction by means of tracers between active transport and diffusion. Acta physiol. scand. (Stockh.) **19**, 43 (1949). ~ The transfer of inorganic ions across living membranes in the light of tracer studies. Proc. 6. Internat. Congr. Exper. Cytol. 318 (1950). ~ Water transport. Adv. Enzymol. **13**, 21 (1952). ~ Transport hrough biological membranes. Ann. Rev. Physiol. **15**, 1 (1953). ~ Transport of ions across cellular membranes. Physiologic. Rev. **29**, 127 (1949).

Vallmitjana-Rovira, L.: Morfologia del condrioma de la fibra muscular estriada y su intervencion en la formacion de grasa. Trab. Inst. Cienc. Nat. J. Acosta **2**, 1 (1948). ~ Bol. R. Soc. españ. Hist. nat. **47**, 283 (1949). — Vasconcelos Frazão, I. R.: Zone de Golgi de la cellule nerveuse. Arch. port. Sci. Biol. **9**, 94 (1948). — Vendrely, C.: Sur la présence d'acide ribonucléique au niveau da chondriome. Acta anat. (Basel) **7**, 225 (1949). ~ Acides nucléiques, organites. Archives d'Anat. **33**, 115 (1950). — Vendrely, C., et R. Vendrely: L'acide ribonucleique des mitochondries et des microsomes du foie et ses variations au cours du jeune protéique. C. r. Acad. Sci. Paris **230**, 333, 670 (1950). ~ Sur la teneur individuelle en acide désoxyribonucléique des gamètes d'oursins Arbacia et Paracentrotus. C. r. Soc. Biol. Paris **143**, 1386 (1949). — Verzár, F.: Helvet. phys. pharm. Acta **3** (C), 16 (1945). — Verzár and MacDougal: Absorption from the Intestine. London 1936. — Visscher, M. B., and R. R. Roepke: Influence of induced changes in blood plasma osmotic activity on intestinal absorption. Proc. Soc. Exper. Biol. a. Med. **60**, 1 (1945). — Visscher, M. B., R. R. Roepke and N. Lifson: Amer. J. Physiol. **144**, 457 (1945). — Visscher, M. B., R. H. Varco and C. W. Carr: Permeability of intestines. Amer. J. Physiol. **132**, 550; **141**, 488 (1944). — Volk, B. W., and H. Popper: The influence of dispersion upon the absorption of vitamin A and fat as studied by fluorescence microscopy. Gastroenterology **14**, 549 (1950).

Wahlberg, J.: Normale und pathologische Histophysiologie der menschlichen Schilddrüse. Arb. path. Inst. Helsingfors, N. F. **7**, 198 (1933). — Wallgren, J.: Golgi apparatus. Acta path. scand. (Københ.) **23**, 415 (1946). ~ Golgi apparatus in living plasma cells in erythrocytes with dark ground illumination. Exper. Cell Res. **2**, 10 (1951). — Wallin: Mitochondria. Amer. J. Anat. **32**, 467; **33** 147. — Wang, C. C., K. J. Wang and M. J. Grossman: Effects of ligation of the pancreatic duct upon the action of secretin and pancreozymin in rabbits with a correlated histological study. Amer. J. Physiol. **160**, 115 (1950). — Watanabe, M. J., and C. M. Williams: Mitochondria, flight muscles of insects. 1. Chemical composition and enzymatic content. J. Gen. Physiol. **34**, 675 (1951). — Watson, M. L.: Spermatogenesis in the albino rat, electron microscopy. Biochem. biophys. Acta **8**, 369 (1952). ~ Univ. of Rochester, Atomic Energy Project UR 185. 1953. — Watzka, M.: Veränderungen des Golgi-Netzapparates nach Chloroformnarkose. Z. mikrosk.-anat. Forsch.

46, 622 (1939). — Waugh, D. F., and F. O. Schmitt: Cellular membranes. Cold Spring Harbor Symp. Quant. Biol. **8**, 233 (1940). — Weber, R.: Elektronenmikroskopische Untersuchungen an Leberzellen von Xenopus. Rev. suisse Zool. **59**, 268 (1952). ~ Die Bedeutung der chemischen Erforschung von Zellbestandteilen für die Lokalisation von Stoffwechselvorgängen in der Zelle. Bull. Galenica **15**, 174 (1952). — Weel, P. B. van: Limb-bud. J. of Anat. **82**, 49 (1948). — Weisz, P. B.: Differentiation in normal and reorganizational stages of Stentor. J. of Morph. **84**, 335 (1949). ~ On the mitochondrial nature of the pigmented granules in Stentor and Blepharisma. J. of Morph. **86**, 177 (1950). — Welch, C. S., and A. C. Broders: Golgi apparatus of the thyroid gland. Arch. of Path. **29**, 759 (1940). — Weld, J. T., W. C. v. Glahn and L. C. Mitchell: Production of cytoplasmic inclusions in liver cells of rats injected with certain proteins. Proc. Soc. Exper. Biol. a. Med. **48**, 229 (1941). — Wertheimer, E.: Permeabilität. Pflügers Arch. **199** u. **200** (1923). — Wesson jr., L. G., W. E. Cohn and A. M. Brues: The effect of temperature on potassium equilibria in chick embryo muscle. J. Gen. Physiol. **32**, 511 (1949). — Wilber, Ch. G.: Structure, origin and function of the protoplasmic constituents in Pelomyxa carolinensis (Wilson). Trans. Amer. Microsc. Soc. **61**, 227 (1942). ~ The composition of the refractive bodies in the rhizopod Pelomyxa carolinensis. Trans. Amer. Microsc. Soc. **64**, 289 (1945). ~ Some physical properties of the vacuolar membranes in Pelomyxa carolinensis. Biodynamica **6**, 23 (1946). — Wilbrandt, W.: Permeabilität. Erg. Physiol. **40**, 205 (1938). ~ Permeabilität. Tab. Biol. **19**, 334 (1942). ~ Physiologie der Zell- und Kapillarpermeabilität. Helvet. med. Acta **13**, 143 (1945). ~ Die Wirkung des Phlorizins auf die Permeabilität der menschlichen Erythrocyten für Glukose und Pentosen. Helvet. physiol. Acta **5**, 64 (1947). ~ Permeability. Ann. Rev. Physiol. **9**, 581 (1947). — Wilbrandt, W., E. Guensberg u. H. Lauener: Der Glukoseeintritt durch die Erythrocytenmembran. Helvet. physiol. Acta **5**, 20 (1947). Wilbrandt, W., u. H. Heimann: Die Wirkung des Tannins auf die Erythrocytenmembran. Helvet. physiol. Acta **6**, 750 (1948). — Wilbrandt, W., u. Th. Rosenberg: Weitere Untersuchungen über die Glukosepenetration durch die Erythrocytenmembran. Helvet. physiol. Acta **8**, 82 (1950). ~ Die Kinetik des enzymatischen Transports. Helvet. physiol. Acta **9**, 86 (1951). ~ Wilbrandt, W., u. H. U. Wyss: Die Wirkung von Adstringentien auf die Zellmembran der Erythrocyten. Helvet. physiol. Acta **5**, 457 (1947). — Wilde, W. S., D. B. Cowie and L. B. Flexner: Permeability of placenta. Amer. J. Physiol. **147**, 360 (1946). — Wilhelmi, G., u. P. Steinmann: Blockierung hochaktiver Zellen durch Vitalfärbung. Roux' Arch. **144**, 343 (1950). — Williams, R. G.: Some properties of living thyroid cells and follicles. Amer. J. Anat. **75**, 95 (1944). — Williams, W. L., and M. Frantz: Histological technics, vitally stained normal and damaged cells. Anat. Rec. **100**, 547 (1948). — Willmer, E. N.: Evolutionary cytology. Bourne's Cytology 1951. — Wills, J. H.: Some factors in secretion by submaxillary glands of cats. Amer. J. Physiol. **134**, 441 (1941). — Wilska, A.: A new method for obtaining contrast in light microscopy. Ann. med. exper. biol. Fenniae **31**, 192 (1953). ~ A new method of light microscopy. Nature (Lond.) **171**, 353 (1953). — Wilson, D., and J. Manery: Permeability of rabbit leucocytes to sodium, potassium and chloride. J. Cellul. a. Comp. Physiol. **34**, 493 (1949). — Wilson, E. B., and A. W. Pollister: Observations on sperm formation in the centrurid scorpions with especial references to the Golgi material. J. of Morph. **60**, 407 (1937). — Wilson, W. D.: Differential cytological staining of anterior pituitary and islets of Langerhans. Anat. Rec. **112**, 166 (1952). — Wimsatt, W. A.: Growth of the ovarian follicle and ovulation in Myotis lucifugus. Amer. J. Anat. **74**, 129 (1944). ~ Nature, distribution of lipoids in the placenta of the bat (Myotis). Amer. J. Anat. **82**, 393 (1948). ~ Observations on the morphogenesis, cytochemistry and significance of the binucleate giant cells of the placenta of ruminants. Amer. J. Anat. **89**, 233 (1951). — Windl, W. F.: The physiology of the Fetus, S. 108. Philadelphia 1940. — Winkler, K. C., u. Bungenberg de Jong: Structure of the erythrocyte-membrane, Teil 1—3. Arch. néerl. Physiol. **25**, 431 (1940/41). — Wislocki, G. B., H. Bunting and E. W. Dempsey: Further observations on the chemical cytology of megakaryocytes and other cells of hemopoietic tissues. Anat. Rec. **98**, 527 (1947). — Wislocki, G. B., and E. H. Leduc: Vital staining of the hematoencephalic barrier by silber nitrate and trypan blue, and cytological comparisons of the neurohypophysis, pineal body, area postrema, intercolumnar tubercle and supraoptic crest. J. Comp. Neur. **96**, 371 (1952). — Wittek, M.: La vitellogénèse chez les amphibiens. Arch. de Biol. **63**, 134 (1952). — Wolfe, J. M.: Cytochemical studies of the anterior hypophyses of rats receiving estrogen. Amer. J. Anat. **85**, 309 (1949). — Wolfe, J. M., and A. D. Brown: The action of diethylstilbestrol on the cytological characteristics of the anterior pituitaries of female rats, together with certain observations of the effects of castration. Endocrinology **31**, 467 (1942). — Wolf-Heidegger, G.: Histochemical studies testing the presence and localization of vitamin C in the central nervous system. Confinia neur. (Basel) **4**, 121 (1942). ~ Das Auftreten stark reduzierender Substanzen in den Kupfferschen Sternzellen der Rattenleber nach Nebennierenexstirpation. Z. Vitaminforsch. **12**, 24 (1942). — Wolpers, C.: Erythrozyten-Membran. Naturwissenschaften **29**, 416 (1941). —

Woods, M. W., and H. G. du Buy: Evidence for the evolution of phytopathogenetic viruses from mitochondria and their derivatives. Phytopathology **33**, 637 (1943). ~ The action of mutant chondriogenes and viruses on plant cells with special reference to the plastids. Amer. J. Bot. **38**, 419 (1951). ~ Hereditary and pathogenic nature of mutant mitochondria in Nepeta. J. Nat. Canc. Inst. (Bethesda) **11**, 1105 (1951). — Woods, M. W., H. G. du Buy and B. Burk: J. Nat. Canc. Inst. (Bethesda) **9**, 311 (1949). — Worley, E. K.: A study of the spermforming components in three species of Decapoda. Cellule **48**, 147 (1939). — Worley, L. G.: The relation between the Golgi apparatus and "droplets" in the cell stainable vitally with methylene blue. Proc. Nat. Acad. Sci. U.S.A. **29**, 228 (1943). ~ The structure and function of the Golgi System in the living cells of developing molluscs. Proc. Nat. Acad. Sci. USA. **29**, 225 (1943). ~ Studies of the vitally stained Golgi apparatus. Yolk formation and pigment concentration in the mussel Mytilus californianus. J. of Morph. **75**, 77 (1944). ~ The methylene blue technique and some of its implication. J. of Morph. **75**, 261 (1944). — The Golgi apparatus — an interpretation of its structure and significance. Ann. New York Acad. Sci. **47**, 1 (1946). ~ Recovery of the Golgi apparatus from homogenates of normal mammalian liver. Exper. Cell Res. **2**, 684 (1951). — Worley, L. G., and H. W. Spater: The cytoplasmic cytology of sarcoma. Brooklyn, N. Y.: Brooklyn College 1950. — Worley, L. G., and E. K. Worley: Studies of the supravitally stained Golgi apparatus. I. Its cycle in the tectibranch mollusc Navanax inermis (Cooper). J. of Morph. **73**, 365 (1943). — Wotton, R. M.: A study of the mitochondria of trypanosomes. Quart. J. Microsc. Sci. **82**, 261 (1940). — Wotton, R. M., T. U. H. Ellinger and J. C. Bartone: A lipase reaction in phagocytes from the peritoneum of rats toward previously stained fat. Anat. Rec. **107**, 73 (1950). — Wotton, R. M., and A. Martin: The reaction of the lung in the cat toward oil droplets in the circulation. Anat. Rec. **110**, 267 (1951). — Wotton, R. M., and P. A. Village: The transfer function of certain cells in the wall of the Graafian follicle as revealed by their reaction in previously stained fat in the cat. Anat. Rec. **110**, 121 (1951). — Wotton, R. M., and R. L. Zwemer: Ingestion of fat. Anat. Rec. **75**, 493 (1939). — Wyckoff, Ralph W. G.: Electron microscopy. New York: Interscience Publishers 1949.

Xeros, N.: Lipoid bodies, Golgi apparatus and zymogen formation. Nature (Lond.) **167**, 448 (1951).

Yamasaki, M.: Pancreas. Arb. anat. Inst. Sendai **18**, 185 (1936). ~ On the z-substance in cell. Preliminary report. Tohoku J. Exper. Med. **57**, 118 (1953). — Yamasaki, M., and T. Oikawa: On the chemical properties of the z-granules. 3. Test by pyronin-methylgreen staining. Tohoku J. Exper. Med. **57**, 136 (1953). — Yoffey, J. M., and J. S. Baxter: Changes in the suprarenal gland of rat. J. of Anat. **83**, 89 (1949). — Yokochi, C.: Cytological studies on the mucous membrane of the human intestine. 2. On the Paneth's cells of the human intestine. Arch. hist. jap. **1**, 329 (1950). ~ Cytological studies on the mucous membrane of the human intestine. 3. On the duodenal glands of the human intestine. Arch. hist. jap. **2**, 13 (1951). — Yokoyama, H. O., and R. E. Stowell: Nucleolar volume changes in the mouse pancreas after repeated pilocarpine injections. J. Nat. Canc. Inst. (Bethesda) **11**, 939 (1951).

Zeiger, K.: Physikochemische Grundlagen der histologischen Technik. Dresden u. Leipzig: Steinkopff 1938. ~ Histologie. Hamburg: Hermes 1948. ~ Zur Problematik des Golgi-Apparates. Neue Ergeb. und Probleme der Zool., S. 1140. Leipzig 1950. — Zingg, W., u. H. U. Zollinger: Experimentelle Hämoglobin- und Hämosiderinspeicherung in den Nierenmitochondrien. Phasenmikroskopische und histologische Untersuchungen. Mikroskopie **6**, 72 (1951). — Zlotnik, J.: A comparative study of the cytoplasmic components during the oogenesis of dog, cat and rabbit. Proc. Roy. Soc. Edinburgh **63**, 200 (1948). Zollinger, H. U.: Phasenmikroskopische Beobachtungen an Zellkulturen. Mikroskopie (Wien) **3**, 1 (1948). ~ Phasenmikroskopische Beobachtungen über Zelltod. Schweiz. Z. allg. Path. u. Bakter. **11**, 276 (1948). ~ Cytologic studies with the phase microscope. The formation of "blisters" on cells in suspension (photocytosis) with observations on the nature of the cellular membrane. Amer. J. Path. **24**, 545, 569, 1039 (1948). ~ Experimenteller Beitrag zur Frage der Mitochondrienfunktion. Experientia (Basel) **4**, 312 (1948); **6**, 14 (1959). ~ Trübe Schwellung und Mitochondrien. (Phasenmikroskopische Untersuchungen.) Rev. suisse Path. et Bactér. **11**, 42 (1948). ~ Über hyalintropfige Veränderung der Nierenhauptstücke als Ausdruck von Eiweißspeicherung. Phasenmikroskopische Beobachtungen über Mitochondrienfunktionen II. Rev. suisse Path. et Bactér. **13**, 146 (1949). ~ Les mitochondries (leur étude à l'aide du microscope à contraste de phases). Rev. d'Hématol. **5**, 696 (1950).

Nachtrag. Die beste Bestätigung der hier dargelegten Theorie der Osmiophilen Körper gibt die elektronenmikroskopische Untersuchung des Pankreas durch F. S. Sjöstrand und V. Hanzon [Exper. Cell Res. **7**, 415 (1954)].

Zellen mit spezialen Funktionen.

(Sekretorische, exkretorische, resorbierende, motorische, receptorische und erregende Zellen.)

Von

MAX WATZKA-Mainz.

Mit 54 Abbildungen.

Dieses Kapitel bedarf zunächst einer näheren Umgrenzung, denn die meisten Zellen unseres hochdifferenzierten Organismus besitzen speziale Funktionen. So aufgefaßt würde es die gesamte Gewebelehre und die Histophysiologie der Organe beinhalten. Daß dies aber nicht der Sinn dieses Abschnittes sein kann, geht schon aus dem knappen zur Verfügung stehendem Raum hervor. Man wird sich also auf einige besonders sinnfällige Leistungen der Zellen beschränken müssen, deren Auswahl in der Überschrift angegeben ist.

1. Sekretorische Zellen.

Unter Sekretion versteht man die Fähigkeit der Zellen, aus Stoffen, die sie aus dem Säftestrom aufnehmen, durch eine *schöpferische Tätigkeit* ein neues Produkt zu bereiten und dieses wieder, sei es an eine freie Oberfläche oder rückläufig an den Säftestrom abzugeben. Die Sekretionsmorphologie ist heute noch nicht mit dieser Klarheit erfaßt, wie es wünschenswert wäre. Die histologischen Probleme führen hier immer mehr in die submikroskopischen Strukturen hinein, welche die feinere Morphologie an die Forschungsrichtung der Chemie und Physik bindet. Die Strukturbilder der absondernden Zellen lassen zwar die verschiedenen Phasen der Tätigkeit erkennen, die oft einen periodischen Rhythmus aufweisen, aber die submikroskopischen Vorgänge sind allenthalben noch unklar. Als gesichert kann angenommen werden, daß die Sekrete und Inkrete nicht allein durch die Tätigkeit des Cytoplasmas, sondern durch eine Wechselwirkung mit den Zellorganellen, dem Kern, GOLGI-Apparat und Mitochondrien bzw. Plastosomen entstehen. Die Sekretbildung ist ein aktiver Vorgang, der mit der Entstehung von Aktionsstrom und Wärme innerhalb der Zelle einhergeht. HIRSCH (1939), SLUITER (1944) haben am Pankreas der Maus die Beziehung des GOLGI-Apparates zur Sekretbildung studiert und konnten im Internum desselben Sekretkörnchen sich entwickeln sehen, die dann nach teilweiser Auflösung der lipoidreichen Externa in das Cytoplasma und an die Zelloberfläche gelangen, um schließlich ausgestoßen zu werden. Der GOLGI-Apparat restituiert sich wieder und der Vorgang kann sich beliebig wiederholen.

Drüsenzellen enthalten mehr oder minder zahlreiche Körnchen und fädige Bildungen, die nach NOLL (1901) an sezernierenden Zellen um so mehr an Zahl zunehmen je ärmer sie an Sekreten werden. Die Mehrzahl der Autoren hat diesen Mitochondrien oder Plastosomen eine unmittelbare Rolle bei der Bildung der Sekretkörner zugeschrieben. Eine Reihe von Untersuchern sah die postvital mit Janusgrün gefärbten Mitochondrien sich allmählich in die mit Neutralrot gefärbten Sekretkörner umwandeln[1, 2]. Die Sekretkörnchen in den Pankreaszellen sollen durch Abschnürung aus den Plastosomen hervorgehen. Sie wachsen dann selbständig zu großen Sekretkügelchen heran, welche sich am apikalen Zellende anhäufen, so daß das Bild der geladenen Pankreaszelle entsteht. Weiterhin beginnen sie sich an ihrer Oberfläche zu verflüssigen, wodurch sie immer kleiner werdend in Vacuolen zu liegen kommen. In diesen lösen sie sich schließlich ganz auf, so daß die Zellen ein stark vacuolisiertes Aussehen und einen an die Basis gedrängten Kern zeigen, während in den cytoplasmatischen Scheidewänden zwischen den Vacuolen spärlich Plastosomen und kurze Mitochondrien nachweisbar sind, die nach der Entleerung des Sekrets wieder an Zahl und Größe zunehmen. Demgegenüber lehnen Heidenhain (1907), Mislawsky (1913), Levi (1912), Veratti (1922) und Nassanow (1924) eine Beteiligung der Plastosomen an der Bildung der Sekretgranula ab. Nach Bremer (1913) gehen die Plastosomen zuerst in Lösung und aus der gelösten Substanz entstehen Sekretkörnchen.

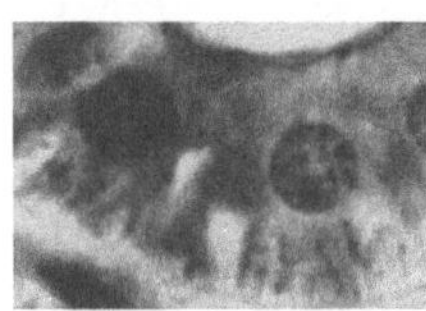

Abb. 1. Zwei Zellen aus einem Streifenstück der menschlichen Submandibularis mit Basalstreifung (Ergastoplasma.) Vergr. 935fach.

Huber (1949) glaubt, daß durch deren Auflösung für die Sekretsynthese im Golgi-Apparat wichtige Stoffe geliefert werden. Die für die Eiweißsynthese erforderlichen und immer wieder verlorengehenden Ribosenucleotide werden vom Zellkern gestellt, der diese, sowie Eiweißkörper vom Histontyp an das kernnahe Plasma abgibt und so die Entwicklung eines neuen primären Golgi-Feldes einleitet. Auch die basophil färbbaren Basallamellen (Ergastoplasma, Abb. 1), die in manchen, besonders sekretgefüllten Drüsenzellen (Pankreas, Parotis, Sublingualis und gemischte Mundhöhlendrüsen) vorkommen, wurden mit der Bildung der Sekretkörnchen in Zusammenhang gebracht. Die einen[3] identifizieren sie mit den Plastosomen, während andere[4] beide als scharf getrennte Organellen auffassen. Da der Lipoidreichtum und die mengenmäßige Entfaltung des Ergastoplasmas sich antagonistisch verhalten sollen, hat man dieses als Reservoir aufgefaßt, auf dessen Kosten die Zellipoide entstehen[5]. Nach neueren Anschauungen vollzieht sich in den Basallamellen die Synthese der Zell- und Sekreteiweiße. Chemisch stellen die Mitochondrien Liponucleoproteide dar und sind Träger strukturgebundener Fermente[6]. Sie müssen als vom Kern unabhängige bzw. nur mittelbar abhängige, zur selbständigen Vermehrung befähigte Zellbestandteile angesehen werden. In der Wechselwirkung zwischen Plastosomen, Golgi-Apparat und Ergastoplasma herrscht noch viel Unklarheit. Bei der Entstehung der Sekretkörnchen bestehen sehr verwickelte und histologisch schwer erfaßbare Umsetzungen zwischen den Zellorganellen und den von außen kommenden Ernährungssubstanzen. Offenbar herrscht auch unter den Zellorganellen ein derartiges Zusammenspiel, so daß Golgi-Apparat, Plastosomen und Ergastoplasma für die Sekretbildung gleich wichtig erscheinen.

Eine besondere Rolle spielt bei der Entstehung der Sekretkörnchen zweifellos der Kern was schon aus seiner Volumszunahme bei der Sekretbildung hervorgeht. Da an anderer Stelle dieses Bandes ausführlich die Probleme des Austausches zwischen Kern und Cytoplasma behandelt und die Morphologie der Austauschvorgänge dargestellt sind, können wir diese Fragen hier übergehen und

---

[1] Altmann 1894, Regaud und Mavas 1909, Hoven 1912, Oskar Schultze 1911, Arnold 1912 und Chaves 1915, Debeyre 1912.
[2] Weitere Anhänger dieser Hypothese: Eklöf 1914, Hauschild 1914, Takagi 1920.
[3] Mathews 1900, Hoven 1910, Schaffer 1927.   [4] Regaud und Mavas 1909, Dolley 1925.
[5] Hillarp und Olivecrona 1946.   [6] Rondoni 1949, Graffi 1949.

uns sogleich den verschiedenen Form- und Funktionsvarianten *sekretorisch tätiger Zellen* zuwenden.

Je nach dem Modus der Absonderung verändert die Zelle mehr oder minder ihr Aussehen oder verfällt vollends dem Untergang, indem sie vollständig in das Sekret einbezogen wird. Wir unterscheiden hierbei eine merokrine, apokrine und holokrine Sekretionsweise.

Die *merokrinen* oder ekkrinen Drüsenzellen sind dadurch ausgezeichnet, daß sie bei der Sekretabgabe ihr Aussehen nicht wesentlich verändern. In dem Maße, in dem sich die Sekretkörnchen an der Oberfläche verflüssigen oder ausgestoßen werden, bilden sich in Kernnähe neue nach. Die Zellen können daher andauernd sezernieren. Bei besonders starker Steigerung der Absonderung können sie in einen erschöpften sekretleeren Zustand übergehen. Als Beispiele solcher Drüsen sind die Speicheldrüsen und deren Verwandte, sowie die kleinen Schweißdrüsen, aber auch die Becherzellen und absondernden Epitheloberflächen anzuführen.

Der *holokrine* Sekretionstypus findet sich bei Talgdrüsen, den MEIBOMschen Drüsen, der Brunstfeige des Gemsbockes, den Paraproktaldrüsen der Marsupialier[1], ferner in der Violdrüse des Fuchses. In den Zellen treten zuerst kleinere, in den tiefern Zellagen dann größere Fetttröpfchen auf, die von dünnen protoplasmatischen Scheidewänden getrennt sind. In der Nähe des Kernes wird ein GOLGI-Apparat beschrieben[2]. Im Zentrum der Drüsen beginnen die Kerne zu degenerieren, die Fetttröpfchen können zu größeren Kugeln zusammenfließen und durch den Wachstumsdruck der randständigen und sich vermehrenden Zellen werden die äußerst dünnen, verhornten Zellhüllen gesprengt, wodurch die Fetttröpfchen frei werden. Das Produkt der Talgdrüsen ist daher im wesentlichen ein Brei verfetteter Zellen. Manche Autoren fassen zwar die Entstehung des Fettes als eine fettige Degeneration infolge schlechter Ernährung auf[3], doch dürfte sie ebenfalls ein aktiver Vorgang sein. ALTMANN (1900), PLATO (1901), BUSCHKE und FRÄNKEL (1905) sind für eine echte Sekretion eingetreten und nehmen eine granuläre Fettsynthese an, auf welche erst ein Zugrundegehen der Zellen erfolgen soll. Nach JOSEPH (1891) soll auch eine Umwandlung der Keratinsubstanz in Cholesterinfette vor sich gehen. Das gleiche gilt für die Oberflächenzellen der Glans penis, der Klitoris und des Innenblattes des Praeputiums, die als flächenhafte Talgdrüsen aufgefaßt werden können. Bezüglich der reichen Mannigfaltigkeit der Mischformen zwischen merokrinen und holokrinen Drüsen (hepatoide Drüsen nach SCHAFFER) in der Tierreihe sei auf die ausgedehnten Untersuchungen von SCHAFFER (1926) verwiesen. Mitosen sind an Talgdrüsen naturgemäß, da ein starker Zelluntergang stattfindet, in den randständigen Zellen reichlich zu beobachten. Sie sollen schubweise auftreten, da man sie manchmal fast vergebens sucht[4].

Eine Absonderung, die als holokrine Sekretionsweise zu bezeichnen ist, kann auch bei einigen inkretorischen Organen festgestellt werden. So kann man in den marknahen Zellen der Zona reticularis der Nebenniere eine Auflösung ganzer Zellen beobachten[5]. Auch die Thecazellen beim Hermelin lösen sich in dem zentralen Bereich des Ovariums zu einer eiweißreichen magmaartigen Substanz auf. Das gleiche läßt sich gelegentlich an den Zwischenzellen des Hodens erkennen. Dabei ist auf den Zelluntergang in den Keimdrüsen überhaupt hinzuweisen. Es ist anzunehmen, daß auch dieser Zelluntergang mit einer Hormonbildung in Zusammenhang steht.

---

[1] SCHAFFER und HAMPERL 1926.   [2] BIZZOZERO und BOTTESELLE 1909.
[3] HOFFMANN 1898, v. EGGELING 1900, BRINKMANN 1912.   [4] BRINKMANN 1912, KYRLE 1925.
[5] BACHMANN 1941.

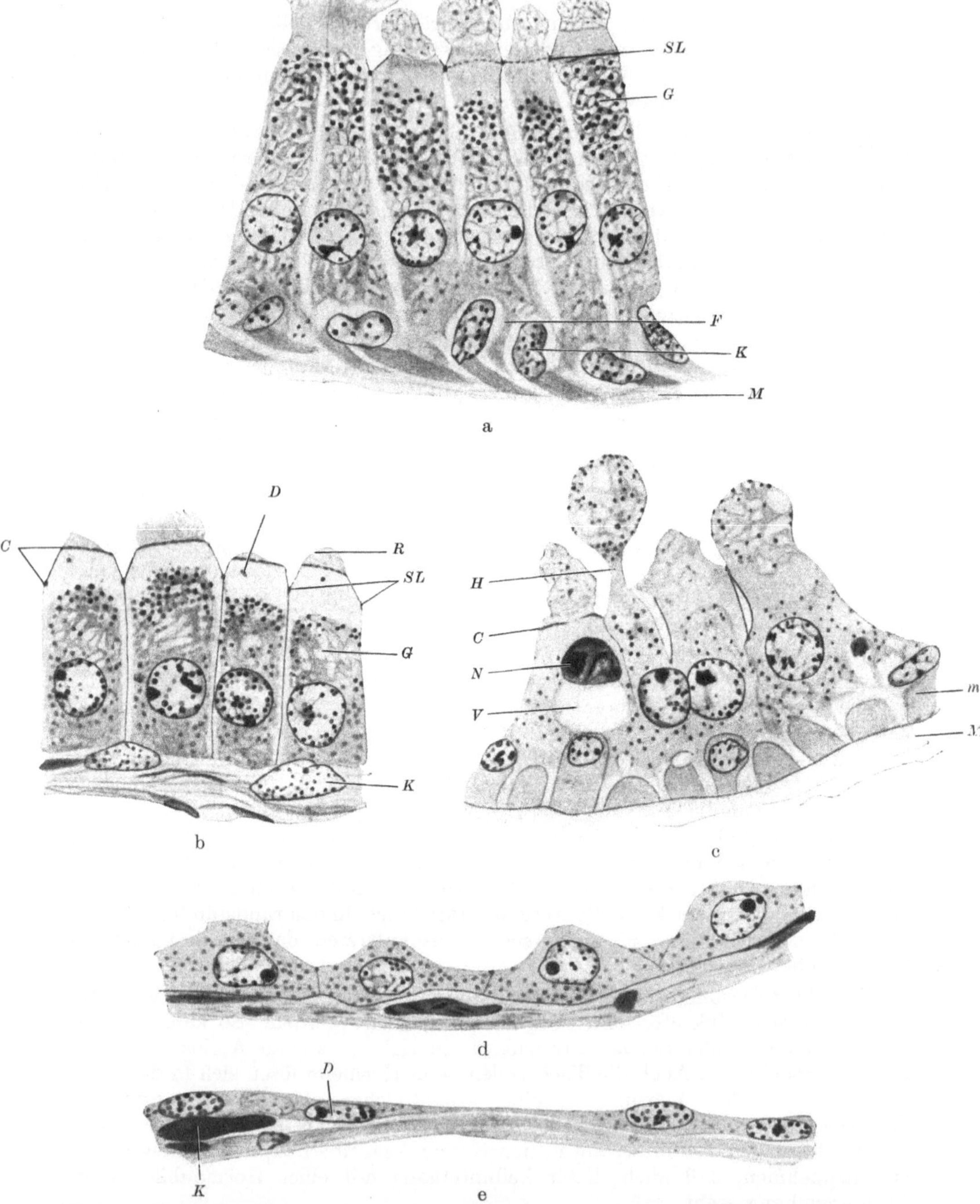

Abb. 2 a—e. Verschiedene Funktionsstadien der apokrinen Drüsen aus der Achselhöhle eines 17jährigen (nach
Schaffer). a Zellen zu Beginn der Sekretion; b und c Zellen nach Abschnürung von Sekret; d und e abgeflachte
Drüsenzellen am Ende einer Sekretionsperiode. *B* Sekretlappen vor der Abschnürung; *S* abgeschnürter Sekret-
tropfen; *SL* Schlußleisten; *G* Golgi-Netz; *F* gegabelter Zellfuß die Muskelzelle umfassend; *K* Kern der
Muskelfasern; *M* Basalmembran; *D* Diplosom; *C* körniger Saum; *R* Sekretrest; *H* gestielter Sekrettropfen;
V Vacuole; *N* pyknotischer Kern; *m* Muskelfaser. Vergr. 600fach.

Den mero- und holokrinen Drüsen stehen die *apokrinen* Drüsen gegenüber[1], die nicht nur durch ihren Sekretionsmodus, sondern teilweise auch durch den feineren Bau und die biologische Bedeutung scharf charakterisiert sind. Dazu gehören die großen Schweißdrüsen, wie sie in Achselhöhle, Mamillarhaut, Circumanal- und Genitalhaut, weiter als Ceruminaldrüsen und MOLLsche Drüsen im Augenlid verbreitet sind. Auch die Milchdrüse gehört diesem Typus an. Die sekretorischen Zellen dieser Drüsengruppe bilden an ihrer Oberfläche zungen- und kuppenförmige Fortsätze aus, in welchen das Sekret, das meist auch fetthaltig und eiweißreich ist, sich in Form von Körnchen und größeren Tropfen ansammelt, um dann mit dem umhüllenden Plasma abgeschnürt zu werden. Da bei der Sekretbildung große Teile des Zelleibs abgestoßen werden, nehmen die apokrinen Drüsen eine Zwischenstellung zwischen dem merokrinen Typus und dem holokrinen andererseits ein. Der Zellkern bei den apokrinen Hautdrüsen ist nicht selten in der Zweizahl vorhanden. Auch mehrere Kerne können vorkommen, die wahrscheinlich durch Amitose entstehen[2]. Zwischen Kern und freier Oberfläche kann man bei hochprismatischen Zellen anastomosierende Kanälchen sehen, die dem ausgelaugten GOLGI-Apparat entsprechen. In den Zellen der Axillardrüsen konnte Fe nachgewiesen werden, das an den GOLGI-Apparat gebunden erscheint[3]. Das Cytoplasma der Zellen enthält besonders in dem basalen Abschnitt reichlich Sekretkörnchen, welche niemals *in*, sondern zwischen den Körnchen des GOLGI-Netzes gefunden werden und die Zellen bis auf einen oberflächlichen homogenen Saum erfüllen können (Abb. 2). Bei Tieren sind in apokrinen Drüsenzellen gelegentlich kristalloide Einschlüsse zu finden, welche als Speichererscheinungen von eiweißreichen Substanzen aufgefaßt werden[2]. An manchen Zellen ist die Oberfläche von einem stark färbbaren Saum, der aus dicht gelagerten Körnchen besteht, abgeschlossen[4], unter welchem stets eine homogene Zone folgt, in welcher ein Diplosom beschrieben wurde[5]. Die Höhe der Drüsenzellen und die Beschaffenheit der Oberfläche bieten je nach dem Funktionszustand ein verschiedenes Aussehen dar. Die Abschnürung von Tropfen und Plasmakuppen kann bis zur Erschöpfung der Zelle führen, bei der die Zellen derartig abgeflacht erscheinen, daß ihre Kerne in einer Reihe mit den Muskelfaserkernen zu liegen kommen und von diesen kaum mehr zu unterscheiden sind, wodurch der Anschein epithelloser Schläuche entstehen kann. Nach einer gewissen Zeit kann sich der Zelleib wieder zur ursprünglichen Höhe regenerieren, um dann neuerdings in eine Sekretionsperiode einzutreten. Die Annahme von FALKE (1903) und BRINKMANN (1923/24), daß die meisten Zellen nach der Sekretion zerfallen, wird von HAMPERL (1926) und SCHAFFER (1927) zurückgewiesen. Dagegen spricht auch das außerordentlich seltene Vorkommen von Mitosen. Bezüglich der histologischen Besonderheiten derartiger Drüsen des Menschen und der Säuger sei auf die Spezialliteratur verwiesen[6].

Deutliche Zeichen einer apokrinen Sekretion finden sich auch noch an anderen sezernierenden Epithelzellen, z. B. den der Bläschendrüsen[7]. Auf den apikalen Flächen der Zellen ragen vielfach plasmatische kuppelförmige Fortsätze hervor (Abb. 3) und Ablösungen von Plasmaflocken kommen auf der Höhe der Sekretbildung im großen Ausmaße vor. Auch die mehr oder wenigen langen, sich oft in Fäden auflösenden Stereocilien des Nebenhodenganges (Abb. 4) können abgestoßen werden und sind als eine Sekretionserscheinung aufzufassen[8]. Während sich der Fortsatz in einzelne Fibrillen teilt, füllt sich der Raum

---

[1] SCHIEFFERDECKER 1922.　　[2] BRINKMANN 1912.
[3] BIZZOZERO und BOTTESELLE 1909, HOMMA 1925.　　[4] SCHAFFER 1927.
[5] K. W. ZIMMERMANN 1927.　　[6] BRINKMANN 1912, SCHAFFER 1927.　　[7] WATZKA 1943.
[8] HEIDENHAIN und F. WERNER 1924, BENOIT 1926, LANZ 1926.

zwischen den Fibrillen von der Zelle her mit Sekret und Körnchen. Der Fortsatz schwillt an, wird keulenförmig und schließlich werden die distalen Abschnitte als körnige Sekrettropfen mit Teilen der Fibrillen abgestoßen. Bei der weiteren Absonderung schmilzt unter fortdauernder Sekretbildung der ganze Fibrillen-

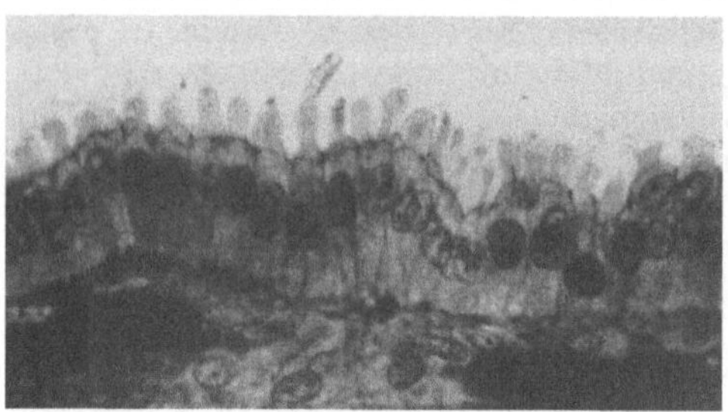

Abb. 3. Epithel eines Drüsenschlauches der Bläschendrüse mit zungenförmigen Plasmafortsätzen von einem 28jährigen Mann. Vergr. 935fach.

apparat ein. Ein ähnlicher Besatz von ungemein starken und langen Fortsätzen wurde von Mandl (1905) an der Oberfläche des Amnionepithels beschrieben und mit der Absonderung der Amnionflüssigkeit in Zusammenhang gebracht. Auch in den Ductuli efferentes sitzt dem freien Ende der sezernierenden Zelle häufig ein heller, scharf umhüllter Sekrettropfen auf, der mit der Zelle noch in Verbindung steht (Abb. 5). Im Plasma der Zelle bildet sich eine Sekretblase, die sich immer mehr gegen die Lichtung vorwölbt, bis sie schließlich platzt und das Sekret abfließt. Man hat auch den Eindruck, daß ganze von einem Plasmahäutchen umhüllte Sekrettropfen abgeschnürt werden, wofür auch die in der Lichtung liegenden scharf begrenzten Sekretkugeln sprechen. Die sezernierenden Zellen und die

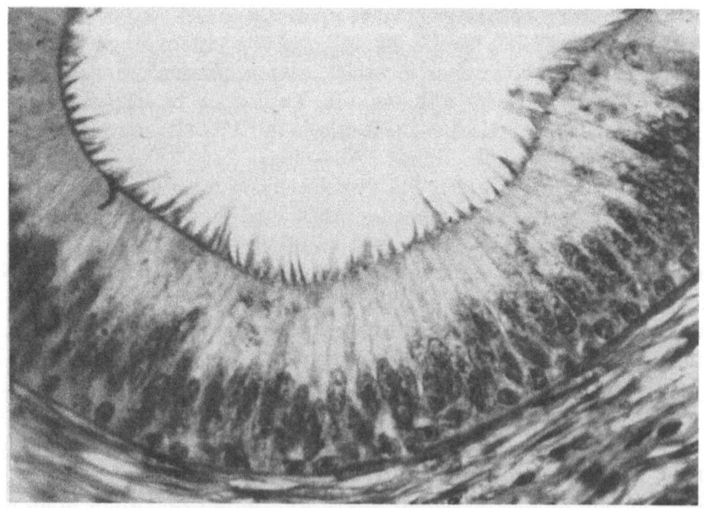

Abb. 4. Sezernierendes Oberflächenepithel aus dem Nebenhodengang mit Sekrettfäden (Stereocilien) eines 26jährigen Mannes. Vergr. 935fach.

Flimmerzellen der Ductuli efferentes (Abb. 6) sind keine getrennte Zellarten, sondern ebenso wie im Eileiter nur verschiedene Funktionszustände ein und derselben Zellart, die in der Funktion und im Erscheinungsbild abwechseln[1].

Als Paradigma einer zur Absonderung spezialisierten Zelle werden allgemein die *Becherzellen* bezeichnet. Sie stellen einen durch Form und Funktion gekennzeichneten Zelltypus dar, der sich beim Menschen und höheren Wirbeltieren im Epithel des Darmes, der Luftwege und Bindehaut findet. In geringerer Zahl sind sie besonders in den Ausführungsgängen der großen Drüsen anzutreffen,

---

[1] Stieve 1930.

zuweilen auch in den Sekretröhren der Parotis. Im Magen sind sie nur in dort vorkommenden Darmschleimhautinseln zu finden. Weiter konnten sie im persi-

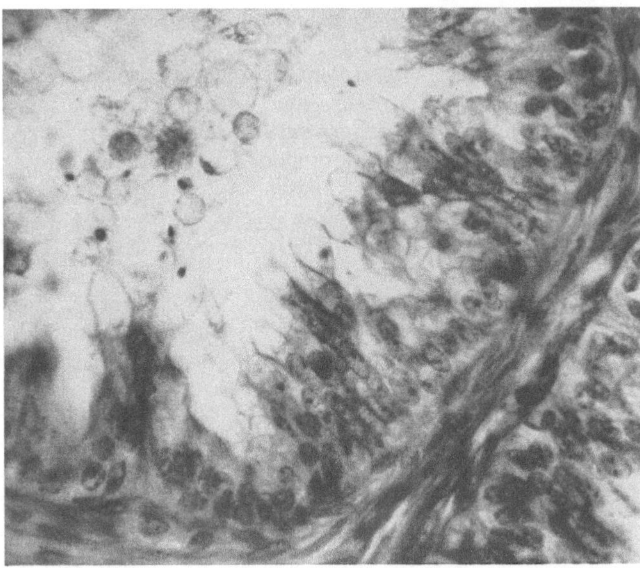

Abb. 5. Sezernierendes Epithel der Ductuli efferentes eines 26jährigen Mannes. Helle, von einem Plasmahäutchen umgrenzte Sekretblasen wölben sich in die Lichtung vor, platzen oder werden als Tropfen abgestoßen. Vergr. 935fach.

stierenden Ductus thyreoglossus[1], in der Tuba pharyngotympanica, auf der Plica semilunaris und der Caruncula lacrimalis und Fossa navicularis des Menschen regelmäßig aufgefunden werden. Noch viel weiter verbreitet finden sie sich bei Tieren, besonders bei niederen Wirbeltieren (Fischen und Amphibien). Die Form kann sehr verschieden sein (Abb. 7). Während sie im Darmepithel in der Mitte bauchig erweitert und einem ausgebauchten Becher gleich sind, haben sie im Epithel der Luftwege mehr kelchförmige Gestalt und in der Conjunctiva erscheinen sie mehr oder weniger kugelig. Das Wesen dieser Zellen ist, daß sie einen schleimartigen quellungsfähigen, mit den gebräuchlichen Schleimfärbemitteln in der Regel stark färbbaren Inhalt durch eine apikale Öffnung, das Stoma, entleeren und sich

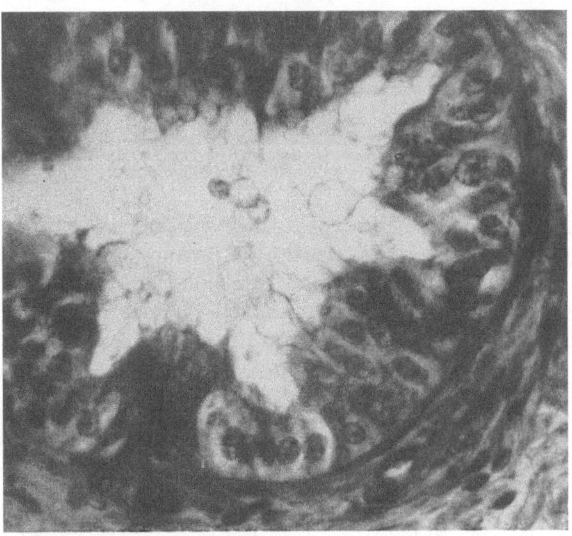

Abb. 6. Epithel der Ductuli efferentes eines 26jährigen Mannes mit Flimmerzellen in der Tiefe der Grübchen. Flimmerzellen und sekretorische Zellen sind hier lediglich verschiedene Funktionszustände derselben Zellart. Vergr. 935fach.

besonders nach Einwirkung gewisser Reagentien in einen Hohlkörper umwandeln, der von einer scharf hervortretenden membranartigen Wand begrenzt wird.

[1] PATZELT 1923.

Ihr Kern ist bei starker Füllung der Zelle an die Basis gedrängt und oft schüssel-
förmig eingedellt. Knapp über ihm liegt der GOLGI-Apparat und etwas darüber
findet sich das Diplosom, umgeben von Sekretkörnchen oder Schleim. Seine
Lage wechselt je nach dem Funktionszustand der Zelle[1]. Das Cytoplasma,
welches den Kern umschließt, geht nach oben in den erweiterten sekreterfüllten
Teil, die Theca, über, welche nach außen als glatt begrenzte Hülle erscheint.
Bei überlebenden Becherzellen besteht der Inhalt zumeist aus glänzenden
Körnchen (Prämucin- oder Mucinogengranula) oder erscheint durch die dichte
Lagerung bereits quellender Körnchen homogen. Im kernnahen Protoplasma liegt

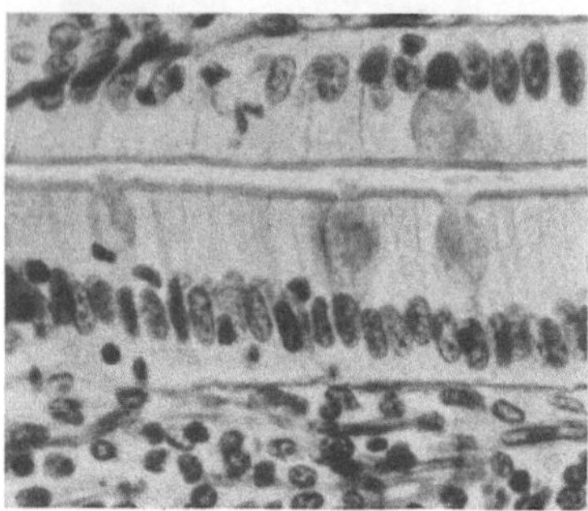

ihre Bildungszone. Nach
v. MÖLLENDORFF (1913),
MEVES (1918) gehen sie
aus den Plastosomen
hervor, die sich anfäng-
lich noch mit sauren
Farbstoffen färben und
nicht quellbar sind.
Unter Wechselwirkung
mit dem Kern nehmen
sie auf Kosten des Cyto-
plasmas an Größe zu, er-
langen kugelförmige Ge-
stalt und zwar zunächst
in dem vom Kern entfern-
teren Abschnitt. Inzwi-
schen sind sie basophil
geworden und gegen die
Oberfläche hin liegen sie
plasmafrei sehr dicht an-
einander, nur von einer
geringen Menge flüssiger
Zwischensubstanz ge-
trennt. Die Mucinogen-
granula werden aus dem
Stoma herausgedrängt

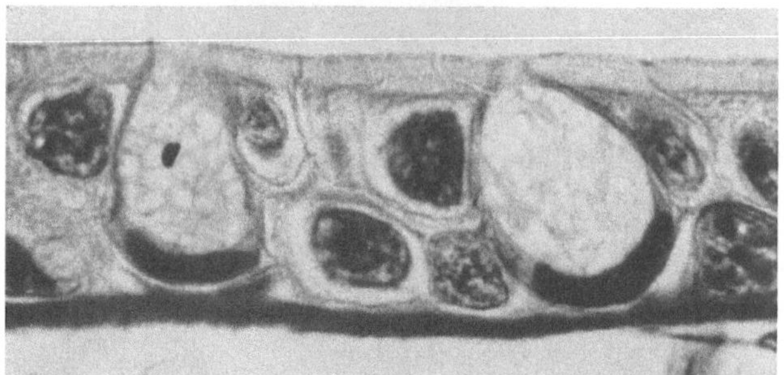

Abb. 7. Becherzellen. Oben. Im Resorptionsepithel des menschlichen
Dünndarmes. Vergr. 420fach. Unten. Im Darmepithel der Kaulquappe mit
Prämucinkörnchen in verschiedenem Quellungszustand. Vergr. 935fach.

und zerfließen sehr rasch unter Wasseraufnahme zu Schleim. Sie sind sehr labil,
so daß sie durch die meisten Fixierungsmittel leicht zur Quellung gebracht werden,
wodurch das Exoplasma deutlich hervortritt und das Stoma erweitert wird.
Verhältnismäßig gut lassen sich auch bereits fast reife mucinogene Körnchen mit
Osmiumdämpfen[2] und mit Formolalkohol (2:1) nach SCHAFFER (1908) fixieren.

Der Becherzellenschleim zeigt, wenn er gut mit Formolalkohol fixiert wurde, die Eigen-
schaft der Metachromasie oder Chromotropie, welche hochmoleküle Schwefelester anzeigt,
eine Erscheinung also, wenn die Kohlenhydrateiweißverbindungen des Schleims eine SO_2-
Gruppe enthalten. Nicht jede verschiedene Färbbarkeit der Becherzellen ist auf die Art der
Vorbehandlung und auf verschiedene Reifezustände der Schleimkörnchen zurückzuführen.
Becherzellen zeigen auch bei völlig gleicher Behandlung ein sehr verschiedenes färberisches
Verhalten[3], was auf verschiedene Schleimarten schließen läßt.

Die Ausscheidung von Schleim in Form kleiner Tröpfchen oder als große
Masse durch das Stoma kann längere Zeit andauern oder sich nach der Erschöpfung durch Neubildung der Mucinogengranula wiederholen. Früher oder
später gehen aber die Becherzellen zugrunde[4], wobei sie zusammengedrückt

---

[1] TSCHASSOWNIKOW 1914.   [2] METZNER 1906.   [3] SCHAFFER 1897.
[4] H. VIRCHOW 1910, PATZELT 1948.

werden und als Stiftchenzellen erscheinen können. Sie werden dann von undifferenzierten Zellen oder von Flimmer- bzw. Saumzellen ersetzt[1]. Clara (1926) kommt am Vogeldarm zur Überzeugung, daß die Becherzellen keine Zellen sui generis sind, sondern jederzeit aus „Hauptzellen" gebildet werden können. Andererseits sind Mitosen an Becherzellen, wenn auch nur in spärlicher Zahl, beobachtet worden[2]. Diese Befunde sind aber noch nicht geeignet, die Auffassung der Entstehung von Becherzellen aus indifferenten oder differenzierten Zellen anderer Art zu entkräften. Schwieriger ist die Frage zu entscheiden, ob Becherzellen nach ihrer Erschöpfung sich in Zellen anderer Art umwandeln können. Schaffer glaubt, daß die entleerten Becherzellen, die zu schmalen Stiftchenzellen geworden sind, in den Dickdarmkrypten und Darmzotten wenigstens teilweise sich wiederum in gewöhnliche Epithelzellen oder Saumzellen verwandeln können. Tschassownikow lehnt dagegen eine Rückverwandlung von Becherzellen in Flimmerzellen ab.

Manche flächenhaft ausgebreiteten Epithelien können in ihrer ganzen Ausdehnung zu *absondernden Flächen* differenziert sein, wie dies beim Oberflächenepithel des Magens, der Gallenblase, des Uterus, des Eileiters, der Plexus chorioidei, der Proc. ciliares, sowie am Amnionepithel der Fall ist. Durch pathologische Verhältnisse können auch noch andere oberflächliche Zellagen in sezernierende Flächen umgewandelt werden (Conjunctiva Greeff 1902). Das Epithel der Magenoberfläche besteht aus hohen Zellen von $20—30\,\mu$, in Grenzfällen bis zu $40\,\mu$, die nach dem Füllungszustand aber beträchtlich schwanken. Der runde bis ovale Kern liegt an der Basis der Zelle in feingekörntem Plasma eingelagert, während der obere Abschnitt im lebenden Zustand mit groben Körnchen, die sich sowohl mit Plasma- als auch Schleimfarbstoffen färben lassen, erfüllt ist[3]. Diese Körnchen sind noch labiler als die Mucinogengranula der Becherzellen und können nur mit den besten Fixierungsmitteln an lebensfrischem Material erhalten werden. Schon kurze Zeit nach dem Tode oder nach Einwirken von Alkohol, Formol oder Chromsäure beginnen sie vom oberen Ende her sich aufzulösen und bilden eine pfropfartige Schleimmasse (Biedermannscher Pfropf). Später schwindet auch dieser Pfropf und die Zelle gewinnt das Aussehen eines leeren, scharf begrenzten und oben offenen Bechers, dessen Inhalt von Schleimfärbemitteln nicht mehr färbbar ist. Diese scheinbar leeren Zellen besitzen jedoch noch einen Inhalt[4], was aus der deutlichen Blaufärbung mit Anilinblau und der Darstellung mit der Weigertschen Fibrinmethode hervorgeht. Irrtümlicherweise wurden die Zellen des Magenepithels an der freien Fläche für offen gehalten. Von R. Heidenhain (1870) wurde aber nachgewiesen, daß dieses Offenwerden durch die schleimige Verwandlung des Inhalts erfolgt. Auch für Becherzellen wurden sie angesehen, obzwar sie diesen weder in der Form entsprechen, vor allem aber sich im Modus der Absonderung und in der chemischen sowie färberischen Verschiedenheit des Sekrets unterscheiden.

Die Umwandlung der Körnchen in Schleim ist am freien Ende der Zellen ein ununterbrochener Vorgang, so daß in dem Maße in dem Körnchen zerfließen, im kernnahen Bezirk neue entstehen und nachrücken. Zu einer plötzlichen Umwandlung des Zellinhaltes wie bei Becherzellen kommt es normalerweise hier nicht, weshalb man beim Menschen und Säugetieren auch nie gänzlich erschöpfte Zellformen sieht[5]. Bei langdauernder Untätigkeit können sie in ein trübkörniges protoplasmatisches Ruhestadium übergehen. Das Produkt dieser Zellen, der Magenschleim, zeigt in mancher Hinsicht ein anderes Verhalten als das der Becherzellen. Wenn die Zellen nicht entleert und der körnige Inhalt gut fixiert ist, gelingt die Schleimfärbung mit allen Schleimfärbemitteln[6]. Auffallend ist die besondere Neigung zu saueren Farbstoffen. Der Schleim wird im Gegensatz zu allen anderen Schleimarten von Essigsäure nicht gefällt, sondern wird heller. Er enthält keine SO_2-Gruppe und zeigt daher nicht die Eigenschaft der Metachromasie, ist demgegenüber aber reicher an Kohlenhydrat und läßt sich daher besonders gut mit Bestschem Carmin darstellen. Man hat diese Art von Schleim als mucoides Sekret bezeichnet[7]. Mitosen wurden in den Oberflächenzellen des Magens beobachtet[8]. Die Hauptvermehrung findet jedoch in der Tiefe der Magengrübchen statt.

Eine ähnliche sezernierende Epithelfläche stellt die Auskleidung der Gallenblase dar. Im Uterus und Eileiter nimmt das Epithel zeitweise den Charakter einer sekretorischen Fläche an. In beiden Organen können die absondernden Zellen nach Ausstoßung ihres Sekrets in einen indifferenten Zustand übergehen und sich in Flimmerzellen umwandeln

[1] Schaffer 1891, v. Möllendorff 1913, Tschassownikow 1914.
[2] Bizzozero 1902, Zipkin 1903.   [3] Schaffer 1897.
[4] K. W. Zimmermann 1898, Heidenhain 1900.   [5] Schaffer 1927.   [6] Hari 1901.
[7] Patzelt 1948.   [8] K. W. Zimmermann 1898, Heiderich 1911.

und umgekehrt[1]. Während das Sekret der Tube zumindest bei Tieren[2] vorwiegend schleimartiger Natur ist, erscheint jenes des Uterus mehr eiweißhaltig, obzwar HITSCHMANN und ADLER (1908) auch hier eine Schleimfärbung erzielen konnten.

Für die sekretorische Natur des Epithels des Plexus chorioideus sprechen eindeutig die feinen Strukturverhältnisse, die von GRYNFELLT und EUZIERE beim Menschen und Säugetier genau studiert wurden. Sie enthalten oxyphile Körnchen und Fädchen, die als Sekretgranula gedeutet wurden[3]. Bei Neugeborenen und manchen Tieren (Pferd) können die zahlreichen langen Fädchen der Zelle ein längsgestreiftes Aussehen verleihen. Diese Plastosomen werden ziemlich allgemein mit der Sekretbildung in Zusammenhang gebracht. Aus ihnen sollen Bläschen mit einer färbbaren Lipoidwand hervorgehen, die sich mit Neutralrot anfärben. Sie speichern auch vital Pyrrholblau[4]. Nach GRYNFELLT und EUZIERE sollen sie in wandlose Flüssigkeitsvacuolen übergehen, die dann als Sekret ausgeschieden werden, was aber von POLICARD (1912) nicht beobachtet werden konnte. Die Oberfläche der Zelle wird von einem gestreiften Saum bedeckt, der als Bürstenbesatz aufgefaßt[5] und bei Erwachsenen von 5—10 μ langen geißelartigen Flimmerhaaren durchsetzt wird. Sie entspringen von der distalen Hälfte eines Diplosoms, welches dicht unter dem Basalknötchensaum gelegen ist. Paraplasmatische Einschlüsse, wie Fetttröpfchen, Pigment, Glykogen und Kalk sind beschrieben worden[6]. Die verschiedenen Erscheinungsformen der Zellen werden als verschiedene Stadien einer sekretorischen Tätigkeit gedeutet, obzwar die außerordentliche Empfindlichkeit des Cytoplasmas der Fixierungsflüssigkeit gegenüber, leicht zu Kunstprodukten führen kann. Der Bürstensaum hat nichts mit der sekretorischen Tätigkeit der Zelle zu tun[7], sondern legt die Wahrscheinlichkeit nahe, daß dem Plexusepithel neben der sekretorischen noch eine resorptive Funktion zukommt und bei der Entfernung von Abbaustoffen aus dem Liquor eine Rolle spielt[8]. Dafür sprechen auch die regelmäßigen Befunde verschiedener Abbauprodukte im Cytoplasma.

Es kann nicht Aufgabe dieses Kapitels sein, auf die mikroskopische Anatomie der Drüsen einzugehen, noch kann die außerordentliche Vielfältigkeit der Drüsen mit innerer Sekretion eine Berücksichtigung finden, sondern es sollen hier nur die wesentlichen Typen der sekretorischen Zellen noch etwas näher erörtert werden. Unter Berücksichtigung des Aussehens der absondernden Zellen bestehen klare Unterschiede zwischen den albuminösen und mukösen Drüsenzellen. Die *Zellen der albuminösen Drüsen*, auch seröse genannt, oder wie sie SCHAFFER bezeichnet, Albumin- oder Eiweißdrüsen, sind im gefüllten Zustand reich an dicht gelagerten, stark lichtbrechenden Körnchen, die als Vorstufen des Sekrets aufzufassen sind (Abb. 8). Im frischen Zustand der Zellen machen sie deren Abgrenzung undeutlich und verdecken den Zellkern.

Die Körnchen lösen sich in H_2O, in verdünnter Chrom- und Essigsäure und Alkohol. In 10%igem Formalin lassen sich ihre Vorstufen fixieren[9]. SCHAFFERS: Alkohol-Formolgemisch wandelt sie teilweise in Vacuolen um, auch lassen sie sich durch Sublimat, ORTHsches Gemisch[10] und Osmium-Bichromat verhältnismäßig gut erhalten. KÜHNE und LEA (1876) konnten ein „Wandern" der Granula von der Basis zur Zelloberfläche beobachten. In manchen Drüsen finden sie sich besonders häufig am apikalen Zellteil (Pankreas, Zungendrüsen). Durch Verschiebung der Granula gegen das freie Zellende während der Sekretion entsteht in der Parotis eine hellere körnchenfreie basale Außenzone, die sich von der körnchenreichen Innenzone deutlich abhebt. Nach Pilocarpin kommt es zum Verschwinden der Körnchen. Sie sollen sich nach TAKAGI (1920) zu Vacuolen umwandeln, deren flüssiger Inhalt ausgeschieden wird. In der erschöpften Zelle bleiben nur spärliche Körnchen zurück. Nur sehr selten sollen Körnchen an die Lichtung abgestoßen werden, doch fand HORNING (1925) beim Pankreas solche in den kleineren Ausführungsgängen vor. Häufiger kann man ausgestoßene Granula der PANETHschen Zellen am Grund der Darmkrypten sehen. Da man an den Körnchen eine Reifung, also eine Entwicklung zu Sekretgranula und eine Auflösung bzw. Zerfall unterscheidet, kann man je nach dem Reifezustand nebeneinander Zellen sehen, die infolge der verschiedenen Färbbarkeit ein dunkleres oder helleres Aussehen zeigen[10]. Die Körnchen lassen sich im allgemeinen mit sauren Farbstoffen anfärben, aber schon SOLGER (1896) hat angegeben, daß sie sich bei der mit Formol fixierten Submandibularis auch mit Hämatoxylin färben, was sonst nur die Mucinkörnchen tun. Ein solcher amphoterer Charakter der Körnchen konnte auch in der Parotis und Submandibularis[11] und in den Eiweißzellen der Drüsen des

---

[1] SCHAFFER 1908, MIHÁLIK 1935.   [2] SCHAFFER 1908.   [3] OBERSTEINER 1912.
[4] GOLDMANN 1909.   [5] GRYNFELLT und EUZIERE, CIACCIO und KALWARYJSKI 1924.
[6] YOSHIMURA 1910, PELLIZZI 1911, CIACCIO 1913.   [7] KALWARYJSKI 1924.   [8] PELLIZZI 1911.
[9] SOLGER 1896.   [10] PISCHINGER 1924.   [11] PETROVITCH 1922, PISCHINGER 1924.

Atmungstractus[1] nachgewiesen werden. SCHAFFER (1927) macht aber mit Recht darauf aufmerksam, daß aus den amphoteren Eigenschaften mancher Eiweißgranula nicht ohne weiteres auf eine schleimhaltige Komponente zu schließen ist, sondern die Entscheidung

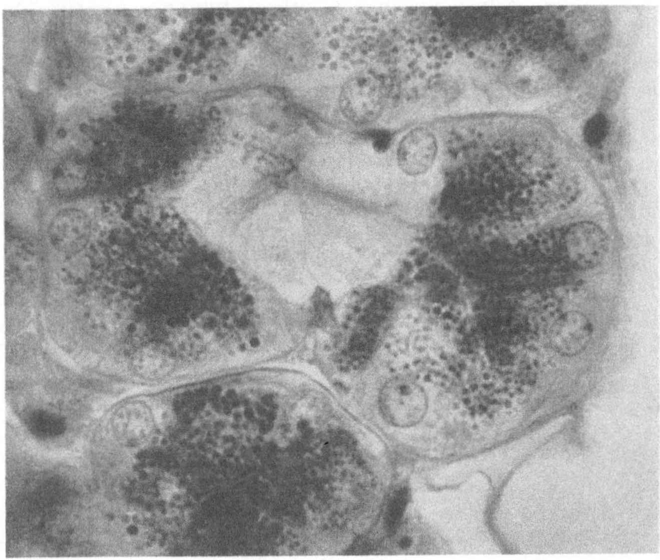

Abb. 8. Seröse Endstücke der Parotis eines 34jährigen Mannes. Die Zellen lassen eine körnchenfreie Außenzone und eine granulareiche Innenzone erkennen. Schaltstück erscheint hell. Vergr. 935fach.

könnte hier nur die chemische Untersuchung des Sekrets bringen. YAMAGUCHI (1924) konnte in allen Zellen der Speicheldrüsen feine Tröpfchen von Neutralfett vorfinden, die bei Greisen häufiger als bei Jugendlichen sind.

Der Zellkern ist meist kugelig, niemals abgeplattet und bei starker Ladung der Zelle an die Basis gedrängt. In sekretleeren Zellen liegt er höher und ist etwas größer und weniger färbbar. Auf seine Bedeutung im Sekretionsvorgang und die der übrigen Zellorganellen, wie Mitochondrien, Basalfilamente und GOLGI-Apparat wurde schon früher hingewiesen. Die mehr oder minder gut ausgebildeten intercellulären Sekretcapillaren vergrößern die sezernierende Zelloberfläche. In manchen Drüsenzellen z. B. in Leberzellen und in den Belegzellen der Magenfundusdrüsen kommen binnenzellige Sekretröhrchen vor.

Die *Schleimzellen* haben mit den Becherzellen in vielfacher Hinsicht übereinstimmende Merkmale (Abb. 9). Je

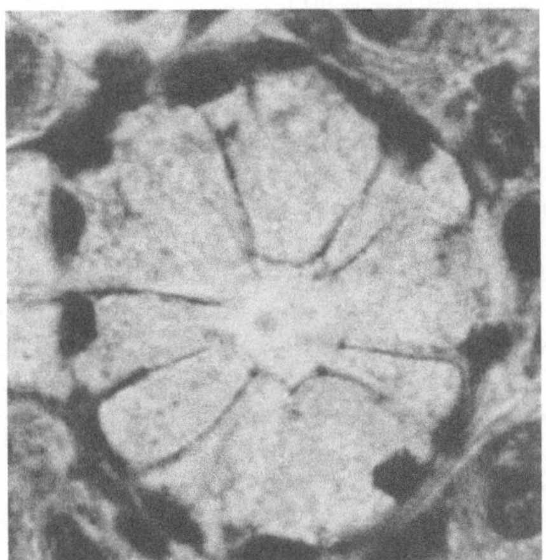

Abb. 9. Schleimdrüsenschlauch einer Oesophagusdrüse eines 34jährigen Mannes mit deutlichen Schlußleisten. Vergr. 420fach.

nach dem Reifezustand des in den Zellen bereiteten Sekrets kann ihr Aussehen sich ändern. Sie besitzen ebenso wie die Becherzellen ein körniges Vorstadium des Sekrets. In der frischen Zelle ist davon allerdings nichts zu sehen, da sie die

---

[1] FRANITCHEVITCH 1924.

gleiche Lichtbrechung wie das umgebende Plasma besitzen. Diese Körnchen sind aber noch empfindlicher und schwerer zu fixieren als jene der Becherzellen. Daher war es verständlich, daß viele Autoren diese überhaupt in Abrede stellten[1], da sie nur bei zweckmäßiger Konservierung erhalten bleiben. Verhältnismäßig gut lassen sie sich in ganz frischem Zustand mit dem SCHAFFERschen Alkohol-Formolgemisch erhalten[2].

Nach Auflösung der Körnchen entsteht zunächst an ihrer Stelle ein Netzwerk, das nach dem Reifungsgrad des Mucins mehr oder weniger färbbar ist. Gelegentlich ist Prämucin weder mit basischen noch mit sauren Farbstoffen abfärbbar, obwohl der fertige Schleim gut färbbar ist. SCHAFFER (1917) konnte auch zeigen, daß die Körnchen in den Schleimzellen der Glandula vestibularis major sich mit DELAFIELDschen Hämatoxylin nicht, wohl aber mit Mucicarmin färben, während der Schleim sich auch mit ersterem stark anfärbt. Bei der verschiedenen Färbbarkeit spielt hier nicht nur die Fixierung und der Reifungszustand der Körnchen eine große Rolle, sondern ist auch eine verschiedene Natur der Schleimkörnchen in Betracht zu ziehen. Nach KOLOSSOW (1902) z. B. sollen die Schleimzellen der Zungen- und Gaumendrüsen von denen der Submandibularis verschieden sein. Andererseits lassen sich Verschiedenheiten der Schleimkörnchen in den Becherzellen und jenen der echten Schleimdrüsenzellen feststellen[3]. Gelegentlich kann in manchen Drüsenzellen, besonders in denen der Glandula vestibularis major der Schleim auch vorübergehend in Form von Spindeln auftreten, die mit Anilinblau deutlich anfärbbar sind und von SCHAFFER als Atraktosomen bezeichnet wurden (Abb. 10). Sind durch die Abgabe des Sekrets die Granula völlig verbraucht, wie es nach Pilocarpininjektion der Fall ist, dann nehmen die Schleimzellen unter Verkleinerung ihres Volumens ein protoplasmatisches Aussehen an und sind dann oft schwer von Eiweißdrüsenzellen zu unterscheiden. Der Kern wird rund, schwächer färbbar und rückt von der Basis ab. Echten Schleimzellen fehlen stets die Basallamellen. Plastosomen treten besonders in den entleerten Schleimzellen hervor. Der GOLGI-Apparat nimmt in der sekretgefüllten Zelle eine Querzone des basalen Zellabschnittes ein. Bei der Entleerung rückt er, immer dem Kern dicht anliegend, weiter gegen die Zellmitte vor[4]. Auch Fetttröpfchen wurden in Schleimzellen nachgewiesen[5], Glykogen fehlt stets.

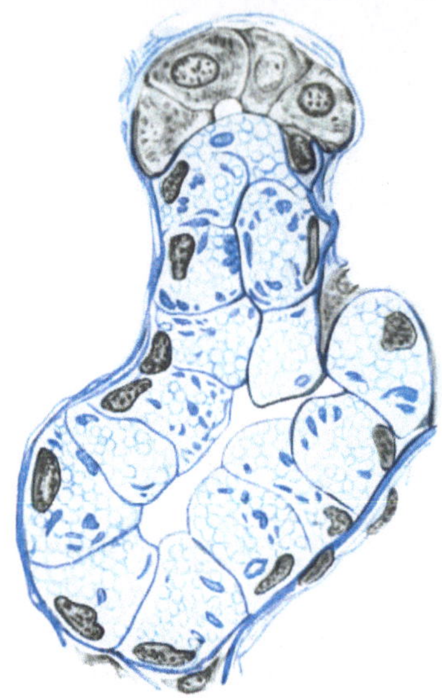

Abb. 10. Muköses Endstück der menschlichen Sublingualis mit spindelförmigen Einschlüssen (Atraktosomen) im netzförmigen Zellinhalt. (Nach CLARA.)

Die strenge Abgrenzung der sekretorischen Zellen ist heute sehr schwierig geworden. Eine größere Zahl von Beobachtungen lassen *neurosekretorische Vorgänge in Nervenzellen* als gesichert erscheinen[6]. Besonders eindrucksvolle Befunde konnte BARGMANN (1949) an den Ganglienzellen des Nucleus supraopticus und paraventricularis bei Hund und Katze erheben. In den Nervenzellen entsteht auf Kosten der NISSL-Schollen ein färberisch erfaßbares Produkt, das auf dem Wege der Nervenfortsätze zum Hinterlappen der Hypophyse geleitet wird. Über die Bedeutung des Zellkerns bei der Neurosekretion berichten HYDEN (1943), SCHARRER und seine Schüler (1945, 1953) sehr ausführlich. Eine neurogene Sekretion nahmen CAREY und HAUSHALTER (1948) auch an den motorischen Nervenendigungen an, von denen aus schwer darstellbare neurogene Granula (Neurosomen) in die Muskelfasern ausgeschüttet werden sollen. Normalerweise verschwinden sie schnell wieder durch Hydrolyse. Über die Bildung der Überträgerstoffe in den Nervenendigungen wissen wir jedoch vom morphologischen Standpunkt aus noch nichts.

[1] STÖHR 1887, LAGUESSE und JOUVENAL 1899.   [2] SCHAFFER 1908, PISCHINGER 1924.
[3] SCHAFFER 1927.   [4] KOPSCH 1926.   [5] METZNER 1906/07.
[6] SCHARRER 1934, 1936, 1945.

Über die sekretorische Tätigkeit der *epitheloiden Zellen* der arteriovenösen Anastomosen kann in anatomischer Hinsicht ebenfalls noch nichts ausgesagt werden. Ihre sekretorische Leistung wurde bisher mehr vermutet als erwiesen. SCHUMACHER (1938), STAUBESAND und LUCKNER (1950) konnten allerdings nachweisen, daß ein wäßriger Extrakt aus dem Glomus coccygicum des Menschen die Durchströmung am LAEVEN-TRENDELENBURGschen Präparat bis zu 20 min aufhebt oder stark vermindert, so daß auf die Bildung eines acethylcholinähnlichen Stoffes geschlossen wird.

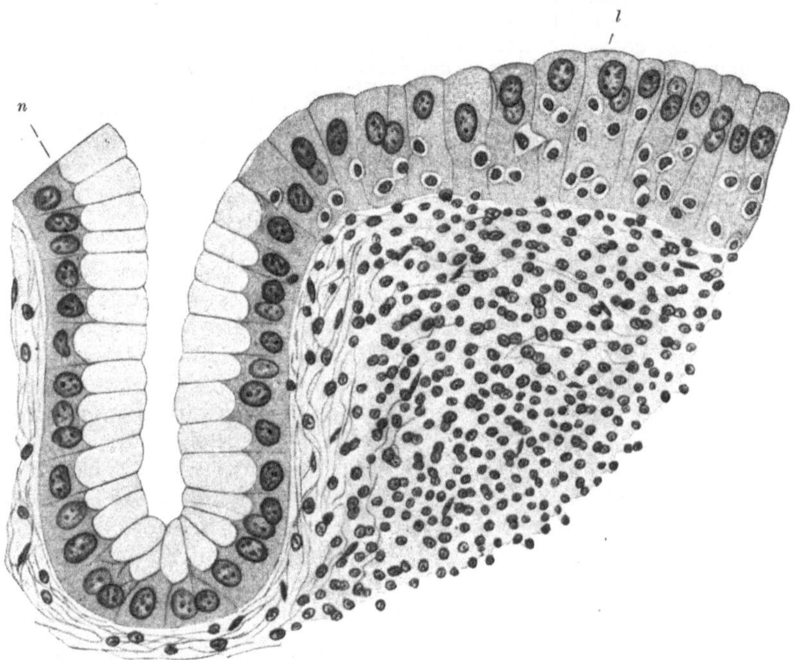

Abb. 11. Oberflächenepithel des menschlichen Magens. Links Normalbild (*n*) mit deutlicher Schleimreaktion. Rechts erscheinen unter dem Einfluß der eingedrungenen Lymphocyten die schleimbereitenden Epithelzellen entdifferenziert und zeigen keine sekretorischen Eigenschaften (*l*). Sie sind plasmareicher und ihr Kern ist in die Mitte der Zelle vorgerückt. Azanfärbung. Vergr. 400fach.

Bei der *Rückbildung der Drüsen* verlieren die Drüsenzellen ihre spezifische Funktion und die Kerne verfallen der Chromatolyse. Bei Schleimdrüsen konnte SCHAFFER eine eigentümliche Quellung und körnige Degeneration der Zelle beobachten, die mit gleichzeitiger Pyknose und amitotischer Vermehrung der Kerne einhergeht. Manche Zellen nehmen eine auffallende Färbbarkeit mit Eosin und Kongorot an.

Derartige eosinophile Epithelzellen wurden von HAMPERL als Onkocyten bezeichnet. Sie nehmen mit dem Alter zu[1].

Die *Regeneration der Drüsenzellen* findet unter normalen Verhältnissen nur in geringem Maße oder gar nicht statt. Nur an jenen Drüsen, deren Tätigkeit einen starken Verbrauch von Zellen bedingt oder zu bestimmten Zeiten erhöht ist, kann eine solche in größerem Ausmaße beobachtet werden. Das ist der Fall bei den Talgdrüsen, der Milchdrüse während der Schwangerschaft, den Magendrüsen, den Darmkrypten und den Uterusdrüsen. Eine verhältnismäßig rege

---

[1] SCHENK 1947.

Regenerationsfähigkeit besitzen bei Erwachsenen auch die Leberzellen[1]. Viele der regenerierten Leberzellen haben das zwei-, vier- und achtfache Kernvolumen.

Eine eigenartige *Entdifferenzierung sekretorischer Zellen* tritt stellenweise *unter dem Einfluß von Lymphocyten* in Erscheinung[2]. Im infiltrierten Oberflächenepithel des menschlichen Magens z. B. versiegt die sekretorische Tätigkeit der Zylinderzellen, wenn sie in unmittelbare Berührung mit Lymphocyten kommen. Diese enthalten dann keine Spur von fertigem oder unfertigem Sekret, die Zelle wird rein plasmatisch und der Kern rückt weiter gegen die Oberfläche vor (Abb. 11). Sehr auffallend sind auch die Veränderungen, welche die Panethschen Zellen der Dünndarmkrypten unter dem Einfluß von Lymphocyten erfahren. Während z. B. im Ileum des Kaninchens die Panethschen Zellen im allgemeinen strotzend von Sekretkörnchen erfüllt sind, ist der Drüsengrund der über den lymphoreticulären Massen gelegenen Krypten schmal und gänzlich sekret- und körnchenfrei. Auch hier gewinnt man den Eindruck einer Entdifferenzierung und Aufhebung der Sonderprägung und Sonderleistung sekretorischer Zellen unter dem Einfluß der Lymphocyten. Eine solche Rückverwandlung sekretorischer Zellen in einen anaplastischen Zustand geringerer Reife kann man auch an den Becherzellen und den von Lymphocyten umlagerten Bronchialdrüsen des Menschen beobachten.

2. Exkretorische Zellen.

Im Gegensatz zur sekretorischen Zelle, die ein neues Produkt aufbaut, das im Getriebe des Organismus noch eine besondere Funktion zu erfüllen hat, scheiden die exkretorischen Zellen Stoffwechsel- oder Abfallprodukte aus, die sie aus dem Blut entnehmen und zumeist unverändert an den Harn und Schweiß abgeben. Die Abgabe dieser Stoffe entzieht sich in der Regel dem morphologischen Nachweis. Für die Hauptstücke der Nierenkanälchen wird ein solcher Vorgang von einzelnen Forschern angenommen, obgleich ein direkter Beweis nur schwer zu erbringen ist[3]. Die in den Hauptstücken nachzuweisende Harnsäure könnte ebensogut als eine Erscheinung der Resorption aufgefaßt werden. Apitz (1940) schreibt der Niere die spezifische Fähigkeit zu, blutfremde Eiweißkörper zu eliminieren und Randerath tritt dafür ein, daß in allen Fällen, in denen hochmolekulare Paraproteine durch die Capillarwände der Glomeruli hindurchtreten, auch normale Plasmaeiweißkörper mit ausgeschieden werden. Smetana (1947) hat artfremde und arteigene Proteine mit Farbstoffen markiert und konnte beobachten, daß sie im Glomerulus ausgeschieden und im Tubulus rückresorbiert und gespalten werden. Zu dem gleichen Ergebnis kommt auch Zollinger (1948), der lebensfrische Nierentubuli mittels des Phasenkontrastverfahrens untersuchte und feststellte, daß die trübe Schwellung der Nierentubuli im wesentlichen auf einem Anschwellen der Mitochondrien beruht, denen neben der Aufsaugefähigkeit für Flüssigkeit auch eine gewisse Speicherfunktion gegeben zu sein scheint.

Als weitere exkretorische Drüsen werden die ekkrinen Schweißdrüsen bezeichnet. Die mittelhohen Zellen sind stets körnchenfrei. Niemals werden kuppelförmige Fortsätze beobachtet, und die Zellen sind durch zwischenzellige Sekretkörnchen getrennt. Die Drüsenzellen enthalten viel Glykogen und die Ausscheidung von Harnstoff und NaCl ist histochemisch festgestellt.

Zu den exkretorischen Organen im weiteren Sinne können auch noch Leber und Lunge gezählt werden, nur ist es schwer hier von eigentlichen exkretorischen Zellen zu sprechen. Die Ausscheidung in der Lunge ist offenbar kein aktiver Prozeß und geschieht durch Diffusion. Die Leberzellen sind in ihrer Hauptbedeutung weder rein sekretorische noch weniger exkretorische Zellen, sondern ihre wesentlichste Aufgabe liegt auf dem Gebiet des intermediären Stoffwechsels.

[1] Ashworth und Reid 1947.   [2] Watzka 1932.   [3] Kuschinsky und Langecker 1943.

3. Resorbierende Zellen.

Die Zellen, die im besonderen Maße befähigt sind, Stoffe von der freien Oberfläche her aufzunehmen, sind durch einen Stäbchen- oder Bürstensaum am apikalen Zellpol ausgezeichnet, wodurch diese Zellen geradezu als spezifisch resorbierende erkenntlich werden. Am bekanntesten sind derartige Bildungen an den Saumzellen des Darmes, den Zellen der Hauptstücke der Nierenkanälchen, am Epithel der Chorionzotten, der Plexus chorioidei und des Peritoneums.

Nach HEIDENHAIN (1888) soll es sich bei dem Resorptionssaum des $30\,\mu$ hohen Darmepithels (Abb. 12) um fadenförmige Fortsätze des Protoplasmas handeln, welche durch eine homogene Masse zusammengehalten werden. Diese Auffassung wird auch von v. EBNER (1899) und den meisten Autoren vertreten.

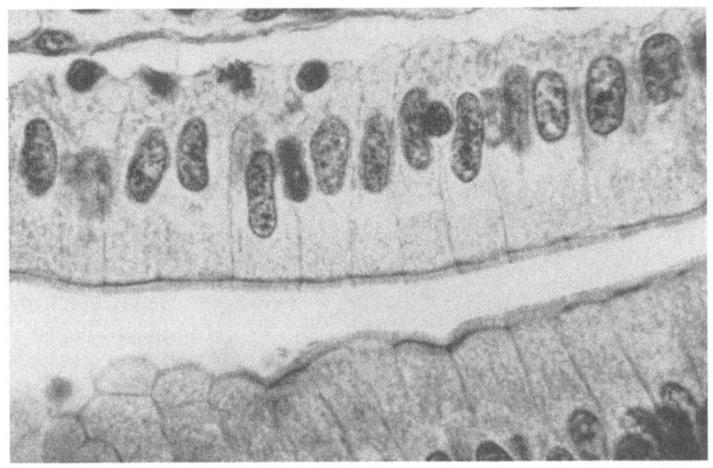

Abb. 12. Resorptionsepithel aus dem menschlichen Darm mit Stäbchensaum und dicht gelagerten Basalknötchen Vergr. 935fach.

An der Basis der plasmatischen Fortsätze finden sich feine knötchenförmige Verdickungen. Durch Einwirkung von Wasser oder Essigsäure läßt sich der Saum wie eine Membran von den Zellen ablösen[1]. Durch Behandlung mit Magnesiumsulfat konnte am Kaninchendarm die homogene Substanz zwischen den Fäden zur Auflösung gebracht werden, wodurch letztere dann wie ein Flimmerbesatz erscheinen. Der Saum ist wahrscheinlich keine unveränderliche Bildung, sondern kann mit der physiologischen Funktion seine Dicke ändern. Bei hungernden Tieren soll er breiter erscheinen[2], was aber von R. HEIDENHAIN bestritten wird. Die physiologische Bedeutung dieses Stäbchensaumes für die Resorption ist noch nicht ganz klargestellt. Offenbar kommt den plasmatischen Fortsätzen insofern eine wichtige Funktion zu, als dadurch die Zelle eine außerordentliche Oberflächenvergrößerung und damit eine erhöhte Absorptionskraft erfährt. Zur Resorption gelangen größtenteils Ultramikronen, also kristalloid gelöste Stoffe. Während SCHAFFER den Resorptionssaum fettfrei findet, gab PATZELT (1948) an, daß durch ihn auch kleinste Fetttropfen aufgenommen werden können. Die Fettsäuren im Epithel gehen durch ein intermediäres Phosphatidstadium, bei dessen Bildung die hier reichlich vorhandene Phosphatase mitwirkt, in Neutralfett über[3]. Im allgemeinen erscheinen Fetttröpfchen erst unterhalb des Resorptions-

---

[1] SCHAFFER 1927.   [2] BRETTAUER und STEINACH 1857.   [3] RAPER 1949.

saumes des Zottenepithels in Form kleinster, mikroskopisch gerade noch sichtbarer Tröpfchen. Mit zunehmender Entfernung vom Resorptionssaum werden sie durch Zusammenfluß größer und gelangen im basalen Drittel des Epithels in die Intercellularräume und von dort schließlich in die Spalträume des Zottenstromes.

Die resorbierenden Zellen des Hauptstückes der Harnkanälchen, die der Eindickung des Primärharns dienen, besitzen an ihrer Oberfläche einen streifigen Saum, dessen Bau noch nicht restlos geklärt ist (Abb. 13). Während die einen ihn aus feinsten, aber deutlich voneinander unterscheidbaren Härchen bestehen lassen, sprechen andere von cilientragenden Zellen[1]. Sauer (1895) nimmt an, daß der Saum vom Zellkörper durch eine dunklere Linie geschieden ist, welche

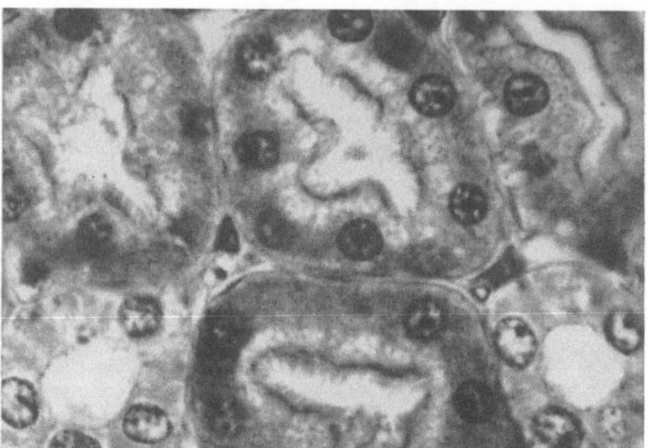

Abb. 13. Pars contorta eines Hauptstückes der menschlichen Niere mit Bürstensaum und Basalknötchen. Vergr. 935fach.

bei Säugern aus gleich weit voneinander entfernten Körnchen besteht, die Basalknötchen entsprechen. Der Bürstensaum ist sehr hinfällig und nur bei frischen Objekten mit bester Fixierung in der vorhin geschilderten Weise zu erhalten, während er an Leichenpräparaten und bei schlechter Fixierung aufquillt, so daß kaum noch etwas davon zu sehen ist. Diese Hinfälligkeit des Bürstensaumes wird damit zu erklären versucht, daß er reich an hochkonzentrierten Stoffen ist, die durch Resorption aufgenommen wurden und nach dem Tode durch Wasseranziehung zu einer Zerstörung des Bürstensaumes führen soll[2]. Bei Amphibien kann der Bürstensaum durch einen flimmernden Härchenbesatz ersetzt sein. Die resorbierende Tätigkeit dieser Zellen läßt sich aus der Rückresorption von Farbstoffen (Trypanblau oder Gallenfarbstoff), die im Primärharn ausgeschieden werden, schließen. Der Farbstoff wird von den Zellen aufgenommen, wobei es scheint, daß er im Internum des Golgi-Apparates angereichert[3] und dann erst an das Cytoplasma abgegeben wird. In das Geschehen der Stoffresorption greifen ebenso wie bei der Speicherung viele Faktoren ein. Die Teilchengröße, ihre elektrische Ladung, p_H, Lipoidlöslichkeit, die physiologisch-chemischen Eigenschaften der Substanz und ihre Oberflächenaktivität können dabei eine mehr oder minder große Rolle spielen. Die Zellen der Hauptstücke sind stark oxyphil, reich an Körnchen und zeigen eine deutliche, dichte basale Streifung, die auf eine Anordnung der Plastosomen in parallelen Reihen beruht und mit der Funktion wechselt. Mit der Entfernung der Nierenkörperchen wird die basale Streifung undeutlich, was auf eine Beziehung zur Resorption schließen läßt. Lambert und Cambier (1938) stellten beim Menschen fest, daß niedrig molekulare Farbstoffe im Epithel des proximalen Teiles des Hauptstückes abgelagert, während hochmolekulare Stoffe im distalen Teil rückresorbiert wurden. Eine Rückresorption hochmolekularer Eiweißkörper, die durch den Glomerulus ausgeschieden wurden, durch das Hauptstückepithel wird

<hr>

[1] Carlier 1900.   [2] Heidenhain 1895.   [3] Hirsch 1939.

von RANDERATH (1937, 1943), APITZ (1940) und BRASS (1938) vertreten und als eine physiologische Zelleistung des Tubulusepithels angesehen. Die Kondensation der resorbierten Stoffe erfolgt oft in Vacuolen, die allgemein in den Zellen der Tubuli contorti anzutreffen sind. Nach experimentellen Untersuchungen[1] sollen aber bei normalen arteigenen Eiweißkörpern keine Zellveränderungen oder gar Rückresorption in Form hyaliner Tropfen, die bei Resorption von Paraprot einen sehr ausgesprochen in Erscheinung treten, vorkommen.

Eine ausgezeichnete resorptive Tätigkeit übt das Syncytium der Placentazotten aus. Auch hier kann man den niedrigen und zarten Bürstensaum als eine mit der Aufsaugung der Stoffe in Zusammenhang stehenden Einrichtung erblicken (Abb. 14). Für eine Reihe von Stoffen gilt, daß ihr Durchtritt durch das Zottenepithel nach einfachen physikalischen Gesetzen (Osmose, Diffusion) vor sich gehen dürfte. Stickstoffhaltige Stoffe dagegen können das ungeschädigte Epithel nicht passieren[2]. Fette, auch körperfremde, können ungespalten in gelöster Form durch dasselbe hindurchtreten und auf den Fetus übergehen. Anionen treten sehr schnell, Kationen nur sehr langsam hindurch. Neben anderen Phosphatasen enthält das Placentarepithel auch Lecithinase, die sonst nur noch im Darm vorkommt[3]. Ein streifiger Oberflächensaum ist weiterhin in den Epithelzellen des Ductus deferens, der Ampulle duct. deferentis, der Falten

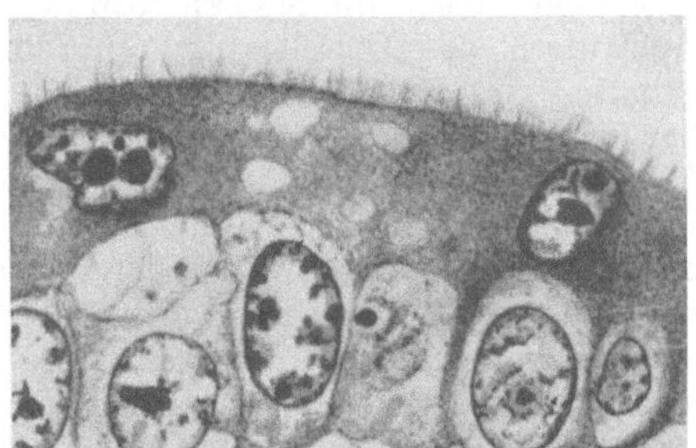

Abb. 14. Epithel einer Chorionzotte der menschlichen Placenta mit Bürstensaum. Vergr. 1600fach. (Nach WISLOCKI und BENNETT.)

der Bläschendrüse, der Schweißdrüsenausführungsgänge und in den Zellen der Plexus chorioidei zu beobachten. An der Oberfläche des Gallenblasenepithels beim Menschen und bei Säugetieren sind Säume beschrieben worden[4], die mit dem Resorptionssaum des Darmepithels verglichen wurden.

Die große Resorptionsfähigkeit des menschlichen und tierischen Bauchfells wurde neuerdings von HERGET (1948) wiederum bestätigt. Dabei konnte er die Beobachtung machen, daß das obere Peritoneum rascher resorbiert als das der unteren Bauchgegend.

4. Motorische Zellen.

Die Lehre von der Motorik der lebenden Substanz schließt Probleme des anatomischen und physiologischen Wissensgebietes gleicherweise in sich ein, und wie überall in der Biologie müssen bei der wissenschaftlichen Darstellung dieses Gegenstandes die Gesichtspunkte der Struktur und der Funktion Hand in Hand gehen, wenn ein befriedigendes Ergebnis erzielt werden soll. Contractilität ist eine allgemeine Eigenschaft jeder lebendigen Substanz und ist in vielen Zellen erkennbar. Aber nicht immer tritt die Bewegung nach außen in Erscheinung, sondern diese mechanische Leistung dient ausschließlich dem inneren Haushalt des Organismus. Hierher gehören z. B. die Bewegung der Stoffteilchen bei Sekretion und Resorption, sowie bei der Zellteilung, die Bewegungen des Pigments, der Geißeln und der Cilien. Davon kann im vorliegenden Kapitel selbstverständlich nicht die Rede sein, sondern es sollen hier nur die contractilen Zellen im engeren Sinne, die glatten und quergestreiften Muskelfasern behandelt werden. Aber auch bei dieser Beschränkung stehen wir einem reichen Material gegenüber, und die Zahl der Arbeiten auf diesem Gebiet ist fast unübersehbar.

---

[1] RANDERATH 1937.   [2] NEUWEILER 1948.   [3] DEANE 1947.   [4] SHIKINAMI 1908.

a) Glatte Muskulatur.

In überwiegendem Maße baut sie sich aus spindelförmigen Fasern auf, von denen jede eine Zelle darstellt. Ihre Länge schwankt beim Menschen zwischen kurzen 15—20 μ langen Formen, wie sie sich z. B. in der Wand der Aorta finden, bis zu solchen von 500—800 μ Länge im graviden Uterus. Ihre Dicke ist je nach dem Kontraktionszustand verschieden und mißt bei erschlafften Zellen 2—7 μ, bei kontrahierten bis zu 12 μ. Isolierte Muskelfasern, die durch schonende Maceration in 3,5%iger Kaliumbichromatlösung oder in 5%iger Chloralhydrat-lösung erzielt wurden, lassen oft erkennen, daß sie an ihrem Ende gegabelt sind. Ausgesprochen verzweigte Formen sind im Endokard, in der Intima der Aorta und am schönsten in der Harnblase der Urodelen ausgebildet. Dazu gehören auch die weiter unten näher beschriebenen epithelialen Korbzellen der Drüsen-endstücke. Auch die MAYER-ROUGETschen Zellen oder Pericyten, die mit ihren Ausläufern das Capillarrohr umgreifen, wurden für verzweigte Muskelfasern gehalten[1]. Dafür sprach nicht nur die Contractilität der Capillaren, sondern auch der Umstand, daß man gegen die präcapillaren Arterien hin einen kontinuierlichen Übergang in zirkulär angeordnete glatte Muskelfasern beobachten konnte, ebenso wie sie venenwärts schließlich ebenfalls in glatte Muskelfasern übergehen, die zuerst noch etwas unregelmäßig verzweigt sind, aber bald ihre typische Form bekommen[2]. Andererseits wird neuerdings an der Contractilität der Pericyten sehr gezweifelt, zumal in ihnen keine Myofibrillen aufgefunden wurden, und sie werden heute allgemein für Bindegewebszellen gehalten. Der Verengerung der Capillaren werden andere Ursachen zugrundegelegt.

Die glatten Muskelfasern besitzen in der Regel nur einen, etwas exzentrisch gelegenen Kern, der allgemein als stäbchenförmig beschrieben wird[3]. Im mensch-lichen Magen erreichen die Kerne nach SCHULTZE eine Länge von 21 μ und eine Dicke von 2—3μ, jedoch ist Länge und Dicke wesentlich vom Kontraktionszustand der Zelle abhängig. Bei stark kontrahierten Muskelfasern, wie z. B. im puerperalen Uterus können sie sehr gedrungen, beinahe kugelförmig erscheinen[4], auch spiralige Form können sie in kontrahierten Fasern annehmen. In einer muldenförmigen Vertiefung derselben liegt ein deutliches Diplosom. Im feinnetzigen Chromatin-gerüst des Kerns sind 1—2 Nucleolen eingelagert. HEIDENHAIN gibt ihre Zahl höher an. Zweikernige Fasern scheinen durch amitotische Kernteilung entstanden zu sein. Dadurch, daß die contractilen Fibrillen auseinanderweichen müssen, um den Kern nebst Zentralkörperchen zwischen sich zu fassen, entsteht beider-seits vom Kern, ähnlich wie an Herzmuskelfasern, eine lang gezogene spaltartige Lücke, welche eine körnige Protoplasmamasse erfüllt, die auch an einem Kernpole den GOLGI-Apparat enthält. Zwischen den Fibrillen befindet sich nur eine spärliche Menge von ungeprägtem Sarkoplasma. Neben Mitochondrien und Glykogen kann in dem kernnahen Cytoplasma noch Lipochrom eingelagert sein. Letzteres findet sich regelmäßig in den Muskelfasern der Bläschendrüse im geschlechtsreifen Alter und kann mit zunehmendem Alter des Individuums so reichlich werden, daß es sich nicht nur in der Nähe des Kerns vorfindet, sondern die ganze Muskelfaser durchsetzt und der Muskulatur eine bräunliche Farbe ver-leiht. Die Lipochromablagerung ist hier als ein Ausdruck der Spermienresorption aufzufassen und fehlt daher bei Eunuchen und angeborener Samenleiteraplasie[5].

Chemisch bestehen die glatten Muskelfasern hauptsächlich aus einem gerinn-baren (von 45° C aufwärts) Globulin. Sie enthalten weiterhin Xanthin, Fleisch-milchsäure, aber keine kollagene Substanz. Die Contractilität der glatten

---

[1] S. MAYER 1902. [2] PLENK 1925. [3] M. HEIDENHAIN 1900. [4] KNAUS 1948.
[5] BRACK 1923, PRIESEL 1924, WATZKA 1943.

Muskelfasern ist allein an das differenzierte Protoplasma, die Myofibrillen gebunden (Abb. 15). Die feinen, an der Grenze der mikroskopischen Sichtbarkeit liegenden Fibrillen sind oft nur in erschlafften Muskelfasern zu erkennen und zeigen im Querschnitt bei gleichmäßiger Verteilung eine Punktierung, oder wenn sie in Bündel zusammengefaßt sind, eine Felderung. Bei sarkoplasmareichen Fasern sind sie nur am Rande zu beobachten. Verschiedene Untersucher haben an der Oberfläche gelegene gröbere Grenzfibrillen und mehr zentral gelegene feinere Binnenfibrillen unterschieden[1]. Es ist nicht geklärt, welche funktionelle Bedeutung den verschiedenen Fibrillenarten zukommt, und es ist noch nicht berechtigt, wie auch BARGMANN betont, zwischen dicken Tetanus- und dünnen Tonusfibrillen zu unterscheiden. BENDA sieht in den dicken Fibrillen

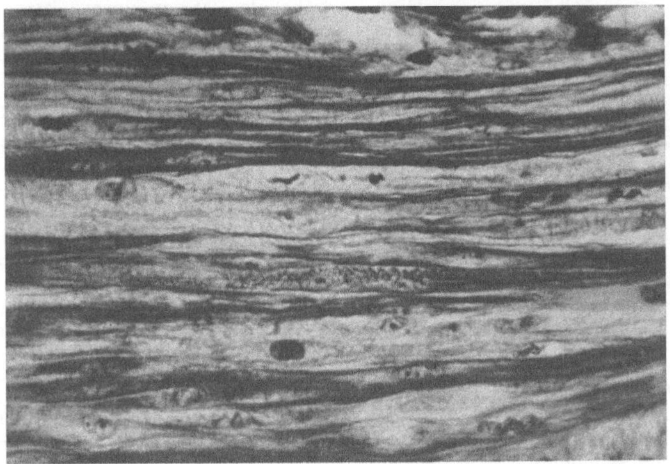

Abb. 15. Glatte Muskelfasern mit deutlich fibrillärer Struktur aus dem graviden Uterus. Vergr. 935fach.

stützende Elemente und spricht ihnen kontrahierende Eigenschaften ab, eine Vorstellung, die bei der starken Verkürzungsfähigkeit der Muskelfasern kaum verständlich ist. Man muß sich fragen, ob diese groben Grenzfibrillen als solche überhaupt existieren und nicht Bündel feinerer Fibrillen darstellen, eine Vermutung, die auch HÄGGQVIST (1931) ausspricht. Die Myofibrillen zeigen eine positive einachsige Doppelbrechung, die durch Phenole nicht umgekehrt wird. Die Anisotropie der Myofibrillen liegt in ihrer kristallinen Ultrastruktur begründet. Nach röntgenographischen Aufnahmen scheinen sie aus axial orientierten bzw. spiralig angeordneten fädigen Micellen zu bestehen. Im Kontraktionszustand nimmt die Doppelbrechung ab. Die glatten Muskelfasern befinden sich auch in der Ruhe in einem gewissen Tonuszustand, d. h. sie können sich aus ihrer Ruhelage verkürzen bzw. verlängern. Der Tonus ist durch Temperatur beeinflußbar. In der Wärme verlängern sich die Fasern, während sie sich bei Abkühlung verkürzen[2]. Die Kontraktion der Fibrillen geht mit einer Umlagerung und Verschiebung der Fadenmoleküle der Fibrillen einher, die wiederum von der Viscosität der intermicellaren Phase abhängt, die mit der Temperatur schwankt. Über die submikroskopischen Vorgänge bei der Kontraktion sind unsere Kenntnisse noch sehr mangelhaft, und daher erscheint alles Theoretisieren über diesen Punkt gegenwärtig wertlos. Man kann feststellen, daß die glatten Muskelfasern bei ihrer Kontraktion mitunter bis auf das Achtfache kürzer und dicker werden.

---

[1] HEIDENHAIN 1900.   [2] DU BOIS REYMOND 1905.

Der Verkürzungsprozeß scheint jedoch nicht immer alle Zellen gleichmäßig zu betreffen. In den kontrahierten Zellen verdichtet sich das Protoplasma und es wird intensiver anfärbbar und die Fibrillen werden schwerer darstellbar (Abb. 16). Der Kern wird, wie erwähnt, dicker und kürzer. Ein Teil der nicht kontrahierten Fasern wird bei der Zusammenziehung passiv verkürzt und ihre Kerne werden dabei faltig oder spiralig gewunden, aber nicht verdickt. Der Kontraktionsprozeß schreitet wie eine peristaltische Welle fort und pflanzt sich auf angrenzende Zellen weiter. Sogenannte Kontraktionsknoten werden an überlebenden Muskelfasern durch den heftigen Reiz der eindringenden Fixierungsflüssigkeit hervorgerufen. Sie können bei zahlreichem Auftreten in regelmäßigen Abständen den Fasern oder der Muskelschicht ein quergestreiftes Aussehen verleihen.

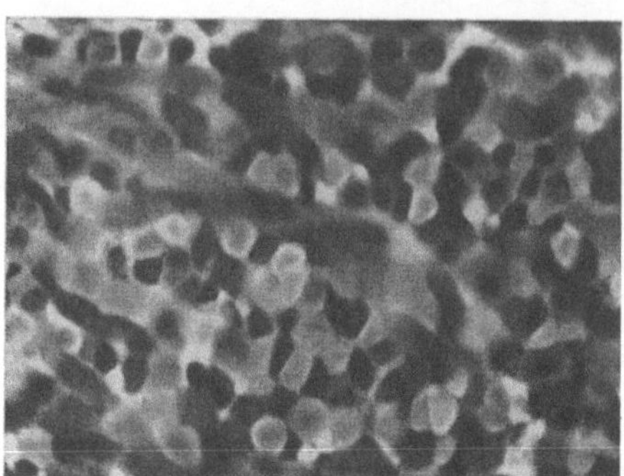

Abb. 16. Querschnitt durch atypisch kontrahierte glatte Muskulatur (Pylorus, Mensch). Verdichtete, dunkle Faserquerschnitte neben nicht verdichteten hellen gelegen. Vergr. 420fach.

Jede glatte Muskelfaser mit Ausnahme der epithelialen ist von einem Gitterfasernetz eingehüllt und mit Nachbarfasern verbunden. Es wird von den Muskelfasern selbst gebildet, d. h. diese scheiden ähnlich den Fibrocyten eine Substanz ab, aus welcher die präkollagenen Fasern geprägt werden. In neuerer Zeit wurde der Frage nach der Beziehung glatter Muskelfasern zum Bindegewebe wiederum größere Beachtung zuteil und BENNINGHOFF (1930) hebt namentlich bei Besprechung der Gefäßmuskulatur und der verzweigten glatten Endokardmuskelfasern hervor, daß freie Enden vorkommen, die ins Bindegewebe auslaufen, vielleicht sogar in die Bindegewebsfibrillen übergehen oder mit elastischen Membranen in Zusammenhang stehen. Auch an der menschlichen Gebärmutter fand STIEVE (1929) einzelne Muskelfasern, die sich, ähnlich wie es BENNINGHOFF von den endokardialen berichtet, in „Fibrillenpinsel" auflösen und im Bindegewebe verlieren. Die Art des Zusammenhanges von Muskelfasern und Sehnenfaser ist schwer zu enthüllen. An günstigem Untersuchungsmaterial, wie z. B. am Kaumagen der Vögel kann man erkennen, daß sich die freien Enden der Muskelfasern in kurze Sehnchen fortsetzen, wobei ein kontinuierlicher Übergang der Myofibrillen in die Sehnenfibrillen feststellbar ist[1]. An zahlreichen Stellen, wie in den glatten Muskelbündel der Haut, Vagina und Oesophagus, besitzen die Muskelfasern elastische Sehnen. Allerdings können elastische Fasern sich auch aus dem zwischen den Muskelfasern liegenden elastischen Netz zu elastischen Sehnen zusammenfügen[2]. Die Sehnen und das präkollagene Gitterfasergewebe gehen allenthalben in die kollagenen Fasern des benachbarten Bindegewebes über, und jede Verkürzung der Muskelfasern überträgt sich somit auf die bindegewebige Umgebung. Wie bei der Skelet- und Herzmuskulatur erfolgt daher die Verbindung der beiden Gewebsarten (Muskel- und Bindegewebe) auch bei der glatten Muskulatur in zweifacher Weise, durch Endsehnen und durch kollagenes Zwischengewebe. Bei den syncytialen, cytoplasmatisch zusammenhängenden Muskelfaserverbänden spielt nach BENNINGHOFF zwischengeschaltetes Bindegewebe für die Übertragung der Muskelwirkung keine wesentliche Rolle.

Eine besondere Auffassung vertritt HÄGGQVIST (1931), der die glatten Muskelzellen nicht als morphologische Einheit ansieht, sondern als Teil eines zusammenhängenden Mesenchymgewebes. In dieser einheitlichen Protoplasmamasse unterscheidet er 1. einen kernhaltigen Teil, das Endoplasma, 2. ein fibrillär geprägtes Mesoplasma und 3. eine Zone mit kollagenen, präkollagenen und elastischen Fasern, die er in Anlehnung an STUDNIČKA als Exoplasma bezeichnete. HÄGGQVIST geht allerdings von der Voraussetzung aus, daß es keine isolierbaren Muskelfasern gibt, sondern daß sie überall netzförmig verbunden sind und die Fibrillen kontinuierlich durch mehrere Zellterritorien verlaufen. Ein solcher Zusammenhang ist wohl an vielen Stellen vorhanden, z. B. im Endokard, in der Intima der Aorta, in der Wand der Nabelstranggefäße, der Gallenblase, in der Muskulatur des Proc. vermiformis[3], im M. ciliaris und in besonders schöner Ausbildung in der Cauda ductus epididymis. In den meisten Fällen erscheinen die Fasern aber als selbständige Gebilde. Dafür würde auch ihre Entwicklung aus gelegentlich gut abgrenzbaren Myoblasten sprechen[4]. Die Ansicht, daß

---

[1] WATZKA 1932.   [2] SCHREIBER und BORN 1943.   [3] HÄGGQVIST 1931.   [4] WATZKA 1932.

bindegewebige Strukturen aus Exoplasma entstehen, wie es HEIDENHAIN, STUDNIČKA u. a. vertreten haben und der sich auch HÄGGQVIST anschließt, ist heute nicht mehr aufrechtzuerhalten.

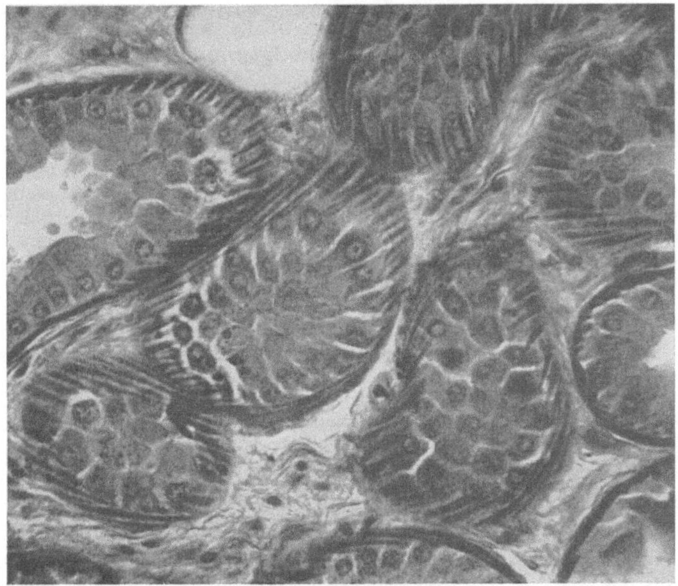

Abb. 17a. Schräg- und längsgetroffene myoepitheliale Zellen an apokrinen Schweißdrüsenschläuchen der Axilla einer Frau. Vergr. 265fach.

Bei erhöhter Arbeitsleistung sind glatte Muskelfasern, z. B. bei Passagebehinderung an Hohlorganen einer beträchtlichen Hypertrophie fähig und können das Achtfache an Volumen

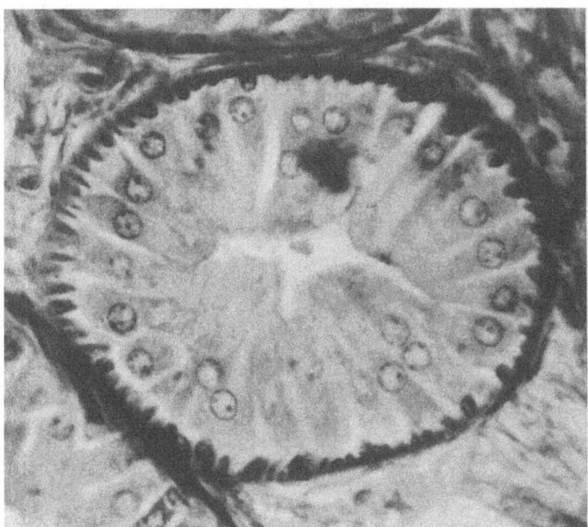

Abb. 17b. Quergetroffene Epithelmuskelfasern eines gleichen Drüsenschlauches bei 420facher Vergr.

zunehmen, wobei Plasma und Kern im gleichen Verhältnis sich vergrößern. Im graviden Uterus dürften neben dem Dehnungsreiz auch hormonale Einflüsse für die Hypertrophie maßgebend sein, zumal auch Muskelfasern des Ureters während der Gravidität um ein Mehrfaches sich vergrößern sollen. Regeneration glatter Muskelfasern aus Bindegewebszellen und Wanderzellen bei Erwachsenen wurde von verschiedenen Seiten angenommen[1].

---
[1] STIEVE 1929.

Entwicklungsgeschichtlich entsteht die überwiegende Masse der glatten Muskulatur aus dem Mesenchym. Epithelialer Natur sind dagegen die Irismuskeln, die Muskelfasern der Schweißdrüsen und der Speicheldrüsen, die Korbzellen der Milchdrüse, die daher auch als Myoepithelzellen bezeichnet werden. Der M. dilatator und sphincter pupillae stammen von den Pigmentepithelzellen der Retina ab. Die Basis dieser Zellen ist in eine fibrillär geprägte contractile Faser umgewandelt, die mit den entsprechenden Teilen der angrenzenden Zellen ein Syncytium bildet, das sich vom Pupillar- bis zum Ciliarrand erstreckt. Bei Vögeln sind diese contractilen Anteile quergestreift. Die Muskelfasern der Schweißdrüsen, die an apokrinen am besten zu erkennen sind, bilden keine geschlossene Lage und liegen oft tief in rinnenförmigen Vertiefungen der Drüsenzellen (Abb. 2 und 17a und b). Sie sind fibrillär differenziert und lassen einen kernhaltigen Teil erkennen. Häggqvist glaubt protoplasmatische Verbindungsbrücken mit den benachbarten Epithelzellen zu erkennen. Jedenfalls ist die Verbindung beider sehr innig, so daß bei Desquamation des Epithels der Kernteil oftmals mit abgestoßen wird, während die übrige Faser an der Basalmembran zurückbleibt. Sperling und Koppanyi (1949) lehnen für die myoepithelialen Elemente der Schweißdrüsen der Katzenpfoten eine aktive Contractilität ab. Während des Schwitzens schrumpfen sie und verlieren dabei etwa 80% ihres Volumens. Während Anhydrosis dehnen sie sich wieder aus. Diese Volumensveränderung scheint eine Folge des Wasserverlustes zu sein, welcher zu Beginn des Schweißausbruches erfolgt. Sie nehmen daher an, daß die Funktion der myoepithelialen Zellen darin besteht, den initialen Schweißfluß zustandezubringen, während sie zur Zeit der Tätigkeit der Schweißdrüsen klein bleiben.

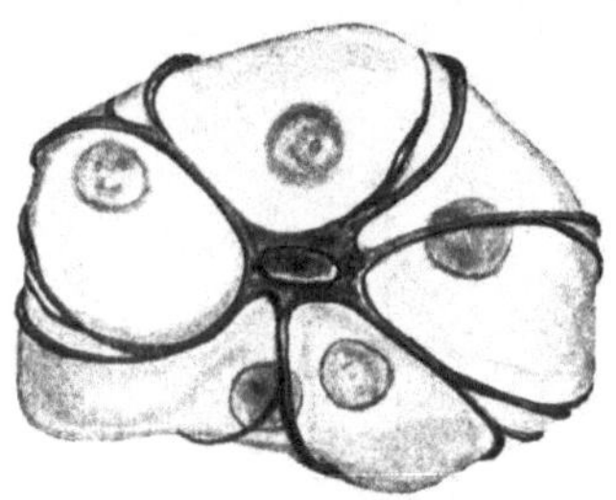

Abb. 18. Korbzelle mit den Fortsätzen ein Drüsenendstück der Submandibularis umgreifend. Vergr. 1000fach.

Die *Korbzellen* der Speicheldrüsen und Milchdrüse differenzieren sich ebenfalls aus dem primär zweischichtigen Epithel der Drüsenendstücke heraus[1]. Nur die innere Zellage besitzt sekretorische Funktion, während die äußere sich zu vielstrahligen verästelten, untereinander oft anastomisierenden, die Alveolen korbartig umfassenden Zellen umgestaltet, die sich mit der Golgi-Methode schwarz imprägnieren, aber auch an Macerationspräparaten sich isoliert darstellen lassen[2]. Besonders deutlich sind sie an Schleimdrüsen und der Milchdrüse zu beobachten (Abb. 18). Von älteren Autoren für Ganglienzellen[3] oder für Bindegewebszellen[4] gehalten, ist man letzthin immer mehr zur Ansicht gekommen, daß es sich hier um contractile Elemente handelt, die für die Austreibung des Sekrets von Bedeutung sind[5]. Zugunsten der Contractilität spricht auch die fibrilläre Struktur der Zellen und der gelegentliche Übergang (Tränendrüse) solcher verzweigter Zellen in zweifellos glatte Muskelfasern[6]. Eine wesentliche Stütze erhält diese Auffassung auch durch die vergleichend-histologische Tatsache, daß an Hautdrüsen vom Frosch und Giftdrüsen des Salamanders ähnlich verzweigte Zellen nachgewiesen wurden, deren Contractilität experimentell durch Nervenreizung bewiesen werden konnte[7].

b) Die quergestreiften Muskelfasern.

Das Bauelement der quergestreiften Muskeln sind die quergestreiften Muskelfasern. Sie stellen spindelförmige Fasern dar, die in kurzen Muskeln von ihrem Ursprung bis zum Ende derselben reichen können. Lockhart und Brandt (1938) konnten im Sartorius Fasern von 34 cm Länge isolieren. Die Dicke der Muskelfasern hängt von einer Reihe von Umständen ab und wurde daher von verschiedenen Autoren recht unterschiedlich angegeben. Sie schwankt von 9 bis 100 μ, wobei präzis arbeitende Muskeln (Augenmuskeln) die feinsten, die Extremitätenmuskeln dagegen die stärksten Fasern besitzen. Auf die Faserdicke hat der Ernährungszustand, das Alter des Individuums und die Beanspruchung

[1] Heidenhain 1921.   [2,3] Pflüger 1865.   [4] Kölliker 1889.
[5] Zimmermann 1898, v. Ebner 1899, Schaffer 1927.
[6] K. Zimmermann 1898, Brinkmann 1914.   [7] Drasch 1899.

des Muskels einen erheblichen Einfluß. HAUCK (1900) fand die Fasern für den M. biceps brachii eines kräftigen Handarbeiters 70,2 μ stark, wogegen sie bei einem marantischen Greis nur 29,7 μ maßen. Während der Totenstarre nehmen die Fasern beträchtlich an Dicke ab.

So wie an der glatten Muskelfaser lassen sich auch an der quergestreiften ein den allgemeinen Stoffwechselaufgaben dienendes ungeprägtes Cytoplasma (Sarkoplasma nach ROLETT 1885), das auch die Kerne enthält, und ein fibrillär differenziertes Protoplasma, die Myofibrillen, unterscheiden. Das Sarkoplasma beträgt durchschnittlich 40% der Fasermasse[1]. Es wird von den Fibrillen durchsetzt und findet sich etwas reichlicher in der äußeren Zone der Fasern. Es enthält neben Eiweißkörpern und Wasser, Salze, Glykogen, Fette, Lipoide, oxydierende Fermente und einen Farbstoff, das Myochrom oder Myohämoglobin. Mit der Verteilung der Lipoide in der Muskelfaser haben sich DEMPSEY, WISLOCKI und SINGER (1946) eingehend beschäftigt. Die mitunter recht reichlichen Körnchen eiweißartiger Natur, die Sarkosomen, werden von mancher Seite für Mitochondrien angesehen, während andere sie als Ergebnis einer Entmischung des homogenen Sarkoplasmas auffassen. Es muß hervorgehoben werden, daß an überlebenden, ohne Zusatzflüssigkeit untersuchten Insektenmuskelfasern wohl eine Querstreifung, aber keine Spur von Sarkosomen sichtbar ist. So bald man Ringerlösung oder eine Fixierungsflüssigkeit zusetzt, treten schlagartig Sarkosomen in großer Zahl auf. PISCHINGER und BÖRNER-PATZELT (1927, 1929) konnten bei Behandlung der Muskelfasern mit Lösungen von einem p_H 4,6, bei dem auch der isoelektrische Punkt des Myosins liegt, die Sarkosomen am wenigsten ausgebildet sehen und schließen daraus, daß dieser Muskeleiweißkörper vielleicht bei der Entstehung der Sarkosomen, zumindest aber bei der Quellung eine Rolle spielt. Den geringen Na-Gehalt des Muskels erklären KROGH (1947) und USSING (1947) durch eine aktive Ausscheidung, die eine niedrige Konzentration in den Muskelfasern aufrechterhält.

Sarkoplasmareiche Fasern erscheinen trüb im Gegensatz zu den hellen, die gewöhnlich sarkoplasmaarm sind. In den meisten menschlichen Muskeln sind beide Faserarten nebeneinander zu finden[2]. Muskeln mit vorwiegend sarkoplasmaarmen und fibrillenreichen Fasern können eine größere Arbeit bei der Kontraktion leisten, ermüden aber schnell, während sarkoplasmareiche und fibrillenarme Muskelfasern, infolge ihres reichlichen Stoffwechselplasmas, ohne zu ermüden, andauernd arbeiten können, wie dies besonders sinnfällig beim Herzmuskel und den Atmungsmuskeln der Fall ist. Auch der M. masseter, die Augenmuskeln und Larynxmuskeln erscheinen verhältnismäßig sarkoplasmareich·

Bei Tieren sind öfter ganze Muskeln hell oder rot. Dieser auffallende Unterschied deckt sich durchaus nicht mit dem Vorkommen von hellen und trüben Fasern. Die Untersuchungen von WATZKA (1939) haben gezeigt, daß das „weiße Fleisch" (Mm. adductor magnus und semimembranaceus) des Hauskaninchens und der helle Brustmuskel des Haushuhns minder leistungsfähige Muskeln darstellen. Ihre Fasern sind im Vergleich zu denen der dunkeln Muskeln des Hauskaninchens (Mm. soleus und semitendineus) und Brustmuskeln des Rebhuhns ärmer an Myofibrillen, Glykogen und Myochrom. Sie weisen auch eine geringere Anzahl von Kernen auf, besitzen jedoch einen bedeutend größeren Wassergehalt als letztere. Da die Muskelfasern des Wildkaninchens allenthalben reicher an Fibrillen und Kernen sind als die entsprechenden Fasern des Hauskaninchens, so könnte man daran denken, daß jene infolge der Domestikation minderwertig geworden sind.

---

[1] KROGH 1947. [2] SCHAFFER 1893.

Die Anzahl der Kerne in einer Muskelfaser ist sehr groß (30—40 auf 1 mm Faserlänge) und steht in einem geraden Verhältnis zum Fibrillenreichtum und somit zur Arbeitsleistung der Muskelfasern. Sie stellen 5—16 μ lange stäbchenförmige Gebilde mit 1 oder 2 Nucleolen dar. Während der Entwicklung der Muskelfasern liegen alle Kerne zentral, später verschieben sich in Säugetiermuskelfasern die meisten gegen die Peripherie und liegen dann dicht unter dem Sarkolemm. Zentral gelegene Kerne kann man bei Erwachsenen besonders bei dicken Fasern des M. cremaster und M. gastrocnemius an den Faserenden beobachten[1]. Die Kerngröße erscheint auch von Veränderungen des intramuskulären Drucks abhängig zu sein. Altschul (1949) konnte zeigen, daß bei erhöhtem Muskeltonus (Tetanisierung) die Kerngrößen abnehmen, während bei herabgesetztem Tonus (Curarisierung) sie dagegen zunehmen.

Jede Muskelfaser ist außen von einem ungefähr 0,1 μ dicken etwas elastischen Häutchen, dem *Sarkolemm*, umgeben, das aber erst bei menschlichen Embryonen vom 8. Monat an auftritt. Diese schlauchförmige Hülle ist widerstandsfähig gegen verdünnte Säuren und Alkalien und zeigt färberisch eine Ähnlichkeit mit Elastin, ohne aber aus solchem zu bestehen. Unmittelbar an seiner Oberfläche läßt sich ein Geflecht von Gitterfasern nachweisen, das teilweise mit dem Sarkolemm verschmolzen erscheint (Abb. 19) und elek-

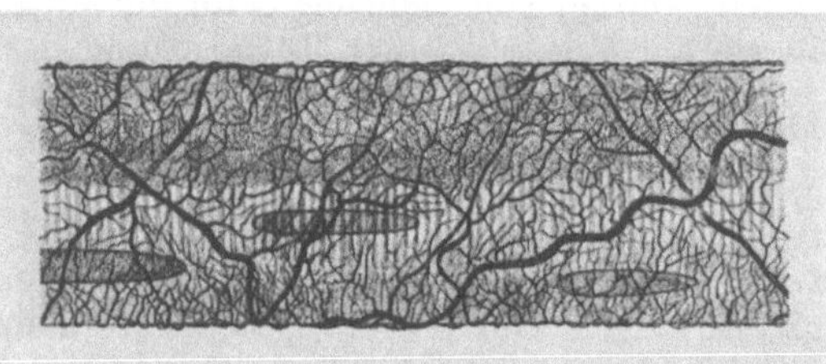

Abb. 19. Gitterfasern auf dem Sarkolemm einer quergestreiften Froschmuskelfaser. Vergr. 1200fach.

tronenmikroskopisch eine ähnliche Querstreifung erkennen läßt, wie sie den kollagenen Fasern eigen ist[2]. So kommt es, daß das Sarkolemm als Ganzes, als eine Bindegewebshülle aufgefaßt wird, die aus Bindegewebszellen entstehen soll[3]. Schaffer (1930), Barer (1948) betonen aber, daß das Sarkolemm nicht kollagener Natur ist sondern den Charakter einer echten Zellmembran hat, die vom oberflächlichen Sarkoplasma gebildet wird und in welches sich wohl Ausstrahlungen des herumliegenden Gitterfaserhäutchens einsenken können[4], die Barer (1948) jedoch durch keine Methode innerhalb des Sarkolemms auffinden konnte.

Die differenzierten protoplasmatischen Teile der Muskelfasern und damit Träger der aktiven motorischen Eigenschaften sind die *Fibrillen*. In der erwachsenen Faser liegen sie in parallel verlaufenden Bündeln oder scheinen mehr gleichmäßig auf den ganzen Querschnitt der Faser verteilt. Anastomosierende oder verzweigte Fibrillen sind nicht beschrieben. Ebensowenig konnten Endigungen im Innern der Muskelfaser aufgefunden werden. Es ist anzunehmen, daß sie im allgemeinen so lang sind wie die Muskelfaser selbst, doch glaubt Häggqvist, daß viele an den Enden der Fasern ins Sarkolemm einstrahlen, so daß nicht alle Fibrillen bis zum sehnigen Ansatz reichen. Ihre Dicke soll nach Heidenhain 0,2 μ betragen. Betreffs der Gruppierung der Fibrillen finden sich zwischen den einzelnen Muskeln auch beim selben Individuum große Verschiedenheiten. Nur selten sind sie beim Säugetiermuskel gleichmäßig über den ganzen Querschnitt verteilt (Fibrillenfelderung, M. deltoideus nach Schaffer). Häufiger kommt es vor, daß sie zu Bündeln vereint liegen, die durch gröbere Sarkoplasmazüge getrennt sind (Abb. 20). Heidenhain erklärt diese Gruppenbildung durch das Teilungsvermögen der Fibrillen. Mehrere solcher Bündel bilden wiederum

[1] Patzelt 1948.   [2] Wolpers 1948.   [3] Marcus 1921, Häggqvist 1931.
[4] Plenk 1927, Long 1947.

Bündel höherer Ordnung, die durch noch gröbere Plasmasepten getrennt sind. Auf diese Weise kommt auf den Querschnitt einer Muskelfaser die charakteristische COHNHEIMsche Felderung (Säulchenfelderung) zustande. Sie ist jedoch nach SCHAFFER nichts Fixiertes und kann sich unter Umständen in die Fibrillenfelderung auflösen, so daß oft an einem Faserquerschnitt beide nebeneinander gefunden werden. Bei manchen Tieren finden sich sehr typisch geformte Daueranordnungen der Fibrillensäulchen (Abb. 21), auf die hier nur verwiesen werden soll[1]. Ob der Fibrillenanordnung eine physiologische Bedeutung zukommt, ist noch nicht eindeutig erwiesen. Jedoch unterscheidet KRÜGER (1950) bei Tieren, besonders bei

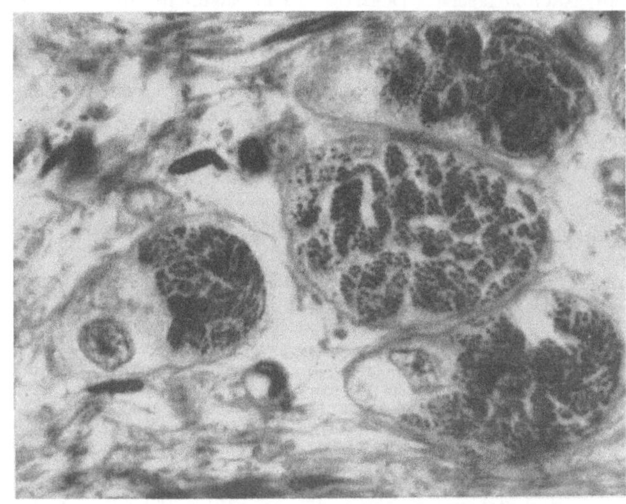

Abb. 20. COHNHEIMsche Felderung in plasmareichen Muskelfasern der Pars lateralis des M. thyreoarytaenoideus einer 24jährigen Frau. Vergr. 935fach.

Fischen zwischen tetanischen Fasern mit Fibrillenstruktur und tonischen Fasern mit Felderstruktur, die auch eine verschiedene Innervationsweise zeigen. GÜNTHER (1950) beschreibt diese beiden Muskelfasertypen auch bei verschiedenen Skeletmuskeln des Menschen, die teils in inniger Durchmischung, teils in größeren Partien gesondert vorkommen. Da die Befunde von anderen Untersuchern[2] jedoch nicht erhoben werden konnten, bedürfen sie noch einer genauen Nachprüfung.

Muskelfasern mit spiralig verlaufenden Fibrillen sind nicht nur bei verschiedenen Tieren, sondern auch beim Menschen, besonders bei alten Individuen an Augenmuskeln[3] und am M. gastrocnemius und Flexor carpi ulnaris[4] beschrieben worden. VOSS (1935) hat solche Befunde als Artefakte bezeichnet. Die Untersuchungen von GRAF (1948) und GOERTTLER (1950) sprechen aber eher für die Richtigkeit der früheren Befunde. Sie konnten Spiral- und Ringfibrillen als charakteristisch auch für die Muskelfaser der Uvula und des Kehlkopfes beschreiben, wo zopfartige Verflechtungen der Myofibrillenbündel und „Ringbinden" häufige Befunde sein sollen. Die „Ringbinden" entstehen dadurch, daß aus den zentral gelegenen längsverlaufenden Myofibrillenbündel sich

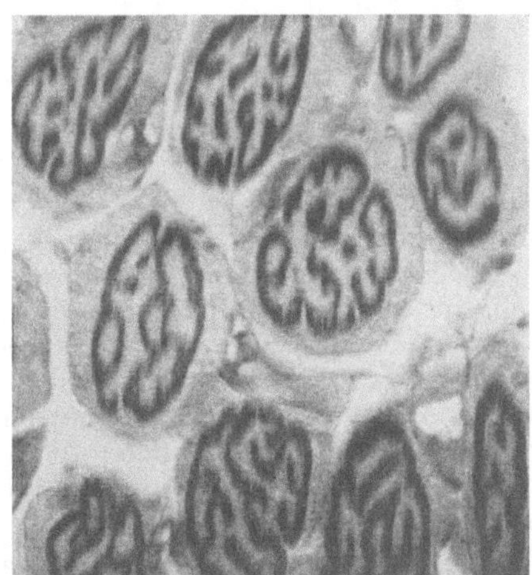

Abb. 21. Querschnitte durch Muskelfasern der Rückenflosse des Seepferdchens die eigenartige Anordnung der Myofibrillen zeigend. Vergr. 935fach.

Fibrillen abzweigen, einen schraubenförmigen weiteren Verlauf annehmen und dadurch die zentralen Fibrillen spiralig umschlingen. Dieser Übergang von zentralen Längsfibrillen in Ringfibrillen läßt sich besonders an den Verzweigungsstellen der Muskelfasern deutlich beobachten. Zuletzt endigen die Ringfibrillen dadurch, daß sie in das Sarkolemm einstrahlen.

---

[1] SCHAFFER 1933.　　[2] FRICK 1954.　　[3] HEIDENHAIN 1917, THULIN 1914, SCHWARZ 1925.
[4] GÜNTHER 1950.

Die Kerne an Stellen mit Ringfibrillen sind voluminös und kugelig. Als weitere Besonderheit findet man im Bereich der „Ringbinden" zahlreiche blasige Ausbuchtungen des Sarkolemms, die GRAF als Seitenknospen bezeichnet. Häufig strahlen Abzweigungen feiner Myofibrillenbündel nach den verschiedensten Richtungen in die Seitenknospen aus und verbinden sich mit Nachbarfasern. Derartige sarkoplasmagefüllte Sarkolemmausbuchtungen finden sich auch an den Muskelfaserendigungen, die zumeist verzweigt sind (Endknospen). Bei den Augenmuskeln nahm SCHWARZ an, daß durch die Ringfibrillen eine feine abgestimmte Bewegungsmöglichkeit der Augen gewährleistet wird. THULIN deutete bei der Kröten- und Chamäleonzunge diese besondere Ausgestaltung der Muskelfasern als eine hochgradige Anpassung an die schnelle Bewegung und Verformung der Zunge als Fangorgan. Eine ähnliche Anpassung an eine äußerst vielseitige Bewegungsmöglichkeit nimmt GRAF auch für die Uvulamuskelfasern an. Da die Seitenknospen contractil sind, wird bei der Zusammenziehung der Muskelfasern das Gewebe nicht nur in der Längs- sondern auch Querrichtung verkürzt. Einzelheiten der funktionellen Ausdeutung bleiben aber noch offen.

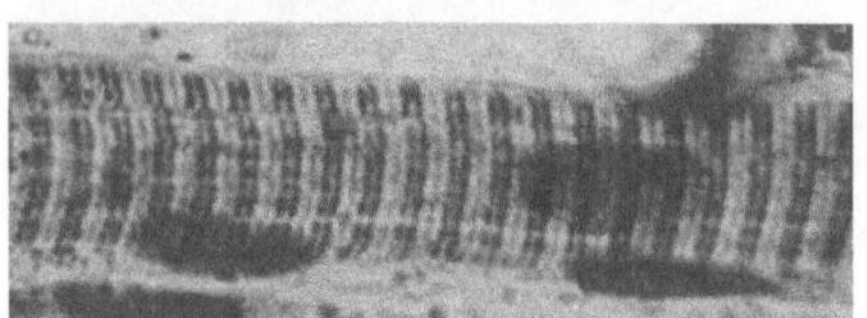

Abb. 22. Typische Querstreifung (helles H in dunklem Q und dunkles Z in hellem I) einer erschlafften Muskelfaser des weichen Gaumens eines 26jährigen Mannes. Vergr. 935fach.

Die Myofibrillen sind in vivo an Insekten und deren Larven zu sehen. Auch an Zupfpräparaten gelingt es, sie zu isolieren. Jede Fibrille zeigt einen gleich gegliederten Bau aus hellen und optisch dichteren, daher dunkleren Abschnitten bestehend. Da die einzelnen gleichen Teile in derselben Höhe dicht nebeneinanderliegen, ergibt sich eine Quergliederung der gesamten Muskelfaser, die auf einem Schnitt dann als Querstreifung erscheint. In der Bezeichnung der verschiedenen Teile der Gliederung besteht eine verwirrende Vielfältigkeit, so daß es notwendig erscheint, sich unter Außerachtlassung der historischen Entwicklung auf die allgemein gebräuchlichste zu beschränken.

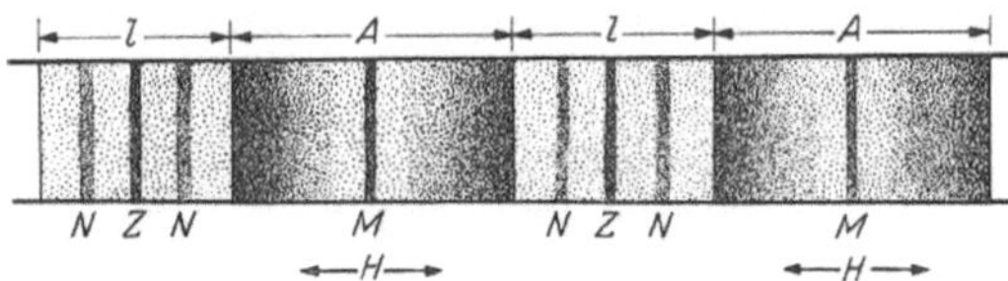

Abb. 23. Querstreifung einer einzelnen Myofibrille (Kaninchen) nach einer Photographie im Elektronenmikroskop. (Nach HALL, JAKUS und SCHMITT 1946.) $A = Q$-Streifen.

Der aus den optisch dichteren Fibrillengliedern bestehende dunklere Streifen wird als Querstreifen oder Q-Streifen bezeichnet und der dazwischen liegende hellere als I-Streifen. Erstere Fibrillenglieder sind im polarisierten Licht doppelbrechend (anisotrop), letztere infolge des Gehaltes an negativ doppelbrechenden Nucleotiden[1] einfachbrechend (isotrop). Beide Glieder sind nochmals unterteilt (Abb. 22). In der Mitte von Q erkennt man oft eine schwächer lichtbrechende Region, die an der ganzen Faser als heller Streifen H auffällt (HENSENscher Streifen). Wegen der Inkonstanz und wechselnden Beschaffenheit wurde er von ROLETT als h bezeichnet. PATZELT rechnet ihn bereits den Erscheinungen zu, die mit der Kontraktion der Fibrillen verbunden sind. Von anderer Seite wird in diesem noch ein feiner Mittelstreifen M angenommen, der allerdings an der frischen Faser nicht zu sehen ist und nur bei Einwirkung bestimmter Reagentien auftreten soll. Im Elektronenmikroskop tritt er sehr deutlich hervor (Abb. 23). I wird durch eine feine, stark färbbare, quer durch die ganze Faser bis zum Sarkolemm reichende anisotrope Membran der Zwischenscheibe, das Telophragma oder die Z-Scheibe, durchsetzt. Der membranartige Charakter kommt dadurch zustande, daß im Anschluß an die Glieder Z der Fibrillen das Sarkoplasma etwas fester mit ihnen verbunden ist. Auch das Sarkolemm ist mit Z fester verbunden, so daß bei Säurequellung die Fasern an der Oberfläche ein geripptes Aussehen erhalten mit Einziehung an der Ansatzstelle von Z. BARER (1947) konnte in seinen Unter-

[1] PFEIFFER 1952.

suchungen die Muskelsubstanz auf verschiedenste Weise vom Sarkolemm trennen und vertritt die Ansicht, daß die Vorstellung von der Befestigung der Z-Membran am Sarkolemm höchst fraglich erscheint.

Die Annahme von HÄGGQVIST, daß der Z-Streifen kollagener Natur sei, ist unhaltbar. Gegen sie spricht vor allem, wie SCHAFFER hervorhebt, die Dehnung, die bei der Verdickung der Muskelfaser eintreten muß, wozu ein echtes kollagenes Gewebe nicht fähig ist, weiter die Unfähigkeit der Quellung, und schließlich wäre die Entstehung kollagener Substanz mitten im Cytoplasma mit unserer heutigen Vorstellung über die Genese der kollagenen Zwischensubstanzen nicht vereinbar.

In diesen Streifen kann es besonders bei Muskelfasern von Käfern nach Behandlung mit 60%igem Alkohol zu einem Zerfall in Querscheiben kommen[1]. Dieser Scheibenzerfall ist jedoch streng vom Zerfall der Fibrillen in die einzelnen Glieder, der jederzeit an allen Muskelfibrillen erzielt werden kann, zu trennen. Durch die Z-Streifen erscheint gewissermaßen die Muskelfaser in einzelne Fächer zerlegt, durch welche die Fibrillen hindurchlaufen. HEIDENHAIN (1918) will die von ihm entdeckten Noniusperioden in den Muskelfasern als Folge einer, eventuell mehrerer aufeinander folgender Spaltungen von Muskelfächern erklären, was HÄGGQVIST (1931) jedoch ablehnt. Unter Noniusperiode versteht HEIDENHAIN jene Strukturverschiebung in einer Muskelfaser, wo bei 2 parallel verlaufenden Fibrillenbündel die eine auf einer gewissen Strecke die Zahl n, die andere eine Zahl $n + 1$ Streifen besitzt, so daß die gleichartigen Segmente nicht mehr nebeneinanderliegen.

Bei Arthopoden und mitunter auch bei Säugetieren und dem Menschen ist die Querstreifung durch das Vorkommen von inkonstanten Nebenscheiben N, die elektronenmikroskopisch nachweisbar, aber großen Schwankungen unterworfen sind und offenbar nichts anderes als regelmäßige Reihen von Sarkosomen in der isotropen Schicht darstellen, noch weiter kompliziert. Es sei nicht verschwiegen, daß namhafte Forscher[2] die Fibrillen der quergestreiften Muskelfasern für ungegliederte Bildungen gehalten haben und die verschiedenen Querstreifungsbilder auf Einlagerungen von Sarkosomen auf die betreffenden Fibrillenteile und auf Verschiebungen des Sarkoplasmas und der Sarkosomen zurückführen wollen. Gegenüber dieser Theorie kann nach den modernsten Untersuchungen aber festgestellt werden, daß die Fibrillen gegliedert und das contractile morphologische Grundelement der quergestreiften Muskelfasern sind.

Bei der Kontraktion verändern sich die Fibrillengliederungen der erschlafften Muskelfaser, offenbar durch eine Umlagerung der Teilchen, sehr wesentlich. Die Q-Glieder werden, ohne ihr Volumen zu verändern, stärker verkürzt und verbreitert, wobei ihre Lichtbrechung und ihre Doppelbrechung sehr abnimmt und der in der Mitte gelegene H-Streifen dabei breiter wird. Im Ablauf eines solchen Kontraktionsvorganges tritt ein Stadium ein, in welchem die Faser homogen erscheint (Stadium der Umkehr), um dann schließlich in die Kontraktionsstreifung überzugehen. Diese entsteht dadurch, daß der stärker lichtbrechende Z-Streifen unter Verlust seiner Doppelbrechung mit der isotropen Schicht zu einem einheitlichen stark lichtbrechenden Streifen, dem Kontraktionsstreifen C verschmilzt. In der voll kontrahierten Faser sehen wir dann eine ungemein enge Querstreifung, in der dunkle, stark lichtbrechende und helle schwach lichtbrechende (Q)-Streifen dicht aufeinanderfolgen (Abb. 24). Die ganze Faser erfährt dadurch eine der Verkürzung entsprechende Dickenzunahme. Die Kontraktionswelle geht von der Nervenendigung aus und erstreckt sich rasch nach beiden Richtungen fort. Vielfach erstrecken sich die Kontraktionen nicht über die gesamte Länge der Fasern, sondern nur auf knotenförmige verdickte Abschnitte derselben. Schon beim Absterben, besonders aber bei Fixation über-

---

[1] ROLETT 1885.   [2] HOLMGREEN 1913, THULIN 1915, MARCUS 1924.

lebender Muskeln können die Fasern in den verschiedensten Stadien zwischen vollkommener Ruhe und Kontraktion angetroffen werden. Kontrahierte Fasern sind im Querschnitt neben ihrer starken Färbbarkeit meist auch an ihrem abgerundeten Querschnitt zu erkennen.

Die submikroskopischen und physiologischen Vorgänge bei der Kontraktion haben noch zu keiner befriedigenden Klärung geführt, müssen aber mit dem chemischen Aufbau der Muskelfaser in Beziehung gebracht werden. Mit der Isolierung des doppelbrechenden Myosins durch Muralt und Edsall (1930) wurde der Muskelfaserforschung ein neuer Antrieb gegeben und gipfelte in der Herstellung von contractilen Eiweißfäden aus Muskelextrakt[1]. Die Übertragung auf die lebende Muskelfaser ist jedoch immer noch schwierig und unvollkommen. Weber (1939) und v. Ardenne (1941) haben sich eingehend mit dem chemischen Aufbau des Muskels beschäftigt und verglichen die Eigenschaften der Myosinfäden und Myofibrillen. Nach ihnen bestehen die Myofibrillen aus 39% globulinartigem Myosin, 22% albuminartigem Myogen, 22% Globulin x und aus einem Rest von 17% Stromaeiweiß. Über die Eigenschaften der Proteine sind die Biochemiker noch sehr uneinig. Das Myogen soll nach Weber

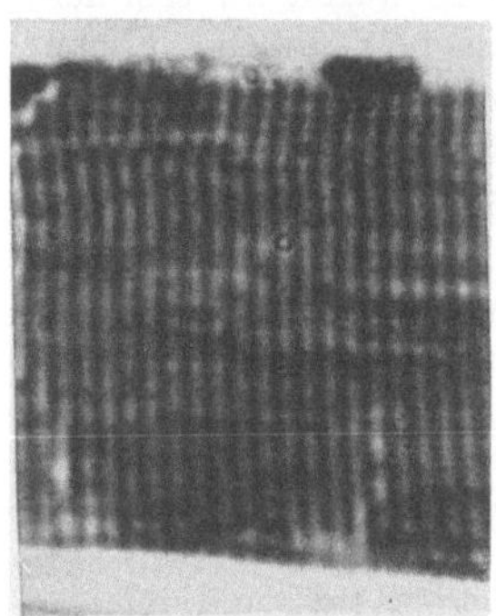

(1936) in der Zelle flüssig sein und daher hauptsächlich im Sarkoplasma vorkommen und keine besonderen Strukturen bilden. Das Globulin x ist nach Weber unlöslich, während Smith (1937) das Gegenteil feststellt und dieses als gelöst angibt. Das Myosin, heute besser als Actomyosin bezeichnet, da eine besonders stark kontrahierbare Komponente das Actin vom Myosin abgetrennt werden konnte, ist doppelbrechend, wasserlöslich und kann zu langen Fäden versponnen werden. Solche künstlichen Myosinfäden bestehen aus 80% Wasser und 20% Myosin, das in parallel zur Längsrichtung verlaufenden Fadenmolekülen aufgebaut ist.

Die Länge solcher Moleküle wird mit 0,6 μ angegeben. 20 solcher Riesenmoleküle von einem Molekulargewicht von etwa 1 Million bilden ein Eiweißstäbchen. Da die Anisotropie der Myosinfäden mit derjenigen des Q-Streifens übereinstimmt und das Myosin ferner starker Verkürzung fähig ist, läßt schließen, daß der Q-Streifen aus Myosinmicellen besteht. Nach Bennett (1949) sollen aber die in den Myofibrillen enthaltenen parallelen Fäden komplexer aufgebaut sein als die Eiweißfäden des Myosins. Die Verkürzung der Myofibrillen wird durch

Abb. 24. Kontraktionsstreifung in einer menschlichen Zungenmuskelfaser. Vergr. 935fach.

Faltung oder spiralige Windung der Myosinmoleküle hervorgerufen[2]. Damit steht auch die Herabsetzung der Doppelbrechung der kontrahierten Q-Glieder in Übereinstimmung, da durch Kontraktion die parallele Ausrichtung der Moleküle eine Abänderung erfährt.

Auch histochemische Untersuchungen bezüglich der Lokalisation des Glykogens und Kaliums sprechen für die wichtige Rolle des Myosins bei der Muskelkontraktion. Der größte Teil des Muskelglykogens und Kaliums soll an das Myosin gebunden sein. Dem Kalium wird eine stabilisierende Wirkung auf die Myosin-Glykogenverbindung zugeschrieben. Seine Abtrennung von dieser Verbindung, die durch nervöse Impulse ausgelöst wird, soll eine Verkürzung der Myosinfäden bewirken. Tatsächlich kann ein Freiwerden des gebundenen Kaliums bei der Muskelkontraktion festgestellt werden. In der kontrahierten Faser findet man daher Glykogen und Kalium außerhalb des Q im C-Streifen. Die K-Ionen verhindern nach Szent-Györgyi (1952) durch gegenseitige Abstoßung eine Präcipitation der gestreckten Myosinmoleküle mit dem 2. spezifischen Proteïn, dem Actin. Die Reizung führt in einer $^1/_{1000}$ Sec. zur Bildung des Actomyosinkomplexes, der sich verkürzen kann. Studnitz (1935) nimmt an, daß während der Kontraktion in Höhe des Q-Streifens Milchsäure entsteht, die in die I-Region diffundiert und dort zu Glykogen resynthetisiert wird und schließlich in den Q-Streifen zurückdiffundiert. Die topographische Beurteilung des Glykogens ist insofern sehr schwierig, weil durch Diffusion bei der Fixierung Verschiebungen desselben eintreten, die niemals erfaßt werden können.

Die bisherige Forschung hat ergeben[3], daß Myosin Enzymaktivität besitzt, die identisch ist mit der Adenosintriphosphatase. Genau so beachtenswert war die Tatsache, daß Adenosintriphosphorsäure in der Lage ist, eine reversible Zunahme der Spannung von Myosinfäden hervorzurufen. Bald danach zeigten Needhem und seine Mitarbeiter, daß Adenosintriphosphorsäure eine reversible Verringerung der Doppelbrechung in Myosinlösungen verursacht. Man ist also zur Annahme berechtigt, daß die Dephosphorylierung von Adenosin-

---

[1] Szent-Györgyi 1945.   [2] Buchthal und Knappeis 1932, Astbury 1947.
[3] Engelhardt und seine Schüler 1939.

triphosphorsäure eine der ersten Veränderungen bei der Muskelkontraktion ist. Ihre Rephosphorylierung ist verbunden mit dem Rückgang des Gehalts an Phosphorcreatin und Glykogen[1].

Die physiologische Bedeutung der Fibrillengliederung ist noch nicht geklärt. WOLPERS (1948), DE ROBERTIS und SCHMITT (1948) nehmen an, daß die Segmentierung ein Grundbauprinzip der Formelemente des Organismus ist und finden sie elektronenmikroskopisch nicht nur in den Myofibrillen sondern auch an kollagenen Fibrillen, ferner am Sarkolemm, Fibringerinnsel, Neurofibrillen und den Odontoblastenfasern.

Die *Verbindung der Muskelfasern mit der Sehne* wird verschieden dargestellt. O. SCHULTZE (1911) hat die Auffassung vertreten, daß die einzelnen Myofibrillen ihre Zusammensetzung aus isotropen und anisotropen Teilchen am Faserende verlieren und sich kontinuierlich in die Sehnenfibrillen fortsetzen. An Muskelfasern der Rückenflosse des Seepferdchens ist dieser Übergang sehr deutlich innerhalb des Sarkolemms zu sehen (Abb. 25). Ein solcher Zusammenhang müßte für die embryonalen Muskelfasern wohl schon deshalb angenommen werden, weil sie bereits zu einer Zeit, wo sie noch kein Sarkolemm besitzen, Bewegungen auslösen können. LONG (1947) konnte jedoch an fetalem Material keinen Anhaltspunkt für einen direkten Übergang von Myofibrillen in Sehnenfibrillen finden. Dieser Ansicht des direkten Übergangs schloß sich SOBOTTA (1924) an und brachte Beweise für die menschlichen Muskelfasern hinzu. Von zahlreichen Autoren hat diese Auffassung aber stärksten Widerspruch gefunden[2].

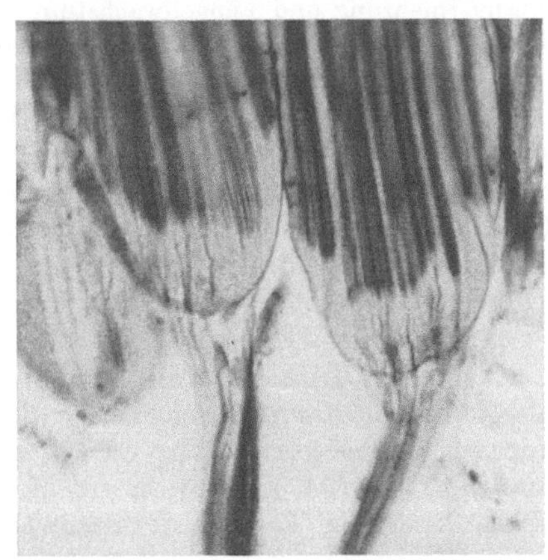

Abb. 25. Übergang der Myofibrillen einer Muskelfaser der Rückenflosse des Seepferdchens in Sehnenfasern. Der Übergang erfolgt innerhalb des Sarkolemms. Vergr. 935fach.

Von vielen Forschern wird der Verbindung des Sarkolemms mit der Sehne die wesentlichste oder ausschließliche Rolle zugeschrieben. Aus dem mit dem Sarkolemm verbundenen Gitterfasergewebe ziehen fibröse Bündel zur Sehnenfaser. Auf diese Weise erzeugt jede Verkürzung in einem beliebigen Teil der Muskelfaser einen Zug am bindegewebigen Ende der Faser. Da HÄGGQVIST die Z-Streifen als kollagene Netze auffaßt und diese wieder mit den kollagenen Strukturen des Sarkolemms in Verbindung stehen sollen, läßt er die Zugübertragung bereits mit dem Z-Streifen beginnen, eine Auffassung, die nur wenig Anhänger gefunden hat. Am meisten dürfte die Anschauung von CLARA (1930) dem wahren Sachverhalt nahe kommen, der eine Zugübertragung mittels Sehnenfibrillen, die am Faserende kontinuierlich aus Muskelfibrillen sich fortsetzen, gleicherweise wie durch fibrillär faserige Fortsetzung des Sarkolemms annimmt. Muskelfasern, die in Weichteilen endigen, verzweigen sich an ihrem Ende, und ihre Teiläste sind mit elastischen Sehnchen versehen, die an dem Bindegewebe und den elastischen Netze des Endigungsgebietes ansetzen. Die elastischen Fasern gehen hauptsächlich vom Sarkolemm ab.

Die Skeletmuskelfasern entwickeln sich aus den Myoblasten, die aus den Myotomen der Ursegmente und dem Mesenchym hervorgehen. In jungen Myoblasten teilen sich die Kerne zuerst mitotisch und sobald eine Kernreihe gebildet ist, erfolgt die weitere Vermehrung auf amitotischem Wege[3]. Sehr frühzeitig entstehen im Myoblast die zuerst ziemlich oberflächlich gelegenen Fibrillen, die HÄGGQVIST von allem Anfang an als gegliedert, HEIDENHAIN (1911) als homogen bezeichnet. Ihre Bildung soll sich durch Aneinanderreihung feinster Körnchen (Mitochondrien) vollziehen[4]. Die ursprünglich homogen erscheinenden Fibrillen wandeln sich nach SCHAFFER in varicöse um, deren Anschwellungen in genau gleichen Abständen auftreten. Diese Abstände werden bald durch eine zweite Reihe kleinerer Anschwellungen halbiert, während die Substanz zwischen den Körnchen allmählich ihre Färbbarkeit verliert.

---

[1] DORIES und FRANCIS und STONER 1948.
[2] PEKELHARING 1913, PETERFI 1913, PETERSEN 1930, HÄGGQVIST 1931.
[3] HÄGGQVIST 1919.   [4] MEVES 1909, DUESBERG 1910.

Die zuerst auftretenden Körnchen verlängern sich zu Stäbchen, die in der Mitte auch eine Verdünnung zeigen können und bilden die *Q*-Glieder der Fibrillen. Die an zweiter Stelle aufgetretenen Körnchen nehmen mehr an Breite zu und werden zum *Z*-Streifen. Bereits vom zweiten Embryonalmonat an können sich die Fasern kontrahieren. Die Menge der Fibrillen nimmt durch Neuprägung und durch Längsspaltung zu. Letztere soll die Ursache der bündelförmigen Gruppierung der Fibrillen sein.

Da die Fibrillen zuerst das periphere Plasma einnehmen, entstehen röhrenförmige Gebilde, in deren Mitte sich reichlich Sarkoplasma mit den Kernen befindet. Solche Fasern zeigen eine Längsspaltung, wodurch zugleich die Kerne ihre randständige Lagerung erhalten. Nach SCHAFFER soll eine Längsspaltung auch beim erwachsenen Menschen gelegentlich noch erfolgen. SCHAFFER findet in der Entwicklung außerdem Neubildungsprozesse, die er als Knospung bezeichnet, die besonders bei Verschiebung des Muskelansatzes vorkommen. Bei diesem Vorgang vermehrt sich das Protoplasma in einer älteren Faser unter gleichzeitiger Kernvermehrung und Längenwachstum der Fibrillen. Teile des kernhaltigen Sarkoplasmastranges können auch frei werden (Sarkoblasten) und zur Entstehung neuer Fasern führen.

Die *Regeneration der Skeletmuskelfasern* ist sehr beschränkt und wird bei durchtrennten Muskelfasern auch bestritten. Ein gewisser Ersatz kann vom kernhaltigen Sarkoplasma ausgehen, das unter lebhafter amitotischer Kernteilung, die ALTSCHUL (1947/48) als Ausdruck einer Störung des osmotischen Gleichgewichtes auffaßt, keulenförmige Knospen bildet. Diese Stränge wachsen in das Bindegewebe vor, um sich mit dem peripheren Stumpf zu verbinden. Gelegentlich kommt es auch zur Loslösung einzelner kernhaltigen Teile, wie es SCHAFFER beschrieben hat, die sich zu Ketten zusammenschließen und sich zu Muskelfasern differenzieren können. Nie kommt es jedoch zur Neubildung von Muskelfasern aus mesenchymalen Elementen, sondern bei jedem Regenerationsvorgang ist das kernhaltige Sarkoplasma das Ausgangsmaterial. LE GROS CLARK und WAJDA (1947) konnten am M. tibialis des Kaninchens bei regenerierenden Muskelfasern je Tag ein Längenwachstum von 1—2 mm feststellen.

c) Herzmuskelfasern.

Die Herzmuskulatur geht aus einem Syncytium von verästelten Mesenchymzellen hervor, zwischen denen keinerlei Zellgrenzen sichtbar sind. Dementsprechend stellt sie auch im erwachsenen Zustand einen miteinander anastomosierenden Verband von Fasern dar. Ihre quergestreiften Fibrillen entstehen unabhängig von den Zellterritorien sehr frühzeitig in gleicher Weise wie bei der Skeletmuskulatur und vermehren sich von allem Anfang an durch Längsspaltung. Die Herzmuskelfasern sind wesentlich dünner, insbesondere die spitzwinklig abgehenden Anastomosen (9—22 μ), als die meisten Skeletmuskelfasern. Die Kerne liegen mehr oder weniger axial und niemals dicht unter der Oberfläche. Sie liegen teils einzeln, oft auch zu zweit nebeneinander und in der Längsrichtung der Faser. Bei jüngeren Individuen können sie ganze Reihen bilden, was als Zeichen der direkten Teilung angesehen wird[1]. Ihre Form ist meist oval, manchmal erscheinen sie eingeschnürt. MARCEAU gibt ihre Durchschnittslänge mit 12,5 μ und ihre Dicke mit 6,5 μ an. Von manchen Autoren werden auch größere Maße genannt und es scheint, daß sie offenbar sehr von Alter, Leistung und vom Funktionszustand der Herzmuskelfaser abhängig sind. Bei kontrahierten Fasern sind sie mehr oder weniger abgerundet. Da die Myofibrillen die Kerne umlaufen, entsteht auf beiden Seiten von ihnen ein spaltförmiges, sarkoplasmareiches Feld. Entsprechend seiner andauernden Tätigkeit ist der Herzmuskel der trübste des tierischen Körpers, und seine Fasern zeichnen sich durch besonders großen Reichtum an Sarkoplasma und Sarkosomen aus. Das körnigtrübe Aussehen des Sarkoplasmas wird auch als eine Entmischungserscheinung desselben aufgefaßt[2]. Darin findet sich reichlich, vorwiegend an

---

SCHIEFFERDECKER 1909.   [2] PATZELT 1948.

Sarkosomen gebundenes Glykogen vor, das für die Tätigkeit des Muskels sicher von großer Bedeutung ist. Weiter sind einige wenige Fett- und Lipoidtröpfchen eingelagert. Am auffallendsten erscheinen die gelblich bis bräunlichen Lipofuscinkörnchen, die verschieden groß sind und sich auch mit Eisenhämatoxylin intensiv anfärben lassen. RENAUT und MOLLARD (1904) geben an, daß sie beim Menschen im Alter von 10 Jahren aufzutreten beginnen. Vorher fehlen sie, so wie sie auch bei jungen Säugetieren nicht zu finden sind. Mit steigendem Alter nehmen sie dann an Menge und Größe zu und können schließlich die ganze Faser durchsetzen. Über ihre Bedeutung ist noch wenig bekannt. Doch tritt heute immer mehr die Ansicht in den Vordergrund, daß das Lipofuscin ein wichtiger Hilfsstoff im Leben der Zelle darstellt und ihm für die Zellatmung und den Vitaminstoffwechsel eine wesentliche Rolle zukommt[1]. Bemerkenswert ist, daß nach Vitamin E-Zufuhr das Pigment abnimmt, während bei Vitamin E-Mangel es an Menge sehr zunimmt[2].

Über das Vorhandensein eines Sarkolemms sind verschiedene Ansichten verbreitet. HEIDENHAIN (1911), HÄGGQVIST (1931), BARGMANN (1948), BUCHER (1948) führen es als integrierenden Bestandteil der Herzmuskelfaser an und setzen es dem der Skeletmuskelfaser gleich. Im Gegensatz dazu verneinen v. EBNER (1920), MARCUS (1925) und SCHAFFER (1933) ein solches entschieden und führen lediglich eine oberflächliche Sarkoplasmaschicht an, welche aber die Bezeichnung Sarkolemm nicht verdient. Für die Ansicht der zuletzt genannten Autoren spricht vor allem auch das Verhalten der Herzmuskelfasern in verdünnten Säuren, wo nie ähnliche Quellungsbilder zu sehen sind, wie an den sarkolemmumhüllten Skeletmuskelfasern. Die Herzmuskelfasern sind allenthalben von einem argyrophylen Gitterfasergewebe umgeben, das das gleiche Verhalten zeigt, wie bei glatten Muskelfasern. Es wäre ein Streit um Worte, wenn letzteres mit dem Namen Sarkolemm belegt würde, wie es CHLOPKOW (1925), BARGMANN (1948) u. a. tun. Dadurch werden nichthomologe Bildungen gleichgesetzt und eine unnötige Namensverwirrung hervorgerufen. Auch TANDLER (1913) hält das „Sarkolemm" der Herzmuskelfasern dem der Skeletmuskelfasern nicht für homolog.

Die Myofibrillen sind weniger zahlreich als bei Skeletmuskelfasern, aber deutlich ausgebildet. Sie ziehen kontinuierlich von einem Kernterritorium ins andere und durch Anastosomen zu den Nachbarfasern. Sie sind in Bündel gelagert, welche vorwiegend die peripheren Zonen der Fasern einnehmen. Bei Faserquerschnitten sind sie oftmals in radiär angeordneten Lamellen zusammengeschlossen. Die Querstreifung der erschlafften und kontrahierten Fasern entspricht derjenigen der Skeletmuskelfasern.

An frischen und fixierten Herzmuskelfasern aller Wirbeltiere sieht man in geringeren oder größeren Abschnitten deutlich, fallweise aber nur bei genauer Untersuchung wahrnehmbar, quere stark lichtbrechende, gut färbbare Linien die Fasern durchziehen (Abb. 26). Am besten entwickelt findet man sie in den Trabekeln und Papillarmuskeln, insbesondere häufig an den Teilungsstellen der Fasern. Man hat sie je nach der Deutung, die man ihnen gab, mit verschiedenen Namen belegt. Die von EBNER (1914) vorgeschlagene indifferente Bezeichnung „Glanzstreifen" hat sich allgemein gegenüber den anderen Namen Querbänder, Kittlinien, Schaltstücke durchgesetzt. BRUNO (1921/22) hebt hervor, daß sie im 5. Embryonalmonat zuerst auftreten. Richtig deutlich werden sie erst nach der Geburt[3] und scheinen mit dem Alter an Häufigkeit zuzunehmen. Sie liegen stets am Ort eines Z-Streifens und sollen nach v. EBNER (1920) das Gebiet $I Z I$

---

[1] ALTSCHUL 1938, SACHS 1943. [2] RUPPEL 1949. [3] HÄGGQVIST 1931.

umfassen. Galiano (1926) hält sie für Umwandlungsprodukte der Myofibrillen im Niveau von Z-Streifen. An der Kontraktion nehmen sie nicht aktiv teil, sondern verhalten sich wie Z. An erschlafften Fasern erweisen sich die Glanz-

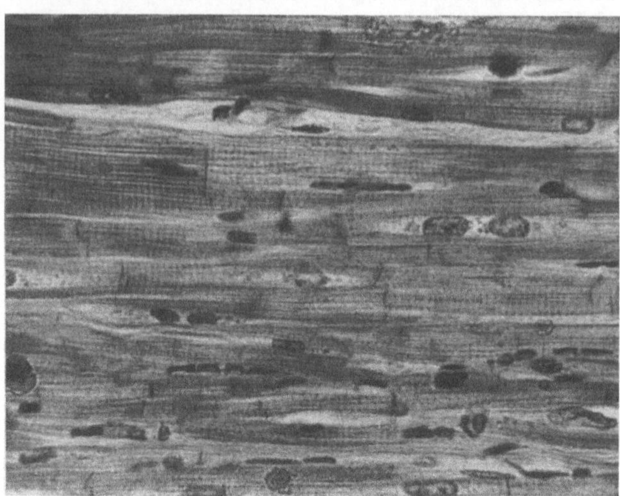

streifen schwach doppelbrechend. In der kontrahierten Faser verlieren sich diese Eigenschaften und entsprechen dann einem Kontraktionsstreifen C. Sie durchsetzen die Faser entweder geradlinig in der ganzen Dicke oder nur einen Teil, wobei sie mitunter in einzelnen Stücken treppenförmig aufeinander folgen. Da der von dem Glanzstreifen begrenzte Faserbereich in der Regel ein oder zwei Kerne enthält, wurden die Glanzstreifen als Zellgrenzen angesehen und als Kittlinien bezeichnet[1]. Der Umstand, daß

Abb. 26. Herzmuskulatur eines 26jährigen Mannes. Deutlich erkennbar die netzförmigen Verbindungen, die Glanzstreifen und das Lipochrom um die zentral gelegenen Kerne. Vergr. 265fach.

die Fibrillen ununterbrochen durch die Glanzstreifen hindurchziehen, wäre an sich kein Einwand, der diese Theorie entkräften könnte. Heidenhain (1911) hat sie als eingeschobenes Material für das Längenwachstum der Herzmuskel-

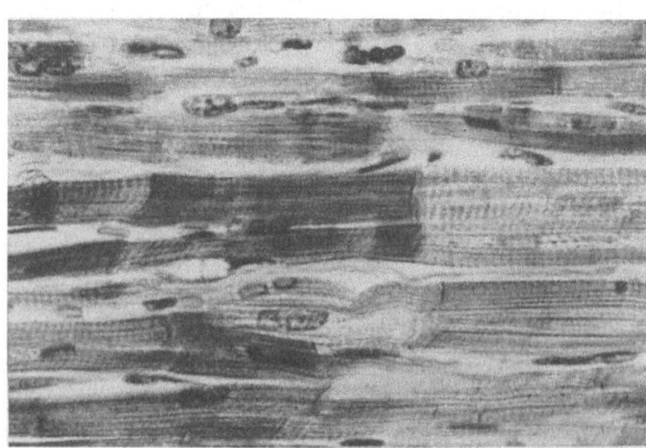

fasern aufgefaßt und sie als Schaltstücke bezeichnet. Diese Ansicht ist heute allgemein verlassen. Auch für Sehnen und postmortale Erscheinungen hat man sie gehalten. v. Ebner hebt von besonderer Bedeutung hervor, daß zu beiden Seiten eines Glanzstreifens die Muskelfasern oft einen verschiedenen Kontraktionszustand erkennen lassen (Abb. 27), so daß der Anschein erweckt wird, daß die Glanzstreifen das Vordringen der Kontraktionswelle verhindern können. Auch diese Erscheinung spräche für ihre Zellgrenznatur und diese

Abb. 27. Herzmuskulatur eines 26jährigen Mannes. Beachtenswert ist der Übergang der ruhenden Querstreifung in die Kontraktionsstreifung an den Glanzstreifen. Vergr. 265fach.

Auffassung ihres Wesens wird noch dadurch gestützt, daß in den Reizleitungsbündeln ähnliche Grenzlinien vorkommen (Abb. 28), die zweifellos Zellgrenzen darstellen. Da beide Faserarten zusammenhängen und die gleiche Entwicklung haben, ist eine Gleichstellung dieser Gebilde wohl zulässig. Bezüglich ihrer Funktion hat die Ansicht von Marceau am meisten Anhänger gefunden, der

---

[1] Zimmermann 1910.

sich auch Häggqvist u. v. a. anschlossen. Nach ihm sollen sie die Aufgabe haben, die Fibrillen zusammenzuhalten. Diese verlaufen in gebrochenen Linien und würden bei der Kontraktion sich strecken, wodurch die Bündel, wenn die Glanzstreifen sie nicht zusammenhielten, zersprengt würden. Sie können überdies nach Art von Zwischensehnen auch die Fähigkeit des Verbandes erhöhen. In diesem Zusammenhang ist es erwähnenswert, daß an verzweigten quergestreiften Muskelfasern, des weichen Gaumens z. B., ähnliche Glanzstreifen nachgewiesen werden konnten.

In den Papillarmuskeln und in den Anuli fibrosi gehen Herzmuskelfasern in Sehnen über, und es liegen dort die gleichen Verhältnisse vor, wie sie beim Übergang der quergestreiften Muskelfaser in die Sehnen beschrieben wurden. Da der Herzmuskel den Charakter eines netzförmigen Verbandes hat, geht

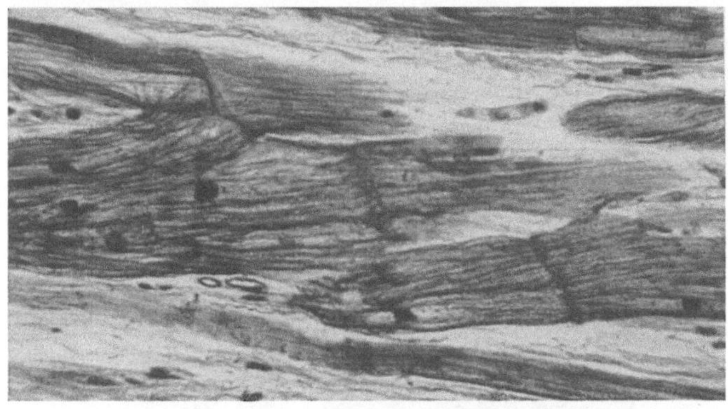

Abb. 28. Reizleitungsfasern aus dem linken Schenkel des Hisschen Bündels eines 26jährigen Mannes. Die Fibrillen ziehen durch die Zellgrenzen hindurch. Vergr. 265fach.

hervor, daß einem Sarkolemm eine so wichtige mechanische Funktion bei der Übertragung der Zugwirkung auf die Sehnen nicht zukommen kann; wie es bei der quergestreiften Muskelfaser der Fall ist. Bei der Herzmuskulatur liegen die Verhältnisse viel unklarer und es ist gegenwärtig nicht möglich zu entscheiden, welche Rolle die eine oder andere Struktur bei der Kräfteübertragung spielt.

5. Zellen des Reizleitungssystems.

Zum spezifischen Muskelsystem, das der Erregungsbildung und der Erregungsleitung im Herzen dient, wird der Sinusknoten und das Atrioventrikularsystem, bestehend aus dem Atrioventrikularknoten und den Atrioventrikularbündeln mit seinen Ausstrahlungen gerechnet. Phylogenetisch soll nach den Untersuchungen von Walls (1947) der Knoten ein Relikt darstellen, während die Atrioventrikularbündel eine Neuerwerbung der Warmblütler sein sollen.

a) Sinusknoten (Keith-Flack).

Nach Walls (1947) ist seine Anlage schon bei 10 mm langen Embryonen als dichter Zellhaufen an der Basis der vereinigten Sinusklappen erkennbar und soll im 5. Entwicklungsmonat bereits endgültig differenziert sein[1]. Zwischen der Einmündung der oberen Hohlvene und dem rechten Herzohr gelegen, besitzt der keilförmige Knoten eine Länge von 2,5 cm und eine Breite von 0,5 cm[2].

---

[1] Stiénon 1925. [2] Koch 1922, Stotler und Mahon 1947.

Der unter dem Perikard liegende Kopfteil erscheint verdickt, während er sich endokardwärts stark verjüngt. Nach Segre (1926) soll der Knoten geteilt sein und die Hohlvenenmündung hufeisenförmig umgreifen. Diese Zweiteilung ist bereits in der Anlage erkennbar. Aus dem oberen Teil soll das Vorderhorn (Keith-Flackscher Knoten) und aus dem unteren das Hinterhorn des Sinusknoten hervorgehen[1]. Die beiden Teile können bei manchen Tieren (Pferd) getrennt bleiben, während sie beim Menschen zusammenhängen. Das ganze Gebilde ist sehr reich von kollagenem Bindegewebe und elastischen Fasern durchsetzt, so daß die spezifischen Muskelelemente zurücktreten. Reichliche Nerven-

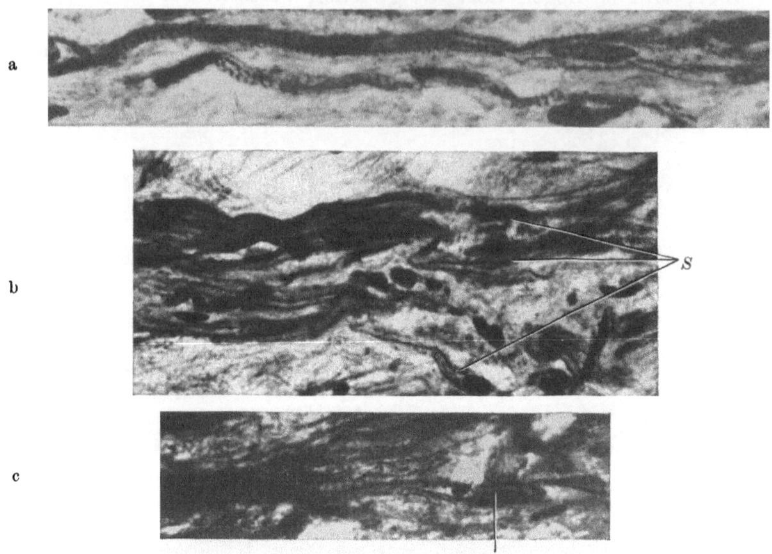

Abb. 29 a—c. Quersgestreifte Muskelfasern aus dem Sinusknoten eines 26jährigen Mannes. Bei *S* Sinusfaser in Vorhofsmuskelfaser übergehend. a 935fach, b und c 420fach.

faserbündel des Vagus und Sympathicus mit zahlreichen Nervenzellen treten in den Sinusknoten ein und spalten sich in feine Ästchen auf. Sie sind bereits bei Keimlingen von 24 mm Länge vorhanden. Teilweise gehen die Nervenfasern von den an der epikardialen Seite des Knotens gelegenen Ganglienzellen aus. Im einzelnen laufen die Nervenfasern spiralig um die Muskelzellen herum, verlieren schließlich ihre Schwannsche Scheide und endigen ohne Bildung besonderer Endapparate[2]. Der Knoten wird von einem Ast der Art. coronaria dextra versorgt.

Die spezifischen Muskelfasern des Knotens liegen in reichlichem Bindegewebe eingelagert. Im oberflächlichen Teil bilden sie ein lockeres Netzwerk, aus in allen Richtungen verlaufenden Fasern, während in den tieferen Partien die Fasern mehr in der Längsrichtung angeordnet erscheinen[3]. Die Fasern sind mitunter sehr dünn, oft von spindelförmiger Gestalt und an der Stelle des Kernes bauchig aufgetrieben. Meist sind die Kerne von länglicher Form. Die Fasern, auch die feinsten, sind allenthalben fibrillär differenziert. Die Fibrillen sind jedoch in manchen Fasern nur sehr spärlich und oft nur am Rand derselben erkennbar. Daher tritt das Sarkoplasma an diesen Fasern besonders hervor. Die Querstreifung der Fibrillen ist ohne Mühe bei Eisenhämatoxylinfärbung erkennbar, so daß ihre Muskelfasernatur außer jedem Zweifel steht (Abb. 29).

[1] Walls 1947.   [2] Stotler und Mahon 1947.   [3] Benninghoff 1930.

An der Peripherie des Knotens stehen seine Fasern mit der Vorhofsmuskulatur in kontinuierlicher Verbindung, wobei man im allgemeinen eine Zunahme ihrer Dicke erkennen kann. Mönckeberg (1924) hebt 5 Verbindungszüge besonders hervor. Es ist überflüssig, sie hier anzuführen, da ihre Abgrenzung schwer und willkürlich erscheint. Benninghoff kommt dem Sachverhalt am nächsten, wenn er den Sinusknoten als im Ausstrahlungspunkt der Vorhofsmuskulatur gelegen bezeichnet, der daher als Erregungsbildungszentrum einen sehr günstigen Platz einnimmt. Der Atrioventrikularknoten wird auf dem kürzesten Wege durch das Vorhofsseptum erreicht.

Die Frage, ob außer dem Sinusknoten und dem Atrioventrikularsystem noch andere besonders erregungsleitende Muskelzüge vorkommen, war öfters Gegenstand von Untersuchungen und hat letzten Endes zur Verneinung dieser Frage geführt. Es sei aber hervorgehoben, daß im Bereich des Vorhofes sarkoplasmareiche Fasern vorkommen, deren Abgrenzung gegenüber den spezifischen Leitungsfasern nur sehr schwer, ja unmöglich ist, was neuerdings auch Benninghoff wieder besonders hervorhebt. Im Vorhof und besonders in der Wand der Herzohren erscheinen an sich die Fasern in ihrer Dicke und Struktur nicht einheitlich und sog. Röhrenfasern sind dort nicht selten anzutreffen[1]. Sie sprechen für eine verschiedene Differenzierung der Herzmuskelfasern während des Wachstums, was vielleicht auch funktionelle Unterschiede nicht ausschließt. Ob sich Herzmuskelfasern im Alter zu Röhrenfasern umwandeln können, wie Mönckeberg (1924) behauptet, ist noch nicht sicher bewiesen.

b) Atrioventrikularknoten (Aschoff-Tawara).

Dieser Knoten stellt den Anfangsteil des Atrioventrikularsystems dar. Bereits bei 8 mm langen Embryonen ist die Anlage des Knotens und der Bündel an der hinteren rechten Circumferenz des primitiven Ostium arteriovenosum commune nachweisbar[2] und bei 13 mm langen Keimlingen ist bereits eine Teilung der Schenkel erkennbar. Nach Stiénon (1925) entstehen alle Teile des Systems aus der Trabekulamuskulatur, die den Reizleitungsfasern auch als Leitbahn dient[3], so daß dort, wo während der Entwicklung keine solche vorhanden waren, sich auch keine spezifischen Leitungselemente vorfinden können. Der Atrioventrikularknoten mißt nach Stotler und Mahon (1947) 2,2:1:0,3 cm. Er liegt subendokardial im unteren Abschnitt des Septum atriorum dicht am Sinus coronarius und fällt durch sein blasses Aussehen auf. Breite Faserzüge der beiden Vorhöfe, besonders aus der Gegend der Fossa ovalis, der Basis der Tricuspidalklappe und der Einmündung des Sinus coronarius ziehen konvergierend an die angeführte Stelle des Vorhofsseptums, um den Aschoff-Tawara-Knoten zu bilden.

Histologisch ist er aus einem regellosen Netzwerk verzweigter Muskelfasern aufgebaut, das im zentralen Gebiet etwas dichter und im Randbezirk lockerer erscheint (Abb. 30). Die Breite der Fasern schwankt sehr. Neben feinsten Fasern, die nur aus wenigen Fibrillen bestehen, erkennt man auch dickere, die aber nie die Stärke der Myokardfasern erreichen. An manchen Stellen strahlen die Fasern aus allen Richtungen zu einem Punkt zusammen und erzeugen so Knoten von sternförmigem Aussehen. Die Muskelfasern sind reicher an Fibrillen als die Elemente des Sinusknotens, aber nicht so fibrillenreich wie die Myokardfasern. Die Querstreifung ist deutlich zu erkennen. An manchen Stellen erscheint es, als ob sich die Fasern in Fibrillenpinsel auflösen, wobei die Fibrillen oft einen völlig ungeordneten Verlauf zeigen (Abb. 30 und 31). Die Myofibrillen der Vorhofsfasern gehen kontinuierlich in die Fibrillen des Fasernetzes des Knotens über. Nach Aschoff-Nagayo (1908) und Mönckeberg (1921) sind die Fasern

---

[1] Koch 1922, Benninghoff 1930.   [2] Mall 1912, Walls 1947.   [3] Benninghoff 1923.

des Anfangsteiles (Vorhofsteil) stets glykogenfrei. Das Bindegewebe zwischen den Fasern nimmt im Alter an Menge zu.

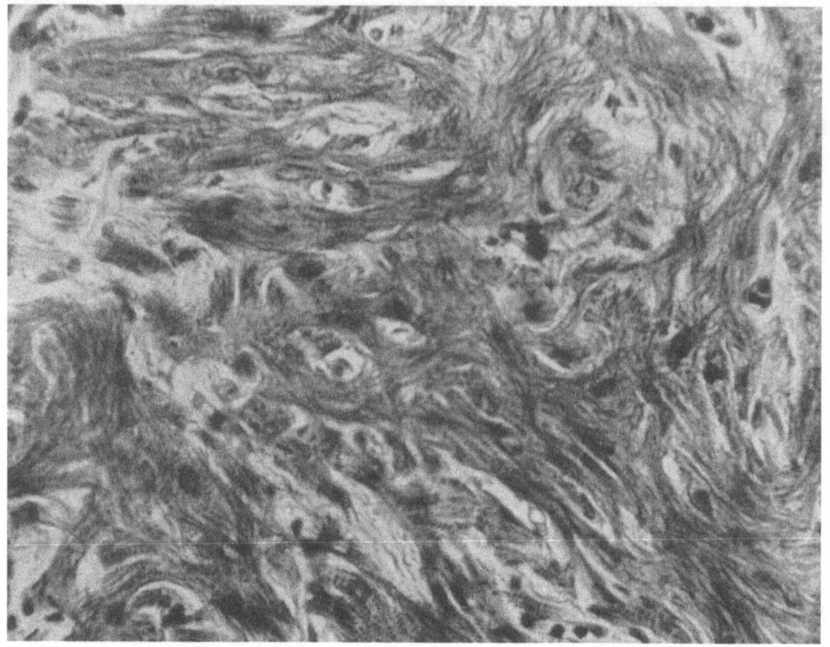

Abb. 30. Netzwerk verzweigter und aufgesplitterter Muskelfasern aus dem zentralen Gebiet des Aschoff-Tawara-Knotens eines 26jährigen Mannes. Vergr. 265fach.

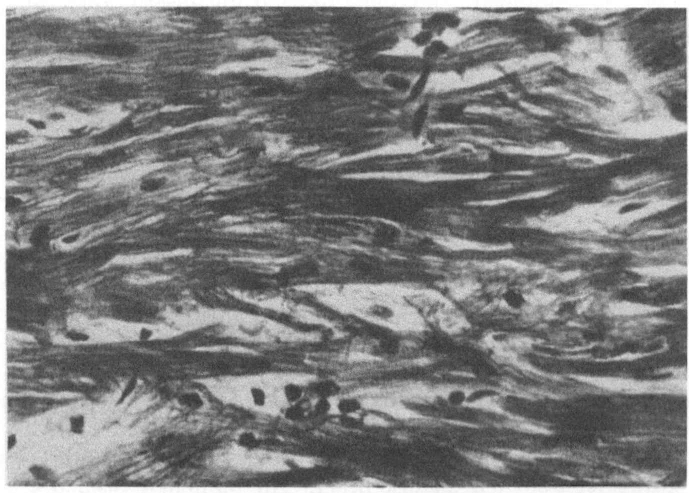

Abb. 31. Ausschnitt aus der peripheren zur Fossa ovalis gelegenen Zone des Aschoff-Tawara-Knotens eines 26jährigen Mannes. Vergr. 420fach.

Die Blutversorgung des Knotens geschieht durch einen Ast der rechten Coronararterie, der auch in der Regel noch den oberen Schenkelabschnitt mitversorgt[1]. Die reichlichen Nervenfasern lösen sich im einzelnen in feine Netze auf. In der Nähe des Knotens liegen Ganglienzellen, die auch noch in dessen Oberflächenschicht nachweisbar sind. Das vom Knoten ausgehende Hissche Bündel wird eine Strecke lang von Nerven begleitet. Ob ein Endreticulum im Sinne der neueren Auffassung vorliegt, ist unsicher, wie überhaupt die Form der Endigung hier noch nicht geklärt erscheint.

c) Atrioventrikularbündel (His).

Der Stamm des Bündels (Crus commune, TANDLER 1913) geht ohne scharfe Grenze aus dem Atrioventrikularknoten hervor, indem die netzförmigen Fasern sich immer mehr in der Längsrichtung anordnen. Er stellt mit diesem die einzige Verbindung zwischen der Muskulatur des Vorhofes und der Ventrikel dar. Es durchsetzt das Trigonum fibrosum dextrum, also jenes Bindegewebe, in dem die Annuli fibrosi zusammenstoßen. Am Ursprung 2—3 mm dick, verschmälert er sich vorübergehend beim Durchtritt durch das Trigonum, um dann am Septum membranaceum weiterzulaufen. Einzelne Fasern können auch das Trigonum isoliert passieren[2]. Am tiefsten Punkt des Septums teilt sich der dort etwas verbreiterte Stamm und reitet somit auf dem Septum musculare ventriculorum und die beiden Schenkel schließen sich bogenförmigen Muskelbalken an (Konturfasern, BENNINGHOFF 1923), die das Kammerseptum mit der Basis der Papillarmuskeln verbinden. Wenn diese muskulöse Stütze schwindet, dann können die Schenkel als falsche Sehnenfäden frei durch die Kammerlichtung zu den Papillarmuskeln ziehen[3].

Der im Durchschnitt rundliche rechte Schenkel des Bündels läuft nach seinem Abgang vom Stamm erst eine Strecke in der Septummuskulatur, wo auch Äste abgegeben werden, um dann später subendokardial weiterzuziehen. Über die Trabecula septomarginalis (Moderatorband) gelangt er zum vorderen großen Papillarmuskel, an dessen Fuße die Verzweigung erfolgt. Ein Ast zieht an die vordere Ventrikelwand, ein zweiter verzweigt sich im Trabekelwerk, und ein dritter Ast läuft nach hinten und gelangt zum Teil wieder in das Septum.

Der abgeplattete linke Schenkel ist von vornherein mehr oberflächlich gelegen und versorgt mit je einem Faserzug die vordere und hintere Papillarmuskelgruppe des linken Ventrikels. Die bogenförmigen Muskelbalken, denen sie angelagert sind, erscheinen unregelmäßig gestaltet. Stellenweise ziehen sie ohne Leitmuskel als falsche Sehnenfäden vom Septum zu den Papillarmuskeln, was bei Huftieren die Regel zu sein scheint[3]. Von der Basis der Papillarmuskeln strahlen auch Fasern in die Muskulatur der Herzspitze ab, wo sie rückläufig wieder zur Herzbasis aufsteigen können.

Die Fasern des Crus commune erscheinen schmal, liegen dicht, oft ohne erkennbares dazwischen gelegenes Bindegewebe in Bündeln beisammen (Abb. 32). Glanzstreifen, die hier zweifellos Zellgrenzen entsprechen, sind deutlich. Die Myofibrillen, die hauptsächlich randständig liegen, sind nicht reichlicher als in den Fasern des Knotens. Die Anfangsteile der beiden Schenkel sind im wesentlichen ebenso gebaut. Während des Verlaufs kann es zur Verschmelzung benachbarter Fasern oder auch zur Aufspaltung von Fasern kommen, wodurch natürlich die Dicke der Fasern beeinflußt wird und die Zahl der Fasern auch ohne Astabgabe sehr wechseln kann. Im rechten Schenkel fällt vor allem eine starke Zunahme der Faser in der subendokardialen Verlaufsstrecke im Vergleich zum intramuskulären Abschnitt auf. Auch werden die Fasern durchwegs breiter, so daß das gesamte Bündel sich beträchtlich verdickt. Die Dicke der einzelnen

---

[1] HAAS 1911, SPALTEHOLZ 1924.   [2] STOTLER und MAHON 1947.   [3] BENNINGHOFF 1923.

Fasern (Purkinjesche Fasern) der Schenkel ist sehr verschieden. Fasern mit
einer vierfachen Breite der gewöhnlichen Myokardfasern sind nicht selten und
liegen in der Regel sehr oberflächlich unmittelbar unter dem Endokard (Abb. 33
und 34). Es hat den Anschein, als ob solche besonders dicke Fasern durch seitliche
Verschmelzung nebeneinander verlaufender Fasern entstanden sein könnten.
Daneben trifft man wieder schmale Fasern, die einen Durchmesser von 16—22 μ
haben und daher nicht breiter als Herzmuskelfasern sind. Die Fibrillen sind deutlich ausgeprägt und vorwiegend randständig gelegen, so daß die Mitte dieser
röhrenförmigen Fasern im wesentlichen von Sarkoplasma erfüllt ist, in dem die

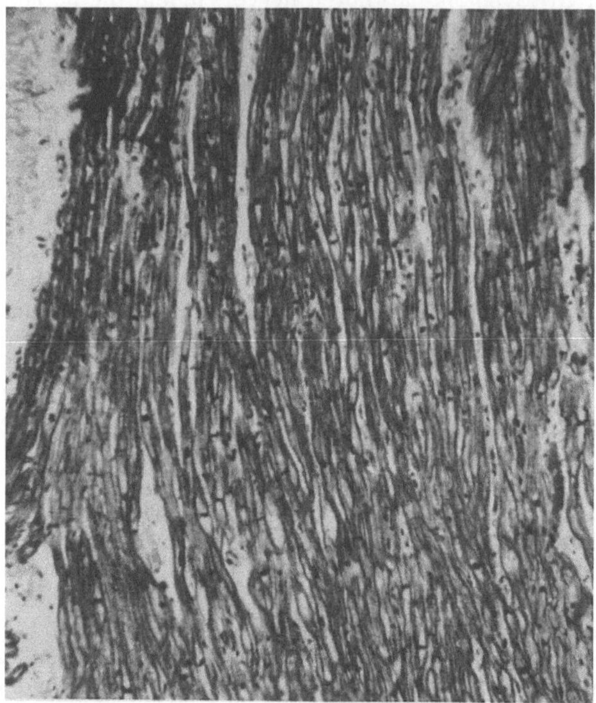

Abb. 32. Crus commune des Hisschen Bündels, knapp unterhalb des Atrioventrikularknotens. Vergr. 135fach.

voluminösen Kerne liegen. Meistens befinden sich neben dem peripheren Fibrillen-
kranz auch in der Mitte noch einige Fibrillen verstreut vor (Abb. 35). Die Querstreifung ist sehr deutlich und läßt die gleiche Gliederung wie an allen anderen
Muskelfasern erkennen. In der Entwicklung ist eine gut ausgeprägte Querstreifung jedoch erst bei Embryonen über 100 mm zu beobachten. Im Sarkoplasma befindet sich Glykogen eingelagert, das besonders bei Huftieren, Schaf
und Rind sehr reichlich erscheint[1]. Beim Menschen soll sein Gehalt sehr schwankend,
aber immer größer als in den übrigen Herzmuskelfasern sein und hängt neben
anderem vom Ernährungszustand und Alter des Individuums ab[2]. In der
Kernnähe sind nicht selten Lipofuscinkörnchen von gelblicher Farbe erkennbar.
Ihre Menge reicht aber niemals, auch nicht annähernd an jene heran, die
manchmal in den Myokardfasern enthalten ist.
    Auffallend ist die gute Ausbildung der Glanzstreifen, die alle Merkmale der
Zellgrenzen besitzen, so daß gelegentlich die Purkinjeschen Fäden als Ketten

[1] Unger 1924.   [2] Aschoff-Nagayo 1927, Mönckeberg 1908, Berblinger 1912.

aneinandergereihter tonnenförmiger oder mehr länglicher Zellen erscheinen und ein gleiches Aussehen besitzen wie die von PURKINJE (1845) beim Schaf, Rind und Pferd beschriebenen Fasern (Abb. 36). Die zwischen zwei Glanzstreifen gelegenen Segmente sind verschieden lang. Sie scheinen in einem gewissen Verhältnis zur Dicke der Faser zu stehen und zwar erscheinen sie bei dicken Fasern kurz und bei schmäleren entsprechend länger. In der Regel liegt in einem

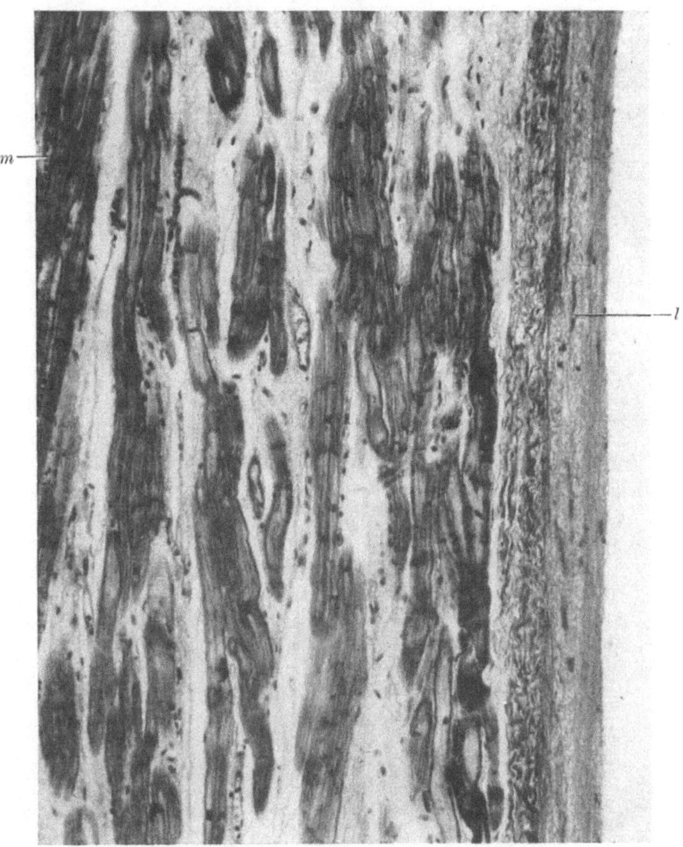

Abb. 33. Linker Schenkel des atrioventrikularen Bündels eines 26jährigen Mannes. *l* Endokard, *m* Myokardmuskulatur. Vergr. 135fach.

Segment nur ein Kern. Der zellige Aufbau der PURKINJESchen Fäden ist auch bei der Beurteilung des Wesens der Glanzstreifen der Herzmuskelfasern zu berücksichtigen. Die Myofibrillen ziehen ohne Unterbrechung durch die Zellabgrenzung hindurch (Abb. 37).

Die PURKINJESchen Fäden gehen schließlich kontinuierlich in typische Herzmuskelfasern über. Sie schließen entweder an der inneren Peripherie des Myokards an die Herzmuskelfasern an oder ziehen zwischen die Fasern des Herzmuskels hinein, um sich mit ihnen zu verbinden. Dabei geht ihr spezifisches Aussehen verloren, und sie nehmen vollends den Charakter der Myokardfasern an. In manchen Fällen unterscheiden sich auch die letzten subendokardial gelegenen Verzweigungen schon nicht mehr deutlich von den gewöhnlichen Herzmuskelfasern.

Truex und Copenhover (1947) konnten bei 20 untersuchten erwachsenen Menschen nur bei 14 einwandfreie Purkinjesche Fasern nachweisen. So haben

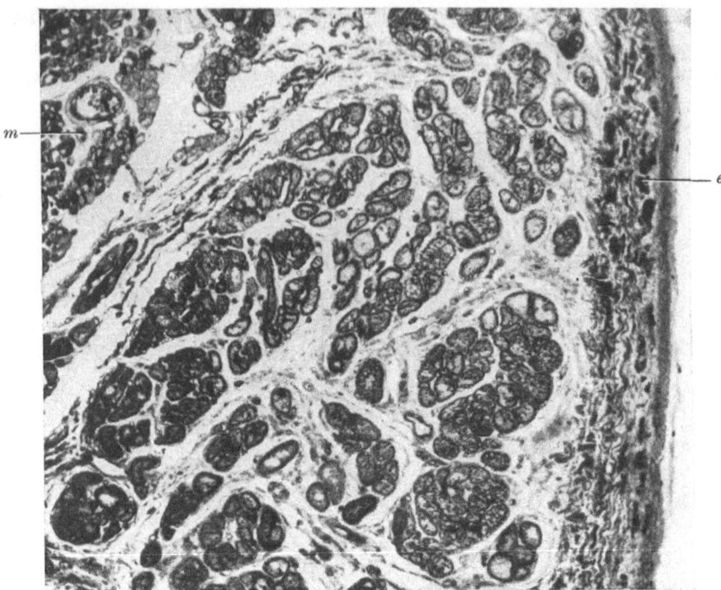

Abb. 34. Linker Schenkel des atrioventrikularen Bündels eines 26jährigen Mannes quer geschnitten, *e* Endokard, *m* Myokardmuskulatur. Vergr. 135fach.

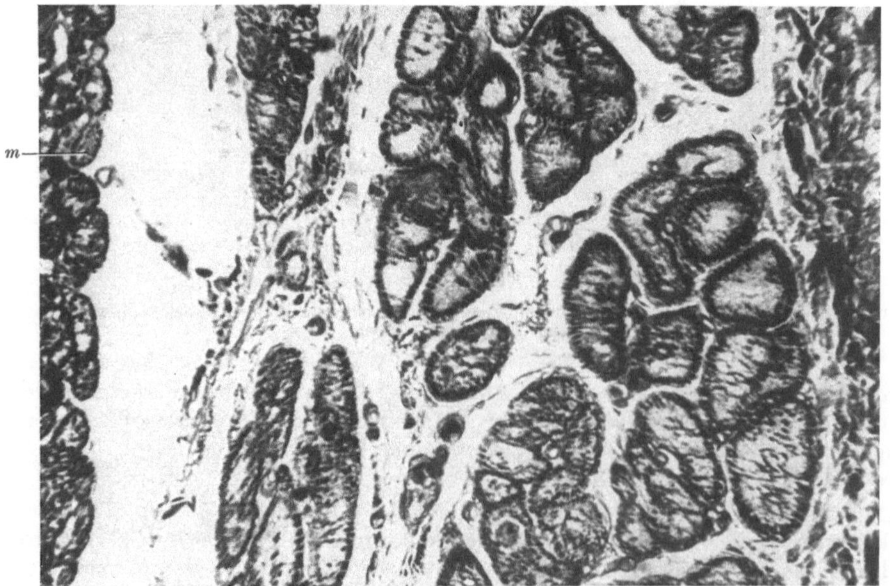

Abb. 35. Fasern des linken Schenkels des atrioventrikularen Bündels quer geschnitten. Myofibrillen hauptsächlich randständig, einige auch inmitten der Faser gelegen. *m* Myokardfasern. Vergr. 400fach.

auch noch andere Untersucher der letzten Zeit die Bedeutung des muskulären Reizleistungsystems grundsätzlich in Frage gestellt, da sie diese Struktur als inkonstant erklärt und statt dessen ein besonderes neuromuskuläres System als wesentlich für die Erregungsleitung im Herzen nachzuweisen sich bemühten. GLOMSET und seine Mitarbeiter (1940, 1945, 1952) meinen 1. das Hissche Bündel sei

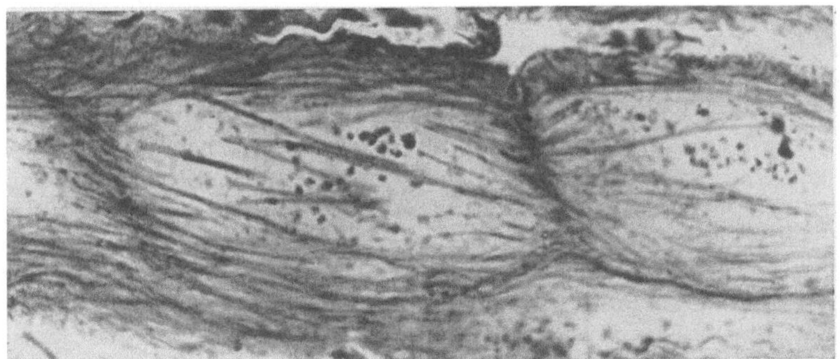

Abb. 36. PURKINJESche Faser vom Pferd aus tonnenförmigen Zellen aufgebaut. Die quergestreiften Myofibrillen ziehen durch die Zellgrenzen hindurch. Vergr. 400fach.

inkonstant, 2. es teile sich nicht, 3. es gäbe keine muskuläre Verbindung zwischen Atrioventrikularknoten und rechtem Vorhof, 4. es gäbe keinen umschriebenen TAWARA-Knoten und 5. es existierten mehrere Atrioventrikularverbindungen,

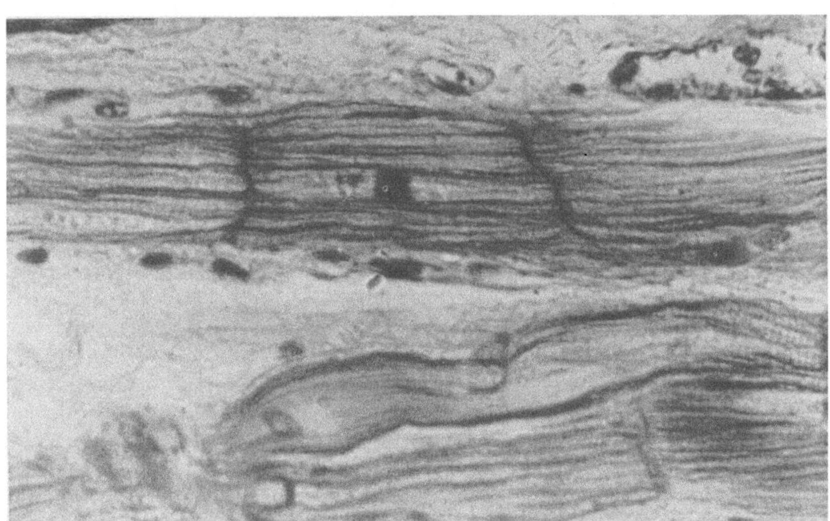

Abb. 37. PURKINJESche Faser des linken Schenkels des atrioventrikularen Bündels unter dem Endokard eines 26jährigen Mannes. Deutlich zelliger Aufbau, Myofibrillen ziehen ohne Unterbrechung durch die Glanzstreifen (Zellgrenzen) hindurch. Kerne axial gelegen. Vergr. 400fach.

besonders solche über das Nervensystem. Eingehende mikroskopische und makroskopische Untersuchungen anderer Autoren[1] an normalen Herzen ergaben jedoch, daß diese Behauptung unbegründet ist. Den Angaben von GLOMSET wird in allen Punkten widersprochen. Außer dem Atrioventrikularsystem gibt es normalerweise keine andere Verbindung zwischen Vorhof- und Kammermuskulatur. Wohl können gelegentlich anormale Muskelbrücken zwischen ASCHOFF-TAWARA-Knoten oder HISschem Bündel und der weiter entfernt gelegenen

---

[1] KISTIN 1949.

Muskulatur der Kammerscheidewand vorkommen. Derartige Verbindungen konnte Kistin einmal beobachten. Kent (1893) und Wood, Wolferth und Geckeler (1943) beschreiben eine solche rechtslateral des Hisschen Bündels, Oehnell (1944) eine solche an der Hinterwand zwischen linkem Vorhof und linker Kammer und Deerhake, Kimball, Burch und Henthorne (1947) konnten je eine rechts- und linksseitige Atrioventrikularverbindung nachweisen. Ob derartige, sicher nicht häufige, abnormale Atrioventrikularverbindungen beim Wolff-Parkinson-Whiteschen Syndrom immer vorhanden sind, erscheint noch sehr fraglich.

Eine verhältnismäßig starke Arterie begleitet den rechten Schenkel durch das Moderatorband zum ventralen Papillarmuskel. Ihr Durchmesser läßt keine Beziehung zur Stärke des Bündels erkennen. Meist entspringt sie aus der linken Coronararterie, kann aber auch aus der rechten hervorgehen[1]. Auch mehrere ansehnliche Nervenstämmchen durchsetzen das Bündel. Walls hat solche schon in den Atrioventrikularbündeln bei 100 mm langen Keimlingen nachgewiesen, zu einer Zeit, wo bereits typische Purkinjesche Fasern erkennbar waren. Einzelne Nervenfasern berühren zwar innig die Oberfläche der Purkinjeschen Fasern, besondere Endigungen können jedoch nicht aufgefunden werden (Truex und Copenhover 1947). Akkeringa (1949) beschreibt dagegen Endigungen, die er für identisch mit dem Grundplexus von Boeke und dem Terminalreticulum von Stöhr jr. hält. Interstitielle Zellen von Cajal sollen am Aufbau dieses Nervennetzwerkes mitbeteiligt sein.

6. Receptorische Zellen.

Das Nervensystem bezieht seine Einflüsse aus der Außenwelt durch Receptionsstellen der sensiblen Nervenfasern. Das Bild, das die einzelnen Lebewesen auf diese Weise von der Umwelt erhalten, richtet sich ganz nach den Leistungen der Aufnahmeapparate, die ihnen zur Verfügung stehen. Die Sinneszellen entstammen in der Mehrzahl dem ektodermalen Epithel der Körperoberfläche, auf das die von der Umwelt kommenden Reize zuerst auftreffen. Im primitivsten Zustand — bei niederen Tieren allenthalben im Oberflächenepithel des Körpers anzutreffen — beim Menschen aber nur noch im Geruchsorgan vorhanden, ist die reizaufnehmende Zelle noch mit der erregungsleitenden Nervenzelle identisch, indem sie mit einem reizleitenden Fortsatz mit der Umschaltstelle im Zentralnervensystem verbunden ist. In der Retina verwandeln sich die ursprünglich primären Sinneszellen zu hochdifferenzierten Receptoren für Lichtwellen. Schon bei Wirbellosen treten bereits sekundäre Sinneszellen auf, die sich aus allen 3 Keimblättern herausbilden können und der Aufnahme chemischer, Druck- und Temperaturreize, oder der Wahrnehmung der Schallwellen, sowie der Lage und Bewegungen des Körpers dienen. Sie alle leiten den aufgenommenen Reiz nicht selbst weiter, sondern stehen mit einer peripheren Faser einer Nervenzelle in Verbindung, deren zentripedal verlaufender Neurit zum Zentralnervensystem zieht. Der Kontakt mit der Nervenfaser induziert die Entwicklung der ursprünglich indifferenten Zellen zu einer Sinneszelle.

a) Primäre Sinneszellen (Sinnesganglienzellen).

Die primären Sinneszellen sind bei Wirbeltieren auf das Geruchsorgan und die Retina beschränkt. Die *Riechzellen,* die sich aus dem Epithel der Riechplakode entwickeln, besitzen in ihrer endgültigen Gestalt eine sehr wechselnde Form. Neben kurzen breiten Formen finden sich lange schmale Zellen. Jede Sinneszelle läßt einen kernhaltigen, ungefähr 7 μ breiten Mittelteil erkennen,

---

[1] Dobyns 1936.

von welchem sich ein Sinnesfortsatz erstreckt, der bis an die Oberfläche der
Riechschleimhaut reicht und zwischen der Membrana limitans der Stützzellen
eingelagert erscheint. Der periphere Fortsatz ist 1—2 μ dick und enthält an
seiner Oberfläche des distalen Endes eine Anzahl kleiner Körnchen, die als
Basalkörperchen gedeutet werden[1], von denen die sehr feinen, beim Menschen
kaum 2 μ langen Riechhärchen ausgehen (Abb. 38 und 39). Nach PARKER (1922)
sollen sie Lipoide enthalten. Der Umstand, daß in den Riechzellen keine Zentralkörperchen nachzuweisen sind, hat zur Annahme geführt, die Riechhärchen
als homologe Bildungen der Außengeißeln mit Basalkörperchen anzusehen. Der
untere Pol des kerntragenden Zellkörpers
verjüngt sich zu einem 1 μ dicken Faden,

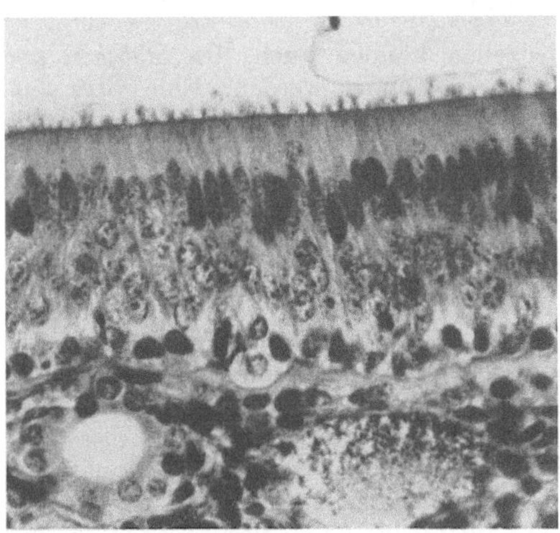

Abb. 38. Riechepithel eines 26jährigen Mannes mit Sinnes-
fortsätzen an der freien Fläche. An der Basis des Epithels
eine „helle Zelle“ erkennbar. Vergr. 420fach.

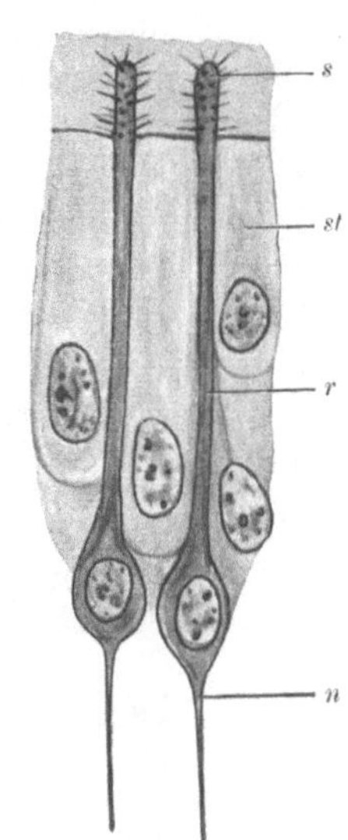

Abb. 39. Halbschematische Darstellung der
Riechzellen *r, s* Sinnesfortsatz mit Sinneshärchen,
n Nervenfortsatz, *st* Stützzellen.

welcher bei Silberimprägnation bis an die Basalmembran des Riechepithels
verfolgt werden kann, durch die er dann meist schon in Gemeinschaft mit
benachbarten Fortsätzen durchtritt und in den Fila olfactoria bis zu den
Glomeruli im Bulbus olfactorius weiterzieht. Mit Chromsilberimprägnation gelingt es, in den stets marklosen Fortsätzen Neurofibrillen darzustellen[2]. Die
Neurofibrillen können in den kernhaltigen Teil der Zelle hinein verfolgt werden
und lösen sich dort in ein den Kern umfassendes Gitterwerk auf, von dem einzelne
Fibrillen sich bis in das freie Ende der Zellen verfolgen lassen. Bei manchen
Menschen finden sich stellenweise auch größere Sinneszellen mit 1 oder 2 peripheren Fortsätzen und einem besonders dicken Achsenzylinder vor. Diese Zellen
weisen manchmal 2 Kerne auf und zeigen eine Art von NISSL-Schollen[2]. Gelegentlich finden wir schon beim ausgetragenen menschlichen Fetus ein dunkel-
braunes körniges Pigment vor, was als Beweis angesehen wird, daß es sich hierbei
nicht um ein Abnutzungspigment handeln kann. Solche primären Sinneszellen
sind als bipolare Ganglienzellen aufzufassen, deren peripherer Fortsatz mit dem
Dendriten oder dem peripheren Fortsatz der Spinalganglienzelle verglichen werden
kann, während ihr zentraler Fortsatz dem zentripedalen Neuriten entspricht.
Die Bezeichnung Sinnesganglienzelle ist daher in jeder Hinsicht berechtigt.

---

[1] VAN DER STRICHT 1909, KOLMER 1910.   [2] KOLMER 1924.

Die histologischen Verhältnisse in der Riechschleimhaut des Menschen lassen die Annahme zu, daß die Geruchsstoffe sich erst in der Flüssigkeitsschicht, die stets die Riechschleimhaut bedeckt und die Riechhärchen feucht hält, lösen, um eine Reizung der Riechzellen herbeizuführen. Es ist noch fraglich, ob die verschiedene Größe und Form der Riechzellen auch funktionelle Verschiedenheiten umfassen. Diese Annahme wäre deshalb naheliegend, weil bei verschiedenen Erkrankungen der Nase beobachtet wird, daß das Geruchsorgan des Menschen vorübergehend oder dauernd nur für eine Geruchsqualität unempfindlich wird, während es andererseits für andere schwache Gerüche unverändert erregbar bleibt. Über Anzeichen, daß eine postembryonale Vermehrung von Riechzellen oder ein Ersatz zugrundegegangener Elemente stattfindet, ist bisher nichts bekannt[1].

Als Sinnesganglienzellen können auch die *Stäbchen und Zapfenzellen* der Retina bezeichnet werden. Eine allzu ausführliche Beschreibung dieser Gebilde würde den Rahmen dieses Kapitels weit überschreiten, so daß nur das Wesentlichste berücksichtigt werden soll. In mancher Hinsicht lassen sich die Stäbchen- und Zapfenzellen mit den Riechzellen vergleichen. Sie lassen einen kernhaltigen Teil des Zelleibes, nach außen eine besondere Differenzierung zur Reizaufnahme und nach innen einen Fortsatz zur Verbindung mit anderen Neuronen erkennen (Abb. 40). Der eiförmige 6—9 μ große Kern der Stäbchenzellen zeigt 1—2 Kernkörperchen und ein feinnetziges Chromatingerüst. Die umgebende Plasmamasse ist kaum meßbar. Nach außen folgt ein langer, dünner Fortsatz, das Stäbchen, das ein Außenglied und ein gleichlanges Innenglied unterscheiden läßt. Das Außenglied ist ein sehr lipoidreiches, stark lichtbrechendes[2], 2 μ dickes zylindrisches Gebilde, das Sehpurpur enthält und postmortal sofort zerfällt. Bei guter Fixierung läßt sich in ihm ein Faden nachweisen, der von einem Körnchen an der Grenze zwischen Außen- und Innenglied entspringt[3]. Hierbei handelt es sich um eine vom Zentriol ausgebildete Zentralgeisel. Im Prinzip entstehen daher alle epithelialen Sinneszellen auf die gleiche Weise. Auch im Geruchsorgan, Geschmacksorgan und in den Sinneszellen des statischen Apparates und des Cortischen Organs sind die Reizreceptoren der Zelle Abkömmlinge des Diplosoms und stellen somit homologe Bildungen der Geißeln dar. Dies trifft in jeder Hinsicht auch auf die Außenglieder der Stäbchen und Zapfen zu, und man kann in der Entstehung dieser Bildungen aus dem Diplosom eine Reizempfindlichkeit des Centrosoms ersehen.

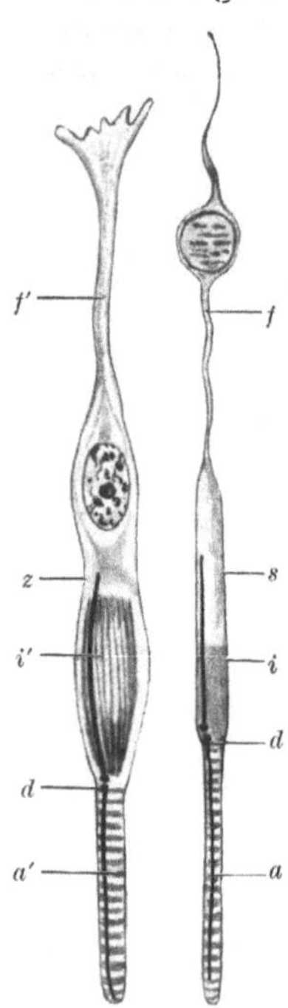

Abb. 40. Schematische Darstellung der Stäbchen- und Zapfenzellen (*S* und *Z*). (Nach Patzelt.) *a, a′* Außenglieder mit Außenfaden, *i, i′* Innenglieder mit Innenfaden, *d* Diplosom, *f, f′* Stäbchen- und Zapfenfasern mit Kern.

Das zylindrische Innenglied weist einen größeren Querschnitt auf, so daß die Stäbcheninnenglieder nahezu vollkommen zusammenschließen, während zwischen den Außengliedern ein freier Raum besteht, in den die Fortsätze der Pigmentepithelzellen hineinreichen. Das Innenglied ist im Gegensatz zum Außenglied nicht doppelbrechend und weniger stark lichtbrechend. Von dem an der Grenze zwischen Außen- und Innenglied gelegenen Diplosom zieht ein Faden nach Art der Wimperwurzeln durch die Innenglieder bis zur Membrana limitans externa. Neurofibrillen konnten weder im Außen- noch im Innenglied

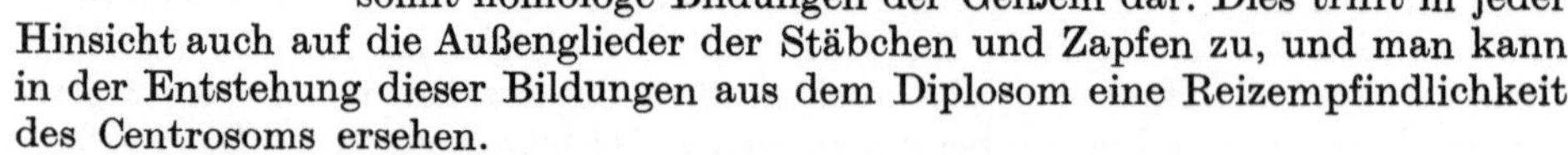

---

[1] Kolmer 1927.   [2] Sugita 1925.   [3] Seefelder 1910, Eisler 1930.

mit Sicherheit dargestellt werden[1]. Für keine der verschiedenen Strukturen (Scheiben, Körnchen und Spiralfäden), die im fixierten Präparat am Außenglied dargestellt wurden, ist der Beweis erbracht, daß sie im Leben präformiert sind und können daher auch Artefaktbildungen darstellen. Bei manchen Tieren, besonders bei Tagvögeln, beim Menschen dagegen nur in beschränktem Maße, sind die Innenglieder contractil, so daß die Stäbchen sich verkürzen und verlängern können. v. FRISCH konnte zeigen, daß die Netzhaut um so lichtempfindlicher ist, je größer der Gehalt der Außenglieder an Sehpurpur ist. Die Bildung des Rhodopsin erfolgt von den Außengliedern, wenn diese sich in Kontakt mit dem Pigmentepithel befinden. Dabei scheint das Pigment selbst keine Rolle zu spielen, da der Sehpurpur auch bei albinotischen Individuen vorhanden ist, wo das Pigmentepithel pigmentfrei erscheint[2]. An das Innenglied des Stäbchens schließt ein dünner, oft varicöser Plasmafaden an, der in wechselnder Höhe den Kern enthält und an seinem Ende mit einer knöpfchenförmigen Auftreibung mit den bipolaren Nervenzellen in Verbindung steht.

Die äußeren Fortsätze (Zapfen) der *Zapfenzellen* sind flaschenförmig und mit Ausnahme derjenigen in der Fovea dicker und kürzer als die Stäbchen und infolge ihrer Contractilität nicht immer gleich lang. Sie bestehen ebenfalls aus einem Außenglied, das hier konisch ist und keinen Sehpurpur enthält und einem bauchig verbreiterten Innenglied. Die Länge des Außengliedes der Zapfen in der Mitte zwischen Ora serrata und Papille beträgt 7 μ, der des Innengliedes 24 μ und die Dicke desselben 7 μ, während in der Fovea centralis das Außenglied 38 μ, das Innenglied 47 μ und die Dicke 2,5 μ messen. Das Außenglied der Zapfen weist beim Menschen dieselbe Struktureigentümlichkeit wie das Stäbchenaußenglied auf. Es verändert sich postmortal sehr rasch und zerfällt unter Umständen in Querscheiben. An der Grenze zwischen Innen- und Außenglied findet sich ein Diplosom, von dem ein gut färbbarer Außenfaden bis an das Ende des Außengliedes und ein sehr dicker Innenfaden in das Innenglied verläuft. Das Innenglied scheint vom Außenglied durch eine helle kleine Vacuole getrennt, die besonders bei Affen sehr deutlich erscheint und die Lage des Zentriols andeutet. Das Innenglied wird seit ENGELMANN (1885) auch als Zapfenmyoid bezeichnet. Es kann sich bei Knochenfischen und Amphibien von 50 auf 45 μ verkürzen. Beim Menschen sind solche Kontraktionen kaum nachweisbar[3]. Nach SCHMITZ-MOORMANN (1927) kommt im Innenglied beim Frosch und der Taube auch Glykogen vor. Farbige Ölkugeln sind nicht nur bei Amphibien und Sauropsiden eingelagert, sondern eine ähnliche Substanz findet sich auch bei Primaten und Menschen, jedoch nur an der Peripherie der Netzhaut vor[1]. Es wird angenommen, daß sie dazu bestimmt sind, die Lichtstrahlen im Zentrum des Außengliedes zu konzentrieren und dabei als Lichtfilter zu wirken, so daß nur bestimmte Lichtstrahlen zu den reizaufnehmenden Außengliedern gelangen. Die supravitale Methylenblaufärbung bringt beim Menschen im Ellipsoid feine Granula zur Darstellung. Während HESSE (1904) und SCHNEIDER (1906) beim Frosch fibrilläre Strukturen im Außen- und Innenglied der Zapfen beschreiben, konnte LAUBER demgegenüber bei Affen und Menschen nur Fibrillen erkennen, welche vom Innenglied herkommend, am Zapfenkern vorbeiziehen, in der Zapfenfaser weiter verlaufen und sich in deren Endkugel oberflächlich aufsplittern, wo sich regelmäßig auch einige vitalfärbbare Körnchen nachweisen lassen. Der Kern der Zapfenzellen, der unmittelbar dem Innenglied des Zapfens anliegt, ist groß, schwächer färbbar und enthält ein deutliches Kernkörperchen. In der Affenretina gelingt es, bei einer Vorbehandlung mit Chlor und Färbung nach MALLORY die Kerne sämtlicher Zapfen orangerot und die der Stäbchen fuchsinrot gefärbt zu erhalten, was für eine gewisse Differenzierung der Kernarten spricht. Nach MENNER (1929) zeigen die Kerne der Sehzellen in der Hell- und Dunkelretina eine verschiedene Färbbarkeit. Die interessanten Untersuchungen von BENNINGHOFF (1949) und PUFF (1950) lassen eine Kernschwellung an den erregten Sehzellen erkennen. Nach innen zu geht von dem Zapfenkern ein 2 μ dicker Fortsatz (HENLEsche Faser) ab, der in einer bläschenförmigen Anschwellung endigt, die mit den Bipolaren in Verbindung steht. Mit der Chromsilbermethode konnte LAUBER in der Zapfenfaser bei Primaten eine zentrale Fibrille darstellen, die den Anschein erweckt, als ob sie sich in der bläschenförmigen Anschwellung dendritisch verzweige. Die kleinen Endknöpfchen der Stäbchenfaser und die größeren der Zapfenfaser liegen sehr dicht nebeneinander und berühren sich gegenseitig. Der Nachweis einer fibrillären Struktur im Gebiet der Zapfenkerne und in der Achse der HENLEschen Faser rechtfertigt die Auffassung, die Sehzellen als Sinnesganglienzellen und damit als erstes Neuron der Neuronenkette der optischen Leitungsbahn zu bezeichnen.

---

[1] LAUBER 1936.   [2] HOSOYA 1929.   [3] GARTEN 1908.

b) Sekundäre Sinneszellen.

Die receptorischen Zellen der *Geschmacksknospe* gehen aus indifferenten Epithelzellen hervor. Nach den Untersuchungen von Hellman scheint es gesichert, daß die Entwicklung einer indifferenten Epithelzelle zur Sinneszelle eine direkte Verbindung mit sensorischen Nervenfasern zur Voraussetzung hat. Derartige Zellen hellen sich auf, verlieren ihre Glykogeneinschlüsse und verlängern sich, so daß sie die Höhe des Epithels erreichen. In der ganzen Wirbeltierreihe sind die Geschmackszellen zu tonnenförmigen Geschmacksknospen zusammengeschlossen. Innerhalb einer solchen Geschmacksknospe sind eine größere Anzahl von Zelltypen vertreten, die alle mit einem Ende auf der Basalmembran aufsitzen, sich nach oben zu verbreitern und dort einen ovalen Kern

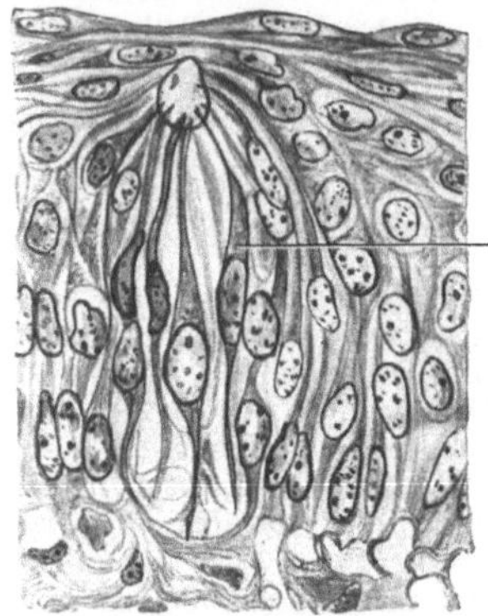

von 6—9 μ Größe enthalten. Im obersten Teil verjüngen sich diese Epithelzellen wiederum und tragen eine cuticulare Platte, über welche hinaus sich ein 5—6 μ langer, feiner Fortsatz (Stiftchen) erhebt (Abb. 41). Intercellulare Räume zwischen den Zellen sind nicht erkennbar[1]. Während bei niederen Tieren in den Geschmacksknospen Stützzellen und Sinneszellen unterschieden werden, läßt sich für die Säugetiere und den Menschen eine derartige Unterscheidung nicht aufrechterhalten. Auch eine verschiedene Beziehung zu den Nervenendigungen läßt sich hier nicht feststellen. Das unterschiedliche Aussehen der Geschmackszellen soll nach Kolmer (1927) und Retzius (1912) durch verschiedene Alters- und Funktionszustände bedingt sein. Da alle Übergänge von großen, hellen zu schmalen, dunklen Zellen mit längs ovalen dunklen Kernen zu erkennen sind, erübrigt es sich, alle diese Typen zu beschreiben. Der Netzapparat wurde von

Abb. 41. Halbschematische Darstellung einer Geschmacksknospe. *s* Stiftchenzelle mit Sinnesfortsatz in den Geschmacksporus hineinreichend.

de Castro (1916) in ihnen zum erstenmal dargestellt. Die zarten gewundenen Fädchen, welche in der Längsachse der Zelle verlaufen, werden von Kolmer als Tonofibrillen gedeutet. Das spezielle Charakteristicum dieser Sinneszellen ist, daß von den am freien Ende gelegenen Diplosomen eine Zentralgeißel hervorgeht, die von einem cytoplasmatischen Mantel umhüllt ist und das Sinneshaar oder Sinnesstiftchen darstellt. Vom Diplosom zieht ein Innenfaden im Zelleib abwärts und verliert sich in der Nähe des Kerns. Die Sinneshaare haben die Eigenschaft, sich mit basischen Farbstoffen und sauren vitalen Farbstoffen intensiv zu färben, auch speichern sie Trypanblau. Sie stehen meist dicht zusammengedrängt und ragen in die kleine Vertiefung der Geschmacksknospen, in den Geschmacksporus hinein. Diese feinen Härchen kommen zuerst mit den chemischen Reizsubstanzen und Geschmacksstoffen in Berührung und sind somit als die eigentlichen Reizreceptoren der Sinneszellen anzusprechen.

Es wird angenommen, daß einzelne Sinneszellen und auch ganze Geschmacksknospen andauernd im Verlauf des Lebens zugrundegehen und durch andere, neu sich differenzierende ersetzt werden. Dieser Nachweis ist allerdings nicht leicht. In Anbetracht der großen Empfindlichkeit, die alle Sinneszellen auszeichnet, und der außerordentlich starken Abnützung, welche die Auskleidung der Mundhöhle durch die verschiedensten Einwirkungen erleidet, muß wohl ein Zugrundegehen und Wiederersatz in ausgiebigem Maße stattfinden. Häufig erfolgt der Untergang unter Eindringen von Wanderzellen in die Geschmacksknospen, was besonders bei Katarrhen zu beobachten ist und worauf die oft

---

[1] Kolmer 1927.

damit verbundene Geschmacksstörung zurückgeführt werden könnte. Mitosen an Geschmacksknospen gehören zu den größten Seltenheiten[1]. Der Ersatz kann daher nur, so wie auch die Bildung in der Embryonalzeit, aus ursprünglich indifferenten Zellen erfolgen. Dafür spricht, daß nach Nervendurchtrennung, wie Versuche von WHITESIDE (1926) an der Ratte gezeigt haben, Geschmacksknospen verschwinden und später wieder auftauchen.

Die Sinneszellen stehen in innigster Verbindung mit Fasern des Glossopharyngicus und N. lingualis. Einzelne Zellen werden von den Endfasern umwunden. In ihren letzten Endigungen finden sich blättchenartige Verbreiterungen, die Terminalnetze darstellen. BOEKE (1925) hatte nachgewiesen, daß die Nervenendigung an den Zellen der Geschmacksknospen nicht interepithelial, sondern innerhalb des Cytoplasmas erfolgt, was KOLMER (1927) jedoch bestreitet. Irgendein Unterschied an den Sinneszellen, in den Geschmacksknospen der verschiedenen Papillen kann nicht festgestellt werden. Ebenso fehlt vorläufig jede histologische Erklärung für die Tatsache, daß einzelne Regionen der Zunge nur bestimmte Geschmacksqualitäten empfinden, da morphologisch sowohl die Sinneselemente als auch deren Nervenversorgung völlig übereinstimmen. In diesem Zusammenhang interessiert die Frage, ob die Erregung der Nerven nur durch die Vermittlung der Sinneszelle erfolgen kann oder ob alle Stellen der Endausbreitung der sensorischen Nerven der Geschmacksempfindung dienen. Innerhalb des indifferenten Epithels gibt es zahllose freie Nervenendigungen und oft ist es so, daß ein Ast eines Achsenzylinders innerhalb einer Geschmacksknospe, während ein anderer Ast der gleichen Nervenfaser extragemmal endigt, und es ist schwer vorstellbar, daß beide Anteile verschiedene Reize leiten sollten. Für eine Reizaufnahme durch freie Nervenendigungen im Oberflächenepithel spricht auch die Regeneration von Geschmacksknospen aus innervierten indifferenten Epithelstellen. Demnach wären die Geschmacksknospen vielleicht nur als Orte anzusehen, die sich durch eine *besondere* Reizempfindlichkeit auszeichnen[2].

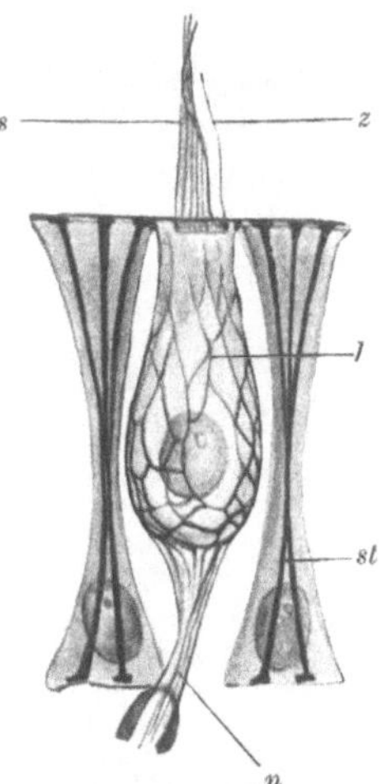

Abb. 42. Schematische Darstellung einer Haarzelle *h* des Vestibularapparates. (Nach KOLMER.) *s* Sinneshaare aus Basalknötchen hervorgehend, *z* Zentralgeisel mit Diplosom, *n* Nervenfaser mit Neurofibrillennetz um die Haarzelle, *st* Stützzellen mit Stützfasern.

Die *receptorischen Zellen des Vestibularapparates* und des CORTIschen Organs sind die Haarzellen. Diese flaschenförmigen Sinneszellen erreichen in den Cristae und Maculae mit ihrem basalen abgerundeten Ende nicht ganz die Basalmembran. Die kreisförmigen Kopfplatten an ihrer Oberfläche sind durch Schlußleisten mit den Stützzellen verbunden. Infolge ihres großen Wassergehaltes, der bis zur vollendeten Ausgestaltung der Zellen immer mehr zunimmt, ist die Erhaltung ihrer natürlichen Form nur sehr schwer zu erreichen. Der Kern ist rund, chromatinarm und besitzt ein gut entwickeltes Kernkörperchen (Abb. 42). Inmitten der Kopfplatte finden wir eine Verstärkung, die offenbar durch dicht gelagerte Basalkörperchen verursacht wird. Daraus entspringt ein haarförmiger, spitz zulaufender Fortsatz, der aus einer Gruppe feinster Härchen besteht, die mit einer in OsO_4 löslichen Kittmasse verklebt sind. Diese Sinneshaare haben beim Menschen eine Länge von 30—40 μ und ragen in die Kanälchen der dem Sinnesepithel aufsitzenden Cupula hinein. Die Härchen der Maculae sind etwas kürzer, zeigen aber zur Statoconienmembran das gleiche Verhalten. Außer dem Sinnesfortsatz beschreibt HELD (1902) eine danebenbefindliche Geißel, die aus einem deutlich erkennbaren Diplosom hervorgeht. KOLMER konnte diesen Befund bestätigen.

Die Nervenversorgung erfolgt durch dicke und dünne Nervenfasern, die kurz vor Eintritt in das Epithel marklos werden. Während die dünnen Fasern Endäste bilden, die nur an der Basis der Sinnes- und Stützzellen sich mit Endösen auflösen[3], ist das Verhältnis der dicken Faser zu den Haarzellen ein innigeres. Die Neurofibrillen innerhalb des Achsenzylinders weichen auseinander und umfassen kelchförmig das untere $^5/_6$ der Haarzelle. Einzelne Neuro-

---

[1] RETZIUS 1912.   [2] KOLMER 1927.   [3] CAJAL 1904, RETZIUS 1913.

fibrillenendigungen liegen bei Maus und Ratte zweifelsfrei innerhalb der Zelle[1]. Eine Nervenfaser versorgt durch ihre Zweige immer mehrere Haarzellen, was beim erwachsenen Menschen besonders deutlich ist, andererseits wird auch eine Zelle wiederum von mehreren Fasern versorgt. Die Versorgung mehrerer Zellen durch eine Faser, sowie die einer Zelle durch Verzweigungen mehrerer Achsenzylinder legt den Gedanken an eine prinzipiell wichtige Einrichtung nahe. Manche Autoren[2] sind geneigt, die Haarzellen als periphere fortsatzlose Ganglienzellen aufzufassen, da sie aus der Hörplakode hervorgehen, die frühzeitig, ähnlich wie die Ganglienzellenleiste und die Riechplakode, aus der Medullarplatte sich entwickelt.

Die *Sinneszellen des CORTISchen Organs* sind mit den Kopfplatten und den bis zur Mitte des Epithels herabreichenden abgerundeten unteren Enden mit den Stützzellen verbunden (Abb. 43). Sie sind ebenfalls sehr wasserreich, schließen einen 5 μ großen Kern ein und lassen sich schlecht in natürlichem Zustand fixieren. Die inneren Haarzellen, von denen bei den meisten Säugetieren nur eine Reihe ausgebildet ist, sind von flaschenförmiger Gestalt und damit den Sinneszellen des Vestibularapparates sehr ähnlich. Wie bei allen Haarzellen liegt gegen den äußeren Rand des oberen Zellpoles das Diplosom mit einer Zentralgeißel. Nach innen zu entspringen im flachen Bogen, zu 4 Reihen angeordnet, etwa 40 Sinneshaare, an welchen Basalkörperchen zu erkennen sind[3]. Am Ursprung sind die Härchen sehr fein, erscheinen aber in der proximalen Hälfte verdickt gegenüber der zarten distalen Hälfte, die ein leicht keulenförmig abgestumpftes Ende besitzen. Sie scheinen aus einem leicht veränderlichen cytoplasmatischen Anteil zu bestehen und aus einem starren cuticularen, welcher postmortal nicht so leicht zerfällt.

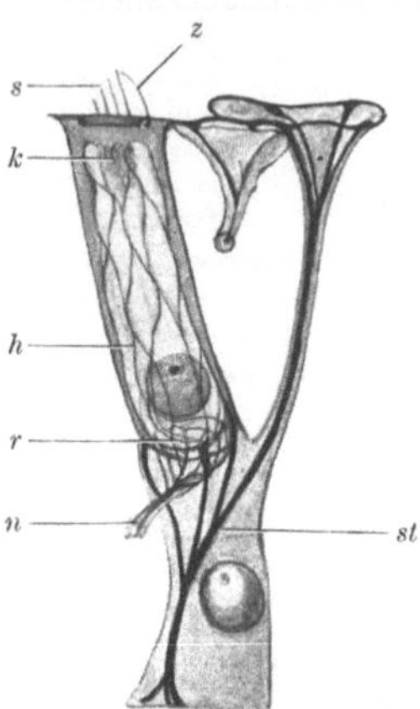

Abb. 43. Schematische Darstellung einer äußeren Haarzelle *h* des CORTISchen Organs. (Nach KOLMER.) *s* Sinneshaare, *z* Zentralgeisel mit Diplosom, *n* Nervenfaser, *r* RETZIUSScher Körper, *k* HENSENScher Körper, *st* Stützzelle mit Stützfaserkelch.

Die äußeren Haarzellen sind mehr von zylindrischer Gestalt. Unterhalb des runden chromatinarmen Kernes liegt mit den Fasern der Zellen zusammenhängend eine verdichtete Protoplasmamasse mit gelblichen Pigmentkörnchen, der RETZIUSsche Körper. Die cuticulare Kopfplatte besitzt einen stark verdickten Randstreifen. NAKAMURA (1914) beschreibt in ihnen Lipoide, die eine gleiche färberische Reaktion geben wie die Markscheide und nennt diese Substanz Myelinoid.

Die Form der einzelnen Sinneshärchen ist die gleiche wie bei den inneren Haarzellen.

Die Sinneshärchen aller Haarzellen sind unbeweglich. Ihre Länge nimmt gegen die Spitze der Schnecke zu. Die Zahl der Sinneshärchen wird in der aufsteigenden Säugetierreihe größer. Während man bei niederen Säugern nur 8—12 auf einer Zelle findet, können bei Anthropoiden 60 und beim Menschen über 100 gezählt werden[4]. Wie bei allen Endapparaten des Labyrinthes übertragen die Haare, wie ein Hebelapparat die mechanische Verlagerung auf das Protoplasma der Haarzelle. Cupula, Otolithenmembran und Membrana tectoria greifen in erster Linie an den Haaren an. Vermehrung von Haarzellen sind nach dem vierten Lunarmonat beim Menschen nicht mehr festzustellen. Ebensowenig konnte bisher ein Ersatz aus anderen Zellen beobachtet werden, so daß Defekte der Nervenendstellen in keiner Lebensperiode reparabel sein dürften.

Von der Basis her wird die Haarzelle von einem Netzwerk feinster Neurofibrillen umfaßt, die sich besonders dem basalen Teil der Zelle sehr innig anlegen. KOLMER (1905), LONDON und PESKER (1906) ist es gelungen, in den Haarzellen junger Mäuse und Ratten Neurofibrillen darzustellen, die sich längs der Zelle hinauf erstrecken und unter dem Kern ein dichtes Gitterwerk bilden, das offenbar dem RETZIUSschen Körper entspricht. Beim Menschen gelingt es zwar nicht, diese intracellulären Fibrillen darzustellen, jedoch dürfte dies darauf zurückzuführen sein, daß menschliches Material nicht in solcher Frische zur Untersuchung gelangt. Bei menschlichen Feten kann man erkennen, daß einzelne Nervenfasern auch in den Pfeilerzellen und DEITERschen Zellen mit knöpfchenförmigen Anschwellungen endigen[3].

---

[1] KOLMER 1904, HELD 1926.   [2] KOLMER 1910.   [3] HELD 1926, KOLMER 1927.
[4] HELD 1926.

Ebenso wie an den Endzellen des Vestibularapparates konnte HELD Fasern feststellen, die mit ihrer dendritischen Verzweigung zu mehreren Haarzellen in Beziehung treten. Im allgemeinen überwiegt aber hier das Prinzip einer isolierten Leitung, indem einzelne Nervenfasern nur einzelne oder eine kleine Gruppe von Sinneszellen versorgen. Die mehrfache Innervation einer Haarzelle kommt zwar auch im CORTISCHEN Organ vor, gehört aber hier zu den Ausnahmen. Eine getrennte Leitung jeder einzelnen Haarzelle nimmt sich besonders KOLMER.

Während die sensorischen Receptionszellen nur auf einzelne kleine Stellen des Kopfes beschränkt erscheinen, sind die sensiblen über das ganze Gebiet der Körperoberfläche verteilt. Ihre Anzahl läßt sich nicht annähernd abschätzen. So groß aber ihre Zahl ist, ihre Leistungsfähigkeit bleibt beim Menschen recht unvollkommen. Sie vermitteln Empfindungen nur aus der allernächsten Umgebung. Das Musterbeispiel einer solchen receptorischen Zelle stellt die MERKELsche Tastzelle dar. Durch die Größe des Zelleibs, die Helligkeit ihres Protoplasmas und durch die mehr aufgelockerte Struktur des Kerns erscheint sie von den übrigen Epithelzellen deutlich herausgehoben. Nach PIEPER (1941) ist sie innig mit einer sensiblen Nervenfaser verbunden, die intracelluläre Endigungen erkennen läßt. Derartige intraplasmatische Endigungen sind nach BOEKE (1933—1944) ein Charakteristicum aller sensiblen Receptoren und sind auch in den Zellen der EIMERschen Körperchen, ebenso wie in den Tastzellen der MEISSNERschen Körperchen zu beobachten.

FRÖHLICH (1949) hält auch die „hellen Zellen" der Bronchialschleimhaut für receptorische Elemente, die durch eine vermutete Freisetzung eines Überträgerstoffes die Erregung auf die mit ihr verbundenen sensiblen Nervenfaserendigung übertragen sollen.

Gesichert erscheint die receptorische Bedeutung der Parenchymzellen des Glomus caroticum. Seit der Feststellung von HEYMANS und BOUCKAERT (1936), SCHMIDT und COMROE (1940), DE CASTRO (1940), MARTINEZ (1939) und HERZOG (1948), daß das Glomus caroticum eine chemoreceptorische Funktion im Dienste der Regulierung der Atmung besitzt, hat man die Meinung vertreten, daß diese Zellen die Übertragung einer von dieser chemoreceptorisch percipierten Erregung auf die mit ihnen in unmittelbarem Kontakt stehenden Nervenfaserendigungen verursachen. Man glaubt, daß durch eine Freisetzung von Acetylcholin aus den Glomuszellen die Erregung auf die Nervenfasern übertragen wird (s. erregende Zellen).

7. Erregende Zellen.

Unter dieser Bezeichnung wären alle diejenigen Zellen zu verstehen, welche Erregungen aussenden können. Von den verschiedenen receptorischen Elementen, die zur Aufnahme der entsprechenden Reize dienen, die aus der Umwelt stammen oder auch im Körper selbst auftreten können, entstehen Erregungen, die weitergeleitet und verarbeitet werden. Daher gehören zu den erregenden Zellen in erster Linie die Sinneszellen, da sie Reize in Erregungen umwandeln, und der Großteil der Nervenzellen, weiter die Elemente des Erregungsleitungssystems im Herzen, da von all seinen Teilen auch Erregungen ausgehen können und schließlich manche inkretorischen Gebilde. Da die receptorischen Zellen, die Ganglienzellen und das Reizleitungssystem des Herzens in eigenen Kapiteln behandelt werden, sollen im nachfolgenden nur noch jene Zellen ins Auge gefaßt werden, die durch Ausbildung besonderer Stoffe eine unmittelbar erregende Wirkung entfalten. Ich möchte hierbei nicht alle inkretorischen Zellen einschließen, die durch ihre Stoffe auslösend, anregend, fördernd oder hemmend in das Geschehen im Organismus eingreifen, sondern nur jene herausheben, die auf das Nervensytem unmittelbar erregend wirken, wobei ich mir bewußt bin, daß diese Abgrenzung ganz willkürlich erscheint.

1923 haben MASSON und BERGER die These aufgestellt, daß die chromgelben Zellen der Darmschleimhaut (basalgekörnte Zellen von CLARA, Helle Zellen nach FEYRTER) einen bestimmten Stoff in das Nervensystem absondern, welcher nach ihrer Meinung dieses erregen soll. Bisher ist diese Annahme aber bloß eine Fiktion geblieben. FRÖHLICH (1949) vermutet für die Hellen Zellen des Tracheobronchialbaumes, bei welchen er eine Verbindung mit Nervenfasern nachweisen konnte, eine Freisetzung von Acetylcholin, das die Erregung der mit ihnen verbundenen Nervenfaserendigungen veranlassen soll. In Erweiterung dieser Hypothese überträgt er diese Anschauung auf das ganze problematische System der Hellen Zellen. So ungewiß diese Annahme auch heute noch sein mag, gibt es an anderen Stellen des Körpers tatsächlich Zellen und Zellgruppen, die eine erregende Wirkung durch Abgabe von Stoffen hervorrufen. Ich denke hier vor allem an die paraganglionären Zellen. Wenn man einfach sagen wollte, die Paraganglien sind reich innerviert, wird damit das besondere Verhältnis dieser Organe zum Nervensystem nicht richtig gekennzeichnet, denn beide gehören von allem Anfang an zusammen und bleiben dauernd innigst zusammengeschlossen. Diese Verbindung dürfte auch für die Wirkungsweise der Zellen von Bedeutung sein. Der morphologische Tatbestand der chromaffinen Zellen z. B. würde eher dafür sprechen, auch eine engere funktionelle Beziehung zwischen den chromaffinen Zellen und

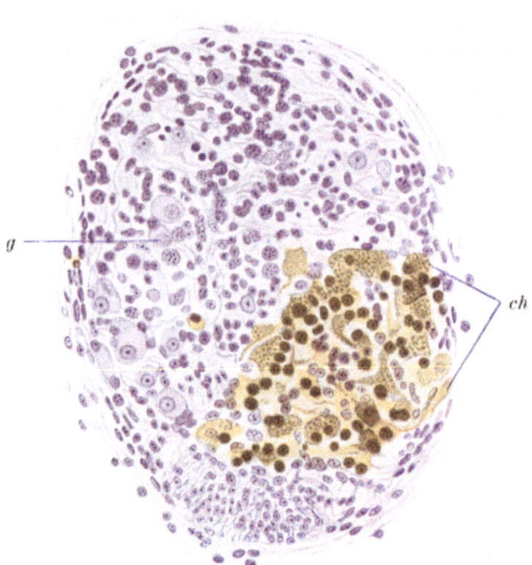

Abb. 44. Chromaffine Zellgruppe *ch* inmitten eines sympathischen Beckenganglions eines neugeborenen Kindes. *g* Ganglienzellen. (Nach KOHN.)

den sympathischen Nervenfasern anzunehmen, etwa in der Weise, daß die Nerven von den paraganglionären Zellen aus durch bestimmte unmittelbar auf die Nervenfaser wirkende adrenalinartige Stoffe erregt und beeinflußt werden können[1]. Ein solcher Vorgang würde der Neurokrinie französischer Autoren entsprechen.

Bedenkt man, wie häufig bei Tieren zumindest chromaffine Zellen vereinzelt oder in Gruppen in gefäßarmen sympathischen Nervenstämmchen und Ganglien vorkommen, so muß man jedenfalls Zweifel daran hegen, daß die Funktion der chromaffinen Zellen ausschließlich darin besteht, Adrenalin an den Kreislauf abzugeben, und man kann sich des Eindrucks nicht erwehren, daß ihre Beziehungen zum Nervensystem beständiger und offenbar auch bedeutsamer sind als zum Blutgefäßsystem (Abb. 44). BOGOMOLEZ (1927) nimmt an, daß das Adrenalin der intraneuralen chromaffinen Zellen direkt auf die angrenzenden Nerven- und Ganglienzellen, gleichsam als deren Erreger oder Tonisator einwirken kann. Etwas Ähnliches hat bereits schon LUSCHKA (1862) vermutet, indem er die Nebennierenmarksubstanz als eine „Nervendrüse" bezeichnete.

Über den feineren Bau der chromaffinen Zellen sei hier nur soviel erwähnt, daß sie in der ganzen Tierreihe durch gemeinsame Merkmale ausgezeichnet sind. Die Chromfärbung ist an die adrenalinogenen feinen Granula des Zelleibes

---

[1] KOHN 1930, WATZKA 1931—1943.

gebunden. Da sich jedoch die Körnchen postmortal und in ungeeigneten Fixierungsmitteln rasch auflösen, ist oft das ganze Zellplasma und der Kern nach Chrombehandlung diffus gelb oder braun gefärbt. Wie schon älteren Beobachtern auffiel, werden selten alle Zellen von den Chromatlösungen gleich stark gefärbt. Häufig enthalten einige Zellen helle Vacuolen, welche so groß sein können, daß die Zelle oft verzerrt erscheint. GRYNFELLT (1903) meint, daß diese Vacuolen keine Kunstprodukte seien, sondern den physiologischen Verbrauch einer gewissen Menge chromaffiner Substanz anzeigen. Daß nicht alle Zellen sich gleich gut bräunen, ist wohl einerseits auf den jeweilig verschiedenen Funktionszustand der Zelle zurückzuführen, andererseits spielt die postmortale Auslaugung dabei eine wesentliche Rolle. Sehr stark extrahierte Zellen erscheinen hell und zumeist geschrumpft. Gut erhaltene chromaffine Zellen sind von rundlicher oder polygonaler Gestalt und erreichen beim Menschen eine durchschnittliche Größe von 15—20 μ. Sie enthalten in der Regel nur einen Kern, doch kann man insbesondere im Nebennierenmark mehrkernige Zellen und solche mit polyploidem Kern antreffen. Die Zellkerne sind rund, chromatinarm und besitzen in den meisten Fällen nur ein deutliches Kernkörperchen.

Für das Glomus caroticum wurde, wie bereits erwähnt, eine chemoreceptorische Funktion einwandfrei erwiesen[1]. Neuerdings halten DE CASTRO (1940 bis 1944), MARTINEZ und HERZOG die Parenchymzellen des Glomus caroticum für Sinneszellen. Ihrer Meinung kann ich in dieser Form allerdings nicht beistimmen. Bei gut fixiertem Material besitzen die spezifischen Zellen eine rundliche Gestalt und oft ist nur ein netzförmiges Fadenwerk in ihnen zu erkennen, so daß man annehmen muß, daß der Zellinhalt herausgelöst wurde. Für eine Stoffproduktion spricht auch der ausgesprochen blutdrucksenkende Organextrakt, der dem Acetylcholin ähnlich wirkt. In den Zellgruppen grenzen sie mit ihrem Zelleib unmittelbar aneinander. Bezüglich der feineren Bauweise, der Verschiedenheit der Kerne und der Unterschiede bei den einzelnen Tierarten sei auf meine Darstellung (1943) verwiesen. Gegen die Auffassung, diese Zellen für Ganglien- oder Sinneszellen zu halten, spricht die bei vielen Tieren überaus reichliche Entfaltung (Abb. 45), wo sie solide Zellstränge und Zellbalken bilden, eine Anordnung wie sie für Sinnes- oder Ganglienzellen fremd ist. Viele Zellgruppen liegen gleich den chromaffinen Zellen inmitten der Nerven (Abb. 46). Auch der Umstand, daß beim Menschen und den meisten Säugetieren auch chromaffine Zellen am Aufbau des Organs, je nach der Tierart in mehr oder weniger großer Zahl beteiligt sind, spricht dagegen. Die Annahme, daß die Glomuszellen die chemoreceptorischen Elemente bzw. die Sinneszellen für die chemoreceptorische Funktion des Glomus darstellen, wird in dieser einfachen Aussage der Bedeutung dieser Zelle nicht ganz gerecht. Die Perceptionselemente sind zweifellos die zahlreichen Nervenendigungen innerhalb und in der Umgebung dieses Organs, die in besonderer Reichlichkeit in der Wand der Capillaren und Arteriolen zu beobachten sind[2].

Die innige Verbindung mit terminalen Nervenfasern hat die Glomuszelle mit den chromaffinen Zellen gemein. Ihre Genese aus den parasympathischen Nerven ist endgültig erwiesen[3], ihre morphologische Eigenart ebenfalls gut erfaßt, aber ihre Funktion ist bis heute immer noch unklar. Ihre Gleichsetzung mit den Hellen Zellen[4], die ebenfalls als chemoreceptorische Elemente aufgefaßt werden, ist natürlich eine Hypothese. Man könnte am ehesten an erregende Zellen denken, die durch Abgabe eines Stoffes (Acetylcholin) sensible Nervenfasern und vor allem den Parasympathicus beeinflussen. Diese Ansicht wird auch von

---

[1] HEYMANS und BOUCKAERT 1939.   [2] DE CASTRO 1940—1944.   [3] WATZKA 1934—1937 –1943.
[4] FRÖHLICH 1949.

Goormaghtigh (1935/36) vertreten. Demnach würden durch die Stoffe des Carotisparaganglion und der gleichartigen Herzparaganglien die dazugehörigen Nerven in der gleichen Weise in einen bestimmten Tonuszustand versetzt werden,

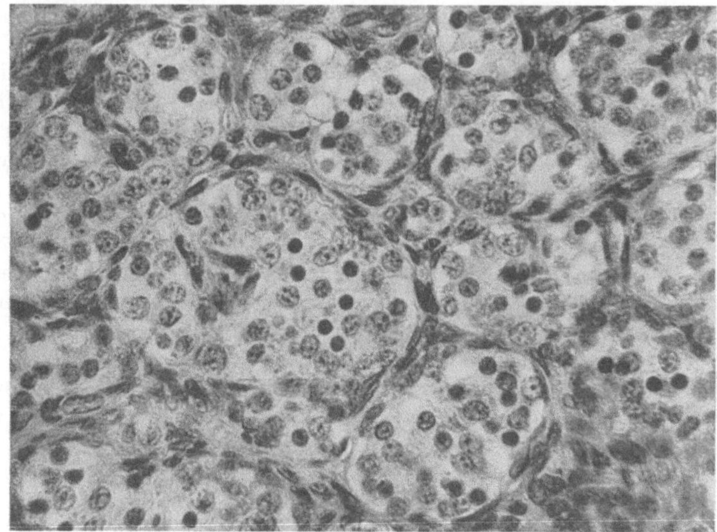

Abb. 45. Ballenartige Anordnung der nichtchromierbaren paraganglionären Zellen in der Carotisdrüse vom Ziesel. Vergr. 420fach.

wie der Sympathicus durch das Adrenalin der chromaffinen Zellen. Der Angriffs-ort dieser Stoffe ist in beiden Fällen offenbar die ungemein dichte Endauflösung der dazugehörigen Nerven zwischen und innerhalb der Parenchymzellen. In

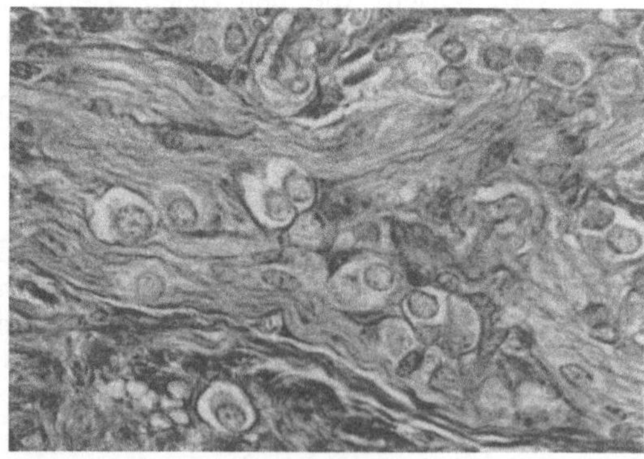

Abb. 46. Nichtchromierbare paraganglionäre Zellen der Carotisdrüse vom Igel inmitten von Nervenstämmchen. Vergr. 420fach.

diesem Sinne haben sie dann auch eine wichtige Bedeutung für die chemo-receptorische Funktion des Organs, und so wäre auch eine Einflußnahme dieser Zellen auf die blutdruckregelnden Nerven möglich, die nach der besonderen und bemerkenswerten Lage dieser Paraganglien im Endgebiet depressorischer Nerven und deren Verhältnis zum Sinus caroticus sehr naheliegend erscheint.

Palme (1944) und Wick (1948) konnten zeigen, daß im Carotisgebiet der Katze chemoreceptorische Nervenendigungen für Adrenalin bestehen, die ebenso

wie die Pressoreceptoren blutdruckhemmend wirken. Es erscheint die Frage
nicht unberechtigt, ob nicht ein Teil der Erregungen der Pressoreceptoren auf
dem Wege lokal gebildeten Adrenalins zustande kommt, das von chromierbaren
Zellen des Carotisparaganglions abgegeben wird.

Ob die „Hellen Zellen" (FEYRTER) in diesem Sinne zu den erregenden Zellen
gezählt werden können, indem sie bestimmte Stoffe an die Nervenendigungen
abgeben können, muß erst die Zukunft erweisen. Dabei wird sich auch klar-
stellen, ob die Einordnung der verschiedensten Elemente in das System der
„Hellen Zellen" gerechtfertigt ist, da morphologische Ähnlichkeit keineswegs
Gleichwertigkeit bedeutet[1].

Anhang: Die Onkocyten.

Die Bezeichnung „Onkocyten" wurde von HAMPERL (1931) eingeführt und
ist heute in der deutschsprachigen anatomisch-pathologischen Literatur zu einem
nicht mehr wegzudenkenden Begriff geworden. Zellen mit den Eigenschaften
der Onkocyten wurden aber schon früher von mehreren Untersuchern beschrieben,
ohne daß sie als solche bezeichnet wurden, und andererseits sind in neuerer Zeit
wieder gewisse Zellen Onkocyten genannt worden, die eine andere Deutung
verdienen. Bei der Beschreibung der Onkocyten und ihres Vorkommens kann
ich mich im wesentlichen auf die Untersuchungen von HAMPERL stützen.

Bei der vorliegenden Zellart handelt es sich um epitheliale Elemente in vorwiegend alternden parenchymatösen Organen, die sich gegenüber den Nachbarzellen des epithelialen Verbandes durch ihre Plasmastruktur und ihre Färbbarkeit
mit sauren Farbstoffen (Fuchsin, Eosin, Kongorot) auszeichnen. Sie wurden
bereits 1897 von SCHAFFER und 1924 von PISCHINGER beobachtet und beschrieben. ZIMMERMANN (1927) hat sie mit den Namen Pyknocyten belegt, und
neuerdings wurden sie eingehend von HAMPERL in mehreren Untersuchungen
studiert, der ihnen wegen ihrer starken Volumensvergrößerung die Bezeichnung
Onkocyten gab.

Ihr deutlich abgegrenzter Zelleib ist gleichmäßig von feinsten Körnchen
durchsetzt. Wenn das Material nicht frisch genug fixiert wurde, gelingt es jedoch
nicht immer, das granuläre Aussehen des Protoplasmas eindeutig zur Darstellung
zu bringen. In diesem Fall ergibt sich keine körnige, sondern eine wabige Struktur,
bei der sich hauptsächlich das plasmatische Netzwerk und weniger die Körnchen
anfärben, so daß die Vacuolen gewissermaßen das Negativbild der Granula
darstellen. Besonders deutlich tritt dieses schaumige Aussehen bei MALLORY-
Färbung hervor. Die Granula faßt HAMPERL (1937) als Eiweißkörnchen auf,
die gelegentlich auch geringe fettige Beimengungen enthalten können, so daß
sie sich dann mit Sudan III blaßgelblich anfärben lassen. In Lösung gehende
Körnchen durchtränken das protoplasmatische Netzwerk und verleihen ihm eine
oxyphile Färbbarkeit. In seltenen Fällen wird durch Zusammenfluß der Körnchen
das Protoplasma in eine feste homogene, stark oxyphile Masse umgewandelt.
Wenn bei ungeeigneter Fixierung oder Färbung oder schlechtem Erhaltungs-
zustand die sonst eosinophile, granuläre Struktur nicht zum Ausdruck kommt,
rechtfertigt dieses Verhalten daher nicht, diesen Zellen die Onkocytennatur abzusprechen, wie es STEINHARDT (1933) tut.

HAMPERL konnte feststellen, daß die Umwandlung in Onkocyten von der
Basis der Zellen beginnt (Übergangszellen) und von dort aus schließlich den ganzen
Zelleib gleichmäßig ergreift, wobei die spezifische Differenzierung der Zellen
verschwindet. Dabei kann auch der Zellkern aus seiner normalen Lage verschoben

---

[1] WATZKA 1952.

und mehr lichtungswärts verdrängt werden. Das Verhalten des Kernes selbst ist wenig kennzeichnend. Vielfach behält er die ursprüngliche Gestalt und Struktur bei, häufiger aber erscheint er geschrumpft mit unregelmäßiger Oberfläche und pyknotisch.

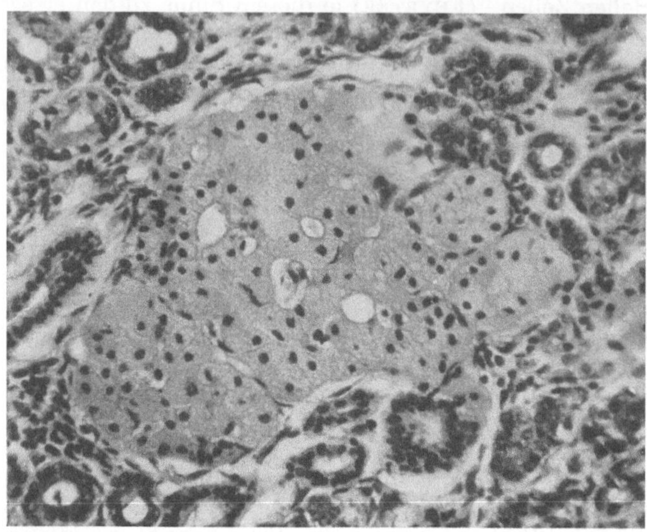

Abb. 47. Onkocyteninsel aus der Submandibularis einer 59jährigen Frau (Myomalacie, Erysipel). Formol, Häm.-Eos. (Nach Hamperl 1931.)

Das Vorkommen der Onkocyten ist geradezu in epithelialen Organen ubiquitär, und es gibt nur wenige Organe, in deren epithelialem Anteil bisher keine beobachtet werden konnten. Am besten wurden sie naturgemäß beim Menschen

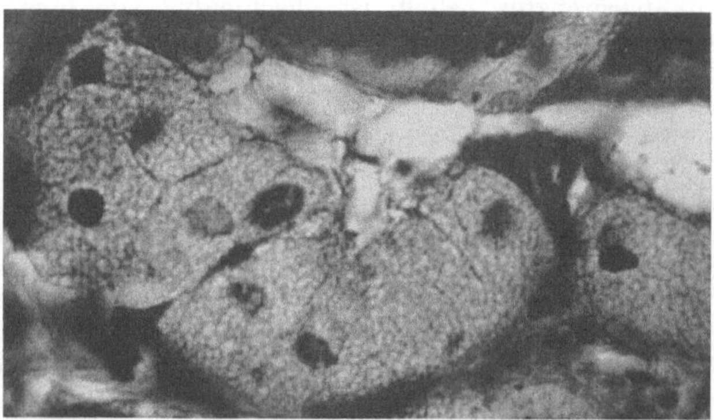

Abb. 48. Gruppe von Onkocyten mit wabigem Protoplasma aus der Sublingualis eines 61jährigen Mannes (Tabes). Müller-Formol, Häm.-Eos. (Nach Hamperl 1931.)

studiert, doch konnten sie von Veratti (1933) auch in den Mundspeicheldrüsen erwachsener Hunde aufgefunden werden und Andrew (1949, 1952) beschreibt sie in den Speicheldrüsen und der Schilddrüse alternder Ratten. Beim Menschen kommen sie in den großen und kleinen Mundhöhlendrüsen ebenso reichlich, wie in denen des Rachens, der Speiseröhre und der Luftwege vor (Abb. 47 und 48). Der Umwandlung der Onkocyten unterliegen sowohl die sezernierenden Epithelzellen, als auch die Zellen der Ausführungsgänge, so daß sie im Endstadium einander ähnlich werden, wie überhaupt der Verlust der organspezifischen Merkmale und der Differenzierung im Verlauf dieses Umwandlungsprozesses zu einer weitgehenden Angleichung des Erscheinungsbildes der Zellen der verschiedensten Organe führt. Dennoch werden aber infolge der verschiedenen Ausgangszellen doch wieder gewisse Unterschiede bedingt. Hohe Zellen werden zu ebensolchen Onkocyten, während kubische oder platte Zellen trotz der Vergrößerung auch diese Form beibehalten. Sie wurden weiterhin von BOECK und SCHLAGENHAUF (1938) und RADNOT (1937) in den Tränendrüsen älterer Menschen beschrieben, jedoch wurden sie hier nur in den Ausführungsgängen gefunden und zwar meist einzeln verstreut und nur selten in kleineren Nestern beisammenliegend. In der Magenschleimhaut konnte HAMPERL trotz eingehender Untersuchungen keine typischen Onkocyten sehen, wohl aber Zellen, die als onkocytenähnlich bezeichnet werden können. Im Pankreas wurden nur selten Onkocyten beschrieben[1]. Indessen konnte ich aber feststellen, daß Onkocyteninseln im menschlichen Pankreas gar kein so seltenes Vorkommnis sind, und ich habe sie in nahezu der Hälfte der untersuchten Bauchspeicheldrüsen beobachtet. Allenthalben handelt es sich um Individuen im mittleren Lebensalter. Eine sichere Umwandlung von Inselzellen in Onkcyten konnte nicht beobachtet werden. Bei gruppenförmigem Auftreten der Onkocyten, und das ist im Pankreas die Regel, können derartige „Pseudoinseln" einer LANGERHANSschen Insel ähnlich werden, zumal centroacinäre Zellen inmitten der acinusartigen Zellgruppen oft nicht mehr erkennbar sind (Abb. 49).

Einen bevorzugten Ort ihres Vorkommens stellen auch die endokrinen Drüsen dar. Die großen oxyphilen Zellen (WELSHE-Zellen) in den Epithelkörperchen (Abb. 50), die sowohl einzeln als auch zu Inseln zusammengelagert vorkommen, werden heute allgemein als typische Onkocyten anerkannt[2]. Je nachdem, ob die feinen Körnchen sich besser oder schlechter mit sauren Farbstoffen anfärben lassen, erscheinen sie dunkler oder blasser. Anfärbungen mit Sudan III lassen sich bei den Körnchen nicht erzielen, was ja auch bei den Speicheldrüsen nicht immer der Fall ist, wenn die variablen fettartigen Beimengungen zu den Eiweißkörpern fehlen. Da diese oxyphilen Zellen bei Neugeborenen und Kleinkindern nicht vorhanden sind, wird angenommen, daß sie durch eine Umwandlung der anderen Zellen entstehen, was auch durch verschiedene Übergangsformen wahrscheinlich wird. Eine inkretorische Tätigkeit von ihnen wird im allgemeinen nicht angenommen, sondern man hält ihr Auftreten für eine Art Involutionserscheinung, denn es sind oxyphile Zellen gerade in denjenigen Tumoren vermißt worden, die eine gesteigerte inkretorische Funktion erkennen ließen[3], während andererseits Epithelkörperchentumoren, die beinahe nur aus oxyphilen Zellen bestanden, keine inkretorischen Störungen hervorriefen.

In der Schilddrüse wurden von ASKANAZY, WEGELIN, HAMPERL und ZIPPEL Zellen beschrieben, die an Gestalt, Plasmastruktur und Färbbarkeit den Onkocyten anderer Organe an die Seite gestellt werden können. Besonders reichlich finden sie sich in Basedowschilddrüsen (Abb. 51). Sie treten hier meist herdweise auf, in der Form, daß sie einige eng beieinanderliegende Follikel auskleiden. Auch hier handelt es sich vielfach um jugendliche Individuen. Man könnte an vorzeitiges Altern des übermäßig sekretorisch beanspruchten Epithels denken, wie es HADFIELD und HARROD (1938) annahmen. Selbstverständlich können sich auch die parafollikulären Zellen, die ja aus dem Follikelepithel hervorgehen, in Onkocyten umwandeln. Es ist aber nicht angängig, die Onkocyten allgemein mit den parafollikulären Zellen zu identifizieren, ebensowenig

---

[1] REITMANN 1905, FERNER 1952.   [2] BARGMANN 1939, HAMPERL 1937.   [3] MEISEL 1938.

ist eine Gleichsetzung mit den sog. Kolloidzellen (HÜRTHLE) gerechtfertigt. Weiterhin wurden von HAMPERL im Vorder- und Hinterlappen der Hypophyse,

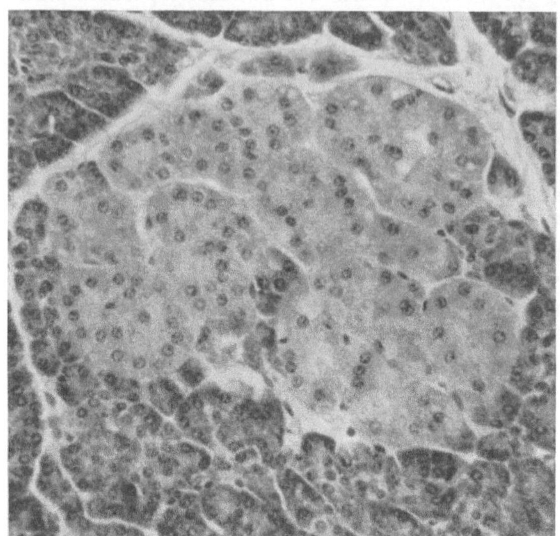

Abb. 49. Onkocyteninsel im Pankreas eines 43jährigen Justifizierten. Susa, Häm.-Eos. Vergr. 230fach.

und insbesondere in der Auskleidung der Cysten des Grenzteiles (Pars intermedia), Onkocyten beschrieben (Abb. 52). Übereinstimmend mit anderen Autoren[1] hält er sie für funktionell minderwertige Zellen, die sich im Laufe des Lebens aus ursprünglichen anderen Epithelzellen entwickelt haben.

Außerdem wurden von HAMPERL im Epithel des Eileiters (Abb. 53), in der Leber und im Hoden Onkocyten beschrieben, wo sie auch ZIPPEL (1942) beobachtete. Sehr häufig und in umfangreicher Menge trifft man Onkocyten in den verschiedensten epithelialen Geschwülsten der Mundspeicheldrüsen, des Pankreas, Epithel-

körperchen, Schilddrüse und Hypophyse (Abb. 54) an. Es wurden Parotisadenome und Schilddrüsentumoren (großzellige Adenome) beobachtet, die fast nur aus

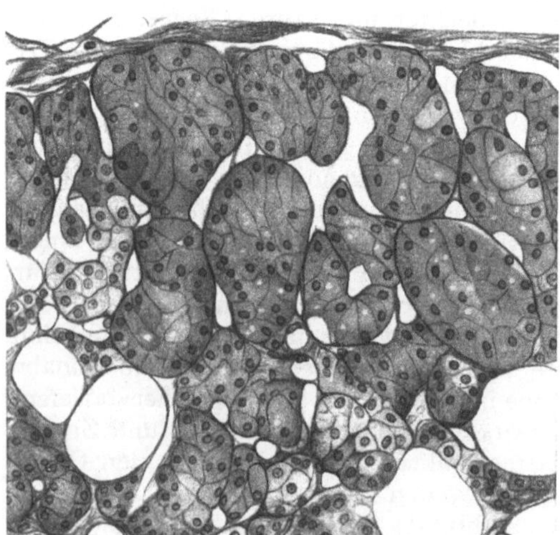

Abb. 50. Eosinophile Zellgruppen (Onkocyten) aus dem Epithelkörperchen einer 35jährigen Frau (Suicid). Zenker, Mallory. Vergr. 330fach.

Onkocyten aufgebaut sind[2], auch in Nebennierenrindentumoren können große Teile zu Onkocyten umgewandelt sein. Vielleicht liegt dieses vermehrte Vorkommen in Geschwülsten darin begründet, daß diese Zellen an sich minderwertig sind und früher altern als normale Organzellen. Die Regelmäßigkeit ihres Baues wie in gesunden Organen weisen sie hier oft nicht auf. Eine selbtändige Vermehrung der Onkocyten möchte ich ebenso wie im normalen Gewebe im Gegensatz zu HAMPERL und SCHENK nicht in Erwägung ziehen, zumindest weist nichts auf eine solche Fähigkeit hin.

Die Onkocyten werden von HAMPERL als eine Altersveränderung der Epithelzellen aufgefaßt.

Im jugendlichen Alter können sie fehlen und werden mit zunehmendem Alter immer reichlicher, bis sie im Senium einen regelmäßigen Befund darstellen und recht häufig sind. Nach SCHENK sollen Onkocyten in allen Altersstufen vor-

---

[1] DAYTON 1920, LÖFFLER 1929.   [2] HAMPERL 1931, ZIPPEL 1942.

kommen. Auch BARGMANNs Meinung deckt sich in gewisser Hinsicht mit der von HAMPERL, wenn er annimmt, daß die oxyphilen Zellen im Zustand der Katabiose befindliche Elemente darstellen. Nach seiner Auffassung braucht das Erscheinen

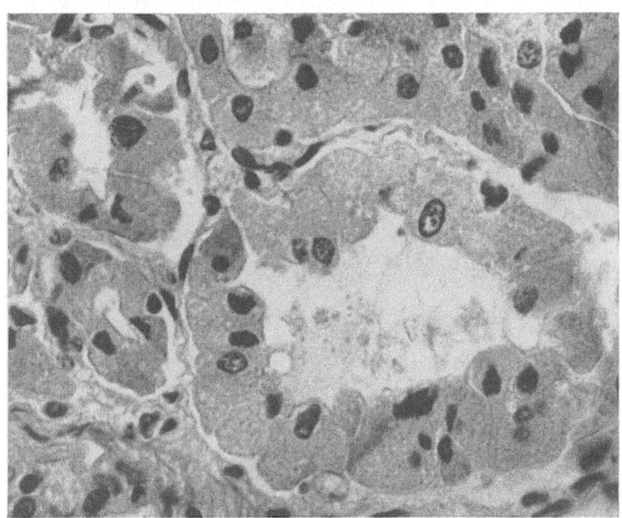

Abb. 51. Onkocyten mit polymorphen und pyknotischen Kernen aus einer Basedow-Schilddrüse einer 49jährigen Frau. (Nach HAMPERL 1937.)

der Onkocyten nicht nur ein Ausdruck des Alterns zu sein, sondern kann auch eine Zellschädigung schlechthin darstellen, und er erörtert sogar die Möglichkeit, daß postmortale Veränderungen zum Bild der Onkocyten führen können.

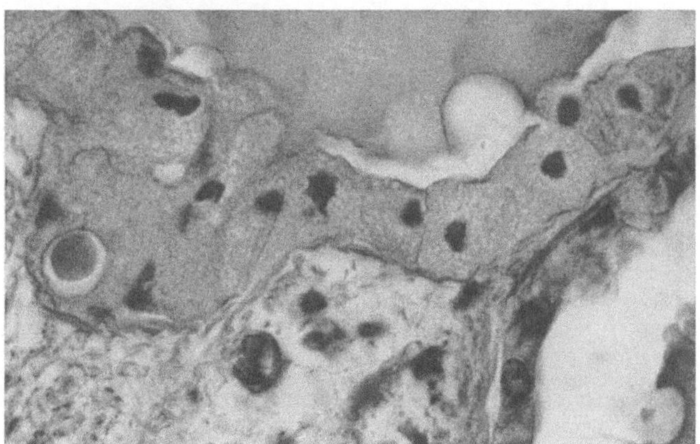

Abb. 52. Onkocyten im Epithel einer Cyste der Pars intermedia der Hypophyse. (Nach HAMPERL 1937.)

Offenbar liegt ihrem Entstehen eine Veränderung der submikroskopischen Struktur des Protoplasmas zugrunde. Ob derartig veränderte Zellen dauernd im Organismus bestehen bleiben, wie HAMPERL meint, oder im Laufe des Lebens bevorzugt zugrunde gehen (SCHAFFER), ist noch nicht einwandfrei geklärt. Manche Zerfallserscheinungen im Plasma und die pyknotischen Kerne sprechen für einen Untergang. Amitotische Kernveränderungen an ihnen weisen darauf hin, daß die Lebensfähigkeit der Zellen infolge des ungünstigen Kernplasmaverhältnisses herabgesetzt ist. Es ist kaum anzunehmen, daß Amitosen bei Onkocyten zur nachfolgenden Zellteilung führen, da Amitose im erwachsenen Individuum bei normalem Gewebe in der Regel überhaupt nicht zur Zellteilung, sondern nur zur

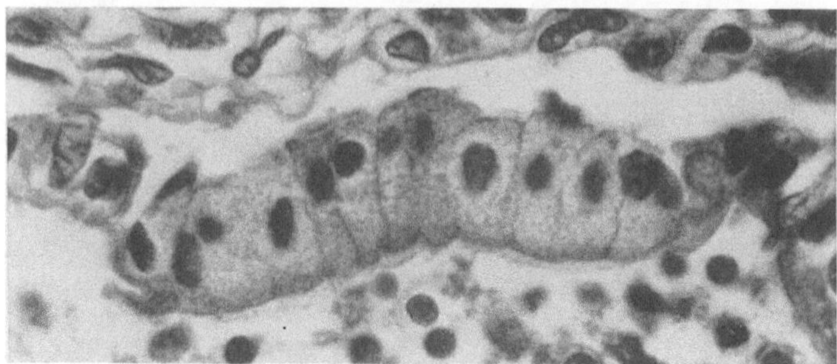

Abb. 53. Onkocytengruppe im Tubenepithel einer 43jährigen Frau. (Nach Hamperl 1937.)

Mehrkernigkeit und damit zu einer Verbesserung der Kernplasmarelation führt. Auf jeden Fall ist eine Regeneration des Gewebes aus Onkocyten nicht anzunehmen.

Über die Leistung der Onkocyten ist nichts bekannt. Die ursprünglichen spezialen Funktionen der Zellen, aus welchen sie hervorgingen, haben sie ein-

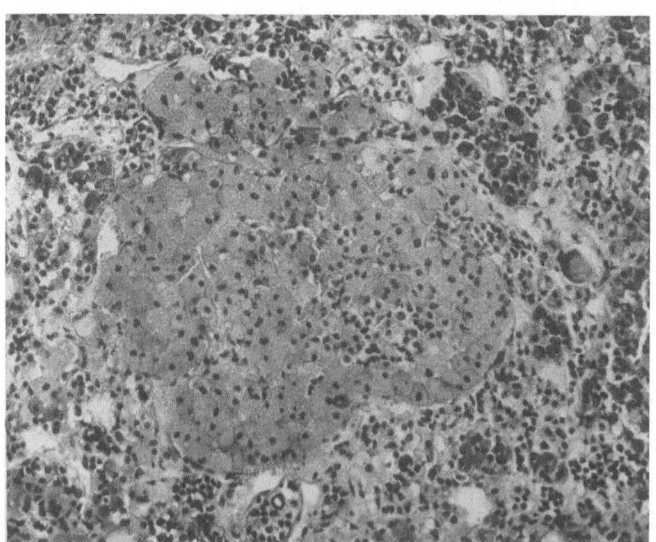

Abb. 54. Aus Onkocyten aufgebautes Knötchen (Adenom) der Orohypophyse einer 73jährigen Frau. (Nach Hamperl 1937.)

gestellt. Irgendwelche Anzeichen von Sekretion sind an ihnen nicht zu sehen. Ob sie sonst eine uns noch unbekannte Aufgabe im Getriebe des Organismus erfüllen, ist nicht bekannt und auch unwahrscheinlich. Sie dürften der Auflösung anheimfallen, so daß dann ihr Platz durch Fett- und Bindegewebe eingenommen wird. Dafür spräche auch die im Verlauf des Lebens zunehmenden Fetteinlagerungen in Speicheldrüsen und Epithelkörperchen. Untergangserscheinungen an Onkocyten wie Karyorhexis, Zellschrumpfung und Verdämmerung vermochte ich an Onkocyten der Regio respiratoria nasi reichlich zu beobachten. Auch an den Onkocyten des Pankreas konnte ich Zerfall der Kerne erkennen. Nicht selten ist bei solchen Zellen der Kern in zahlreiche kleinste Körnchen zerfallen, die im Zentrum des Zelleibes verstreut liegen, während dagegen das Cytoplasma noch kaum ein unterschiedliches Aussehen gegenüber den anderen Onkocyten aufweist.

Literatur.

Sekretorische, exkretorische und resorbierende Zellen.

ALTMANN, R.: Die Elementarorganismen. Leipzig: Veit & Co. 1890. Bd. 58 (1901). — APITZ, K.: Die Paraproteinosen. Virchows Arch. 306 (1940). — ARNOLD, G.: The role of the chondriosomes in the cells of the Guinea-pig's pancreas. Arch. Zellforsch. 8 (1912). — ASHWORTH, C. T., and H. C. REID: Intralobular regeneration of liver cells in man. Amer. J. Path. 23 (1947).

BACHMANN, R.: Nebennierenstudien. Erg. Anat. 33 (1941). — BARGMANN, W.: Die Epiphysis cerebri. In v. MÖLLENDORFFs Handbuch der mikroskopischen Anatomie des Menschen, Bd. VI/4. 1943. ~ Histologie und mikroskopische Anatomie des Menschen, Bd. 1. Stuttgart: Georg Thieme 1948. ~ Über die neurosekretorische Verknüpfung von Hypothalamus und Neurohypophyse. Z. Zellforsch. 34 (1949). — BENOIT, J.: Recherches anatomiques, cytologiques et histophysiologiques sur les voies excrétrices du testicule chez les Mammifères. Archives d'Anat. 5 (1926). — BIZZOZERO e BOTTESELLE: Sulla rigenerazione dell'epitelio intestinale nei pesci. Atti Accad. Sci. Torino 38 (1902/03). — BRASS, A.: Die Eiweißstoffwechselstörungen der Plasmocytomkranken. Frankf. Z. Path. 59 (1938). — BREMER, F.: Contribution à l'étude histophysiologique de la sécrétion externe du pancréas chez le chien. Trav. Inst. Solvay 12 (1913). — BRETTAUER, J., u. J. STEINACH: Untersuchungen über das Cylinderepithel der Darmzotten. Sitzgsber. Akad. Wiss. Wien, Math.-naturwiss. Kl. 23 (1857). — BRINKMANN, A.: Die Hautdrüsen der Säugetiere. Erg. Anat. 20 (1912). — BUSCHKE, A., u. A. FRÄNKEL: Über die Funktion der Talgdrüsen und deren Beziehung zum Fettstoffwechsel. Berl. klin. Wschr. 1905.

CAREY, E., and E. HAUSHALTER: Studies on ameboid motion and secretion of motor end plates. Amer. J. Path. 24 (1948). — CARLIER, E. W.: Note on the presence of ciliated cells in the human adult kidney. J. of Anat. a. Physiol. 34 (1900). — CHAVES, P. R.: Sobre a cellula serosa pancreatica. Arch. di Anat. Anthropol. 4 (1915). — CIACCIO u. SCAGLIONE: Beitrag zur cellulären Physiologie der Plexus chorioidei. Beitr. path. Anat. 55 (1913). — CLARA, M.: Beiträge zur Kenntnis des Vogeldarms. V. T. Die Schleimbildung im Darmepithel mit besonderer Berücksichtigung der Becherzellfrage. Z. mikrosk.-anat. Forsch. 6 (1926).

DEBEYRE, A.: Sur la diversité de forme des chondriosomes dans les glandes salivaires. Bibl. anat. 22 (1912). — DOLLEY, D. H.: The general morphology of pancreatic cell function in terms of the nucleocytoplasmatic relation. Amer. J. Anat. 35 (1925).

EBNER, V. v.: KÖLLIKERs Handbuch der Gewebelehre des Menschen, Bd. 3. 1899. — EGGELING, H. v.: Über die Hautdrüsen der Monotremen. Verh. anat. Ges. (Pavia) 14 (1900). — EKLÖF, H.: Chondriosomenstudien an den Epithel- und Drüsenzellen des Magendarmkanals und den Oesophagusdrüsenzellen bei Säugetieren. Anat. H. 51 (1914).

FRANITCHEVITCH, R.: Über das Verhalten der dem Respirationsapparat des Menschen angehörigen Drüsen bei der Färbung mit Mucikarmin. Diss. Bern 1924.

GOLDMANN, E.: Die äußere und innere Sekretion des gesunden Organismus im Lichte der „vitalen Färbung". Tübingen: H. Laupp 1909. — GRAFFI, A.: Beitrag zur Wirkungsweise kanzerogener Reize und zur Frage des chemischen Aufbaus normaler und maligner Zellen. Arch. Geschwulstforsch. 1 (1949). — GREEF, R.: Auge. In ORTHs Lehrbuch der speziellen pathologischen Anatomie. 1902. — GRYNFELLT u. EUZIÈRE: Recherches cytologiques sur les cellules épithéliales des plexus chorioides de quelques Mammifères. C. r. Assoc. Anat. (Rennes) 14 (1912).

HAMPERL, H.: Über das Vorkommen von Onkocyten in verschiedenen Organen und ihren Geschwülsten. Virchows Arch. 298 (1936). — HAUSCHILD, M. W.: Zellstruktur und Sekretion in den Orbitaldrüsen der Nager. Anat. H. 50 (1914). — HEIDENHAIN, M.: Plasma und Zelle, 1. Liefg. Jena 1907. — HEIDENHAIN, M., u. FR. WERNER: Über die Epithelien des Corpus epididymidis beim Menschen. Z. Anat. 72 (1924). — HEIDENHAIN, R.: Beiträge zur Histologie und Physiologie der Dünndarmschleimhaut. Pflügers Arch. 43, Suppl. II (1888). — HEIDERICH, FR.: Zur Histologie des Magens. I. Das Oberflächenepithel. Anat. H. 43 (1911). —

Herget, R.: Die Resorptionsverhältnisse des menschlichen und tierischen Peritoneums. Langenbecks Arch. u. Dtsch. Z. Chir. **261** (1948). — Hillarp, N. A., u. H. Olivecrona: Structural proteins and oriented lipoids in the cytoplasm of secreting and resorbing epithelial cells. Acta anat. (Basel) **1** (1946). — Hintzsche, E.: Zyklische Änderungen der Kerngröße in Oberflächenepithel und Drüsen des menschlichen Uterus. Gynaecologia (Basel) **128** (1949). — Hirsch, Chr. G.: Der Form- und Stoffwechsel der Golgi-Körper. Protoplasma-Monographie, Bd. 18. Berlin: Gebrüder Borntraeger 1939. — Hitschmann u. Adler: Der Bau der Uterusschleimhaut des geschlechtsreifen Weibes usw. Mschr. Geburtsh. **27** (1908). — Homma, A.: Über positive Eisenbefunde in den Epithelien der apokrinen Schweißdrüsen menschlicher Axillarhaut. Arch. f. Dermat. **148** (1925). — Horning, E. S.: Histological observations on pancreatic secretion. Austral. J. Exper. Med. **2** (1925). — Hoven, H.: Contribution à l'étude du fonctionnement des cellules glandulaires. Arch. Zellforsch. **8** (1912). — Huber, P.: Sekretbildung als cytologisches Problem. Vjschr. naturforsch. Ges. Zürich **94** (1949). — Hyden, H.: Die Funktion des Kernkörperchens bei der Eiweißbildung in Nervenzellen. Z. mikrosk.-anat. Forsch. **54** (1943).

Joseph, M.: Über Schweiß- und Talgdrüsensekretion. Arch. f. Physiol. **3** (1891).

Kalwaryjski, E. B.: Nouvelle contribution à l'étude cytologique des cellules épithéliales des plexus chorioides. C. r. Soc. Biol. Paris **90** (1924). — Kohn, A.: Morphologie der inneren Sekretion und der inkretorischen Organe. In Handbuch der Physiologie, Bd. 16/I. Berlin: Springer 1930. — Kolossow, A.: Zur Anatomie und Physiologie der Drüsenepithelzellen. Anat. Anz. **21** (1902). — Kopsch, Fr.: Das Binnengerüst in den Zellen einiger Organe des Menschen. Z. mikrosk.-anat. Forsch. **5** (1926). — Kuschinsky, G., u. Langecker: Über die Beteiligung der Tubulisekretion an der Harnbildung. Dtsch. med. Wschr. **1943**. — Kyrle, J.: Vorlesungen über Histobiologie der menschlichen Haut und ihre Erkrankungen, Bd. 1. Wien: Springer 1925.

Laguesse et Jouvenal: Description histologique des glandes salivaires chez un supplicié. Bibl. anat. **7** (1899). — Lambert, P. P., u. P. Cambier: Die Speicherungserscheinungen in der menschlichen Niere. Beitr. path. Anat. **101** (1938). — Lanz, T. v.: Über Bau und Funktion des Nebenhodens und ihre Abhängigkeit von der Keimdrüse. Z. Anat. **80** (1926). — Levi, G.: I condriosomi nelle cellule secernenti. Anat. Anz. **42** (1912). — Löschke, H.: Über zyklische Vorgänge in den Drüsen des Achselhöhlenorgans und ihre Abhängigkeit vom Sexualzyklus des Weibes. Virchows Arch. **255** (1925).

Mandl, L.: Histologische Untersuchungen über die sekretorische Tätigkeit des Amnionepithels. Z. Geburtsh. **54** (1905). — Melczer, N.: Über das Mikrozentrum der menschlichen Schweißdrüsenzellen. Dermat. Z. **40** (1924). — Metzner, R.: Die histologischen Veränderungen der Drüsen bei ihrer Tätigkeit. In Nagels Handbuch der Physiologie des Menschen, Bd. 2. 1906/07. — Meves, F.: Über die Umwandlungen von Plastosomen in Sekretkügelchen, nach Beobachtungen an Pflanzenzellen. Arch. mikrosk. Anat. **90** (1918). — Mihálik, P. v.: Über die Bildung des Flimmerapparates im Eileiterepithel. Anat. Anz. **79** (1934/35). — Mislawsky, A. N.: Über das Chondriom der Pankreaszellen. Arch. mikrosk. Anat. **81** (1913). — Möllendorff, W. v.: Über Vitalfärbung der Granula in den Schleimzellen des Säugerdarmes. Verh. anat. Ges. (Greifswald) **27** (1913).

Nassanow, D.: Morphologische und experimentelle Untersuchungen an einigen Säugetierdrüsen. Arch. mikrosk. Anat. **100** (1924). — Neuweiler, W.: Über den diaplazentaren Stoffaustausch. Schweiz. med. Wschr. **1948**. — Noll, A.: Morphologische Veränderungen der Tränendrüse bei der Sekretion. Arch. mikrosk. Anat. **58** (1901). — Nolte, A.: Untersuchungen über basophile Plasmastrukturen. Z. Naturforsch., B **2** (1944).

Obersteiner, H.: Anleitung beim Studium des Baues der nervösen Zentralorgane, 5. Aufl. 1912. — Ortmann, R.: Über Kernsekretion, Kolloid- und Vakuolenbildung in Beziehung zum Nukleinsäuregehalt in Trophoblast-Riesenzellen der menschlichen Placenta. Z. Zellforsch. **34** (1949).

Patzelt, V.: Über die menschliche Epiglottis und die Entwicklung des Epithels in den Nachbargebieten. Z. Anat. **70** (1923). ~ Histologie, 3. Aufl. Wien: Urban & Schwarzenberg 1948. — Pellizzi, G. B.: Ricerche istologiche e sperimentalis sui plessi coroidei. Riv. sper. Freniatr. **37** (1911). — Petrowitch, J.: Wie verhalten sich die Unterzungendrüsen des Menschen bei der Färbung mit Mucikarmin. Diss. Bern 1922. — Pischinger, A.: Beiträge zur Kenntnis der Speicheldrüsen, besonders der Glandula sublingualis und submaxillaris des Menschen. Z. mikrosk.-anat. Forsch. **1** (1924). — Plato, I.: Untersuchungen über die Fettsekretion der Haut. Verh. dtsch. dermat. Ges. (Breslau) **1901**. — Policard, A.: Sur quelques points de la cytologie des plexus chorioides. C. r. Soc. Biol. Paris **73** (1912).

Randerath, E.: Über die Morphologie der Paraproteinosen. Verh. dtsch. Ges. Path. (32. Tagg) **1948**. — Regaud, Cl. et Mavas: Ergastoplasme et mitochondries dans les cellules de la glande sous-maxillaire de l'homme. C. r. Soc. Biol. Paris **66** (1909). — Romeis, B.: Taschenbuch der mikroskopischen Technik, 14. Aufl. München 1943. — Rondoni, P.: Der Aufbau der Eiweißkörper im tierischen Organismus. Erg. Enzymforsch. **10** (1949).

SAUER, H.: Neue Untersuchungen über das Nierenepithel und sein Verhalten bei der Harnabsonderung. Arch. mikrosk. Anat. **46** (1895). — SCHAFFER, J.: v. MOELLENDORFFs Handbuch der mikroskopischen Anatomie des Menschen, Bd. II/1. Berlin: Springer 1927. — SCHAFFER, J., u. H. HAMPERL: Über Anal- und Circumanaldrüsen. Z. wiss. Zool. **127** (1926). — SCHARRER, E.: Über die Beteiligung des Zellkerns an sekretorischen Vorgängen in Nervenzellen. Z. Path. **47** (1934). — SCHARRER, E., S. L. PALAY and R. G. NILGES: Neurosekretion VIII. The nissl substance in secreting nerve cells. Anat. Rec. **92** (1945). — SCHENK, M.: Eosinophile Epithelzellen in mukösen und serösen Eiweißdrüsen. Frankf. Z. Path. **59** (1947).— SCHIEFFERDECKER, P.: Die Hautdrüsen des Menschen und der Säugetiere. Zoologica **27** (1922). — SCHULTZE, O.: Über die Genese der Granula in den Drüsenzellen. Anat. Anz. **38** (1911). — SCHUMACHER, S.: Über die Bedeutung der arteriovenösen Anastomosen und der epitheloiden Muskelzellen. Z. mikrosk.-anat. Forsch. **43** (1938). — SHIKINAMI, J.: Beiträge zur mikroskopischen Anatomie der Gallenblase. Anat. H. **36** (1908). — SLUITER, J. W.: Das Restitutionsproblem in der Pankreaszelle (Vitamine und GOLGI-Apparat). Z. Zellforsch. **33** (1944). — SMETANA, H.: The permeability of the renel glomeruli of several mammalian species to labelled proteins. Amer. J. Path. **23** (1947). — STAUBESAND, H., u. H. LUCKNER: Nachweis einer biologisch wirksamen Substanz im Glomus coccygicum. Klin. Wschr. **1950**. — STIEVE, H.: v. MOELLENDORFFs Handbuch der mikroskopischen Anatomie des Menschen, Bd. 7/II. Berlin: Springer 1930. — STÖHR, K.: Über Schleimdrüsen. Festschr. für A. v. KOLLIKER. Leipzig: W. Engelmann 1887.

TAKAGI, K.: Zur Kenntnis der Pankreassekretion. Festschr. für A. SATA. Osaka 1920. — TSCHASSOWNIKOW, N.: Über Becher- und Flimmerepithelzellen und ihre Beziehungen zueinander. Zur Morphologie und Physiologie der Zentralkörperchen. Arch. mikrosk. Anat. **84** (1914).

VERATTI, E.: Sulle interne strutture di alcuni elementi ghiandolari. Libro en honor D. S. Ramon y Cajal. Madrid 1922. — VIRCHOW, H.: Mikroskopische Anatomie der äußeren Augenhaut des Lidapparates. In GRAEFE-SAEMISCH, Handbuch der Augenheilkunde, Bd. 1/I. 1910.

WATZKA, M.: Epithel und Lymphocyten. Verh. anat. Ges. (Lund) **41** (1932). ~ Physiologische Veränderungen der Schilddrüse. Z. mikrosk.-anat. Forsch. **36** (1934). ~ Zur Kenntnis der menschlichen Bläschendrüse. Z. mikrosk.-anat. Forsch. **54** (1943).

YAMAGUCHI, S.: Studien über die Mundspeicheldrüsen. I. Über das Fett. Beitr. Z. path. Anat. **73**, 113 (1924).

ZEIGER, K.: Histologie. Grundzüge einer Vorlesung. Hamburg: R. Hermes 1948. — ZIMMERMANN, K. W.: Beiträge zur Kenntnis einiger Drüsen und Epithelien. Arch. mikrosk. Anat. **52** (1898). ~ Die Speicheldrüsen der Mundhöhle und die Bauchspeicheldrüse. In v. MÖLLENDORFFs Handbuch der mikroskopischen Anatomie des Menschen. Bd. V/1. Berlin: Springer 1927. — ZIPKIN, R.: Beiträge zur Kenntnis der gröberen und feineren Strukturverhältnisse des Dünndarms von Inuus rhesus. Anat. H. **23** (1903). — ZOLLINGER, H. U.: Cytologic studies with the phase microscope. II. Amer. J. Path. **24** (1948). ~ Experimenteller Beitrag zur Frage der Mitochondrienfunktion. Experientia (Basel) **4** (1948).

Motorische Zellen.

ALTSCHUL, R.: Über das sogenannte „Alterspigment" der Nervenzellen. Virchows Arch. **301**, 273—405 (1938). ~ On nuclear division in damaged skeleted muscle. Rev. canad. de Biol. **6** (1947). ~ On nuclear proliferation and nuclear size. Anat. Rec. **100** (1948). ~ Nuclear size in tetanized and in curarized skeletal muscle. Arch. of Path. **47** (1949). — ARDENNE, M. v., u. H. H. WEBER: Elektronenmikroskopische Untersuchung des Muskeleiweißkörpers „Myosin". Kolloid-Z. **97** (1941). — ASTBURY, W. T.: On the structure of biological fibres and the problem of muscle. Proc. Roy. Soc. London B **134** (1947).

BAIRATA, A.: Strutture e proprietà fisiche del sarcolemma. Z. Zellforsch. **27** (1937). — BARER, R.: Observations on muscle fibre structure, the swelling of muscle fibres by acids and alkalis. J. of Anat. **81** (1947). ~ The structure of the striated muscle fibre. Biol. Rev. Cambridge Philos. Soc. **23** (1948). — BARGMANN, W.: Histologie und mikroskopische Anatomie des Menschen. Stuttgart: Georg Thieme 1948. — BENDA: Über den feineren Bau der glatten Muskelfasern des Menschen. Verh. anat. Ges. **1902**. — BENNETT, H. ST.: Some characteristics of the myofibrils and myofilaments of striated skeleted muscle. Anat. Rec. **103** (1949). — BENNINGHOFF, A.: Über die Formenreihe der glatten Muskulatur und die Bedeutung der ROUGETschen Zellen an den Kapillaren. Z. Zellforsch. **4** (1926). ~ Handbuch der mikroskopischen Anatomie des Menschen, Bd. VI/1. Berlin: Springer 1930. — DU BOIS REYMOND, R.: Allgemeine Physiologie der glatten Muskeln. In NAGELs Handbuch, Bd. 4. 1905. — BRUNO, G.: Nodi transversalie strie intercalari del miocardio. Monit. zool. ital. **31** (1921). ~ Studi sulla struttura del miocardio dell'Uomo e di altri Mammiferi con particolare riguardo alla constituzione ed all'origine delle intercalari. Arch. ital. Anat. **20** (1922). — BUCHER, O.: Histologie. Bern: H. HUBER 1948. — BUCHTHAL, F., A. DEUTSCH, G. G. KNAPPEIS u. A. MUNCH-PETERSEN: On the effect of Adenosinetriphosphate on myosin threads. Acta physiol. scand. (Stockh.) 13 (1947). — BUCHTHAL, F., u. G. G. KNAPPEIS: Untersuchungen über die Doppelbrechung der einzelnen, lebenden, quergestreiften Muskelfasern. Skand. Arch. Physiol. (Berl. u. Lpz.) 78 (1938).

CHLOPKOW, A.: Zur Frage der Struktur des Herzmuskelsarkolemms der Säugetiere. Anat. Anz. 61 (1926). — CLARA, M.: Über die Continuität der Muskelfibrillen und Sehnenfibrillen. Z. mikrosk.-anat. Forsch. 23 (1930).

DEMPSEY, E. W., G. B. WISLOCKI and M. SINGER: Observations on the chemical cytology of striated muscle. Anat. Rec. 96 (1946). — DORIES, F., E. T. B. FRANCIS and H. B. STONER: The distribution of nucleotide, phosphorcreatine and glykogen in the heart. J. of Physiol. 106 (1948). — DUBUISSON, M.: Les conceptions actuells de la contraction musculaire. Experentia (Basel) 3 (1947). — DUESBERG, J.: Les chondriosomes des cellules embryonnaires du poulet et leur rôle dans la genèse des myofibrilles; avec quelques observations sur le développement des fibres musculaires striées. Arch. Zellforsch. 4 (1910).

EBNER, V. v.: Über die Glanzstreifen (Kittlinien) der Herzmuskelfasern. Verh. anat. Ges. (Innsbruck) 28 (1914). — ENGELHARDT, W.: Adenosinetriphosphatase properties of myosin. Adv. Enzymol. 6 (1946). — EXNER, S.: Über optische Eigenschaften lebender Muskelfasern. Pflügers Arch. 40 (1887).

FENEIS, H.: Helikoidale oder scheibenartige Anordnung der Muskelquerstreifung. Anat. Anz. 46 (1946). — FRICK, H.: Berechtigt die Anordnung der Myofibrillen in den Muskelfasern der Säuger zur Annahme eines morphologischen Dualismus (KRÜGER)? Z. Anat. 117, 485—496 (1954).

GALIANO, E. F.: Sobre la estructura y la sigificazion funcional de laspiezas intercalares del Corazon. Bol. Soc. españ. Biol. 26 (1926). — GOERTTLER, K.: Die Anordnung, Histologie und Histogenese der quergestreiften Muskulatur im menschlichen Stimmband. Z. Anat. 115 (1950). — GOSS, C. M.: The attachment of skeleted muscle fibres. Amer. J. Anat. 74 (1944). — GRAF, P.: Eigenartige Strukturverhältnisse in der Muskulatur der menschlichen Uvula (Ringbinden, Seitenknospen, Endknospen). Z. Anat. 114 (1949). — GÜNTHER, P. GG.: Die Innervation der tetanischen und tonischen Fasern der quergestreiften Skeletmuskulatur der Wirbeltiere. I. Anat. Anz. 97 (1950). ~ Das muskuläre Substrat der Bewegungs- und Halteleistung des menschlichen Zwerchfells. Acta anat. (Basel) 17 (1953).

HÄGGQVIST, G.: Gewebe und Systeme der Muskulatur. In v. MOELLENDORFFs Handbuch der mikroskopischen Anatomie des Menschen, Bd. 2. Berlin: Springer 1931. ~ Die Natur und Bedeutung der Muskelgrundmembran. Verh. anat. Ges. (Jena) 29 (1920). — HALL, C. E., M. A. JAKUS and F. O. SCHMITT: An investigation of cross-strictions and myosin filaments in muscle. Biol. Bull. Mar. Biol. Labor. Wood's Hole 90 (1946). — HEIDENHAIN, M.: Struktur der contractilen Materie. Erg. Anat. 10 (1900). ~ Plasma und Zelle, 2. Liefg. Jena 1911. ~ Über die Teilkörpernatur der Fibrillen und Stäbchen in der Muskulatur des Forellenembryos. Anat. Anz. 44 (1913). ~ Über die Entstehung der quergestreiften Muskelsubstanz bei der Forelle. Arch. mikrosk. Anat. 83 (1913). ~ Über die Noniusfelder der Muskelfaser. Anat. H. 56 (1929). — HOFFMANN-BERLING, H., u. G. A. KAUSCHE: Elektronenmikroskopische Untersuchungen über den Feinbau der Skeletmuskulatur bei Rana temporaria. Z. Naturforsch. 5b (1950). — HOLMGREEN, F.: Von den Q- und J-Körnern der quergestreiften Muskelfasern. Anat. Anz. 44 (1913).

KNAUS, H.: Zur Anatomie, Physiologie und Klinik der Uterusmuskulatur. Z. Geburtsh. 129 (1948). — KÖLLIKER, A. v.: Contractile Faserzellen mit fibrillärem Bau beim Menschen. In Gewebelehre 1889. — KROGH, A.: The active and passive exchanges of inorganicions through the surfaces of living cells. Proc. Roy. Soc. London B 133 (1947). — KRÜGER, P.: Die Innervation der tetanischen und tonischen Fasern der Skeletmuskulatur der Wirbeltiere (Einleitung). Anat. Anz. 97 (1950). ~ Tetanus und Tonus der quergestreiften Skelettmuskeln der Wirbeltiere und des Menschen. Leipzig: Akad. Verlagsges. 1952.

LE GROS CLARK, W. E.: The regeneration of mammalian striped muscle. J. of Anat. 80 (1946). — LE GROS CLARK, W. E., and H. S. WAJDA: The growth and materation of regenerating striated muscle fibres. J. of Anat. 81 (1947). — LANGE, K. H.: Über die Hypertrophie der glatten Muskulatur. Morph. Jb. 84 (1940). — LOCKHART and BRANDT: J. of Anat. 72 (1938). — LONG, M. E.: The development of the muscle tendon attachement in the rat. Amer. J. Anat. 81 (1947).

MARCUS, H.: Über den feineren Bau quergestreifter Muskeln. Arch. Zellforsch. 15 (1921). MAYER, S.: Die sogenannten Sarkoplasten. Anat. Anz. 1 (1886). ~ Die Muskularisierung der capillaren Blutgefäße. Nachweis des anatomischen Substrates ihrer Contractilität. Anat. Anz. 21 (1902). — McGILL, C.: The structure of smoth muscle in the resting and in the contracted condition. Amer. J. Anat. 9 (1908). — MEVES, F.: Über Neubildung quergestreifter Muskelfasern nach Beobachtungen am Hühnchenembryo. Anat. Anz. 34 (1909). — MURALT, A. L. v.: Über das Verhalten der Doppelbrechung des quergestreiften Muskels während der Kontraktion. Pflügers Arch. 230 (1932). — MURALT, A. L. v., and J. T. EDSALL: Studies in the physical chemistry of muscle globulin. J. of Biol. Chem. 89 (1930).

Needhem, D. M.: The adenosinetriphosphotase activity of myosin preparations. Biochemic. J. **36** (1942).

Patzelt, V.: Histologie. Wien: Urban & Schwarzenberg 1948. — Pekelharing, G.: Über die von H. Oskar Schultze behauptete Kontinuität von Muskel- und Sehnenfibrillen. Anat. Anz. **45** (1913). — Peterfi, T.: Untersuchungen über die Beziehungen der Myofibrillen zu den Sehnenfibrillen. Arch. mikrosk. Anat. **83** (1913). — Pfeiffer, H. H.: Beitrag zur Morphologie der periodischen Segmentierung quergestreifter Muskeln. Mikroskopie (Wien) 7 (1952). — Pischinger, A.: Über die isoelektrischen Punkte der Muskelbestandteile. Pflügers Arch. **217** (1927). — Pischinger, A., u. D. Börner-Patzelt: Zur Sarkosomenfrage. Beitrag zur Kenntnis der quergestreiften Muskelfasern. Z. mikrosk.-anat. Forsch. **17** (1929). — Plenk, H.: Über arygrophile Fasern (Gitterfasern) und ihre Bildungszellen. Erg. Anat. **27** (1927). — Priesel, A.: Über das Verhalten von Hoden und Nebenhoden bei angeborenem Fehlen des Ductus deferens. Virchows Arch. **249** (1924).

Quast, P.: Zur Histologie der Muskel-Sehnengrenze und über das interfaszikuläre Bindegewebe des Herzmuskels. Z. mikrosk.-anat. Forsch. **4** (1926).

Renaut, J., et J. Mollard: Le Myocarde. Rev. gén. Histol. 1 (1904). — Robertis, E. de, and F. D. Schmitt: An electron mikroskope analysis of certain nerve oxon constituents. J. of Cellul. a. Comp. Physiol. **31** (1948). — Rolett, A.: Untersuchungen über den Bau der quergestreiften Muskelfasern. I u. II. Wien. Denkschr., Math.-naturwiss. Kl. **49** u. **51** (1885). — Ruppel, W.: Organveränderungen bei E-avitaminotischen Ratten. Arch. exper. Path. u. Pharmakol. **206** (1949).

Sachs, H.: Über die autogenen Pigmente. Beitr. path. Anat. **108** (1943). — Schaffer, J.: Beiträge zur Histologie und Gewebelehre der quergestreiften Muskelfasern des Menschen und einiger Wirbeltiere. Sitzgsber. Akad. Wiss. Wien, Math.-naturwiss. Kl., III **102** (1893). ~ Das Epithelgewebe. In v. Möllendorffs Handbuch der mikroskopischen Anatomie des Menschen, Bd. 2/1. Berlin: Springer 1927. ~ Histologie und Histogenese. Wien: Urban & Schwarzenberg 1933. — Schiefferdecker, P.: Muskeln und Muskelkerne. Leipzig: Johann Ambrosius Barth 1909. — Schreiber, H., u. Born: Zum konstruktiven Bau der menschlichen Vaginalwand unter besonderer Berücksichtigung ihres Muskelgefüges. Morph. Jb. **88** (1943). — Schmidt, V.: Die Histogenese der quergestreiften Muskulatur und des Muskel-Sehnenüberganges. Z. mikrosk.-anat. Forsch. **8** (1928). — Schultze, O.: Über den direkten Zusammenhang von Muskelfibrillen und Sehnenfibrillen. Arch. mikrosk. Anat. **79** (1912). — Schwarz, M.: Über das Vorkommen quergestreifter Ringbinden bei Augenmuskeln. Z. Anat. **75** (1925). — Smith, E. C. B.: Native and denatured muscle proteins. Proc. Roy. Soc. London B **124** (1937). — Sobotta, J.: Über den Zusammenhang von Muskel und Sehne. Z. mikrosk.-anat. Forsch. 1 (1924). — Speidel, C. C.: Contraction and clotting of muscle. Amer. J. Anat. **65** (1939). — Sperling, Fr., and Th. Koppanyi: Histophysiologic studies on sweating. Amer. J. Anat. **84** (1949). — Stieve, H.: Muskulatur und Bindegewebe in der Wand der menschlichen Gebärmutter außerhalb und während der Schwangerschaft, während der Geburt und des Wochenbettes. Z. mikrosk.-anat. Forsch. **17** (1929). — Studnička, F. K.: Ein weiterer Beitrag zur Kenntnis der Zellverbindungen (Cytodermen) und der netzartigen (gerüstartigen) Grundsubstanzen. Anat. Anz. **48** (1919). ~ Muskelfasern und Bindegewebsfibrillen. Anat. Anz. **57** (1924). ~ Über die Beziehungen zwischen Muskelfasern und Bindegewebsfibrillen. Z. Zellforsch. **26** (1937). — Studnitz, G.: Der Glykogenspiegel der A- und J-Schichten während der Ruhe, Kontraktion und Erholung. Z. Zellforsch. **23** (1935). — Szent-Györgyi, A.: Studies on muscle. Acta physiol. scand. (Stockh.) 9 (1945). ~ Contraction in the heart muscle fibre. Bull. New York Acad. Med. 28 (1952).

Tandler, J.: Anatomie des Herzens. In v. Bardelebens Handbuch. Jena 1913. — Thulin, J.: Muskelfasern mit spiralig angeordneten Säulchen. Anat. Anz. **33** (1908). ~ Contribution à l'histologie des muscles oculaires chez l'hommes et chez les singes. C. r. Soc. Biol. Paris **74** (1914). ~ Ist die Grundmembran eine regelmäßig vorkommende Bildung in den quergestreiften Muskelfasern? Arch. mikrosk. Anat. **86** (1915).

Ussing, H. H.: Interpretation of the exchange of radiosodum in isolated muscle. Nature (Lond.) **160** (1947).

Voss, H.: Vergleichende Untersuchungen über den Aufteilungsgrad der kontraktilen Masse in den Skelettmuskeln. Z. mikrosk.-anat. Forsch. **38** (1935).

Watzka, M.: Sehnen glatter Muskelfasern. Z. mikrosk.-anat. Forsch. **30** (1931). ~ „Weiße" und „rote" Muskeln. Z. mikrosk.-anat. Forsch. **45** (1939). ~ Zur Kenntnis der menschlichen Bläschendrüse. Z. mikrosk.-anat. Forsch. **54** (1943). — Weber, H. H.: Die Muskeleiweißkörper und der Feinbau des Muskels. Erg. Physiol. **36** (1939). — Wolpers, C.: Das Sarkolemm. Klin. Wschr. 1948.

Zimmermann, K. W.: Beiträge zur Kenntnis einiger Drüsen und Epithelien. Arch. mikrosk. Anat. **52** (1898). ~ Über den Bau der Herzmuskulatur. Arch. mikrosk. Anat. **75** (1910).

Zellen des Reizleitungssystems.

Akkeringa, L. J.: The nervous system of the Purkinje fibres in the heart. Acta neerl. Morph. norm. et path. 6 (1949). — Aschoff, L., u. M. Nagayo: Über den Glykogengehalt des Reizleitungssystems des Säugetierherzens. Verh. dtsch. path. Ges. 12 (1908).

Benninghoff, A.: (a) Über die Beziehungen des Reizleitungssystems und der Papillarmuskeln zu den Konturfasern des Herzschlauches. Verh. anat. Ges. (Heidelberg) 32 (1923). ~ (b) Blutgefäße und Herz. In v. Möllendorffs Handbuch der mikroskopischen Anatomie des Menschen, Bd. VI/1. Berlin: Springer 1930. — Berblinger: Das Glykogen im menschlichen Herzen. Beitr. path. Anat. 53 (1912). — Burian, E.: Zur Histologie des Sinusknotens des menschlichen Herzens. Anat. Anz. 59 (1924/25).

Deerhake, H. C., J. L. Kimball, G. E. Burch and J. C. Henthorne: Wolff-Parkinson-White syndrome; Histological study of the Cardiac septum and auriculo-ventricular groove in one case. Ann. Int. Med. 27 (1947). — Deucker, F.: Topochemische Untersuchungen über Glykogen-Kalium und Aschegehalt im Warmblüterherzen. Z. mikrosk.-anat. Forsch. 49 (1941). — Dobyns, B. M.: Note on an artery of the moderator band. Anat. Rec. 66 1936).

Glomset, D. J., and A. T. A. Glomset: A morphologic study of the cardiac conduction system in ungulates, dog and man. II. The Purkinje system. Amer. Heart J. 20 (1940). — Glomset, D. J., and R. F. Birge: A morphologic study of the conduction system. Part IV, The Anatomy of the upper part of the ventricular system septum in man. Amer. Heart J. 29 (1945).

Haas, G.: Über die Gefäßversorgung des Reizleitungssystems des Herzens. Anat. H. 43 (1911). — Häggqvist, G.: Gewebe und Systeme der Muskulatur. In v. Möllendorffs Handbuch der mikroskopischen Anatomie des Menschen, Bd. II/3. Berlin: Springer 1931.

Jater, W. M., A. E. Osterberg and H. W. Hefke: Chemical determination of glycogen ratio in the bundle of His and the cardiac muscle in man and in horse. Arch. Int. Med. 45 (1930).

Keith, A., and M. Flack: The form and nature of the muscular connections between the primary divisions of the vertebrate heart. J. of Anat. 41 (1907). — Kistin, A. D.: Observations on the Anatomy of the atrioventricular bundle (bundle of His) and the question of other muscular atrioventricular connections in normal human hearts. Amer. Heart J. 37 (1949). — Koch, W.: Der funktionelle Bau des menschlichen Herzens. Berlin u. Wien 1922.

Mall, E. P.: On the development of the human heart. Amer. J. Anat. 13 (1912). — Mönckeberg, J.: Untersuchungen über das Atrioventrikularbündel im menschlichen Herzen. Jena: Gustav Fischer 1908. ~ Das spezifische Muskelsystem im menschlichen Herzen. Erg. Path., II 19 (1921). ~ Die Erkrankungen des Myokards und des spezifischen Muskelsystems. In Handbuch der speziellen Pathologie, Anatomie und Histologie, Bd. 2. 1927.

Nonidez, J. F.: The structure and innervation of the conduction system of the heart of the dog and Rhesus monkey, as seen with a silver impregnation technique. Amer. Heart J. 26 (1943).

Oehnell, R. F.: Preexcitation, a Cardiac abnormality. Acta med. scand. (Stockh.) 152 (1944).

Purkinje, J. E.: Mikroskopisch-neurologische Beobachtungen. Arch. Anat., Physiol. u. wiss. Med. 1845.

Segre, R.: Recherches sur la portion sino-auriculaire du système de conduction du coeur humain. Arch. Mal. Coeur 19 (1926). — Spalteholz, W.: Die Arterien der Herzwand. Anatomische Untersuchungen an Menschen und Tierherzen. Leipzig: S. Hirzel 1924. — Stiénon, L.: Recherches sur l'origine du système purkinien dans le coeur des mammifères. Arch. de Biol. 35 (1925). — Stotler, W. A., and R. A. Mahon: The innervation and structure of the conductive system of the human heart. J. Comp. Neur. 87 (1947).

Tandler, J.: Anatomie des Herzens. Jena: Gustav Fischer 1913. — Taward, G.: Das Reizleitungssystem des Säugetierherzens. Jena: Gustav Fischer 1906. — Truex, R. C., and W. M. Copenhover: Histology of the moderator band in man and other mammals with special reference to the conduction system. Amer. J. Anat. 80 (1947). — Truex, R. C., and L. J. Warshaw: The incidence and size of the moderator band in man and mammals. Anat. Rec. 82 (1942).

Unger, R.: Zur Anatomie der spezifischen Muskelsysteme im Menschenherzen. Lotos (Prag) 72 (1927).

Walls, E. W.: Dissection of the atrioventricular node and bundle in the human heart. J. of Anat. 79 (1943). ~ The development of the specialized conducting tissue of the human heart. J. of Anat. 81 (1947). — Wood, F. C., C. C. Wolferth and G. D. Geckeler: Histologic demonstration of accessory muscular connections between auricle and ventricle in a case of short P. R. internal and prolonged QRS complex. Amer. Heart J. 25 (1943).

Receptorische und erregende Zellen.

BOEKE, J.: Die intrazelluläre Lage der Nervenendigungen im Epithelgewebe und ihre Beziehungen zum Zellkern. Z. mikrosk.-anat. Forsch. 2 (1925). ~ Die Beziehungen der Nervenfasern zu den Bindegewebselementen und Tastzellen. Z. mikrosk.-anat. Forsch. 4 (1926). ~ Innervationsstudien. I—VI. Z. mikrosk.-anat. Forsch. 33 (1933); 35 (1934).

CAJAL, RAMON Y: Association del metode de nitrado da plate con el embryonario. Trab. Labor. Invest. biol. Univ. Madrid 12 (1904). — CASTRO, F. DE: Nota sobre la disposicion de aperato reticular de Golgi en los botones gustativos. Trab. Labor. Invest. biol. Univ. Madrid 14 (1916). ~ Nuevas observaciones sobre la inervacion de la region carotidea. Los oquimio y pressoreceptores. Trab. Inst. Cajal invest. biol. 32 (1940). ~ Sobre el mecanismo de excitacion de los quimioceptores y baroceptores del glosofaringeo, utilizando un argo reflejo formado entre los sistemas vago-aferente y simpático. Trab. Inst. Cajal invest. biol. 36 (1944).

EISLER: Anatomie. In Kurzes Handbuch der Ophthalmologie von SCHIECK und BRÜCKNER, Bd. 1. 1930.

FEYRTER, F.: Über diffuse endokrine epitheliale Organe. Leipzig 1938. ~ Über die peripheren endokrinen (parakrinen) Drüsen des Menschen. Wien: Wilhelm Maudrich 1953. — FRISCH, V.: Die Probleme des tierischen Farbensinns. Naturwiss. 1923. — FRÖHLICH, FR.: Die „helle Zelle" der Bronchialschleimhaut und ihre Beziehungen zum Problem der Chemorezeptoren. Frankf. Z. Path. 60 (1949).

GARTEN: Die Veränderungen der Netzhaut durch Licht. In GRAEFE-SAEMISCH' Handbuch der gesamten Augenheilkunde. 1908. — GOORMAGHTIGH, N.: Sur l'existence de paraganglions vagaux. C. r. Soc. Biol. Paris 120 (1935). — GOORMAGHTIGH, N., et R. PANNIER: Les paraganglions du coeur et des zones vaso-sensibles carotidienne et cardio-aortique chez le Chat adulte. Arch. de Biol. 50 (1939). — GRYNFELLT, E.: Sur la présence de granulations spécifiques dans les cellules „chromaffines" de Kohn. 5. Congr. de l'Assoc. Anat. Liège 1903.

HELD, H.: Untersuchungen über den feineren Bau des Ohrlabyrinthes der Wirbeltiere. I. Zur Kenntnis des CORTISchen Organs und der übrigen Sinnesapparate des Labyrinthes bei Säugetieren. Abh. math.-physik. Kl. kgl. sächs. Ges. Wiss. 28 (1902). ~ Die Cochlea der Säuger und der Vögel, ihre Entwicklung und ihr Bau. In BETHES Handbuch der normalen und pathologischen Physiologie, Bd. 11. Berlin: Springer 1926. — HERZOG, E.: Prinzipielles zur normalen und pathologischen Histologie des peripheren vegetativen Nervensystems. Klin. Wschr. 1948. — HESSE, L.: Über den feineren Bau der Stäbchen und Zapfen einiger Wirbeltiere. Zool. Jb., Suppl. 7 (1904). — HEYMANS, C., u. J. J. BOUCKAERT: Les chémorecepteurs du sinus carotidien. Erg. Physiol. 41 (1939). — HOSOYA: Über das Tapetum lucidum der Augen der Säugetiere. Tohoku J. Exper. Med. 12 (1929).

KOHN, A.: Morphologie der inneren Sekretion und der inkretorischen Organe. In Handbuch der Physiologie, Bd. 16/I. Berlin: Springer 1930. — KOLMER, W.: Über Strukturen im Epithel der Sinnesorgane. Anat. Anz. 36 (1910). ~ Über die Regio olfactoria des Menschen. Mschr. Ohrenheilk. 58 (1924). ~ Sinnesorgane. In v. MÖLLENDORFFS Handbuch der mikroskopischen Anatomie des Menschen, Bd. 3/I. Berlin: Springer 1927.

LAUBER, H.: Auge. In v. MÖLLENDORFFS Handbuch der mikroskopischen Anatomie des Menschen, Bd. 3/II. Berlin: Springer 1936. — LONDON u. PESKER: Über die Entwicklung des peripheren Nervensystems bei Säugetieren (weißen Mäusen). Arch. mikrosk. Anat. 67 (1906). — LUSCHKA, H.: Über die drüsenartige Natur des sog. Ganglion intercaroticum. Arch. Anat., Physiol. u. wiss. Med. 1862.

MARTINEZ, G. M.: Contribucion a la histologie normal y patologica del glomo Carotideo. Bol. Soc. Biol. Concepcion 13 (1939). — MASSON, P., et L. BERGER: Sur un nouveau mode de sécrétion interne: La Neurocrinie. C. r. Acad. Sci. Paris 176 (1923). — MENNER: Untersuchungen über die Retina mit besonderer Berücksichtigung der äußeren Körnerschicht. Z. vergl. Physiol. 8 (1929). — MEYLING, H. A.: Bau und Innervation von Glomus caroticum und Sinus caroticus. Acta neerl. Morph. norm. et path. 1 (1938).

NAKAMURA: Über Myelinoidsubstanz in den Haarzellen des CORTISchen Organs. Passow-Schaefers Beitr. 8 (1914).

PALME, FR.: Zur Funktion der branchiogenen Reflexzonen für Chemo- und Pressoreception. Z. exper. Med. 113 (1944). — PARKER: Smell, taste and allied senses in the vertebrates. London: J. B. Lippincott Company 1922. — PATZELT, V.: Über die menschliche Epiglottis und die Entwicklung des Epithels in den Nachbargebieten. Z. Anat. 70 (1923). — PIEPER, A.: Die interzelluläre und intrazelluläre Lage der Nerven im Epithel. Anat. Anz. 91 (1941).

RETZIUS, G.: Zur Kenntnis des Geschmacksorganes beim Kaninchen. Biol. Unters. 17 (1912).

SCHMIDT, C. F., and J. H. COMROE: Functions of the carotid and aortic bodies. Physiologic. Rev. 20 (1940). — SCHMITZ-MOORMANN: Über den Glykogengehalt der Retina und seine Beziehungen zur Zapfenkontraktion. Graefes Arch. 118 (1927). — SEEFELDER, R.: Beiträge zur Histogenese und Histologie der Netzhaut. Graefes Arch. **73** (1910). — VAN DER STRICHT, O.: Le neuroépithélium olfactif et ses parties constituantes superficielles. C. R. de l'Assoc. nat., 11. réunion 1909.

WATZKA, M.: Über die Verbindungen inkretorischer und neurogener Organe. Verh. anat. Ges., Anat. Anz. 71, Erg.-H. (1931). ~ Vom Paraganglion caroticum. Verh. anat. Ges., Anat. Anz. 78, Erg.-H. (1934). ~ Paraganglien. Verh. dtsch. Ges. Kreislaufforsch. **1937**. ~ Über die Entwicklung des Paraganglion caroticum der Säugetiere. Z. Anat. **108** (1937). ~ Die Paraganglien. In v. MÖLLENDORFFs Handbuch der mikroskopischen Anatomie des Menschen, Bd. 6/IV. Berlin: Springer 1943. ~ Kritische Betrachtungen zum System der „Hellen Zellen". Verh. anat. Ges. Anat. Anz. **99**, Erg.-H. (1952). — WHITESIDE: The regeneration of the gustatory apparatus in the rat. Anat. Rec. **29** (1925). — WICK, H.: Kreislaufwirkung neuer, adrenalinverwandter Substanzen. Arch. exper. Path. u. Pharmakol. **205** (1948).

Anhang: Onkocyten.

ANDREW, W.: Age changes in the parotid glands of Wister Institute rats with special reference to the occurrence of oncocytes in senility. Amer. J. Anat. **85, 157** (1949). ~ Cellular changes with age. Springfield: Ch. C. Thomas 1952. — ASKANAZY: Pathologisch-anatomische Beiträge zur Kenntnis des Morbus Basedowii, insbesondere über die dabei auftretende Muskelerkrankung. Arch. klin. Med. **61**, 118 (1898).

BARGMANN, W.: Die Schilddrüse. In v. MÖLLENDORFFs Handbuch der mikroskopischen Anatomie des Menschen, Bd. VI/2. 1939.

DAYTON, TH.: Über die sogenannte Pars intermedia der menschlichen Hypophyse. Z. Anat. **81**, 359 (1920).

FERNER, H.: Das Inselsystem des Pankreas. Stuttgart: Georg Thieme 1952.

HADFIELD and HARROD: Recent Advances in pathology. London 1938. — HAMPERL, H.: Beiträge zur normalen und pathologischen Histologie menschlicher Speicheldrüsen. Z. mikrosk.-anat. Forschg. **27**, 1 (1931). ~ Onkocyten und Geschwülste der Speicheldrüsen. Virchows Arch. **282**, 724 (1931). ~ Über besondere Zellen in alternden Mundspeicheldrüsen (Onkocyten) und ihre Beziehungen zu den Adenolymphomen und Adenomen. Virchows Arch. **291**, 704 (1933); **296**, 82 (1935). ~ Über das Vorkommen von Onkocyten in verschiedenen Organen und ihrer Geschwülste (Mundspeicheldrüsen, Bauchspeicheldrüse, Epithelkörperchen, Hypophyse, Schilddrüse, Eileiter). Virchows Arch. **298**, 327 (1937). ~ Onkocytes and the so called Hürthle cell tumor. Arch. of Path. **49** (1950).

LÖFFLER, E.: Über ortsfremde Zellen und Geschwülste im Hinterlappen und im Stiel der Hypophyse. Virchows Arch. **274**, 326 (1929).

MEISEL, M.: Epithelkörperchentumoren und Ostitis fibrosa generalisata cystica Recklinghausen. Frankf. Z. Path. **51**, 104 (1938).

PISCHINGER, A.: Beiträge zur Kenntnis der Schilddrüsen usw. Z. mikrosk.-anat. Forsch. **1** (1924).

RADNOT, M.: Bericht über die histologische Untersuchung von 500 Tränendrüsen. Zbl. Path. **72**, 153 (1939). — REITMANN, K.: Beiträge zur Pathologie der menschlichen Bauchspeicheldrüse. Z. Heilk. (Abt. Path. Anat.) **26**, 1 (1905).

SCHAFFER, J.: Beiträge zur Histologie menschlicher Organe. Sitzgsber. ksl. Akad. Wiss. Wien, Math. naturwiss. Kl., III **106**, 353 (1897). ~ Lehrbuch der Histologie, 3. Aufl. Wien: Urban & Schwarzenberg 1933. — SCHENK, M.: Eosinophile Epithelzellen in mukösen und serösen Eiweißdrüsen. Z. Path. **59**, 567 (1948). — STEINHARDT, G.: Über besondere Zellen in alternden Mundspeicheldrüsen (Onkocyten) und ihre Beziehungen zu den Adenolymphonen und Adenomen. Virchows Arch. **289**, 624 (1933).

VERATTI, E.: Sui picnociti delle ghiande salivali del cane. Monit. zool. ital., Suppl. **43**, 122 (1933).

WEGELIN, C.: Die Schilddrüse. In Handbuch der speziellen pathologischen Anatomie und Histologie, Bd. 8. Berlin: Springer 1926.

ZIMMERMANN, AU.: Die Speicheldrüsen der Mundhöhle. In v. MÖLLENDORFFs Handbuch der mikroskopischen Anatomie des Menschen, Bd. 5. Berlin: Springer 1927. — ZIPPEL, L.: Zur Kenntnis der Onkocyten. Virchows Arch. **308**, 360 (1942).

Allgemeine Physiologie und Pathologie der Enzyme.

Von

E. A. Zeller-Chicago.

Mit 5 Abbildungen.

I. Einige Bemerkungen aus der allgemeinen Enzymologie.

1. Einleitung.

In der tierischen Zelle laufen Hunderte von chemischen Reaktionen ab. Fast alle diese Vorgänge werden durch Fermente (Synonyme: Enzym, diastase) beschleunigt oder überhaupt erst ermöglicht. Da die einzelnen chemischen Abläufe untereinander zu einem reichen Reaktionsnetzwerk verknüpft sind, so ergibt sich, daß selbst die wenigen chemischen Prozesse, die *nicht* fermentativ gesteuert werden, mittelbar doch durch Enzyme beeinflußt werden. Es ist somit nicht denkbar, ein umfassendes Verständnis für die Lebensvorgänge ohne Berücksichtigung der Fermente zu gewinnen. Selbst der Stoffaustausch zwischen der Zelle und ihrer Umgebung ist mit Fermentreaktionen verbunden. Dasselbe gilt auch für den Aufbau und für die Erhaltung der Zellstrukturen. Ohne ständige fermentative Resynthese würden die Bauelemente der Zelle, die sich in einem unstabilen Zustand befinden, bald zusammenbrechen. Ein tieferes Erfassen der Wirkungsweise vieler Hormone, Vitamine, Gifte, Pharmaka und Chemotherapeutica ist ohne das Studium des Einflusses dieser Stoffe auf Fermente ebenfalls kaum denkbar. Diese Aussage gilt selbst dann, wenn der primäre Angriffspunkt einiger Wirkstoffe nicht ein Enzym sein sollte.

2. Chemische Natur der Fermente.

Bevor irgendein Enzym isoliert worden war, wiesen die Ergebnisse zahlreicher physiko-chemischer und biologischer Untersuchungen auf die Eiweißnatur der Fermente hin. Diese an ungereinigten Präparaten gewonnene Schlußfolgerung wurde 1926 durch die Reindarstellung des ersten Enzyms, der Urease, durch J. B. Sumner, bestätigt. Alle seither in kristallisiertem Zustand erhaltenen Enzyme — über fünfzig — erwiesen sich als Proteine, deren Molekulargewichte sich über den weiten Bereich von 13000 (Ribonucleodepolymerase) bis 1000000 (L-Glutaminsäuredehydrase) erstrecken. Die Eiweißnatur der Fermente macht es verständlich, daß diese als Antigene die Bildung von Antikörpern veranlassen können. Der Fermentantikörperkomplex ist häufig fermentativ unwirksam. Da die wesentlichen Bestandteile mancher tierischer Gifte — vor allem der Schlangengifte — und gewisser bakterieller Exotoxine — im besonderen der Gasbranderreger — Enzyme sind, so besteht in diesen Fällen die Wirkung der Antisera in der Bildung von unwirksamen Ferment-Antifermentkomplexen[1, 2].

Die Eiweißnatur der Fermente liefert eine Erklärungsmöglichkeit für die Unterschiede, die gefunden werden, wenn genaue Vergleiche zwischen Fermenten verschiedener Herkunft, etwa zwischen Schweine- und Rinderpepsin, angestellt werden. Die Unterschiede manifestieren sich bei der Anwendung der Phasenregel

---

[1] Boquet 1948. [2] Zeller 1948, 1951a.

auf Enzymlösungen[1], in Hemmungsversuchen und im Verhältnis der Abbaugeschwindigkeit von zwei oder mehr Substraten[2]. Solche Gruppen nahe verwandter Enzyme wie die der Pepsine[1], e- und s-Cholinesterasen[2,3] und Ophio-L-Aminosäureoxydasen[2] mögen in Anlehnung an den in der vergleichenden Anatomie gebräuchlichen Begriff als *homologe Enzyme* bezeichnet werden[2]. Entsprechende Unterschiede von Species zu Species sind in der Zusammensetzung des Eiweißanteils des Hämoglobins, des Insulins und der Proteohormone der Hypophyse gefunden worden.

Während ein Teil der Fermente ausschließlich aus Aminosäuren aufgebaut zu sein scheint, enthalten andere noch weitere Gruppen. Diese zusätzlichen Bestandteile sind entweder durch Hauptvalenzen an das Eiweiß fest gebundene Körper, wie das Protohämin der Katalase, und entsprechen demgemäß den prosthetischen Gruppen konjugierter Proteine, oder sie sind mehr oder weniger leicht vom Eiweiß, etwa durch Dialyse, abtrennbar. In diesem Falle werden sie gewöhnlich als Co-Fermente bezeichnet. Als Beispiele seien Co-Zymase (s. I/6) und Co-Enzym A genannt. Auch Metalle wie Zink (Kohlensäureanhydrase), Mangan (Arginase) und Magnesium (Enolase) wurden als wesentliche Bestandteile gewisser Enzyme erkannt. Während bei diesen konjugierten Enzymproteinen der Eiweißkörper für die Spezifität der Enzyme und für die katalytische Wirkung im wesentlichen verantwortlich ist, übernehmen die eiweißfremden Gruppen besondere Funktionen, wie etwa die Ermöglichung der Bindung zwischen Ferment und Substrat und die Übertragung von Elektronen, Wasserstoffatomen oder Acetylgruppen. Selbst wenn der Fermentvorgang sich ausschließlich an *einer* Gruppe abspielt, so ist deren Reaktionsfähigkeit durch ihre Bindung an das Eiweiß bedingt, wie das am Beispiel der Häminproteide deutlich wird. „Aus dem Protohämin macht das Eiweiß einmal Hämoglobin, ein anderes Mal ein Cytochrom, eine Katalase oder eine Peroxydase[4]“. Diese Auffassung ist gründlich verschieden von einer früheren, nach der dem kolloiden Anteil nur die Rolle eines unspezifischen Trägers (Pheron) zukomme, während der wesentliche Enzymvorgang ausschließlich an der Wirkgruppe (Agon) sich abspielen sollte.

3. Bildung des Ferment-Substratkomplexes.

Jeder Fermentprozeß durchläuft drei Phasen[5]:

1. Bildung des Ferment-Substratkomplexes.

2. Wechselwirkung zwischen Enzym und Substrat, Entstehung der Reaktionsprodukte.

3. Ablösung der Reaktionsprodukte vom Ferment und Regeneration des letztern.

Die erste Phase kann nach E. A. Zeller häufig in zwei Unterphasen getrennt werden. Um diese Unterteilung verständlich zu machen, sei darauf hingewiesen, daß Eiweißkörper, Nucleinsäuren und die Mehrzahl der Abbauprodukte dieser Stoffklassen, ferner Phospholipoide, Fettsäuren, Dicarbonsäuren, Mono- und Polyamine entweder elektrische Ladungen besitzen, oder im Gleichgewicht mit ionisierten Formen stehen. Nur eine kleine Zahl von biologischen Substraten, wie Neutralfette und Zucker, gehören nicht zu dieser Klasse von Verbindungen. Die Kohlenhydrate treten aber meistens nicht in freier, sondern in phosphorylierter Form auf, die ebenfalls elektrische Ladungen trägt. — Zelleiweißkörper und damit auch Enzymproteine weisen ebenfalls unter biologischen Bedingungen positiv und negativ geladene Gruppen auf.

Wenn somit eine geladene Substratmolekel in die Nähe eines Ferments gelangt, dann wird ihre Bindung an das Enzymprotein vorerst durch elektrostatische

---

[1] Northrop et al. 1948.　　[2] Zeller 1951a, S. 1001 u. 1003.　　[3] Augustinsson 1948.
[4] Theorell 1944.　　[5] van Slyke (1942) unterscheidet zwei Phasen.

Kräfte erfolgen, die auf verhältnismäßig weite Entfernung wirksam sind. In der Phase 1a gelangt das geladene Substratteilchen in das elektrostatische Kraftfeld der „Haftstelle" (A—A' in Abb. 1b) und bewegt sich in diesem bis zur Vereinigung mit der entgegengesetzten Ladung (Ende Phase 1a). Um diesen ersten Haftpunkt führt der übrige Teil der Substratmolekel thermische Bewegungen aus, die zur Folge haben, daß einzelne Teile der Substratmolekel mit verschiedenen Gruppen der Enzymoberfläche in nahe räumliche Beziehungen treten. Die Abstände werden gelegentlich so klein werden, daß — sofern die geeigneten Gruppen zusammentreten — die VAN DER WAALSschen Kräfte ins

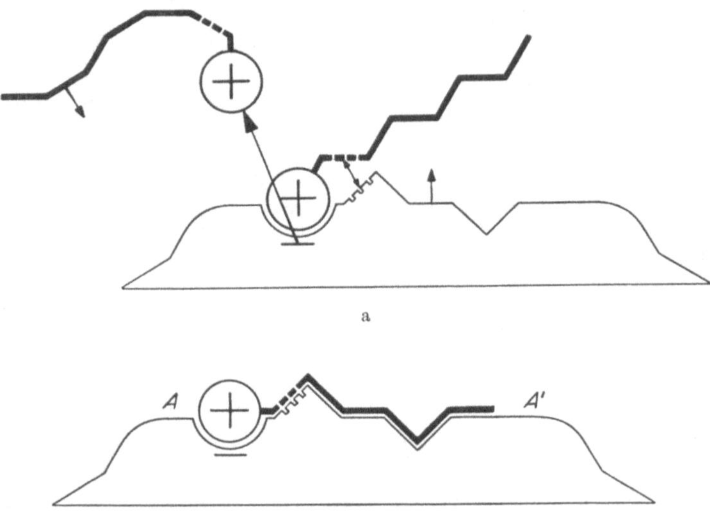

Abb. 1 a u. b. Bildung eines reaktiven Komplexes zwischen Enzym und Substrat mit einer elektrostatischen Ladung. Weiße Fläche: Teil der Fermentmolekel, der die mit dem Substrat reagierende Gruppe trägt (Haftstelle A—A'). „Punktierte" Teile: Gruppen des Ferments und Substrats, zwischen denen der eigentliche katalytische Vorgang sich abspielt. — Es ist angenommen, daß der Enzymprozeß in einer α, β-Dehydrierung eines aliphatischen Monoamins bestehe. a Die linke Substratmolekel ist mit seiner positiven Ladung bis auf einen Abstand von weniger als 5 Å der entsprechenden Gegenladung der Haftstelle gelangt (großer Pfeil), während die VAN DER WAALSschen Kräfte (kleine, einfache Pfeile) noch nicht zur Auswirkung kommen (Phase 1a). Die elektrostatische Ladung der rechten Substratmolekel ist von der Gegenladung des Enzyms angezogen worden (Ende der Phase 1a), was zur Folge hat, daß nichtgeladene Teile der Substratmolekel innerhalb des Wirkungsbereiches der VAN DER WAALSschen Kräfte geraten (Doppelpfeil). b Unter dem Einfluß der VAN DER WAALSschen Kräfte ist die Substratmolekel sukzessive auf die Haftstelle „aufmodelliert" worden, und die reaktiven Stellen von Ferment und Substrat treffen genau aufeinander (Endstadium der Phase I b).

Spiel treten, die nur auf kurze Distanz wirken (bis zu 1 Å), und die zu einer engeren Verknüpfung zwischen den beiden Reaktionspartnern führen (Phase 1b). Wenn ein geeignetes Substrat vorliegt, dann wird es nicht nur zu einer innigeren räumlichen Beziehung kommen, sondern die erwähnten Kräfte werden die Substratmolekel so orientieren, daß ihr reaktiver Teil mit dem des Enzyms zusammentrifft (Abb. 1). Damit sind die Voraussetzungen für den Ablauf des fermentativen Elementarvorganges gegeben (Phase 2), sei es die Hydrolyse einer Esterbindung oder die Übertragung zweier Wasserstoffatome des Substrats auf einen Acceptor.

Es ist leicht einzusehen, daß die Di- und Tricarbonsäuren des Citronensäurecyclus, die Hexose-diphosphorsäuren und Diamine dank ihrer mehrfachen Ladungen günstige Voraussetzungen für eine korrekte Bildung des Ferment-Substratkomplexes besitzen, was möglicherweise mit der Eigenschaft mancher dieser Stoffe zusammenhängt, als c-Substrate zu dienen (vgl. I/6). In diesen Fällen wäre die

Phase 1a sinngemäß zu unterteilen, da die eine geladene Gruppe der Substratmolekel mit einer Gegenladung des Enzymproteins zuerst reagiert (Phase 1a, α),
bevor die nächste zum Zuge kommt (Abb. 2).

Diese Modellvorstellungen liefern auch eine Erklärung für den umgekehrten
Fall, in dem eine zusätzliche elektrostatische Ladung die Bildung eines reaktionsfähigen Ferment-Substratkomplexes verhindert. Wenn beispielsweise ein Wasser-
stoffatom des Amylamins durch eine Carboxylgruppe (δ-Aminovaleriansäure)

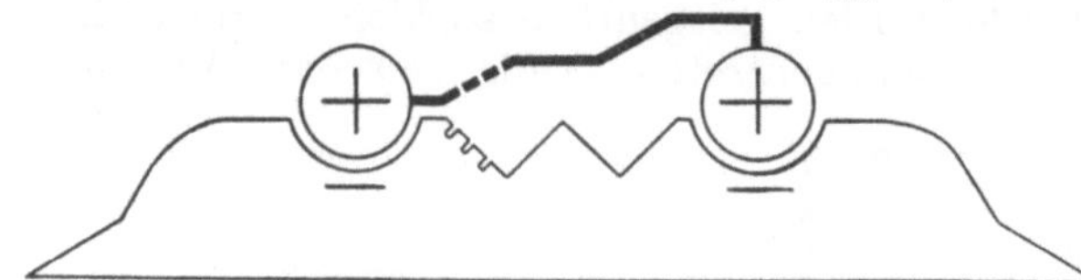

Abb. 2. Bildung eines reaktiven Komplexes zwischen Enzym und Substrat mit zwei elektrostatischen
Ladungen. Substratmolekel (aliphatisches Diamin) befindet sich in einer Stellung, gegenüber der Diaminoxydase, die dem Endpunkt der Phase 1a β entspricht. — Weitere Erklärungen s. Abb. 1.

oder durch eine zweite Aminogruppe (Cadaverin) ersetzt wird, dann verschwindet
die Substrateigenschaft gegenüber der Monoaminoxydase. Durch die überschüssige Ladung wird die Substratmolekel derartig auf der Oberfläche des Enzyms

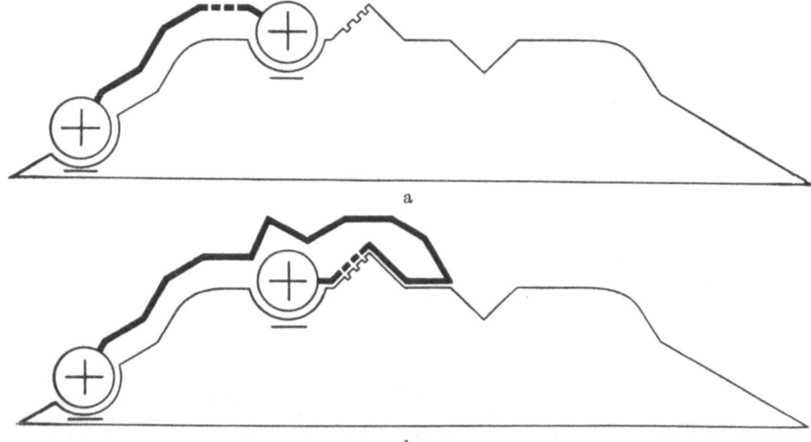

Abb. 3a u. b. Bildung eines nichtreaktiven und reaktiven Komplexes zwischen Enzym und Substrat.
a Die eine elektrostatische Ladung eines aliphatischen Diamins wird innerhalb, die zweite außerhalb der
Haftstelle der Monoaminoxydase abgesättigt. Die Methylenkette des Diamins ist so kurz, daß die VAN DER WAALS-
schen Kräfte keine Gelegenheit haben, das Diamin in die für den fermentativen Vorgang geeignete Stellung zu
bringen. Kein Abbau.   b Wenn die Methylenkette des Diamins lang genug ist — in dieser Abbildung C_{18} —,
dann kann trotz der Fixierung einer Ladung außerhalb der Haftstelle eine solche Bindung zwischen Enzym
und Substrat eintreten, daß unter dem Einfluß der VAN DER WAALSschen Kräfte die reaktiven Gruppen von
Ferment und Substrat aufeinander treffen. Abbau findet statt.

fixiert, daß die reaktiven Gruppen von Ferment und Substrat nicht aufeinander
treffen (Abb. 3).

Die richtige gegenseitige Lage von Ferment und Substrat ist eine notwendige,
aber nicht hinreichende Bedingung für das Zustandekommen des katalytischen
Vorgangs. Doch können hier diese Verhältnisse, insbesondere die in Phase 2
sich abspielenden Reaktionen, nicht weiter diskutiert werden. Ihre Erforschung
steckt ohnehin noch in den Anfängen. Doch sei hier noch beigefügt, daß es
K. G. STERN, D. KEILIN und B. CHANCE gelungen ist, die Bildung des Ferment-
Substratkomplexes experimentell nachzuweisen, vor kurzem sogar in der lebenden
Bakterienzelle[1].

---

[1] B. CHANCE 1951, 1952.

4. Reversibilität von enzymkatalysierten Reaktionen.

Eines der auffälligsten Merkmale jedes Lebewesens ist dessen Fähigkeit, die Zusammensetzung seiner Substanz aufrechtzuerhalten. Wenn wir nicht nur ein Individuum, sondern eine ganze Gattung betrachten, so erstreckt sich diese Konstanz auf nahezu unbegrenzte Zeiträume. Als Beispiel sei die Brückenechse genannt, deren nächste Verwandte dem Jura und der Trias angehören. Diese Eigenheit mutet um so merkwürdiger an, als in der lebenden Zelle zahlreiche chemische Reaktionen (vgl. I/1) ablaufen, die unter Freisetzung von Energie dem irreversiblen Zustand der maximalen Entropie zustreben. Diese Tendenz bedeutet Anhäufung von Endprodukten, chemische Entdifferenzierung und, da wir in der Zelle nicht zwischen Bau- und Betriebstoff unterscheiden können, Entdifferenzierung und Änderung der Struktur. Die Notwendigkeit der Reversibilität ist besonders evident beim rasch arbeitenden Muskel, etwa bei Flügelmuskeln des Kolibris (50 Kontraktionen in der Sekunde) oder beim Herzmuskel der Fledermäuse (bis zu 1000 Kontraktionen in der Minute).

Da die meisten biochemischen Vorgänge durch Fermente gesteuert werden, erhebt sich die Frage, wie es mit der Reversibilität von Fermentreaktionen bestellt ist. Wie für jeden Katalysator, so gilt es auch für die Enzyme, daß sie bei gegebenen Reaktionsbedingungen zwar die Einstellung des Gleichgewichts — von links nach rechts oder von rechts nach links [Gleichung (1)] — beschleunigen, das Gleichgewicht aber selber nicht beeinflussen. Bei der Einstellung des Gleichgewichts wird freie Energie gewonnen, die um so größer ist, je weiter die Konzentration der Reaktionsteilnehmer zu Beginn des Prozesses von der Gleichgewichtskonzentration entfernt ist. Der zweite Hauptsatz der Thermodynamik erlaubt es, die Größe dieser freien Energie (reversible Arbeit) zu berechnen [Gleichung (2)].

$$A + B \rightleftharpoons C + D \tag{1}$$

$$\text{freie Energie} = \text{RT} \cdot \ln \frac{[C]\,[D]}{[A]\,[B]} - \text{RT} \cdot \ln \frac{[C']\,[D']}{[A']\,[B']} \, . \tag{2}$$

$[A]$, $[B]$ usw. sind die molaren Konzentrationen (um genau zu sein, müßten die Konzentrationen durch Aktivitäten ersetzt werden) der Ausgangs- und Endprodukte zu Beginn der Reaktion, $[A']$, $[B']$ usw. sind die molaren Konzentrationen des Gleichgewichts.

Wenn die Konzentrationen der Reaktionsteilnehmer zu Beginn des Vorgangs nur wenig von den Gleichgewichtskonzentrationen entfernt sind, dann ist die freie Energie klein. Wie es aus der vorstehenden Formulierung des zweiten Hauptsatzes hervorgeht [Gleichung (2)], ist es in einem solchen Fall leicht möglich, die Richtung der Reaktion durch eine Änderung der Konzentration der Reaktionsteilnehmer umzukehren. Dies wird in zunehmendem Grade schwieriger werden, je größer die freie Energie der Reaktion (1) ist, oder, mit andern Worten, je stärker das Gleichgewicht der Reaktion (1) nach rechts verschoben ist. Unter biologischen Bedingungen wird früher oder später die Grenze erreicht sein, in der durch Konzentrationsverschiebungen die Richtung einer Reaktion umgekehrt werden kann.

Auf biologische Verhältnisse übertragen bedeutet die vorstehende Überlegung folgendes: Reaktionen, bei denen *viel* freie Energie gewonnen wird, die etwa für die mechanische Muskelarbeit oder für die Synthese von Verbindungen ausgenützt werden könnte, sind praktisch irreversibel und verstoßen damit gegen das Postulat der Reversibilität biochemischer Vorgänge, während Reaktionen, die nur *wenig* freie Energie liefern, reversibel sind. Der tierische Organismus bringt es fertig, die Vorteile beider Möglichkeiten zu kombinieren, indem er z. B. die Energiedifferenz des Übergangs von Glykogen zu Brenztraubensäure nicht in einem Schritt freisetzt, sondern diesen Vorgang in über zwei Dutzend Stufen ablaufen läßt, die den großen Energiesprung in kleinere zerlegen. Damit wird jeder Teilvorgang und somit auch der Gesamtvorgang reversibel gemacht, und doch fast die ganze freie Energie der Gesamtreaktion ausgenützt.

5. Fermentspezifität.

Damit eine Verbindung das Substrat eines gegebenen Ferments sein kann, muß sie eine entsprechende reaktive Gruppe, beispielsweise eine Amino- oder eine Estergruppe, besitzen, mit der das Enzym zu reagieren imstande ist. Aus der Beschreibung der Entstehung des Ferment-Substratkomplexes (I/3) geht hervor, daß auch der Rest der Substratmolekel gewisse Bedingungen erfüllen muß, damit die reaktiven Gruppen von Ferment und Substrat miteinander in engste räumliche Beziehung treten können. Es ist auch unschwer einzusehen, daß im allgemeinen nicht nur eine, sondern mehrere Verbindungen fähig sind, diese notwendige Bedingung zu erfüllen. Das gilt beispielsweise für die homologe Reihe der aliphatischen Diamine $H_2N(CH_2)_nNH_2$, deren Kettenlänge von C_2 bis C_{12} variieren kann, um als Substrate der Diaminoxydase dienen zu können[1]. Wenn die Elektronenkonfigurationen von reaktiven Gruppen sehr ähnlich sind, wie das für isostere Verbindungen gilt, dann sollten sie für die Bildung des Ferment-Substratkomplexes miteinander auswechselbar sein. Dies ist tatsächlich der Fall. So können Peptidasen nicht nur Peptidbindungen, sondern auch die isosteren Ester von Aminosäuren spalten[2]. Die α-Oxysäureoxydase der Säugerniere dehydriert nicht nur α-Oxysäuren, sondern gelegentlich auch die isosteren L-Aminosäuren[3]. Der Grimmsche Hydridverschiebungssatz bildet ein wertvolles Hilfsmittel, derartige isostere Vertretbarkeiten aufzufinden oder zu erklären. Selbst in dem Fall des Schardingerschen Enzyms, bei dem keine unmittelbar einleuchtende Erklärung für das Faktum vorliegt, daß das Ferment sowohl Oxypurine als auch Aldehyde angreift, muß angenommen werden, daß vom Standpunkt des Enzyms aus die reaktiven Gruppen der beiden Substratklassen sehr ähnlich gebaut sind, auch wenn das in der üblichen abstrakten Schreibweise der Formeln nicht zum Ausdruck kommt. Es sei noch betont, daß es ein paar Fälle von absoluter Spezifität gibt. Verständlicherweise handelt es sich vorzugsweise um Fermente, deren Substrate von verhältnismäßig geringem Molekulargewicht sind. Ein klassisches Beispiel liefert das System Harnstoff-Urease. Schließlich sei noch auf die Erscheinung der *competitive inhibition* hingewiesen, bei der Substanzen, die die reaktive Gruppe nicht besitzen, im übrigen aber die gleiche Struktur wie die gewöhnlichen Substrate aufweisen, mit dem Enzym einen Komplex bilden und dadurch dem Substrat den Platz versperren.

Wenn man die Fähigkeit der Enzyme, mit mehr als nur einem Substrat zu reagieren, mit der Eigenschaft, einen chemischen Vorgang in beiden Richtungen zu katalysieren, kombiniert, so erhält man nach E. A. Zeller eine einfache Erklärung für die Transferreaktionen, die gegenwärtig eine so große Rolle in der Biochemie spielen. Angenommen wir hätten die zwei Reaktionen (3) und (3a) die beide durch das gleiche Ferment beschleunigt werden. Wenn nun zum System

$$AB \rightleftharpoons A + B \tag{3}$$

$$A'B \rightleftharpoons A' + B \tag{3a}$$

Ferment $+ AB$ noch A' zugesetzt wird, dann wird die Reaktion (3) von links nach rechts und die Reaktion (3a) von rechts nach links (natürlich finden auch

---

[1] Zusammenfassungen bei Zeller 1942, 1951b und Blaschko 1952.
[2] Zusammenfassung bei Neurath et al. 1954.   [3] Blanchard et al. 1946, Iselin et al. 1946.

die gegenläufigen Prozesse statt) gehen (4), was zur Folge hat, daß die Gruppe B

$$A B \rightarrow A + B, \qquad B + A' \rightarrow A' B \tag{4}$$

von A nach A' transferiert worden ist. Als Beispiel sei die e-Cholinesterase („echte", „spezifische" oder Acetylcholinesterase) gewählt, die nicht nur Acetylcholin, sondern unter anderem auch Phenylacetat und p-Nitrophenylacetat hydrolysiert[1]. Fügen wir zum System e-Cholinesterase (Schlangengift) + Acetylcholin p-Nitrophenol, so wird dieses zu p-Nitrophenylacetat acetyliert, ein Vorgang, der erwartungsgemäß durch Physostigmin gehemmt wird, und der in Gegenwart einer Ali-esterase, die zwar p-Nitrophenylacetat, aber nicht Acetylcholin und in Gegenwart von s-Cholinesterase, die wohl Acetylcholin, aber nicht p-Nitrophenylacetat spaltet, nicht stattfindet. Dieses Modell einer fermentativen Transacetylierung mag einen Hinweis auf eine Funktion der e-Cholinesterase geben, die nicht nur in einer Hydrolyse von Acetylestern, sondern auch in einer Synthese von derartigen Estern durch Transacetylierung bestehen mag. In entsprechender Weise lassen sich auch Transphosphorylierung, Transpeptidation, Transglykosidation usw. verstehen. Es ist nicht nötig, für die Katalysierung dieser Transferreaktionen besondere Enzyme zu postulieren, da die üblichen Esterasen, Phosphatasen, Glykosidasen usw. diesen Dienst leisten können. Wenn auch an einzelnen Enzymen diese Tatsache schon früher erkannt worden ist[2], so ist bis jetzt noch nie die allen diesen Erscheinungen zugrunde liegende Gesetzmäßigkeit allgemein [s. Gl. (3), (3a), (4)] formuliert worden. Sie muß wegen der Allgemeingültigkeit des zweiten Hauptsatzes, auf dem sie beruht, für alle Reaktionen richtig sein, bei denen Enzyme im Spiele sind, die mehr als ein Substrat aktivieren können.

6. Multifermentsysteme.

Bisher wurden hier fast ausschließlich isolierte Enzymsysteme betrachtet. In der Zelle aber ist nie ein einzelnes Ferment für sich allein tätig, sondern jeder fermentative Vorgang ist ein Glied einer langen Reaktionskette oder vielmehr eines komplexen Reaktionsnetzwerkes. Es müssen deshalb noch in Kürze die besondern Verhältnisse berührt werden, die durch die Zusammenarbeit mehrerer Enzyme entstehen.

M. DIXON[3] unterscheidet zwei Arten der Verknüpfung von mehreren Enzymen: Im ersten Fall ist das Reaktionsprodukt des ersten Ferments (F_1) das Substrat des zweiten (F_2), das seinerseits das Substrat eines dritten liefert usw. Im zweiten Fall wird unter der Wirkung des Ferments F_2 das Produkt von F_1

$$\underset{F_1 \quad F_2 \quad F_3}{A \rightarrow B \rightarrow C \rightarrow \cdots} \tag{5}$$

in die Ausgangssubstanz A zurückverwandelt. Dieser Mechanismus sei in doppelter Ausführung am folgenden Beispiel illustriert: Glutaminsäure wird unter dem Einfluß von Transaminase und in Gegenwart einer α-Ketonsäure (z. B. Oxalessigsäure) zu α-Ketoglutarsäure umgesetzt, wobei eine neue Aminosäure — Asparaginsäure — entsteht. Die α-Ketoglutarsäure wird mit Hilfe von Glutamin-

$$\begin{array}{cccc}
\text{Oxalessigsäure} & \text{Glutaminsäure} & \text{DPN} & \text{Milchsäure} \\
\text{Asparaginsäure} & \alpha\text{-Ketoglutarsäure} & \text{DPNH} & \text{BTS} \\
\text{(Transaminase)} & \text{(Glutaminsäure-} & \text{(Milchsäure-} & \\
 & \text{dehydrase)} & \text{dehydrase)} &
\end{array} \tag{6}$$

säuredehydrase, reduzierter Co-Zymase (DPNH) und Ammoniak zu Glutaminsäure regeneriert. Die Co-Zymase ihrerseits kann durch eine weitere Dehydrase, beispielsweise durch das System Milchsäure/Milchsäuredehydrase wieder

---

[1] ZELLER et al. 1949. [2] BALDWIN 1952. [3] DIXON 1949.

zu DPNH reduziert werden. Somit ist es möglich, aus Milchsäure, Oxal-essigsäure und Ammoniak, Asparaginsäure und Brenztraubensäure (BTS) zu bilden, wenn kleine Mengen von Glutaminsäure und Co-Zymase vorhanden sind. Glutaminsäure und Co-Zymase spielen hier die Rolle von Substraten, die aber, weil sie ständig regeneriert werden, katalytische Funktionen ausüben, und die deshalb von andern Substraten als cyclische Substrate (c-Substrate) abgetrennt werden mögen.

Die quantitative Erfassung eines Systems, das aus mehreren Enzymen besteht, ist keine einfache Aufgabe. Es sei hier an einem Beispiel nur die Möglichkeit gezeigt, daß trotz der ausgeprägten Dynamik innerhalb einer Fermentreihe die Konzentration von Intermediärprodukten konstant gehalten werden kann. Zur Veranschaulichung sei folgender Fall herangezogen: Zu einem aus Peptidase (F_1) und Aminosäureoxydase (F_2) bestehenden System wird in optimaler Konzentration ein Peptid zugefügt. F_1 setzt Aminosäuren frei, die von F_2 oxydiert werden. Anfänglich existiert ein großer Unterschied zwischen den zwei durch F_1 und F_2 beschleunigten Reaktionen, da F_1 mit maximaler Geschwindigkeit tätig ist und F_2 wegen Mangel an Substrat zuerst funktionslos ist. Wenn durch die Tätigkeit der Peptidase Aminosäuren gebildet werden, so ist deren Konzentration vorerst nur klein. Da die Reaktionsgeschwindigkeit eine Funktion der Substratkonzentration ist, wie das beispielsweise in der Michaelisschen Gesetzmäßigkeit zum Ausdruck kommt, so ist die Oxydationsgeschwindigkeit zuerst nur minimal, was zur Folge hat, daß mehr Molekel Aminosäure entstehen als abgebaut werden. Die sich anreichernde Aminosäure wird mit zunehmender Geschwindigkeit angegriffen bis ein Gleichgewicht sich einstellt, in dem die Geschwindigkeit der Bildung des Intermediärprodukts identisch mit der Abbaugeschwindigkeit desselben ist. Dieser Zustand kann über längere Zeit andauern und zu Meßzwecken herangezogen werden[1]. Wenn es sich beim Intermediärprodukt um einen hochaktiven. Stoff handelt, dann könnte dieser Konzentrationskonstanz sehr wohl eine biologische Bedeutung zukommen.

Änderungen der Substratkonzentration können, wie es in Abschnitt I/4 ausgeführt wurde, den Richtungssinn einer Reaktion umkehren. Das müßte für jedes Glied der Reaktionsfolge (5) gelten. Damit werden aber die Konzentrationsverhältnisse an den Eckfermenten E_1 und E_m für den Richtungssinn der ganzen Folge entscheidend. Die Konzentrationen der Reaktionsteilnehmer können durch Diffusion, aktiven Transport und Zirkulation beeinflußt werden. Die Eckfermente E_1 und E_m können außerdem Glieder weiterer Fermentketten sein, wie das in der Reaktionsfolge (7) angedeutet ist. Dadurch erfahren die Konzentrationen der Substrate A und N Änderungen als Funktionen der Reaktionsfolgen $A_1 A A_2$ und $N_1 N N_2$. Als Beispiel für eine derartige Verknüpfung von einer Reaktions-

$$
\begin{array}{ccccc}
A_1 & & & & N_1 \\
\Updownarrow & & & & \Updownarrow \\
A \rightleftharpoons B & \rightleftharpoons \cdots & \rightleftharpoons & M \rightleftharpoons & N \\
\Updownarrow \; E_1 & E_2 & E_l & E_m & \Updownarrow \\
A_2 & & & & N_2
\end{array}
\tag{7}
$$

folge $A_1 A A_2$ mit einer zweiten Folge $N_1 N N_2$ wären etwa die Serien Peptid $\rightarrow$ Aminosäure $\rightarrow$ Oxydationsprodukt und Glykogen $\rightarrow$ Milchsäure $\rightarrow$ Abbauprodukt zu erwähnen, die durch die Reaktionsfolge (6), d. h. durch den Übergang von Oxalessigsäure/Asparaginsäure zu Milchsäure/Brenztraubensäure (BTS) miteinander verbunden werden. Wenn diese „Vernetzung" an einer weiteren Stelle erfolgen sollte, etwa zwischen A_2 und N_2, dann haben wir das Beispiel eines cyclischen Prozesses: Von A kann man auf zwei verschiedenen Wegen nach B

---

[1] Roulet et al. 1948.

gelangen, entweder direkt oder über AA_2N_2NM usw. In der Form des Citronensäurecyclus und des Ornithincyclus (Harnstoffsynthese) wird diesen Cyclen eine zentrale Bedeutung im Stoffwechsel zugeschrieben. Wir haben es hier wiederum mit einer Form der Reversibilität zu tun, die von derjenigen der Reaktionsfolgen (3) und (6) verschieden ist; es werden mindestens zwei Schritte benötigt, um irgendeines der Glieder des Cyclus zu regenerieren.

Schließlich sei noch darauf hingewiesen, daß bei der allgemeinen Transferreaktion (vgl. I/5) die Entscheidung, ob die Gruppe B nach A oder A' dirigiert wird, vom weiteren Schicksal der Produkte AB und $A'B$ abhängt, somit wiederum von Reaktionsfolgen von der oben beschriebenen Art. Der Transferreaktion kommt somit die Funktion einer Weiche zu.

II. Prinzipien der Lokalisation von Fermenten in Geweben und Zellen.

1. Einleitung.

Die Darstellung von Methoden gehört nicht in den Rahmen dieses Artikels. Doch seien hier die Prinzipien einiger Verfahren beschrieben, die heute Verwendung finden, um einzelne Fermente gewissen Zellen eines Gewebes oder gewissen Teilen der Zelle zuzuordnen; denn nur mit dieser Kenntnis bewaffnet ist es möglich, die mit diesen Verfahren gewonnenen Erkenntnisse sinngemäß auszuwerten. Jede Technik besitzt gewisse Vorteile und weist neben anderen Nachteilen eine erhebliche Einschränkung ihres Anwendungsbereiches auf. Die größte Sicherheit der Interpretation wird naturgemäß dann erreicht, wenn das Resultat der einen Methode mit dem einer anderen verglichen werden kann.

2. Histoenzymologische Methoden.

Von TAKAMATSU und GOMORI[1] wurde die erstaunliche Entdeckung gemacht, daß gewisse Fermente die üblichen, leicht abgeänderten Einbettungsmethoden überstehen und im Gewebsschnitt noch wirksam sind. Die entparaffinierten Schnitte werden in einer Lösung inkubiert, die Substrat und Puffer enthalten. Die Reaktionsprodukte werden in verschiedener Weise sichtbar gemacht, wobei angenommen wird, daß sie sich am Ort der Bildung niederschlagen. Wenn es sich um die fermentative Spaltung eines Esters handelt, so kann oft die entstehende Säure als Schwermetallsalz abgefangen und das Schwermetall zum gut sichtbaren Sulfid umgesetzt werden. Ein unmittelbareres Verfahren besteht darin, ein Reaktionsprodukt direkt in ein Pigment umzuwandeln. So werden Indoxylester durch Esterasen in Säure und Indoxyl zerlegt und das letztere zu Indigo oxydiert[2]. Mit Hilfe dieser Methoden entstehen prächtige histologische Bilder. Doch müssen bei deren Interpretation die Einflüsse verschiedener Effekte in Erwägung gezogen werden, die eine von der Wirklichkeit verschiedene Fermentverteilung vortäuschen können. So geht bei der Einbettung ein beträchtlicher Teil der Fermentaktivität verloren, in gewissen Fällen bis zu 95%[3]. Da nicht angenommen werden kann, daß stets der gleiche Anteil der Aktivität verschwindet, sind der quantitativen oder auch nur der semiquantitativen Auswertung Schranken gesetzt. Selbst die Anwendung der Gefrierschnittmethode vermeidet die Schwierigkeit nicht völlig, da Frieren und Auftauen von Zellbestandteilen deren Fermentaktivität beeinflußt (vgl. II/5). Auf Grund der histoenzymologischen Ergebnisse wurde bis vor kurzem geschlossen, daß die alkalische Phosphatase im Zellkern lokalisiert ist, während das Verfahren der differentiellen Zentrifugierung (vgl. II/5) zu einer andern Schlußfolgerung führte. Offenbar wird unter

---

[1] Zusammenfassungen bei GLICK 1949, DOUNCE 1950 u. GOMORI 1952.　　[2] HOLT 1952.
[3] BERENBOM et al. 1952.

den Bedingungen der Messung entweder das Ferment aus seiner ursprünglichen Position herausgelaugt und an den Zellkern adsorbiert, oder aber das Reaktionsprodukt, Calciumphosphat, wandert vom Ort der Spaltung zum Kern[1]. Schließlich sei darauf hingewiesen, daß, genau wie für alle anderen Enzymbestimmungen, der Spezifitätsbereich des zu bestimmenden Ferments entsprechende Berücksichtigung finden muß. Zu den üblichen Schwierigkeiten der Wahl des adäquaten Substrats kommen noch die besonderen Erfordernisse des histochemischen Versuchs, der häufig die Anwendung spezieller Substrate bedingt, die aber nicht in jedem Fall von dem Enzym angegriffen werden, das der Experimentator zu messen beabsichtigt. Trotz aller dieser Einwände besteht kein Zweifel, daß die histoenzymologischen Methoden wichtige Erkenntnisse über die Verteilung von Enzymen in normalen und pathologischen Geweben zutage förderten.

Der Pionierarbeit Gomoris ist es zu verdanken, daß zahlreiche Autoren sich dieses Gebietes annahmen und manche Fermente der histochemischen Analyse unterwarfen. In den zitierten Monographien sind die Verfahren für verschiedene Oxydasen (Phenoloxydasen, Tyrosinase, Dopaoxydase, Peroxydasen, Cytochromoxydase, Monoaminoxydase), Dehydrasen (Succinodehydrase, Milchsäuredehydrase usw.), Aldolase, verschiedene Esterasen (Phosphatasen, Aliesterasen, Cholinesterasen, Sulfatasen), Urease, Phosphoamidase, Phosphorylase, β-Glucuronidase und Kohlensäureanhydrase beschrieben. Von den später publizierten Methoden seien noch die Bestimmungen der Diaminoxydase[2] und einer Peptidase[3] erwähnt.

3. Verwendung von Fermenten in der histochemischen und mikroskopischen Technik.

Fermente werden in zunehmendem Maße als neues Hilfsmittel in der histochemischen und mikroskopischen Technik verwendet. Bekanntlich absorbieren beide Formen der Nucleinsäure, Ribo- und Desoxyribonucleinsäure, ultraviolettes Licht im Bereich von 2600 Å, was von Caspersson[4] für die Lokalisierung und Analyse dieser Stoffe in Gewebsschnitten benützt wurde. Um eine Differenzierung zwischen beiden Stoffen zu erzielen[5], werden Schnitte für 5 Std in einer Lösung, die 1 mg krystallisierter Ribonuclease enthält, inkubiert (Kontrollschnitte in der entsprechenden Veronal-Pufferlösung p_H 6,75). Die mit der Wellenlänge 2570 Å gemachte Aufnahme zeigt beispielsweise, daß in den Kontrollschnitten die Nucleoli das Licht absorbieren, während die Behandlung mit Ribonuclease diese Absorption zum Verschwinden bringt. Die Nucleoli treten auf der photographischen Platte nicht mehr in Erscheinung; sie müssen somit Ribonucleinsäure enthalten.

Die Ribonuclease kann fernerhin zur Differenzierung von weißen Blut- und Knochenmarkszellen herangezogen werden. Nach der Einwirkung des Enzyms lassen sich die Granulocyten nicht mehr mit Methylgrün anfärben, wohl aber Lymphocyten und Monocyten[6].

4. Ultramikromethoden.

In den letzten Jahren wurden die Ultramikroverfahren der Enzymmethodik zu einer hohen Stufe der Entwicklung gebracht[7], so daß unglaublich kleine Fermentaktivitäten quantitativ erfaßt werden können. Sie können für die Fermentbestimmung von Gewebsschnitten, einzelnen Zellen oder sogar, wie bei den

---

[1] Johansen et al. 1952.   [2] Valette et al. 1952.   [3] Gomori 1954.   [4] Caspersson 1940.
[5] Davidson et al. 1946.   [6] Laves et al. 1952.
[7] Literatur in den Handbüchern der Enzymologie: Nord-Weidenhagen 1940, Bamann-Myrbäck 1941, Sumner-Myrbäck 1951 u. Umbreit-Burris-Stauffer 1949.

Amphibieneiern, von Zellteilen benützt werden. Die Methoden sind im Prinzip dieselben, wie sie für die üblichen Makroversuche verwendet werden und erlauben daher keine unmittelbare Lokalisation des Enzyms, wie es bei den histoenzymologischen (vgl. II/2) Methoden möglich ist. Mittelbar kann aber dieses Ziel doch erreicht werden, wie die bekannten Experimente von K. LINDERSTRØM-LANG und H. HOLTER[1] beweisen. Das Verfahren dieser Autoren besteht darin, die Fermentaktivität von Schnitten ganzer Schnittserien in Beziehung zu der Zahl einer bestimmten Zellart zu setzen, wobei abwechselnd Schnitte chemisch oder histologisch untersucht werden. Das klassische Stück dieses Verfahrens bildet die Lokalisation der Pepsinbildung in den Hauptzellen der Magenschleimhaut.

Als Beispiele für die gegenwärtig angewandten Verfahren seien der cartesische Taucher, das KIRKsche Differentialmanometer und das TOBIAS-GERARDsche Respirometer erwähnt. Begreiflicherweise benötigt die Handhabung kleinster Materialmengen, die Verwendung von Mikromanipulator, Mikropipetten und büretten usw. eine gewisse Übung und Erfahrung, die aber, wenn sie einmal erworben sind, die Aufschließung großer, zwischen Anatomie und Biochemie liegender Gebiete erlauben.

Gelegentlich können auch Ultramikrobestimmungen mit den gewöhnlichen Apparaten durchgeführt werden, wie etwa bei der Bestimmung von Peptidasen im Nervensystem der Hausfliege, die auf der im Abschnitt I/6 beschriebenen Kombination von Peptidase und Aminosäureoxydase (aus Schlangengift) beruht. Die Messung des Sauerstoffverbrauchs geschieht mit Hilfe der üblichen WARBURG-Apparatur.

5. Isolierung von Zellbestandteilen durch fraktionierte Zentrifugierung.

Außer den zwei beschriebenen Verfahren zur Fermentlokalisierung steht seit wenigen Jahren ein drittes[2] zur Verfügung: Aufteilung einer größeren Gewebsmenge in die einzelnen Zellbestandteile und gesonderte Untersuchung derselben mit Hilfe der üblichen Makromethoden der Enzymologie. Die Zellverbände und -wände werden zertrümmert[3] und der Zellinhalt in einem geeigneten Medium suspendiert und der fraktionierten Zentrifugierung unterworfen. Da Elektrolyte zur Verklumpung der Granula führen, werden im allgemeinen elektrolytfreie Medien verwendet, vor allem isotonische (0,25-molare) und hypertonische (0,88-molare) Rohrzuckerlösungen. Die im Zentrifugenglas sich ausbildenden Schichten werden voneinander sorgfältig getrennt und gewöhnlich wiederholt gewaschen, bis einigermaßen homogene Suspensionen von Zellkernen, Mitochondrien (große Zellgranula), Mikrosomen (kleine Zellgranula) und überstehendes Cytoplasma vorliegen. Häufig werden auch Unterfraktionen der angegebenen Zellbestandteile isoliert. Die Abgrenzung unterliegt einer gewissen Willkür, und Mischfraktionen entstehen selbst bei den am besten ausgebildeten Fraktionierschemata[4]. Die Schwierigkeiten der Differenzierung werden noch größer, wenn man nicht nur Lebergewebe, das aus leicht ersichtlichen Gründen ein günstiges Ausgangsmaterial darstellt, sondern auch andere Gewebe untersucht, die aus verschiedenen Zelltypen aufgebaut sind. So haben wir im Gehirn nicht nur mit Glia- und Nervenzellen zu rechnen, sondern mit erheblichen Unterschieden in der Zellgröße. Es ist unter diesen Umständen schwieriger als sonst, die Kerne der kleinsten Zellen von den großen Zellgranula abzutrennen. Wenn die Homo-

---

[1] Zusammenfassung bei LINDERSTRØM-LANG et al. 1934.
[2] Zusammenfassungen bei HOGEBOOM 1951, POTTER et al. 1951, DOUNCE 1950, LANG 1952, HOGEBOOM et al. 1953.
[3] Zusammenfassung bei POTTER 1949.   [4] NOVIKOFF et al. 1953.

genisierung nicht sorgfältig vorgenommen wird, dann verunreinigen Trümmer von Kernen und Mitochondrien die Suspensionen, und die Gefahr der Entstehung von komplexen Gemischen ist entsprechend größer. Kontrollen müssen daher sicherstellen, welche Komponenten in einer gegebenen Fraktion vorhanden sind, wobei mikroskopische (Phasenmikroskop) und färberische Verfahren nicht immer genügen. Da einzelne Enzyme (Beispiel: Bernsteinsäuredehydrase) und Substanzen (Beispiel: Desoxyribonucleinsäure) offenbar nur in bestimmten Fraktionen auftreten, so kann die Messung solcher „Leitfermente" und „Leitsubstanzen" zur Charakterisierung der Fraktionen dienen. Schließlich verlangen wir hohe Ausbeuten und die Aufstellung einer Bilanz, in der die Fermentaktivität des ursprünglichen Homogenats vor der Differenzierung und die Aktivität aller Fraktionen figurieren. Wenn in einer Fraktion die Fermentaktivität größer ist als die des undifferenzierten Homogenats, dann besitzt die Lokalisierung eines Enzyms in einer Fraktion eine größere Sicherheit als im umgekehrten Fall, weil dort Auslaugeerscheinungen und Adsorption von Fermenten an Partikel, mit denen sie ursprünglich nicht verbunden waren, leichter ausgeschlossen werden können. Aus diesen wenigen Andeutungen geht hervor, daß es nicht nur notwendig ist, bestimmte Bedingungen genau einzuhalten und zu beschreiben, sondern auch die Schlüsse über die Enzymverteilung in der Zelle mit kritischer Behutsamkeit zu ziehen. Trotz aller Schwierigkeiten stellt das Verfahren der fraktionierten Zentrifugierung eines der zukunftsreichsten von allen bisher eingeführten dar.

Für manche Untersuchungen ist es erwünscht, die Kerne und Granula aufzubrechen und die in diesen Strukturen enthaltenen Enzyme in Freiheit zu setzen. Dies kann durch mechanische Behandlung und Beschallung, durch Gefrieren und Auftauen, Alterung, Anwendung von Mischungen aus Wasser und organischen Lösungsmitteln oder oberflächenaktiven Stoffen und durch Zerstörung der Granula durch Schlangengifte erzielt werden.

An dieser Stelle sei auch des verheißungsvollen Verfahrens gedacht, das mit Hilfe von Sieben verschiedener Maschenweite die Herstellung von Suspensionen von intakten Leberzellen gestattet, mit denen ähnliche Versuche wie mit Mitochondrien usw. durchgeführt werden können[1].

III. Fermentorganisation der Zelle.

1. Einleitung.

Die gegenwärtige Auffassung von der enzymischen Organisation der Zelle hat ihren Vorläufer in der Unterscheidung der Zellfermente in solche, die sich leicht aus zertrümmerten Zellen herauslösen lassen (Lyo-Enzyme), und in solche, die entweder überhaupt nicht oder nur mit Hilfe von besonderen Verfahren aus dem Zellgerüst in Freiheit gesetzt werden (Desmo-Enzyme). Doch wurden Desmo-Enzyme nicht als Teile von größeren Funktionskomplexen, die aus mehreren, aufs engste zusammenwirkenden Fermenten bestünden, angesehen. S. Edlbacher[2] dagegen postulierte die Existenz von „Fermentsymplexen", in denen mehrere Enzyme zu einer höheren Funktionseinheit vereinigt seien. Wenn man etwa den Ausdruck Symplex durch Mitochondrien ersetzt, so wird es deutlich, wie sehr dieser Gedanke modernen Auffassungen entspricht, auch wenn entschiedene Einwände gegen Einzelheiten der Hypothese zu erheben sind. Hofmeister[3] führte die „regulierende Wirkung" des Protoplasma auf das Vorliegen einer gewissen „chemischen Organisation der lebenden Zelle" zurück, während Warburg[4] schon 1913 an eine Anordnung der Atmungskatalysatoren in Zellgranula dachte.

---

[1] Kaltenbach 1952.   [2] Edlbacher 1946.   [3] Zitiert nach Oparin 1934.   [4] Warburg 1913.

Doch waren bis vor kurzem keine sicheren Grundlagen vorhanden, um von einer organisierten Fermentlokalisierung sprechen zu können. Die im vorangehenden Kapitel behandelten Verfahren führten zu einer gründlichen Wandlung dieser Situation, und der Strom neuer Erkenntnisse schwillt immer stärker an. Es muß aber eingewendet werden, daß manche Angaben der Literatur wegen unzureichender Methodik nur eine beschränkte Gültigkeit besitzen. Es ist nicht beabsichtigt, alle Fermente, die bisher mit einiger Sicherheit in bestimmten Teilen der Zelle lokalisiert wurden, im einzelnen aufzuzählen und zu diskutieren; die folgende knappe Übersicht soll nur auf einige allgemeine Zusammenhänge hinweisen.

2. Verteilung der Fermente auf verschiedene Zellbestandteile.
a) Zellkerne.

Die Schwierigkeiten der Isolation intakter Kerne sind so beträchtlich, daß über ihre Enzymausrüstung erstaunlich wenig Sicheres bekannt ist[1]. Die fermentative Spaltung von Adenosintriphosphorsäure (ATP) und Adenosinmonophosphorsäure (AMP) werden durch die Kerne beträchtlich beschleunigt. Vor allem scheint fast das ganze DPN-synthetisierende System der Zelle in den Kernen lokalisiert zu sein[2]. Nach Zerstörung der Kernstruktur findet er sich in freier Lösung vor. „Zellkerne sind frei von den Oxydationsfermenten. Sie enthalten weder das WARBURG-KEILIN-System noch gelbe Fermente, Bernsteinsäureoxydase oder andere Oxydasen[3]". Die Kerne scheinen somit unfähig zu sein, die großen Energiemengen zu gewinnen, die durch die vollständige Oxydation der Nahrungsstoffe erschließbar sind.

Nach CASPERSSON[4] spielen die Kerne oder Nucleoli eine wichtige Rolle in der Synthese des Eiweißes. Nach neueren Ergebnissen ist es nicht so sehr der Kern als die Ribonucleinsäure, die zur Hauptsache außerhalb der Kerne sich vorfindet, die aufs engste mit der Eiweißsynthese verknüpft ist[5].

b) Mitochondrien.

Die Mitochondrien sind viel gründlicher als alle anderen Zellbestandteile hinsichtlich ihres Fermentbestandes untersucht worden. Filmaufnahmen lassen erstaunlich lebhafte und geordnete Ortsveränderungen erkennen[6]. Mit dem Elektronenmikroskop entdeckt man eine reiche Feinstruktur[7]. Die Teilchen sind von einer 7—8 mμ dicken Membran umgeben, von der parallele Leisten — cristae mitochondriales — gegen das Innere der Mitochondrien ragen. Die Zahl der Leisten je Längeneinheit scheint um so größer zu sein, je höher die Atmungsintensität der betreffenden Zellen ist. Der Rest der Mitochondrien imponiert im elektronenoptischen Bild als homogene Grundmasse. Dieser morphologischen Differenzierung entspricht offenbar auch eine chemische[8]: Wenn die Mitochondrienmembran aufgebrochen wird, dann gehen etwa 60% des Eiweißes in Lösung. Zu diesen löslichen Eiweißkörpern gehören auch Enzyme, wie beispielsweise die saure Phosphatase und die Nucleasen, während andere Fermente, zu denen Succinodehydrase, die Cytochromoxydase und die Monoaminoxydase zählen, mit den Mitochondrientrümmern verbunden bleiben. Es liegen somit auch hier

---

[1] Eine umfassende Erklärung der Situation ist in der Zusammenfassung von HOGEBOOM et al. 1953 gegeben; weitere Übersichten bei MAZIA 1952, HOGEBOOM 1951 und LANG 1952.
[2] HOGEBOOM et al. 1953.   [3] LANG 1952.   [4] CASPERSSON 1947, 1950.
[5] SPIEGELMAN 1955, GALE 1955.   [6] GEY et al. 1953.   [7] PALADE 1952, 1953.
[8] Zusammenfassungen von HOGEBOOM 1951, POTTER et al. 1951, DOUNCE 1950, HOLTER 1952, LANG 1952, mit besonderer Berücksichtigung der Übersicht von HOGEBOOM et al. 1953.

Desmo- und Lyo-Enzyme vor. Außer den genannten Katalysatoren finden wir die Enzyme des Citronensäurecyclus (Ausnahmen: Isocitronensäuredehydrase-Aconitase), der Fettsäureoxydation, des Ornithin-Harnstoffcyclus[1], außerdem Cytochrome, Cytochromoxydasen und -reduktasen und einige an der Synthese von p-Aminohippursäure beteiligte Systeme. Die ATP-ase frisch isolierter Mitochondrien ist unwirksam, während eine beträchtliche Aktivität in gealterten Teilchen zutage tritt. Dieser Übergang ist mit dem Verlust der ursprünglichen Fähigkeit verbunden, Phosphorylierungen auszuführen.

Aus dieser kurzen Übersicht geht hervor, daß die Mitochondrien viele Fermente aufweisen, deren Funktion mit der Freisetzung großer Energiemengen verknüpft ist, und die außerdem imstande sind, diese Energien auf endergonische (Energie benötigende) Systeme zu übertragen. Zu diesen letzteren gehören die biologische Synthese von Hippursäure, Harnstoff, Phosphatester usw. Somit führen die rein funktionelle und die morpho-chemische Analyse zum gleichen Resultat: Enzyme, die als Glieder eines Funktionskreises erkannt wurden, stehen auch räumlich in engster Beziehung zueinander.

c) Mikrosomen.

Die Gruppe der Mikrosomen ist heterogener als die der Mitochondrien[2,3] und besteht aus mindestens zwei Arten, nämlich „größeren und dichteren" und „kleineren und weniger dichten" Teilchen[4]. Auch wenn hinsichtlich der Fermentausrüstung Übergänge zu den Mitochondrien zu bestehen scheinen, so stellen doch die Mitochondrien und die Gruppe der Mikrosomen zwei wesentlich verschiedene Fermentaggregate dar. Außerdem enthalten die ersten viermal mehr Ribonucleinsäure als die Mitochondrien. Die „größeren und dichteren" Mikrosomen sind mit großen Mengen von sauren und alkalischen Phosphatasen, 5'-Nucleotidase und von Uricase ausgestattet, während ATP-ase und Succinodehydrase sich nur in geringerer Aktivität vorfinden. In den „kleineren und weniger dichten" Teilchen sind die gleichen Fermente vorhanden, wenn auch mit geringerer Aktivität als in den dichteren Mikrosomen, während eine Esterase (Substrat: Naphtholacetat) in den ersteren reichlicher vertreten ist. Ferner wurde ein erheblicher Teil der DPN-Cytochromreduktion und die gesamte Aktivität der Glucose-6-phosphatase in den Mikrosomen lokalisiert[5]. Aus diesen Angaben läßt sich derzeit noch kein allgemeines Bild über die fermentative Funktion der Mikrosomen im Zellgeschehen gewinnen. Doch scheint es heute sicher zu sein, daß die Mikrosomen an der Eiweißsynthese beteiligt sind [s. Reaktion (19) in Abb. 4].

d) Zellmembran.

Es existieren nur wenige Studien über das Vorhandensein von Fermenten in der Zellmembran. In mehrzelligen Organismen scheint die e-Cholinesterase (echte Cholinesterase oder Acetylcholinesterase) in der Erythrocytenmembran (Blutkörperchenschatten) und an der Oberfläche der Neuronen lokalisiert zu sein[6]. Beim Einzeller *Tetrahymena geleii* kommt praktisch die gesamte e-Cholinesterase in der Membran vor[7]. In der Hefezelle sind mehrere Phosphatasen in der Zellmembran bestimmt worden, die eine ganze Reihe von Phosphatestern, darunter phosphorylierte Zucker, zu spalten vermögen[8]. Es liegt nahe, diese Fermente in einen Zusammenhang mit dem Transport von Stoffen durch die Zellmembran zu bringen (s. III/4/b).

---

[1] Leuthardt et al. 1949.   [2] Chantrenne 1947.   [3] Jeener 1948.   [4] Novikoff et al. 1953.
[5] Zusammenfassung bei Hogeboom et al. 1953.   [6] Zusammenfassung bei Nachmansohn 1952.
[7] Seaman 1951.   [8] Rothstein et al. 1951.

e) Zellplasma.

Nach Abtrennung der granulären Teilchen nach 1stündigem Zentrifugieren mit 60000 × g bleibt ein homogenes Zellplasma übrig, und die Fermente, die in diesem gefunden werden, werden dem Cytoplasma zugeschrieben. Nun sind aber manche früheren Angaben nicht zuverlässig, weil keine sichere Abtrennung der Mikrosomen erfolgte. Außerdem ist im einzelnen nicht bekannt, in welcher Weise die Homogenisierung der Gewebe die verschiedenen Zellbestandteile beeinflußt (s. Abschnitt II/5). Immerhin können die folgenden Fermente entweder als frei gelöst oder unter üblichen experimentellen Bedingungen als leicht in Lösung gehend betrachtet werden: Fermente der Glykolyse, Isocitronensäuredehydrase, Aconitase, saure und alkalische Phosphatasen, Adenosin-deaminase und Nucleosid-phosphorylase. Wenn gewisse Fermente sowohl in Zellpartikel als auch in der „löslichen" Fraktion erscheinen, so muß, selbst unter den Bedingungen der Rohrzuckerfraktionierung, mit Auslauge-erscheinungen gerechnet werden, wie das kürzlich für die Katalase nachgewiesen wurde[1]. Auch wenn diese Fermente des Zellplasmas als Lyo-Enzyme erscheinen, so besteht doch die Möglichkeit, daß sie nicht gleichmäßig oder zufällig über den Zellkörper verteilt sind, da nach A. FREY-WYSSLING[2], L. MONNÉ[3] und F. E. LEHMANN[4] das Zellplasma von Faserstrukturen durchzogen ist, die ein Cytoskeleton bilden. Möglicherweise sind einige der erwähnten Enzyme in ein derartiges Zellgerüst eingebaut.

Mit Hilfe des glykolytischen Komplexes und der Isocitronensäuredehydrase ist es dem Zellplasma möglich, Energie freizusetzen und auf andere Systeme zu übertragen. Vielleicht besteht eine Hauptfunktion des Plasmas darin, Stoffe wie die Glucose, Fette usw. so umzuwandeln, daß sie vom Atmungsapparat der Mitochondrien in geeigneter Form aufgenommen werden können.

f) Extracelluläre Fermente.

Es seien hier noch die extracellulären Fermente in Kürze erwähnt, weil auch sie intracellulären Ursprung haben. So finden wir Enzyme in Lymphe, Blutplasma, Liquor cerebrospinalis, Kammerwasser und Glaskörper. Die Frage der Herkunft ist nur in wenigen Fällen sicher beantwortet worden. Die s-Cholin-esterase (Pseudocholinesterase) des Blutes stammt aus der Leber[5], die Diamin-oxydase der Lymphe aus den Bauchorganen[6] und die des Schwangerenblutes aus der Placenta[7].

Enzyme von hoher Konzentration und Aktivität sind in den Sekreten der Verdauungsdrüsen vorhanden, im Spermaplasma, in den Giften der Spinnen und Schlangen und in den Exotoxinen verschiedener Bakterien[8]. In allen Giften finden sich Agentien, die die Ausbreitung dieser Fermente begünstigen, und die wie die Hyaluronidase selbst Enzymnatur besitzen. Die Sekretion dieser En-zyme ist mit dem Übergang von Phagocytose zu extracellulärer Verdauung verbunden. Die erwähnten Gifte sind primäre Verdauungssäfte, die sekundär die zusätzliche Funktion der Giftwirkung übernommen haben.

3. Fermentapparat der Zelle.
a) Einfluß der Lokalisation auf Eigenschaften und Funktion der Enzyme.

Eine steigende Zahl von Beispielen zeigt, daß die Wirkungsweise eines Fer-ments von dessen Lokalisation abhängt. So wird das freigelöste Cytochrom c durch Cyanid blockiert, während das in den Zellgranula gebundene Cytochrom nicht mit Cyanid reagiert[9].

[1] GREENFIELD et al. 1954.   [2] Siehe S. 85 dieses Handbuches.   [3] MONNÉ 1948.
[4] LEHMANN 1952.   [5] BRAUER et al. 1947.   [6] CARLSTEN et al. 1949.   [7] SWANBERG 1950.
[8] Zusammenfassungen bei ZELLER 1948 u. 1951b.   [9] TSOU 1951.

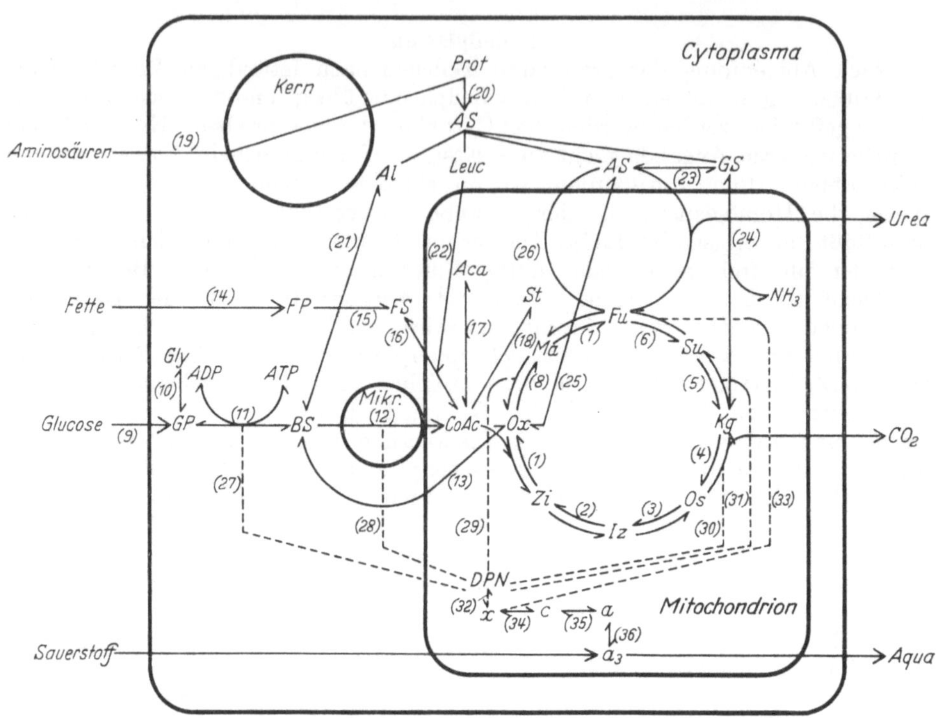

Abb. 4. Rolle des Citronensäurecyclus im Stoffwechsel der Zelle.

Es sind Kern, Mitochondrien, Mikrosom, Cytoplasma und Zellmembran dargestellt. Links sind die Substanzen angegeben, die von der Zelle aufgenommen, rechts die Endprodukte, die von der Zelle ausgeschieden werden.

Allgemein gebräuchliche Symbole:

ADP = Adenosin-di-phosphorsäure, ATP = Adenosin-tri-phosphorsäure, DPN = Diphosphopyridin-dinucleotid, TPN = Tri-phosphopyridin-dinucleotid, DPNH und TPNH = reduzierte Co-enzyme, CoA = Co-Enzym A.

Reaktion (1): Unter dem Einfluß des kondensierenden Enzyms wird CoA-acetat (CoAc) mit Oxalessigsäure (Ox = Oxalacetat) zu Citronensäure (Zi = Citrat) vereinigt.

Reaktion (2): In Gegenwart von Aconitase wird Citronensäure in Isocitronensäure (Is = Isocitrat) umgewandelt, wobei als Zwischenprodukt cis-Aconitsäure entsteht.

Reaktion (3): Isocitronensäure-Dehydrase (TPN-Enzym) baut Isocitronensäure zu Oxalbernsteinsäure (Os = Oxalosuccinat) ab.

Reaktion (4): Oxalobernsteinsäure wird von Oxalosuccino-Decarboxylase und Mn^{++} zu Kohlensäure und α-Ketoglutarsäure (Kg = α-Ketoglutarat) umgesetzt. Reaktionen 3 und 4 werden wahrscheinlich durch ein und dasselbe Ferment katalysiert.

Reaktion (5): An der oxydativen Decarboxylierung von α-Ketoglutarat sind CoA, DPN und Lipothiamid beteiligt, und Kohlensäure (nicht eingezeichnet) und Bernsteinsäure (Su = Succinat) werden gebildet.

Reaktion (6): Succino-Dehydrase dehydriert Bernsteinsäure zu Fumarsäure (Fu = Fumarat).

Reaktion (7): Unter dem Einfluß von Fumarase wird Wasser an die Doppelbindung der Fumarsäure angelagert, und es entsteht Äpfelsäure (Ma = Malat).

Reaktion (8): In Gegenwart von Äpfelsäuredehydrase (DPN-Enzym) wird Malat zu Oxaloacetat umgewandelt. Damit ist eine volle Umdrehung des Citronensäurecyclus (KREBSscher Cyclus) erfolgt: Aus einer Molekel Essigsäure, oder genauer CoA-acetat, sind 2 Molekel Kohlensäure entstanden, und 4 Elektronenpaare sind durch das WARBURG-KEILINsche System (x—c bis a—a₃) dem Sauerstoff zugeführt worden.

Reaktion (9): Glucose wird unter Phosphorylierung (Phosphat- und Energiedonator: ATP) von der Zelle als Glucose-6-phosphat (GP) aufgenommen.

Reaktion (10): Mehrere Fermente katalysieren die reversible Umwandlung von Glucose-6-phosphat in Glykogen (Gly).

Reaktion (11): In einer Serie von Reaktionen wird Glucose-6-phosphat zu Brenztraubensäure (BS = Pyruvat) umgesetzt. Ein Teil der dabei freiwerdenden Energie wird in Form von ATP gespeichert (s. Abschnitt III/4/c).

Reaktion (12): Ein komplexes System, dem Lipothiamid, DPN und CoA angehören, oxydiert Brenztraubensäure zu CoA-acetat (CoAc) und Kohlensäure (im Schema nicht eingezeichnet). *Der Vorgang ist irreversibel.*

Reaktion (13): Die WOOD-WERKMANsche Reaktion ermöglicht die Assimilation von Kohlensäure durch den tierischen Organismus, wobei aus Pyruvat Oxalacetat entsteht. Durch Reaktionen (12) und (13) können aus Pyruvat beide für die Reaktion (1) notwendigen Komponenten gebildet und damit der Citronensäurecyclus in Gang gesetzt werden.

Wahrscheinlich noch wichtiger für die Bildung der Oxalessigsäure ist die folgende, von OCHOA entdeckte Reaktion (in der Abbildung nicht eingezeichnet): Unter dem Einfluß des „malic enzyme" entsteht aus BTS + CO_2 + TPNH Äpfelsäure, die durch Reaktion (8) in Oxalessigsäure umgewandelt wird.

Reaktion (14): Der Vorgang der Aufnahme von Fettsäuren, Fetten, Phosphatiden und ähnlichen Stoffen ist sicherlich komplexer Natur, an dem wohl Phosphorylierungen beteiligt sind. Das Symbol FP soll die ganze Gruppe von Fettsäureestern einschließen.

Reaktion (15): Fettsäureester werden durch verschiedene Lipasen und Esterasen in freie Fettsäuren (FS) gespalten.

Reaktion (16): Durch das System der β-Oxydation, das unter anderem CoA, ATP, DPN und Flavinfermente umfaßt, werden Fettsäuren reversibel zu CoA-acetat abgebaut. Es wird nur eine Komponente der Reaktion (1) gebildet, so daß durch den Fettstoffwechsel allein der Citronensäurecyclus nicht angetrieben werden kann.

Reaktion (17): 2 Molekel CoA-acetat kondensieren zu CoA-Acetoacetat, das durch eine Deacylase zu freier Acetessigsäure (Aca) hydrolysiert wird. Dieser Weg wird an Stelle des Citronensäurecyclus eingeschlagen, wenn wegen Abwesenheit von genügend großen Mengen von Oxalacetat [s. Reaktion *(16)*] der Cyclus nicht funktioniert. — Herz- und Skeletmuskel können, im Gegensatz zur Leber, Acetoacetat an Stelle von Glucose als Energiespender benützen, weil sie die Reaktion (17) umkehren können und das entstehende CoA-acetat der Reaktion (1) unterwerfen, da in diesen Organen selbst bei fehlendem Zuckerabbau Oxalacetat zur Verfügung steht, vielleicht durch Transaminierung von Asparaginsäure zu Oxalacetat [Reaktion (25)].

Reaktion (18): Aus CoA-acetat werden Sterine, Steroidhormone und andere Isoprenderivate (in Pflanzen: Terpene, Kautschuk) aufgebaut.

Reaktion (19): Aminosäuren (und Peptide?) werden durch die Zellen aufgenommen und zu den spezifischen Eiweißkörpern (Prot = Proteine) synthetisiert. Da auf Grund neuerer Ergebnisse (s. III/2/a) anzunehmen ist, daß es nicht oder nicht allein der Kern ist, der die Eiweißsynthese reguliert, sondern die Ribonucleinsäure, so ist es nicht verwunderlich, wenn markierte Aminosäuren rasch in die Eiweißkörper der Mikrosomen eingebaut werden; denn diese Zellpartikel sind durch einen hohen Gehalt an Ribonucleinsäure ausgezeichnet. In der Abbildung wäre daher der Kern durch Mikrosomen zu ergänzen.

Reaktion (20): Das vielgliedrige System der Endo- und Exopeptidasen hydrolysiert die Proteine zu Aminosäuren, von denen vier als Beispiele angeführt sind.

Reaktion (21): Aus Alanin (Al) entsteht durch Transaminierung [die mit der Umwandlung von α-Ketoglutarsäure zu Glutaminsäure — Reaktion (24) — verknüpft ist] Brenztraubensäure.

Reaktion (22): Einige Aminosäuren, wie Leuzin (Leu), werden nach ihrer Desaminierung (die hauptsächlich durch Transaminierung erfolgt) wie andere Fettsäuren der β-Oxydation unterworfen und liefern CoA-acetat.

Reaktion (23): Das Schema deutet die Transaminierung zwischen den C_4- und C_5-Säuren an (die übrigens hauptsächlich in den Mitochondria lokalisiert ist). Wenn wir von Oxalacetat und Glutaminsäure starten, dann bilden sich Asparaginsäure [Reaktion (25)] und α-Ketoglutarat [Reaktion (24)].

Reaktion (24): Der Übergang von Glutaminsäure zu α-Ketoglutarat kann in zweifacher Weise erfolgen: Entweder durch Transaminierung [s. Reaktion (23)] oder durch die Glutaminsäure-Dehydrase (DPN- oder TPN-Enzym). Wenn die letztere Reaktion in umgekehrter Richtung erfolgt, so führt sie zur Assimilation des Ammoniaks, das schließlich durch Transaminierungen in die meisten Aminosäuren der Proteine eingeführt wird. Umgekehrt wird ein großer Teil des Eiweißstickstoffs durch Transaminierung und Glutaminsäure-Dehydrase für die Harnstoffsynthese bereitgestellt [Reaktion (26)].

Reaktion (25): Siehe Reaktionen (17) und (23).

Reaktion (26): KREBSscher Ornithincyclus der Harnstoffsynthese: Das Ammoniak fließt dem Cyclus hauptsächlich in Form von Glutaminsäure [s. Reaktion (24)] und Glutamin zu, und wird zur Synthese von Citrullin aus Ornithin verwendet. Diese Aminosäure kondensiert sich mit Asparaginsäure zu Succinoarginin, das fermentativ in Arginin und Fumarsäure gespalten wird (Ratner-Reaktion). Arginase liefert Ornithin und Harnstoff. Wie in der Abbildung angedeutet, ist ein Teil der Fermente des Ornithincyclus innerhalb, ein Teil außerhalb der Mitochondrien lokalisiert. Die beiden Cyclen sind durch Fumarat und durch Reaktionen (24) und (25) miteinander verbunden.

Reaktionen (27) bis (31): Die punktierten Linien deuten die reversible Übertragung des Wasserstoffs der Reaktionen (11), (12) usw. auf DPN und TPN unter Bildung von DPNH und TPNH.

Reaktion (32): Faktor x (Slaterscher Faktor) wird durch Diaphorasen reduziert, wobei als Wasserstoff- und Elektronendonatoren DPNH und TPNH dienen.

Reaktion (33): Der bei der Reaktion (6) mobilisierte Wasserstoff wird für die Reduktion des Faktors x herangezogen. Cytochrom b ist an dieser Reaktion beteiligt.

Reaktionen (34) bis (36): Warburg-Keilinsches System der Übertragung der Elektronen auf den Sauerstoff unter Bildung von Wasser. c = Cytochrom c, a = Cytochrom a, a_3 = Cytochromoxydase = Atmungsferment.

Eine ganze Reihe von Fermenten übt ihre Funktion nur in Gegenwart von Magnesiumionen aus. Nun ist aber die Konzentration dieser Ionen im Kern sehr gering, womit die wirkliche Aktivität in loco sehr niedrig gehalten wird. Damit erhebt sich die Möglichkeit, daß die Wirkung des Ferments nach Maßgabe des Übertritts des Magnesiums in den Kern reguliert wird, oder aber, daß bei der Zellteilung, wenn die Kernmembran verschwindet, die volle Reaktionsfähigkeit des Enzyms zum Ausdruck kommt[1].

b) Individuelle Enzyme als Teile eines Ganzen.

Wie auf anderen Gebieten der Biologie so gilt auch hier der Satz, daß das Ganze — der Fermentapparat der Zelle — mehr ist als nur die Summe seiner Teile. Wenn beispielsweise das glykolytische System der verschiedenen Zellbestandteile quantitativ bestimmt wird, so ist die Summe dieser Größen kleiner als die Aktivität des Gesamthomogenats[2]. Dieses Resultat führt uns zur Annahme einer Zusammenarbeit zwischen den verschiedenen Teilen der Zelle.

Die Geschwindigkeit der Oxydation von Brenztraubensäure in Gegenwart von Mitochondrien aus Nierenzellen wird verdoppelt, wenn die an und für sich inaktiven Zellkerne dem Reaktionsgemisch zugesetzt werden[3]. Die Erklärung für diesen Sachverhalt ist der folgende: Die Kerne weisen einen beträchtlichen Gehalt an ATP-ase auf (s. Abschnitt III/2/a). Dieses Ferment zerlegt ATP, das bei der Oxydation der Brenztraubensäure entsteht, unter Bildung von Adenosindiphosphorsäure (ADP). ADP ist aber als Phosphatacceptor für die Brenztraubensäureoxydation notwendig. Durch die ATP-ase wird es laufend regeneriert.

c) Citronensäurecyclus.

Beinahe jede chemische Reaktion oder jeder Schnittpunkt von zwei oder mehr Reaktionsketten könnte als Orientierungspunkt für die Beschreibung der chemischen Vorgänge der Zelle dienen. Man begeht eine gewisse Willkür, wenn man den Citronensäurecyclus in das Zentrum des dynamischen Geschehens des lebenden Organismus stellt (Abb. 4). Immerhin ist es dadurch möglich, eine große Zahl von experimentellen Ergebnissen zu einem übersichtlichen Schema zu vereinigen und sozusagen die Hauptlinien der Architektur des chemischen Zellgeschehens hervorzuheben.

Im Plasma können die Fette zu Fettsäuren, Eiweißkörper zu Aminosäuren und Carbohydrate zu Brenztraubensäure abgebaut werden. Die letztere wird in den Mikrosomen[4] mit Hilfe von DPN und Lipothiamid irreversibel zu Co-Enzym-Acetat (CoA-Acetat) umgewandelt. In den Mitochondrien wird dann das

---

[1] Lang 1952.   [2] Hogeboom et al. 1953.   [3] Potter et al. 1951.   [4] Green 1952.

CoA-Acetat mit Oxaloacetat zu Citronensäure kondensiert, womit der Citronensäurecyclus in Gang gesetzt wird. Die gleichen Zellgranula zerlegen die Fettsäuren reversibel zu Co-Acetat, womit der Anschluß an den Citronensäurecyclus gefunden wird. Aus Glutamin- und Asparaginsäure werden durch Desaminierung und Transaminierung Glieder dieses Cyclus gemacht. Da die meisten anderen Aminosäuren entweder gluco- oder ketoplastisch sind, so erfahren wenigstens beträchtliche Teile ihres Kohlenstoffgerüsts eine Transformation in Brenztraubensäure oder CoA-Acetat. Es wird also mengenmäßig der größte Teil der Nahrungsstoffe über den Citronensäurecyclus abgebaut, und damit auch Beziehungen zwischen den verschiedenen Teilen des intermediären Stoffwechsels geschaffen. Aus Abb. 4 geht beispielsweise ohne weiteres hervor, daß Carbohydrate zu Fetten, aber nicht umgekehrt Fette zu Carbohydraten umgesetzt werden können. Auch die Verknüpfungen zwischen dem Cyclus und der Assimilation und Dissimilation von Ammoniak kann unmittelbar aus einem derartigen Schema abgelesen werden. Schließlich sei noch die Endoxydation durch Schwermetallenzyme erwähnt, die große Mengen von Energie freisetzt, und die ebenfalls in den Mitochondria stattfindet. Man wird auch wohl kaum weit fehlgehen, wenn man annimmt, daß eine gegenseitige Beeinflussung und Regulation zwischen den verschiedenen Reaktionscyclen und -ketten stattfindet. Einige einfache Beispiele werden weiter unten angeführt werden (III/4).

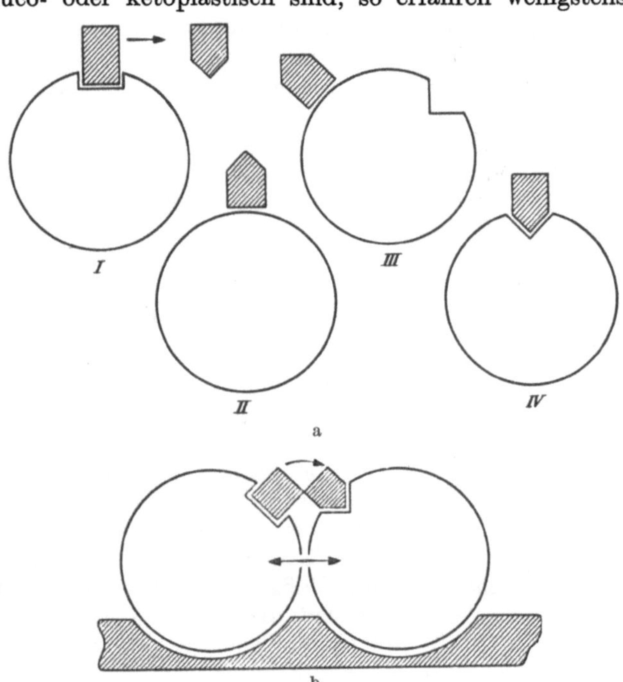

Abb. 5a u. b. Regellose Enzymverteilung im Vergleich zur Fermentorganisation. Kreise: Ferment- oder Proteinmolekel. Polygone: Fermentsubstrate und -reaktionsprodukte. a) Phase I: Bildung eines regelrechten Ferment-Substratkomplexes, dessen Produkt als Fünfeck angegeben ist. Phase II: Das Produkt der Phase I verbindet sich temporär mit einem ungeeigneten Enzym oder Eiweiß. Phase III: Das Produkt trifft auf das „richtige" Enzym, verbindet sich aber mit diesem außerhalb der Haftstelle (s. Text zu Abb. 1). Phase IV: Schließlich kommt es zur Bildung des geeigneten Enzym-Substratkomplexes, in dem das Produkt der Phase I eine weitere chemische Umwandlung erfährt (Reaktionsprodukt nicht eingezeichnet). b) Durch einen „Halteapparat" (schraffiert) werden 2 Fermente, die in Phase I und IV der Abb. 5a dargestellt sind, derartig in räumlichen Zusammenhang gebracht, daß das Produkt des einen, ohne die verschiedenen Phasen des in Abb. 5a beschriebenen Prozesses durchlaufen zu müssen, sofort in richtiger Position vom andern übernommen wird; das Produkt bleibt innerhalb des Wirkungsbereiches der VAN DER WAALSschen Kräfte. — Bei einer derartigen sterischen Situation besteht die Möglichkeit weiterer funktioneller Verknüpfungen — außer der durch die Substrate gegebenen Verbindung —, nämlich durch den Halteapparat und durch die durch den Doppelpfeil angedeuteten Stellen.

d) Reaktionsketten.

In einem früheren Abschnitt (I/6) wurden einige Wechselbeziehungen zwischen mehreren Enzymen untersucht. Auf Grund des in Kapitel III vorgebrachten Materials kann jene formale Behandlung durch eine konkretere ergänzt werden.

Manche Fermente (Beispiele: Citronensäurecyclus, Atmungsfermente) stehen nicht nur in einem funktionellen, sondern auch in einem engen räumlichen Zusammenhang miteinander. Die verschiedenen Enzyme sind im Gerüst der Mitochondrien wohl so angeordnet, daß es zu einem optimalen Gesamteffekt kommt. Wie diese Struktur im einzelnen aussieht, ist nicht bekannt. Folgende zwei Möglichkeiten seien erwähnt[1]:

1. Die Biokatalysatoren sind derart angeordnet, daß ihre Wirkungsgruppen in direkten Kontakt kommen können.

2. Die Verbindung zwischen den räumlich getrennten Wirkungsgruppen obliegt Systemen der Energieüberführung.

In diesen zwei Fällen kommt es zu einer raschen Wechselwirkung zwischen den verschiedenen Systemen (Abb. 5b), während im Zellplasma ein Stoff sich gewissermaßen sein Ferment zuerst suchen muß, ein Prozeß, der notwendigerweise viel Zeit benötigt (Abb. 5a).

4. Regulation des Fermentapparats.

a) Einleitung.

Die Verteilung der Fermente innerhalb der Zelle führt zu neuen Möglichkeiten der Regulation der chemischen Dynamik, was am folgenden Beispiel deutlich gemacht werden möge: Trotz ständiger Abnahme findet sich noch nach Monaten eine erhebliche Menge von Ascorbinsäure in Kartoffeln; wenn dagegen die Knollen zerrieben und die Zellstruktur dadurch zerstört wird, dann dauert es nur wenige Minuten, bis alle Ascorbinsäure oxydiert ist. Die Ascorbinsäure und ihre Oxydase sind offenbar innerhalb der Zelle an verschiedenen Punkten lokalisiert und kommen, vielleicht nur nach Maßgabe des physiologischen Bedarfs, in Berührung miteinander. Wenn Ferment und Substrat gleichmäßig über die Zelle verteilt wären, so wäre eine solche verzögerte Reaktion ausgeschlossen.

b) Einfluß von Grenzflächen.

Zellmembranen und andere Grenzflächen zwischen organisierten Zellteilchen und cytoplasmatischer Grundsubstanz nehmen sicherlich einen bedeutenden Platz in der Regulation der Fermente und damit auch des chemischen Zellgeschehens ein; denn sie entscheiden nicht nur, welche Stoffe — Enzymsubstrate, Aktivatoren, Inhibitoren — in die Zelle und Zellpartikel eindringen, sondern sie regulieren auch die Geschwindigkeit dieser Stofftransporte. Die Zellmembran und die anderen Grenzflächen sind keine oder doch nicht ausschließlich Siebe mit mehr oder weniger weiten Poren, noch stellen sie Medien dar, durch die nach einfachen physiko-chemischen Gesetzmäßigkeiten eine Diffusion erfolgt, sondern es sind in ihnen Mechanismen ausgebildet, um organische und anorganische Stoffe nach Maßgabe des physiologischen Bedarfs zu transferieren. Diese hochentwickelten Apparate sind mit Fermenten ausgestattet oder mit Fermentkomplexen verbunden[2].

Dies geht aus folgendem Grundversuch hervor: Erythrocyten verlieren in einer isotonischen Kochsalzlösung Kalium; wenn Glucose dem Medium zugesetzt wird, dann wandern die Kaliumionen entgegen dem Konzentrationsgradienten in die Zelle hinein. Die Konzentrierung dieser Ionen in den roten Blutzellen benötigt Energie, die offenbar durch den Abbau der Glucose beschafft wird.

---

[1] Bücher 1953.   [2] Runnström 1952.

Nach F. VERZÁR[1] spielen Phosphorylierungen eine Rolle in der Aufnahme der Glucose durch die Zellen. Der Vorgang spielt sich vielleicht folgendermaßen ab: Glucose, als ungeladenes Teilchen, könnte leicht durch die Zelloberfläche dringen. Nach Eintritt in die Zelle wird sie mit Hilfe von Hexokinase und ATP in Glucose-6-phosphat umgewandelt, das eine geringere Permeabilität als die Glucose besitzen soll, womit verhindert wird, daß die letztere die Zelle wieder verläßt. Es wird auf diese Weise die in ATP gespeicherte Energie für die Erzwingung eines gerichteten Transports verwendet. Es soll aber nicht verschwiegen werden, daß diese Vorstellungen zu einfach sind, um allen Verhältnissen gerecht zu werden. So scheinen in der Hefezelle bestimmte Eintrittspforten für die Glucose vorzukommen, in denen diese phosphoryliert (s. Abschnitt III/2/d), in die Zellmaschinerie eingeführt und nicht wieder losgelassen wird, bis sie ihre Stoffwechselbestimmung erfüllt hat. Eine einfache Diffusion der Glucose außerhalb dieser fermentativen Eintrittsöffnungen scheint nicht vorzukommt[2].

Die e-Cholinesterase, deren Dasein in der Zellmembran schon erwähnt worden ist (s. Abschnitt III/2/d), scheint ebenfalls mit Permeabilitätsvorgängen verknüpft zu sein. Durch Blockierung des Enzyms mit Physostigmin wird der Durchtritt von Kaliumionen durch die Erythrocytenmembran verändert. Dem System Acetylcholin-Cholinesterase kommt wegen dieser Beeinflussung der Kationenpermeabilität eine wichtige Rolle in der Entwicklung der elektrophysiologischen Erscheinungen während der Reizleitung im Nerven zu[3].

Ähnliche Verhältnisse liegen nicht nur an der Zellgrenze, sondern auch an anderen, intracellulären Grenzflächen vor. So kann der Austritt von Kalium aus den Mitochondrien verhindert werden, wenn mit Dinitrophenol die oxydative Phosphorylierung ausgeschaltet wird (s. nächsten Abschnitt). Da Kaliumionen Transphosphorylierungen beschleunigen und diese eine Teilreaktion der oxydativen Phosphorylierung bilden, so liegt hier eine hübsche Regulierungsmöglichkeit vor: Je stärker die Atmung, desto mehr Kalium wird aus den Mitochondrien getrieben, womit die mit der Atmung gekoppelte Phosphorylierung und damit die Kaliumaustreibung gebremst wird.

c) PASTEUR-Effekt.

Die meisten Gewebe bilden bei Sauerstoffmangel Brenztraubensäure und Milchsäure, während in Gegenwart von Sauerstoff diese Säuren nicht oder nur in geringerem Maße entstehen. Diese Erscheinung wird allgemein als PASTEUR-Effekt bezeichnet und stellt eine wichtige Regulationseinrichtung des Enzymapparats dar. Er ist aufs engste mit dem Vorgang der oxydativen Phosphorylierung verknüpft.

Glykogen und Glucose werden in mehreren Stufen zu 1,3-Diphosphoglycerinaldehyd (I) abgebaut (s. Schema der Abb. 4). Unter der Einwirkung der Triosephosphatdehydrase und DPN wird aus I 1,3-Diphosphoglycerinsäure (II) gebildet. Durch den Dehydrierungsvorgang wird die Bindung zwischen C_1 und Phosphorsäure verändert und die Tendenz, die Phosphatgruppe abzuspalten, aus Resonanzgründen verstärkt. Es ist eine sog. energiereiche Phosphatbindung entstanden, die nach LIPMANN[4] mit dem Symbol $\sim$ gekennzeichnet wird. In Gegenwart der Phosphoglycerinsäure-phosphokinase wird die an die Carboxylgruppe gebundene Phosphorsäure auf den Phosphataccepter ADP übertragen (= Transphosphorylierung) und 3-Phosphoglycerinsäure freigesetzt (III), die in mehreren

---

[1] VERZÁR et al. 1936.

[2] ROTHSTEIN et al. 1951. In dem Bericht von WEINHOUSE 1954 sind die Zusammenhänge zwischen dem Transport von Glucose durch celluläre Membranen, Phosphorylation, intracelluläre Atmung und Insulin kürzlich übersichtlich dargestellt worden.

[3] Zusammenfassung bei NACHMANSOHN 1952.   [4] LIPMANN 1941.

Schritten in Phosphobrenztraubensäure (IV), Brenztraubensäure (V) und Milchsäure umgewandelt wird. Eine weitere Transphosphorylierung findet beim Übergang der Phosphorsäure von IV auf ADP statt, katalysiert durch die Brenztraubensäure-phosphokinase und Kaliumionen. In beiden Transphosphorylierungsreaktionen (II → III, IV → V) wird ein beträchtlicher Teil der in den

$$(P) = -P{=}O \;\text{mit}\; OH,\, OH$$

Verbindungen II und IV vorhandenen Energie in Form von ATP gespeichert und für Reaktionen zur Verfügung gestellt, die nur unter Energieaufnahme ablaufen können. Man bezeichnet die mit dem Abbau der Glucose ermöglichten Transphosphorylierungen als gekoppelte Phosphorylierung.

Aus Brenztraubensäure entsteht weiterhin CoA-Acetat (s. Abschnitt III/3/c), dessen Acetylgruppe durch eine Umdrehung des Citronensäurecyclus vollständig zu Kohlensäure und Wasser oxydiert wird. Hierbei entstehen unter anderem drei Molekel DPNH und eine Molekel TPNH[1], bei deren Reoxydation zwölf energiereiche Bindungen, vermutlich in Form von ATP, auftreten, für eine Molekel Glucose somit 24. Der Mechanismus dieser „oxydativen Phosphorylierung" ist im einzelnen noch nicht bekannt. Durch sie werden große Mengen von Phosphatacceptoren in Beschlag genommen, die dann nicht mehr für die gekoppelte Phosphorylierung zur Verfügung stehen. Die Glykolyse ist somit unterbrochen (zwischen II → III und IV → V in der obigen Formelreihe), bis aus ATP durch anderweitige Reaktionen genügend ADP entstanden ist, das als Phosphatacceptor dienen kann.

Die oxydative Phosphorylierung wird durch 2,4-Dinitrophenol, Atabrin und durch mehrere basische Farbstoffe verhindert[2]: Die Atmung wird zwar durch diese Körper nicht gestört, aber es findet keine Übertragung der durch diese gewonnenen Energie auf die Phosphatacceptoren statt. Dadurch sollte auch der Pasteur-Effekt ausgeschaltet werden, was tatsächlich der Fall ist. Dieser Effekt ist somit aufs engste mit der oxydativen Phosphorylierung verbunden. Wie die eben erwähnten Stoffe, so hemmt auch Thyroxin die oxydative Phosphorylierung[3], was uns eine einleuchtende, mögliche Erklärung für dessen oxydationssteigernde Wirkung gibt; die Verbrennung der Nährstoffe wird durch das Schilddrüsenhormon beschleunigt, weil wegen der fehlenden Koppelung zwischen Oxydation und Phosphorylation die Phosphatacceptoren, die häufig den limitierenden Faktor in der Atmungskette darstellen, nicht aufgebraucht werden.

Eine weitere Regulierungsmöglichkeit wurde im vorangehenden Abschnitt erwähnt, als auf die Beziehung zwischen oxydativer Phosphorylierung und Kaliumkonzentration hingewiesen wurde.

---

[1] Erklärung dieser Symbole siehe Text zu Abb. 4.   [2] Ochoa et al. 1952.
[3] Martius et al. 1951, Lardy et al. 1951.

d) Regulation durch Bildung und Abbau von Katalysatoren.

Die Synthese und Zerstörung von Enzymen oder von Teilen derselben eröffnet weitere Möglichkeiten für fermentative Regulationseinrichtungen. So sind beispielsweise eine biologische Synthese, bei der ATP benötigt wird, und zwei Abbauwege für DPN bekannt. Durch die Koppelung eines synthetischen und eines spaltenden Enzyms kann die Konzentration eines solchen aktiven Stoffes entweder lange konstant gehalten (s. I/6) oder aber durch Änderung der Reaktionsgeschwindigkeit eines der beiden Fermente dem „Bedarf" angepaßt werden. Da, wie angedeutet (III/2/a) DPN durch den Zellkern synthetisiert wird, und da zahlreiche Enzyme des Zellplasmas und der Mitochondrien DPN brauchen, so tut sich hier eine wirksame Möglichkeit der Kontrolle mancher Fermentreaktionen durch die Kerne auf, d. h. durch die Geschwindigkeit, mit der DPN gebildet und aus dem Kern entlassen wird.

Hier wären auch die Beobachtungen über die Neubildung von Enzymen zu erwähnen, die unter dem Begriff der Adaptation zusammengefaßt und vor allem bei Mikroorganismen ausführlich studiert wurden[1]. Solange aber nicht in jedem Fall eine echte Zunahme der absoluten Fermentmenge bei der Adaptation nachgewiesen ist — was nur in wenigen Fällen geschah — muß auch in Erwägung gezogen werden, daß eine solche Zunahme durch andere Mechanismen bewirkt werden könnte, wie aus dem folgenden Beispiel hervorgehen mag: Suspensionen von *Mycobacterium smegmatis* und *M. phlei* vermögen verschiedene Guanidinderivate zu zerlegen[2]. Wenn die Bakterien durch Schallwellen aufgebrochen werden und das Enzym in Lösung geht, dann ist die Aktivität des gelösten Ferments zehnmal größer als die der Bakteriensuspension. Die Zeit, die das Substrat benötigt, um das Guanidin-spaltende Ferment innerhalb des intakten Bacteriums zu erreichen, kann vielleicht für diesen Aktivitätsunterschied verantwortlich gemacht werden. Eine Steigerung der Diffusionsgeschwindigkeit könnte deshalb eine Adaptation durch Zunahme der Fermentmenge vortäuschen.

e) Regulation durch Hormone.

Hormone beeinflussen manche Fermentreaktionen[3]. Als eines der ersten ausführlicher untersuchten Beispiele seien die Versuche von BIRKHÄUSER und ZELLER[4] erwähnt[5], in denen eine markante Steigerung der s-Cholinesterase verschiedener Organe und Tierarten nach Injektion von Follikelhormonen nachgewiesen wurde[6]. Der Gehalt der Leber weiblicher Ratten an Cholinesterase ist wegen dieser Hormonwirkung fünfmal höher als der männlicher Tiere. Die Applikation von Cortisonacetat bringt diesen Unterschied innerhalb 48 Std zum Verschwinden[7]. Ein solcher rascher Wechsel der Fermentaktivität spricht weniger für eine Änderung der absoluten Fermentmenge als für einen Unterschied der „Erreichbarkeit" des Enzyms für das Substrat. Da Grenzflächenphänomene hier eine Rolle spielen könnten, wurde der Einfluß von Steroidhormonen auf die Lysolecithinhämolyse geprüft. Aus den Resultaten wurde die Aufnahme gewisser Sterinverbindungen in „strategische" Stellungen der Zellmembran gefolgert[8]. Nun wurde aber in den vorangehenden Abschnitten auf die hervorragende Rolle der Grenzflächen und der Stellung eines Enzyms innerhalb der Zellarchitektur für die

---

[1] SPIEGELMAN 1950.   [2] Zusammenfassung bei ZELLER u. OWEN 1951.   [3] DORFMAN et al. 1951.
[4] BIRKHÄUSER, v. WATTENWYL, ZELLER 1940—1943.
[5] Den Ausgangspunkt für diese Untersuchungen bildete der Nachweis eines verschieden hohen Cholinesterasetiters in beiden Geschlechtern. Diese Geschlechtsunterschiede finden sich auch im Blut des Menschen (ZELLER et al. 1941, BUTT et al. 1942, LEVINE et al. 1949.
[6] Weitere Daten bei MUNDELL 1944, SAWYER et al. 1946.
[7] Unpublizierte Versuche.   [8] ZELLER 1952.

Fermenttätigkeit hingewiesen. Damit ist aber auch die allgemeine Verknüpfung zwischen der Bindung von Steroidhormonen an die Zellmembran mit der Änderung von Enzymaktivitäten gegeben. Da die Hormone von außen an die Zelle herankommen, ist es nicht verwunderlich, daß ihre Wirkung in erster Linie an der Zellmembran in Erscheinung tritt. Das Spiel mag sich an intracellulären Grenzflächen und Strukturen wiederholen[1]. Manche experimentellen Ergebnisse weisen auf eine ähnliche Funktion der Proteohormone hin. Da die Enzyme integrierende Bestandteile der Zellstruktur bilden, wird später einmal die Streitfrage, ob Insulin primär an einem einzelnen Ferment (Hexokinase[2]) oder an der intakten Zellstruktur angreift[3], gegenstandslos werden. Weitere Beziehungen zwischen Hormonen und Enzymen sind in anderen Abschnitten angedeutet (III/4/c).

IV. Allgemeine Enzympathologie.

1. Einleitung.

Der Natur dieses Handbuches entsprechend werden nur solche Störungen des Fermentapparats behandelt, die für die Charakterisierung einiger Haupttypen pathologischer Abweichungen notwendig sind. Wir befinden uns immer noch in der Phase des Sammelns reinlicher experimenteller Tatsachen, und die im folgenden gegebene Klassifizierung hat nur die Bedeutung eines tastenden Versuchs, das ausgedehnte Material nach einfachen Grundsätzen zu ordnen. Der Beitrag der Enzymologie an das Verständnis des Mechanismus *pathologischer* Vorgänge ist noch nicht sehr bedeutend, weil unsere Kenntnisse über die *physiologische* Funktion vieler Fermente noch sehr beschränkt ist (s. Kapitel V), und weil in vielen Fällen Zweifel bestehen, welche Abweichungen der Fermentaktivität primärer und welche sekundärer Natur sind.

2. Änderungen der Enzymaktivität.

Aus vielen Beispielen sei die Katalase gewählt: Kürzlich wurden in Japan familiär gehäufte Fälle von vollständigem Katalasemangel des Blutes beschrieben[4]. In einem dieser Fälle wurden nicht nur das Blut, sondern auch Knochenmark, Leber und Muskel mit völlig negativem Resultat untersucht, obwohl alle diese Gewebe wie die Erythrocyten üblicherweise reich an Katalase sind. Als einziges klinisches Symptom wurde bei der Mehrzahl dieser Fälle von *Anenzymia catalasia* eine nekrotisierende Periodontitis gefunden[5].

Die Katalaseaktivität zahlreicher experimenteller Tumoren ist im Vergleich mit dem Ursprungsgewebe erniedrigt. Selbst einige tumorfreie Organe enthalten gegenüber der Norm weniger Katalase[6].

3. Änderungen der intracellulären Fermentverteilung.

Es wäre denkbar, daß der Gesamtgehalt eines Gewebes an einem bestimmten Ferment gegenüber den üblichen Werten keine Änderungen erkennen ließe, während doch die Verteilung des Enzyms innerhalb der Zelle ungewöhnlich wäre. Diese Situation scheint für die ATP-ase von experimentellen Mäusehepatomen zuzutreffen: Nach der fraktionierten Zentrifugierung (s. Abschnitt II/5) findet sich in der überstehenden Lösung (= Cytoplasma) und in den Mikrosomen

---

[1] Schweppe et al. 1951.
[2] Zusammenfassung der Arbeiten des Corischen Instituts bei Krahl 1951.
[3] Stadie 1951.   [4] Takahara 1951.   [5] Kaziro et al. 1952.   [6] Greenstein et al. 1951.

mehr ATP-ase, dafür weniger in den Mitochondrien, als in dem aus normaler Leber gewonnenen Material[1].

Hier könnte vielleicht auch die „trübe Schwellung" der Leber eingereiht werden, die durch die Schwellung von Mitochondrien bedingt sein soll[2]. Die Schwellung kann in vitro künstlich erzeugt werden, wenn zu der Suspension der Mitochondrien kein ATP gegeben wird. In diesem Zustand der Schwellung sind die Mitochondrien für die meisten Substrate des Citronensäurecyclus undurchlässig. Es erhebt sich somit die Möglichkeit, daß der Citronensäurecyclus (und die mit ihm verbundenen Systeme) zwar immer noch in den Mitochondrien intakt vorhanden ist, aber wegen seiner Unerreichbarkeit für seine Substrate aus dem Zellgeschehen ausgeschaltet ist.

4. Fermentative Entdifferenzierung.

Der Bereich der Aktivitäten eines Enzyms in den verschiedenen Organen einer Species ist gewöhnlich sehr groß, während die Spanne, innerhalb der sich die Fermentaktivität von Tumoren bewegt, gewöhnlich viel kleiner ist. Nach GREENSTEIN gleicht sich die fermentative Ausrüstung von Tumoren verschiedener Herkunft mehr als die der Ursprungsgewebe, oder, mit andern Worten, die Tumoren sind fermentativ weniger differenziert als die normalen Organe[3]. Diese Entdifferenzierung könnte wohl so geschehen, daß ursprünglich aufeinander abgestimmte Enzymsysteme ganz oder teilweise ihre „biologische Resonanz" verlieren. Eine derartige Entwicklung liegt vielleicht der klassischen biochemischen Abweichung der Tumoren zugrunde, die nach WARBURG in einer Verhinderung des PASTEUR-Effekts besteht. Es entstehen in der Krebszelle Brenztrauben- und Milchsäure aus Glykogen, selbst in Gegenwart von Sauerstoff. Glykolytisches und oxydatives System sind nicht gegeneinander ausbalanciert. Es ist noch nicht entschieden, ob das Atmungssystem unfähig ist, eine normale Menge von anfallender Brenztraubensäure zu bewältigen, oder ob der Glykolysekomplex eine zu große Tätigkeit entfaltet[3]. Schließlich wäre auch an eine Störung der oxydativen Phosphorylierung zu denken.

5. Änderungen der Verteilung von Fermenten zwischen Zellen und extracellulären Flüssigkeiten.

Das Auftreten von Pankreasfermenten im Blute bei Pankreasapoplexie, die Zunahme von alkalischer Phosphatase bei verschiedenen Erkrankungen des Knochensystems und von saurer Phosphatase bei Prostatacarcinom sind wohl bekannt. Eine Enzym*abnahme* findet bei drohendem Abort nach dem Absterben der Frucht statt. Der Tod des Embryos verhindert den Austritt der Diaminoxydase aus der Placenta (s. Abschnitt III/2/f), und es kommt innerhalb 24 Std zu einer starken Senkung des für die betreffende Schwangerschaftsperiode charakteristischen Diaminoxydasewertes[4].

Wenn durch Di-isopropyl-fluorophosphat die s-Cholinesterase des Blutes zum Verschwinden gebracht wird, dann ist der Wiederanstieg des Spiegels bei Leberkrankheiten verzögert[5]. Die Leber ist, wie erwähnt (s. Abschnitt III/2/f), die Quelle für dieses Ferment. — Die Cholinesterase des Liquor cerebrospinalis ist bei Schizophrenen gegenüber der Norm erhöht[6].

---

[1] SCHNEIDER et al. 1950. [2] RAAFLAUB 1952, CHAPPELL et al. 1954.
[3] Zusammenfassung: ZAMECNIK 1952.
[4] Zusammenfassungen: AHLMARK 1944, ZELLER 1942, 195 (1 b). [5] WESCOE et al. 1947.
[6] BIRKHÄUSER 1941.

Nach wiederholter Punktion des Kammerwassers steigt sein Gehalt an Cholinesterase und Katalase steil an. Die erstere stammt allem Anschein nach aus dem Blut, die letztere aus dem Corpus ciliare[1].

Die Abweichung des Fermentgehalts von Körperflüssigkeiten wird in bekannter Weise zu diagnostischen Zwecken ausgenützt[2]. Hingegen ist über den Mechanismus des Enzymaustausches und dessen Bedeutung für die pathologischen Prozesse derzeit wenig bekannt.

6. Wirkung körperfremder Fermente.

Die Exotoxine mancher Bakterien besitzen Fermentnatur, wie beispielsweise die Phospholipase C und die Proteasen des Toxins von Gasbranderregern. Diese Enzyme sind imstande, die Struktur der Zellen und des bindegewebigen Halteapparats der Muskeln zu zerstören und damit ein geeignetes Milieu für die Ausbreitung der Infektion im Gewebe zu schaffen[3]. Die Schlangengifte enthalten ebenfalls Phospholipase und Proteasen, dazu noch e-Cholinesterase, Ophio-ATP-ase, 5'-Nucleotidase, Ophio-L-aminosäure-oxydase usw. Die Wirkung der Gifte ist mit ihrer Fermentnatur verbunden, wie das im einzelnen für die folgenden, durch Bisse bedingten Syndrome gezeigt werden kann[3]: Schock, Lähmung des Nervensystems und der Muskeln, Hämolyse, Nekrosen, schlagartige Auslösung der Blutgerinnung oder Verhinderung der Gerinnung.

7. Wechselwirkung zwischen Fermenten und Pharmaka.

Die normale, d. h. therapeutische Wirkung von Pharmaka sei hier nicht diskutiert, auch wenn Enzyme bei dieser eine Rolle spielen sollten. Hingegen seien ein paar Fälle angeführt, bei denen der Zusammenstoß zwischen biologisch aktivem Stoff und Ferment zu pathologischen Reaktionen führt. So werden unter dem Einfluß eines acetylierenden Ferments manche Sulfonamide fermentativ acetyliert[4]. Da acetylierte Amine weniger löslich als die freien Amine sind, kann es in der Niere zu einer Auskristallisierung der Acetylderivate kommen, was zu schwersten, tödlichen Nierenschädigungen führt.

Andere unerwünschte Einflüsse von Heilmitteln sind durch deren störende Einwirkung auf die Fermente erklärbar. So wurde kürzlich gefunden, daß die neuen Tuberkuloseheilmittel Isonicotinsäurehydrazid (Isoniazid) und 1-Isonicotinyl-2-isopropylhydrazin (Iproniazid) auf die Diaminoxydase und Monoaminoxydase[5] hemmend einwirken. Da die Monoaminoxydase Adrenalin und die Diaminoxydase Histamin abbaut, und da die beiden Heilmittel Symptome der Histaminintoxikation und der Sympathicusreizung hervorrufen, besteht durchaus die Möglichkeit einer Beteiligung der beiden Fermente an der Entstehung dieser Nebenwirkungen. Wenn verschiedenen Tieren Iproniazid injiziert wird, und wenn 2 Std später Hirn- und Lebermitochondrien in üblicher Weise isoliert werden (s. Abschnitt II/5), dann ist die in diesen Zellteilchen sonst nachzuweisende Monoaminoxydase verschwunden[6]. Die Ratte braucht 5 Tage, um die Aktivität des Enzyms nach einer einmaligen Injektion vollständig zu restituieren[7]. Die Monoaminoxydase ist während dieser Zeit außerstande, markiertes Adrenalin in normaler Weise abzubauen[8]. Zu diesen Ergebnissen paßt ganz die Erfahrung, daß der pharmakologische Effekt[9] und die Toxicität von sympathicomimetischen Aminen durch Iproniazid bedeutend gesteigert werden. So gelingt es, beim

---

[1] Unpubliziert.   [2] Zusammenfassung: Ammon et al. 1939.
[3] Zusammenfassungen: Zeller 1948, 1951a.   [4] Zusammenfassung: Bernheim 1951.
[5] Zeller et al. 1952, Stüttgen 1952, Viollier et al. 1953.   [6] Zeller u. Barsky 1952.
[7] Zeller et al. 1955.   [8] Schayer et al. 1953.   [9] Griesemer et al. 1953.

Meerschweinchen, das mit Iproniazid vorbehandelt worden ist, mit solchen Dosen von Tyramin Krämpfe zu erzeugen, die beim unbehandelten Tier wirkungslos sind[1]. Schließlich konnte mit Hilfe von Histamin und Adrenalin, die mit radioaktiven Isotopen gekennzeichnet waren, die erwartete Änderung im Stoffwechsel dieser beiden Substanzen mit Isoniazid und Iproniazid erzielt werden[2].

V. Schlußbemerkung.

Wenn es heute vorzugsweise die Enzymologie ist, die dem Pathologen neue Werkzeuge zur Verfügung stellt, so wird sich dieses Verhältnis eines Tages umkehren. Wie in andern Wissensgebieten, so war es auch in der Biochemie notwendig, die elementaren Vorgänge zu isolieren und in der einfachsten Form zu studieren. Dadurch wurden aber die mannigfachen Beziehungen der Enzyme zu ihrer Umgebung zerstört, was wiederum zur Folge hatte, daß unsere Kenntnisse über die Funktionen der einzelnen Fermente im Zellgeschehen erstaunlich gering sind. Eines der verheißungsvollsten Verfahren, diese empfindliche Lücke auszufüllen, bestände im Vergleich der Enzymologie der physiologischen und pathologischen Funktionen und Zustände. Es besteht somit kaum ein Zweifel, daß die Pathologen einen wesentlichen Beitrag zur Grundlagenforschung der Fermente leisten würden, sobald die Enzymologie einen gleichberechtigten Platz in der Reihe der klassischen Methoden der Pathologie einnähme.

Literatur.

In dieser Literaturübersicht wurden hauptsächlich Monographien und Übersichten aufgenommen und nur dann Originalpublikationen zitiert, wenn keine leicht zugänglichen Zusammenfassungen existieren. Aus der großen Fülle des Materials wurde dasjenige ausgewählt, das den Pathologen mit den verschiedenen Teilen des Literaturapparates des Enzymologen vertraut machen soll.

AHLMARK, A.: Studies on the histaminolytic power of plasma with special reference to pregnancy. Acta physiol. scand. (Stockh.) 9, Suppl. 28 (1944). — AMMON, R., u. E. CHYTREK: Die Bedeutung der Enzyme in der klinischen Diagnostik. Erg. Enzymforsch. 8, 91—134 (1939). — AUGUSTINSSON, K.-B.: Cholinesterases, a study in comparative enzymology. Acta physiol. scand. (Stockh.) 15, Suppl. 52 (1948).

BALDWIN, E.: Dynamic aspects of biochemistry. 2. Auflage. Cambridge 1952. — BAMANN, E., u. K. MYRBÄCK: Die Methoden der Fermentforschung. Leipzig 1941. — BERENBOM, M., H. O. YOKOYAMA and R. E. STOWELL: Chemical and enzymatic changes in liver following freezing- drying and acetone fixation. Proc. Soc. Exper. Biol. a. Med. 81, 125—128 (1952). — BERNHEIM, F.: Enzymes in detoxication. In J. B. SUMNER u. K. MYRBÄCK, The Enzymes, Bd. II, S. 844—865. New York 1951. — BIRKHÄUSER, H.: Cholinesterase im normalen und pathologischen Liquor cerebrospinalis des Menschen. Arch. suisse Neur. 46, 185—190 (1941). — BIRKHÄUSER, H., u. E. A. ZELLER: Cholin-esterase und Sexualhormone. 1. Mitteilung über Beziehungen zwischen Sexualhormonen und Fermenten. Helvet. chim. Acta 23, 1460—1464 (1940). — BLANCHARD, M., D. E. GREEN, V. NOCITO u. S. RATNER: l-Hydroxy acid oxidase. J. of Biol. Chem. 163, 137—144 (1946). — BLASCHKO, H.: Amine oxidase and amine metabolism. Pharmacol. Reviews 4, 415—458 (1952). — BOQUET, P.: Venins de serpents et antivenins. France 1948. — BRAUER, R. W., and M. A. ROOT: The relation between the esterase activity of the blood plasma and of the liver of the dog. Amer. J. Physiol. 149, 611—625 (1947). — BÜCHER, TH.: Probleme des Energietransports innerhalb lebender Zellen. Adv. Enzymol. 14, 1—48 (1953). — BUTT, H. R., M. W. COMFORT, T. J. DRY and A. E. OSTERBERG: Values for acetylcholine esterase in blood serum of normal persons and patients with various diseases. J. Labor. a. Clin. Med. 27, 649—655 (1942).

CARLSTEN, A., G. KAHLSON u. F. WICKSELL: The strong histaminolytic activity of lymph and its bearing on the distribution of histamine between lymph and plasma in dogs. Acta physiol. scand. (Stockh.) 17, 370—383 (1949). — CASPERSSON, T.: Method of the determination of the absorption spectra of cell structures. J. Roy. Microsc. Soc. 60, 8 (1940). ~ The relations between nucleic acid and protein synthesis. Symposia Soc. Exper. Biol. 1 (Nucleic acids), 127—151 (1947). ~ Cell growth and cell function. New York 1950. —

---

[1] REBHUN et al. 1954.   [2] SCHAYER et al. 1953.

CHANCE, B.: Enzym-substrat compounds. Adv. Enzymol. 12, 153—190 (1951). ~ The identification of enzyme—substrate compounds. In E. S. G. BARRON, Modern trends in physiology and biochemistry, S. 25—46. New York 1952. ~ The state of catalase in the respiring bacterial cell. Science (Lancaster, Pa.) 116, 202—203 (1952). — CHANTRENNE, H.: Hétérogénéité des granules cytoplasmiques du foie de souris. Biochim. et Biophysica Acta 1, 437—448 (1947). — CHAPPELL, J. B., and S. V. PERRY: Biochemical and osmotic properties of skeletal muscle mitochondria. Nature (Lond.) 173, 1094—1095 (1954).

DAVIDSON, J. N., and C. WAYMOUTH: The nucleoproteins of the liver cell demonstrated by ultra-violet microscopy. J. of Physiol. 105, 191—196 (1946). — DIXON, M.: Multi-enzyme systems. Cambridge 1949. — DORFMAN, R. I., and E. D. GOLDSMITH (mit 23 weiteren Autoren): The influence of hormones on enzymes. Ann. New York Acad. Sci. 54, 531—727 (1951). — DOUNCE, A. L.: Cytochemical foundations of enzyme chemistry. In J. B. SUMNER u. K. MYRBÄCK, The Enzymes, S. 187—266. New York 1950.

EDLBACHER, S.: Das Ganzheitsproblem in der Biochemie. Experientia (Basel) 2, 7—18 (1946).

GALE, E. F.: From amino acids to proteins. In W. D. MCELROY u. H. B. GLASS. Baltimore 1955. — GEY, G. O., P. SHAPRAS and E. BORYSKO: Activities and responses of living cells and their components as recorded by cinephase microscopy and electron microscopy. Ann. New York Acad. Sci. 58, 1089—1109 (1954). — GLICK, D.: Techniques of histo- and cytochemistry. New York 1949. — GOMORI, G.: Microscopic histochemistry: Principles and practice. Chicago 1952. ~ Chromogenic substrates for aminopeptidase. Proc. Soc. Exper. Biol. a. Med. 87, 559—561 (1955). — GREEN, D. E.: Integrated enzyme activity in soluble extracts of heart muscle. Science (Lancaster, Pa.) 115, 661—665 (1952). — GREEN-FIELD, R. E., and V. E. PRICE: Isolation of rat liver catalase from particulate fractions of polyvinylpyrrolidone-sucrose homogenates. Abstracts of Paters, 126. Meeting Amer. Chem. Soc., 48 C, 1954. — GREENSTEIN, J. P., and A. MEISTER: Tumor enzymology. In J. B. SUMNER u. K. MYRBÄCK, The enzymes, Bd. II, S. 1131—1179. New York 1951. — GRIESE-MER, E. C., J. BARSKY, C. A. DRAGSTEDT, J. A. WELLS and E. A. ZELLER: Potentiating effect of iproniazid on the pharmacological action of sympathicomimetic amines. Proc. Soc. Exper. Biol. a. Med. 84, 699—701 (1953).

HOGEBOOM, G. H.: Separation and properties of cell components. Federat. Proc. 10, 640—645 (1951). — HOGEBOOM, G. H., W. C. SCHNEIDER and M. J. STRIEBICH: Localization and integration of cellular function. Cancer Res. 13, 617—632 (1953). — HOLT, S. J.: A new principle for the histochemical localization of hydrolytic enzymes. Nature (Lond.) 169, 271—273 (1952). — HOLTER, H.: Localization of enzymes in cytoplasm. Adv. Enzymol. 13 1—20 (1952).

ISELIN, B., u. E. A. ZELLER: Über den enzymatischen Abbau von l-α-Oxysäuren. Helvet. chim. Acta 29, 1508—1520 (1946).

JEENER, R.: Heterogeneity of cytoplasmic granules: data obtained by fractionation in a concentrated saline solution. Biochim. et Biophysica Acta 2, 633—141 (1948). — JOHANSEN, G., u. K. LINDERSTRØM-LANG: Liberation, diffusion, and precipitation of phosphate in the Gomori test. Acta med. scand. (Stockh.) 142, Suppl. 266, 601—613 (1952).

KALTENBACH, J. P.: Preparation of suspensions of intact liver cells. Federat. Proc. 11, 237 (1952). — KAZIRO, K., G. KIKUCHI, H. NAKAMURA u. M. YOSHIYA: Die Frage nach der physiologischen Funktion der Katalase im menschlichen Organismus; Notiz über die Entdeckung einer Konstitutionsanomalie „Anenzymia catalasea". Chem. Ber. 85, 886—891 (1952). — KRAHL, M. E.: The effect of insulin and pituitary hormones on glucose uptake in muscle. Ann. New York Acad. Sci. 54, 649—670 (1951).

LANG, K.: Der intermediäre Stoffwechsel. Berlin 1952. — LARDY, H. A., and G. FELDOTT: Metabolic effects of thyroxine in vitro. Ann. New York Acad. Sci. 54, 636—648 (1951). — LAVES, W., K. THOMA u. A. OBERDORFER: Über ein einfaches Verfahren zur zytoenzymatischen Untersuchung von Blut- und Knochenmarksausstrichen und seine Bedeutung für das Studium leukämischer Zellen. Wien. klin. Wschr. 1952, 4—8. — LEHMANN, F. E.: Mikroskopische und submikroskopische Bauelemente der Zelle. In: Mikroskopische und chemische Organisation der Zelle. Berlin 1952. — LEUTHARDT, F., A. F. MÜLLER u. H. NIELSEN: Biologische Citrullinsynthese, Glutamin und α-Ureidoglutarsäure. Helv. Chim. Acta 32, 744—756 (1949). — LEVINE, M. G., and R. E. HOYT: Serum cholinesterase in some pathological conditions. Proc. Soc. Exper. Biol. a. Med. 70, 50—53 (1949). — LINDERSTRØM-LANG, K., u. H. HOLTER: Enzymatische Histochemie. Erg. Enzymforsch. 3, 309—334 (1934). — LIPMANN, F.: Metabolic generation and utilization of phosphate bond energy. Adv. Enzymol. 1, 99—162 (1941).

MARTIUS, C., and B. HESS: The mode of action of thyroxine. Arch. Biochem. a. Biophysics 33, 486—487 (1951). — MAZIA, D.: Physiology of the cell nucleus. In E. S. G. BARRON,

Modern trends in physiology and biochemistry, S. 77—122. New York 1952. — Monné, L.: Functioning of cytoplasm. Adv. Enzymol. 8, 1—69 (1948). — Mundell, D. B.: Plasma cholinesterase in male and female rats. Nature (Lond.) 153, 557—558 (1944).

Nachmansohn, D.: Chemical mechanisms of nerve activity. In E. S. G. Barron, Modern trends in physiology and biochemistry, S. 229—276. New York 1952. — Neurath, H., u. N. M. Green: Proteolytic enzymes. In H. Neurath u. K. Bailey, The proteins, Bd. II, S. 1057. New York 1954. — Nord, F. F., u. R. Weidenhagen: Handbuch der Enzymologie. Leipzig 1940. — Northrop, J. H., M. Kunitz and R. M. Herriott: Crystalline enzymes, 2. Aufl. New York 1948. — Novikoff, A. B., E. Podber, J. Ryan and E. Noe: Biochemical heterogeneity of the cytoplasmic particles isolated from rat liver homogenate. J. Histochem. Cytochem. 1, 27—46 (1953).

Ochoa, S., and J. R. Stern: Carbohydrate metabolism. Annual Rev. Biochem. 21, 547—602 (1952). — Oparin, A.: Die Wirkung der Fermente in der lebenden Zelle. Erg. Enzymforsch. 3, 57—72 (1934).

Palade, G. E.: The fine structure of mitochondria. Anat. Rec. 114, 427—452 (1952). ~ An electron microscope study of the mitochondrial structure. J. Histochem. a. Cytochem. 1, 188—211 (1953). — Potter, V. R.: The homogenate technique. In W. W. Umbreit, R. H. Burris u. J. F. Stauffer, Manometric techniques and tissue metabolism, S. 136—147. Minneapolis 1949. — Potter, V. R., R. O. Recknagel and R. B. Hurlbert: Intracellular enzyme distribution; interpretations and significance. Federat. Proc. 10, 646—653 (1951).

Raaflaub, J.: Die Korrelation zwischen Struktur und Aktivität von isolierten Leberzellmitochondrien. Helvet. physiol. Acta 10, C 22—24 (1952). — Rebhun, J., S. M. Feinberg and E. A. Zeller: Potentiating effect of iproniazid on action of certain sympathicomimetic amines. Proc. Soc. Exper. Biol. a. Med. 87, 218—220 (1954). — Rothstein, A., R. Meier and L. Hurwitz: The relationship of the cell surface to metabolism. V. The role of uranium-complexing loci of yeast in metabolism. J. Cellul. a. Comp. Physiol. 37, 57—81 (1951). — Roulet, F., u. E. A. Zeller: Über die Enzyme des Mycobacterium tuberculosis und anderer säurefester Bakterien. 3. Mitt. Über den enzymatischen Abbau von L-Peptiden durch säurefeste Bakterien. Helvet. chim. Acta 31, 1915—1926 (1948). — Runnström, J.: Cytoplasm, its structure and role in metabolism, growth and differentiation. In E. S. G. Barron, Modern trends in physiology and biochemistry, S. 47—76. New York 1952.

Sawyer, C. H., and J. W. Everett: Effects of various hormonal conditions in the intact rat on the synthesis of serum cholinesterase. Endocrinology 39, 307—322, 323—343 (1946). — Schayer, R. W., and R. L. Smiley: The metabolism of epinephrine containing isotopic carbon. III. J. of Biol. Chem. 202, 425—430 (1953). — Schneider, W. C.: Methods of the isolation of particulate components of the cell. In W. W. Umbreit, R. H. Burris u. J. F. Stauffer, Manometric techniques and tissue metabolism, S. 148—155. Minneapolis 1949. — Schneider, W. C., G. H. Hogeboom and H. E. Ross: Intracellular distribution of enzymes. VII. The distribution of nucleic acids and adenosinetriphosphatase in normal mouse liver and mouse hepatoma. J. Nat. Canc. Inst. 10, 977—982 (1950). — Schweppe, J. S., E. A. Zeller and G. M. Higgins: Interrelationships between enzymes and hormones. VI. Influence of age, sex, adrenalectomy, and corticone acetate upon the concentration of monoamine oxidase in the liveres of white rats. Proc. Staff Meet. Mayo Clin. 26, 371—376 (1951). — Seaman, G.: Localization of acetyl cholinesterase activity in the protozoan, Tetra hymena geleii S. Proc. Soc. Exper. Biol. a. Med. 76, 169—170 (1951). — Spiegelman, S.: Modern aspects of enzymatic adaptation. In J. B. Sumner u. K. Myrbäck, The Enzymes, Bd. I, S. 267—306. New York 1950. — Spiegelman, S., H. O. Halvorson u. R. Ben-Ishai: Free amino acids and the enzymeforming mechanism. In W. D. McElroy u. H. B. Glass, Amino acid metabolism. Baltimore 1955. — Stadie, W. C.: The combination of insulin with tissue. Ann. New York Acad. Sci. 54, 671—683 (1951). — Stüttgen, G.: Zur Einwirkung des Isonicotinsäurehydrazids auf den Histaminstoffwechsel. Klin. Wschr. 1952, 904. — Sumner, J. B., and K. Myrbäck: The enzymes. Chemistry and mechanism of action. New York 1950/51. — Swanberg, H.: Supporting assumption that the histaminolytic enzyme is formed in the decidua. Acta obstetr. scand. (Stockh.) 30, 408—412 (1950).

Takahara, S.: Proc. Jap. Acad. 27, 296 (1951). — Theorell, H.: Konstitution und Wirkung einiger Häminproteide. In R. Signer, H. Theorell, I. Abelin u. E. Glanzmann: Zur Chemie, Physiologie und Pathologie des Eiweißes. Bern 1944. — Tsou, C. L.: Exogenous and endogenous cytochrome c. Biochemic. J. 50, 493—499 (1952).

Umbreit, W. W., R. H. Burris u. J. F. Stauffer: Manometric techniques and tissue metabolism. Minneapolis 1949.

Valette, G., et Y. Cohen: Sur une méthode de détection histochimique de l'histaminase (diaminoxydase) dans les tissues. C. r. Soc. Biol. Paris 146, 714 (1952). — van Slyke, D. D.: The kinetics of hydrolytic enzymes and their bearing on methods for measuring enzyme activity. Adv. Enzymol. 2, 33—47 (1942). — Verzár. F. u. E. J. McDougall: Absorption from the intestine. London 1936. — Viollier, G., E. Quiring u. H. Staub: Einfluß von oral verabreichtem Isonicotinsäurehydrazid und dessen Isopropylderivat auf den Enzymhaushalt der weißen Ratte. Helvet. chim. Acta 36, 724—730 (1953).

Warburg, O.: Über sauerstoffatmende Körnchen aus Leberzellen und über Sauerstoffatmung in Berkefeld-Filtraten wäßriger Leberextrakte. Pflügers Arch. 154, 599—617 (1913). Wattenwyl, H. v., A. Bissegger, A. Maritz u. E. A. Zeller: Cholin-esterase und Geschlechtsfunktion beim Meerschweinchen. 5. Mitteilung über Beziehungen zwischen Sexualhormonen und Fermenten. Helvet. chim. Acta 26, 2063—2070 (1943). — Weinhouse, S.: Carbohydrate metabolism. Annual Rev. Biochem. 23, 125—176 (1954). — Wescoe, W. C., C. C. Hunt, W. F. Riker and I. C. Litt: Regeneration rates of serumcholinesterase in normal individuals and in patients with liver damage. Amer. J. Physiol. 149, 549—551 (1947).

Zamecnik, P. C.: The biochemistry of neoplastic tissue. Annual Rev. Biochem. 21, 411—430 (1952). — Zeller, E. A.: Diamin-oxydase. Adv. Enzymol. 2, 93—112 (1942). ~ Enzymes of snake venoms. Adv. Enzymol. 8, 459—495 (1948). ~ (a) Enzymes as essential components of bacterial and animal toxins. In J. B. Sumner u. K. Myrbäck, The Enzymes, Bd. I, S. 986—1013. New York 1951. ~ (b) Oxidation of Amines. In J. B. Sumner u. K. Myrbäck, The Enzymes, Bd. II, S. 536—558. New York 1951. ~ Action of cortisone acetate on hemolysis produced by the enzymic formation of lysolecithin from dimyristoyllecithin. Federat. Proc. 11, 316 (1952). — Zeller, E. A., u. J. Barsky: In vitro inhibition of liver and brain monoamine oxidase by 1-isonicotinyl-2-isopropyl hydrazine. Proc. Soc. Exper. Biol. a. Med. 81, 459—461 (1952). — Zeller, E. A., J. Barsky and E. R. Berman: Amine oxidases. XI. Inhibition of monoamine oxidase by 1-isonicotinyl-2-isopropyl hydrazine. J. of Biol. Chem. 214 (1955). — Zeller, E. A., J. Barsky, J. R. Fouts, W. F. Kirchheimer u. L. S. van Orden: Influence of isonicotinic acid hydrazide (INH) and 1-isonicotinyl-2-isopropyl-hydrazide (IIH) on bacterial and mammalian enzymes. Experientia (Basel) 8, 349 (1952). — Zeller, E. A., u. H. Birkhäuser: Weibliche Sexualhormone, Schwangerschaft und Cholin-esterase. 2. Mitt. über Beziehungen zwischen Sexualhormonen und Fermenten. Helvet. chim. Acta 24, 120—126 (1941). — Zeller, E. A., H. Birkhäuser, H. v. Wattenwyl u. R. Wenner: Geschlechtsfunktion und Serum-Cholinesterase des Menschen. 3. Mitt. Helvet. chim. Acta 24, 962—968 (1941). ~ Geschlecht und Cholin-esterase bei Meerschweinchen, Maus und Beri-Beri-Ratte. 4. Mitt. Helvet. chim. Acta 24, 1465—1470 (1941). — Zeller, E. A., G. A. Fleischer, R. A. McNaughton and J. S. Schweppe: New substrates for cholinesterases. Proc. Soc. Exper. Biol. a. Med. 71, 526—529 (1949). — Zeller, E. A., u. C. A. Owen: Enzymology of the genus Mycobacterium. Fortschr. Tbk.forsch. 4, 39—53 (1951).

Der Mineralstoffwechsel der Zelle.

(Eisen, Calcium und Phosphor.)

Von

GOTTWALT CHRISTIAN HIRSCH-Göttingen.

Mit 27 Abbildungen.

I. Allgemeines.

1. Die Elemente und ihre Anreicherung.

Die Lebewesen entnehmen der Außenwelt zahlreiche Atome und verbinden diese miteinander zum Stoffbestand und zum Getriebe. Bisher konnte etwa die Hälfte aller bekannten Atome in dem Plasma der Tiere und Pflanzen wiedergefunden werden[1]. Die Tabelle 1 zeigt, daß die Elemente in sehr verschiedenen Prozentsätzen vorkommen: die am meisten vorkommenden Elemente, welche sich in allen Lebewesen finden, haben ein verhältnismäßig niedriges Atomgewicht: sie sind relativ leicht auswechselbar und bilden unter anderem auch Gase, lösliche Salze usw. Es ist biologisch wichtig, daß nicht alle Elemente der Umwelt der

Tabelle 1. *Durchschnittlicher Prozentgehalt der Atome im Plasma der Bakterien, Pflanzen und Tiere (in Klammern die Atomgewichte[2]).* Nach W. J. VERNADSKY 1929, 1934, H. BERG 1929, A. P. WINOGRADOFF 1938, J. HOFFMANN 1941, HOPPE-SEYLER und THIERFELDER 1953.

Gruppe A

> 10	O (16)	H (1,008)	C (12)
1—10	N (14,008)	Ca (40,08)	K (39,096)
10^{-1}—1	S (32,066)	P (30,98)	Si (28,06)
10^{-2}—10^{-1}	Mg (24,32)	Fe (55,85)	Na (22,997), K (39,096): 2×10^{-2}*, Ca (40,08): 1×10^{-2}*
	Cl (35,459)	Al (26,97)	Zn (65, 38), P (30,98): $1,3 \times 10^{-2}$*
10^{-3}—10^{-2}	Cu (63,54)	Br (79,916)	J (126,92)
	Mn (54,93)	B (10,82)	Mg (24,32): 2×10^{-3}*

Gruppe B

10^{-4}—10^{-3}	As (74,91)	F (19)	Ti (47,90), Fe (55,85): 1×10^{-4}*
	V (50,95)	Cr (52,01)	Ni (58,69), Cu (63,54): 1×10^{-4}*
	Sr (87,63)	Li (6,94)	
10^{-5}—10^{-4}	Ag (107,88)	Co (58,94)	Ba (137,36), J (126,92): 1×10^{-5}*
	Rb (85,48)	Sn (118,7)	Mo (95,95)

Gruppe C

10^{-6}—10^{-5}	Au (197,2)	U (238,5) in Knochen: $1,3 \times 10^{-6}$
10^{-7}—10^{-6}	Hg (200,6)	
10^{-8}—10^{-7}		
10^{-9}—10^{-8}	U (238,07) in Zähnen: 6×10^{-9}, Muskeln 4×10^{-9}	
10^{-10}—10^{-9}		
10^{-11}—10^{-10}	Ra (226,05)	

Die aus HOPPE-SEYLER und THIERFELDER 1953 übernommenen Daten sind mit einem * versehen; sie gelten für den Menschen und wurden freundlicherweise von Herrn Priv.-Doz. Dr. S. HOLLMANN übermittelt. — Man vergleiche auch ergänzend Tabelle 2.

---

[1] W. J. VERNADSKY 1929, 1934, H. BERG 1929, A. P. WINOGRADOFF 1938, J. HOFFMANN 1941.
[2] Die Atomgewichte wurden entnommen C. D. HODGMAN 1952.

Lebewesen im Plasma zu finden sind; obwohl gewisse Elemente in Gesteinen oder im Boden vorkommen (z. B. Titan als Begleiter des Aluminiums, Titanoxyd TiO_2 im Laterit zu 6—10%, Thorium zu 10^{-5} g/g Gestein[1]) sind sie im Plasma nicht vorhanden. Daraus kann geschlossen werden, daß bei der Permeation der Elemente in das lebendige Plasma eine Auswahl stattfindet, die sehr wahrscheinlich auf die Tätigkeit von Mechanismen zurückzuführen ist, die im Zusammenhang mit der Zellmembran stehen (s. den Beitrag „Allgemeine Stoffwechselmorphologie").

Es gibt kein Element, das sich nur in der lebenden Substanz fände. Nicht die Elemente sind für das lebende Plasma kennzeichnend, sondern die Makromoleküle, welche nur das lebende Plasma aufzubauen vermag aus den Elementen (s. oben genannten Beitrag). Dies Vermögen ist eines der wichtigsten Kennzeichen der lebenden Substanz, vor allem der Pflanzen und Bakterien, aber auch zum Teil der Tiere.

Die Fähigkeit der Organismen, Elemente im Plasma zu konzentrieren, wird durch Tabelle 2 für Seetiere erwiesen. Sie zeigt den mittleren Anreicherungsfaktor bestimmter Schwermetalle des Seewassers in 10 verschiedenen Seetieren[2]: vom Antimon 300fach bis zum Vanadin 280000fach. Diese Fähigkeit des Plasmas ist von großer biologischer Bedeutung.

2. Die Bindung der Elemente.

Die Elemente werden im Plasma schnell gebunden; freie Atome scheinen nur selten und nur kurze Zeit im Plasma zu existieren. Die Bindung vollzieht sich offenbar in drei Zuständen, in welchen die Elemente in der lebenden Substanz vorkommen[3]: 1. löslich, diffusionsfähig und in weitaus den meisten, vielleicht in allen Fällen ionisiert: beim Nachweis dieser Elementarform ist wegen der Beweglichkeit des Elementes besondere Kritik geboten; 2. unlöslich, aber leicht in eine lösliche Form überführbar: solche Elemente können in vielen Fällen direkte Ionenreaktionen geben, ohne daß ihr Träger zerstört zu werden braucht; andere müssen mit Säuren behandelt werden: in diesem Falle muß das Reagens in der Säure von Anfang an vorhanden sein, um Ionen so schnell zu binden wie sie im Laufe der Lösung frei werden[3]; 3. als Bausteine höherer chemischer Körper, welche als Träger des Elementes fungieren: sie sind entweder lösliche, aber nur schwer diffundierende oder unlösliche organische Moleküle. Diese letzte Form wird seit langer Zeit als „maskiert" bezeichnet, da die gewöhnlichen Reaktionen des Elementes nur ablaufen, wenn der organische Körper vorher mehr oder weniger zerstört wird. Die Zerstörung geschieht aber durch so grobe Eingriffe, daß sie die Lokalisation des Elementes gefährdet[3].

Das Vorkommen eines Minerals in einem partiellen System eines Lebewesens ist auffallend konstant in seiner Menge und in seiner Lokalisierung. Doch ist die Bindung viel labiler als man früher glaubte: dies zeigt die verhältnismäßig starke Ausscheidung von Elementen durch Atmung, Kot, Urin, Haut, Kiemen und ihre schnelle Nachlieferung: exogen aus dem Wasser, der Luft, der Nahrung, endogen aus dem intermediären Stoffwechsel. Besonders wird der schnelle Elementenaustausch durch die Ergebnisse der Isotopenforschung bewiesen: die Elemente werden mit einer früher unvorstellbaren Geschwindigkeit in einem Makromolekül ausgewechselt[4]. Aus der Polarität zwischen konstanter Menge und schnellem Austausch ergibt sich die logische Forderung einer Regulation. Wahrscheinlich unterliegen also alle Elemente nach Menge und Ort einer bestimmenden

---

[1] E. Blanck 1930.   [2] J. und W. Noddack 1939.   [3] G. Gomori 1952.   [4] Vgl. S. 92.

Regulation, welche zum physiologischen Bauplan der Lebewesen gehört; aber wir kennen sie noch kaum[1].

3. Allgemeine Methoden des Nachweises von Mineralien in der Cytologie.

Die Bestimmung des Mineralgehaltes in einer Zelle oder in einem Gewebe kann auf 2 Wegen erfolgen: 1. auf analytischem Wege durch Veraschung und qualitative und quantitative chemische Bestimmung; hierdurch sind unter anderem die Ergebnisse der Tabellen 1 und 2 entstanden, 2. durch den histochemischen Nachweis im Verbande der Zelle oder eines Gewebes. Am besten ist es, wenn man beide Wege zugleich beschreitet, d. h. an ein und demselben Objekt zu ein und derselben Zeit einer Funktionsphase des Objektes sowohl allgemein chemisch-analytisch als auch cytochemisch den Bestand eines Minerals prüft. Wenn dann verschiedene Funktionsphasen untersucht werden, so ergibt sich ein Bild des physiologischen Ablaufes; Einzelfeststellungen eines Minerals, z. B. in einer Zelle, ohne Rücksicht auf die Funktionsphase der Zelle, haben nur den Wert einer vorläufigen Mitteilung[2].

Es gibt heute einige allgemeine Methoden und Techniken, von denen jede auf mehrere Mineralien anwendbar ist. In diesem Handbuch kann nur kurz auf die Techniken hingewiesen werden.

a) Die Mikroveraschung.

Die Technik der Veraschung bringt Aschenbestandteile ungefähr an der Stelle zum Vorschein, wo Mineralien lokalisiert sind[3]; sie ist vor allem eine topographische Technik.

---

[1] *Allgemeine Darstellungen im Bereich des Mineralstoffwechsels.* E. F. ADOLPH 1943, E. BALDWIN 1949, L. v. BERTALANFFY 1952, W. BIEDERMANN 1913, D. A. K. BLACK 1952, W. BLADERGROEN 1949, G. H. BOURNE und Mitarbeiter 1951, V. T. BOWEN 1948, J. BRACHET 1950, J. R. G. BRADFIELD 1950, TH. v. BRANDT 1935, S. BRODY 1945, S. C. BROOKS and M. M. BROOKS 1944, F. BÜCHNER 1950, W. B. CANNON 1939, F. W. CLARKE and W. C. WHEELER 1922, J. F. DANIELLI 1950, 1954, DONIAK, HOWARD and PELC 1953, S. EDLBACHER und F. LEUTHARDT 1952, P. ERNST 1928, M. ERRERA et A. HERVE 1951, C. L. EVANS and H. HARTRIDGE 1941, R. M. FINK 1951, H. FISCHER 1932, O. FOLIN 1934, P. J. FITZGERALD 1952, 1953, FITZGERALD, SIMMEL, WEINSTEIN and MARTIN 1953, FRANCIS, MULLIGAN and WORMALL 1954, G. FRIEDLÄNDER and J. W. KENNEDY 1949, J. FULTON 1946, R. J. GAUTHERET 1949, G. GOMORI 1952, GORTNER-GORTNER 1950, L. H. GRAY 1951, D. M. GREENBERG 1939, CH. GREGOIRE 1950, R. A. R. GRESSON 1948, J. GROSS and C. P. LEBLOND 1947, P. GYÖRGI 1931, V. HAMBURGER 1942, J. G. HAMILTON 1941, 1949, H. HANDOVSKY 1950, W. HANLE 1952, B. HARROW 1950, F. HAUROWITZ 1950, L. V. HEILBRUNN 1943, L. HEILMEYER 1952, W. HEUBNER 1931, G. v. HEVESY 1948, G. HEVESY and F. A. PANETH 1938, HÖBER-HITCHCOCK-BATEMAN-GODDARD-FENN 1948, HOPPE-SEYLER und THIERFELDER 1953, B. C. P. JANSSEN 1940, J. M. JOHLIN 1949, M. D. KAMEN 1951, P. L. KIRK 1950, A. KROGH 1939, K. LANG 1952, K. LANG und R. SCHOEN 1952, J. H. LAWRENCE and J. G. HAMILTON 1948, D. E. LEA 1946, E. LEHNARTZ 1952, E. LETTERER und F. BÜCHNER 1948, L. LISON 1953, P. LOUYOT 1949, O. H. LOWRY 1943, E. V. McCOLLUM, E. ORENT-KEILES and H. G. DAY 1939, J. F. A. McMANUS 1948, P. H. MITCHELL 1950, J. NEEDHAM 1942, A. K. PARPART 1949, A. POLICARD 1941, E. C. REIFENSTEIN 1949, H. REIN 1948, E. DE ROBERTIS, W. W. NOWINSKY and F. A. SAEZ 1949, R. RUGH 1948, F. K. SANDERS 1951, M. B. SCHMIDT 1931, R. SCHOENHEIMER 1949, M. O. SCHULTZE 1940, H. SCHWIEGK und Mitarbeiter 1953, H. SCHWIEGK und K. LANG 1953, H. SELYE 1950, J. SENDROY 1945, L. W. SHARP 1943, H. C. SHERMAN 1943, 1946, 1948, B. M. SHOHL 1940, O. SHULMAN 1943, W. L. SIMPSON 1943, W. E. SIRI 1949, G. STEARNS 1939, M. TUBIANA 1950, W. F. WINDL 1940, Z. T. WIRTSCHAFTER 1942, H. YAGODA 1949.

[2] G. C. HIRSCH 1929.

[3] Allgemeines: POLICARD et PILLET 1925, 1926, E. TSCHOPP 1929, K. O. HENCKEL 1929, SCHULTZ-BRAUNS 1931, POLICARD-OKKELS 1931, W. GERLACH 1931, E. ALLARA 1937—1949, S. H. GAGE 1938, E. HINTZSCHE 1938, ST. BAGINSKY 1938, SCOTT-PACKER 1939, A. POLICARD 1934—1942, G. H. SCOTT 1933—1944, J. GERSH 1941, H. RODDY 1941, R. C. MACCARDLE et al. 1943, F. ROULET 1948, DE ROBERTIS-NOWINSKY-SAEZ 1949, D. GLICK 1951, E. S. HORNING 1951, L. LISON 1953, J. F. DANIELLI 1954.

Tabelle 2. *Gehalte in der Trocken-*

1	2	3	4	5	6
Gruppe	Seescheiden (Ascidien)	Schwämme (Spongiae)	Quallen	Seeanemonen (Actinien)	Holothurien
Art	Ciona intestinalis	Halichondria	Cyanea capillata	Metridium dianthus	Stichopus tremulus
	ganze Tiere	ganze Tiere	ganze Tiere	ganze Tiere	Eingeweide
Titan Ti	1,7	8,4	6	7,3	4,3
Vanadin V . . .	620	30	5	40	57
Chrom Cr . . .	—	0,2	1,3	—	0,9
Molybdän Mo .	0,8	0,2	2	18	2,6
Mangan Mn . .	120	58	60	55	37
Eisen Fe	250	2500	150	620	410
Cobalt Co . . .	2,3	0,05	7,1	1,7	1,2
Nickel Ni . . .	16	22	30	23	38
Kupfer Cu . . .	13	34	68	32	17
Silber Ag . . .	—	1	3,8	6	2,6
Gold Au	—	0,01	0,007	0,007	0,024
Zink Zn	330	150	1550	1400	140
Cadmium Cd . .	0,6	1,1	11	0,4	2,6
Gallium Ga . .	0,2	0,2	0,6	0,4	0,5
Thallium Tl . .	—		0,03	0,03	0,003
Germanium Ge .	0,4	0,3	2,2	0,7	0,3
Zinn Sn	3,5	1,7	32	15	6,2
Blei Pb	1,1	5,5	27	43	21
Arsen As . . .	3	5	50	9	2
Antimon Sb . .	0,1	0,08	0,16	0,23	0,24
Wismut Bi . . .	0,2	0,6	0,4	0,16	0,27
Gesamtgehalt an Metallen	1363	2817	2007	2272	743

Das so gewonnene Spodogramm ist mit kritischer Vorsicht auszuwerten[1, 2]: nur die Verfolgung des Aschenbildes in verschiedenen Funktionsstadien des Gewebes ergibt die Wahrscheinlichkeit einer richtigen Deutung (Abb. 1); dabei ist die Beweglichkeit löslicher Mineralien vor dem Niederschlag besonders in Betracht zu ziehen. Die Technik beruht auf der Erhitzung eines Schnittes auf 650⁰ C, also auf einer Verbrennung aller organischen Bestandteile. Vergleicht man das erhaltene Spodogramm mit einem gewöhnlich gefärbten Schnitt, so ist eine Lokalisierung der Mineralien nur ziemlich grob möglich; erst die Kombination mit den Techniken des Elektronenmikroskops, der spektrographischen Analyse und der Röntgenadsorptionsmethode kann feinere Ergebnisse erzielen.

Von einer Fixierung des Gewebes in Flüssigkeiten, welche ursprünglich angewendet wurde, ist man heute allgemein abgekommen, weil dadurch die Mineralien zu sehr verbreitet und verfälscht werden[3, 4]; sogar absoluter Alkohol entzieht etwa 15% der Mineralien[5]. Man kann besser frische Gewebe ohne Fixierung, oder Gefrierschnitte benutzen[4, 6]. Die beste Vorbereitung ist die Gefrier-Trocken-Technik[7], welche auch die Lokalisierung von etwas feineren Zellstrukturen erlaubt[8], und die unentbehrlich ist bei dem Nachweis diffusibler Elemente[3]. Zwei Verfahren sind hierbei besonders geeignet, Elemente diffundieren zu lassen und damit zu entlokalisieren: das Gefrieren und das Infiltrieren mit geschmolzenem Paraffin (Transport des Minerals durch geschmolzenes Fett bei 42—44⁰ C). Deswegen waren die Ergebnisse beider Techniken zuerst nicht gleich; erst die Erniedrigung der Gefriertemperatur auf —55⁰ bis —78⁰ C fixierte die Mineralien genauer[9]. Noch bessere Ergebnisse erzielte die Fixierung in Pentan bei —131⁰ C oder in Isopentan bei —195⁰ C[10].

[1] G. H. Scott 1943.   [2] Scott-Packer 1939.   [3] G. Gomori 1952.   [4] L. Lison 1953.
[5] Policard-Okkels 1931.
[6] Policard-Okkels 1932, G. H. Scott 1933, A. Policard 1934, S. Baginsky 1938, J. Kruszynski 1938, F. Roulet 1948.
[7] J. Gersh 1932—33, Anfinsen, Lowry and Hastings 1942, Mendelow and Hamilton 1950, F. K. Sanders 1951, R. E. Stowell 1951, L. Lison 1953, K. Neumann 1953, Moberger, Lindström and Andersson 1954,
[8] W. L. Simpson 1941.   [9] G. H. Scott 1940, 1943.   [10] N. L. Hoerr 1936.

substanz $\times 10^6$. Nach J. und W. Noddack 1939.

7	8	9	10	11		12
Echinoidea	Asteroidea	Knochenfische	Haifische	Gehalt im Meerwasser		Mittlerer Anreicherungsfaktor in den Tieren gegenüber dem Meerwasser
Brissopsis lyrifera	Asterias rubens	Ctenolabrus rupestris	Squalus acanthias	$\times 10^9$	Nachweis	
nur Schalen	Eingeweide	ganze Tiere	Eingeweide			
Ti 4,8	5	7	0,7	$< 0,5$	—	$>$ 10 000
V 5	9	1,6	1,8	$< 0,3$	—	$>$ 280 000
Cr 0,02	0,02	—	0,2	$< 0,2$	—	$>$ 1 400
Mo 0,1	2,4	0,5	0,2	0,5	+	6 000
Mn 530	190	43	3,5	3	+	41 000
Fe 570	900	330	460	8	+	86 000
Co 2,0	0,9	3,8	0,1	0,1	+	21 000
Ni 2,1	24	30	0,3	0,5	+	41 000
Cu 18	18	53	18	4	+	7 500
Ag 1,5	3,8	11	—	0,15	+	22 000
Au 0,007	0,03	0,01	—	0,008	+	1 400
Zn 65	160	140	155	14	+	32 500
Cd 0,03	1,7	3	—	$< 0,5$	—	$>$ 4 500
Ga 0,7	0,7	0,2	0,1	0,5	+	800
Tl 0,001	0,003	—	—	$< 0,01$	—	$>$ 700
Ge 0,07	0,3	2,2	0,4	$< 0,1$	—	$>$ 7 600
Sn 1,6	7,2	4,7	2	3	+	2 700
Pb 5,2	15	0,4	0,2	5	+	2 600
As 8	4	12	6	3	+	3 300
Sb 0,18	0,1	0,2	0,2	$< 0,5$	—	$>$ 300
Bi 0,03	0,03	0,05	0,025	0,2	+	1 000
1214	1342	643	648	$< 44,1$		

Als Kryostaten werden drei Typen empfohlen, von denen zwei unmittelbare Beobachtung des Verbrennens erlauben [1, 2, 3, 4]. Aufgenommene Filme während der Einäscherung von Skeletmuskeln und Neuronen mit 700—800facher Vergrößerung machten die verhältnismäßig günstige Beibehaltung des Ortes der Mineralien nur wahrscheinlich [5]. Ein Ultropak zur Beobachtung wird empfohlen [6].

Es können mit Hilfe der Veraschungstechnik im Lichtmikroskop folgende Mineralien als weiße Bestandteile dargestellt werden [7—10]: NaCl, KCl, $Ca_3(PO_4)_2$, $Mg_3(PO_4)_2$; die Carbonate werden übergeführt in die Oxyde Na_2O, CaO, MgO. Das sekundäre Kaliumphosphat K_2HPO_4 wird übergeführt in $K_4P_2O_7$; Eisen in Fe_2O_3, Silicium in Silicium-Kalkverbindungen; Schwefel geht verloren oder wird in verschiedene Sulfatverbindungen übergeführt. Alle diese Verbindungen können zunächst nicht voneinander unmittelbar unterschieden werden, da sie gemeinsam eine weiße Asche ergeben. Dann ist eine Differentialdiagnose möglich: Uranium behält seine Fluorescenz [11], das Silicium behält seine Doppelbrechung. In einigen Fällen hilft die Mikroanalyse [8]: z. B. bei Calcium (Bildung von typischen Gipskristallen) — bei Magnesium die Hahnsche Reaktion — bei Phosphaten Embdens Reagens [12] — bei Blei die Überführung in schwarzes Bleisulfit [13]. — Natrium- und Kaliumchlorid können mit Sulfaten gebunden werden [14] — Uranium bleibt fraglich [9]. Doch sind alle diese Unterscheidungen im topographischen Ergebnis nicht mehr ganz den neueren Anforderungen gewachsen.

Genauere Ergebnisse hat wohl eine Verbindung von Veraschung mit der Beobachtung im Elektronenmikroskop [15] erzielt. Nachdem das Elektronenmikroskop speziell umgebaut wurde [16], ist in den Muskelfibrillen, den kollagenen Fasern eine Genauigkeit der Lokalisation

[1] Uber-Goodspeed 1936, A. Godlewski 1938, G. H. Scott 1944, D. Glick 1949.
[2] Packer-Scott 1942. [3] Siehe Fußnote [7] S. 312. [4] E. S. Horning 1951.
[5] G. H. Scott 1943. [6] L. Lison 1953. [7] L. Lison 1953.
[8] P. L. Kirk 1950. [9] D. Glick 1949. [10] E. S. Horning 1951. [11] Policard et Okkels 1931.
[12] F. Hermann 1932. [13] H. Okkels 1930. [14] Policard et Pillet 1926.
[15] Scott-Packer 1939, M. v. Ardenne 1940, Draper and Hodge 1949, D. Glick 1949.
[16] McMillen-Scott 1937.

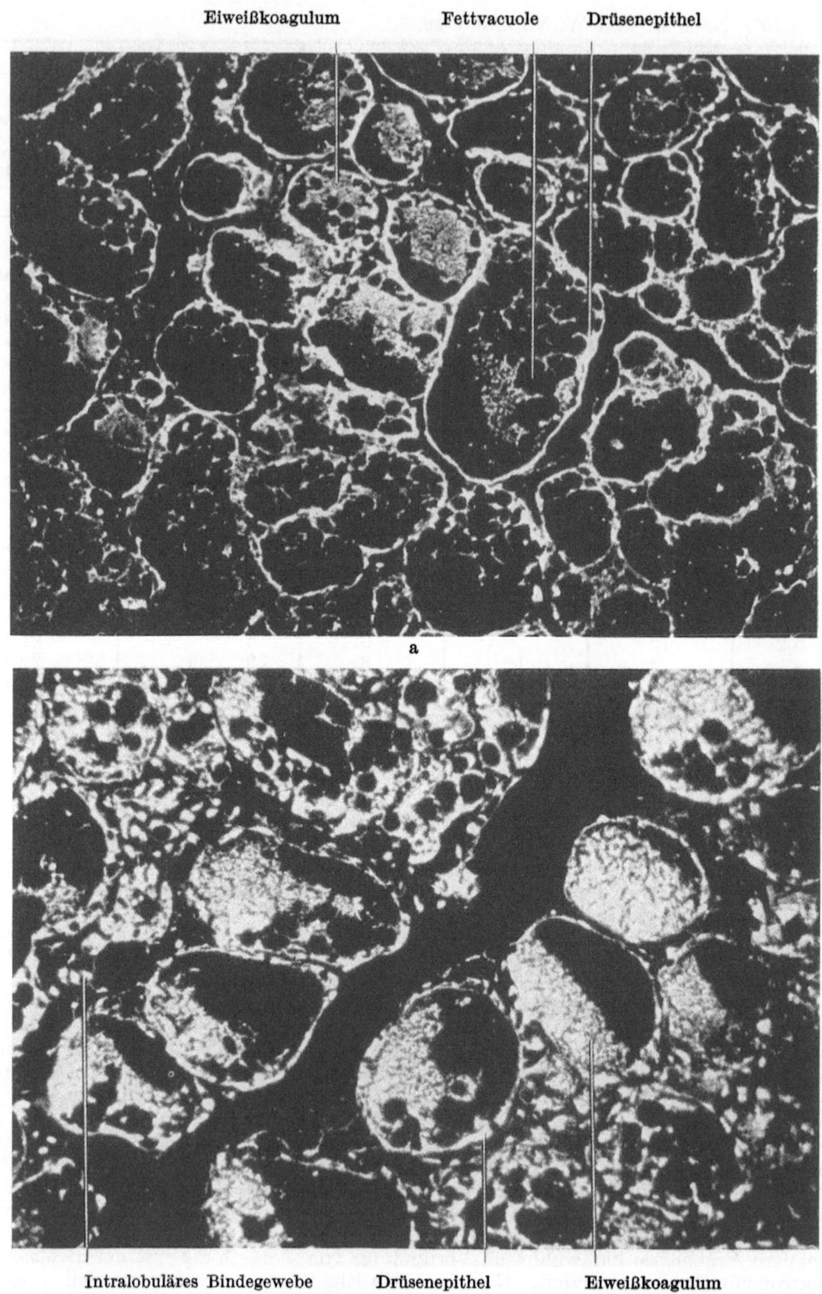

Abb. 1 a u. b. Mikroveraschung der sezernierenden Milchdrüse der weißen Maus. Dunkelfeldbeleuchtung. a im normalen Zustande. b am 3. Tage der Lactationsperiode nach Radiumfütterung: Zunahme der Asche in der Milch. Aus E. S. Horning 1951. Vgl. den Text S. 336.

von etwa 100 Å erzielt worden[1]. Calcium und Magnesium konnten identifiziert werden, aber nur als Summe[2]; unter dem lokalen Einfluß von Calcium und Magnesium soll die Elektrode aktiviert werden, Elektronen auszustrahlen[3]. Kalium und Natrium verdampfen,

[1] Draper and Hodge 1949.   [2] Packer and Scott 1942.   [3] G. H. Scott 1943.

bleiben aber bei der Mikroveraschung erhalten: Deswegen kann man durch Vergleich der Mikroveraschung mit dem elektronenmikroskopischen Bilde differenzieren durch Ausscheidung von Kalium und Natrium.

Eine weitere Verbesserung in der Mengenschätzung der Mineralien ergab eine *photoelektrische Technik*[1]; die gemessene Lichtintensität ist ungefähr proportional der Aschenmenge: Bei 700facher Vergrößerung und in einem 5 μ dicken Leberschnitt zeigen die Zellkerne nach Veraschung einen Galvanometerausschlag von 25 cm.

Die Nucleinsäuren bestehen zu etwa 23% aus Phosphorsäuren; der Phosphor ergibt bei der Mikroveraschung also eine relativ große Menge Asche. Solche Bestimmungen wurden anfänglich mikrochemisch geschätzt[2]; erst die Anwendung von Ammoniummolybdat in capillarer Schicht (mit Strychnin) führte zu besseren Ergebnissen[3]. Die ersten *Vergleiche zwischen dem Absorptionsnachweis und dem Aschenbilde* in den Chromosomen der Speicheldrüse von Chironomus[4] zeigten schon eine gute Übereinstimmung bei beiden Techniken. Dann wurde ein und derselbe Gewebeschnitt (embryonale Gewebe: Leber, Nieren, Herz, Spinalganglien, primitive Blutzellen — sowie Gewebe des Erwachsenen: Neuronen, Pankreas, Blutzellen, Carcinomgewebe, verschiedene Pflanzengewebe und Hefezellen) zuerst im ultravioletten Lichte bei 2570 Å photographiert und darauf verascht: die Vergleichung zeigte, daß die stark ultraviolett absorbierenden Zellteile auch sehr viel Asche liefern, was den Schluß erlaubt, daß der Phosphorgehalt der Nucleinsäuren in gewissen Zellen eine der wichtigsten Quellen der Asche bei der Mikroveraschung bildet[5]. Doch zeigte sich gleich, daß die Aschenmenge stark differierte: so zeigte die Ultraviolettabsorption an den basalen Teilen der exokrinen Pankreaszelle (Ergastoplasma) 4×10^{-11} mg/μ^3 Nucleinsäuregehalt; gerade hier wurde eine große Menge Asche gefunden[6]. Deswegen wurde die vergleichende Untersuchung konzentriert auf ein wichtiges Objekt: den quergestreiften Muskel[7]: er enthält beim Säugetier etwa 0,1—0,2% Adenylsäure, also etwa $0,1$—$0,2 \times 10^{-11}$ mg/μ^3 [8, 9]. — Es war dann ein bedeutender Fortschritt als A. ENGSTRÖM 1944 wieder durch Vergleich der Absorptionsmethode und der Mikroveraschung in demselben Schnitt fand, daß die quergestreiften Muskeln von Drosophila und die subcutanen Muskeln der Chironomuslarven in den stark ultraviolett-absorbierenden isotropen Bändern viel Adenylsäure und viel Asche (P) zeigten, während die anisotropen Bänder keine Absorption der Wellenlänge 2570 Å und fast keine Asche aufwiesen. Dies ist ein schönes Beispiel für den Wert der vergleichenden Anwendung zweier sich ergänzender Techniken im Mineralstoffwechsel.

b) Die Spektrographie.

W. GERLACH hat 1931 den Hochfrequenzfunken zur Analyse frischer Gewebe benutzt[10]: Verdampfung und Untersuchung im Ultraviolett zwischen 2300—3900 Å. Dieselbe Platte zeigt nebeneinander die bezeichnenden Linien der Elemente: z. B. Na, Mg, Si, Ca etwa in einer Staublunge (Abb. 2), oder Blei in einem kleinen Stückchen Zahnfleisch (neben Ca, Cu, Mg, Fe oder Cu bei Lebercirrhose, Au in verschiedenen Organen). SCOTT-WILLIAMS (1935) identifizierten Ca, Mg, K, Na, Cu und P. Die Technik ermöglicht ein Abtasten von Geweben, aber von Zellinhalten nur in beschränktem Maße. In Verbindung mit Veraschung und Elementaranalyse, normaler Histologie und Isolierung durch die Zentrifuge kann diese Technik noch eine Zukunft haben[11].

c) Die Röntgenadsorptionsspektroskopie.

A. ENGSTRÖM[12] hat 1946—1951 eine quantitative Methode entwickelt, durch welche z. B. Phosphor und Calcium in Knochenschnitten von 10 μ Dicke in einem Felde von 10 μ^2

---

[1] O. SCHULTZ-BRAUNS 1931, G. H. SCOTT 1933, WILLIAMS and SCOTT 1935. Beschrieben auch bei D. GLICK 1949 und E. S. HORNING 1951.

[2] UBER and GOODSPEED 1935, GOODSPEED and UBER 1934, 1936, C. BARIGOZZI 1937, F. M. UBER 1940.

[3] F. HERMANN 1932.   [4] C. BARIGOZZI 1937.   [5] A. ENGSTRÖM 1943.

[6] T. CASPERSSON et al. 1941.   [7] A. ENGSTRÖM 1944.

[8] W. O. FENN 1936.   [9] F. LORETI 1940.

[10] W. GERLACH 1931—1935, W. GERLACH et al. 1933, H. HIRSCHMANN 1934, SCOTT-WILLIAMS 1935, H. YAGODA 1940, R. C. MacCARDLE and F. ENGMAN 1943.

[11] Vgl. dazu die passend auch auf diese Technik zu übertragenden kritischen Auswertungen durch GLICK-ENGSTRÖM-MALMSTRÖM 1951, sowie BENJAMIN et al. 1945, H. S. BENNET 1952.

[12] HAMÓS-ENGSTRÖM 1944, A. ENGSTRÖM 1946, 1947, 1950, 1951, ENGSTRÖM-LINDSTRÖM 1947, ENGSTRÖM-JAKUS 1948, ENGSTRÖM-LÜTHY 1949, ENGSTRÖM-GLICK 1950, ENGSTRÖM-AMPRINO 1950, 1951, ENGSTRÖM-ENGFELDT 1951, ENGSTRÖM-WEGSTEDT 1951, ENGSTRÖM et al. 1951, ENGSTRÖM-ZETTERSTRÖM 1951, ENGFELDT et al. 1952. Ausführliche Darstellung bei D. GLICK 1949 und ENGSTRÖM-WEGSTEDT 1951.

und N (sowie O) in einer Fläche von 50—100 μ^2 bestimmt werden können. Man kommt mit dieser Technik also noch nicht an die kleineren Areale innerhalb der Zellen heran, aber an eine nicht zu kleine Zelle als Ganzes. Die Technik zerstört den Schnitt nicht.

Die Bestimmung geschieht mit einer Genauigkeit von 5—10% für 1×10^{-9} bis 1×10^{-12} g des betreffenden Elementes. Es können frische Zellen, fixierte Gewebe, Gefrier-Trocken-Präparate, veraschte Gewebe und sogar Paraffinschnitte verwendet werden.

d) Die Radioautographie.

Der Gebrauch radioaktiver Isotopen bei der Bestimmung des biologischen Schicksals von Elementen ist heute allgemein bekannt[1]. Die lokale Feststellung oder gar die mengenmäßige Schätzung solcher Isotopen in einzelnen Geweben oder in Zellen steckte bis vor kurzem noch in den Anfängen, denn die Ausstrahlungen von Isotopen in einzelnen Zellen konnten durch den Geiger-Zähler nicht erfaßt werden[2]. Erst die Anwendung der Radioautographie

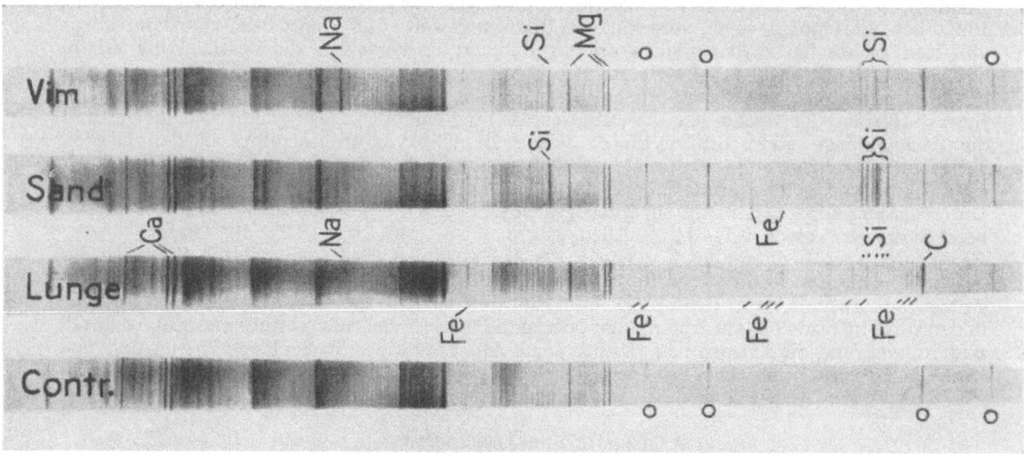

Abb. 2. Spektrogramm des Putzmittels „Vim", des darin enthaltenen Quarzsandes, der Staublunge (an welcher der Patient starb) und der normalen Lunge als Kontrolle. Aus W. Gerlach 1931.

erbrachte die Möglichkeit, wenigstens im Zellverbande die Strahlungen festzustellen: sie gründet sich auf die Empfindlichkeit einer photographischen Platte, auf welcher Isotopen in Zellen oder Gewebsflüssigkeiten ihr „Autogramm" hinterlassen[3, 4].

2×10^6 β-Teilchen mit einer mittleren Energie von wenigstens 150 Kev. genügen bereits, um ein photographisches Bild zu geben[5]. Besonders die neueren Techniken von C. P. Leblond[6], S. R. Pelc[7], N. Andresen[8], R. M. Fink[9], H. Boström[10], Harbers und Neumann[11], P. J. Fitzgerald[12], S. R. Pelc[13] und L. G. Lajtha[14] ergaben Fortschritte. Hierbei werden

[1] P. F. Hahn 1937, J. G. Hamilton 1942, J. H. Müller 1946, M. D. Kamen 1947, T. H. Evans 1948, Dougherty and Lawrence 1948, G. v. Hevesy 1948, G. C. Butler 1949, Friedländer and Kennedy 1949, J. M. Johlin 1949, S. C. Rothmann 1949, W. E. Siri 1949, Bellion-de Michelis 1951, L. H. Gray 1951, K. Lang 1952, H. Schwiegk und Mitarbeiter 1953, F. G. Spear 1954.

[2] Kurbatov and Pool 1942.   [3] Lacassagne-Lattès 1924.

[4] Übersichten über Radioautographie: Hamilton et al. 1940, J. G. Hamilton 1941, C. Pecher 1941, Kurbatov-Pool 1943, W. L. Simpson 1943, Harrison-Thomas-Hill 1944, Morton-Abelson 1947, G. A. Boyd 1947, T. C. Evans 1947, S. T. Bayley 1947, D. Axelrod 1947, S. R. Pelc 1947, W. Bloom 1948, A. Gorbman 1948, Branson and Hansborough 1948, G. Hevesy 1948, D. Glick 1949, E. Siri 1949, H. Yagoda 1949, R. Bogoroch 1950, 1951, Errera-Herve 1951, L. H. Gray 1951, Gross-Bogoroch-Nadler-Leblond 1951, K. Schmeiser 1953.

[5] J. G. Hamilton 1941.

[6] Bélanger-Leblond 1946, Gross-Bogoroch-Nadler-Leblond 1951.

[7] S. R. Pelc 1949.   [8] N. Andresen und Mitarbeiter 1950, 1952, 1953.

[9] R. M. Fink 1950.   [10] Boström and Odeblad 1953.   [11] Harbers und Neumann 1954.

[12] P. J. Fitzgerald 1952, 1953, Fitzgerald, Simmel, Weinstein and Martin 1953.

[13] Pelc and Howard 1952, J. A. Doniak and S. R. Pelc 1953.   [14] L. G. Lajtha 1952.

Schnitte von 5—10 μ eines radioaktiven Gewebes in Paraffin oder Celloidin möglichst dicht auf eine photographische Emulsion gebracht, welche imstande ist, die Loci der Radioaktivität

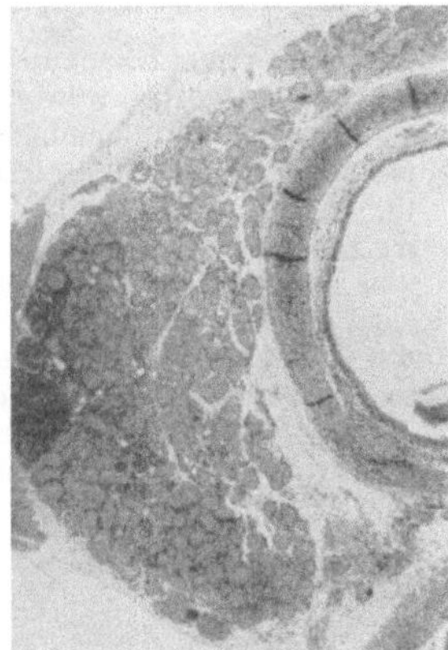

Abb. 3.

Abb. 4.

Abb. 3 u. 4. Schnitt durch die Thyreoidea der Ratte 20 Std nach Injektion von 20 μC trägerfreiem Radiojod.

Abb. 3. Gefärbt mit Hämatoxylin-Eosin, Vergr. 25mal.

Abb. 4. Kontakt-Radioautographie, wobei der Objektträger, mit dem Gewebe nach unten, auf kurzen Abstand auf die Emulsion gebracht wurde. — Ein Vergleich beider Photographien zeigt eine fleckige Reaktion in de Emulsion: jeder Fleck stimmt mit einem Follikel der Thyreoidea überein. Die Parathyreoidea (in der Mitte de linken Seitenkante) hat kein Jod aufgenommen. Um ein genaueres Bild der Ausstrahlung der einzelnen Follike zu erhalten, müßte das Präparat näher an die Emulsion gebracht werden. Aus GROSS-BOGOROCH-NADLER-LEBLOND 1951.

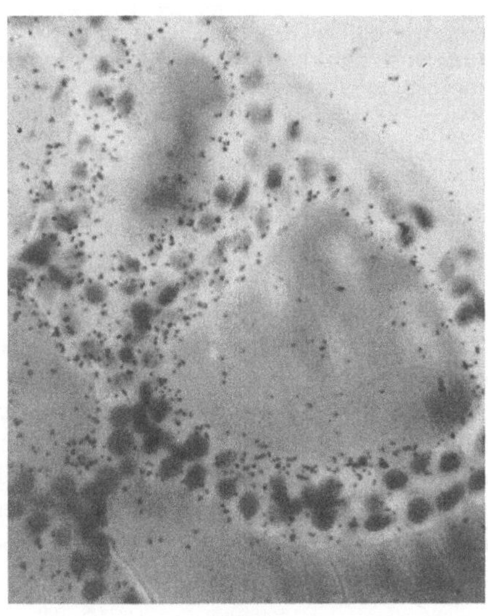

Abb. 5.

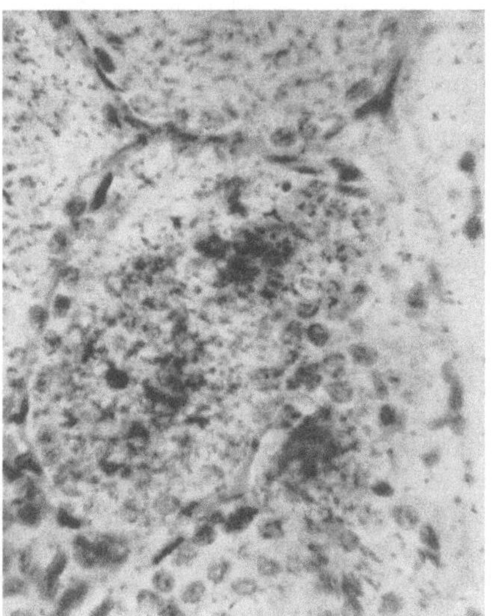

Abb. 6.

Abb. 5. Schnitte durch die Thyreoidea der Ratte nach 22 μg täglicher Jod-Zukost und 1 Std nach Injektion von 20 μC Radiojod. Hämatoxylin-Eosin. Deck-Radioautographie. Vergr. 600mal. Das Radiojod zeigt sich gehäuft als schwarze Granula in dem apikalen Teile der Zellen, aber nur wenig im Kolloid. Ein Vergleich mit Abb. 4 zeigt die größere Feinheit der Deck-Radioautographie gegenüber der Kontakt-Radioautographie. Aus GROSS-BOGOROCH-NADLER-LEBLOND 1951.

Abb. 6. Dasselbe wie in Abb. 5, aber 24 Std nach Injektion von 20 μC Radiojod. Das Radiojod ist jetzt vor allem im Kolloid der Drüse deponiert. Aus GROSS-BOGOROCH-NADLER-LEBLOND 1951.

festzuhalten (Abb. 3—6). Dabei werden schwarze Silberkörnchen in der Emulsion dort erzeugt, wo im Gewebe radioaktive Substanzen vorhanden sind; ein Vergleich der beiden Photographien, des Schnittes und der Emulsion, zeigt dann ungefähr (Abb. 3, 4), wo die radioaktiven Substanzen zu finden sind. Es gibt mehrere Arten des Kontaktes zwischen Präparat und Emulsion: die Kontaktradioautographie (Abb. 3—4), die Deck-Radioautographie[1] (Abb. 5—6) und die „Mounted Radioautographs"[2]), die PELCsche[3, 4] und FINKsche Methode[5]. Die Techniken wurden 1951 und 1953 übersichtlich verglichen[6, 7].

Es muß natürlich die Frage geklärt werden, ob das radioaktive Element sich ebenso verhält wie das gewöhnliche. Die Frage kann wohl mit Ja beantwortet werden, wenn die Menge des radioaktiven Elementes so klein ist, daß sie 1. keinen radiochemischen Effekt auf den Stoffwechsel der Zelle ausübt, und daß sie 2. keine bedeutende Erhöhung der gewöhnlichen Substanz in der Zelle verursacht.

Isotopen mit sehr kurzen Halbzeiten von einigen Minuten oder wenigen Stunden sind ungeeignet, weil die Zeit von der Verabreichung des Isotops bis zur Aufnahme der Strahlung in der Emulsion zu kurz oder zu lang ist. Geeignet sind Elemente mit einer Halbzeit von 12 Std, bis zu einigen Jahren. Verabreichte Mengen von Isotopen mit einer sehr langen Halbzeit, wie z. B. C^{14} mit 5500 Jahren, müssen viel mehr Atome je Milli-Curie enthalten als kurzlebige; sie sind darum ungünstig. Außerdem spielen der Preis, den man für ein Isotop bezahlen muß, und die Strahlung eine Rolle. Die am meisten für Radioautographie gebrauchten Elemente (mit ihren Halbzeiten in Klammern) sind folgende[8]:

<table>
<tr><td>β-Strahlung:</td><td>β + γ-Strahlung:</td></tr>
<tr><td>P^{32} (14 Tage), trägerfrei</td><td>J^{131} (8 Tage), trägerfrei</td></tr>
<tr><td>S^{35} (3 Monate), trägerfrei</td><td>Rb^{86} (19,5 Tage)</td></tr>
<tr><td>Ca^{45} (152 Tage), trägerfrei</td><td>Ce^{141} (30 Tage)</td></tr>
<tr><td>Tl^{204} (2,7 Jahre)</td><td>Ru^{103} (42 Tage)</td></tr>
<tr><td>Sr^{90} (20 Jahre), trägerfrei</td><td>Hg^{203} (43 Tage)</td></tr>
<tr><td></td><td>Fe^{59} (46 Tage)</td></tr>
<tr><td></td><td>Jr^{192} (70 Tage)</td></tr>
<tr><td></td><td>W^{185} (76 Tage)</td></tr>
<tr><td></td><td>Cs^{134} (1,7 Jahre)</td></tr>
<tr><td></td><td>Cs^{137} (33 Jahre)</td></tr>
</table>

Es ist vielfach angestrebt worden, diese gute qualitative Technik auch *quantitativ* auszubauen: 1. Durch Messung der Silberkörnchendicke durch einen Photometer bei geringer mikroskopischer Vergrößerung[9]; 2. durch Auszählung der Silberkörnchen in der Emulsion in einem bestimmten Felde bei starken Vergrößerungen[10] (am besten bei der Deckradioautographie); 3. durch Verfolgung von β-Spuren in besonders geeigneten Emulsionen[11].

Die besten Ergebnisse wurden mit Eiweißen und — was uns hier allein interessiert — mit anorganischen Salzen erzielt.

II. Der Stoffwechsel einiger Mineralien.
Das Eisen[12].
1. Kritische Bemerkungen zur Eisenuntersuchung.

Eisen kann auf sehr verschiedene Weisen nachgewiesen werden. Uns liegt heute besonders an der quantitativen Untersuchung des Eisenstoffwechsels. Darum haben nur die Ergebnisse für uns eine tiefere Bedeutung, welche uns die Dynamik des Eisens im Körper filmartig verfolgen lassen — und zwar nach zwei Richtungen: indem sie uns den Wechsel der Form zeigen, in der das Eisen an Makromoleküle oder an bestimmte Stoffwechselorganellen der Zelle gebunden ist — und indem sie uns veranschaulichen, wie das Element Fe seine verschiedenen Bindungsformen im Gesamtkörper durchläuft.

---

[1] Leblond, Percival and Gross 1949.
[2] Endicott, Yagoda 1947, T. C. Evans 1947, Percival, Leblond 1948.
[3] S. R. Pelc 1949.   [4] Siehe Fußnote [13], S. 316.   [5] R. M. Fink 1950.
[6] Siehe Fußnote [6], S. 316.   [7] K. Schmeiser 1953.
[8] Nach einer freundlichen Mitteilung von Herrn Dr. Hogrebe vom Max-Planck-Institut für Medizin, Göttingen; vgl. J. G. Hamilton 1948, M. Ebert 1953.
[9] Axelrod, Hamilton 1947, Dobyns et al. 1949. Vgl. dazu die neue Technik photometrisch-histologischer Untersuchungen bei L. Lison 1953.
[10] S. R. Pelc 1947, Dobyns-Lennon 1948.   [11] Boyd-Levi 1950.
[12] Herr Prof. G. v. Hevesy war so freundlich, diesen Abschnitt zu lesen und mir wertvolle Hinweise zu geben, wofür ich herzlich danke.

Um zu einer vertieften Einsicht zu kommen, scheint es uns unerläßlich, daß mehrere Techniken zur Darstellung des Eisens nebeneinander benutzt werden, wobei quantitative Messungen besonders erwünscht sind[1].

Eisen findet sich im Tierkörper in mehreren Formen: einmal als Hämosiderin, d. h. in einer Form, die sich wie eine anorganische Eisenverbindung verhält und verhältnismäßig leicht nachweisbar ist durch die bekannten Techniken der analytischen Chemie, weil es der Eiweißverbindung teilweise oder vollständig entbehrt. — Die zweite Form ist die „maskierte Form", bei der das Eisen an komplexe Großmoleküle gebunden ist: wie z. B. beim *Hämoglobin-Eisen* (Hb-Fe) der Erythrocyten, als *Myoglobineisen* der Muskulatur, als *Ferritin* in zahlreichen Organen, sowie schließlich als Bestandteil der *Cytochrome* und der *Katalase* (S. 320). Hier muß das Eisen durch Abbau des Großmoleküls befreit werden[2-4].

Beim cytochemischen Nachweis des Eisens[5] sind säurehaltige Fixierer zu vermeiden, wie z. B. BOUIN-Fixierungsflüssigkeit, weil Säuren das Eisen so verändern, daß eine falsche Ortung die Folge ist[2]. Auch ist zu beachten, daß Kerne und Bindegewebsfibrillen eine besondere Affinität für Eisenionen besitzen[6]. Eisen und Phosphate können gleichzeitig an demselben Schnitt dargestellt werden[7].

Die einzelnen cytochemischen Nachweise sind von G. GOMORI[2] neuerdings kritisch dargestellt worden unter Zurückgreifen auch auf ältere Techniken. Eine sehr klare und umfassende Übersicht gaben F. ROULET[8], D. GLICK[3], R. D. LILLIE[4] und L. LISON[9]. Auch D. S. DRY[10], LILLIE-MOWRY[11], B. HIGHMAN[12] und H. BUNTING[13] trugen neuerdings zur kritischen Klärung der Reaktionen wesentlich bei.

Die Technik des Nachweises in der Mikroveraschung wurde von L. LISON[9] und D. GLICK[3] ausführlich ausgewertet (vgl. S. 312—315).

Auch für Cytochemiker muß auf die titrimetrischen Techniken verwiesen werden, welche D. GLICK[3] übersichtlich zusammengestellt hat.

Die Technik des radioautographischen Nachweises (S. 316—320) ist mit der nötigen Kritik zu beurteilen, weil radioaktives Fe in seiner Emission weich und leicht adsorbierbar ist durch andere Metalle[14]; trotzdem führt diese Methode zu wichtigen Ergebnissen, wenn sie mit den nötigen Kontrollen versehen wird.

Die relativ tiefsten Einblicke in den Eisenstoffwechsel haben uns die zahlreichen Untersuchungen gebracht über das Schicksal von Fe-Isotopen. Wir sind damit fortgeschritten von dem mikroskopisch Sichtbaren zu den Prozessen, die sich an Großmolekülen abspielen[15].

Die anderen physikalischen Ortungsnachweise (s. S. 315—316) haben auch für das Eisen noch eine Zukunft.

Über den Nachweis saurer Ester durch Eisen vgl. J. IMMERS 1954.

2. Grundzüge des Eisenstoffwechsels.

Eisen findet sich in den Organismen im allgemeinen zu 10^{-2}—10^{-1}% (Tabelle 1, S. 309); der Anreicherungsfaktor bei Seetieren ist gegenüber dem Seewasser im Mittel 86000fach (Tabelle 2, S. 312—313). Der Eisengehalt des Gesamtkörpers beträgt bei der Ratte 0,005%, wovon etwa Zweidrittel an das Hämoglobin gebunden sein soll[16].

Der *Eisenbedarf* beträgt bei der Ratte 0,25 mg/Tag für die Hämoglobinsynthese; dazu kommen 0,1 mg/Tag Kupfer, da diese Synthese nur bei Anwesenheit von Cu vor sich geht[17]. Außerdem ist noch Fe für die obengenannten

---

[1] Zum Beispiel RAWLINSON and PIERCE 1950, H.E. RAWLINSON 1950 mit guten Photographien.

[2] G. GOMORI 1952.   [3] D. GLICK 1949.   [4] R. D. LILLIE 1950.

[5] A. CRÉTIN 1929, H. BUNTING 1949.   [6] A. WIENER 1916.   [7] ARVY et GABE 1949.

[8] F. ROULET 1948.   [9] L. LISON 1953.   [10] D. S. DRY 1945.   [11] LILLIE and MOWRY 1949.

[12] B. HIGHMAN 1951.   [13] H. BUNTING 1949.   [14] M. HYNES 1948.

[15] VANNOTTI et DELACHAUX 1942. BELLION-DE MICHELIS 1951. A. VANNOTTI 1953.

[16] R. H. McCOY 1942; vgl. SMYTHE and MILLER 1929, ROSE and HUBBEL 1938, H. W. ALT 1938.

[17] HART, STEENBOCK, WADDELL, ELVEHJEM 1928, I. J. CUNNINGHAM 1931, BETHKE, KICK and WILDER 1932, H. W. JOSEPHS 1932, ELVEHJEM and SHERMAN 1932, ELVEHJEM, HART and SHERMAN 1933, SCHULTZE and ELVEHJEM 1933, SHERMAN, ELVEHJEM and HART 1934, SMITH and OTIS 1937.

Wirkstoffe notwendig, was den Fe-Bedarf auf mindestens das Doppelte steigert. — Der Fe-Bedarf des Menschen ist auf 12 mg/Tag geschätzt worden (Tabelle 5, S. 332). Tabelle 6, S. 334 zeigt die Aufnahme und Abscheidung des Fe beim Menschen.

Bei einem *wirbellosen Tiere* zeigt die Abb. 7 des vorstehenden Beitrages „Allgemeine Stoffwechselmorphologie des Cytoplasmas" die Hauptphasen des Eisenstoffwechsels[1]: Eisen befindet sich 2 Std nach Nahrungsaufnahme im Magen in einem diffusen Zustande (E_1); es ist nach 10 Std resorbiert in den Speicheldrüsen als E_1 (Abb. 10 des Beitrages „Allgemeine Stoffwechselmorphologie"), nach 24 Std in der Mitteldarmdrüse. In den Zellen ist es zuerst in diffuser Form nachweisbar (E_1), wie die genannten Abbildungen zeigen. Dann wird es in Vacuolen konzentriert zu Eisengranula (E_2): nach 24 Std in der Speicheldrüse, nach 2 Tagen auch in der Mitteldarmdrüse. Es findet sich in körniger Form (Stapeleisen E_3) nach 2 Tagen im Bindegewebe und im Blut; nach 3 und 4 Tagen nur noch im Bindegewebe. Die Ausscheidung durch die Faeces im Enddarm ist nach 2 Tagen beendet. Das Fe spielt bei Schnecken wohl eine Rolle bei dem Aufbau von Enzymen. Die hier skizzierten Stadien der Verarbeitung während der intraplasmatischen Speicherung des Eisens gelten vor allem für den kolloidalen Eisenzucker. Eisen in anderen Verbindungen verhält sich vielfach auch anders. — Bei der Schnecke Acanthochites ist das Eisen vor allem gespeichert in dem Epithel der Radulascheide und zwar am apikalen Pole der Zellen[2].

Bei *Wirbeltieren* verläuft der Eisenstoffwechsel viel komplizierter[3], weil Bindungsmechanismen hinzutreten[4, 5]. In großen Zügen ist dies das Schicksal des Eisens: HCl des Magens ionisiert das Eisen der Nahrung. Die Permeation erfolgt vor allem im Duodenum und Dünndarm in Form von Ferro-Ionen[6], limitiert durch den Eisenbestand in den Speicherorganen. Es war also ein Irrtum, wenn man früher glaubte, daß die Resorption des Eisens bedingt sei durch das Angebot im Darmlumen: vielmehr müssen erst die Eisenreserven des Körpers ausgeschöpft sein, dann beginnt eine Steigerung der Resorption[7-11]. Diese wichtigen Ergebnisse wurden größeren Teiles mit Hilfe von Fe[59] erzielt.

Die erste Bindung des Eisens an bestimmte Proteine erfolgt schon in den Darmzellen (s. unten). Es besteht ein Gleichgewicht zwischen diesem Darmeisen und dem Transporteisen im Blutplasma. Im Blute wird das Eisen zum zweiten Male an Proteine gebunden und in labiler Form dem Knochenmark zugeführt[12-14] (Abb. 8); dort wird es dem Hb der Erythroblasten eingebaut; auch diese Ergebnisse wurden vor allem durch die Anwendung von Fe[59] erreicht. Außerdem wird Eisen aus dem Blute aufgenommen von allen Zellen zur Bildung bestimmter Enzyme: es spielt eine Rolle bei den hypothetischen „Protomorphogen Organizers"[15], bei dem Abbau von Fetten, als Baustein der Arginase[16], der Katalase, der Cytochromoxydase, der Cytochromperoxydase, der Peroxydase, der Cytochrome[17, 18]

[1] G. C. Hirsch 1923.   [2] Gabe et Prenant 1948.
[3] Übersicht bei W. Lintzel 1931, 1932, Brückmann and Zondek 1939, Rivier et Moginièr 1947.
[4] S. Granick 1947, gute Übersicht. J. K. Hampton 1949, 1950.
[5] M. Hynes 1948, gute Übersicht.
[6] W. Lintzel 1933, P. F. Hahn 1948, P. F. Hahn et al. 1943, 1945, A. Amann 1940. Resorption geschah bei Hunden aus den operativ isolierten Magen, Duodenum, Jejunum: P. F. Hahn et al. 1943.
[7] G. H. Whipple et al. 1939—1942, W. M. Balfour et al. 1942.
[8] Annotations 1939, P. F. Hahn et al. 1939.   [9] P. F. Hahn et al. 1943—1945.
[10] P. F. Hahn et al. 1940.   [11] McCance and Widdowson 1938, 1943.
[12] Heilmeyer u. Plötner 1937, Schade and Caroline 1946.
[13] Vannotti-Delachaux 1942.   [14] S. Neukomm 1949.   [15] Lee and Hanson 1947.
[16] Dawson and Malette 1945.
[17] K. G. Stern 1943, E. Baldwin 1949. Gortner and Gortner 1950.
[18] Heilmeyer-Keiderling-Stüwe 1941.

Da diese Enzyme in den Mitochondrien eine große Rolle spielen, so hat man die Adsorption von Eisen an Mitochondrien vermutet; es findet jedoch keine eigent-

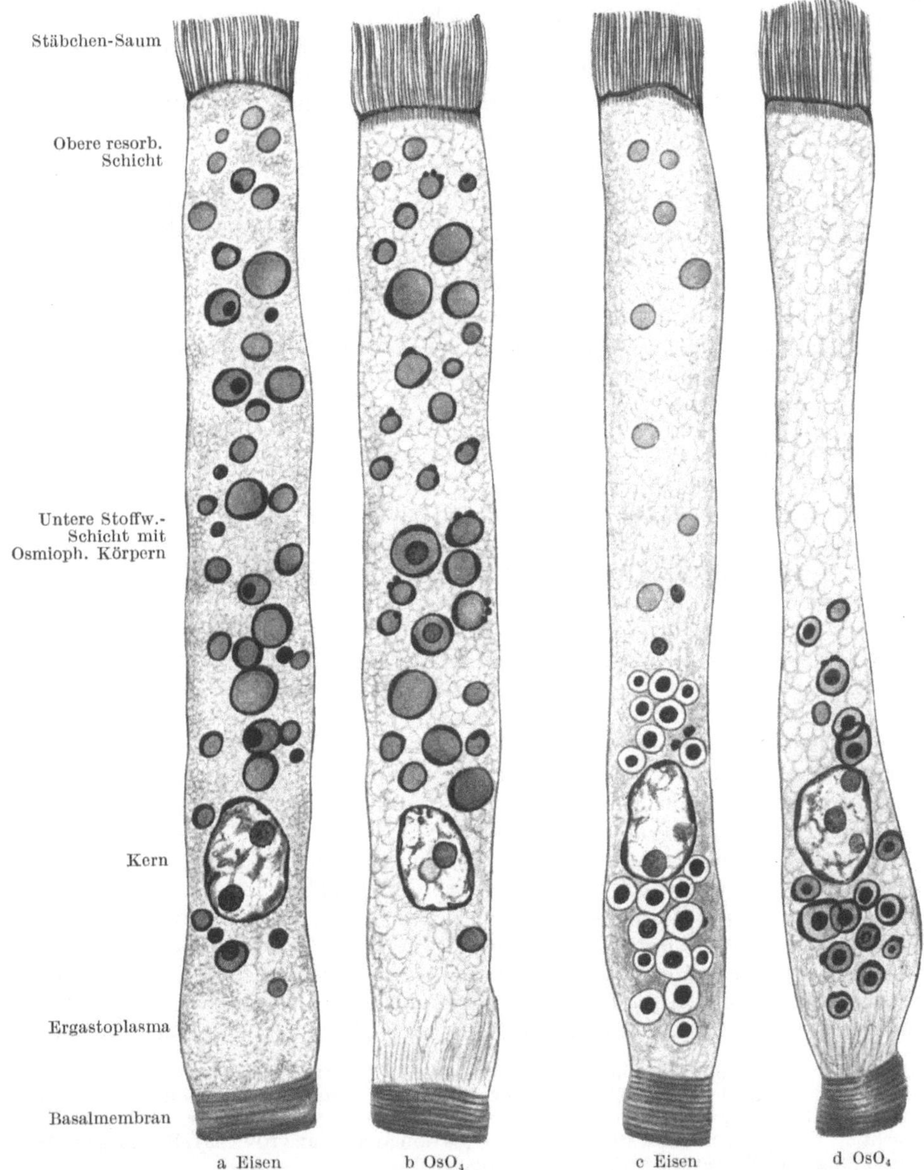

Abb. 7 a—d. Ascaris, Darmzellen. Gegenüberstellung von je 2 Zellen desselben Darmes: a und b 20 min, c und d 30 min nach Fütterung mit Eisenzucker. a und c: Eisennachweis (fix. 70% Alkohol + Schwefelammonium. Abs. Alkohol 1,5% Ferrocyankali in destilliertem Wasser 30 min, 0,45% HCl 10 min. b und d: Fix. in NASSONOWs Gemisch, 6 Tage mit OsO$_4$ imprägniert. Das Fe ist an den Osmiophilen Körpern (GOLGI-Körpern) adsorbiert, wie statistisch bewiesen wurde; diese werden auch durch Alkoholfixierung und Eisen dargestellt. Aus HIRSCH-BRETSCHNEIDER 1937.

liche Eisenspeicherung in den Mitochondrien statt (vgl. den Beitrag „Allgemeine Stoffwechselmorphologie"); dagegen ist kürzlich nachgewiesen, daß Fe sich als

Siderin in den Mikrosomen befindet[1], welche vielleicht Fe an die Mitochondrien abgeben können. — Besonders gespeichert wird das Eisen in bestimmten Eisenspeicherplasmen: im RES, in der Milz und Leber, in den Muskeln und im Knochenmark (Abb. 8). — Das Eisen wird ausgeschieden durch einige auch exkretorisch wirksame Organe: durch die Darmzellen und zum Teil auch durch die Niere (quantitative Angaben s. im Beitrag von L. Heilmeyer).

Eine physiologische Dosis von Adrenalin erhöht den Fe-Stoffwechsel[2].

3. Die Permeation des Eisens.

Die Resorption von Eisenzucker (Abb. 7) in die Darmzellen von Ascaris (nach einer Hungerperiode) geschieht durch den Stäbchensaum als Kolloid; erst in der Mitte der Zelle werden Eisen und Zucker getrennt; dies geschieht im Grundplasma. Dann wird das Eisen an die Osmiophilen Körper adsorbiert[3]. Diese Adsorption des Eisens an die Osmiophilen Körper wurde 1948 bestätigt am Darme der Schnecke Acanthochites[4]. — Wenn man hungernden Fröschen 50—200 mg Ferrisulfat oder metallisches Fe verfüttert, so wird es unmittelbar im Duodenum resorbiert[5].

Bei Säugetieren werden in der verdauten Nahrung die Ferri-Ionen in Ferro-Ionen übergeführt durch die SH-Gruppen der Proteine, durch Vitamin C und andere Reductoren[6].

Oral verabfolgtes Fe^{55} (0,05 mg in Ratten[7]) wird resorbiert im Dünn- und Dickdarm, zum Teil auch im Magen[8]; bei einem Hunde ist nach 4—8 Std die Aufnahme vollendet[8]. Fe^{55} tritt zu 90% in das Blut ein, aber nur, falls die Ratten vorher durch Milchpulverdiät anämisch gemacht waren; normale Ratten resorbieren nur einen ganz geringen Teil des angebotenen Fe^{55}. [9, 10] Radioeisen braucht etwa 3—12 Std zur Resorption[11]. Am Menschen zeigte sich, daß weit mehr Ferro-Ionen resorbiert werden als Ferri-Ionen[6, 12, 13]; Hunde aber resorbierten beide Ionenformen gleichmäßig[14].

Ein bedeutender Teil des verfütterten Eisens wird bereits in den Darmzellen zu Ferritin gebunden (s. unten [15]). Daraus ergibt sich eine regulierte Resorption.

Vom Darm wird das Eisen fast nur an die Pfortader, nur in ganz geringem Maße an die Lymphbahnen abgegeben[16, 17].

Organische Reduktionsmittel und Säuren erhöhen die Menge permeierenden Eisens, wobei p_H 6 nicht überschritten werden darf[18].

Die oben genannte Beobachtung, daß nur soviel Eisen resorbiert wird wie die Speicher „nötig" haben, wird von P. F. Hahn[19] hypothetisch so erklärt: Resorbierende Darmepithelzellen besitzen einen Proteinreceptor, welcher Eisen adsorbiert und auch abgibt. Die Resorptionsmenge des Eisens hängt ab von den freien Plätzen an diesem Proteinreceptor. Die Abgabe an das Blutplasma

---

[1] R. Bonnechsen 1954, persönliche Mitteilung von G. v. Hevesy 1954.
[2] Persönliche Mitteilung von G. v. Hevesy 1954.   [3] Hirsch u. Bretschneider 1937.
[4] Gabe et Prenant 1948.   [5] McCallion-Scott 1950.   [6] S. Granick 1947, gute Übersicht. J. K. Hampton 1949, 1950, Kurbatov, Wood and Kurbatov 1951, R. D. Lillie 1949.
[7] McCance and Widdowson 1938, M. Hynes 1948.
[8] P. F. Hahn et al. 1939.   [9] P. F. Hahn et al. 1939, Copp and Greenberg 1946.
[10] Little, Power and Wakefield 1945.   [11] Brückmann and Zondek 1939, A. Amann 1940.
[12] W. Lintzel 1931, Z. T. Wirtschafter 1942, W. Bladergroen 1949.
[13] M. Hynes 1948, gute Übersicht.
[14] C. V. Moore et al. 1944. Vgl. auch O. P. Jones 1950. Über Calcium-Phosphor: Eisen siehe Anderson, McDonough and Elvehjem 1940, Annotations 1939, Austoni and Greenberg 1940.
[15] S. Granick 1946, Gabrio and Salomon 1950.   [16] T. Gillman et al. 1949.
[17] Über die Permeation des Fe durch Placenta s. Pommerenke, Hahn and Bale 1942.
[18] J. Groen et al. 1947.   [19] P. F. Hahn 1948, O. P. Jones 1950.

erfolgt, sobald dort zu wenig Eisen vorhanden ist. Eine Übernahme von Eisen umgekehrt vom Blutplasma zu dem Darmproteinreceptor erscheint ausgeschlossen. Diese Hypothese wird gestützt durch folgende Tatsache: die Darmzellen sind binnen 2 Std saturiert mit Eisen; die Erschöpfung des Plasmaeisens ist aber erst nach wenigen Tagen vollendet, nämlich wenn das Depoteisen erschöpft ist. — Es ist wahrscheinlich, daß dieser Proteinreceptor ein Apoferritin ist (s. unten): dann besteht vermutlich nach der Permeation ein Gleichgewicht zwischen den Ferro-Ionen im Zellplasma und den Ferri-Ionen am Apoferritin; solange das Apoferritin mit Eisen gesättigt ist, permeiert eben kein Eisen in die Zelle[1].

4. Das Transporteisen.

Abb. 8 zeigt sehr schön die Abgabe des intravenös injizierten Fe^{59} aus dem Blutplasma an das Knochenmark in wenigen Minuten. Dieser Transport ist

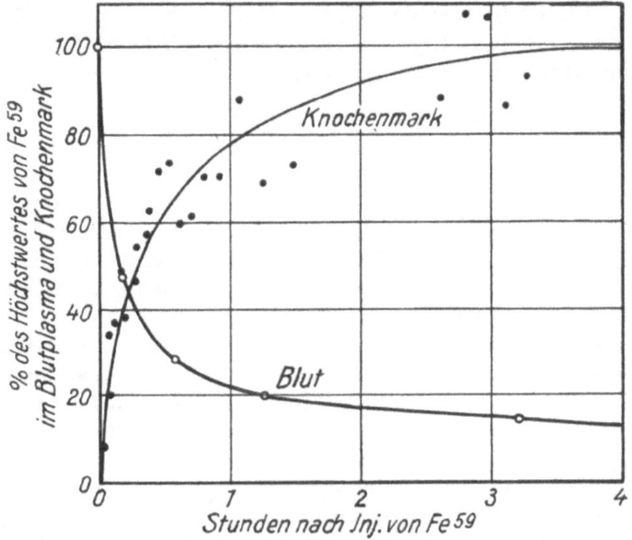

Abb. 8. Bewegung des injizierten Fe[59] vom Blutplasma zum Knochenmark bei einem Kranken, der an Polycythaemia vera litt und infolgedessen schnell Erythrocyten aufbaute; daher die beschleunigte Aufnahme des Eisens in das Mark des Femur. Nach J. H. LAWRENCE 1950.

in dem dargestellten Falle um ein Mehrfaches beschleunigt, weil die Versuchsperson an Polycythaemia vera litt; aber gerade deswegen ist die Abbildung instruktiv. Die Halbzeit des Verschwindens des Fe^{59} betrug in diesem Falle nur 20 min. Der Geigerzähler wurde am Femurkopf angesetzt[2].

Das Eisen ist während dieses Bluttransportes vom Resorptionsort zu den Speicherzellen und zu den Verbrauchszellen gebunden an ein Trägerglobulin: die β^1-Globulinfraktion des Plasmas[3, 4]. Diese Bindung geht vielleicht nur Ferrieisen ein[5]. Dieses Eisen am Globulin kann leicht reduziert werden bei p_H 11, im Gegensatz zu Ferritineisen[1]. Die Menge des Transporteisens im Blutplasma soll bei Männern[1] 130—143 γ, bei Frauen 117 γ betragen[6]. Die Menstruation senkt den Eisenspiegel[5].

Die Aufnahme von Fe durch die Placenta des Menschen ist untersucht worden bei 15, 25 und mehr als 25 Wochen Schwangerschaft: es wurde eine bedeutende Steigerung der Fe-Aufnahme konstatiert[7].

[1] Vgl. S. GRANICK 1947, J. K. HAMPTON 1949, 1950. [2] J. H. LAWRENCE 1950.
[3] SCHADE and CAROLINE 1946, E. J. COHN 1947. [4] S. NEUKOMM 1949.
[5] M. HYNES 1948. [6] J. F. POWELL 1944. [7] Nach persönlicher Mitteilung durch G. v. HEVESY 1954.

Die mittlere Konzentration des Globulineisens bei trächtigen Meerschweinchen ist vom 24.—66. Schwangerschaftstage 2 μg/ml. Das durch Fe[55] und Fe[59] gekennzeichnete Transporteisen verschwand mit einer Halbzeit von 1 Std aus dem mütterlichen Blute. Wasser, Natrium und organischer Phosphor werden durch die Placenta geschleust und steigen während der Schwangerschaft auf das Zehnfache. Nicht so das Eisen: seine Permeation unterliegt einer Regulation in der Placenta und zeigt keinen Anstieg während der Schwangerschaft. Die Menge des Eisens, welche durch 1 g Placenta je Tag permeiert, schwankt beträchtlich und beträgt im Mittel 56 μg. Diese Menge, welche vom Globulineisen des Blutplasmas stammt, genügt, um das Eisenbedürfnis des Embryos zu decken; ein Abbau mütterlicher Erythrocyten ist also nicht erforderlich[1].

Wurde Fe[59] in das Blut von 5 Männern im Alter von 40—60 Jahren injiziert, so ergab sich, daß das Blutplasma 21—30 mg (im Mittel 27 mg) täglich an Eisen abgibt, bei einer täglichen Erneuerung der Erythrocyten von 0,85% und einer mittleren Lebensdauer eines Erythrocyten von 120 Tagen[2-4].

Das Knochenmark des Menschen[5] enthält 43 mg-% Fe.

5. Das Eisen in den Zellen.

Über das mikroskopisch erkennbare und chemische Verhalten des Eisens in einer Zelle wurden bisher drei verschiedene Beobachtungen gemacht, die sich nicht ausschließen, sondern ergänzen: 1. Eisen[6] findet sich in den Zellen in drei verschiedenen Stadien der intraplasmatischen Verarbeitung (vgl. Abb. 10 des Beitrages „Allgemeine Stoffwechselmorphologie"): zuerst als „diffuses Eisen", dann konzentriert in Vacuolen, dann „nackt" im Plasma als Granulum. Diese Formen sind sukzessive Erscheinungen der Verarbeitung[7, 8], ohne Adsorption des Fe an prädisponierte Zellkörper. — 2. In den Kupfferschen Sternzellen wurde später die Speicherung von Neutralrot verglichen mit der des Eisens[9]: die Substrate für Neutralrot und Eisen sind verschieden; Eisen wird an ein eiweißartiges Substrat (Krinom) adsorbiert. Wieder etwas später wurde die Adsorption von Eisen an Osmiophile Körper beobachtet[10, 11]: es wurde durch Vergleich der Lage der Körper und durch eine statistische Auswertung der Eisen- und OsO$_4$-adsorbierenden Körper deren Identität festgestellt (Abb. 7)[12]. Auch in Zellen der Chitonen wurde die Adsorption des Eisens an Osmiophile Körper neuerdings erwiesen[13].

3. Eisen wird in kleinen Micellen von Eisenhydroxyd in vielen Zellarten an ein Protein gebunden, das *Apoferritin*, welches 23% seines Eigengewichtes an Eisen binden kann. Protein und Eisen bilden zusammen das *Ferritin*[14]; es hat ein Molekulargewicht von 465000; wahrscheinlich ist dies Ferritin die wichtigste Reserve für das Hb-Fe[15-17]. Die prosthetische Gruppe ist eine anorganische Eisenverbindung: (FeO—OH)$_8$ (FeO—OPO$_3$H$_2$)[18]. Auch in der Niere von Mensch, Hund, Katze, Kaninchen und Maus wurde Ferritin gefunden, besonders nach intraperitonealer Injektion von Hb; die Menge Ferritin in der Niere war nach größeren Dosen Hb etwa ebensogroß wie in der Leber[15, 19]. — Bei den Wirbellosen

[1] Vosburgh, Gilbert and Flexner 1950. Vgl. für die Frau: M. Ranaer 1942.

[2] J. H. Lawrence 1950.   [3] Hawkins and Whipple 1938.

[4] Vgl. auch Huff, Hennessey, Austin, Garcia, Roberts and Lawrence 1950, v. Hevesy and Hahn 1940, v. Hevesy, Koster, Sørensen, Warburg and Zerahn 1944, S. Granick 1946/47, P. F. Hahn 1948.

[5] E. C. Hazen 1949.   [6] Hoppe-Seyler u. Thierfelder 1953: viele Einzelangaben.

[7] G. C. Hirsch 1925.   [8] P. Makarow 1933.   [9] N. G. Chlopin 1930.

[10] P. Makarow 1933.   [11] N. van Tiel 1939, 1940.   [12] Hirsch u. Bretschneider 1937.

[13] Arvy et Gabe 1950.   [14] S. Granick 1946/47, J. K. Hampton 1949.

[15] S. Granick 1947, J. K. Hampton 1949, 1950.   [16] M. Hynes 1948, vgl. Austoni and Greenberg 1940.

[17] S. Neukomm 1949.   [18] Granick and Hahn 1944.

[19] J. K. Hampton 1949, Hampton and Mayerson 1950.

Lucilia cuprina[1] und Drosophila[2] wird Eisen als Ferritin in besonderen Darmzellen gespeichert. Im Fettkörper von Drosophilalarven enthalten die Kerne wesentlich mehr Eisen als das Zellplasma (Radioautographie)[2].

Wirbellose Seetiere können bedeutende Mengen Eisen speichern; der mittlere Anreicherungsfaktor ist 86000 (Tabelle 2 auf S. 312—313).

Die Speicherung des Eisens bei *Fröschen* in der Leber beginnt 2 Std nach Verfütterung, erreicht das Maximum nach 6 Std, dann wieder das anfängliche Minimum nach 12 Std. Nach etwa 6 Std wurde das Eisen in den Kupfferzellen, in den Grenzzellen der Wundernetze und in den Zellen der Pigmenthaufen gespeichert gefunden[3].

Das Eisen wird bei anämischen *Hunden* aus dem Blutplasma in 2—3 Std aufgenommen durch die Eisendepots[4]. Von hier wird es abgegeben unter anderem an die Erythroblasten: schon 4 Std nach oraler Aufnahme von Radioeisen ist es dort zu finden (Maximum 4—7 Tage); aber eine Aufnahme aus dem Blutplasma direkt in die Erythrocyten des Blutes findet nicht statt[5-7]. Dies ist zellphysiologisch recht wichtig.

Parenteral und subcutan verabfolgtes Eisen findet sich in geringeren Mengen in *Milz*[4] und *Leber*, aber nur bei bedeutendem Überschuß auch in der Niere, im Colon und in den Speicheldrüsen; das eigentliche Depot des Eisens ist jedoch das *RES*[8]. Etwas granuläres Eisen findet sich auch in der Niere und Leber, in der Zona reticularis der Nebenniere und im Plexus chorioideus[9]. — Man kann das RES mit Tusche blockieren. Die Aufnahme von Eisen zeigt besonders deutlich die weite Verbreitung des RES im Organismus[10].

Intraperitoneal an Ratten verabfolgtes Fe[55] wird am schnellsten im *Knochenmark* gespeichert: die Hälfte in 12—48 Std, bei Polycythaemia vera aber in 20 min[6] (Abb. 8). Die Aktivität des Knochenmarkes kann gemessen werden am Erscheinen des Fe[55] im Hämoglobin des Blutes: sie steigt bei anämischen Ratten, bei jungen wachsenden Ratten und nach Blutverlusten besonders schnell an. Milz und Muskeln speichern in diesen Fällen wenig Fe[55]; aber die Leber speichert es nach wenigen Stunden und gibt in den folgenden Tagen Fe[55] ab zur Hämoglobinsynthese[11]. — Fe[59] wurde in 10 Tagen bei normalen Ratten zu 30% gespeichert, bei anämischen aber zu 50%: am stärksten im Knochenmark (Abb. 8), dann im Blutplasma, Milz, Leber und Herz[12]. — Eine Wanderung des Eisens (ähnlich der Abb. 7 des Beitrages „Allgemeine Stoffwechselmorphologie") zeigt sehr schön die Arbeit von S. NEUKOMM[13].

In der *Placenta* des Menschen wurde histologisch und durch Veraschung festgestellt, daß das Syncytium der jungen Placenta erhebliche Mengen Eisen enthält; diese Menge sinkt aber später stark, da das Eisen an den Embryo abgegeben wird. Besonders in den cytotrophoblastischen Zellen findet sich viel Eisen[14] (vgl. S. 323).

Die reifen Sekretgranula der menschlichen *Schweißdrüsen*, welche das gelbe Pigment und Lipoide enthalten, besitzen daneben auch bedeutende Mengen Eisen. Diese Bindung scheint von einem besonderen Reifungsgrad der Sekrete abhängig zu sein[15]. Auch in den *Milchdrüsenzellen* ist Eisen nachgewiesen[16]: es erscheint

---

[1] D. F. WATERHOUSE 1945. [2] POULSON and BOWEN 1952. [3] McCALLION and SCOTT 1950.
[4] P. F. HAHN et al. 1939. [5] P. F. HAHN et al. 1940. [6] J. H. LAWRENCE 1950.
[7] GOVAERTS et LAMBRECHTS 1943. [8] S. NEUKOMM 1947. [9] E. ROTHLIN 1943.
[10] S. NEUKOMM 1946. [11] ELVEHJEM and SHERMAN 1932, P. F. HAHN, BALE, LAWRENCE and WHIPPLE 1939, COPP and GREENBERG 1946.
[12] BRÜCKMANN and ZONDEK 1939, A. AMANN 1940. [13] S. NEUKOMM 1946.
[14] DEMPSEY and WISLOCKI 1944. [15] K. MINAMITANI 1941, K. IWASHIGE 1951.
[16] A. SCHULTZ 1933, RAWLINSON and HANKINSON 1948, H. E. RAWLINSON 1950, RAWLINSON and PIERCE 1950.

in der Lactationsperiode (Tabelle 3)[1, 2] und wird dann nach Entwöhnung des jungen Tieres in der Drüse aufgehäuft. — In den ernährenden Zellen der Ovarien von Oncidiella wurde Eisen gefunden, nicht aber in den Oocyten[3]. In Eiern ist das Eisen des Dotters an Proteine und Lipoproteine gebunden zu etwa 0,045%[4].

In den *Zellkernen* der menschlichen Epidermis wurde eine bedeutende Menge Eisen durch Mikroveraschung wahrscheinlich gemacht[5]; aber in die Haare wird Fe^{55} nicht aufgenommen[6]. In den Zellkernen der Leber des Kaninchens wurde kein Fe^{55} gefunden, nur im Zellplasma[7].

Tabelle 3. *Eisengehalt der beiden Milchdrüsen von C3H-Mäusen im Alter von 25—30 Wochen. Aus* H. E. Rawlinson *und* G. B. Pierce 1950.

Gruppe	Anzahl	Gesamteisen in μg		μg Eisen/g Drüse	
		Befunde	Mittel	Befunde	Mittel
♂	10	2,3—5,4	4,0	15,3—72,0	31,3
unbefruchtete ♀	13	4,5—9,0	6,4	41,0—92,0	60,9
säugende ♀	12	5,1—36,0	17,0	41,0—251,0	120,3

Beim Menschen kommt es im Laufe des Lebens zu einem bezeichnenden Abfall des Eisengehaltes in Leber und Niere, der etwa der Kurve des Hb entspricht[8].

Ein faradisch 20 min gereizter *Skeletmuskel* des Kaninchens nimmt weniger Fe^{55} auf als die normale Kontrolle; wird aber der Muskel täglich 2 Std während 3 Wochen gereizt, so resorbiert er mehr Fe^{55} als die Kontrolle. Wenn die Tiere täglich einem Luftdruck entsprechend einer Höhe von 6—7000 m 20 Tage lang ausgesetzt wurden, so wurde auch mehr Fe^{55} aufgenommen als durch die Kontrollen[9].

Der Eisengehalt in der *Milz* ist abhängig von der Funktion der Thyreoidea[10]: Mit Catechin behandelte Ratten zeigten eine bedeutende Vermehrung des Eisens in der Milz, in den Lymphdrüsen und im Bindegewebe der Darmzotten. Catechin wirkt hemmend auf die Thyreoidea; deren Ausfall verursacht vielleicht die Vermehrung des Eisens[11].

Die Gesamtmenge des Speichereisens ist ungenügend bekannt: man hat schon vor 15 Jahren geschätzt, daß die wirklich verfügbare Menge in Leber, Milz, RES und Knochenmark etwa 20% des gesamten Körpereisens sei; nicht verfügbar sind Hb-Fe = 57%, Myoglobin-Eisen und an Enzyme gebundenes Eisen = 23%[12]. Demnach würde ein Mann etwa 850 mg Speichereisen besitzen[13].

Neben dem Speichereisen spielt aber auch das täglich durch Abbau von Erythrocyten freiwerdende Eisen eine bedeutende Rolle für die Hämoglobinsynthese; vor allem, weil dies Eisen für diesen Zweck bevorzugt wird gegenüber dem Speichereisen[14]; die Menge dieses täglich freiwerdenden Eisens wurde auf 90 mg/Tag geschätzt[15], was jedoch zu hoch erscheint.

---

[1] Zum Beispiel Rawlinson and Pierce 1950, H. E. Rawlinson 1950 mit guten Photographien.
[2] Rawlinson and Hankinson 1948.   [3] M. Gabe 1951.   [4] J. Needham 1942.
[5] MacCardle and Engman 1943.   [6] Stewart, Snowman, Yuile and Whipple 1950.
[7] Rivier and Moginier 1947.   [8] Siehe Fußnote [12], S. 325.
[9] P. F. Hahn et al 1939.   [10] Arvy et Gabe 1950.   [11] M. Gabe 1950.
[12] P. F. Hahn 1937.   [13] M. Hynes 1948. Vgl. auch für die Frau: M. Ranaer 1942.
[14] P. F. Hahn et al. 1940, Greenberg-Wintrobe 1946, R. Dubach, Moore and Minnich 1946.
[15] W. Lintzel 1931, Z. T. Wirtschafter 1942, W. Bladergroen 1949.

Über den Einbau des Fe in das Hämoglobin wird an einer anderen Stelle dieses Handbuches diskutiert. Über das Verhältnis der Hämoglobinsynthese zum Kupfer s. S. 319.

6. Die Ausscheidung von Eisen.

Die Ausscheidung des Eisens spielt offenbar nur eine geringe Rolle[1]. Wenn man beim gesunden Mann Eisen intravenös injiziert, so wird es in den Faeces kaum ausgeschieden; im Urin anfänglich nur 0,045 mg/Tag, nach 9 Tagen aber täglich 0,70 mg[2]. Eine weit stärkere Ausscheidung in den Faeces zeigten die 6 Versuchspersonen der Tabelle 6, S. 334.

Wenn man *Hunden* (11—12 kg) 5 mg Fe^{55} intravenös verabfolgte, so wurden im Urin nach 24 Std 1,6% ausgeschieden; gab man 10 mg oral, so erschienen in 48 Std nur 0,006% im Harn. Die Haut scheidet kein Fe^{55} aus[3]. Durch die Galle werden nur etwa 3% desjenigen Eisens ausgeschieden, welches durch Abbau der Erythrocyten frei wird[4].

Weiteres über Fe-Ausscheidung siehe im Beitrag von L. HEILMEYER und bei P. F. HAHN und Mitarbeitern 1937—1946, AUSTONI und GREENBERG 1940, McCANCE und WIDDOWSON 1938, STEWART, SNOWMAN, YUILE und WHIPPLE 1950.

Das Calcium.
1. Kritische Bemerkungen zum Nachweis.

Lösliches Calcium kann in Schnitten nur innerhalb weiter Grenzen nachgewiesen werden bei Behandlung von Gefrierschnitten mit Ammoniumoxalat[5]. Die Anwendung von sauren Fixationsflüssigkeiten ist ein Fehler, denn Ca-Phosphat und -Carbonat sind löslich in Säuren. Die Techniken sind zu unterscheiden in solche, welche spezifisch für Calcium selbst sind, und solche, die Anionen von Calciumdepots nachweisen. Dies hat G. GOMORI[5] kritisch auseinandergesetzt. Er empfiehlt am meisten die alte Technik von SCHUJENIOFF[6]. Eine sehr klare Darstellung, besonders für die Technik der Pathologen, gab F. ROULET: er erklärt die Technik von CRÉTIN[7] als das einzig zuverlässige Verfahren, Calcium im Gewebe nachzuweisen; wir können dies nach unseren Erfahrungen bestätigen. Besonders zu beachten sind dabei die kritischen Ausführungen von L. LISON[8]. Er gibt Anweisungen zur Unterscheidung von Calcium in dissoziiertem Zustande (z. B. in Form von Chloriden, Sulfaten und Lactaten), in unlöslichem Zustande, aber in Ionenform reagierend (z. B. Carbonate, Phosphate) und schließlich in maskiertem Zustande, d. h. in einer organischen Verbindung, bei welcher das Calcium nicht mehr in ionisierter Form reagiert.

In der Technik der *Mikroveraschung* (S. 311) ist ein qualitativer Nachweis des Calciums mit Schwefelsäure und Oxalsäure möglich[9]; doch muß die Lokalisation mit anderen Techniken, vor allem von ENGSTRÖM[10], kontrolliert werden.

Die *Radioautographie* (S. 316) hat bisher Ergebnisse erzielt, welche vergleichsweise sehr nützlich sind[11, 12]. Die Verteilung und der Stoffwechsel von Radiocalcium C^{45} wurden mit großem Erfolge untersucht[13, 14].

---

[1] M. F. DE RAADT 1942.　[2] LITTLE-POWER-WAKEFIELD 1945.　[3] W. B. STEWART et al. 1950.
[4] HAWKINS and HAHN 1944.　[5] G. GOMORI 1952.　[6] S. SCHUJENIOFF 1897.
[7] A. CRÉTIN 1924, 1929.　[8] L. LISON 1953.　[9] E. ALLARA 1937.
[10] A. ENGSTRÖM 1946, A. ENGSTRÖM 1947, ENGSTRÖM and AMPRINO 1950.
[11] C. PECHER 1941, J. H. LAWRENCE 1942, A. TREADWELL, LOW-BEER, FRIEDELL and LAWRENCE 1942, LEBLOND and GROSS 1948.
[12] DUDLEY and DOBYNS 1949, LEBLOND, WILKINSON, BÉLANGER and ROBICHON 1950, GROSS, BOGOROCH, NADLER and LEBLOND 1951.
[13] SCHWIEGK und LANG 1953.　[14] CREMER und HERR 1953: gute kritische Übersicht.

Calcium kann nachgewiesen und lokalisiert werden durch die analytische Elektronenmikroskopie mit einer Empfindlichkeit von 10^{-12} g/kg feuchten Organgewichtes[1]; es kann vor allem in Feldern von $10\,\mu^2$ durch die historadiographische und Röntgeninterferenzuntersuchung erfaßt werden[2].

Gute Ergänzungen bilden die photoelektrischen Untersuchungen[3] und die titrimetrische Technik[4].

2. Die Bedeutung des Calciums bei Wirbellosen.

Die Funktion des Calciums bei Wirbellosen unterscheidet sich in einigen Punkten von den Befunden bei Wirbeltieren[5].

Calcium findet sich im Seewasser zu 403 mg/l; im Süßwasser schwankt der Gehalt von 1 mg/l in gewissen sauren Gewässern bis zu 120 mg/l in gewissen Kalkgewässern; in Salzgewässern aber ist er 10 g/l. Der Gehalt an Ca bei Organismen ergibt sich aus Tabelle 1: 1—10%; der mittlere Anreicherungsfaktor ist demnach hoch[6].

Die *Permeation des Calciums* scheint bei Seetieren, abgesehen von der Zufuhr von Nahrungs-Ca durch die Darmwand, vor allem durch die gesamte Haut zu erfolgen[7].

Die Lebensdauer vieler mariner Tiere wird durch den Ca-Gehalt bestimmt: so kann der Plattwurm Procerodes ulvae unbegrenzt in Seewasser leben, aber seine Lebensdauer im Süßwasser hängt ab von dem Ca-Gehalt. Eine Ca-Konzentration von 3 mg/l genügt bei Planaria bereits, um einen Zerfall der Zellen zu verhindern, der in destilliertem Wasser sofort einsetzt[8]. Auch bei dem Ringelwurm Nereis ist das Calcium notwendig[9]. Man hat dies mit der Herabsetzung der Hautdurchlässigkeit für Wasser durch Calcium erklären wollen, wie sie auch an Arbacia-Eiern und Amöben beobachtet wurde; sogar marine Fische können im Süßwasser leben, wenn es viel Ca enthält. Diese Befunde sind besonders wichtig für die biologischen Fragen der Wanderung mariner Tiere in das Brackwasser und Süßwasser.

Calcium stabilisiert auch die Zellmembranen der sich entwickelnden Seetiere und die Schleimschichten, mit denen sie bedeckt sind; fehlt Calcium, so fallen die Zellen auseinander und die Oberflächen haften nicht mehr[10].

Besonderen Einfluß scheint Ca zu haben auf die neuromuskulären Systeme der wirbellosen Wassertiere: in Ca-freiem Wasser sind die Bewegungen gehemmt; gibt man andererseits Calciumchlorid zum Wasser hinzu, so werden Reizbarkeit und Schnelligkeit der Bewegung erhöht; auch des Herzens[10].

Die größte Rolle spielt Calcium beim *Aufbau vieler Skeletelemente* der Protozoen, Schwämme, Coelenteraten, Anneliden, Arthropoden, Mollusken, Echinodermen[10, 11]. Die oft sehr bedeutenden Mengen Calcium werden wohl bei allen Wassertieren direkt aus dem Medium durch die durchlässigen Darm- und Hautteile aufgenommen; der Mechanismus der Permeation ist unbekannt. So spielt sogar bei den marinen Krebsen die Aufnahme durch Haut und Kiemen eine bedeutende Rolle: Das normale Konzentrationsverhältnis zwischen Calcium im Seewasser und dem Ca-Gehalt im Blute wird sofort umgekehrt, sobald Seekrebse sich häuten und in starkem Maße Ca aufnehmen. Die Carbonat-Ionen, welche zum

---

[1] Scott and Packer 1939.   [2] Siehe Fußnote [11], S. 327.
[3] J. Sendroy jr. 1942—1944, Sendroy and Alving 1942.
[4] S. A. Siwe 1935, R. J. L. Allen 1936; vgl. Lindner and Kirk 1937, R. S. Manly 1939.
[5] J. D. Robertson 1941 (gute Übersicht).   [6] Vgl. auch Clarke and Wheeler 1922.
[7] C. Schlieper 1942, L. C. Beadle 1943, E. F. Adolph 1943, C. Schlieper 1952.
[8] J. W. Buchanan 1935.   [9] W. G. Ellis 1937.
[10] J. D. Robertson 1941. Vgl. T. Yamamoto 1954.   [11] W. Biedermann 1913.

Aufbau des meist abgeschiedenen Calciumcarbonates benötigt werden, entstammen wohl fast immer dem beim Stoffwechsel entstehenden CO_2; der eventuell notwendige Rest wird dem Wasser entnommen. $CaCO_3$ findet sich in den Zellen der skeletbildenden Gewebe in amorpher Form; nach der Sekretion kristallisiert die Substanz außerhalb des Zellplasmas.

Die Verkalkung der Schale bei Muscheln geschieht zuerst durch Bildung einer organisierten Matrix, in welcher dann kleinste Granula von Calciumphosphat erscheinen[1].

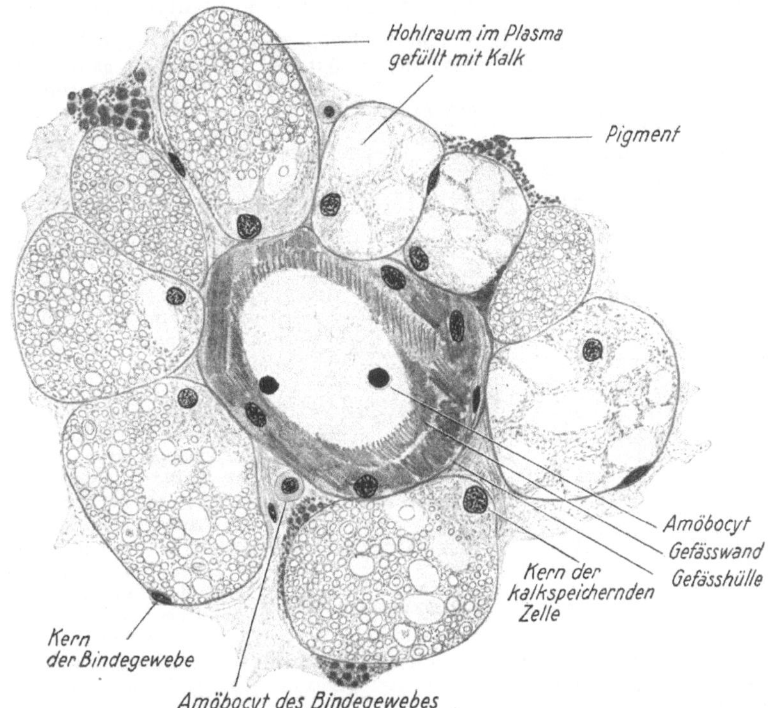

Abb. 9. Schnecke Murex. Kalk ($CaHPO_4$) in einer organischen Verbindung und umgeben von einer semipermeablen Membran als große Kugeln in den Blasenzellen des Bindegewebes der Mitteldarmdrüse. Vergr. 950mal. Nach G. C. HIRSCH 1917.

Fast nur bei Wirbellosen kennen wir *spezifische Kalkdepots* (Speicher), welche (im Gegensatz zu den meisten Wirbeltieren) zu keinem anderen Zwecke dienen als Calcium zusammen mit anderen Elementen zu speichern für die Zeit der mangelhaften Calciumaufnahme, oder eines plötzlichen starken Kalkbedürfnisses[2,3]. Der Kalk liegt bei schalentragenden Seeschnecken (aber nicht bei solchen ohne Schale) in besonderen Depotzellen (Abb. 9) in Form runder sphärischer Kristalle von $2\,\mu$ Durchmesser, vor allem in der Bindung von $CaHPO_4$ mit einem organischen Träger und umgeben in der Zelle von einer organischen semipermeablen Hülle: in einer dem Meerwasser isotonischen Flüssigkeit bleiben die Kalkkugeln unverändert; in einer hypotonischen NaCl-Lösung aber werden sie gelöst: in 3% NaCl nach 48 Std, in 2% nach 10—24 Std, in 1% nach 4—10 Std, in destilliertem Wasser nach 2—4 Std. In zum Seewasser (und damit zum Schneckenblute) hypertonischen NaCl-Lösungen über 3,45% zeigten die Kristalle keinerlei

---

[1] BEVELANDER and BENZER 1948. [2] G. C. HIRSCH 1919, M. PRENANT 1924.
[3] CLARKE and WHEELER 1922.

Veränderungen. Eine starke Kalkaufnahme der schalenbauenden Zellen des Mantels aus dem Blute erzeugt bei Schnecken in der Leibesflüssigkeit eine Hypotonie. Sie löst von selbst den Depotkalk, bis der vorherige osmotische Druck wiederhergestellt ist[1]. Bei Drosophila wurde ein besonderer Speicher für Calcium in den Malpighischläuchen entdeckt[2]. (Vgl. S. 339.)

Die Depots dienen zur Hilfe bei Verdauungsvorgängen und zur Reserve für den Aufbau fester Skeletteile. Dies ergibt sich daraus, daß der sog. „Sekretkalk" bei Schnecken in Beziehung zur Sekretion der Verdauungsenzyme gesetzt werden konnte und bei künstlichem Schalendefekt der Depotkalk angegriffen wird[1].

Bei der Schnecke Helix[3] (Abb. 10) nimmt der Kalkgehalt in den Weichteilen im Frühling und Sommer während des aktiven Lebens zu; im Oktober aber fällt er ganz steil ab, von 0,600 auf 0,275 g, sobald das Tier den Kalkdeckel zu bauen beginnt. Dieser ist dann während des Winterschlafes im Januar am dicksten. Gleichzeitig ist der Kalk in den Kalkreserven erheblich gesunken. Sobald dann das Tier, etwa am 15. April, aus dem Winterschlaf erwacht, steigt der Kalkgehalt in den Depots ziemlich gleichmäßig an, besonders steil in den Monaten Juli bis Oktober, in denen sich die Hauptspeicherung im Bindegewebe vollzieht. Es erscheint uns wahrscheinlich, daß eine besondere Regulation der Depotbildung und Lösung des Kalkes vorliegt.

In ähnlicher Weise wird beim Flußkrebs (Astacus) im Bindegewebe ein großer „Magenstein" gebildet, hart am Epithel des Magens. Während der Häutung des Tieres wird der Kalk in 24—48 Std gelöst, gelangt in das Blut und in den Magen und wird von hier aus der Haut übergeben, die ihn nach der Bildung des „weichen" Panzers zu dessen Inkrustierung gebraucht; dadurch entsteht die sehr harte Krebsschale[4].

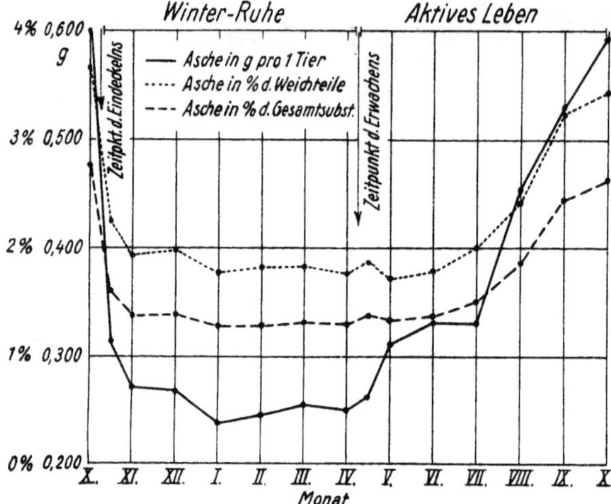

Abb. 10. Helix pomatia. Monatsmittel des Aschengehaltes der Weichteile, ohne Gehäuse und Deckel. Nach Th. v. Brandt 1931.

Bei den Wirbellosen ist noch ein Fall bekannt, bei dem eine Kalkausscheidung offenbar in Beziehung zum Stoffwechsel steht, nämlich beim Regenwurm[5, 6]. Die Kalkdrüsen um den Oesophagus herum scheiden eine Suspension von Kalkkristallen aus, die in den Kalkzellen selbst gebildet werden. Die Zellen gehen zugrunde, und der Kalk wird frei; er gelangt in den Oesophagus und wird der Nahrung beigemischt. Es soll sich hier um eine Exkretion von überschüssigem Calcium aus dem Blute nach außen handeln[5].

3. Die Calciumbindung der Eiweiße und die Orientierung des Calcium-Eiweißkomplexes.

Die Bindung von Ca-Ionen an Proteinmoleküle (Pr) ist von großer Bedeutung für alle Tiere[7]. Es sei nur kurz darauf hingewiesen, daß nach Elektrophoreseversuchen Calciumproteinate negativ geladen sind[8], so daß die Bindung in folgender Formel ausgedrückt werden konnte:

$$\mathrm{Ca\,Pr'} \rightleftarrows \mathrm{Ca^{\cdot\cdot}} + \mathrm{Pr'''}$$
$$\mathrm{Ca\,Pr''} \rightleftarrows \mathrm{Ca^{\cdot\cdot}} + \mathrm{Pr''''}.$$

[1] G. C. Hirsch 1919. [2] Poulson and Bowen 1952. [3] Th. v. Brandt 1931—1933.
[4] Für Carcinus: J. D. Roberts 1937. [5] Dotterweich und Franke 1936.
[6] J. D. Robertson 1936, 1939, 1941. [7] W. Bladergroen 1949.
[8] D. M. Greenberg 1944.

Da aber ein Proteinmolekül viele Ca-Ionen bindet, schlägt BLADERGROEN[1] diese Formulierung vor:

$$Ca_{p_1} Pr \rightleftharpoons pCa^{\cdot\cdot} + Pr^2 p^1,$$

wobei mit $Pr^2 p$ ein 2 p-wertiges Proteinion bezeichnet wird. Wenn man das Gesamtprotein mit TPr und das Gesamtcalcium mit TCa bezeichnet, dann gilt:

$$TPr = Pr'' + CaPr,$$

oder:
$$\frac{TPr}{CaPr} = \frac{Pr''}{CaPr} + 1,$$

woraus folgt:
$$\frac{TPr}{CaPr} = 1 + \frac{K}{Ca^{\cdot\cdot}}.$$

Da bei diesen Berechnungen die Konzentrationen in Millimol/kg H_2O ausgedrückt werden, sollte man das Gesamtprotein, das man gewöhnlich in Gramm je 100 g H_2O angibt, noch mit Hilfe eines Faktors f umrechnen[1]:

$$TPr = f \cdot TPr.$$

So kommt GREENBERG[2] zu der nun schon klassischen Formel:

$$\frac{TPr}{CaPr} = \frac{1}{f}\left(1 + \frac{K}{Ca^{\cdot\cdot}}\right).$$

Im übrigen ist die Struktur der Bindung unbekannt. Es hat sich nur neuerdings durch historadiographische und Röntgeninterferenzuntersuchungen herausgestellt, daß die Ultrastruktur des Eiweiß-Calciumkomplexes immer die gleiche ist: bei jungem wie bei altem Knochen[3], bei vollkommen aus der Bewegung ausgeschaltetem wie bei normal funktionierendem Knochen[4]. Das ist auch für die Frage der „funktionellen Anpassung" von Bedeutung: das Bauelement des Makromoleküls Eiweiß-Calcium ist immer dasselbe; geändert wird nur seine konstruktive Verwendung.

4. Die Verteilung des Calciums bei Wirbeltieren.

Calciumverbindungen sind auch bei Wirbeltieren eine recht häufige Form der Salzbildung (filtrierbares Ca) und der höheren Komplexe (nichtfiltrierbares Ca) (vgl. Tabelle 4)[5].

Die Verteilung des Calciums[6] beim Menschen ergibt sich aus Tabelle 4 mit dem Ergebnis: Calcium kommt in allen Geweben vor; auch in den Haaren: 5,6—14,0% der Asche[7], in der Galle 8—11 mg-%[8], im Schweiß 1—7 mg-%[9] und in den Faeces (Tabelle 6)[10]. Das Calcium scheint also in allen Zellen eine Rolle zu spielen, die bisher nicht immer deutlich ist[11]; so ist auch der hohe *Gehalt der Kerne an Ca* noch nicht geklärt: Bei der Mikroveraschung wurde Ca besonders in den Kernen und in der Kernmembran von Epithelzellen gefunden, ebenso in den Kernen der Neuroblasten von Amphibienlarven[12]. Sehr viele Daten der Mengen des Ca in den verschiedenen Organen, besonders beim Menschen, sind in HOPPE-SEYLER und THIERFELDER 1953 zu finden.

Die täglich notwendige Zufuhr an Ca ergibt sich aus Tabelle 5, die Menge des aufgenommenen Ca im Verhältnis zum ausgeschiedenen aus Tabelle 6. Doch

[1] W. BLADERGROEN 1949.   [2] D. M. GREENBERG 1944.
[3] ENGSTRÖM and ENGFELDT 1951, ENGSTRÖM and ZETTERSTRÖM 1951.
[4] ENGSTRÖM and AMPRINO 1950.
[5] Die älteren Daten über den Ca-Stoffwechsel der Wirbeltiere sind übersichtlich zu finden in P. GYÖRGI 1931 und W. HEUBNER 1931.
[6] BRIWA and SHERMAN 1941, F. R. STEGGERDA 1946, LIENKE, CULLEN and ARMSTRONG 1949.
[7] CREMER und FÜHR 1953.   [8] HINSBERG und BRUNS 1953.
[9] MITCHELL and HAMILTON 1949.   [10] HINSBERG, CREMER und SCHMIDT 1953.
[11] Über Calcinosis universalis s. LEVINE, RUBIN, FOLLIS and HOWARD 1949, M. A. LOGAN 1940.
[12] G. H. SCOTT 1930, 1943, J. KRUSZYNSKI 1938, POULSON and BOWEN 1952.

Tabelle 4. *Calcium- und Phosphorgehalt in der Asche des menschlichen Körpers.*
(Nach Spray and Widdowson 1950.)

Organe	Organprozente vom Gesamtkörper	Asche %	Ca %	Phosphor %
Haut	7,81	0,68	0,0205	0,060
Skelet	14,84	28,91	11,01	4,83
Zähne	0,06	70,90	24,42	11,81
Quergestreifte Muskulatur . . .	31,65	0,93	0,0099	0,116
Gehirn, Rückenmark	2,59	1,37	0,188	0,352
Leber	3,41	0,88	0,0102	0,148
Herz	0,69	0,80	0,0078	0,113
Lunge	4,15	0,95	0,0116	0,114
Milz	0,19	1,13	0,0079	0,217
Niere	0,51	0,96	0,0130	0,174
Pankreas	0,16	0,93	0,0143	0,155
Darm	2,07	0,86	0,0125	0,115
Fettgewebe	13,63	0,51	0,0116	0,048
Übriges Gewebe	17,42	0,99	0,055	0,055
Darminhalt	0,80			
Galle	0,15			
Haare	0,03			
Ganzer Körper bei einem Gewicht von 70,55 kg	100,00	4,84	1,596	0,771

wird man aus der weiteren Darstellung ersehen, daß ein starker und schneller Austausch von Ca-Ionen überall stattfindet, und daß in diesem Austausch ein Gleichgewicht zu beobachten ist. Man kann also keine festen Daten in der Verteilung zwischen Aufnahme und Abgabe erwarten.

Ca-Ionen (0,05—1,5 mg $CaCl_2$), bei Ratten in das Infundibulum eingespritzt, erzeugen Schlaf; von anderen Gehirnstellen aus ist dieselbe Dosis unwirksam oder nur schwach wirksam[1].

5. Der Calciumbedarf.

Der Bedarf an Calcium bei erwachsenen Menschen soll (nach Tabelle 5) 0,7 g je Tag betragen; er ist aber sehr verschieden je nach dem Verbrauch[2]. Es sei darum nur ein bezeichnendes Beispiel gegeben:

Tabelle 5. *Geschätzter Bedarf des Menschen je Tag.* (Aus Evans and Hartridge 1941.)

Calcium	0,7 g	Phosphor	1,25 g
Natrium	6,0 g	Jod	0,05 mg
Kalium	4,0 g	Chloride	20,0 g
Eisen	12 mg	Zink	12 mg

Der Calciumspiegel bei einer gesunden Frau beträgt normal 10,2 mg/100 cm³ Blut. Der menschliche Fetus entnimmt dem mütterlichen Blute in den ersten Schwangerschaftsmonaten etwa 0,006 g Ca/Tag, in den letzten sogar 0,6 g/Tag. Entsprechend sinkt bei einer Schwangeren der Ca-Spiegel von 10,2 mg auf 8,8 mg/100 cm³ Blut. Dieser Verlust und das gesteigerte Bedürfnis nach Calcium müssen dann aus dem Calcium der Knochen gedeckt werden[3].

[1] Cloëtta und Fischer 1930, H. Fischer 1932, Cloëtta, Fischer und v. d. Loeff 1934, 1942.
[2] Fairbanks and Mitchell 1936, Falkenheim, Underwood and Hodge 1949, H. H. Mitchell 1939, Mitchell, Hamilton and Kaines 1949, Mitchell, Hamilton, Steggerda and Bean 1945, Mitchell and Smith 1949.
[3] Wislocki and Dempsey 1946, H. Rein 1948.

Bei Ratten beträgt der Calciumbedarf für Wachstum, Fortpflanzung und
Verkalkung der Knochen und Zähne 40—60 mg Ca/Tag, d. h. die Nahrung muß
0,5—0,6% Ca enthalten[1]. Gibt man nur 0,01% Ca, jedoch den normalen Gehalt
an Phosphor von 0,546%, so beträgt das Körpergewicht 30% weniger als bei
den Kontrollen mit Ca. Das Körpergewicht der Kontrollen (mit Ca) ist aber
gleich dem der Versuchstiere (ohne Ca), wenn man ihnen nur wenig Futter zu
fressen gibt (die Kontrollen bekamen in diesem Falle 372 g, die Ratten ohne
Ca 456 g). Daraus wurde geschlossen, daß das Absinken des Körpergewichtes
auf Mangel an Appetit zurückzuführen sei: ein Faktor, der noch unübersichtlich
ist. Ratten ohne Ca haben ein höheres Lebertrockengewicht als die Kontrollen;
ihr Skelet enthält nur die Hälfte der Asche und ein Drittel des Ca; ihr Serum-Ca
beträgt nur die Hälfte; ihre Aktivität ist herabgesetzt; ihr Hunger-Katabolismus
ist stärker, ihre Nahrungsaufnahme und Fut-
terausnutzung sind herabgesetzt[2]. (Über das
Verhältnis Ca:P s. S. 348.)

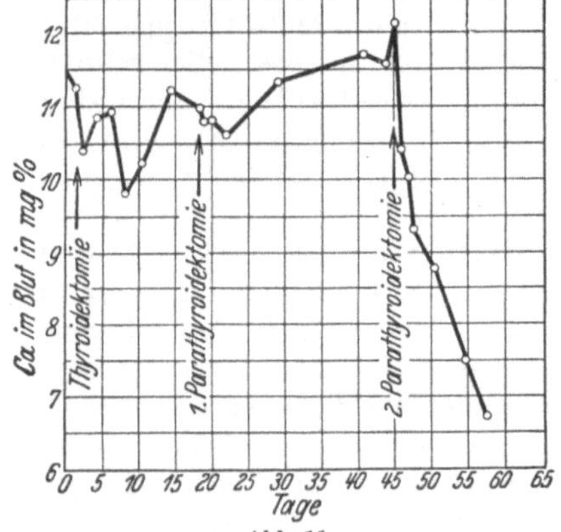

Abb. 11.

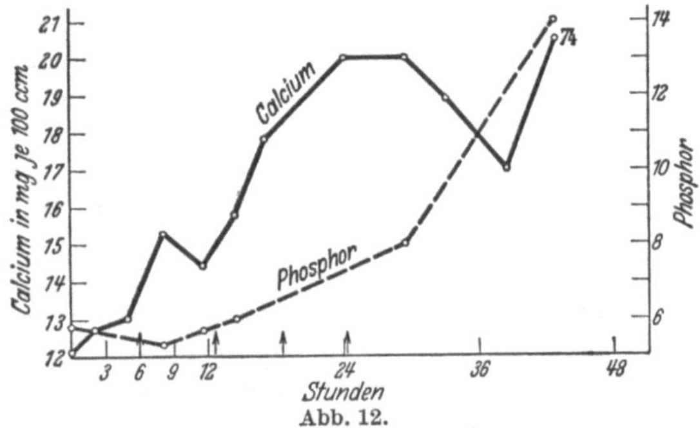

Abb. 12.

Abb. 11 u. 12. Regulation des Calciumgehaltes im Blute. — Abb. 11. Einfluß der sukzessiven Exstirpation
der Thyreoidea und der Exstirpation der beiden Parathyreoideen. — Abb. 12. Entgegengesetzte Wirkung
von Parathyreoidalextrakt (dem „Parathormon") in geringen Dosen auf den Calcium (und Phosphor)gehalt
des Blutes im Blutserum eines normalen Hundes. Bei jedem Pfeil wurden jeweils 6 cm³ Extrakt von 2 Rinder-
parathyroideen subcutan injiziert. Aus H. REIN 1948.

Eine Regulation des Calciumgehaltes[3] je nach dem Bedürfnis der einzelnen
Organe erscheint gewiß; doch ist sie bei Säugetieren sehr kompliziert: vor allem
die Parathyreoidea ist daran beteiligt; in geringerem Grade auch andere Drüsen
mit innerer Sekretion (s. S. 345). Durch Säurehydrolyse der Parathyreoidea
kann man Extrakte herstellen: das Parathormon, welches nach subcutaner und
intramuskulärer Verabfolgung den Calciumspiegel auf zweierlei Weise beeinflußt je nach der Dosis. Dies wird später bei der Regulation des Knochenbaues
ausführlicher dargestellt (Tabelle 12). Hier sei nur auf die Wirkungen der Exstirpation der beiden Parathyreoideen (Abb. 11) auf den Calciumgehalt des Blutes
aufmerksam gemacht und auf die Reaktion der Ca-Depots auf Injektion von
geringen Dosen Parathormon (Abb. 12): Aus beiden Kurven ergibt sich, daß das
Parathormon die Herauslösung des Calciums aus den Ca-Depots (vor allem des
Knochens) bewirkt, so daß Calcium im Blutserum erscheint. Dies gilt aber nicht
vom Calcium im *Gehirn*[4], wie auch Tabelle 17, S. 359 zeigt.

6. Die Calciumpermeation.

Der Ionenantagonismus zwischen Calcium und Natrium spielt bei der
Permeation eine gewisse Rolle. So konnte WILBRANDT[5] zeigen, daß ein DONNAN-

[1] R. M. McCoy 1942.   [2] KLEIBER, BOELTER and GREENBERG 1940.
[3] E. F. ADOLPH 1943.   [4] R. C. MacCARDLE 1936.   [5] W. WILBRANDT 1939, 1947.

Gleichgewicht für die Verteilung von Na- und Ca-Ionen zwischen der Oberflächenschicht und dem Innern der Phase angenommen werden darf.

Ein solcher Antagonismus ist z. B. an Eiern von Meerestieren wiederholt geprüft worden[1]. Als Beispiel gelte der Antagonismus zwischen NaCl und $CaCl_2$ in der Permeabilität von Wasser bei den Eiern der Echinodermen Anthocidaris und Pseudocentrotus (Abb. 13)[2]: Ist der NaCl-Anteil sehr hoch, so ist die Wasserpermeation ebenfalls hoch; steigt die Ca-Ionenkonzentration, so sinkt die Wasserpermeation, um nach einem gewissen Punkte wieder etwas zuzunehmen, bis das Verhältnis Ca:Na = 1:1 ist; dann sinkt die permeierende Wassermenge wieder etwas[3].

Die Permeation von Calcium[4] durch den Säugetierdarm ist keine unbegrenzte, jedenfalls werden nicht alle Calciumverbindungen gleich gut aufgenommen. Vor allem aber hängt die Permeation des Calciums — wie des Eisens — vom Bedarf des Wirbeltierkörpers ab[5]: Wenn man 2 Gruppen junger Ratten 1 Monat lang mit wenig und viel Calcium füttert und beiden Gruppen Vitamin D gibt, so resorbiert die erste Gruppe 50% mehr Calcium und wesentlich schneller als die zweite. Wenn man aber Vitamin D fortläßt, so wird in beiden Gruppen nur wenig Ca resorbiert. Dieser Einfluß gilt nicht für alte Ratten (vgl. S. 337). So wird auch aus $CaCO_3$ — nach Umsatz in $CaCl_2$ unter Einfluß der Magensäure — in der Norm wenig resorbiert, aber bei Schwangeren mehr[6].

Wenn man rachitischen Ratten und Ratten, die mit Vitamin D_2 gefüttert wurden, Lösungen von $CaCl_2$ mit Ca^{45} in den Magen verabfolgt, so zeigte sich: In den ersten 4 Std wurde Ca^{45} im proximalen Dünndarm resorbiert und zwar schnell und ohne Einfluß des Vitamin D_2 (3000 IE). Zwischen 4 und 24 Std wurde vor allem im distalen Dünndarm resorbiert: langsamer und deutlich begünstigt durch Vitamin D_2. Nur wenn der Darm vorher von Ca befreit wurde, war die Resorption ohne Vitamin D_2 größer als mit Vitamin D_2. Woraus zu schließen ist, daß das Vitamin D_2 nur dann einen fördernden Einfluß auf die Resorption von Ca^{45} hat, wenn das Ca sich in einer schwer löslichen Form im Darminhalt vorfindet[7].

Im Rectum wird nur sehr wenig Calcium resorbiert[8].

Das Verhältnis der Calciumaufnahme zur -abgabe zeigt Tabelle 6 für den erwachsenen Menschen:

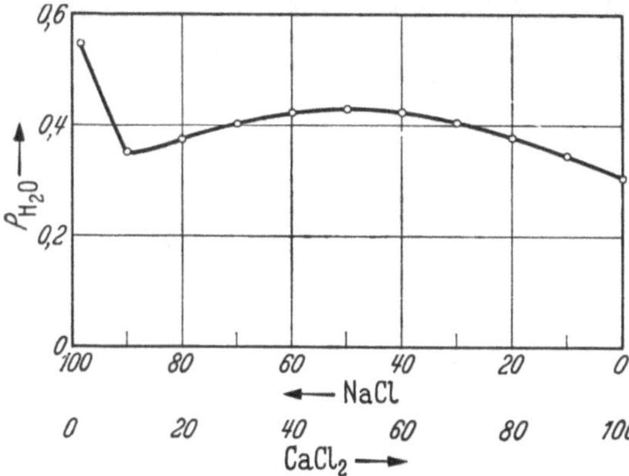

Abb. 13. Antagonismus Na: Ca in bezug auf die Permeabilität von Wasser (P_{H_2O}) in die Eier von Anthocidaris. Nach T. R. FUKUDA 1935.

Tabelle 6. *Aufnahme und Abscheidung von Ca, Mg, Fe bei 6 Personen im Zeitraum von 14 Tagen.* (Nach McCANCE and WIDDOWSON 1938—1939.)

Aufnahme in g	Ausscheidung in g			Ergebnis
	Urin	Faeces	Total	
Ca 61,68	13,69	48,99	62,68	−1,00
Mg 22,80	9,28	13,30	22,58	+0,22
Fe 0,6033	0,0078	0,607	0,6148	−0,0115

[1] BROOKS and BROOKS 1941.   [2] T. H. FUKUDA 1935.   [3] W. BLADERGROEN 1949.
[4] E. HOFF-JORGENSEN 1946.   [5] R. NICOLAYSEN 1943, UNDERWOOD, FISCH and HODGE 1951.
[6] CAMPBELL and GREENBERG 1940.   [7] HARRISON and HARRISON 1951.
[8] CREMER und HERR 1953.

7. Das Transport-Calcium.

Nach der Darmpermeation tritt Calcium in das Blut ein[1]. Es wird hier bereits etwa zur Hälfte an Eiweiße gebunden, aber in einer labilen Form. Damit ist das Blutplasma der Transporteur des Calciums, der allen Zellen Calcium anbietet. Der Gehalt des Serums bzw. Blutplasmas an Calcium beträgt beim Menschen etwa 10 mg-%. Das nichtdiffusible Calcium (etwa 50% des Gesamtcalciums) ist an Proteine gebunden; das diffusible ist größtenteils (bis zu 80 bis 90%) ionisiert, teilweise wahrscheinlich an Calciumcitrat gebunden. Die nebenstehende Tabelle 7 zeigt einige Ergebnisse:

Fast alles diffusible Serumcalcium ist ionisiert.

Tabelle 7. *Calciumfraktionen in mg-%.*
(Nach G. O. HARNAPP 1938—1941.)

Körperflüssigkeit	Gesamt-Ca	Ultrafil-trables Ca	Ca-Ionen
Liquor	4,9	4,7	3,9
Blutserum. . .	10,4	6,1	4,0
Frauenmilch. .	25,6	15,6	3,4
Kuhmilch . . .	134,1	32,2	4,9

Der Calciumgehalt des Serums hängt von vielen Faktoren ab: vom Phosphatgehalt, vom Bedürfnis der Knochen, vom p_H, von der Anwesenheit des Vitamin D. Parathyreoidexstirpation erzeugt einen bedeutenden Abfall des Blutcalciums bis auf etwa 6,7 mg-% (Abb. 11); Injektionen von Parathormon erzeugen dagegen einen Anstieg des Calciums im Plasmaserum bis zu 20 mg-% Ca (Abb. 12). Diese Schwankungen beziehen sich auf das ionisierte, physiologisch aktive Calcium[2].

Die Aufnahme und Abgabe radioaktiven Calciums zeigt Abb. 14; es ergibt sich, daß Ca[45] im Laufe von 1 min bis 7 Tagen gleichmäßig abgegeben wird. Noch besser zeigt die Abb. 8 die Bewegung des Eisens vom Blutplasma zum Knochenmark; wahrscheinlich nimmt das Calcium bei seinem Verschwinden aus dem Blutplasma einen ähnlichen Weg; dafür sprechen einige Versuche. Aber die Hauptbedeutung des Transportcalciums liegt darin, daß es allen Zellen angeboten wird.

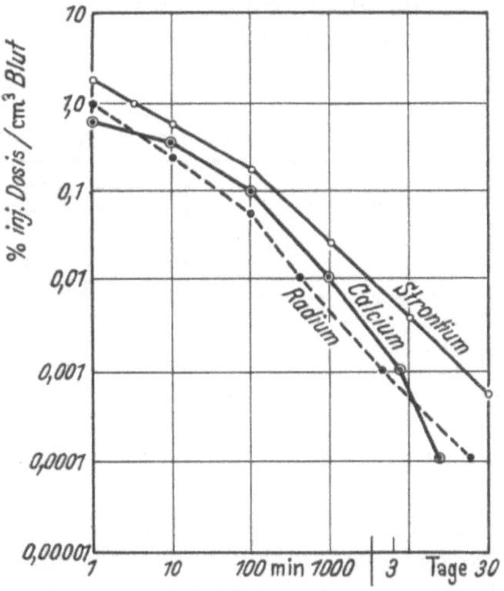

Abb. 14. Konzentration von Ra, Ca[45] und Sr[89] + Sr[90] im Blutplasma in der Zeit von 1 min bis 30 Tagen nach Injektion. Nach NORRIS-KIESIELESKI 1948 aus CREMER und HERR 1953.

8. Calcium in Drüsen.

Aus dem Blutplasma wird das Calcium unter anderem in verschiedene Drüsen aufgenommen. So findet es sich z. B. in den *Speicheldrüsen* von Kuh, Pferd, Schaf und Schwein[3]. Im *Pankreas* des Menschen ist Calcium zu 62 mg-% der Trockensubstanz, 0,0143% der Asche (Tabelle 4) und zu 14,5 mg-% der Frischsubstanz enthalten[3], im Pankreassaft zu 1,41 mg-%[2]. In Drüsen mit innerer Sekretion scheint Calcium nicht vorzukommen. Daß Calcium in Speichelsteinen zu 60—70% als Calciumphosphat, 5—10% als Calciumcarbonat und in Pankreassteinen zu 91—93% als Calciumcarbonat sich findet, sei nur am Rande bemerkt[4].

Wichtiger dagegen ist das Vorkommen in der *Milchdrüse*, da die Milch das für den Aufbau des Körpers der Jungen notwendige Calcium liefern muß.

[1] DENIS and CORLEY 1925, DEOBALD, CHRISTIANSEN, HART and HALPIN 1938, G. O. HARNAPP 1938, 1941, R. GERSCHMAN 1943, PEARSON and GRAY 1949, E. C. REIFENSTEIN 1953.
[2] H. SELYE 1950.   [3] CREMER und FÜHR 1953.   [4] HINSBERG und GEINITZ 1953.

Nach Tabelle 8 besteht eine auffallende Übereinstimmung des Ca-Gehaltes (wie anderer Mineralien) im neugeborenen Hund und in seiner Muttermilch. Biologisch sehr interessant ist die Beziehung der Mineralstoffe sowie des Eiweiß- und Caloriengehaltes der Milch verschiedener Säugetiere zu der Schnelligkeit ihrer Gewichtszunahme in Tabelle 9 und 10. Es ergibt sich daraus, daß die Zusammensetzung der Milch ungefähr proportional der Wachstumsgeschwindigkeit des Neugeborenen ist, daß also auch der Mineralgehalt der Milch sich dem Bedarf des wachsenden Jungen anpaßt.

Tabelle 8. *Vergleich zwischen dem Mineralgehalt des neugeborenen Hundes und seiner Muttermilch.* (Nach G. v. Bunge aus G. C. Hirsch 1953.)

In je 100 g Asche sind enthalten

Salz	Neugeborener Hund	Hundemilch	Hundeserum
K_2O	11,14	15,0	2,4
Na_2O . . .	10,06	8,8	52,1
CaO	29,5	27,2	2,1
MgO . . .	1,8	1,5	0,5
P_2O_5 . . .	39,4	34,2	5,9
Cl	8,4	16,9	47,6

Durch Mikroveraschung wurde in Milchdrüsen der weißen Maus gefunden, daß die Unterschiede in der Asche zwischen den verschiedenen ontogenetischen und funktionellen Entwicklungsphasen sich auf den Differenzierungsgrad der Sekretzellen und auf die Sekretionsphase beziehen[1,2]: In den Alveolarzellen war der Calciumgehalt (Erkennung s. S. 313) zu Beginn der Lactationsperiode (Abb. 1a) diffus und gering mit Ausnahme der Kerne und des Zellapex. Das Maximum der

Tabelle 9. *Beziehung zwischen Milchgehalt und Entwicklungsdauer des Neugeborenen bei verschiedenen Säugern.* (Aus G. C. Hirsch 1953.)

Säugetierart	Zahl der Tage bis zur Verdoppelung des Geburtsgewichtes	In 100 Teilen Milch sind enthalten		
		Calorien	Eiweiß	CaO, MgO, P_2O_5
Mensch	180	70	1,2	0,08
Kuh	47	65	3,3	0,46
Ziege	20	80	5,0	0,6
Schaf	12	105	5,6	0,6
Schwein	8	170	7,5	0,8
Hund	8	135	9,7	1,0
Kaninchen	6	160	15,5	1,9

Asche wurde am 3.—6. Tage der Sekretionsphase gefunden (Abb. 1 b). Merkwürdigerweise soll der Aschengehalt am 9. und 11. Tage relativ geringer sein[1]; Ähnliches beobachtete auch E. Allara[2]. Am 17. Tage zeigte sich eine besondere

Tabelle 10. *Milch bei Säugern.* (Nach B. C. P. Janssen 1940 aus G. C. Hirsch 1953.)

	Wasser g	Eiweiß g	Fett g	Zucker g	Salze g	Vitamin A in internationalen Einheiten	Vitamin B_1 in internationalen Einheiten	Vitamin B_2 in internationalen Einheiten	Vitamin C in internationalen Einheiten
Mensch .	90	2	3	6—7	0,3	200—500			$2—8 \cdot 10^{-3}$
Rind . .	90	2,5—4	3	3,5—5	0,7	100—700	$2—4 \cdot 10^{-5}$	$1—2 \cdot 10^{-4}$	$1—2 \cdot 10^{-3}$
Esel . .	90	2	2	6	0,5				
Ziege . .	88	4—5	4	4—5	0,8	100—200			
Ratte . .	68	12	15	3	1,5				
Maus . .	60	12—13	21—33	2	2	100—150			

Konzentration anorganischer Stoffe in den Epithelien und in den Lumina der Alveolen, unter anderem dichte Anhäufungen von Calcium um Fetttropfen herum. Das Calcium in der Milch war diffuser verbreitet als in den Zellen, Radium-

---

[1] E. S. Horning 1951.   [2] E. Allara 1939.

fütterung hemmte die Fettbildung, aber vermehrte die Menge der Asche[1] (Abb. 1a und b).

Neuerdings wurde die Permeabilität der Placenta für Ca[45] und seine Sekretion in der Milchdrüse sehr genau geprüft[2]: Am höchsten ist die Permeation gegen Ende der Trächtigkeit, wenn der Ca-Verbrauch des Fetus am höchsten ist. Aus den Knochen der Mutter gehen 5—25% Ca[45] (und Sr[89]) auf den Embryo durch die Placenta über, später durch die Milch. Bei aller schnellen Dynamik des Ca im mütterlichen Knochen ist die Aufnahme durch den Fetus immer noch höher.

Die Bindung des Ca[45] wurde in der *Leber von Mäusen* bei jungen (22 g) und älteren Tieren (29,5 g) untersucht; außerdem wurde durch Ultrafiltration der Prozentsatz des filtrierbaren und nichtfiltrierbaren Ca bestimmt. Das Ergebnis zeigt Abb. 15, wenigstens teilweise. Es wurde aus den Bestimmungen geschlossen, daß die Leber alter Mäuse viel Ca aufnimmt, besonders in der gebundenen Form; auch ist bei ihnen das Ca wenig labil; in der Leber junger Mäuse wird viel weniger Ca aufgenommen, aber der Austausch ist lebhafter[3].

Beim Menschen wechselt der Leber-Ca-Gehalt: als durchschnittliche Menge wird 0,0102% des Aschengehaltes angegeben (vgl. Tabelle 4), oder 14—69 mg-% in der Trockensubstanz und 3,4 bis 10,2 mg-% im Frischgewebe. Beim Rind fanden sich 8,1 mg-% in der Trockensubstanz, beim Hunde 10 bis 28 mg-% in der Trockensubstanz und 1,5—5,9 mg-% im Frischgewebe[4], beim Meerschweinchen und bei der Ratte 13—20 mg-% der Trockensubstanz, bei der Katze 5 bis 12 mg-%, und 3,3—10 mg-% im Frischgewebe beim Kaninchen und bei der Ratte[4].

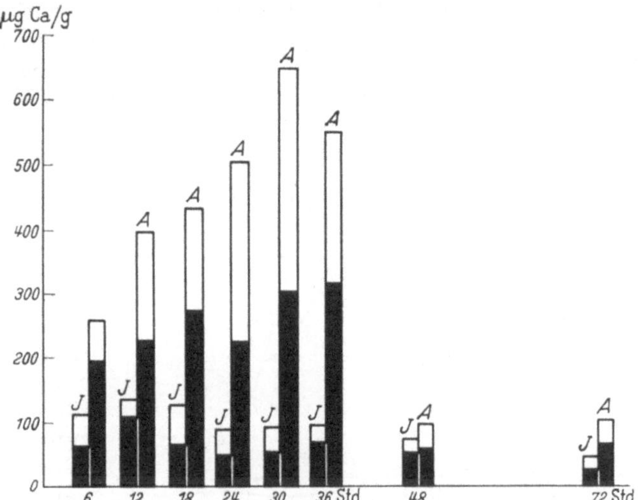

Abb. 15. Aufnahme und Bindung vor Ca[45] in der Leber von jungen Mäusen (*J*) und älteren (*A*). Filtrierbares Ca ist schwarz, das an Eiweiß (oder Lipoide?) gebundene ist weiß. Horizontale Linie: Stunden nach Verabfolgung von Ca[45]Cl₂. Vertikal: μg Ca/g Leber. Nach LANSING, ROSENTHAL and KAMEN 1949.

Diese Zahlen geben die Schwankungen deutlich wieder, die für den Calciumgehalt der Leber so bezeichnend sind.

Eine große Menge Calcium wird beim *Bau von Eischalen durch Drüsenzellen* bei Vögeln verarbeitet und sezerniert[5, 7] (Abb. 16). An jedes Ei des Huhnes werden zur Schalenbildung von den Eileiterzellen insgesamt 5 g $CaCO_3$ abgegeben[6]. Während der Legeruhe ist der Calciumgehalt im Blutserum 14, während des Legens 30—31 mg Ca[7]; bei der unreifen Leghornhenne 11,4, während des Legens 17, wenn das Ei sich im Eileiter befindet 10,5—28,5 mg Ca[8]. Die fertige Eischale ist bei vielen der untersuchten Vögel chemisch auffallend übereinstimmend gebaut[5]: 92—94% $CaCO_3$ und 0,3—1,4% $Ca_3(PO_4)_2$. — Wenn man 1 mg Ca[45]-Chlorid mit einer Aktivität von 15 μC in den unteren Oesophagus von gesunden Hennen bringt, und die gelegten Eier 20 Tage danach analysiert auf Ca und Ca[45] im Dotter, Eiweiß und in der Schale, dann findet man, daß die Henne eine große Menge des aufgenommenen Calciums in der Schale deponiert: 60—70% des Calciums stammten aus dem Ca[45], der Rest aus eigenen Kalkreserven[9].

Das *eigentliche Ei* muß ja die Stoffe enthalten, aus denen der Körper des jungen Tieres sich selbst entwickelt. So besitzt z. B. das Hühnerei in seinem Ganzinhalt 10,91% $CaCO_3$ der Asche[5]. In den Eiern von Gammarus wurden vom 3. Stadium an (150 μ Durchmesser) Calciumgranula im Plasma gefunden, die sich vermehren und im 5. Stadium (320 μ) recht zahlreich um den Kern herum liegen[10].

---

[1] E. S. HORNING 1951.   [2] C. PECHER 1941.
[3] LANSING, ROSENTHAL und KAMEN 1949.   [4] CREMER und FÜHR 1953.
[5] HUGHES, TITUS and SMITHS 1927, DEOBALD, CHRISTIANSEN, HART and HALPIN 1938, F. GROEBBELS 1937.
[6] BUCKNER und MARTIN 1920, BUCKNER, MARTIN und PETER 1925.
[7] HUGHES, TITUS und SMITHS 1927.   [8] CHARLES and HOGBEN 1933.
[9] COMAR and DIGGERS 1949.   [10] P. BISSON 1950.

9. Calcium in Muskeln.

In der quergestreiften Muskulatur befinden sich im Durchschnitt (Tabelle 4) 0,0099% Ca in der Asche des erwachsenen menschlichen Körpers[1]. Als mg-% Ca in den Muskeln werden angegeben: bei der Katze M. gastrocnemius 2,7—21, beim Kaninchen 5—11, beim Menschen, Hunde und bei der Maus 12—69 mg-% in der Trockensubstanz und 2,5—21 mg-% der Frischsubstanz beim Menschen, beim Rinde, Hunde, Kaninchen, Katze, bei der Ratte, bei Vögeln und beim Frosch[1]; beim Menschen übrigens nur 0,2% des Gesamtcalciumgehaltes[1]. Der neugeborene Mensch hat in den Muskeln 14 mg-% Ca der Frischsubstanz, ebenso ein 8 Wochen altes Kind, dagegen ein Kind von 4 Jahren ebenso wie ein Erwachsener nur 7 mg-%[1]. Bei Mäusen zeigt sich eine ähnliche Entwicklung: im Alter von 3 Monaten 35,18 mg-%, von 5—7 Monaten 25,88 mg-%; bei Weibchen, die vom Männchen isoliert waren nur 15,07 mg-% — aber bei trächtigen Weibchen 54,20 mg-%[2]. Demnach scheinen auch die Muskeln als Ca-Speicher dienen zu können. Dafür sprechen auch die Ergebnisse, welche durch Muskelanalyse beim Igel im Sommer und während der Winterruhe gemacht wurden: bei männlichen Igeln enthalten die Muskeln im Sommer viel mehr Calcium (auch Natrium, Kalium, Magnesium) als im Winter, weil sie Ca abgeben zur Aufrechterhaltung des Ca-Gleichgewichtes mit dem Knochen. Die Weibchen aber speichern die Mineralien unter anderem in Muskeln

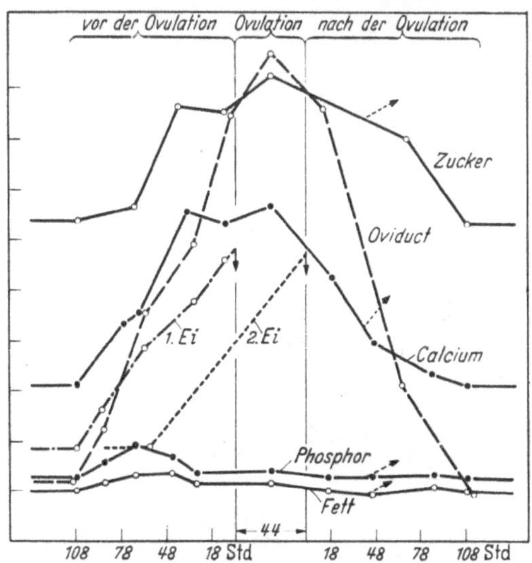

Abb. 16. Calcium, Zucker, Phosphor und Fett im Blute der Haustaube während, vor und nach der Ovulation. Dazu die Kurve des Gewichtes des Oviduktes. Nach O. Riddle aus F. Groebbels 1937.

für die Paarung im März und den schon 7 Wochen danach erfolgenden Wurf von 3—8 Jungen[3].

Mit zunehmendem Alter des Menschen steigert sich der Calciumgehalt: gegenüber den Muskeln von Menschen mittleren Alters hat ein 70jähriger Mensch im Psoasmuskel eine 33%ige Steigerung, im Herzmuskel 31%[4]. Dasselbe gilt vom Skelet (s. S. 341).

Heilbrunn hat beobachtet, daß Calciumionen, eingespritzt in das Innere von isolierten *Muskelfibrillen* des Frosches, eine unmittelbare und starke Kürzung der Fibrillen hervorrufen[5]; kein anderes Kation, das sonst in den Muskeln vorkommt, hat einen solchen Effekt. Heilbrunn[6] hatte schon früher die Hypothese entwickelt, daß eine Muskelreizung einen Verlust an Calciumionen zur Folge hat, die vorher an Proteine der Zellmembranen gebunden waren, und daß diese Calciumionen bei der weiteren Aktivität im Muskelplasma eine Rolle spielen. Doch macht Danielli[7] den Einwand, man könne kaum unterscheiden zwischen

---

[1] Cremer und Führ 1953.   [2] W. W. Petrowa 1940.   [3] F. A. Krutschakowa 1940.
[4] Rissel und Wiedemann 1940.   [5] Heilbrunn and Wiercinski 1947.
[6] L. V. Heilbrunn 1940, 1943, Heilbrunn and Wiercinski 1947.
[7] D. J. F. Danielli 1951.

einer Calciumfreisetzung als direkter Folge der Reizung und als Folge der Aktivität ohne Einwirkung des Calciums. Es ist gewiß die Frage nach der Rolle des Calciums im Muskel vorläufig nicht gelöst [1,2]; aber der Einwand DANIELLIS ist gegenüber dem Experiment an der isolierten Muskelfibrille kaum stichhaltig. Andererseits ist v. SZENT-GYÖRGYI[3] der Meinung, daß gerade die Kaliumionen eine Rolle bei der Kontraktion spielen. Doch auf diese wichtige Diskussion können wir hier nicht näher eingehen; wir wollen nur noch erwähnen, daß Calciumionen bei der Reizübertragung vom *Nerven* zum Muskel eine Rolle spielen[4].

10. Calcium in der Haut.

Der Calciumgehalt der Epidermis[5] und Hypodermis beim Menschen wurde durch Mikroveraschung beobachtet[6]: bis zum 10. Lebensjahr schwankt der Gehalt auffallend stark; dann beginnt eine stärkere Anhäufung bis zum hohen Alter. Bei Kindern unter 1 Jahr finden sich im Stratum corneum und granulosum sowie in oberen Teilen des Stratum germinativum Natrium und Kalium, aber in den unteren Teilen des Stratum germinativum vor allem Calcium und Magnesium. In den Basalzellen fanden sich zwischen dem 10. und 50. Jahre Natrium und Kalium; um die Kerne der Basalzellen herum wurde ein „perinucleärer Mantel" von Calcium und Magnesium entdeckt.

Mikrochemisch wurde der Ca-Gehalt der Epidermis des Menschen (beiderlei Geschlechtes von 19—79 Jahren) auf 0,015 mg je 100 mg Epidermis festgestellt[7].

11. Besondere Calcium-Speicher.

Allgemein gilt, daß bei Wirbellosen spezielle Ca-Speicher häufig sind (S. 329), aber bei Wirbeltieren fehlen: hier tritt dann das Skelet als Calciumreserve auf, wie wir gleich sehen werden. Doch gibt es Ausnahmen von dieser Regel: Bei Amphibien gibt es besondere $CaCO_3$-Speicher[8,9], welche endolymphatische Röhren genannt werden (Abb. 17—20). Das $CaCO_3$ wird bei Rana dalmatina (Abb. 18) während der Metamorphose verbraucht[10], besonders stark während der Phase der Verkalkung des Skeletes. Auf diese Mobilisierung

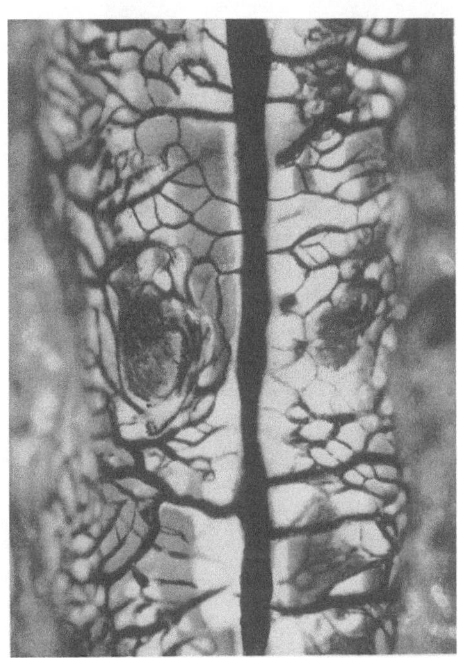

Abb. 17. Rana esculenta, erwachsen. Durchblutung der endolymphatischen Röhren im Innern des Rückenmarkkanals. Zahlreiche Röhren verlaufen parallel und sind mit weißen $CaCO_3$-Kristallen in breiartigem Zustande erfüllt, welche durch die feinen Wände der Röhren hindurchschimmern. Schwarz ist das Gefäßsystem, gefüllt mit chinesischer Tusche: In der Mitte von oben nach unten die Vena vertebralis interna dorsalis,; von ihr ausgehend nach rechts und links Gefäße, welche stark anastomosieren. Die schwarzen Felder, vor allem ein großes links und 3 etwas kleinere rechts, sind Anhäufungen von Melanophoren. Aus A. GUARDABASSI 1953.

des Calciums hat die Verfütterung von Thymus keinen Einfluß. Wurden normale Larven oder solche, denen unilateral oder bilateral die Otocyste exstirpiert war, mit verschiedenen Mengen Thyroxin (1 mg in 3 Liter Leitungswasser oder in Holtfreterlösung ohne Ca) behandelt, so waren bei thyrosinierten Tieren die Kalksäcke weniger stark entwickelt; dies könnte eine Hemmung der Ca-Speicherung oder eine Förderung des $CaCO_3$-Abbaues durch Thyroxin bedeuten. Die Verkalkung des Skeletes wird durch Thyroxin nicht beschleunigt.

---

[1] HÖBER, HITCHCOCK, BATEMAN, GODDARD and FENN 1948, COPPÉE 1946, BRINK, BRONK and LARRABEL 1946, A. M. MONNIER 1949, P. RIESER 1952.
[2] W. BLADERGROEN 1949.   [3] A. v. SZENT-GYÖRGYI 1945, 1946.
[4] G. COPPÉE 1946, A. M. MONNIER 1949.   [5] T. CORNBLEET 1941.
[6] MacCARDLE and ENGMAN 1943.   [7] SUNTZEFF and CARRUTHERS 1945.
[8] J. J. BOUNHOL 1942.   [9] K. L. SCHNITZER 1930, R. GERSCHMAN 1943.
[10] A. GUARDABASSI 1952, 1953.

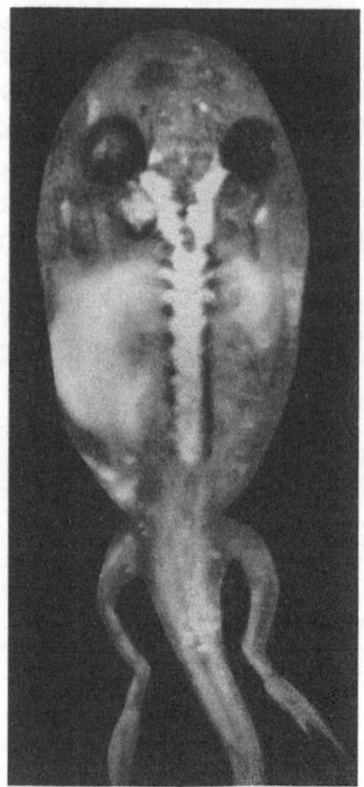

Abb. 18.

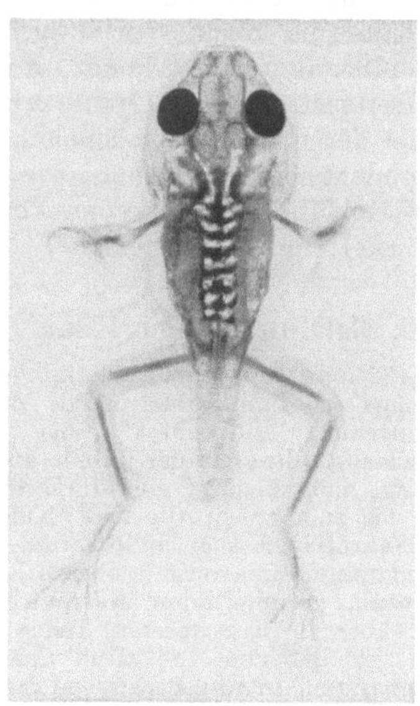

Abb. 19.

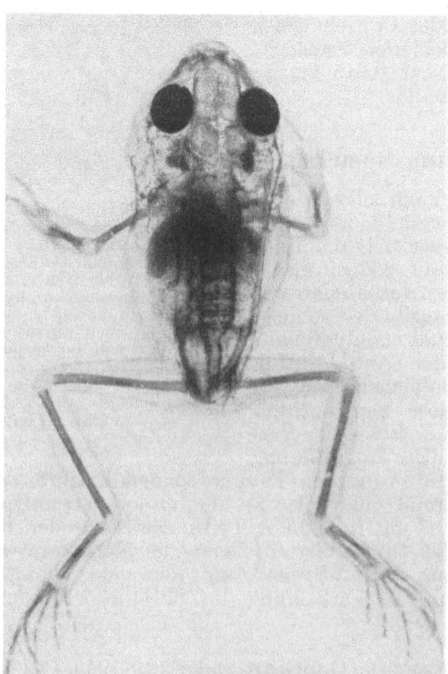

Abb. 20.

Abb. 18—20. Rana dalmatina. Drei Stadien des Schicksals der calciumhaltigen endolymphatischen Röhren: CaCO₃ weiß. Durchsichtig gemacht nach der Technik von Dawson. — Abb. 18 frühe Larve mit sehr starken Calciumvorräten zu beiden Seiten des Rückenmarkes bis in die Kopfregion hinein. — Abb. 19 junge, noch schwanztragende Form, deren Calciumvorräte bereits stark reduziert sind. — Abb. 20 ein junges Tier, nach Abwerfen des Schwanzes ohne makroskopisch sichtbares Calcium in den endolymphatischen Röhren. Aus A. Guardabassi 1953.

12. Calcium in Knochen und Zähnen.

Knochen [1—8] von Rind, Kaninchen, Ratte, Hund, Huhn und Makrele enthalten in der Asche auffallend gleichmäßig 35,6—37,5% Calcium. Das Verhältnis des Gesamt-Ca:P schwankt nur in geringen Grenzen [9]. Das Skelet-Ca der Asche des Menschen beträgt 11,01%; das Ca in den Zähnen 24,42% (nach anderen Messungen 35,34 ± 0,74% [10]), während sich im Gesamtkörper von 70,55 kg nur 1,596% Ca befinden (Tabelle 4). Die Anteile der Ca-Salze an der Asche des Knochens des Menschen sind 6,6% $CaCO_3$, 80% $Ca_3(PO_4)_2$ [und 1,4% $Mg_3(PO_4)_2$] [11].

Diese Kristalle sind in bestimmter Richtung geordnet, und zwar unabhängig von der Funktion des Knochens [12]. Die Bausteine sind also stets die gleichen.

Zwischen Aufbau und Abbau des Knochens besteht ein Gleichgewicht, das kontrolliert wird durch den typischen Bauplan des Körpers und durch die Parathyreoidea [13].

Calcium wird dem Knochen entzogen auf 3 Wegen: erstens bei intakter Matrix mikroskopisch unsichtbar (reine Decalcifikation), zweitens durch die Osteoclasten

Tabelle 11. *Gehalt von Knochen und Zähnen, Serum und Haut plus Haaren an Ca^{45} und P^{32} nach Verfütterung von Lactat (122 mg, 0,6 × 10⁶ Teilchen/min) an erwachsene Ratten.* (Nach ARMSTRONG und BARNUM 1948 aus CREMER und HERR 1953.)

Gewebe	Ca^{45} Spezifische Aktivität in %	P^{32} Spezifische Aktivität in %
Haut und Haare	163	168
Blutserum	137	94
Femur: Mark.	91	143
Femur: Epiphyse	92	80
Femur: Diaphyse	82	75
Schneidezahn: Dentin . .	55	52
Schneidezahn: Schmelz .	27	27
Backenzahn: Dentin . .	12	14
Backenzahn: Schmelz . .	1,2	2,7
Restkörper	103	101

unter Abbau der Matrix (osteoclastischer Abbau) und drittens ohne Osteoclasten aber mit Abbau der Matrix (weicher Entzug des Calciums). Umgekehrt wird Calcium deponiert in eine präexistierende, calciumfreie Matrix oder in eine ausgedehnte Matrix in Form neuen Knochens [14].

Wenn man jungen Ratten [15] statt 50 nur 10 mg Ca/100 g Futter/Tag gibt, so wachsen sie langsamer, nehmen weniger Futter auf und sind inaktiv, das Skelet verknöchert sehr schlecht, weil das Serum-Calcium auf die Hälfte des normalen Prozentsatzes gesunken ist; es wird viel Urin, aber es werden nur wenig Faeces ausgeschieden. Erhöhte Zufuhr von Calcium heilt diese Ausfallerscheinungen schnell. Die Zeit der Verknöcherung hängt auch bei Ratten von der Menge und der Zufuhr des Calciums ab.

---

[1] C. L. A. SCHMIDT and GREENBERG 1935, C. HUGGINS 1937, C. NEWTON 1939, M. A. LOGAN 1940, B. M. SHOHL 1940, BAUER, AUB and ALBRIGHT 1929, P. LA CROIX 1949, MCLEAN and W. BLOOM 1940, G. H. PAFF 1948, TSO KAN CHANG 1949, WISLOCKI, WEATHERFORD and SINGER 1947.
[2] J. FANNKUCHEN 1945, BRANDENBERGER and SCHINZ 1945, M. J. DALLEMAGNE 1950.
[3] F. WEIDENREICH 1930, ARMSTRONG and SCHUBERT 1949, A. C. HODGE 1949, HODGE, FALKENHEIM and EMERY 1947, A. K. PARFART 1949.
[4] P. LA CROIX 1949.   [5] Entkalkung und Färbung von Knochen und Zähnen: A. MORSE 1945.
[6] BECKS, ASLING, SIMPSON, EVANS and LI 1948, BAKER, BUTTERWORTH and LANGLEY 1946.
[7] BEVELANDER and JOHNSON 1950, E. C. REIFENSTEIN 1953.
[8] LEVINE, RUBIN, FOLLIS and HOWARD 1949, G. BOURNE 1942, K. T. CHANG 1949, C. TYLER 1940.   [9] CREMER-FÜHR 1953.
[10] FRENCH, WELCH, SIMMONDS, LE FEVRE and HODGES 1938.
[11] E. LEHNARTZ 1952.   [12] ENGSTRÖM and AMPRINO 1950.
[13] BLOOM and BLOOM 1940, CAMPBELL and SHERMAN 1943, FALKENHEIM, UNDERWOOD and HODGE 1949, HARRISON and HARRISON 1950.
[14] H. SELYE 1950, SOBEL, HANOK and WOLFFE 1950, BOELTER and GREENBERG 1941.
[15] BOELTER and GREENBERG 1941.

Zähne[1]. Eine sehr klare histophysiologische Übersicht über den Einbau von Calcium in den Zahnschmelz gab F. Wassermann[2]. Er unterscheidet 3 Phasen der Schmelzbildung: die embryonale, die Produktionsphase und die Phase der Reifung. Dabei nehmen die Ameloblasten von außen durch die Zellausläufer und die Grenzmembran Ca und P auf (gezeigt durch Vitalfärbung). Die Schmelzbildung geschieht durch Sekretion von körnigem Material und durch die Bildung einer strukturierten Grundsubstanz; dabei geht die Sekretion sowohl von den Ameloblasten als auch von den Zellen des Stratum intermedium aus; jedes Schmelzprisma ist also nicht allein auf nur einen Ameloblasten zurückzuführen; auch die Hypothese einer direkten Umwandlung von Ameloblastenplasma in Schmelz wird nicht mehr bestätigt. Die organische Schmelzmatrix ist vollendet, wenn die Verkalkung beginnt; die Verkalkung ist ein Kristallisationsprozeß der Ca-Salze in der organischen Grundsubstanz[3]. Dabei wird dem Schmelz durch die Ameloblasten Wasser entzogen. — Calcium (und P) werden über die Dentinschmelzverbindung hereingeschleust; gerade die Speicherung von Calcium im periodontalen Gewebe während der Reifung spricht für diese Auffassung. Offenbar spielen die Ameloblasten in der 3. Phase der Reifung vor allem eine Rolle für den Entzug von Wasser. Die Verkalkung der 3. Phase kann nicht vollendet werden, wenn der Wasserentzug gestoppt ist[2].

Eine Röntgenuntersuchung der anorganischen Teile des Zahnschmelzes ergab einen hohen Prozentsatz von $(Ca_{10}[PO_4])_6(OH)_2$ als Kristalle; sie liegen mit ihren hexagonalen Axen in der Richtung der Longitudinalebene des Zahnes. Auch im Dentin kommen dieselben Kristalle vor, aber nur ein Zehntel so lang: Der Ca-Gehalt beträgt im Dentin etwa 51% und im Schmelz 91,5%[4].

Die Regulation. Die Ca-Zufuhr und die Calciummenge im Blutplasma und im Knochen stehen in einem korrelativen Verhältnis[5]. Zahlreiche Versuche an Mäusen[6] zeigten, daß Parathyreoideaextrakt (zugleich mit normaler Ca-Zufuhr) die Verkalkung und gleichzeitige Auflösung des Knorpels reguliert, ohne aber das Wachstum des Knochens zu steigern[6, 7, 8].

Das Hormon der *Parathyreoidea*[9] (*Parathormon*) löst eine *biphasische Reaktion* aus[7] (Tabelle 12): bei mäßigen Dosen vermehren sich die Osteoclasten für kurze Zeit (48 Std), sie lösen damit Calcium und Phosphat aus dem Knochen. Dauernde Injektionen von Parathyreoideahormon in kleinen Dosen oder in kurzzeitigen großen, subletalen Dosen aber haben gerade den entgegengesetzten Erfolg: neue Osteoblasten bauen neuen Knochen. Die große Labilität des Calciums im Knochen wurde vor allem durch radioaktive Substanzen nachgewiesen (s. unten). Dabei spielen die Osteoclasten bei der oben erwähnten zweiten Lösungsform die Hauptrolle: wo sie bereits vor der Hormongabe vorhanden waren (z. B. an den Epiphysen), vermehren sie sich schnell, und mehr Calcium wird dort abgebaut als an Stellen, an denen Osteoclasten nur selten sind (wie etwa an dem Schaft des Knochens). Dieser Abbau kann so weit gehen, daß die Epiphyse vom Schaft getrennt wird. Auf die Molekularstruktur der Calcium-Eiweißverbindung im

---

[1] J. Schour 1938, Weinmann, Wessinger and Reed 1942, Weinmann and Schour 1945.
[2] F. Wassermann 1944; vgl. auch J. v. T. Caflisch 1939, E. G. Hampe 1940, J. Nuckolls 1941, Saunders, Nuckolls and Frisbie 1942, Weinmann, Wessinger and Reed 1942, Glock. Mellanby, Murray and Thewlis 1942, Wassermann, Blayney, Grötzinger and De Witt 1941, B. Orban 1944. [3] Diamond and Weinmann 1940.
[4] J. Thewlis 1940, Glock, Mellanby, Murray and Thewlis 1942, Orban, Sicher and Weinmann 1943. [5] Burns and Henderson 1946, E. C. Reifenstein 1953.
[6] Silberberg and Silberberg 1943, 1949. [7] H. Selye 1950, vgl. auch Tweedy, Chilcote and Patras 1947, Tweedy, L'Heureux and Zorn 1950.
[8] Albright and Reifenstein 1948.
[9] Burns and Henderson 1946, Albright and Reifenstein 1948, E. C. Reifenstein 1953.

Knochen übt das Parathormon keinen Einfluß aus[1]. Der Mechanismus dieser biphasischen Reaktion ist unbekannt[2].

Parathyreoidektomie verursacht eine Senkung des Plasmacalciums bis 5 mg-% zugleich mit bedeutend weniger starken Reaktionen im Knochen: in der Regel nur mit einem „weichen Entzug des Calciums". Nur ein chronischer Ausfall des Hormons führt zu bezeichnenden Reaktionen, nämlich zu Zwergformen bei jungen Hunden und Ratten; histologisch zeigen sie eine schlechte enchondrale Verknöcherung der langen Knochen und knorpelige Inseln zwischen den Balken der subepiphysealen Zone des Schaftes. Bei älteren Tieren ist die Reaktion histologisch weniger deutlich[3, 5, 7]. Einen ähnlichen Einfluß hat das Parathormon auf die Entwicklung des Zahnschmelzes[6].

Der Calciumstoffwechsel wird durch Exstirpation der Hypophyse oder durch Injektionen von Hypophysenextrakten nicht wesentlich beeinflußt. Insulinausfall dagegen befördert die Verknöcherung des Knorpels und verhindert damit das Wachstum[7, 8]. Die übrigen Einflüsse zeigt Tabelle 12.

Die histologisch gewonnenen Ergebnisse wurden durch Experimente mit Ca^{45} wesentlich gestützt und vertieft[4]; diese wurden gewonnen durch folgende Techniken: Man kann entweder fertig gebildete Knochenstücke, Knochenpulverteile oder Zahnteile in Lösungen mit Ca^{45} legen und den Austausch messen[9, 10] — oder man kann dem wachsenden Organismus Ca^{45} einverleiben und dann seine Speicherung bzw. den Austausch im lebenden Knochen ermitteln — und man kann schließlich ein Radioautogramm (S. 316) vergleichen mit einem gefärbten Schnitt (Abb. 21). So hat man[11] $Ca^{45}Cl_2$ in den Magen rachitischer, mit Vitamin D behandelter Ratten und von Kontrollratten gegeben. Dann wurde Ca^{45} im Blutserum und im Knochen gemessen, und zwar 2 Std bis 2 Wochen nach Einverleibung von Ca^{45}: 6—8 Wochen alte Ratten tauschen 50% des Knochen-Ca mit dem Serum-Ca in 45 Std aus, wenn die Ratten mit Vitamin D behandelt waren, rachitische Ratten in 65 Std. Dabei spielt es in beiden Gruppen keine Rolle, ob die Nahrung viel oder wenig Ca enthält. Der Austausch von Ca zwischen der Epiphyse des Knochens und dem Blute war schneller als zwischen der Diaphyse und dem Blute. Ähnlich war der Austausch bei 6—8 Wochen alten Ratten schneller als bei 15—20 Wochen alten. Wegen des schnellen Austausches kann die Menge des aufgenommenen Ca^{45} nicht als Maßstab für eine Neubildung von Knochen dienen[12].

Den Unterschied zwischen wachsenden und erwachsenen Mäusen zeigen folgende Vergleiche: Junge Mäuse entnehmen dem mit C^{45} gekennzeichneten Lactat nach intravenöser Injektion 58% Ca^{45} (nach Fütterung nur etwa 20%); aber erwachsene Mäuse nur 30% (11%)[13]. Die Verteilung von Ca^{45} und P^{32} zeigt Tabelle 11. An Zähnen junger Ratten besitzen Zement und Knochen die höchste Aktivität; dann abnehmend Dentin und Schmelz[14].

Ein Einfluß der *Hypophyse*[15, 16], der histologisch nicht festzustellen war, wurde durch Ca^{45} entdeckt[17]: 2 Monate alte Ratten wurden hypophysektomiert und erhielten 2 Monate später $Ca^{45}Cl_2$ (8 γ Ca mit 4 μC Ca^{45}), außerdem teilweise 3 Wochen reines Wachstumshormon (8,4 mg), teilweise in NaCl-Lösung. Der Ca-Gehalt der Knochenasche war nach 2 Std bei allen Tieren etwa 39%; aber nach Wachstumshormon enthielt sie 4,55% Ca^{45}. Eine Behandlung mit ACTH (corticotropem Hormon) ergab Erniedrigung des Ca^{45} im Knochen[4].

Den *Einfluß des Vitamin D* zeigt sehr schön Tabelle 13[9]: die starke Wirkung auf die Ca^{45}-Bindung im Knochen und in den Zähnen, bei oraler Verabfolgung die reziproke Ausscheidung im Kot, bei Injektion im Harn und schließlich allgemein die geringe Bindung an den Restkörper. Vitamin D verursacht an rachitischen Ratten eine bedeutende Verbesserung an dem Dentin der oberen Schneidezähne[18]. Auf den bekannten Zusammenhang

---

[1] ENGSTRÖM and ENGFELDT 1951, ENGSTRÖM and ZETTERSTRÖM 1951.
[2] Siehe Fußnote [7], S. 342.   [3] ALBRIGHT and REIFENSTEIN 1948.
[4] Übersicht bei CREMER und HERR 1953.   [5] GREEP and FISCHER 1950.
[6] SCHOUR, CHANDLER and TWEEDY 1937.   [7] H. SELYE 1950, vgl. auch SMITH and McCLEAN 1938.   [8] BECKS, ASLING, SIMPSON, EVANS and LI 1948.
[9] R. NICOLAYSEN 1943, NEUMANN, DI STEFANO and MURLYAN 1948, FALKENHEIM, UNDERWOOD and HODGE 1951.   [10] M. L. MAXWELL 1942, HODGE, FALKENHEIM and EMERY 1947.   [11] HARRISON and HARRISON 1950.
[12] Über die Zeiten und Phasen des Ca-Austausches s. FALKENHEIM, UNDERWOOD and HODGE 1949 und H. C. HODGE 1949.   [13] C. PECHER 1941.   [14] D'JORIO et LUSSIER 1951.
[15] HOGBEN and CHARLES 1932, SILBERBERG and SILBERBERG 1943, 1949.
[16] SMITH and McCLEAN 1938.   [17] ULRICH, REINHARDT and LI 1951.
[18] J. P. WEINMANN 1945.

zwischen Vitamin D mit den Phosphatasen und dem Phosphor sei hier nur hingewiesen; man vergleiche Tabelle 12 auf S. 345 und Abb. 26 auf S. 357.

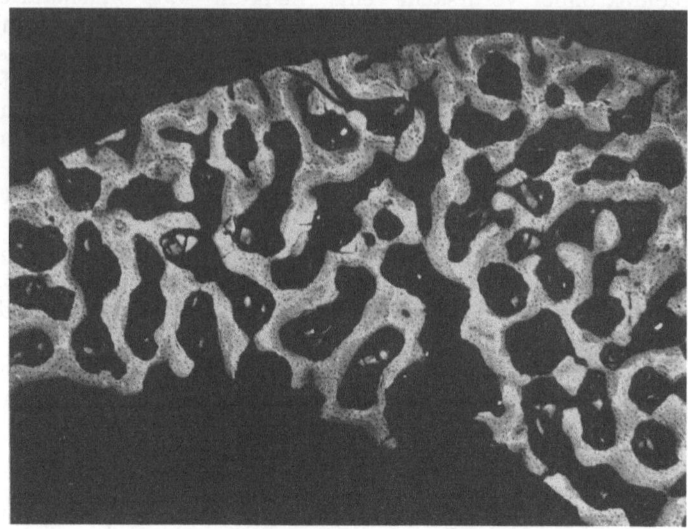

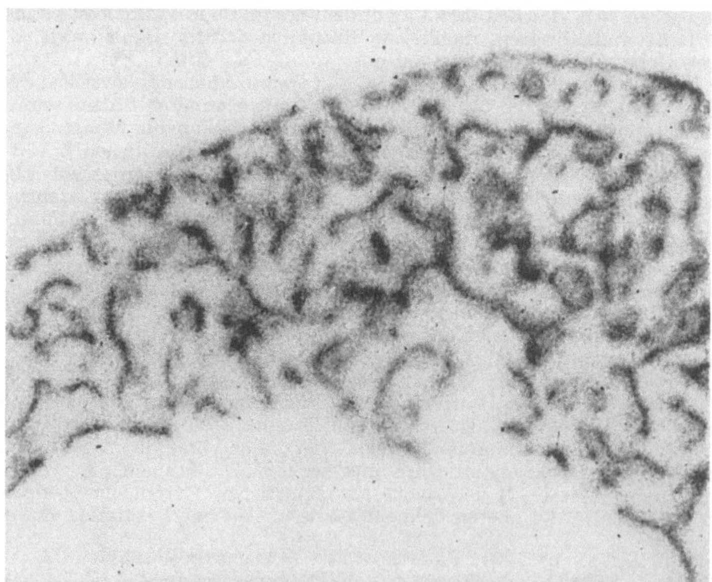

Abb. 21. Querschnitt durch den Metatarsus eines Hundes, der vorher lebend Ca⁴⁵ erhalten hatte. Oben: Mikro-radiogramm, zeigend die Menge der Mineralien im Knochen. Unten: Radioautogramm, zeigend die Menge von Ca⁴⁵. Die Photos wurden unpubliziert durch Herrn Dr. B. ENGFELDT in Stockholm zur Verfügung gestellt.

Über den Einfluß von Oestrogenen und Androgenen gaben GORDNER und PFEIFFER 1943 eine anregende Übersicht; den Einfluß speziell von α-Oestradiol untersuchten STAHL, WEIN-MANN, SCHOUR und BUDY 1950.

Die *Ausscheidung des Calciums* behandeln die Tabellen 6 und 12, die Arbeiten von TWEEDY und Mitarbeitern 1947 und 1950, CAMPBELL und GREENBERG 1940, GREENBERG und TROESCHER 1942, sowie der Band Stoffwechsel dieses Handbuches.

Tabelle 12. *Beeinflussungen des Calcium- und Phosphatstoffwechsels.* (Nach H. SELYE 1950.)

Einflüsse	Blutplasma-Calcium	Blutplasma-PO_4	Urin-Ca	Urin-PO_4	Faeces-Ca	Faeces-PO_4	Ca + PO_4 im Knochen	Metastatische Verkalkung	Alkalische Phosphatase im Blutplasma
Ausfall der Parathyreoidea	— — —	+	— —	—	Diat.: Ca hoch, + Diat.: Ca niedrig, normal	PO_4 niedrig: + PO_4 hoch: normal	— oder normal	normal	normal
Überdosierung an Parathormon	+++	— aber in subletalen Überdos. +++	+++	+++	normal	normal	— — — später ++	+++	++
D-Avitaminose	— oder normal	— oder normal	—	—	++	++	— — —	normal	+++
D-Hypervitaminose	+++	++	+++		— —		— — — später ++	+++	
Niereninsuffizienz	— — — (1)	+++	— —	—		+++	— —	normal	+++
Metastatische Knochentumoren	++	+	+	+			— —	+	++
Hyperthyreoidismus	normal	normal	++		+		—	normal	+
Hyperfollicularismus	+						+	normal	
Obstruktive Gelbsucht	—						—	normal	++
Viel Ca, Wenig PO_4 } Diät	++	—			+++				
Wenig Ca, Viel PO_4 } Diät	—	++				+++			
Acidosis	+ oder normal	normal		++	++	++	— — —		
Alkalosis	normal (2)	normal	—					normal	

Erklärungen: + = Zunahme. — = Abnahme. Erläuterungen: (2) Ansteigen von diffusiblem, Abfall von nichtdiffusiblem Ca. (1) vor allem Abfall von nichtionisiertem Ca. Man vergleiche Abb. 11 u. 12, S. 333.

Tabelle 13. *Verteilung und Ausscheidung von Ca^{45} bei rachitischen und mit Vitamin D behandelten Ratten, in Prozenten der verabreichten Menge von 10000 IE Vitamin D, 1 Std bis 3 Tage vor Verabfolgung von Ca^{45}: 1,5—4,0 mg Ca^{45}, 0,02 µC oral oder peritoneal. Ergebnisse nach 3 Tagen.* (Auszug aus den Angaben nach D. M. Greenberg 1945 und Cremer und Herr 1953.)

Art der Verabreichung	Knochen	Zähne	Harn	Kot	Restkörper
Oral, ohne Vitamin D	15,0	2,1	19,5	60,0	3,4
Oral, mit Vitamin D	31,0	3,5	29,4	32,5	3,6
Injiziert, ohne Vitamin D.	28,0	6,5	44,0	18,5	3,0
Injiziert, mit Vitamin D	45,0	6,0	25,0	18,0	6,0

Der Phosphor.

Phosphor ist eines der wichtigsten Elemente im Tierreich. Er kommt grundsätzlich in 2 Formen vor[1—7]: als anorganischer Phosphor vor allem im Skelet und in den Zähnen, sowie in Zellen und biologischen Flüssigkeiten als Reserve des Stoffwechselpools — als organischer Phosphor weit verbreitet als Bestandteil sehr wichtiger biologischer Stoffe, wie z. B. der Phosphatide[8], Phosphoproteide[9], der Nucleinstoffe[10], Kreatinphosphate, Adenosinphosphate, der phosphorsauren Ester der Kohlenhydrate[11], in der Pyridoxalphosphorsäure; vor allem in zahlreichen Wirkstoffen und energiereichen Phosphatverbindungen[12]. Hier interessieren uns vor allem die neueren histochemischen Ergebnisse im weitesten Sinne[13].

1. Bemerkungen zum Nachweis.

Der cytochemische Nachweis des anorganischen Phosphors ist noch umstritten und bedarf dringend der Klärung[14]. Viel sicherer ist der Nachweis einer Phosphatase[15] (alkalisch oder sauer), auf welchen hier aber nicht eingegangen werden kann, da die Phosphatasen unter dem Kapitel Enzyme behandelt werden.

Der cytochemische Nachweis der anorganischen Phosphate mit Schwermetallen erzielt keine Differenzierung zwischen Phosphaten und Carbonaten; aber mit Hilfe von Uranylsalzen besteht vielleicht doch die Möglichkeit der Unterscheidung: es entsteht ein unlöslicher Niederschlag mit Phosphaten[16], aber nicht mit Carbonaten, da Uranylcarbonat löslich ist. Unlösliches Uranylphosphat wird umgesetzt zu einem rötlichbraunen Uranyl-Ferrocyanid[16, 17]. Doch weist L. Lison[17] mit Recht darauf hin, daß der Fixierer langsamer eindringt als der Niederschlag sich diffus verbreitet. Auch die Technik von Winter und Smith, bei welcher der anorganische Phosphor als Phosphormolybdat niedergeschlagen wird, ist nicht eindeutig[18].

Noch schwieriger ist eine cytochemische Lokalisation des Phosphors in den zahlreichen organischen Verbindungen, da der Phosphor mit so radikalen Mitteln vom organischen Träger getrennt werden muß, daß das cytologische Bild nicht erhalten bleibt. Aus diesem Grunde erwähnen viele Anleitungen zur Cytochemie nicht einmal die Möglichkeiten dieses Nachweises.

---

[1] Übersicht: H. D. Kay 1932—1934, R. Robison 1936, G. E. Hutchinson 1943.
[2] C. L. H. Schmidt and Greenberg 1935, D. M. Greenberg 1939.
[3] Sowden and Fisher 1942, H. M. Kalckar 1945 (Übersichten).
[4] Bei Kindern: G. Stearns 1939.   [5] Übersicht: J. D. Abbatt 1953.
[6] H. C. Sherman 1948.   [7] W. C. Schneider 1946.
[8] Sinclair and Smith 1937, D. B. Zilversmit 1948, M. H. Hack 1948, G. Schettler 1949, Z. Menschik 1952, 1953, E. G. Rennels 1952, 1953.
[9] Schmidt and Thannhauser 1945, Villee, Lowens, Gordon, Leonard and Rich 1949.
[10] Marshak and Calvet 1948, Marshak and Vogel 1950.
[11] P. K. Stumpf 1947, K. K. Tsuboi 1952.   [12] z. B.: W. C. Schneider 1945—1946, F. Lipmann 1949 u. v. a.
[13] K. Lohmann 1938. Im Jahre 1931 hat P. György eine treffliche Zusammenfassung des P-Stoffwechsels gegeben. Ich setze diese Arbeit voraus und schildere — bis auf einige Ausnahmen — nur die Befunde seit 1931.
[14] A. Crétin 1923, G. E. Delory 1938, R. S. Manly 1939, Lowry and Lopez 1946, G. Gomori 1952, L. Lison 1953.
[15] Das unten folgende Literaturverzeichnis gibt die wichtigsten Arbeiten über *Phosphatasen.*
[16] E. Leschke 1914.   [17] L. Lison 1953.   [18] Winter and Smith 1922.

Phosphatide können offenbar durch Bildung eines Cadmiumkomplexes und Präcipitation des Kations in einer unlöslichen Schwefelverbindung in der Zelle ermittelt werden[1]. Doch fehlen vorläufig weitere Erfahrungen.

Phosphor in anderen organischen Verbindungen kann vielleicht doch dargestellt werden durch die Molybdatreaktion von LILIENFELD und MONTI[2] trotz der bisherigen Kritiken[3, 4]. Es sei hingewiesen auf die Ergebnisse der Botaniker KLEIN[5], JOHANSEN[6] und ANGELI[7], sowie auf die neueren Techniken von SERRA und QUEIROZ LOPES[8] (dargestellt bei D. GLICK[9]) und OKAMOTO, SENO und KATO[10], die vielleicht noch Erfolge erzielen werden. Hier sollten cytochemische Untersuchungen einsetzen. Vorläufig müssen physikalische Techniken angewandt werden:

In biologischen Flüssigkeiten[11] oder in sehr kleinen Gewebestücken kann Phosphor durch die NORBERG-Methode nachgewiesen werden[12]. Diese Technik beruht auf der Colorimetrie[13] von mindestens 0,5—1 μl Flüssigkeit oder von kleinen Eiern, großen Chromosomen, isolierten Inseln des Pankreas; sie mißt die Menge Phosphor bis zu 0,5 μg mit einem Fehler von etwa 20%. Die Technik wird auch bei D. GLICK (1949) beschrieben. Die biologisch wichtigen Vorkommen von Phosphorverbindungen lassen sich nach dieser Technik in 3 Gruppen teilen: 1. *Säurelöslicher Phosphor:* P-Fraktionen mit anorganischem Phosphor und löslich in 5% Trichloressigsäure, einfache Nucleotide, Kohlenhydrat-Phosphor-Ester, Phosphogene, und einige andere Fraktionen. 2. *Phosphatid-P:* aller Phosphor, der durch lipoidlösende Stoffe wie Alkoholäther oder Alkoholchloroform extrahiert werden kann aus dem Niederschlag nach Behandlung mit Trichloressigsäure. 3. *Restphosphor:* Rest nach Behandlung mit Trichloressigsäure und Alkoholäther. Dies sind zum Teil Nucleinsäurephosphor und P der Phosphorproteine. Die Ergebnisse werden unten mitgeteilt.

Für die Untersuchung von Flüssigkeiten kann auch die stufenphotometrische Bestimmung des Phosphors benutzt werden[14]: die Phosphorbestimmung von LUNDSTEEN und VERMEHREN[15] und die Technik für Phosphatester von LOWRY und LOPEZ[16].

Die spektrographische Technik[17] (S. 315) bestimmte Phosphor nur in Flächen von etwa 1 mm²; neuerdings wurde eine Verbesserung vorgeschlagen[18], aber unterhalb dieses Maßes kommt die Technik kaum in Frage. — Über die spektrophotometrische Mikrobestimmung s. T. TEORELL 1931.

Die besten Einblicke in den Phosphorstoffwechsel wurden durch den Gebrauch von P³² erzielt[19-22]. Hierbei wird die Menge des Gesamtphosphors durch Colorimetrie festgestellt und die Strahlungsintensität (Häufigkeit der Elektronen) durch einen GEIGER-Zähler oder durch Radioautographie (S. 316)[23, 24]. Die spezifische Aktivität ist dabei gleich der Teilchenzahl (Strahlungsintensität) dividiert durch die Gesamtphosphormenge. — Dabei wurde beobachtet, daß bei Ratten sehr hohe Dosen P³² von 4 mC, bis zu 9 Tagen nach Verabfolgung, in nur wenigen Geweben Zerstörungen anrichteten: in den hämopoetischen Geweben, den Darmkrypten und in den Follikeln der Ovarien; ganz gering waren die Schäden im Pankreas, im Hoden und in den Nervenzellen. Leber und Nieren, die sogar einen hohen Prozentsatz P³² aufnehmen, blieben unbeschädigt[25, 26, 27].

---

[1] BUILLARD, GRUNDLAND et MAILLET 1950: Die Gewebe werden in Formol fixiert und dann in eine Lösung von 10% CdCl₂ in Aceton gebracht für 1 Std. Auswaschen in Aceton mehrere Male. ¹/₂ Std in einem Bade von „Monostérate de glycérine". Paraffineinbettung. Einwirken von gasförmigem Schwefelwasserstoff bildet einen unlöslichen Niederschlag von gelbem Schwefelcadmium. — Vgl. dazu B. NORBERG 1934, NORBERG and TEORELL 1933.

[2] LILIENFELD und MONTI 1893.   [3] G. GOMORI 1952.   [4] L. LISON 1953.

[5] G. KLEIN 1926.   [6] D. A. JOHANSEN 1940.   [7] R. ANGELI 1933.

[8] SERRA e QUEIROZ LOPES 1945.   [9] D. GLICK 1949.   [10] OKAMOTO, SENO and KATO 1944.

[11] TROPP, SEUBERLING und ECKHARDT 1929.   [12] B. NORBERG 1942.

[13] Vgl. FISKE and SUBBAROW 1925, BERENBLUM and CHAIN 1938.

[14] C. URBACH 1934, S. A. SIWE 1935.   [15] LUNDSTEEN and VERMEHREN 1936.

[16] LOWRY and LOPEZ 1946.   [17] GERLACH und GERLACH 1933, SCOTT and WILLIAMS 1935.

[18] H. YAGODA 1940.   [19] Übersicht: J. D. ABBATT 1953.

[20] CHIEWITZ and HAHN 1935, G. v. HEVESY 1948, v. HEVESY and PANETH 1938.

[21] F. ROEDER 1948.   [22] L. F. BÉLANGER 1950, 1951, BELLION e DE MICHELIS 1951.

[23] ENGFELDT, ENGSTRÖM and ZETTERSTRÖM 1952.

[24] BRANSON and HANSBOROUGH 1948.   [25] GRAD, STEVENS and LEBLOND 1952.

[26] GRAD und STEVENS 1950 (mit guten Abbildungen).

[27] SCOTT and LAWRENCE 1941, GRAFF, SCOTT and LAWRENCE 1946.

2. Ca:P. Einfluß des Phosphormangels.

Phosphor und Calcium werden von Ratten etwa gleichmäßig benötigt. — Die Diät soll 0,5—0,6% Ca und etwas weniger P enthalten[1]; das bedeutet eine tägliche Resorption von 40—50 mg Ca und 35—45 mg P. Wenn nun das Verhältnis Ca:P im Futter von 1:1 langsam bis 5:1 verändert wird, so werden fortschreitend das Wachstum, die Knochenasche und der anorganische P im Serum erniedrigt. Wird das Verhältnis Ca:P von 1:1 langsam erniedrigt auf 0,25:1, dann verlangsamt sich das Wachstum, und es sinkt die Menge des Ca im Serum, aber der Effekt in der Knochenasche ist nur sehr gering, und P steigt im Serum [2].

Wenn man an junge Ratten eine Diät verfüttert, die nur 0,017% Phosphor enthält (während sie normal etwa 0,4—0,5%[1] gebrauchen), so leben sie nur 5—6 Wochen. Sie verlieren während der letzten 2—3 Wochen ständig an Gewicht anstatt zu wachsen. Am Ende sind ihre Knochen sehr schlecht verkalkt; ihre Bewegungen und ihre Atmung sind herabgesetzt. Eine Auswertung der Röntgenaufnahmen und der chemischen Daten für Calcium, Phosphor und Stickstoff zeigt, daß der Phosphormangel eine starke Entbindung des Phosphors in den Knochen hervorruft; in den letzten kritischen 2—3 Wochen fließt auch diese Phosphorquelle nicht mehr, weil im Knochenspeicher nicht mehr genügend Phosphor vorhanden ist[3].

Es blieb die Frage, ob der Mangel an Phosphor oder an Vitamin D_2 das Entscheidende ist. Wurde mehr als die doppelte Menge Phosphor (0,04%) gegeben[4], so wuchsen die Ratten (bei einem Anfangsgewicht von 50—60 g) nur langsam; sie starben ebenfalls nach 6 Wochen. Schon in der 4. Woche war ihr Skelet weich und der Muskeltonus gering. Nach dem Tode enthielten Blutserum und Knochen weit weniger Phosphor als normal, aber Leber, Herz, Gehirn und Muskeln nicht. Wurde in Parallelversuchen 12mal so viel Vitamin D_2 verabfolgt wie in den obigen Versuchen, so traten die Skeletabnormitäten nicht auf, aber der Tod trat dennoch ein. Dies spricht dafür, daß das Vitamin D_2 Phosphor an die Knochen bindet und damit die Weichteile, besonders die Muskeln, des nötigen Phosphors beraubt; so konnte auch der Gewichtsverlust erklärt werden, der bei diesen Tieren in den letzten 2—3 Wochen eintrat[4, 5, 6].

3. Phosphor im Wachstum und seine Verteilung.

Normale weiße Ratten vermehren die Menge an Körperphosphor während ihres Wachstums etwa 150fach, während in derselben Zeit das Geburtskörpergewicht nur um das 75fache ansteigt[7]; es ist also der Gewinn an Phosphor doppelt so groß wie der Anstieg der Körpermasse. Der Gewinn an Calcium ist seinerseits doppelt so groß wie der an Phosphor[3] (s. S. 343). Beide Elemente sind gekoppelt: wenn wegen Calciummangels in der Nahrung weniger Ca aufgenommen und deponiert wird, so wird auch weniger P gespeichert, auch wenn er reichlich gegeben wurde[8].

Als Faustregel kann man sagen, daß der Gesamtphosphor nach Tabelle 4 (S. 332) etwa die Hälfte des Calciums ausmacht, aber in den weichen Geweben bis zur 10fachen Menge mehr als Calcium vorhanden ist wegen seiner oben genannten Bindungen an Großmoleküle und Wirkstoffe (s. auch Tabelle 17, S. 359). Der Gesamtphosphor verteilt sich bei einem erwachsenen Menschen etwa so[3]:

[1] R. M. McCoy 1942.   [2] Bethke, Kick and Wilder 1932.
[3] Day and McCollum 1939, H. C. Sherman 1937, Follis, Day and McCollum 1940.
[4] H. Schneider and Steenbock 1939.   [5] Zucker, Hall and Young 1941.
[6] Über den Einfluß des Penicillins s. Ebel, Vendrely et Turasne 1950.
[7] Schmidt and Greenberg 1935, Sowden and Fisher 1942.
[8] Sherman and Quinn 1926, Bethke, Kick and Wilder 1932, Cohn and Greenberg 1938, A. K. Parpart 1949.

Im Skelet und in den Zähnen befinden sich 87,6% (90%)[1], in den Muskeln 9,7%, im Gehirn 0,8%, zusammen 98,1%; der Rest von 1,9% verteilt sich auf die anderen Weichteile.

Die Verteilung von P^{32} [2] erfolgt bei Ratten in einer gewissen Stufenordnung: am stärksten nehmen die Knochen Phosphor auf und dann absinkend Muskeln, Leber, Darmtractus, Blut, Nieren, Herz, Lunge[3] und Gehirn[4]. Bei Hunden dagegen (Abb. 22—24) wurde in der Leber wesentlich mehr gespeichert als in den übrigen Körperteilen[5]. Bei neugeborenen Mäusen wiederum nahmen die Knochen 54—75% des P^{32} während 1—30 Tagen auf, während das Gehirn mit 15% an zweiter Stelle stand[6].

Beim Menschen wurde gefunden, daß die Anfangsaufnahme am größten in der Leber ist (s. diese), daß aber später die Aufnahme in den Knochen an erster Stelle steht. Dann folgen auf Abstand Dünndarm, Niere, Muskeln, Lymphknoten, Blut und Gehirn[7].

Das normale Wachstum[8] und der Einbau des Phosphors (zusammen mit dem Calcium) hängt ab von verschiedenen Faktoren: 1. von der täglichen Zufuhr von Phosphat- und von Calciumionen, 2. von Vitaminen, 3. von gewissen endokrinen Drüsen, 4. vom Säurebasengleichgewicht des Gesamtkörpers[9]:

1. Über den Calciumbedarf wurde auf S. 332 gesprochen. *Die damit gekoppelte notwendige Zufuhr an Phosphor*[10] beträgt beim erwachsenen Menschen etwa 0,88 g/Tag[11] nach anderen Angaben 1,25 g/Tag[12]; beim Hunde etwa 0,7 g/10 kg Gewicht[13].

2. Das *Vitamin D* hat offenbar nicht nur die Fähigkeit Phosphor im Knochen zu binden, sondern daneben auch einen fördernden Einfluß auf die Resorption von Calcium und Phosphor[14] (S. 334 und 335). Die hierdurch zunächst im Blutserum entstehenden Überschüsse werden in Knochen und Zähnen deponiert und stehen als relativ schnell mobilisierbare Calcium- und Phosphorionen dem Körper zur Verfügung; je reichlicher diese Ionen gespeichert sind, um so schneller ist der Phosphorspiegel des Blutes nach schweren Eingriffen wiederhergestellt[3].

3. Über die Beeinflussung des PO_4 im Blutplasma und im Knochen durch die Parathyreoidea, Vitamin D und Thyreoidea berichtet Tabelle 12, S. 345. Es ergibt sich, daß das *Parathormon* in subletalen Überdosen den PO_4-Gehalt im Blute steigert, im Knochen zuerst vermindert, dann aber steigert; dasselbe gilt von einer Hypervitaminose D.

In den Entwicklungsstadien von Rana pipiens (Zygote [Stadium 2], frühe Gastrula [Stadium 10], mittlere Neurula [Stadium 15] und frühe Larve [Stadium 18]) wurde die Übertragung von 15 μC P^{32} in den verschiedenen P-haltigen Fraktionen verfolgt[15]. Aus der ermittelten Menge P^{32} wurde auf die Menge der einzelnen Fraktionen geschlossen. Abb. 25 gibt davon eine Vorstellung: Die Menge des anorganischen Phosphors (An) bleibt gleich während dieser Entwicklungsreihe. Die beiden Nucleinsäuren (DNS und RNS) nehmen zu, vor allem RNS. Der säurelösliche Restphosphor (RP) und der labile Phosphor (L) werden

---

[1] H. H. MITCHELL 1939, MITCHELL, HAMILTON, STEGGERDA and BEAN 1945.
[2] Bei Insekten s. LINDSAY and CRAIG 1942.   [3] H. G. SHERMAN 1947.
[4] CHANGUS, CHAIKOFF and RUBEN 1938, COHN and GREENBERG 1938, PERCIVAL and LEBLOND 1948.   [5] F. ROEDER 1948.
[6] A. COUCEIRO 1944. Vgl. auch JONES, CHAIKOFF and LAWRENCE 1940, HANSBOROUGH and NICHOLAS 1949, FLEXNER and FLEXNER 1950.
[7] SHERMAN and QUINN 1926, G. POPJAK 1947.   [8] M. A. ZIELINSKY 1935.
[9] M. A. LOGAN 1940.   [10] ZUCKER, HALL and YOUNG 1941.   [11] Z. T. WIRTSCHAFTER 1942.
[12] EVANS and HARTRIDGE 1941.   [13] Vgl. auch BEESON, BOLIN, HICKMAN and JOHNSON 1941.
[14] JEAN and STEARN, zusammengefaßt 1948. Vgl. auch SCHNEIDER and STEENBOCK 1939.
[15] P. B. KUTSKY 1950. Vgl. auch NEEDHAM and NEEDHAM 1937, J. NEEDHAM 1942, J. BRACHET 1950.

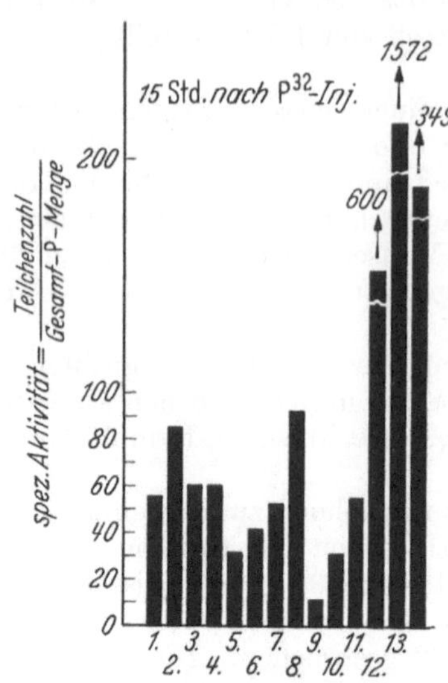

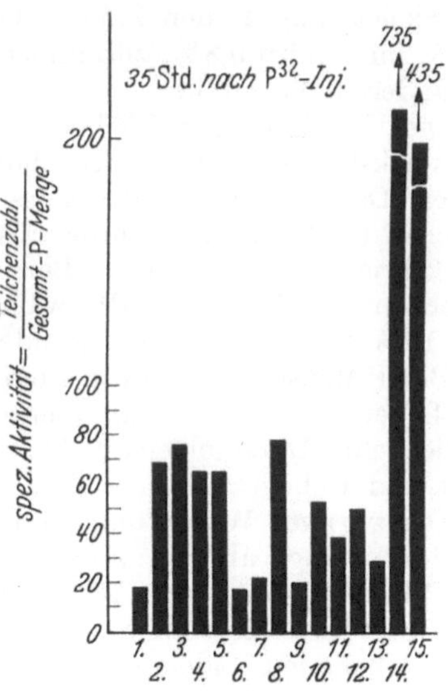

Abb. 22.
   1 Frontallappen
   2 Temporallappen
   3 Parietalrinde rechts
   4 Parietalrinde links
   5 Parietalmark rechts
   6 Parietalmark links
   7 Boden des 4. Ventrikels
   8 Kleinhirn
   9 Nucleus dentatus
  10 Thalamus
  11 Nucleus caudatus
  12 Occipitallappen
  13 Leber
  14 Muskeln

Abb. 23.
   1 Frontallappen
   2 Temporallappen links
   3 Ammonshorn links
   4 Parietalrinde rechts
   5 Parietalrinde links
   6 Parietalmark rechts
   7 Parietalmark links
   8 Occipitalrinde
   9 Occipitalmark
  10 Kleinhirn
  11 Nucleus dentatus
  12 Thalamus
  13 Nucleus caudatus
  14 Leber
  15 Muskeln

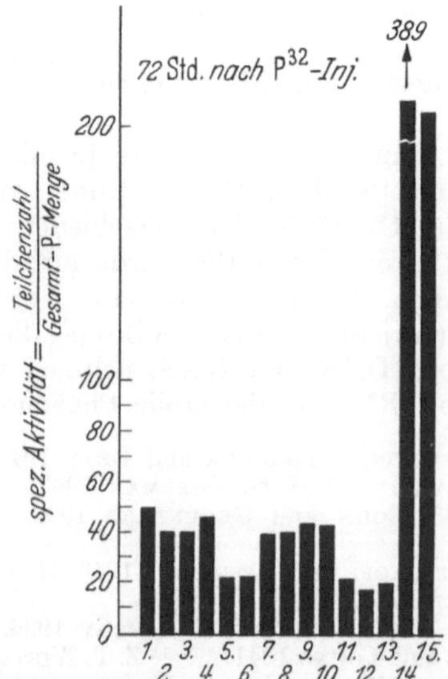

Abb. 24.
   1 Frontallappen
   2 Temporallappen rechts
   3 Temporallappen links
   4 Ammonshorn
   5 Parietallappen rechts
   6 Parietallappen links
   7 Occipitallappen rechts
   8 Occipitallappen links
   9 Kleinhirn
  10 Nucleus dentatus
  11 Thalamus rechts
  12 Thalamus links
  13 Nucleus caudatus
  14 Leber
  15 Muskeln

Abb. 22—24. Die spezifische Aktivität von P³² bei verschiedenen Organen je eines Hundes von je 10 kg und einem P-Bedarf von 0,7 g/Tag, nach intramuskulärer Injektion von 50 mg (180—200 mC) P³². Drei verschiedene Zeiten nach Injektion. Nach F. Roeder 1948 (Besprechung vor allem S. 359).

bedeutend vermindert zugunsten der anderen phosphorhaltigen Moleküle. Die Phosphatide (PL) und Phosphoproteine (PP) vermehren sich ebenfalls, aber nicht so stark wie die Nucleinsäuren. Die Verteilung des P[32] (Pfeile!) zeigt zu Beginn der Gastrulation eine Verschiebung von der anorganischen (An) Fraktion zu der Nucleinsäure DNS und den Phosphoproteinen (PP). Im Stadium 10—18 aber wird P[32] vom anorganischen Phosphor auf die beiden Nucleinsäuren und auf die Phosphatide (PL) und Phosphoproteine (PP) verschoben, sowie vom labilen Phosphor (L) und vom Restphosphor (RP) auf den anorganischen Teil. Vielleicht steht also mit der frühen Formbildung eine erhöhte Umortung des Phosphors in der DNS, besonders im Beginn der Gastrulation im Zusammenhang[1].

Auch in Eiern und jungen Embryonen von Seeigeln wurde das Schicksal der Nucleinsäuren mit Hilfe von P[32] verfolgt[2]: Die Desoxyribonucleinsäure ent-

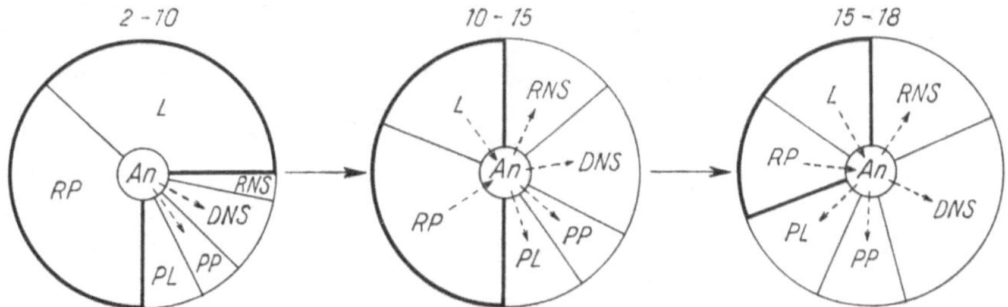

Abb. 25. Diagramm der Mengen phosphorhaltiger Substanzen in den frühen Entwicklungsstadien von Rana pipiens. Stadien 2—10: Zygote bis zur frühen Gastrula; Stadien 10—15: Frühe Gastrula bis zur mittleren Neurula; Stadien 15—18: Mittlere Neurula bis zur frühen Larve. Die Pfeile zeigen die Richtung, in welcher P[32] während dieser Stadien übertragen wird. Die Größe der Kreissegmente zeigt die Menge der P-haltigen Fraktionen an; es bedeutet: *An* anorganischer Phosphor; *L* labiler Phosphor (P hydrolysiert während 7 min in HCl bei 100° C); *RP* säurelöslicher Restphosphor; *PL* Phosphatide; *PP* Phosphoproteine; *DNS* Desoxyribonucleinsäure; *RNS* Ribonucleinsäure. Die dicke Linie umfaßt die säurelöslichen Fraktionen. Nach P. B. KUTSKY 1950.

stand während der Entwicklung nicht aus der Ribonucleinsäure des unbefruchteten Eies.

In Embryonen des Hühnchens steigt der anorganische Phosphor von 40% des säurelöslichen P am 5. Tage auf 80% am 20. Tage der Bebrütung[3].

v. HEVESY[4] war wohl der erste, der P[32] als Natriumphosphat zur Untersuchung der Hühnchenentwicklung anwandte: der Phosphatidgehalt des Embryos zeigte stets eine hohe spezifische Aktivität, aber der Dotter kaum. Also können die Phosphatide des Embryos nicht von denen des Dotters stammen, sondern müssen im Embryo selbst synthetisiert werden. Dabei wird nur der anorganische Phosphor des Embryos direkt dem Dotter oder Eiweiß entnommen. Weitere Experimente sprachen schon damals dafür, daß die anorganischen Phosphatradikale, die vom Hexosemonophosphat und von anderen Komponenten im Dotter und im Eiweiß abstammen, die Quellen sind, aus denen der Embryo den anorganischen Phosphor entnimmt.

Radioautographische Untersuchungen zeigten, daß injiziertes P[32] beim Hühnerembryo sich am stärksten konzentriert findet in Zellanhäufungen: in

---

[1] Siehe Fußnote [15], S. 349.

[2] ÖRSTRÖM und LINDBERG 1940, O. E. KUGLER 1944, 1945, R. K. CRANE 1947, NOVIKOFF, POTTER, le PAGE 1948, COMAR and DIGGERS 1949, VILLEE, LOWENS, GORDON, LEONHARD and RICH 1949.

[3] PLIMMER and SCOTT 1909, ELVEHJEM and KLINE 1933, COOK, SCOTT and ABELSON 1937, O. E. KUGLER 1944, 1945, P. K. STUMPF 1947, PARTRIDGE and SHONTZ 1952, SZEPENWOL and PARTRIDGE 1952.

[4] HAHN, v. HEVESY and LUNDSGAARD 1937, v. HEVESY, LEVI and REBBE 1938, v. HEVESY and HAHN 1938.

den Knospen der Gliedmaßen (72 Std), im Herzen und Nervensystem, im Darm und Mesoderm. Eine besondere Gewebespezifität wurde nicht festgestellt[1].

Es ist bei Mäusen sogar gelungen, den Weg zu bestimmen, welchen ein P^{32}-Atom von Generation zu Generation zurücklegt: Man gibt einer trächtigen Maus (1. Generation) P^{32}. Jedes Mäusejunge (der 2. Generation) enthält dann sein „Erbe" an P^{32}. Von diesem „Erbe" gehen zwischen Geburt und Geschlechtsreife (also in etwa 3 Monaten) 60% verloren. Bei der nächsten 3. Generation sind dann nur noch 0,6% des „Erbes" vorhanden, in der 11. Generation nichts mehr[2].

Beim Embryo des Meerschweinchens wurden einige P-Verbindungen quantitativ während des 30.—65. Schwangerschaftstages, bei der Geburt und beim erwachsenen Tiere verfolgt: und zwar im Gehirn und in der Leber[3]. In der Gehirnrinde blieben die meisten P-Komplexe während der 2. Hälfte der Schwangerschaft auf gleicher Höhe: der Totalphosphor, ATP + ADP, der P der Phosphoproteine, der anorganische Phosphor und der Phosphor nicht feststellbarer Verbindungen; aber der Phosphor der Phosphatide stieg vom 40. Schwangerschaftstage an und erreichte am 57. ein bedeutendes Optimum, wahrscheinlich auf Grund des Auswachsens und der starken Vermehrung der lipoidhaltigen Nervenfasern. Der Phosphor der Nucleinsäuren sank vom 30. Tage bis zur Geburt. In der Leber stieg der totale Phosphorgehalt bis zum 45. Tage, um dann bedeutend zu fallen; parallel damit verlief der Phosphorgehalt der Nucleinsäuren. Der Phosphor der Phosphatide, der Phosphoproteine und der ATP und ADP blieb konstant.

4. Die Permeation von Phosphor.

Sehr interessante Versuche wurden jüngst über den Austausch von P^{32} durch die Kiemen der Miesmuschel Mytilus gemacht[4]: in 140 min werden 0,06% des intracellulären Phosphors ausgetauscht. Wurde die Konzentration des Phosphors P^{32} im Seewasser erhöht, so war der Austausch schneller; bei der höchsten Konzentration (500 μmol/l) viel schneller als man bei einem linearen Verhältnis zwischen Konzentration und Permeation erwarten würde[4]. — Viele andere Daten gab die ausgezeichnete Übersicht von A. Krogh 1946[5].

Bei Landtieren wird Phosphor zuerst aus der Nahrung und damit aus dem Darminhalt aufgenommen; doch kann ich hier aus Raummangel auf diese interessante Frage nicht eingehen[6].

Auch an vielen anderen Organen spielt die Phosphorpermeation, -bindung und -lösung eine große Rolle z. B. in der Placenta[7], in den Muskeln[8], in der Leber[9] und im Auge[10]. So haben neuere Versuche an verschiedenen Organen gezeigt, daß die Phosphorkomponente immer wieder gelöst und neu gebunden werden kann[11]. Es wandert z. B. P^{32} durch die Iris und den Ciliarkörper des Kaninchenauges und unterliegt dabei vorübergehenden Bindungen, wahrscheinlich einer Kohlenhydratverbindung[10]. Auch konnte an der Linse mit Hilfe von Radioautographie die Aufnahme von P^{32} verfolgt werden: Sie geschieht durch das vordere Epithel vom vorderen Augenkammerwasser aus[12].

[1] Hansborough and Nicholas 1949.   [2] G. v. Hevesy 1944.
[3] Dziewiatkowski and Bodian 1950.   [4] R. R. Ronkin 1950.
[5] Vgl. auch den P-Austausch bei Eiern: Brooks and Chambers 1948, E. L. Opie 1948.
[6] Verzár and MacDougal 1936, Cohn and Greenberg 1938, Gaunt, Griffith and Irving 1942, M. P. Hele 1950.   [7] Pommerenke, Hahn and Bale 1942, Dempsey and Wislocki 1944, 1947, Popják and Beeckmans 1950.
[8] v. Hevesy, Hahn and Rebbe 1941; über den Mechanismus s. G. Popják 1950.
[9] Marshak and Walker 1495.   [10] E. Palm 1948. Vgl. auch Frohman and Kinsey 1952.   [11] Vgl. dazu Newman, Feigin and Wolf 1950.
[12] E. Palm 1949. Vgl. auch Kinsey, Jackson and Terry 1945, V. E. Kinsey 1950.

5. Phosphor im Blute.

Der Gesamtphosphor des Blutes[1] verteilt sich auf sehr verschiedene Verbindungen[2]: säurelöslicher Phosphor im Serumfiltrat enthält anorganischen Phosphor und Restphosphor (Nucleotide, Phosphorsäureester, Phosphagen); säureunlöslicher Phosphor findet sich im Serumrückstand (Phosphatidphosphor und Proteinphosphor[3]). Die quantitative Verteilung bei Mensch, Hund und Kaninchen zeigt Tabelle 14:

Tabelle 14. *Phosphorverteilung im Gesamtblut in mg-%.* (Aus K. HINSBERG 1953.)

	Mensch 40 Jahre	Junge Hunde	Alte Hunde	Kaninchen
Gesamt-P	36	46,6	43,6	43,4
Gesamtsäurelöslicher P	19	28,7	25,4	30,4
Säurelöslicher PO^4	17	17,9	18,2	
Anorganischer P	3,3	6,1	2,8	2,7
Pyrophosphat-P (ATP)	5,4	3,1	2,0	3,3
Esterphosphat-P	6,0	3,9	4,8	6,1
Diphosphoglycerinsäure-P	11,0	15,6	15,8	18,7

Der Gehalt des Blutserums an anorganischem Phosphor beträgt 5,0—6,6 mg/100 cm³ Serum beim Kleinkinde. Erwachsene haben einen relativ festen Bestand von 3—4 mg/100 cm³ [4]. Bei starker Kohlenhydratzufuhr wird der Phosphorspiegel erniedrigt, da im Kohlenhydratstoffwechsel Phosphorverbindungen entstehen[5]. Die Menge des anorganischen Phosphors geht etwa parallel dem Phosphatasegehalt[3].

In der anorganischen Phosphorfraktion und in der säurelöslichen, in den Phosphatiden und im „Restphosphor" (einschließlich Nucleiden) vollzieht sich die Aufnahme von P^{32} zwischen 6 und 216 Std nach Injektion: also schnell[6].

Die Phosphate im Blutserum sind fast ganz filtrierbar, wenn ihr Gehalt dicht um den normalen Blutspiegel schwankt; erst bei stärkerer Zufuhr entstehen größere Mengen einer kolloidalen Phosphorverbindung: ob diese Verbindung sich wesentlich unterscheidet von anderen organischen Phosphorverbindungen, ist wohl noch nicht sicher[7]. Aber es bestehen Argumente für die Auffassung, daß der Serumphosphor in einer solchen Weise an organische Moleküle gebunden wird, daß er sich leicht wieder ablöst und an Zellen besonderen Phosphorbedarfes schnell abgegeben werden kann. Dann könnten wir — wenigstens für einen Teil des Serumphosphors — von einem *Transportphosphor* sprechen, ähnlich dem Transportcalcium und -Eisen (S. 323, 335). Dieser Phosphor steht in dynamischem Austausch mit den Knochen und den Zähnen, mit den Zellen aller Weichteile, wo die Phosphorylierungen im Energieaustausch stattfinden, und mit den Nieren und dem Darm als Ausscheidungsorganen[8].

Wird P^{32} in den Magen gebracht und im Darm resorbiert, so ist das Gleichgewicht zwischen den verschiedenen Fraktionen des Blutphosphors schnell wiederhergestellt, so daß sie alle wieder das gleiche Verhältnis zwischen P^{32} und P^{31} zeigen[9].

---

[1] Über das Verhältnis des Blutcalciums zum Blutphosphor siehe DEOBALD, CHRISTIANSEN, HART and HALPIN 1938. Über Colorimetrie: KUTTNER and LICHTENSTEIN 1932.
[2] WARWEG and STEARNS 1936.   [3] K. HINSBERG 1953.   [4] A. T. SHOL 1939, v. HEVESY and HAHN 1940.
[5] R. W. MANLY, HODGE and MANLY 1940, H. G. SHERMAN 1947.
[6] DZIEWIATKOWSKI and BODIAN 1950.   [7] M. A. LOGAN 1940.
[8] R. W. MANLY, HODGE and MANLY 1940, H. G. SHERMANN 1947.
[9] M. L. MANLY and BALE 1939, R. W. MANLY, HODGE and MANLY 1940, HODGE, VAN HUYSEN, BONNER and VAN VOORHIS 1941, LE FEVRE, HODGE and VAN VOORHIS 1940.

Im Blute von Hunden ist der Phosphatidspiegel durch Hungern bis zu 30 Tagen nicht wesentlich zu verändern, weder absolut noch relativ zu anderen Lipoiden. Dies weist darauf, daß Phosphatide nicht die Form eines Transportphosphors darstellen, sondern ganz andere Funktionen haben[1].

Phosphate spielen bei der Pufferung des Blutes eine große Rolle: Änderungen des Phosphatgehaltes führen zu regulierenden Änderungen im wichtigsten Puffersystem[2].

Auch in den Erythrocyten befindet sich Phosphor: 10^8 Erythrocyten des Kaninchens enthalten im Durchschnitt $2{,}35 \pm 0{,}15\,\gamma\ P_2O_5$ als Nucleinphosphor und $2{,}76 \pm 0{,}19\,\gamma\ P_2O_5$ als Lipoidphosphor[3].

6. Phosphor in Muskeln.

Im Muskel spielt der Kohlenhydratstoffwechsel eine bekannte Rolle. Hierbei ist Phosphor beteiligt[4]. Seit 1940 wird dieser Stoffwechsel mit wechselndem Erfolge in Muskeln durch P^{32} verfolgt. Wir müssen uns hier damit begnügen, auf die neueste Übersicht zu verweisen[5].

Der Phosphorgehalt in den glatten Muskeln des Darmes wurde während der Entwicklung des Hühnchens im Ei verfolgt[6]: Der Totalphosphor nimmt vom 10.—21. Tage etwas zu, während der säurelösliche Phosphor (s. S. 347) etwas absinkt. Im Skeletmuskel dagegen steigt der Totalphosphor vom 10.—18. Tage sehr bedeutend an, um dann bis zum 21. Tage abzufallen: wahrscheinlich in Verbindung mit den spontanen Bewegungen des Tieres.

A. Engström[7] untersuchte mit der Doppeltechnik an demselben Schnitt (Ultraviolettmikrographie und Mikroveraschung) Muskeln von Chironomus thummi und Drosophila: Die Asche, die beim Frosch 0,15—0,20% P enthält, wurde fast nur in den Ultraviolett stark adsorbierenden isotropischen Bändern gefunden.

7. Phosphor in Drüsen und in der Leber.

Der Phosphor der Nucleinsäuren ist vielfach benutzt worden zur Bestimmung des Anteils der NS am Stoffwechsel in Drüsen. Es wurde aus zunächst histologischen Präparaten auf optischem und physikalischem Wege geschlossen, daß die NS während des Sekretionscyclus mengenmäßig wechseln[8]. Biochemische Daten jedoch[9, 10] zeigten, daß die Menge nicht wechselt: z. B. im Pankreas der Maus bleibt während 12 Std nach Pilocarpinreizung die Menge des P der RNS und der DNS gleich; ebenso das Verhältnis der P-Mengen beider NS[9]. Ein schnelleres Turnover der RNS ist als eine alternative Erklärung für die Teilnahme der RNS bei der Proteinsynthese vorgeschlagen worden; die Ergebnisse der Untersuchungen les Turnover des RNS-P^{32} sind aber einander widersprechend[11] und sollte mit anderen Mitteln wiederholt werden. Neuerdings wurde gezeigt, daß das Turnover der Purinbasis der RNS während des Sekretions-

---

[1] Entenman, Changus, Gib. and Chaikoff 1940, Entenman, Chaikoff and Friedländer 1946.

[2] W. Bladergroen 1949.

[3] Ruhenstroth-Bauer und Hermann 1950, Berlin, Hennessey and Gartland 1950; vgl. auch die Arbeiten von K. J. Altman und Mitarbeiter, sowie H. D. Kay 1933.

[4] C. F. Cori 1941.   [5] Vgl. J. D. Abbatt 1953.

[6] Szepsenwol and Partridge 1952.   [7] A. Engström 1944.

[8] Caspersson, Landström-Hydén and Aquilonius 1941, H. S. Loring 1944, L. J. Mullins 1947, Robertis-Nowinsky-Saez 1949.

[9] Rabinovitch, Valeri, Rothschild, Camara, Sesso, Junqueira 1952. Über den Nucleinsäurephosphor in Speicheldrüsen s. L. C. Junqueira 1951, Rabinowitch, Rothschild and Junqueira 1952.

[10] Dale and Mirski 1952, de Deken-Grenson 1953.

[11] Guberniev and Il'Ina 1950, L. E. Hokin 1952, de Deken-Grenson 1953.

cyclus des Pankreas der Taube erhöht ist, und daß dieser Anstieg parallel läuft mit der Intensität der Eiweißsynthese[1].

Auf S. 337 wurde dargelegt, wie Calcium in die Eischalen von Hühnern sezerniert wird. Dasselbe gilt vom Phosphor, wenn auch im geringeren Maße: wenn man einer legenden Henne anorganische P^{32}-Verbindungen subcutan injiziert, so werden sie zuerst in der *Leber* in Phosphatide umgesetzt; dann werden diese von der Leber zu den Drüsen des Eileiters transportiert[2]. Sobald man Chromphosphat mit P^{32} bei Mäusen injiziert, werden zunächst 90% des P^{32} in die Leber aufgenommen[3, 4]. Daß die Leber die Bildungsstätte von Phosphatiden[12] ist, wurde einige Jahre später bestätigt: wenn man Phosphatide (gekennzeichnet durch P^{32}) intravenös injiziert[5], so nehmen in erster Linie Leber und Milz P^{32} auf; dann aber geht der Gehalt an P^{32} in diesen beiden Organen langsam zurück, während in den Muskeln und Knochen, im Darm und auch im Harn und Kot die Konzentration des P^{32} langsam ansteigt[6]. Dabei verhielt sich der Phosphatidgehalt in den Kernen: Mitochondrien: Mikrosomen wie 35:229:321. Daß gerade die Leber die Phosphatide (mit P^{32}) aufbaue wird auch dadurch gestützt, daß leberlose Ratten zur Synthese der Blutplasmaphosphatide nicht mehr imstande sind[7] (Tabelle 15). Doch sind vermutlich auch andere Zellen zur Phosphatidsynthese fähig[7, 8].

Tabelle 15. *Mittlere Lebensdauer der Plasmaphosphatide des Hundes nach Injektion von P^{32} in Minuten.* (Nach CHAIKOFF und ZILVERSMIT 1948 aus K. LANG 1952.)

Vor Leberexstirpation	380	410	420	580
Nach Leberexstirpation	2250	4750	3400	9500

Die durchschnittliche Lebensdauer der Plasmaphosphatide beträgt beim Hunde 380 bis 580 min; dagegen beim leberlosen Hunde das 10—30fache. Die umgesetzte Substanzmenge (Turnover rate) der Plasmaphosphatide beträgt beim Hunde von 6—8 kg 130 bis 200 mg/Std[9-12].

In Rattenlebern steigt während des Hungerns der Gehalt an anorganischem Phosphor von 17,8 auf 26,3 mg-% an, während der gesamtsäurelösliche Phosphor von 103,9 auf 89,2 mg-% während 48 Std abfällt[13].

Vergleicht man die spezifische Aktivität von P^{32} in der Leber und in Muskeln beim Hunde zu drei verschiedenen Zeiten nach Injektion von P^{32} (Abb. 22—24), so ergibt sich 1. die bedeutende Mehraufnahme der Leber gegenüber den Muskeln und dem Nervengewebe, 2. das schnelle Absinken der spez. Aktivität in der

---

[1] FERREIRA and JUNQUEIRA 1955.
[2] HAHN and v. HEVESY 1937, 1938, HAHN, v. HEVESY and LUNDSGAARD 1937, ENTENMAN, RUBEN, PERLMAN, LORENZ and CHAIKOFF 1938, v. HEVESY and HAHN 1940.
[3] ENTENMAN, RUBEN, PERLMAN, LORENZ and CHAIKOFF 1938, H. B. JONES, CHAIKOFF and LAWRENCE 1940, C. A. WOERNER 1952.
[4] JONES, WROBEL und LYONS 1944, M. H. HACK 1948.
[5] MARSHAK and WALKER 1945, MARSHAK and CALVET 1949, HUSEBY and BARNUM 1950, G. POPJÁK 1947, 1950, POPJÁK and MUIR 1950, MARSHAK and VOGEL 1950, PIHL and BLOCH 1950, LEVINE and CHARGAFF 1952.
[6] DEOBALD, CHRISTIANSEN, HART and HALPIN 1938, PERLMAN, RUBEN and CHAIKOFF 1938, HAVEN and BALE 1939, C. ARTOM 1945.
[7] L. HAHN 1938, v. HEVESY and ALTEN 1939, v. HEVESY and HAHN 1940, FISHLER, ENTENMAN, J. L. CHAIKOFF 1942, MONTGOMERY and CHAIKOFF 1943, G. L. ADA 1949, PELC and SPEAR 1950.
[8] Vgl. J. D. ABBATT 1953.
[9] L. HAHN 1938, ELLIOT and LIBET 1944, CHAIKOFF and ZILVERSMIT 1948.
[10] K. LANG 1952.
[11] WEINMANN, CHAIKOFF, DAUBEN, GEE and ENTENMAN 1950, ENTENMAN, CHAIKOFF and FRIEDLÄNDER 1946.
[12] M. H. HACK 1948.
[13] RAPOPORT, LEVA and GUEST 1943, KAPLAN and GREENBERG 1944.

Leber, 3. die Zunahme in den Muskeln[1]. Auch das spricht für einen Austausch zwischen Leber und Muskeln.

Die Unterschiede zwischen dem Phosphorgehalt der embryonalen Leber des Hühnchens von 6 Tagen Bebrütungszeit und dem Phosphorgehalt der Leber des erwachsenen Huhnes wurden mit der Norberg-Technik bestimmt[2]; es ergeben sich für den Embryo: säurelöslicher Phosphor + Restphosphor 3,48 γ/μl, Restphosphor allein 2,12; in der erwachsenen Leber aber 2,32 und 0,82 γ/μl. Also ist der Restphosphor beim Embryo in der Leber wesentlich höher; der Gehalt an beiden Fraktionen ist praktisch gleich. Nach dem auf S. 347 über diese Fraktionen Gesagten scheint sich der Restphosphor vor allem auf die Nucleinsäuren zu beziehen[2].

In der Leber des embryonalen Huhnes wurde ein Absinken des totalen Phosphorgehaltes und des säurelöslichen Phosphors vom 18.—21. Tage der Bebrütung mikrochemisch festgestellt, aber ein Anstieg des Kreatinphosphates[3].

Am Glykogenrhythmus der Leber nimmt der Phosphor nicht teil[4].

Im menschlichen *Pankreas* (s. Tabelle 4, S. 322) wurden 0,155% Phosphor festgestellt oder 1007 mg-% der Trockensubstanz; beim Hunde 1377[5]. Im Pankreas des Fisches Lophius ist der insuläre Teil zu einem einheitlichen Organ verschmolzen; deswegen wurde unter Anwendung der Norberg-Technik (s. S. 347) gerade dies Objekt gewählt, um die Unterschiede im Phosphorgehalt zwischen endokrinem und exokrinem Pankreasteil festzustellen[6]: Ohne Fettextraktion war der Wert des Phosphors in γ/μl im insulären Teile (Mittelwert) 1,61, im exokrinen Teile 3,18; nach vollständiger Lipoidextraktion vor der Isolierung des herausgeschnittenen Stückes im insulären Teile 1,47, im exokrinen Teile 3,59. Dies ist in allen Fällen die Summe des säurelöslichen Phosphors und des Restphosphors (s. S. 347). Im exokrinen Teil des Pankreas befindet sich also etwa das Doppelte an Phosphor wie im endokrinen. Bei der Maus wurde im endokrinen Teil ein Phosphorgehalt von 1,1 bis 1,38 γ/μl, im exokrinen Teil von 3,17—4,23 γ/μl beobachtet. Hier ist der relative Phosphorgehalt des exokrinen Teiles also noch wesentlich höher als bei Lophius. Damit stimmen andere Messungen an Ratten überein: die Menge der Polynucleotide ist ebenfalls im exokrinen Teil etwa doppelt so groß wie im endokrinen[7]. Beide Wertgruppen stehen sehr wahrscheinlich im Zusammenhang.

Tabelle 16. *Phosphate in der Milch in %.*
(Nach W. Diemair 1953.)

	Kuhmilch	Frauenmilch
Kaliumdihydrogenphosphat	0,119	0,059
Dikaliumhydrogenphosphat	—	0,069
Dicalciumdihydrogendiphosphat . .	0,175	—
Magnesiumhydrogenphosphat . . .	0,103	0,027

Auffallend ist die relativ hohe Konzentration von Phosphor in Phosphorproteinen und Phosphatiden in der *Milch* und in den Eiern: in Form von Casein und Ovovitellin. Ihre Bedeutung ist nicht vollkommen klar; wahrscheinlich ist ihr physiologischer Wert nicht in der organischen Verbindung als solcher zu suchen, sondern in den physikalisch-chemischen Eigenschaften und in der Tatsache, daß sie nicht direkt ionisieren, sondern Phosphormoleküle abgeben, also als Reserve für potentiale Phosphorionen dienen[8]. Über die Phosphate in der Milch gibt Tabelle 16 Auskunft (vgl. außerdem Tabelle 9).

8. Phosphor in Knochen und Zähnen.

Im Knochen der normalen Ratte ist der Phosphor zu rund 85% als anorganischer Phosphor vorhanden; die 15% organischen Phosphors sollen als Hexosephosphate oder Glycerinphosphate vorkommen; Phosphokreatin fehlt offenbar[9].

[1] F. Roeder 1948.   [2] B. Norberg 1942.   [3] Szepsenwol and Partridge 1952.
[4] Sjögren, Nordenskjöld, Holmgren und Möllerström 1938.
[5] Cremer und Führ 1953.   [6] B. Norberg 1942.   [7] T. O. Caspersson 1950.
[8] H. G. Sherman 1947, H. E. Rawlinosn 1950.   [9] M. Guiseppe 1941.

Phosphor[1] ist im Knochen und in den Zähnen so an Calcium gekoppelt, daß der Verlust des einen Stoffes auch die Abgabe des anderen verursacht. Das Verhältnis P:Ca ist in den Zähnen etwa 1:2, im Skelet 1:3 (Tabelle 4, S. 323). Trotzdem ist das Bedürfnis des Menschen je Tag (Tabelle 5, S. 323) 1,25:0,7 g, weil beide vor allem im Knochen und in den Zähnen, Phosphor aber noch an vielen anderen Stellen des Körpers gebraucht wird; dies ergibt sich auch aus Tabelle 11[2], S. 341. Eine Zusammenfassung unseres Wissens über den Chemismus der Verknöcherung gibt Abb. 26.

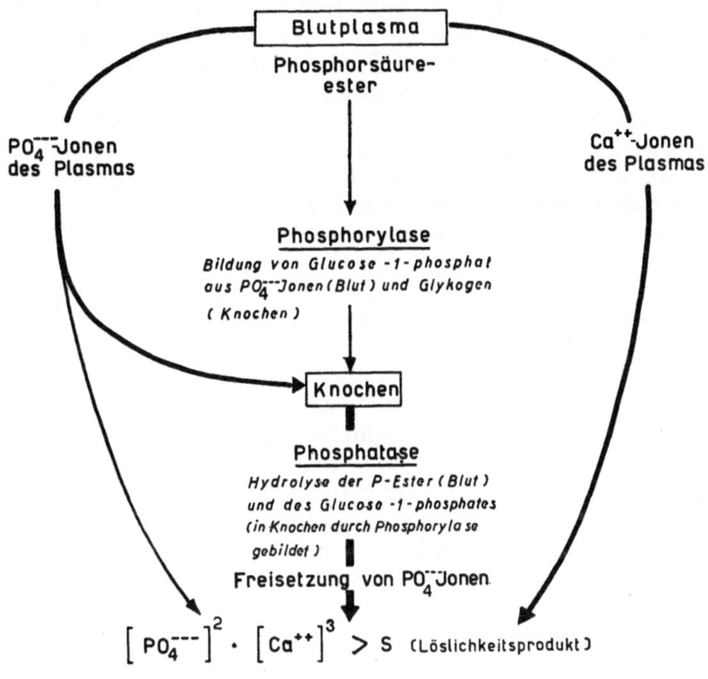

Abb. 26. Eine Theorie der Verknöcherung unter besonderer Berücksichtigung der Phosphorylase und Phosphatase. Man vgl. Tabelle 12, S. 345. Aus E. LEHNARTZ 1952.

Aus der Nahrung der Ratten wird zum Knochen- und Zahnbau vor allem der anorganische P benutzt. Der P des Phytins (Inosit als Hexaphosphorsäureester) in Pflanzen wird zum Knochenbau nicht verwendet, wenn viel Ca, aber nur wenig anorganischer P im Futter gereicht werden; wenn man aber das Phytin aufschließt, so wird der freiwerdende P benutzt. Dies ist wichtig, weil große Mengen des P in Samen der Pflanzen in der Phytinbindung vorliegen, aber nicht in den Blättern und Stengeln[3].

Die Untersuchung von Rattenknochen ergab

$$[\text{CaHPO}_4]_{1,6}\ [\text{CaCO}_3]\ [\text{Ca}_3(\text{PO}_4)_2]_{2,0}$$

mit einem CaHPO_4-Gehalt von etwa 23%[4]. Diese Analyse wurde bestätigt durch die Röntgenuntersuchung[4]; bei 900° C transformieren diese Kristalle in β-Tricalciumphosphat; CaHPO_4 ist entweder adsorbiert an der Oberfläche von

[1] C. HUGGINS 1937, C. TYLER 1940, ZUCKER, HALL and YOUNG 1941, ORBAN, SICHER and WEINMANN 1943, H. BERGGREN 1946, BODIAN and MELLORS 1947, H. C. HODGE 1949.
[2] Vgl. BAUER, AUB and ALBRIGHT 1929.   [3] BRUCE and CALLOW 1934.
[4] SOBEL, ROCKENMACHER and KRAMER 1945.

Apatitkristallen, oder ist ein wichtiger Teil des Gittersystems, aber nicht in Form individueller Kristalle[1].

In Zähnen des Menschen (Tabelle 4, S. 332) übertrifft der P-Gehalt bei weitem den aller übrigen Gewebe: 11,81% im Verhältnis zum Knochen mit 4,83. Die weiteren Werte bei Tieren s. bei Biedermann 1913.

Die besten Ergebnisse haben die neueren Versuche mit P^{32} gezeitigt[2-4]: P^{32} wird schnell in der Knochensubstanz ausgewechselt, mehr in der Epiphyse und in der Spongiosa der Diaphysen als in der Mitte der Diaphyse; dies ergab sich vor allem aus den schönen Radioautogrammen von C. P. Leblond[5]. Nach 5 Tagen ist das Phosphorgleichgewicht zwischen Knochen und Blutserum wieder hergestellt[6]. Wenn Parathormon vor P^{32} injiziert wurde, so sank die Menge P^{32} in den Femura der Ratte im Verhältnis zu den Kontrollen ohne Parathormon; dies ist erklärlich aus dem festen Verhältnis P:Ca (s. oben)[7]. Erstaunlich ist die Kürze der Zeit, in welcher P^{32} zwischen dem Blutplasma und anderen Flüssigkeiten einerseits und dem Phosphor im Knochen ausgetauscht wird. v. Hevesy konnte sogar durch Analyse der P^{32}-haltigen Kristalle feststellen, daß neue Kristalle P^{32} mehr zentral als peripher enthalten; also tauschen die peripheren Teile schneller aus als die zentralen[2]. Die Chondroitinschwefelsäure des Knorpels, in welcher wahrscheinlich die Knochenkristalle sich bilden, hat die Eigenschaften eines Kationaustausches[8]. Dabei nehmen junge Haverssche Systeme am meisten P^{32} auf, wie durch radioautographische Untersuchungen an Schnitten gefunden wurde. Wenn ein solches System älter wird, und sich der Mineralwert dem Höhepunkte nähert, wird auch die Aufnahme von P^{32} schwächer[3].

Ein bedeutender Einfluß von Phosphaten auf den Alveolarknochen und die Zahngewebe rachitischer Ratten wurde histologisch gefunden[9]. Sie erhielten täglich subletale Dosen von 7,5 mg P/100 g Körpergewicht (NaH_2PO_4 und Na_2HPO_4): schon am 2. Tage begann die Verkalkung des Knochengewebes. Die Obliteration der periodontalen Membran, die durch den Abbau von Knochen vorher hervorgerufen war, begann am 4. Tage zu schwinden; auch die Neubildung von Dentin wurde gefördert.

Im Dentin ist der Austausch von P^{32} etwa ebensogroß wie im dichten Knochen der Diaphyse, während sich im Schmelz nur sehr geringe Spuren von P^{32} finden[10].

Es besteht ein umgekehrtes Verhältnis zwischen der Dichte des Dentins und der Aufnahme von P^{32} [11].

9. Phosphor im Nervengewebe.

Die schon etwa 1935 gefundenen P-Werte im Gehirn bei Ratten und Hunden zeigt Tabelle 17. Hieraus ergibt sich der hohe Phosphorgehalt im normalen Tiere gegenüber dem Calcium, die Steigerung des Phosphorgehaltes nach Zugabe von Vitamin D und der lösende Einfluß des Parathormons auch im Gehirn (vgl. S. 349). Im fettfreien Frischgewebe wurden 341—465 mg-% Gesamt-P im Gehirn gefunden (mit dem Höchstwert in der weißen Substanz des Großhirnes), im Rückenmark 730 und in den peripheren Nerven 158—304; dabei ist zu beachten, daß

---

[1] Hirschman, Sobel, Kramer and Fannkuchen 1947.
[2] v. Hevesy, Holst and Krogh 1937, v. Hevesy and Paneth 1938, v. Hevesy and Armstrong 1940, J. D. Abbatt 1953.
[3] Engfeldt, Engström and Zetterström 1952.   [4] W. I. Morse 1950.
[5] Gross, Bogoroch, Nadler and Leblond 1951 (mit 80 Radioautogrammen).
[6] Manly and Bale 1939, Manly, Hodge and Manly 1940, Hodge, van Huyzen, Bonner and van Voorhis 1941.
[7] Weissenberger and Harris 1943; vgl. auch später Tweedy, Chilcote und Patras 1947.
[8] Boyd and Neumann 1951.   [9] Weinmann and Schour 1945.
[10] le Fevre, Hodge and van Voorhis 1940.   [11] Bevelander and Amler 1945.

die fettähnlichen Substanzen vorher herausgelöst waren[1]. Die Lipoidfraktionen geben ausführlich CREMER und FÜHR 1953, S. 529—533[2].

1947 haben BORELL und ÖRSTRÖM in 19 verschiedenen Teilen des Rattengehirnes den Phosphorstoffwechsel mit P^{32} untersucht. Sie kamen zu dem Ergebnis, daß das Corpus pineale die höchste spezifische Aktivität besitzt, 3—4mal so hoch wie die Hypophyse oder der Plexus chorioideus. Die anderen Teile des Gehirnes zeigten eine bedeutend niedrigere spezifische Aktivität. Merkwürdigerweise fanden sie, daß alle Gehirnteile 40 min nach der Injektion die höchste spez. Aktivität besaßen, und daß diese nach 145 min und 24 Std schon wieder etwas zurückgegangen war. Der lebhafte Stoffaustausch im Corpus pineale wurde zurückgeführt auf den Kohlenhydratstoffwechsel und erst in zweiter Linie auf Phosphatide und Nucleinsäuren.

Gleichzeitig liefen die Versuche von F. ROEDER[3]: Durch einen Vergleich der verschiedenen Untersuchungszeiten in Abb. 22—24 ergibt sich ein Bild des Stoffaustausches im Gehirn von Hunden: Die Aufnahmefähigkeit des gesamten Gehirnes ist weit geringer als die der Leber und der Muskeln. Von der Leber gehen die P^{32}-Atome zu den Muskeln (und zur Milz, s. S. 355), aber nicht zum Gehirn. Die einzelnen Gehirnteile haben nicht dieselbe Aufnahmefähigkeit für P^{32}: Anfänglich nimmt der Occipitallappen am stärksten auf; dann sinkt die spez. Aktivität des Gesamthirnes schnell ab, besonders im Occipitallappen; die gleichen Gehirnteile rechts und links haben eine sehr ähnliche spez. Aktivität; die Werte für das Mark des Großhirnes liegen tiefer als die Rindenwerte. In einigen Versuchen ergab sich ein relativ hoher Wert für das Pallidum. Die Werte für periphere Nerven (z. B. N. ischiadicus oder Plexus brachialis) lagen in anderen Versuchen zum Teil wesentlich höher als die für die Zentren. Eine früher angenommene besondere Austauschaktivität des Pallidum wurde später korrigiert.

Tabelle 17. *Ca und P im Gehirn von Hund und Ratte in mg-% der Trockensubstanz.*
(Nach SCHMIDT und GREENBERG 1935 aus CREMER und FÜHR 1953.)

Objekt	Ca	P
Normaler Hund	24—260	1125—1526
Mittelwerte	$55{,}4 \pm 14$	
Nach hohen Vitamin D-Gaben	125 ± 17	312—1968
Normale Ratte	100—264	973—1468
Rachitische Ratte	37—77,5	1100—1450
Parathyroidektomierte Ratte	101—343	1100—1400

Im Gehirn der weißen Maus wurde die Aufnahme von P^{32} aus dem Blute zwischen 6 und 216 Std nach Injektion von 0,575 mg Phosphor verfolgt[4]: die Aufnahme in den anorganischen Phosphor war gering; in der säurelöslichen Fraktion zeigte sich ein geringer Anstieg zwischen der 6. und 48. Std, dann ein Abfall. Phosphor in den Phosphatiden und im „Restphosphor" (mit Einschluß der Nucleoproteine) stieg an zwischen der 72. und 120. Std, mit geringen Veränderungen bis zur 216. Std[5].

Im Gehirn von Rhesusaffen wurde ebenfalls die Verteilung von P^{32} an verschiedenen Teilen verfolgt[6]: Die graue Substanz enthält viel säurelöslichen Phosphor, aber wenig Phosphatide. Der Nucleus caudatus enthielt nur wenig Nucleoproteine; periphere Nerven ebenso. Regenerierende Nerven aber enthalten im proximalen Stumpf mehr P^{32} in allen Fraktionen.

In Homogenaten von Gehirnen wurde gefunden: Die weiße Substanz ist 2—4mal reicher an anorganischem Phosphor, Triose-P und Phosphatiden als die graue Substanz; diese

---

[1] TUPIKOWA and GERARD 1937, HAHN and v. HEVESY 1937.
[2] Vgl. auch G. ALSTERBERG 1941, CHANGUS, CHAIKOFF and RUBEN 1938, SCHACHNER, FRIES and CHAIKOFF 1942.
[3] F. ROEDER 1948.   [4] DZIEWIATKOWSKI and BODIAN 1950.
[5] Über den P-Gehalt in der sich entwickelnden Cortex des Gehirnes vom Meerschweinchen vgl. man die aufschlußreichen Arbeiten von FLEXNER and FLEXNER 1950, PETERS and FLEXNER 1950.
[6] BODIAN and MELLORS 1947, BODIAN and DZIEWIATKOWSKI 1950.

letzte ist aber reicher an Hexose-P[1]. Die graue Substanz, besonders in ihren Mitochondrien, fügt oxydativ Phosphor zu ADP und ATP und zu Glucose-6-P[2].

Erst vor kurzem wurde entdeckt, daß P^{32} in Phosphatverbindungen des Gehirnes als solchen schnell ausgewechselt wird[3]; es wird angenommen, daß die verhältnismäßig geringe Permeabilität für Phosphorionen an der Blut-Gehirn-Schranke die Ursache für die sonst beobachtete langsame Aufnahme von P^{32} im Gehirn ist[3, 4].

In diesen Versuchen mit je 4 Mäusen wurde die säurelösliche Fraktion (Nucleotide, anorganischer P und Phosphatester) getrennt von der Nucleoproteidfraktion und der Phosphatidfraktion. Die Werte nach der Injektion von $50 \mu C\ P^{32}$ ($+0,02$ mg P) zeigen die Kurven der Abb. 27. Die Werte beweisen einen verhältnismäßig schnellen Stoffwechsel für Fraktionen des Gehirnes, welche früher für stabile Strukturelemente gehalten wurden: es werden im Gehirn etwa 3,1 mg P in 100 g frischer Gehirnsubstanz je Stunde als Phosphatidphosphor ausgetauscht gegen die säurelösliche Fraktion. Dies bedeutet, daß eine P-Menge äquivalent der Gesamtmenge des Phosphatidphosphors im Gehirn in etwa 70 Std ausgetauscht wird. Dieser Austausch ist bei jungen Mäusen stärker als bei alten[3]; ähnlich bei Ratten[5].

Bei der Entwicklung des Gehirnes von embryonalen Hühnern wurde in den letzten 3 Tagen vor dem Ausschlüpfen ein Anstieg des Gesamtphosphates beobachtet, vor allem in der säurelöslichen Form, etwas auch im anorganischen Phosphor[6].

In dem Paravertebralganglion des Huhnes wurde nach Exstirpation der Phosphorgehalt mit der Norberg-Technik bestimmt[7]: Säurelöslicher Phosphor + Restphosphor waren im Mittel 3,72 γ/μl vorhanden; Restphosphor allein 3,75 γ/μl, im benachbarten Bindegewebe

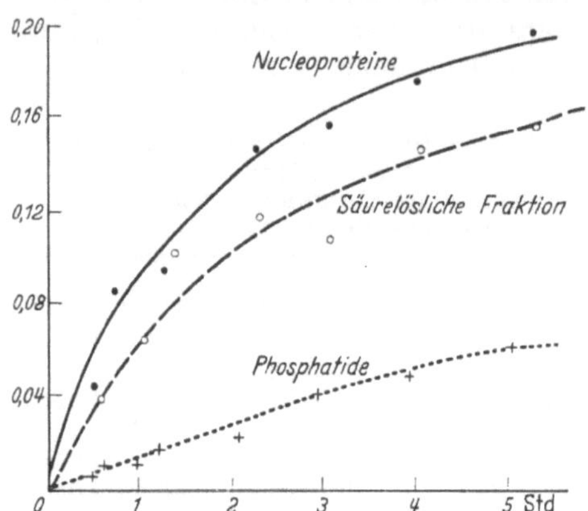

Abb. 27. Aufnahme des P^{32} in Nucleoproteine, in die säurelösliche Fraktion und in die Phosphatide des Gehirns weißer Mäuse. Horizontal: Stunden nach Injektion von $50 \mu C\ P^{32}$. Vertikal: Spezifische Aktivität der betreffenden Fraktion dividiert durch die spezifische Aktivität des gehirn-säurelöslichen P (Nucleoproteine und Phosphatide) oder des blut-säurelöslichen P (säurelösliche Fraktion). Zusammengestellt nach Angaben von Dawson u. Richter 1950.

aber 1,56 γ/μl. Wahrscheinlich kann also der säurelösliche Phosphor mit der Norberg-Technik nicht festgestellt werden. Der Restphosphor bezieht sich auf Nucleinsäuren, die in ähnlicher Menge früher gemessen wurden[8].

10. Phosphor in Chromosomen.

Schließlich noch ein Wort über die Möglichkeit, in großen Chromosomen den Phosphorgehalt im Verhältnis zu den Nucleinsäuren zu bestimmen[9]. Dies ist durch Norbergs Technik in den isolierten Chromosomen der Speicheldrüsen von Chironomus thummi gelungen[7]. Die Menge an Restphosphor (s. S. 347) (und wahrscheinlich auch des Phosphatidphosphors) betrug für alle 4 Chromosomen eines Zellkernes $0,32 \times 10^{-3} \gamma$. Das gäbe einen P-Gehalt von 5,8—8,3 γ/μl. Übertragen auf die Thymonucleinsäure würde das einen Wert bedeuten, der mit dem von Caspersson berechneten übereinstimmt[10].

11. Phosphorausscheidung.

Durch orale Verabfolgung von P^{32} an Ratten wurde gefunden, daß von dem resorbierten Phosphor 20—30% in 8 Std durch die *Niere* und 3% durch den Dünn-

[1] Abood, Gerard and Banks 1952.   [2] Abood and Gerard 1952.
[3] Dawson and Richter 1950.   [4] Lindberg and Ernster 1950.
[5] Fries, Changus and Chaikoff 1940, Fries, Schachner and Chaikoff 1942, W. E. Stone 1943.
[6] Szepsenwol and Partridge 1952.
[7] B. Norberg 1942.   [8] Landström, Caspersson und Wohlfarth 1941.
[9] C. Barigozzi 1937.   [10] T. O. Caspersson 1950, R. Barer 1950, Barnum and Huseby 1950.

darm ausgeschieden werden[1]. Beim Menschen wurde umgekehrt festgestellt, daß der größte Teil des ebenfalls oral gegebenen P^{32} in den Faeces abgeht und zwar 30% $\pm$ 10 der gegebenen Dosis innerhalb 5 Tagen. Nach intravenöser Verabfolgung wird umgekehrt derselbe Prozentgehalt durch die Nieren ausgeschieden[2]. Es ist nach allem was wir über die Aufnahme und den schnellen Stoffwechsel des Phosphors gegenwärtig wissen, nicht anzunehmen, daß man zu allgemeingültigen Daten über die Ausscheidung von Phosphor jemals kommen wird.

Die Ausscheidung in den *Darm* erfolgt auf 3 Wegen: durch die Darmwand, die Galle und den Pankreassaft (s. Drüsen). Die ausgeschiedenen Phosphorverbindungen sind vor allem Calciumphosphat und Magnesiumphosphat[3]. Der Gehalt der Faeces an Phosphor schwankt in weiten Grenzen: je nach der Zufuhr in der Nahrung und je nach der Exkretion durch die genannten 3 Darmteile[4].

III. Kurzer Vergleich von Fe, Ca und P.

Wir möchten zum Schluß in einigen Sätzen einen *Vergleich der 3 Elemente Eisen, Calcium und Phosphor* versuchen. Wir glauben, daß man heute wohl diese wenigen Aussagen als allgemeine Ergebnisse formulieren darf:

1. Bei der Untersuchung dieser Elemente nähern sich die Forscher mehr und mehr zwei idealen Forderungen: Einer dynamischen Einsicht in den Wechsel von Bindung und Lösung der Elemente durch Untersuchung mehrerer physiologischer Stufen ein und derselben Zellart — und einer Ergänzung und Kontrolle durch die Anwendung mehrerer Techniken auf dieselbe physiologische Arbeitsphase der Zelle.

2. Es gibt im Cytoplasma verhältnismäßig nur wenige freie Ionen dieser drei Elemente Der ständige schnelle Wechsel zwischen den Bindungen der Elemente an bestimmte Träger und ihre Lösung von diesen ist wohl das eindrucksvollste Ergebnis.

3. Die Permeation dieser drei Elemente durch Zellmembranen scheint keine Diffusion zu sein, sondern eine durch die Zelle kontrollierte Resorption[5]; in vielen Fällen entscheidet das augenblickliche Bedürfnis der Zelle bzw. des Körpers und nicht die Menge des Angebotes.

4. Diese drei Elemente befinden sich im Blute in einer ziemlich gleichbleibenden Konzentration. Sie werden auf diese Weise allen Zellen gleichmäßig angeboten. Soviele Einheiten der Elemente aus dem Blute durch „bedürftige Zellen" entnommen werden, soviele fließen aus den Speichern dem Blute wieder zu.

5. Diese drei Elemente werden aus dem Wasser oder aus der Nahrung in den Körper resorbiert, stark angereichert und in bestimmten Speichern deponiert; aber mehr als der Körper braucht, wird nicht resorbiert. Das Blut ist der Transporteur von der Quelle zum Speicher und vom Speicher zu den Verbrauchszellen. Die Speicher sind entweder Spezialgewebe oder meist Gewebe, die auch noch eine andere Funktion zu erfüllen haben.

6. Die Verbrauchszellen verwenden diese Elemente teilweise als Salze zur Erhaltung eines bestimmten osmotischen Druckes, teils als Teile von Makromolekülen mit sehr verschiedenen Aufgaben, oder zur Formung von Hartteilen mit organischen Trägern. Die Bindung der meisten dieser Molekülarten ist auffallend labil, der Austausch ein sehr rascher.

---

[1] COHN and GREENBERG 1938.

[2] ERF, TUTTLE and LAWRENCE 1941; über den Austausch der Phosphate zwischen Urin und Niere s. BENJAMIN, NEUMANN, THOMPSON and WATERHOUSE 1950.

[3] Z. T. WIRTSCHAFTER 1942.   [4] Vgl. auch BARTTER, FOURMAN and FORBES 1949.

[5] Vgl. das Kapitel Permeation im vorstehenden Beitrag „Allgemeine Stoffwechselmorphologie".

7. Die beim Abbau von höheren organischen Körpern freiwerdenden E
mente werden nur in geringem Prozentsatz ausgeschieden; sie dienen zumeist
Stoffwechselpool. Sie werden entweder in der Zelle selber wieder als Bauste
verwertet oder über das Blut den Speichern übergeben.

8. Daher ist die Ausscheidung dieser drei Mineralien durch Haut, Dai
Galle, Urin verhältnismäßig niedrig.

9. Die heteronome, zentrale Regulation des Stoffwechsels dieser drei Eleme:
durch besondere Wirkstoffe spielt eine nur untergeordnete Rolle gegenüber (
autonomen Regulation durch die einzelne Zelle. Für diese Autonomie des phy:
logischen Ablaufes in der Zelle bedarf diese jedoch wieder bestimmter Wirksto:
die sie nicht selbst herzustellen vermag, die sie also von außen empfangen m:

Literatur 1935—1953 [1].

Abbatt, J. D.: Phosphorus. In Schwiegk u. Mitarbeiter, Radioaktive Isotope, S.
bis 295. Heidelberg: Springer 1953. — Abelson, P. H., and W. R. Duvy: Radioact
sodium permeability and exchange in frog eggs. Biol. Bull. 96, 205 (1949). — Aboim, A.
L'organe interrénal des sélaciens. Étude cytologique, histochimique et histophysiologic
Arch. Portugaises Sci. Biol. 7, 89 (1944). — Abood, L. G., R. W. Gerard and J. Ban
Substrate and enzyme distribution in cells of the nervous system. Amer. J. Physiol. 1
728 (1952). — Ada, G. L.: Phospholipin metabolism in rabbit-liver cytoplasm. Biocher
J. 45, 422 (1949). — Adamstone, F. B.: A device for the rapid fixation of fresh frozen tis
sections. Stain Technol. 26, 157 (1951). — Addis, T., and W. Lew: The restoration of :
organ tissue. The rate and degree of restoration. J. of Exper. Med. 71, 325 (1940). — Adoi
E. F.: Physical properties of protoplasm. Ann. Rev. Physiol. 3, 185 (1941). ∼ Physiolog
regulatiors. Lancaster, Pa. 1943. — Albert, S., R. Heard, C. P. Leblond and J. C. S₄
ran: Distribution and metabolism of iodo-α-estradiol labeled with radioactive iodine.
of Biol. Chem. 177, 247 (1948). — Albright, F., and E. C. Reifenstein: The Parathy:
Glands and Metabolic Bone Disease. Baltimore: Williams & Wilkins Company 1948.
Allara, E.: Sur la microincinération d'organes riches en substances lipoïdes par la méth
de Schultz-Brauns. C. r. Soc. Biol. Paris 126, 1136 (1937). ∼ L'aspect spodographique
quelques variétés de tissus conjonctifs. C. r. Soc. Biol. Paris 126, 736 (1937). ∼ Distribuzi
delle sostanze inorganiche in alcune varietà di tessuto connettivo studiata con il met
della microincinerazione. Boll. Soc. Ital. Biol. Sperim. 13, 99 (1938). Dasselbe in: B
Histol. appl. 15, 220 (1938). ∼ Ricerche spodografiche sulla mammella di cavia nelle v:
fasi del suo ciclo funzionale. Bull. Histol. appl. 16, 157 (1939). ∼ Il contenuto mine:
delle formazioni gustative della lingua umana nelle varie età della vita. Boll. Soc. ital. E
sper. 15, 1187 (1940). ∼ Ricerche sull'organo del gusto dell'uomo. 2. Le sostanze minerali d
formazioni gustative nelle varie età della vita. Arch. ital. Anat. e Embriol. 46, 96 (1941)
Alcuni problemi di istofisiologia della ghiandola sottomascellare studiati con il metodo d
microincinerazione. Boll. Soc. ital. Biol. sper. 23, 1 (1947). ∼ Quelques problèmes d'hi:
physiologie des glandes salivaires, étudiés avec la méthode de la microincinération. B
Histol. appl. 16, 27 (1949). ∼ Il problema delle membrane basilare. Arch. ital. A:
55, 163 (1948). ∼ Sulla natura e sull'origine delle membrane basali. Monit. zool. ital., Su:
Atti Soc. ital. Anat. 58, 134 (1949). — Allard, C., and A. Cantero: Adenosinetriphosphat
study during rat liver damage. Activity of rat liver during regeneration after partial he:
ectomy. Canad. J. Med. Sci. 30, 295 (1952). — Allen, R. J. L.: The estimation of pl
phorus. Biochemic. J. 34, 358 (1936). — Alpert, M.: Observ. on the histophysiology
the adrenal gland of the golden hamster. Endocrinology 46, 166 (1950). — Alsterberg,
Phosphatide im Nervensystem. Z. Zellforsch. 31, 364 (1941). — Alt, H. W.: Iron deficie:
in pregnant rats. Amer. J. Dis. Childr. 56, 975 (1938). — Altland, P. D.: C:
logy of the hypophysis of the fence lizard. Anat. Rec. 74, 109 (1939). — Altman, K.
Methylene carbon atom of glycine into rabbit bone marrow fats. J. of Biol. Chem. 1
985 (1949). — Altman, K. I., G. W. Casarett, T. R. Noonan and K. Salomon: Methyl
carbon atom of glycine labeled with C¹⁴ in rats. Arch. of Biochem. 23, 131 (1949). — A
man, K. I., L. L. Miller and J. E. Richmond: The carbon skeleton of lysine in the 1
synthesis of hemoglobin. Arch. of Biochem. 29, 447 (1950). — Altman, K. I., R. N. W
man and K. Salomon: Incorporation of α-C¹⁴-acetate into the stroma of the erythroc:

---

[1] Dies Literaturverzeichnis bezieht sich auf die drei dargestellten Elemente Eisen, Calc:
und Phosphor — auf die wichtigste Literatur der anderen Elemente — und auf
zum Phosphor gehörigen Phosphatasen.

Arch. of Biochem. a. Biophysics **33**, 168 (1951). — AMANN, A.: Über die Resorption von Ferrosalzen, speziell des Ferrobicarbonats. Arch. exper. Path. u. Pharmakol. **194**, 277 (1940). — ANDERSON, H. D., K. B. McDONOUGH and C. A. ELVEHJEM: Relation of the dietary calcium-phosphorus ratio to iron assimilation. J. Labor. a. Clin. Med. **25**, 464 (1940). — ANDERSON, J. D.: Staining reactions of thyroid colloid. Univ. Colorado Stud. Gen., Ser. A **26**, 16 (1940). — ANDRESEN, N., C. CHAPMAN-ANDRESEN and H. HOLTER: The distribution of food in amoeba cytoplasm studied by means of autoradiography. Exper. Cell. Res. **1**, 139 (1950). ~ Autoradiographic studies on the amoeba Chaos chaos. C. r. Trav. Labor. Carlsberg, Sér. chim. **28**, 189 (1952). — ANDRESEN, N., C. CHAPMAN-ANDRESEN, H. HOLTER and C. V. ROBINSON: Quantitative autoradiographic studies on the amoeba Chaos chaos. C. r. Trav. Labor. Carlsberg, Sér. chim. **28**, 499 (1953). — ANDRUS, M., and M. X. ZARROW: Amount of alkaline phosphatase in the oviduct of folic acid deficient chicks. Proc. Soc. Exper. Biol. a. Med. **72**, 714 (1949). — ANFINSEN, C. B., H. LOWRY and A. B. HASTINGS: The application of the freezing-drying technique to retinal histochemistry. J. Cellul. a. Comp. Physiol. **20**, 231 (1942). — ANGELI, R.: Microdetection of P in plant cells. Riv. Biol. **10**, 702 (1933). — D'ANGELO, S. A.: Histo-physiologic aspects of pituitary-thyroid gland interaction in the goitrous Guineapig. Anat. Rec. **112**, 21 (1952). — ANNAU, E., and A. MANGINELLI: Alk. phosphatase activity and nuclear changes, liver, induced by diethanolamine. Nature (Lond.) **166**, 816 (1950). — *Annotations*: Absorption and excretion of iron. Lancet **1939**, 843. — ARDENNE, M. v.: Elektronen-Übermikroskopie. Physik, Technik, Ergebnisse. Berlin: Springer 1940. — ARMSTRONG, W. D., and J. SCHUBERT: Studies on the turnover of carbon in calcified tissues. Metabolic. Interrelations, S 77. New York 1949. — ARMSTRONG, W. D., and S. H. ZBARSKY: Excretion and distribution of C^{14} during and following continuous intraperitoneal injection of C^{14} as sodium carbonate. Metabolic Interrelations, S. 67. New York 1949. — ARTOM, C.: Some data on the distribution of individual phospholipids in rat tissues and in human plasma. J. of Biol. Chem. **157**, 595 (1945). — ARVY, L., et M. GABE: Mise en evidence simultanée du fer figuré et de la phosphatase alcaline sur coupes à la paraffine. Bull. Histol. appl. **26**, 189 (1949). ~ Sidérose splenique dans des états d'hypothyroidie expérimentale. Bull. Soc. zool. France **75**, 160 (1950). ~ Sidérose splenique dans des états d'hypothyroide expérimentale. Bull. Soc. zool. France **75**, 160 (1950). ~ Mécanisme d'apparition de la sidérose, chez le rat traité par la thiourée. C. r. Soc. Biol. Paris **144**, 487 (1950). ~ Données histochimiques sur la repartition de la phosphatase alcaline chez quelques sauropsidés. Proc. Kon. Nederl. Akad. v. Wetensch; Ser. C **55**, 359 (1952). ~ Sidérose splénique d'hypothyroide expérimentale. Bull. Soc. zool. France **75**, 160 (1950). — ARZOAG, J. P.: Histochem. reaction, aldehydes. Stain Technol. **25**, 187 (1950). — ASHWORTH, C. T.: Intralobular regeneration of liver cells in man. Amer. J. Path. **23**, 269 (1947). — ASTRUP, T., and E. HENRICKSEN: Formation of waite deposits in tissue cultures in the presence of organic phosphates. Exper. Cell. Res. **6**, 151 (1954). — ATKINSON, WM. B., and H. ELFTMAN: Mobilization of the alkaline phosphatase in the uterus of the mouse by estrogen. Endocrinology **40**, 30 (1947). — ATKINSON, W. B., and E. T. ENGLE: Studies in endometrial alkaline phosphatase during the human menstrual cycle and in the hormone-treated monkey. Endocrinology **40**, 327 (1947). — AUSTONI, M. E., and D. M. GREENBERG: Studies in iron metabolism with the aid of its artificial radioactive isotope. The absorption, excretion and distribution of iron in the rat on normal and iron-deficient diets. J. of Biol. Chem. **134**, 27 (1940). — AXELROD, D.: The radioautographic technique. Univ. of California Contract W-7405 eng. 48A of the US. AEC, 1947. — AXELROD, D. J., and J. G. HAMILTON: Radioautographic studies of distribution of lewisite and mustard gas in skin and eye tissues. Amer. J. of Path. **23**, 349 (1947).

BAGINSKY, S.: Mikroveraschung. Z. wiss. Mikrosk. **55**, 241 (1938). — BAHR, G.: The reconstitution of collagen fibrils as revealed by electronmicroscopy. Exper. Cell Res. **1**, 603 (1950). — BAHR, G. F.: Ergebnisse elektronenmikroskopischer Untersuchungen des kollagenen und elastischen Gewebes. Arch. f. Dermat. **193**, 518 (1951). — BAKER, J. R.: Cytological Technique, 2. Aufl. London: Methuen & Co. 1945. ~ Preparation of tissues. Bourne's Cytology. 1951. — BAKER, S. L., E. C. BUTTERWORTH and F. A. LANGLEY: The calcium and nitrogen content of human bone tissue cleaned by microdissection. Biochemic. J. **40**, 391 (1946). — BALDWIN, E.: Dynamic Aspects of Biochemistry. Cambridge: Univ. Press 1949. — BALDWIN, E., and W. H. YUDKIN: Annelid phosphagen. Proc. Roy. Soc. Lond. Ser. B **136**, 614 (1950). — BALFOUR, W. M., P. F. HAHN, W. F. POMMERENKE and G. H. WHIPPLE: Fe metabolism. J. of Exper. Med. **76**, 15 (1942). — BARBA, F. G.: L'activité des phosphatases de la glande thyroïdea. Arch. portug. Sci. biol. **10**, 81 (1949). ~ Histofisiologia da Tiroideia. Lisboa 1950. — BARER, R.: Advances in microscopy: I. The reflecting microscope. Brit. Sci. News **1**, 66 (1948). ~ Aspects of ultra-violet and infra-red microspectrography withe the Burch reflecting microscope. Faraday Soc. Disc. **1950**, 369. ~ Learning about the Invisible. (Ultra-Violet and Infra-Red Photomicrography.) Photographic. J. B **90**, 83 (1950). ~ The technique of ultra-violet absorption spectroscopy with the Burch reflecting microscope. Biochim. et Biophysica Acta **6**, 123 (1950). ~ Cytological techniques. Microscopy. Bourne's Cytol. and Cell Physiol., 2. Aufl. 1951. — Bargmann, W.: Histologie und mikroskopische Anatomie des Menschen, Bd. 1. Stuttgart 1948. — Barigozzi, C.: Sostanse minerale e proteini nei chromosomi delle ghiandole salivari di Chironomus. Z. Zellforsch. **26**, 462 (1937). — Barigozzi, C., J. Brachet, T. Caspersson, G. Dellepiane, P. C. Koller e S. Ranzi: Acidi nucleici, proteine e differenziamento normale e patologico. Torino 1949. — Barnum, C. P., and R. A. Huseby: The intracellular heterogeneity of pentose nucleic acid as evidenced by the incorporation of radiophosphorus. Arch. of Biochem. **29**, 7 (1950). — Barrett, A. M.: A method for staining sections of bone marrow. J. of Path. **56**, 133 (1944). — Barron, G. P., P. B. Pearson and S. O. Brown: Magnesium deficiency in the sexually mature rat. Proc. Soc. Exper. Biol. a Med. **69**, 128 (1948); **70**, 220 (1949). — Barth, L. G.: Studies on the metabolism of development. J. of Exper. Zool. **103**, 463 (1946). — Barth, L. G., and L. Jaeger: Phosphorylation in the frog's egg. Physiologic. Zool. **20**, 133 (1947). — Barthelmez, G. W., and S. H. Bensley: „Acid phosphatase" reactions in peripheral nerves. Science (Lancaster, Pa.) **106**, 639 (1947). — Bartter, F. C., P. Fourman and A. P. Forbes: Factors influencing potassium, phosphorus and sodium excretion. Metabol. Interrelations. New York 1949. — Battaglia, B.: Fosfatasi alcalina ed acidi nucleici nei tessuti germinali femminili e nell'organo di Bidder di anfibi. Pubbl. Staz. zool. Napoli **22**, 79 (1949). — Bauer, W., J. C. Aub and F. Albright: Studies of calcium and phosphorus metabolism. 5. A study of the bone trabeculae as a readily available reserve supply of calcium. J. of Exper. Med. **49**, 145 (1929). — Bayley, S. T.: Autoradiography of single cells. Nature (Lond.) **160**, 193 (1947). — Beadle, L. C.: Osmotic regulation and the fauna of inland waters. Biol. Rev. Cambridge **18**, 172 (1943). — Beams, H. W.: The Microtomists vade-mecum. Philadelphia: Blakiston Son & Co. 1950. — Beams, H. W., and R. L. King: Fragmentation of amphibian erythrocytes in the ultracentrifuge. J. of Morph. **77**, 63 (1945). — Becks, H., C. W. Asling, M. E. Simpson, H. M. Evans and C. H. Li: Ossification at the distal end of the humerus in the female rat. Amer. J. Anat. **82**, 203 (1948). — Becks, H., and W. J. Furuta: The effect of magnesium-deficient diets on oral and dental structures. 3. Changes in the dentine and pulp tissue. Amer. J. Orthodont. **28**, 1—14 (1942). — Beeson, W. M., D. W. Bolin, C. W. Hickman and R. T. Johnson: The phosphorus requirement for growing and fattening beef steers. Idaho Agr. Exper. Sta. Bull. **240** (1941). — Berenblum, I., and E. Chain: An improved method for the calorimetric determination of phosphate. Biochemic. J. **32**, 295 (1938). — Beginsky, S.: Mikroveraschung. Z. Mikrosk. **55**, 241 (1938). — Beinert, H., H. Maier-Leibnitz, K. R. Reissmann, E. O. Richey and P. Matthews: Studies on the incorporation of injected cytochrome C into tissue cells. 2. Injection of radioactive cytochrome C into normal rats. USA F School of aviation med., Texas Project Number 21, Report 2. 1950. — Bélanger, L. F.: Method for routine detection of radiophosphates and other radioactive compounds in tissues. Anat. Rec. **107**, 149 (1950). ~ Phosphatase activity in polarized light following glycerophate incubation. Proc. Soc. Exper. Biol. a. Med. **77**, 266 (1951). — Bélanger, L. F., and C. P. Leblond: A method of locating radioactive elements in tissues by covering histological sections with a photographic emulsion. Endocrinology **39**, 8 (1946). ~ Mineralization of growing tooth as shown by radiophosphorus autographs. Proc. Soc. exper. Biol. a. Med. **73**, 390 (1950). — Belfer, S., P. Koran, H. Eder and H. C. Bradley: The autolysis of invertebrate tissue. J. of Biol. Chem. **147**, 345 (1943). — Bellion, B. e F. de Michelis: L'energia atomica e sue applicazione biologiche. Introduzione all'impiego degli isotopi in biologia e medicina. Torino: Rosenberg-Sellier 1951. — Benjamin, J. A., J. G. Wilson and A. D. Leahy: Quantitative microchemical spectrographic and citric acid analysis. J. of Urol. **54**, 516 (1945). — Bennett, H. S.: Some problems in microspectrophotometry with polarized light. Diachronism in muscle mercaptides. Labor. Investigation **1**, 96 (1952). — Bennett, H. S., and K. R. Porter: An electron microscope study of sectioned breast muscle of the domestic fowl. Amer. J. Anat. **93**, 61 (1953). — Bensley, R. R.: The chemistry of cytoplasm. Biol. Symposia (Lancaster, Pa.) **10**, 323 (1943). — Bensley, R. R., and S. H. Bensley: Handbook of Hist. and Cytol. Technique. Chicago 1941. — Berg, G. G., and A. G. Karczmar: Distribution of alkaline phosphatase in regenerating forelimbs of larval urodeles. Anat. Rec. **106**, 9 (1950). — Berg H.: Vorkommen und Geochemie der mineralischen Rohstoffe. Leipzig 1929. — Berggren, H.: Mineral metabolism in dental hard tissues; tracer experiments in vivo with ^{32}P and ^{24}Na. Acta radiol. (Stockh.) **27**, 248 (1946). — Berlin, N. I., T. G. Hennessey and J. Gartland: Sternal marrow puncture; the dilution with peripheral blood as determined by P^{32} labeled red blood cells. J. Labor. a. Clin. Med. **36**, 23 (1950). — Berlin, N. I., and J. H. Lawrence: The changes in the bone marrow differential in chronic leukemia treated with P^{32} and Y^{90}. Acta med. Scand. (Stockh.) **140**, 99 (1951). — Bern, H. A.: Urinal and genital tract phosphatase of the male dutch rabbit. Amer. J. Physiol. **156**, 396 (1949). ~ The distribution of alkaline phosphatase in the genital tract of male mammals. Anat. Rec. **104**, 361 (1949). ~ Effect of estrogen on genital phosphatase activities in the male guinea pig. Anat. Rec. **108** (1950). ~ Epithelial metaplasia and alkaline phosphatase. Anat. Rec. **102**, 269 (1951). ~ Estrogen and alkaline phosphatase activity in the genital tract of the male mouse. Endocrinology 48, 25 (1951). — Bertalanffy, L. v.: Theoretische Biologie, Bd. 2. Stoffwechsel und Wachstum. Bern 1951. — Berthet, J., L. Berthet, F. Appelmans and C. de Duve: The nature of the linkage between acid phosphatase and mitochondria in rat-liver tissue. Biochemic. J. **50**, 182 (1951). — Berthet, J., and C. de Duve: The existence of a mitochondria-linked, enzymically inactive form of acid phosphatase in rat-liver tissue. Biochemic. J. **50**, 174 (1951). — Bertrand, D.: Le vanadium dans les ascidies. C. r. Acad. Sci. Paris **215**, 477 (1942). ~ Le molybdène et cuivre dans la série animale. Bull. Soc. Chim. biol. (Paris) **25**, 197 (1943). — Bessis, M.: Studies in electron microscopy of blood cells. J. Hematology **5**, 1038 (1950). ~ Études au microscope électronique des leucocytes normaux et leucemiques. Acta Union internat. contre Cancer **7**, 646 (1951). — Bessis, M., and M. Bricka: Nouvelles études sur les cellules sanguines au microscope électronique. Arch. Anat. microsc. et Morphol. expér. **38**, 190 (1949). — Bethke, R. M., C. H. Kick and W. Wilder: Effect of calcium-phosphorus relation on growth, calcification and blood composition of the rat. J. of Biol. Chem. **98**, 389 (1932). — Bevelander, G., and M. H. Amler: Radioactive phosphate absorption by dentin and enamel. J. Dent. Res. **24**, 45 (1945). — Bevelander, G., and P. Benzer: Calcification in marine molluscs. Biol. Bull. **94**, 176 (1948). — Bevelander, G., and P. L. Johnson: Alkaline phosphatase in amelogenesis. Anat. Rec. **104**, 125 (1949). ~ A histochemical study of the development of membrane bone. Anat. Rec. **108**, 22 (1950). — Biddulph, C., R. K. Meyer and W. H. McShan: Adenosine triphosphatase activity and weight of corpora lutea during the reproductive cycle of the rat. Proc. Soc. Exper. Biol. a. Med. **62**, 36 (1946). — Biedermann, W.: Physiologie der Stütz- und Skelettsubstanzen. In Wintersteins Handbuch der Vergleichenden Physiologie, Bd. 3, Abt. 1. Jena 1913. — Biesele, J. J., and M. M. Biesele: Alkaline phosphatase in mouse skin under methylcholanthrene treatment. Cancer Res. **4**, 751 (1951). — Bisson, P.: Ovocyte chez Gammarus. Bull. Soc. zool. France **75**, 24 (1950). — Black, D. A. K: Sodium metabolism. Oxford: Blackwell 1952. — Black, D. A. K., and J. F. Powell: Biochemic. J. **36**, 110 (1937). — Bladergroen, W.: Physiologische Chemie in Medizin und Biologie, 2. Aufl. Basel 1949. — Blanck, E.: Handbuch der Bodenkunde, Bd. 6. Berlin 1930. — Block, W. D., O. H. Buchanan and R. H. Freyberg: Metabolism, toxicity and manner of action of gold compounds in the treatment of arthritis. 2. A comparative study of the distribution and excretion of gold following the intramuscular injection of 5 different gold compounds. J. of Pharmacol. **73**, 200 (1941). — Bloom, G., and H. Engström: The structure of the epithelial surface in the olfactory region. Exper. Cell Res. **3**, 699 (1952). — Bloom, W.: Histopathology of irradiation from external and internal sources. New York: McGraw-Hill 1948. ~ The deposition of C^{14} in bone. Science (Lancaster, Pa.) **105** (1947). ~ Deposition of C^{14} in the metaphysis of long bones of young rats. Anat. Rec. **103** (1949). — Bloom, W., and M. Bloom: Calcification and ossification. Calcification of developing bones in embryonic and newborn rats. Anat. Rec. **78**, 497 (1940). — Blum, G.: Phosphatase and the repair of fractures. Lancet **1944**, 75. — Bodian, D., and D. Dziewiatkowski: The disposition of radioactive phosphorus in normal, as compared with regenerating and degenerating nervous tissue. J. Cellul. a. Comp. Physiol. **35**, 155 (1950). — Bodian, D., and R. C. Mellors: Phosphatase activity in chromatolytic nerve cells. Proc. Soc. Exper. Biol. a. Med. **55**, 243 (1944). ~ Decrease of phosphocreatine in regenerating neurons. J. of Biol. Chem. **167**, 655 (1947). — Boelter, M. D. D., and D. M. Greenberg: Severe calcium deficiency in growing rats. 1. Symptoms and pathology. 2. Changes in chemical composition. J. Nutrit. **21**, 61, 75 (1941). — Bogoroch, R.: Detection of radioelements in histological slides by coating with stripping emulsion. — The strip-coating technique. Stain Technol. (1951). — ~ Theoretical and technical study of autography as a histological method for localization of radioactive elements. Medical Science Diss. McGill University, April 1950. — du Bois, K. P., K. W. Cochran and M. Mazur: Inhibition of phosphatases. Science (Lancaster, Pa.) **110**, 420 (1949). — Bolliger, A.: Non-keratinous constituents of hair. Med. J. Austral. **1949**, 536. — Borell, U., and A. Örström: Metabolism in different parts of the brain, espicially in the epiphysis, measured with radioactive phosphorus. Acta physiol. scand. (Stockh.) **10**, 231 (1945). ~ The turnover of phosphate in the pineal body compared with that in other parts of the brain. Biochemic. J. **41**, 398 (1947). — Born, H. J., H. A. Timoféeff-Ressowsky u. P. M. Wolf: Versuche über die Verteilung des Mangans im tierischen Organismus mit Mn^{56} als Indicator. Naturwiss. **31**, 246 (1943). — Borries, B. v.: Die Übermikroskopie. Untersuchung ihrer Grenzen und Abriß ihrer Ergebnisse. Aulendorf: Editio Cantor 1949. — Boström, H., and E. Odeblad: Autoradiographic observations on the incorporation of S^{35} labeled sodium sulfate in the rabbit fetus. Anat. Rec. **115**, 505 (1953) — Bounhol, J. J.: Le déterminisme des métamorphoses chez les Amphibiens. Paris: Hermann & Cie. 1942. — Bourne, G.: The effect of ascorbic acid (Vitamin C), calcium ascorbate, and calcium gluconate on the regeneration of bone in rats. Quart. J. Exper. Physiol. **31**, 319 (1942). ~ The effect of graded doses of vitamin C upon the regeneration of bone in guinea pigs on ascorbutic diet. J. of Physiol. **101**, 327 (1942). ~ The distribution of alkaline phosphatase in various tissues. Quart. J. Exper. Physiol. **32**, 1 (1944). — Bourne, G. H. u. Mitarb.: Cytology and Cell Physiology, 2. Aufl. Oxford: University Press 1951. — Bowen, V. T.: Barium metabolism in hornets studied by means of radioisotopes. Trans. New York Acad. Sci. **2**, 68 (1949). ~ The mineral metabolism of insects. Brookhaven Conference Report (1948), S. 104. ~ Manganese metabolism of social vespidae. J. of Exper. zool. **115**, 175 (1950). ~ The uptake and distribution of barium and lanthanum in larvae of Drosophila repleta. J. of Exper. Zool. **118**, 509 (1951). — Boyd, G. A.: Physical principles and techniques of autoradiographs. J. Biol. Photogr. Assoc. **16**, 65 (1947). — Boyd, G. A., G. W. Casarett, K. I. Altman, T. R. Noonan and K. Salomon: Autoradiographs of C^{14} incorporated in individual blood cells. Science (Lancaster, Pa.) **108**, 529 (1948). — Boyd, G. A., and F. A. Board: A preliminary report on histochemography. Science (Lancaster, Pa.) **110**, 586 (1949). — Boyd, G. A., and H. Levi: Carbon 14 beta track autoradiography. Science (Lancaster, Pa.) **111**, 58 (1950). — Boyd, G. A., and W. F. Neumann: J. of Biol. Chem. **193**, 243 (1951). — Boyd, G. A., and A. Williams: Stripping film technics for histological autoradiographs. Proc. Soc. Exper. Biol. a. Med. **69**, 225 (1948). — Brachet, J.: Chemical Embryology. Transl. by Barth. New York: Interscience Publ. 1950. — Brachet, J., and R. Jeener: Recherches sur le rôle de la phosphatase alcaline des noyaux. Biochim. et Biophysica Acta **2**, 423 (1948). — Bradfield, J. R. G.: Alkaline phosphatase in invertebrate sites of protein secretion. Natur (Lond.) **157**, 187 (1946). ~ The localization of enzymes in cells. Biol. Rev. **25**, 113 (1950). ~ Phosphatases and nucleid acids in silk glands: Cytochemical aspects of fibrillar protein secretion. Quart. J. Microsc. Sci. **92**, 87 (1951). — Brandenberger, E., u. H. R. Schinz: Helvet. med. Acta **12**, Suppl. 16 (1945). — Brandt, Th. v.: Der Jahrescyclus im Stoffbestand der Weinbergschnecke. Z. vergl. Physiol. **14**, 200 (1931); **18**, 562 (1933). Stoffwechsel der Protozoen. Erg. Biol. **12**, 16 (1935). — Branson, H., and G. Hansborough: The quantitative theory of autoradiography illustrated through experiments with P^{32} in the chick embryo. Science (Lancaster, Pa.) **108**, 327 (1948). — Bredemann, G.: Biochemie und Physiologie des Fluors. Berlin 1951. — Bretschneider, L. H.: Anwendung und Ergebnisse der Elektronenmikroskopie. Mikroskopie (Wien) **3**, 12, 160 (1948); **5**, 257 (1950). ~ The fine structure of protoplasm. Survey Biol. Progr. **2**, 222 (1952). — Bretschneider, L. H. u. P. F. Elbers: Elektronenmikroskopische Zellanalyse nach der Gefriertrockenmethode. Proc., Kon. nederl. Akad. Wetensch. Amsterdam, Ser. C **55**, 675 (1952). — Brink jr., F. B., D. W. Bronk and M. G. Larrabel: Chemical excitation of nerve. Ann. New York Acad. Sci. **47**, 457 (1946). — Briwa, K. E., and H. C. Sherman: The calcium content of the normal growing body at a given age. J. Nutrit. **21**, 155 (1941). — Brody, S.: Bioenergetics and growth. New York: Reinhold Publ. Comp. 1945. — Brooks, S. C.: Penetration of radioactive isotopes, P^{32}, Na^{24} and K^{42} into Niella. J. Cellul. a. Comp. Physiol. **38**, 83 (1951). — Brooks, S. C., and M. M. Brooks: Permeability of living cells. Berlin: Gebrüder Bornträger 1941. ~ The permeability of living cells. Ann. Arbor: J. W. Edwards 1944. — Brooks, S. C., and E. L. Chambers: Penetration of radioactive phosphate into the eggs of Strongylocentrotus purpuratus, S. franciscanus and Urechis caupo. Biol. Bull. Mar. Biol. Labor Wood's Hole **95**, 262 (1948). — Browne, M. J., M. W. Pitts and R. F. Pitts: Alkaline phosphatase activity in kidneys of glomerular and aglomerular marine teleosts. Biol. Bull. **99**, 152 (1950). — Bruce, H. M., and R. K. Callow: Cereals and rickets, the rôle of inositolhexaphosphoric acid. Biochemic. J. **28**, 517 (1934). — Brückmann, G., and S. G. Zondek: Iron, copper and manganese in human organs at various ages. Biochemic. J. **33**, 1845 (1939). — Buckner, G. D., and J. H. Martin: J. of Biol. Chem. **41**, 195 (1920). — Buckner, G. D., J. H. Martin and A. M. Peter: Amer. J. Physiol. **71**, 349, 543; **72**, 253 (1925). — Büchner, Fr.: Allgemeine Pathologie. Pathologie als Biologie und als Beitrag zur Lehre vom Menschen. München u. Berlin 1950. — Bullard jr., R. W.: Alkaline phosphatase and metastatic liver disease. Surgery **19**, 379 (1946). — Bulliard, H., J. Grundland et M. Maillet: Détection histochimique des phosphatides cellulaires. C. r. Soc. Biol. Paris **144**, 192 (1950). — Bulliard, H., J. Grundland et A. Moussa: Détection du phosphore des phosphatides surrénaliens par le radiophosphore. C. r. Acad. Sci. Paris **207**, 745 (1938). — Bunting, H.: The histochemical detection of iron in tissues. Stain Technol. **24**, 109 (1949). ~ Kidney alkaline phosphatase of rats following alloxan-induced diabetes and acute hypo- and hyperglycemia. Proc. Soc. Exper. Biol. a. Med. **67**, 370 (1948). — Burns, C. M., and N. Henderson: The mineral constituents of bone. 3. The effect of prolonged parathormone injections on the composition of the bones of puppies with varying calcium intakes. Biochemic. J. **40**, 501 (1946). — Burns, J., and E. Copeland: Chloride excretion in the head region of Fundulus heteroclitus. Biol. Bull. **99**, 381 (1950). — Burril, M. W., S. Freeman and A. Joy: Sodium, potassium, and chloride excretion of human subjects exposed to a simulated altitude of 18,000 feet. J. of Biol. Chem. **157**, 297 (1945). — BURTON, E. F., and W. H. KOHL: The Electron Microscope. An Introduction to its fundamental Principles and Applications, 2. Aufl. New York: Reinhold 1946. — BUTLER, G. C.: Use of tracers. Rothmann's Uses of at. Energy. New York: Harper-Brothers 1949. — BUTLER, J. A. V.: Progress in Biophysics and biophysical Chemistry. New York 1950.

CAFLISCH, J. v. TRINS: Beiträge zur normalen Histologie und Entwicklungsgeschichte des Dentins der Rattenmolaren. Diss. Univ. Zürich 1939. — CALI, A.: Particolari aspetti morfologico e topografici dell'attività fosfatasica acida a p_H 5, rilevabili con l'incubazione nel substrato a tempi gradualmente crescenti. Riv. Anat. Pat. **6**, 607 (1953). ~ Ricerche istochimiche sul comportamento dell'attività glicerofosfatasica alcalina nel fegato di conigli irradiati al cranio. Ren. Atti Acad. Sci. med. e chirur. **107** (1953). — CAMPBELL, H. L., and H. C. SHERMAN: Effect of increasing calcium content of diet upon rate of growth and length of life of unmated females. J. Nutrit. **26**, 323 (1943). — CAMPBELL, W. W., and D. M. GREEN-BERG: Calcium resorption. Proc. Nat. Acad. Sci. U.S.A. **26**, 176 (1940). — CANNON, W. B.: The Wisdom of the Body. New York: W. W. Norton 1939. — CARERE-COMES, O.: New methods for the histochemical demonstration of potassium, and selective staining of tissues rich in potassium. Z. wiss. Mikrosk. **55**, 1—6 (1938). — CARRITT, J., R. FRYSEELL, J. KLEIN-SCHMIDT, R. KLEINSCHMIDT, W. A. LANGHAM, A. SAN PIETRO, R. SCHAFFER and B. SCHNAP: J. of Biol. Chem. **171**, 273 (1947). — CARTWRIGHT, G. E., M. A. LAURITSEN, S. HUMPHREYS, P. J. JONES, J. M. MERRIL and M. M. WINTROBE: J. Clin. Invest. **25**, 81 (1946). — CASELLA, C., e M. REGGIANI: Istospettrografia di fluorescenza. Arch. di Biol. **60**, 207 (1949). — CASPERSSON, T. O.: Cell Growth and Cell Function. New York: W. W. Norton 1950. ~ Some recent developments in ultramicrospectrography. Genetica ('s-Gravenhage) 1951. — CASPERSSON, T., and J. GERSH: Total protein and organic iodine in the colloid and cells of single follicles of the thyroid gland. Anat. Rec. **78**, 303 (1940). — CASPERSSON, T., E. JACOBS-SON and F. LOMAKKA: An automatic scanning device for ultramicrospectrography. Exper. Cell. Res. **2**, 301 (1951). — CASPERSSON, T., H. LANDSTRÖM-HYDEN und L. AQUILONIUS: Cytoplasmanukleotide in eiweißproduzierenden Drüsenzellen. Chromosoma **2**, 111 (1941). — CASPERSSON, T., u. B. THORELL: Der endozelluläre Eiweiß- und Nukleinsäurestoffwechsel in embryonalem Gewebe. Chromosoma **2**, 132 (1941). — CHAIKOFF, J. L.: The application of labeling agents to the study of phospholipid metabolism. Physiologic. Rev. **22**, 391 (1942). — CHAIKOFF, J. L., and D. B. ZILVERSMIT: Adv. Biol. a. Med. Physics 1, 322 (1948). — CHANG, K. T.: Calcification in the fetuses of normal and Ancon sheep. Anat. Rec. **105**, 723 (1949). — CHANGUS, G. W., J. L. CHAIKOFF and S. J. RUBEN: Radioactive phosphorus as an indicator of phospholipid metabolism. 4. The phospholipid metabolism of the brain. J. of Biol. Chem. **126**, 493 (1938). — CHAPMAN-ANDRESEN, C., and C. V. ROBINSON: The assay of ^{14}C-labelled amoebae in vivo. C. r. Labor. Carlsberg, Sér. chim. **28**, 343 (1953). — CHARGAFF, E.: Coagulation. J. of Biol. Chem. **160**, 351 (1945). ~ J. of Biol. Chem. **142**, 505 (1942). — CHARLES, E., and L. HOGBEN: The serum calcium and magnesium level in the ovarian cycle of the laying hen. Quart. J. Exper. Physiol. **23**, 343 (1933). — CHÈVREMONT, M., et H. FIRKET: Phosphatase, cellules cultivées. C. r. Soc. Biol. Paris **143**, 731 (1949). ~ Étude histochimique de l'action du beryllium sur la mitose en culture de tissus. (Phosphatase alcaline et acides nucléiques.) C. r. Soc. Biol. Bruxelles **29**, 2 (1951). ~ Action du béryllium en culture de tissus. Effets sur la croissance et la mitose. Phosphatase. Archives de Biol. **63**, 411, 515 (1952). — CHIEWITZ, O., and G. v. HEVESY: Radioactive indicators in the study of phosphorus metabolism in rats. Nature (Lond.) **136**, 754 (1935). — CHLOPIN, N. G.: Eisen. Z. Zellforsch. **11**, 316 (1930). — CLARKE, F. W., and W. C. WHEELER: The inorganic constituents of marine invertebrates. Prof. Pap. U.S. Geol. Surv. **110**, 124 (1922). — CLARKSON, E. M., and M. MAIZELS: Distribution of phosphatases in human erythrocytes. J. of Physiol. **116**, 112 (1952). — CLOETENS, R.: Identification de deux phosphatases "alcalines" dans les organes animaux. Enzymologia **6**, 46 (1939). ~ Zur Konstitution der alkalischen Phosphatasen. Naturwiss. **28**, 252 (1940). — CLOËTTA, M., u. H. FISCHER: Über die Wirkung der Kationen Ca, Mg, Sr, Ba, K und Na bei intrazerebraler Injektion. (Beitr. z. Genese von Schlaf und Erregung.) Arch. exper. Path. u. Pharmakol. **158**, 254 (1930). — CLOËTTA, M., H. FISCHER u. M. R. v. D. LOEFF: Die Biochemie von Schlaf und Erregung, mit besonderer Berücksichtigung der Bedeutung der Kationen. Arch. exper. Path. u. Pharmakol. **174**, 589 (1934). ~ Die Verteilung und die Wirkung des Magnesiums im Organismus und deren Beeinflussung durch Calcium. Arch. exper. Pathol. u. Pharmakol. **200**, 6 (1942). — COHN, E. J.: Experientia (Basel) **3**, 125 (1947). — COHN, W. E., and D. M. GREENBERG: Studies in mineral metabolism with the aid of artificial radioactive isotopes. 1. Absorption, distribution and excretion of phosphorus. J. of Biol. Chem. **123**, 185 (1938). — COMAR, C. L., and J. C. DIGGERS: Secretion of radioactive calcium in the hen's egg. Science (Lancaster, Pa.) **109**, 282 (1949). — CONLY, S. S., J. O. CRIDER and J. E. THOMAS: Bicarbonate concentration of pancreatic juice during experimental acidosis. Federat. Proc. **9** (1950). — COOK, S. F., K. G. SCOTT and P. ABELSON: The deposition of radio phosphorus in tissues of growing chicks.

Proc. Nat. Acad. Sci. U.S.A. **23**, 528 (1937). — Copp, D. H., D. J. Axelrod and J. G. Hamilton: Deposition of radioactive metals in bone as potential health hazard. Amer. J. Roentgenol. **58**, 10 (1947). — Copp, D. H., and D. M. Greenberg: Abs. and excretion of iron. J. of Biol. Chem. **164**, 377, 389 (1946). — Coppée, G.: Le rôle des ions calcium dans la transmission neuromusculaire. Arch. internat. Physiol. **54**, 323 (1946). — Cori, C. F.: Phosphorylation of glycogen and glucose. Biol. Symposia **5**, 131 (1941). — Cornbleet, T.: Calcium, potassium, sodium and magnesium metabolism and the skin. Urologic Rev. **45**, 3 (1941). — Corner, G. W.: Alkaline phosphatase in the ovarian follicles and corpora lutea. Science (Lancaster, Pa.) **100**, 270 (1944). — Cosslett, V. E.: Introduction to Electron Optics. Oxford: Clarendon Press 1946. — Couceiro, A.: Aspects of the utilization of phosphorus by some organs of mice treated with P^{32}. Rev. brasil. Biol. **4**, 87 (1944). — Courrier, R., J. Roche, G. H. Deltour, M. Marois, R. Michel et F. Morel: Sur l'excrétion mammaire d'iode radioactif après administration d'iodures ou d'iodocaséine marqués. C. r. Soc. Biol. Paris **143**, 599 (1949). — Cowdry, E. V.: Microscopic Technique in Biology and Medicine, 3. Aufl. Baltimore: Williams & Wilkens Co. 1953. — Cram, D. M., and R. J. Rossiter: Phosphatase of rabbit polymorphnuclear leucocytes. Canad. J. Res., Sect. E. Med. Sci. **27**, 290 (1949). — Crane, R. K.: Distribution of phosphorus in the unfertilized egg of Arbacia. Biol. Bull. **93**, 192 (1947). — Cremer, H. D., u. J. Fürth: Untersuchung der Organe. In Hoppe-Seyler u. Thierfelder, V. S. 447—665. 1953. — Cremer, H. D., u. W. Herr: Calcium und Strontium. In H. Schwiegk, Radioaktive Isotope. Heidelberg: Springer 1953. — Cremer, H. D., W. Herr u. H. Späth: Ca-Resorption und Einlagerung. Biochem. Z. **322**, 212 (1951). — Cretin, A.: De quelques méthodes des recherches du phosphate et de la chaux dans les tissues. Thèse de méd. Paris 1923. ~ Sur un nouveau réactif du calcium applicable aux recherches histologiques. Bull. Histol. appl. **1**, 64 (1924). ~ Note sur la fixation histologique de quelques sels de métaux lourds. Bull. Assoc. Anat. **24** (1929). — Cruz, W. O., P. F. Hahn and W. F. Bale: Amer. J. Physiol. **135**, 595 (1942). — Cunningham, I. J.: Some biochemical and physiological aspects of copper in animal nutrition. Biochemic. J. **25**, 1267 (1931).

Dale, E. B., E. D. Richert, T. A. Redfield and J. D. Kurbatov: The gamma-radiation of Ba^{131}. Physic. Rev. **80**, 763 (1950). — Dallemagne, M. J.: Annual Rev. Physiol. **12**, 101 (1950). — Daly, M. M., and A. E. Mirski: Formation of protein in the pancreas. J. Gen. Physiol. **36**, 243 (1952). — Dangeard, P.: Cytologie végétale et Cytologie générale. Paris: Paul Lechevalier 1947. — Daniel, E. P., and E. M. Hewston: Vanadium — a consideration of its possible biological rôle. Amer. J. Physiol. **136**, 772 (1942). — Danielli, J. F.: Cell Physiology and Pharmacology. New York u. Amsterdam 1950. ~ Physical and physicochemical studies of cells, Bourne's Cytology 2. Aufl. 1951. ~ A critical study of technique for determining the cytological position of alkaline phosphatase. J. of Exper. Biol. **22**, 110 (1946). ~ Cytochemistry, a critical approach. New York: Wiley a. Sons 1954. — Davies, J.: Anatomical and histochemical observations on the excretory organs and placenta of the mammalian embryo. Anat. Rec. **112**, 141 (1952). — Dawson, R. M. C., and D. Richter: The phosphorus metabolism of the brain. Proc. Roy. Soc. Lond. **137**, 252 (1950). — Day, H. G., and E. V. McCollum: Mineral metabolism, growth and symptomology of rats on a diet extremely deficient in phosphorus. J. of Biol. Chem. **130**, 269 (1939). — Day, M. F.: The distribution of alkaline phosphatase in insects. Austral. J. Sci. Res., Ser. B **2**, 31 (1949). — Deane, H. W.: A cytochemical survey of phosphatases in mammalian liver, pancreas, and salivary glands. Amer. J. Anat. **80**, 321 (1947). — Deken-Grenson, M. de: Biochim. et Biophysica Acta **10**, 480 (1953). — Delory, G. E.: Determinations of phosphate in the presence of interfering substances. Biochemic. J. **32**, 1161 (1938). — Dempsey, E. W., and H. W. Deane: The cytochemical localization, substrate specificity and p_H optima of phosphatases in the duodenum of the mouse. J. Cellul. a. Comp. Physiol. **27**, 159 (1946). — Dempsey, E. W., R. O. Greep and Helen Wendler-Deane: Alkaline phosphatases in tissues of the rat after hypophysectomy or gonadectomy and after replacement therapy. Endocrinology **44**, 88 (1940). — Dempsey, E. W., and M. Singer: Observations on the chemical cytology of the thyroid gland at different functional stages. Endocrinology **38**, 270 (1946). — Dempsey, E. W., and G. B. Wislocki: Human placenta. Endocrinology **35**, 409 (1944). ~ Histochemical contributions to physiology. Physiologic. Rev. **26** (1946). ~ Further observations on the distribution of phosphatases in mammalian placentas. Amer. J. Anat. **80**, 1 (1947). — Denis, W., and R. C. Corley: A study of the effect of excessive calcium ingestion on the calcium content of the blood. J. of Biol. Chem. **66**, 609 (1925). — Deobald, H. J., J. B. Christiansen, E. B. Hart and J. G. Halpin: The relationship between blood calcium and blood phosphorus and the effect of variations in the calcium content of the ration on ovulation and blood calcium changes in the laying pullet. Poultry Sci. **17**, 114 (1938). — Desaive, P.: Étude des modalités réactionelles du tissu de soutien de l'ovaire adulte en liaison avec les variations de composition et de forme de l'appareil folliculaire. Archives de Biol. **60**, 409 (1949). — Desclaux, P., et A. Soulairac: Activité phosphatique des cellules insulaires du pancréas du rat. Archives d'Anat. **34**, 169 (1952). — DIAMOND, M., and J. P. WEINMANN: The Enamel of human Teeth. An inquiry into the formation of normal and hypoplastic enamel matrix and its calcification. New York: Columbia Univ. Press 1940. — DIEMAIR, W.: Milch. In HOPPE-SEYELR u. THIERFELDER, S. 666. 1953. — DJABRI, A.: Effet de l'acide l'ascorbique (vitamine C) sur l'ostéogénèse et la mineralisation des os du cobaye normal et scorbutique. Thèse Univ. Lausanne 1940. — DOBSON, E. L., J. W. GOFMAN, H. B. JONES, I. S. KELLY and I. A. WALKER: The controlled selective localization of radioisotopes of yttrium, zirconium and columbium in the bone marrow, liver and spleen. J. Labor. a. Clin. Med. **34**, 305 (1949). — DOBYNS, B. M., and B. LENNON: Study of histopathology and physiologic function of thyroid tumors using iodine and radioautography. J. Clin. Endocrin. **8**, 732 (1948). — DOBYNS, B. M., B. SKANZE and F. MALOOF: Method for preoperative estimation of function in thyroid tumors; its significance in diagnosis and treatment. J. Clin. Endocrin. **9**, 1171 (1949). — DONIAK, I., A. HOWARD and S. R. PELC: Autoradiography. Progress in Biophysics, ed. Butler and Randall. New York: Acad. Press 1953. — DOTTERWEICH, H., u. H. FRANKE: Die Ausscheidung von Calciumkarbonat, Strontiumkarbonat und Kalziumphosphat in den Kalkdrüsen von Lumbricus. Z. vergl. Physiol. **23**, 42 (1936). — DOUGHERTY, E. C., and J. H. LAWRENCE: Isotopes in clinical and experimental medicine. California Med. **69**, 58 (1948). — DOYLE, W. L.: Quantitative evaluation of Gomori histochemical preparations. Science (Lancaster, Pa.) **111**, 64 (1950). — DRAPER, M. H., and A. J. HODGE: Microincineration, electro microscope. Nature (Lond.) **163**, 576 (1949). — DRILHON, A., et R. G. BUSNEL: Recherches sur les phosphatases d'Insectes et en particulier des tubes de Malpighi et du tube digestif. Bull. Soc. zool. France **70**, 40 (1945). — DRY, D. S.: Improved methods for the demonstration of mitochondria, glycogen, fat and iron in animal cells. Amer. J. Sci. **41**, 298 (1945). — DUBACH, R., C. V. MOORE and V. MINNICH: J. Labor. a. Clin. Med. **31**, 1201 (1946). — DUDLEY, R. A., and B. M. DOBYNS: Use of autoradiographs in quantitative determination of radiation dosages from Ca^{45} in bone. Science (Lancaster, Pa.) **109**, 327 (1949). — DZIEWIATKOWSKI, D., and D. BODIAN: Phosphorus metabolism of the mouse brain as indicated by the use of radiophosphorus. J. Cellul. a. Comp. Physiol. **35**, 141 (1950).

EBEL, J.-P., R. VENDRELY et R. TURASNE: Action de la pénicilline sur le métabolisme phosphoré et azoté du Proteus vulgaris. C. r. Soc. Biol. Paris **144**, 1413, 1415 (1950). — EBERT, M.: Grundlagen für das Arbeiten mit radioaktiven Isotopen. In H. SCHWIEGK u. Mitarb., S. 103—119. 1953. — EBNER, H., u. H. STRECKER: Wirkung des Colchicins in vivo auf die alkalische Phosphatase der Rattenleber. Experientia (Basel) **6**, 388 (1950). — EDLBACHER, S., u. F. LEUTHARDT: Lehrbuch der physiologischen Chemie, 10. Aufl., 2. Hälfte. 1952. — EGGLETON, W. G. E.: The zinc content of epidermal structures. Chin. J. Physiol. **13**, 399 (1938). — EINARSON, L.: Om fluorescerende, syrefaste stoffer i nervesystemet hos voksne rotter i kronisk e-vitaminmangel. Soertryk af U.f.L. **114**, 1186 (1952). ~ Deposits of fluorescent acid-fast products in the nervous system and skeletal muscles of adult rats with chronic vitamin-E deficiency. J. Neurol., Neurosurg. a. Psychiatr. **16**, 98 (1953). — EKMAN, C.-A., and H. HOLMGREN: Effect of alimentary factors on liver glycogen rhythm and the distribution of glycogen in the liver lobule. Anat. Rec. **104**, 189 (1949). — ELFTMAN, H.: Response of the alkaline phosphatase of the adrenal cortex of the mouse to androgen. Endocrinology **41**, 85 (1947). — ELLIOTT, K. A. C., and B. LIBET: Oxidation of phospholipid catalyzed by iron compounds with ascorbic acid. J. of Biol. Chem. **152**, 617 (1944). — ELLIS, W. G.: Calcium and the resistance of Nereis to brackish water. Nature (Lond.) **132**, 748 (1933). — ELLIS, W. J., J. M. GILLESPIE and H. LINDLEY: Biochemical studies of the wool root. Nature (Lond.) **165**, 545 (1950). — ELVEHJEM, C. A., E. B. HART and W. C. SHERMAN: The avaibility of iron from different sources for hemoglobin formation. J. of Biol. Chem. **103**, 61 (1933). — ELVEHJEM, C. A., and B. E. KLINE: Calcium and phosphorus studies in the chick. J. of Biol. Chem. **103**, 733 (1933). — ELVEHJEM, C. A., and W. C. SHERMAN: Action of copper in iron metabolism. J. of Biol. Chem. **98**, 309 (1932). — EMMEL, V. M.: The intracellular distribution of alkaline phosphatase activity following various methods of histologic fixation. Anat. Rec. **95**, 159 (1946). ~ A cytochemical and quantitative study of the effects of potassium cyanide on alkaline phosphatase activity in the kidney and intestine. Anat. Rec. **96**, 423 (1946). ~ Effects of HCl on alkaline phosphatase in kidney and intestine. Proc. Soc. Exper. Biol. a. Med. **75**, 114 (1950). ~ The effect of magnesium sulfate on acid inactivation of renal and intestinal alkaline phosphatase. Science (Lancaster, Pa.) **113**, 267 (1951). — EMMERICH, W. S., and J. D. KURBATOV: Radiations of Nd^{147}. Physic. Rev. **81**, 1062 (1951). ~ The disintegration of Nd^{147}. Physic. Rev. **83**, 40 (1951). — ENDICOTT, K. M., and H. YAGODA: Microscopic historadiographic technic for locating and quantitating radioactive elements in tissues. Proc. Soc. Exper. Biol. a. Med. **64**, 170 (1947). — ENGEL, M. B., and W. FURUTA: Histochem. studies of phosphatase distribution in developing teeth of albino rat. Proc. Soc. Exper. Biol. a. Med. **50**, 5 (1942). — ENGFELDT, B., A. ENGSTRÖM and H. BOSTRÖM: The localisation of radiosulfate in bone tissue. Exper. Cell. Res. **6**, 251—253

(1954). — Engfeldt, B., A. Engström and R. Zetterström: Renewal of phosphate in bone minerals. 2. Radioautographic studies of the renewal of phosphate in different structures of bone. Biochim. et Biophysica Acta 8, 375 (1952). — Engström, A.: Korrelation zwischen Aschengehalt und Ultraviolettabsorption bei verschiedenen Zellbestandteilen. Chromosoma 2, 459 (1943). ~ The localization of mineral salts in striated muscle-fibres. Acta physiol. scand. 8, 137 (1944). ~ Quantitative micro- and histochemical elementary analysis by Roentgen absorption spectography. Acta radiol. (Stockh.) Suppl. 63 (1946). ~ Nature (Lond.) 158, 664 (1946). ~ Proc. Int. Congr. Exper. Cytol. (1947). ~ A new differential X-ray absorption method for elementary chemical analysis. Rev. Sci. Instruments 18, 681 (1947). ~ Qualitative microchemical analysis by microradiography with fluorescent screen. Experientia (Basel) 3, 208 (1947). ~ Ultramicroanalysis by X-ray absorption spectrography. Trans. Instrum. a. Measurem. Conference Stockholm 1947. ~ Metabolism and molecular structure of mineral salts in bone tissue during growth and certain pathological conditions. Proc. of the Infant Metabolism Seminar in Stockholm 1950. ~ Submicroscopic structure of striated muscle. Scand. J. Clin. a. Labor. Invest. 2, 252 (1950). ~ Note on the cytochemical analysis of elements by Roentgen rays. Acta Radiol. (Stockh.) 36, 393 (1951). — Engström, A., u. R. Amprino: X-ray diffraction and X-ray absorption studies of immobilized bones. Experientia (Basel) 6, 267 (1950). ~ Studies on X-ray absorption and diffraction of bone. Acta anat. (Basel) (1951). — Engström, A., and B. Engfeldt: X-ray diffraction studies on bone tissue during hyperparathyroidism. Acta path., scand. (Københ.) 28, 152 (1951). — Engström, A., and D. Glick: The mass of gastric mucosa cells measured by X-ray absorption. Science (Lancaster, Pa.) 111, 379 (1950). — Engström, A., D. Glick and B. Malmström: A critical evaluation of quantitative histo- and cytochemical microscopic techniques. Science (Lancaster, Pa.) 114, 253 (1951). — Engström, A., and L. v. Hámos: Microanalysis by secondary Roentgen spectrography. Acta radiol. (Stockh.) 25, 325 (1944). — Engström, A., u. B. Lindström: The photographic action of X-rays of wavelengths 2,5—25 Å. Experientia (Basel) 3, 1 (1947). ~ Histochemical analysis by X-rays of long wavelengths. Experientia (Basel) 3, 191 (1947). — Engström, A., and L. Wegstedt: Equipment for microradiography with soft Röntgen rays. Acta radiol. (Stockh.) 35, 345 (1951). — Engström, A., and M. Weissbluth: Absorption of X-rays in inhomogeneous histo- and cytochemical samples. Exper. Cell. Res. 2, 711 (1951). — Engström, A., and R. Zetterström: Studies on the ultrastructure of the bone. Exper. Cell. Res. 2, 268 (1951). — Entenman, C., J. L. Chaikoff and H. D. Friedländer: The influence of ingested choline upon choline-containing and non-choline-containing phospholipids of the liver as measured by radioactive phosphorus. J. of Biol. Chem. 162, 111 (1946). — Entenman, C., G. W. Changus, G. E. Gibbs and J. L. Chaikoff: The response of lipid metabolism to alterations in nutritional state. 1. The effects of fasting and chronic undernutrition upon the postabsorptive level of the blood lipids. J. of Biol. Chem. 134, 59 (1940). — Entenmann, E., S. Ruben, J. Perlman, F. W. Lorenz and J. L. Chaikoff: Radioactive phosphorus as an indicator of phospholipide metabolism. 3. The conversion of phosphate to lipoid phosphorus by the tissues of the laying and non-laying bird. J. of Biol. Chem. 124, 795 (1938). — Erbacher, D., u. E. Wannemacher: Frage von Stoffwechselvorgängen in den Zahnhartgeweben. Dtsch. Zahn- usw. Heilk. 8 (1941). — Erf, L. A., L. W. Tuttle and J. H. Lawrence: Ann. Int. Med. 15, 487 (1941). — Ernst, P.: Störungen des Mineralstoffwechsels. Verkalkung. In Bethe-Bergmann-Embden-Ellingers Handbuch der normalen und pathologischen Physiologie, Bd. 5, S. 1276. Berlin: Springer 1928. — Errera, M., et A. Herve: Mécanismes de l'action biologique des radiations. Liège: Desoer, Paris: Masson & Cie. 1951. — Euler, H. v., and L. Hahn: Concentrations of RNA and DNA in animal tissues. Arch. of Biochem. 17, 285 (1948). — Evans, C. L., and H. Hartridge: Starling's Principles of Human Physiology. London: Churchill 1941. — Evans, T. C.: Radioautographs in which the tissue is mounted directly on the photoraphgic plate. Proc. Soc. Exper. Biol. a. Med. 64, 313 (1947). — Evans, T. H.: Applications of atomic energy in medical research. Trans. Amer. Acad. Ophthalm. a. Otolaryng. 1948, 88.

Fairbanks, B. W., and H. H. Mitchell: The relation between calcium retention and the store of calcium in the body, with particular reference to the determination of calcium requirements. J. Nutrit. 11, 551 (1936). — Falkenheim, M., E. E. Underwood and H. C. Hodge: Calcium exchange as a mechanism of adsorption of the radioactive isotope by bone. Rep. from the Univers. of Rochester At. Energy Proj. 1949. ~ Ca⁴⁵. J. of Biol. Chem. 188, 805 (1951). — Fannkuchen, J.: Annual Rev. Biochem. 14, 207 (1945). — Faure, M., et M. J. Coulon: Phosp hatides du muscle cardiaque. Bull. Soc. Chim. biol. Paris 30, 533 (1948). — Fauré-Frémiet, E.: Structure de la capsule ovulaire chez quelques sélaciens. Archives Anat. microsc. 34, 23 (1938). ~ Les Applications du Microscope Electronique à la Biologie. Microscopie, Paris 1 (1948). — Feigin, J., A. Wolf and E. Kabat: Localization of alk. phosphatase. Amer. J. Path. 26, 647 (1950). — Ferreira, J. F., and L. C. U. Junqueira: Proteins and ribonucleic acid turnovers rates related to digestive enzymes activity of pigeon pancreas. Arch. of Biochem. a. Biophysics 1955. — Fell, H. B., and R. Robison: The development of the calcifying mechanism in avian cartilage and osteoid tissue. Biochemic. J. 28, 2243 (1934). — Fenn, W. O.: Electrolytes in muscle. Physiologic. Rev. 16, 450 (1936). — Fenn, W. O., and D. M. Cobb: Electrolyte changes in muscle during activity. Amer. J. Physiol. 115, 345 (1936). — Ficq, A., F. Gavosto et M. Errera: Incorporation in vitro de glycine-1-C^{14} dans les cellules individuelles de la moelle osseuse. Exper. Cell Res. 6, 69 (1954). — Fink, R. M.: Biological Studies with Polonium, Radium and Plutonium. New York: McGraw-Hill 1950. ~ Science (Lancaster, Pa.) 114, 143 (1951). — Firket, H.: Recherches sur la régénération de la peau de mammifère. 2. Étude histochimique. Archives de Biol. 62, 335 (1951). ~ Critique expérimentale de la mise en évidence de phosphatase alcaline dans les noyaux. Bull. Microscopie appl. 2, 57 (1952). — Fischer, A.: Biology of Tissue Cells. Cambridge 1946. — Fischer, C. J.: Effect of magnesium on alkaline phosphatase as influenced by p_H, enzyme concentration and aging. Federat. Proc. 7, No 1 (1948). — Fischer, C. J., and R. O. Greep: Activation of purified alkaline phosphatase. Arch. of Biochem. 16, 199 (1948). — Fischer, E.: The submicroscopical structure of muscle and its changes during contraction and stretch. Cold Spring Harbor Symp. Quant. Biol. 4, 214 (1936). ~ Potassium in denervated, treated and nontreated muscle. Arch. Physic. Med. 30, 375 (1949). — Fischer, E., J. W. Moore, H. V. Skowlund, K. W. Ryland and N. J. Copenhaver: The potassium permeability and the capacity for potassium storage of normal and atrophied muscle, investigated with the radioactive isotope K^{42}. Arch. Physic. Med. 31, 429 (1950). — Fischer, H.: Die Bedeutung der anorganischen Ionen für die normalen und pathologischen Lebensvorgänge. Schweiz. Arch. Neur. 28 (1932). — Fisher, J., and D. Glick: Histochemistry. XIX. Localization of alkaline phosphatase in normal and pathological human skin. Proc. Soc. Exper. Biol. a. Med. 66, 14 (1947). — Fishler, M. C., C. Entenman, M. L. Montgomery and J. L. Chaikoff: The formation of phospholipid by the hepatectomized dog as measured with radioactive phosphorus. 1. The site of formation of plasma phospholipids. J. of Biol. Chem. 150, 47 (1943). — Fiske, C. H., and Y. Subbarow: Colorimetric determination of phosphorus. J. of Biol. Chem. 66, 375 (1925). — Fitzgerald, P. J.: Review of autoradiography in cancer. Cancer (N.Y.) 5, 165 (1952). ~ Radioautography in cytology. Texas Rep. Biol. a. Med. 11, 671 (1953). — Fitzgerald, P. J., E. B. Simmel and C. Martin: Radioautography, theory, technic and applications. Labor. Invest. 2, 181 (1951). — Flexner, L. B., and J. B. Flexner: Biochemical and physiological differentiation during morphogenesis IX. The extracellular and intracellular phases of the liver and cerebral cortex of the fetal guinea-pig as estimated from distribution of chloride and radiosodium. J. Cellul. a. Comp. Physiol. 34, 115 (1949). ~ Biochemical and physiological differentiation during morphogenesis XII. Compounds of phosphorus in the developing cerebral cortex and liver of the fetal guinea pig. J. Cellul. a. Comp. Physiol. 36, 351 (1950). — Folin, O.: Laboratory Manual of Biological Chemistry. 5. Aufl. New York: Appleton-Century-Crofts 1934. — Folley, S. J., and A. L. Greenbaum: Changes in the arginase and alkaline phosphatase contents of the mammary gland and liver of the rat during pregnancy. Lactation and mammary involution. Biochemic. J. 41, 261 (1947). — Follis jr., R. H.: Some histochem. observations on normal and diseased cartilage and bone. Metabolic Interrelations, S. 27. New York Edit. Reifenstein 1949. — Follis jr., R. H., H. G. Day and E. V. McCollum: Histological studies of the tissues of rats fed a diet extremely low in phosphorus. J. Nutrit. 20, 181 (1940). — Follis jr., R. H., E. Orent-Keiles and E. V. McCollum: Histologic studies of the tissues of rats fed a diet extremely low in sodium. Arch. of Path. 33, 504 (1942). — Fonbrune, P. de: Technique de Micromanipulation. Paris: Masson & Cie 1949. — Francis, G. E., W. Mulligan and A. Wormall: Isotopic Tracers. Univ. of London, Athlone Press 1954. — French, E. L., E. A. Welch, J. Simmons, M. L. Lefevre and H. C. Hodges: Calcium, phosphorus and carbon dioxide determinations on all the dentine from sound and carious teeth. J. Dent. Res. 17, 401 (1938). — Frey-Wyssling, A.: Elektronen-Mikroskopie. Vjschr. naturforsch. Ges. Zürich 95 (1950). — Friedenwald, J. S., and J. E. Crowell: Histochemical studies on nucleic acid phosphatase. Bull. Hopkins Hosp. 84, 568 (1949). — Friedländer, G., and J. W. Kennedy: Introduction to Radiochemistry. New York: John Wiley a. Sons 1949. — Fries, B. A., G. W. Changus and J. L. Chaikoff: Radioactive phosphorus as an indicator of phospholipid metabolism. 9. The influence of age on the phospholipid metabolism of various parts of the central nervous system of the rat. The comparative phospholipid activity of various parts of the central nervous system of the rat. J. of Biol. Chem. 132, 23 (1940). — Fries, B. A., H. Schachner and J. L. Chaikoff: The in vitro formation of phospholipid by brain and nerve with radioactive phosphorus as indicator. J. of Biol. Chem. 144, 59 (1942). — Frohman, C. E., and V. E. Kinsey: Studies on the crystalline lens. 5. Distribution of various phosphate-containing compounds and its significance with respect to energetics. A. M. A. Arch. of Ophthalm. 48, 12 (1952). — Fukuda, T. R.: Ionic antagonism in the water permeability of sea urchin eggs. J. Cellul. a Comp. Physiol. 7, 301 (1935). — Fulton, John: Howell's Physiology, 15. Aufl. New York: W. B. Saunders Company 1946. — Furuta, W. J.: Fiber in decalcified bone matrix by enzymatic digestion. Anat. Rec. 104, 309 (1949).

Gabe, M.: Action de la catéchine sur la répartition du fer. Experientia (Basel) 10, 391 (1950). ~ Modifications rénales au cours de l'intoxication alloxanique. Acta anat. (Basel) 10, 238 (1950). ~ Données histologiques sur l'ovogenèse chez Oncidiella celtica. Bull. Labor. Dinard. 34, 10 (1951). — Gabe, M., et H. A. Bern: Modifications synchromes de l'activité phosphatasique et du chondriome du rein au cours du développement post-natal chez le rat albinos. C. r. Soc. Biol. Paris 147, 32 (1953). — Gabe, M., et M. Prenant: Quelques aspects cytologiques du métabolism du fer chez Acanthochites fascicularis. Archives Anat. microsc. 37, 136 (1948). ~ Phosphatases alcalines chez Acanthochites. Experientia (Basel) 12, 476 (1949). — Gabrio, B. W., and K. Salomon: Ferretin in intestine and mesenteric lymph nodes after iron feeding. Proc. Soc. Exper. Biol. a. Med. 75, 124 (1950). — Gage, S. H.: Microincineration. Stain Technol. 13, 25 (1938). — Gardner, W. U., and C. A. Pfeiffer: Influence of estrogens and androgens on the skeletal system. Physiologic. Rev. 23, 139 (1943). — Gaunt, W. E., H. D. Griffith and J. T. Irving: Assimilation of radioactive phosphorus following phosphorus deficiency in rats. J. of Physiol. 100, 372 (1942). — Gautheret, R. J.: La Cellule. Principes de Cytologie générale et végétale. Paris: A. Michel 1949. — Gerebtzoff, M. A., G. Ninane et J. Firket: Phosphatase alcaline, système nerveux, plexus chorioideus. C. r. Soc. Biol. Paris 143, 734 (1949). — Gerlach, W.: Aschebild in der Pathologie. Verh. dtsch. path. Ges. 26, 163 (1931). ~ Chemie der Konkremente. Verh. dtsch. path. Ges. 1934, 277. ~ Cu in menschlichen und tierischen Organen. Virchows Arch. 294, 171 (1934). ~ Goldverteilung bei Mensch und Kaninchen. Arch. exper. Path. u. Pharmakol. 179, 286 (1935). ~ Cu-Gehalt der Tumoren und Leber. Z. Krebsforsch. 42, 290 (1935). ~ Schwermetallstoffwechsel. Jkurse ärztl. Fortbildg 1935, 5. — Gerlach, W., u. W. Gerlach: Gold- und Silbernachweis im Gewebe. Virchows Arch. 282, 209 (1931). ~ Die chemische Emissions- und Spektralanalyse. 2. Teil, Anwendung in Medizin, Chemie und Mineralogie. Leipzig: Voss 1933. — Gerlach, W., u. R. Müller: Strontium und Barium. Virchows Arch. 294, 210 (1934). ~ Ba-Gehalt tierischer und menschlicher Augen. Virchows Arch. 296, 588 (1936). — Gerlach, W., K. Ruthardt u. L. Prusener: Bestimmung von Gold in Geweben. Beitr. path. Anat. 91, 617 (1933). — Gerschman, R.: Variaciones estacionales o por hipofisectomia de los elementes minerales del plasma del sapo. Rev. Soc. argent. Biol. 19, 170 (1943). — Gersh, J.: The Altmann technique for fixation by drying while freezing. Anat. Rec. 53, 309 (1932); 57, 205, 217 (1933). ~ Note on the pineal gland of the humpback whale. J. Mammal. 19, 477 (1938). ~ Microincinceration. Physiologic. Rev. 21, 242 (1941). ~ Application in pathology, method freezing-drying. Bull. Internat. Assoc. Med. Mus. 28, 179 (1948). — Gileman, T., K. M. Endicott, G. Brecher, A. T. Ness, F. A. Clarke and E. R. Adamik: J. Labor. a. Clin. Med. 34, 414 (1949). — Glick, D.: Techniques of Histo- and Cytochemistry. New York: Interscience Publ. 1951. — Glick, D., A. Engström and B. G. Malmström: A critical evaluation of quantative histo- and cytochemical microscopic techniques. Science (Lancaster, Pa.) 114, 253 (1951). — Glock, G. E., H. Mellanby, M. M. Murray and J. Thewlis: A study in the development of dental enamel in dogs. J. Dent. Res. 21, 183 (1942). — Godlewski, A. H.: Microincinération effectué à l'aide d'un dispositif nouveau permettant le contrôle direct de ce processus. Bull. Histol. appl. 15, 245 (1938). — Goetsch, J. B., and P. M. Reymolds: Obtaining uniform results in the histochemical technic for acid phosphatase. Stain Technol. 26, 145 (1951). — Goldberg, R. C., and J. L. Chaikoff: On the nature of the hypertrophied pituitary gland induced in the mouse by J^{131} injections and the mechanism of its development. Endocrinology 48, 1 (1951). ~ Development of thyroid neoplasms in the rat, following a single injection of radioactive iodine. Proc. Soc. Exper. Biol. a. Med. 76, 563 (1951). — Goldsmith, R. E., C. D. Stevens and L. Schiff: Concentration of iodine in the human stomach and other tissues. J. Labor. a. Clin. Med. 35, 497 (1950). — Gomori, G.: Iron. Amer. J. Path. 12, 655 (1936). ~ Microtechnical demonstration of phosphatase in tissue sections. Proc. Soc. Exper. Biol. a. Med. 24, 23 (1939). ~ Distribution of acid phosphatase in the tissues under normal and under pathologic conditions. Arch. of Path. 32, 189 (1941). ~ J. Cellul. a. Comp. Physiol. 17, 71 (1941). ~ Hexose diphosphatase. J. of Biol. Chem. 148, 139 (1943). ~ Histochemical demonstration of sites of phosphamidase activity. Proc. Soc. Exper. Biol. a. Med. 69, 407 (1948). ~ Histochemical specificity of phosphatases. Proc. Soc. Exper. Biol. Med. 70, 7 (1949). ~ Histochem. specificity of phosphatases. Proc. Soc. Exper. Biol. a. Med. 72, 449 (1949). ~ An improved histochemical technic for acid phosphatase. Stain Technol. 25, 81 (1950). ~ Sourcis of error in enzymatic histochemistry. J. Labor. a. Clin. Med. 35, 802 (1950). ~ Microscopic Histochemistry. Univ. of Chicago Press 1952. — Goodspeed, T., and F. Uber: Application of the Altmann freezing drying technique to plant cytology. Univ. California Publ. Bot. 18, 23 (1935). — Gorbman, A.: Radioautography in biological research. Nucleonics 2, 30 (1948). — Gortner jr., R. A., and W. A. Gortner: Outlines of Biochemistry. New York: John Wiley & Sons 1950. — Gould, B. S.: Action of alkaline phosphatase. J. of Biol. Chem. 156, 365 (1944). — Govaerts, J., et A. Lambrechts: Fer. Acta biol. belg. 4, 209 (1943). — Grad, B., and C. E. Stevens: Histological changes produced by a single large injection of radioactive phosphorus (P^{32}) in albino rats and in C3H mice. Cancer Res. 10, 289 (1950). — GRAD, B., C. E. STEVENS and C. P. LEBLOND: The localization of radio-phosphorus in soft tissues with resulting destruction. Acta Union internat. contre Cancer 7, 834 (1952). — GRAFF, W. S., K. G. SCOTT and J. H. LAWRENCE: The histologic effects of radiophosphorus on normal and lymphomatous mice. Amer. J. Roentgenol. 55, 44 (1946). — GRANICK, S.: Iron and porphyrin metabolism in relation to the red bloodcell. J. of Biol. Chem. 164, 737 (1946). ~ Ann. New York Acad. Sci. 48, 657 (1947). — GRANICK, S., and P. F. HAHN: J. of Biol. Chem. 155, 66 (1944). — GRANT, R.: Calcium in gastric mucus and regulation of gastric acidity. Amer. J. Physiol. 135, 498 (1942). — GRAY, L. H.: Biological Actions of Ionising Radiations. Progress in Biophysics, Bd. 2. London: Pergamon Pr. 1951. — GREENBERG, D. M.: Mineral metabolism: Calcium, magnesium, and phosphorus. Annual Rev. Biochem. 8, 269 (1939). ~ The interaction between the alkali earth cations, particularly calcium, and proteins. Adv. Protein Chem. 1 (1944). ~ Ca^{45}, Sr^{89}, vitamin D. J. of Biol. Chem. 157, 99 (1945). — GREENBERG, D. M., W. W. CAMPBELL and M. MURAYAMA: Studies in mineral metabolism with the aid of artificial radioactive isotopes. 5. The absorption, excretion, and distribution of labelled sodium in rats maintained on normal and low sodium diets. J. of Biol. Chem. 163, 35 (1940). — GREENBERG, D. M., and F. M. TROESCHER: C^{45} excretion, bile. Proc. Soc. Exper. Biol. a. Med. 49, 488 (1942). — GREENBERG, G. R., and M. M. WINTROBE: Iron metabolism. J. of Biol. Chem. 165, 397 (1946). — GREENWALD, J.: The dissociation of some calcium salts. J. of Biol. Chem. 124, 437 (1938). — GREEP, R. O., and C. J. FISCHER: Parathyroids and vitamin D in mineral stress. Federat. Proc. 9, No 1 (1950). — GREEP, R. O., C. J. FISCHER and A. MORSE: Histochemical demonstration of alkaline phosphatase in decalcified dental and osseous tissues. Science (Lancaster, Pa.) 105, 666 (1947). ~ Alkaline phosphatase in odontogenesis and osteogenesis. J. Amer. Dent. Assoc. 36, 427 (1948). — GREGOIRE, CHARLES: Microscope electronique et Recherche biologique. Paris: Masson & Cie. 1950. — GRESSON, R. A. R.: Essentials of General Cytology. Edinburgh: Univ. Press 1948. — GROEBBELS, F.: Der Vogel, Bau, Funktion, Lebenserscheinung, Einpassung, Bd. 2. Geschlecht und Fortpflanzung. Berlin: Gebrüder Bornträger 1937. — GROEN, J., W. A. VAN DEN BROEK and H. VELDMAN: Iron metabolism. Biochim. et biophysica Acta 1, 315 (1947). — GROSS, J., R. BOGOROCH, N. J. NADLER and C. P. LEBLOND: The theory and methods of the radioautographic localization of radioelements in tissues. Amer. J. Roentgenol. 65, 420 (1951). — GROSS, J., and C. P. LEBLOND: Histological localization of radioactive elements (review). Canad. Med. Assoc. J. 57, 102 (1947). — GROSSMAN, M. J., C. C. WANG and K. J. WANG: Alkaline phosphatase-correlation of histochemical demonstrability in pancreatic tissue with presence in pancreatic juice. Proc. Soc. Exper. Biol. a. Med. 78, 310 (1951). — GRUNER, J. W., D. McCONNELL and W. D. ARMSTRONG: The relationship between crystal structure and chemical composition of enamel and dentin. J. of Biol. Chem. 121, 771 (1937). — GRUNT, J. A., and J. H. LEATHEM: Alkaline phosphatase in the mouse thyroid following testosterone propionate, thiouracil and thyroglobulin. Proc. Soc. Exper. Biol. a. Med. 72, 218 (1949). — GUARDABASSI, A.: L'organo endolinfatigo degli Anfibi anuri. Arch. ital. Anat. 57, 241 (1952). ~ Les sels de Ca du sac endolymphatique et les processus de calcification des os pendant la métamorphose normale et expérimentale chez les têtards de Bufo vulgaris, Rana dalmatina, Rana esculenta. Arch. d'Anat. microsc. 42, 143 (1953). — GUARDABASSI, A., e E. FERRERI: L'assorbimento dei lipidi nell'intestino di Helix pomatia. La fosfotasi alcalina nell'intestino di Helix pomatia. Boll. Soc. ital. Biol. sper. 27, 1037, 1039 (1951). — GUARDABASSI, A., e M. SACERDOTE: Fosfatasi intestinale e lacunoma in rapporto allo stato funzionale degli enterociti. Monit. zool. ital. (Suppl. Atti Soc. ital. Anat.) 59, 1—4 (1950). ~ Fosfatasi intestinale e lacunoma in rapporto allo stato funzionale degli enterociti. Arch. di Sci. biol. 35, 87 (1951). ~ La lamina calcificata del derma cutaneo di anfibi anuri nostrani ed esociti. Arch. ital. Anat. 56, 247 (1951). — GUBERNIEV, M. A., and L. J. JL'INA: Quantitative changes of nucleic acids in the pancreas and liver of dog in the course of secretion. Dokl. Akad. Nank. SSSR. 71, 351 (1950). Ref. Chem. Abstr. 44, 1183 (1950). — GULLAND, J. M., G. R. BARKER and D. O. JORDAN: The chemistry of the nucleic acids and nucleoproteins. Annual. Rev. Biochem. 14, 175 (1945). — GUSTAFSON, T., and J. HASSELBERG: Alkaline phosphatase activity in developping sea urchin eggs. Exper. Cell Res. 1, 371 (1950). — GUISEPPE, M.: Fosforo. Boll. Soc. ital. Biol. sper. 16, 725 (1941). — GUTMAN, A. B., and B. JONES: Inhibition by cyanide of serum alkaline phosphatase in normal man, obstructive jaundice and skeletal disorders. Proc. Soc. Exper. Biol. a. Med. 71, 572 (1949). — GYÖRGI, P.: Umsatz der Erdalkalien (Ca, Mg) und des Phosphats. In BETHE-BERGMANN-EMBDEN-ELLINGERS Handbuch der normalen und pathologischen Physiologie, S. 1555. Berlin: Springer 1931.

HACK, M. H.: The phosphatide composition of human erythrocytes. Federat. Proc. 7, 248 (1948). ~ Distribution of the phosphatides in rat-liver nuclei and cytoplasmic particulates. Amer. J. Physiol. 155, 441 (1948). — HAHN, L.: Formation of phosphatides in liver perfusion experiments. Biochemic. J. 32, 342 (1938). — HAHN, L., and G. v. HEVESY: Formation of phosphatides in brain tissue of adult animals. Skand. Arch. Physiol. (Berl. u. Lpz.) **77**, 148 (1937). ~ Origin of yolk lecithin. Nature (Lond.) **140**, 1059 (1937). — HAHN, L., G. v. HEVESY and E. C. LUNDSGAARD: The circulation of phosphorus in the body revealed by application of radioactive phosphorus as indicator. Biochemic. **31**, 1705 (1937). — HAHN, P. F.: The use of radioactive isotopes in the study of iron and hemoglobin metabolism and the physiology of the erythrocyte. Medicine **16**, 249 (1937). ~ Adv. Biol. a. Med. Physics **1**, 132 (1948). — HAHN, P. F., W. F. BALE and W. M. BALFOUR: Amer. J. Physiol. **135**, 600 (1942). — HAHN, P. F., W. F. BALE, E. O. LAWRENCE and G. H. WHIPPLE: Radioactive iron and its metabolism in anemia. Its absorption, transportation and utilization. J. of Exper. Med. **69**, 739 (1939); **70**, 443 (1939); **71**, 731 (1940). — HAHN, P. F., W. F. BALE, J. F. ROSS, W. M. BALFOUR and G. H. WHIPPLE: Radioactive iron absorption by gastrointestinal tract. Influence of anemia, anoxia and antecedent feeding. Distribution in growing dogs. J. of Exper. Med. **78**, 169 (1943). ~ Amer. J. Physiol. **143**, 191 (1945). — HAHN, P. F., W. F. BALE and G. H. WHIPPLE: Proc. Soc. Exper. Biol. a. Med. **61**, 405 (1946). — HAHN, P. F., E. JONES, R. C. LOWE, G. R. MENEELY and W. PEACOCK: Amer. J. Physiol. **143**, 191 (1945). — HAHN, P. F., J. F. ROSS, W. F. BALE and G. H. WHIPPLE: J. of Exper. Med. **71**, 731 (1940). — HAMBERGER, C.-A., u. H. HYDÉN: Transneuronal chemical changes in Deiter's nucleus. Acta oto-laryng. (Stockh.) **75**, 82 (1949). — HAMBURGER, V.: A manual of experimental embryology. Chicago: University of Chicago Press 1942. — HAMILTON, J. G.: Applications of radioactive tracers to biology and medicine. J. Appl. Physics **12**, 440 (1941). ~ The use of radioactive tracers in biology and medicine. Radiology **39**, 541 (1942). ~ The metabolism of the fission products and the heaviest elements. Radiology **49**, 325 (1947). ~ The metabolic properties of the fission products and actinide elements. Rev. Mod. Physics **20**, 718 (1948). ~ The metabolism of the radioactive elements created by nuclear fission. New England J. Med. **240**, 863 (1949). — HAMILTON, J. G., M. H. SOLEY and K. B. EICHHORN: Deposition of radio iodine in human thyroid tissue. Univ. California Publ. Pharmacol. **1**, 339 (1940). — HAMÓS, L. v., and A. ENGSTRÖM: Microanalysis by secondary Roentgen spectrography. Acta radiol .(Stockh.) **25**, 325 (1944). — HAMPERL, H.: Die Fluorescenzmikroskopie menschlicher Gewebe. Virchows Arch. **292**, 1—51 (1934). — HAMPP, E. G.: Mineral distribution in the developing tooth. Anat. Rec. **77**, 382 (1936). — HAMPTON: Hemoglobin iron as a stimulus for the production of ferritin. Federat. Proc. **8** (1949). — HAMPTON, J. K., and H. S. MAYERSON: Hemoglobin iron as a stimulus for the reproduction of ferritin by the kidney. Amer. J. Physiol. **160**, 1 (1950). — HANAHAN, D. J., and N. B. EVERETT: The metabolism of S^{35} sodium estrone sulfate in the adult female rat. J. of Biol. Chem. **185**, 919 (1950). — HANAHAN, D. J., N. B. EVERETT and C. D. DAVIS: Fate of S^{35} Na estrone sulfate in pregnant and non-pregnant rats. Arch. of Biochem. **23**, 501 (1949). — HANDOVSKY, H.: Cellula. Tabulae Biol. **19** (3), 1—316 (1950). — HANLE, W.: Künstliche Radioaktivität. Stuttgart 1952. — HANSBOROUGH, L. A., and PH. A. NICHOLAS: Phosphorus P^{32} in the early chick embryo in presence of vit. D. J. of Exper. Zool. **112**, 195 (1949). — HARBERS, E., u. K. H. NEUMANN: Grundlage der autoradiographischen Darstellung der Nucleinsäuren im Gewebeschnitt mit Hilfe von Radio-Phosphor. Z. Naturforsch. **9**, 75 (1954). ~ Autoradiographie als histochemische Methodik. Klin. Wschr. **1954**, 337. — HARD, W. L.: A histochem. and quantitative study of phosphatase in the placenta and fetal membranes of the guinea pig. Amer. J. Anat. **78**, 47 (1946). — HARD, W. L., and R. K. HAWKINS: The role of the bile capillaries in the secretion of phosphatase by the rabbit liver. Anat. Rec. **106**, 395 (1950). ~ Histochemical studies on the area postrema. Anat. Rec. **108**, 216 (1950). — HARD, W. L., and A. M. LASSEK: The pyramidal tract. Effect of maximal injury on acid phosphatase content in neurons of cats. J. of Neurophysiol. **9**, 121 (1946). — HARGITAY, B., W. KUHN u. H. WIRZ: Eine mikrokryoskopische Methode für sehr kleine Lösungsmengen. Experientia (Basel) **7**, 276 (1951). — HARNAPP, G. O.: Calcium in Körperflüssigkeiten. Klin. Wschr. **1938**, 1173; **1940**, 1268. ~ Mschr. Kinderheilk. **82**, 352 (1940); **87**, 69 (1941). — HARRISON, B. F., M. D. THOMAS and G. R. HILL: Radioautographs showing the distribution of sulfur in wheats. Plant. Physiol. **19**, 245 (1944). — HARRISON, H. E., and H. C. HARRISON: The uptake of radiocalcium by the skeleton: The effect of vitamin D and calcium intake. J. of Biol. Chem. **185**, 857 (1950). ~ Studies with radiocalcium: The intestinal absorption of calcium. J. of Biol. Chem. **188**, 83 (1951). — HARRISON, M. F.: Urinary excretion of fluorine in some New Zealand subjects. Brit. J. Nutrit. **3**, 166 (1949). ~ Fluorine content of teas consumed in New Zealand. Brit. J. Nutrit. **3**, 162 (1949). — HARROW, BENJAMIN: Textbook of Biochemistry. New York 1950. — HART, E. B., C. A. ELVEHJEM and G. O. KOHLER: J. of Exper. Med. **66**, 145 (1937). — HART, E. B., H. STEENBOCK, J. WADDELL and C. A. ELVEHJEM: Copper as a suplement to iron for hemoglobin building in the rat. J. of Biol. Chem. **77**, 797 (1928). — HART, WM. M., and J. E. THOMAS: Bicarbonate and chloride of pancreatic juice secreted in response to various stimuli. Gastroenterology **4**, 409 (1945). — HARVEY, E. B., and G. J. LAVIN: The eggs and half-eggs of Arbacia punctulata and the plutei, as photographed by ultraviolet, visible and infrared light. Exper. Cell. Res. 2, 393, 398 (1951). — Hastings, A. B.: Tissues and body fluids. Harvey Lect. 1941. — Haurowitz, F.: Chemistry and Biology of Proteins. New York: Academic Press 1950. ~ Progress in Biochemistry. New York 1950. — Haven, F. L., and W. F. Bale: The fate of phospholipid injected intravenously into the rat. J. of Biol. Chem. 129, 23 (1939). — Hawkins, W. B., and P. F. Hahn: Iron excretion. J. of Exper. Med. 80, 31 (1944). — Hawkins, W. B., and G. H. Whipple: The life cycle of the red blood cell in the dog. Amer. J. Physiol. 122, 418 (1938). — Hazen, E. C.: Rev. españ. Fisiol. 5, 199 (1949). — Heath, J. C., and J. Liquier-Milward: Uptake, distribution of Z^{65}. Biochem. et Biophysica Acta 5, 404 (1950). — Hébert, S.: Les phosphatases alcalines de l'intestin. Étude histochim. expérimentale. Arch. of Biol. 61, 235 (1950). — Heilbrunn, L. V.: The action of calcium on muscle protoplasm. Physiologic. Zool. 13, 88 (1940). ~ Outline of General Physiology, 2. Aufl. Philadelphia u. London: W. E. Saunders Company 1943. — Heilbrunn, L. V., and F. J. Wiercinski: The action of various cations on muscle protoplasm. J. Cellul. a. Comp. Physiol. 29, 15 (1947). — Heilmeyer, L.: Radioisotope in der Heilkunde. 1952. — Heilmeyer, L., W. Keiderling u. G. Stüwe: Kupfer und Eisen als körpereigene Wirkstoffe. Jena 1941. — Heilmeyer, L., u. K. Plötner: Serumeisen. Jena 1937. — Hele, M. P.: Phosphorylation and absorption of sugars in the rat. Nature (Lond.) 166, 786 (1950). — Henckel, K. O.: Mikroveraschung. In Abderhaldens Handbuch der biologischen Arbeiten, Bd. V/2, S. 1470. 1929. — Herbrand-Jaeger: Das Adenylsäuresystem. 1952. — Herlant, M., and P. S. Timiras: Alkaline phosphatases in various tissues of the rat during the alarmreaction. Endocrinology 46, 243 (1950). — Hermann, F.: Veraschung von Magnesium. Z. wiss. Mikrosk. 32, 313 (1932). — Herrmann, H., J. S. Nicholas and M. E. Vosgian: Liberation of inorganic phosphate from adenosinetriphosphate by fractions derived from developing rat muscle. Proc. Soc. Exper. Biol. a. Med. 72, 454 (1949). — Hers, A. G., J. Berthlet et L. Berthlet: Phosphatase. Bull. Soc. Chim. biol. Paris 33, 21 (1951). — Hertz, S., and A. Roberts: Radioactive iodine in the study of thyroid physiology. 7. The use of radioactive iodine therapy in hyperthyroidism. J. Amer. Med. Assoc. 131, 81 (1946). — Hess, A., and C. H. U. Chu: A histochem. study of Frommann's striations and a qualitative determination of chloride in mammalian nerve fibers. J. Cellul. a. Comp. Physiol. 39, 31 (1952). — Heubner, W.: Mineralbestand des Körpers, Umsatz der Kieselsäure. In Bethe-Bergmann-Embden-Ellingers Handbuch der normalen und pathologischen Physiologie. Berlin: Springer 1931. — Hevesy, G. v.: Retention of atoms of material origin in the adult white mouse. The Svedberg, S. 456. 1944. ~ Radioactive Indicators, their Application in Biochemistry, Animal Physiology and Pathology. New York: Interscience Publ. 1948. ~ Isotopen in Medizin und Naturwissenschaften. Naturwiss. Rdsch. 1953. — Hevesy, G. v., u. A. H. W. Alten: P^{32}, phospholipids. Kgl. danske, Vidensk. Selsk., biol. Medd. 14, 5 (1939). — Hevesy, G. v., and W. D. Armstrong: Exchange of radio phosphate by dental enamel. J. Dent. Res. 19, 318 (1940). — Hevesy, G. v., u. L. Hahn: P^{32}, ovulation. Kgl. danske Vidensk. Selsk., biol. Medd. 14, 2 (1938). ~ P^{32} and phospholipids. Nature (Lond.) 145, 549 (1940). ~ Rate of renewal of the acid-soluble organic phosphorus compounds in the organs and the blood of the rabbit. With a note on the duration of life of the red blood corpuscles. Kgl. danske Vidensk. Selsk., biol. Medd. 15, 1 (1940). — Hevesy, G. v., L. Hahn u. O. H. Rebbe: Eindringen von Phosphaten in Muskelzell. Kgl. danske Vidensk. Selsk., biol. Medd. 16, 8 (1941). — Hevesy, G. v., J. J. Holst and A. Krogh: Investigations on the exchange of phosphorus in teeth using radioactive phosphorus as indicator. Kgl. danske Vidensk. Selsk., biol. Medd. 13, 34 (1937). — Hevesy, G. v., K. H. Koster, G. Sørensen, E. Warburg u. K. Zerahn: The red corpuscle content of the circulating blood determined by labeling the erythrocytes with radio-phosphorus. Acta med. scand. (Stockh.) 116, 561 (1944). — Hevesy, G. v., H. B. Levi and O. H. Rebbe: The origin of the phosphorus compounds in the embryo of the chicken. Biochemic. J. 32, 2147 (1938); 34, 532 (1940). — Hevesy, G. v., and F. A. Paneth: A Manual of Radioactivity. New York and Oxford University Press 1938. — Higgins, H.: The composition of bone and the function of the bone cell. Physiologic. Rev. 17, 119 (1937). — Highberger, J. H.: Electron microscope observations of certain fibrous structures obtained from connective tissue extracts. J. Amer. Chem. Soc. 72, 3321 (1950). — Highberger, J. H., J. Gross and F. O. Schmitt: Electron microscope observations of certain fibrous structures obtained from connective tissue extracts. J. Amer. Chem. Soc. 72, 3321 (1950). — Highman, B.: Histochemical study of certain iron ore dusts. Bull. Internat. Assoc. Med. 32, 97 (1951). — Hinsberg, K.: Blut. In Hoppe-Seyler u. Thierfelder, Bd. 5, S. 1. Heidelberg: Springer 1953. ~ Harn. In Hoppe-Seyler u. Thierfelder, Bd. 5, S. 183. 1953. — Hinsberg, K., u. F. Bruns: Galle. In Hoppe-Seyler u. Thierfelder, Bd. 5, S. 390. 1953. — Hinsberg, K., H. D. Cremer u. G. Schmidt: Faeces. In Hoppe-Seyelr u. Thierfelder, Bd. 5, 1953. — Hinsberg, K., u. W. Geinitz: Konkremente. In Hoppe-Seyler u. Thierfelder, Bd. 5, S. 427. 1953. — Hintzsche, E.: Das Aschenbild tierischer Gewebe und Organe. Erg. Anat. 32 (1938). — Hirsch, G. C.: Der Kalk, seine Ablagerung, Morphologie und osmotische Lösung bei Gastropoden. Zool. Jb., Abt. allg. Zool. u. Physiol. **36**, 199 (1917). ~ Weg des resorbierten Eisens und des phagozytierten Karmins bei Murex. Z. vergl. Physiol. **2**, 1—22 (1923). ~ Dynamik organischer Strukturen. Roux' Arch. **117**, 511 (1929). ~ Theory of fields of restitution with special reference to secretion. Biol. Rev. Cambridge Philos. Soc. **6**, 88—131 (1931). ~ Form- und Stoffwechsel der Golgi-Körper. Protoplasma-Monogr. Berlin 1939. ~ Nahrung, Atmung, Stoffwechsel. Handbuch der Biologie, Bd. 5. Darmstadt 1953. — Hirsch, G. C., u. L. H. Bretschneider: Ascaris, Adsorption von Fe durch Golgi-Körper. Protoplasma (Berlin) **29**, 9—30 (1937). — Hirschman, A., A. E. Sobel, B. Kramer and J. Fankuchen: An X-ray diffraction study of high phosphate, bones. J. of Biol. Chem. **171**, 285 (1947). — Hirschmann, H.: Metallanalysen in Gallensteinen. Inaug.-Diss. Basel 1934. — Hodge, H. C.: The role of exchange in calcium and phosphate adsorption by the calcified tissues. Metabolic Interrelations, S. 49. New York: Macy Foundation 1949. — Hodge, H. C., M. Falkenheim and E. Emery: Ca exchange in bone using Ca⁴⁵ in vitro. Federat. Proc. **6**, 262 (1947). — Hodge, H. C., G. van Huyzen, J. F. Bonner and S. N. van Voorhis: The adsorption of phosphates at forty degrees by enamel, dentin, bone, and hydroxyapatite as shown by the radioactive isotope. J. of Biol. Chem. **138**, 451 (1941). — Hodges, R. M., N. S. MacDonald, R. Nusbaum, R. Stearns, F. Ezmirlian, P. Spain and C. MacArthur: The strontium content of human bones. J. of Biol. Chem. **185**, 519 (1950). — Hodgman, C. D.: Handb. of Chemistry and Physics, 35. Aufl. Cleveland: Chem. Rubber Publ. Co. 1952. — Höber, R., D. J. Hitchcock, J. B. Bateman, D. R. Goddard and W. O. Fenn: Physical Chemistry of Cells and Tissues. Philadelphia: Blakiston 1948. — Hoff-Jorgensen, E.: The influence of phytic acid on the absorption of calcium and phosphorus. Biochemic. J. **40**, 189 (1946). — Hoffmann, J.: Uran. Wien. tierärztl. Mschr. **28**, 561 (1941). — Hogben, L., and E. Charles: Changes in blood calcium following injection of anterior lobe extracts. J. of Exper. Biol. **9**, 139 (1932). — Hogue, M. J.: A study of adult human brain cells grown in tissue cultures. Amer. J. Anat. **93**, 397 (1953). — Hokin, L. E.: The role of ribonucleic acides in amylase secretion by pancreas slices. Biochem. et Biophysica Acta 8, 225 (1952). — Holmgren, H., and A. Svanborg: Variations on the acid and alkaline phosphatase activity in the livers of white rats during the 24-hours period. Acta med. scand. (Stockh.) **137**, 187 (1950). — Holter, H., and Si-oh-li: Determination and properties of hosphoamidase. C. r. Labor. Carlsberg, Sér. Chim. **27**, 393 (1951). — Hoppe-Seyler u. Thierfelder: Handbuch der Physiologisch- und Pathologisch-Chemischen Analyse für Ärzte, Biologen und Chemiker, 10. Aufl. von Lang, Lehnartz u. Siebert, Bd. 5. Heidelberg: Springer 1953. — Horning, H.: Microincineration and the inorganic constituents of cells, Bourne's Cytology 1951. — Hudson, P. B., and W. W. S. Butler: Enzyme acid phosphatase and its possible role in intermediary carbohydrate metabolism of the prostate glaud and its secretion in dog and man. J. of Uro. **63**, 323 (1950). — Huff, R. L., T. G. Hennessey, R. E. Austin, J. F. Garcia, B. M. Roberts and J. H. Lawrence: Plasma and red cell iron turnover studies in normal subjects and in patients having various hematopoietic disorders. J. Clin. Invest. **29**, 1041 (1950). — Huggins, C. The composition of bone and the function of the bone cell. Physiologic. Rev. **17**, 119 (1937). — Hughes, J. S., R. W. Titus and B. L. Smiths: The increase in the calcium of hens' blood accompanying egg production. Science (Lancaster, Pa.) **65**, 264 (1927). — Humphrey, G. F., and M. Robertson: The metabolism of the seminal vesicle of the guinea-pig. Austral. J. Exper. Biol. a. Med. Sci. **31**, 131 (1953). — Huseby, R. A., and C. P. Barnum: Investigation of the phosphoruscontaining constituents of centrifugally prepared fractions from mouse liver cell cytoplasm. Arch. of Biochem. **26**, 187 (1950). — Hutchinson, G. E.: Quart. Rev. Biol. **18**, 1, 128, 242, 331 (1943). — Hynes, M.: Iron metabolism. J. Clin. Path. **1**, 57 (1948).

Immers, J.: Chemical and histochemical demonstration of acid esters by acetic iron reagent. Exper. Cell. Res. **6**, 127 (1954). — Irving, L., and J. F. Manerey: Significance of chlorides in tissues and animals. Biol. Reviews **11**, 287 (1936). — Iwashige, K.: Beiträge zur Kenntnis der Eisenreaktion bei den apokrinen Schweißdrüsen der Achselhaut von Japanern. Arch. hist. jap. **2**, 367 (1951). — Iwasaki, S.: Golgi apparatus, alk. phosphatase, protein, liver cells of a fish during starvation. 2. Phosphatase. Fol. anat. jap. **24**, 187 (1952). ~ Golgi apparatus, alk. phosphatase, protein of liver cells of a fish during starvation. 3. Protein. Fol. anat. jap. **25**, 13 (1953).

Jackson, C. M.: The Effects of Inanition and Undernutrition upon Growth and Structure. Philadelphia: P. Blakiston Son & Co. 1925. — Jacoby, F.: The pancreas and alkaline phosphatase. Nature (Lond.) **158**, 268 (1946). ~ Differences on localization, by histochemical means, of alkaline phosphatase within the same organ of different experimental animals. J. of Physiol. **105** (1946). ~ Use of the phosphatase reaction in a method of demonstrating bile capillaries in rats. J. of Physiol. **106** (1947). — Janssen, B. C. P.: Nederlands Leerboek der Physiologie, Bd. 4, S. 183. 1940. — Jeener, R.: Liens de phosphatase alcaline avec les nucléoprotéides du noyeau cellulaire et des granules cytoplasmiques. Experientia (Basel) **2**, 458 (1946). ~ Acides nucléiques et phosphatases au cours de phénomènes de croissance provoqués par l'oestradiol et la prolactine. Biochim. et Biophysica Acta **2**, 439 (1948). —

JOHANSEN, D. A.: Plant Microtechnique. New York: McGraw-Hill 1940. — JOHLIN, J. M.: Physical Biochemistry. New York: Paul B. Hoeber 1949. — JOHNSTONE, F. A., TH. J. McMILLIAN and E. R. EVANS: J. Nutrit. 42, 285 (1950). — JONES, H. B., J. L. CHAIKOFF and J. H. LAWRENCE: Amer. J. Canc. 40, 243 (1940). ~ Phosphorus metabolism of the soft tissues of the normal mouse as indicated by radioactive phosphorus. Amer. J. Canc. 40, 235 (1940). — JONES, H. J.: Personal communication in: Radioactive indications, G. v. Hevesy, New York: Interscience Pub. 1948. — JONES, O. P.: Effet d'une alimentation riche en fer. Rev. d'Hématol. 5, 618 (1950). — D'JORIO, A., and J. P. LUSSIER: Ca^{45}. Rev. canad. de Biol. 10, 175 (1951). — JOSEPHS, H. W.: Studies of iron metabolism and the influence of copper. J. of Biol. Chem. 96, 559 (1932). — JUNGNER, G.: The importance of bivalent ions for the aggregate molecular weight of sodium thymonucleate in aqueous solution. Acta chem. scand. (København.) 5, 168 (1951). — JUNQUEIRA, L. C. U.: Alkaline and acid phosphatase distribution in normal and regenerating tadpole tails. J. of Anat. 84, 369 (1950). ~ Histological and histochemical observations on "working" and "resting" mice submaxillary glands. Exper. Cell. Res. 2, 327 (1951). — JUNQUEIRA, L. C. U., M. FAJER, M. RABINOVITCH and L. FRANKENTHAL: Biochemical and histochemical observations on the sexual dimorphism of mice submaxillary glands. J. Cellul. a. Comp. Physiol. 34, 129 (1949).

KABAT, A., and J. FURTH: A histochemical study of the distribution of alkaline phosphatase. Amer. J. Path. 17, 303 (1941). — KALCKAR, H. M.: The nature of energetic coupling in biological syntheses. Chem. Rev. 28, 71 (1941). ~ The chemistry and metabolism of the compounds of phosphorus. Annual Rev. Biochem. 14, 283 (1945). — KAMEN, M. D.: Isotopes. Annual Rev. Biochem. 16, 631 (1947). ~ Radioactive Tracers in Biology, 2. Aufl. New York: Academic Press 1951. — KAPLAN, N. O., and D. M. GREENBERG: Effect of starvation and ageing on the acid-soluble phosphate components of the liver. Proc. Soc. Exper. Biol. a. Med. 57, 130 (1944). — KAR, A. B., and A. GLOSCH: Hormonal modification of alkaline phosphatase in the testis. Proc. Nat. Inst. Sci. India 18, 197 (1952). — KARCZMAR, A. G., and G. G. BERG: Alkaline phosphatase in amputated forelimbs of larval urodeles. Anat. Rec. 106, 111 (1950). — KAY, H. D.: Changes in phosphoric ester content of the red blood cells and the liver in experimental rickets. J. of Biol. Chem. 99, 85 (1932/33). ~ Chemistry and metabolism of the compounds of phosphorus. Annual Rev. Biochem. 1, 187 (1932); 3, 133 (1934). — KEHOE, R. A., J. CHOLAK and R. V. STORY: Manganese, lead, tin, aluminium, copper, and silver in normal biological material. J. Nutrit. 20, 85 (1940). — KEMPSON, D. A., O. L. THOMAS and J. R. BAKER: Contrast microscopy. Quart. J. Microsc. Sci. 89, 351 (1948). — KING, A. B., and J. M. WAGHELSTEIN: Calcification of the pancreas. Arch. Int. Med. 69, 165 (1942). — KINSEY, V. E.: A unified concept of aqueous humor dynamics and the maintenance of intraocular pressure. An elaboration of the secretion-diffusion theory. Arch. of Ophthalm. 44, 215 (1950). — KINSEY, V. E., B. JACKSON and T. L. TERRY: Development of secretory function of ciliary body in the rabbit-eye. Arch. of Ophthalm. 34, 415 (1945). — KIRK, P. L.: Quantitative Ultramicroanalysis. New York: John Wiley & Sons, Inc. 1950. — KITIYAKARA, A., and J. W. HARMAN: The cytological distribution in pigeon skeletal muscle of enzymes acting on phosphorylated nucleotides. J. of Exper. Med. 97, 553 (1953). — KLEIBER, M., M. D. BOELTER and D. M. GREENBERG: Fasting catabolism and food utilization of calcium-deficient rats. J. Nutrit. 19, 517 (1940). — KLEIN, G. P.: Arch. wiss. Bot. 2, 497 (1926). — KLEMPERER, P.: Pathologic anatomy and biology. Hawaii Med. J. 8, 25 (1948). — KOCHAKIAN, C. D.: The effect of various steroid hormones on the "alkaline" and "acid" phosphatases, of the kidney of the mouse. Amer. J. Physiol. 145, 118 (1945). — KOENIG, V. L., and R. G. GUSTAVSON: The determination of iodine in rat thyroids. Arch. of Biochem. 7, 41 (1945). — KOHLER, G. O., C. A. ELVEHJEM and E. B. HART: Bipyridine method for available iron. J. of Biol. Chem. 113, 49 (1936). — KOLLER, F., u. A. ZUPPINGER: Die alkalische Serumphosphatase in der Tumordiagnostik. Oncologia (Basel) 2, 98 (1949). — KOMAROV, S. A., G. O. LANGSTROTH and D. R. McRAE: The secretion of crystalloids and protein material by the pancreas in response to secretin administration. Canad. J. Res., Sct. D Zool. Sci. 17, 113 (1939). — KOSMAN, A. J., J. W. KAULBERSZ and S. FREEMAN: The secretion of alkaline phosphatase by the dog's intestine. Amer. J. Physiol. 138, 236 (1943). — KRITZLER, R. A., and J. BEAUBIEN: Phosphatase activity of liver in obstructive and hepatocellular jaundice. Amer. J. Path. 25, 1079 (1949). — KROGH, A.: Active absorption of chlorides. Skand. Arch. Physiol. (Berl. u. Lpz.) 76, 60 (1937). ~ Osmotic Regulations in aquatic Animals. Cambridge 1939. ~ The active and passive exchanges of inorganic ions through the surfaces of living cells and through living membranes generally. Proc. Roy. Soc. Lond., Ser. B 133, 140 (1946). — KRUGELIS, E. J.: Properties and changes of alkaline phosphatase activity during amphibian development. C. r. Trav. Labor. Carlsberg, Sér. Chim. 27, 273 (1950). — KRUSZYNSKI, J.: Neue Ergebnisse cytochemischer Untersuchungen bei Mikroveraschung von Epithel-, Muskel- und Nervenzellen. Z. Zellforsch. 28, 35 (1938). — KRUTSCHAKOWA, F. A.: Salze in Muskeln des Igels. Biochemisches J. (Kiew) 16, 505 (1940). — KUGLER, O. E.: Ether soluble lipoid phosphorus, lecithin and cephalin distribution in the development of the chick.

Amer. J. Physiol. **115**, 287 (1936). ~ Acid soluble phosphorus in the developing hen's egg. J. Cellul. a. Comp. Physiol. **23**, 69 (1944). ~ Acid soluble phosphorus in the amniotic and allantoic fluids of the developing chick. J. Cellul. a. Comp. Physiol. **25**, 155 (1945). — Kugler, O. E., and M. L. Birkner: Histochem. observ. of alkaline phosphatases in the integument, gastrolith sac, digestive gland and nephridium of the crayfish. Physiologic. Zool. **21**, 105 (1948). — Kunkel, H. O., and P. B. Pearson: Magnesium in the nutrition of the rabbit. J. Nutrit. **36**, 657 (1948). — Kurbatov, J. D.: High concentrations of radium and mesothorium J in nature and regularity of their migration. J. Physic. Chem. **38**, 521 (1934). — Kurbatov, J. D., and M. L. Pool: Radioactive isotopes for the study of trace elements in living organismus. Chem. Rev. **32**, 231 (1943). — Kurbatov, M. H., and J. D. Kurbatov: Target chemistry of zirconium and yttrium; isolation of Zr^{89} in pure state. J. Chem. Physics **13**, 208 (1945). — Kurbatov, M. H., G. B. Wood and J. D. Kurbatov: Application of the mass law to adsorption of divalent ions on hydrous ferric oxide. J. Chem. Physics **19**, 258 (1951). ~ Isothermal adsorption of cobalt from dilute solutions. J. Physic. a. Colloid Chem. **55**, 1170 (1951). — Kurbatov, M. H., F.-C. Yu and J. D. Kurbatov: Target chemistry of cesium; isolation of $Ba^{133,\ 134}$. J. Chem. Physics **16**, 87 (1948). — Küster, E.: Ergebnisse und Aufgaben der Zellmorphologie. Dresden: Theodor Steinkopff 1942. — Kutscher, W., u. H. Wüst: Nebennierenrinde und alkalische Phosphatase. Hoppe-Seylers Z. **273**, 235 (1942). — Kutsky, P. B.: Phosphate metabolism in the early development of Rana pipiens. J. of Exper. Zool. **115**, 429 (1950). — Kuttner, T., and L. Lichtenstein: Micro colorimetric studies. 3. Estimation of organically bound phosphorus. A system of analysis of phosphorus compounds in blood. Biol. Chem. **95**, 661 (1932).

Lacassagne, A., et J. S. Lattès: Méthode auto-histo-radiographique pour la détection dans les organes du polonium injecté. C. r. Acad. Sci. Paris **178**, 488 (1924). — La Croix, P.: Orientation des recherches récentes sur l'ostéogenèse. Presse méd. **1949**, 1177. ~ L'organisation des Os, Bd. 1. Liège: Desoer; Paris: Masson & Cie. 1949. — Lagerstedt, S., and Stenram: Selective alkaline phosphatase activity within the epithelia of the small intestine and kidney in rat. Acta anat. (Basel) **10**, 23 (1950). — Lajtha, L. G.: Isotope uptake of individual cells. Exper. Cell Res. **3**, 696 (1952). — Landström, H., T. O. Caspersson u. G. Wohlfahrt: Über den Nukleotidumsatz der Nervenzelle. Z. mikrosk.-anat. Forsch. **49**, 534 (1941). — Lang, K.: Intermediärer Stoffwechsel. Heidelberg: Springer 1952. — Lang, K., u. R. Schoen: Ernährung. Die Physiologie, Pathologie, Therapie. Bearb. von 12 Verfassern. 1952. — Lansing, A. J., T. B. Rosenthal and M. D. Kamen: The effect of age on calcium binding in mouse liver. Arch. of Biochem. **20**, 125 (1949). — Laszt, L., u. L. Della Torre: P, Res. Monosacch. Schweiz. med. Wschr. **1941**, 1416. — Lawrence, J. H.: Calcium, radioautography. Amer. J. Roentgenol. **42**, 283 (1942). ~ The clinical use of radioactive isotopes. Bull. New York Acad. Med. **26**. 639 (1950). — Lawrence, J. K., and J. G. Hamilton: Advances in Biological and Medical Physics, Bd. 1. New York: Acad. Press 1948. — Lea, D. E.: Actions of Radiations on Living Cells. Cambridge: University Press 1946. — Leaf, A., and A. A. Camara: Renal tubular secretion of potassium in man. J. Clin. Invest. **28**, 1526 (1949). — Leblond, C. P.: Behavior of radioiodine in resting and stimulated thyroids. Anat. Rec. **88**, 285 (1944). ~ Iodine metabolism. Adv. Biol. a. Med. Physics **1** (1948). — Leblond, C. P., and J. Gross: Thyroglobulin formation in the thyroid follicle visualized by coated autograph technique. Endocrinology **43**, 306 (1948). — Leblond, C. P., W. L. Percival and J. Gross: Autographic localisation of radio-iodine in stained sections of thyroid glands by coating with photographic emulsion. Proc. Soc. Exper. Biol. a. Med. **67**, 74 (1948). — Leblond, C. P., C. E. Stevens and R. Bogoroch: Histological localization of newly-formed desoxyribonucleic acid. Science (Lancaster, Pa.) **108**, 531 (1948). — Leblond, C. P., G. W. W. Wilkinson, L. F. Bélanger and J. Robichon: Radio-autographic visualization of bone formation in the rat. Amer. J. Anat. **85**, 289 (1950). — Lehnartz, E.: Chemische Physiologie, 10. Aufl. Heidelberg: Springer 1952. — Leschke, E.: Histophysiologie der Niere. Z. klin. Med. **81** (1914). — Letterer, E., u. F. Büchner: Allgemeine Pathologie des Stoffwechsels. Fiat Rev. **70**, 4 (1948). — Levi, G.: Trattato di Histologia, 3. Aufl. Torino 1946. — Levine, C., and E. Chargaff: Phosphatide composition in different liver cell fractions. Exper. Cell. Res. **3**, 154 (1952). — Levine, M. D., P. S. Rubin, R. H. Follis jr. and J. E. Howard: Histochem. studies on calcinosis universalis with respect to the possible relationship between normal and pathological calcification. Metabolic Interrelations, S. 41. New York: Macy Foundation 1949. — Lienke, R. L., G. Cullen and W. D. Amstrong: Studies on the excretion and distribution of radioactive calcium. Metabolic Interrelations, S. 73. Ediort Reifenstein, New York: Macy Foundation 1949. — Lilienfeld u. Monti: Z. physiol. Chem. **17** (1893). ~ Z. wiss. Mikrosk. **9**, 3 (1893). — Lillie, R. D.: On absorption of iron by tissue sections. Bull. Internat. Assoc. Med. Mus. **30**, 91 (1949). ~ Lillie, R. D.: Histopathologic Technic. Philadelphia: D. Blakiston Son & Co. 1950. ~ Decalcification of bone. Bull. Internat. Assoc. Med. Mus. **32**, 83 (1951). — Lindahl, O.: On the chlorine content of human muscle and skeletal tissue with spec. refer. to the degeneration of cartilage. Acta orthopaed. scand. (København.) 18, 346, 477 (1949). — Lindberg, N. O., and L. Ernster: The turnover of radioactive phosphate injected into the subarachnoid space of the brain of the rat. Biochemic. J. 46, 43 (1950). — Linderström-Lang, K., and K. R. Mogensen: Histological control of histochemical observations. C. r. Trav. Labor. Carlsberg, Sér. Chim. 23, 27 (1938). — Lindner, R., u. P. L. Kirk: Determination of calcium. Mikrochem. 22, 291 (1937). — Lindsay, E., and R. Craig: The distribution of radiophosphorus in wax moth, mealworm, cockroach and firebat. Ann. Entomol. Soc. Amer. 35, 50 (1942). — Lintzel, W.: Eisenstoffwechsel. Erg. Physiol. 31 (1931) .∼ Biochem. Z. 263, 173 (1933). — Lipmann, F.: Harvey Lect. 44, 99 (1949). — Lison, L.: Étude et réalisation d'un photomètre à l'usage histologique. Acta anat. (Basel) 10, 233 (1950). ∼ Histochimie et Cytochimie animales, 2. Aufl. Paris 1953. — Little, A. G., M. H. Power and E. G. Wakefield: Absorption and excretion of iron. Ann. Int. Med. 23, 627 (1945). — Logan, M. A.: Recent advances in the chemistry of calcification. Physiologic. Rev. 20, 522 (1940). — Lohmann, K.: The chemistry and metabolism of the compounds of phosphorus. Annual Rev. Biochem. 7, 125 (1938). — Long, M. E., and E. T. Engle: Cytochemistry of the human testis. Ann. New York Acad. Sci. 55, 619 (1952). — Loreti, F.: Distributione e natura chimica delle ceneri e delle sostanze carboniose nelle fibre muscolari striate degli arti degli Insetti. Z. Zellforsch. 31, 568 (1941). — Loring, H. S.: The biochemistry of the nucleic acids, purines, and pyrimidines. Annual Rev. Biochem. 13, 295 (1944). — Louyot, P.: Le Sel en Biologie. Paris: Masson & Cie. 1949. — Loveless, A., and J. F. Danielli: Dye phosphate, alkaline phosphatase. Quart. J. Microsc. Sci. 90, 57 (1949). — Lowry, O. H.: Electrolytes in the Cytoplasm. Biol. Symposia (Lancester, Pa.) 10, 233 (1943). — Lowry, O. H., and J. A. Lopez: The determination of inorganic phosphate in the presence of labile phosphate esters. J. of Biol. Chem. 162, 421 (1946). — Lundsteen, E., and E. Vermehren: Micromethods for the estimation of phosphatases in blood plasma and inorganic phosphorus in blood. C. r. Trav. Labor. Carlsberg, Sér. Chim. 21, 147 (1936).

MacCardle, R. C.: Calcium deposits in nerve cells after injections of urea and cholesterol, in the rat. Anat. Rec. 67, 81 (1936). ∼ Histochemistry of pemphigus lesions. Arch. of Dermat. 47, 517 (1943). — MacCardle, R. C., and F. Engman sen. and jr.: Mineral changes in neurodermatitis. Revealed by microincineration. Arch. of Dermat. 47, 335, 517 (1943). — Maengwyn-Davies, G. D., and J. S. Friedenwald: Histochemical studies of alkaline phosphatases in the tissues of the rat using frozen sections. J. Cellul. a. Comp. Physiol. 36, 421 (1950). — Majno, G., u. Ch. Rouiller: Alkalische Phosphatase im Knochengewebe. Virchows Arch. 321, 1 (1951). — Makarow, P.: Morphologie der Eiseneinschlüsse in der Zelle. Z. Zellforsch. 19, 28 (1933). — Manly, M. L., and W. F. Bale: The metabolism of inorganic phosphorus of rat bones and teeth as indicated by the radioactive isotope. J. of Biol. Chem. 129, 125 (1939). — Manly, M. L., H. C. Hodge and S. N. van Voorhis: Distribution of ingested phosphorus in bone and teeth of a dog, shown by radioactive isotope. Proc. Soc. Exper. Biol. a. Med. 45, 70 (1940). — Manly, R. S.: A list of micromethods for the determination of calcium and phosphate. Mikrochem. 27, 145 (1939). — Manly, R. W., H. C. Hodge and M. L. Manly: The relation of the phosphorus turnover of the blood to the mineral metabolism of the calcified tissues as shown by radioactive phosphorus. J. of Biol. Chem. 134, 293 (1940). — Mann, W., W. F. Bale, H. C. Hodge and S. L. Warren: Jodine by the radioisotope. J. of Pharmacol. 95, 12 (1949). — Mannheimer, L. H., and A. M. Seligman: Improvement in the method for the histochemical demonstration of alkaline phosphatase and its use in a study of normal and neoplastic tissues. J. Nat. Canc. Inst. 9, 181 (1948). — Marchant, J.: Alkaline phosphatase activity in normal and degenerated peripheral nerves of the rabbit. J. of Anat. 83, 227 (1949). — Marinelli, L. D., and R. Hill: Radioautography. Amer. J. Roentgenol. 59, 396 (1948). — Marshak, A., and F. Calvet: P^{32} in cell constituents, rabbit, liver. J. Cellul. a. Comp. Physiol. 34, 451 (1949). — Marshak, A., and H. J. Vogel: P^{32} in nucleotides of nuclear pentosenucleic acid of rabbit liver. J. Cellul. a. Comp. Physiol. 36, 97 (1950). — Marshak, A., and A. O. Walker: Transfer of P^{32} from intravenous chromatin to hepatic nuclei. Amer. J. Physiol. 143, 235 (1945). — Martin, B. F.: A method for demonstrating the presence of alkaline phosphatase and glycogen in the same section. Stain Technol. 24, 215 (1949). ∼ Alkaline phosphatase in the large intestine. J. of Anat. 85, 140 (1951). — Martin, B. F., and F. Jacoby: Diffusion phenomenon complicating the histochemical reaction for alkaline phosphatase. J. of Anat. 83, 351 (1949). — Marton, L., and P. H. Abelson: Tracer micrography. Science (Lancaster, Pa.) 106, 69 (1947). — Maxwell, M. L.: The calcium phosphorus metabolism of normal young women and the effect of vitamin D on the utilization of these elements. Diss. Univ. Chicago 1942. — McCallion, D., and J. L. Scott: Absorption and distribution of iron in the frog. Canad. J. Res., Sect. D Zool. 28, 119 (1950). — McCance, R. A., and E. M. Widdowson: Absorption and excretion of iron. J. of Physiol 94, 148 (1938). ∼ The fate of strontium after intravenous administration to normal persons. Biochemic. J. 33, 523 (1939). ∼ Iron. J. of Physiol. 94, 148 (1938). ∼ Nature (Lond.) 152, 326 (1943). — McCollum, E. V., E.

Orent-Keiles and H. G. Day: The newer Knowledge of Nutrition, 5. Aufl. New York: Macmillan & Co. 1939. — McCoy, R. H.: Dietary requirements of the rat. In J. R. Griffiths and E. J. Farris, The Rat. Philadelphia 1942. — McLean, F. C., and W. Bloom: Calcification and ossification. Calcification in normal growing bone. Anat. Rec. 78, 333 (1940). — McManus, J. F. A.: Aspects of histochemistry. Bull. Internat. Assoc. Med. Mus. 28, 73 (1948).—McManus, J. F. A., and R. W. Mowry: Alkaline phosphatase in some abnormal human kidneys. Bull. Internat. Assoc. Med. Mus. 28, 80 (1948). — McMillen, A., and G. H. Scott: Microincineration. Rev. Sci. Instrum. 8, 288 (1937). — Mecham, D. K., and H. S. Olcott: J. Amer. Chem. Soc. 71, 3670 (1949). — Mendelow, H., and J. B. Hamilton: Rapid freezing-dehydration of tissues. Anat. Rec. 107, 443 (1950). — Menschik, Z.: The histochemical demonstration of phospholipids and unsaturated fatty acids in developing adipose tissue. Anat. Rec. 112, 156 (1952). ~ Nile blue histochemical method for phospholipids. Stain Technol. 28, 13 (1953). — Menten, M. L., J. Junge and M. H. Green: Distribution of alkaline phosphatase in kidney following the use of histochemical azo dye test. Proc. Exper. Biol. a. Med. 57, 82 (1944). — Menzies, G.: Further observations upon the oxyntic cells, with spec. refer. to acid phosphatase. Quart. J. Microsc. Sci. 93, 259 (1952). ~ Observations upon the recovery of oxyntic cells after prolonged dossage with pilocarpine or histamine. Quart. J. Microsc. Sci. 93, 385 (1952). — Meyer, H.: Alkaline phosphatase activity in normal and injured livers of mice. Anat. Rec. 112, 58 (1952). — Mezger, L.: Acid and alkaline phosphatase activity of the yolk sac of the developing chick embryo. Anat. Rec. 105, 90 (1949). — Minamitami, S.: Cytological and cytochemical changes of liver cells of an osseous fish caused by the alteration of water temperature. 1. On alkaline and acid phosphatase. Okajimas Fol. anat. jap. 25, 19 (1953). — Mitchell, H. H.: The Dietary Requirement of Calcium and its Significance. Paris: Hermann & Cie. 1939. — Mitchell, H. H., T. S. Hamilton and W. T. Kaines: Ca. J. of biol. Chem. 178, 345 (1949). — Mitchell, H. H., T. S. Hamilton, F. R. Steggerda and H. W. Bean: The chemical composition of the adult human body and its bearing on the biochemistry of growth. J. of Biol. Chem. 158, 625 (1945). — Mitchell, H. H., and J. M. Smith: The effect of cocoa on the utilisation of dietary calcium. J. Amer. Med. Assoc. 129, 871 (1945). — Mitchell, P. H.: A Textbook of Biochemistry. New York: McGraw-Hill Book Co. 1950. — Moberger, G., L. Lindström and L. Andersson: Freeze-drying with a modified Glick-Malmström apparatus. Exper. Cell. Res. 6, 228 (1954). — Møllerstrøm, J., O. Linkberg and H. Holmgren: Apparatus for measuring radioactivity in histol. preparations. Acta anat. (Basel) 7, 244 (1949). — Monnier, A. M.: Les bases physico-chimiques de l'action du calcium sur l'activité nerveuse. Arch. Sci. physiol. 3, 177 (1949). — Montagna, W., and Ch. R. Noback: Histochemical observations on the sebaceous glands of the rat. Amer. J. Anat. 81, 39 (1947). — Montgomery, M. L., G. E. Sheline and J. L. Chaikoff: Elimination of sodium in pancreatic juice as measured by radioactive sodium. Amer. J. Physiol. 131, 578 (1941). — Moog, F.: Localisations of alkaline and acid phosphatases in the early embryogenesis of the chick. Biol. Bull. 86, 51 (1944). ~ Alkaline and acid phosphomonoesterase activity in chick embryo. J. Cellul. a. Comp. Physiol. 28, 197 (1946). ~ Adenylpyrophosphatase in brain, liver, heart and muscle of chick embryos and hatched chicks. J. of Exper. Zool. 105, 209 (1947). ~ The functional differentiation of the small intestine. 1. The accumulation of alkaline phosphomonoesterase in the duodenum of the chick. J. of Exper. Zool. 115, 109 (1950). ~ The accumulation of phosphatase in the duodenum of mouse embryos and young mice. Anat. Rec. 108 (1950). — Morse, Anna: Formic acid-sodium citrate decalcification and butyl alcohol dehydration of teeth and bones for sectioning in paraffin. J. Dent. Res. 24, 143 (1945). — Morse, W. I.: Single cell autographs of bone marrow and blood from rats, using radioactive phosphorus. Amer. J. Med. Sci. 220, 522 (1950). — Morton, M. E., J. Perlman and J. L. Chaikoff: Radioactive iodine as an indicator of the metabolism of iodine. 3. The effect of thyrotropic hormone on the turnover of thyroxine and diiodotyrosine in the thyroid gland and plasma. J. of Biol. Chem. 140, 603 (1941). — Mowry, R. W.: Comparison of technical procedures for the histochemical preservation of alkaline phosphatase. Bull. Internat. Assoc. Med. Mus. 30, 95 (1949). — Müller, J. H.: Über die Verwendung von künstlichen radioaktiven Isotopen zur Erzielung von lokalisierten biologischen Strahlenwirkungen. Experientia (Basel) 1, 199 (1945); 2 (1946). — Mullins, L. J.: Localisation of radiophosphate in cells. Proc. Soc. Exper. Biol. a. Med. 64, 296 (1947). — Muntwyler, E., S. Seifter and D. M. Harkness: Intracellular composition of liver. J. of Biol. Chem. 184, 181 (1950).

Needham, J.: Biochemistry and Morphogenesis. Cambridge: University Press 1942. — Needham, J., and D. M. Needham: On phosphorus metabolism in embryonic life. 1. Invertebrate eggs. J. of Exper. Biol. 7, 317 (1937). — Neukomm, S.: Fer, système réticulo-endothélial et échanges dermoépidermiques (Tissus normaux et cancéreux). Schweiz. allg. Path. 9, 160 (1946). ~ Acta anat. (Basel) 1, 411 (1946). ~ Contribution à l'étude du métabolisme du fer ionique. Schweiz. Z. allg. Path. 10, 517 (1947). ~ Contribution à l'étude des rapports entre le fer sérique et les protéines plasmatiques. Helvet. med. Acta 14, 453 (1947). ~

La régulation physico-chimique de la sidérémie. Acta haematol. (Basel) **2**, 213 (1949). — Neumann, K.: Phosphatase-Aktivität. Naturwiss. **36**, 89 (1949). ~ Über histochemisch-quantitative Phosphatasebestimmung. Verh. anat. Ges. **1951**, 165. ~ Gefriertrockentechnik. Göttingen 1953. — Neumann, W. F., V. di Stefano and B. J. Murlyan: Ca^{45}. J. of Biol. Chem. **193**, 227 (1948). — Neumann, W. F., R. W. Fleming, A. L. Dounce, A. B. Carlson, J. O'Leary and B. Mulryan: The distribution and excretion of injected uranium. J. of Biol. Chem. **173**, 737 (1948). — Newman, W., J. Feigin and A. Wolf: Histochemical studies on tissue enzymes. 4. Distribution of some enzyme systems which liberate phosphate at p_H 9.2 as determined with various substrates and inhibitors; demonstration of 3 groups of enzymes. Amer. J. Path. **26**, 257 (1950). — Newman, W., E. Kabat and A. Wolf: Selective affinity of tissues for lead. Amer. J. Path. **26**, 489 (1950). — Newton, C.: Same aspects of the physiology of bone. Recent Advances in Physiology, 6. Aufl. London: Churchill 1939. — Nicola, M. de: Alkaline phosphatases and the cycle of nucleic acids in the gonads of some isopod crustaceans. Quart. J. Microscop. Sci. **90**, 391 (1949). ~ Rapporto fra fosfatasi alcaline e metabolismo degli acidi nucleici nella spermatogenesi di alcuni lumbricidi. Sci. Genet. (Torino) **4**, 41 (1951). — Nicolaysen, R.: The absorption of calcium as a function of the body saturation with calcium. Acta physiol. scand. (Stockh.) **5**, 200 (1943). — Noback, C. R.: Localization of acid phosphatase in fibroblasts. Anat. Rec. **109**, 71 (1951). — Noddack, J., u. W. Noddack: Schwermetalle der Meerestiere. Ark. zool. (Stockh.), Ser. A **32**, Nr 4, 1 (1939). — Norberg, B.: Zur Mikrophosphatidbestimmung im Blute. Biochem. Z. **269**, 1 (1934). ~ Histo- and cytochemical determination of phosphorus. Acta physiol. scand. (Stockh.) **5**, Suppl. 14 (1942). — Norberg, B., u. T. Teorell: Eine einfache Mikrobestimmungsmethode für Phosphatide in Geweben und Blut. Biochem. Z. **264**, 310 (1933). — Novikoff, A. B.: The validity of histochemical phosphatase methods on the intracellular level. Science (Lancaster, Pa.) **113**, 320 (1951). — Novikoff, A. B., L. Hecht, E. Podber and J. Ryan: The dephosphorylation of adenosinetriphosphate. J. of Biol. Chem. **194**, 153 (1952). — Novikoff, A. B., L. Korson and H. W. Spater: Alkaline phosphatase activity in the Golgi substance of intestinal mucosa. Exper. Cell. Res. **3**, 617 (1952). — Novikoff, A. B., E. Podber and J. Ryan: Intracellular distribution of phosphatase activity in rat liver. Federat. Proc. **9**, 210 (1950). — Novikoff, A. B., V. R. Potter and G. A. le Page: Phosphorylating glycolysis in the early chick embryo. J. of Biol. Chem. **173**, 239 (1948). — Nuckolls, J.: Lobular development and calcification in the tooth. J. California St. D. A. **17**, 73, 105 (1941).

Örström, Å., u. O. Lindberg: Über den Kohlenhydratstoffwechsel bei der Befruchtung des Seeigeleies. Enzymologia **8**, 367 (1940). — Okamoto, K., M. Seno and A. Kato: P. Taishitzu Gaku Zasshi **13**, 97 (1944). — Okkels, H.: C. r. Soc. Biol. Paris **102**, 1089 (1930). ~ Some observations on the cytology of multinucleated giant cells. Golgi-apparatus and microincineration. Acta path. scand. (København) **13**, 383 (1936). — Opie, E. L.: Osmotic systems. J. of Exper. Med. **87**, 425 (1948). — Orban, B.: Oral Histology and Embryology. St. Louis: C. V. Mosby Comp. 1944. — Orban, B., H. Sicher and J. P. Weinmann: Amelogenesis. J. Amer. Coll. Dentists **10**, 13 (1943). — Orent-Keiles, E., and E. V. McCollum: Mineral metabolism of rats on an extremely sodium-deficient diet. J. of Biol. Chem. **133**, 75 (1940).

Packer, D. M., and G. H. Scott: Incineration. J. Techn. Methods a. Bull. Int. Assoc. Med. Mus. **22**, 85 (1942). — Paff, G. H.: Influence of p_H on growth of bone in tissue culture. Proc. Soc. Exper. Biol. a. Med. **68**, 288 (1948). — Palade, G. E.: Phosphatase. Arch. of Biochem. **30**, 144 (1951). — Palm, E.: On phosphate exchange between blood and eye. Experiments on entrance of radioactive phosphate into aqueous humour, anterior uvea and lens. Acta ophthalm. (København) **1948**, Suppl. 32. ~ The phosphate content of the vitreous body. Acta ophthalm. (København) **27**, 553 (1949). — Panijel, J.: Étude cytochim. et biochim. de la gamétogenèse et de la fécondation chez la grenouille et l'ascaris. Contribution à l'étude du métabolisme des nucléoprotéines. Les problèmes de l'histochimie et la biologie cellulaire. (Etude critique des méthodes d'analyse histochimique.) Paris: Hermann 1951. — Parpart, A. K.: Chemistry and Physiology of Growth. Princeton: University Press 1949. — Parpart, A. K., and A. J. Dziemian: Red cell membrane. Cold Spring Harbor Symp. Quant. Biol. **8**, 17 (1940). — Partridge, M. H., and M. E. Shontz: Total and acid-soluble phosphorus in various tissues of chick embryos. Anat. Rec. **112**, 70 (1952). — Pearse, A. G. E., and J. L. Reis: The histochem. demonstration of a specific phosphatase (5-Nucleotidase). Biochemic. J. **50**, 534 (1952). — Pearson, P. B., J. A. Gray and R. Reiser: The calcium, magnesium and potassium contents of the serum. J. Anim. Sci. **8**, 52 (1949). — Pecher, C.: Biological investigations with radioactive calcium and strontium. Proc. Soc. Exper. Biol. a. Med. **46**, 86 (1941). ~ J. Appl. Physics **12**, 318 (1941). — Pelc, S. R.: Autoradiographic technique. Nature (Lond.) **160**, 749 (1947). — Pelc, S. R., and A. Howard: Techniques of radioautography and the application of the stripping-film methode to problems of nuclear metabolism. Brit. Med. Bull. **8**, 132 (1952). — Pelc, S. R., and F. G. Spear: Autoradiographs of ovian fibroblasts in tissue culture made with P^{32}. Brit. J. Radiol. **23**, 287 (1950). — Percival, W. L., and C. P. Leblond: Rapid exchange of the salts in a newborn rat as demonstrated with radioactive phosphorus. Rev. canad. de Biol. **7**, 217 (1948). — Perlman, J., S. Ruben and J. L. Chaikoff: The rate of formation and destruction of phospholipids in the fasting rat. J. of Biol. Chem. **122**, 169 (1938). — Peters, J. P., and D. D. van Slyke: Quantitative Clinical Chemistry, Bd. I. Interpretations. Baltimore: Williams & Wilkins Company 1931. — Peters, R. A., G. H. Spray, L. A. Stocken, C. H. Collie, M. A. Grace and G. A. Wheatley: The use of British Anti-Lewisite containing radioactive sulphur for metabolism investigations. Biochemic. J. **41**, 370 (1947). — Peters, V. B., and L. B. Flexner: Biochemical and physiological differentiation during morphogenesis. 8. Quantitative morphologic studies on the developing cerebral cortex of the fetal guinea pig. Amer. J. Anat. **86**, 133 (1950). — Petrowa, W. W.: Mg- und Ca-Gehalt der Muskeln bei Mäusen. Bull. Biol. Méd. exper. URSS. **9**, 187 (1940). — Pettengill, O., and D. E. Copeland: Alkaline phosphatase activity in chloride cells of Fundulus heteroclitus and its relation to osmotic work. J. of Exper. Zool. **108**, 235 (1948). — Pihl, A., and K. Bloch: The relative rates of metabolism of neutral fat and phospholipides in various tissus of the rat. J. of Biol. Chem. **183**, 431 (1950). — Plimmer, R. H. A., and R. Kaya: The distribution of phosphoproteins in tissues. Part. 2. J. of Physiol. **39**, 45 (1909). — Plimmer, R. H. A., and F. H. Scott: The transformations in the phosphorus compounds in the hen's egg during development. J. of Physiol. **38**, 247 (1909). — Poitchard, J. J.: Alkaline phosphatase in the uterine epithelium of the rat. J. of Anat. **83**, 10 (1949). — Policard, A.: Microincinération. C. r. Assoc. Anat. **29**, 463 (1934). ~ Méthode de la Microincinération. Paris: Hermann et Co. 1938. ~ Bases structurales et ultrastructurales de la microincinération. Mecanismes de formation des grains de cendre. Bull. Histol. Appl. **17**, 81 (1940). ~ Précis d'Histologie physiologique, 4. Aufl. Paris: Doin et Cie 1941. ~ Microincineration. J. Roy. Microsc. Soc. **62**, 25 (1942). — Policard, A., et E. Martin: Microincinération. Bull. Histol. Appl. **10**, 22 (1933). — Policard, A., u. H. Okkels: Mikroveraschung. In Abderhaldens Handbuch der biologischen Arbeitsmethoden, Bd. V/2, S. 1815. 1932. — Policard, A., et D. Pillet: Microincinération. C. r. Soc. Biol. Paris **92**, 272 (1925); **99**, 85 (1926). — Pommerenke, W. T., P. F. Hahn and W. F. T. Bale: Placenta, iron. Amer. J. Physiol. **137**, 164 (1942). — Popják, G.: Synthesis of phospholipids in the foetus. Nature (Lond.) **160**, 841 (1947). ~ Mechanism of absorption of inorganic phosphate from blood by tissue cells. Nature (Lond.) **166**, 184 (1950). — Popják, G., and M.-L. Beeckmans: Are phospholipins transmitted through the placenta? Biochemic. J. **46**, 99 (1950). — Popják, G., and H. Muir: In search of a phospholipin precursor. Biochemic. J. **46**, 103 (1950). — Porter, K. R., A. Claude and E. F. Fullam: Tissue culture and electron microscope. J. of Exper. Med. **81**, 233 (1945). — Porter, K. R., and F. J. Kallman: Significance of cell particulates as seen by electron microscopy. Ann. New York Acad. Sci. **54**, 822 (1952). — Porter, K. R., R. A. Neubauer, E. Fischer and N. Young: Muscle biopsy in the study of electrolyte changes, with partic. refer. to chronic renal disease. Trans. Amer. Clin. a. Climatol. Assoc. **62**, 237 (1950). — Porto, J., and A. D. Marenzi: Histological distribution of K in muscle. Rev. Soc. argent. Biol. **14**, 483 (1938). — Poulson, D. F., and V. T. Bowen: Organization and function of the inorganic constituents of nuclei. Exper. Cell. Res. Suppl. **2**, 161 (1952). — Poulson, D. F., V. T. Bowen, R. M. Hilse and A. C. Rubinson: The copper metabolism of Drosophila. Proc. Nat. Acad. Sci. **38**, 912 (1952). — Powell, J. F.: Iron metabolism. Quart. J. Med. **13**, 19 (1944). — Prenant, M.: Contributions à l'étude cytologique du calcaire. Quelques formations calcaires du conjonctif chez les Gastéropodes. Bull. Biol. **58**, 33 (1924). — Pritchard, J. J.: The distribution of alkaline phosphatase in the pregnant uterus of the rat. J. of Anat. **81**, 352 (1947).

Raadt, M. F. de: Eisenstoffwechsel, klinische Beobachtungen über das Serum-Eisen. Diss. Utrecht 1942. — Rabinovitch, M., and L. C. U. Junqueira: Cytochemical demonstration of „acid" phosphatase in bone marrow smears. Science (Lancaster, Pa.) **107**, 322 (1948). ~ Influence of testosterone on nucleic acid phosphorus of rat seminal vesicale. Science (Lancaster, Pa.) **114**, 551 (1951). — Rabinovitch, M., H. A. Rothschild and L. C. U. Junqueira: Nucleic acid phosphorus in submaxillary glands of mice after duct ligation. J. of Biol. Chem. **194**, 835 (1952). — Rabinovitch, M., V. Valeri, H. A. Rothschild, S. Camara, A. Sesso and L. C.U. Junqueira: Nucleic acid phosphorus of mouse pancreas after pilocarpine administration. J. of Biol. Chem. **198**, 815 (1952). — Ranaer, M.: Métabolisme du fer chez la femme enceinte. Rev. franç. Gynéc. **37**, 258 (1942). — Randall, H. T., D. V. Habif, J. S. Lockwood and S. G. Werner: Potassium deficiency in surgical patients. Surgery **26**, 341 (1949). — Rapoport, S., F. Leva and G. M. Guest: P, rat liver, starvation. J. of Biol. Chem. **149**, 57 (1943). — Raunich, L.: Variazioni dell'attività fosfotasica alcalina durante lo sviluppo di Rana. Atti Accad. naz. Lincei, Sec. 8, **13**, 276 (1952). — Rawlinson, H. E.: Iron deposition in spontaneous mammary tumors in dba mice. Acta Union internat. contre Cancer **6**, 744 (1949). ~ Iron stain, alveolar development, mouse mammary gland. Canad. J. Res., Sect. E Med. Sci. **28**, 1 (1950). — Rawlinson, H. E., and G. B. Pierce: Iron content as a quantitative measurement of the effect of previous pregnancies on the mammary glands of mice. Endocrinology 46, 426 (1950). — RAWLINSON, W. A.: Biological aspects of copper. J. Proc. Austral. Chem. Inst. 10, 21 (1943). — RAYNAUD, J., et A. SOULAIRAC: Répartition histochimique de l'activité phosphatasique dans la glande sousmaxillaire de la souris. Ann. d'Endocrin. 9, 188 (1949). — REIFENSTEIN jr., EDW. C.: Metabolic Interrelations. Josiah Macy Jr. Found. 1949, 1953. — REIN, F. H.: Physiologie des Menschen, 9. Aufl. Heidelberg: Springer 1948. — REINER, J. M.: Inhibition of enzyme formation and nitrogen assimilation by arsenate. Arch. of Biochem. 19, 218 (1948). — RENNELS, E. G.: Alterations in the phospholipid content of adrenal cortical cells of the rat. Anat. Rec. 112, 78 (1952). ~ An experimental study of cytoplamic inclusions in adrenal cortical cells of the immature rat. Anat. Rec. 112, 509 (1952). ~ Localization of phospholipids in the rat hypophysis. Anat. Rec. 115, 659 (1953). — RHEINGOLD, J. J., and G. B. WISLOCKI: Histochemical methods applied to hematology. Blood 3, 641 (1948). — RICHTERICH, R.: Der histochemische Nachweis der alkalischen Phosphatase. Acta anat. (Basel) 15, 243 (1952). — RIESER, P.: Excitability of muscle following intracellular decalcification. Arch. internat. Physiol. 60, 465 (1952). — RILEY, J. F., and J. M. DRENNAN: Alk. phosphatase, mast cells. J. of Path. 61, 245 (1949). — RING, J. R.: Changes in alkaline phosphatase activity of rat vaginal epithelium during the estrous cycle. Anat. Rec. 107, 121 (1950). — RING, J. R., and B. LEVY: Changes in alkaline phosphatase activity of rat oral epithelium during the estrous cycle and in response to administered estrogen. J. Dent. Res. 29, 817 (1950). — RING, J. R., and C. RANDALL: Sweat glands of rat and their response to prolonged nervous stimulation. Anat. Rec. 99, 7 (1947). — RISSEL, E., u. G. WIEDEMANN: Klin. Wschr. 1940, 953. — RIVIER, J.-L., et H. MOGINIER: Relations entre le fer et le métabolisme cellulaire. Helvet. med. Acta 14, 458 (1947). — ROBERTIS, E. DE, W. W. NOWINSKY and T. A. SAEZ: General Cytology. Philadelphia u. London: W. B. Saunders Company 1949. — ROBERTS, J. D.: Some features of the calcium metabolism of the shore crab (Carcinus maenas). Proc. roy. Soc. Lond., Ser. B 124, 162 (1937). ROBERTSON, J. D.: The function of the calciferous glands of earthworms. J. of Exper. Biol. 13, 279 (1936). ~ The anorganic composition of the body fluids of three marine invertebrates. J. of Exper. Biol. 16, 387 (1939). ~ The function and metabolism of calcium in the Invertebrata. Biol. Rev. Cambridge Philos. Soc. 16, 106 (1941). — ROBISON, R.: Chemistry and metabolism of compounds of phosphorus. Annual Rev. Biochem. 5, 181 (1936). — RODDY, H.: Microincineration. Stain Technol. 16, 101 (1941). — ROEDER, D.: Stoffwechsel des Schmelzorgans mit Hilfe von radioaktivem Phosphor. Naturwiss. 34, 125 (1947). — ROEDER, F.: P^{32} im Nervensystem. Göttingen: Muster-Schmidt 1948. — ROMIEU, M., A. STAHL et R. SEITE: Les phosphatases alcalines dans l'hypophyse du chat et leur présence au niveau de l'appareil de Golgi des cellules de l'anthypophyse. Archives d'Anat. 34, 369 (1942). — RONKIN, R. R.: The uptake of radioactive phosphate by the excised gill of the mussel Mytilus edulis. J. Cellul. a. Comp. Physiol. 35, 241 (1950). ~ Effect of inhibitors on phosphate uptake in excised gills of the mussel (Mytilus edulis). Proc. Soc. Exper. Biol. a. Med. 73, 44 (1950). — ROSE, M. S., and H. J. HUBBEL: The influence of sex on iron utilization in rats. J. Nutrit. 15, 91 (1938). — ROSENFELD, J., and C. A. TOBIAS: Distribution of Co^{60}, Cu^{64}, and Zn^{65} in the cytoplasm and nuclei of tissues. J. of Biol. Chem. 191, 339 (1951). — ROSS, M. H., and J. O. ELY: Neutron effects on alkaline phosphatase of rat intestine. Protein. Amer. J. Roentgenol. 62, 718, 723 (1949). — ROSSI, F., G. PESCETTO u. E. REALE: Alk. fosfatasi, sviluppo prenatale dell'uomo. Z. Anat. 115, 500 (1951). — ROTHLIN, E.: Beiträge zum Eisenstoffwechsel. Verh. schweiz. naturforsch. Ges. 123, 155 (1943). — ROTHMANN, S. C.: Constructive Uses of atomic Energy. New York: Harper Brothers, Publ. 1949. — ROULET, F.: Methoden der pathologischen Histologie. Wien: Springer 1948. — RUGH, R.: The mouse thyroid and radioactive iodine (J^{131}). 2. The excertion rate of radioactive iodine following its injection into the adult nursing and non-nursing mouse, and its rate of absorption by the suckling young. Manuskr. Technical Inform. Oak Ridge 1951. — RUHENSTROTH-BAUER, G., u. G. HERMANN: Nuklein- und Lipoidphosphorgehalt an Erythrocyten und Reticulocyten. Naturforschung 1950, 416.

SACKTOR, B.: Investigations on the mitochondria of the house fly, Musca domestica L. J. Gen. Physiol. 36, 371 (1953), 37, 343 (1954). — SALVIDIO, E.: Ricerche di enzimologia microquantitativa sul midollo osseo umano normale. 3. Fosfatasi alcalina nei granuloblasti e negli eritroblasti ottenuti dopo separazione frazionata del tessuto emopoietico. Progr. med. (Torino) 9, 139 (1953). ~ Determinazione quantitative dell'attività della fosfatasi alcalina nei granuloblasti e negli eritroblasti del midollo osseo del ratto albino. Haematologica (Pavia) 37, 1—12 (1953). — SAND, H. F.: Source of the bicarbonate of saliva. J. Appl. Physiol. 4, 66 (1951). — SANDERS, F. K.: Spezial Methods. Bourne's Cytology. 1951. — SAUNDERS, J. B. DE C. M., J. NUCKOLLS and H. E. FRISBIE: Amelogenesis, a histologic study of the development, formation and calcification of the enamel in the molar tooth of the rat. J. Amer. Coll. Dentists 9, 1 (1942). — SCHACHNER, H., B. A. FRIES and J. L. CHAIKOFF: The effect of hexoses and pentoses on the formation in vitro of phosphorlipid by brain tissue as measured with radioactive phosphorus. J. of Biol. Chem. **146**, 95 (1942). — Schade, A. L., and L. Caroline: Science (Lancaster, Pa.) **104**, 340 (1946). — Schettler, G.: Cholesterin und Phosphatide bei hungernden Mäusen. Pflügers Arch. **251**, 398 (1949). — Schleicher, E. M.: The value of the sternal portion of the bone marrow in diagnosis. Minnesota Med. **28**, 669 (1945). ~ Miliary tuberculosis of the bone marrow. Amer. Rev. Tbc. **53**, 115 (1946). ~ Isolation of particles from aspirated sternal marrow for biopsy. Amer. J. Clin. Path. **17**, 909 (1947). ~ Reticulo-epitheloid cell granulomas in bone marrow in herpes zoster. Amer. J. Clin. Path. **19**, 981 (1949). — Schlieper, C.: Osmotik des Tierkörpers. Jena. Z. Naturwiss. **75**, 223 (1942). ~ Stoffwechsel. Fortschr. Zool. **9**, 442 (1952). — Schmeiser, K.: Autoradiographie. In H. Schwiegk u. Mitarb., S. 76—102. 1953. — Schmidt, C. L. A., and D. M. Greenberg: Occurence, transport and regulation of calcium, magnesium and phosphorus in the animal organism. Physiologic. Rev. **15**, 297 (1935). — Schmidt, G., and S. J. Thannhauser: Intestinal phosphatase. J. of Biol. Chem. **149**, 369 (1943). ~ A method for the determination of desoxyribonucleic acid, ribonucleic acid and phosphoproteins in animal tissues. J. of Biol. Chem. **161**, 83 (1945). — Schmidt, M. B.: Eisenstoffwechsel. In Bethe-Bergmann-Embden-Ellingers Handbuch der normalen und pathologischen Physiologie. Berlin: Springer 1931. — Schmitt, F. O.: Some commentaires on electron microscopy as applied in biology. Federat. Proc. **8**, 530 (1949). — Schneider, H., and H. Steenbock: A low phosphorus diet and the response of rats to vitamin D_2. J. of Biol. Chem. **128**, 159 (1939). — Schneider, W. C.: Phosphorus compounds in animal tissues. Extraction and estimation of desoxypentose nucleic acid and of pentose nucleic acid. J. of Biol. Chem. **161**, 293 (1945). ~ Phosphorus compounds in animal tissues. 2. The nucleic acid content of homologous normal and cancer tissues. Cancer Res. **5**, 717 (1945). ~ Phosphorus compounds in animal tissues. J. of Biol. Chem. **164**, 774 (1946); **165**, 585 (1946). — Schnitzer, K. L.: Ein Kalkdepot. Pflügers Arch. **225**, 705 (1930). — Schoenheimer, R.: The dynamic state of body constituents. Harvard Univ. Monogr. in Med. 3. Aufl., Cambridge, Mass. 1949. — Schour, J.: Calcium metabolism and teeth. J. Amer. Med. Assoc. **110**, 870 (1938). — Schour, J., S. B. Chandler and W. R. Tweedy: Changes in the teeth following parathyreoidectomy. Amer. J. Path. **13**, 945, 970 (1937). — Schubert, J.: Estimating radioelements. Nucleonics 1951. ~ Sodium citrate metabolism, plutonium and radioyttrium. J. Labor. a. Clin. Med. **34**, 313 (1949). — Schubert, J., and M. Finkel: Plutonium, yttrium, blood, liver, skeleton. J. of Biol. Chem. **182**, 635 (1950). — Schubert, J., and H. Wallace: Zirkonium, sodium gitrate, distribution, excretion, J. of Biol. Chem. **183**, 157 (1950). — Schubert, J., and M. Withe: Beryllium. J. Labor. a. clin. Med. **35**, 854 (1950). ~ Zirconium, excretion, distribution, plutonium, yttrium. J. of Biol. Chem. **184**, 191 (1950). — Schujenioff, S.: Calcium-Nachweis. Z. Heilk. **18**, 79 (1897). — Schultz, A.: Eisen. Arch. Gynäk. **155**, 479 (1933). — Schultz-Brauns, O.: Schnittveraschung fixierter tierischer Gewebe. Z. wiss. Mikrosk. **48**, 161 (1931). ~ Verh. path. Ges. **26**, 153 (1931). — Schultze, M. D., and C. A. Elvehjem: Relation of iron and copper to reticulocyte response in anemic rats. J. of Biol. Chem. **102**, 357 (1933). — Schultze, M. O.: Metallic elements. Physiologic. Rev. **20**, 37 (1940). — Schwiegk, H., u. K. Lang: Radioaktive Isotope in der Endokrinologie. In H. Schwiegk, Radioaktive Isotope. Heidelberg: Springer 1953. — Schwiegk, H. u. Mitarb.: Künstliche Radioaktive Isotope in Physiologie, Diagnostik und Therapie. Heidelberg: Springer 1953. — Scott, G. H.: Sur la localisation des constituants minéraux dans les noyaux cellulaires des acini et des conduits excréteurs des glandes salivaires. C. r. Acad. Sci. Paris **190**, 1073 (1930). ~ Sur la disposition des constituants minéraux du noyau pendant la mitose. C. r. Acad. Sci. Paris **190**, 1323 (1930). ~ The disposition of the fixed mineral salts during mitosis. Bull. Histol. appl. **7**, 251 (1930). ~ Microincineration. Amer. J. Anat. **55**, 243 (1933). ~ Microincineration. Proc. Soc. Exper. Biol. a. Med. **44**, 397 (1940). ~ Mineral distribution in the cytoplasm. Biol. Symposia (Lancaster, Pa.) **10**, 233 (1943). — Scott, G. H., and B. L. Canaga jr.: Cesium in the mammalian retina. Proc. Soc. Exper. Biol. a. Med. **40**, 275 (1939). — Scott, G. H., and D. M. Packer: Incineration. Science (Lancaster, Pa.) **89**, 227. ~ Anat. Rec. **74**, 31 (1939). — Scott, G. H., and A. Williams: Anat. Rec. **64**, 107 (1935). — Scott, K. G., D. J. Axelrod, H. Fisher, J. F. Crowley and J. G. Hamilton: The metabolism of plutonium in rats following intramuscular injection. J. of Biol. Chem. **176**, 283 (1948). — Scott, K. G., D. J. Axelrod, J. Crowley and J. G. Hamilton: Deposition and fate of plutonium, uranium and their fission products inhaled as acrosols by rats and man. Arch. of Path. **48**, 31 (1949). — Scott, K. G., D. J. Axelrod and J. G. Hamilton: The metabolism of curium in the rat. J. of Biol. Chem. **177**, 325 (1949). — Scott, K. G., D. H. Copp, D. J. Axelrod and J. G. Hamilton: The metabolism of americium in the rat. J. of Biol. Chem. **175**, 691 (1948). — Scott, K. G., and J. H. Lawrence: Effect of radiophosphorus on blood of monkeys. Proc. Soc. Exper. Biol. a. Med. **48**, 155 (1941). — Sebruyns, M.: De histotopochemie van het glycogen en de alcalische phosphatase in het embryonnaire en jonge kraakbeen. Natuurw. Tijdschr. **32**, 110 (1950). ~ De histochemische localisatie der alkalische phosphatase in verschillende weefsels. Belg. Tijdschr.

v. Milit. Geneesk. **104** (1951). — Seligman, A. M., and L. H. Mannheimer: Acid phosphatase. J. Nat. Canc. Inst. **9**, 427 (1949). — Selye, H.: Textbook of Endocrinology, 2. Aufl. Montreal: Acta Endocrinologia Inc. 1950. — Sendroy jr., J.: Photoelectric determination of oxalic acid and calcium and its application to micro- and ultramicroanalysis of serum. J. of Biol. Chem. **144**, 243 (1942). ~ Determination of serum calcium by precipitation with oxalate. J. of Biol. Chem. **152**, 539 (1944). ~ Mineral metabolism. Annual Rev. Biochem. **14**, 407 (1945). — Sendroy jr., J., and A. S. Alving: Photoelectric microdetermination. J. of Biol. Chem. **142**, 159 (1942). — Serra, J. A., e A. Queiroz Lopes: Une méthode pour la démonstration histochimique du phosphore des acides nucléiques. Portugal. Acta Biol. Ser. A **1**, 111 (1945). — Sharp, L. W.: Fundamentels of Cytology. New York 1943. — Sheppard, C. W., E. B. Wells, P. F. Hahn and J. P. B. Goodell: Studies of the distribution of intravenously administered colloidal sols of manganese dioxide and gold in human beings and dogs using radioactive isotopes. J. Labor. a. Clin. Med. **32**, 274 (1947). — Sherlock, S., and V. Walshe: Phosphatase studies on liver tissue of normal subjects and in liver and bone disease. J. of Path. **59**, 615 (1948). — Sherman, H. C.: Chemistry of Food and Nutrition, 7. Aufl. New York: Macmillan & Co. 1943. — The Science of Nutrition. New York: Columbia University Press 1943. ~ Foods: their values and management. New York: Columbia University Press 1946. ~ Calcium and Phosphorus in Foods and Nutrition, 2. Aufl. New York: Columbia University Press 1948. — Sherman, H. C., C. A. Elvehjem and E. B. Hart: Utilization of the iron and copper of egg yolk for hemoglobin formation. J. of Biol. Chem. **107**, 289 (1934). — Sherman, H. C., and C. S. Lanford: Essentials of Nutrition. 2. Aufl. New York: Macmillan & Co. 1943. — Sherman, H. C., and E. J. Quinn: Phosphorus content of the body in relation to age, growth and food. J. of Biol. Chem. **67**, 667 (1926). — Shimizu, N.: Histochemical phosphatase in the nervous system. J. Comp. Neur. **93**, 201 (1950). — Shohl, B. M.: Mineral Metabolism. London: Chapman-Hall; New York: Reinhold 1940. — Shulman, O.: Introduction to Biophysics. New York: Wiley & Sons 1943. — Silberberg, M., and R. Silberberg: Effects of endocrines on age changes in the epiphyseal and articular cartilages. Endocrinology **31**, 410 (1942). ~ Influence of the endocrine glands on growth and aging of the skeleton. Arch. of Path. **36**, 512 (1943). ~ The effects of para-thyroid hormone and calcium gluconate on the skeletal tissues of mice. Amer. J. Path. **19**, 839 (1943). ~ Some aspects of the role of hormonal and nutritional factors in skeletal growth and development. Growth **13**, 359 (1949). ~ Effects of a high fat diet on the joints of aging mice. Arch. of Path. **50**, 828 (1950). — Silberberg, R., M. Silberberg and F. J. Dixon: Obliterating tracheitis, a complication following administration of radioactive iodine. J. Labor. a. Clin. Med. **39**, 256 (1952). — Silberberg, R., M. Opdyke and M. Silberberg: Significance of calorie intake and specific effects of high-fat diets on skeletal growth and development of mice. Growth **16**, 127 (1952). — Simpson, W. L.: Radioactives isotopes, Cowdry's Microscopic technique in Biology and Medicine. Baltimore: Williams & Wilkins Company 1943. — Sinclair, R. G., and C. Smith: The turnover of phospholipids in the intestinal mucosa. J. of Biol. Chem. **121**, 361 (1937). — Siri, W. E.: Isotopic Tracers and nuclear Radiations with Application to Biology and Medicine. New York: McGraw-Hill 1949. — Siwe, S. A.: Stufenphotometrische Bestimmung von Phosphor in kleinen Blut-mengen. Biochem. Z. **278**, 437 (1935). — Sjögren, B., T. Nordenskjöld, H. Holmgren u. J. Möllerström: Beitrag zur Kenntnis der Leberrhythmik (Glykogen, Phosphor und Cal-cium in der Kaninchenleber). Skand. Arch. Physiol. (Berl. u. Lpz.) **65**, 9 (1938). — Smith, E. E., and P. Gray: The distribution of copper[64] in early embryo chicks. J. of Exper. Zool. **107**, 183 (1948). — Smith, E. E., and F. C. McClean: Effect of hyperthyroidism upon growth and chemical composition of bone. Endocrinology **23**, 546 (1938). — Smith, H. C., and L. Otis: Hemoglobin regeneration in relation to iron intake. J. Nutrit. **13**, 573 (1937). — Smythe, C. V., and R. C. Miller: The iron content of the albino rat at different stages of the life cycle. J. Nutrit. **1**, 209 (1929). — Sobel, A. E., A. Hanok and A. Wolffe: Studies of cellular calcifying mechanism. Federat. Proc. **9**, 231 (1950). — Sobel, A. E., M. Rockenmacher and B. Kramer: J. of Biol. Chem. **158**, 475 (1945); **159**, 159 (1945). — Sognaes, R. F., J. H. Shaw, A. K. Salomon and E. Harvold: Method for radioautography of specimens composed of both hard and soft structures. Anat. Rec. **104**, 319 (1949). — Sorensen, B. N., B. M. Dale and J. D. Kurbatov: Disintegration scheme of scandium. Physic. Rev. **79**, 1007 (1950). — Soulairac, A.: Action du diabète alloxanique sur la phosphatase alcaline intestinale et rénale du rat. Effet de l'insuline. C. r. Soc. Biol. Paris **142**, 643 (1948). ~ L'activité phosphatasique alcaline du rein. Son rôle dans la réabsorption tubulaire du glucose. J. de Physiol. **41**, 272 (1949). — Soulairac, A., et P. Desclaux: Tractus génital. C. r. Assoc. Anat. Paris 1948. ~ Activité phosphatasique des ilots de Langerhans. Ann. d'Endocrin. **12**, 228 (1951). — Soulairac, A., P. Desclaux et J. Teysseyre: Phosphatase alcaline rénale. Ann. d'Endocrin. **10**, 535 (1949). — Sowden, J. C., and H. O. L. Fisher: The chemistry and metabolism of the compounds of phos-phorus. Annual Rev. Biochem. **11**, 203 (1942). — Spear, F. G.: Radiations and living

Cells. New York: Wiley a. Sons 1954. — Spray, C. M., and E. M. Widdowson: Brit. J. Nutrit. **4**, 332 (1950). — Stafford, R. O., W. H. McShan and R. K. Meyer: Acid and alkaline phosphatases during pregnancy and lactation. Endocrinology **41**, 45 (1947). — Stahl, S. S., J. P. Weinmann, J. Schour and A. M. Budy: The effect of estrogen on the alveolar bone and teeth of mice and rats. Anat. Rec. **107**, 21 (1950). — Stanley, M. M., and S. J. Thannhauser: Abs. a. dispos. of orally adminstered J^{131} labelled neutral fat in man. J. Labor. a. Clin. Med. **34**, 1634 (1949). — Stearns, G.: The mineral metabolism of normal infants. Physiologic. Rev. **19**, 415 (1939). — Steggerda, F. R.: Variability in the calcium metabolism and calcium requirements of adult human subjects. J. Nutrit. **31**, 407 (1946). — Stern, K. G.: Studies on macromolecular particles endowed with specific biological activity. Biol. Symposia (Lancaster, Pa.) **10**, 291 (1943). — Stewart, R. T., R. T. Snowman, C. L. Yuile and G. H. Whipple: Radioiron excretion by the skin and kidney of dogs. Proc. Soc. Exper. Biol. a. Med. **73**, 473 (1950). — Stone, W. E.: Acid-soluble phosphorus compounds of cerebral tissue. J. of Biol. Chem. **149**, 29 (1943). — Stowell, R. E.: A modified freezing-drying apparatus for tissues. Stain Technol. **26**, 105 (1951). — Strajman, E., and N. Pace: In vivo studies with radioisotopes. Adv. Biol. a. Med. Physics **2** (1951). — Stumpf, P. K.: Phosphorylated carbohydrate compounds in developing chick embryos. Federat. Proc. **6**, 296 (1947). — Sulkin, N. M., and J. H. Gardner: The acid and alkaline phosphatase activity in the normal and recovering liver of the rat. Anat. Rec. **100**, 143 (1948). — Sulkin, N. M., and A. Kuntz: A histochemical study of the autonomic ganglia of the cat, following prolonged preganglionic stimulation. Anat. Rec. **108**, 255 (1950). — Sullivan, W. D.: Distribution of alkaline phosphatase in Colpidium campylum. Trans. Amer. Microsc. Soc. **69**, 267 (1950). — Suntzeff, V., and C. Carruthers: The mineral composition of human epidermis. J. of Biol. Chem. **160**, 567 (1945). — Sylvén, B., S. Paulson, C. Hirsch and O. Snellman: Biophysical observations and physiological investigations on cartilage and other mesenchymal tissues. 2. The ultrastructure of bovine and human nuclei pulposi. J. Bone Surg. A **33**, 333 (1951). — Szent-Györgyi, A. v.: Studies on muscle. Acta physiol. scand. (Stockh.) **9**, Suppl. 25 (1945). ~ Contraction and the chemical structure of the muscle fibril. J. Colloid Sci. **1**, 1 (1946). — Szepsenwol, J., and M. H. Partridge: Phosphorus content of various tissues of chick embryo. Amer. J. Physiol. **171**, 257 (1952).

Takamatsu, H.: Histologische und biochemische Studien über die Phosphatase. I. Mitt. Histochemische Untersuchungsmethodik der Phosphatase und deren Verteilung in verschiedenen Organen und Geweben. Trans. Soc. Path. Jap. **29**, 492 (1939). — Taurog, A., F. N. Briggs and J. L. Chaikoff: J^{131}-labelled l-thyroxine, an unidentified excretion product in bile. J. of Biol. Chem. **191**, 29 (1951). — Teorell, T.: Spektrophometrische Mikrobestimmung des Phosphors.. Biochem. Z. **230**, 1, 232 (1931). — Teorell, T., u. B. Norberg: Über das Verhalten der Phosphorfraktionen bei Autolyse von Organen. Biochem. Z. **249**, 53 (1932). — Thewlis, J.: Structure of teeth as shown by X-ray examination. Gr. Br. Privy Counc. Med. Res. Counc. Spec. Rept. Ser. **238**, 1 (1940). — Thomas, D. G., and J. D. Kurbatov: Search for photons emitted by long-life species of nickel. Physic. Rev. **77**, 151 (1950). — Thorell, B., and A. Wilton: The nucleotide metabolism of the dentine cells under normal conditions and in avitaminosis C. Acta path. scand. (Københ.) **22**, 593 (1945). — Tiel, N. van: Adsorption von Metallen und Vitamin C an Golgi-Körpern. Arch. néerl. Zool. **4**, 359 (1939). ~ Protoplasma (Berl.) **35**, 289 (1940). — Timiras, P. S., and M. Herlant: Distribution of alkaline and acid phosphatases and of ribonucleins in the kidney. Rev. canad. de Biol. **10**, 90 (1951). — Tonutti, E.: Histophysiologie der Leydigschen Zwischenzellen des Rattenhodens. Z. Zellforsch. **32**, 495 (1943). — Trachler, W.: Spektrographie am menschlichen Auge. Diss. Basel 1934. — Treadwell, A., B. V. A. Low-Beer, J. L. Friedell and J. H. Lawrence: Metabolic studies on neoplasm of bone with the aid of radioactive strontium. Amer. J. Med. Sci. **204**, 521 (1942). — Tropp, C., O. Seuberling u. B. Eckhardt: Mikrophosphorbestimmung im Liquor. Biochem. Z. **290**, 320 (1929). — Tschopp, E.: Spodogramm. In Möllendorffs Handbuch der mikroskopischen Anatomie, Bd. 1. Berlin 1929. — Tso Kan Chang: Calcification in the fetuses of normal and anion sheep. Anat. Rec. **105**, 723 (1949). — Tsuboi, K. K.: Phosphomonoesterase activity in hepatic tissues of the mouse. Biochem. et Biophysica Acta 8, 173 (1952). — Tubiana, M.: Les Isotopes radioactifs en Médicine et en Biologie. Paris 1950. — Tupikowa, N., and R. W. Gerard: Amer. J. Physiol. **119**, 414 (1937). — Turco, G. L.: Analisi quantitativa dell'accrescimento del fegato della pecora nel periodo prenatale. Arch. ital. Anat. e Embriol. **58**, 59 (1953). — Turpeinen, O.: Studies on sodium defiency. The effects of sodium deprivation on young puppies. Amer. J. Hyg. **28**, 104 (1938). — Tuttle, L. W., L. A. Erf and J. H. Lawrence: J. Clin. Invest. **20**, 577 (1941). — Tweedy, W. R., M. E. Chilcote and M. C. Patras: Ca, P, parathyroidea. J. of Biol. Chem. **168**, 597 (1947). — Tweedy, W. R., M. V. L'Heureux and E. M. Zorn: Ca, P, parathyreoidea. Endocrinology **47**, 219 (1950). — Tyler, C.: Studies of calcium and phosphorus metabolism in relation to the chemical structure of bone. 1. Experiments with laying birds. Biochemic. J. **34**, 202 (1940).

UBER, F. M.: Microincineration and ash analysis. Bot. Review 6, 204 (1940). — UBER, F. M., and T. GOODSPEED: Microincineration studies. Proc. Nat. Acad. Sci. USA. 21, 428 (1935); 22, 463 (1936). ~ Bot. Gaz. 97, 416 (1935). ~ Univ. California Publ. Bot. 18, 33 (1935). — ULRICH, F., W. O. REINHARDT and C. H. LI: C^{45}, hypophysis. Endocrinology 48, 245; 49, 213 (1951). — URBACH, C.: Notiz zur quantitativen Bestimmung des Gesamtphosphors sowie des organischen und anorganischen Phosphors mittels des PULFRICHschen Stufenphotometers. Biochem. Z. 268, 457 (1934). — USSING, H. H.: Interpretation of the exchange of radio-sodium in isolated muscle. Nature (Lond.) 160, 262 (1947). ~ The transfer of inorganic ions across living membranes in the light of tracer studies. Proc. Internat. Congr. Exper. Cytology 6, 318 (1950).

VANNOTTI, A.: Eisenstoffwechsel. In SCHWIEGK u. Mitarb., S. 465—478. 1953. — VANNOTTI, A., M. CLOSUIT et A. JACCOTTET: Fer. Bull. Acad. Suisse Sci. méd. 5, 427 (1949). — VANNOTTI, A., et A. DELACHAUX: Der Eisenstoffwechsel und seine klinische Bedeutung. Basel: Benno Schwabe & Co. 1942. — VERNADSKY, W. J.: La Géochemie. Paris 1929. ~ Geochemie, 2. Aufl. Moskau 1934. — VERZÁR and MacDOUGAL: Absorption from the intestine. London 1936. — VILLEE, C. A., M. LOWENS, M. GORDON, E. LEONARD and A. RICH: The incorporation of P^{32} into the nucleoproteins and phosphoproteins of the developing sea urchin embryo. J. Cellul. a. Comp. Physiol. 33, 93 (1949). — VISSCHER, M. B., R. R. ROEPKE and N. LIFSON: Amer. J. Physiol. 144, 457 (1945). — VITAGLIANO, G., and M. DE NICOLA: RNS, phosphatase, Asellus. Nature (Lond.) 162, 965 (1948). ~ Ric. Scient. 16, 840 (1948). — VOSBURGH, J. GILBERT and L. B. FLEXNER: Maternal plasma as a source of iron for the fetal guinea pig. Amer. J. Physiol. 161, 202 (1950).

WACHSTEIN, M.: Influence of dietary deficiencies and various poisons on the histochemical distribution of phosphatase in the liver and kidney. Arch. of Path. 38, 297 (1944); 40, 57 (1945); 42, 501 (1946). ~ Alkaline phosphatase activity in normal and abnormal human blood and bone marrow cells. J. Labor. a. Clin. Med. 31, 1—17 (1946). — WACHSTEIN, M., and F. G. ZAK: Intracellular bile canaliculi in the rabbits liver. Proc. Soc. Exper. Biol. a. Med. 72, 234 (1949). ~ Alkaline phosphatase in experimental biliary cirrhosis. Amer. J. Clin. Path. 20, 99 (1950). — WAGNER, R.: Enzyme studies on white blood cells. Phosphorylating glycogenolysis. Accumulation of an intermediary reducing substance and formation of lactic acid. Arch. of Biochem. 26, 123 (1950); 29, 260 (1950). — WARWEG, E., and G. STEARNS: Studies of phosphorus of blood. J. of Biol. Chem. 115, 567 (1936). — WASSERMANN, F.: Enamel formation under normal and experimental conditions. J. Dent. Res. 20, 254 (1941). ~ Analysis of the enamel formation in the continuously growing teeth of normal and vitamin C deficient guinea pigs. J. Dent. Res. 23, 463 (1944). ~ Electron microscopic study of the submicroscopic network of fibrils as a component of connective tissue. Anat. Rec. 111, 145 (1951). — WASSERMANN, F., J. R. BLAYNEY, G. GRÖTZINGER and J. G. DE WITT: J. Dent. Res. 20, 389 (1941). — WATERHOUSE, D. F.: Council S. J. Res. Australia Bull. 191, 7, 21 (1945). — WEIDENREICH, F.: Knochengewebe. In Handbuch der mikroskopischen Anatomie des Menschen, Bd. 2/2. Berlin: Springer 1930. — WEINMANN, E. O., J. L. CHAIKOFF, W. G. DAUBEN, M. GEE and C. ENTENMAN: J. of Biol. Chem. 184, 735 (1950). — WEINMANN, J. P., and J. SCHOUR: Experimental studies in calcification. The effect of irradiated ergosterol and of starvation on the dentin of the rachitic rat. Amer. J. Path. 21, 1047, 1057 (1945). — WEINMANN, J. P., G. D. WESSINGER and G. REED: Correlation of chemical and histological investigations on the developing enamel. J. Dent. Res. 21, 171 (1942). — WEISSENBERGER, L. H., and P. L. HARRIS: J. of Biol. Chem. 157, 543 (1943). — WEISZ, P. B.: Phosphatases in normal reorganizing. Biol. Bull. 97, 108 (1949). — WERNER, S. C., E. H. QUIMBY and C. SCHMIDT: J^{131}-study of normal thyroid and disordered thyroid function in man. J. Clin. Endocrin. 9, 342 (1949). — WESSINGER, G. D., and J. P. WEINMANN: The effect of manganese and boron compounds on the rat incisor. Amer. J. Physiol. 139, 233 (1943). — WESSON jr., L. G., W. E. COHN and A. M. BRUES: The effect of temperature on potassium equilibria in chick embryo muscle. J. Gen. Physiol. 32, 511 (1949). — WHEELER, B. M.: Jodine metabolism of Drosophila. Proc. Nat. Acad. Sci. U.S.A. 33, 298 (1947). ~ Jodine metabolism studies by means of J^{131}. J. of Exper. Zool. 115, 83 (1950). — WHIPPLE, G. H. u. Mitarb.: J. of Exper. Med. 70, 443 (1939). 76, 15 (1942). — WHISTON, C.: A histological study of the growing avian femur (Gallus domesticus) following experimental dislocation of the hip. Anat. Rec. 76, 499 (1940). — WIENER, A.: Eisen in Geweben. Biochem. Z. 77, 27 (1916). — WILBRANDT, W.: Ca- und Na-Antagonismus. Verh. Schweizer Physiologen 1939. ~ Permeability. Annual Rev. Physiol. 9, 581 (1947). — WILBURG, J.: Mineral structure of incinerated kidneys. Bull. Acad. Pol. Sci., Cl. Nat., Ser. B 1946, 121. — WILLIAMS, P. S., and G. H. SCOTT: An electrode arrangement for spark spectography. Rev. Sci. Instrum. 6, 277, 361 (1935). — WILMER, H. A.: The disappearence of phosphatase from the hydronephrotic kidney. J. of Exper. Med. 78, 225 (1943). ~ Renal phosphatase; a correlation between functional activity of the renal tubule and its alkaline phosphatase content. Arch. of Path. 37, 227 (1944). ~ Failure to demonstrate alkaline phosphatase activity in inclusion bodies by the histochemical technic. Proc. Soc. Exper. Biol. a. Med. 55, 206 (1944). — Windl, W. F.: The Physiology of the Fetus. Philadelphia 1940. — Winogradoff, A. P.: Geochemie, Biochemie. Moskau: Akad. Wiss. 1938. — Winter and Smith: Phosphorus J. of Physiol. 56, 227 (1922). — Wirtschafter, Z. T.: Minerals in Nutrition. New York: Reinhold 1942. — Wislocki, G. B.: Studies on the growth of deer antlers. 1. On the structure and histogenesis of the antlers of the Virginia deer (Odocoileus virginianus borealis). Amer. J. Anat. 71, 371 (1942). — Wislocki, G. B., and E. W. Dempsey: Observations on the chemical cytology of normal blood and hematopoietic tissues. Anat. Rec. 96, 249 (1946). ~ Histochemical changes in normal and pathological placental villi (hydatidiform mole, eclampsia). Endocrinology 38, 90 (1946). ~ The chemical histology of the human placenta and decidua with reference to mucopolysaccharides, glycogen, lipids and acid phosphatase. Amer. J. Anat. 83, 1 (1948). — Wislocki, G. B., H. L. Weatherford and M. Singer: Osteogenesis of antlers investigated by histological and histochemical methods. Anat. Rec. 99, 365 (1947). — Woerner, Ch. A.: Effect of Au^{198} and P^{32} on the liver and on the deposition of lipids in the arteries of experimental animals. Anat. Rec. 112, 167 (1952). — Woodruf, N. H., and E. E. Fowler: Biological syntheses of radioisotopes labeled compounds. J. Tennesse Acad. Sci. 24, 229 (1949). — Wyckoff, Ralph W. G.: Electron Microscopy. New York: Interscience 1949.

Yagoda, H.: Spectrographic Analysis. Industr. a. Engin. Chem. 1940, 698. ~ Radioactive Measurements. New York: Wiley & Sons 1949. — Yamamoto, T.: Physiological studies on fertilization and activation of fish egs. V. The role of calcium ions in activitation of Oryzias eggs. Exper. Cell. Res. 6, 56 (1954). — Yokoyama, H. O., R. E. Stowell and R. M. Mathews: Evaluation of histochemical alkaline phosphatase technics. Anat. Rec. 109, 139 (1951). — Yokoyama, H. O., K. K. Tsuboi and M. E. Wilson: Regenerating mouse liver. Labor. Invest. 2, 91 (1953).

Zander, H. A.: The distribution of phosphatase in gingival tissue. J. Dent. Res. 20, 347 (1941). — Zander, H. A., and H. W. Smith: Penetration of silver nitrate into dentin. J. Dent. Res. 24, 121 (1945). — Zeiger, K.: Physikochemische Grundlagen der histologischen Methodik. Leipzig 1938. ~ Autonomie und physikalisch-chemische Zytologie. Mikroskopie (Wien) 5, 205 (1950). — Zielinsky, M. A.: Phosphorus in the early development of the frog. Bull. Acad. Pol. Sci. B (2), 294 (1935). — Zilversmit, D. B.: Phospholipid metabolism. Adv. Biol. a. Med. Physics 1, 123 (1948). — Zimen, K. E.: Angewandte Radioaktivität. Berlin-Göttingen-Heidelberg: Springer 1952. — Zittle, Ch. A., and E. S. Della Monica: Effects of borate and other ions on the alkaline phosphatase of bovine milk and intestinal mucosa. Arch. of Biochem. 26, 112 (1950). ~ Adsorption of bovine alkaline phosphatase and diatomaceous silica. Proc. Soc. Exper. Biol. a. Med. 76, 193 (1951). ~ Use of butanol in the purification of the alkaline phosphatase of bovine milk. Arch. of Biochem. a. Biophysics 35, 321 (1952). ~ Effect of aliphatic alcohols on bovine alkaline phosphatases. Arch. of Biochem. a. Biophysics 37, 419 (1952). — Zittle. Ch. A., L. A. Wells and W. G. Blatt: Effect of sodium arsenate on phosphoesterase from calf intestinal mucosa. Arch. of Biochem. 13, 395 (1947). — Zorzoli, A., and R. E. Stowell: Comparison of the distribution of a hexose diphosphase with glycerophosphatase in different tissues. Anat. Rec. 97, 495 (1947). — Zucker, T. F., L. Hall and M. Young: Growth and calcification on a diet deficient in phosphate but otherwise adequate. J. Nutrit. 22, 139 (1941). — Zworykin, V. K., G. A. Morton, E. G. Ramberg, J. Hillier and A. W. Vance: Electron Optics and the Electron Microscope, 2. Aufl. New York: J. Wiley; London: Chapman-Hall 1946.

Die Pathologie des Mineralstoffwechsels (Schwermetall- und Ionenstoffwechsel) der Zelle.

Von

A. GOEBEL-Köln.

Einleitung.

Eine Darstellung der cellulären Mineralstoffwechselstörungen nach allgemeinen Gesichtspunkten ist abhängig von der Auffassung über dieses Teilgebiet des Stoffwechsels. Lange Zeit bestand die Vorstellung, daß die Mineralstoffe als Aschen der Verbrennungsvorgänge anzusehen seien, die keine Beteiligung am organischen Stoffwechsel hätten; biologische Bedeutung komme ihnen nur in organischer Bindung zu. Diesen Anschauungen steht heute die Erkenntnis gegenüber, daß die ganze organisierte lebende Substanz nur in Wechselwirkung mit ionendispersen Stoffen biologische Kräfte entfalten kann. Beide Stoffgruppen — das heterogene, aus Eiweißkörpern, Fetten und Lipoiden sowie Kohlenhydraten zusammengesetzte Protoplasma und die kristalloiden Stoffe — stehen in dauernder, wechselseitiger Reaktion.

Die mineralischen Substanzen nehmen gegenüber den organischen Körperbausteinen durch ihre physikalisch-chemischen Eigenschaften eine Sonderstellung ein. Sie sind mit ungefähr 4,5% am gesamten Körpergewicht beteiligt, von denen etwa $^5/_6$ auf das Skeletsystem entfallen[1, 2]. Gegenüber der Tatsache, daß diese anorganischen Stoffe zu einem großen Teil in echter Lösung, vielfach in Ionen dissoziiert vorliegen, spielt die geringe Menge eine untergeordnete Rolle[1]. Hinsichtlich der Zustandsform bestehen Unterschiede zwischen den weichen Geweben und den Knochen: Im Skeletsystem liegen Mineralien als feste Kristalle vor, in den Weichteilen in Lösung, dissoziiert in Ionen oder in Bindung an hochmolekulare, schwer diffusible Stoffe, wobei die Bildung von komplexen Salzen oder intramicellarer Einschluß vorkommen kann[2].

Die biologische Wirksamkeit der Mineralstoffe ist an die gelöste Form geknüpft, und als Lösungen dienen sie besonders dem Regelungsstoffwechsel. Sie erhalten in Körpersäften und in den Zellen Gleichgewichte und zwar die Wasserstoffionenkonzentration, den osmotischen und kolloidosmotischen Druck. Unter normalen Bedingungen ist ein bestimmtes Mischungsverhältnis der einzelnen Ionen gewährleistet (Ionengleichgewicht). Die in Ionen dissoziierten Mineralien wirken durch ihre elektrische Ladung, durch Beeinflussung ihres Lösungsmittels, durch chemische Eigenschaften, indem bestimmte Ionen mit entsprechenden Bestandteilen der Zelle in chemische Reaktion treten können. So bilden schwere Metallionen mit sauren Gruppen von Proteinen unter bestimmten Voraussetzungen Salze. Durch die genannten Eigenschaften werden Adsorptionsvorgänge an den Zellmembranen, Permeabilitätsverhältnisse, Oberflächenspannungen an Grenzflächen, Quellung und Löslichkeit der Zellkolloide beeinflußt[3]. Durch Isotonie, Isoionie und Isohydrie ist das Gleichbleiben der Funktionen der Zellen gewährleistet.

---

[1] GLATZEL 1938.   [2] HEUBNER 1931.   [3] NETTER 1949.

Zwischen Kolloiden und Ionen besteht eine Wechselwirkung. Kolloide ziehen Ionen mit entgegengesetzter elektrischer Ladung an und stoßen Ionen mit gleicher Ladung ab. Die Adsorptionsaffinität von Kolloiden gegenüber Ionen nimmt mit abnehmender Hydratation zu und umgekehrt[1]. Je nach der Wasseraffinität von Kolloiden und Ionen besteht eine Konkurrenz um das Wasser. Primäre Mineralveränderungen können Zustandsänderungen der Kolloide zur Folge haben, und umgekehrt ist eine Beeinflussung der Kristalloide durch primäre Kolloidveränderungen möglich.

Es bestehen enge Beziehungen zwischen Fermenten und Mineralien. Fermentprozesse können durch bestimmte anorganische Stoffe beschleunigt oder gehemmt werden. Die Wirksamkeit mineralischer Substanzen auf Fermente ist häufig nach lyotropen Ionenreihen geordnet. Schließlich sei darauf hingewiesen, daß für Fermentprozesse eine ausgesprochene Abhängigkeit von der Wasserstoffionenkonzentration besteht.

Da die Stoffwechselvorgänge in der Zelle wesentlich fermentativ gesteuert sind und Fermente gegenüber Änderungen des Elektrolytsystems sehr empfindlich sind, kommen vielfach mittelbare Wirkungen der Mineralien (über Fermente) eher zustande als durch unmittelbare chemische oder physikalisch-chemische Auswirkungen auf die organischen Bausteine der Zellen[2].

Sofern Mineralien in gelöster, in Ionen dissoziierter Form vorliegen, sind ihre Wirkungen unmittelbare Folge ihrer chemischen und physikalisch-chemischen Eigenschaft: Sie wirken in ihrer Gesamtheit osmotisch (allgemeine Mineralwirkungen), ferner als Säure- oder Alkaliionen, als Anion oder Kation, als Leicht- oder Schwermetallion (gruppenspezifische Wirkung). Diese Wirkungen sind innerhalb gewisser Grenzen unspezifisch; so gibt es unspezifische Säure- oder Alkaliwirkungen und allgemeine Salzwirkungen. Daneben haben manche Mineralien häufig noch Sonderfunktionen, bei denen sie nicht vertretbar sind (individualspezifische Wirkungen). Diese spezifischen Wirkungen kommen unter anderem dadurch zustande, daß bestimmte Elemente Bausteine organischer Moleküle mit charakteristischen Aufgaben sind (Eisen im roten Blutfarbstoff u. a., andere Elemente in Fermenten und Hormonen), oder daß sie bei genau definierbaren biologischen Prozessen (z. B. Fermentreaktionen) notwendig sind.

Hier sei an die Inaktivierung von Diastase in salzfreien Medien erinnert. Ferner sind Beziehungen zwischen Kalium und Kohlenhydratstoffwechsel bekannt. Zink ist ein Bestandteil der Carbanhydrase[3] und der Uricase[4]. Calcium ist notwendig für die Reaktion Prothrombin → Thrombin[5]. Kalium aktiviert die Phosphorylierung von Kreatin[6].

Die Verteilung von mineralischen Stoffen auf die Zellen und Körpersäfte ist nicht gleichmäßig; die Zellen enthalten vorwiegend Kalium, Magnesium und Phosphat (Gewebssalze), während in den Flüssigkeiten Natrium und Chlorid überwiegen (Säftesalze). Calcium kommt in der Hauptsache in den zwischenzelligen Strukturen vor[7]. Die Zellwand läßt unter physiologischen Verhältnissen bestimmte Stoffe nur in einer Richtung durchtreten (gerichtete Permeabilität). Für die Aufrechterhaltung dieses Konzentrationsgefälles muß fortwährend Energie aus der biologischen Oxydation gewonnen werden[8], ein sinnfälliges Beispiel für die Verknüpfung energetischer Vorgänge mit dem Mineralstoffwechsel.

Für den Mineralstoffwechsel gilt in gleichem Maße wie für die übrigen Stoffwechselvorgänge, daß humorales und celluläres Geschehen gut aufeinander abgestimmt sind. Humorale und celluläre Prozesse beeinflussen sich gegenseitig.

---

[1] Höber 1926, 1947.   [2] Glatzel 1938.   [3] Keilin und Mann 1939.
[4] Holmberg 1939.   [5] Quick 1943.   [6] Boyer u. a. 1943.
[7] Höber 1926, 1927, Heubner 1931, Netter 1949.
[8] Krebs und Mitarbeiter 1951, Lang 1952.

Störungen an den durch Mineralien gesteuerten Gleichgewichten in den Säften (*um* die Zelle) können Zellveränderungen zur Folge haben, die unter Umständen auf ganz anderen Gebieten als auf denen des Mineralstoffwechsels liegen und bestimmte morphologische Zustandsbilder aufweisen. Bei den engen Verknüpfungen zwischen dem Stoffwechsel der organischen Zellbausteine mit den Mineralien ist es natürlich, daß Zellstoffwechselstörungen ihre Rückwirkungen auf den Mineralstoffwechsel haben können.

Für viele Mineralien besteht im Organismus die Möglichkeit der Ablagerung in Form schwer löslicher Verbindungen. Dabei kann es sich um Speicherungen handeln, aus denen bei Bedarf rasch Mineralien mobilisiert werden können. Ein solcher Mineralspeicher für Calcium und ein Basenreservoir ist der Knochen, in dem Calcium und Phosphat als Hydroxylapatit abgelagert sind. Gleichzeitig dienen die Mineralien hier der Verfestigung der organischen Substanz. In anderen Fällen sind wir über die Art der Speicherung noch nicht hinreichend unterrichtet. Das gleiche Prinzip der Überführung in schwer lösliche Verbindungen und damit in biologisch unwirksame Form findet sich bei krankhaften Ablagerungen von Mineralien, sei es, daß es sich um Stoffe handelt, die ursprünglich normale Bestandteile des Organismus sind (z. B. pathologische Verkalkungen), sei es, daß körperfremde Stoffe abgelagert werden (z. B. Silber als Ag_2S bei der Argyrie, Blei als PbS im Bleisaum)[1].

Eine Herauslösung der cellulären Mineralstoffwechselstörungen aus dem Gesamtgefüge der Stoffumwandlungen und Umsetzungen ist aus mehreren Gründen mit Schwierigkeiten verbunden. Es besteht eine enge Verknüpfung der Teilgebiete des Stoffwechsels, die zur Folge hat, daß Störungen des einen zu Störungen im anderen Bereich führen können. Weiter gilt für manche Elemente, daß sie vielfältige Verbindungen mit organischen Bausteinen der Zellen eingehen. Diese Verbindungen sind einem dauernden Wechsel unterworfen, so daß ein Element zeitweilig als Bestandteil organischer Bausteine vorliegt, aus denen es sehr schnell in anorganischer Form frei werden kann. Dadurch ändert sich unter Umständen die osmotische Wirksamkeit. So wird z. B. der Phosphor als anorganisches Phosphat aus dem Magen-Darmkanal resorbiert und in den Zellen in Nucleinsäuren, Phosphatide und Zwischenprodukte des Kohlenhydratstoffwechsels eingebaut, aus denen er bei deren Zerfall wieder als anorganisches Phosphat frei wird; in dieser Form kann er sich mit dem aus der Nahrung resorbierten Phosphat mischen und erneut eingebaut werden. Der Phosphor (und sinngemäß andere anorganische Stoffe) kann also bei seinem Durchgang durch den Körper mehrfache Änderungen seiner Zustandsform erfahren. Andere Elemente verlieren unter den im Organismus herrschenden Bedingungen niemals ihren anorganischen Charakter. Schließlich sei darauf hingewiesen, daß die organischen Körperbausteine zu CO_2 und H_2O mineralisiert werden[2]. An diesen Beispielen wird klar, daß die Grenze zwischen Organischem und Mineralischem häufig nur willkürlich gezogen werden kann.

Wenn hier von *Mineralstoffen* die Rede ist, so sollen damit die nicht organisch gebundenen, als Salze in fester oder gelöster, manchmal in ionisierter Form vorkommenden Substanzen gemeint sein. Als *Mineralstoffwechselstörung* werden diejenigen Veränderungen aufgefaßt, die mit einer Vermehrung oder einer Verminderung an Mineralien einhergehen. Als *celluläre Mineralstoffwechselstörung* werden Zellveränderungen beschrieben, von denen bekannt ist, daß sie bei Mineralstoffwechselstörungen *um* die Zelle oder *in* der Zelle auftreten.

---

[1] FLASCHENTRÄGER 1951. [2] HEUBNER 1931.

Für den Morphologen ergibt sich die Schwierigkeit, daß man mit ausschließlich morphologischen Hilfsmitteln den komplizierten Fragen des Mineralstoffwechsels, insbesondere seiner Dynamik, nicht gerecht werden kann. Hinzu kommt, daß nur wenige der hierhin gehörenden Stoffe gestaltlich erfaßbar sind und immer nur dann, wenn sie in vermehrter Menge vorhanden sind. Bei einer rein gestaltlichen Betrachtungsweise kommt die Pathogenese vielfach zu kurz. Es ist, trotz der wesentlichen Beschränkung auf die Zelle, nicht zu umgehen, humorale Stoffwechselprobleme mitzuberücksichtigen. Veränderungen des osmotischen Druckes, Änderungen in der Wasserstoffionenkonzentration und Verschiebungen des normalen Ionenverhältnisses *um* die Zelle werden in gleicher Weise zu Störungen der Zelltätigkeit führen können, wie die gleichen Prozesse *in* der Zelle selbst. An der Zelle kann man unterscheiden 1. Zustände, die mit einer Anhäufung von Mineralien einhergehen (Mineralisation), 2. solche, bei denen eine Verarmung an Mineralien besteht (Demineralisation) und endlich solche, bei denen man eine Umgruppierung von Mineralien beobachten kann (Transmineralisation). Die mit einer Anreicherung von Mineralien in der Zelle verbundenen Stoffwechselstörungen können durch erhöhtes Angebot dieser Stoffe bei normaler Zelle zustande kommen oder durch eine Zellschädigung, die mit besonderer Durchlässigkeit der Zellmembran einhergeht, wobei das Mineralangebot normal oder erhöht sein könnte, und schließlich kann die Anreicherung solcher Substanzen in der Zelle durch eine primäre Zellstoffwechselstörung verursacht sein, bei der die in normaler Weise angebotenen Stoffe nicht richtig eingebaut und ausgeschieden werden können. Bei dieser letzten Zellstörung dürfte es sich um eine eigentlich intermediäre Mineralstoffwechselstörung handeln. Bei den mit einem Mangel an Mineralstoffen in der Zelle einhergehenden Störungen kann die Ursache eine Mangelernährung aus dem einen oder anderen Grunde sein, sei es, daß das Angebot in der Nahrung zu gering ist oder eine Resorptionsunfähigkeit besteht oder eine Verarmung durch gesteigerte Ausscheidung zustande kommt.

Im folgenden soll der Versuch unternommen werden, beispielhafte Zellveränderungen mit Störung der Membranfunktion und des osmotischen Gleichgewichtes, der Wasserstoffionenkonzentration und der Isoionie zu beschreiben. Dabei muß von vornehrein darauf aufmerksam gemacht werden, daß mit solchen Formulierungen nur die Haupteigenschaften des beeinflussenden Stoffes bezeichnet werden können. Darüber hinaus dürften noch andere physikalisch-chemische Kräfte wirksam sein. So werden z. B. Säuren bestimmter Konzentration außer ihrer Wirksamkeit als Säure noch osmotische Eigenschaften haben. Bei so komplexen Vorgängen wird man kaum bestimmte Zellveränderungen ausschließlich auf einen Faktor zurückführen können.

Zellveränderungen bei Störungen des osmotischen Druckes.

Es ist schon früh erkannt worden, daß die Zellmembranen semipermeabel sind. Die Permeation für Wasser vollzieht sich mit sehr kleiner Geschwindigkeit im Vergleich zu der Bewegungsgeschwindigkeit in freier Lösung. Die Störungen in der Permeabilität sind häufig an Veränderungen der Wasserverteilung in der Zelle und zwischen Zelle und Umgebung erkennbar. Die Wasserverteilung ist von vielen Faktoren abhängig, unter anderem von der Zahl der osmotisch wirksamen Teilchen. Bei (normaler) Impermeabilität der Zellmembran wird die Zelle durch Verhinderung der ungleichen Donnanschen Elektrolytverteilung osmotisch stabilisierbar. Veränderungen der Salzdurchlässigkeit führen auf Grund der sich dann einstellenden Donnan-Verteilung zum Anschwellen der Zelle[1].

---

[1] Netter 1949.

In Gewebekulturen kommt es bei Hypotonie des umgebenden Mediums zu einer Verflüssigung des Cytoplasmas[1]. An Pflanzenzellen wird bei Behandlung mit destilliertem Wasser Vacuolisierung beschrieben[2]. Nach Infusion großer Mengen hypotonischer Kochsalzlösung treten bei Hunden Vacuolen im Cytoplasma der Leberzellen auf[3]. Bei Anwendung hypertonischer Lösungen können in Fibrocytenkulturen zunächst Verlangsamung und Aufhören der Körnchenbewegung (das ist möglicherweise die BROWNsche Molekularbewegung) und dann Schrumpfungsvorgänge beobachtet werden[4].

Zellveränderungen bei Störung der Wasserstoffionenkonzentration.

Offenbar kann die Zelle nur in einem begrenzten Bereich einer Säurebasenverschiebung ihre Integrität bewahren. Häufig sind Volumenänderungen erster Ausdruck von Störungen. Bei Annäherung an den isoelektrischen Punkt, also im allgemeinen bei Säuerung, wird Quellungswasser frei, das durch osmotischen Zug der im Gel vorhandenen Elektrolyte gebunden ist. Gleichzeitig kommt es durch eine Reaktion zwischen dem Alkalisalz des Zelleiweißes und den Molekülen der undissoziierten Säuren zu einer Vermehrung der osmotisch aktiven Teilchen. Im isoelektrischen Punkt tritt eine Verkürzung der Fadenmoleküle oder vermehrte gegenseitige Anlagerung der Eiweißionen auf. Bei erhaltener Semipermeabilität schwellen die Zellen im sauren Milieu durch Vermehrung der osmotischen Konzentration an. Mit der Schwellung der Zelle kann eine Entquellung ihrer Eiweißkörper einhergehen. Die intracelluläre Wasserverschiebung ist häufig histologisch sichtbar. — Bei gleichzeitiger Störung der Semipermeabilität kommt es bei Annäherung an den isoelektrischen Punkt durch Verminderung und schließliches Sistieren des Wassereinstromes in die Zelle vielfach zu Zellverkleinerung und Verdichtung des Cytoplasmas. Bei der gleichen Störung der Permeabilität kann es weiter zu einem Kalium- und Säureverlust der Zelle kommen mit Verminderung osmotisch wirksamer Stoffe. Daraus könnte eine Zellschrumpfung resultieren[5].

Aus der experimentellen Forschung sind viele Beobachtungen bekannt, die sich mit der Wirkung von Verschiebungen der normalen Wasserstoffionenkonzentration auf die Zelle befassen. Schwache Säuren und Basen dringen leicht in lebende Zellen ein, während stärkeren Säuren und Basen dieses Vermögen, wenigstens zunächst, fehlt[1-3]. Offenbar hängt die Unmöglichkeit des Eindringens stark dissoziierter Säuren mit ihrer Eigenschaft zusammen, oberflächliche Gerinnungszonen zu bilden, die das weitere Eindringen erschweren. Salzsäure und Natronlauge dringen rasch ein, solange solche Oberflächenschichten nicht zustande gekommen sind. Nach Verletzung der Zelle können starke Laugen in die Zelle eintreten. Organische Säuren, CO_2 und NH_3 gelangen rasch in die Zelle[6].

Die Wirkungen von Säuren und Laugen äußern sich am Kern und am Cytoplasma der Zelle. Am Cytoplasma kommt es bei Verschiebungen der H-Ionenkonzentration zu einer Koagulation. Mit zunehmender Wasserstoffionenkonzentration treten vermehrt Granula auf, eine Veränderung, die in früheren Stadien noch reversibel ist[7]. Unterhalb der zur Koagulation erforderlichen H-Ionenkonzentration wird eine Verminderung der Viscosität nachweisbar. Besonders an Pflanzenzellen findet man Vacuolenbildungen[8]. Mitochondrien werden bläschenförmig umgewandelt. Wenn die Säure rasch ausgewaschen wird,

---

[1] LOEB 1909, BETHE 1909.   [2] WARBURG 1910.
[3] HÖBER 1926, 1947.   [4] BETHE 1909.   [5] NETTER 1949.   [6] JACOBS 1920.
[7] STRUGGER 1926, HERWERDEN 1925.   [8] DEGEN 1905.

gehen diese Veränderungen zurück. In alkalischer Lösung werden die Mitochondrien zu plumpen Stäbchen. An Kernen von Zellen in Gewebekulturen wird bei Säuerung die Kernmembran zunächst deutlich sichtbar und breit, schließlich zu einer dicken, glänzenden Membran. Die Nucleolen werden hell. Das Chromatin gerinnt zu irregulären Massen. Schließlich schrumpft der Kern und grobe Kernbrocken treten auf. Alkalische Lösungen lösen den Kern unter Verlust seiner Membran auf. Der Nucleolus verschwindet[1].

Das Wachstum von Fibroblasten ist in einem p_H-Bereich von 4,0—6,0 und 7,4—9,0 herabgesetzt[2].

Der Wirkungsmechanismus von Säuren ist in manchen Punkten ungeklärt und kompliziert. Wirkung und Wasserstoffionenkonzentration laufen nicht streng parallel. Manches spricht dafür, daß unbeschädigte Zellen von Säuren und Basen in undissoziiertem Zustand durchdrungen werden[3]. Dafür könnte die stärkere Wirksamkeit der schwächeren Säuren sprechen. Von der Kohlensäure wird als sicher angenommen, daß sie vorwiegend undissoziiert eindringt[4]. Es wird vermutet, daß die Wirkung von CO_2 auf einem säuernden Einfluß auf den Zellsaft und cytoplasmatische Einschlüsse beruht[5]. Vielleicht hängt die stärkere toxische Wirkung organischer, schwach dissoziierter Säuren mit ihrer Lipoidlöslichkeit zusammen[6]. Weitere Erklärungsmöglichkeiten für den Einfluß von Säuren auf die Zelle bestehen darin, daß durch die Säuren intracellulär aus Carbonat CO_2 frei gesetzt wird, oder daß die Dissoziation angebotener Proteine durch Säuren beeinflußt wird. — Schließlich ist daran zu denken, daß mit einer Änderung der Wasserstoffionenkonzentration die Tätigkeit intracellulärer Enzyme verändert wird[7]. Durch starke Säuren oder Laugen werden Enzyme zerstört. Im Bereiche geringerer Verschiebungen des p_H ist mit der Inaktivierung von Fermenten zu rechnen.

Wirkungen von Salzen auf Zellbestandteile (Ionenwirkungen).

Viele biologische Vorgänge werden durch das Ionenmilieu beeinflußt[8]. Ebenso ist die ionale Zusammensetzung von Lösungen für eine ganze Anzahl von Zellveränderungen von Bedeutung. Im allgemeinen wirken anorganische Salze, wenigstens zunächst, durch Änderung der Eigenschaften der Oberflächenschicht. Verdünnte Neutralsalzlösungen üben auf hydrophile Kolloide verschiedene Wirkungen aus. Manche Salze wirken quellend durch eine stärkere Wasserbindung an das Kolloid, andere bewirken das Gegenteil. Die Richtung der kolloidalen Zustandsänderung und ihr Ausmaß werden durch die HOFMEISTERsche Reihe angegeben. Ähnliche Gesetzmäßigkeiten verschiedener Salze gelten für Viscosität und Adsorptionsvorgänge. Die Ionenwirkungen auf Kolloide sind von großer biologischer Bedeutung. So ist die Wirksamkeit vieler Fermente durch verschiedene Ionen unterschiedlich beeinflußbar. Calcium hat einen beschleunigenden Einfluß auf die Wirkung von Cholinesterase. Adenosintriphosphatase des Muskels wird durch Calcium aktiviert, durch Kalium gehemmt[8].

Die Permeabilität von Zellen wird durch verschiedene Ionen unterschiedlich beeinflußt[9]. Natriumionen wirken permeabilitätssteigernd, Calciumionen hemmend[10]. Diese Wirkung stimmt mit den lösenden Eigenschaften des Natriums und der gelierenden Wirkung des Calciums auf das Cytoplasma überein. Diese Beispiele, die für die hier diskutierten Fragen von Bedeutung sein können, mögen genügen.

[1] Lewis 1923.   [2] A. Fischer 1925.   [3] Collander 1927, Irwin 1926.
[4] Osterhout und Dorcas 1925, Jacques und Osterhout 1930.
[5] Spek und Chambers 1933/34.   [6] Overton 1902.   [7] Cameron 1952.
[8] Höber 1926, 1947.   [9] Bernheim 1946.   [10] Wilbrandt 1938.

Zusammenfassend ergibt sich, daß häufig die gleichen Zellveränderungen (Änderungen des Zellvolumens, Vacuolenbildung) bei einer Vielzahl von Störungen an der Zelle entstehen können. Sie können erklärt werden durch vermehrte Säureproduktion in der Zelle, gegebenenfalls durch CO_2-Stauung, durch eine unter Umständen damit zusammenhängende verstärkte Bicarbonatbildung, womit ein osmotisches Ungleichgewicht in dem System Zelle—Außenflüssigkeit entsteht. Wasser kann schneller einströmen, während die Kristalloide zunächst, solange die Zellmembran ihre semipermeablen Eigenschaften nicht verloren hat, noch in der Zelle bleiben.

Zellstoffwechselstörungen mit Änderungen des Mineralstoffwechsels.

Die bisher beschriebenen, meist experimentell an Einzellern und der Gewebekultur erarbeiteten Befunde beanspruchen besonderes Interesse wegen mancher damit in Zusammenhang gebrachten Vorgänge bei der trüben Schwellung, der vacuolären Zellveränderung, bei der Koagulationsnekrose und der Autolyse. Diese Zellumwandlungen lassen zunächst bei morphologischer Untersuchung keine Beziehungen zu Störungen des Mineralstoffwechsels erkennen. Sie sind an anderen Stellen dieses Handbuches ausführlich dargestellt. Hier soll nur soweit dazu Stellung genommen werden, wie die Verknüpfung mit dem Mineralstoffwechsel nachgewiesen ist.

Die als **trübe Schwellung** oder auch albuminöse Degeneration bezeichnete Zellveränderung ist durch das Auftreten von Eiweißkörnchen in dem sonst homogenen Cytoplasma gekennzeichnet und kommt besonders an den Leber-, Nieren- und Herzmuskelzellen häufig vor. Die Eiweißkörnchen entstehen in den Mitochondrien[1]. Es kommt zunächst zu einer Granulierung und dann zu einer Bläschenbildung an diesen Elementen.

Die trübe Schwellung geht häufig mit einer starken Wasservermehrung[2], manchmal mit Eiweißvermehrung der Zelle einher[3]. Die trübe Schwellung ohne Eiweißzunahme stellt eine Störung des Wasserhaushaltes der Zelle dar und damit eine Ionenstoffwechselstörung, da Wasserbewegungen nur durch Ionenbewegung möglich sind[2]. Neben dieser Störung im Wasserhaushalt der Zelle ist eine wahrscheinlich damit im Zusammenhang stehende Verschiebung anderer Ionen nachweisbar: Kalium- und Phosphationen treten aus der Zelle aus, Natrium-, Chlor- und Calciumionen können in den Zellen in erhöhter Menge nachgewiesen werden. Diese Veränderungen sind Hinweise auf eine Störung der gerichteten Permeabilität. Es ist zu einer Transmineralisation gekommen[4].

Mit dem K- und PO_4-Verlust gehen funktionelle Veränderungen einher. So kommt es zu einer leichteren Ermüdbarkeit des Muskels[5]. Bei den engen Verknüpfungen zwischen dem Kalium- und Kohlenhydratstoffwechsel sind Änderungen im Glykogenbestand der Leber bei den gleichen Zuständen wahrscheinlich[6]. Die vermehrte Anhäufung von Natriumionen mit der daraus resultierenden erhöhten Quellbarkeit ist von gleich großer Bedeutung für die morphologischen Veränderungen[7]. In diesem Zusammenhang ist die von RÖSSLE (1907) beobachtete mäßige Trübung des Herzmuskels bei Kochsalzinfusionen zu erwähnen.

Mit einer solchen Transmineralisation gehen Krankheiten der verschiedensten Art einher (KAUNITZ 1936). EPPINGER (1938) hat diese Veränderung vor allem immer wieder bei der sog. serösen Entzündung beschrieben und greift zur Deutung auf die elektrostatische Theorie von R. KELLER (1933) zurück. Es spricht vieles dafür, daß für die bei der trüben Schwellung auftretenden Zellveränderungen Ionenverschiebungen wenigstens mittelbar von Bedeutung sind.

---

[1] ZOLLINGER 1948.   [2] UHER 1931, 1939.   [3] TERBRÜGGEN 1937, 1949.
[4] UHER 1931, 1939, EPPINGER 1935, 1938.   [5] HARRISON, PILCHER 1930.
[6] KAUNITZ 1936.   [7] EPPINGER 1938.

Wesentlich scheint ferner eine Störung des Säurehaushaltes der Zelle zu sein, wobei etwa entstehender Milchsäure eine besondere Rolle zukommen könnte. Dem Zustand der Säuerung entspricht morphologisch eine Trübung und Schwellung des Protoplasmas der Zelle[1]. Bei Einbringen von Leberzellen in ein saures Milieu konnte eine Trübung des Protoplasmas beobachtet werden, während eine Schwellung ausblieb[2]. Mit den Säuren kann Kalium aus der Zelle herausgelöst werden.

Bei den gleichen Zuständen und aus den nämlichen Ursachen besteht die Möglichkeit der Aussonderung von Fetttröpfchen aus dem Cytoplasma, das ja große Mengen von Lipoiden enthält[3]. Unter den Bedingungen einer Änderung der Wasserstoffionenkonzentration bei Entmischungsvorgängen muß eine Trennung von Eiweißlipoidbindungen mit Fettphanerose als möglich angenommen werden.

Die **vacuolige Zellveränderung** (vacuolige Dystrophie) — auf ähnliche Zustandsbilder soll hier nicht weiter eingegangen werden — ist häufig mit der trüben Schwellung vergesellschaftet, aber nicht mit ihr identisch. Es handelt sich um eine mit Störung physikalisch-chemischer Vorgänge in der Zelle einhergehende Veränderung, die in vielen Organen vorkommen kann (insbesondere Leber, Herz, Niere). Dabei finden sich fett- und glykogenfreie Hohlräume im Cytoplasma, die scharf gegen die übrigen Zellbestandteile abgesetzt sind. Der färberisch nicht darstellbare Inhalt der Hohlräume besteht nach allgemeiner Auffassung zum überwiegenden Teil aus Wasser. In diese Gruppe von Zellveränderungen gehören auch Vacuolenbildungen, deren Inhalt teilweise aus fibrinartigen, körnigen oder fädigen Einschlüssen besteht. Bei der Tetrachlorkohlenstoffvergiftung, die bekanntlich mit Vacuolenbildung in den Leberzellen einhergeht, konnte eine Verminderung des Eiweißgehaltes, des Glykogens und eine Zunahme des Fettgehaltes nachgewiesen werden[4]. Soweit es sich bei den Einschlüssen innerhalb der Vacuolen um Eiweißkörper handelt, wird von Büchner (1944) angenommen, daß Ausfällungen innerhalb der Vacuolen vorliegen, die aus dem Cytoplasma der Zelle stammen. Durch hypoxydotische Stoffwechselstörungen innerhalb der Zelle könnten die Löslichkeitsbedingungen für das in Kugelmolekülen eingelagerte Reserveeiweiß durch Dehydratation geändert werden. Demgegenüber wird, namentlich von Altmann (1949), die Auffassung vertreten, daß diese Stoffe aus der Blutbahn stammen, in die Vacuolen aufgenommen werden und hier als Coacervat in Erscheinung treten.

Für die Entstehung dieser Vacuolen spielt die Ansammlung saurer Stoffwechselprodukte in der Zelle sicher eine wesentliche Rolle. In diesem Zusammenhang verdienen Untersuchungen über den Stoffwechsel geschädigten Gewebes besondere Erwähnung[5]. Es ist im geschädigten Gewebe mit der Ansammlung stark dissoziierter Stoffe zu rechnen, die zu einer osmotisch bedingten Wasseraufnahme in die Zelle führen. Es kommt zu einer Ansammlung von Zwischenprodukten des Zellstoffwechsels („fixen Säuren"), die insbesondere mit der Glykogenolyse entstehen. Damit ändert sich gleichzeitig, durch die sauren Stoffwechselprodukte, das Wasserbindungsvermögen der Zellkolloide.

Die Vacuolen in der Parenchymzelle sind nach den Untersuchungen der Büchnerschen Schule ein Zeichen der akuten Sauerstoffnot der Zelle. Zahlreiche experimentelle Feststellungen[6,7] und Beobachtungen am Menschen[8,9] stützen

[1] Schmidtmann 1925.   [2] Töppich und Gromelski 1927.   [3] Terbrüggen 1949.
[4] Terbrüggen 1950.   [5] Brock, Druckrey und Herken 1939.
[6] Büchner 1944, Altmann 1944, 1949, Pichotka 1942, Grundmann 1950, Trowell 1946, Kettler 1948, 1950, 1952.
[7] Doerr und Becker 1951, Becker und Frey 1953.
[8] Müller und Rotter 1942.   [9] Hesse 1942.

diese Auffassung, daß das Bild der vacuoligen Veränderung für Zustände allgemeiner Hypoxydose „charakteristisch und weitgehend pathognomonisch" ist. In diesem Sinne ist das Auftreten solcher Veränderungen bei Blausäurevergiftung[1-3], bei Malonatvergiftung[1], bei Knollenblätterschwammvergiftung[4] und bei Tetrachlorkohlenstoffvergiftung[5] zu deuten. Namentlich die von DOERR und BECKER (1951) vorgenommenen Versuche mit definierbarer Blockade der Zellatmungskette sprechen dafür, daß eine akute Hemmung cellulärer Oxydationen mit der daraus resultierenden Anhäufung kleinmolekularer Spaltprodukte für die Bildung solcher Vacuolen verantwortlich ist. Die gleichzeitig vorhandene Transmineralisation, mit Kaliumverlust und Natriumaufnahme in der Zelle, ist nicht nur für die Wassereinlagerung in der Zelle von Wichtigkeit, sondern auch im Falle des Herzmuskels für die Löslichkeitsverhältnisse des Actomyosins. Mit dem Kaliumverlust muß die Löslichkeit des Myosins steigen[6].

Bei der Bildung der Vacuolen handelt es sich um eine vitale Leistung der Zelle[7]. Die Vacuolisierung ist ein Mittel zur Regulation der Viscosität[8]; die Zelle kann damit den Einfluß quellender Ionen ausgleichen. Geringe Mengen an Sauerstoff sind für die Entwicklung der Vacuolen offenbar notwendig, da ihre Entstehung (in vitro) durch Blausäure verhindert werden kann[9].

Zu der Frage der formalen Stellung der vacuoligen Veränderungen und der blasigen Entartung soll hier nicht weiter Stellung genommen werden. Insbesondere soll nicht diskutiert werden, ob beide Zellveränderungen prinzipiell und nach ihrem Entstehungsmechanismus verschiedene Protoplasmaveränderungen darstellen.

Formalgenetisch muß man sich in Anlehnung an FREY-WYSSLING vorstellen, daß das eindringende Wasser zunächst von den Eiweißmolekülen gebunden wird und bei größeren Mengen in Tropfen zusammenfließt.

Die **Nekrose** geht gleichfalls mit Störungen des Mineralstoffwechsels einher. Mit dem Eintritt des Zelltodes hört die Assimilation auf, und es finden nur noch Abbauvorgänge im Gewebe statt. Dieser Abbau geht teilweise durch Stoffzersetzung bis zu den einfachsten Bausteinen. Im nekrotischen Gewebe ist der Mineralgehalt anders als in den lebenden Bestandteilen der Umgebung. Bei der Schnittveraschung wird ganz überwiegend Calciumcarbonat gefunden, während Natrium- und Kaliumcarbonate nicht mehr nachweisbar sind[10].

Hinsichtlich der zur Nekrose führenden nekrobiotischen Veränderungen gilt, daß dabei die gleichen Störungen des Mineralstoffwechsels vorliegen können wie bei den vorher beschriebenen Veränderungen der trüben Schwellung und vacuolären Zellveränderung. Bei der Nekrose ist die gerichtete Permeabilität völlig aufgehoben. Durch diese Änderung aller osmotischen Verhältnisse und Permeabilitätsfaktoren können verschiedenartige Stoffe (Wasser, Salze, Eiweißkörper) in das absterbende Gewebe eindringen, wie umgekehrt Gewebsbestandteile aus dem absterbenden Gewebe austreten können.

Für das ganze Geschehen im Infarkt kommen nach LETTERER (1948) Änderungen der Wasserstoffionenkonzentration eine auslösende und führende Rolle zu. In der gesunden Zelle sind nur geringe Abweichungen von dem annähernden p_H-Wert 7,2 nachweisbar. Bei Störungen des Fermentsystems der Zelle können abnorme Stoffwechselprodukte Verschiebungen der Wasserstoffionenkonzentration nach der sauren Seite hin in einem solchen Ausmaß veranlassen, daß eine

[1] DOERR und BECKER 1951, BECKER und FREY 1953.		[2] HESSE 1942.
[3] TÖPPICH 1943.		[4] GRÄFF 1927.		[5] TERBRÜGGEN 1944.		[6] GRUNDMANN 1950.
[7] ALTMANN 1944, 1949, KETTLER 1948, 1950, 1952, RÖSSLE 1918.
[8] v. MÖLLENDORF 1937.		[9] KEDROWSKI 1935.		[10] KLOSTERMEYER 1934.

Pufferung nicht mehr möglich ist[1]. Damit werden autolytische, bei saurer Wasserstoffionenkonzentration wirksame Fermente in Tätigkeit gesetzt. Sehr bald tritt dann von den Randgebieten des Infarktes her durch den Einstrom alkalisch reagierender Carbonat-Bicarbonatlösung eine zunehmende alkalische Reaktion auf, die immer größere Bezirke des Infarktes erreicht[2-5]. Dadurch wird die Tätigkeit der bei der Autolyse wirksamen Fermente mehr und mehr eingeschränkt. Andere Fermente mit einem p_H-Optimum bei alkalischer Reaktion wirken auf das Gewebe ein. Das Ferment der Autolyse ist wahrscheinlich Kathepsin[2]. Die frühzeitige und rasche Zerstörung der Kerne in den Randgebieten des Infarktes wird mit der bald einsetzenden alkalischen Reaktion in diesem Gebiet erklärt. Diese ihrerseits würde basische Polynucleotidasen, Amidasen und Nucleasen als zelleigene Enzyme zur Wirkung kommen lassen (Letterer 1948). In einem intermediären Infarktbereich mit annähernd normaler Reaktion würden die Kerne zunächst noch relativ gut erhalten bleiben. Die fermentative Kernauflösung geht nach Groll und Merkle (1933/34) am leichtesten im alkalischen Bereich vor sich.

Im Infarktgebiet kommt es nach den Untersuchungen Grolls (1949) zu einer echten Gerinnung. Das Substrat des Gerinnungsvorganges bei der Koagulationsnekrose sind die Zelleiweißkörper. Bei den Gerinnungsprozessen spielt Calcium eine Rolle, das von den Randgebieten her in das Infarktgebiet einströmt und bei völliger Aufhebung der gerichteten Permeabilität in die Zellen eindringen kann[5]. Dem Calcium kommt bei der Gerinnung nur eine beschleunigende Wirkung zu. Die bei dem Geschehen im Infarkt wirksamen Fermente können durch Kohlenmonoxyd unwirksam gemacht werden[5].

Mit fluorescenzmikroskopischen Methoden konnte durch Schümmelfeder (1949) der Nachweis erbracht werden, daß bei den Absterbevorgängen im Gewebe saure und basische Gruppen frei werden. Wahrscheinlich stammen sie aus dem Abbau der Nucleoproteide.

Verschiedenartige chemische Substanzen, die erhebliche Änderungen der osmotischen Verhältnisse, der Salzzusammensetzung und der Wasserstoffionenkonzentration bewirken, können eine Nekrose herbeiführen. Hierhin gehören alle nach Alteration mit Säuren, Laugen und Schwermetallsalzen auftretenden irreversiblen Strukturveränderungen. Besonders eindrucksvoll sind in dieser Hinsicht die Untersuchungen von Leupold (1945). Durch Störungen im Verhältnis der Anionen zu den Kationen, durch p_H-Verschiebungen in den zur Wirkung gebrachten Lösungen, durch unterschiedlichen Abbau von Leber- und anderen Organpreßsäften und durch Zufuhr von bei verschiedenen Arten der Autolyse gewonnenen Eiweißspaltprodukten konnten Koagulations- und Kolliquationsnekrosen herbeigeführt werden. Mit diesen Untersuchungen wird auf die große Bedeutung hingewiesen, die die Erhaltung physikalisch-chemischer Gleichgewichtszustände für die normale Struktur hat.

Bei der **Autolyse** spielen sich andersartige chemische Vorgänge ab. Es kommt bei der „Autodigestion" des Gewebes im wesentlichen zu einer Eiweißspaltung bis zur Stufe der Aminosäuren. Die Reaktion autolytisch veränderten Gewebes ist sauer. Von Severinghaus, Koehler und Bradley (1923) wird angenommen, daß diese Säuerung sehr rasch eintritt. Nach 24 Std dauernder Autolyse einer Leber in physiologischer Kochsalzlösung konnte ein p_H von 5,7 gemessen werden[4]. Die Titrationskurve ist gegen die saure Seite verschoben. Die Reaktion kann nicht durch ein Kohlensäure-Bicarbonatsystem bedingt sein; vielmehr

<hr>

[1] Eger 1950.   [2] Bayerle und Borger 1939.   [3] Borger, Peters und Kurz 1933.
[4] Koller und Leuthardt 1934.   [5] Bauer 1943.

müssen andere Säuren vorhanden sein. Dem der Autolyse unterworfenen Gewebe stehen keine basischen Valenzen zur Neutralisation der reichlich entstehenden Säuren zur Verfügung. Offenbar ist eine Anhäufung von Säuren wesentlich für die Auslösung autolytischer Vorgänge[1]. Die Zunahme des Aminostickstoffs ist bei Autolyse im alkalischen Medium wesentlich geringer als ohne Zusätze.

Zellveränderungen bei Mangel an einzelnen Mineralstoffen.

Durch tierexperimentelle Untersuchungen sind in den letzten 20 Jahren bei verschiedenen Mineralmangelzuständen eine Reihe von Zellveränderungen festgestellt worden. Vielfach sind diese Veränderungen in ihrer Entstehung schwer zu deuten. Hier gilt in ganz besonderem Maße, daß zwar die am Anfang stehende Verminderung des Mineralgehaltes gut übersehbar ist, daß aber die danach entstehenden Umwandlungen zu komplexer Natur sind, als daß sie ohne weiteres leicht zu deuten wären. In welchem Maße diese Befunde für die Pathologie des Menschen ausgewertet werden können, ist zum Teil noch völlig ungeklärt. Die wichtigsten dieser Veränderungen, soweit die Zelle dabei geschädigt wird, sollen im folgenden kurz dargestellt werden. Es handelt sich in der Hauptsache um Zustände bei Magnesium-, Kalium- und Chlormangel.

Magnesiummangelzustände.

Größere Magnesiummengen sind im Skeletsystem gespeichert. Bei Ratten (und Hunden) werden bei Magnesiummangel Zellveränderungen an der Haut, den Nieren und der Leber beobachtet. An der Haut der Ratte finden sich Hyperkeratose und fleckförmige Acanthose. In einzelnen Epithelien treten Vacuolen und gelegentlich pyknotische Kerne auf[2]. An den Nieren sind schwere Veränderungen der Tubulusepithelien nachweisbar. Die Epithelveränderungen gehen teilweise bis zur Nekrose. Dabei finden sich Verkalkungen der nekrotischen Epithelien und Kalkzylinder in den Lichtungen der Tubuli[3]. — An der Leber kommt es außer zu einer Hyperämie und perivasculärem Ödem gelegentlich zu Nekrosen einzelner Leberzellen[4].

Kaliummangelzustände.

Wegen der Wichtigkeit des Kaliums für den Stoffwechsel ist der Kaliummangel sehr bedeutungsvoll. Auf die Bedeutung der Kaliumverarmung der Zellen für die Zellstruktur ist vorher schon hingewiesen worden. Allgemeine Kaliummangelzustände treten beim Menschen im Verlaufe des Coma diabeticum, bei der familiären paroxysmalen Lähmung, nach reichlicher parenteraler Flüssigkeitszufuhr, nach langdauerndem Erbrechen und Durchfällen und nach Anwendung von ACTH auf. Durch Injektion von Desoxycorticosteron können ähnliche Veränderungen wie bei Kaliummangel erzeugt werden. Diese Tatsache hängt offenbar mit der Wirkung des Hormons auf die Kaliumausscheidung zusammen.

In Versuchen an Ratten, Mäusen, Schweinen, Kälbern und Hunden wurde der Einfluß des Kaliummangels auf die Gewebe untersucht. Die schwersten geweblichen Veränderungen finden sich am Herzen und an den Nieren (und nur bei Hunden gelegentlich an der Skeletmuskulatur)[5]. In einer experimentellen Untersuchung hat GRUNDNER-CULEMANN (1952) die Herzmuskelveränderungen bei Ratten einer genaueren Analyse unterzogen. Die ersten histologisch sicheren

---

[1] BRADLEY 1922. [2] KRUSE und Mitarbeiter 1932, ORENT und Mitarbeiter 1932.
[3] CRAMER 1932. [4] SULLIVAN und EVANS 1944. [5] FOLLIS 1948.

Veränderungen konnten vom 5. Tage ab nach Versuchsbeginn beobachtet werden. Sie bestanden in einer Auflockerung der Muskelfasern, Lockerung des Sarkoplasmas und des Fibrillengefüges. Vom 7. Versuchstage ab konnte eine hyaline Entartung (diskontinuierliche Homogenisation des Sarkoplasmas) festgestellt werden. Daneben fanden sich vereinzelte Fasernekrosen. Etwa vom 14. Versuchstage ab wurden Verkalkungen in nekrotischen Fasern nachgewiesen, ferner eine Gewebsreinigung. In geringerem Maße traten vacuolige Zellveränderungen auf. Die Veränderungen waren besonders in den subendo- und subepikardialen Gebieten der linken Herzkammerwand nachweisbar. Recht häufig waren sie auch in der Muskulatur der Vorhöfe zu finden. Die Myokardveränderungen können verhindert werden, wenn Rubidium oder auch Caesium der Diät zugesetzt werden. Diese Zusätze können jedoch den Tod der Tiere nicht aufhalten[1].

Ähnliche Beobachtungen konnten von BROCK, DRUCKREY und HERKEN (1939) an Schnitten aus Speicheldrüse und Leber gemacht werden.

An den Nieren bestehen die ersten Veränderungen bei Kaliummangel in einer Verfettung der Tubulusepithelien. Diese Fettablagerungen nehmen zu, und schon sehr bald werden Nekrosen der Tubulusepithelien nachweisbar[2]. An den gleichen Stellen treten Verkalkungen auf.

Chlormangelzustände.

Der Zustand des Chlormangels ist von besonderer klinischer Bedeutung. BLUM (1927) hat den Begriff der „Azotémie par manque de sel" aufgestellt, indem er Fälle nachweisen konnte, bei denen infolge konsequenter kochsalzfreier Ernährung bei Nierenleiden urämische Zustände auftraten. Kochsalzzufuhr beseitigte das lebensbedrohliche Bild. Zustände dieser Art kommen vor nach enteralem (Erbrechen, Durchfälle) und parenteralem Chlorverlust (Verbrennung, wiederholte Ascitespunktionen), durch Chlorverschiebung im Gewebe, bei mangelhafter Kochsalzzufuhr und schließlich infolge von Nebennereninsuffizienz (GLATZEL 1937).

Die Bedeutung des Chlormangels und seine pathogenetische Wirkung ist seit 1936 namentlich durch die BÜCHNERsche Schule[3-6] untersucht worden. Unter den pathologisch-anatomischen Manifestationen der Hypochlorämie stehen die Veränderungen an den Nieren an erster Stelle (RANDERATH 1937). Nach diesen Untersuchungen ergibt sich für die Entwicklung der Nierenveränderungen folgendes Bild: Zunächst entsteht an den Epithelien der Hauptstücke der Nieren eine hyalintropfige Entartung[5]. Dann tritt eine Nekrose der Epithelien auf, bei der das Protoplasma zu einer ziemlich homogenen Masse ausfällt. Die nekrotischen Epithelien werden zum Teil abgestoßen und mit Kalk imprägniert (hypochlorämische Nephrose bzw. Kalknephrose). In reinen Fällen von hypochlorämischer Urämie weisen die Nieren das gleiche Bild auf wie bei der „Sublimatniere" (RANDERATH 1937, dort Literatur). Von BÜCHNER (1938) ist darauf hingewiesen worden, daß „nekrotisierende Kalknephrose und Sublimatnephrose nicht nur formal, sondern auch kausal übereinstimmen, da bei Sublimatvergiftung eine schwere Hypochlorämie bekannt ist, und die Sublimatnephrose durch Kochsalzzufuhr verhütet werden kann".

Nach parenteralem Chlorverlust durch Verbrennung konnte ZINCK (1940) nicht nur Verkalkungen der Epithelien in der Niere sondern auch Verkalkungen der KUPFFERschen Sternzellen in der Leber und gelegentlich offenbar frisch entstandene Epithelverkalkungen der Schilddrüse beobachten. Bei der Sublimatvergiftung sind außer der verkalkenden Nephrose Verkalkungen der Herzmuskulatur sowie intraepitheliale Einlagerungen und drusenförmige Gebilde in

---

[1] FOLLIS 1943. [2] FOLLIS 1942. [3] PÉREZ-CASTRO 1937. [4] ROHLAND 1936.
[5] HATANO 1939. [6] LEHNBERG 1940.

der Schleimhaut des Magens, bei denen es sich wahrscheinlich um Kalkablagerungen handelt, beobachtet worden (Literatur bei E. PETRI 1930).

Sicher stellen die Verkalkungen bei hypochlorämischen Zuständen, wie sowohl die experimentellen Untersuchungen als auch Erfahrungen am Sektionsmaterial zeigen, keinen obligatorischen Befund dar. Zahlreiche Fälle von Hypochlorämie der verschiedensten Ätiologie lassen vielfach jegliche Formen der Verkalkung vermissen. Für die Entstehung der Kalknephrose ist offenbar ein rascher Chlorverlust, bei dem das Auftreten von Regulationsmechanismen erschwert ist, von wesentlicher Bedeutung[1]. Dagegen ist ziemlich sicher, daß für die entstehenden Veränderungen der Chlorverlust und nicht der Natriumverlust verantwortlich zu machen ist. Die schweren Epithelveränderungen sind möglicherweise osmotisch verursacht; durch die Chlorverarmung kommt es in Zellen, die normalerweise in einem kochsalzreichen Milieu leben, zu schweren Zellstoffwechselstörungen.

Es ist darauf hingewiesen worden, daß ein Salzentzug nur dann zu Verkalkungen führt, wenn eine Alkalose des Blutes eintritt[2]. Dagegen ist jedoch einzuwenden, daß solche Nierenveränderungen mit Hypochlorämie auch ohne Alkalose auftreten können (z. B. bei Durchfall der Säuglinge, Paratyphus). Demnach besteht die Ursache wesentlich in einer Hypochlorämie (BÜCHNER 1950).

Zellenveränderungen bei Alkalose und Acidose.

Die Zellveränderungen, die bei acidotischer oder alkalotischer Stoffwechsellage auftreten, sind vielfach ungeklärt, und es ist kaum möglich, bei dem derzeitigen Stande des Wissens und der innigen Verflechtung verschiedenartiger Faktoren, sichere Aussagen zu machen. Von WALTHARD (1938) ist die Entstehung der Glykogenkerne in der Leber auf das Vorliegen einer Acidose zurückgeführt worden. Durch örtliche Säuerung komme es zu einer Permeabilitätsänderung der Kernmembran, als deren Folge Traubenzucker durch diese hindurchtrete, und bei der dann das Polymerisationsprodukt Glykogen sichtbar würde. Bei alkalotischer Stoffwechsellage durch längere Anwendung von Alkali sollen Degenerationen und Verkalkungen an Nierenepithelien entstehen[3].

Kobaltmangelzustände.

Bei Kobaltmangel findet man bei Kühen Leberzellverfettungen und Ablagerungen von Siderinpigment in Leber, Milz und Nieren[4].

Zinkmangelzustände.

Die Hauptveränderungen nach Zinkmangel treten am Epithel der Haut in Form von Hyperkeratose und Acanthose auf. An den Haarfollikeln findet sich eine Atrophie[5].

Störungen des Eisen- und Kalkstoffwechsels.

Im Anschluß an diese, nicht unmittelbar als Mineralstoffwechselstörungen imponierenden Zellveränderungen, sollen im folgenden die seit langem als Mineralstoffwechselstörungen bekannten Erkrankungen, nämlich die Störungen des Eisenstoffwechsels und die Verkalkung beschrieben werden. Diese Veränderungen haben immer das Interesse des Morphologen erweckt, da es verhältnismäßig brauchbare Methoden zur gestaltlichen Erfassung dieser Stoffe gibt.

[1] BÜCHNER 1938.
[2] GÖMÖRI und SARMAI 1939, KERPEL-FRONIUS und MARTYN 1940.
[3] KIRSNER, PALMER und HUMPHREYS 1943.
[4] FILLMER 1933, UNDERWOT 1934.
[5] DAY und McCOLLUM 1940, FOLLIS, DAY und McCOLLUM 1941, DAY 1942.

Störungen des Eisenstoffwechsels der Zelle.

Vorbemerkungen. Das Eisen ist ein zum Leben unbedingt notwendiges Element. Die gesamte Eisenmenge des erwachsenen Menschen wird mit 4—5,5 g angegeben[1, 2]. Der Eisenbestand verteilt sich auf die einzelnen Fraktionen wie folgt: Hämoglobin 3,01 g = 72,9% des Gesamteisenbestandes; Myoglobin 0,14 g = 3,3%; Cytochrom 0,0034 g = 0,08%; Katalase 0,0045 g = 0,11%; Siderophilin 0,003 g = 0,07%; Ferritin 0,69 g = 16,4%; nicht erfaßtes Eisen 0,3 g = 7,1%[2].

Bei chemischen Eisenbestimmungen haben sich die Milz als das relativ und die Leber als das absolut eisenreichste Organ erwiesen. Verhältnismäßig viel Eisen enthält das Knochenmark. Der Rest des Gewebseisens verteilt sich etwa gleichmäßig auf die übrigen Organe. Leber, Milz und Knochenmark müssen als wesentlich für Speicherung und Umbau im Eisenstoffwechsel angesehen werden[3, 4]. Die für die Oxydationsvorgänge in den Zellen notwendigen eisenhaltigen Fermente (Zellhämine nach Lehnartz) sind das Warburgsche Atmungsferment (= Cytochromoxydase), die Cytochrome a, b und c nach Keilin, von denen das Cytochrom c gut bekannt ist[5], die Peroxydase und die Katalase. Der Gehalt der Organe an diesen Fermenten ist zum Teil bekannt[5]. Aus der Relation des Gehaltes an Cytochrom c zum veratmeten Sauerstoff geht hervor, daß die Leistungsfähigkeit bei schwerster körperlicher Arbeit nicht durch die fermentativen Möglichkeiten der biologischen Oxydation, sondern durch Atmung und Kreislauf bestimmt wird[5]. Die eisenhaltigen Zellfermente sind wegen ihres chemischen Aufbaues und ihrer geringen Menge nicht mit der Eisenreaktion färberisch darstellbar. — Das Warburg-Keilinsche Fermentsystem kommt in Zellkernen nicht vor. Diese Enzyme sind in erster Linie in den Mitochondrien lokalisiert, insbesondere die Cytochrome und die Cytochromoxydase[5].

Über die Stoffwechselintensität der einzelnen eisenhaltigen Verbindungen geben mit Hilfe von radioaktivem Fe^{59} angestellte Untersuchungen Auskunft[6]. Danach hat das Ferritineisen der Leber die höchste Umsatzgeschwindigkeit (Halbwertszeit 2—3 Tage), dann folgt die Katalase (der Leber, mit einer Halbwertszeit von 4—5 Tagen); die Umsatzgeschwindigkeit des Cytochrom c und des Hämoglobins ist wesentlich geringer. Am trägsten ist der Stoffwechsel des Myoglobins.

Durch die Entdeckung des Ferritins[7] und mit der Einführung radioaktiven Eisens haben unsere Kenntnisse über den Eisenstoffwechsel erheblich zugenommen. Bei dem Ferritin handelt es sich[8] um eine färberisch nicht darstellbare Komplexverbindung von polymerisiertem Ferrihydroxyd mit Apoferritin, einem spezifischen Eiweißkörper. Der Eisengehalt schwankt zwischen 17 und 23%. Dem Ferritin wird eine regulierende Funktion bei der Resorption des Eisens zugeschrieben. Das in der Darmlichtung durch reduzierende Stoffe in die Ferroform umgewandelte Eisen wird in die Darmschleimhaut aufgenommen, oxydiert und in Ferritin eingebaut. Das Eisen kann nur in der Richtung von der Darmlichtung durch die Epithelzelle treten. Nach Sättigung des Darmepithels mit Ferritin tritt ein „mucosal block" ein[9], bis nach Lösung des Ferrihydroxyds vom Apoferritin das Eisen die Zelle verläßt. Im Blute wird es als Siderophilin in Bindung an das γ-Globulin des Blutplasmas transportiert. Der Mucosablock wird bei Zuständen, die mit Anämie einhergehen, überwunden und die Eisenresorption aus dem Darm verstärkt ohne Rücksicht auf die Höhe des Bluteisenspiegels[10].

Ferritin ist die normale Speicherform, während das Hämosiderin für etwas Krankhaftes gehalten wird; die Hämosiderinbildung soll dann vorliegen, wenn ein Mißverhältnis zwischen Ferritinaufbau und Eisenangebot besteht. Dann soll sich das Eisen in verdichteter Form als Polymerisationsprodukt in histochemisch darstellbarer Form niederschlagen. Den Zellen des reticuloendothelialen Systems soll außer Eisenspeicherung in Form des Ferritins die Funktion zukommen, das im Blut kreisende Eisen zu verarbeiten. Eine aktive Vermittler- und Speicherrolle haben besonders Milz und Leber. — Für die Ausscheidung des Eisens aus dem Organismus steht der Darmkanal zur Verfügung, ferner gering die Galle und der Harn. Im Schweiß soll normalerweise bis 6,5 mg täglich ausgeschieden werden können[11] Wenn Eisen in größerer Menge intravenös zugeführt wird, kommt eine rasche Ausscheidung durch die Nieren zustande[12], oder es kommt zu Phagocytose und Abtransport auf dem Lymphweg.

---

[1] M. B. Schmidt 1940.   [2] Drabkin 1951.   [3] Starkenstein 1934.
[4] M. B. Schmidt 1931.   [5] Lang 1952.   [6] Theorell und Mitarbeiter 1951.
[7] Laufberger 1937.   [8] Granick 1951.   [9] Hahn und Whipple 1939.
[10] Hahn, Bale, Lawrence und Whipple 1939.   [11] Mitchell und Hamilton 1949.
[12] Hemmeler 1951.

Histochemie der Eisenablagerungen in der Zelle.

Die histochemische Nachweisbarkeit des Eisens in den Zellen und im Gewebe ist an bestimmte Bedingungen geknüpft. Mit der TURNBULL-Methode und der *Berliner Blau*-Reaktion wird nur das ionisierte oder leicht ionisierbare Eisen zur Darstellung gebracht, während das organisch-gebundene Eisen ungefärbt bleibt. Für den Eintritt der Reaktion ist die Eisenmenge von Bedeutung. An der Leber wird die Eisenreaktion positiv, wenn der Eisengehalt 50 mg in 100 g Trockensubstanz überschreitet. Die Stärke der histochemischen Eisenreaktionen und analytisch festgestellter Fe-Gehalt können parallel gehen. Das gilt jedoch nur für niedrige Eisenmengen in einem Organ[1]. Andererseits kann der chemisch zu ermittelnde Eisengehalt eines Organs nicht mit dem „Hämosiderin"-Gehalt, d. h. dem färberisch nachweisbaren Eisen gleichgesetzt werden. Eisenvermehrungen sind möglich, ohne daß dieses vermehrte Eisen histochemisch sofort nachweisbar wird. Eine Diskrepanz chemischer und histologischer Befunde ist teilweise schon dadurch gegeben, daß die histochemische Nachweisbarkeit des Eisens an bestimmte chemische Zustandsformen geknüpft ist. Nach dem färberischen Verhalten und dem Aussehen kommen Substanzen mit positiver Eisenreaktion in folgenden Formen vor: als völlig ungefärbte Bestandteile, an denen die Fe-Reaktion in diffuser Weise ausfällt, als ungefärbte, intracelluläre Granula und als mehr oder weniger grobe, meist goldgelb bis bräunlich gefärbte Körner, Tropfen und Schollen[2]. Nur diese letzteren Gebilde sind von E. NEUMANN (1917) als Hämosiderin bezeichnet worden. Unter normalen Bedingungen ist Eisen nur in wenigen Organen und Zellen histochemisch nachweisbar. Es handelt sich besonders um die Hauptumsatzstellen des Eisens: Leber, Milz und Knochenmark. Die Leberzellen enthalten wenig Eisen in feingranulärer Form[3]. In der Milz des Menschen wird Eisen teilweise als regelmäßig vorhanden beschrieben[4], teils soll es fehlen[5]. Über Eisenvorkommen in der Milz von Tieren wird des öfteren berichtet[6]. Das Knochenmark enthält häufig geringe Mengen histochemisch nachweisbaren Eisens[3, 4, 7].

Einer besonderen Besprechung bedarf das regelmäßig bei gesunden Menschen vorkommende sog. physiologische *Gehirneisen*[8]. Diese Eisenfraktion kommt in bestimmten grauen Kernen verhältnismäßig reichlich vor. Teils ist es in Form einer diffusen Durchtränkung der Nervenzellen vorhanden, teils sieht man es in feinen, farblosen Granula, die den Zelleib und die dicken Ausläufer dicht erfüllen. Endlich liegt es in den bindegewebigen Zellen der eisenhaltigen Kerngebiete in Form gelbbrauner Körnchen. Nach der Intensität der Eisenreaktion werden mehrere Gruppen von eisenhaltigen Zentren unterschieden. Die erste Gruppe mit dem größten Eisengehalt umfaßt die Zona rubra des Nucleus niger und das Pallidum. Zu den Kernen der zweiten Gruppe gehören der Nucleus ruber, bei dem die Fe-Reaktion nur wenig schwächer als bei den Kernen der ersten Gruppe ausfällt, ferner das Striatum und der Nucleus dentatus des Kleinhirns. Zur dritten Gruppe werden die Zentren gerechnet, die eine erheblich schwächere und viel weniger konstante Eisenreaktion aufweisen. Hierhin gehören das Corpus mamillare, Teile des Thalamus, die Großhirn- und Kleinhirnrinde, die Vierhügelplatte sowie das zentrale Höhlengrau des dritten Ventrikels. Bei diesen Eisenablagerungen handelt es sich wahrscheinlich um ein Gewebseisen mit irgendeiner Beziehung zur Atmung dieser Kerngebiete. SPATZ (1922) nimmt an, daß es sich um Vorratseisen bei besonders starkem Bedarf dieser Kerne an eisenhaltigen Zellfermenten handelt. Der reichliche Eisengehalt wird zu erhöhtem

---

[1] HUECK 1921.   [2] SCHWARZ 1928, 1931.   [3] M. B. SCHMIDT 1912.   [4] EPPINGER 1920.
[5] LUBARSCH 1926.   [6] WALLBACH 1931.   [7] ASCANAZY 1926.   [8] SPATZ 1922.

Sauerstoffbedarf in Beziehung gebracht. Daß die genannten Zentren des Gehirns gegenüber Sauerstoffmangelwirkungen verschiedener Art besonders empfindlich sind, haben vielfache Erfahrungen besonders bei der Kohlenoxydvergiftung und anderen Sauerstoffmangelzuständen bewiesen[1]. Das würde mit der Vorstellung von Spatz (1922) übereinstimmen, daß der reichliche Eisengehalt mit den Oxydationsvorgängen verbunden ist.

Chemie des Hämosiderins.

Über die chemische Zusammensetzung der als Hämosiderin bezeichneten braunen Körner existieren verschiedene Auffassungen: Nach der älteren Meinung handelt es sich um reines Eisenoxydhydrat[2]. Hueck (1921) ist der Auffassung, daß es sich nicht um reine chemische Substanzen handelt, sondern um Gemische, an deren Aufbau außer dem Blutfarbstoff noch andere organische Bestandteile des Blutes und der Gewebe Anteil haben. Insbesondere ist das Hämosiderin nicht Eisen, sondern ein eisenhaltiger Körper. Danach ist das Hämosiderin eine Adsorptivverbindung zwischen Eisen und Eiweiß und fetthaltigen Substanzen, und soweit es intracellulär liegt, bedeutet es eine Adsorption an die Zellgranula, welche eine Speicherung darstellt. Ferner besteht die Vorstellung, daß ein Eisenpigment aus lose mit Eiweiß verbundenem Eisenoxyd oder -hydroxyd in ein Cytoplasmastroma eingebettet ist, analog dem Hämoglobin in den roten Blutkörperchen[3]. Die Frage, ob es sich um Eisenoxyd oder -hydroxyd handelt, oder ob gar andere anorganische Eisenverbindungen vorliegen, ist danach nicht entschieden. Vielleicht besteht die Möglichkeit, daß es sich um mit Eisenhydroxyd überkrustetes, metallisches Eisen handelt[4]. Behrens und Asher (1933) untersuchten eingehend hämosiderinhaltige Granula aus der Milz eines Serumpferdes. Das spezifische Gewicht dieser Granula schwankte zwischen 1,6 und 2,6. Daraus geht schon hervor, daß die eisenhaltigen Granula keine konstante Zusammensetzung haben. Die gleichen Autoren geben für ihre Fraktion II mit einem spezifischen Gewicht zwischen 1,8 und 2,18 31,6% Eisen und für ihre Fraktion III mit einem spezifischen Gewicht über 2,18 35,9% Eisen an. Das Eisen liegt wahrscheinlich als Eisenhydroxyd [Fe(OH)$_3$] vor. Nach Behrens muß man annehmen, daß eine Eisenverbindung (Eisenhydroxyd) in das Gewebsprotoplasma zu einem kolloidalen System eingelagert ist, in dem das Eisenhydroxyd die Rolle der dispersen Phase spielt, das Gewebsprotoplasma als Dispersionsmittel gilt. Die Fraktion mit dem niederen Eisengehalt ist noch, wenn auch gering, löslich in Wasser. Bei höheren Eisenkonzentrationen nimmt die Wasserlöslichkeit stark ab[5].

Bei Untersuchungen am Hämosiderin (aus der Leber bei Hämochromatose und bei Siderose anderer Genese) konnte elektrophoretisch neuerdings festgestellt werden, daß es sich dabei um eine, bei Papierelektrophorese nicht spaltbare, festere Bindung des Eisens an einen eiweißhaltigen Anteil mit definiertem isoelektrischem Punkt handelt[6].

Über die nicht eisenhaltigen Bestandteile, die sich am Aufbau des Hämosiderins beteiligen, sind Untersuchungen von Goessner (1953), Gedigk und Strauss (1953) angestellt worden. Danach verhält sich Hämosiderin in mesenchymalen Zellelementen und in epithelialen Zellen verschieden; das epitheliale Siderin ist nach der Perjodsäure-Schiff-Reaktion negativ, während mesenchymales Hämosiderin mit der gleichen Reaktion deutlich positiv reagiert. Der

---

[1] Overhof 1933, M. B. Schmidt 1940.   [2] Kunkel 1880.   [3] Cook 1929.
[4] H. Fischer 1928.   [5] Schwietzer 1952.   [6] Hörstebrock und Mitarbeiter 1953.

eisenfreie Restkörper des Pigmentes ist in Epithel- und Mesenchymzellen PAS-positiv. Die Trägersubstanz hat deutlich basophile Eigenschaften. Demnach liegt wahrscheinlich hier ein saures Mucopolysaccharid vor. Außerdem kann eine Lipoidkomponente im Hämosiderin nachgewiesen werden. Auf Grund seiner Untersuchungen nimmt GEDIGK an, daß die Mucopolysaccharide von den ortsständigen Zellen gebildet werden. Das beim Blutabbau freiwerdende Eisen könnte zunächst durch saure Gruppen der Zellen gebunden werden; bei größerem Fe-Angebot könnte eine vermehrte Bildung der basophilen Stoffe erfolgen. Bei der Neubildung solcher Stoffe bestände demnach der Versuch einer intracellulären Neutralisierung des Ferrioxyhydrates aus dem Blutabbau, also eine aktive Leistung der eisenverarbeitenden Zelle. GOESSNER vermutet, daß die Glykoproteidkomponente aus dem GOLGI-Material gebildet wird.

Das Ferritin.

Das histochemisch nachweisbare Eisen ist nur der eine Teil der Speichereisenfraktion. Eine weitere Speicherfraktion ist das Ferritin[1]. Es ist nicht klar, welche Beziehungen zwischen Ferritin und Hämosiderin bestehen. Es kann sein, daß Hämosiderin bei Erschöpfung der Eisenbindungsfähigkeit des Apoferritins in gröberen Teilchen ausfällt[2,3]. Demnach würden fließende Übergänge vom Ferritin zum Hämosiderin bestehen. — Durch Untersuchungen mit radioaktivem Eisen ist nachgewiesen, daß das Ferritineisen in das Hämoglobin eingebaut werden kann[4]. Das Ferritin gilt als eine histochemisch nicht erfaßbare Eisenverbindung. Es wäre aber wohl vorstellbar, daß ein weitgehend mit Eisen gesättigtes Ferritin diffus eine Eisenfärbung gibt. Eine grundsätzliche funktionelle Trennung zwischen Ferritin und dem als Hämosiderin bezeichneten Eisenkörper vorzunehmen, besteht unter dem Gesichtspunkt der Eisenspeicherung augenblicklich kein Anlaß. Bei exzessiver Eisenspeicherung und an völliger Entleerung der Eisendepots sind beide beteiligt[2].

Genese der Eisenablagerungen.

Für die genetische Differenzierung hat GIESE (1944) folgende Einteilung vorgeschlagen: 1. endogene Siderosen, 2. exogene Siderosen, 3. Siderosen unbekannter Genese.

Als endogene Siderosen sind solche Eisenablagerungen zu bezeichnen, bei denen das histochemisch nachweisbare Eisen aus eisenhaltigen Bestandteilen des gleichen Organismus stammt, wo das Eisen also einmal in Bausteine des Körpers eingelagert war, aus deren Abbau es frei geworden ist. Das wichtigste und mengenmäßig reichhaltigste Eisendepot für diese Gruppe von Siderosen ist der rote Blutfarbstoff. In zweiter Linie kommt der Muskelfarbstoff Myoglobin in Frage. Die eisenhaltigen Fermente der Zellen spielen wegen der geringfügigen Menge an Eisen sehr wahrscheinlich als Quelle der Eisenablagerungen keine Rolle. — Exogene Siderosen sind solche, bei denen das Eisen eindeutig aus Quellen außerhalb des Organismus stammt. Hierhin sind die Fremdkörpersiderosen zu rechnen, ferner diejenigen Siderosen, die nach Zufuhr von Eisenpräparaten entstehen. — Bei den Siderosen unbekannter Genese ist nach dem derzeitigen Stande unseres Wissens nicht mit Sicherheit zu sagen, ob die Eisenablagerung aus eisenhaltigen Bausteinen des Körpers stammt, oder auf dem Wege über das Blut nach Resorption aus der Nahrung in den Zellen abgelagert wird.

---

[1] GRANICK 1951.   [2] DRABKIN 1951.   [3] SCHWIETZER 1952.
[4] HAHN, GRANICK, BALE und MICHAELIS 1943.

Endogene Siderosen.

Die Tatsache, daß aus zerfallenden roten Blutkörperchen ein Pigment mit histochemischer Eisenreaktion gebildet werden kann, läßt keinerlei Zweifel zu. Dafür spricht das Vorhandensein des eisenhaltigen Pigmentes im Bereiche älterer Hämatome. Dafür spricht weiter, daß sich beispielsweise in der Milz, seltener in Leberzellen[1], nebeneinander phagocytierte Erythrocyten und Eisenpigment finden können. Wenn Blutzerfall in größerem Umfange im Körper erfolgt, so tritt Eisen in histochemisch nachweisbarer Form in der Milzpulpa und in den Kupffer-schen Sternzellen der Leber auf. Daher findet man Eisenablagerungen bei allen hämolytischen Anämien und nach häufigen Bluttransfusionen. Das Bild der Siderose kann künstlich durch Bluttransfusionen hervorgerufen werden[2]. Eine lokale Siderose kann nach Injektion von Blut entstehen[3]. Hämosiderinbildung kann schließlich in der Gewebekultur nachgewiesen werden[4].

Seit langem sind jedoch an der Lehre Neumanns (1917), daß die Menge des abgelagerten Eisens dem Blutuntergang entspricht, Zweifel laut geworden. Ishida (unter M. B. Schmidt 1912) hat wohl erstmalig eine feinkörnige Siderose der Muskulatur nach Abbau von quergestreiften Muskelfasern beschrieben. Eisenablagerungen im Herzmuskel konnten bei diphtherischer Myolyse beobachtet werden („dystrophische Siderose"[5]). Auch Zinck (1940) erwähnt bei der Beschreibung der Verbrennungstodesfälle gelegentlich eine positive staubartige Eisenreaktion an Herzmuskelfasern, die er für Myosiderin hält. Eisenablagerungen in den Organen von an Hungertod Verstorbenen sind nach dem ersten Weltkrieg beschrieben worden[6]. Giese (1944) hat diese Beobachtung bestätigt und es wahrscheinlich gemacht, daß die bei chronischer Unterernährung abgebaute Muskulatur als Quelle der Eisenablagerung in Leber, Milz und Knochenmark, ferner in den Lungen und der zerfallenden Skeletmuskulatur in Frage kommt[7]. Diese Auffassung wird gestützt durch den Nachweis, daß ein größerer Blutabbau bei Hunger nicht vorliegt und daß stärkere Anämien nicht zu den typischen Befunden bei Hunger gehören. Jedoch darf die im Zusammenhang mit der allgemeinen Reduktion des Körpers vorhandene Verringerung der zirkulierenden Blutfarbstoffmenge nicht übersehen werden. Demnach sind die Eisenablagerungen bei dieser Krankheit teils hämatogenen, teils myogenen Ursprungs.

Ein physiologisches Gegenstück zu der myogenen Siderose nach Hunger liegt bei Winterschläfern vor, bei denen am Ende der Hungerperiode eine allgemeine Siderose besonders in Leber und Milz nachgewiesen werden konnte[8].

Exogene Siderosen.

Die Siderosen nach Eindringen eisenhaltiger Fremdkörper in das Gewebe, besonders in die Lungen (Siderokoniose), bedürfen keiner besonderen Erläuterung. Ebenfalls sind die in der Leber nachweisbaren Eisenablagerungen nach reichlich peroraler Verabreichung von Eisenpräparaten noch gut als exogen zu kennzeichnen. Dabei wird in der Leber das farblose, diffuse und granuläre Eisen mit dem aus der Nahrung stammenden in Zusammenhang gebracht[9].

Siderosen unklarer Genese.

Die Eisenablagerungen bei Hämolyse sind häufig größer als dem Gesamtbestand an Hämoglobin- und Gewebseisen entspricht. Besonders für die exzessive Fe-Ablagerung bei der Hämochromatose gilt, daß — bei fehlendem Blutabbau — die Fe-Ablagerung größer ist als durch Zerfall eisenhaltigen

[1] Rössle 1930. [2] Quincke 1877, Masshoff 1942. [3] Masshoff 1944.
[4] Kasten 1939. [5] Holle 1946. [6] Lubarsch 1921. [7] Selberg 1948.
[8] Kremer 1938. [9] M. B. Schmidt 1912.

Materials erklärt werden könnte. — Die Siderosen der Zellen des RES bei Infektionskrankheiten und in den Hortega-Zellen bei der progressiven Paralyse sind gleichfalls genetisch nicht klar. Zu den Eisenablagerungen unklarer Genese gehören die Siderosen infolge krankhafter Vermehrung des physiologischen Gehirneisens, insbesondere Vermehrung des Gewebseisens im Gehirn bei der SPATZ-HALLERVORDENschen Krankheit (1922). Bei letzterer liegt eine maximale Siderose des Globus pallidus und der Zona ruba der Substantia nigra vor. Inwieweit dabei eine Degeneration dieser Hirnteile zugrunde liegt oder eine gesteigerte Eisenspeicherung aus anderen Wunden vorhanden ist, ist nicht entschieden[1].

Für die Eisenablagerung im RES ist durch Untersuchungen der letzten Jahre wahrscheinlich gemacht worden[2], daß sie auf Eisenabwanderung aus dem Serumeisen zurückzuführen ist. Dieses Serumeisen, die Transportform des Eisens im Blut, stammt aus dem Eisenstoffwechsel des Körpers (Abbau des roten Blutfarbstoffs) und ist somit teilweise endogenen Ursprungs. Ein Teil des Serumeisens stammt jedoch aus der Nahrung, ist also exogener Herkunft. Unter normalen Bedingungen ist ein gut eingespieltes Gleichgewicht dieser beiden Quoten vorhanden; die exogene Quote ist sicherlich sehr gering. Bei Anämien kommt es jedoch zu einer verstärkten Resorption von Eisen aus dem Magen-Darmkanal. Damit sind die von außen stammenden Teile des Serumeisens größer.

Aus diesen Darlegungen geht hervor, daß in den Zellen der verschiedensten Organe, besonders in den zum RES zu rechnenden, aber auch in den Parenchymzellen, aus eisenhaltiger Grundsubstanz morphologisch nachweisbares Eisen entstehen kann. Es fragt sich nun, wie das zu erklären ist. Man muß mit LETTERER (1938) annehmen, daß das in der Blutbahn kreisende Eisen mit Bestandteilen seines Lösungsmittels in die speichernden Zellen eintritt, und daß hier eine Kondensation der Teilchen stattfindet, indem die erst ultravisiblen Einzelteilchen des Eisens vom Lösungsmittel getrennt werden und zu sichtbaren Elementen zusammentreten.

Der Mechanismus der Eisenablagerung in Zellen.

Im einzelnen sind für die Entstehung von Siderosen, sofern es sich um hämatogene Siderosen nach örtlichem oder allgemeinem *Blutzerfall* handelt, gut begründete morphologische Vorstellungen entwickelt worden.

Für den Vorgang der Umwandlung roter Blutkörperchen ergibt sich auf Grund der alten Untersuchungen[3-6] folgendes Bild: Nach dem Austritt roter Blutkörperchen aus den Gefäßen ins Gewebe können sowohl die frei im Gewebe liegenden Erythrocyten als auch die von Zellen aufgenommenen abgebaut werden und dabei eisenhaltige Substanzen entstehen. Die extravasal liegenden Erythrocyten können nach VIRCHOW (1847) als Ganzes oder nach ARNOLD (1900) auch als Teilstücke direkt zu eisenhaltigen Stoffen umgewandelt werden. Der rote Blutfarbstoff kann sich aber auch vom Stroma lösen, in die Umgebung diffundieren und intra- oder extracellulär zu Siderin umgewandelt werden. Zellen können nach der Phagocytose roter Blutkörperchen die Siderinbildung besorgen, oder sie nehmen die aus den freiliegenden Erythrocyten ausgetretenen, Blutfarbstoff enthaltenden Tropfen in sich auf und wandeln sie in eisenhaltige Bestandteile um. Außerhalb von Zellen gebildetes Eisenpigment kann nachträglich intracellulär aufgenommen werden.

---

[1] SPATZ 1944.   [2] SCHÄFER 1942, VOLLAND 1942.   [3] VIRCHOW 1847.
[4] ARNOLD 1900, 1907.   [5] NEUMANN 1917.   [6] M. B. SCHMIDT 1908.

Der häufigere Weg der Entstehung von eisenhaltigen Ablagerungen in der Zelle nach örtlichem Blutaustritt ins Gewebe ist wohl der, bei dem es zuerst zu einer Erythrocytolyse[1] mit Austritt von Hämoglobin aus den Erythrocyten kommt. Anfangs diffundiert dann das Hämoglobin gleichmäßig, und erst langsam kommt es zu Verdichtungen zu einzelnen feinen Körnchen innerhalb von Zellen, die positive Eisenreaktionen geben.

Diese Ergebnisse älterer Autoren sind in neuerer Zeit[2] bestätigt worden. Danach handelt es sich bei dem Freiwerden des Eisens in den Zellen nach Speicherung von kolloidal gelösten Stoffen um eine aktive Zelleistung. Die Zellen, die in der Hauptsache mit dem örtlichen Eisenstoffwechsel zu tun haben, sind histiogene Elemente, die mit ihren Fähigkeiten zur Speicherung und Phagocytose und ihren fermentativen Kräften für diese Vorgänge befähigt sind.

Bei der über den ganzen Organismus ausgebreiteten, auf Blutabbau zurückzuführenden Siderose stellt die Erythrocytenphagocytose nicht den üblichen Abbauweg dar. Vielmehr geht der Siderose meist eine Freisetzung des Blutfarbstoffs voraus. Hierher gehören die eigentlichen hämolytischen Anämien der verschiedensten Art, ferner alle experimentellen Hämolysen, der hämolytische Ikterus des Erwachsenen und des Neugeborenen und die mit starker Hämolyse einhergehende Weilsche Krankheit. In diese Gruppe gehört auch die perniziöse Anämie. — Erythrophagen finden sich bei verschiedenen Infektionskrankheiten wie Typhus, Weilsche Krankheit, Gelbfieber[3]. Diese Phagocytose roter Blutkörperchen mit anschließendem Auftreten eisenhaltiger Substanzen sieht man besonders in den reticuloendothelialen Elementen. In älteren Untersuchungen[4] und neuerdings[5] ist festgestellt worden, daß bei Ernährungsstörungen der Säuglinge eine Siderose der Sternzellen und bei stärkeren Graden der Atrophie eine Leberzellsiderose auftritt. Dabei ist besonders darauf hingewiesen worden, daß in den Sternzellen außer Eisen häufiger auch noch tropfenförmige, mit sauren Farbstoffen elektiv anfärbbare Gebilde auftreten. Außerdem waren in einzelnen Sternzellen Erythrocyten nachweisbar, an denen gelegentlich eine positive Eisenreaktion vorhanden war. Die Aufnahme roter Blutkörperchen in epitheliale Zellen (Leberzellen)[6] gehört zu den großen Seltenheiten.

Unter physiologischen und pathologischen Bedingungen ist der Blutabbau in der Blutbahn ohne wesentliche celluläre Beteiligung durch Hämolyse der übliche Modus der Erythrocytenzerstörung. Das im Blut gelöst vorkommende Hämoglobin wird dann intracellulär aufgenommen und angereichert. Die weitere Umwandlung zu Substanzen, die mit der Eisenreaktion sichtbar zu machen sind, vollzieht sich dann wie bei der lokalen Siderose.

Für das Verständnis des Entstehungsmechanismus eisenhaltiger Substanzen aus roten Blutkörperchen bzw. Hämoglobin sind die Arbeiten von Leupold (1914) von Wichtigkeit. In Versuchen bei steriler Autolyse des Blutes konnte festgestellt werden, daß eisenhaltige Substanzen erst dann auftraten, wenn Bakterien oder Nierenstückchen vorübergehend dem Blute zugesetzt worden waren. Die Einwirkung der Organgewebe durfte dabei nicht zu kurz und nicht zu intensiv sein. Es müssen also Substanzen wirksam gewesen sein, die aus dem lebenden Gewebe ausgeschwemmt worden sind. Leupold denkt bei diesen Substanzen an Fermente.

Bei *erhöhter enteraler Zufuhr* wird Eisen in den Leberzellen unmittelbar in diffuser, farbloser Form gespeichert[7]. Dann tritt es in Gestalt der körnigen Siderose auf. In der Milz findet sich Eisen in Form der gleichen braunen Körner wie sie abgebaute Erythrocyten hinterlassen.

---

[1] Arnold 1900, 1907. [2] Masshoff 1942. [3] M. B. Schmidt 1908. [4] Dubois 1922.
[5] Masshoff und Waldschütz 1949. [6] Rössle 1907, 1930. [7] M. B. Schmidt 1928.

Bei *parenteraler Zufuhr* von Eisenpräparaten sind die Ergebnisse nicht einheitlich. Der physikalisch-chemische Zustand und die Bindungsform sind offenbar von großem Einfluß auf die Speicherung[1]. Bei der Verteilung der injizierten Lösungen in Leber und Milz ist von Bedeutung, daß Leber und Milz nur bestimmte Oxydationsstufen des Eisens ablagern: die Milz nimmt nur die dreiwertigen und die Leber die zweiwertigen Verbindungen auf. Die Leber kann im Gegensatz zur Milz die Reduktion des Ferrieisens zu Ferroeisen vornehmen[2]. Nach intravenöser Injektion eines an Eiweiß adsorbierten kolloidalen Eisenpräparats konnte beobachtet werden, daß die Hauptspeicherung in der Milz erfolgte, wo sie schon nach 1 min nachweisbar war. In den Sternzellen der Leber begann die Ablagerung erst nach 15 Std, um hier zunächst noch zuzunehmen und nach 2—4 Wochen wieder zu verschwinden[3]. Die Ablagerung war auf die Zellen des RES beschränkt.

Im übrigen bestehen über die Speicherungsfähigkeit des RES für Eisen gut begründete Vorstellungen. Die Menge der Eisenablagerung in den Zellen des RES ist nicht nur eine Funktion des Eisenangebotes, sondern vor allem eine Frage der Aktivität der speichernden Zelle. Die Bedeutung dieser Eigenschaft geht daraus hervor, daß eine Siderinablagerung in Histiocyten unter Umständen nur dann gelingt, wenn gleichzeitig Pepton gegeben wird[4]. Die Abhängigkeit des RES von den jeweiligen immunbiologischen Verhältnissen macht es verständlich, daß dieses Zellsystem in verschiedenem Maße an der Speicherung von Eisen beteiligt ist.

Außer diesen die Ablagerung eisenhaltiger Substanzen erklärenden Ursachen (örtlicher und intravasaler Blutzerfall, Phagocytose roter Blutkörperchen, enterale und parenterale Eisenzufuhr) muß noch auf einen weiteren Mechanismus hingewiesen werden, der für die Entstehung von Eisenanhäufung in den Zellen von Bedeutung ist, die *Eisenablagerung durch Stoffwechselstörung der Zelle.* Hierher gehören die Eisenablagerungen in Leberzellen bei Eiweißmangel und möglicherweise bei Lebercirrhosen. Die Siderose der Organe bei Inanitionszuständen, bei Unterernährung und Hypoproteinose, bei kachektisierenden Krankheiten irgendwelcher Art gehören in die gleiche Gruppe.

Bei diesen Formen von Eisenablagerung könnte es sich um eine „Demaskierung" eines eisenhaltigen Pigmentes handeln, das sonst als Ferritin unsichtbar in den Zellen abgelagert ist. Dabei brauchte der Eisengehalt der Zelle gar nicht erhöht zu sein. Die Entstehung einer solchen „Siderophanerose" könnte man sich so vorstellen, daß bei den geschilderten Inanitionszuständen eine Verarmung der Zelle an Eiweiß, mithin auch an Apoferritin, eintritt, und daß dann das Eisen im Ferritin nicht mehr in Lösung gehalten werden kann und ausfällt.

Eine Eisenspeicherung durch Hemmung der Eisenausscheidung in der Zelle, eine eigentlich intermediäre Störung des cellulären Eisenstoffwechsels, liegt bei der *Eisenspeicherungskrankheit,* der *Hämochromatose,* vor.

Hinsichtlich der Eisenstoffwechselstörung bei der idiopathischen, allgemeinen Hämochromatose steht fest, daß eine zunehmende Eisenanhäufung im Organismus zustande kommt. Darüber hinaus bleiben Ätiologie und Pathogenese der Erkrankung, selbst unter Berücksichtigung der neueren Kenntnisse über den Eisenstoffwechsel, weitgehend ungeklärt. Außer einer positiven Eisenbilanz ist die Eisenverteilung in den Organen charakteristisch. Es ist seit langem bekannt, daß die Eisenablagerung in der Milz verhältnismäßig geringgradig ist, während die Parenchymorgane, besonders die Leber, durch einen erheblichen Eisenreichtum gekennzeichnet sind. Ein der Hämochromatose in mancher Hinsicht ähnliches Bild der Siderose findet sich bei Hungerzuständen[5] und bei Fütterungsversuchen mit eiweißarmer und eisenreicher Mangelkost[6]. Es ist mitgeteilt worden[7], daß das Ferritinvorkommen in verschiedenen Organen bei der Hämochromatose normal oder gar vermehrt sei, und daraus ist der Schluß gezogen

---

[1] M. B. SCHMIDT 1931. [2] STARKENSTEIN und WEDEN 1928. [3] LETTERER 1928.
[4] WALLBACH 1931. [5] LUBARSCH 1921. [6] TAYLOR, STIVEN und REID 1931.
[7] GRANICK 1949.

worden, daß eine Störung im Ferritinaufbau unwahrscheinlich ist. Es liegt nahe, bei dieser Krankheit eine Stoffwechselstörung allgemeinerer Art zu vermuten; dafür könnte das gleichzeitig mit dem Eisenpigment nachweisbare Lipofuscin sprechen. — Bei der Eisenablagerung der Hämochromatose handelt es sich sicher um eine Eisenvermehrung, nicht nur um eine Demaskierung von Eisen.

Am nächsten kommt dem Wesen der Krankheit wohl die Auffassung, daß es sich um eine Eisenspeicherung handelt mit dem Merkmal der Speicherung als Charakteristikum. Damit würde dieses Krankheitsbild auf eine Stufe mit anderen Speicherungskrankheiten (z. B. den Lipoidosen) zu stellen sein, bei denen die Annahme einer intracellulären Fermentstörung manches für sich hat. Bei der besonderen Beteiligung der epithelialen Elemente an der Speicherung in den verschiedenen Drüsen ist die Annahme wahrscheinlich, daß dort auch die Störung zu suchen ist. Unter dieser Annahme wäre die positive Eisenbilanz eine Folge der Speicherung[1].

In ähnlicher Weise ist für das Vorkommen von Eisenpigment in anderen Zellen und bei anderen Formen der Eisenspeicherung das Verhalten der Zelle entscheidend. Die Speicherungsfähigkeit der Zellen des RES für Eisenpigment bei Infektionskrankheiten[2] und gleichwertiger Elemente des Zentralnervensystems bei der progressiven Paralyse[3] ist ebenso als Folge des Zellverhaltens aufzufassen.

Diese Überlegungen gewinnen besonderes Gewicht durch Beobachtungen der letzten Jahre, an Hand derer der Begriff der exogenen Hämochromatose geprägt wurde. Dabei handelt es sich um ein der idiopathischen Hämochromatose in vielen Punkten ähnliches Krankheitsbild mit exzessiven Eisenablagerungen in den Organen. Gleichzeitig ist häufig eine Lebercirrhose ähnlicher Art wie bei der Hämochromatose gefunden worden. Bei diesem Krankheitsbild waren viele Bluttransfusionen vorausgegangen, so daß man von Transfusionssiderose gesprochen hat. Die Eisenablagerungen erreichten ein Ausmaß, das die Mengen transfundierten Blutes übertraf[4]. Es ist darauf hingewiesen worden[5], daß die morphologischen Veränderungen bei diesem Krankheitsbild in manchen Punkten von dem der idiopathischen Hämochromatose abweichen. Insbesondere wird darauf hingewiesen, daß bei den meisten Bluttransfusionen mit Eisenspeicherung eine Bindegewebsvermehrung vermißt wird.

Schicksal der Eisenablagerungen im Gewebe.

Bei einem großen Teil der Eisenablagerung handelt es sich um einen reversiblen Zustand. Das Eisen kann aus den Organen bei Aufhören der zu Siderosen führenden Ursache verschwinden. Das gilt insbesondere für die feinkörnigen Eisenablagerungen in der Leber. Das konnte in eindrucksvoller Weise bei Sauerstoffmangel[6] nachgewiesen werden. Bei chronischem Sauerstoffmangel kam es bei Ratten zu einer Hämoglobinvermehrung, die mit einer Eisenverarmung der Organe parallel ging. Bei Reakklimatisation und Normierung des Blutbildes wird das nicht verwendete Eisen erneut in den Organen zur Ablagerung gebracht. Vom Menschen ist bekannt, daß die Leber bei verstärkter Blutbildung und verringerter Zufuhr von Eisen quantitativ eisenärmer wird.

Daneben gibt es Eisenablagerungen, die man als irreversibel bezeichnen muß. Dahin gehören die bei örtlichem Blutzerfall auftretenden Eisenablagerungen, die selbst nach Jahren noch nachweisbar sind, und aus denen das Eisen nicht wieder in Freiheit gesetzt wird. Möglicherweise hängt diese Eigenschaft mit einem Mangel an Ferritin, dem für die Mobilisierung des Eisens notwendigen Eiweißkörper zusammen.

[1] Cottier 1952, Oebike 1950.   [2] Schäfer 1942.   [3] Volland 1942.
[4] Wyatt und Goldenberg 1949, Wyatt, Mighton und Moragues 1950.
[5] Cottier 1952.   [6] Schairer und Rechenberger 1943.

Es ist wahrscheinlich, daß eine Eisenablagerung mit schweren Zellveränderungen degenerativer Art einhergehen kann. Dabei ist allerdings nicht entschieden, ob diese degenerativen Prozesse nicht durch die zur Eisenablagerung führende Grundkrankheit verursacht sind. Bekannt ist, daß bei der Hämochromatose in den meisten Fällen eine Leber- und Pankreascirrhose auftritt. Es ist möglich, daß für die cirrhotischen Prozesse die Eisenablagerungen die Ursache darstellen [s. zu dieser Frage OEBIKE (1950)].

Zellveränderungen bei Eisenmangel.

Bei der von HEILMEYER und PLÖTNER (1937) nachgewiesenen Eisenmangelkrankheit sind neben einer hypochromen Anämie trophische Störungen an der Haut und ihren Anhangsgebilden und an einigen Schleimhäuten nachweisbar. Eine Eisenmangelkrankheit konnte im Tierversuch durch chronische eisenfreie Ernährung von M. B. SCHMIDT (1928) erzeugt werden. Bei diesen Versuchen wurde neben einer Anämie eine Entwicklungshemmung beobachtet. Histologisch fand sich eine mangelhafte Ausbildung des Cytoplasmas der Zellen, während die Kerne an Zahl und Größe nicht von der Norm abwichen. Bei wachsenden Tieren fand sich als ständige Erscheinung bei der Eisenmangelkrankheit eine an beiden Ventrikeln nachweisbare Herzhypertrophie. Die Hypertrophie ist offenbar sekundär als Folge der Anämie entstanden und nicht eine unmittelbare Folge des Eisenmangels. Die trophischen Störungen im Tierversuch äußern sich in einer Verdünnung der Haut. An den Parenchymzellen der Leber, des Herzens, der Nieren, an den Skeletmuskelfasern und den Alveolarepithelien der Lunge ist eine Verfettung nachweisbar, die offenbar eine Folge mangelhafter Verbrennung des Nahrungsfettes ist. Die Erklärung für die trophischen Gewebsveränderungen und die allgemeinen Störungen bei Eisenmangel ist möglicherweise in einer ungenügenden Bildung der eisenhaltigen Zellfermente zu suchen. Diese Frage ist jedoch nicht mit Sicherheit zu entscheiden, weil es aus den oben dargelegten Gründen nicht möglich ist, diese Fermente färberisch zu erfassen.

Störungen des Calciumstoffwechsels der Zelle.

Im Zusammenhang mit den Mineralstoffwechselstörungen kommt den pathologischen Verkalkungen eine besondere Bedeutung zu; handelt es sich doch hier um den Prototyp der Mineralstoffwechselstörungen. In den Weichteilen werden dabei Kalkabscheidungen nachweisbar, die entweder dauernd oder zeitweilig in oder um Zellen abgelagert sind und zwar an Stellen, die unter normalen Bedingungen nicht verkalken. Die imprägnierenden Kalksalze kommen mit dem Säftestrom, gelöst, in normaler oder gesteigerter Konzentration ins Gewebe. Bei der pathologischen Verkalkung wird der Kalk dann zunächst in feinen Körnchen sichtbar, die später zu mehr homogenen Massen zusammensintern.

Calcium kommt im Gewebe meistens zusammen mit Phosphor vor. 99% des gesamten Calciumbestandes des menschlichen Körpers liegen im Skeletsystem. Dort dient es der Verfestigung der organischen Substanz und bildet einen Speicher, aus dem Salze bei erhöhtem Bedarf mobilisiert werden können. Das Skeletsystem wird bei Störungen des Calcium- und Phosphatstoffwechsels beteiligt. Es muß dabei unterschieden werden zwischen einer regulatorischen Tätigkeit, welche durch Speicherung oder Ausschwemmung einen Überschuß oder einen Mangel des Blutes und der Gewebe an den betreffenden Substanzen ausgleicht und der krankhaften Zerstörung des Knochengewebes, welche (unter anderem unter dem Einfluß der Epithelkörperchen) mit Verschiebung des Calcium- und Phosphatspiegels im Blute auftreten kann.

Die chemische Zusammensetzung der Kalkablagerung im Skeletsystem und bei den pathologischen Verkalkungen ist annähernd die gleiche. Es wird angegeben, daß es sich um Hydroxyl- bzw. Carbonatapatit handelt. Aus neuester Zeit liegt eine Untersuchung über den Calcium-, Phosphat- und Carbonatgehalt menschlicher Skeletteile von Weinges, Leppelmann und Hartl (1953) vor, in der als Durchschnittswert für das Schädeldach 31% Ca, 54% PO_4 und 7,5% CO_3 angegeben werden. — Gewöhnlich kommen geringe Mengen Eisen, Magnesium und andere Metalle gleichzeitig vor.

Im Blutserum tritt Calcium in 3 Formen auf: in Bindung an Plasmaeiweißkörper und in dieser Form völlig undiffusibel, ferner in diffusibler, aber nicht ionisierter Form und schließlich ionisiert.

Bei den pathologischen Verkalkungsvorgängen im menschlichen Körper werden in der Hauptsache 2 Typen unterschieden: die dystrophische Verkalkung mit unverändertem Kalkstoffwechsel bei örtlichen Gewebsstörungen und die metastatische Verkalkung, bei der eine allgemeine Kalkstoffwechselstörung vorliegt mit Kalkabscheidungen in physiologisch hierzu besonders veranlagten Organen.

Die *dystrophische Verkalkung* kommt in Zellen und zwischenzelligen Strukturen eines Gewebes vor, das sicher in seiner Lebensfähigkeit schwer geschädigt oder tot ist. Der Blutkalkspiegel ist im allgemeinen normal. Verkalkungen dieser Art finden sich bei Infarkten, altem Eiter, alten tuberkulösen Herden, bei der Pankreasfettgewebsnekrose. Im einzelnen sind folgende Befunde erwähnenswert: Im Herzmuskel treten nach Kirch (1927) Verkalkungen nach Degenerationen bzw. Nekrosen auf bakterieller oder toxischer Grundlage auf. Hierher sind die Kalkablagerungen bei der Myokarditis[1], bei Verbrennung[2], bei Sublimatvergiftung[3] zu rechnen. Eine weitere Gruppe von Herzmuskelverkalkungen ist bei größeren Nekrosen nach Coronarverschluß zu beobachten[4]. — Am Gehirn wurden Kalkablagerungen dieser Art bei der CO-Vergiftung[5], Ulcus duodeni[6], besonders häufig im Anschluß an die ischämische Nervenzellveränderung Spielmeyers, nach Encephalitis interstitialis (Virchow)[7] beschrieben (s. auch M. B. Schmidt 1921). Die Leber wird im allgemeinen selten von Verkalkung betroffen. An der Niere treten Kalkablagerungen in abgestorbenen Tubulusepithelien bei Unterbrechung der Blutzirkulation[8], bei Quecksilbersalzvergiftungen[9], nach Salzmangelzuständen verschiedener Art (Hypochlorämie, Magnesiummangel, Kaliummangel) auf. Bei allen diesen Zuständen leiten örtliche Gewebsveränderungen, die bis zur Nekrose gehen können, den Verkalkungsvorgang ein.

Die metastatische Verkalkung[10] tritt bei schweren knochenzerstörenden Prozessen und Nierenerkrankungen auf. Die Kalkablagerungen werden in den Nieren, der Magenschleimhaut, den Lungen, Blutgefäßen (besonders in der Aorta) beobachtet[11]. Am Herzmuskel ist diese Art der Verkalkung ziemlich selten beobachtet worden. Derartige Veränderungen sind bei Nierenerkrankungen[12] und bei der Recklinghausenschen Knochenkrankheit als Ausdruck einer Überfunktion der Epithelkörperchen (Haslhofer 1937) mitgeteilt. Die Kalkeinlagerungen werden bei den Nieren an Bindegewebe, an Epithelien der Harnkanälchen und an Zylindern beobachtet. An der Magenschleimhaut und an den Lungen sind die zwischenzelligen Strukturen betroffen. Bei den metastatischen Verkalkungen des Herzmuskels wird die Ablagerung an Herzmuskelfasern und im Bindegewebe festgestellt.

Diese Form der Verkalkung geht mit einer Erhöhung des Kalkgehaltes im Blut einher. Sie ist nach vermehrter Kalkzufuhr[13] und bei wechselnd saurer und alkalischer Kost bei gleichzeitiger Kalkverabreichung[14], durch den Calcinosefaktor beobachtet worden[15].

---

[1] Oheim 1937, Huebschmann 1917, Ceelen 1929.   [2] Zinck 1940.
[3] Tilp 1912, Rüther 1929.   [4] Schmincke 1921.   [5] Herzog 1920.
[6] Staemmler 1923.   [7] Schmincke 1920.   [8] Litten 1881.
[9] Petry 1930, M. B. Schmidt 1920.   [10] Virchow 1855.   [11] M. B. Schmidt 1921.
[12] M. B. Schmidt 1913, Stumpf 1914, Schellack 1939, Arnold 1940.
[13] Katase 1914.   [14] Rabl 1923.   [15] Brand, Holtz und Putschar 1932.

Offenbar ist die Ursache der metastatischen Verkalkung in einer Steigerung des Blutkalkgehaltes und Übersättigung der Gewebe mit Kalksalzen zu suchen. Zu diesen Fragen der humoralen Störung des Kalkstoffwechsels soll hier nicht weiter Stellung genommen werden.

Im Falle der dystrophischen Verkalkung liegt sicher eine Zellstoffwechselstörung vor, die zu einer sekundären Kalkeinlagerung führt. Bei der metastatischen Verkalkung ist es häufig schwer zu entscheiden, ob nach der Entkalkung nachweisbare Entartungen der Zellen schon vorher vorhanden waren. M. B. Schmidt (1921) hält es für möglich, daß Kalkablagerungen auch in gesunden Zellen entstehen können. Diese Auffassung wird wahrscheinlich gemacht durch die schon genannten experimentellen Untersuchungen über humorale Kalkstoffwechselstörungen.

Der *Mechanismus der Kalkablagerung* ist in manchen Punkten ungeklärt. Bei der metastatischen Verkalkung, bei der die Kalkablagerung in normalem Gewebe erfolgt, werden vor allem diejenigen Gewebe betroffen, in denen die Ausscheidung von Säuren erfolgt. An diesen Orten besteht demnach die Möglichkeit, daß basische Valenzen überwiegen. Nach den früher mitgeteilten Untersuchungen über die physikalische Chemie der Nekrose besteht in nekrotischem Gewebe gleichfalls eine alkalische Reaktion. Im einen wie im anderen Falle macht diese Reaktion eine Ausfällung von Calciumphosphaten und -carbonaten verständlich. Die Calcium- und Phosphationen könnten primär an die Kolloide gebunden werden und sich danach zu unlöslichen Salzen umsetzen. Für die Ausfällung der Kalksalze könnte der Zerfall der Schutzkolloide, die zunächst noch die Salze in Lösung halten, als weitere Erklärungsmöglichkeit herangezogen werden[1].

Neuerdings wird die Möglichkeit diskutiert, daß bei den Verkalkungsvorgängen alkalische Phosphatasen eine Rolle spielen[2]. Zunächst ist die Bedeutung von Fermenten für diesen Vorgang noch nicht hinreichend geklärt. Bei der Mannigfaltigkeit der möglichen Reaktionen dürfte ein Zusammenspiel physikalisch-chemischer Vorgänge verschiedener Art vorliegen.

Literatur.

Altmann, H. W.: Über das Auftreten von Vakuolen, Einschlußkörperchen und hyalinen Tropfen in den Leberzellen bei experimentellem Sauerstoffmangel. Verh. Dtsch. Pathologen Breslau 1944, S. 60—65 (Stuttgart 1949). ~ Über Leberveränderungen bei allgemeinem Sauerstoffmangel, nach Unterdruckexperimenten an Katzen. Frankf. Z. Path. **60**, 376—494 (1949). — Arnold, J.: Über Siderose und siderofere Zellen. Virchows Arch. **161**, 299 (1909). ~ Die Rolle der Zellgranula bei der hämatogenen Pigmentierung. Virchows Arch. **190**, 134 (1907). — Arnold, W.: Epithelkörperchentumor mit allgemeiner Calcinose. Virchows Arch. **306**, 427 (1940). — Ascanazy, M.: Knochenmark. In Handbuch der speziellen pathologischen Anatomie und Histologie, Bd. 1/II. Berlin 1926.

Bauer, J.: Modellversuche zur Koagulationsnekrose. Frankf. Z. Path. **57**, 122 (1942). — Bayerle, H., u. G. Borger: Über die Alkalisierungsvorgänge im nekrotischen Gewebe. Beitr. path. Anat. **103**, 215 (1939). — Becker, V., u. R. Frey: Über Herzmuskelveränderungen beim Hunde nach koronarieller Vergiftung der fermentativen Zellatmung. Arch. Kreislaufforsch. **19**, 255 (1953). — Bennets, H. W., and F. E. Chapman: Copper deficiency in sheep in Western Austr.: A preliminary account of the etiology of enzootic ataxia of lambs and an anemia of ewes. Austral. Vet. J. **13**, 138 (1937). — Behrens u. L. Asher: Z. physiol. Chem. **220**, 97 (1933). — Bernheim, F.: The Interaction of drugs and cells. Catalysts **30**, 38, 40 (1946). — Bethe, A.: Pflügers Arch. **127**, 219, 261 (1909). — Blum: C. r. Soc. Biol. Paris **96**, 643 (1927). — Blum et v. Caulaert: Le rôle du sel dans les nephrites. Paris 1931. — Boelter, M. D. D., and D. M. Greenberg: Severe calcium deficiency in growing rats. I. Symptoms and pathology. J. Nutrit. **21**, 61 (1941). ~ II. Changes in chemical composition. J. Nutrit. **21**, 75 (1941). — Borger, G., Peters u. Kurz: Z. physiol. Chem. **217**, 255 (1933). — Bork, K.: Zur Lehre von der allgemeinen Hämochromatose.

---

[1] Koller und Leuthardt 1934.   [2] Gomori 1943, Wachstein 1946.

Virchows Arch. **269**, 178 (1928). — Boyer, P. D., H. A. Lardy and P. H. Phillips: Further studies on the role of potassium and other ions in the phosphorylation of the adenylic system. J. of Biol. Chem. **149**, 529 (1943). — Bradley: Physiologic. Rev. **2**, 415 (1922). — Brand, Th. v., F. Holtz u. W. Putschar: Vergleichende pharmakologische Untersuchungen über Calcinosefaktor und Nebenschilddrüsenhormone. Arch. exper. Path. u. Pharmakol. **167**, 113 (1932). — Brock, N., H. Druckrey u. H. Herken: Die Bedeutung des Kaliums für lebende Gewebe. Biochem. Z. **302**, 393 (1939). — Büchner, F.: Experimente über Kalknephrose bei Hypochlorämie. Verh. path. Ges. **31**, 348 (1938). ~ Die pathogenetische Bedeutung des allgemeinen Sauerstoffmangels. Verh. der Dtsch. Pathologen, Breslau 1944, S. 20. ~ Die pathogenetische Wirkung des allgemeinen Sauerstoffmangels. Zbl. Path. **83**, 53 (1945). ~ Die allgemeine Pathologie der Zell- und Gewebsatmung. In Naturforschung und Medizin in Deutschland 1939—1946. ~ Bd. 70. Allgemeine Pathologie, 1948. ~ Allgemeine Pathologie. München u. Berlin 1950.

Cameron, G. R.: Pathology of the cell. Edinburgh u. London 1952. — Ceelen, W.: Über den jetzigen Stand der Lehre von den Myocarderkrankungen. Dtsch. med. Wschr. **1929**, 569. — Collander, R.: Einige Permeabilitätsversuche mit Gelatinemembranen. Protoplasma (Berl.) **3**, 213 (1927). — Cook, S. F.: Die Struktur und Zusammensetzung des Hämosiderins. J. of Biol. Chem. **82**, 595 (1929). — Cottier, H.: Transfusionssiderose und allgemeine Hämochromatose. Schweiz. med. Wschr. **1952**, 873. — Cramer, W.: Experimental production of kidney lesions by diet. Lancet **1932**, 174.

Day, H. G.: The effects of zinc deficiency in the mouse. Federat. Proc. **1**, 188 (1942). — Day, H. G., and E. V. McCollum: Effects of acute dietary zinc deficiency in the rat. Proc. Soc. Exper. Biol. a. Med. **45**, 282 (1940). — Degen, A.: Bot. Z. **63**, 160 (1905). — Doerr, W., u. V. Becker: Das morphologische Äquivalentbild der Niere nach experimenteller Vergiftung mit Cyankalium und Malonsäure. Verh. dtsch. Ges. Path. **35**, 222 (1951). — Drabkin, D. L.: Metabolism of hemin chromoproteins. Physiologic. Rev. **31**, 345 (1951). — Dubois, M.: Die Hämosiderose bei den Ernährungsstörungen der Säuglinge. Virchows Arch. **236**, 493 (1922). — Dunlop, G., and H. E. Wells: „Warfa" („Swayback") in lambs in North Derbyshire and its prevention by adding copper supplements to the diet of ewes during gestation. Vet. Rec. **50**, 1175 (1938).

Eden, A., A. H. Hunter and H. H. Green: Contributions of the study of swayback in lambs. II. Blood copper investigations. J. Comp. Path. a. Ther. **55**, 29 (1945). — Eger, W.: Über Ostitis fibrosa und Epithelkörperchen im Tierexperiment. Beitr. path. Anat. **100**, 19 (1938). ~ Betrachtungen zur Frage der serösen Entzündung. Ärztl. Forsch. **4**, 349 (1950). — Eppinger, H.: Die hepato-lienalen Erkrankungen. Berlin 1920. ~ Über Permeabilitätsstörungen im Kapillarbereich. Verh. dtsch. Ges. Kreislaufforsch. **11**, 166 (1938). ~ Über Ermüdung, Entzündung und Tod. Z. klin. Med. **133**, 1 (1938). — Eppinger, H., H. H. Kaunitz u. Popper: Die seröse Entzündung. Wien 1935.

Fischer, A.: Tissue culture. Kopenhagen u. London 1925. — Fischer, H.: Konstitution der eiweißfreien Farbstoffkomponenten und ihrer Derivate. In Handbuch der normalen und pathologischen Physiologie, Bd. VI/1, S. 164. 1928. — Flaschenträger, B.: Handbuch der physiologischen Chemie, Bd. 1. Berlin-Göttingen-Heidelberg 1951. — Follis jr., R. H.: The Pathology of nutritional disease. Springfield 1948. ~ Histological effects in rats resulting from adding rubidium or cesium to a diet deficient in potassium. Amer. J. Physiol. **138**, 246 (1943). — Follis jr., R. H., H. G. Day and E. V. McCollum: Histological studies of the tissues of rats fed a diet extremely low in zinc. J. Nutrit. **22**, 223 (1941). — Follis, R. H., E. Orent-Keiles and E. V. McCollum: Histologic studies of the tissues of rats fed a diet extremely low in sodium. Arch. of Path. **33**, 504 (1942). ~ The production of cardian and renal lesions in rats by a diet extremely deficient in potassium. Amer. J. Path. **18**, 29 (1942). — Frey-Wyssling, A.: Submikroskopische Morphologie des Protoplasmas und seiner Derivate. Berlin 1938. — Fricke, O., H. Groll u. E. Meyer: Chemische Untersuchungen zur Frage der trüben Schwellung. Beitr. path. Anat. **83**, 115 (1930).

Gedigk, P., u. G. Strauss: Zur Histochemie des Hämosiderins. Verh. dtsch. Ges. Path. **1953**. — Giese, W.: Myogene Siderose. Verh. der Dtsch. Pathologen, Breslau 1944, S. 151. — Glatzel, H.: Das Kochsalz und seine Bedeutung in der Klinik. Erg. inn. Med. **53**, 1 (1937). ~ Aufgaben und Bedeutung der Mineralstoffe. Klin. Wschr. **1938**, 793. — Gömöri, P., u. E. Sármai: Zur Frage der hypochlorämischen Kalknephrose. Klin. Wschr. **1939**, 1465. — Goessner, W.: Histochemischer Nachweis einer organischen Trägersubstanz im Hämosiderinpigment. Virchows Arch. **323**, 685 (1953). — Gomori, G.: Calcification and phosphatasis. Amer. J. Path. **19**, 197 (1943). — Gräff, S.: Knollenblätterschwamm-(Extrakt)-Vergiftung beim Tier. Verh. dtsch. path. Ges. **22**, 184 (1927). — Granick, S.: Ferritin, its properties and significance for iron metabolism. Chem. Rev. **38**, 379 (1946). ~ Blood **4**, 404 (1949). ~ Structure and physiological functions of ferritin. Physiologic. Rev. **31**, 489 (1951). ~ Groll, H.: Untersuchungen zur Frage der trüben Schwellung. Krkh.forsch. **5**, 126 (1927). ~ Kernschwund und Protoplasmagerinnung bei der Koagulationsnekrose. Virchows Arch.

316, 384 (1949). — GROLL, H., u. G. MERKLE: Über die Einwirkungen von Fermentlösungen auf Gewebsschnitte. I. Untersuchungen über Karyolyse. Beitr. path. Anat. **92**, 518 (1933/34). GRUNDMANN, E.: Histologische Untersuchungen über die Wirkungen experimentellen Sauerstoffmangels auf das Katzenherz. Beitr. path. Anat. **111**, 36 (1950/51). — GRUNDNER-CULEMANN, A.: Experimentelle und morphologische Untersuchung über Veränderungen des Herzmuskels von Ratten bei Kalium-Mangelernährung. Arch. Kreislaufforsch. **18**, 185 (1952).

HAHN, P. F., and S. GRANICK: Ferritin; conversion of inorganic and hemoglobin iron into ferritin iron in animal body. Storage function of ferritin iron as shown by radioactive and magnetic measurement. J. of Biol. Chem. **150**, 407 (1943). — HAHN, P. F., and G. H. WHIPPLE: Hemoglobin production in anemia limited by low protein intake; influence of iron intake, protein supplements and fasting. J. of exper. Med. **69**, 315 (1939). — HAHN, P. F., G. H. WHIPPLE, BALE and LAWRENCE: Radioactive iron and its metabolism in anaemia; its absorption, transportation and utilization. J. of Exper. Med. **69**, 739 (1939). — HALLER-VORDEN, J., u. H. SPATZ: Eigenartige Erkrankungen im extrapyramidalen System. Z. Neur. **79**, 254 (1922). — HARRISON, T. R., C. PILCHER and G. ERVING: The potassium content of skeletal and cardiac muscle. J. Clin. Invest. **8**, 325 (1930). — HASLHOFER, L.: Die ENGEL-RECKLINGHAUSENsche Knochenkrankheit. In Handbuch der speziellen pathologischen Anatomie und Histologie, Bd. IX/3, S. 342. 1937. — HATANO, S.: Experimente über Kalknephrose bei Hypochlorämie. Beitr. path. Anat. **102**, 316 (1939). — HEILMEYER, L.: Die Eisentherapie und ihre Grundlagen. Leipzig 1944. — HEILMEYER, L., u. PLÖTNER: Das Serumeisen und die Eisenmangelkrankheit. Jena 1937. — HEMMELER, G.: Métabolisme du fer. Paris 1951. — HERZOG, G.: Zur Pathologie der Leuchtgasvergiftung. Münch. med. Wschr. **1920**, 558. — HERWERDEN, M. A. VAN: Reversible Gelbildung in Epithelzellen der Froschlarve und ihre Anwendung zur Prüfung auf Permeabilitätsunterschiede in der lebenden Zelle. Arch. exper. Zellforsch. **1**, 145 (1925). — HESSE, W.: Untersuchungen über das Bild der vakuoligen Degeneration in der Leber am menschlichen Sektionsgut. Beitr. path. Anat. **107**, 173 (1942). — HEUBNER, W.: Mineralstoffe des Tierkörpers. In Handbuch der normalen und pathologischen Physiologie, Bd. 16/2, S. 1413. Berlin 1931. — HÖBER, R.: Einige neuere Untersuchungen über Bau und Bedeutung der Zelloberfläche und über die Natur des Erregungsvorganges. Naturwissenschaften **34**, 144 (1947). ~ Physikalische Chemie der Zellen und Gewebe. Bern 1947. ~ Physikalische Chemie der Zellen und Gewebe, 6.Aufl. Leipzig 1946. — HÖRSTEBROCK, R., M. SCHLEPPER u. N. SCHÜMMELFEDER: Nachweis und Trennung von Hämosiderin und Hämoglobin durch Papierelektrophorese. Naturwissenschaften **40**, 141 (1953). — HOGUE, M. J.: Trichomonas in tissue cultures. Amer. J. Trop. Med. **8**, 325 (1928). — HOLLE, J.: Z. inn. Med. **1**, 184 (1946). — HOLMBERG, C. G.: Uricase purification and properties. Biochemic. J. **33**, 1901 (1939). — HUEBSCHMANN, P.: Über Myocarditis und andere pathologisch-anatomische Beobachtungen bei Diphtherie. Münch. med. Wschr. **1917**, 73. — HUECK, W.: Die pathologische Pigmentierung. In KREHL-MAR-CHANDS Handbuch der allgemeinen Pathologie, Bd. III/2, S. 298. 1921.

IRWIN, M.: Mechanism of the accumulation of dye in Nitella on the basis of the entrance of the dye ad indissociated molecules. J. Gen. Physiol. **9**, 561 (1926). — ISHIDA: Über das Auftreten mikrochemisch nachweisbaren Eisens und eisenhaltigen Pigments in quergestreiften Muskelfasern. Virchows Arch. **210**, 67 (1912).

JACOBS, M. H.: Amer. J. Physiol. **51**, 321; **53**, 457 (1920). — JACQUES, A. G., and W. J. OSTERHOUT: The cinetics of penetration. II. The penetration of CO_2 into Valonia. J. Gen. Physiol. **13**, 695 (1930).

KASTEN: Über die Bildung von Hämosiderin in vitro. Frankf. Z. Path. **53**, 480 (1939). — KATASE, A.: Experimentelle Verkalkung am gesunden Tier. Beitr. path. Anat. **57**, 516 (1914). KAUNITZ, H.: Transmineralisation und vegetarische Kost. Erg. inn. Med. **51**, 218 (1936). — KEDROWSKI, B.: Untersuchungen über die Kondensatoren für basische Farbstoffe. Mitt. II. Wirkung von KCN und Licht auf die Vitalfärbung des Froscherythrocyten. Protoplasma (Berl.) **22**, 607 (1934/35). — KEILIN, D., u. T. MANN: Carbonic anhydrase. Nature (Lond.) **144**, 442 (1939). — KELLER, R.: Die Elektrizität in der Zelle, 3. Aufl. Mährisch-Ostrau 1933. — KERPEL-FRONIUS, E., u. R. MARTYN: Klin. Wschr. **1940**, 440. — KETTLER, L. H.: Über die vakuolige Degeneration der Leberzellen. Virchows Arch. **315**, 587 (1948). ~ Zur Pathogenese hydropischer Zellveränderungen in Leber und Niere. Virchows Arch. **321**, 326 (1952). ~ Die blasige Entartung der Leber- und Nierenepithelien. Verh. dtsch. Ges. Path. **34**, 333 (1950). — KIRCH, E.: Pathologie des Herzens. Erg. Path. 22 I, 52 (1927). — KIRSNER, I. B., W. L. PALMER and E. HUMPHREYS: Morphologic changes in the human Kidney following prolonged administration of alkali. Arch. of Path. **35**, 207 (1943). — KLEINMANN, H.: Untersuchungen über die Bedingungen der Kalkablagerung im tierischen Gewebe. Virchows Arch. **268**, 686 (1928). — KLINE, H., E. R. ORENT and E. V. McCOLLUM: Effects of magnesium deficiency on teeth and their supporting structures in rats. Amer. J. Physiol. **112**, 256 (1935). KLOSTERMEYER, W.: Salzverschiebungen in Nekrosen und Abszessen (Schnittveraschung). Virchows Arch. **292**, 268 (1934). ~ Mineralstoffgehalt tuberkulöser Herde (Schnittveraschung).

Virchows Arch. **298**, 299 (1937). — Koller, F., u. F. Leuthardt: Nekrose und Autolyse. Klin. Wschr. **1934**, 1527. — Krebs, H. A., L. v. Eggleston and C. Terner: In vitro measurements of turnover rate of potassium in brain and retina. Biochemic. J. **48**, 530 (1951). — Kremer, J.: Das Problem der Pigmentablagerung in der Leber und Milz der Kaltblüter und seine Beziehungen zur Frage des Blutabbaues und Eisenstoffwechsels. Z. mikrosk.-anat. Forsch. **44**, 234 (1938). — Kruse, H. D., E. Orent and E. V. McCollum: Studies on magnesium deficiency in animals I. Symptomatology resulting from magnesium deficiency. J. of Biol. Chem. **96**, 519 (1932). — Kunkel, J.: Virchows Arch. **81**, 381 (1880).

Lang, K.: Der intermediäre Stoffwechsel. Berlin-Göttingen-Heidelberg 1952. — Laufberger: Sur la cristallisation de la ferritine. Bull. Soc. Chim. biol. **19**, 1575 (1937). — Lehnartz, E.: Einführung in die chemische Physiologie, 7. Aufl. Berlin u. Heidelberg 1947. — Lehnberg, O.: Über die Frühveränderungen der hypochlorämischen Nephrose. Beitr. path. Anat. **105**, 476 (1940/41). — Letterer, E.: Versuche über das Verhalten der Proteine bei den Speicherungsvorgängen des reticulo-endothelialen Systems. Verh. dtsch. path. Ges. **23**, 347 (1928). ~ Allgemeine Pathologie und pathologische Anatomie der Lipoidosen. Verh. dtsch. path. Ges. **31**, 12 (1938). ~ Allgemeine Pathologie des Stoffwechsels. In Naturforschung und Medizin in Deutschland 1939—1946. Wiesbaden 1948. — Leupold, E.: Das Verhalten des Blutes bei steriler Autolyse mit besonderer Berücksichtigung der Entstehung von Hämosiderinpigment. Beitr. path. Anat. **59**, 501 (1914). ~ Der Zell- und Gewebsstoffwechsel. Leipzig: Georg Thieme 1945. — Lewis, F. T.: Proc. Amer. Acad. Arts Sci. **58**, 537 (1923). — Litten, M.: Virchows Arch. **83**, 508 (1881). — Loeb, J.: Dynamik der Lebenserscheinungen. Leipzig 1906. ~ Die chemische Entwicklungserregung des tierischen Eies. Berlin 1909. — Lubarsch, O.: Beiträge zur pathologischen Anatomie und Pathogenese der Unterernährungs- und Erschöpfungskrankheiten. Beitr. path. Anat. **69**, 242 (1921). ~ Pathologische Anatomie der Milz. In Handbuch der pathologischen Anatomie, Bd. I/II. 1926.

Masshoff, W.: Das Eisen im Gewebe und im Blutserum nach Transfusion beim Menschen und im Tierexperiment und seine Bedeutung für das Schicksal des transfundierten Blutes. Beitr. path. Anat. **108**, 88 (1942). ~ Über den Abbau artfremden, artgleichen und körpereigenen Blutes. Beitr. path. Anat. **109**, 179 (1944). — Masshoff, W., u. E. Waldschütz: Über Wesen und Bedeutung der Milz- und Lebersiderose bei ernährungsgestörten Säuglingen mit experimentellem Beitrag. Virchows Arch. **320**, 618 (1951). — Meessen, H.: Hypochlorämische Urämie nach Kriegsdienstbeschädigung. Dtsch. med. Wschr. **1940**, 658. — Mitchell, H. H., and T. S. Hamilton: Die Ausscheidung von Stickstoff und Mineralien durch die menschliche Haut unter bestimmten Umweltverhältnissen. J. of Biol. Chem. **178**, 345 (1949). — Möllendorf, W. v.: Beiträge zum Problem der Zellenviskosität. Arch. exper. Zellforsch. **19**, 263 (1937). ~ Zur Kenntnis der Mitose. Arch. exper. Zellforsch. **21**, 1 (1938). — Müller, E., u. W. Rotter: Die histologischen Veränderungen beim akuten Höhentod. Beitr. path. Anat. **107**, 556 (1942).

Neumann, E.: Blut und Pigment. Jena 1917. — Netter, H.: Die Feinstruktur der Zelle als dynamisches Phänomen. Verh. dtsch. Ges. Path. **33**, 8 (1949).

Oebike, B.: Wesen und Herkunft endogener Pigmente und ihre besondere Bedeutung für die Pigmentstoffwechselstörung der Hämochromatose. Veröffentlichung aus der morphologischen Pathologie, H. 56. Jena 1950. — Oheim, L.: Herzmuskelverkalkung bei Diphtherie. Beitr. path. Anat. **100**, 222 (1938). — Ohntrup, H.: Untersuchungen über Epithelkörperchenveränderungen bei chronischer Niereninsuffizienz. Beitr. path. Anat. **105**, 489 (1940/41). — Orent, E., H. D. Kruse and E. V. McCollum: Studies on magnesium deficiency in animals. II. Species variation in symptomatology of magnesium deprivation. Amer. J. Physiol. **101**, 545 (1932). — Osterhout, W. J.: Injury, Recovery and Death in relation to conductivity and permeability. Philadelphia 1922. — Osterhout, W. J., and M. J. Dorcas: J. Gen. Physiol. **9**, 255 (1925). — Overhof, K.: Über das Vorkommen symmetrischer Gehirnerweichungsherde bei sekundärer Blutarmut. Virchows Arch. **287**, 784 (1933). — Overton, E.: Pflügers Arch. **92**, 115, 346 (1902).

Pérez-Castro, E.: Die klinischen, chemischen und morphologischen Folgen des Kochsalzmangels im Blut. Dtsch. med. Wschr. **1937**, 743. — Petry, E.: Vergiftungen. In Handbuch der speziellen pathologischen Anatomie, Bd. 10. 1930. — Pichotka, J.: Tierexperimentelle Untersuchungen zur pathologischen Histologie des akuten Höhentodes. Beitr. path. Anat. **107**, 117 (1942).

Quick, A. J.: On the constitution of prothrombin. Amer. J. Physiol. **140**, 212 (1943). — Quincke, H.: Über Siderosis. Festschrift d. Andenken A. v. Hallers dargebracht. Bern 1877.

Rabl, C. R. H.: Zum Problem der Verkalkung. Virchows Arch. **245**, 542 (1923). — Randerath, E.: Die Entwicklung der Lehre von den Nephrosen. Erg. Path. **32**, 91 (1937). — Raum, J.: Arch. exper. Path. u. Pharmakol. **29**, 353 (1892). — Robertis, E. de: The cytology of the parathyreoid and thyreoid glands of rats with experimental rickets. Anat. Rec. **79**,

417 (1941). — Rössle, R.: Gibt es Schädigungen durch Kochsalzinfusionen? Berl. klin. Wschr. **1907**, 1165. ~ Über Phagozytose von Blutkörperchen durch Parenchymzellen und ihre Beziehungen zu hämorrhagischem Ödem und zur Hämochromatose. Beitr. path. Anat. **41**, 181 (1907). ~ Über einige Beziehungen der pathologischen Anatomie zur physikalischen Chemie. Jkurse ärztl. Fortbildg **9**, 3 (1918). ~ Handbuch der speziellen pathologischen Anatomie und Histologie, Bd. V/1. Berlin 1930. — Rohland, R.: Über hypochlorämische Nephrose. Klin. Wschr. **1936**, 825. — Rosenfeld, M.: Experimental modification of mitosis by ammonia. Arch. exper. Zellforsch. **14**, 1 (1933). — Rüther, A.: Über Herzmuskelverkalkung nach Sublimatvergiftung. Z. Kreislaufforsch. **21**, 313 (1929).

Schäfer, K. H.: Über den Einfluß von Infektionen und ähnlichen Vorgängen auf den Eisenstoffwechsel. Z. exper. Med. **110**, 678 (1942). — Schairer, E., u. O. Rechenberger: Untersuchungen über die Hämosiderose beim Blutabbau. Virchows Arch. **312**, 652, 660 (1943). — Schellack, D.: Über Epithelkörperchenvergrößerung und Osteodystrophia fibrosa generalisata bei chronischer Niereninsuffizienz. Beitr. path. Anat. **103**, 479 (1939). — Schmidt, M. B.: Schwund des Eisens in der Milz. Verh. dtsch. path. Ges. **12**, 271 (1908). ~ Die Organe des Eisenstoffwechsels und die Blutbildung bei Eisenmangel. Verh. dtsch. path. Ges. **1912**, 91. ~ Über die Verkalkung der Nierenepithelien bei Sublimatvergiftung und bei Dysenterie. Zbl. Path. **30**, 497 (1920). ~ Einfluß eisenreicher und eisenarmer Nahrung auf Blut und Körper. Jena 1928. ~ Eisenstoffwechsel. In Handbuch der normalen und pathologischen Physiologie, Bd. XVI/2, S. 1644. 1931. ~ Störungen des Eisenstoffwechsels und ihre Folgen. Erg. allg. Path. **35**, 105 (1940). — Schmidtmann, M.: Über die intracelluläre Wasserstoffionenkonzentration. Z. exper. Med. **45**, 714 (1925). — Schmincke, A.: Encephalitis interstitialis Virchow mit Gliose und Verkalkung. Z. Neur. **60**, 290 (1920). ~ Ausgedehnte Herzverkalkung. Dtsch. med. Wschr. **1921**, 1047. — Schümmelfeder, N.: Strukturveränderungen des Protoplasmas bei dem Absterben der Zelle. Verh. dtsch. Ges. Path. **33**, 65 (1949). — Schultze, M.: Das Protoplasma der Rhizopoden und der Pflanzenzellen. Leipzig 1863. — Schwarz, L.: Einfluß der Ernährung auf die Eisenspeicherung der Leber und Milz der weißen Maus. Virchows Arch. **269**, 638 (1928). ~ Experimenteller, morphologischer und chemischer Beitrag zum Eisenstoffwechsel. Virchows Arch. **279**, 334 (1931). — Schwartz, S. D., and S. A. Blumenthal: Exogenous haemochromatosis resulting from blood transfusions. Blood **3**, 617 (1948). — Schwietzer, C. H.: Eiweißmangel als ätiologisches Moment der Hämochromatose. Dtsch. med. Wschr. **1952**, 17. — Selberg, W.: Pathologische Anatomie der Unterernährung. In Synopsis, H. 1, S. 23. Hamburg 1948. — Severinghous, Koehler and Bradley: J. of Biol. Chem. **57**, 164 (1923). — Sheldon, J. H.: Hämochromatosis, S. 382. London 1935. — Siebert, P.: Über menschliche Hämochromatose. Beitr. path. Anat. **84**, 111 (1930). — Spatz, H.: Eisennachweis im Gehirn, besonders in Zentren des extrapyramidalen Systems. Z. Neur. **77**, 261 (1922). ~ Stoffwechseleigentümlichkeiten in den Stammganglien. Z. Neur. **78**, 641 (1922). ~ Diskussionsbemerkungen zum Vortrag Giese. Verh. Dtsch. Pathologen, Breslau 1944, S. 181. — Spek, J., u. R. Chambers: Das Problem der Reaktion des Protoplasmas. Protoplasma (Berl.) **20**, 376 (1933/34). — Strugger, S.: Untersuchungen über den Einfluß der Wasserstoffionen auf das Protoplasma der Wurzelhaare von Hordeum vulgare I. Sitzgsber. Akad. Wiss. Wien, Math.-naturwiss. Kl. **135**, 453 (1926). — Sullivan, M., and V. J. Evans: Nutritional dermatosis in the rat. IX. Evaluation of the interrelationships of magnesium deficiency and deficiencies of the vitamin-B-complex. J. Nutrit. **27**, 123 (1944). — Staemmler, M.: Beitrag zur Kenntnis der Verkalkungen im Gehirn. Beitr. path. Anat. **71**, 503 (1923). — Starkenstein, E., u. H. Weden: Weitere Beiträge zur Pharmakologie und Physiologie des Eisens. Klin. Wschr. **1928**, 1220. ~ Handbuch der experimentellen Pathologie und Pharmakologie, Bd. III/2, S. 926. 1934. — Stumpf: Zur Kenntnis der Herzmuskelverkalkung. Zbl. Path. **25**, 801 (1914).

Taylor, J., D. Stiven and E. W. Reid: Haemochromatosis in depancreatised cat. J. of Path. **34**, 793 (1931). — Terbrüggen, A.: Untersuchungen über die Eiweißbilanz der Leber bei verschiedenen Allgemeinerkrankungen. Verh. dtsch. path. Ges. **30**, 171 (1937). ~ Diskussionsbemerkungen zum Vortrag Büchner u. Altmann. Verh. Dtsch. Pathologen, Breslau 1944. ~ Das Problem der sogenannten degenerativen Prozesse in der pathologischen Histologie. Verh. dtsch. Ges. Path. **33**, 37 (1949). ~ Der Degenerationsbegriff in der Pathologie und Medizin. Ärztl. Forsch. **4**, I, 517 (1950). — Theorell, H., M. Beznak, R. Bonnichsen, K. G. Paul u. A. Akeson: Acta chem. scand. (Copenh.) **5**, 445 (1951). Zit. nach Lang. — Thomas, R. M., E. Mylon and M. C. Winternitz: Myocardial lesions resulting from dietary deficiency Yale. J. Biol. a. Med. **12**, 345 (1940). — Tilp: Herdförmige Verkalkung des Myocards bei Sublimatvergiftung. Verh. dtsch. path. Ges. **15**, 471 (1912). — Töppich, G.: Arch. Gewerbepath. **12**, 10 (1943). — Töppich, G., u. A. Gromelski: Das Quellungsvermögen der isolierten Leberzelle. Verh. dtsch. path. Ges. **22**, 157 (1927). — Trowell, O. A.: The experimental production of watery vacuolation of the liver. J. of Physiol. **105**, 268 (1946).

Uher, V.: Die parenchymatöse Degeneration. Virchows Arch. **281**, 821 (1931). ~ Ein Beitrag zur trüben Schwellung. Beitr. path. Anat. **102**, 544 (1939).

Virchow, R.: Die pathologischen Pigmente. Virchows Arch. **1**, 379 (1847); **8**, 3, 103 (1855). — Volland, W.: Über das „Paralyseeisen" und die Eisenablagerungen bei Mesaortitis syphilitica unter besonderer Berücksichtigung ihrer Herkunft und Spezifität. Virchows Arch. **309**, 145 (1942).

Wachstein, M.: Alkaline phosphatase activity in normal and abnormal human blood and bone marrow. J. of Labor. a. Clin. Med. **31**, 1 (1946). — Wallbach, G.: Über die mikroskopisch sichtbaren Äußerungen der Zelltätigkeit. In Lubarsch-Ostertag, Erg.-Bd. 24, S. 92. 1931. — Walthard, B.: Die Entstehung und Bedeutung des Kernglykogens der Leber. Schweiz. med. Wschr. **1938**, 866. — Warburg, O.: Biochem. Z. **29**, 414 (1910). — Wegener, H.: Zwei Fälle von familiärer Hämochromatose. Z. klin. Med. **107**, 113 (1928). — Wenderoth, H.: Hämosiderose und Hämochromatose. Ärztl. Forsch. **4**, I, 549 (1950). — Weinges, K. F., H. J. Leppelmann u. F. Hartl: Über den Calcium-, Phosphat- und Carbonatgehalt menschlicher Skeletteile. Vorläufige Mitteilung. Klin. Wschr. **1953**, 1057. — Wilbrandt, W.: Die Permeabilität der Zelle. Erg. Physiol. **40**, 204 (1938). — Wyatt, J. P., u. H. Goldenberg: Hämosiderose bei refraktärer Anämie. Arch. Int. Med. **83**, 67 (1949). — Wyatt, J. P., H. K. Mighton and V. Moragues: Transfusional siderosis. Amer. J. Path. **26**, 883 (1950).

Zinck, K. H.: Pathologische Anatomie der Verbrennung. Veröff. Konstit.- u. Wehrpath. **10**, H. 4/5 (1940). — Zollinger: Phasenmikroskopische Beobachtungen über Zelltod. Schweiz. Z. Path. u. Bakter. **11**, 276, 617 (1948). ~ Experimenteller Beitrag zur Frage der Mitochondrienfunktion. Experientia (Basel) **4**, 312 (1948). — Zucker, T. F., B. N. Berg and L. M. Zucker: Nutritional effects on the gastric mucosa of the rat. I. Lesions of the antrum. J. Nutrit. **30**, 301 (1945).

Allgemeine morphologische Pathologie
des Cytoplasmas.

Die Pathobiosen.

Von

H. W. Altmann, Freiburg i. Br.

Mit 25 Abbildungen.

Aufgabe und Anliegen dieses Beitrages ist es, eine Reihe morphologisch
faßbarer Veränderungen am und im Zelleib darzustellen, die bereits außerhalb
der normalen, physiologischen Gestaltwandlungen stehen, aber doch noch nicht
mit Notwendigkeit in den Zelluntergang münden oder gar als sicheres Kennzeichen einer tödlichen Schädigung anzusprechen sind.

Im täglichen Sprachgebrauch werden die hierher gehörenden Phänomene
meist als Degenerationen bezeichnet. Solange man mit diesem Ausdruck nicht
mehr als eine rasche Verständigung erreichen will, solange man ihn nur recht
unbestimmt im eben umschriebenen Sinne verwendet, ergeben sich dabei keinerlei
Schwierigkeiten. Das ändert sich jedoch sofort, wenn man sich um eine strengere
Definition bemüht. Die Ursachen dafür liegen einmal in der geschichtlichen
Entwicklung, die der Degenerationsbegriff durchgemacht hat, zum anderen in
der Natur der Sache. Denn wie alle altüberkommenen Bezeichnungen hat auch
der Terminus Degeneration, der anfänglich dem Umfange der Erfahrung durchaus gewachsen war, im Laufe der Zeit und mit der Ausweitung der Erkenntnis
mancherlei teils unmerkliche, teils definitorisch bestimmte Abwandlungen, An-
passungen und Differenzierungen durchmachen müssen, die schließlich sogar
dazu geführt haben, daß ganz verschiedene, miteinander nicht mehr zu ver-
einbarende, ja einander ausschließende Definitionen vorgeschlagen und gebraucht
wurden. Terrbrüggen (1950) beispielsweise will ihn, in dem ursprünglichen
Virchowschen Sinne, höchstens auf solche Alterationen angewandt wissen, die
zwar irreversibel sind, aber doch nicht den baldigen Tod der betreffenden
Zelle zur Folge haben, während Eger (1950) gerade die reversiblen Störungen
des fermentativ gesteuerten Zellstoffwechsels darunter begreift. Und für andere
Autoren[1] vollends ist eine nicht tödliche Leistungsminderung das Entscheidende,
ganz gleichgültig, ob die begleitenden morphologischen Veränderungen nun
reversibel oder irreversibel sind. Selbst wenn man sich nicht davon beeindrucken
läßt, daß ein und derselbe Begriff einmal so eingeschränkt und das andere Mal
so ausgeweitet wird — in beiden Fällen wird unser derzeitiges Wissen in der
Definition überfordert, da wir über keine verläßlichen Kriterien für eine klare
Entscheidung verfügen. Wann können wir schon eindeutig sagen, daß eine
sichtbare Zellveränderung rückbildungsfähig ist; woraus wollen wir, gerade bei

---

[1] Zum Beispiel: Schümmelfeder 1949, 1950; Hörstebrock 1950.

einem vielzelligen Organismus, mit Sicherheit entnehmen, daß irgendeine Abweichung von der als Norm betrachteten Zellgestalt den Ausdruck einer Leistungsminderung darstellt? Hinzukommt, daß eine bestimmte Veränderung — etwa eine Verfettung, eine Vacuolisierung oder eine intraplasmatische Eiweißablagerung, ebenso aber auch eine Mitochondrienschwellung oder eine Umbildung ribonucleoproteidhaltiger Plasmastrukturen — trotz gleicher Ursache an differenten Zellformen eine ganz andere Bedeutung haben kann, ja daß ein und dieselbe Umgestaltung auch an dem nämlichen Zelltyp und bei gleicher formaler Genese auf sehr verschiedene Ursachen zurückgehen kann und daher jeweils ganz anders bewertet werden muß. Ebensowenig ist zu vergessen, daß völlig heterogene Prozesse zu derart ähnlichen End- oder Zwischenstufen führen können, daß eine pathogenetische Diagnose oft nicht mehr möglich ist. Intracelluläre „hyaline Tropfen" beispielsweise können aus Mitochondrien hervorgehen, einer Ablagerung von Eiweiß, sei es von der Zelle aufgenommen, sei es von ihr gebildet, ihre Entstehung verdanken, einen umschriebenen Plasmatod anzeigen oder durch eine intraplasmatische Verarbeitung fremder Zellen zustande kommen. Endlich aber ist zu bedenken, daß Formulierungen wie „Leistungsminderung" oder „regressive Veränderungen", ganz abgesehen von dem Fehlen einer Bezugsebene und von den Schwierigkeiten, sie im Einzelfalle zu begründen, dem vielfältigen und vielschichtigen Geschehen in der Zelle in keiner Weise gerecht werden können. Denn grundsätzlich ist ja alles, was wir an morphologischen Zellveränderungen wahrzunehmen vermögen, das Resultat sehr komplizierter und sehr komplexer Vorgänge im submikroskopischen Bereiche, an den funktionstragenden Strukturen sowohl wie an den strukturgebundenen Funktionen, die wir zwar im einzelnen nicht zu überschauen vermögen, bei denen aber sicher Funktionsminderungen, Funktionsänderungen und Funktionssteigerungen aufs engste miteinander gekoppelt sind.

Das beruht letztlich darauf, daß die Zelle eine funktionelle Einheit darstellt, in welcher die einzelnen strukturellen und funktionellen Partialsysteme in inniger und unauflösbarer Wechselwirkung stehen und eine harmonische Funktionskette bilden. So muß denn selbst jeder lokalisierte Eingriff und Angriff das ganze Gefüge in Mitleidenschaft ziehen und demgemäß auch zu Reaktionen der zunächst nicht betroffenen Kettenglieder führen, die dann das resultierende morphologische Bild weitgehend beherrschen können. Zudem ist die Zelle ein System, das nicht nur in sich selbst sondern auch mit seiner Umgebung in einem dynamischen Gleichgewicht steht. Jeder Reiz aber, der an der Zelle überhaupt wirksam wird, physiologischer oder unphysiologischer Natur, stört dieses Gleichgewicht und löst durch diese Alteration eine Folge von Reaktionen aus, denen die Tendenz innewohnt, die entstandenen Veränderungen wieder rückgängig zu machen, so weit es eben geht. In manchen Fällen kann auf diese Weise in kürzerer oder längerer Frist die alte Ausgangslage wiederhergestellt werden, in anderen wird ein neues, den abgewandelten Verhältnissen angepaßtes Gleichgewicht angestrebt und auf diesem oder jenem Wege auch erreicht, sei es durch eine akute Reaktion, sei es durch eine länger währende plastische Regulation der dynamischen Strukturen. Auch wenn es sich um eine Alteration der Zelle handelt, die nur unter eindeutig pathologischen Lebensbedingungen verifiziert wird, niemals kann die danach sichtbar werdende Veränderung, sofern sie nicht den augenblicklich eingetretenen Zelltod anzeigt, allein als ein Erleiden verstanden werden, stets ist an ihr auch eine celluläre Reaktion beteiligt und ein Versuch zur Kompensation[1].

Aus alledem ergibt sich wohl zur Genüge, daß der Degenerationsbegriff, zumindest im Augenblick, weder förderlich noch notwendig sein kann. Es ist

---

[1] Vgl. Rössle 1921.

daher nur folgerichtig, wenn besonders in jüngster Zeit wiederholt die Forderung laut geworden ist[1], ganz auf ihn zu verzichten, da man ihn nicht recht mit Inhalt zu füllen vermag. Überdies scheint er uns allein schon dadurch belastet, daß er immer wieder zu dem Versuch einer präzisen Definition aufgerufen hat. Denn im biologischen Raum, besonders im Bereich der kleinsten Dimensionen, ist es ja nur in den seltensten Fällen möglich, exakte Grenzen zu ziehen und von hier aus die Gültigkeit einer Aussage zu bestimmen. Nicht nur weil sich solche Grenzen derzeit noch nicht erkennen lassen, sondern weil sie a priori gar nicht vorhanden sind.

So dürfte es wohl das beste sein, die hier zu behandelnden morphologischen Phänomene unter einem anderen, nicht ähnlich determinierten und nicht dergestalt verschieden interpretierten Begriffe zusammenzufassen. Wir wählen den ursprünglich von HEUBNER geprägten Ausdruck *Pathobiose*[2] und verstehen darunter sowohl den Zustand der Zelle unter abnormen äußeren und inneren Bedingungen, wie die damit verknüpften Gestaltabweichungen. Damit ist also ein stoffwechselphysiologisch, funktionell und strukturell besonders gekennzeichnetes Zwischenreich gemeint, das einerseits der Eubiose[3], dem Areal der üblichen Schwankungen von Funktion und Struktur, andererseits der Nekrobiose, dem Gebiet der Absterbevorgänge, mit fließenden Grenzen nachbarlich verbunden ist.

In den Umkreis der Pathobiose gehört eine kaum übersehbare Fülle cellulärer Veränderungen. Dem Thema entsprechend beschränken wir uns auf diejenigen, die mit morphologischen Mitteln am Cytoplasma erkennbar werden. Der Zellkern wird höchstens hinweisend erwähnt, und selbst dies nur dann, wenn anders die Gefahr bestünde, die funktionelle Einheit der Zelle ganz aus den Augen zu verlieren. Ebenso bleiben auch jene gestaltlichen Phänomene, die bei einer Atrophie oder Hypertrophie, einer Metaplasie oder Hyperplasie am Cytoplasma faßbar werden, weitgehend außer Betracht. Sie sind nur als Reaktionen der ganzen Zelle oder gar höherer Ordnungsstufen, der Histosysteme oder Organe, zu begreifen und wurden daher im vorliegenden Handbuch anderen Bänden zugewiesen. Aber selbst in dem verbleibenden Rahmen können nur weitverbreitete Phänomene betrachtet werden, die elementare Strukturen und Vorgänge betreffen und als Beitrag zu einer allgemeinen Biologie der Zelle unter pathologischen Bedingungen gewertet werden dürfen. Besondere, für bestimmte Zelltypen charakteristische Differenzierungen werden nur insoweit herangezogen, als ihr Gestaltwandel paradigmatisch für ähnliche, aber unsichtbar im submikroskopischen Bereich ablaufende Vorgänge gelten kann.

Trotz all dieser Einschränkungen sieht man sich bei einem Versuch, das verbleibende Material zu sondern und zu sichten, vor eine im Grunde unlösbare Aufgabe gestellt. Und dies obwohl die einschlägigen Phänomene dem Pathologen seit alters wohlvertraut sind und ihm bei seiner täglichen Arbeit ständig begegnen. Das ist eine der Folgen, die der große Fortschritt auf allen Gebieten der Zellforschung mit sich gebracht hat. Die alten Einteilungsprinzipien, die es am Ende der klassischen Ära der Morphologie und Cytopathologie ermöglichten, das gesamte Beobachtungsgut in zwar, „autonomer"[4], so doch umfassender Weise zu einem in sich geschlossenen Bilde zu vereinigen[5], werden den inzwischen gewonnenen Erkenntnissen nicht mehr gerecht und vermögen daher nicht mehr zu befriedigen. Aber andererseits ist die moderne, auf der Untersuchung normaler Zellen basierende Cytologie trotz aller Erfolge, was das Cytoplasma betrifft,

---

[1] TERBRÜGGEN 1950, HAMPERL 1950, SIEGMUND 1950, SCHÜMMELFEDER 1949, 1950. vgl. auch LUBARSCH und WOLFF 1925.
[2] HEUBNER 1918ff., vgl. FLURY und NEUMANN 1942, SIEGMUND 1950.
[3] SCHOELLER 1922.   [4] PETERFI 1937, ZEIGER 1950.   [5] Vgl. ERNST 1914, 1915, 1928.

noch nicht imstande, eine sichere Grundlage für die Neuordnung und Neu-
deutung der alten Phänomene der Cellularpathologie zu liefern. Denn die Vorstellungen vom regelhaften Bau und von der regelhaften Funktion des Cytoplasmas — die Voraussetzung für das Verständnis und die Ordnung abnormer
Gestaltungen — sind heute dank zahlreicher neuer Methoden in ständiger rascher
Umbildung und Wandlung begriffen. Das stürmische, zuweilen fast überstürzte
Fortschreiten der Forschung hat dabei nicht nur gesicherte neue Erkenntnisse
gezeitigt oder berechtigte Zweifel an der Tragfähigkeit bisher als unverbrüchlich
geltender Ergebnisse aufkommen lassen, es hat auch die Gefahr mit sich gebracht,
daß alte bewährte Beobachtungen verschüttet oder unter dem bestechenden Eindruck neuer, nicht immer klar überschaubarer Untersuchungsverfahren unnötig
verkannt oder beiseitegeschoben werden. Hinzukommt, daß im Bereich der so
außerordentlich labilen Cytoplasmastrukturen die jeweils erzielten Ergebnisse in
besonders hohem Maße von der gerade verwandten Methode abhängig sind. Oft
genug ist daher selbst eine Beziehung zwischen den Befunden verschiedener
morphologischer Forschungszweige nur mit Mühe oder gar nicht mehr herstellbar.
So ist allein schon auf dem Gebiet der reinen Strukturforschung, eben wegen
des Reichtums an frisch gewonnenen Ergebnissen, die Unsicherheit groß. Und
diese Unsicherheit wächst noch an, wenn man sich obendrein um eine Koordination
mit den entsprechenden Ergebnissen anderer biologischer Arbeitsrichtungen
bemüht, beispielsweise um eine Homologisierung der von den Biochemikern aus
Zelltrümmern gewonnenen Fraktionen mit den an unzerstörten Zellen sichtbaren
Strukturen oder cytochemisch identifizierbaren Substanzen. Die Pathologie aber
kann eines solchen Versuches um so weniger entraten, als es seit je ihre vornehmste
Aufgabe ist, eine abgewandelte Struktur als Ausdruck einer geänderten Funktion
zu begreifen und damit zugleich als Mittler zwischen den einzelnen Disziplinen
einen eigenen Beitrag zur synthetischen Biologie zu leisten.

Diese Schwierigkeiten, mit denen die Pathologie heute zu kämpfen hat, sind
sicher zum Teil methodisch bedingt und daher als solche auflösbar. Ganz aber
werden sie sich wohl nie aus der Welt schaffen lassen. Denn manches spricht
dafür, daß wir all die Teilsysteme, die mit den modernen Methoden im Zelleib
zu unterscheiden sind, nicht als starre und beständige funktionstragende Strukturen ansehen dürfen, deren strenge Einordnung in die eine oder andere Kategorie
nur aus Mangel an Einsicht noch nicht durchführbar ist. Es möchte sein, daß
sie in weit höherem Maße als wir es derzeit vermuten, zu Wandlungen, zum
Vergehen und Neuentstehen befähigt sind und daß sie, wenn auch nicht durch
Übergänge, so doch durch gemeinsame und noch unentschiedene Vorstufen miteinander verbunden sind, die sich grundsätzlich jeder exakten Eingliederung
widersetzen. Es ist ohne weiteres einsichtig, daß sich solche Unbestimmtheiten
gerade unter abnormen Bedingungen auffällig häufen und damit die sonst allenfalls noch möglichen Ordnungsprinzipien völlig auflösen müssen.

So befindet sich also die Pathologie, wenn sie sich heute nach längerer Ruhepause erneut der Zelle zuwendet, aus mehr als einem Grunde in einem eigentümlichen Schwebezustand, der zwar die Voraussetzung für ein neues lebendiges
und förderndes Interesse an den so reizvollen wie rätselhaften Phänomenen
darstellt, jeder ordnenden Zusammenfassung aber widerstreitet und jeden derartigen Versuch als instabil und vorläufig, wenn nicht sogar als voreilig kennzeichnen muß.

Infolgedessen kann es aber auch nicht von prinzipieller Bedeutung sein, nach
welchen Gesichtspunkten man die morphologischen Veränderungen sichtet, wenn
sie trotzdem dargestellt werden sollen. Für die von uns gewählte Einteilung
war das Bestreben maßgebend, einen möglichst engen Kontakt mit den vorauf-

gehenden Abschnitten dieses Bandes herzustellen, auch auf die Gefahr hin, daß dadurch hypothetischen Vorstellungen ein ungewöhnliches Gewicht zugebilligt und die eine oder andere noch durchaus strittige Frage von vornherein entschieden werden muß. Wir besprechen also zunächst die Veränderungen an den cytoplasmatischen Strukturen und erst anschließend und zusammenfassend die Gruppe der intraplasmatischen Stoffablagerungen. Überschneidungen lassen sich dabei nicht vermeiden, sind aber auch anders nicht gut zu umgehen. Überdies ist eine gesonderte Behandlung der Ablagerungsvorgänge schon dadurch berechtigt, daß sie in ihrer Entwicklung und Rückbildung nur als Reaktion der ganzen Zelle oder wenigstens des gesamten Zelleibes verstanden werden können und daß sie seit alters in der Allgemeinen Pathologie besondere Beachtung und eine vielschichtige Erörterung erfahren haben. In jedem Falle sollen die Belange der menschlichen Pathologie für die Auswahl und die Abgrenzung maßgebend sein. Indes, bei der hohen Empfindlichkeit der zu behandelnden Strukturen gegen agonale und postmortale Prozesse und bei der Schwierigkeit in der Deutung fixierter Momentbilder und Endzustände wird doch tierexperimentellen Befunden der größere Raum zugestanden werden müssen, aber eben doch nur so weit, wie sie erläuternd und erhellend wirken können. Es ist daher auch nicht beabsichtigt, alle experimentell erzielten Besonderheiten zusammenzutragen oder gar sämtliche Phänomene anzuführen, die vornehmlich oder ausschließlich an explantierten Zellen beschrieben worden sind. Demgemäß können beispielsweise die GOLGI-Körper in unserer Darstellung keinen besonderen Abschnitt beanspruchen, ganz abgesehen davon, daß sie nach Form und Funktion schon unter normalen Verhältnissen zu den umstrittensten Gegenständen der Cytologie gehören. Soweit sie für das Verständnis pathologischer Veränderungen wesentlich sein könnten, werden sie in anderen Abschnitten, besonders bei der Ablagerung von Eiweißstoffen, kurz erwähnt. Die herangezogenen speziellen Beispiele sind dabei, ebenso wie in jedem anderen Falle, nur dazu da, das Gesagte zu veranschaulichen. Die Auswahl, die ihre Subjektivität nicht verleugnen kann noch will, richtet sich nach dem Umfange der persönlichen Erfahrung oder nach dem Grade der Klarheit, mit der die Genese der gerade besprochenen Veränderung vor Augen geführt wird. Eine vollständige Sammlung aller einschlägigen Befunde und aller dazu mitgeteilten Deutungen kann und soll nicht angestrebt werden. Sinngemäß gilt das gleiche auch für die angeführte Literatur. Daß sie bei den Ablagerungen besonders kurz gehalten ist, daß hier die ätiologischen und stoffwechselphysiologischen Probleme weitgehend vernachlässigt werden, liegt einfach daran, daß die entsprechenden Fragen anderen Kapiteln und Bänden dieses Handbuches zugewiesen worden sind. Für uns konnte es sich hier wie anderwärts nur darum handeln, die allgemeinen Probleme der cytoplasmatischen Zellmorphologie in den Mittelpunkt der Betrachtung zu stellen.

Die Mitochondrien.

In allen Disziplinen, die sich mit der Erforschung cytoplasmatischer Strukturen und Funktionen beschäftigen, spielen heute die Mitochondrien eine besonders große Rolle. Sie stellen vergleichsweise große, gut abgrenzbare und leicht zu isolierende Gebilde dar; jeder Forschungszweig vermag daher zu ihrer Kenntnis etwas beizutragen. Und sie sind ferner wegen ihres hohen Fermentgehaltes für viele elementare Stoffwechselvorgänge verantwortlich, so daß ihnen für alle cellulären Leistungen, ja für das Zelleben schlechthin, entscheidende Bedeutung zukommt. Schließlich aber hat sich an ihnen in so erstaunlicher Weise die unauflösbare Einheit von Struktur und Funktion offenbart, daß sich gerade auf diesem Gebiet ein Erfahrungsaustausch ungemein fruchtbar und ein gemeinsames Gespräch besonders erfolgreich erwiesen hat.

Für viele Veränderungen, die im Zelleib unter abnormen Bedingungen sichtbar werden, und die seit alters die Cellularpathologie beschäftigen, bieten die so gewonnenen Erkenntnisse eine neue und gesichertere Deutungsmöglichkeit. Andererseits aber scheinen die pathologischen Phänomene dazu berufen, zur Klärung mancher noch strittiger Probleme entscheidend beizutragen. Dank der Größe der Mitochondrien und der Wandelbarkeit ihrer Gestalt bestimmen sie schon als solche weitgehend das morphologische Bild des Cytoplasmas, dank ihrer stoffwechselphysiologischen Bedeutung liefern ihre gestaltlich kontrollierbaren Funktionsstörungen eine befriedigende Erklärung für nicht wenige, bislang kaum analysierbare und von den Mitochondrien scheinbar unabhängige Strukturveränderungen.

Aus der Fülle der vorliegenden, an anderer Stelle dieses Bandes eingehend besprochenen und gegeneinander abgewogenen morphologischen und biologischen Befunde seien hier einige *allgemeine Ergebnisse und Fragestellungen* summarisch aufgeführt, soweit sie für unsere eigenen Probleme wesentlich sind.

Die Mitochondrien stellen diejenigen Cytoplasmastrukturen dar, denen die Endoxydation der Substrate und die oxydative Phosphorylierung obliegt. Daher sind sie die wesentlichsten, wenn auch nicht die einzigen[1] Energielieferanten der Zelle, gewissermaßen ihr Kraftwerk, dessen Leistungsfähigkeit die Voraussetzung für alle energieverzehrenden cellulären Vorgänge darstellt, sowohl für die synthetischen Prozesse wie für die Aufrechterhaltung der „unwahrscheinlichen" strukturellen Ordnungsprinzipien in Kern und Cytoplasma. Obendrein sind sie, zufolge ihres Fermentgehaltes, imstande, Kohlenhydrat-, Fett- und Eiweißstoffwechsel über die gemeinsame Strecke des Citronensäurezyklus miteinander zu verknüpfen. All die für derartige Reaktionen notwendigen Enzyme sind dabei in strenger und besonderer Weise geordnet und strukturgebunden, wenn auch mit unterschiedlicher Festigkeit. Jede Alteration dieser Struktur, für deren feinere Analyse neue elektronenoptische Untersuchungen[2] sichere Anhaltspunkte erbracht haben, führt dementsprechend zu einer Änderung, meist zu einer Beeinträchtigung, gelegentlich sogar zu einer völligen Aufhebung der fermentativen Funktionen[3]. Als besonders empfindlich hat sich dabei die Koppelung von Oxydation und Phosphorylierung erwiesen; eine ungestörte oder gar gesteigerte Atmung kann daher nicht mehr ohne weiteres als Zeichen eines energetisch ausgeglichenen Zellstoffwechsels bzw. als Ausdruck einer Leistungssteigerung gewertet werden. Andererseits aber geht eine Unterdrückung der mitochondrialen Stoffumsetzungen, ganz gleich auf welchen Wegen sie erreicht wird, in vitro wie in vivo stets mit einer entsprechenden Gestaltveränderung einher. Struktur und Funktion bedingen sich als gegenseitig — derselbe abnorme Zustand, das nämliche pathologische Erscheinungsbild sind damit ätiologisch grundsätzlich doppeldeutig. Sie können sowohl durch einen primären Angriff an der Struktur wie an der Funktion zustande kommen. Diese Trennung gilt freilich nur für den mikroskopischen Bereich, in submikroskopischen Dimensionen muß sie wesenlos werden.

Wegen der zentralen Stellung im elementaren Stoffwechsel aller Zellen kann die Menge der jeweils vorhandenen Mitochondrien, die Größe des Chondrioms,

---

[1] Vgl. Lindberg und Ernster 1953, Lang und Siebert 1954.
[2] Sjöstrand 1952, Sjöstrand und Rhodin 1952, Sjöstrand und Hanzon 1954, Rhodin 1954, Palade 1952, 1953, Glimstedt und Lagerstedt 1953, Beams und Tahmisian 1954.
[3] Zum Beispiel Hogeboom und Mitarbeiter 1948, 1950, 1953, Kennedy und Lehninger 1949, Lehninger 1950, Schneider und Hogeboom 1951, Harman 1950, Harman und Feigelson 1952, Raaflaub 1952, 1953, Cleland und Slater 1953, Lang und Siebert 1954.

einen brauchbaren Maßstab für die Intensität der energieliefernden Prozesse abgeben, zu denen die betreffende Zelle imstande ist. Bereits von COWDRY (1924) aus vergleichenden Untersuchungen erschlossen, ist diese Parallele jüngst durch quantitative, vergleichend morphologisch-biochemische Untersuchungen an einer Reihe von Beispielen exakt belegt worden, nicht nur für ausdifferenzierte Zellen[1], sondern auch für verschiedene Stadien embryonaler Frühentwicklung[2]. Aus dem gleichen Grunde müssen auch enge Wechselwirkungen zwischen den Mitochondrien und allen anderen Komponenten der Zelle, dem Grundplasma, den basophilen Plasmastrukturen, den GOLGI-Körpern und dem Kerne vorhanden sein; zuweilen werden sie durch einen vorübergehenden oder länger währenden räumlichen Kontakt besonders augenfällig. Dabei sind die Beziehungen zum Zellkern in letzter Zeit besonders herausgestellt worden[3]; sie werden durch eine eigene Beweglichkeit der Mitochondrien ermöglicht, die freilich an den Zustand der Interkinese gebunden ist und während der Mitose zugunsten einer passiven Verschiebung und Verlagerung der auch gestaltlich abgewandelten Chondriosomen eingestellt wird[4]. Auch die schnell vorübergehenden Form-veränderungen, an denen die Mitochondrien nach Ausweis der Gewebekulturen so reich sind[5] und von denen hier zunächst nur Anschwellungen, zentrale Auf-hellungen, Verdünnungen und Abblassungen genannt seien, sind wohl mit Recht als Reaktion auf die jeweilige Umgebung, als Ausdruck einer Wechselwirkung, und als Äquivalent von Stoffaufnahme, Stoffumsetzung und Stoffabgabe inter-pretiert worden. Vieles spricht nämlich dafür, daß die Mitochondrien die Sub-strate, an deren Umsatz sie beteiligt sind, in ihr Inneres aufnehmen[6], und daß sich hier auch die ihnen eigentümlichen Umbauprozesse und Synthesevorgänge vollziehen. So betrachtet wären die Mitochondrien also komplexe Gebilde, unter anderem bestehend aus den strukturgebundenen Fermenten und den Substraten und Produkten ihrer enzymatischen Tätigkeit. Neben der erwiesenen Struktur-labilität könnte gerade diese Feststellung für das Verständnis pathologischer Veränderungen besonders wesentlich sein. Denn es wäre denkbar, daß unter abnormen Bedingungen in den Mitochondrien Substanzen sichtbar werden, die sonst in ihnen, sei es aus qualitativen, sei es aus quantitativen Gründen nicht nachzuweisen sind. Damit ist zugleich die alte Frage aufgeworfen, wieweit die Mitochondrien für eine intracelluläre Speicherung von Stoffen herangezogen werden, die sich unter regelhaften oder abnormen Bedingungen in der Zelle anreichern, sei es, daß sie, wie Eiweiß oder die sog. „Vitalfarbstoffe“, von außen aufgenommen, sei es, daß sie, wie Glykogen oder manche spezifischen Zellprodukte, im Cytoplasma bereitet worden sind. Hat man doch die Mitochondrien in jüngster Zeit erneut geradezu als „Speicherorganellen“ angesprochen[7].

Ein letzter Vorwurf, mit dem sich die Pathologie an Hand ihres Unter-suchungsgutes zu beschäftigen hat, ist das Problem der Mitochondrienindividuali-tät, und zwar in einem doppelten Sinne. Wieweit sind die Mitochondrien zu-sammengesetzte Bildungen, gewissermaßen Strukturen höherer Ordnung, und aus Untereinheiten aufgebaut? Und sind sie überhaupt eigenständige Körper, die nur aus ihresgleichen entstehen oder können sie aus dem Grundplasma oder

<hr>

[1] HARMAN 1950, PAUL und SPERLING 1952.
[2] GUSTAFSON und LENICQUE 1952, HULTIN 1953.
[3] Vgl. LEWIS 1922, HUBER 1945, FRÉDÉRIC und CHÈVREMONT 1951, 1952, BIERLING 1954, LETTRÉ und SIEBS 1954.
[4] DANEEL und GÜTTES 1951, DANEEL 1951, CHÈVREMONT und FRÉDÉRIC 1951, 1952 u. a.
[5] Vgl. LEWIS und LEWIS 1915, 1924, STRANGEWAYS und CANTI 1927, LEVI 1934, BRÄM 1951, FRÉDÉRIC und CHÈVREMONT 1952, BIERLING 1954.
[6] Vgl. BARTLEY und DAVIES 1952, PETERS 1952, PALADE 1952, 1953.
[7] ZOLLINGER 1948ff., LINDBERG und ERNSTER 1954.

anderen cytoplasmatischen Elementen durch eine Art Differenzierungsprozeß entsprechend dem Bedarf der Zelle neu erzeugt werden? Manche Beobachtungen an frühen Entwicklungsstadien niederer Organismen machen die Annahme fast unausweichlich, daß sie sich de novo entwickeln können[1]. Insbesondere ist auf Grund dieser und anderer Beispiele eine Ableitung von bestimmten submikroskopischen Zellstrukturen, den sog. Mikrosomen, behauptet oder wenigstens erörtert worden[2]. Ist diese letzte Frage auch noch unentschieden, wenngleich wohl zu verneinen, so darf es doch als gesichert gelten, daß die einzelnen Mitochondrien als solche keine stabilen und dauerhaften Gebilde darstellen. Nicht nur, daß man an lebensfrischen Bindegewebskulturen phasenoptisch nicht so selten ein allmähliches, zu unwiederbringlichem Verluste führendes Verdämmern einzelner typischer, langgestreckter Formen beobachtet hat[3]; es gibt auch zahllose Beispiele, die im Zuge der Zellfunktion oder während der Mitose eine Auflösung fädiger oder stabförmiger Mitochondrien in einzelne Teilstücke oder kleinere Granula deutlich machen, nicht nur bei Tieren, sondern auch bei Pflanzen und vielleicht sogar bei den entsprechenden Strukturen der Hefen[4], ein Vorgang, der allem Anschein nach durchaus reversibel ist. Wir werden noch zu erörtern haben, daß sich entsprechende Bilder unter pathologischen Umständen dergestalt häufen, daß man, trotz einzelner ablehnender Stimmen[5], Ernst nur recht geben kann, der in seinem großen Referat von 1914 bereits die Ansicht äußerte, „daß die glatten Chondriokonten ursprünglich aus Reihen von Plasmosomen, gleichsam Urgranula bestehen“, mit anderen Worten, „daß den Mitochondrien ... als Bauelement Plasmosomen zugrunde liegen ...“. Angesichts einer Reihe von Befunden wird man sich dabei auch zu überlegen haben, ob diese Aufgliederung der Mitochondrien auf der Stufe mikroskopisch noch klar erkennbarer Granula überhaupt ihr Ende findet, oder ob wir nicht vielmehr gegebenenfalls mit einer noch feineren Dispersion in submikroskopische Gebilde rechnen müssen, wie das gelegentlich schon geltend gemacht wurde[6]. Und sind diese Elemente etwa auch imstande, schrittweise zu der höheren Ordnungsstufe des typischen Mitochondrion zusammenzutreten? Von der gerade entgegengesetzten Seite nähern wir uns damit wiederum der eben schon gestellten Frage nach dem Ursprung und dem Mutterboden dieser für gewöhnlich so einheitlich und selbständig erscheinenden „Zellorganellen“.

Die mannigfachen *Veränderungen*, die unter pathologischen Bedingungen an dem Mitochondrienbestand einer Zelle, dem Chondriom, wahrzunehmen sind und die dank den eben mitgeteilten Ergebnissen gewisse Rückschlüsse auf die Stoffwechsellage der Zelle gestatten, sind von Cowdry 1924 in drei freilich eng miteinander verbundene Gruppen eingeteilt worden. Seitdem unterscheidet man zwischen qualitativen, quantitativen und topographischen Abweichungen. Zu den ersten gehören alle jene Abwandlungen, die sich auf die Gestalt und die histochemischen Reaktionen der Mitochondrien beziehen. Die zweite Gruppe umfaßt Veränderungen der Mitochondrienzahl oder besser wohl der Größe des Chondrioms, und die dritte schließlich Unterschiede und Besonderheiten in der intracellulären Anordnung der einzelnen mehr oder weniger umgewandelten Mitochondrien.

---

[1] Harvey 1946, Gustafson und Lenicque 1952, Lehmann und Wahli 1954.
[2] Besonders Zollinger 1948, Eichenberger 1953, Lindberg und Ernster 1954.
[3] Frédéric und Chèvremont 1952, vgl. Lewis und Lewis 1915, Levi 1934.
[4] Vgl. Lewis und Lewis 1915, 1924; Smith 1931; Ries 1935, 1938; Hill 1936; Huber 1945; Gabe und Prenant 1948; Daneel 1951; Danneel und Güttes 1951; Chèvremont und Frédéric 1952; Frédéric und Chèvremont 1952; Buvat 1953; Bierling 1954.
[5] Zollinger 1950.
[6] G. Hertwig 1929, Clara 1933, Dangeard 1950, Dangeard und Parriaud 1953, Claude 1950; vgl. Williams und Watanabe 1952, Glimstedt, Lagerstedt und Ludwig 1954.

Bei weitem am umfangreichsten ist die Gruppe der qualitativen Veränderungen. Die hierher gehörenden Phänomene sind nicht nur besonders augenfällig, sie bieten auch die Grundlage für die formalgenetische Erklärung und Deutung mancher morphologischer Bilder, die wie die sog. „trübe Schwellung", „albuminöse Degeneration" oder „tropfige Entmischung' in der Pathologie seit langem lebhaft erörtert werden und bis in die jüngste Zeit die verschiedensten Interpretationen erfahren haben.

Qualitative Veränderungen des Chondrioms: „Transformation" der Mitochondrien und „trübe Schwellung".

Im Rahmen der qualitativen Veränderungen begegnet man am häufigsten einer generalisierten Umwandlung der meist faden- oder stäbchenförmigen Mitochondrien in körnige, kugelige oder gar bläschenförmige Gebilde, ähnlich wie man das, auf einzelne Mitochondrien beschränkt, schon an den Zellen gut gedeihender Gewebekulturen wahrnehmen kann. Und man beobachtet dergleichen in ganz der nämlichen sehr einförmigen Art, wenn auch wechselnd ausgeprägt, unter den verschiedensten pathologischen *Bedingungen*, sowohl an der Gewebekultur[1] wie an den Zellen der inneren Organe, unter anderem beispielsweise bei vielen Vergiftungen[2], bei Herabsetzung der Sauerstoffzufuhr[3] und starken Änderungen der Umgebungstemperatur[4], nach schweren Hungerzuständen[5] und bei vitaminfreier Ernährung[6]; ebenso aber auch bei Verringerung des extracellulären osmotischen Druckes[7], ja sogar als ein spontanes postmortales Ereignis[8].

Der feineren Analyse dieser **Transformation** war und ist der Umstand besonders dienlich, daß die ganze Kette der Veränderungen in typischer Weise und mit modellartiger Klarheit in Erscheinung tritt, wenn lebende oder überlebende Zellen dem Einfluß hypotoner Lösungen oder destillierten Wassers ausgesetzt werden. Mit Hilfe des Phasenkontrastmikroskopes läßt sich diese Umwandlung fortlaufend kontrollieren, nicht nur an ganzen Zellen, sondern auch an isolierten Mitochondrien[9]. Dabei hat sich gezeigt, daß der gleiche Vorgang auch dann vonstatten geht, wenn aufgeschwemmte Zellen oder Mitochondrien in einem mit dem Blute isotonen Medium über längere Zeit sich selbst überlassen bleiben und daß er in beiden Fällen durch eine Wasseraufnahme zustandekommt.

Die Ursache dieser Wasseraufnahme ist freilich unterschiedlich; man hat daher die eine Form als *hypotone Transformation* bezeichnet und von der zweiten, der sog. spontanen Umwandlung abgegrenzt[10]. Der erstgenannte Prozeß ist rein

---

[1] Vgl. Lewis und Lewis 1915, 1924; W. H. Lewis 1919, 1920; Strangeways und Canti 1928; Levi 1934; Richardson 1934; Ludford 1935, 1951; Fischer 1948; Bräm 1951.

[2] Fiessinger 1909, 1911; Rathery und Saison 1909, 1910; Ciaccio 1913; Bang und Sjövall 1916; Scott 1916; Grynfeltt und Lafont 1921; Nicholson 1924; Smith und Rettie 1925; Johnson 1931; Kater 1931; Clark und Hair 1932; Turchini und Meites 1943 u. a.

[3] Nicholson 1924, Makarov 1934, Emmel 1940, Zollinger 1948, Stockinger 1952.

[4] Zum Beispiel Meola 1934, Bailiff 1937, MacCardle 1937, Kater 1937, Roberts 1949.

[5] Schmaus und Albrecht 1900; Cesa-Bianchi 1909; Berg 1920; Miller 1922; Okuneff 1923; Ma 1924; Hertwig 1929; Hall und McKay 1933; Kater 1933, 1937; McCurdy 1939; Williams 1943; Sibatani 1947, 1951; Roberts 1949, Stockinger 1952.

[6] Zum Beispiel Nicholson 1924, Bourne 1935, Deane und McKibbin 1946, Deane und Shaw 1947.

[7] Vgl. Albrecht 1899, 1900, 1907; Fauré-Fremiet 1910, Ciaccio 1913, Aschoff und Anitschkow 1914, Anitschkow 1923, Lewis und Lewis 1915, Bang und Sjöval 1916, N. H. Cowdry 1920, Monné 1938, Opie 1947, 1948, Zollinger 1948, Buvat 1953.

[8] Vgl. Landsteiner 1903, Policard und Garnier 1905, Mayer, Rathery und Schäffer 1909, 1910, Ciaccio und Scaglione, Ciaccio 1913, Pfuhl 1931, Terbrüggen 1933, Taniguchi 1935, Sibatani 1947, 1950.

[9] Zollinger 1948; Harman 1950; Harman und Mitarbeiter 1952, 1954; Cleland und Slater 1953; Slater 1953; Böke 1953; Enderlin 1953.

[10] Raaflaub 1952, 1953; Cleland und Slater 1953.

exogen osmotischer Natur, stellt sich zwangsläufig ein und kann, wie das aus Versuchen an ganzen Gewebsstücken schon länger bekannt ist[1], wenigstens in seinen Anfangsstadien durch Erhöhung der osmotischen Werte des Mediums weitgehend rückgängig gemacht werden. Störungen in der Fermentaktivität, die an derart verquollenen Mitochondrien festgestellt wurden[2], sind demnach auf eine primäre Strukturalteration der Mitochondrien zu beziehen. Im Gegensatz dazu ist die spontane Transformation durch eine Zufuhr von Adenosintriphosphat gut zu beeinflussen. In diesem Falle beruht die Gestaltveränderung und die ihr zugrundeliegende Wasseraufnahme demnach auf einem Mangel der genannten energiereichen Verbindung, die normalerweise von den Mitochondrien im Rahmen der Atmungskettenphosphorylierung selbst hergestellt wird. Zusatz von Dinitrophenol, das Atmung und oxydative Phosphorylierung entkoppelt[3], führt dementsprechend zu einer beschleunigten Umwandlung der Mitochondrien[4], ebenso wie ein Mangel an den für beide Prozesse nötigen Substraten[5]. Infolgedessen haben wir es hier offenbar mit einer primären Funktionsstörung zu tun, die der Wasseraufnahme wie der morphologischen Umbildung vorgeschaltet ist. Man könnte eine so bedingte Transformation daher auch als funktionelle oder *energetische* Form der hypotonen gegenüberstellen. Eine ganz ähnliche Unterscheidung haben Bang und Sjövall schon im Jahre 1916 getroffen, als sie darauf hinwiesen, daß eine toxisch ausgelöste Verquellung der Mitochondrien durch hypertone Medien nicht wieder zum Schwinden zu bringen ist. Mit diesen Beobachtungen ist, wie sich zeigen wird, ein entscheidender Beitrag zur Deutung gleichsinniger aus der tierexperimentellen und der menschlichen Pathologie bekannter Mitochondrienveränderungen beigesteuert.

In morphologischer Hinsicht indessen sind beide Formen der Transformation, wenigstens im mikroskopischen Bereiche, weitgehend identisch. Unterschiede bestehen höchstens darin, daß die Endstadien nur unter dem Einfluß hypotoner Lösungen voll erreicht werden — die autonome Transformation in vitro und erst recht die entsprechenden Gestaltveränderungen in vivo machen meist schon auf früheren Stadien halt — und daß die spontan sich umwandelnden Mitochondrien, anders als primär osmotisch beeinflußte, in hohem Maße zu Verklebungen und Verklumpungen neigen. Darin darf man vielleicht den Ausdruck einer hier besonders hervortretenden Membranschädigung erblicken[6]. Sieht man aber einmal davon ab, so ist es durchaus angängig, den *Ablauf* der sichtbaren Veränderungen ohne Rücksicht auf die jeweiligen Ursachen, aber unter Verwertung auch der älteren Befunde einheitlich zu schildern.

In jedem Falle führt die Quellung zunächst dazu, daß aus den langgestreckten Mitochondrien granuläre oder kugelige Gebilde von größerem Querdurchmesser werden. Zuweilen wird ein ganzes Mitochondrion dergestalt umgewandelt, wobei unregelmäßig gestaltete Zwischenstufen von Keulen- oder Kommaform auftreten können. Weit häufiger aber zerfällt es im Verlauf der Schwellung in eine Reihe gleichartiger Körner, wie das auch unter physiologischen Bedingungen im Rahmen der funktionellen Gestaltveränderungen vorkommen kann. Besonders die langen Mitochondrientypen neigen zu einer solchen Unterteilung („Plastorrhexis" nach Ciaccio), z. B. die Stäbchen der Hauptstückepithelien der Niere und die fädigen Exemplare der Leberzellen (Abb. 1). Ein gleiches gilt auch für die stark gestreckten Formen in den Zellen von Blütenpflanzen[7]. Aber auch an vergleichs-

---

[1] Aschoff und Anitschkow 1914, Anitschkow 1923, Bang und Sjöval 1916.
[2] Harman 1950; Harman und Mitarbeiter 1952, 1954, 1955; Raaflaub 1952, 1953; Cleland und Slater 1953.
[3] Loomis und Lipmann 1947; Simon 1953.   [4] Harman und Feigelson 1952.
[5] Raaflaub 1952, 1953.   [6] Cleland und Slater 1953.   [7] Vgl. Buvat 1953.

weise kleinen Gebilden, z. B. den interstitiellen Sarkosomen der quergestreiften Muskulatur, die wir heute nach ihrem Verhalten und ihrem Fermentbestand mit Sicherheit als Mitochondrien ansprechen dürfen[1], ist ein ganz entsprechender Zerfall, wenn auch wesentlich seltener zu beobachten[2]. Man darf darin wohl einen weiteren Beweis erblicken, daß zumindest die größeren Mitochondrien Aggregate kleinerer Untereinheiten darstellen und gewissermaßen als Sammelindividuen anzusprechen sind. Und man darf ferner vermuten, daß die Mitochondrienfraktion der Gewebshomogenate im wesentlichen nur aus ähnlichen bei der Zellzertrümmerung entstandenen Teilstücken ehemals längerer filamentöser Komplexe besteht[3]. Wovon es abhängt, ob an der intakten Zelle eine solche Aufgliederung manifest wird oder nicht, läßt sich nicht sagen. Vielleicht ist die Geschwindigkeit bedeutungsvoll, mit der sich die Quellung vollzieht. Bei einer vitalen, langsam sich auswirkenden Zellschädigung und ebenso bei der nur zögernd voranschreitenden spontanen Transformation sind solche Bilder jedenfalls häufiger zu sehen, als wenn man mit destilliertem Wasser eine fast schlagartige Quellung erzielt. Auch ist daran zu denken, daß der „granuläre Zerfall" möglicherweise eine sinnvolle Reaktion auf eine exogen bedingte Erschwerung der Mitochondrienfunktion darstellen könne; denn er bringt eine Oberflächenvergrößerung mit sich und schafft dadurch, ganz abgesehen von der begleitenden Quellung, bessere Voraussetzungen für einen Stoffaustausch mit der Umgebung und für die Aufnahme der Substrate[4]. Wie dem auch sei, mit den erwähnten Unterschieden könnte es jedenfalls zusammenhängen, daß bis in die jüngste Zeit immer wieder einzelne Autoren[5] den „granulären Zerfall" der Mitochondrien strikte in Abrede gestellt haben, obwohl er in vitro ebenso wie an lebensfrisch gewonnenem Untersuchungsgut, z. B. bei den oben erwähnten Zellschädigungen, in allen seinen Stadien nahezu regelmäßig gefunden werden kann.

Der Prozeß beginnt damit, daß an dem bislang mehr oder weniger einheitlich erscheinenden Mitochondrion einige annähernd gleich große kugelige Anschwellungen auftreten, denen vergleichbar, die als vorübergehende Bildungen von lebenden Bindegewebskulturen her bekannt sind. Da sie oft unmittelbar aneinander grenzen, kommt auf diese Weise das Bild einer sehr dichten Perlenkette zustande; später rücken die weiter anschwellenden Kügelchen mehr und mehr auseinander; zwischen ihnen werden feine, substanzarme Verbindungsfäden sichtbar (Abb. 1). Die Perlenkette ist lockerer geworden, aber die einzelnen Grana sind noch deutlich geordnet und als zusammengehörig erkennbar. Dann schwinden die Verbindungsfäden, und zwar nicht nur für den optischen Eindruck; denn nun liegen die isolierten Kügelchen zusammenhangslos in der Zelle.

Ob nun durch „Zerfall" langgestreckter Formen oder aus einem ganzen Mitochondrion entstanden, jetzt beherrschen die infolge der Quellung recht groß gewordenen, im Phasenmikroskop trübe und geschwollen aussehenden Grana das morphologische Bild des Cytoplasmas und verleihen ihm ein körniges Aussehen (Abb. 1). Sie machen dabei, phasenoptisch oder nach Fixation und Färbung beobachtet, anfänglich noch einen durchaus kompakten Eindruck. Bei Zellschädigungen findet der Prozeß häufig bereits auf diesem Stadium der sphärischen Transformation sein Ende. Bei der Einwirkung hypotoner Lösungen aber wird es in der Regel rasch durchlaufen. Erst an einzelnen, dann an allen Kugeln tritt

---

[1] Vgl. HARMAN 1950; HARMAN und Mitarbeiter 1952ff.; KITIYAKARA und HARMAN 1953; WATANABE und WILLIAMS 1951; WILLIAMS und WATANABE 1952; KISCH und BARDET 1951; PERRY und HORNE 1952; CLELAND und SLATER 1953; SLATER 1953; PALADE 1953; ENDERLIN 1953; SACKTOR 1953, 1954; BENNETT und PORTER 1954; LINDNER 1954.
[2] HARMAN und FEIGELSON 1952.   [3] Vgl. WEBER 1954.   [4] BOURNE 1951.
[5] ZOLLINGER 1948ff.

eine zentrale Aufhellung auf, die bei weiterem Anschwellen immer größer wird. Die dichtere membranartige Begrenzung läßt dabei bei allen Untersuchungsverfahren an einer Seite eine mehr oder weniger deutlich halbmondförmige Verdickung erkennen, die man als intrachondriosomales Körperchen[1] oder als Mitochondrienkörper[2] bezeichnet und so von der eigentlichen membranösen Grenzschicht unterschieden hat. Wie dieses für das sog. Halbmondstadium charakteristische Bild zu erklären ist, ist freilich noch nicht abzusehen. Man hat es als Hinweis dafür benutzt, daß dem normalen Mitochondrion ein kompakter Körper und eine davon unabhängige, durch die eingedrungene Flüssigkeit jetzt abgehobene umgrenzende Membran eigen sei[3]. Angesichts der neuen elektronenoptischen Aufnahmen[4], nach denen Doppellamellen, von der Membran ausgehend, das Innere durchsetzen, hat solch eine These nicht mehr viel Wahrscheinlichkeit für sich, zumal die Färbbarkeit dieser kugeligen oder sichelförmigen Verdickungen derjenigen der Membran stets völlig gleicht.

Bis zu dem ersten Erscheinen solcher Halbmondformen sind die geschilderten Umwandlungen, sofern sie osmotisch bedingt sind, noch weitgehend reversibel. Aus den anfänglich auftretenden Perlenketten werden bei einer Dehydratation wieder Stäbe oder Fäden und aus den Sichelformen wenigstens noch kleine und kompakte Granula[5]. Bis zu diesem

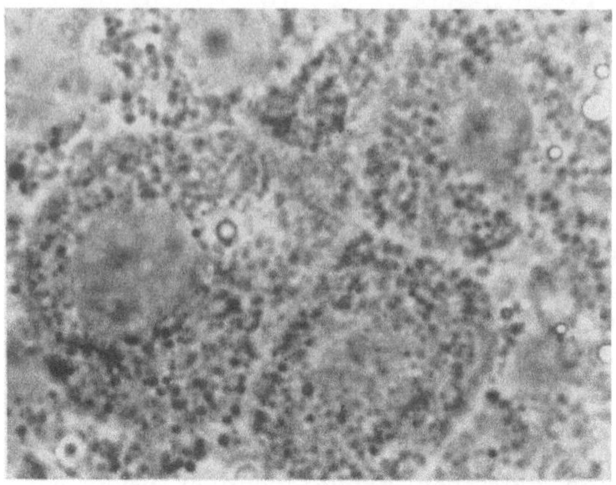
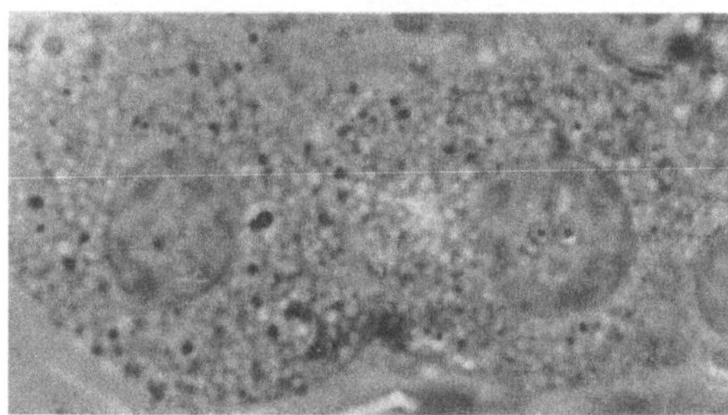
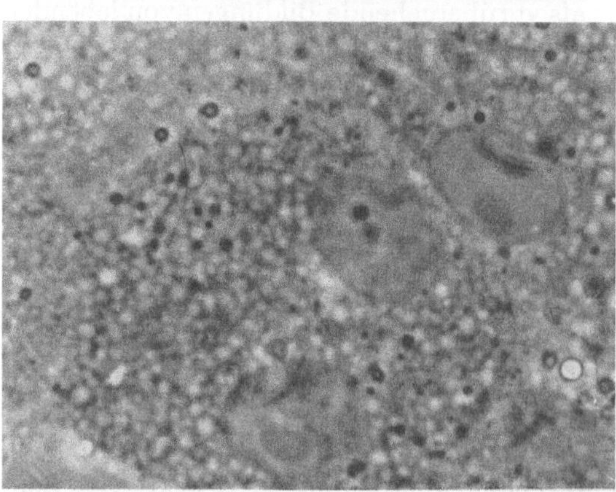

Abb. 1. Verschiedene Stadien der Mitochondrienquellung. Leberzellen der weißen Ratte. Frischpräparate, Phasenkontrast. Oben: vornehmlich kugelige Formen; sphärische Umwandlung („grobkörnige Struktur" des Cytoplasmas); links oberhalb der Mitte deutliche Perlenketten. 1 h post mortem in 10% Zuckerlösung. Mitte und unten: beginnende und fortgeschrittene vesiculäre Transformation („Wabenstruktur" des Cytoplasmas). Leitungswasser.

---

[1] Aschoff und Anitschkow 1914; vgl. Opie 1948.

[2] Zollinger 1948ff., Mühlethaler, Müller und Zollinger 1950, Cleland und Slater 1953.

[3] Zollinger 1948ff.

[4] Palade 1952, 1953; Sjöstrand 1952; Sjöstrand und Mitarbeiter 1953, 1954.

[5] Aschoff und Anitschkow 1913, Anitschkow 1923, Zollinger 1948, Opie 1948, Harman 1950, Harman und Mitarbeiter 1952, Raaflaub 1952, 1953, Cleland und Slater 1953.

Punkte liegt also nur eine reine Quellung vor, freilich verbunden mit einer erheblichen Strukturauflockerung. Darauf dürfte es beruhen[1], daß die stärker geschwollenen Kugeln, ebenso aber die Wände der dicken Blasen und der Halbmond selbst, in der Regel mit Osmiumsäure und Sudan III dargestellt werden können, eine Beobachtung, für die der Terminus „Lipophanerose" durchaus zutreffend ist. Es verdient eigens hervorgehoben zu werden, daß dergleichen auch gelingen kann, wenn die Mitochondrien im Rahmen der normalen Zellfunktion granuläre Anschwellungen oder Umwandlungen erfahren[2] und ebenso, wenn sie sich unter dem Einfluß von irgendwelchen Giften, in der Leber nach eigenen Erfahrungen z. B. von Chloroform, Phosphor oder Tetrachlorkohlenstoff, zu kugeligen Formen umbilden. Der Gedanke liegt nahe, die „Verfettung" der Mitochondrien möchte auch in diesen Fällen nur als Zeichen einer Strukturauflockerung zu werten sein. Wahrscheinlich aus dem gleichen Grunde zeigten die Mitochondrien des Herzmuskels im Frühstadium der sphärischen Metamorphose auch eine höhere Fermentaktivität, als sie der vitalen dichteren Stabform eigen war[3]. Dafür spricht, daß Mitochondrien, die in hypertoner Lösung isoliert und daher vergleichsweise wasserärmer sind, grundsätzlich nur geringe enzymatische Umsetzungen vollziehen[4]. Freilich lassen bereits die Halbmondformen wieder verringerte fermentative Leistungen erkennen; bei der engen Verfugung von Struktur und Funktion ein deutlicher Hinweis, daß das geordnete Gefüge der Mitochondrien ernstlich in Gefahr gerät.

Die weitere Entwicklung der hypotonen Transformation gibt dieser Vermutung recht. Der „Halbmond" nimmt immer mehr an Volumen ab und schwindet schließlich ganz, so daß ein gleichmäßig dünnwandiges, allem Anschein nach recht substanzarmes, aber sehr großes Bläschen zustande kommt, von dem sich höchstens noch der Rand ganz schwach anfärben läßt. Man kann jetzt von einem reinen Vesiculärstadium sprechen oder von einer „vacuolären Transformation" (CIACCIO), zumal die einzelnen Bläschen so dicht aneinander grenzen und das restliche Cytoplasma so stark komprimieren, daß die Zelle als Ganzes ein regelmäßig feinwabiges Aussehen angenommen hat (Abb. 1, 3, 4)[5]. Soweit bisher zu übersehen, haben solche Mitochondrienformen ihre elektronenoptisch erkennbare Lamellierung weitgehend oder gar vollständig eingebüßt[6]. Im Anschluß daran fragmentiert dann, in ganzen Zellen wie an isolierten Mitochondrien[7] zuweilen noch die Membran und es bleiben nur noch kleinste, zuweilen kugelige Trümmer übrig, bis auch diese nicht mehr nachweisbar sind. Die osmotisch bedingte Quellung endet also in einer völligen Vernichtung der groben Mitochondriengestalt.

Die Feinstruktur muß freilich schon früher, etwa mit dem Schwund des Halbmondes, entscheidend gestört worden sein. Denn bereits auf dem reinem Bläschenstadium ist nicht nur jede Fähigkeit erloschen, umfangreichere Reaktionsketten durchzuführen[7]; vieles spricht auch dafür, daß eine Reihe ehemals gebundener Fermente abgelöst und durch Diffusion verlorengegangen ist[8]. Wenn selbst an den Membranbruchstücken noch einzelne Enzyme, z. B. die der

---

[1] Vgl. TENDELOO 1925.   [2] Vgl. RIES 1935, 1938; HUBER 1945.

[3] HARMAN 1950, HARMAN und Mitarbeiter 1952.

[4] KENNEDY und LEHNINGER 1949, LEHNINGER 1950, CLELAND und SLATER 1953, SLATER und CLELAND 1953.

[5] ASCHOFF und ANITSCHKOW 1914; ANITSCHKOW 1923; BANG und SJÖVALL 1916; OPIE 1947, 1948; ZOLLINGER 1948; SIBATANI 1947, 1951.

[6] DEMPSEY 1953; WEISS und LANSING 1953, WEISS 1953, LINDNER 1954.

[7] MONNÉ 1938, CLAUDE 1944, CLAUDE und FULLAM 1945, CLELAND und SLATER 1953.

[8] KENNEDY und LEHNINGER 1949; LEHNINGER 1950; HARMAN und FEIGELSON 1952; RAAFLAUB 1952, 1953; DIANZANI 1953.

[9] DE DUVE und Mitarbeiter 1951, BERTHET und Mitarbeiter 1952, RAAFLAUB 1953, vgl. auch WILLIAMS und WARASI 1952.

Endoxydation — nicht aber die der Phosphorylierung — wirksam gefunden wurden[1], so besagt das doch nicht mehr als die Erfahrung, die man in gleicher Weise bei der mechanischen, durch Ultraschall hervorgerufenen Zertrümmerung der Mitochondrien gewonnen hat[2]. Einzelne Enzyme sind eben besonders fest gebunden und zusammenhängende Fermente sind einander auch räumlich eng benachbart. Es versteht sich, daß eine energetisch bedingte, vollentwickelte vesiculäre Transformation aller Mitochondrien einer Zelle innerhalb eines Organismus kaum erwartet werden kann; die zugeordnete Beeinträchtigung, ja völlige Aufhebung der geregelten Mitochondrienfunktion müßte bereits vorher ein Sistieren aller cellulären Lebensvorgänge bewirkt und damit den Zelltod mit all den ihn begleitenden und ihm folgenden morphologischen Veränderungen hervorgerufen haben.

Die gleichen Stadien des mitochondrialen Gestaltwandels, die wir eben in zeitlicher Reihung geschildert haben, lassen sich, in der nämlichen Weise geordnet, auch in räumlichem Nebeneinander beobachten, wenn man die mechanisch geschädigten Randzonen lebensfrisch entnommener Gewebsstückchen untersucht[3]. Die ausgestanzten bioptisch gewonnenen Leberzylinder bieten dafür einen eindrucksvollen Beleg (Abb. 2), auf den hier schon deshalb eigens hingewiesen sei, weil die intravitale Leberpunktion fast die einzige Möglichkeit bietet, die Frage nach dem Verhalten der Mitochondrien bei menschlichen Leberkrankheiten und Leberschäden erfolgreich anzugehen. Denn bei Probeexcisionen hat man mit einem Einfluß der Narkotica zu rechnen und am Sektionsgut erscheint jede Analyse wegen der bekannten, einer spontanen Transformation in vitro durchaus entsprechenden agonalen und postmortalen Veränderungen von vornherein vollständig aussichtslos, an diesem wie an jedem anderen Organ. Eine gültige Erklärung für die Folgen der erwähnten *mechanischen Alteration* ist zur Zeit noch nicht zu geben. Sicher ist nur, daß die Schädigung die ganze Zelle ergreift und mit erheblichen Wasserverschiebungen einhergeht — dafür spricht beispielsweise die homogene und unregelmäßige Verdichtung des Kernes —, wenngleich sie sich an den einzelnen Strukturen verschieden auswirken mag. Stets ist sie in der äußersten Zellage am stärksten ausgeprägt: hier sind die Mitochondrien häufig samt und sonders großblasig umgewandelt. Schrittweise oder sprunghaft nimmt sie dann in Richtung auf das Innere des Gewebszylinders ab; erst folgen stark geschwollene Kugeln, zuweilen in der nämlichen Zelle randwärts größer als in den median gelegenen Plasmabereichen, dann grobe Perlenketten, bis schließlich im Kern des Punktates, von krankhaften Verhältnissen einmal abgesehen, feine Fäden und lange Perlenstäbe vorherrschen.

Aus all diesen Beobachtungen ergibt sich eine Reihe von Folgerungen für das in der menschlichen Pathologie soviel erörterte, auf jede nur mögliche Weise behandelte und so ganz verschieden beantwortete Problem der „trüben Schwellung"[4]. Erst in jüngster Zeit zeichnet sich hier die Möglichkeit zu einer einheitlichen Auffassung ab, sowie zu einer klareren Ordnung und besseren Unterscheidung der mancherlei Phänomene, die unter diesem Begriff zusammengefaßt worden sind. Daß bisher keine Übereinstimmung der Meinungen erzielt werden konnte, liegt zu einem gut Teil daran, daß ganz verschiedene Kriterien zur Diagnose einer trüben Schwellung dienten, wobei der Akzent zuweilen auf die Trübung, zuweilen auf die Schwellung gelegt wurde. Einige Autoren halten nach wie vor das Auftreten von Eiweißkörnchen für das allein Wesentliche[5], andere wollten diese Bezeichnung nur dann gelten lassen, wenn bei der chemischen Analyse eine Eiweißvermehrung nachgewiesen war[6] und wieder andere sahen

---

[1] Cleland und Slater 1953.   [2] Hogeboom, Schneider und Palade 1950.
[3] Bang und Sjövall 1916.   [4] Vgl. Ernst 1914, 1928; Zollinger 1948, Cameron 1951.
[5] Groll 1925, 1927, 1937; Fricke, Groll und Meyer 1930.   [6] Hoppe-Seyler 1921ff.

eine solche Erhöhung der Eiweißmenge für recht bedeutungslos an — sie könne
fehlen oder vorhanden sein —, entscheidend sei vielmehr ausschließlich eine
Steigerung des Wassergehaltes der Zellen oder gar des ganzen Organs[1]. Selbst
wo die morphologische Betrachtungsweise im Vordergrund stand, waren die
Gegensätze groß. Denn je nach der persönlichen Eigenart und der jeweils vorherrschenden Denk- und Arbeitsweise wichen die dem jeweils vorgetragenen
Deutungsversuch zugrunde liegenden Anschauungen stark voneinander ab. Zwar
ist schon früh, besonders von ASCHOFF und ANITSCHKOW, mit aller Bestimmtheit
darauf aufmerksam gemacht worden, daß dem morphologischen Bild der trüben

Schwellung in all seinen Abwandlungen, der „körnigen
oder albuminösen Degene-
ration“ wie der „tropfigen
Entmischung“ (ALBRECHT)
Veränderungen der Mito-
chondrien zugrunde lägen.
Aber die sich bald darauf
durchsetzende, kolloid-
chemisch orientierte For-
schungsrichtung war einer
solchen Betonung struktu-
reller Prinzipien grundsätzlich abgeneigt. Sie zog es
vor, ob sie es nun aussprach
oder nicht, das Cytoplasma
als ein Sol zu betrachten,
und sie deutete demgemäß
alle unter pathologischen
Bedingungen sichtbar wer-
denden Veränderungen lie-

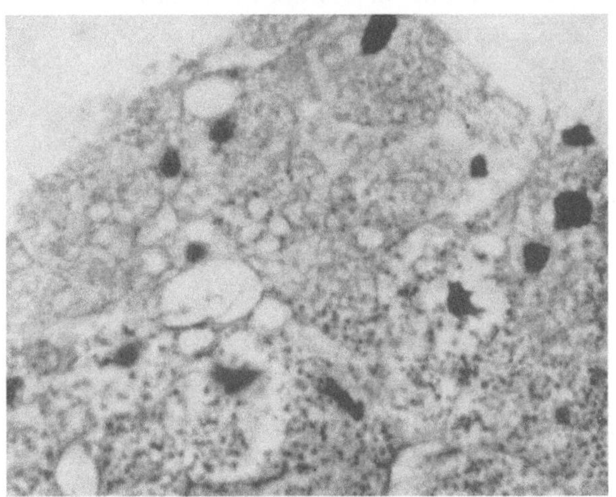

Abb. 2. Mechanisch bedingte Mitochondrientransformation in den
Randpartien eines menschlichen Leberpunktates. Außen vesiculäre,
medianwärts sphärische Formen. 10% Formol, Eisenhämatoxylin
nach Hydrolyse. Phasenkontrast.

ber als kolloidale Zustandsänderungen dieses Soles, als Resultate von Entmischun-
gen, Präcipitationen oder dergleichen. Erst seit Einführung der Phasenkontrastmikroskopie und der so gewonnenen, oben mitgeteilten Erfahrungen kann es
als wirklich entschieden gelten, daß die morphologischen Phänomene der trüben
Schwellung in jedem Falle auf einer Veränderung der Mitochondrien beruhen
und nicht einer intracellulären Eiweißfällung ihre Entstehung verdanken[2].

Des weiteren läßt sich auch behaupten, daß eine *Quellung der Mitochondrien*
das entscheidende Ereignis ist, und daß die gelegentlich voneinander abgegrenzten
Unterformen, die „albuminöse Trübung“ einerseits und die „tropfige Entmischung“ andererseits nur zwei aufeinander folgende Stufen eben dieses Quel-
lungsvorganges darstellen. Nach Ausweis der osmotisch wie der mechanisch ausgelösten Veränderungen ist es jedenfalls nicht berechtigt, allein aus der Größenzunahme der Mitochondrien, die für die Phase der sphärischen Transformation
und damit für die albuminöse Degeneration charakteristisch ist, auf eine Substanzvermehrung oder eine Eiweißeinlagerung innerhalb der Mitochondrien zu schließen
und damit eine „trockene trübe Schwellung“, sei es als Folge einer Eiweißaufnahme, sei es als Ergebnis einer Eiweißkoagulation, der „feuchten trüben
Schwellung“ als Ausdruck einer Wasservermehrung des Cytoplasmas gegensätz-
lich gegenüberzustellen. Außerdem ist durch die geschilderten Untersuchungen
noch klar geworden, daß ein regelmäßig feinvacuolärer oder feinwabiger Bau

---

[1] Zum Beispiel UHER 1931 ff., EGER 1948, 1950.   [2] ZOLLINGER 1948.

des Cytoplasmas, wie er gerade im Sektionsgut, besonders an der Leber, so häufig gefunden wird, durch eine vesiculäre Umwandlung gegebenenfalls auch durch eine gegenseitige Abplattung der Mitochondrien bedingt ist (Abb. 1 und 3). Es ist daher im Grunde ganz richtig, wenn Schmaus und Böhm bereits 1898 in solchen Fällen statt von Vacuolen von einer Ringkörnerstruktur des Zelleibes gesprochen haben. Man muß sich nur darüber im klaren sein, daß die im fixierten Präparat sichtbaren Ringe oder Wabenwände im wesentlichen von den übrigen, durch die aufgequollenen Mitochondrien komprimierten Cytoplasmastrukturen gebildet werden und gewissermaßen nur das Negativ der Mitochondrienbläschen darstellen. Daher bleibt diese Struktur im wesentlichen auch unversehrt erhalten,

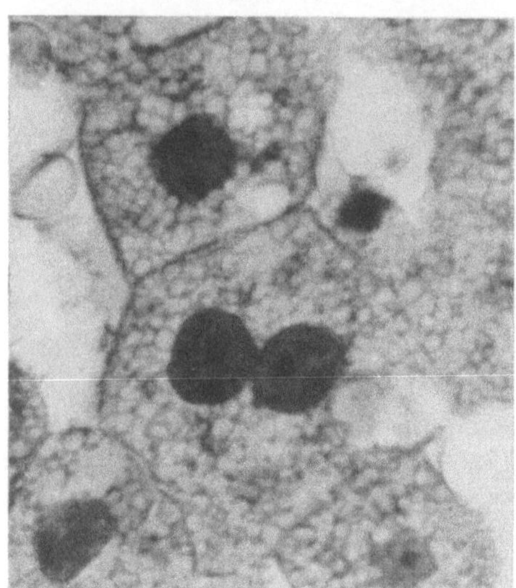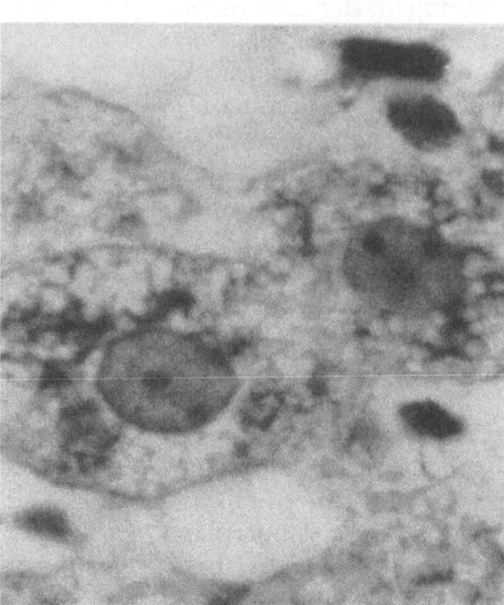

Abb. 3. Durch Mitochondrienschwellung entstandene „Wabenstruktur" des Cytoplasmas. Rechts: deutliche Kompression der basophilen RNS-haltigen Strukturen; hier und da breite basophile „Ringe" um die mitochondrialen Bläschen. 10% Formol, links: Hämatoxylin-Eosin; rechts: Kresylviolett.

wenn das Gewebe in Fixierungslösungen gehärtet wird, welche die Mitochondrien völlig zerstören. Der hohe Gehalt an basophilen Ribonucleoproteiden, der diesen Ringen besonders an der Leber eigen ist, gehört demnach nicht, wie zuweilen angenommen, den Mitochondrien, sondern dem übrigen Cytoplasma an. Das wird besonders deutlich, wenn die Ribonucleoproteide im Cytoplasma nicht gleichmäßig verteilt, sondern, wie es für die Nagerleber die Regel ist, zu größeren und kleineren Schollen angeordnet sind. Dann sind nur einige der Mitochondrienbläschen und auch diese oft nur einseitig von einem basophilen Ring umgeben, der von den deformierten und verzerrten RNS-haltigen Plasmastrukturen gebildet wird (Abb. 3). Oft wird auch die Kernmembran oder die Hülle intraplasmatischer wäßriger Vacuolen von den sich ausdehnenden Mitochondrien vielbuchtig eingedellt.

Es sei hier nachdrücklich darauf hingewiesen, daß die gerade erwähnten *Vacuolen*, mit wäßrigem Inhalt erfüllte, oft von einer feinen Grenzmembran umzogenen Hohlräume im Cytoplasma, wie sie sich in alternden Gewebekulturen häufig finden und in verschiedenen Organen als Folge einer schweren Störung der Zellatmung besonders beachtet worden sind (vgl. das letzte Kapitel), formalgenetisch nichts mit den Mitochondrien zu tun haben[1]. Sie entstehen vielmehr

---

[1] Vgl. W. H. Lewis 1919, 1920; Hogue 1919; Rössle 1920; Rumjantzew 1927; Weatherford 1935; v. Möllendorff 1937; Sibatani 1947; Dustin 1947; Zollinger 1948; Altmann 1949; Bräm 1951, Becker 1954 u. a.

von vornherein als eigenständige Bildungen innerhalb des Grundplasmas und sind phasenmikroskopisch selbst bei geringer Größe durch ihre auffallende Helligkeit von den trüberen Mitochondrienbläschen ohne weiteres zu unterscheiden (Abb. 4). Im fixierten Präparat können allerdings gelegentlich Verwechslungen vorkommen, besonders wenn die Mitochondrien schlecht oder gar nicht erhalten und die umgebenden Ringe artifiziell eingerissen sind. Das mag erklären, wieso die echten Vacuolen immer wieder, unseres Erachtens freilich ganz zu Unrecht, von den Mitochondrien abgeleitet worden sind. Auch die großen Hohlräume, die bei der sog. blasigen Entartung (FISCHER-WASELS 1922) die stark vergrößerte Zelle durchsetzen, sind keinesfalls auf umgewandelte Mitochondrien zu beziehen.

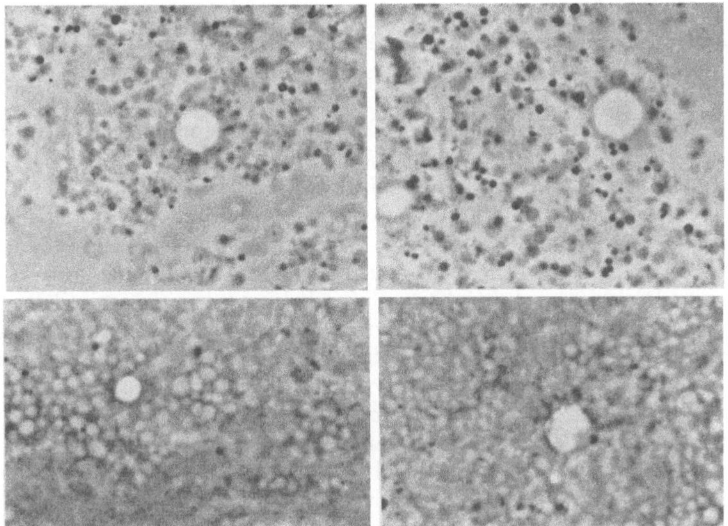

Abb. 4. Wäßrige Vacuolen neben unterschiedlich geschwollenen, „spontan" umgewandelten Mitochondrien. Frischpräparat einer Meerschweinchenleber (verschieden lange Zeit in 10% Zuckerlösung), Phasenkontrast, Kurze Zeit nach schwerem aerogenen Sauerstoffmangel gewonnen.

Selbst in voll entwickelten Stadien lassen sich die Mitochondrien, wenngleich stark verändert, doch noch als solche in den stehengebliebenen cytoplasmatischen Maschen nachweisen. Und die Frühstadien zeigen vollends klar, daß die entstehenden unregelmäßig gestalteten „Höhlen" von den benachbarten Mitochondrien in formaler Hinsicht ganz unabhängig sind (vgl. S. 477, 526).

Genau so wenig wie die morphologischen Befunde nötigen die Bestimmungen des Eiweißgehaltes der Organe, durchgeführt zur chemischen Charakterisierung der „trüben Schwellung", dazu, eine *intracelluläre Eiweißvermehrung* als Ursache für das Stadium der körnigen Trübung anzunehmen. Nicht nur, daß sich entgegen den Ergebnissen der ersten Analysen[1] später gezeigt hat, daß eine solche Erhöhung keineswegs die Regel darstellt[2], auch jene Fälle, in denen sie sicher nachgewiesen wurde, belegen nicht, daß die zusätzliche Eiweißmenge nun gerade in den Mitochondrien enthalten und damit für deren Vergrößerung verantwortlich sei. Das läßt sich besonders gut am Beispiel der Leber aufweisen, was um so bedeutungsvoller ist, als gerade dieses Organ bevorzugt zu den erwähnten Bestimmungen herangezogen worden ist. Denn die neueren Untersuchungen über

---

[1] HOPPE-SEYLER 1921 ff.
[2] DOMAGK 1924; GROLL 1927; FRICKE, GROLL und MEYER 1930; UHER 1931 ff.; TERBRÜGGEN 1937, 1947, 1950; TERBRÜGGEN und DENEKE 1947; EGER 1948, 1950.

die Bedeutung der Leber für den Eiweißstoffwechsel haben nicht nur dargetan, daß der Proteingehalt der Leberzellen in erheblichem Maße schwanken kann und in seiner jeweiligen Menge sehr weitgehend von der Zufuhr niedermolekularer Bausteine abhängig ist. Sie haben weiter auch zu der Erkenntnis geführt, daß diese Schwankungen die Fraktion der Mitochondrien unberührt lassen und sich im wesentlichen an den Proteinen des übrigen Cytoplasmas und hier besonders an den ribonucleoproteidhaltigen Strukturen abspielen[1], deren Masse man auf Grund des morphologischen Bildes einigermaßen abzuschätzen vermag (vgl. das folgende Kapitel). Demnach liegt der Gedanke nahe, die Eiweißvermehrung, die bei manchen Formen der trüben Schwellung gefunden wurde, beispielsweise bei Pneumonie und bei Allgemeininfektionen, sei auf eine Zunahme des extramitochondrialen strukturierten Cytoplasmaeiweißes zu beziehen. Und dies umso mehr, als bei den erwähnten Krankheiten, auch nach eigenen Erfahrungen, häufig eine Zunahme der cytoplasmatischen Ribonucleoproteide mikroskopisch erkennbar ist[2]. „Albuminöse Degeneration" als Ausdruck einer sphärischen Umwandlung der Mitochondrien und eine Erhöhung des chemisch bestimmbaren Eiweißgehaltes sind daher in solchen Fällen zum Zeitpunkt der Untersuchung zwar gleichzeitig vorhanden, aber keineswegs zwei Aspekte des nämlichen Phänomens. Der Grund für eine solche Zunahme der Cytoplasmaproteine dürfte dabei wohl in einem vermehrten Angebot endogen entstandener Eiweißabbauprodukte zu suchen sein[3], die von der Leber abgefangen und zu labilem (Kosterlitz), leicht einschmelzbarem Cytoplasmaeiweiß assimiliert worden sind. Natürlich ist dergleichen nur denkbar, wenn die Zellen zu den entsprechenden Synthesen energetisch noch imstande sind, nicht aber, wenn eine schwerere Mitochondrienalteration schon längere Zeit besteht. Ein solcher Prozeß, den man mit einem gewissen Recht den Hypertrophien zuordnen könnte[4], wird sich an anderen Organen, die nicht dergestalt in den Eiweißumsatz des ganzen Organismus eingeschaltet sind, wohl nur dann neben einer Mitochondrienquellung bemerkbar machen, wenn zugleich eine echte Vermehrung der cytoplasmatischen Strukturen als Kompensation einer gesteigerten funktionellen Belastung in Gang gesetzt wird. Besonders die Eiweißzunahme, die wenige Tage nach Entfernung der einen Niere in der verbliebenen nachzuweisen war, ist wohl in diesem Sinne zu deuten[5], stellt aber wiederum keinen Beweis für eine direkte stoffliche Beziehung zu der schon früher erkennbaren Mitochondrienschwellung dar. Demgegenüber wird man jedoch entsprechende chemische Befunde, die nach Sublimatvergiftung der Niere bereits zu einem wesentlich früheren Zeitpunkt ermittelt werden konnten, mit einer Aufnahme von Eiweiß aus den Harnkanälchen in Verbindung bringen müssen, zumal hierbei eine Schädigung der vorgeschalteten Capillaren und eine Albuminurie als gesichert gelten können[6].

Ähnlich sind offenbar auch viele Eiweißvermehrungen in anderen Organen z. B. im Herzmuskel[7] und in der Leber bei experimenteller Wärmestauung und Histaminkollaps als Aufnahme von Bluteiweiß zu deuten[8], zumal dabei eine Bluteindickung vorhanden ist. Allerdings scheint hier eine Erhöhung der Zellpermeabilität für das Eindringen größerer Eiweißmengen aus den Capillaren unerläßlich. Die mit Hilfe besonderer Fluorochrome durchgeführten Unter-

---

[1] Vgl. Lagerstedt 1948, Vendrely 1950, Muntwyler und Mitarbeiter 1950 u. a.; Literatur bei Lang 1952.
[2] Rich und Berthrong 1949.
[3] Vgl. Domagk 1924, 1927.   [4] Vgl. Fricke, Groll und Meyer 1930.   [5] Groll 1927.
[6] Vgl. Randerath 1937, 1942, 1947.   [7] Domagk 1924, Emmerich und Domagk 1924.
[8] Terbrüggen und Deneke 1947, Terbrüggen 1947ff.

suchungen zum Problem der sog. serösen Entzündung[1] machen eine solche heute vielfach angenommene Aufnahme von Bluteiweiß unmittelbar augenfällig[2]. Aber dennoch dürfen auch diese Befunde nicht als pathogenetisch bedeutsam für die Vergrößerung der Mitochondrien und damit als gestaltliche Grundlage der trüben Schwellung angesehen werden. Entweder durchtränkt nämlich das dergestalt eingedrungene Eiweiß die Zelle diffus, sowie wir das etwa bei der Verwendung fluoreszierender Stoffe in die Leberzelle unmittelbar wahrnehmen können[3] und wie es auch die erwähnten Flourochromierungen fixierter Zellen erkennen lassen, ohne das grobmorphologische Bild weiter zu beeinflussen. Oder es kommt, besonders bei größeren Quantitäten, lebensfähige Zellen vorausgesetzt, zu einer intracellulären Abscheidung in Gestalt kleiner Granula und größerer Tropfen, an deren Entstehung die Mitochondrien zumindest in der Leber substantiell sicher nicht beteiligt sind. Ob das an den Hauptstückepithelien der Niere anders ist, ob hier die „hyalinen Tropfen" auf eine Eiweißspeicherung der Mitochondrien zurückgehen, wie das in den letzten Jahren erneut verfochten wurde[4], soll an dieser Stelle nicht erörtert werden. Hier mag der Hinweis genügen, daß an leichter analysierbaren Zellen, wie eben denen der Leber, die so entstandenen Tropfen und Granula, wenn sie auch einzeln vielleicht nicht immer von vergrößerten Mitochondrien abgrenzbar sind, in ihrer Gesamtheit doch fast nie zu einer Verwechslung mit der generalisierten Mitochondrienquellung, der trüben Schwellung, Anlaß geben.

All das unterstreicht noch einmal die nun schon mehrfach getroffene Feststellung, daß die Transformation der Mitochondrien in jedem Falle durch eine Wasseraufnahme bewerkstelligt wird. Sie kann sich daher auch nur einstellen, wenn ihnen Flüssigkeit in ausreichendem Maße zur Verfügung steht. Ist das nicht gewährleistet, muß die Umwandlung auf früheren Stadien stehenbleiben oder stark verzögert verlaufen. So wenigstens läßt sich erklären, daß lebensfrische Gewebsstücke, die durch Behandlung mit stark hypertonen Lösungen dehydriert worden sind, bei einem nachfolgenden Aufträufeln schädigender, sonst eine energetische Transformation auslösender Substanzen nur eine vergleichsweise geringe Mitochondrienquellung erkennen lassen[5]. Ob es sich nun um isolierte Mitochondrien handelt oder um aufgeschwemmte Zellen und eingetauchte Gewebsstückchen, stets entstammt das jeweils eingelagerte Wasser letztlich dem umgebenden Medium. Nicht nur, daß die Zellen meßbar an Volumen zunehmen; dergestalt behandelte Organstückchen vergrößern auch, allerdings nur für die ersten Stunden, deutlich ihr Gewicht[6]. Die unmittelbare Quelle freilich stellt an ganzen Zellen stets das umgebende Cytoplasma dar. Es läßt sich jedoch noch nicht absehen, ob und wieweit auch seine übrigen Strukturen unter den erwähnten Bedingungen einen erhöhten Wassergehalt aufweisen. Möglicherweise bestehen hier von Fall zu Fall beträchtliche Unterschiede. Die oben erwähnten Beobachtungen, daß die RNS-haltigen Plasmastrukturen bei der vesiculären Umwandlung mehr oder weniger stark verformt werden können, weisen wohl darauf hin, daß die Mitochondrien alle anderen Plasmastrukturen an Quellvermögen und Quellneigung übertreffen. So ist denn auch denkbar, daß eine Mitochondrienschwellung gelegentlich auf Kosten der Hydratation des übrigen Zelleibes, nur durch eine Wasserverschiebung, zustande kommen könne,

[1] Rössle 1933, 1949; Eppinger 1936; Zinck 1940; Siegmund 1944; vgl. Zollinger 1948; Altmann und Büchner 1947.
[2] Haitinger und Geiser 1944.
[3] Ellinger und Hirt 1929, Hartoch 1931, Franke und Sylla 1933, 1934, Hirt und Mitarbeiter 1939, Grafflin 1947ff., Hanzon 1952, Schiller und Mitarbeiter 1953.
[4] Zollinger 1950.   [5] Bang und Sjövall 1916.
[6] Zollinger 1948; Opie 1948, 1949, 1950; Opie und Rothbard 1950.

jedenfalls nicht immer mit einer Flüssigkeitsvermehrung der ganzen Zelle gekoppelt sein muß. Das tritt z. B. ein, wenn lebensfrisch gewonnenes Gewebe zunächst durch Gefrieren abgetötet, dann wieder aufgetaut und erst anschließend in destilliertes Wasser verbracht wird: dann schwellen zwar die Mitochondrien, die Zellen als Ganze aber schrumpfen[1]. Ähnliches läßt sich nach eigenen Erfahrungen auch beobachten, wenn Organstücke allzu lange in destilliertem Wasser gelegen haben: die Mitochondrien bleiben vesiculär, aber die bisher stark vergrößerten Epithelien nehmen sekundär wieder an Volumen ab. Es scheint demnach, als wären für diese Wasserverarmungen des restlichen Cytoplasmas in beiden Fällen irreversible Veränderungen seiner Kolloide maßgebend, die mit einer Dehydratation und sogar mit einer Wasserabgabe an die Umgebung verbunden sind. Das legt den Gedanken nahe, die eigentümliche Diskrepanz zwischen den vesiculär verquollenen Mitochondrien und der im übrigen verdichteten und als ganzes verkleinerten Zelle, die am Sektionsgut im Gegensatz zu lebensfrisch gewonnenem Gewebe so häufig festzustellen ist, sei im wesentlichen durch postmortale Veränderungen bedingt.

In vivo freilich ist eine Mitochondrientransformation fast regelhaft mit einem *höheren Wassergehalt* der ganzen Zelle und daher mit einer Volumenvergrößerung verbunden. Diese Korrelation wird ja schon durch die Bezeichnung „trübe Schwellung" zum Ausdruck gebracht und durch die Ergebnisse chemischer Untersuchungen weitgehend bestätigt[2]. Aber während man früher dazu neigte, die Flüssigkeitsvermehrung der Zellen in allen Fällen in denen sie nachweisbar war, als das Primäre, die Mitochondrienquellung als das Sekundäre anzusehen, gewissermaßen als passive Reaktion auf den erhöhten Wassergehalt des Cytoplasmas, muß diese Deutung heute auf die hypotone Transformation beschränkt bleiben. In allen anderen, den energetisch bedingten Fällen verläuft die Kausalkette anders. Das haben nicht nur die schon mehrfach herangezogenen Erfahrungen über die spontane Transformation gezeigt, sondern ganz besonders die neueren Erkenntnisse über den Wasserhaushalt der Zelle und die damit aufs engste gekoppelte Regulation des Elektrolytgehaltes[3]. Danach übersteigt der intracelluläre osmotische Druck den isotonischen Wert des Blutes normalerweise um ungefähr das Doppelte. Die Differenz kann, anders als wenn der osmotische Wert des Milieus auf stärker hypotone Werte absinkt, von der Zelle aufrechterhalten werden, aber nur sofern die Mitochondrien hinreichend Energie zur Verfügung stellen. Anderenfalls kommt es zu einer Störung der gerichteten Permeabilität und zu einer Transmineralisation[4], zu einem Überschuß der Wasseraufnahme und zu einem Verlust an Kalium. Am Anfang steht also nicht eine Störung der Schrankenfunktion der Membran, sondern eine Herabsetzung des oxydativen Stoffwechsels der Zelle[5], für den die Mitochondrien verantwortlich sind. Dabei ist jedoch nicht die Atmung als solche, also der Sauerstoffverbrauch, maßgebend, sondern einzig die Bildung energiereicher Phosphate, welche die so gewonnene Energie erst biologisch nutzbar werden läßt. Das wird dadurch belegt, daß nicht nur Sauerstoffarmut[6] und KCN-Vergiftung[7] sondern auch Dinitrophenol zu einer Zellschwellung führt. Denn diese Substanz läßt zwar die Atmung unangetastet, unterbricht aber die Koppelung von Oxydation und Phosphorylierung[8]. Die ganze Atmungsenergie geht daher als Wärme nutzlos verloren.

---

[1] Opie 1948.   [2] Uher 1931ff., Terbrüggen 1947ff., Eger 1947, 1950.
[3] Vgl. Opie 1948ff., Stern und Mitarbeiter 1949, Robinson 1949ff., Aebi 1951ff., Pichotka 1952, Pichotka und Mitarbeiter 1954, Hamburger und Mathé 1951ff., Bartley und Mitarbeiter 1954.
[4] Vgl. Eppinger 1936ff., Uher 1931ff., Eger 1950.
[5] Vgl. Altmann und Büchner 1947, Altmann 1949.   [6] Stern und Mitarbeiter 1949.
[7] Robinson 1950.   [8] Loomis und Lipmann 1947, Simon 1953.

Indessen, so klar damit auch die Bedeutung einer Störung der Mitochondrienfunktion für die Wasserüberflutung der Zelle geworden ist, noch läßt sich nicht sicher beurteilen, in welcher Weise die nachweisbare Mitochondrienverquellung mit diesen Ereignissen verbunden ist. Kommt sie gleich zu Beginn der Funktionsstörung durch primäre Flüssigkeitsaufnahme aus dem übrigen Cytoplasma zustande und schließt sich erst daran, als Folge der energetischen Insuffizienz, die allgemeine celluläre Flüssigkeitsaufnahme an, oder wird die Verquellung erst durch die eindringende Flüssigkeit zuwege gebracht? Wenn die Frage überhaupt richtig gestellt ist, hat die erstgenannte Alternative mehr Wahrscheinlichkeit für sich; denn die energetische Transformation scheint, einmal eingetreten, gegen Steigerungen des osmotischen Druckes in dem umgebenden Milieu vergleichsweise unempfindlich zu sein, und außerdem ist ja, wie erwähnt, eine Dissoziation zwischen Mitochondrienquellung und Wassergehalt der Zelle möglich, wenn auch nur in besonders gelagerten Fällen. Man wird also wohl damit rechnen müssen, daß die gerichtete Permeabilität der beiden Membransysteme, der mitochondrialen einerseits und der cytoplasmatischen andererseits, verschieden leicht zu stören ist, wenn sie auch in jedem Falle zu ihrer Erhaltung auf eine ständige Energieversorgung angewiesen ist.

Überblickt man abschließend noch einmal die zahlreichen pathologischen Bedingungen, bei denen die spezielle Mitochondrienforschung eine mehr oder weniger weit fortgeschrittene Transformation beschrieben hat, und zusätzlich noch die klassischen Beispiele der „trüben Schwellung", die aus der Allgemeinen Pathologie bekannt sind, so ist wohl kein Zweifel, daß sie, soweit wir das heute übersehen, samt und sonders in die Gruppe der primär funktionell bedingten Mitochondrienveränderungen einzureihen sind.

Sofern es sich dabei um stark geschwollene Mitochondrien handelt, wie es für die ausgeprägte trübe Schwellung als Regel gelten kann, darf aus dem morphologischen Bild nach den Ergebnissen der vergleichend strukturellen und biochemischen Analysen auf eine *Insuffizienz der energieliefernden Reaktionen*, auf eine ungenügende Produktion von ATP und ähnlichen energiereichen Verbindungen geschlossen werden[1]. Die Wege allerdings, auf denen ein solcher Zustand erreicht wird, sind sehr verschieden und nicht in jedem Einzelfall schon klar zu übersehen, zuweilen wohl auch recht gewunden und mannigfach verzweigt, besonders wenn es sich um so komplizierte und komplexe Eingriffe handelt wie Vitaminmangel, Störungen der inkretorischen Regulationen, Viruskrankheiten oder extreme Änderungen der Umgebungstemperatur. Am gradesten ist die Beziehung, wenn die energieliefernden Reaktionen unmittelbar betroffen werden, so z. B. bei einer Unterbrechung oder Reduktion der Sauerstoffzufuhr, etwa nach Arterienligatur[2], bei protrahierten Kollapsen jeglicher Ätiologie[3] oder bei einer allgemeinen Hypoxie, die sich bei Tier[4] und Pflanze[5] ganz ähnlich auswirkt und die manchmal auch für entsprechende Veränderungen der Gewebekultur verantwortlich gemacht werden kann[6]. In die gleiche Kategorie gehören auch Atmungs- und Phosphorylierungsgifte[7] und wahrscheinlich auch die ganze Gruppe der viel untersuchten Narkotica[8], sofern sie in geringen Dosen angewandt werden. Auch Tetrachlorkohlenstoff ist hier anzureihen, da für diese Substanz

---

[1] RAAFLAUB 1952.   [2] NICHOLSON 1924, EMMEL 1940, ZOLLINGER 1950.
[3] Vgl. WEATHERFORD 1932, 1935, ZINCK 1940, TERBRÜGGEN 1947, 1950.
[4] ALTMANN 1949.   [5] COWDRY 1920.   [6] Zum Beispiel LEWIS 1922.
[7] Zum Beispiel Arsen: FIESSINGER 1909, 1911; vgl. CRANE und LIPMANN 1953; Cyanid: NICHOLSON 1924, JOHNSON 1931.
[8] Zum Beispiel FIESSINGER 1909; RATHERY und SAISON 1909, 1910; GRYNFELTT und LAFONT 1921; SMITH und RETTIE 1925; KATER 1931; CLARK und HAIR 1932; TURCHINI und MEITES 1943.

jüngst eine elementare Störung des Tricarbonsäurecyclus innerhalb der Mitochondrien nachgewiesen wurde[1]. Ebenso fügt sich das Diphtherietoxin hier ein, das ja mit so großer Regelmäßigkeit zu einer ,,trüben Schwellung'' führt und daher seit langem gern zu ihrem Studium verwandt wird. Denn danach ist mit Hilfe der Formazan-Methode eine Hemmung der Succinodehydrase-Aktivität sichtbar gemacht[2] und nicht nur eine Reduktion der Sauerstoffaufnahme[3], sondern auch eine Verminderung des ATP-Gehalts der Zelle beobachtet worden[4]. Allerdings darf deshalb die Wirkung und die Bedeutung eines protrahierten Kreislaufkollapses[5] nicht außer acht gelassen werden. In weiterem Sinne, als Störung der Energiebildung infolge Substratmangels[6], können daran noch die früher schon erwähnten gleichsinnigen Veränderungen bei schweren Hungerzuständen angeschlossen werden, zumal dieser Zusammenhang an isolierten Mitochondrien in vitro unmittelbar nachzuweisen ist[7]. Das sind im Grunde, nur jetzt in einem etwas anderen Gewande, die gleichen Überlegungen, die seinerzeit dazu geführt haben, in dem Formenkreis der Hypoxydosen — Zellzustände, die durch eine ungenügende Sauerstoffversorgung gekennzeichnet sind — eine besondere Gruppe abzugrenzen und als Nährstoffmangelhypoxydose zu bezeichnen[8]. In England ist für diese pathogenetisch recht bedeutsame Form der elementaren Stoffwechselstörung bei Untersuchungen über Hirnschädigungen durch Glucosemangel der Terminus Oxyachrestie vorgeschlagen worden, d. h. Unfähigkeit, den angebotenen Sauerstoff nutzbar zu machen[9].

Eine solche sich durch eine starke Schwellung der Mitochondrien dokumentierende energetische Insuffizienz der Zelle muß naturgemäß mannigfache nachteilige Folgen für Zellstruktur und Zellfunktion nach sich ziehen. Die Störung der osmotischen Regulationen, die wir wegen ihrer Bedeutung für das Verständnis der trüben Schwellung eingehender besprochen haben, ist ganz gewiß nur eine von vielen. Es kann indes in diesem Rahmen nicht unsere Aufgabe sein, das ganze Spektrum der möglichen Folgeerscheinungen aufzuweisen. Immerhin soll doch noch erwähnt werden, daß auch das oben schon kurz erörterte Eindringen großerer Eiweißmengen in die Zelle unseres Erachtens nur durch eine energetisch bedingte Permeabilitätsstörung der Zellmembran erklärt werden kann. Ferner sei hervorgehoben, daß durch eine Drosselung der energieliefernden Reaktionen auch alle davon abhängigen energieverzehrenden Syntheseprozesse an anderen Orten Not leiden müssen, so z. B. in den RNS-haltigen Mikrosomen[10] oder im Zellkern. So wird beispielsweise bei einem völligen Sauerstoffmangel genau wie unter Dinitrophenol der Einbau neuer Aminosäuren in das Zelleiweiß vollständig unterbunden[11]. Aber nicht nur die Neubildung, sondern auch die Erhaltung des geordneten Gefüges, insbesondere ihrer hochspezialisierten ,,Arbeitsstrukturen'', bedarf der ständigen Energiezufuhr. Am eindrucksvollsten zeigt das wohl die Tatsache, daß quergestreifte Muskelfasern, die zusammen mit den Mitochondrien isoliert und aufgeschwemmt wurden, sich in dem Moment irreversibel und in pathologischer Weise zusammenziehen, wenn das fermentativ inaktive Halbmondstadium der Transformation erreicht wird[12]. So bringt also jede länger währende trübe Schwellung, sofern sie einen gewissen Grad erreicht hat, in zwiefacher Hinsicht eine Gefährdung der Zellstruktur mit sich, da weder die regelhafte Erneuerung, noch der regelhafte Bestand voll verbürgt werden kann. Das macht nicht nur verständlich, warum solche Zustände so häufig mit

---

[1] Christie und Judah 1954.   [2] Mustakallio 1954.   [3] Popják 1948.
[4] Fonnesu und Severi 1954.   [5] Besonders Günther 1940.   [6] Vgl. dazu Höpker 1954.
[7] Raaflaub 1953.   [8] Strughold 1938, 1940.   [9] Lawrence, Meyer und Nevin 1942.
[10] Vgl. dazu Siekevitz 1952, Lindberg und Ernster 1954.
[11] Borsook und Mitarbeiter 1949, 1950.   [12] Harman und Osborne 1954.

einer Eiweißverminderung der davon betroffenen Organe einhergehen[1], das erklärt auch, warum bei längerer Dauer oder bei einer weiteren an sich geringfügigen Steigerung die Schädigungen so leicht in schwerere Destruktionen und alle Formen der Nekrobiose übergehen können.

Indessen, die beschriebene funktionell bedingte Transformation der Mitochondrien kann doch nur in jenen Fällen als Ausdruck einer energetischen Insuffizienz der Zelle angesprochen werden, in denen sie das gesamte Chondriom ergriffen hat und zumindest zu grobtropfigen Formen fortgeschritten ist. Für ihre ersten Phasen, für den „granulären Zerfall' und für eine nur geringe Quellung, die freilich kaum als „trübe Schwellung" imponiert, gilt das keineswegs. Denn solche Bilder werden schon angetroffen, wenn die Zellen, sei es spontan, sei es experimentell induziert, zu stärkerer funktioneller Leistung angefacht und in ihrem Stoffwechsel aktiviert werden[2]. Derartige Beobachtungen waren ja der Anlaß zu der zweifellos überspitzten Formulierung, daß die granuläre Mitochondriengestalt grundsätzlich die Arbeitsform darstelle, die fädige hingegen die Zellruhe charakterisiere. Immerhin haben auch die schon oft angeführten vergleichend morphologisch-biochemischen Untersuchungen dargetan, daß die wasserarme Fadenform, wie sie etwa in hypertonen Medien beobachtet wird, nur geringe Umsätze erkennen läßt und daß ein gewisser mittlerer Quellungsgrad für das Maximum fermentativer Aktivität notwendig ist[3]. Man kann daher aus solchen vergleichsweise geringen Veränderungen, wann immer sie einem begegnen, bestenfalls auf eine Erhöhung der enzymatischen Leistungen schließen, ohne aber mit Sicherheit sagen zu können, ob sie etwas mit einer Steigerung der physiologischen Funktionen zu tun haben oder etwa dazu dienen, eine leichte Zellschädigung, vielleicht sogar eine Reaktionsstörung der Mitochondrien, zu kompensieren. Obendrein aber läßt sich dem Momentbild nicht entnehmen, ob diese morphologisch erkennbare höhere Aktivität den Anforderungen und Belastungen noch genügt — dann würde sie in der Folge als solche erhalten bleiben, vielleicht sogar, wenn der Zustand über längere Zeit gewahrt wird, zu einer Vergrößerung des Chondrioms führen (vgl. S. 452) — oder ob sie bereits den Ausdruck einer relativen Insuffizienz bedeutet. Dann wäre, soweit unsere Kenntnisse heute reichen, ein Fortschreiten der Transformation zum voll ausgebildeten Zustand der „trüben Schwellung" und weiterhin zu andersartigen Veränderungen des Chondrioms und zu deutlicheren Erscheinungsformen der Zellschädigung wohl unausweichlich.

Diese Unsicherheit in der Beurteilung, diese Unfähigkeit zwischen einer primären Funktionssteigerung, der Kompensation einer Schädigung und einer beginnenden Überbeanspruchung sauber zu trennen, liegt in der Natur der Sache. Nicht nur, daß eine funktionelle Belastung, wenn sie eine gewisse, niemals scharf festzulegende und in der Höhe ständig wechselnde Schwelle überschreitet, in eine Zellschädigung mündet; es gibt auch Untersuchungen, die dafür sprechen, daß „Funktionsstoffwechsel" und „Schädigungsstoffwechsel" weitgehend miteinander identisch sind, oder wenigstens durch eine Bestimmung des Sauerstoffverbrauches nicht voneinander unterschieden werden können[4]. So bietet demnach die besprochene Umwandlung der Mitochondrien ein schönes Beispiel für das Fehlen scharfer Grenzen im biologischen Bereich. Damit aber darf sie

---

[1] Vgl. Uher 1939, Terbrüggen 1937ff.
[2] Noël 1923, Kater 1931, Ries 1935, 1938, Hill 1936, Huber 1945, Zollinger 1950, Buvat 1953, Wiede 1954 u. a.
[3] Kennedy und Lehninger 1949, Lehninger 1950, Harman und Mitarbeiter 1952ff., Cleland und Slater 1953, Slater und Cleland 1953.
[4] Brock, Druckrey und Herken 1938, 1939, Druckrey 1941, 1943.

zugleich als Prototyp dafür gelten, was unter dem Begriff der Pathobiose zu verstehen ist, ein Zwischenreich nämlich, das einerseits unmerklich zur Nekrobiose überleitet und andererseits über die abnorme Beanspruchung ebenso lückenlos mit den physiologischen Schwankungen von Form und Funktion verbunden ist. In dieser letztgenannten Übergangszone, der die Frühstadien der funktionellen Transformation angehören, ist daher auch die Frage wesenlos und grundsätzlich nicht zu beantworten, ob wir es dabei mit einer „progressiven" oder „regressiven" Veränderung zu tun haben, selbst wenn wir den Blick nicht auf das Verhalten der ganzen Zelle als funktioneller Einheit richten. So kann also auch unter diesem Gesichtswinkel nur unterstrichen werden, was Rössle[1], Letterer[2] und auf Grund seiner umfangreichen experimentellen Erfahrungen besonders Groll[3] immer wieder betont haben, daß die „trübe Schwellung" der Zellen als solche kein Werturteil gestattet; mit der Einschränkung freilich, daß unter diesem oft recht willkürlich verwandten Begriff wirklich eine Transformation der Mitochondrien verstanden wird und daß man nur ihre ersten Stadien dabei im Auge hat.

Bei allen derartigen Versuchen, das morphologische Bild so empfindlicher und labiler Strukturen, wie es die Mitochondrien nun einmal sind, funktionell zu interpretieren, hat man sich zu vergegenwärtigen, daß sämtliche bisher erwähnten Gestaltwandlungen bestenfalls den Zustand der Zelle widerspiegeln können, der im Moment der Untersuchung, oder, an gehärteten Präparaten, im Augenblick der vollendeten Fixierung verwirklicht war. Vor allem ist dies zu bedenken, wenn man aus einem Formwechsel pathogenetische Rückschlüsse auf die Wirkungsweise eines experimentellen Eingriffes oder einer spontanen Erkrankung ziehen will. Denn dabei hat man mit zwei großen Fehlerquellen zu rechnen, mit „Fixationsartefakten" einerseits und mit der sehr komplexen Gruppe der prämortalen und postmortalen Veränderungen andererseits. Die Schwierigkeiten, die der Erhaltung des Vitalbildes selbst an lebensfrisch gewonnenem Untersuchungsgut entgegenstehen, können hier nicht im einzelnen abgehandelt werden. Nur als Beispiel sei darauf hingewiesen, daß reines Formol schon wegen seiner chemischen Eigenschaften[4] eine Quellung und Vergrößerung der Mitochondrien mit sich bringen muß[5]. Hinzu kommt, daß es dort, wo es infolge zu geringer Konzentration nicht sofort abtötend und härtend wirkt, zunächst eine Zellschädigung herbeiführt und damit eine rasche reaktive Umwandlung der Mitochondrien auslöst[6]. Das Zentrum größerer Organstücke ist daher, selbst wenn sie lebensfrisch entnommen und unmittelbar eingelegt worden sind, von vornherein unbrauchbar. Das gleiche gilt auch für das sonst so günstige Osmiumtetroxyd, wenn auch aus einem anderen Grunde. Es dringt nämlich wegen seines schlechten Diffusionsvermögens nur sehr langsam in die Gewebe ein[7], so daß es ihre inneren Schichten erst erreicht, wenn bereits Formveränderungen eingesetzt haben, die, der Stoffwechselstörung und dem allmählichen Absterben der hier gelegenen Zellen zugeordnet, energetisch bedingt sind und sich daher als solche von entsprechenden „intravitalen" Transformationen nicht unterscheiden lassen. Berücksichtigt man ferner, daß jede Gewebsentnahme in den Randpartien eine mechanische Alteration der Mitochondrien mit sich bringt (Abb. 2), so wird wohl deutlich, wie schmal die Basis ist, mit der sich jedes Gebäude einer patho-

[1] Rössle 1920, 1922, 1928.   [2] Letterer 1948.
[3] Groll 1926, 1927, 1937, Fricke, Groll und Meyer 1930.
[4] Blum 1926, Zeiger 1930, 1938, 1949.
[5] Bang und Sjövall 1916, Anitschkow 1923.   [6] Bang und Sjövall 1916.
[7] Vgl. Tellyesniczky 1926, Underhill 1932, Rhodin 1954.

genetisch und ätiologisch orientierten Pathologie der Mitochondrien begnügen muß, selbst dann, wenn lebensfrisches Untersuchungsgut zur Verfügung steht.

Ist dies nicht der Fall, so sind alle darauf gerichteten Bemühungen wenig erfolgversprechend, am üblichen Sektionsgut sogar von vornherein aussichtslos, und zwar zunächst einmal wegen der Schnelligkeit, mit der **postmortal** Veränderungen an den Mitochondrien einsetzen[1]. Das ist besonders für die Stäbchenstrukturen der renalen Hauptstückepithelien seit langem[2] bekannt. Bei den kleinen Nagern beispielsweise sind sie schon 15 min nach dem Tode des Tieres körnig zerfallen[3]. Später schreitet der Prozeß dann, hier wie an anderen Organen, über tropfige Zwischenstufen bis zur vesiculären Umwandlung fort, die elektronenoptisch durch einen Zerfall der inneren Doppellamellen gekennzeichnet ist[4]. Im Grunde handelt es sich also um den gleichen Vorgang, den wir von aufgeschwemmten, sich selbst überlassenen Gewebszellen her kennen und den man ebenso auch in den vom Fixationsmittel erst spät erreichten zentralen Partien großer Gewebsstücke beobachten kann. Das hängt sicherlich damit zusammen, daß zumindest die ersten Phasen dieser gemeinhin postmortal genannten Veränderungen was die Zelle angeht, eigentlich dem Absterben zuzuordnen sind. Vom cytologischen Standpunkt aus sind sie daher besser als **agonal** zu bezeichnen, in die Gruppe der funktionell bedingten Transformationen einzureihen und als Ausdruck der zunehmenden energetischen Insuffizienz, der erlöschenden Lebensabläufe zu betrachten. Je größer der Energiebedarf der betreffenden Zelle, desto schneller werden die entsprechenden Veränderungen manifest. Kleine Säuger sind daher, was die Erhaltung ihrer Mitochondrienstruktur betrifft, entsprechend ihrem intensiveren Stoffwechsel[5] generell mehr gefährdet als große, und Warmblüter mehr als Kaltblüter. Dasselbe gilt, mutatis mutandis, für die verschiedenen Zelltypen ein und desselben Lebewesens: Nieren- und Leberepithelien beispielsweise sind wegen ihres hohen Sauerstoffbedarfs empfindlicher als Bindegewebs- oder Knorpelzellen. Und schließlich erklärt sich so, warum die Umwandlung bei einer Unterdrückung der energieverzehrenden Reaktionen, etwa durch Kälte, erheblich verzögert und bei deren Steigerung z. B. durch Wärme, sei es exogen, sei es endogen bei hohem Fieber, so wesentlich beschleunigt wird. Demgegenüber sind offenbar die eigentlich kadaverösen Veränderungen weniger von Belang. Denn sie scheinen zunächst nur vergleichsweise langsam fortzuschreiten[6], führen dann aber bald zu Verklumpungen und geben daher und wegen der begleitenden gröberen Desorganisationserscheinungen an Plasma und Kern kaum zu Fehldeutungen Anlaß.

Dagegen ist es besonders bedeutungsvoll, nach dem Gesagten aber wohl auch ohne weiteres verständlich, daß jede Agone schon prämortal, also noch im sterbenden Organismus, die gleichen Veränderungen anlaufen läßt, die post mortem den sinkenden cellulären Lebensprozessen zur Last zu legen sind. Das erklärt, warum nach einem plötzlichen und gewaltsamen Tode die Mitochondrienstruktur über längere Zeit weit besser erhalten bleibt und warum bei Körpertemperatur aufgehobenes, intravital gewonnenes Operationsmaterial erst nach längerer Frist die gleiche Transformation erkennen läßt, die am Sektionsgut bereits nach 1 Std erreicht ist[7]. Ja, wenn sich das Sterben ganz ungewöhnlich

---

[1] LANDSTEINER 1903, POLICARD und GARNIER 1905, CESA-BIANCHI 1909, MAYER, RATHERY und SCHAEFFER 1910, HEIDENHAIN 1911, CIACCIO und SCAGLIONE 1912/1913, CIACCIO 1913, v. MÖLLENDORFF 1930, TERBRÜGGEN 1933, TANIGUCHI 1934, DUTHIE 1935, RHODIN 1954.
[2] HORTOLÈS 1881.   [3] POLICARD und GARNIER 1905.   [4] RHODIN 1954.   [5] Vgl. KREBS 1950.
[6] DANNEHL 1892, ASCHOFF und OKA 1914, TANIGUCHI 1934, ZOLLINGER 1948.
[7] TANIGUCHI 1934.

lange hinzieht, wie bei experimentellem Sauerstoffmangel[1] oder beim Verhungern[2] kann das nämliche Bild bereits zum Zeitpunkt des Todes, bei den Hungertieren sogar schon prämortal voll entwickelt sein. Damit steht im guten Einklang, daß dergleichen am menschlichen Sektionsgut fast regelmäßig, an intravitalen Leberpunktaten aber selbst bei schweren Erkrankungen — abgesehen natürlich von der Randzone — praktisch niemals wahrzunehmen ist. Das alles besagt aber, daß für die Genese solcher an Leichenorganen aufgefundenen Veränderungen die Agone, die terminale Phase des Lebens, wichtiger und bedeutsamer ist als eine allenfalls voraufgegangene Erkrankung, mit anderen Worten, daß eine einfache vesiculäre Transformation der Mitochondrien, das bekannte regelmäßige Wabenwerk, unter solchen Umständen keine über die Agone hinausreichenden Rückschlüsse gestattet. Erhärtet wird diese Folgerung noch durch die Tatsache, daß derartige Mitochondrienbläschen, die auch elektronenoptisch fast leer erscheinen[3] nach Ausweis der biochemischen Untersuchungen keinerlei geordnete Reaktionen mehr durchzuführen vermögen. Eine solche Zelle ist nicht lebensfähig; ihr morphologisch und funktionell wohl gekennzeichneter Zustand kann daher nicht schon vor längerer Zeit erreicht worden sein und darf infolgedessen auch nicht mit präterminalen Zellerkrankungen in unmittelbaren Zusammenhang gebracht werden. Als weitere Bestätigung dieser These kann die Erfahrung dienen, daß eine funktionelle Transformation in vivo, sofern sie ein gewisses Ausmaß, zumindest das Stadium grober Tropfen, erreicht und einige Zeit besteht, in der Regel mit Abweichungen in der intraplasmatischen Verteilung aller dergestalt umgewandelten Mitochondrien gekoppelt ist, mit Veränderungen also, die Cowdry als topographisch klassifiziert hat.

Topographische Veränderungen des Chondrioms.

Jede Transformation, ganz gleichgültig wodurch sie hervorgerufen wird, bringt von Anfang an eine gewisse Störung in der *Anordnung* der Mitochondrien mit sich. Die bislang zu Stäbchen oder Ketten vereinten Granula lösen sich voneinander und erfüllen mehr oder weniger regellos den ganzen Zelleib. Das ist besonders eindrucksvoll, wenn den Mitochondrien normalerweise eine strenge Ordnung zukommt, wie z. B. in den renalen Hauptstückepithelien; es weist darauf hin, daß das ganze cytoplasmatische Gefüge in Mitleidenschaft gezogen ist. Denn normalerweise beruht die regelhafte Ausrichtung der Nierenstäbchen doch auf der Existenz intracellulärer Membransysteme, die, wie früher schon vermutet[4] und jüngst durch elektronenoptische Beobachtungen sichergestellt wurde[5], den Zelleib in einzelne Mitochondrienfächer aufteilen. Aber die eigentlichen topographischen Veränderungen bestehen in einer Anhäufung der Granula an bestimmten Stellen, meist in der Umgebung des Kernes[6] (Abb. 5, 6a), gelegentlich, besonders an Bindegewebszellen[7] um das zuweilen vergrößerte Centrosom. Eine Bevorzugung der Zellperipherie ist demgegenüber äußerst selten[8]; und es ist überdies nicht sicher, wieweit derartige Konzentrationen nicht nur durch Auflösung der Mitochondrien in den inneren Zellbereichen vorgetäuscht sind

---

[1] Altmann 1949.
[2] Sibatani 1947, 1950, 1954; vgl. Schmaus und Albrecht 1900, Cesa-Bianchi 1909, Okuneff 1923.
[3] Weiss und Lansing 1953, Lindner 1954.   [4] Mislawski 1913.
[5] Sjöstrand und Rhodin 1953, Rhodin 1954.
[6] Lewis und Lewis 1915, 1924, Cowdry 1924, Ludford 1935, Moore und Mitarbeiter 1927, Laquet 1932, Bräm 1951 u. a.
[7] Lewis und Lewis 1915, 1924, W. H. Lewis 1919, 1920, 1922, Bierling 1954.
[8] Grynfeltt und Lafont 1921.

(vgl. Abb. 8). Für die anderen Fälle indes ist eine Verlagerung gesichert. Es läßt sich aber nicht entscheiden, wieweit dabei Eigenbewegungen der Mitochondrien eine Rolle spielen. Für die in Gewebekulturen nicht seltene vorübergehende Annäherung einzelner Mitochondrien an den *Zellkern* wird man zwar mit einem solchen Ereignis zu rechnen haben. Aber das be-

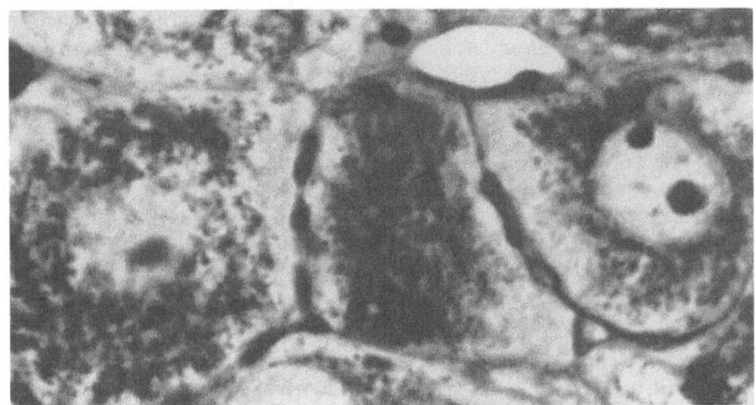

Abb. 5. Perinucleäre Anhäufung der tropfig umgewandelten, sudanophilen Mitochondrien. Kaninchen, orale Tetrachlorkohlenstoffvergiftung. Formol, HCl-Hydrolyse, Eisenhämatoxylin.

zieht sich doch im wesentlichen auf die langgestreckten Formen. Wo dagegen schon physiologischerweise rundliche Grana vorliegen, wie z. B. während

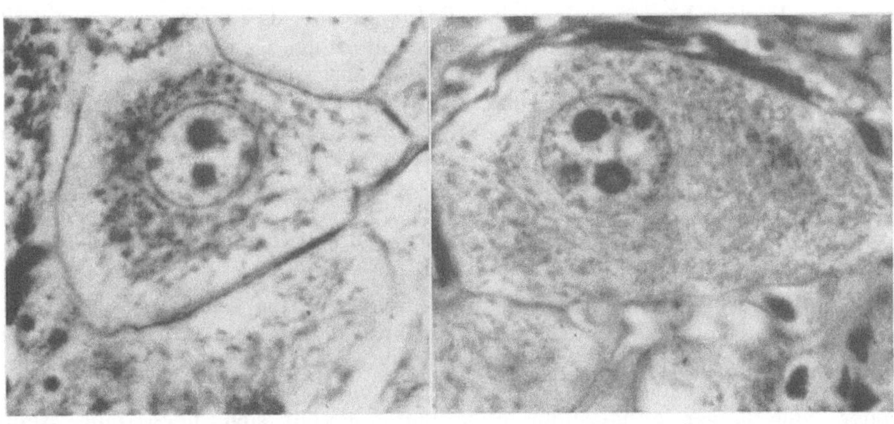

a   b

Abb. 6 a u. b. Mitochondrienveränderungen in menschlichen Leberzellen bei chronischer Virushepatitis. Links: perinucleäre Ansammlung tropfig ungewandelter Formen; rechts: sehr zahlreiche und sehr kleine, oft körnige, diffus verteilte Mitochondrien in einer hypertrophierten Leberzelle, nur den Raum um die Gallencapillare freilassend. Intravitales Leberpunktat; Formol, HCl-Hydrolyse, Eisenhämatoxylin.

der Mitose, scheint es sich stets um eine durch cytoplasmatische Strömungs- und Transportvorgänge bedingte passive Verlagerung zu handeln, so daß dieser Modus auch für die pathologischen Anhäufungen tropfig umgewandelter Mito- chondrien um den Zellkern wahrscheinlicher ist. Es ist bemerkenswert, daß in solchen Fällen, z. B. bei der experimentellen Tetrachlorkohlenstoffvergiftung (Abb. 5) aber auch bei der Virushepatitis oder der fortschreitenden Lebercirrhose des Menschen (Abb. 6a) im Anschluß an die perinucleäre Ansammlung ab- norme Auflockerungen und Auflösungen des cytoplasmatischen Gefüges in der mitochondrienfreien Außenzone des Zelleibes erkennbar werden können. Aber man weiß natürlich nicht, was ihnen an lichtoptisch faßbaren Alterationen im submikroskopischen Bereiche vorausgegangen ist, und so läßt sich denn auch nicht sagen, ob eine peripher besonders ausgeprägte Schädigung zu einem Rückzug der Mitochondrien auf den Kern geführt hat, oder ob umgekehrt die stärkere Störung der Zellperipherie durch das Fehlen der energieliefernden Mitochondrien hervorgerufen wurde. In jedem Falle aber darf man die perinucleäre Konzentration dieser für die elementaren Stoffwechselfunktionen wichtigsten Zellbestandteile als sinnvolle und günstige Reaktion bewerten. Denn sie gibt die Gewähr, daß der Zellkern, die Ribonucleoproteidstrukturen und das Grundplasma seiner Umgebung trotz der allgemeinen Gefährdung des Zellebens, trotz abnehmender fermentativer Leistungen noch bestmöglich mit den für ihre Strukturerhaltung, ihre funktionellen Aufgaben und ihre Wechselwirkungen unerläßlichen Energieträgern und Vorstufen versorgt werden. Wenn es aber auf diese Weise gelingt, den innersten und wichtigsten Bereich der Zelle, freilich auf Kosten der Außenbezirke, zu bewahren, so wird zugleich der Weg zu einer Erneuerung der aufgegebenen Plasmagebiete offengehalten. Er kann unverzüglich beschritten werden, falls die Noxe abklingt und die Zelle sich zu erholen vermag.

Demgegenüber ist die an alternden Bindegewebskulturen gleichzeitig beobachtete Ansammlung um die *Centrosomen* wohl funktionell belanglos. Es möchte sein, daß durch die allgmeine Änderung der kolloidalen Verhältnisse in der Zelle, hervorgerufen durch die energetische Insuffizienz der Mitochondrien, die richtenden Kräfte der oft vergrößerten und geschwollenen Centrosomenregion[1] auf das flüssigkeitsreichere Grundplasma zugenommen haben oder gar erst geweckt worden sind, und daß die erwähnte Orientierung der Mitochondrien nur ein sekundäres Begleitphänomen darstellt. Dafür spricht, daß auch gewisse eiweißhaltige granuläre Zelleinschlüsse, die sich in alternden Gewebekulturen häufen, die sog. *Degenerationsgranula*[2] in gleicher Weise ausgerichtet werden. Sie haben mit den Mitochondrien nichts zu tun, färben sich mit Neutralrot, aber nicht mit Janusgrün und stellen wohl aus dem Zelleib ausgesondertes Material dar, mag es nun infolge der cellulären Stoffwechselstörung von außen aufgenommen oder im Inneren gebildet worden sein.

Qualitative Veränderungen des Chondrioms: Verklumpung, Auflösung und Zerfall der Mitochondrien.

Mit den verschiedenen Phasen des als Transformation bezeichneten Gestaltwandels, der in reiner Form nur dann zu finden ist, wenn die Umwandlung rasch bis zu ihrem Ende voranschreitet, ist das Spektrum der qualitativen Mitochondrienveränderungen keinesfalls erschöpft. Besonders bei langsamer sich steigernder oder länger anhaltender Schädigung gesellt sich noch eine Reihe anderer Veränderungen hinzu, die man in die beiden Gruppen der Verklumpung oder Plastopyknose[3] einerseits und der Auflösung oder Plastolyse andererseits einzuteilen pflegt. Beide Phänome können mehr oder weniger das ganze Chondriom umfassen oder auf einige wenige Mitochondrien beschränkt sein. Es scheint indes, als müßte noch eine dritte Gruppe unterschieden werden, zu der diejenige Beobachtungen zu rechnen sind, die, meist nur beiläufig erwähnt, als „staubförmiger Zerfall" charakterisiert werden.

Bei der **Verklumpung** handelt es sich darum, daß mehrere aufgequollene Mitochondrien miteinander zu größeren rundlichen oder unregelmäßigen Komplexen verschmelzen. Sie können ebenso wie die tropfigen Einzelformen ge-

---

[1] M. R. Lewis 1919, 1920, 1922. [2] W. H. Lewis 1919, 1923, M. R. Lewis 1921, Ludford 1935.
[3] Ciaccio 1913.

legentlich Fettreaktionen geben[1]. Solche Bilder sind an Schnitten wie an frisch
untersuchten Zellen nicht selten beschrieben worden[2]. Freilich ist eine sichere
Feststellung dieses Ereignisses an HEIDENHAIN-Präparaten nicht immer leicht,
weil allenfalls vorhandene und komprimierte RNS-haltige Strukturen, die sich
gleichfalls darstellen, das Färbebild entscheidend beeinflussen und eine Konfluenz der Mitochondrien vortäuschen können. Eine vorherige hydrolytische
Aufspaltung der Ribonucleoproteide ist daher für die exakte Erfassung und
Abgrenzung der Mitochondrien bei diesem Verfahren von besonderem Wert[3].
Wenn auch manche der älteren Arbeiten unter diesem Gesichtspunkt nicht recht
zu überzeugen vermögen, so ist doch der Vorgang als solcher nicht zu bezweifeln.
Geschädigte Mitochondrien neigen ja selbst nach ihrer Isolierung in vitro zu
einer Zusammenballung[4, 5], vielleicht wegen einer Membranschädigung, und
zwar allem Anschein nach besonders dann, wenn ihre Transformation energetisch
bedingt war[5]. Damit stimmt gut überein, daß Mitochondrien, die mit Janusgrün
gefärbt und daher in ihren fermentativen Reaktionen gestört sind[6], auch intracellulär nach einiger Zeit miteinander zu verklumpen pflegen. Freilich ist nicht
zu leugnen, daß viele der im Schrifttum niedergelegten Beobachtungen tödlich
getroffene, manche sogar abgestorbene Zellen betreffen, und damit nicht nur
ein terminales Ereignis, sondern mitunter sogar eine postmortale Desorganisation
erfassen. Aber das gilt doch nicht im Bausch und Bogen, nicht z. B. für entsprechende, an der Leber gewonnene Bilder nach Injektionen von Taurocholaten[7]
und nach langfristigem Mangel an Vitamin C[8] oder für die verschmolzenen perinucleären Sarkosomen der Herzmuskulatur, die mehrere Stunden nach über-
standenem experimentellem Sauerstoffmangel beobachtet worden sind[9] und die
sich, ebenso wie entsprechende Befunde nach intracoronarieller Drosselung der
Zellatmung durch Malonat[10] zwanglos den vorerwähnten Verklumpungen nach
Janusgrün anschließen lassen. Mag sein, daß auch die groben „cyanochromen“,
d. h. bei einer Kresylviolett-Einschlußfärbung[11] blau getönten Granula hierher
gehören, die jüngst bei Todesfällen mit „energetisch-dynamischer Herzinsuffizienz“[12] im Myokard beschrieben worden sind[13]; fürs erste freilich scheint die
behauptete Beziehung zu den Sarkosomen noch nicht genügend gesichert zu sein.

Nach dem Gesagten liegt der Gedanke nahe, die auffallend großen und
plumpen, ovalen oder langgestreckten und dann entweder balkigen oder spindelförmigen, gelegentlich sogar V-artig verzweigten, nicht selten mit umschriebenen
Verdichtungen ausgestatteten und daher wie gebändert aussehenden Mitochondrienformen, die man in der menschlichen Leber ab und an zu sehen bekommt[14],
möchten auf ähnliche Weise durch Aggregation kleinerer Partikel entstanden
sein (Abb. 7). Durch eine lückenlose Reihe von Übergängen sind sie, besonders
die langgestreckten Gebilde, mit den üblichen fädigen Strukturen verbunden,
denen sie an gehärteten Präparaten auch im Ausfall aller Farbreaktionen und in
der Art des Phasenkontrastes vollkommen gleichen. Eine einfache Schwellung
oder eine Einlagerung mitochondrienfremden Materials ist daher als form-
bestimmender Faktor wohl auszuschließen. Man gewinnt indessen nicht den

[1] SCOTT 1916.
[2] MAYER, RATHERY und SCHAEFFER 1910, 1914, KOLSTER 1911, SUZUKI 1912, CIACCIO 1913,
   SCOTT 1916, NÜRNBERGER 1923, LEWIS und LEWIS 1915, 1924, RUMJANTZEW 1927,
   OKUSHI 1928, MOORE und Mitarbeiter 1929, LACQUET 1932, MUGGIA und MASUELLI 1932,
   CLARA 1932, DUTHIE 1935, BOURNE 1935, MacCARDLE 1937, ZOLLINGER 1948, 1950.
[3] VENDRELY 1949, 1950.   [4] HOGEBOOM, SCHNEIDER und PALADE 1947, 1948.
[5] CLELAND und SLATER 1953.
[6] LEUTHARDT und MÜLLER 1948, LEUTHARDT und EXTER 1953, LAZAROW und COOPERSTEIN 1953.
[7] KATER 1933, 1937.   [8] BOURNE 1935.   [9] GRUNDMANN 1950.
[10] BECKER und FREY 1954.   [11] FEYRTER 1949.   [12] HEGGLIN 1947, 1949.
[13] ELSTER 1953.   [14] TANIGUCHI 1928, 1934.

Eindruck, als kämen derartige Bilder durch Verschmelzung voll entwickelter Fadenformen zustande. Vielmehr scheint es sich um eine Vereinigung kleinerer Granula zu größeren und umfangreicheren Komplexen zu handeln, an denen, z. B. an den langen und vergleichsweise schmalen Formen, die sonst übliche Aggregationsart noch durchaus gewahrt sein kann. Besonders bemerkenswert erscheint jedoch die zuweilen realisierte Spindelform mit ihren zugespitzten Enden. Denn dadurch erinnern derartige Gebilde an die sog. Proteinspindeln,

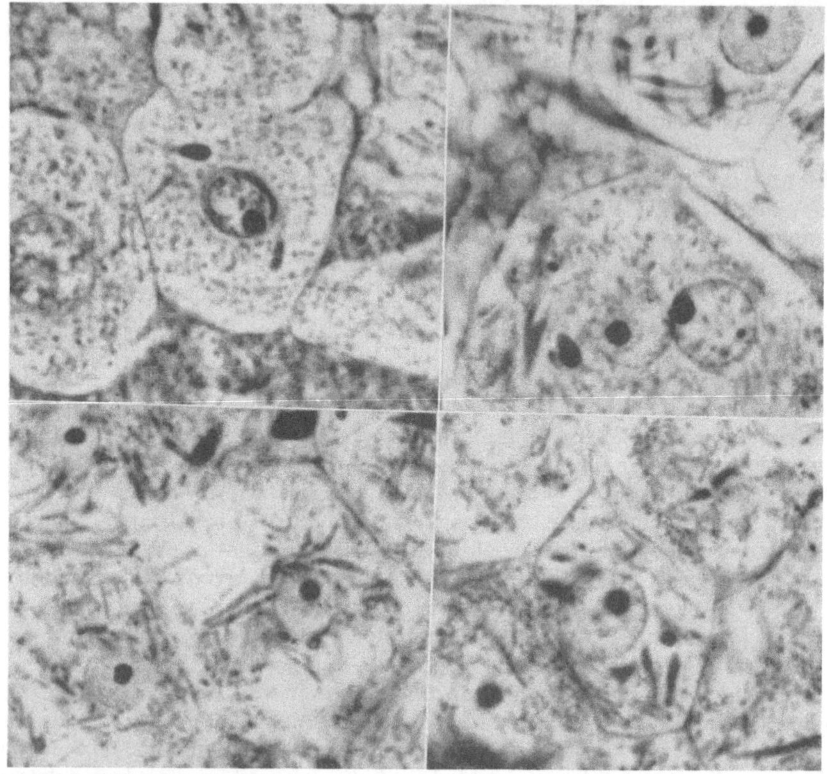

Abb. 7. Stark vergrößerte, teils tropfige, teils balkige und spindelige Mitochondrienformen bei menschlichen Lebercirrhosen. Rechts oben ein ovales und ein V-förmiges Gebilde. Intravitale Leberpunktate. Links oben: Formol, Goldner, Phasenkontrast; sonst: Formol, HCl-Hydrolyse, Eisenhämatoxylin.

die im Cytoplasma einiger Pflanzen vorkommen[1]. Wohl aus Viruseiweiß aufgebaut[2] verdanken sie ihre eigentümliche Gestalt einem besonderen Ordnungsprinzip, das in der Kolloidchemie als Taktoid[3] bezeichnet wird und, wie die erwähnten Beispiele und etwa auch das des Tabakmosaikvirus[4] lehren, auch in der organischen Welt verbreitet ist. Taniguchi fand derartige *Großformen* besonders bei leberfernen Tumoren. Wir selbst sahen sie vornehmlich bei Lebercirrhosen, meist in hypertrophierten Zellen mit polyploiden Kernen. Mit der gesteigerten Zellgröße als solcher oder mit einem Zellwachstum sind sie indes nicht in Verbindung zu bringen. Man kann also nur vermuten, daß ihrem Auftreten eine gewisse, wenn auch in ihrer Eigenart ganz unbekannte Schädigung zugrunde liegt.

---

[1] Molisch 1885, Literatur bei Molisch 1913, Küster 1952.
[2] Weber, Kenda und Mitarbeiter 1952, 1953.   [3] Freundlich 1927, 1933, 1937.
[4] Bernal und Fankuchen 1941.

Wie dem auch sein mag, solche Formen weisen jedenfalls darauf hin, daß auch recht große Zelleinschlüsse von Mitochondrien gebildet werden können. Ohne eigens darauf gerichtete Untersuchungen sind sie, besonders bei Färbungen mit Eisenhämatoxylin oder Fuchsin, von paraplastischen Eiweißablagerungen, wie sie etwa als Folge einer Aufnahme von Bluteiweiß nach Sauerstoffmangel[1] oder nach partieller Hepatektomie[2] (Abb. 19) bekannt sind, nicht immer klar zu unterscheiden, ebensowenig von intracellulär ausgesonderten Nekrosen umschriebener Plasmabereiche z. B. nach Phosphorvergiftung. Auch TANIGUCHI sind offensichtlich derartige Verwechslungen unterlaufen; denn seine oft von einem Schrumpfungsraum umgebenen rundlichen „groben Granula", die besonders in den Läppchenzentren liegen, stellen sicher nur abgelagertes Eiweiß dar, zumal in den entsprechenden Fällen ähnliche Gebilde auch in den Sternzellen beobachtet wurden. Hier kann die HOTCHKISS-Reaktion weiterhelfen; sie ist an den Großformen der Mitochondrien im Gegensatz zu den Eiweißtropfen[3] stets negativ.

Kann man als physiologisches Vorbild für die eben besprochene Verklumpung der Mitochondrien die reversible Vereinigung granulärer Formen zu typischen Stäbchen und Fäden und deren gelegentlich beschriebene Verbindung zu einem Netzwerk betrachten, so läßt sich die **Auflösung** der Mitochondrien, die Chondriolyse, mit dem Verdämmern und Verschwinden einzelner Fäden in Verbindung bringen, das auch in lebenskräftigen Kulturen ein regelhaftes Ereignis zu sein scheint[4]. Zufuhr von Carbolsäure steigert diesen Prozeß dergestalt, daß nur wenige Fäden übrigbleiben, wofern die Zellen nicht wegen der ausgedehnten Zerstörung des Chondrioms überhaupt zugrunde gehen[5]. Dieses Beispiel zeigt, daß eine Schädigung zuweilen alle Mitochondrien, manchmal aber auch nur einzelne von ihnen vernichtet. Es weist damit zugleich auch einen Weg, wie sich bei langfristiger aber vergleichsweise schwacher Beeinträchtigung des Zelllebens nach und nach eine Reduktion des Chondrioms, also eine quantitative Veränderung einstellen kann.

Nicht überall, wo von einer generellen Auflösung der Mitochondrien die Rede ist[6], läßt sich nachträglich entscheiden, ob sich der Untergang in der geschilderten Weise abgespielt hat, oder ob es nicht vorher zu einer vesiculären Transformation gekommen ist. Denn solche Bläschen sind ja gleichfalls durch eine Abnahme der Färbbarkeit gekennzeichnet, die offensichtlich mit einer inneren Strukturzerstörung und einem Substanzverlust gekoppelt ist. Dafür sprechen, wie früher schon erwähnt, sowohl biochemische wie phasenmikroskopische[7] und auch elektronenoptische Untersuchungen, die eine Reduktion, ja sogar einen Schwund der lamellären Binnenstruktur nachgewiesen haben[8]. In derartigen Fällen handelt es sich nach dem oben Ausgeführten, sofern das gesamte Chondriom davon betroffen ist, sicherlich um ein Ereignis, das erst nach dem Sistieren aller Lebensvorgänge einsetzt und daher schon in das Gebiet der autolytische Abläufe gehört. Das nämliche dürfte oft auch für die primäre Form der Chondriolyse zutreffen, darf hier jedoch nicht verallgemeinert werden.

---

[1] ALTMANN 1945, 1949 Lit.

[2] GURD und VARS 1949, PRICE und LAIRD 1950, ATERMAN 1952, DONIACH und WEINBREN 1952, ALTMANN 1953.

[3] ATERMAN 1952, AHMAD und ATERMAN 1954, ALTMANN 1953.

[4] LEWIS und LEWIS 1915, 1924, LEVI 1934, FRÉDÉRIC und CHÈVREMONT 1952, BIERLING 1954.

[5] LEWIS und LEWIS 1924.

[6] MAYER, RATHERY und SCHAEFFER 1910, 1914, CIACCIO 1913, N. H. COWDRY 1917,

[7] NICHOLSON 1923, OKUSHI 1928, MEOLA 1934, MACCARDLE 1937 u. a.
ZOLLINGER 1948ff., HARMAN und Mitarbeiter 1952ff., CLELAND und SLATER 1953 SLATER 1953 u. a.

[8] DEMPSEY 1953, WEISS und LANSING 1953, LINDNER 1953, RHODIN 1954.

Besonders wenn sie nicht alle Mitochondrien gleichzeitig ergreift, kann sie sehr wohl ein „intravitales" Phänomen, eine Begleiterscheinung des Absterbens oder gar seine Ursache sein. Die Behauptung wird noch dadurch unterstrichen, daß die Chondriolyse, wenn auch nicht eben häufig, auf einen umschriebenen Zellbezirk beschränkt bleiben kann (Abb. 8) und dann, soweit sich das heute beurteilen läßt, nicht notwendig den Tod der ganzen Zelle nach sich ziehen muß. Ob er eintritt oder nicht, hängt augenscheinlich davon ab, wie groß das Areal des Unterganges ist und wieweit die restlichen, meist tropfig umgewandelten Mitochondrien den Ausfall noch zu kompensieren vermögen. Man kennt dergleichen

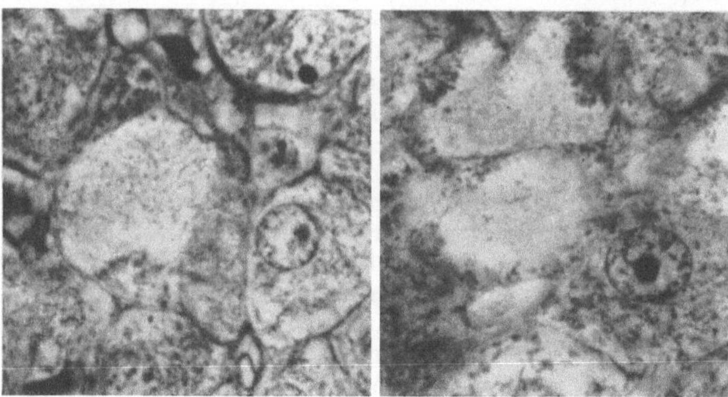

Abb. 8. Auf einen umschriebenen Zellbereich beschränkte Chondriolyse in menschlichen Leberepithelien. Links beginnende Abblassung, rechts fortgeschrittene Auflösung. Dekompensierte Lebercirrhose, intravitales Leberpunktat; Formol, HCl-Hydrolyse, Eisenhämatoxylin.

aus der Leberpathologie[1] — wir selbst beobachteten es besonders bei dekompensierten Lebercirrhosen — und ebenso von alternden Bindegewebskulturen[2]. Wie die Abb. 8 deutlich macht, beginnt der Prozeß mit einem Verdämmern der geschwollenen, zuweilen aber noch stäbchenförmigen Elemente in einem aufgehellten flüssigkeitsreicheren Gebiet, führt so zu umschriebenen mitochondrienfreien Räumen und kann schließlich in einer mehr oder weniger vollständigen Verflüssigung, einer „Kolliquation" der davon betroffenen Plasmapartien, also in einer partiellen Cytolyse (vgl. Abb. 16) enden. Ein solcher Ablauf spricht sehr zugunsten der oben erörterten Vermutung, die perinucleäre Konzentration der Mitochondrien möchte eine wesentliche Ursache für die augenfälligen Strukturlösungen und Einschmelzungen der peripheren, von allen Energielieferanten entblößten Randabschnitte sein.

Weniger anerkannt als Verklumpung und Auflösung, vielleicht aber auch nur weniger beachtet, ist die Umwandlung des Chondrioms zu ungewöhnlich zarten und feinen Partikeln von meist körniger Gestalt. Wo sich ein solches Bild im Verlauf einer akuten Zellschädigung einstellt, wird es meist als **staubförmiger Zerfall** bezeichnet, ohne daß es im einzelnen näher analysiert worden wäre. In derart gelagerten Fällen ist es wohl in der Regel als Vorläufer oder Begleiter des Zellsterbens anzusehen. Indessen, eine solche Zustandsform des Chondriomes ist keineswegs immei, jedenfalls nicht von vornherein in dieser Weise zu interpretieren. So sind beispielsweise die kernreichen Regenerationsknospen quergestreifter Muskelfasern durch eine Unzahl feiner Mitochondrien ausgezeichnet[3], ein Befund, der schon wegen der gleichzeitigen intensiven Basophilie des Cytoplasmas, bedingt durch einen hohen Gehalt an Ribonucleoproteiden, nur als

[1] Taniguchi 1934.   [2] Ludford 1935.   [3] Lenicque 1953.

Ausdruck eines besonders intensiven Stoffwechsels gewertet werden kann. Auch ist daran zu erinnern, daß, nach Untersuchungen der Frühentwicklung von Tubifexkeimen[1] und von Seeigeleiern[2], als Vorgänger typischer Mitochondrien kleinste Partikel sichtbar werden. Man hat demnach damit zu rechnen, daß sich die Neubildung typischer Mitochondrien, wo immer sie stattfindet, über die Stufe submikroskopischer Granula vollzieht, die dann allmählich zu lichtoptisch erkennbaren Dimensionen heranwachsen. Begegnet man also einem sehr feinen Chondriom, wie z. B. in hypertrophierten menschlichen Leberzellen bei chronischer Hepatitis (Abb. 6b), so läßt sich nicht sagen, wieweit dergleichen durch eine Umformung ehemals größerer Mitochondrien, wieweit durch eine Neubildung kleinerer mitochondrialer Partikel entstanden ist. Und ebenso muß offen bleiben, ob die Entstehung und die Erhaltung dieses Bildes nun in erster Linie durch eine Zellschädigung bedingt ist, — dann könnte ihm allein eine Beeinträchtigung der mitochondrialen Stoffumsätze zugrunde liegen, aber auch zusätzlich noch der Versuch, einer derartigen Stoffwechselstörung durch feinere Verteilung und eine Vermehrung der fermenttragenden Strukturen entgegenzuwirken — oder ob nicht vielmehr die Zunahme der Plasmamasse, ähnlich wie in den Regenerationsknospen der Muskulatur, dafür vornehmlich verantwortlich ist.

Jedenfalls erhebt sich die Frage, ob das Chondriom einer Zelle nicht unter Umständen sogar in so geringer Partikelgröße und so feiner Verteilung vorliegen kann, daß seine gestaltliche Differenzierung mit lichtmikroskopischen Methoden nicht sicher durchzuführen ist. Schon G. HERTWIG (1929)[3] hat an diese Möglichkeit gedacht, und in der Zwischenzeit sind manche Befunde erhoben worden, die eine solche Vorstellung stützen können. So ließen sich beispielsweise in Schnittpräparaten mit Hilfe des Elektronenmikroskopes kleinste, anders nicht mehr erkennbare mitochondriale Partikel nachweisen[4]; und ebenso hat die jüngst ausgearbeitete Verbesserung der differentiellen Zentrifugierung die Existenz feiner, größenordnungsmäßig den Mikrosomen nahestehender Granula bestätigt[5], die wegen ihres Gehaltes an Succinodehydrase, einem den echten Mikrosomen fehlenden strukturgebundenen Mitochondrienferment[6], von diesen Elementen abzutrennen und dem Chondriom zuzurechnen sind. Überdies ist an Nierenhomogenaten bei experimentell erzeugter intracellulärer Eiweißablagerung, bei der typische Mitochondrien lichtmikroskopisch oft nicht mehr wahrzunehmen sind, in der Mikrosomenfraktion eine beträchtliche Aktivitätszunahme an mitochondrieneigenen Fermenten nachgewiesen worden[7], eine Beobachtung, die auf einen Zerfall der Stäbchen zu kleineren Einheiten bezogen worden ist. Es mag sein, daß ihnen die Gebilde intermediärer Größenordnung entsprechen, die elektronenoptisch bei ähnlichen Experimenten in Suspensionen von Zelltrümmern sehr zahlreich gefunden wurden[8]. Sie sind zwar als echte Zwischenform, als Durchgangsstadien bei der Neubildung von Mitochondrien aus Mikrosomen, aufgefaßt worden[9], doch fehlen dafür ausreichende Beweise[10]. So wird man eher der erst erwähnten Ansicht zustimmen und in ihnen das Produkt eines „staubförmigen Zerfalles" erblicken, der die Grenze des Lichtmikroskopes unterschritten hat

---

[1] LEHMANN 1950, LEHMANN und WAHLI 1954.
[2] GUSTAFSON und LENICQUE 1953, HULTIN 1953.   [3] Vgl. CLARA 1933.
[4] WEISS und LANSING 1953, vgl. DALTON und Mitarbeiter 1949, BERNHARD und Mitarbeiter 1950, 1954.
[5] NOVIKOFF und Mitarbeiter 1953, LAIRD und Mitarbeiter 1953, KUFF und SCHNEIDER 1954, PAIGEN 1954, vgl. CHANTRENNE 1947, JEENER 1948.
[6] Vgl. HOGEBOOM, SCHNEIDER und PALADE 1948, SCHNEIDER und HOGEBOOM 1950, 1951, HOGEBOOM und SCHNEIDER 1950, 1951.
[7] KRETCHMER und DICKERMANN 1954.   [8] EICHENBERGER 1953.
[9] EICHENBERGER 1953, ZOLLINGER 1952.   [10] Vgl. RHODIN 1954.

und später zugunsten der höheren Ordnungsstufe der typischen Nierenstäbchen wieder rückgängig gemacht werden kann. Gewisse Beobachtungen an geschädigten und sich erholenden Pflanzenzellen, die von einer vorübergehenden Auflösung der Mitochondrien berichten[1], sind denn auch in recht ähnlicher Weise interpretiert worden. Allerdings ergibt sich aus den ersten an Nierenschnitten durchgeführten elektronenoptischen Untersuchungen über den Ablauf einer experimentell ausgelösten Eiweißrückresorption[2] kein sicherer Hinweis auf die Richtigkeit dieser Vorstellung. Sie bieten andererseits aber auch keinen Anlaß, eine solche Möglichkeit strikte abzulehnen. Freilich läßt sich derzeit nicht übersehen, wie und ob dergleichen mit den submikroskopischen lamellären Binnenstrukturen der voll entwickelten Mitochondrien[3] in Einklang gebracht werden könnte. Sind auch die „Ultramitochondrien" noch gleichartig gebaut oder stellen sie einfachere Komponenten des komplizierten Mitochondriengefüges dar? Im Inneren isolierter Mitochondrien sind ja, freilich unter recht gewaltsamen Bedingungen, globuläre Partikel gefunden worden, die, in besonderer Ordnung zu kabelartigen Strukturen vereinigt, die erwähnte Binnenzeichnung hervorrufen sollen[4]. Doch handelt es sich bei ihnen wohl eher um reine Artefakte als um vorgebildete elementare Bausteine. Die Entscheidung muß also der Zukunft überlassen bleiben.

Quantitative Veränderungen des Chondrioms.

Selbst wenn man die eben diskutierte These, daß sich die Mitochondrien unter gewissen, freilich nur selten gegebenen Bedingungen in feinste, lichtmikroskopisch nicht mehr als solche kenntliche, jedoch noch funktionstüchtige Partikel aufzulösen vermögen, einmal ganz beiseite schiebt — auch die mehrfach erwähnten Phänomene des granulären Zerfalls, der Schwellung und der Verklumpung zeigen deutlich genug, wie schwer es sein muß, an Schnittpräparaten quantitative Veränderungen des Chondrioms wahrzunehmen und einwandfrei zu bestimmen. Allein durch den Augenschein lassen sich eigentlich, wenigstens an den mitochondrienreichen Epithelien der inneren Organe, nur sehr grobe Schwankungen feststellen, am ehesten dann, wenn sie nach der negativen Seite gerichtet sind. Derart auffällige Verminderungen der Mitochondrienmenge sind meist das Resultat sehr einschneidender Stoffwechselstörungen, die über kurz oder lang zum Untergang der davon betroffenen Zelle führen. Sie können recht akut durch eine Lyse zahlreicher Mitochondrien zustande kommen oder sich langsam und fast unmerklich entwickeln, wie z. B. in den Zellen alternder Bindegewebskulturen. In beiden Fällen ist die Verkleinerung des Chondrioms ein Zeichen für eine Herabsetzung der cellulären Stoffwechselleistung, ja wenn die Schädigung primär an den Mitochondrien ansetzt, sogar deren Ursache.

Andererseits kann aber auch die Mitochondrienmenge in struktureller Anpassung an funktionelle Anforderungen, also *regulativ*, vermehrt oder vermindert werden, wie sich besonders am Beispiel endokriner Drüsen anläßlich spontaner oder experimenteller Aktivierungen oder Hemmungen hat zeigen lassen[5]. Freilich läßt sich nicht immer klar erkennen, ob sich dabei die normale Korrelation zur Cytoplasmagröße auch wirklich verschoben hat, oder ob es sich um eine harmonische Vermehrung der Mitochondrien und der übrigen Plasmastrukturen handelt. Das gilt besonders für jene histologischen Beobachtungen, die von

---

[1] Dangeard 1950, Dangeard und Parriaud 1953.   [2] Rhodin 1954.
[3] Palade 1952, 1953, Sjöstrand 1953, Sjöstrand und Mitarbeiter 1953, 1954, Rhodin 1954, Weinstein 1953.
[4] Glimstedt und Mitarbeiter 1953, 1954.
[5] Zum Beispiel Goetsch 1916, Nicholson 1923, Bolt 1924, Seecof 1925, Cramer und Ludford 1926, Severinghaus 1933, Wahlberg 1933, Miller und Riddle 1942, Miller 1950, 1952, 1953, Deane und Greep 1946, Braunsteiner und Mitarbeiter 1955.

einer Zunahme des Chondrioms in regenerierenden oder kompensatorisch hypertrophierenden Organen berichten[1]. An Ganglienzellen, die nach experimenteller Axondurchtrennung ihren Neuriten ersetzen, kann indessen, wenigstens für manche Fälle (vgl. S. 476), eine relative Zunahme als gesichert gelten[2] und mit dem erhöhten Energieverbrauch für die Eiweißsynthese[3] in Verbindung gebracht werden.

Solche Beobachtungen fügen sich gut in den Rahmen dessen, was aus vergleichenden Untersuchungen *normaler* Gewebe her bekannt ist. Die handgreiflichen Unterschiede in der relativen Größe des Chondrioms, die zwischen den einzelnen Zelltypen des ausgewachsenen Organismus wie zwischen den aufeinanderfolgenden Stadien der Embryonal- und Organentwicklung vorhanden sind, und die für die verschiedenen Epithelformen der Rattenniere durch Bestimmung des Quotienten Mitochondrienoberfläche zu Zellvolumen quantitativ erfaßt werden konnten[4], haben ja früh zu der Vermutung geführt, daß korrelative Beziehungen zu den jeweiligen Stoffwechselleistungen bestehen müßten. In den letzten Jahren ist dies durch biochemische Untersuchungen von Zellfraktionen aufs beste bestätigt worden[5]. Dabei hat sich einerseits eine Parallelität von Mitochondrienzahl und Fermentaktivität ergeben und zum anderen eine Übereinstimmung in der Mitochondrienmenge eines Organhomogenates, bestimmt als Anteil ihrer Fraktion am Gesamteiweiß oder Gesamtstickstoff, mit der an überlebenden Geweben ermittelten Atmungsintensität[6]. Damit aber ist zugleich ein gutes Maß nicht nur für die Stoffwechselintensität, sondern auch für die durchschnittliche funktionelle Beanspruchung der verschiedenen Zellformen gewonnen, der übrigens ihre Empfindlichkeit gegenüber irgendwelchen Störungen der energieliefernden Stoffwechselprozesse direkt proportional sein dürfte. Beispielsweise steigen die Werte für Atmung und Mitochondrienmenge der quergestreiften Muskulatur beim Kaninchen in der Reihenfolge Rückenmuskel — Beinmsukel — Zwerchfell und Herz[7]. Und ebenso sind die entsprechenden Werte der Brustmuskulatur bei Laufvögeln um ein Vielfaches geringer als bei guten Fliegern[8]. Besonders beachtenswert und für die Beurteilung experimenteller Leberschäden wie für die Frage nach der Übertragbarkeit so gewonnener Ergebnisse von hoher Wichtigkeit ist die Feststellung, daß der Anteil der Mitochondrienfraktion bei der Ratte etwa 25%, beim Meerschweinchen um 15% und beim Kaninchen nur noch 11% ausmacht[9], also ähnlich abfällt wie die Atmungsintensität, und somit auch in umgekehrter Beziehung zur Körpergröße steht. Freilich, Ratte und Maus verhalten sich in bezug auf ihre Mitochondrienmenge nahezu gleich; indessen ist bei dem kleineren Tier offenbar die Fermentkonzentration höher; für die Succinodehydrase ist es jedenfalls nachgewiesen[10]. Eine solche Beobachtung ist auch deshalb von Belang, weil der Enzymgehalt der Mitochondrien selbst bei der nämlichen Tierart unter pathologischen Bedingungen offenbar leichte Schwankungen aufweisen kann[11]. Ja, die verfeinerten Zentri-

---

[1] ENDERLE 1908, HIRSCH 1910, DE GIACOMO 1911, ROMEIS 1913, TORRACA 1914, 1916, NICHOLSON 1923.

[2] HARTMANN 1948.

[3] Vgl. BORSOOK und Mitarbeiter 1950, SIEKEVITZ 1952, GUSTAFSON 1952, 1953, GUSTAFSON und Mitarbeiter 1951, 1953, HULTIN 1953, LINDBERG und ERNSTER 1954.

[4] COWDRY und COVEL 1927.

[5] Vgl. HARMAN 1951, PAUL und SPERLING 1952, SCHNEIDER und HOGEBOOM 1951, SCHNEIDER 1953, HOGEBOOM, SCHNEIDER und STRIEBICH 1953, LAIRD 1954, LANG und SIEBERT 1954.

[6] Vgl. dazu KREBS 1950.　　　[7] Vgl. auch BENNETT und PORTER 1953.

[8] PAUL und SPERLING 1952.

[9] SCHNEIDER und PALADE 1948, SCHNEIDER und HOGEBOOM 1950, 1951.

[10] SCHNEIDER und HOGEBOOM 1950.

[11] Zum Beispiel SCHNEIDER, HOGEBOOM, SHELTON und STRIEBICH 1953, AEBI und ABELIN 1953.

fugierungsverfahren haben sogar gezeigt, daß sich die einzelnen Untergruppen der Mitochondrienfraktion nicht nur nach der Größe ihrer Partikel, sondern auch nach deren Gehalt an Enzymen und Ribonucleinsäure in quantitativer Hinsicht unterscheiden[1].

Für alle Fragen nach der Größe des Chondrioms, seiner Zu- und Abnahme, bedeutet es einen großen Fortschritt, daß jüngst *Methoden* entwickelt wurden, die im Homogenat eine Zählung der Mitochondrien ermöglichen[2]. Unter Berücksichtigung der Zellzahl, die in 1 g Lebergewebe enthalten ist — es sind dies bei der Ratte etwa 133×10^6 [3] — ergibt sich, daß eine normale Leberzelle über etwa 2500 so bestimmter Mitochondrien verfügt. Dies gilt jedoch nicht ohne Einschränkung. Denn die Zellmenge wurde dabei durch Auszählen der Kerne bestimmt. Es ist also der Tatsache nicht genügend Rechnung getragen, daß ein großer Prozentsatz der Zellen zweikernig ist, und daß auch die mononucleären Epithelien, entsprechend ihren Polyploidstufen, verschiedenen Größenklassen angehören und daher auch verschiedene, wenn auch wohl der Verdoppelungsregel folgende Mitochondrienmengen besitzen. Die beste Bezugsebene für derartige Mitochondrienzählungen wäre also wohl der DNS-Gehalt des betreffenden Gewebes, da die in einem diploiden Leberkern vorhandene chromosomenständige DNS-Menge bekannt ist[4]. Auf diese Weise ließe sich dann eine Mitochondrienzahl ausfindig machen, die für eine diploide Zelle bezeichnend ist und etwa für eine Doppelzelle, gleichviel ob der tetraploide Chromosomensatz nun in einem Nucleus vereinigt oder auf 2 Kerne aufgeteilt ist, nur verdoppelt zu werden braucht. Der Vorteil eines solchen Verfahrens, die ermittelten Mitochondrienzahlen auf die diploide Kern- und Zelleinheit zu reduzieren, tritt besonders hervor, wenn man Größenschwankungen des Chondrioms bei irgendwelchen Beeinflussungen der Leber quantitativ zu erfassen trachtet. Denn hierbei kommt es ja, wie seit langem bekannt, sehr rasch zu Abweichungen im Prozentsatz der zweikernigen Zellen, offenbar durch amitotische Kerndurchschnürungen, und gegebenenfalls auch zu Vermehrungen der polyploiden Großkerne, meist auf dem Wege einer Endomitose. Derartige Veränderungen können, sofern sie nicht einkalkuliert werden, unkontrollierbare Fehlerquellen erschließen und schon allein als solche das Verhältnis von Mitochondrienmenge zu Kernzahl sehr wesentlich abwandeln. Das gilt nach eigenen Erfahrungen[5] besonders für die ersten Stadien der Leberregeneration nach partieller Hepatektomie[6] und für die dem Auftreten der Tumoren voraufgehende Phase der Carcinogenese nach Verfütterung von Dimethylaminoazobenzol. So sind denn die bisher mitgeteilten Ergebnisse, die unter den erwähnten Bedingungen Veränderungen der Mitochondrienzahl nahelegen, vorerst noch mit einem gewissen Vorbehalt zu betrachten. Das ist auch deshalb ratsam, weil nach carcinogenen Azofarbstoffen[7], die eine Verringerung der Mitochondrienzahl ergeben, zugleich eine Verkleinerung des Zellvolumens, bei den entgegengesetzt wirksamen, nicht krebserzeugenden Azofarben dagegen eine Vermehrung der Plasmamasse hervorgehoben wird[8].

---

[1] Novikoff und Mitarbeiter 1953, Laird und Mitarbeiter 1953, Kuff und Schneider 1954, Paigen 1954, vgl. auch Chantrenne 1947, Jeener 1948.

[2] Allard und Mitarbeiter 1952, Shelton, Schneider und Striebich 1953.

[3] Price und Laird 1950, Allard und Mitarbeiter 1952.

[4] Boivin, Vendrely und Vendrely 1948, Vendrely und Vendrely 1948, 1950, Lit. Lang und Siebert 1954.

[5] Altmann 1955, Grundmann 1955.

[6] Vgl. Sulkin 1943, St. Aubin und Bucher; Wilson, Stowell und Mitarbeiter 1953.

[7] Vgl. auch Price und Mitarbeiter 1949, 1950, Potter und Mitarbeiter 1950.

[8] Striebich, Shelton und Schneider 1953, Schneider, Hogeboom, Shelton und Striebich 1953.

Für das Verständnis jeder ungewöhnlichen Mitochondrienvermehrung sowie für das auch unter pathologischen Bedingungen gewahrte Regulationsvermögen der Zelle sehr aufschlußreich ist die Beobachtung[1], daß die entsprechende Fraktion der Rattenleber nach Verfütterung von Schilddrüsensubstanz eine deutliche Vergrößerung erfährt, die als Grundlage für die schon früher erwiesene Aktivitätszunahme mitochondriengebundener Fermente[2] zu gelten hat. AEBI und ABELIN erblicken darin, wohl zu Recht, eine sekundäre Anpassung an die hormonal bedingte Entkoppelung von Atmung und Phosphorylierung[3], die auch für die neu bestätigte Atmungssteigerung[4] verantwortlich ist. Es handelt sich also in diesem Fall, dem paradigmatische Bedeutung zukommen dürfte, um einen freilich nicht ganz ausreichenden Versuch, die sinkende Leistung der einzelnen energieliefernden Strukturen durch deren Vermehrung wieder wettzumachen.

Nach alledem wird man wohl sagen können, daß die physiologische Größe des Chondrioms, die „normale" Zahl der Mitochondrien einer Zelle, nur einen Mittelwert repräsentiert und als solcher an die regelhaften funktionellen Bedingungen und die üblichen Belastungen angepaßt ist. Wie er funktionellen Schwankungen ausgesetzt ist, so kann er auch bei abnormen Beanspruchungen, im positiven wie im negativen Sinne, über das normale Maß hinaus erhöht oder vermindert werden, das Erstgenannte freilich nur dann, wenn die Zelle dazu noch imstande ist, und wenn ihr hinreichend Zeit zur Verfügung steht. Dabei ist es nicht von Belang, ob einer solchen stärkeren Beanspruchung eine der Zelle abverlangte Leistungssteigerung oder eine leichte Schädigung zugrunde liegt. Erst wenn die Grenzen dieser Regulations- und Kompensationsfähigkeit überschritten oder in einem akuten Angriff sofort überrannt und durchbrochen werden, ist mit einer erheblicheren energetischen Insuffizienz, mit schwereren Störungen nicht nur des Zellstoffwechsels, sondern auch des ständigen Strukturumbaues und des darauf beruhenden Strukturbestandes zu rechnen. Ihr Opfer können die Mitochondrien selber sein, da sie ja einen Teil der von ihnen gelieferten Energie zu eigener Erhaltung nötig haben. So kommt es dann, primär oder sekundär, zu einem Untergang bald einzelner, bald zahlreicher Mitochondrien und damit zu einer bedrohlichen Reduktion des Chondrioms, die oft genug in einem Circulus vitiosus und auf diesem Wege schließlich in den Tod der Zelle mündet.

Soweit sich das derzeit übersehen läßt, vollzieht sich dieser Untergang sowohl unter dem Bilde einer Chondriolyse wie über die verschiedenen Stadien der energetischen Transformation. Auf beiden Wegen, vornehmlich aber wohl auf dem erstgenannten, kommt auch die regulative *Abnahme* der Mitochondrienzahl zustande, bei funktioneller Atrophie wie nach voraufgegangenen länger währenden Perioden gesteigerter Leistungen; der Überschuß wird eingeschmolzen. Wie aber die *Vermehrung* der Mitochondrien bewerkstelligt wird, ist trotz ihrer großen Bedeutung eine noch offene Frage. Doch neigt sich die Waagschale heute mehr auf Seiten der Ansicht, daß sie *de novo* aus dem Zelleib *gebildet* werden. Die Tatsache, daß aus kernhaltigen Fragmenten von Seeigeleiern trotz der Entfernung aller Mitochondrien regelhafte Pluteuslarven mit voll entwickeltem Chondriom entstehen können[5], fällt dabei schwer ins Gewicht. Wahrscheinlich ist es der Fähigkeit der Eirinde[6] zu danken, daß der vorübergehende Ausfall der eigentlichen Atmungsstrukturen überstanden werden kann[7]. In gleiche Richtung weisen auch die bereits angeführten Beobachtungen, daß kleinere, unter Umständen nur elektronenoptisch sichtbare

[1] AEBI und ABELIN 1953.
[2] TIPTON und Mitarbeiter 1946, SMITH und WILLIAMS-ASHMAN 1951.
[3] MARTIUS und HESS 1951, 1952, MARTIUS 1955, MALEY und LARDY 1953.
[4] Vgl. ROHRER 1924, GERARD 1933, EULER und ENDERLIN 1933.
[5] HARVEY 1946, 1951.   [6] RUNNSTRÖM 1952.   [7] LINDBERG und ERNSTER 1954.

Partikel dem Auftreten größerer und typischer Mitochondrien voraufgehen, und nicht zum wenigsten die Phänomene, die im Bereich der Pathobiosen faßbar werden. Daß die im nächsten Abschnitt noch näher zu besprechenden biochemisch wohl gekennzeichneten Mikrosomen das Material darstellen, aus dem unter Änderung ihrer biochemischen Zusammensetzung und unter Verzicht auf ihre gewöhnlichen Aufgaben in einem langsamen Umbildungs- und Reifungsprozeß die Mitochondrien geformt werden, wie das von manchen angenommen wird[1], ist allerdings unwahrscheinlich, soll aber an dieser Stelle nicht näher erörtert werden (vgl. S. 482). Nur auf die Gefahr sei hingewiesen, daß Teilchen auf Grund übereinstimmender Größenverhältnisse versehentlich als gleichartig betrachtet werden, die in Wirklichkeit weder nach ihren biochemischen Eigenschaften, noch nach ihrer Entstehung einander gleichgesetzt werden dürften. Wir halten es eher für möglich, daß die Mitochondrien von Grund auf neu gebildet, über mancherlei Vor- und Zwischenstufen neu „synthetisiert" werden. Daß daran bereits vorhandene Mitochondrien, vom Sonderfall der Pluteuslarven einmal abgesehen, als Energielieferanten ihren Anteil haben, daß ribonucleoproteidhaltige Strukturen als Eiweißbildner dabei mitwirken, unter Umständen sogar verbraucht und ihrer biochemischen Eigenheiten entkleidet werden, und daß vor allem dem Zellkern und seinen induzierenden Chromosomenprodukten ein wesentlicher, vielleicht sogar der entscheidende Einfluß zukommt[2], kurz, daß es sich bei einer solchen Neubildung um ein Werk der ganzen Zelle handelt, ist heute, wo sich uns die Zelle mehr denn je als eine unteilbare funktionelle Einheit offenbart, wohl kaum noch zu bezweifeln. Dergleichen wird man auch zu bedenken haben, wenn man die Mitochondrien als „Duplikanten" bezeichnet und für die Phänomene der plasmatischen Vererbung in Anspruch nehmen will. Denn in ihrer Vermehrung sind sie nicht autonom, wie die Chromosomen und wohl auch das Centrosom, und keinesfalls „autoreproduktiv". Überdies sind sie ganz anders als die stabilen DNS-haltigen chromosomalen Elementarstrukturen, nicht nur in ihren Bausteinen, sondern sogar als geformte Strukturen dem Werden und Vergehen aller plasmatischen Bildungen unterworfen[3]. Daher wird man aber auch dem Phänomen der Größenkonstanz des Chondrioms, das jeder Zelle unter gleichbleibenden physiologischen Bedingungen eigen ist, wohl nur gerecht, wenn man es unter dem Bilde des Fließgleichgewichtes[4] zu begreifen sucht.

Mitochondrien und Speicherung.

Zum Abschluß all dieser Erörterungen über den Gestaltwandel der Mitochondrien und die qualitativen, topographischen und quantitativen Veränderungen des gesamten Chondrioms, die wir bisher fast ausschließlich unter dem Gesichtspunkt der Energielieferung betrachtet haben, ist gesondert noch die Frage zu besprechen, wieweit die Mitochondrien bei den intracellulären Speicherungen und Ablagerungen eine Rolle spielen. Da jeder dieser Vorgänge an die Lebensfähigkeit der Zelle gebunden ist und eine vitale Leistung darstellt, die nur durch Energiezufuhr ermöglicht werden kann, ist eine mittelbare Beteiligung des Chondrioms von vornherein selbstverständlich. Doch sei deshalb auf derartige Zusammenhänge eigens aufmerksam gemacht, um nicht Gefahr zu laufen, jede bei intracellulären Speicherungen erkennbare Veränderung

---

[1] Vgl. Brachet 1950, Chantrenne 1947, Jeener 1948, Zollinger 1950, 1952, Eichenberger 1953, Lindberg und Ernster 1954.
[2] Vgl. Zollinger 1950, Gustafson 1952, 1954.
[3] Vgl. auch Levi 1925, 1934, Bensley 1947.   [4] v. Bertalanffy 1942 ff.

des Chondrioms von vornherein und ohne weitere Prüfung als Beleg für dessen direkte und substantielle Beteiligung zu nehmen und als Beweis dafür, daß die Mitochondrien elektive *Speicherorganellen* und damit auch die Stätten solcher intracellulärer Stoffablagerung darstellen.

Während der ersten Phase der Mitochondrienforschung, im Anfang unseres Jahrhunderts, war diese Ansicht weit verbreitet, nicht zum wenigsten deshalb, weil jedes Granulum, das unter regelhaften oder pathologischen Bedingungen in der Zelle sichtbar war, allein wegen dieser Form mit vorgebildeten oder umgebildeten Mitochondrien gleichgesetzt wurde. Es ist nicht zu leugnen, daß die zweite große Welle, welche die Mitochondrien heute wieder so hoch emporgehoben und in den Mittelpunkt zellphysiologischer Betrachtungen gestellt hat, wenn auch nicht die gleichen, so doch ähnliche Gefahren mit sich bringt und vielfach dazu geführt hat, die übrigen mikroskopischen oder submikroskopischen Zellstrukturen zu vernachlässigen und ihre funktionellen Potenzen zu unterschätzen.

Besonders ist von Anfang an, schon von ALTMANN (1894) selbst, eine Beziehung zu den Fetttropfen hergestellt worden, meist in dem Sinne, daß die Mitochondrien unter Änderung ihrer chemischen Zusammensetzung und schließlich auch unter Aufgabe ihrer Gestalt und Struktur derart umgewandelt werden[1]. Entsprechendes wurde auch für die hyalinen Eiweißtropfen, besonders diejenigen der Nierenepithelien[2] vermutet. Und ebenso wurde das erste Auftreten von Glykogen[3] und, seit ARNOLD[4] auch die Ablagerung von Vitalfarbstoffen[5] in die Mitochondrien verlegt. Jedoch sind diese Vorstellungen in der Zwischenzeit weitgehend aufgegeben worden, nicht zuletzt, weil seit den richtungweisenden Untersuchungen von JASSWOIN (1925) und NASSONOV (1926) die GOLGI-Körper als Zellbestandteile erkannt wurden, die zu intracellulärer Aussonderung und Ablagerung besonders befähigt sind[6] und weil überdies durch zahlreiche Arbeiten überzeugend dargelegt worden ist, daß die Zelle Abscheidungsorte und eiweißhaltige „Kondensatoren" bei Bedarf völlig neu zu bilden in der Lage ist. Indessen, in den letzten Jahren haben die alten Gedanken, durch ZOLLINGER und seine Mitarbeiter[7] in ein neues Gewand gekleidet und nachdrücklich vor Augen geführt, wieder stark an Boden gewonnen[8]. Von neuem[9] werden jetzt die Mitochondrien als die Speicherorganellen und Ablagerungsorte der Zelle hingestellt, nicht nur für die üblichen Vitalfarben, sondern auch für resorbierte oder produzierte Eiweißstoffe aller Art, für Fett und Zucker, ja auch für eingedrungenes Sublimat[10] und aufgenommenes Periston[11]. Dabei ist freilich zu bedenken, daß es vornehmlich Untersuchungen an Nierenzellen gewesen sind, die ZOLLINGER zu seiner These geführt haben. Hat doch RÖSSLE[12] angesichts der eigentümlichen Struktur und Funktion der Nierenepithelien schon vor Jahren davor gewarnt in einschlägigen, an diesem Organ gewonnenen Befunden mehr als einen nicht übertragbaren Sonderfall zu sehen. Dennoch müssen die mitgeteilten Beobachtungen und Folgerungen im einzelnen, wenn auch nur an einigen Beispielen erörtert und

---

[1] ARNOLD 1901 ff., FIESSINGER 1909, FIESSINGER und CAEN 1909, POLICARD 1909, MAYER, RATHERY und SCHAEFFER 1910, 1914, DUBREUIL 1911, D'AGATA 1912, BULLARD 1912, RASOR 1913, AZZI 1914, OPHÜLS 1917, SAGUCHI 1919, NOËL 1923, SMITH und RETTIE 1925, SMITH 1931, KATER und SMITH 1932, KATER 1932 u. a.

[2] Lit. bei FAHR 1925.

[3] v. GIERKE 1907 ff., ARNOLD 1907, KLESTADT 1911.   [4] ARNOLD 1900 ff.

[5] Lit. s. v. MÖLLENDORFF 1918, 1920, 1930.

[6] Vgl. HIRSCH 1938 und die Beiträge von ZEIGER und HIRSCH.

[7] ZOLLINGER 1948, 1950, 1952, ZINGG und ZOLLINGER 1951, ZINGG 1951, RÜTTIMANN 1951, EICHENBERGER 1953, ENDERLIN 1953, REBER 1953.

[8] LINDBERG und ERNSTER 1954, TRAENCKNER 1954.

[9] Vgl. ARNOLD 1900, REGAUD 1909, 1911.   [10] REBER 1953.   [11] TRAENCKNER 1954.

[12] RÖSSLE 1920.

abgewogen werden, nicht nur weil sie ein Grundprinzip der Zellfunktion betreffen, sondern vor allem weil sie sich auf die formale Genese so häufiger und geläufiger Phänomene der Cellularpathologie beziehen, wie es die Fett- und Eiweißtropfen nun einmal sind.

Daß die Mitochondrien gewisse Substanzen des intermediären Stoffwechsels in sich aufnehmen und andererseits Produkte an das übrige Plasma abgeben, bedarf keiner weiteren Erörterung. Ebensowenig ist zu bestreiten, daß sie auch zellfremde Stoffe festzuhalten und eventuell auch fermentativ zu beeinflussen vermögen. Die Färbung mit *Janusgrün*[1] beweist das zur Genüge. Aber sie zeigt zugleich, daß es sich dabei nur um eine begrenzte Bindung handelt und nicht eigentlich um eine Speicherung und zunehmende Anreicherung im Innern der Mitochondrien. An sich wird Janusgrün ja offenbar von allen Proteinen des Plasmas gleichartig und gleichmäßig adsorbiert; es führt nur deshalb zu einer elektiven Tingierung der Mitochondrien, weil es von deren Cytochrom-c-Cytochromoxydase-System vor einer endgültigen Reduktion zur Leukoform bewahrt wird. Daher das Ausbleiben der Färbung unter anaeroben Bedingungen und die reversible Unterdrückung der Darstellung, wenn die Cytochromoxydase mit KCN vergiftet wird[2]. Ähnliche Vorbehalte sind auch bei den *carcinogenen Kohlenwasserstoffen*, Benzpyren z. B., am Platze, die wegen ihrer Fluorescenz in den Mitochondrien wiedergefunden werden können[3]. Denn sie verdanken diese Lokalisation wohl in erster Linie ihrer Lipoidlöslichkeit, weshalb sie auch die lipoidhaltigen cytoplasmatischen Ribonucleoprotide und selbst die Kernmembran zu imbibieren vermögen. Natürlich soll damit nicht bestritten werden, daß solche Stoffe an den Strukturen, an denen sie haften, irgendwelche Wirkungen entfalten und deren Funktion zu beeinträchtigen vermögen, wie das wiederum für das Janusgrün in einer Reihe von Untersuchungen im einzelnen gezeigt worden ist[4]. Aber von einer eigentlichen Speicherung als Ausdruck einer bestimmten und besonderen, auf vorgegebenen Fähigkeiten beruhenden Tätigkeit der davon betroffenen Strukturen kann man wohl nicht sprechen. Auch ist bei allen solchen Betrachtungen, vorab, wenn es sich um hydrophile Stoffe handelt, nicht zu übersehen, daß die Mitochondrien mit einer semipermeablen Membran ausgestattet sind, die lösliche Stoffe in ihrem Innern zurückzuhalten vermag, und der normalerweise nur eine beschränkte Durchlässigkeit eigen sein kann[5]. Freilich wissen wir vorerst noch wenig darüber, welche Substanzen sie zu durchdringen vermögen. Die ersten eigens darauf gerichteten, allerdings an den großen Sarkosomen der Insektenflugmuskeln durchgeführten, aber angesichts der inneren Verwandtschaft solch elementarer Zellstrukturen auch für die Zellen der Säugerorganismen richtungweisenden Untersuchungen haben in gutem Einklang mit dem sonst Bekannten ergeben, daß diese Hülle für Elektrolyte, die Zwischenprodukte des Krebs-Cyclus, Pentosen, phosphorylierte Hexosen und ATP gut, für ADP nur wenig und für Adenosin-5-phosphat und nichtphosphorylierte Hexosen gar nicht permeabel ist[6]. Immerhin schließen solche Feststellungen nicht aus, daß unter besonderen Bedingungen auch andere und höhermolekulare Stoffe aktiv aufgenommen werden, besonders wenn sie zellphysiologisch bedeutsame Reaktionen und Synthesen auszulösen vermögen. So wenig-

---

[1] Vgl. Lazarow und Cooperstein 1950, 1953, Cooperstein und Lazarow 1950, 1953, Showacre 1953.

[2] Vgl. auch M. R. Lewis 1923, Lewis und Lewis 1924, Brenner 1949.

[3] Graffi 1940, 1942, 1949, Ahlstrøm und Berg 1947.

[4] Lit. bei Lazarow und Cooperstein 1953.

[5] Lit. bei Hogeboom, Schneider und Striebich 1953, vgl. auch de Duve und Mitarbeiter 1951, Cleland 1952, Cleland und Slater 1953, Dianzani 1953.

[6] Williams und Watanabe 1952, Levenbook 1953.

stens ließen sich die Angaben erklären, daß *Antigene*, die mit radioaktiven Isotopen (J^{131} oder S^{35}) markiert waren, bei einer 24 Std später erfolgenden Aufarbeitung von verschiedenen Organen, unter anderem z. B. von Leber und Milz, bevorzugt in der Mitochondrienfraktion gefunden wurden, ohne aber in der Schicht der Kerne, der Mikrosomen oder des Überstandes ganz zu fehlen[1]. Derartige Ergebnisse sind denn auch ganz allgemein für eine Anreicherung der Antigene in den Mitochondrien in Anspruch genommen und für deren Antikörperproduktion ins Feld geführt worden, zumal die Konzentrierung bei immunisierten Tieren deutlich höher war[2], bei einer Verwendung nicht-antigener, homologer Eiweißstoffe dagegen völlig ausblieb[3]. Aber es fragt sich, ob dieser Schluß wirklich zwingend ist — eine elektive Anhäufung in der Mitochondrienfraktion war nicht verwirklicht —, und ob bei derartigen morphologisch nicht weiter kontrollierten Bestimmungen nicht überhaupt die Aussagekraft des Zentrifugenverfahrens grundsätzlich überschritten wird. Ist denn in jedem Falle alles, was in der entsprechenden Fraktion sedimentiert, wirklich ein Mitochondrion? In Homogenaten von Nieren mit intracellulärer Eiweißablagerung beispielsweise sind die hyalinen Tropfen den Mitochondrien beigemischt[4] in solchen vom Pankreas die Sekretgranula[5]. Und daß gegebenenfalls auch die Mikrosomenschicht durch andersartige Partikelchen „verunreinigt" werden kann, haben wir oben schon hervorgehoben. Daher gibt die Tatsache zu denken, daß die Antigene kürzere Zeit nach der Injektion vornehmlich in eben dieser Fraktion gefunden wurden[6], vor allem aber, daß histologische Untersuchungen, die sich fluoresceinhaltiger Antikörper zur Auffindung vorher injizierter Antigene bedienten[7], zwar gelegentlich eine isolierte Ablagerung im Kern, niemals aber eine besondere Hervorhebung der Mitochondrien erkennen lassen. Fluorescierte das Plamas nicht gleichmäßig, so fanden sich umschriebene Konzentrate, die sich bei einer vergleichenden histologischen Färbung mit eiweißhaltigen Vacuolen identifizieren ließen[8]. So liegt der Gedanke nahe, das aufgenommene, die Zelle zunächst diffus durchsetzende Antigen werde intraplasmatisch nach und nach erst zu kleineren, schließlich zu größeren Tröpfchen und Granula kondensiert und sedimentiere einzig aus diesem Grunde anfänglich mit den Mikrosomen und später mit den groben Granula der Mitochondrien, ohne an die entsprechenden Plasmastrukturen gebunden zu sein. So betrachtet würden sich die genannten Ergebnisse ohne weiteres an die Erfahrungen anschließen, die mit den üblichen sauren Vitalfarbstoffen[9] und mit Fluoresceinen[10] an der Leber gewonnen worden sind. Selbst wenn man sich diese Überlegungen, die uns recht überzeugend erscheinen, nicht ganz zu eigen machen will, so wird man doch zugeben müssen, daß die erwähnten Ergebnisse nicht dazu angetan sind, von einer elektiven Speicherfunktion der Mitochondrien zu überzeugen, und daß sie nicht als Stütze für eine These dienen können, die für eine mitochondriale Genese der bekannten hyalinen Eiweißtropfen eintritt.

Aus den Beobachtungen, die an solchen Einschlüssen in **Leberzellen** gewonnen worden sind[11], lassen sich sogar gewichtige Gegenargumente ableiten. Auch den

---

[1] CRAMPTON und HAUROWITZ 1950, 1952, HAUROWITZ und Mitarbeiter 1952, 1953, INGRAHAM 1951, FIELDS und LIBBY 1952.

[2] FIELDS und LIBBY 1952.

[3] HAUROWITZ, CRAMPTON und RELLER 1953.   [4] KRETCHMER und DICKERMANN 1954.

[5] CLAUDE 1950.   [6] HAUROWITZ und CRAMPTON 1952.

[7] COONS und Mitarbeiter 1942, 1950, 1951, COONS 1952, HILL, DEANE und COONS 1952, KAPLAN, COONS und DEANE 1950.

[8] COONS, LEDUC und KAPLAN 1951.

[9] Lit. bei PFUHL 1932, PFUHL und DIENSTBACH 1938.   [10] Lit. HANZON 1952.

[11] WEGELIN 1923, ALTMANN 1949, 1953, DONIACH und WEINBREN 1952, ATERMAN 1952, AHMAD und ATERMAN 1954 u. a.

hier nach experimentellem Sauerstoffmangel oder nach partieller Hepatektomie gefundenen Tropfen liegt wie jenen in den renalen Hauptstückepithelien, mit denen sie auch die färberischen Reaktionen teilen, eine Aufnahme und intracelluläre Abscheidung von Bluteiweiß zugrunde, wobei es außer acht bleiben kann, daß dem nicht ein gleichartiger Resorptionsprozeß vorgeschaltet ist. Es hat sich nun zeigen lassen, daß die Mitochondrien an diesem hepatocellulären Ablagerungsvorgang substantiell nicht beteiligt sind. Nicht nur, daß sie sich neben den Eiweißtropfen ohne weiteres darstellen lassen, und von ihnen auch durch den negativen Ausfall mancher Farbreaktionen — nach Gram, Weigert und Hotchkiss — unterschieden sind; eine der Hepatektomie voraufgehende Markierung der Blutalbumine mit Evansblau hat auch ergeben, daß auf diese Weise nur die Tropfen elektiv erfaßt werden[1]. Schwerer noch wiegt die Tatsache, daß sich derartige eiweißreiche Einschlüsse häufig aus größeren, anfänglich noch mit dünnflüssigem Inhalt versehenen Vacuolen entwickeln, deren Unabhängigkeit von den Mitochondrien auch nach der Ansicht Zollingers als gesichert angesehen werden kann[2]. Selbst wenn dies nicht der Fall ist, und wenn bei vergleichsweise geringem Eiweißeinstrom nur kleine Tropfen zustande kommen, dann schließt deren Lokalisation eine intramitochondriale Ablagerung aus. Denn sie finden sich elektiv am Gallenpol der Leberzellen, der, normalerweise von Mitochondrien frei, der Ort der Golgi-Körper ist. Dementsprechend sind solche Bilder, die sich übrigens ganz gleichartig auch in der menschlichen Pathologie beobachten lassen (vgl. Abb. 21), in Analogie zu den mit sauren kolloidalen Vitalfarben erzielten Ergebnissen auf die besonderen segregierenden und kondensierenden Eigenschaften dieser Zellregion bezogen worden[3].

Aus solchen Beobachtungen ergibt sich die Vorstellung, daß die Ablagerung intracellulär aufgenommener Bluteiweiße und Vitalfarbstoffe je nach deren Menge entweder im Golgi-Feld oder auch unmittelbar im Cytoplasma erfolgt, in jedem Falle aber mit den Mitochondrien gestaltlich nichts zu tun hat. Zunächst nur für die Leberzelle gültig, läßt sie sich auch mit allen Erfahrungen der Vitalfärbung vereinbaren, die an den *Nierenepithelien* gewonnen wurden und durch v. Möllendorff[4] ihre klassische Darstellung erfahren haben. Besonders klar wird diese Übereinstimmung, wenn man die Frühstadien ins Auge faßt. Dann sind nämlich in der Niere die Farbstoffgranula stets auf den lumennahen Zellpol beschränkt und von den gesondert darstellbaren Stäbchen offensichtlich ganz unabhängig[5]. Die neueren fluorescenzmikroskopischen[6] und vor allem die jüngsten elektronenoptischen Befunde[7] bekräftigen die schon früher geäußerte Ansicht von der Sonderstellung dieser mitochondrienfreien apikalen Zellzone und weisen in ihr ein System von präformierten, nicht verwechselbaren Granula bzw. Vacuolen nach, das vermutlich im Rahmen der besonderen Leistungen dieses Epithels als ein erster „Kondensator"[8] für aufgenommene Substanzen dient und den tiefer gelegenen und später erst in Aktion tretenden typischen Golgi-Körpern, in funktioneller Hinsicht nahesteht. Es ist daher von besonderem Belang, daß auch die ersten Eiweißtropfen, die im Tierexperiment nach tubulärer Rückresorption gefunden werden, stets in dem nämlichen Bereich in die Er-

---

[1] Doniach und Weinbren 1952.
[2] Vgl. dazu W. H. Lewis 1919, 1920, Hogue 1919, Rössle 1920, Rumjantzew 1927, Weatherford 1935, v. Möllendorff 1937, Dustin 1947, Zollinger 1948, Altmann 1949, Bräm 1951, Hanzon 1952, Enderlin 1953, Becker 1954.
[3] Altmann 1949, Aterman 1952.   [4] v. Möllendorff 1915, 1918, 1920, 1930.
[5] Vgl. auch Peter 1923, 1929, Terbrüggen 1933.
[6] Sjöstrand 1944.   [7] Sjöstrand und Rhodin 1953, Rhodin 1954.
[8] Vgl. Gurwitsch 1902.

scheinung treten[1]. Das gleiche gilt auch für die menschliche Pathologie, wovon man sich am Obduktionsgut leicht überzeugen kann, sofern die intracelluläre Eiweißablagerung nur geringe Grade erreicht hat. In allen solchen Fällen gelingt denn auch, genau wie an der Leber, die isolierte Darstellung dieser Tropfen, beispielsweise mit der Gram- oder Fibrinfärbung[2] oder nach HOTCHKISS[3] — die letztere im Tierexperiment allerdings nicht bei allen Eiweißarten[4] — und umgekehrt erfaßt die ALTMANNsche Methode ausschließlich die Mitochondrien. Da es sich dabei noch um vergleichsweise kleine, die Größe der Mitochondrien nicht nennenswert überschreitende Tröpfchen handelt, ist der Einwand hinfällig, daß es sich um bereits abgewandelte und in ihrem chemischen Bestand veränderte Mitochondrien handelt. Man kann also ZOLLINGER nur beipflichten, wenn er anfänglich[5] nach Durchsicht der Präparate OLIVERs aus ähnlichen Gründen die Meinung geäußert hat, daß die These, die „Resorptionsgranula" entstünden aus vollentwickelten Mitochondrien, nicht zu überzeugen vermöchte.

Gleichwohl ist ZOLLINGER später von solchen Gedankengängen wieder abgerückt, und zwar im wesentlichen auf Grund von phasenmikroskopischen Untersuchungen, die er an suspendierten Nierenzellen nach parenteraler Eiweißzufuhr durchgeführt hat. Er hält die dabei sichtbar werdenden und mit zunehmender Speicherung an Größe gewinnenden brillanten und kompakten Granula für Mitochondrienderivate, und zwar in dem Sinne, daß sie durch eine Eiweißanreicherung innerhalb der Mitochondrien herangebildet und später durch den Untergang der umgebenden spezifischen Substanzen freigesetzt werden. Eine solche Vorstellung, die bis in Einzelheiten derjenigen gleicht, die für die Kondensation irgendwelcher Stoffe in den GOLGI-Körpern ausgearbeitet wurde[6], macht allerdings verständlich, daß die Mitochondrien bei einer fortgeschrittenen Eiweißspeicherung unter Umständen nicht mehr darstellbar sind, und daß die fertigen Tropfen in ihrem histochemischen Bestand und ihren Reaktionen von den ursprünglichen Mitochondrien grundverschieden sein müssen. Indessen, die als Belege für eine solche Umwandlung vorgeführten Zwischenstufen, die phasenmikroskopischen[7] wie die elektronenoptischen[8] vermögen die Zweifel doch nicht zu zerstreuen. Vor allem richten sich die Bedenken gegen die Gleichsetzung körnchenhaltiger tropfiger Gebilde mit geschwollenen Mitochondrien. Dabei wird doch wohl, ganz ähnlich wie während der ersten Phase der Granulalehre, außer acht gelassen, daß sich nicht alle Körnchen ähnlicher Größenordnung unbedingt von Mitochondrien herleiten müssen, auch dann nicht, wenn sie auf Zusatz einiger, nicht spezifisch wirkender Substanzen wie Ammoniak ähnlich reagieren. Sie könnten ebensogut und mit ähnlichen Eigenschaften versehen auch in anderen Cytoplasmaorten, an der Niere beispielsweise in den erwähnten Kondensatorgranula und in GOLGI-Körpern, oder gar im Grundplasma selbst gänzlich de novo gebildet worden sein.

So bleibt eigentlich nur noch die Frage übrig, ob es nicht für eine Speicherfunktion der Mitochondrien und für deren Umwandlung in Eiweißtropfen spricht, daß in dergestalt veränderten Nierenepithelien immer wieder eine Verringerung des Chondrioms festgestellt worden ist. Die Tatsache als solche ist nicht zu bezweifeln, ebensowenig, daß in tropfenreichen Zellen mit den gewohnten Verfahren oft genug überhaupt keine Mitochondrien mehr nachgewiesen werden können. Gleichwohl ist es bedenklich, wenn man daraus auf einen echten Verlust

[1] RANDERATH 1937, 1947, KLEIER 1939, HAVEMANN 1941, SMETANA und JOHNSON 1942, SMETANA 1947, RATHER 1948, ZOLLINGER 1950, RÜTTIMANN 1951, SELLERS und Mitarbeiter 1952, 1954, OLIVER und Mitarbeiter 1954.
[2] BURMEISTER 1894, PFISTER 1905, FAHR 1914, OLIVER 1948.
[3] MC MANUS 1948, vgl. GEDIGK 1952. [4] OLIVER und Mitarbeiter 1954.
[5] ZOLLINGER 1948. [6] Vgl. HIRSCH 1938. [7] ZOLLINGER 1950. [8] EICHENBERGER 1953.

oder gar auf einen gänzlichen „Verbrauch" der Mitochondrien schließen will, schon deshalb, weil ihre strukturgebundenen Fermente für die cellulären Atmungsvorgänge und energieliefernden Reaktionen unerläßlich sind.

Der Gedanke liegt näher, sie möchten mit den üblichen lichtmikroskopischen Methoden nur nicht mehr zu erfassen sein. Nimmt man zu dem bisherigen Ausgeführten noch die jüngsten, diesem Thema gewidmeten Beobachtungen[1, 2] hinzu, so sind zwei Wege denkbar, auf denen einsolcher Zustand erreicht werden könnte. Erstens durch eine Aufgabe der regelhaften Ordnungsstufe, also durch einen Vorgang, den wir oben als „staubförmigen Zerfall" gekennzeichnet haben, und zweitens durch eine sekundäre Beteiligung der Mitochondrien an den unabhängig von ihnen entstehenden Eiweißablagerungen. Für jeden dieser beiden Wege lassen sich in den morphologischen und biochemischen Arbeiten von Oliver und seinen Mitarbeitern[1] Hinweise finden. Histologisch zeigte sich nämlich eine initiale Verkürzung und Verdickung der Stäbchen, die sich dann zu einem wolkigen Material auflösen, welches die Zelle diffus durchtränkt. Dabei muß es, nach den Ergebnissen der histochemischen und biochemischen Untersuchungen, in irgendeiner Weise in die Tropfen einbezogen werden. So ist also zunächst zu fragen, ob sich hinter dieser Auflösung nicht die eben erwähnte feinkörnige, eventuell bis in sublichtmikroskopische Dimensionen vorangetriebene Umwandlung des Chondrioms verbirgt. Wir selbst haben an Präparaten menschlicher Nieren, bei denen die vorherige hydrolytische Zerstörung der cytoplasmatischen Ribonucleoproteide eine klarere Abgrenzung und Darstellung der Mitochondrien ermöglichte[3], durchaus diesen Eindruck gewonnen. Ein sicherer Beweis wäre freilich nur durch eigens darauf gerichtete elektronenoptische Untersuchungen zu erbringen, denen allerdings bei der notwendigen Schnittdünne und der komplizierten inneren Architektur der Nierenzelle[4] nicht geringe Schwierigkeiten entgegen stehen. Die bisher vorliegenden Bilder[2] reichen jedenfalls zu einer Entscheidung nicht aus, wenn auch im begleitenden Text von einer vorübergehenden Vermehrung auffallend kleiner Mitochondrienformen berichtet wird. Vorerst können wir zur Bekräftigung dieser These nur noch anführen, daß bei der üblichen biochemischen Aufarbeitung früher Speichernieren in der Mikrosomenfraktion ein ungewöhnlich hoher Gehalt an oxydativen Fermenten festgestellt wurde[5]. Wie bereits erwähnt, ist dieser Befund dahin zu deuten, daß jetzt granuläre Partikel vorhanden sind, die zwar in die Größenklasse der Mikrosomen gehören, aber die Eigenschaften von Mitochondrien besitzen und daher in ihrer Gesamtheit mit Fug und Recht als „*Ultrachondriom*"[6] bezeichnet werden könnten. Allem Anschein nach entsprechen ihnen die in solchen Suspensionen elektronenoptisch nachgewiesenen Gebilde[7], die nach ihrem Volumen zwischen Mikrosomen und typischen Mitochondrien einzureihen sind. Freilich sind sie bisher als echte Übergangsformen aufgefaßt worden und damit als ein indirekter Beweis dafür, daß neue Mitochondrien gebildet werden, nachdem die alte Generation bei den intramitochondrialen Speicherungsprozessen verbraucht worden sei[8]. Doch scheint uns dieser Schluß nicht zwingend, zumal er auch an den elektronenoptisch untersuchten Schnittpräparaten keine Bestätigung erfahren hat. So neigen wir also zu der Ansicht, daß der jede stärkere Eiweißablagerung begleitende Schwund der Stäbchen durch eine Aufhebung der normalen Aggregationsstufe, durch eine

[1] Oliver 1948, 1950, Oliver und Mitarbeiter 1954, Kretchmer und Mitarbeiter 1954, Lee 1954, Straus 1954.
[2] Rhodin 1954.   [3] Vendrely 1949, 1950.
[4] Sjöstrand und Rhodin 1953, Rhodin 1954.   [5] Kretchmer und Dickermann 1954.
[6] Oberling und Mitarbeiter 1950, Bernhard und Mitarbeiter 1950, 1954.
[7] Eichenberger 1953.   [8] Eichenberger 1953, Zollinger 1952.

Dissoziation kleinerer, sonst vereinigter Untereinheiten eingeleitet wird und daß umgekehrt das spätere Neuauftreten der langen Mitochondrienformen nicht als Ausdruck einer echten Neubildung, sondern als Folge einer Wiederherstellung des regelhaften Ordnungsgefüges anzusehen sei.

Den „Sinn" einer solchen Zerstäubung, wenn man überhaupt so sagen darf, könnte man darin erblicken, daß sie eine Oberflächenvergrößerung der stoffwechselaktiven energieliefernden Strukturen mit sich bringt und deren feinere Verteilung ermöglicht, wodurch die Zelle zu höheren Leistungen befähigt wird. Das mag auch seine Richtigkeit haben, reicht jedoch zum Verständnis der vorliegenden Beobachtung allein nicht aus. Denn nach den oben erwähnten Beobachtungen von OLIVER und seinen Mitarbeitern ist damit zu rechnen, daß solche Untereinheiten irgendwie in die Tropfen aufgenommen werden. Dafür spricht auch, daß an Schnittpräparaten elektronenmikroskopisch gelegentlich ein lamellierter Mitochondrienquerschnitt inmitten eines gut abgegrenzten feinkörnigen Materials, also eines Eiweißtropfens, gefunden wurde. So kommt denn auch RHODIN zu der Meinung, daß Mitochondrien, oft zu mehreren miteinander verschmelzend, mitsamt dem aufgenommenen Eiweiß die groben Granula aufbauen und so eine Reduktion der „freien" Anteile des Chondrioms herbeiführen. Dies alles spricht nicht dafür, daß die Eiweißablagerung primär intramitochondrial erfolge, es weist nur darauf hin, daß die Nierenmitochondrien an der Verarbeitung des abgelagerten Eiweißes unmittelbar beteiligt sind. Es ergibt sich somit eine auffällige Parallele zu älteren an Protisten gewonnenen Beobachtungen[1], nach denen in der Verdauungsvacuole ebenfalls Mitochondrien vorhanden und an dem Abbau der aufgenommenen Substanzen beteiligt sein sollen.

Bemerkenswerterweise lassen die voll entwickelten Tropfen elektronenmikroskopisch nichts mehr von den in sie eingegangenen Mitochondrien erkennen. Sie sind einheitlich körnig, ohne daß irgendwo eine Andeutung der charakteristischen und für die Identifizierung von Mitochondrien unerläßlichen Lamellenstruktur sichtbar wäre. Aber dies ist offenbar — vorausgesetzt, daß die vorgenommene Seriierung richtig ist — nur ein vorübergehender Zustand. Denn später, wenn die Granula kleiner werden, treten partiell lamellierte Gebilde auf, die als Zeichen einer beginnenden Reorganisation des Mitochondrienfeinbaues gedeutet und als Übergangsstadien zu den bald wieder vorherrschenden regelhaft gebauten Formen angesehen werden. Was sich hinter dieser vorübergehenden Desorganisation der submikroskopischen Mitochondrienstruktur verbirgt, läßt sich in keiner Weise übersehen. Vielleicht handelt es sich dabei um eine weitere Auflösung des Ordnungsgefüges, gewissermaßen um ein Fortschreiten der „Zerstäubung" bis in submikroskopische Dimensionen hinein, mit dem Erfolg, daß das gesamte abgelagerte Material diffus von fermenttragenden Strukturen durchsetzt wird. Immerhin kann man wohl mit gutem Grund behaupten, daß dieser Vorgang der Verarbeitung des Eiweißes zugeordnet und ihr dienlich ist. Ob später gegen Ende des Prozesses genau die alte innere Ordnung der mitochondrialen Feinstruktur wiederhergestellt wird, oder ob nur das nämliche Ordnungsmuster jedoch mit topographisch ganz andersartiger Verwendung der einzelnen Bausteine von neuem verwirklicht wird, ist ebenfalls ganz unbekannt; ja, man weiß nicht einmal, ob aus einem Tropfen wieder die gleiche Zahl von Mitochondrienpartikeln hervorgeht, die sich an seinem Aufbau beteiligt hat, oder ob in jedem Fall ein einziges und einheitliches Gebilde zusammengesetzt wird.

Es ist nicht zu leugnen, daß solche Befunde und Folgerungen sowohl für die Begriffsbildung wie für das Vorstellungsvermögen beträchtliche Schwierigkeiten mit sich bringt. Doch läßt sich aus ihnen in keinem Falle eine Bestätigung dafür

---

[1] HORNING 1926 ff. u. a.

gewinnen, daß die Mitochondrien der intracellulären Ablagerung dienen, mit einer eigenen Speicherfunktion betraut sind und bei einer solchen Tätigkeit verbraucht werden. Die Aufhebung der normalen Stäbchenstruktur, der scheinbare Verlust an Mitochondriensubstanz, und die Summe der übrigen Veränderungen des Chondrioms, die sich während der Eiweißresorption einstellen, erscheinen vielmehr als morphologischer Ausdruck der starken funktionellen Beanspruchung, der die Zelle bei der energiefordernden Segregation der aufgenommenen Substanzen, bei ihrer Konzentration und schließlich bei ihrer Verarbeitung unterworfen ist. So wird auch ohne weiteres verständlich, daß allein schon eine Überladung mit resorbierten Proteinen zu einer Überlastung und damit zu einer sekundären Schädigung, ja schließlich auch zum Zelltod führen kann. Auch hier verwischen sich also die Grenzen zwischen Leistungssteigerung, Erschöpfung und Leistungsminderung, zwischen Aktivierung und Schädigung.

Nach all dem bedarf es wohl keiner näheren Erörterung mehr, daß auch für eine intramitochondriale Speicherung resorbierten Sublimates[1] keine bündigen Beweise vorliegen, und daß die durch *Periston* hervorgerufenen Nierenveränderungen[2] ebensowenig in dieser Weise[3] interpretiert werden dürfen, um so weniger, als die Leberzellen in solchen Fällen eine elektive Ablagerung im Golgi-Feld erkennen lassen. Wohl aber müssen die eigentümlichen Nierenbefunde noch kurz erwähnt werden, die man nach Zufuhr hochprozentiger *Zucker*lösung im Tierexperiment und in der menschlichen Pathologie beobachtet hat[4]. Sie bestehen in einer starken Schwellung der Hauptstückepithelien, verbunden mit einer teils vacuolären, teils feinwabigen Umwandlung des Zelleibes. Auch hier kann von einer elektiven Speicherung des Zuckers innerhalb der Mitochondrien, wie in letzter Zeit angenommen wurde[5], nicht die Rede sein. Denn in weniger ausgeprägten Fällen bleibt die Vacuolisierung auf den apikalen Zellbereich beschränkt[6] und biochemische Untersuchungen an Zellhomogenaten haben überdies die Hauptmenge des Rohrzuckers im Überstand und in der Mikrosomenfraktion wiedergefunden[7], was gut zu der oben bereits angeführten Beobachtung paßt, daß die Mitochondrienmembran für einfache Hexosen, im Gegensatz zu Pentosen, nicht durchlässig ist. Gleichwohl wird man hier eine Schwellung der Mitochondrien und eine Beteiligung der so hervorgerufenen Veränderung an dem beschriebenen mikroskopischen Bild nicht leugnen können. Aber dabei handelt es sich wohl um eine Begleit- oder gar Folgeerscheinung der allgemeinen Zellschwellung, die freilich in dieser Form gewiß nicht erst durch die Fixierung zustande kommt und letztlich wohl darauf zurückgeht, daß eine hinreichende intracelluläre Aussonderung der aufgenommenen Zuckerlösung nicht möglich ist.

Ebensowenig wie für die bisher besprochenen Substanzen läßt sich auf Grund der vorliegenden morphologischen Beobachtungen die Ansicht vertreten, daß die Mitochondrien für eine Speicherung von *Neutralfett* in Frage kommen und damit als Vorläufer der unter regelhaften wie abnormen Bedingungen auftretenden Fetttropfen anzusehen sind. Allerdings wird die Entscheidung dadurch etwas erschwert, daß die Mitochondrien, wie früher bereits hervorgehoben, bei der tropfigen Umwandlung mit Sudan oder Osmiumsäure dargestellt werden können, also „verfettet" erscheinen. Wir haben schon darauf hingewiesen, daß dergleichen

---

[1] Reber 1953.   [2] Fresen und Weese 1952, Brass 1952, Traenckner 1954.
[3] Traenckner 1954.
[4] Helmholz 1935, Lindberg, Wald und Barker 1939, Anderson und Bethea 1940, Anderson 1941, Zingg 1951.
[5] Zingg 1951, Zollinger 1951, Traenckner 1954.
[6] Sjöstrand 1944.
[7] Siebert, Lang und Traenckner 1954.

auch bei der osmotischen Transformation beobachtet werden kann und daher möglicherweise auch bei primär energetischer Ursache nur als Gefügelockerung und Lipophanerose zu verstehen ist. Dennoch ist in solchen Fällen zu erwägen, ob nicht auch eine Störung in der Fettsäureoxydation oder des Fettumbaues dabei eine Rolle spielen könnte, ohne daß man heute schon Sicheres auszusagen vermöchte. Wie dem auch immer sei, aus solchen Bildern ergibt sich jedenfalls eine gewisse Schwierigkeit in der Abgrenzung gegenüber kleinen Fettvacuolen, besonders wenn es gar zu einer Verklumpung der verfetteten Mitochondrien gekommen ist. An günstigen Objekten hat sich indessen immer feststellen lassen, daß die Fetttropfen formalgenetisch nichts mit den Mitochondrien zu tun haben und innerhalb des Grundplasmas abgelagert werden[1]. Das gleiche gilt selbst für Hefezellen, bei denen die Fetttropfen auch neben und nicht etwa in den Mitochondrienäquivalenten[2] sichtbar werden[3]. Eine enge topographische Beziehung ist indessen hier wie an tierischen Zellen oft augenfällig. Wahrscheinlich kommt darin zum Ausdruck, daß die Mitochondrien an der Verarbeitung und Umbildung dergestalt deponierter Stoffe beteiligt sind. Die im Schrifttum immer wieder mitgeteilten, das Auftreten der Fetttropfen begleitenden Mitochondrienveränderungen — granulärer Zerfall und Verringerung — könnten ebenfalls damit in Zusammenhang stehen. Dafür spricht besonders, daß auch bei der vorübergehenden Fettablagerung in Darmepithelien während der Resorption eine granuläre Umwandlung des Chondrioms beobachtet wurde[4]. Bei der Zahlenreduktion sind allerdings wegen der Vergrößerung des Zellvolumens und der Kompression des Grundplasmas mancherlei Täuschungen möglich. Wenn es sich dagegen um eine pathologische Verfettung handelt, wird man auch daran zu denken haben, daß die Mitochondrienveränderung das Primäre ist und, indem sie zu einer Störung in der Verarbeitung der Fettstoffe führt, deren intracellulare Aussonderung erst nach sich zieht. Dann ist nicht die Fettansammlung als solche, sondern die Zellschädigung die Ursache für den Gestaltwandel des Chondrioms.

Das Ergastoplasma.
Basophile nucleoproteidhaltige Plasmastrukturen, Chromidialsubstanz und Mikrosomen.

Den richtungweisenden Untersuchungen von CASPERSSON[5], BRACHET und ihren Mitarbeitern[6] ist es zu danken, daß in den vergangenen anderthalb Jahrzehnten die Fragen nach der Bedeutung, den biochemischen Eigenschaften und den strukturellen Äquivalenten der cytoplasmatischen Ribonucleoproteide mit größtem Nachdruck und mit den verschiedensten Methoden bearbeitet worden sind. Danach kann heute als gesichert gelten, was früher schon gelegentlich hervorgehoben worden war[7], daß diesen Stoffen eine entscheidende Rolle im cellulären Eiweißumsatz zufällt, und daß ihr Gehalt an Ribosenucleinsäure für die oft so auffällige Basophilie mancher Zellformen und mancher Zellorte verantwortlich ist. Dies freilich nur dann, wenn die basophilen Plasmabereiche durch eine Ultraviolettabsorption bei 2600 Å ausgezeichnet sind, bedingt durch die konjugierten Doppelbindungen im Pyridinanteil des Nucleinsäuremoleküles (CASPERSSON), wenn sie nach einer Behandlung mit Ribonuclease[8] oder nach

---

[1] Zum Beispiel LEWIS und LEWIS 1915, 1924, BERG 1924, LUDFORD 1927, WEINER 1928, SZANTROCH 1932, MUGGIA und MASUELLI 1932, DUTHIE 1935, FISCHER 1949.
[2] Vgl. BAUTZ und MARQUARDT 1953, BAUTZ 1954.   [3] STEINER und HEINEMANN 1954.
[4] WEINER 1928. [5] CASPERSSON und SCHULTZ 1939, 1940, CASPERSSON 1941ff., HYDÉN 1943ff.
[6] BRACHET 1940ff.   [7] Vgl. besonders KATER 1928, KEDROWSKI 1937, 1941.
[8] BRACHET 1941ff., vgl. VAN HERWERDEN 1913, 1914.

einer gleichsinnig wirkenden Säurehydrolyse[1] ihre charakteristische Färbbarkeit einbüßen, oder wenn sie sich mit spezifischen Reagentien wie Gallocyanin[2] darstellen lassen. Pyronin allein reicht jedenfalls zu ihrer Differenzierung nicht aus, da es sich nicht ausschließlich mit RNS-Molekülen verbindet[3] und vor allem auch noch depolymerisierte Desoxyribosenucleinsäure erfaßt[4], eine Tatsache, die manche früher gezogene Schlußfolgerungen, insbesondere über den Übergang von DNS in RNS, hinfällig werden läßt.

Durch diese Ergebnisse ist es möglich geworden, die Verbindung zu den einschlägigen morphologischen Untersuchungen früherer Zeiten herzustellen und den Versuch zu einer gemeinsamen Betrachtung aller so gekennzeichneten basophilen Plasmastrukturen zu unternehmen. Freilich gelingt es zur Zeit noch nicht, die hierzu vorliegenden Befunde zu voller Deckung zu bringen und von den zugeordneten Funktionen ein einigermaßen einheitliches und in sich geschlossenes Bild zu entwerfen. Die Biochemie, soweit sie sich der Methode fraktionierter Aufarbeitung von *Zellhomogenaten* bedient, findet isolierte submikroskopische Partikel, die sie als Träger der cytoplasmatischen Ribosenucleinsäuren anspricht und seit Claude[5] mit einem alten Namen[6] als Mikrosomen bezeichnet[7]. Die *Elektronenmikroskopie* entdeckt demgegenüber an der großen Mehrzahl der Zellformen, gerade bei einem hohen Gehalt an Ribonucleinsäuren, ganz andersartige und weit komplizierter gestaltete Bildungen, die, zunächst als fibrillär beschrieben, in letzter Zeit als Systeme von granulabesetzten Doppellamellen oder von tubulären, schlauchartigen, bandförmigen oder abgeflachten Säcken gleichenden Strukturen interpretiert werden[8]. *Lichtoptisch* endlich sind so verschiedene Erscheinungsformen der cytoplasmatischen Basophilie wahrzunehmen — das Spektrum reicht von einer diffusen Färbbarkeit des Plasmas bis zu mehr oder weniger umschriebenen lamellären, fädigen oder grobscholligen Gebilden —, daß es nicht zu verwundern ist, wenn eine schon früher gelegentlich versuchte Zusammenfassung[9] keinen rechten Anklang gefunden hat. Hinzu kommt, daß in der so kontrollierbaren Dimension eine Abgrenzung gegenüber den restlichen Plasmastrukturen, abgesehen von Mitochondrien und Golgi-Körpern oft überhaupt nicht durchzuführen ist, weshalb bis vor kurzem der heute eingeschränkte Begriff des Grundplasmas auch die basophilen Bildungen und Areale mit umfaßte. Ja, in nicht wenigen Arbeiten aus älterer und neuerer Zeit sind sogar Verwechslungen mit Mitochondrien unterlaufen, ohne daß man sie in jedem Falle leicht als solche erkennen könnte. Trotz alledem stellen aber die lichtmikroskopischen Beobachtungen, da die Basis der elektronenoptischen Erfahrungen vorerst nicht breit genug ist, immer noch die vornehmste

---

[1] Ely und Ross 1949, Vendrely 1949, Erickson und Mitarbeiter 1949, 1950, Seshachar und Weiss-Flick 1949, Ortmann 1949, Dempsey und Mitarbeiter 1950, Sulkin und Kuntz 1951, Stich 1951, Becker 1953, Fisher 1953, Gössner 1954.

[2] Einarson 1932, 1951, Lagerstedt 1946/47, 1948, Sandritter 1952, 1954.

[3] Vgl. Brachet 1942, Taft 1951, vgl. Singer 1954.   [4] Kurnick 1950, 1952.

[5] Claude 1943.   [6] Hanstein 1880, Heidenhain 1911.

[7] Literatur bei Claude 1943ff., Brachet 1950, 1952, 1954, Bradfield 1952, 1953, Hogeboom und Schneider 1952, Lehmann 1952, Lang 1952, Hogeboom, Schneider und Striebich 1953, Lang und Siebert 1954, Bernhard, Gautier und Rouiller 1954.

[8] Vgl. Dalton und Mitarbeiter 1950, Dalton 1951, Birbeck 1951, Bernhard und Mitarbeiter 1952, 1954, Oberling und Mitarbeiter 1953, Palade 1952, Bradfield 1953, Braunsteiner und Mitarbeiter 1953, 1955, Sjöstrand 1953, Sjöstrand und Mitarbeiter 1953, 1954, Dempsey 1953, Monroe 1953, Rinehart und Farquhar 1953, Capot und Mitarbeiter 1953, Mayer und Mitarbeiter 1953, Weiss und Lansing 1953, Weiss 1954, Robertson 1954, Kautz und de Marsh 1954, Elias und Cohen 1955, Bessis und Mitarbeiter 1955, Porter 1954, vgl. Porter und Mitarbeiter 1952, 1953, Palade und Porter 1952.

[9] Zum Beispiel Benda 1895, Lutz 1922, Cowdry 1924.

und reichhaltigste Quelle der Erkenntnis dar, besonders wenn es gilt, die zellspezifischen Unterschiede in der Anordnung der Ribonucleoproteide zu erfassen, und die Schwankungen und Umgestaltungen der basophilen Plasmastrukturen unter physiologischen und pathologischen Bedingungen darzustellen.

Schon ein kurzer Überblick über einige Zellformen dürfte genügen, die erwähnte **Vielfalt des mikroskopischen Bildes** anschaulich zu machen, wobei wir nicht weiter darauf eingehen wollen, daß die basophilen Plasmastrukturen auch passiv, etwa durch abgelagerte Reservestoffe oder, wie oben bereits erwähnt (vgl. S. 434), durch verquellende Mitochondrien verformt werden können. Manche Zelltypen enthalten die Ribonucleoproteide, das „basophile Material" vornehmlich oder gar ausschließlich in bestimmten Plasmabereichen, die dann am gefärbten Schnittpräparat deutlich, wenn auch nicht immer scharf abgrenzbar hervortreten. Als ein Beispiel können die großen somatochromen Ganglienzellen dienen, deren NISSL-Schollen, schon früh als nucleoproteidhaltig erkannt[1] und daher in ihrer Gesamtheit als Cytochromatin[2] bezeichnet wurden. Die Mannigfaltigkeit in Gestalt und Anordnung dieser Bildungen, die allen Versuchen einer typologischen Einteilung[3] erfolgreich widerstanden hat, gibt zugleich einen guten Eindruck von den selbst an nächstverwandten Zellen möglichen Unterschieden und weist ohne weiteres, auch wenn man ihre funktionellen und pathobiotischen Veränderungen noch gar nicht berücksichtigt, darauf hin, daß ihnen keine stets verbindliche Form zukommen kann. Man hat denn auch bald festgestellt[4], daß die NISSL-Schollen offenbar aus feinsten Granula aufgebaut sind, für die HEIDENHAIN seinerzeit den Namen Mikrosomen verwandt hat, ein erster Beleg, daß die groben lichtmikroskopisch sichtbaren Strukturen offenbar durch eine Aggregation kleinerer Einheiten entstehen, und daß ihre wechselnde Größe und Form auf einem unterschiedlichen Ordnungsgrad solcher „Elementarpartikel" beruhen könnte. Ganz das Nämliche trifft im lichtmikroskopischen Bereiche auch für die den NISSL-Schollen entsprechenden[5] „Einschlüsse" in Leberepithelien zu, die sich in besonders schöner fibrillärer, stäbchenartiger oder scholliger Form bei Kaltblütern und kleinen Nagern finden, aber unter gewissen noch näher zu besprechenden Bedingungen auch beim Menschen vorkommen können (Abb. 9). Zuerst um die Jahrhundertwende bemerkt und genauer beschrieben[6], auch schon bald als nucleotidhaltig erkannt und anderen basophilen Plasmastrukturen an die Seite gestellt[7] sind sie, seitdem sich BERG[8] ausführlich mit ihnen beschäftigt hat, doch meist als abgelagertes Nahrungseiweiß interpretiert worden, bis die moderne Forschung mit den von ihr neuentwickelten Methoden ihre Zuordnung zu den basophilen Plasmastrukturen und ihren Zusammenhang mit den NISSL-Schollen endgültig sicherstellen konnte[9].

Im Gegensatz zu diesen Zellarten tritt das basophile Material, obschon gleichfalls auf eine bestimmte Zellregion beschränkt, in vielen eiweißsezernierenden Drüsenzellen in einer eigentümlich lamellären, zuweilen gerade gestreckten, zuweilen geschichteten, ja wirbelartigen Form in Erscheinung, die bei niederen Tieren mitunter schon im Frischpräparat erkennbar sein kann[10], in der Regel

---

[1] HELD 1895, JULIUSBURGER 1896, VAN HERWERDEN 1913.   [2] HEIDENHAIN 1911.
[3] Literatur bei SPIELMEYER 1922.
[4] Literatur bei VAN GEHUCHTEN 1904, HEIDENHAIN 1911, STÖHR 1923, BENSLEY und GERSH 1933, BIELSCHOWSKY 1935.
[5] BENSLEY und GERSH 1933.   [6] KRAUSE 1893, BRAUS 1896, KOIRANSKY 1904.
[7] LUTZ 1922.   [8] BERG 1912ff.
[9] BRACHET 1942, BRACHET und Mitarbeiter 1946, DAVIDSON und WAYMOUTH 1944, 1946, BIESELE 1944, DEANE 1946, OPIE 1946, 1947, OPIE und LAVIN 1946, LAGERSTEDT 1946/47, 1948, NOLTE 1947, STENRAM 1952, 1953.
[10] Vgl. LUTZ 1922, JACOBS 1928, RIES 1938.

aber erst unter dem Einfluß saurer Fixierungsmittel zustande kommt. Gleichwohl muß auch in solchen Fällen, bei denen die vitale amplituden- wie phasenmikroskopische Beobachtung oder die Anwendung anderer Härtungsmittel ein homogenes Bild der entsprechenden Plasmabereiche liefern, wie z. B. im exokrinen Gewebe der Bauchspeicheldrüse, mit einer besonderen submikroskopischen Ordnung als Grundlage für den vorerwähnten Fixationserfolg gerechnet werden, nicht nur wegen der Regelmäßigkeit der erzielten Strukturen, sondern vor allem, weil den entsprechenden Zellen bei Supravitaluntersuchungen durch eine p_H-Verschiebung des Mediums nach der sauren Seite unschwer eine Doppelbrechung abgewonnen werden kann[1], für die offenbar die Ausrichtung der

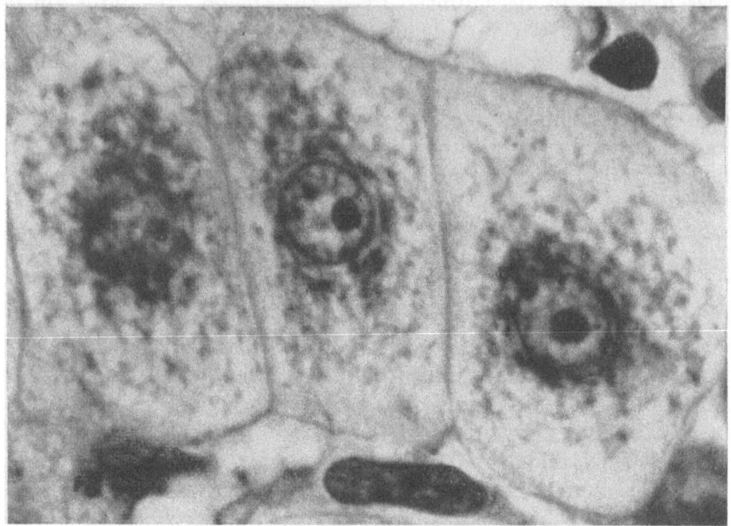

Abb. 9. Schollige Anordnung der cytoplasmatischen Ribonucleoproteide, perinucleär angereichert, peripherwärts abnehmend, in menschlichen Leberzellen bei einer fortschreitenden Cirrhose. Intravitales Leberpunktat, Formol, Kresylviolett.

Nucleinsäuremoleküle verantwortlich ist. Nach deren Zerstörung durch Ribonuclease ist sie jedenfalls nicht mehr auszulösen[2]. Diese Strukturen, anfangs auch als „Basalfilamente"[3] bezeichnet, aber bald als lamellär erkannt[4], sind dann von Garnier und Bouin[5] mit dem Namen **Ergastoplasma** belegt worden. Hier sind auch viele Formen der sog. Nebenkerne anzureihen, besonders wenn ihnen ein geschichteter Lamellenbau zugrunde liegt.

Schließlich gibt es dann noch Zelltypen, bei denen nicht bestimmte Plasmabereiche, sondern der ganze Zelleib durch seine intensive Basophilie ausgezeichnet ist, so daß mit Hilfe des Lichtmikroskopes eine Abgrenzung besonderer ribonucleoproteidhaltiger Strukturen und damit eine Unterscheidung von Ergastoplasma und Grundplasma überhaupt nicht möglich ist. Hierher gehören beispielsweise die Zellen von embryonalen oder rasch proliferierenden Geweben und von schnell wachsenden Tumoren[6], sowie unter den ausdifferenzierten Elementen besonders die ungemein RNS-reichen Plasmazellen[7]. Das einzige, was alle diese

---

[1] Vgl. Ries 1940, Nolte 1947, Sjöstrand 1953.   [2] Nolte 1947.
[3] Solger 1894, 1896.   [4] Zimmermann 1898.
[5] Garnier 1897, 1899, 1900, Bouin und Bouin 1898.
[6] Vgl. Caspersson und Santesson 1942.
[7] Vgl. Bing und Mitarbeiter 1945, Olhagen und Mitarbeiter 1949, Gössner 1949, Curletto 1953, Behrend und Mitarbeiter 1954.

Zellformen im lichtmikroskopischen Bereich miteinander verbindet, ist somit ihr hoher Gehalt an Ribonucleoproteiden. Das Tertium comparationis schien daher allein stofflicher Natur zu sein; es ließ sich wohl mit biochemischen Begriffen ausdrücken, nicht aber mit einer eigenen und besonderen cytoplasmatischen Grundstruktur identifizieren.

Auch die umfangreichen Beobachtungen von CASPERSSON und seinen Schülern haben daran nichts geändert. Sie betrachteten die cytoplasmatischen Ribonucleoproteide mehr unter einem stoffwechselphysiologischen Aspekt und haben so ihre größten Erfolge gezeitigt. BRACHET indessen, von cytomorphologischen Untersuchungen herkommend und daher von Anfang an stärker um die strukturellen Grundlagen dieser Basophilie bemüht, hat schon früh darauf aufmerksam gemacht, daß die Hauptmenge der im Cytoplasma vorhandene Ribonucleinsäure offenbar an besondere Granula gebunden sei. Diese These wurde dann in der Folge durch die sich lebhaft entwickelnde und ausbreitende Zentrifugenmethode zugleich bestätigt und eingeschränkt, indem sich immer deutlicher zeigte, daß nicht etwa alle isolierbaren Zellgranula ungewöhnlich reich an Ribonucleotiden sind, sondern nur diejenigen, die wegen ihrer lichtmikroskopisch nicht wahrnehmbaren geringen Größe — 50 bis 200 mμ — in einer besonderen Schicht sedimentieren und außerdem reichlich Eiweiß und Lipoide enthalten. Mit besonderen Methoden hat sich diese Fraktion später noch weiter aufteilen lassen[1], wobei quantitative Differenzen in der Zusammensetzung erkennbar werden. Ebenso sind in verschiedenen Organen Unterschiede im Verhältnis von RNS zu Eiweiß gefunden worden[2]. Im Pankreas kommt diesen **Mikrosomen** vergleichsweise viel, in der Niere recht wenig Nucleinsäure zu, während die Leber eine Mittelstellung einnimmt, ja in diesem Organ hat sich sogar noch ein besonderer, sonst nicht bekannter Reichtum an einem Hämochromogenpigment nachweisen lassen[3]. Aber trotz alledem sind die Mikrosomen, die sich außerdem noch durch das Fehlen der typischen Oxydationsfermente und wohl auch durch eine höhere Dichte[4] von den Mitochondrien, ja unter Benutzung dieser Kriterien auch von Mitochondrienbruchstücken gleichen Volumens unterscheiden lassen, mit Recht als Hauptträger der cytoplasmatischen Ribonucleinsäuren betrachtet und damit für die morphologisch nachweisbare Basophilie des Zelleibes verantwortlich gemacht worden[5]. Die Mikrosomen schienen somit eigene Zellbestandteile zu sein und die vermißte morphologische Elementarstruktur darzustellen. Die Vielfalt der mikroskopischen Bilder ließ sich daher unschwer mit einer verschiedenen Anordnung der Mikrosomen erklären: in gleichmäßiger Anordnung bewirken sie die diffuse Basophilie, bei umschriebener Häufung führen sie, je nach der Art ihrer Zusammenlagerung zu fibrillär-lamellären oder zu scholligen Gebilden. Die feinen, bereits lichtoptisch erkennbaren Granula, aus denen die NISSL-Schollen des fixierten Präparates bestehen, konnten gewissermaßen als Zwischenstufen einer solchen Ordnung betrachtet werden, aus Aggregaten ultramikroskopischer Mikrosomen aufgebaut und selbst wieder zu größeren Einheiten zusammengefügt.

Mit solchen Vorstellungen, die mit besonders organisierten Trägergranula rechnen, war die an vielen Objekten gewonnene und immer wieder bestätigte Erfahrung gut vereinbar, daß eine fermentative oder hydrolytische Zerstörung der Ribonucleinsäuren zwar die Basophilie der allenfalls vorhandenen fädigen oder scholligen Strukturen aufhebt, nicht aber diese Gebilde selbst beseitigt[6],

---

[1] BARNUM und HUSEBY 1948, KELLER 1951, NOVIKOFF und Mitarbeiter 1953, SLAUTTERBACK 1953; vgl. BERNHARD und Mitarbeiter 1954.
[2] LAIRD 1954.   [3] BENSLEY 1948, CLAUDE 1950, STRITTMATTER und BALL 1952.
[4] HOLTER und Mitarbeiter 1953.   [5] CLAUDE 1943, BRENNER 1947.
[6] BENSLEY und GERSH 1933, EINARSON 1935, GERSH und BODIAN 1943, BRACHET 1945, MONNÉ 1946, 1948, NOLTE 1947, ORTMANN 1951, SZANTO und POPPER 1951 u. a.

ohne daß damit freilich Gestaltveränderungen im submikroskopischen Bereich[1] ausgeschlossen werden können.

Die ersten tastenden Versuche, das Elektronenmikroskop in den Dienst der Zellforschung zu stellen, förderten keine Ergebnisse, die dazu in Widerspruch standen. Indessen, nachdem es gelungen war, ultradünne Schnitte herzustellen und das Maß des unkontrollierbaren Fixierungsartefaktes herabzudrücken, zeigte sich mit zunehmender Deutlichkeit, daß die Beziehungen zwischen den isolierbaren Mikrosomen einerseits und den ihnen entsprechenden, in vivo vorhandenen Plasmastrukturen andererseits sicher sehr viel komplizierter sind, und daß die Mikrosomen womöglich gar keine vital präformierten Partikel darstellen. Zuerst freilich schienen die Diskrepanzen der beiden Forschungsmethoden nicht gar so groß; ja es sah sogar so aus, als vermöchten die elektronenoptischen Bilder ohne weiteres eine Verbindung zwischen den Ergebnissen der Isolierungstechnik und dem lichtmikroskopischen Erfahrungsbereich herzustellen. Denn die fibrillären oder lamellären, oft eng benachbarten Strukturen, die an den Epithelien von Leber und Pankreas, an Magenhauptzellen und Thyreocyten gefunden wurden[2] wiesen nicht nur, wenn auch in kleinerem Maßstab, eine überraschende Ähnlichkeit mit dem lichtmikroskopischen Bild des Ergastoplasmas auf — sie zeigten gelegentlich auch das Bild von Perlenketten[3] —, so daß ein granulärer Aufbau zu vermuten war und die Mikrosomen als präformierte Bruchstücke oder, anders gewendet, als eine Art elementarer Bausteine betrachtet werden konnten. Damit schien die These von Monné[4] nach der die RNS-haltigen Elementarpartikel in vivo zu Ketten vereinigt seien, im wesentlichen bestätigt. Allerdings waren zwei Einschränkungen notwendig. Einmal, daß diese Anordnung nicht etwa dem gesamten Cytoplasma zukommt, sondern eben nur den nucleoproteidhaltigen ergastoplasmatischen Bereichen, zum anderen, daß die bereits lichtmikroskopisch erkennbaren oder durch strukturvergröbernde Eingriffe sichtbar zu machenden Fibrillen[5] jetzt als Bündel submikroskopischer Einheiten aufgefaßt werden müssen, wie das durch elektronenmikroskopische Aufnahmen derartiger Strukturen in zentrifugierten Seeigeleiern sichergestellt wurde[6].

Es mag sehr wohl sein, daß in diesen letztgenannten Gebilden wirklich dreidimensionale Fibrillenbündel vorliegen. An den zuerst erwähnten Zellformen indessen ist, ebenso wie bei einer ganzen Reihe anderer daraufhin untersuchter Objekte, z. B. auch an den Plasmazellen, mit fortschreitender Verfeinerung der Methodik und dadurch ermöglichter Steigerung des Auflösungsvermögens immer klarer geworden, daß es sich nicht eigentlich um Fibrillen oder Perlenketten handelt, sondern um ein geordnetes System von Doppellinien, die entweder als Querschnitte von granulabesetzten Doppellamellen[7] oder als membranumzogene kanälchenartige Bildungen[8] aufgefaßt werden. Ja, da die membranartigen Linien an ihren Enden ineinander übergehen und so ein schattendünneres Innere umschließen, wurde am Beispiel des Pankreas die Meinung vertreten, man habe es im Grunde mit allseits geschlossenen engen und hohen Schläuchen oder abgeflachten Säcken zu tun, deren Wände durch Quellung des Inneren, z. B. in

---

[1] Vgl. Dalton und Striebich 1951, Weiss 1954.

[2] Dalton und Mitarbeiter 1950, Dalton 1951, Bernhard und Mitarbeiter 1951, 1952, Oberling und Mitarbeiter 1953, Braunsteiner und Mitarbeiter 1953.

[3] Bernhard und Mitarbeiter 1952.   [4] Monné 1946, 1948.

[5] Vgl. Runnström 1929, Monné 1945, 1946, 1947, 1948, 1950.   [6] McCulloch 1952.

[7] Sjöstrand 1953, Sjöstrand und Mitarbeiter 1954, Bradfield 1953.

[8] Dalton 1951, Dalton und Mitarbeiter 1953, Braunsteiner und Mitarbeiter 1953, 1955, Monroe 1953, Rinehart und Farquhar 1953, Porter 1954, Bernhard und Mitarbeiter 1954.

hypotonischen Medien mehr und mehr auseinanderweichen können[1]. In ganz
ähnlicher Weise sind auch aus den in Leberepithelien nachweisbaren Linien-
systemen dreidimensionale flache Bänder rekonstruiert worden[2], so daß die
Bedeutung der aus solchen Zellen gewonnenen Mikrosomen als elementare
Zellbausteine mehr denn je fragwürdig geworden ist.

Was aber sind dann die Mikrosomen und in welcher Beziehung stehen sie
zu den geschilderten Strukturen? Soweit man sich schon um eine Antwort
bemüht hat, sind die Mikrosomen entweder als mehr oder weniger veränderte
Fragmente verschiedenster Plasmastrukturen gedeutet[3] oder allein mit den
schattendichten Membranen in Verbindung gebracht und als deren Bruchstücke
interpretiert worden[4]. Die feinen Granula, die man an der nach außen ge-
wandten Seite zu finden vermochte[5], kommen dafür allerdings nicht in Betracht.
Denn nach den klaren Bildern von SJÖSTRAND und seinen Mitarbeitern eignet ihnen
im Gegensatz zu den 500—1500 Å messenden Mikrosomen der Homogenate
nur ein Durchmesser von 140 Å. Sie sind höchstens mit den kleinsten Partikeln
zu identifizieren, die bei besonders vorsichtiger Aufarbeitung innerhalb dieser
Fraktion festgestellt und isoliert werden konnten[6]; daher sind sie auch als
„Ultramikrosomen" bezeichnet worden[7]. Aber auch die einzelnen Membranen
selbst sind zu schmal, als daß die gröberen Mikrosomen aus ihnen entstehen
könnten, haben sie doch mitsamt ihren Granula nur eine Dicke von 180 Å,
an den davon freien Abschnitten gar nur von 40 Å. Auch ist der hohe
Gehalt an Eiweiß und Lipoiden, der den Mikrosomen eigentümlich ist, kaum
zu erklären, wenn man sie nur für Membranfragmente hält, ganz abgesehen
davon, daß sich die Membranen bei Ribonucleasebehandlung gänzlich auflösen
sollen[8]. Ebenso ist bei einer solchen Annahme die Tatsache nur schwer verständlich, daß die „Bruchstücke" von einer so umschriebenen Größenordnung sind,
vor allem aber, daß sie in vitro noch einen recht beträchtlichen Einbau von
Aminosäuren vollziehen können[9] und damit ein Reaktionsvermögen offenbaren,
das heute als eine vitale Grundfunktion aller ribonucleoproteidhaltigen Plasmastrukturen angesehen wird.

So liegt der Gedanke nahe, die gröberen Mikrosomenformen bildeten sich bei der
Aufarbeitung solcher Zellen nicht etwa aus den Membranen allein, sondern aus
den gesamten schlauch- und bandartigen Strukturen und bestünden somit aus Teilen
der Lamellen mitsamt dem von ihnen umschlossenen Inhalt. Es gibt einige Beobachtungen, die dafür ins Feld geführt werden können. So wurde beispielsweise
am Pankreas im Verlauf der Sekretbildung eine Abschnürung kleiner etwas
aufgetriebener Knospen vom Ende der schmalen Tubuli beobachtet[10], und ganz
das nämliche Phänomen war auch an den nebenkernartigen, aus konzentrisch
geschichteten Schläuchen bestehenden „Lamellenkörpern" zu sehen, die sich
im Verlauf einer experimentellen Virusinfektion des Pankreas[11] offenbar zugunsten
der Virusvermehrung auszubilden pflegen[12]. Ja hier konnten sogar auch in der
Mitte der Tubuli umschriebene Anschwellungen auftreten, mit dem Erfolg, daß
schließlich größere Abschnitte in eine Reihe kleinerer runder oder kommaförmiger
allseits von einer dunklen Membran umgebene Partikel zerfielen. Dadurch
gewinnen auch die vorhin erwähnten „Perlenketten"[13] wieder an Bedeutung.

---

[1] WEISS 1953, ROBERTSON 1954, vgl. auch BESSIS 1955.   [2] ELIAS und COHEN 1955.
[3] BERNHARD und Mitarbeiter 1954.   [4] BRADFIELD 1953, WEISS 1954.
[5] DEMPSEY 1953, PALADE 1953, SJÖSTRAND und Mitarbeiter 1954, PORTER 1954, BERN-
HARD und Mitarbeiter 1954.
[6] SLAUTTERBACK 1953.   [7] Vgl. PALADE 1953, BERNHARD und Mitarbeiter 1954.
[8] WEISS 1954.   [9] SIEKEVITZ und ZAMECNIK 1951, SIEKEVITZ 1952.
[10] WEISS 1954.   [11] Vgl. DINEEN und BARTER 1953.   [12] ROBERTSON 1954.
[13] BERNHARD und Mitarbeiter 1952.

Die beigegebenen Abbildungen machen es nämlich mehr als wahrscheinlich, daß
es sich dabei um ähnliche granuläre Verdichtungen innerhalb eines Doppel-
lamellensystemes handelt, wobei es im Augenblick gar nicht von Belang ist,
ob dies nun die Folge einer unzureichenden Fixierung ist oder nicht. Solche
Bilder erinnern aber unmittelbar an den bekannten, im vorigen Kapitel wiederholt
erwähnten „Zerfall" der Mitochondrien in kleinere, sich verselbständigende Untereinheiten. Berücksichtigt man ferner, daß auch andere membranartige Strukturen, wie beispielsweise das Plasmolemma der Amöben oder deren Vacuolenhaut
möglicherweise aus globären Partikeln nach Art einer Kugelfolie aufgebaut sind[1],
nimmt man hinzu, daß eine reversible Zusammenfügung kugeliger Teilchen zu
langgestreckten Formationen im submikroskopischen Bereich überhaupt ein viel-
verwandtes Bauprinzip zu sein scheint[2], und bedenkt man endlich, daß auch
die isolierten Mikrosomen, besonders in Elektrolytlösungen, dazu neigen sich
zusammenzulagern[3] und auf diese Weise Kugelketten zu bilden[4], so kehrt man
doch wieder zu der vorhin schon erörterten, dann aber wieder aufgegebenen
Ansicht zurück, die Mikrosomen seien nicht etwa wahllose und zufällige „Bruchstücke", sondern so etwas wie elementare Bausteine der erwähnten tubulären
Strukturen. Freilich sind sie in ihnen nicht als gesonderte, formbeständige und
individuelle Bildungen enthalten, sondern, nur in Potenz vorhanden, nahtlos
zu einer neuen und höheren Einheit verschmolzen. Als Parallele zu dieser
Beziehung kann man nicht nur an das Verhältnis von granulären und langgestreckten Mitochondrienformen erinnern, sondern auch an den Zellkern und
seine Chromosomen: Obwohl aus Chromosomen entstanden und aus Chromo-
somenbläschen aufgebaut, tritt er doch als ein neues und einheitliches Ganzes
in Erscheinung.

Mit solchen Vorstellungen wäre gut vereinbar, daß die cytoplasmatischen
Ribonucleoproteide uns nicht immer und nicht überall in Gestalt solcher tubulärer
Systeme entgegentreten: Die Elementarpartikel können eben auch anders zu-
sammengefügt sein. Die Fibrillenbündel der Seeigeleier haben wir schon erwähnt.
Zusätzlich sei noch darauf hingewiesen, daß auch das basophile Material der
Nervenzellen, falls die bisher vorliegenden Bilder[5] nicht trügen, nicht oder
wenigstens nicht überall und stets aus Doppellamellen aufgebaut ist, sondern
zumindest zum Teil aus kleinsten granulären Partikeln besteht, vielleicht aus denselben, die man sonst an der Außenseite der Lamellen zu finden pflegt. In solchen
Fällen kann es gewissermaßen als dreidimensionales Aggregat kleinster Mikrosomen aufgefaßt werden. Auch in manchen anderen, besonders in schnell sich
vermehrenden Zellen, z. B. denen embryonaler Gewebe, der basalen Epidermis-
schichten oder der Darmkrypten sind solche dichten Granula — „Ultramikrosomen"
(Palade 1953) — unabhängig von den hier nur spärlich vorhandenen Lamellen
teils verstreut, teils zu Häufchen zusammengelagert gefunden und für die lichtmikroskopisch diffuse Basophilie des Plasmas verantwortlich gemacht worden[6].
Dagegen muß es noch offenbleiben, ob das basophile RNS-haltige Material des
Zelleibes auch ein aus Strängen oder schmalen Schläuchen bestehendes Netzwerk
aufbauen kann. Denn es läßt sich noch nicht absehen, wieweit das so interpretierte und sogar mit den Ergastoplasmalamellen gleichgesetzte „endoplasma-
tische Reticulum[7]", das bei der elektronenoptischen Untersuchung ganzer, stark

---

[1] Bairati und Lehmann 1953, 1954, Lehmann 1955.
[2] Vgl. Frey-Wyssling 1953, 1955.
[3] Hogeboom und Schneider 1950, Huseby und Barnum 1950.   [4] Slautterback 1953.
[5] Haguenau und Bernhard 1952, Palay und Palade 1953, de Robertis 1954.
[6] Palade 1953, Porter 1954.
[7] Porter, Claude und Fullam 1945, Porter und Thompson 1948, Porter und Kallman 1952, Porter 1953, 1954, Palade und Porter 1954.

abgeflachter Zellen der Gewebekultur gefunden wurde, nicht einfach ein Fixierungsartefakt ist[1].

Wie sich die letzterwähnte Frage auch lösen mag, mit einem Wechsel in der Aggregationsneigung kleinerer Partikel, sei es gröberer, sei es feinerer Formen, wird man wohl rechnen dürfen. Auch die Veränderungen, die bei der *Zellteilung* an den lichtmikroskopischen Strukturen sichtbar werden, ließen sich auf diese Weise gut verstehen. Beobachtet man doch, daß die Lamellen oder Schollen dabei ebenso wie andere Arbeitsstrukturen aufgelöst werden. An ihre Stelle tritt eine gleichmäßige diffuse Anfärbbarkeit des Zelleibes, die nur mit einer Zerstreuung und gleichmäßigen Ausbreitung des vorher geordneten und lokalisierten Materiales erklärt werden kann. Offensichtlich werden dadurch die jede Mitose begleitenden Verteilungsprozesse erleichtert, wenn nicht gar erst ermöglicht. Freilich steht der Beweis noch aus, daß sich solche Dissoziationsprozesse über die lichtmikroskopische Ordnungsstufe hinaus wirklich bis in die elektronenoptischen Dimensionen erstrecken. Daß, beispielsweise am Pankreas, die großen Lamellen mobilisiert und ihr Material verteilungsfähig gemacht werden müssen, steht außer Frage; man weiß aber noch nicht, wieweit die Strukturauflösung getrieben wird und ob dabei größere oder kleinere „Bruchstücke" entwickelt werden.

Etwas ähnliches ist auch dann zu beobachten, wenn eine mit scholligen Anhäufungen versehene Zelle merklich an Ribonucleoproteiden *verarmt*: An Ganglienwie an Leberzellen beispielsweise ist dann eine Auflösung der Schollen und eine staubartige Verteilung des schwächer gefärbten Materiales über die ganze Zelle, auch über bisher nicht getönte Bezirke zu bemerken. Steigt danach der Ribonucleoproteidgehalt wieder an, so bilden sich erneut schollige oder fädige Aggregate aus, während der übrige Zelleib abblaßt. Zumindest an diesen beiden Zelltypen ist also die umschriebene Anhäufung an einen gewissen Mindestgehalt an Ribonucleinsäuren gebunden. Vielleicht äußert sich darin das auch sonst immer wieder nachweisbare Bestreben der Zelle, gleichartig gebaute und gleichartig funktionierende Strukturen nach Möglichkeit zusammenzulagern und zu größeren Komplexen zu vereinigen. Man hat zur Kennzeichnung dieses, allen biologischen Ordnungsstufen eigentümlichen Urphänomenes einen aus der Entwicklungsphysiologie stammenden Begriff verwandt und von einer „Affinität" homologer Elemente gesprochen[2], eine Vorstellung, die uns auch für das Verhältnis von Mikrosomen und Ergastoplasmakanälen aufschlußreich zu sein scheint.

Steigt indessen der RNS-Gehalt noch weiter an, so kann sich diese schollige Begrenzung erneut verwischen. Es resultiert wiederum eine lichtoptische diffuse Basophilie, jetzt aber deshalb, weil die entsprechenden Strukturen so dicht gedrängt den ganzen Zelleib erfüllen, daß eine örtliche Beschränkung nicht mehr möglich wäre und eine optische Trennung nicht durchführbar ist. Bemerkenswerterweise gilt das gleiche auch für die besonders RNS-reichen Plasmazellen. Auch hier liegen die elektronenoptisch nachweisbaren Doppellamellen so eng nebeneinander, daß die üblichen Präparate eine gleichmäßige Tönung zeigen. Ja, wenn man systematisch die verschiedenen Zellformen eines Organismus miteinander vergleicht, oder den nämlichen Zelltyp bei verschiedenen Species analysiert, immer scheint es so zu sein, daß eine schollige Anhäufung an eine bestimmte mittlere RNS-Konzentration gebunden ist.

Natürlich stellt sich bei all solchen Betrachtungen immer wieder das Bedürfnis ein, die in Rede stehenden Strukturen unter einer allgemein verbindlichen **Bezeichnung** zusammenzufassen. Angesichts ihrer im Einzelfall so verschiedenen Anordnung und Gestalt ist das nicht leicht, besonders wenn man bedenkt, daß

---

[1] Vgl. WOHLFARTH-BOTTERMANN 1953, 1955.
[2] LEHMANN 1945, 1947; vgl. WOHLFARTH-BOTTERMANN und KRÜGER 1954.

es sich dabei, wie eben schon angedeutet, nur um wenig stabile Elemente handeln
kann. Da die von den Homogenaten her bekannten *Mikrosomen* in der un-
versehrten Zelle in solcher Form offenbar nicht vorhanden sind, ist dieser Terminus
für die morphologische Seite des Problems nicht recht anwendbar. Er erweckt
zu stark den Eindruck formbeständiger, nicht nur isolierbarer, sondern auch
isolierter und individualisierter Elementarpartikel. Überhaupt läßt sich zur Zeit
von einer stets wiederkehrenden Grundstruktur nicht sprechen — mag sein, daß
sich das bei der Ausweitung der elektronenoptischen Untersuchungen ändern
wird —, so daß zunächst auch kein für jede der bisher beschriebenen Einzelformen
zutreffender Name zu finden ist, wie das z. B. für die verhältnismäßig gleichartig
gebauten Mitochondrien noch ohne größere Schwierigkeiten möglich war. Erst
die Summe aller basophilen Zellelemente läßt sich mit einem gemeinsamen Ausdruck umfassen, für den in Analogie zu dem Terminus Chondriom die Bezeichnung
Chromidiom vorgeschlagen ist[1]. Er fußt auf der Erkenntnis, daß auch die
Chromidien, basophile und daher chromatinähnliche Partikel im Zelleib, die unter
diesem Namen zuerst von Hertwig beschrieben und dann besonders von Goldschmidt studiert wurden, zu den RNS-haltigen Plasmastrukturen gehören. Aus
dem gleichen Grunde hat auch Monné[2] für die Elementarpartikel der von ihm
vermuteten fibrillären Plasmastrukturen denselben Namen benutzt, freilich ohne
sich im übrigen mit der in vielen Stücken nicht haltbaren, aber doch zu Unrecht
weitgehend in Vergessenheit geratenen Chromidienlehre der genannten Autoren
zu identifizieren. Statt Chromidiom könnte man auch mit Cowdry[3] von *Chromidialsubstanz* sprechen oder den zunächst nur für die entsprechenden Strukturen
der Drüsen- und Eizellen geprägten[4], später leider unrichtig und unglücklich
ausgeweiteten[5] Terminus *Ergastoplasma* verallgemeinernd verwenden, wie das
heute schon vielfach geschieht. Dies hätte den Vorteil, daß man die jeweils
verwirklichte Gestalt nötigenfalls mit einem Suffix hervorheben und dementsprechend von Ergastoplasmalamellen, Ergastoplasmaschollen, Ergastoplasma-
körner oder dergleichen reden könnte. Außerdem aber käme damit gut zum
Ausdruck, daß es sich um eine Arbeitsstruktur handelt, die, wie wir noch zu
besprechen haben, in einem weit engeren Verhältnis zum Grundplasma steht
als das Chondriom. Und schließlich hat ja auch die Beziehung zum Zellkern,
die schon Garnier hervorgehoben hat, in den letzten Jahren eine nachhaltige
Bekräftigung erfahren. So werden wir diesem Terminus den Vorzug geben,
wenn ein Oberbegriff vonnöten ist. Allerdings wurde jüngst der Vorschlag gemacht,
ihn nur dann zu verwenden, wenn die Ribonucleoproteide wie im Pankreas im
submikroskopischen Bereich zu Doppellamellen angeordnet sind[6]. Dies scheint
uns indes nicht ratsam; nicht nur, weil man dann eines geeigneten Hauptnenners
entbehren würde, sondern vor allem weil diese Einschränkung mit der Hypothese verknüpft ist, daß eine derartige Gestaltung nur an Zellen mit „eiweiß-
sekretorischer Funktion" gefunden werde. Eine solche Formulierung würde aber
den Unterschied zu stark verwischen, der zwischen den exokrinen Drüsenzellen
einerseits und den Leberzellen andererseits besteht, da die Quelle der Blutalbumine allem Anschein nach unmittelbar im Lebercytoplasma selbst zu suchen
ist, und nicht etwa ein besonderes Sekretionsprodukt darstellt, ganz abgesehen
davon, daß die Zunahme der Lamellensysteme in experimentell erzeugten Hepa-
tomen[7] nur schwer und die Existenz von solchen Schläuchen in allen unreifen
Blutzellen[8] gar nicht damit vereinbar wäre.

---

[1] Bernhard und Mitarbeiter 1952.   [2] Monné 1946, 1948.   [3] Cowdry 1924.
[4] Garnier 1897, 1899, 1900, Bouin und Bouin 1898.   [5] Bouin 1905.
[6] Braunsteiner und Mitarbeiter 1953, 1955.
[7] Dalton und Mitarbeiter 1950, Oberling und Mitarbeiter 1953.
[8] Bessis und Mitarbeiter 1955.

Dynamische Morphologie des Ergastoplasmas.
Abnahme und Neubildung der cytoplasmatischen Ribonucleoproteide ("Chromatolyse" und "Chromatogenese").

Für das Verständnis der zu einem gegebenen Zeitpunkt in der Zelle vorhandenen ergastoplasmatischen Strukturen und ihrer Beziehungen zu den im Homogenat nachweisbaren Mikrosomen mag die bisher geübte Betrachtungsweise ausreichend erscheinen. Sie erweist sich aber sofort als unzulänglich, und ergänzungsbedürftig, wenn man sich vor Augen hält, daß die geschilderten Bildungen an vielen Zellen schon während der Funktion, erst recht aber unter pathologischen Bedingungen einem raschen, deutlich sichtbaren Gestaltwandel und einem steten Kommen und Gehen unterworfen sind. Freilich ist das nicht überall mit gleicher Deutlichkeit wahrzunehmen; an den großen Ganglienzellen aber und an den Leberepithelien, um nur zwei besonders gut analysierte und bekannte Beispiele zu nennen, ist es so augenfällig, daß hier das "basophile Material" immer von neuem als eine Art Reservestoff betrachtet und mehr als eine Substanz, denn als eine Struktur gewertet worden ist. Angesichts der elektronenoptischen Bilder, die so eigentümliche und besondere granulabesetzte Ergastoplasmamembranen aufdecken, hat unser Vorstellungsvermögen auch heute noch mit Schwierigkeiten zu kämpfen, wenn wir uns diese Bildungen nicht als mehr oder weniger beständig, sondern als sehr labil und leicht vergänglich denken sollen, und dies, obwohl uns in den letzten Jahren der Begriff der dynamischen Strukturen recht vertraut geworden ist. Das hängt zu einem gut Teil damit zusammen, daß die Elektronenmikroskopie in der Kürze der Zeit erst wenig zu diesem Problem beizutragen vermochte. Im großen und ganzen sind wir derzeit noch fast ausschließlich auf die lichtoptischen Erfahrungen angewiesen, aus denen wir nur gelegentlich und mit großer Vorsicht Rückschlüsse auf die Verhältnisse im Bereich kleinerer Dimensionen ziehen können. Meist werden wir daher an der Grenze des Lichtmikroskopes halt machen müssen und nur von groben Veränderungen der Gestalt und des Stoffbestandes reden können.

Die **Abnahme** des RNS-haltigen basophilen Materials ist am besten an den großen *Ganglienzellen* zu erkennen. Hier ist sie denn auch schon früh so eingehend analysiert worden, daß die Kenntnis des formalgenetischen Ablaufes in den letzten Jahrzehnten nur unwesentlich bereichert werden konnte[1]. Man begegnet hier einer Verminderung der Ribonucleoproteide, einem Schwund der NISSL-Schollen, in grundsätzlich ähnlicher Weise unter den verschiedensten Bedingungen, bei starker Belastung der Zellfunktion, gleichviel ob es sich um motorische, sensorische oder vegetative Ganglien handelt[2], nach Axondurchschneidung[3], nach Blut-, Sauerstoff- oder Glucosemangel[4], sowie bei zahlreichen Vergiftungen

[1] Literatur bei VAN GEHUCHTEN 1904, MARINESCO 1909, HEIDENHAIN 1911, SPIELMEYER 1922. BIELSCHOWSKY 1935, HYDÉN 1943, 1947, CASPERSSON 1950.

[2] HODGE 1892, VAS 1892, MANN 1895, LUGARO 1895, PUGNAT 1898, VAN DURME 1900, HOLMGREN 1900, HOLMES 1903, CARLSON 1903, SJÖVALL 1904, DOLLEY 1909ff., HEIDENHAIN 1911, ERNST 1915, STERNSCHEIN 1922, BAST und Mitarbeiter 1927, EINARSON 1933, INGERSOLL 1934, HYDÉN 1943, 1947, HAMBERGER und HYDÉN 1945, SCHARRER und Mitarbeiter 1945, BARGMANN und Mitarbeiter 1951, BARR und BERTRAM 1951, ORTMANN 1951, EICHNER 1951ff., HILD 1952ff., GOSLAR 1952, HILD und ZETLER 1953, LEHMANN und STANGE 1953, OLÁH und Mitarbeiter 1953, LEVEQUE 1953, SCHARRER und SCHARRER 1954, BARGMANN 1949, 1954.

[3] NISSL 1892, MARINESCO 1896, 1898, GARTEN 1900, SPATZ 1921, NICHOLSON 1923, 1924, GERSH und BODIAN 1943, BODIAN und MELLORS 1945, BODIAN 1947, BARR und HAMILTON 1948, ORTMANN 1952.

[4] SINGER 1887, SARBÓ 1895, MARINESCO 1896, JULIUSBURGER 1896, SCHAFFER 1897, ROTHMANN 1899, GOMEZ und PIKE 1909, DOLLEY und CRILE 1909, DOLLEY 1909ff., GILDEA und COBB 1930, TUREEN 1936, ALTMANN und SCHUBOTHE 1942, MOHOS 1944, HOCHBERG und HYDÉN 1949, MILLER 1949, KROGH 1950, HÖPKER 1953, 1954.

und vielen Erkrankungen. Die Frage nach den Ursachen der jeweiligen Bedeutung dieses Vorganges soll uns hier noch nicht beschäftigen; es geht uns zunächst nur um eine allgemein gehaltene, feinere Unterschiede vernachlässigende Schilderung der morphologischen Veränderungen, so wie sie aufeinander folgen, wofern nicht irgendwelche besonderen Umstände die Kette vorzeitig abreißen lassen.

Die morphologisch erkennbare Auflösung der Nissl-Schollen, die üblicherweise als **Chromatolyse** (Marinesco) oder **Chromolyse** (van Gehuchten) bezeichnet wird, geht regelmäßig mit einer Volumenvermehrung einher, die durch eine Erhöhung des Flüssigkeitsgehaltes bedingt ist. Sie bedeutet nicht etwa nur einen Verlust der für die Basophilie verantwortlichen Ribosenucleinsäure, sondern ist stets mit einer Einbuße an Proteinen gekoppelt, wie besonders durch die Untersuchungen von Hydén[1] deutlich gemacht worden ist, stellt also eine echte Struktureinschmelzung dar. Der Prozeß beginnt nicht selten in bestimmten Zellregionen, nach Durchschneidung des Achsenzylinders kernnah, oberhalb des Ursprungskegels, nach toxischer Schädigung dagegen oft in der Peripherie, und kann sich dann über die ganze Zelle ausbreiten. Sein erstes Zeichen ist eine Auflockerung der Nissl-Schollen und ihr Zerfall in feinste Körnchen, die sich, an Farbintensität abnehmend, recht gleichmäßig über den Zelleib zu verteilen pflegen, so daß eine diffuse, wenn auch abgeschwächte Basophilie zustande kommt. Die normale Aggregationsstufe wird also aufgegeben. Der fortschreitende Ribonucleoproteidverlust hat zunächst nur eine weitere Abblassung zur Folge, die mitunter bis zu völliger Farblosigkeit gesteigert werden kann. Dieses Bild erinnert, wenn es umschrieben bleibt, unbedingt an die im vorigen Kapitel besprochenen mitochondrienfreien Bereiche anderer Zellformen (vgl. Abb. 8, 16). Leider sind wir über das Verhalten der „Neurosomen" an dergestalt veränderten Ganglienzellen nur ganz unzureichend unterrichtet. Bei regenerierenden Nervenzellen sind sie in manchen Fällen noch deutlich nachzuweisen[2], in anderen wird sogar eine Vermehrung behauptet[3]; doch sind sie wohl funktionell beeinträchtigt — die Cytochromoxydase nimmt ab[4], vielleicht infolge einer funktionellen Überbeanspruchung und einer Aufquellung der Mitochondrien — und bei stärkerer Zellalteration scheinen sie auch aufgelöst zu werden[5]. In der Regel treten dann auch in solchen, an basophilem Material verarmten Gebieten bald größere Lücken auf, die bekunden, daß die Einschmelzungsvorgänge jetzt größere Abschnitte der Zelle ergriffen haben: Das Material der aufgelösten Plasmastrukturen wird zusammen mit größeren Mengen der reichlich aufgenommenen Flüssigkeit in Gestalt von Vacuolen abgeschieden (Abb. 10). Schreitet der Prozeß weiter fort, so wird nahezu der gesamte Zelleib von dem Auflösungsvorgang betroffen: es entstehen zahllose, nicht selten miteinander konfluierende lysigene Hohlräume, die nur unscharf durch Brücken erhaltenen Plasmas voneinander getrennt werden (vgl. Abb. 17). Auf die Chromatolyse folgt also, erst umschrieben, dann sich ausbreitend und unter Umständen die ganze Zelle ergreifend, eine Cytolyse, deren nähere Erörterung dem nächsten Kapitel vorbehalten bleiben muß. Durch diesen Ablauf wird deutlich gemacht, daß die ergastoplasmatischen Strukturen besonders empfindliche und labile Gebilde darstellen, deren Einschmelzung der des übrigen Cytoplasmaeiweißes voraufgeht. Wir werden auf diese Tatsache, die sich übrigens auch bei der postmortalen autolytischen Strukturzerstörung äußert[6], noch wiederholt zurück-

---

[1] Hydén 1943ff., Hamberger und Hydén 1945, 1949, Hochberg und Hydén 1949.
[2] Garten 1900, Spatz 1922, verl. Creutzfeldt 1922.
[3] Hartmann 1948.   [4] Howe und Mellors 1945.   [5] Luna 1913, vgl. auch Sulkin 1950.
[6] Vgl. Marinesco und Minea 1911, Camerer 1943, Koenig und Koenig 1952, Höpker 1954.

kommen müssen, besonders, weil eine intravitale Auflösung des Ergastoplasmas unter diesem Gesichtswinkel als leicht erkennbarer Hinweis auf eine Bedrohung der gesamten Zellstruktur gewertet werden kann.

Prinzipiell der gleiche Ablauf — und damit bekommen die geschilderten Veränderungen der Nervenzellen paradigmatischen Charakter — ist auch an dem Ergastoplasma der *Leber* zu beobachten, besonders wenn es, wie bei den kleinen Nagern, ebenfalls zu mehr oder weniger gut abgesetzten Fäden und Schollen konzentriert und lokalisiert ist. Sinngemäß hat man daher den Ausdruck „Chromatolyse" auch auf diese Zellen übertragen[1]. Die Ursachen sind wiederum

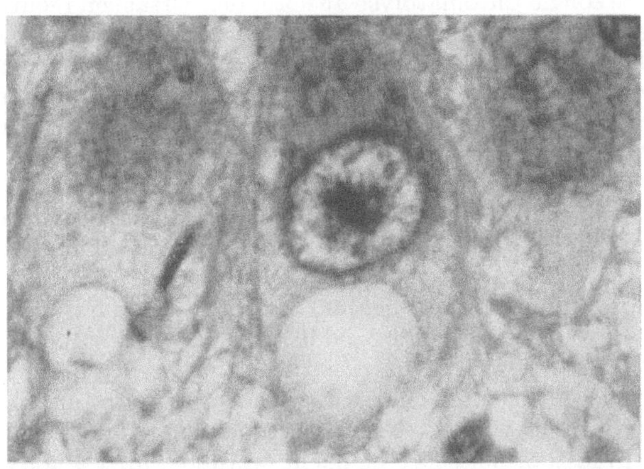

Abb. 10. Purkinje-Zelle des Kaninchens mit basal besonders weit fortgeschrittener Chromatolyse. In diesem Gebiet eine mit dünner Eiweißlösung gefüllte Vacuole. 20 min nach 4 min dauernder Hirnischämie (durch Kompression aller zuführender Arterien) Formalin, van Gieson.

recht verschiedenartig. Neben unzureichender Sauerstoffversorgung[2] neben den als Lebergiften bekannten Stoffen wie Tetrachlorkohlenstoff[3] (vgl. Abb. 12) oder Buttergelb[4] und neben experimenteller Hormonzufuhr[5] ist hier vor allem, wenigstens bei den kleinen Nagern und bei Kaltblütern, der Hunger oder der alimentäre Eiweißmangel zu nennen[6]. Gerade die Abhängigkeit von der Ernährung — die Schollen schwinden bei Eiweißhunger und treten bei Proteinzufuhr wieder auf — die seit den umfangreichen Untersuchungen von Berg immer wieder zum Studium der dabei erkennbaren feineren Veränderungen ausgenützt worden ist, hat ja dazu geführt, daß diese Gebilde lange Zeit als gespeichertes, aus der aufgenommenen Nahrung gebildetes paraplastisches Reserveeiweiß angesehen worden sind. Nicht bei all diesen Ursachen führt die Chromatolyse auch zu einer mit der Bildung von Zerfallshöhlen einhergehenden Cytolyse, die hier als blasige Entartung[7] (vgl. S. 526) bezeichnet wird. Sie findet sich vornehmlich bei einer Reihe von Vergiftungen, unter ihnen besonders regelmäßig bei Tetrachlorkohlenstoff. Aber das ist kein prinzipieller Unterschied, hängt

---

[1] Opie 1946.   [2] Drochmans 1947, 1950, McKay und Farrar 1950.

[3] Rosin und Doljanski 1946, Campbell und Kosterlitz 1948, Stowell und Lee 1950, Koch-Weser und Mitarbeiter 1950, Farber und Mitarbeiter 1951, Williams 1951, Krone 1952.

[4] Opie 1946, 1947, Opie und Lavin 1947.

[5] Stübel 1920, Paschkis 1929, Schönholzer 1936, Korenchevsky und Hall 1944, Stenram 1952, 1953.

[6] Berg 1912ff., Cahn-Bronner 1914, Stübel 1920, Rothmann 1924, Loeffler und Nordmann 1925, Gross 1926, Clara 1934, Schönholzer 1936, Brachet und Mitarbeiter 1946, Lagerstedt 1948, Leduc 1949, Williams 1951, Sibatani 1947, 1954.

[7] Fischer-Wasels 1922.

vielmehr nur davon ab, daß es einer bestimmten Korrelation von Reizstärke und Reizdauer bedarf, um die Veränderungen in vollem Umfange ablaufen zu lassen.

Auch für die hepatocellulären Folgen eines Eiweißmangels ist nachgewiesen, sowohl durch die üblichen physiologisch-chemischen Untersuchungen[1] wie durch eine Analyse der Mikrosomenfraktion[2], daß dabei nicht nur ein Verlust an Ribonucleinsäure, sondern zugleich auch an Lipoiden und Proteiden stattfindet, daß es sich also um eine echte Einschmelzung von Mikrosomensubstanz handeln muß. Dem allen entspricht, daß auch die elektronenoptischen Ergastoplasmalamellen bis auf geringe verstreute Reste verschwunden sind[3].

Sofern die eine solche Chromatolyse auslösenden Ursachen rechtzeitig beseitigt werden oder die Zelle zu einer Kompensation befähigt bleibt, ist eine **Neubildung** der eingeschmolzenen Ergastoplasmaelemente, eine „**Chromatogenesis**"[4] zu beobachten. Die morphologischen Phänomene die hierbei sichtbar werden, sind die gleichen, die bei einem ersten Auftreten während der Entwicklung und Differenzierung wahrzunehmen sind. Ihre Kenntnis ist unerläßlich, um die Frage nach Ursprung und Wesen der Ergastoplasmastrukturen richtig zu sehen und so entscheiden zu können, ob die Mikrosomen zu autokatalytischer Vermehrung befähigt sind, und ob sie als Duplikanten im strengen Sinne des Wortes angesprochen werden dürfen.

Wo und wann immer man diesem Problem besondere Aufmerksamkeit gewidmet hat, stets hat sich gezeigt, daß jegliche Neubildung der basophilen Strukturen auf das *Eingreifen des Kernes* zurückzuführen ist. So zahlreich auch die älteren, sorgfältigen Arbeiten sind, die diese These vertraten, für die Speicheldrüsen ist sie z. B. auch von Garnier hervorgehoben und zum integrierenden Bestandteil der Ergastoplasmalehre gemacht worden[5], an Ganglienzellen hat sie zuerst von Holmgren[6] überzeugende morphologische Unterlagen erhalten[7] — ganz durchgesetzt hat sie sich doch erst seit den quantitativen und mit neuartigen Methoden gewonnenen Ergebnissen von Caspersson und seinen Mitarbeitern, besonders von Hydén. Die Bedeutung des Kernes für die cytoplasmatischen Ribonucleoproteide kommt auch darin zum Ausdruck, daß der RNS-Gehalt nur in kernführenden, nicht aber in kernlosen Fragmenten von Amöben oder Acetabulariaalgen konstant bleibt[8].

Nimmt man all die einschlägigen morphologischen Arbeiten, die hier freilich weder im einzelnen angeführt noch gar besprochen werden können, in den Blick, so findet man die ersten neugebildeten Ribonucleoproteidstrukturen — auch mit dem Elektronenmikroskop[9] — stets in unmittelbarer Umgebung des Kernes, wo sie oft als Kernkappen oder Kernmembrannucleotide[10] besonders hervorgehoben worden sind (vgl. Abb. 9). Erst später sind sie dann auch in dem übrigen Cytoplasma nachzuweisen. Es macht also den Eindruck — das ist aber nur beschreibend gemeint —, als verteilten sich die Stoffe von der Umgebung des Kernes auf die ganze restliche Zelle. Dieses Bild ist von Caspersson und seinen

---

[1] Kosterlitz und Mitarbeiter 1943, 1945, Kosterlitz 1944, 1947, Campbell und Kosterlitz 1946.
[2] Muntwyler und Mitarbeiter 1950, Vendrely 1950.
[3] Dalton und Mitarbeiter 1950, Bernhard und Mitarbeiter 1952.   [4] Opie 1946.
[5] Vgl. Ogata 1883, Bensley 1898, Mathews 1899, Huber 1949, Altmann 1952.
[6] Holmgren 1899, 1900.
[7] Vgl. auch Scott 1899, Sjövall 1903, Hatai 1904, Collin 1906, Dolley 1909ff., Kreibich 1916, Stöhr 1923, Spatz 1923, 1952, Nicholson 1924, Saguchi 1930, Einarson 1933, Vogt und Vogt 1946, 1948, Bachmann 1948, Bahr und Bertram 1951, Parvis 1952, 1954, Altmann 1952, de Robertis 1954, Höpker 1954.
[8] Brachet 1950, 1952, 1954, Brachet und Chantrenne 1951, Linet und Brachet 1951, Szafarz und Brachet 1954.
[9] Bernhard und Mitarbeiter 1952.   [10] Hydén 1943.

Mitarbeitern dahin interpretiert worden, daß durch den Einfluß des Kernes unter Vermittlung besonderer im Nucleolus enthaltener Stoffe — Einzelheiten sind hier ohne Belang — an der Außenseite der Membran, also schon im Cytoplasma selbst, Ribonucleinsäure synthetisiert wird. Aber Versuche mit radioaktiv markierten Substanzen, welche in die cellulären Ribonucleinsäuren eingebaut werden[1], haben doch einhellig ergeben, daß die Aktivität im Kerne eher faßbar wird und rascher ansteigt als im Cytoplasma, so daß auf eine Abgabe solcher Stoffe aus dem Kern und nicht auf eine induzierende Wirkung geschlossen werden muß. Darüber hinaus haben neuere morphologische Untersuchungen[2] in voller Bestätigung älterer Arbeiten ergeben, daß es sich dabei um einen Übertritt meist vorher im Nucleolus angesammelter, letztlich von den Chromosomen synthetisierter Ribonucleoproteide handelt. Die morphologischen Grundlagen dieses Vorganges werden in dem Abschnitt über den Zellkern im einzelnen mitgeteilt und interpretiert; hier mag die summarische Feststellung genügen, daß der Kern als unmittelbare Quelle der cytoplasmatischen Ribonucleoproteide anzusprechen ist und daß Veränderungen seiner Feinstruktur, und ganz besonders des Nucleolus in gesetzmäßiger Weise dem Auftreten cytoplasmatischer Ribonucleoproteide und damit auch der Neubildung ergastoplasmatischer Strukturen vorgeschaltet sind. Im Verein mit den im Zelleib erkennbaren Veränderungen gestatten sie daher einen Einblick in die Stoffwechsellage der Zelle soweit die Nucleoproteide davon betroffen sind (vgl. S. 490).

Mit diesen Aussagen soll allerdings nicht behauptet werden, daß die abgegebenen Ribonucleinsäuren im Cytoplasma nicht noch umgebaut werden können, um so weniger, als wir die hohe Labilität dieser Stoffe und Strukturen beschreibend schon hervorgehoben und anläßlich der Besprechung ihrer funktionellen Bedeutung noch einmal herauszustellen haben. Es liegen nämlich einige chemische Analysen vor, nach denen die Ribonucleinsäuren des Plasmas eine quantitativ andersartige Zusammensetzung an Purin- und Pyrimidinbasen aufweisen, als die des Kernes und des Nucleolus[3]. Doch berechtigen sie angesichts der Fülle morphologischen Tatsachenmaterials nicht dazu, einen genetischen Zusammenhang abzuleugnen und damit für die These einzutreten, das Cytoplasma vermöge von sich aus eine Verarmung an Ribonucleoproteiden wettzumachen. Allerdings besteht vielleicht noch die Möglichkeit, wenn auch wohl nur auf bestimmten Stadien der Oo- und Spermiogenese[4], daß Ribonucleinsäuren oder Ribonucleoproteide von anderen Zellen nicht nur aufgenommen werden, sondern auch als solche erhalten bleiben und funktionell wirksam werden. Daß dergleichen auch an den Somazellen eines ausgewachsenen Organismus vorkommen und so zu einer Umgehung des üblichen Kernplasmaweges führen könne, dafür liegen jedoch noch keine verbindlichen Hinweise vor.

Kann es somit für die überwältigende Mehrzahl aller Zellformen heute als gesichert gelten, daß die *Ausbildung* basophiler Plasmastrukturen erst durch die Lieferung von Kernstoffen ermöglicht wird, so sind die feineren Vorgänge, die zwischen die Abgabe der nuclearen Ribonucleoproteide und das Auftreten der erwähnten plasmatischen Bildungen eingeschaltet sind, doch noch ganz in Dunkel

---

[1] BERGSTRAND und Mitarbeiter 1948, JEENER und SZAFARZ 1948, MARSHAK 1948, MARSHAK und Mitarbeiter 1949, 1950, BARNUM und HUSEBY 1950, HURLBERT und POTTER 1952, McINDOE und DAVIDSON 1952, FRESCO und MARSHAK 1953, SMELLIE und Mitarbeiter 1953, ANDERSON und ÅQVIST 1953, BENNETT 1953, FICQ 1953.

[2] Zum Beispiel HUBER 1945, 1949, C. und O. VOGT 1947, BACHMANN 1948, ALTMANN 1949, 1952, 1955, PARVIS 1952, 1954.

[3] MARSHAK 1951, ELSON und CHARGAFF 1951, VINCENT 1952, CROSBIE und Mitarbeiter 1953.

[4] Vgl. BRACHET 1945, 1952, VITAGLIANO 1948, BATTAGLIA 1949/50, MONTALENTI 1950, YAO 1950, MONTEFOSCHI 1951/52, DALED 1951, OOTA und OSAWA 1954, FICQ 1954 u. a.

gehüllt. Wie können dadurch in dem perinucleären Raum derart komplizierte Strukturen zustande kommen, und wie hat man sich die zunehmende Ausbreitung des Ergastoplasmas über die ganze Zelle zu erklären? Eigens darauf gerichtete elektronenoptische Untersuchungen liegen noch nicht vor. Das Lichtmikroskop vermittelt, besonders in günstig gelagerten Fällen, in denen große Mengen von vacuolisierter, sonst aber amorpher Nucleolarsubstanz in das Cytoplasma übertreten, den Eindruck, als ergössen sich diese Stoffe diffus über die nächst gelegenen Anteile des Zelleibes. Erst dann entstehen in ihnen die basophilen Schollen, Fibrillen und Stäbe, die jetzt auch nach einer hydrolytischen oder fermentativen Zerstörung der RNS dank ihrer Eiweißträger ohne weiteres als solche zu erkennen sind, aber in dieser Form vorher sicher nicht vorhanden waren. Nimmt man hinzu, daß besonders in rasch wachsenden, durch einen hohen RNS-Umsatz gekennzeichneten Geweben ein Gutteil der plasmatischen Ribonucleinsäure nicht an Partikel von der üblichen Mikrosomengröße gebunden sein soll[1] und daß ein Gleiches auch für die ersten im Cytoplasma auftretenden markierten Ribonucleoproteide zu gelten scheint[2], so will sich die Vorstellung aufdrängen, daß die nuclearen Ribonucleoproteide erst im Cytoplasma fixiert werden müssen, ehe die spezifisch geordneten Strukturen in Erscheinung treten können und von dem Grundplasma abgrenzbar werden. Es muß dabei offenbleiben, ob diese fixierenden Strukturen nicht doch schon irgendwie vorgebildet sind, mit den nuclearen Ribonucleoproteiden nur imbibiert und dadurch allenfalls noch umgeformt und geordnet werden, oder ob sie sich erst unter dem induzierenden Einfluß der Kernstoffe de novo aus dem Grundplasma entwickeln. Für den zweiten Gedankengang ließe sich anführen, daß eine Abnahme von Ribonucleinsäure in der Regel von einer gleichsinnigen Eiweiß- und Lipoidverarmung begleitet ist. Denn das beweist eine Einschmelzung von Mikrosomen und damit auch von Ergastoplasmastrukturen und macht umgekehrt wahrscheinlich, daß es sich bei dem Sichtbarwerden neuer Lamellen um die Folgen einer echten Neubildung handelt. Gleichviel wie sich diese vielleicht überspitzt formulierte Frage lösen mag, gesichert scheint, daß das Ergastoplasma in seiner typischen Gestalt ein Reaktionsprodukt von Kern und Cytoplasma darstellt, in dem Substanzen beider Partner zu einem neuen Ganzen vereinigt sind.

Die *Ausbreitung* des basophilen Materiales von der perinucleären Region über die ganze Zelle, die freilich nur dann möglich ist, wenn nicht gleichzeitig noch stärkere Einschmelzungsprozesse ablaufen, wie z. B. während der Regeneration des Achsenfortsatzes, oder wenn der Nachschub wenigstens den Abbau überwiegt, läßt sich durch zwei Mechanismen erklären: entweder durch eine Diffusion der Kernstoffe, die, zunächst unmittelbar in seiner Nähe festgelegt, erst nach Erschöpfung der hier vorhandenen Bindungsfähigkeit auch die peripheren Zellareale erreichen und erst dort, an Ort und Stelle, die Ergastoplasmastrukturen entstehen lassen, oder durch eine langsame periphere Verlagerung der perinucleär entstehenden Elemente in zentrifugaler Richtung. Eine Entscheidung wäre vielleicht durch kurzfristige Zufuhr markierter Substanzen und nachfolgende Autoradiographie zu ermöglichen, zur Zeit läßt sie sich jedoch nicht treffen. Für jede These lassen sich einige Beobachtungen ins Feld führen. Daß die basophilen Strukturen der Leber in Kernnähe häufig selbst im lichtmikroskopischen Bereich zu langen konzentrischen Ringen, in der Peripherie dagegen nicht selten zu radiär gestellte Schollen angeordnet sind, besonders wenn große Cytoplasmaeinschlüsse, Glykogen etwa oder Fett, vorhanden sind,

---

[1] Jeener und Brachet 1941, 1942, Brachet 1950.
[2] Jeener und Szafarz 1950, Hurlbert und Potter 1952, Smellie und Mitarbeiter 1953, Bennett 1953; vgl. die Abbildungen bei de Robertis 1954.

legt eine Interpretation im ersterwähnten Sinne nahe. Die Bilder, die man bei der Regeneration des Neuriten zu sehen bekommt — dem Kern oder einer Kernbucht einseitig angeschmiegte, basophile Massen bei aufgehelltem, an NISSL-Schollen freien Ursprungskegel —, sprechen mehr für einen steten Nachschub fertig ausgebildeter Systeme, die dann am eigentlichen Reaktionsort jeweils wieder aufgelöst werden. Daran ist um so mehr zu denken, als ein ganz ähnlicher Vorgang den kontinuierlichen proximo-distalen Eiweißstrom unterhält, der in den Neuriten somatischer[1] wie vegetativer „neurosekretorischer"[2] Ganglienzellen nachgewiesen ist. Es spricht nichts dagegen, diese an der Ganglienzelle gewonnenen Erfahrungen mutatis mutandis auch auf andere Zellen zu übertragen.

Wie dem auch sein mag, es scheint sich bei der ersten Entstehung und genau so bei der Wiederherstellung der für jede Zellart nach Menge und Anordnung normalerweise recht charakteristischen Ergastoplasmastrukturen um einen dreiphasischen Prozeß zu handeln: Abgabe von nucleolarem Material, Ausbildung der spezifischen Strukturen als Reaktionsprodukt von Kern- und Plasmastoffen, zunehmende Ausbreitung über den ganzen Zellkörper.

Die innige Verbundenheit von Kern und Cytoplasma, die bereits bei der Genese dieser Strukturen zum Ausdruck kommt, wird noch dadurch unterstrichen, daß bei ausdifferenzierten Zellen die Verminderung der regelhaften Ergastoplasmamenge, gleichviel wodurch sie zustande kommt, augenscheinlich den *Reiz* darstellt, der den Kern *zu einer Nachlieferung* der verloren gegangenen Ribonucleoproteide anregt[3]. Manches spricht sogar dafür, daß auch eine funktionelle Blockade der cytoplasmatischen Ribonucleinsäuren, z. B. durch Acridinfarbstoffe[4] (vgl. S. 495) in gleicher Weise beantwortet wird[5]. Dieser Reiz bleibt solange wirksam, bis die normale Ausgangslage wiederhergestellt ist. Voraussetzung ist freilich, daß die Kompensationsfähigkeit des Kernes nicht überschritten wird — andernfalls kann der Überlastungstod die Folge sein — und daß sich die Lebensbedingungen der Zelle gegenüber der Norm nicht wesentlich geändert haben; denn sonst kommt unter Umständen eine strukturell erkennbare Anpassung zustande. Im allgemeinen aber gilt: je stärker die Abnahme, desto augenfälliger die nucleare Reaktion; je früher im Zelleib das alte Niveau wieder erreicht ist, desto eher erlischt die gesteigerte Aktivität des Kernes. Kern und Cytoplasma stehen also, was den Ribonucleoproteidumsatz der Zelle betrifft, in einem Verhältnis gegenseitiger Abhängigkeit, das uns stets in der nämlichen Weise entgegentritt, wo immer die Analyse der Wechselwirkung zwischen diesen beiden aufeinander abgestimmten Partnern in den Blick genommen wird[6]. Sie bilden ein cyclisches System, das zwar in sich geschlossen, von außen aber leicht zu beeinflussen ist und unter Umständen sogar gesprengt werden kann.

Die Stoffe, die der Kern für die Bildung der basophilen Strukturen aus seinem nucleolaren Depot[7] beigesteuert hat, müssen von ihm natürlich durch synthetische Leistungen ersetzt werden. Dafür ist er wiederum auf das Cytoplasma angewiesen, welches ihm die notwendigen Vorstufen und Energieträger zur Verfügung zu stellen hat[8]. Ist dies nicht möglich, weil die Rohstoffe nicht vorhanden sind, oder die Energieproduktion zu stark gedrosselt ist, so unterbleibt trotz Verminderung der cytoplasmatischen Ribonucleoproteide jede Antwort des

---

[1] WEISS 1944, 1945, 1948, vgl. auch SAMUELS und Mitarbeiter 1951.
[2] Vgl. PALAY 1945, BARGMANN 1949, 1954, CARLISLE 1953, HILD 1954.
[3] CASPERSSON 1941ff., HYDÉN 1943ff., VOGT 1946, 1948, ALTMANN 1952, 1955, HÖPKER 1954.
[4] Vgl. MASSART 1947, SEVAG und Mitarbeiter 1950, GÖSSNER 1951, ZEIGER und Mitarbeiter 1951, 1954, BOGEN und KESER 1954.
[5] WEHLING 1951.   [6] Vgl. HÄMMERLING 1953, ALTMANN 1955.
[7] Vgl. ALTMANN 1952, 1955.   [8] Vgl. STICH 1951, BRACHET 1952, HÄMMERLING 1953.

Kernes. Für den Rohstoffmangel können vermutlich, wie wir noch sehen werden, die hepatocellulären Veränderungen der Nagerleber bei alimentärem Eiweißmangel als Beispiel dienen (vgl. S. 491), für die Folgen einer unzureichenden Energielieferung die Zellschädigungen bei der Tetrachlorkohlenstoffvergiftung. Hier nimmt die cytoplasmatische Basophilie, wie erwähnt, zwar frühzeitig ab, doch löst dies nur an den weniger betroffenen, nicht aber an den meist verarmten, schwerer geschädigten Zellen eine Nachlieferung aus (Abb. 12).

Die bisher dargestellten Ergebnisse vom Feinbau der Ergastoplasmastrukturen, von ihrem Entstehen und Vergehen, sind nicht dazu angetan, die Vorstellung zu stützen, daß die Mikrosomen zu einer *Selbstreduplikation* befähigt seien. Selbst dann nicht, wenn man die im Homogenat nachweisbaren submikroskopischen Granula als Bausteine der tubulären Lamellensysteme anerkennt. Sie können im Grunde nicht einmal als reine Plasmapartikel betrachtet werden, da ihre Ausbildung auf ein Eingreifen des Kernes zurückgeht und gerade ihr charakteristischer Gehalt an Ribonucleoproteiden nuclearen Ursprunges ist. Allenfalls könnten die vom Plasma zu ihrem Aufbau beigesteuerten Substanzen als besondere und eigenständige Strukturen angesehen werden, doch entbehrt eine solche Meinung fürs erste noch jeder tragfähigen Unterlage. Eine Abgrenzung dem Grundplasma gegenüber ist mit morphologischen Mitteln jedenfalls nicht durchführbar. Da in den meisten, wenn nicht gar in allen Fällen vor der Zertrümmerung keine isolierten Mikrosomen vorhanden sind, wird weiterhin auch unter diesem Gesichtswinkel die These unwahrscheinlich, daß sich Mikrosomen zu *Mitochondrien* fortentwickeln könnten und in ihrer Gesamtheit gewissermaßen ein Reservoir für deren Neubildung darstellen. Hier zeigen sich die Grenzen der Zentrifugenmethode, sofern sie ihre Partikel rein nach der Größe klassifiziert. Sie sind zweifellos enger gezogen, als zunächst angenommen wurde. Möglicherweise bedeutet die Anwendung eines Dichtegradienten bei der Zentrifugierung hier einen wesentlichen Fortschritt; wenigstens hat bereits der erste Versuch eine klare, übergangslose Trennung von Mikrosomen und Mitochondrien möglich gemacht[1].

Cytoplasmatische Ribonucleoproteide und celluläre Eiweißbildung.
Die funktionelle Labilität des Ergastoplasmas.

Alle diese Fragen, welche uns das Ergastoplasma hinsichtlich seiner Statik und seiner Dynamik auferlegt, mußten deshalb mit einem gewissen Aufwand behandelt werden, weil dieser Plasmabestandteil offensichtlich am cellulären Eiweißstoffwechsel entscheidenden Anteil hat und weil seine jeweils verwirklichte Ausgestaltung Aufschluß über dessen Intensität zu geben vermag. Das gilt nicht nur für den physiologischen Bereich, sondern weitgehend auch für den Umkreis der Pathobiosen, so daß dem cytologischen Bild auf diesem für jedes Zellwachstum, jede Regeneration und jede intracelluläre Strukturerneuerung so wesentlichen Stoffwechselgebiet eine diagnostische Bedeutung zukommt, die es im Fett- und Kohlenhydratumsatz nicht zu erreichen vermag.

Daß Zusammenhänge zwischen der Sekretbildung und raschem Zellwachstum einerseits und der Häufung basophiler Stoffe im Zelleib andererseits bestehen müßten, ist durch vergleichende Betrachtung verschiedener Zellformen schon früh erkannt worden. Kater beispielsweise hat schon 1928 mit aller Entschiedenheit betont: "Every cell which is located in an actively growing region exhibits at least one invariably characteristic, namely, pronounced basophilia."

---

[1] Holter, Ottesen und Weber 1953.

KEDROWSKI[1] hat diese basophilen Stoffe, die auch nach seiner Meinung für ein intensives Wachstum unbedingt notwendig seien sowie in der Entwicklung aller Gewebe und später in der Funktion einiger Zellformen offenbar eine wesentliche Rolle spielten, geradezu als „saure Anabolite" und als Zwischenprodukt beim Aufbau neuen Cytoplasmas bezeichnet. Darüber hinaus haben dann CASPERSSON sowie BRACHET und ihre Mitarbeiter nachgewiesen, daß das Tertium comparationis im Eiweißstoffwechsel liegt, und daß überall dort im Tier- und Pflanzenreiche ein hoher Gehalt an cytoplasmatischer Ribonucleinsäure, besser wohl an Ribonucleoproteiden, zu finden ist, wo eine intensive Proteinsynthese vonstatten geht. Dabei spielt es keine Rolle, ob es sich um eine Zunahme oder Neubildung zelleigenen Eiweißes handelt, wie bei schnell wachsenden Geweben oder den Nervenzellen, ob die Eiweißsynthese zugunsten des ganzen Organismus erfolgt, so z. B. bei den typischen Drüsenzellen oder bei den für die Albuminproduktion verantwortlichen Leberepithelien, oder ob das ganze System für eine Vermehrung intracellulärer Viren oder Parasiten ausgenutzt wird. Die daraus abgeleitete Vorstellung, daß die Ribonucleinsäure für den cellulären Eiweißstoffwechsel bedeutsam sein müsse, wird durch die allgemeine Erfahrung wesentlich gestützt, daß an solchen Zellen, die nur zu bestimmten Zeiten in eine Phase intensiveren Eiweißumsatzes eintreten, z. B. Oocyten oder manchen Drüsen, die Versorgung des Cytoplasmas mit Nucleolarstoffen und die Ausbildung der ersten gröberen Ergastoplasmastrukturen der Proteinsynthese vorauszugehen pflegt. Auch biochemische Untersuchungen mit Hilfe radioaktiv markierter Verbindungen haben, beispielsweise an der regenerierenden Rattenleber nach partieller Hepatektomie, das gleiche Ergebnis gezeitigt[2]. Die Anwesenheit von Ribonucleoproteiden im Zelleib ist demnach die unabdingbare **Voraussetzung für jede Eiweißsynthese.** Eine Behandlung frischer Gewebe mit Ribonucleasen hat denn auch ein Sistieren im Einbau von Aminosäuren zur Folge[3]. In gleiche Richtung weist die Tatsache, daß rote Blutkörperchen nur als Reticulocyten, so lange sie also noch über Ribonucleinsäure verfügen, Aminosäuren zu assimilieren vermögen[4]. Ebenso wie hier die Einbaurate im gleichen Maße abnimmt, wie sich der RNS-Gehalt vermindert[5], sinkt auch in kernlosen Acetabulariastücken das Ausmaß der Proteinsynthese um so stärker, je mehr sich die Menge der von früher her vorhandenen Ribonucleinsäure verringert[6]. So lange RNS vorhanden ist, kann also Eiweiß gebildet werden. Daß gleichzeitig RNS synthetisiert wird, ist indes nicht notwendig. Es bedeutet daher auch keinesfalls eine Einschränkung oder gar eine Widerlegung der bisher umrissenen Vorstellung, wenn gelegentlich eine Eiweißproduktion ohne RNS-Aufbau gefunden[7] wurde oder wenn sich ergeben hat, daß bei Bakterien durch Antibiotica zwar die Proteinbildung, also die Funktion der Ribonucleoproteide, nicht aber gleichzeitig auch die RNS-Synthese gehemmt wird[8]. Weiter hat sich an Lebergewebe[9] und am Pankreas[10] zeigen lassen, daß die Aktivität zugeführter radioaktiver Aminosäuren in der Mikrosomenfraktion am schnellsten und am höchsten ansteigt. Dadurch wird nahegelegt, daß die Eiweißsynthese in den RNS-haltigen Mikrosomen selbst, bzw. in den ihnen

---

[1] KEDROWSKI 1937, 1941.
[2] PRICE und LAIRD 1950, ELIASSON und Mitarbeiter 1951.   [3] BRACHET 1954.
[4] LONDON und Mitarbeiter 1950, BORSOOK und Mitarbeiter 1952, HOLLOWAY und RIPLEY 1952, NIZET und LAMBERT 1953, GAVOSTO und Mitarbeiter 1954, CHANTRENNE und KORITZ 1954.
[5] HOLLOWAY und RIPLEY 1952, vgl. THORELL 1948.
[6] VANDERHAEGHE 1952, SZAFARZ und BRACHET 1954.
[7] HOKIN 1952.   [8] GALE und FOLKES 1953.
[9] BORSOOK und Mitarbeiter 1949, HULTIN 1950, LEE und Mitarbeiter 1950, KELLER 1951, KELLER und Mitarbeiter 1954, SIEKEVITZ 1952, vgl. auch FICQ 1953.
[10] ALLFREY, DALY und MIRSKY 1953.

entsprechenden Strukturen des lebenden Organismus vonstatten geht. Vor allem spricht dafür, daß selbst isolierte Mikrosomen in vitro einen entsprechenden Einbau von Aminosäuren vornehmen können[1]. Demnach ist durchaus denkbar, daß auch die spezifischen eiweißartigen Sekretionsprodukte von Drüsenzellen im Innern der membranumzogenen Ergastoplasmaschläuche herangebildet werden[2]. Ob allerdings der Prozeß der Sekretbildung und -reifung so einfach ist, wie er für das Pankreas geschildert wurde[3] — hier sollen sich kleine Knospen von den tubulären Strukturen abschnüren und während ihrer Wanderung zum lumennahen Zellpol durch Anreicherung ihres Produktes zu voll entwickelten Sekretgranula werden — ist sehr zweifelhaft, besonders wenn man an die sorgfältigen und umfänglichen Studien denkt, die eine Beteiligung der Golgi-Körper an der endgültigen Ausformung der Granula wahrscheinlich gemacht haben[4].

Es ist besonderer Beachtung wert, daß eine solche Eiweißbildung offenbar auf eine ausreichende Energiezufuhr angewiesen ist — der erwähnte Einbau in die Mikrosomenfraktion unterbleibt bei Sauerstoffmangel und Dinitrophenolvergiftung[5] und in vitro läßt er sich nur dann beobachten, wenn man den Mikrosomen atmende Mitochondrien beigesellt oder dem Medium unmittelbar ATP zugesetzt hat[6,7]. Ob die Mitochondrien darüber hinaus noch besondere Vorstufen bereitstellen[8], kann hier unerörtert bleiben; erwähnt sei nur noch, daß diese stoffwechselphysiologischen Beziehungen wohl die Ursache dafür sind, daß im elektronenmikroskopischen Bild zuweilen ein sehr enger räumlicher Kontakt von Mitochondrien und Ergastoplasmalamellen beobachtet wird[9]. Man wird an diese Zusammenhänge immer dort zu denken haben, wo bei energetischer Insuffizienz eine Störung des Eiweißstoffwechsel oder gar eine Veränderung der Ergastoplasmastrukturen faßbar wird.

Wie sich der Prozeß der **Eiweißbildung** im einzelnen abspielt, insbesondere welche **Rolle der RNS** dabei zufällt, ist freilich trotz aller Bemühungen und aller Hypothesen noch gänzlich unbekannt. Die Morphologie kann nur darauf hinweisen, daß sich die Pentosenucleinsäuren bei der Bereitung der Eiweißkörper vermindern — die Basophilie nimmt ab —, daß sie aber nicht etwa nur von den tragenden Strukturen abgelöst werden, sondern daß diese Strukturen selbst dem Vorgang zum Opfer fallen, so wie wir das eingangs bei der formalen Darstellung der Chromatolyse geschildert haben. Jede Theorie, welche der RNS eine Matritzenfunktion zuschreibt[10], hat mit dieser Tatsache zu rechnen: die Matritze wird bei der Formung neuer Eiweißmoleküle zerschlagen. Die Ursache dafür kennen wir freilich nicht. Vielleicht werden die Phosphorsäuremoleküle der RNS in den Dienst der Energieübertragung gestellt[11] und so dem dadurch zusammenbrechenden Makromolekül entzogen. Diese Abnahme der Basophilie während der cellulären Eiweißbildung ist von jeher immer wieder vermerkt, zuweilen eindringlich hervorgehoben worden, insbesondere bei der Eireifung und an tierischen und pflanzlichen Drüsenzellen[12]. Auch elektronenoptisch ist vereinzelt

---

[1] Borsook und Mitarbeiter 1950, Siekevitz und Zamecnick 1951, Siekevitz 1952.
[2] Allfrey, Daly und Mirsky 1953.
[3] Weiss 1954.   [4] Vgl. Ries 1935, 1938, Hirsch 1939, 1948, Sluiter 1944.
[5] Frantz und Mitarbeiter 1948, Borsook und Mitarbeiter 1949, 1950.   [6] Siekevitz 1952.
[7] Vgl. hierzu auch Keller 1951, Gustafson und Mitarbeiter 1951, 1953, Gustafson 1952, 1953, Hultin 1953, Lindberg und Ernster 1954.
[8] Siekevitz 1952, Lindberg und Ernster 1954.
[9] Zum Beispiel Bernhard und Mitarbeiter 1952, Dempsey 1953.
[10] Zum Beispiel Dounce 1953, Dalgliesh 1953, Brachet 1954.
[11] Vgl. Spiegelman und Kamen 1947, Dounce 1952.
[12] Zum Beispiel Huie 1897, Mathews 1899, Garnier 1890, 1899, Apathy und Farkas 1906, Jörgensen 1918, Ries 1935ff., van Weel 1938, Caspersson, Landström und Aquilonius 1941, Brachet 1940, 1942, 1945, Painter 1945, Pasteels 1948, Huber 1945, 1949, Bretschneider und Ravel 1951, Siniscalco 1951, Macchi 1951.

ein entsprechender Abbau der tubulären Ergastoplasmastrukturen festgestellt worden, so z. B. bei hormonal aktivierten Schilddrüsen[1] und am Pankreas[2]. Demgegenüber wiegt es nicht allzuschwer, daß mit chemischen Methoden bei der Aufarbeitung der ganzen Bauchspeicheldrüse im Verlauf der Tätigkeit keine Schwankungen des RNS-Gehaltes gefaßt werden konnten[3], um so weniger, als an diesem Organ auch die optisch erkennbare Reduktion nicht sehr augenfällig ist und schon unmittelbar nach der Sekretextrusion eine Abgabe nucleolarer Ribonucleoproteide einsetzt, so daß die Konstanz der bestimmten Werte sehr wohl durch ein Gleichgewicht von Abbau und Nachlieferung bzw. Neubildung bedingt sein könnte. Die Tatsache, daß während der Sekretrestitution überhaupt eine solche Abgabe stattfindet[4] und sich unschwer nachweisen läßt, ist im Grunde Beweis genug, daß auch ein „Verbrauch" stattfinden muß.

Weit besser als am Pankreas, bei dem man ja selbst durch forcierte funktionelle Beanspruchung nie einen gänzlichen Schwund der lichtmikroskopischen Basophilie erreichen kann — wahrscheinlich weil die Zellen rhythmisch tätig sind, einen vorgeschriebenen Sekretionscyclus durchlaufen und längere Zeit gegen die Wirkung eines neuen Reizes refraktär bleiben[5] —, läßt sich ein solcher Verbrauch der cytoplasmatischen Ribonucleoproteide an den großen *Ganglienzellen* demonstrieren, wenn sie nach Durchtrennung ihres Neuriten, mit seiner Regeneration, also mit einer intensiven reparativen Eiweißbildung beschäftigt sind[6]. Dabei kommt es sehr rasch zu einer Chromatolyse, die einen regen Nachschub nuclearer Ribonucleoproteide nach sich zieht. Sie werden indessen bereits in unmittelbarer Nähe des Kernes wieder verbraucht — die hohe Phosphataseaktivität dieser Region weist auf den Ablauf synthetischer Prozesse hin[7] — und können erst nach Abschluß der Regeneration wieder in der gewohnten Form in Erscheinung treten. Vorher wird in der Regel ein Stadium übernormaler Schollenbildung durchlaufen, ein Zeichen dafür, daß alle der Nucleoproteidversorgung der Zelle dienenden Mechanismen auf ein höheres Niveau eingestellt waren und nach dem Sinken des Bedarfes erst langsam wieder zur Norm zurückkehren.

Es ist von besonderem Interesse und von besonderer Wichtigkeit, daß ganz die nämlichen Prozesse und Abläufe auch bei starker adäquater Reizung und funktioneller Überbelastung der Nervenzelle zu beobachten sind, gleichviel ob es sich um motorische, sensorische oder vegetative Zellen handelt[6]. Man hat daraus schon früh den Schluß gezogen, die regeneratorische Tätigkeit und die spezifisch nervöse Funktion müßten „in der Wurzel miteinander verwandt" sein[8]. Freilich, seit die cytoplasmatischen Nucleoproteide generell für den Eiweißstoffwechsel in Anspruch genommen waren, wollte sich eine Verbindung zur Funktion der Nervenzelle zunächst so recht nicht finden lassen, bis dann der Nachweis gelang[9], daß dem Nervenfortsatz ein kontinuierliches inneres „Wachstum", eine ständige proximodistale Erneuerung seines Eiweißbestandes eigen ist. Auch die motorischen Neurone unterhalten also einen peripherwärts gerichteten Stoffstrom, nicht nur die vegetativen Kerne des Hypothalamus, bei denen er freilich — wenigstens bei manchen Tieren, vornehmlich beim Hund — mit Hilfe der GOMORI-Methode besonders leicht sichtbar zu machen

---

[1] BRAUNSTEINER und Mitarbeiter 1953.   [2] GAUTIER und Mitarbeiter 1953, WEISS 1954.
[3] RABINOVITCH und Mitarbeiter 1952, DALY und MIRSKY 1953, LANGER und GRAFFI 1955.
[4] OGATA 1883, SAGUCHI 1919, HUBER 1949, ALTMANN 1952.
[5] HIRSCH 1918ff., RIES 1935, 1938, FISCHER und RIES 1936, SLUITER 1944.
[6] Lit. S. 475.   [7] BODIAN und MELLORS 1945, BODIAN 1947.
[8] HEIDENHAIN 1911.
[9] WEISS 1944, 1945, 1948, SAMUELS und Mitarbeiter 1951.

ist[1] und an überlebenden Zellen sogar in vitro verfolgt werden kann[2]. Ebenso ist die Wanderungsgeschwindigkeit, wie sich aus einem Vergleich mit den Beobachtungen von HILD[3] ergibt, von derselben Größenordnung. Im Verein mit den histologisch faßbaren Veränderungen am Zellkörper während stärkerer funktioneller Belastung muß diese Feststellung zwei Folgerungen nach sich ziehen. Erstens, daß diese „Eiweißwanderung" — daß es sich dabei offensichtlich nicht um reine Eiweißstoffe handelt, ist hier ohne Belang — durch die NISSL-Schollen und auf ihre Kosten aufrechterhalten und ermöglicht wird. Zweitens, daß sie durch die Funktion, deren Ausmaß entsprechend, intensiviert, wenn nicht gar erst in Gang gesetzt wird. Dabei ist sie ganz gewiß nicht dem Erregungsvorgang als solchen zuzuordnen; wahrscheinlich dient sie der Wiederherstellung der durch die Erregung gestörten Ausgangslage und der dazu nötigen cellulären Aufbauvorgänge. Auch unter diesem Gesichtswinkel muß also die funktionelle Leistung der Nervenzelle mit einem Abbau gewisser cytoplasmatischer Eiweißstrukturen einhergehen, für deren Neuerrichtung eine Eiweißsynthese notwendig ist. Und diese wiederum ist an die Existenz und den Verbrauch cytoplasmatischer Ribonucleoproteide geknüpft, die ihre Bildung letztlich dem Kerne verdanken und deren Schwund daher spezifische reparative Kernleistungen und morphologisch wohl charakterisierte funktionelle Kernveränderungen nach sich zieht. Es ist leicht einzusehen, daß die Folgen einer Belastung je nach deren Dauer und Intensität und je nach dem Kompensationsvermögen der Zelle recht unterschiedlich sein müssen. Ebenso ist verständlich, daß eine ungewöhnlich starke Beanspruchung zu deutlicher Überanstrengung oder gar Erschöpfung des ganzen an dem Ersatz beteiligten Systems führen wird — als Zeichen dafür werden in solchen Fällen seit langem die durch eine Struktureinschmelzung hervorgerufenen Vacuolen aufgefaßt — und daß sie in extremen Fällen sogar zu ihrem völligen Zusammenbruch und damit zum Tode der betreffenden Zelle führen kann. Durch adäquate Reizung ist dies jüngst für vegetativ tätige Nervenzellen erneut bestätigt worden[4].

In diesen Zusammenhang fügt sich, will uns scheinen, die große Mehrzahl aller morphologischen Befunde ein, die als Zeichen einer spezifischen *neurosekretorischen Tätigkeit* gewisser Nervenzellen interpretiert worden sind. Nur weisen alle Beobachtungen darauf hin, daß hier die geschilderten Vorgänge mit ungewöhnlicher Intensität ablaufen[5]. Dafür spricht, daß der Zellkörper vergleichsweise arm an NISSL-Schollen und häufig in Kernnähe aufgehellt ist, daß der Kern vielfach randständig liegt, groß und oft eingedellt ist, eventuell sogar Kernkugeln enthält, ja daß nicht selten schon unter physiologischen Bedingungen, erst recht bei Belastung der von diesen Zellen gesteuerten Funktionen, Vacuolen zu finden sind[6]. Sie gleichen ganz denen, die nach Axondurchtrennung, also einer regeneratorisch bedingten Anfachung des Eiweißstoffwechsels, oder nach extremer funktioneller Reizung auch an somatischen Ganglienzellen vorkommen und die hier sogar auch im Gefolge einer ischämisch bedingten Ribonucleoproteidverarmung auftreten (Abb. 10) (vgl. S. 476). Sofern sie an vegetativen Ganglienzellen, insonderheit denen des Hypothalamus vorkommen, können sie also nur als Ausdruck eines quantitativ gesteigerten, nicht aber als Hinweis auf ein qualitativ andersartiges Geschehen oder gar als strikter und ausreichender Beweis für eine spezifisch sekretorische Funktion im Sinne einer Hormonproduktion gewertet

---

[1] BARGMANN 1949, 1954, BARGMANN und Mitarbeiter 1950, ORTMANN 1951, HILD 1951, 1952, 1954, SMITH 1951, HILD und ZETLER 1953, HANSTRÖM 1953, SPATZ 1954, vgl. PALAY 1945, SCHARRER und SCHARRER 1954.
[2] Vgl. CARLISLE 1953, HANSTRÖM 1953, HILD 1954.   [3] HILD 1954.
[4] ORTMANN 1951, HILD 1953, LEVEQUE 1953.   [5] Vgl. HILD 1950, ORTMANN 1951.
[6] BARGMANN 1950, HILD 1951, 1952, EICHNER 1951ff., HILD und ZETLER 1953, LEHMANN und STANGE 1953, JEWELL 1953.

werden. Auch die „*Kolloidkugeln*" und Hyalinablagerungen, die besonders bei niederen Wirbeltieren[1] aber z. B. auch an den hypothalamischen Kernen von Vögeln[2] gefunden worden sind und seinerzeit[3] den Anstoß für die Lehre von der Neurosekretion gegeben haben, fallen nicht aus dem Rahmen einer solchen Betrachtungsweise. In allen ihren Erscheinungsformen[4] können sie als verschieden stark eingedickte, den erwähnten Vacuolen nahestehende Ablagerungen der abzutransportierenden Substanz angesehen werden, von denen die genannten vegetativen Ganglienzellen dank ihrer starken funktionellen Beanspruchung eine gewisse Menge, gewissermaßen als Vorrat, zu speichern pflegen. Es verdient jedenfalls der Erwähnung, daß morphologisch sehr ähnliche Einschlüsse auch im Ganglion nodosum von Haustieren vorkommen[5] und in pathologischen Fällen auch an menschlichen Rindenzellen und am Nucleus coeruleus, z. B. bei Schwachsinn, amaurotischer Idiotie, bei Parkinsonismus und in höherem Alter beobachtet wurden[6]. Man darf wohl annehmen, daß auch die Einschlüsse bei der Myoklonusepilepsie hierher gehören[7], wenngleich ihre Entstehung gewiß nicht einfach auf eine den akuten Verbrauch übersteigende Bildung, sondern auf eine stoffwechselphysiologische und funktionelle Fehlleistung unbekannter Ursache bezogen werden muß, die eine Auflösung unmöglich macht, so daß an dem abgelagerten Material alle möglichen sekundären Vorgänge gestaltbestimmend wirksam werden können (vgl. S. 564). Es versteht sich eigentlich von selbst, sei aber, um Mißverständnissen vorzubeugen, doch noch ausdrücklich hervorgehoben, daß solche Überlegungen natürlich nicht dazu berechtigen, grundsätzliche Zweifel am Vorkommen einer Hormonbildung durch Nervenzellen zu äußern; sie sollen nur von einer allzu bereitwilligen Anerkennung solcher morphologischer „Beweise" warnen[8], ohne daß der ganze Fragenkomplex an dieser Stelle im einzelnen erörtert werden kann.

Nimmt man all das hier über die Ganglienzellen Gesagte zusammen, so wird wohl deutlich, daß diese Zellformen dank der Größe und der klaren Gliederung ihres Körpers wie kaum eine andere zur morphologischen Analyse der mit der Eiweißbildung verknüpften Vorgänge geeignet sind. Als besonders günstig erweist sich dabei die Länge des Neuriten, die eine räumliche Trennung der, was die Proteinsynthese angeht, versorgenden von den versorgten Zellbezirken mit sich bringt. Eine Sonderstellung im Rahmen dieser fundamentalen und elementaren Lebensvorgänge ist den Nervenzellen jedenfalls nicht zuzuerkennen, zumal sich alle an anderen Zellen erhobenen einschlägigen Beobachtungen gut und widerspruchslos in die an jenen gewonnenen Vorstellungen einreihen und in ganz der nämlichen Weise ordnen lassen. —

Wenn in irgendeiner Zelle Ergastoplasma reichlich vorhanden ist, kann eine Eiweißbildung vonstatten gehen, braucht es aber nicht. Das zeigt sich insbesondere klar an den Keimblättern von Bohnenembryonen, die gerade während der Samenruhe eine beträchtliche Menge von RNS enthalten[9]. Hat aber eine stärkere Proteinsynthese erst einmal eingesetzt, so ist sie auf die Dauer nur aufrechtzuerhalten, wenn ein Kern vorhanden ist und für den Ersatz der dabei verbrauchten RNS Sorge tragen kann. Anderenfalls muß sich die Eiweißproduktion mit der Abnahme des Ergastoplasmas allmählich verringern und

---

[1] Literatur bei SCHARRER und SCHARRER 1954, vgl. CLARA 1953.
[2] BARGMANN und JACOB 1952. [3] SCHARRER 1928.
[4] Vgl. SMITH 1951, SCHARRER und SCHARRER 1954. [5] H. MÜLLER 1939.
[6] Vgl. SPIELMEYER 1913, 1922, LIEBERS 1927, BEHEIM-SCHWARZBACH 1952, 1954 (Literatur).
[7] LAFORA und GLUECK 1911, LAFORA 1911, 1923, 1924, OSTERTAG 1925, ROIZIN und FERRARO 1942, NOETZEL (Literatur) 1955.
[8] Vgl. CLARA 1953. [9] OSAWA und OOTA 1953.

schließlich erliegen. Das zeigen die Beobachtungen bei der Reifung der roten Blutkörperchen, beim Übergang von Reticulocyten zu Erythrocyten, die wir schon einmal angeführt haben (vgl. S. 483), ebenso wie die Erfahrungen, die an kernlosen Amoeben[1]- und Acetabularia[2]-Hälften gewonnen worden sind. Nach kürzerer — bei Amöben — oder längerer Zeit — bei Acetabularien — geht hier die Eiweißbildung zurück und der Regenerationsanlauf kommt zum Stehen. Die Menge des jeweils vorhandenen basophilen Materiales darf daher, besonders unter ungewöhnlichen Bedingungen, nicht von vornherein als Gradmesser der cellulären Eiweißbildung gelten. Sie kann nur als Maßstab dafür dienen, zu welcher Eiweißproduktion die Zelle ohne weiteres befähigt und bereit ist[3]. Sie sagt aber nichts darüber aus, ob dieses Vermögen im Augenblick auch ausgenutzt wird oder kurz vorher ausgenutzt wurde. Um dieses auf Grund morphologischer Untersuchungen mit einiger Sicherheit sagen zu können, bedürfte es des Nachweises eines gerade ablaufenden, funktionell bedingten Verbrauches oder, leichter erkennbar, eines gesteigerten nuclearen Nachschubes, bzw. einer erhöhten nuclearen Aktivität, deren Kennzeichen freilich nicht hier, sondern erst in dem der Kernfunktion gewidmeten Beitrag geschildert werden können.

Aus alledem ergibt sich eine klare Bestätigung der älteren, im Grundsätzlichen übereinstimmenden, im einzelnen freilich voneinander abweichenden Vorstellungen, die in den verschiedenen Erscheinungsformen des Ergastoplasmas an den jeweils untersuchten Organen stets eine Art von **Reservestrukturen** oder **Reservestoffen** gesehen haben. Das gilt besonders für die Gedankengänge Heidenhains, der die Nissl-Schollen geradezu als Cytochromatin bezeichnete, dazu bestimmt, die Zellfunktion zu ermöglichen und die Tätigkeit des Kernes zu unterstützen und zu ergänzen. Freilich ist das Ergastoplasma eine Reserve eigener Art, nicht einfach ein aufgespeicherter und abgelagerter paraplastischer Stoff, sondern eine organisierte Struktur[4], die bei ausdifferenzierten, über längere Zeit gleichmäßig und gleichartig tätigen Zellen im Rahmen ihrer Eiweißbildung nicht nur einem ständigen Ab- und Aufbau unterliegt, sondern in ihrer Größe normalerweise auch an die Leistungen angepaßt ist, die von den betreffenden Zellen gefordert werden. Daher rührt es, daß der Grad der Basophilie bei einer vergleichenden Betrachtung verschiedener Zellformen, wenn deren Tätigkeitsphasen nicht allzu stark voneinander abweichen, im großen und ganzen trotz der eben hervorgehobenen Einschränkungen doch als Hinweis auf die ihnen eigene Intensität des Eiweißstoffwechsels genommen werden kann. Das gilt auch für die wechselnde Ausprägung, welche an ein und derselben Zellart bei verschiedenen Lebewesen festzustellen ist, nur dürfen Organisation und Lebensbedingungen nicht allzusehr voneinander abweichen: die Leberzellen der kleinen Nager sind reich an Ribonucleoproteiden, die zu deutlichen und lokalisierten Schollen angeordnet sind; die des Menschen hingegen sind durch eine weit geringere, lichtmikroskopisch meist diffuse, nur hier und da etwas akzentuierte Basophilie ausgezeichnet. Die Halbwertszeit der Eiweißmoleküle beträgt denn auch beim Menschen 80, bei der Ratte hingegen nur 8 Tage[5]. Aus eben diesem Grunde haben die kleineren Nager auch einen viel höheren Eiweißbedarf als der Mensch, und so wird verständlich, daß ein alimentärer Eiweißmangel bei ihnen weit schwerere Folgen hat und weit schneller zu Schädigungen der Leberepithelien, zu Nekrosen und sekundär zu Cirrhosen führen muß, als das beim Menschen der Fall ist. Vergleicht man indes den Menschen oder andere Säuger mit Kalt-

---

[1] Brachet 1950, 1952, 1954, Linet und Brachet 1951.
[2] Vgl. Hämmerling 1934, 1953, Brachet und Chantrenne 1951, Vanderhaeghe 1952, Szafarz und Brachet 1954, Brachet 1954.
[3] Caspersson 1950.   [4] Vgl. Kedrowski 1937.   [5] Literatur bei Borsook 1952, Lang 1952.

blütern, so muß eine solche Betrachtungsweise in die Irre führen. Die bei diesen stoffwechselträgen Organismen nach ausreichender Nahrungsaufnahme sichtbaren Schollen dienen nicht so sehr den akuten Anforderungen, sie sind vielmehr weit stabilere Gebilde, gleichsam vorsorglich und auf lange Sicht angelegte Reserven, dazu bestimmt, erst in Hungerzeiten oder während der Winterruhe langsam abgebaut zu werden, um den Bluteiweißspiegel und damit den Eiweißstoffwechsel des Organismus auch unter diesen Umständen aufrechterhalten zu können.

Die Regel, daß die **Größe des Ergastoplasmas,** also die Menge der funktionellen Reserven, das Ausmaß des cellulären Eiweißumsatzes widerspiegelt, gilt innerhalb gewisser Grenzen auch für die gleiche Zellform derselben Tierspecies. Das liegt daran, daß sich die Zelle an eine wechselnde funktionelle Beanspruchung strukturell weitgehend *anzupassen* vermag. Wir haben diese ihre Fähigkeit schon bei den quantitativen Veränderungen des Chondrioms hervorgehoben; beim Ergastoplasma wird sie indes noch deutlicher faßbar. Wird beispielsweise die Schilddrüse durch eine Entfernung der Hypophyse inaktiviert, so verringern sich die elektronenmikroskopisch sichtbaren lamellären Strukturen[1]. Stellt man die Bauchspeicheldrüse durch Atropin für einige Zeit ruhig, so ist das Ergastoplasma in den resultierenden extremen Stapelzellen beträchtlich vermindert — daher pflegt übrigens bei solchen Zellen nach erzwungener vollständiger Extrusion die Ergastoplasmamenge durch sofortige nucleare Stoffabgabe zuzunehmen, offenbar deshalb, weil die noch vorhandene Menge für die notwendige Sekretrestitution nicht ausreichend wäre. Ebenso hat eine Unterbindung des Speicheldrüsenausführungsganges eine baldige Abnahme der cytoplasmatischen Basophilie der Drüsenzelle zur Folge[2]. Wird dagegen die eiweißbildende Funktion der Leber im ovariellen Cyclus oder durch experimentelle Zufuhr von Follikelhormon oder Oestradiol angeregt, so findet man morphologisch wie chemisch eine Ribonucleoproteidvermehrung[3], während eine Ovariektomie eine Verringerung nach sich zieht[4]. Auch am Pankreas führt eine besondere durch mehrfach wiederholte Pilocarpindosen ausgelöste Funktionssteigerung zu einer auffallend starken Entwicklung des Ergastoplasmas: der Zelleib wird reichlicher mit Reserven ausgestattet und vermag daher die nächste von ihm verlangte, infolge der extremen Sekretabgabe besonders aufwendige Eiweißsynthese leichter durchzuführen und die reizbedingte Störung der Ruhelage eher wieder rückgängig zu machen. Ebenso können auch an Ganglienzellen länger anhaltende, nicht allzu starke Reize zu einer Vermehrung der NISSL-Schollen führen[5]. Es ist verständlich, daß alle solche Kompensationen nur dann gelingen können, wenn sich auch die vorgeschalteten Glieder der Funktionskette den gesteigerten Anforderungen anzupassen vermögen. So findet man in solchen Fällen stets auch am Kern die Zeichen stärkerer Aktivität und größerer Funktionsbereitschaft. Dadurch sind dann wieder, wie bei der normalen Ausgangslage, alle Teile harmonisch aufeinander abgestimmt — das gesamte am cellulären Eiweißstoffwechsel beteiligte System, von dem das Ergastoplasma ja nur einen kleinen Ausschnitt und ein spätes Glied darstellt, ist auf ein höheres Niveau gehoben, das so lange gehalten wird, wie die Zelle diesen gesteigerten, aber nicht übersteigerten Anforderungen ausgesetzt bleibt.

Werden jedoch im Laufe der Zeit oder gar von Anfang an die eiweißbildenden Kräfte überfordert, so schwindet das Ergastoplasma in der Zelle mehr und mehr

---

[1] BRAUNSTEINER und Mitarbeiter 1953.   [2] JUNQUEIRA 1951.
[3] CLAVERT und RANDAVEL 1947, RANDAVEL 1948, CLAVERT 1950, 1951, 1952, CAMPBELL und Mitarbeiter 1953.
[4] KORENCHEVSKY 1941.   [5] Vgl. HILLARP 1949, ORTMANN 1951, HILD 1951.

dahin, bis es schließlich nur noch unmittelbar an der Kernmembran, also an seiner Entstehungsstätte, zu finden ist. Trotz intensivster nuclearer Tätigkeit reicht die dem Cytoplasma zugeführte Ribonucleoproteidmenge eben nicht aus, Reserven aufzubauen und anzulegen. Die normale Korrelation in der Ausbildung der einzelnen Kettenglieder des Systems, die auch bei der voll kompensierten stärkeren Beanspruchung gewahrt blieb, ist aufgegeben. Es leuchtet ein, daß eine nur geringfügige weitere Anspannung der cellulären Kräfte, deren Zusammenbruch und damit schließlich den Zelluntergang nach sich ziehen muß.

Durch solche und ähnliche Überlegungen ist man wiederholt dazu gelangt, die physiologischen und pathologischen Schwankungen im Erscheinungsbild der cytoplasmatischen Ribonucleoproteide zu typisieren und zur *Diagnose* der jeweiligen *Situation im Eiweißstoffwechsel* der Zelle auszunutzen[1]. Das kann freilich nur dann befriedigend gelingen, wenn nicht das Ergastoplasma allein, sondern zugleich auch der Kern berücksichtigt wird. Geschieht dies aber, und ist zugleich das unter physiologischen Bedingungen gewahrte Durchschnittsbild genau bekannt, so sind recht exakte Aussagen möglich. Sie müssen an jenen Zellen besonders bedeutungsvoll sein, bei denen der ganze Prozeß der Eiweißbildung für gewöhnlich der Erneuerung oder dem Ersatz zelleigener Proteine dient, die bei der Funktion irgendwie abgebaut werden, wie es für die Ganglienzelle angenommen werden darf, wie es ähnlich aber auch bei der Leberzelle der Fall ist, deren Plasmaeiweiß die unmittelbare Quelle der Blutalbumine darstellt. Denn in diesen Fällen bringt eine funktionelle Überbelastung in ganz besonderem Maße und ganz unmittelbar die Gefahr des Strukturzusammenbruches mit sich. Für die Ganglienzelle brauchen wir das nach dem bisher Gesagten nicht näher auszuführen; an der menschlichen *Leber* sei es indessen noch einmal beispielhaft belegt, zumal die cytologischen Kriterien, an intravital gewonnenen Leberpunktaten angewandt, ein wesentliches Hilfsmittel für die morphologische Funktionsdiagnostik und für die Prognosestellung abgeben können[2]. Die menschliche Leberzelle ist, wie schon gesagt, unter physiologischen Bedingungen bei regelhaftem Eiweißumsatz lichtmikroskopisch durch eine mäßige diffuse Basophilie ausgezeichnet, bei der nur hier und da kleine und unscharfe Verdichtungen gefunden werden. Zuweilen zeigt sich dabei eine Bevorzugung des Gallenpoles, besonders bei Gallenstauungen, worauf wir später noch einmal hinzuweisen haben. Nicht selten beobachtet man nun aber im Krankengut auch sehr kräftige, wohl abgesetzte Schollen, wie sie für die Nagerleber charakteristisch sind. Nach dem Besprochenen ist daraus zu schließen, daß der Eiweißumsatz erhöht ist und daß sich die Zelle an die vermehrten Anforderungen voll und ganz angepaßt hat. Man findet dergleichen z. B. bei Lebercirrhosen, wo die zahlenmäßig verringerten Epithelien die gleichen Leistungen im Dienste des ganzen Organismus aufbringen müssen, die normalerweise von weit mehr Zellen vollbracht werden, ebenso bei manchen Infektionskrankheiten[3], vermutlich, weil sie mit einer Steigerung des Eiweißumsatzes im ganzen Organismus einhergehen, und ebenso bei größeren leberfernen Tumoren, die durch ihr Wachstum und ihren Zerfall die Leber gleichermaßen belasten. In anderen Fällen sieht man zwar die Zeichen einer intensiven nuclearen Aktivität und auch eine dichte perinucleäre Schale, aber die peripheren Zellabschnitte sind ohne jede Nucleoproteide (Abb. 11),

[1] Vgl. Dolley 1909ff., Ingersoll 1923, Caspersson und Santesson 1942, Hydén 1943, Lagerstedt 1948, Krogh 1950, Ortmann 1951, Szanto und Popper 1951, Ritzenfeld 1952, Altmann 1953.
[2] Vgl. Rich und Armstrong 1949, McKay und Farrer 1950, Popper, Waldstein und Szanto 1950, Szanto und Popper 1951, Ritzenfeld 1952, Altmann 1953.
[3] Santee 1936, Rich und Armstrong 1949.

ja hier sind zuweilen schon Bilder zu sehen, die denen an überreizten Ganglienzellen ähneln und für ein Überwiegen der dissimilatorischen Prozesse über die
reparierend-assimilatorischen sprechen. Dergleichen kommt etwa bei fortgeschrittenen atrophischen Lebercirrhosen mit allzu geringer Zellzahl und
beträchtlichen Störungen im Pfortaderkreislauf vor oder bei einer Virushepatitis,
bei welcher der Zellstoffwechsel, besonders der Nucleoproteidumsatz, durch die

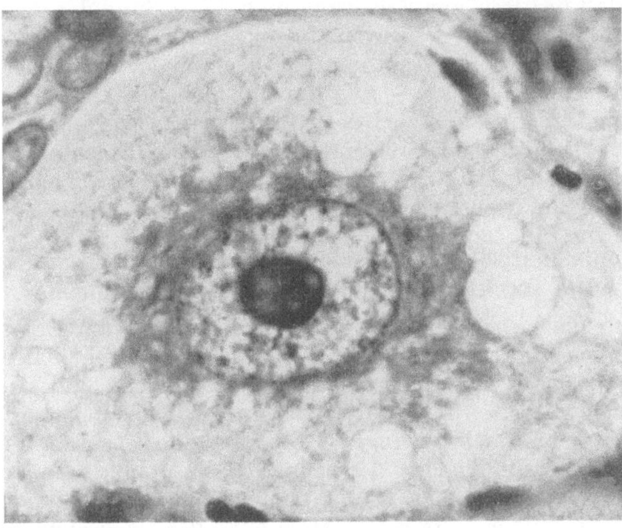

Abb. 11. Hypertrophierte menschliche Leberzelle. Perinucleäre Häufung von dichtem, zum Teil fädigem
Ergastoplasma, peripherwärts abnehmend und die Außenbezirke stellenweise ganz freilassend. Auffallend großer,
von Vacuolen durchsetzter Nucleolus. Intravitales Leberpunktat, chronische Hepatitis, Formol, Kresylviolett.

Virusvermehrung aufs stärkste beansprucht wird. Man hat solche Bilder sinngemäß als Übersteigerung der eiweißbildenden Zellfunktionen und als Überbeanspruchung der daran beteiligten ergastoplasmatischen Bildungen zu interpreticren und zugleich als Hinweis auf eine Gefährdung des Zellebens aufzufassen.

Im Gegensatz dazu ist die bekannte Verarmung an ergastoplasmatischen
Strukturen, die sich bei alimentärem Eiweißmangel in der Nagerleber einstellt,
in gerade entgegengesetzter Weise als Zeichen einer der Zelle aufgezwungenen
Inaktivität zu deuten[1]. Dieser Schwund erfolgt bei absolutem Hunger sehr
rasch, innerhalb weniger Tage. Er geht offensichtlich darauf zurück, daß
die Ergastoplasmastrukturen zur Aufrechterhaltung des normalen Bluteiweißspiegels verbraucht werden[2] — er sinkt ab, wenn sie geschwunden sind[3] —
ohne daß eine Neubildung stattfindet. Denn der Kern ist, wenigstens bei
absolutem Proteinentzug[4], morphologisch gesehen, inaktiv und läßt dementsprechend bei chemischer Prüfung eine Verarmung an Ribonucleinsäuren und den
mit ihnen verbundenen höheren Eiweißkörpern erkennen[5]. Versuche mit radioaktiv markierten Substanzen haben denn auch das zu erwartende Resultat
geliefert: die Geschwindigkeit der Nucleotidsynthese ist schon bei eiweiß- und
calorienarmer Kost deutlich herabgesetzt[6]. Das alles kann mit LAGERSTEDT
nur so gedeutet werden, daß das gesamte am Eiweißstoffwechsel beteiligte

<hr>

[1] LAGERSTEDT 1948.   [2] Vgl. STENRAM 1954.
[3] Vgl. ELMAN und HEIFITZ, BRACHET 1950, SZANTO und POPPER 1951.
[4] Vgl. aber STENRAM 1953, STOWELL 1949.   [5] KURNICK 1952.
[6] WIKRAMANAYAKE und Mitarbeiter 1953, MUNRO und Mitarbeiter 1953.

System lahmgelegt worden ist. Nur kennt man den Weg noch nicht genau, der dazu führt. Werden dem Kern im Eiweißmangel die für seine RNS-Synthesen notwendigen Vorstufen nicht mehr ausreichend zur Verfügung gestellt, so daß gleichsam die Quelle des Stromes gedrosselt wird und schließlich versiegt? Oder handelt es sich um eine Art funktioneller Atrophie, dadurch ausgelöst, daß im Cytoplasma nach einiger Zeit aus Substratmangel keine Eiweißsynthesen mehr ablaufen, so daß der Reiz zur Erhaltung und Neubildung der dazu notwendigen Eiweißstrukturen fortfällt? Wenn auch das erste wesentlicher erscheint — bei völligem Eiweißentzug gehen Inaktivitätserscheinungen am Zellkern der Ergastoplasmaverminderung voraus[1] — so ist doch auch der zweitgenannte Vorgang nicht außer acht zu lassen. Wird doch im Eiweißhunger auch der Bestand an Zellfermenten erheblich reduziert[2] und stellt doch das Ergastoplasma grundsätzlich eine adaptive Bildung dar, die nur dann in einem Fließgleichgewicht erhalten bleibt, wenn sie funktionell beansprucht wird.

Cytoplasmatische Ribonucleoproteide und Zellschädigung.
Die strukturelle Labilität des Ergastoplasmas.

Lassen sich die bisher geschilderten Veränderungen am Ergastoplasma und an dem Ribonucleoproteidbestand der Zelle noch auf die eine oder andere Weise mit dem Eiweißumsatz der Zelle in Verbindung bringen und als direkte Folge ihrer funktionell bedingten Labilität erklären, so will das bei einer Reihe anderer Beobachtungen nicht mehr gelingen. Dabei handelt es sich um solche Verminderungen oder Aufhebungen der cellulären Basophilie, die auf eine **Unterdrückung der energieliefernden Zellreaktionen** zurückgehen und sich so rasch einstellen, daß die früher besprochene Hemmung des Nachschubes vernachlässigt werden kann. Ätiologisch kommen hier alle jene Faktoren in Betracht, die zu einem schweren Grad der Hypoxydose führen, Gifte z. B. wie Tetrachlorkohlenstoff[3], Sauerstoffmangel, Unterbrechung der Blutzufuhr oder Entzug des für die Energielieferung notwendigen Substrates, wofür der Glucosemangel des Zentralnervensystems[4] beispielhaft ist. Gerade die bei der Hypoglykämie gewonnenen Erfahrungen sind besonders wichtig, weil sie gezeigt haben, daß die zentralnervösen Läsionen von Krampfanfällen unabhängig sind und daher nicht als alleinige Folge einer allenfalls auftretenden Hyperfunktion gedeutet werden können. In allen diesen Fällen werden offenbar zunächst und vor anderen cytoplasmatischen Elementen die Ergastoplasmastrukturen zerstört, so daß sie geradezu als Indicator für eine anders kaum erkennbare Zellschädigung dienen können. Sie sind also nicht nur einem ständigen funktionell bedingten und funktionell unterhaltenen Auf- und Abbau unterworfen, sondern auch, und wahrscheinlich aus eben diesem Grunde, durch eine besondere primäre Strukturlabilität ausgezeichnet. Auch unter diesem Gesichtswinkel könnten sie mit Recht als *„labiles Cytoplasmaeiweiß"* bezeichnet werden. Vielleicht ist ihre Strukturerhaltung auf eine kontinuierliche Zufuhr vergleichsweise hoher Energiebeträge angewiesen[4].

Daß es sich bei den erwähnten Eingriffen wirklich um eine Strukturzerstörung handelt, dafür spricht schon die Schnelligkeit, mit der eben diese Prozesse einsetzen — wir sahen beispielsweise schon 20 min nach einer 4 min dauernden Unterbrechung der cerebralen Durchblutung eine Chromatolyse der Purkinje-Zellen, ja schon eine Vacuolenbildung (Abb. 10). Zum anderen wird es durch

---

[1] Lagerstedt 1948.   [2] Vgl. McCane 1948, Miller 1948.
[3] Vgl. Rosin und Doljanski 1946, Stowell und Lee 1950, Koch-Weser und Mitarbeiter 1951, Williams 1951, Krone 1952.
[4] Vgl. Höpker 1953, 1954.

die Beobachtung erhärtet, daß nach 12stündiger zu völligem Verlust der Basophilie führender Ischämie eines Leberlappens biochemisch eine starke Verminderung von Eiweiß und RNS in den Granulafraktionen, aber nur eine sehr geringe
Abnahme in der überstehenden Flüssigkeit gefunden wurde, so daß die freie RNS
im Verhältnis zur gebundenen um mehr als 100% zugenommen hatte[1]. Denn
dies läßt sich nur so erklären, daß die ursprünglich vorhandenen Ergastoplasmastrukturen weitgehend desintegriert worden sind. Die Folgerung ist um so mehr
berechtigt, als bei umschriebenen experimentell erzeugten Cytolysen eine Spaltung
von Ribonucleoproteidkomplexen hervorgehoben worden ist[2] und sich bei
Zentrifugenversuchen in vitro am Beispiel des Seeigeleies zeigen ließ, daß eine
Abtrennung der Pentosenucleoproteide von der Hauptmenge der Eiweißgranula
bereits durch höher konzentrierte KCl-Lösungen zu erreichen ist[3]. Jedenfalls
vermag ein solcher Vorgang befriedigend zu erklären, wieso bei manchen Leberschädigungen ganz im Gegensatz zur Norm eine Diskrepanz zwischen dem Grad
der morphologisch erkennbaren Basophilie und den chemisch bestimmten RNS-
Werten gefunden werden konnte[4]. Es versteht sich, daß in allen solchen Fällen
die Aussage des morphologischen Bildes, was den Zellzustand, den Grad der
Strukturalteration wie die Größe der noch vorhandenen Reserven angeht, ge-
wichtiger sein muß als die der chemischen Analyse.

Auch der Ablauf der *postmortalen Veränderungen* des Ergastoplasmas, der
nach Ausweis der bisher vorliegenden elektronenoptischen Untersuchungen mit
einer Anschwellung des intermembranösen Raumes beginnt[5], läßt diese Strukturlabilität deutlich werden, wenn sie auch nur an solchen Zellen leicht und regelmäßig zu erfassen ist, die dank ihrer spezifischen physikochemischen Organisation
nicht nur zu raschen Umwandlungen neigen, sondern auch, statt durch eine Tendenz zu postmortalen Verfestigungen und Koagulationen, durch eine Vorliebe
zu Auflösungs- und Verflüssigungsprozessen gekennzeichnet sind. Hierher gehören gerade die großen Ganglienzellen und unter ihnen besonders die PURKINJE-
Zellen[6], bei denen die Autolyse genau so wie eine schwere Zellschädigung mit
einer Auflösung der NISSL-Schollen beginnt, die dann über eine Abblassung
des Cytoplasmas zu einem unscharf begrenzten vacuolären Zerfall fortschreiten
kann[7].

Die Wirkung einer Schädlichkeit bleibt aber nur dann auf eine Zerstörung
der Ribonucleotide beschränkt, wenn sie zu schnell zum Tode der betroffenen
Zelle führt oder zu einschneidend ist, als daß eine Kompensation des angerichteten
Schadens und eine Neubildung mit Hilfe des Kerns möglich wäre. Denn an
und für sich stellt auch eine derartige Einbuße an ergastoplasmatischen Strukturen, genau so wie ein funktioneller Verbrauch, einen Reiz für den Zellkern
dar, den Verlust wieder auszugleichen. Daher beherrschen solche Vorgänge
die Erholungsphase, wie sich besonders gut an großen Ganglienzellen nach
rechtzeitiger Aufhebung einer experimentellen Durchblutungsdrosselung zeigen
ließ. Bei geringerer Intensität der Schädlichkeit können sie aber natürlich bereits
während des Angriffes selbst wirksam werden und so das morphologische Bild
vielfältig modifizieren. Ja es kann sogar vorkommen, daß die Strukturalteration
als solche unauffällig bleibt und von überschießenden Kompensationsmechanismen
überholt und überdeckt wird, eine Tatsache, die für die Auflösung mancher

---

[1] DROCHMANS 1947, 1950; vgl. auch GAVOSTO und MOYSON 1953.
[2] KOPAC 1950.   [3] TSUBOI und Mitarbeiter 1954.
[4] KOCH-WESER und Mitarbeiter 1950, FARBER und Mitarbeiter 1951; vgl. aber MIRSKY,
ALLFREY und DALY 1954.
[5] SJÖSTRAND und Mitarbeiter 1953.   [6] Vgl. STRÄUSSLER 1906, SPIELMEYER 1922.
[7] Vgl. VAN GEHUCHTEN 1904, MARINESCO und MINEA 1912, CAMERER 1943, KOENIG und
KOENIG 1942, HÖPKER 1954.

scheinbarer Widersprüche wichtig ist. Auch ist zu bedenken, daß es im Zuge der cellulären Reparationsvorgänge zusätzlich zu einem funktionellen Verbrauch der noch vorhandenen oder bereits neugebildeten Ergastoplasmastrukturen kommen kann, dann nämlich, wenn auch Eiweißstrukturen des Grundplasmas angegriffen und aufgelöst worden sind, so daß sie nun mit Hilfe des Ergastoplasmas und auf dessen Kosten ersetzt werden müssen.

Ein schönes Beispiel für die Breite des morphologischen Spektrums bieten wiederum die Epithelveränderungen der Leber bei experimenteller Tetrachlorkohlenstoffvergiftung, bei der zugleich ein läppchenperipher gerichteter Gradient

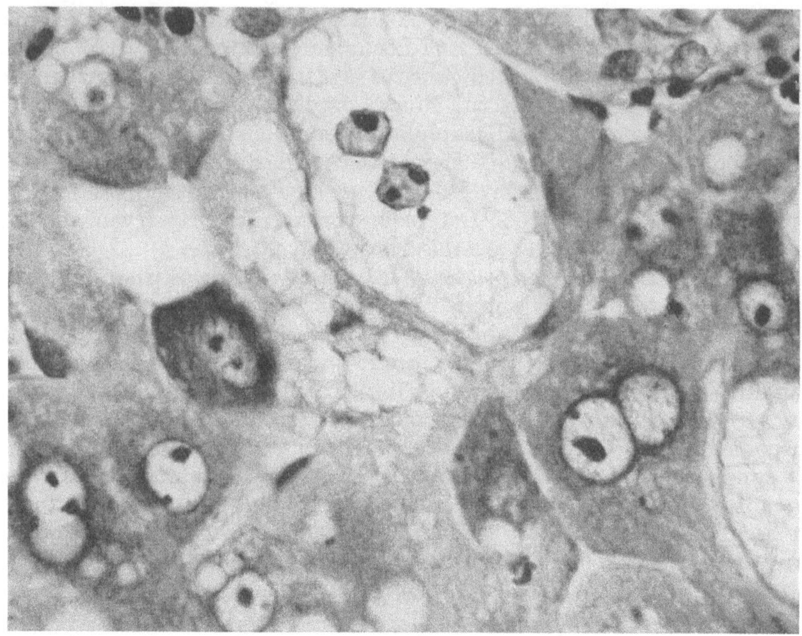

Abb. 12. Kaninchenleber bei subakuter Tetrachlorkohlenstoffvergiftung. Entwicklungsstufen der „blasigen Entartung", mit einer Vacuolenbildung in den an RNS verarmten, flüssigkeitsreicheren und daher aufgequollenen Zellen beginnend, zu wabiger Umwandlung der nur noch von ungefärbten Plasmasträngen durchsetzten Zellen fortschreitend (kleine Kerne, keine perinucleären Ribonucleoproteide!). Manche kaum vergrößerte Zellen mit beträchtlicher gesteigerter Basophilie des ganzen Zelleibes. Formol, Kresylviolett.

der Zellschädigung erkennbar ist. Hier findet man neben den läppchenzentralen Lebernekrosen schwere irreversible bis zu ausgedehnten Plasmaeinschmelzungen vorangetriebene Zellschädigungen — die sog. blasigen Entartungen — ohne oder mit nur sehr geringen Zeichen einer perinucleären Erneuerung und alle Stadien einer karyotischen Funktionssteigerung und cytoplasmatischen RNS-Anreicherung (Abb. 12). Gemeinhin — und sicher mit Recht — wird diese morphologische wie biochemisch faßbare RNS-Vermehrung, die in späteren Erholungsstadien vorherrscht, als Hinweis auf eine dem regeneratorischen Zellersatz dienende Cytoplasmavermehrung aufgefaßt. Doch sollte der intracelluläre Eiweißersatz, die notwendige Steigerung der Aufbauprozesse bei oder nach dem Überwiegen der dissimilatorischen Vorgänge nicht unberücksichtigt bleiben.

So ist es denn, angesichts der Vielfalt der möglichen Zellreaktionen, kein Wunder, daß ein- und dieselbe Schädlichkeit je nach ihrer Intensität und ihrer Dauer und je nach der vorgegebenen, auch bei dem nämlichen Zelltyp nicht stets konstanten Kompensationsfähigkeit recht verschiedene Bilder hervorzurufen vermag, ja daß diesen Faktoren eine weit höhere formalgenetische Bedeutung zukommt als etwa den äußeren Ursachen. Ebenso ist einzusehen, daß in vielen Fällen, gerade bei Zellen mit funktionell sehr labilem Ergastoplasma, also z. B. bei den Ganglienzellen, kein morphologischer Unterschied zwischen einer ungewöhnlichen Funktionssteigerung und einer primären Zellschädigung gefunden werden kann. Solch eine Veränderung, wie sie z. B. in Abb. 10 als Folge einer vorübergehenden Blutabsperrung an einer PURKINJE-Zelle dargestellt ist, unterscheidet sich in nichts von den Bildern, die bei funktioneller Belastung besonders an den ohnehin schon stark aktiven vegetativen Ganglienzellen beobachtet werden können[1]. Andererseits ermöglicht die Größe der Ganglienzellen und die streng zentrifugale Richtung des der Zellfunktion zugeordneten Eiweißstromes gelegentlich doch eine morphologische Abtrennung von cytotoxisch bedingten Schädigungen. Die Kriterien sind cytotopographischer Natur. Während nämlich bei funktioneller Belastung, ebenso wie bei der Regeneration des Achsenfortsatzes die Abnahme der NISSL-Schollen, die Zellaufhellung und allenfalls auch die Vacuolisation zwischen Kern und Ursprungskegel beginnen und die Peripherie sogar ganz verschonen können, wird bei einer toxischen Schädigung umgekehrt oft genug gerade die Peripherie zuerst ergriffen, von wo sich der Prozeß dann gegebenenfalls über die ganze Zelle ausbreitet. Auf diesen Unterschied ist man schon früh aufmerksam geworden und man hat daher das letztgenannte Schädigungsmuster als „primäre Läsion" von der sekundären Läsion bei Axondurchtrennung abgegrenzt[2]. Auch jüngst ist wieder auf die gleiche Differenz hingewiesen worden[3]. Aber ebenso können die Schädlichkeiten, die solch eine primäre Läsion hervorrufen, schon von Anfang an die ganze Zelle mehr oder weniger gleichmäßig befallen, auch ohne daß es unbedingt zum Zelltod unter den aus der Neuropathologie bekannten Bildern[4] zu kommen braucht. Dann resultiert ein völliger Schwund der wohl abgesetzten NISSL-Schollen; statt dessen findet man in dem geschwollenen Zelleib eine diffuse, nicht eben starke Basophilie — das Bild entspricht also der „akuten Zellerkrankung" NISSLs[5] oder der „akuten Schwellung" SPIELMEYERs. Schon VAN GEHUCHTEN[6] hat klar hervorgehoben, daß es im wesentlichen auf den Grad der Schädlichkeit ankommt, welches der beiden Bilder realisiert wird. Eine leichtere, langsamer fortschreitende Alteration erfaßt zunächst die Peripherie, während ein schwererer, schneller sich durchsetzender Eingriff solche Differenzen nicht aufkommen läßt.

Cytoplasmatische Ribonucleoproteide und Acridinfarbstoffe.
Die Blockade des Ergastoplasmas.

Gerade aus den Bildern, die während der Erholungsphase von solchen Schädigungen und ebenso nach funktionellen Überbelastungen zu beobachten sind, geht mit aller Deutlichkeit hervor, daß die ergastoplasmatischen Ribonucleoproteide nicht nur für eine dem Wachstum dienende Vermehrung, sondern auch für die Erneuerung des cellulären Eiweißbestandes verantwortlich sind. So ist es verständlich, daß **Acridinfarbstoffe**, die sich mit ihren Ribonucleinsäuren verbinden[7] und daher am fixierten Präparat wie im lebenden Organismus zu deren fluorescenzmikroskopischen Darstellung verwandt werden[8], infolge einer **Blockierung** und

---

[1] Vgl. die Abb. 4 bei EICHNER 1952.
[2] MARINESCO 1896, vgl. VAN GEHUCHTEN 1897, 1904.
[3] MEESSEN 1949, BEHEIM-SCHWARZBACH 1954.   [4] Vgl. SPIELMEYER 1922.
[5] NISSL 1899.   [6] VAN GEHUCHTEN 1897, 1905.
[7] Vgl. WAGNER-JAUREGG 1936, MASSART und Mitarbeiter 1947.
[8] GÖSSNER 1949, ZEIGER und Mitarbeiter 1951, 1954.

Inaktivierung dieser Synthesestätten zu schweren Störungen des *Eiweißstoffwechsel* führen müssen, die sich nicht nur in Wachstumsstörungen, sondern auch in einer bedrohlichen Unterdrückung der Aufbauvorgänge äußern[1]. Es mag freilich auch sein, daß die Abbauprozesse dadurch gesteigert werden; denn es ist ja nicht zu übersehen, daß diese Substanzen auch die energieliefernden, zur Strukturerhaltung nötigen Reaktionen unterdrücken, offenbar weil sie auch die in den Mitochondrien enthaltenen Ribonucleinsäuren erfassen und damit deren Leistungen beeinträchtigen. Jedenfalls ist eine Schädigung der Mitochondrien an ihrem Zerfall[2] unmittelbar zu erkennen und aus der die Vergiftung begleitenden Atemstörung[3] mittelbar zu erschließen. Die Zellerkrankung, die bei solchen Versuchen faßbar wird, und die in den Zelltod einmünden kann, hat daher viele Wurzeln; je nach der Konzentration und den zeitlichen Verhältnissen mag bald die eine, bald die andere die Vorherrschaft gewinnen.

Für die Hemmung der *Ausscheidung der Leberzellen*, die bei Fröschen nach Vitalfluorochromierung mit Acridinorange beobachtet wurde, scheint indes die Blockade des hepatocellulären Ergastoplasmas entscheidend zu sein[4], unbeschadet der Bedeutung, die einem ausreichenden Sauerstoffangebot für diese Leberfunktion zukommt[5]. Die Abgabe des Farbstoffes an die Gallencapillaren ist nämlich um so unvollständiger, je weniger Ribonucleoproteide im Cytoplasma vorhanden sind[4]. Bei Hungerfröschen, bei denen nur wenig diffus verteiltes basophiles Material entwickelt ist, konnte demnach jede Ausscheidung völlig unterbleiben. Und ebenso erschien das saure Fluoresceinnatrium, das normalerweise rasch von den Leberzellen abgegeben wird[6], je nach dem Grade und dem Ausmaß der Ergastoplasmablockade verzögert oder gar nicht in den Gallecapillaren. Auch bei eiweißarm ernährten, an Leber-RNS verarmten Hunden ist eine ähnliche Hemmung der Eliminationsleistung festgestellt worden[7]. Dergleichen Beobachtungen bedeuten demnach in gewisser Weise eine Bestätigung der alten[8], zuletzt von Kremer[9] nachdrücklich vorgetragenen, aber sogleich zurückgewiesenen[10] These, daß die basophilen Strukturen der Leberepithelien etwas mit ihrer physiologischen Ausscheidungsarbeit zu tun hätten. Wie dieser Zusammenhang zu erklären sein möchte, insbesondere ob und wie dergleichen mit den Aufgaben im Eiweißstoffwechsel zusammenhängen könnte, läßt sich freilich noch nicht überblicken. Denkbar wäre, daß die Galleabsonderung auf die Bildung von Trägerproteinen angewiesen ist, welche die Aufnahme, die Fixierung und den gerichteten Transport der zur Elimination bestimmten Stoffe erst ermöglichen. Bei der intracellulären Ablagerung von Gallenpigmenten wie von sauren Vitalfarbstoffen werden solche Eiweißträger ja sogar in morphologisch faßbarer Weise von der Zelle zur Verfügung gestellt. Wie dem auch sei, Tatsache ist jedenfalls, daß schon unter physiologischen Bedingungen das basophile Material bei Mensch und Tier zuweilen vornehmlich, ja ausschließlich am Gallenpol der Leberzellen zu finden ist, und daß diese eigentümliche Anordnung immer dann klar hervortritt und wegen einer gleichzeitigen umschriebenen RNS-Vermehrung besonders augenscheinlich wird, wenn der Gallenabfluß behindert ist und eiweißhaltige inter-

---

[1] Bogen 1953, Bogen und Keser 1954.
[2] Stockinger 1953.
[3] Massart und Mitarbeiter 1947, O'Connor 1949, Ephrussi und Mitarbeiter 1951.
[4] Zeiger und Wiede 1954.
[5] Rich 1930, Schnedorf und Ohr 1941, Chardon und Mitarbeiter 1949, Hanzon 1952.
[6] Vgl. auch Ellinger und Hirt 1929, Hartoch 1931, Franke und Sylla 1933, 1934, Hirt und Mitarbeiter 1939, Grafflin 1947ff., Hanzon 1952.
[7] Elman und Heifitz 1941.
[8] Koiransky 1904, Aron 1921.
[9] Kremer 1932, 1933.   [10] Berg 1934, Clara 1934.

celluläre Gallenzylinder entwickelt sind (Abb. 13)[1]. Auch elektronenoptisch ist in solchen Fällen eine Häufung von Doppellamellen an diesem Zellort nachgewiesen worden[2]. Nach alledem ist der Gedanke nicht von der Hand zu weisen, die Störungen der geregelten, zelldienlichen Funktionen der cytoplasmatischen Ribonucleoproteide, die Beanspruchung dieser Stoffe und Strukturen für die Virusvermehrung, möchte bei der epidemischen Hepatitis für die Retention des Gallenfarbstoffes verantwortlich und damit, zumindest in der initialen Phase der Erkrankung, für das Auftreten des Ikterus entscheidend sein.

Konnten die bisher besprochenen Erfolge einer vitalen Fluorchromierung mit Acridinfarbstoffen dazu dienen, die Bindung an die Ergastoplasmastrukturen zu

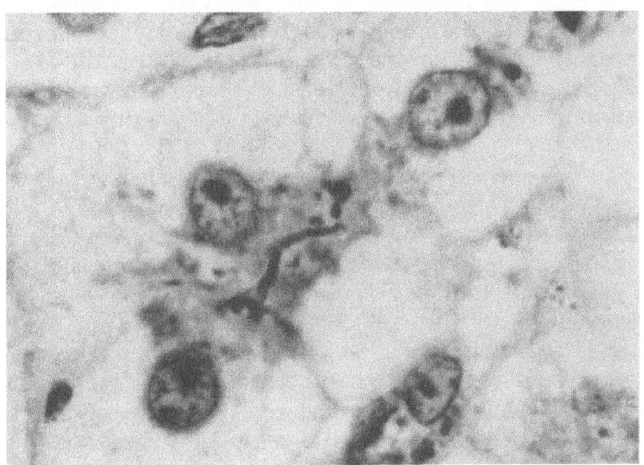

Abb. 13. Ausgesprochen peribiliäre Anordnung der cytoplasmatischen Ribonucleoproteide bei einem mechanischen Stauungsikterus. Leberpunktat. Formol. Kresylviolett.

dokumentieren und die Folgen einer so bedingten Blockade zu veranschaulichen, so zeigt sich bei stärkeren Konzentrationen der angebotenen Substanz ein neues und sehr eigentümliches Phänomen, das für die Frage nach der Beteiligung cytoplasmatischer Ribonucleoproteide an gewissen Formen intracellulärer Stoffablagerungen von Bedeutung sein dürfte. Unter solchen Umständen entstehen nämlich im Zelleib de novo eigene *Eiweißgranula*, die den basischen Farbstoff in sehr hohen Konzentrationen festhalten und daher[3] durch eine Rotfluorescenz ausgezeichnet sind. Zwar ist die Entstehung solcher Granula bei Verwendung von Acridinorange bisher nur für die Epidermis- und Leberzellen von Amphibien nachgewiesen[4]; aber schon diese wenigen Beobachtungen sind besonderer Erwähnung wert, weil offenbar ganz ähnliche Vorgänge auch bei einer Vitalfärbung mit dem gleichfalls basischen Neutralrot ins Spiel treten können. Was für die Acridinträgergranula bisher nur vermutet werden konnte, daß sie nämlich aus Ribonucleoproteiden bestehen, hat sich für die Neutralrotgranula — das Krinom CHLOPINs[5] — sicher nachweisen lassen; sie sind nicht nur basophil[6], sondern lassen sich auch durch Ribonuclease dieser ihrer Eigenschaft berauben[7]. Obendrein ist die Entstehung solcher Granula offenbar nur möglich, wenn die Zelle über Ribonucleoproteide verfügt: An den Reticulocyten kann

---

[1] Vgl. SZANTO und POPPER 1951.   [2] BRAUNSTEINER und Mitarbeiter 1953.
[3] STRUGGER 1949.   [4] WEISSMANN 1953, ZEIGER und WIEDE 1954.
[5] Vgl. CHLOPIN 1927, 1930, NASSONOV 1930, ALEXANDROV 1933, KEDROWSKI 1934ff., MONNÉ 1945, DUSTIN 1947, WEISSMANN 1952, ZEIGER und Mitarbeiter 1954.
[6] CHLOPIN 1927, 1930, KEDROWSKI 1934ff.   [7] KEDROWSKI 1941, DUSTIN 1947.

man sie hervorrufen, nicht aber an ausgereiften roten Blutkörperchen. Des weiteren hat sich während des Vorganges der Granulabildung gelegentlich eine entsprechende Abnahme der cellulären Basophilie nachweisen lassen[1]. Bei längerer Dauer des Färbeprozesses werden jedoch solche Stoffe wieder nachgebildet, so daß immer neue Granula entstehen können. Vermutlich handelt es sich dabei um die gleiche reparatorische Neubildung, die auch als Reaktion auf einen physiologischen Verbrauch stattfindet, wenngleich beweisende Untersuchungen über die Beteiligung des Kernes bei solchen Vitalfärbungen, soweit wir sehen, bisher noch nicht mitgeteilt sind. Immerhin ist anzuführen, daß nach Zufuhr von Trypaflavin, einem basischen Acridinfarbstoff, an motorischen Vorderhornzellen von Fröschen, nucleare Aktivitätssteigerungen morphologisch nachgewiesen sind[2], die nur als Ausdruck einer Nachlieferung verstanden werden können. Doch ist in allen solchen Fällen stets auch die Möglichkeit einer Schädigung der nuclearen Nucleoproteide in Betracht zu ziehen, da die Permeabilität der Kernmembran bei jeder stärkeren Zellschädigung beträchtlich anzusteigen pflegt.

Die Frage, wie die eben erwähnten Granula entstehen und wie sie bewertet werden sollen, ist noch weitgehend ungeklärt. Wahrscheinlich handelt es sich darum[3], daß besonders stark von den basischen Farbmolekülen besetzte und daher erheblich dehydratisierte Ribonucleoproteinstrukturen aus dem Cytoplasmaverband gelöst und, in dem freigesetzten Hydrationswasser eingeschlossen, von dem übrigen Zelleib an verschiedenen Stellen angehäuft, ausgesondert und gewissermaßen abgekapselt werden. So wären an dem Vorgange dieser Granulabildung zwei grundverschiedene Prozesse beteiligt, einmal die Fixierung des Farbstoffes an den Nucleoproteiden und deren rein passive, einer Präcipitation vergleichbare Alteration, zum anderen die sekundäre Segregation und Konzentration dieser Verbindung infolge einer aktiven Leistung der Zelle, die als eine Art Schutzmaßnahme ein Fortwirken und weiteres Ausbreiten des schädigenden Stoffes einzudämmen und zu verhindern vermag. Zu einer solchen Annahme nötigt besonders die in den erwähnten Untersuchungen immer wieder getroffene Feststellung, daß die Granulabildung durch KCN oder durch Sauerstoffmangel zu unterbinden ist. Schädigung der Zelle, Verhütung ihres Fortschreitens und Reparation des Schadens greifen so, im einzelnen kaum voneinander trennbar, innig ineinander und bestimmen gemeinsam den physiologischen und morphologischen Erfolg.

Dem gleichen Mechanismus, einer Verbindung von Ribonucleinsäuren und zugeführten Stoffen, die dann zu einer intracellulären Ausfällung führen, verdanken offensichtlich auch die eigentümlichen *Einschlüsse in Plasmocytomzellen* ihre Entstehung, die nach Stilbamidinbehandlung gefunden worden sind[4]. Nach dem Gesagten ist verständlich, daß sie eine Lähmung der RNS-abhängigen Zellfunktionen mit sich bringen müssen, ebenso aber, daß die so hervorgerufene Blockade durch einen nuclearen Nachschub wieder kompensiert und daher um ihre Wirkung gebracht werden kann.

Über das weitere Schicksal all solcher Einschlüsse sind wir nicht genauer unterrichtet. Gewiß ist die vorerwähnte Granulabildung nach Acridinorange oder Neutralrot als solche reversibel; ob aber die dergestalt ausgegliederten und dehydrierten Ribonucleoproteide, wenn der Farbstoff schwindet, wieder in das cytoplasmatische Gefüge eingebaut werden können[5], scheint doch mehr als

---

[1] Kedrowski 1937, 1941.   [2] Wehling 1951.   [3] Vgl. Fußnote [5], S. 497.
[4] Snapper und Mitarbeiter 1946, 1948; vgl. Propp und Mitarbeiter 1949, Franke und Heinicke 1951.
[5] Weissmann 1953.

zweifelhaft. Die dabei beobachtete Verquellung und Lösung der Granula halten wir nicht einfach für eine Umkehrung des anfänglichen Prozesses, sondern für den morphologischen Ausdruck von Abbau- und Auflösungsprozessen, im Prinzip denen vergleichbar, die an denaturierten Plasmapartien unter ganz dem nämlichen morphologischen Bilde vonstatten gehen.

Wenn auch die Entstehung solcher Granula an die Existenz von Ribonucleoproteiden gebunden ist, so läßt sich doch nicht in allen mit solchen Stoffen ausgestatteten Zellen eine derartige „granuläre Absonderung" erreichen[1]. Sie unterbleibt vielfach gerade an jenen Zellformen, die reichlich damit versehen sind, z. B. in jugendlichen, schnell sich vermehrenden Elementen. Man hat davon gesprochen, daß hier die Nucleoproteide zu fest gebunden und daher nicht zur Aussonderung zu bringen seien, oder daß sie eben wegen einer derartigen Bindung überhaupt nicht mit den Farbstoffmolekülen zu reagieren vermöchten. Die letztgenannte These vermag angesichts der wachstumshemmenden Wirkung der Farbstoffzufuhr nicht recht zu überzeugen. So möchte man der anderen Alternative den Vorzug geben und als Morphologe daran denken, die Unterschiede könnten in einer jeweils verschiedenen strukturellen Labilität oder gar in der jeweiligen Art und Anordnung der ergastoplasmatischen Feinstrukturen begründet sein. Wie bei den meisten solchen Fragen vermöchte auch hier das Elektronenmikroskop wohl unschwer die Entscheidung liefern, oder, wahrscheinlicher, zu einer ganz anderen Erklärung hinführen.

Das Grundplasma.

Unter dem Namen „Grundplasma" faßt man alle diejenigen Anteile des Zelleibes zusammen, die nach Abzug gesondert darstellbarer „Zellorganellen" wie Mitochondrien und GOLGI-Körper und spezifischer mehr oder weniger stabiler Differenzierungen und Arbeitsstrukturen, z. B. Myo- und Tonofibrillen, noch übrigbleiben. So trägt der **Begriff** ein negatives Vorzeichen; je mehr Komponenten man im Zelleib morphologisch zu unterscheiden lernt und mit besonderen funktionellen Leistungen zu verbinden vermag, desto mehr muß er an Inhalt einbüßen und zugunsten terminologisch verselbständigter Partialsysteme eingeschränkt werden. So war es bis vor kurzem, nach den lichtmikroskopisch gegebenen Möglichkeiten, noch allgemein üblich, nur die Mitochondrien, die GOLGI-Körper und allenfalls noch das Centrosom gesondert zu besprechen. Jetzt aber macht sich unter dem Eindruck der modernen biochemischen Aufarbeitungsmethoden und den durch das Elektronenmikroskop neu erschlossenen Dimensionen mehr und mehr die Tendenz geltend, in den Mikrosomen und ihrem Äquivalent, dem Ergastoplasma, einen eigenen, durch besondere stoffliche funktionelle und morphologische Eigenschaften ausgezeichneten Zellbestandteil zu erblicken und gegen das Grundplasma abzusetzen, in welchem es bisher beschlossen war. Manches spricht dafür, daß dieser den Umfang des Grundplasmas einschränkende Prozeß mit der Verfeinerung der Methodik noch weiter fortschreiten wird, zumal sich gezeigt hat, daß zwischen den mikroskopisch sichtbaren Zellelementen und dem makromolekularen Bereich noch eine besondere, der biologischen Welt eigentümliche Organisationsstufe eingeschaltet ist[2]. So wird sich wohl in absehbarer Zeit die Möglichkeit ergeben, den Begriff des Grundplasmas entweder völlig aufzugeben oder mit neuem Inhalt zu erfüllen und

---

[1] CHLOPIN 1927, 1930, KEDROWSKI 1934ff., DUSTIN 1947.
[2] Vgl. LEHMANN 1950ff., FREY-WYSSLING 1953, 1955.

positiv zu charakterisieren. Freilich brächte eine weiter vorangetriebene Aufgliederung des Cytoplasmas in jedem Falle die große Gefahr mit sich, den so unterschiedenen „Teilkörpern" eine allzu große Selbständigkeit zuzuerkennen, weil man unwillkürlich auch in diesen kleinsten Dimensionen noch mit Begriffen und Vorstellungen denkt und arbeitet, die, aus den lichtmikroskopischen Gegebenheiten abgeleitet, allenfalls noch für diese Ordnungsstufe Geltung haben, den gestaltlichen Phänomenen des submikroskopischen Bereiches aber nicht mehr gerecht zu werden vermögen.

Man kann nicht leugnen, daß diese Schwierigkeit schon bei einer isolierten Behandlung der basophilen Plasmastrukturen spürbar wird, selbst wenn man ganz davon absieht, daß die Mikrosomen wiederholt für autoreproduktiv gehalten und mit den Plasmagenen identifiziert worden sind. Denn all die Beobachtungen über das Auftreten und Verschwinden jener Gebilde weisen doch darauf hin, daß der zu ihrem Aufbau vom Zelleib bereitgestellte Anteil vorher dem Grundplasma angehörte oder doch wenigstens von ihm selbst elektronenoptisch nicht zu unterscheiden war. Allerdings läßt sich, wie im vorigen Abschnitt bereits erwähnt, noch nicht übersehen, ob es sich dabei um eine eigentümliche, zwar stets vorhandene, aber morphologisch als solche zur Zeit nicht erkennbare Plasmakomponente handelt, ob sie erst unter dem bestimmenden Einfluß des Kerns reaktiv ausgebildet wird, oder ob sie gar nur eine gewöhnliche Formation des Grundplasmas darstellt, der nur durch ihre Imbibition mit nuclearen Ribonucleoproteiden so bezeichnende optische und biologische Eigenheiten verliehen werden. Aber gerade wegen dieser bei allen Untersuchungsverfahren zutage tretenden Besonderheiten kann man den voll ausgebildeten ergastoplasmatischen Strukturen doch eine vorübergehende und beschränkte Selbständigkeit zuerkennen. Aus diesem Grunde haben auch wir uns entschlossen, ihnen einen eigenen Abschnitt zu widmen, ohne deswegen die innigen Beziehungen, die sie mit dem Grundplasma verbinden, geringer zu achten. Genau besehen liegen hier ja dieselben Verhältnisse vor, die auch bei den Mitochondrien und den Golgi-Körpern gegeben sind, nur daß sie bei diesen „Organellen" nicht so ins Auge fallen und eher vernachlässigt werden können. Haben wir doch wiederholt darauf hingewiesen, daß sich die Mitochondrien sowohl durch Auflösung im Grundplasma verlieren, wie aus ihm neu entstehen können. Und von den Golgi-Körpern ist gleichermaßen bekannt, daß sie bei vermehrtem Bedarf an solchen intracellulären Abscheidungsstätten, etwa bei reichlicher Zufuhr saurer Vitalfarbstoffe[1] aus dem Grundplasma neu gebildet und nachgeliefert werden können. So erscheint eben dieses „undifferenzierte" und „diffuse" Grundplasma nicht nur als ein besonderer Anteil des Zelleibes, sondern als Mutterboden der erwähnten, scheinbar so selbständigen Plasmastrukturen.

Es ist heute nicht mehr daran zu zweifeln, daß dem Grundplasma eine **Feinstruktur** eigen ist, eine Feinstruktur freilich, die durch einen hohen Hydratationsgrad ihrer Elemente und eine außerordentliche Labilität ausgezeichnet und einer ständigen Umgestaltung und Umbildung unterworfen ist, so daß nicht nur der Feinbau des Grundplasmas einem dauernden Wechsel unterliegt, sondern auch sein kolloidaler Zustand, örtlich verschieden, zwischen gelartig fest und solartig flüssig zu schwanken pflegt. Diese hohe Unbeständigkeit, die mit einer ungewöhnlichen Empfindlichkeit gekoppelt ist und gekoppelt sein muß, ist die Voraussetzung aller vom Grundplasma getragenen Lebensvorgänge, der auswählenden Stoffaufnahme und der gerichteten Permeation genau so wie der Kontraktilität, des

---

[1] Vgl. Pfuhl und Dienstbach 1938, vgl. den Abschnitt Zeiger.

Stofftransportes, der Bewegungen und der Reizbarkeit. Sie erschwert damit aber zugleich die morphologische Untersuchung dieser Struktur aufs äußerste, da jeder Beobachtungsakt mit schwer übersehbaren Beeinflussungen der Gestaltungen und ihres kolloidalen Zustandes belastet ist. Das gilt besonders, wenn für die Analyse eine Fixation und eine Entwässerung notwendig ist und wenn man die submikroskopischen Strukturträger selbst zur Darstellung bringen will. Infolgedessen vermochte das Elektronenmikroskop auch erst dann vertrauenswürdige Bilder zu liefern, als nach intensiven Bemühungen die *Fixationsmethoden* den erhöhten Anforderungen wenigstens einigermaßen angepaßt worden waren.

Von vornherein kamen zur Härtung nur solche Mittel in Frage, die nicht schon im lichtmikroskopischen Bereich grobe Artefakte hervorrufen. Das sind einzig die „Lipoidstabilisatoren"[1], neutrales Formalin und Osmiumtetroxyd, die denn auch anfänglich nebeneinander verwandt wurden. Bewährt hat sich indes nur Osmiumtetroxyd — Formalin schied bald aus, da es nicht nur zu Verquellungen, sondern auch zu Auflösungen führt[2] — und auch bei diesem Mittel war es notwendig, eine gepufferte Lösung zu verwenden[3]. In dieser Modifikation ist es heute zum Mittel der Wahl geworden, falls es sich um Strukturen des Grundplasmas handelt. Für nucleoproteidhaltige Bildungen im Kern wie im Zelleib gilt dies, wie beiläufig angemerkt sei, möglicherweise nicht; sie sollen dabei verändert und im Gegensatz zu dem Grundplasma durch säurehaltige Flüssigkeiten besser konserviert werden, wenn eine Vorbehandlung mit dem calciumbindenden und mutmaßlich die Autolyse hemmenden „Versene"[4] stattgefunden hat[5]. Alle diese Schwierigkeiten würden geringer, wenn es gelänge, die Gefriertrockenmethode von den ihr noch innewohnenden einer derart subtilen Strukturanalyse abträglichen Begleiterscheinungen — feinste submikroskopische Eiskristalle — zu befreien[6]. Denn für dieses Verfahren kann es im übrigen als gesichert gelten, daß es die Strukturen zwar dehydriert, aber nicht zerstört; ist es doch imstande, die Lebensfähigkeit der Zellen zu erhalten.

Aber auch so schon haben uns die elektronenmikroskopischen Untersuchungen eine neue Welt erschlossen. Im Verein mit den von FREY-WYSSLING (1938) ursprünglich vorgetragenen Gedankengängen, die sie teils bestätigt, teils erweitert, teils abgewandelt haben, vermögen sie uns eine recht anschauliche Vorstellung vom Feinbau und von den funktionellen Leistungen des Grundplasmas zu vermitteln. In seiner eben erschienenen Monographie hat FREY-WYSSLING von diesen Gegebenheiten in neuer Sicht ein großartiges und in sich geschlossenes Bild entworfen. Seine Ausführungen, so hypothetisch sie in manchen Punkten auch noch sein mögen, weisen der Interpretation der aus der Zellpathologie bekannten Phänomene die Richtung. Auch wo der Anschluß derzeit noch nicht gelingen kann, wird man gut daran tun, keinem Deutungsversuch zuzustimmen, der dazu in offensichtlichem Widerspruch steht.

Das vornehmste Ergebnis, das die gestaltlich orientierte Forschung seit dem ersten Entwurf einer submikroskopischen Morphologie[7] gezeitigt hat, ist die Erkenntnis, daß nicht etwa amikroskopische Polypeptidketten, sondern größere, submikroskopische *globuläre Partikel* als *elementare Bausteine* der im Grundplasma nachweisbaren Strukturen betrachtet werden müssen[8]. Dabei handelt es sich um sehr wasserreiche Teilchen, die ihrerseits aus mehreren Polypeptidketten bestehen; doch sind diese nicht, wie früher angenommen, in sich gefaltet, sondern hier wie anderswo in bestimmter Ordnung schraubig gebaut[9]. Diese Kügelchen sind durch eine große Aggregationsneigung ausgezeichnet und vermögen daher zu den verschiedensten Strukturen höheren Ordnungsgrades zusammenzutreten. Offenbar

---

[1] ZEIGER 1938, 1949.   [2] SYLVEN 1951, BAIRATI und LEHMANN 1954, LEHMANN 1955.
[3] PALADE 1952, HAGUENAU und BERNHARD 1952, PORTER und KALLMAN 1952, 1953.
[4] Vgl. CLELAND und SLATER 1953, LEHMANN und WAHLI 1954.
[5] BAIRATI und LEHMANN 1954, LEHMANN 1955.   [6] Vgl. FREY-WYSSLING 1955.
[7] FREY-WYSSLING 1938, MEYER 1929, 1951, W. J. SCHMIDT 1938, 1939, 1941.
[8] Vgl. MONNÉ 1946ff., LEHMANN 1947ff., BAIRATI und LEHMANN 1953, FAURÉ-FREMIET und Mitarbeiter 1948, BESSIS und Mitarbeiter 1949ff.
[9] PAULING und Mitarbeiter 1950ff., BAMFORD und Mitarbeiter 1954.

handelt es sich bei diesen Eigenschaften und bei diesem Vorgang um ein im gesamten biologischen Bereich und auf all seinen Ordnungsstufen allgemein verbreitetes Prinzip, begegnete es uns ähnlich doch schon bei den Mitochondrien, als wir auf ihre Zusammensetzung aus Untereinheiten eingingen, und ebenso bei den Mikrosomen, als wir ihre Beziehungen zu den in der unzerstörten Zelle vorhandenen Ergastoplasmalamellen erörterten. Überdies sprechen die neueren Untersuchungen sogar dafür, daß selbst bei den feinsten Kollagenfibrillen ein ähnlicher Bau aus aneinandergereihten kleineren Partikeln verwirklicht ist[1]. Auch im Grundplasma treten die erwähnten Kugelteilchen durch lineare Aggregation zu Elementarfibrillen zusammen, die sich gegebenenfalls durch Apposition und wohl auch durch Intussuszeption verlängern, durch Aufgliederung verkürzen können und die sich zu verzweigen oder reversibel miteinander zu verbinden vermögen. Durch interfibrilläre Kräfte über längere Strecken locker parallelisiert, lassen sie besonders geordnete Bereiche entstehen[2], durch strengere, seitliche Assoziation miteinander verknüpft, bauen sie mikroskopisch sichtbare Fibrillensysteme auf. Solche intracellulären Elementarfäden weisen daher, ebenso wie die feinsten Ausläufer kultivierter Granulocyten[3], ihrem Aufbau aus granulären Bausteinen entsprechend, elektronenoptisch oft das Aussehen von Perlenketten auf[4]. Daß in manchen Fällen ein solcher Bau nicht festzustellen war, daß gelegentlich ein ganz homogenes Grundplasma gefunden wurde, stellt keinen bindenden Gegenbeweis[5] dar. Denn angesichts der hohen Empfindlichkeit und Reaktionsbereitschaft der stark hydrierten Kugelteilchen ist damit zu rechnen, daß sie unter besonderen Behandlungsbedingungen durch Verquellen und Zerfließen scheinbar einheitliche Fäden und Flächen liefern können[6]. Danach wäre also, ganz im Gegensatz zu der üblichen Bewertung eines Fixationserfolges, gerade das Fehlen submikroskopischer Strukturen ein Artefakt; zumindest aber läge nur ein Zustand vor, der zwar keine feinbaulichen Einzelheiten erkennen läßt, aber nicht dazu berechtigt oder gar verpflichtet, die Existenz submikroskopischer Strukturelemente zu leugnen und statt dessen einem amikroskopischen Molekulargefüge das Wort zu reden. Ebensowenig wird das geschilderte Bauprinzip dadurch in Frage gestellt, daß man auch an reinen Eiweißlösungen je nach dem verwandten Fixierungsmittel bald homogene, bald globuläre, bald fädige Fällungen erzielt[7]. Denn auch hier hat man es ja mit globulären Teilchen zu tun, denen die nämlichen Eigenschaften innewohnen. Freilich sind die Ergebnisse solcher Untersuchungen für das Verständnis des jeweils verschiedenen Fixationserfolges bedeutsam genug, und es ist auch nicht daran zu zweifeln, daß ihretwillen manche ältere Beobachtungen, besonders an ausgeflossenen Plasmapartien, zurückhaltend beurteilt werden müssen.

Alles zusammengefaßt, kann man demnach auch heute noch, trotz der Entdeckung der kugeligen Elementarteilchen, da ihnen eine lineare Aggregationstendenz eigen ist, von einem *fibrillären Bau* des Grundplasmas sprechen. Nur hat man mit Fibrillen von höherer Größenordnung und komplizierterer, noch nicht bis in die letzten Einzelheiten aufgeklärter Feinstruktur zu rechnen. Daher müssen auch alle Funktionen, die man bisher den Polypeptidketten zugeschrieben und mit einem Wechsel im Entfaltungsgrad erklärt hat, auf diese Elementarfibrillen übertragen und dementsprechend umgedeutet werden. Dies ist um so eher möglich, als die noch bis vor kurzem allgemein anerkannte Faltungstheorie der

---

[1] Noda und Wyckoff 1951, Bahr 1952, Seki 1952.
[2] Zeiger 1949.   [3] Bernhard und Mitarbeiter 1950.
[4] Fauré-Fremiet und Mitarbeiter 1948, Bessis und Mitarbeiter 1948ff.
[5] Vgl. Wohlfarth-Bottermann 1954.   [6] Frey-Wyssling 1955.
[7] Lehmann 1952, Wohlfarth-Bottermann 1954, 1955.

Polypeptidketten mit vielen jüngst gewonnenen Beobachtungen nicht mehr zu vereinbaren ist und daher mutmaßlich zugunsten der erwähnten These vom Schrauben- oder Doppelwendelbau aufgegeben werden muß.

Ein *Grundvorgang*, der für viele Zelleistungen verantwortlich ist, besteht in einer *Kontraktion der Perlenketten*. Ihr Mechanismus ist noch nicht sicher anzugeben. Wahrscheinlich spielt dabei eine Verkleinerung der globulären Partikel infolge einer Dehydratation die maßgebliche Rolle. Jedenfalls ist bei den Veränderungen im Kontraktionsgrad der Elementarfibrillen ein Wechsel im Wassergehalt von großer Bedeutung, wie das SZENT-GYÖRGYI (1940) für die Muskelfibrillen nachgewiesen hat. Zugleich mit dem Hydratationsgrad ändert sich aber das Bindungsvermögen der Fibrillen für Substanzen aller Art, und so ist ein rhythmischer Wechsel in der Fibrillenlänge nicht nur für alle plasmatischen Kontraktionen und damit für alle cellulären Bewegungsvorgänge, sondern gleichermaßen auch für alle Adsorptionen und Desorptionen und daher für alle intracellulären Transportvorgänge ausschlaggebend. Das gilt für jede aufgenommene Substanz und somit auch für Wasser, weshalb dieser Vorgang auch für die osmotische Arbeit der Zelle von hoher Bedeutung ist. Darauf hat in letzter Zeit besonders GOLDACRE an eindrucksvollen Beispielen hingewiesen[1], wenn er seine Beobachtungen auch noch mit Hilfe der Faltungshypothese von Polypeptidketten erklärt hat. Damit findet die alte Vorstellung von HEIDENHAIN (1911) eine schöne Bestätigung[2]. Besonders eindrucksvoll läßt sich dies an den Pigmentzellen der Knochenfische demonstrieren, an einem Beispiel, das schon von HEIDENHAIN selbst herangezogen worden ist[3]. Hier sind nämlich die Fibrillen des Grundplasmas, zu größeren Systemen vereint, radiär auf das Centrosom ausgerichtet, und zwischen ihnen erfolgt in vorgeschriebenen Bahnen und in strenger Ordnung die zentrifugale oder zentripetale Bewegung der Pigmentkörnchen. Sie wird auf eine peristaltisch fortschreitende Folge von kleinen Kontraktions- und Erschlaffungswellen bezogen. Ähnlich, nur in submikroskopische Dimensionen verlagert, hat man sich wohl auch die Transportvorgänge in Nierenepithelien vorzustellen, die am ganzen Tier[4], an Gewebsschnitten[5], wie an isolierten Nephronen von Fischen[6], die eine stundenlange Beobachtung gestatten, zu einer Akkumulation angebotener Fremdkörper, z. B. Phenolrot, im Innern der Tubuli führen[7]. Dabei hat sich das bemerkenswerte Phänomen der „Hemmung durch Konkurrenz" gezeigt, darin bestehend, daß die Zufuhr eines zweiten Stoffes die intracanaliculäre Anhäufung des ersten beeinträchtigt. Man muß daraus schließen, daß die verschiedenen Substanzen auf die gleiche Weise und mit Hilfe der nämlichen plasmatischen Strukturen von der Zelle aufgenommen und durch das Cytoplasma hindurchgeschleust werden. Der gleiche Vorgang ist, mutatis mutandis, auch für den Transport von resorbierten Substanzen verantwortlich. Er ist als aktive Leistung der Zelle in jedem Falle auf eine Energiezufuhr angewiesen und wird daher durch Gifte, welche die Bildung energiereicher Phosphate unterdrücken, z. B. Cyanid, Dinitrophenol, Azid- oder Arsenverbindungen, mehr oder weniger vollständig unterbunden. Ähnliches zeigt sich auch bei Einzellern, die mit einer contractilen Vacuole ausgestattet sind. Wird die Energieerzeugung gedrosselt, besser vielleicht, sinkt die Energiereserve, so erlahmen nicht nur die Bewegungen der Vacuolen, es werden obendrein

---

[1] GOLDACRE und LORCH 1950, GOLDACRE 1952, PRESCOTT 1953.
[2] Vgl. auch MONNÉ 1946ff.   [3] ZIMMERMANN 1893, BALLOWITZ 1914, SCHMIDT 1941.
[4] MUDGE und TAGGART 1950.   [5] BEYER und Mitarbeiter 1950.   [6] FORSTER 1948.
[7] Vgl. RICHARDS und BARNWELL 1927, CHAMBERS und Mitarbeiter 1935, FORSTER und TAGGART 1950, TAGGART und FORSTER 1950, CROSS und TAGGART 1950, TAGGART 1950, 1954, LINDBERG und ERNSTER 1954, PITTS 1955.

noch die intracellulären Bewegungen gehemmt, die sonst das eingedrungene Wasser in die Vacuole treiben. Infolgedessen quillt das Cytoplasma auf[1]. Grundsätzlich läßt sich sagen, daß alle geordneten rhythmischen Kontraktionen der Elementarfibrillen ebenso wie die Aufrechterhaltung einer Kontraktion auf eine Energiezufuhr angewiesen sind[2].

Wie das Beispiel der Chromatophoren der Knochenfische gezeigt hat, sind die Elementarfibrillen in der Zelle häufig zu höheren Einheiten zusammengefaßt und innerhalb des Zelleibes in bestimmter Weise angeordnet. Das gilt besonders für zylindrische Zellen, die polar differenziert, in bestimmter Richtung, sei es resorptiv, sei es sekretorisch, von einem Stoffstrom durchsetzt werden. Ihnen ist denn auch im mikroskopischen Bild häufig eine feine Längsstreifung eigen. Aber auch wenn dergleichen nicht wahrnehmbar ist, muß mit einem *inneren Bauplan*, einem gerichteten Gefüge der Zelle gerechnet werden. Einen Hinweis auf die jeweils verwirklichten Ordnungsprinzipien vermögen dabei die Zell-einschlüsse zu geben, besonders die Mitochondrien[3] — hier sei nur an die Nieren-hauptstücke erinnert — oder auch die Ergastoplasmaschollen, beispielsweise an den großen somatochromen Nervenzellen. Bei isodiametrischen Zellformen heben sich dabei zwei Ordnungszentren besonders heraus, die auch in elektronen-optischen Aufnahmen von Blutzellen[4] als solche erkennbar sind; der Zellkern und das Centrosom. Auf die „richtenden Funktionen" des Centrosoms haben wir bereits früher hingewiesen, als wir die topographischen Veränderungen des Chondrioms erörterten (vgl. S. 446). Wir haben auch damals schon darauf aufmerksam gemacht, daß sie in der Bindegewebskultur in gleicher Weise auch aus dem Verhalten der sog. Degenerationsgranula abgelesen werden können. Leichter und häufiger ist der Kern als Mittelpunkt einer geordneten Plasma-struktur auszumachen, so z. B. an den Leberepithelien, wo ihn die Ergasto-plasmalamellen in den inneren Zellbereichen oft konzentrisch umgeben. Genau das gleiche Muster ist nach eigenen Erfahrungen auch bei binucleären Elementen zu finden, falls die beiden Kerne dicht nebeneinander liegen. Sind sie aber weiter auseinandergerückt, gibt in der Regel jeder von ihnen ein eigenes Ord-nungszentrum ab. Dann liegt im Grunde eine „Doppelzelle" vor, in der zwei, wohl auch in ihrer Wechselwirkung mit einer gewissen Selbständigkeit begabte Kernplasmaterritorien abgegrenzt werden können. Es ist leicht einzusehen, daß solch eine Bauweise die besten Voraussetzungen bietet, die beiden Territorien durch eine Scheidewand gänzlich voneinander zu trennen und auf diese Weise eine amitotische Zellteilung durchzuführen.

Die hier angedeutete Möglichkeit einer intracellulären Membranbildung ist um so eher denkbar, als neuere Untersuchungen wahrscheinlich gemacht haben, daß auch die äußeren *Zellmembranen* aus globulären Teilchen aufgebaut sind. Nur daß hier die Partikel nicht linear, sondern flächenhaft miteinander vereinigt sind und eine mehrschichtige Kugelfolie aufbauen. Wenigstens ist ein solcher Bauplan für das Plasmalemma von Seeigeleiern und Amöben und auch für deren Vacuolenhaut[5], ferner für die Erythrocytenmembran[6] und in besonders ein-drucksvoller Weise für die Hülle von Bakterien[7] elektronenoptisch nachgewiesen. Dabei scheinen neben Lipoiden, deren Lokalisation noch nicht näher bekannt ist, Lipoproteide eine große Rolle zu spielen[8], vielleicht daß die Kügelchen der

---

[1] Vgl. Kitching 1936ff., Boell 1946, Holland und Humphrey 1953, Robinson 1953.
[2] Vgl. Hoffmann-Berling 1954, Portzehl 1954, Weber 1955, Lettré und Schleich 1954.
[3] Vgl. Pollister 1941, Monné 1941, 1942, 1946, 1948, Schmidt 1941.
[4] Haguenau und Bernhard 1952.   [5] Bairati und Lehmann 1953, Lehmann 1955.
[6] Bessis und Bricka 1949, Žaček und Rosenberg 1950.
[7] Houwink 1953, Salton und Williams 1954.
[8] Danielli 1952, Bairati und Lehmann 1953, Rothstein 1954.

Membranen aus solchen Stoffen aufgebaut sind. Es wird eine lohnende Aufgabe sein, die Erfahrungen der gerichteten, auswählenden Permeabilität mit diesen morphologischen Beobachtungen in Einklang zu bringen. FREY-WYSSLING (1955) bezeichnet die Membran als ein „dynamisches Schleusensieb" und stellt sich vor, daß vorübergehende hydratationsbedingte Änderungen der Kugelgröße zu wechselnder Weite der interglobulären Poren führen und dadurch die Aufnahmebedingungen abwandeln. Sind erst einmal Substanzen in die erweiterten Zwischenräume eingedrungen, so könnten sie dadurch, daß die reversible Kugelschrumpfung wellenförmig auf tiefer gelegenen Folienschichten fortschreitet und oberflächlich wieder rückgängig gemacht wird, allmählich ins Innere geschleust und hier den fibrillären Perlenketten übergeben werden. Das Überzeugende an dieser These ist, daß dabei für den Vorgang der aktiven Stoffaufnahme die gleichen Kräfte und Elementarprozesse in Anspruch genommen werden, die auch das Verhalten und die Funktion der Fibrillen des Grundplasmas bestimmen[1]. Es braucht kaum noch betont zu werden, daß genau wie der intracelluläre Transport auch der erwähnte geordnete Schleusenmechanismus und ferner die auswählende Stoffaufnahme und die Überwindung herrschender Konzentrationsgefälle, kurz die Aufrechterhaltung der regelhaften Membranpermeabilität, nur bei ständiger Energiezufuhr möglich sind. Wird sie unterbrochen, sind Permeabilitätsstörungen unvermeidlich.

Bei all den bislang erwähnten funktionellen Leistungen des Grundplasmas spielen **Änderungen im Hydrationsgrad** der Kugelketten eine sehr bestimmende Rolle; sie stellen das einfachste Mittel dar, durch welches ihre Form, ihr Zustand und ihr Verhalten einschneidend geändert werden kann. Auf diese Weise sind die früher erwähnten lokalen Gel-Sol-Transformationen möglich. Wird nun der Wassergehalt der ganzen Zelle, der Hydratationsgrad des gesamten Grundplasmas, abgewandelt, so ändert sich der kolloidale Zustand generell, entweder in Richtung auf ein Sol, in welchem die einzelnen Teilchen nicht nur aufgelockert, sondern auch weiter voneinander entfernt und leichter gegeneinander beweglich sind, oder er nähert sich einer mehr gelartigen Form. Denn eine Verringerung der allgemeinen Hydratation bedeutet zugleich auch eine räumliche Annäherung der einzelnen fibrillären Strukturen und damit eine Verstärkung der elektrostatischen Anziehung, eine wechselseitige Absättigung der freien Gruppen und einen festeren Zusammenhalt und eine Verdichtung des gesamten cytoplasmatischen Gefüges. Sofern dies schonend geschieht, kann die Zelle, wie die bei der Gefriertrocknung gewonnenen Erfahrungen lehren und das Beispiel ruhender pflanzlicher Zellen zeigt, weitestgehend *dehydriert* werden, ohne daß damit eine Strukturzerstörung oder ein Verlust der Lebensfähigkeit verbunden wäre. Doch werden dadurch alle Lebens- und Stoffwechselvorgänge aufs äußerste eingeschränkt. Jede dehydrierte Zelle ist vergleichsweise reaktionsarm, wenig reizbar und inaktiv[2], führt eine *vita parva* und ist deshalb auch unempfindlicher gegen Schädlichkeiten aller Art. Man darf vermuten, daß dieser Zustand sowohl durch eine sorgsame primäre Entwässerung wie auch durch eine langsame Drosselung der Aktivität und der Anforderungen erzielt werden kann. In einem gewissen Bereich sind auch hier Form und Funktion einander kongruent.

Umgekehrt bringt eine allgemeine *Hydratation* und die damit gekoppelte Auflockerung, sofern sie eine bestimmte Grenze nicht überschreitet, in der Regel eine Steigerung der Umsetzungen mit sich. Die im dehydrierten Zustand abgeschirmten und blockierten aktiven Gruppen werden freigesetzt und für andere

---

[1] Vgl. MONNÉ 1946, 1948, 1950, DANIELLI 1952, GOLDACRE 1952, ROTHSTEIN 1954 (Lit.).
[2] Vgl. HEILBRONN 1914, SEIFRIZ und POLLACK 1949, SEIFRIZ 1950, 1951.

Bindungen und Reaktionen frei verfügbar. Daß dafür allein schon die räumliche Trennung wesentlich ist, belegt das aus der makromolekularen Chemie bekannte Phänomen der Inklusion[1]: Cellulose beispielsweise, deren Makromoleküle durch die Einlagerung eines indifferenten Stoffes auseinandergedrängt sind, ist weit reaktionsfähiger als die gewöhnliche Form, bei der sich die einzelnen Gruppen wechselseitig abgesättigt haben. So ist denn auch ein höherer Hydratationsgrad und eine aufgelockerte Struktur für alle jene Zellstadien charakteristisch, die durch eine verstärkte funktionelle Leistung und einen gesteigerten Stoffwechsel ausgezeichnet sind. Damit aber ist in jedem Falle auch eine größere Empfindlichkeit verbunden. Des weiteren nimmt mit dem Wassergehalt auch die Lösungskraft der Zelle für alle vermehrt anfallenden Stoffwechselglieder zu, für die notwendigen Rohstoffe wie für die Intermediär- und Endprodukte, und dadurch sind zugleich auch die Voraussetzungen für eine Intensivierung des Stoffaustausches geschaffen, da alle Moleküle nicht anders als gelöst aufgenommen und abgegeben werden können. Demnach ist unbedingt damit zu rechnen, daß jede die echte Hypertrophie ausdifferenzierter Zellen kennzeichnende Substanzvermehrung durch eine stärkere, die Reaktionsfähigkeit der ganzen Zelle hebende und die Einfuhr der benötigten Vorstufen ermöglichende Hydratation eingeleitet wird[2]. Dagegen dürfte die unmittelbar vor der indirekten Zellteilung einsetzende Flüssigkeitsaufnahme nicht in dieser Weise zu deuten sein, da während der Mitose die meisten Stoffwechselumsetzungen ruhen. Sie ist vielmehr dazu da, die Bewegungs-, Umordnungs- und Verteilungsvorgänge zu ermöglichen.

Von diesem Sonderfall abgesehen, ist demnach die Korrelation von Hydratationsgrad und Reaktionsbereitschaft beim Grundplasma genau die gleiche wie bei den Mitochondrien. Auch diese sind im wasserarmen Zustand vergleichsweise inaktiv, während sie bei einem die Norm übersteigenden Quellungsgrad die höchsten Umsätze zeigen[3]. Und weiterhin scheint auch bei dem Grundplasma eine allzu starke Hydratation die gleiche Gefahr einer nicht mehr ertragbaren Strukturlockerung und Strukturauflösung mit sich zu bringen, die bei der hypotonen Transformation isolierter Mitochondrien sicher nachgewiesen ist (vgl. S. 431). Jedenfalls begegnet man unter solchen Umständen an der Zelle oft genug, umschrieben oder universell, dem lichtoptischen Bild der *Cytolyse*. Vermutlich entspricht ihm im submikroskopischen Bereich eine mehr oder weniger weitgehende Dissoziation der globulären Elementarteilchen. Indessen ist dabei nicht zu übersehen, daß eine Hyperhydratation in jedem Falle mit einer energetischen Insuffizienz gekoppelt ist, sei es, daß der abnorm vermehrte Wassergehalt überhaupt erst durch eine energetisch bedingte Störung der Osmoregulation hervorgerufen wurde, sei es, daß er, primär entstanden, eine überstarke Quellung und damit eine Funktionsstörung der Mitochondrien nach sich gezogen hat. Es läßt sich daher nicht sicher abschätzen, welchen Anteil die mangelnde Energieversorgung an der beobachteten Strukturzerstörung hat. Denn es ist sicher, daß auch für die Erhaltung der geordneten, und, nach thermodynamischen Prinzipien beurteilt, höchst „unwahrscheinlichen" Strukturen, gerade wenn sie stark hydriert sind, im Warmblüterorganismus ständig ein beträchtlicher Energiebetrag aufgewandt werden muß[4].

Diese letzterwähnte Tatsache ist für das Verständnis aller Strukturzerstörungen, die man an den Zellen wahrnehmen kann, von entscheidender Bedeutung.

---

[1] Vgl. Staudinger 1952, Staudinger und Staudinger 1954.   [2] Vgl. Linzbach 1950.
[3] Vgl. Kennedy und Lehninger 1949, Lehninger 1950, Harman und Mitarbeiter 1952, 1953, 1955, Cleland und Slater 1953, Slater und Cleland 1953.
[4] Vgl. Riesser 1942, Monné 1946, 1948, Netter 1950, 1951, 1953, Schulz 1950.

Sie macht es überdies möglich und notwendig, die **energetischen Stoffwechselleistungen** der Zelle je nach ihrer Verwendung genauer zu charakterisieren. Neben den in vitro-Untersuchungen waren hierfür Beobachtungen am Gehirn, die sich mit den Auswirkungen einer Ischämie, Anoxie und Hypoxie beschäftigten, besonders aufschlußreich[1]. Hier wie bei anderen Organen stellt die Wiederbelebungszeit, also diejenige Zeitspanne, während der eine absolute Unterbrechung der Durchblutung gerade noch ertragen wird, ein gutes Maß für den erwähnten, zur Strukturerhaltung notwendigen Mindestumsatz dar. Dieser als *Strukturumsatz* bezeichnete Wert ist für die einzelnen Formen der Ganglienzellen recht verschieden, macht aber im Durchschnitt etwa 10% des Stoffwechsels bei voller Tätigkeit aus. An anderen Zellformen ist er von abweichender Größenordnung[2]. Er kann daher zugleich als Ausdruck für die Empfindlichkeit der jeweiligen Zellart und damit für deren Strukturlabilität genommen werden. Es ist indes nach dem vorhin Gesagten damit zu rechnen, daß er je nach den gerade herrschenden kolloidalen Verhältnissen nicht unbeträchtlichen Schwankungen unterliegt, weil eine stärker hydrierte, stärker dispergierte Bauweise in höherem Maße „unwahrscheinlich" ist als die durch eine Teilchenvergrößerung ausgezeichnete dehydrierte Variante.

Es ist einleuchtend, daß von diesem Strukturstoffwechsel der Umsatz bei voller Tätigkeit abgegrenzt werden muß — wir können von *Erregungsstoffwechsel* sprechen[3], von *Tätigkeits-* oder *Funktionsumsatz*. Doch reicht diese Unterscheidung noch nicht aus. Es muß nämlich, um die elementaren Zellfunktionen aufrechtzuerhalten, also beispielsweise für die ständig notwendigen osmotischen Regulationen, ein Energiebetrag aufgebracht werden, der zwar dem bei voller funktioneller Beanspruchung in keiner Weise nahekommt, aber doch nicht unerheblich über dem des Strukturumsatzes liegt. OPITZ (1952) bezeichnet ihn als *Bereitschaftsumsatz* und schätzt seine Größe für die durchschnittliche Nervenzelle auf Grund von Daten, die an Gewebsschnitten gewonnen worden sind[4] auf etwa 50% des Tätigkeitsstoffwechsels. Ob das richtig ist, vor allem ob für jedes Organ mit einer solchen relativen Höhe gerechnet werden muß, steht noch dahin. Sicher ist jedoch, daß gerade ein Unterschreiten dieses typenspezifischen, jedoch gewissen Schwankungen ausgesetzten *„cellulären Grundumsatzes"*, wie man auch sagen könnte, für eine Vielzahl pathobiotischer Phänomene ausschlaggebend ist.

Es läßt sich aber nicht übersehen, daß auch der Begriff *„Strukturumsatz"* in sich noch aufgegliedert werden muß, wenn man nicht nur die Folgen akuter schwerer Störungen der Energieversorgung in den Blick nimmt, sondern es mit länger währenden Insuffizienzen zu tun hat. Dann begegnen einem nämlich Zustände, in denen zwar die bestehenden Strukturen nicht unmittelbar gefährdet werden, in denen jedoch zwei miteinander nahe verwandte Vorgänge blockiert sind, die auf längere Sicht über das Weiterleben der Zelle entscheiden. Es sind dies die ersetzende Neubildung einerseits, für welche etwa das Schicksal der geformten Ergastoplasmalamellen als Beispiel dienen kann, und der Umbau an sich beständiger Strukturen, also der Bausteinwechsel. So kann man im Rahmen des Strukturumsatzes, wenn man so will, noch zwischen einem *Erhaltungsstoffwechsel* einerseits und einem *Ersatz-, Austausch-* oder *Umbaustoffwechsel* andererseits unterscheiden[5], deren Energiebedarf offensichtlich unterschiedlich ist. Werden die Umbildungsvorgänge unterbunden, so können unter Umständen

---

[1] Vgl. SUGAR und GERARD 1938, OPITZ 1948, 1950, 1952, 1953, OPITZ und SCHNEIDER 1950, BLASIUS 1950, 1951.
[2] Lit. bei OPITZ 1952.   [3] Vgl. DRUCKREY 1941, 1943, BROCK und Mitarbeiter 1938, 1939.
[4] McILWAIN und Mitarbeiter 1952.   [5] Vgl. NETTER 1950, 1951, 1953.

Substanzen erhalten bleiben, die anders dem Untergang verfallen wären. So ist z. B. an Hefezellen im Rahmen der Untersuchungen über die Fermentadaptation festgestellt worden, daß ein auf Maltose geeichtes Fermentsystem auch beim Fehlen des Substrates bestehenbleibt, wenn die Erzeugung energiereicher Verbindungen durch Gifte unmöglich gemacht wird[1]. In gleiche Richtung weisen auch Untersuchungen an Zellproteinen, die infolge früherer Zufuhr radioaktive Aminosäuren enthielten. Vorgänge, welche die Energieerzeugung und damit jegliche Neueinfügung unterdrücken, hemmten zugleich die Freisetzung der markierten Aminosäuren[2]. Da aber der ständige Umbau, der stete Austausch von Bausteinen, offensichtlich die Voraussetzung für die Reaktionsfähigkeit plasmatischer Strukturen, ja sogar für die Erhaltung ihres thermodynamisch unwahrscheinlichen Zustandes darstellt und damit der Entropiezunahme entgegenwirkt, muß auch eine solche Hemmung der Austauschvorgänge auf die Dauer eine Gefährdung des Zellebens mit sich bringen.

Die vorstehend umrissenen morphologischen und physiologischen Gegebenheiten sind die Grundlage für ein Verständnis der am Grundplasma sichtbar werdenden **pathobiotischen Veränderungen.** Von der Möglichkeit zu einer sicheren Deutung der Phänomene sind wir freilich in fast allen Fällen noch weit entfernt. Das hat sehr verschiedene Gründe. Einer von ihnen ist, daß wir die pathogenetische Kette, die von dem schädigenden Eingriff bis an die Zelle führt, bei einem hochdifferenzierten, mit neuralen und humoralen Regulations- und Korrelationssystemen ausgestatteten Organismus nicht hinreichend zu übersehen vermögen. Des weiteren aber ist eine morphologische Veränderung im Bereich der Pathobiosen kaum je einfach und geradlinig zu interpretieren, weil die Zelle über eine ganze Reihe von Kompensationsmöglichkeiten verfügt, wodurch die Wirkung einer Noxe beträchtlich abgewandelt werden kann. Auch tritt erschwerend ins Spiel, daß selbst ein und dieselbe Schädlichkeit an verschiedenen Zellformen gestaltlich voneinander abweichende Folgen zeitigen kann, je nach der Feinstruktur, dem kolloidalen Zustand, der stofflichen Zusammensetzung, der Fermentausstattung, der Stoffwechselintensität und der jeweiligen Stoffwechselsituation, den besonderen Leistungen und der dem betreffenden Zelltyp eigentümlichen Lebensdauer. So kommt es, daß die Art der Schädigung selbst an nächstverwandten Elementen, z. B. den verschiedenen Formen der Ganglienzellen, recht unterschiedlich sein kann — diese Tatsache haben besonders C. und O. Vogt (1925ff.) in ihrer Pathoklisenlehre ausgewertet —, ja daß man zuweilen direkt von einer spezifischen Reaktionsform gesprochen hat, die, für einen bestimmten Zelltyp charakteristisch, bei sehr verschiedenen Alterationen gleichermaßen in Erscheinung tritt. Darauf hat insbesondere Spielmeyer (1922) nachdrücklich hingewiesen: Purkinje-Zellen beispielsweise neigen zu Verflüssigungen und Vacuolisierungen[3], während an den kleineren Rindenzellen des Großhirns vornehmlich Schrumpfungen bemerkbar werden. Es ist von hohem Belang, daß dergleichen *zellspezifische* Unterschiede auch im Ablauf der postmortalen Veränderungen nachzuweisen sind[4].

Ebenso ist hervorzuheben, daß ein und dasselbe morphologische Bild, genauer ein und derselbe Vorgang, bei den einzelnen Zellformen eine jeweils andere Bedeutung haben kann. Die tropfige intravacuolige Ausgliederung irgendwelcher, im Grundplasma allzu reichlich vorhandener Substanzen, also auch von Wasser, ist natürlich bei resorbierenden oder phagocytierenden Zellen, also beispielsweise in den Hauptstückepithelien der Niere oder in den Elementen des reticuloendo-

---

[1] Spiegelman und Reiner 1948, Sussman und Spiegelman 1950, Spiegelman und Sussman 1952.
[2] Simpson 1951.   [3] Vgl. Sträussler 1906.   [4] Höpker 1954.

thelialen Systems, ganz anders zu bewerten als etwa in Muskel- oder auch in Leberzellen, selbst wenn es sich auch hier um aufgenommenes Material handelt. Zugleich
mag dieses Beispiel dazu dienen, die Bedeutung des *Standortes* oder, wenn man
so will, des *Biotopes der Zelle* vor Augen zu führen. Damit hängt auch die für
die Wirkung von allgemeinen Zellgiften sehr wesentliche Tatsache zusammen,
daß nicht alle Zellformen der Noxe in gleicher Weise ausgesetzt werden. Während
beispielsweise Leberepithelien, ihrer zentralen Stellung im intermediären Stoffwechsel des ganzen Organismus entsprechend, kaum vom Blutstrom getrennt sind
und die Nierenepithelien mit den betreffenden Substanzen, sofern sie ausgeschieden
werden, sogar unmittelbar in Berührung kommen, sind die Ganglienzellen durch
ein doppeltes Schrankensystem abgeschirmt. Dieser Schutzwall dürfte für die
neuerlich betonte[1], auffallende Resistenz der Ganglienzellen gegenüber toxisch
wirkenden Stoffen verantwortlich sein und nicht eine Unempfindlichkeit der Zellen
selbst, die mit ihrem hohen Strukturumsatz und ihrem großen Sauerstoffbedürfnis
nicht recht in Einklang zu bringen wäre. Dafür spricht auch der Umstand, daß
die Nervenzellen nur dann die zu erwartende Intensität der Einbau- und Austauschvorgänge erkennen lassen, wenn ihnen die markierten Substanzen nicht
auf dem Blutwege, sondern unmittelbar über den Liquor angeboten werden[2].

Was hier von den verschiedenen Zellformen gesagt wurde, gilt aber in ähnlicher
Weise auch für die gleich gebauten Elemente des nämlichen Organes. Dabei
spielt die Anordnung und der Verlauf der für die Versorgung mit Sauerstoff
und Nährsubstanzen wie für den Abtransport der Stoffwechselprodukte verantwortlichen *Blutgefäße* eine das Ausmaß und die Art der resultierenden Veränderungen stark beeinflussende Rolle. Solche Zellen, die am venösen Schenkel
der Capillaren liegen, sind bei einer unzureichenden Zufuhr aller lebens- und
funktionsnotwendigen Substanzen schlechter gestellt als die ihnen räumlich
vorgeschalteten Partner[3,7]. Das offenbart sich zuweilen nur unter pathologischen
Bedingungen — als Beispiel sei etwa die herdförmig perivenöse Verfettung der
Herzmuskulatur bei allgemeiner Hypoxämie genannt[3] — läßt sich gelegentlich
aber auch aus regelhaften Beobachtungen ableiten, an der Leber beispielsweise
aus dem unterschiedlichen Verhalten gegenüber Färbungen mit Indicatoren[4],
aus den oft hervorgehobenen topographischen Unterschieden in der Mitochondrienform und in der Gestaltung der ergastoplasmatischen Schollen und
schließlich auch aus der Möglichkeit, ein zentrales und peripheres „Funktions-
feld" zu unterscheiden[5]. Freilich kommt an diesem Organ noch hinzu, daß die
Breite der Strombahn in den einzelnen Läppchenabschnitten sehr unterschiedlich
ist, daß wir also auch mit abweichenden Umströmungsgrößen und mit einem
wechselnd wirksamen Spüleffekt zu rechnen haben, einer Tatsache, die vermutlich[6]
auch für die topographisch unterschiedliche Verteilung der verschiedenen cellulären Größenklassen und für das örtlich wechselnde Regenerationsvermögen der
Leberzellen verantwortlich ist. Es kann nicht unsere Aufgabe sein, diesen
Phänomenen im einzelnen nachzugehen und sie für die Erklärung der herd-
förmigen Leberschäden auszunutzen[7]. Sie verdienen jedoch auch noch aus dem
Grunde eine besondere Erwähnung, weil sie oftmals einen eindrucksvollen Beleg
dafür bieten, wie stark die cellulären Veränderungen selbst bei der nämlichen

---

[1] Peters 1955.   [2] Lindberg und Ernster 1951, Sacks und Culbreth 1951.
[3] Vgl. Ribbert 1897, Rössle 1907, Büchner 1940ff.
[4] Schmidtmann 1925, vgl. dazu Wiercinski 1955 (Lit.).
[5] Noël 1923, Forsgren 1918, 1932, 1936, Arndt 1927, Eger und Klärner 1948, Eger
1948, 1950, Hanzon 1953.
[6] Jacobj 1942.
[7] Vgl. dazu Sachs 1941, Overbeck 1943, Altmann 1949, Preissner 1950, Kettler 1949,
1954, Schlicht 1954, Eger 1954.

Noxe von deren *Intensität* abhängig sind. Als ein Beispiel für viele sei hier nur die Tetrachlorkohlenstoffvergiftung der Leber genannt, bei welcher man zu einem gewissen Zeitpunkt entsprechend dem zentroperipheren Gefälle der Schädigungsintensität eine gut ausgeprägte Schichtung wahrnehmen kann: nekrotische Zellbereiche — Zone der blasigen Entartung — Verfettungsschicht — wenig veränderte, bereits in Reparation und Regeneration begriffene Epithelien. Schon dadurch weist sich die blasige Entartung als Folge einer gegenüber der Koagulationsnekrose geringeren Schädigung aus. Ähnliches gilt auch für das Verhältnis von schölligem Zerfall und Fibrillolyse am Herzmuskel und für die verschiedenen Formen der Ganglienzellerkrankungen[1,2]. So hat sich beispielsweise bei experimentell ausgelösten hypoxämischen Läsionen ergeben, daß sich die Eigenart der Zellveränderung mit der Entfernung vom Zentrum der dabei auftretenden nekrotischen Herde wandelte von ischämischen Zellen über „schwer" erkrankte Formen bis zu solchen, die als „akute Schwellung" — Zellvergrößerung bei RNS-Verarmung — zu bezeichnen waren[2].

Die eben angeführten Beispiele unterstreichen aber zugleich noch die Bedeutung der *Wirkdauer* einer Schädlichkeit für das entstehende Bild. Denn für die volle Ausbildung der erwähnten „blasigen Entartung" wie der muskulären Fibrillolyse ist eine gewisse Zeitspanne vonnöten. Steht sie nicht zur Verfügung, sei es, daß der ganze Organismus, sei es, daß die einzelne Zelle der Noxe vorher erliegt, begegnet man diesen Reaktionsformen nicht.

Im Vergleich zu den bisher besprochenen Faktoren hat die *Art der Noxe* die *äußere Ursache* in der Regel nur einen verhältnismäßig geringen prägenden Einfluß. Diese Tatsache hat die immer wieder unternommenen Versuche, cytologische Befunde ätiologisch auszuwerten, stets von neuem zunichte gemacht. Vermutlich ist die damit zusammenhängende, oft beklagte Unspezifität der Läsionen einfach darauf zurückzuführen, daß sehr verschiedenartige Schädlichkeiten die Lebensvorgänge in durchaus gleichartiger Weise stören, also gewissermaßen eine gemeinsame Endstrecke haben. Derzeit ist am wahrscheinlichsten, daß die Bildung energiereicher Phosphate den Engpaß darstellt, in dem sich viele von verschiedenen Ausgangspunkten herkommenden Wege vereinigen. Auch hat man sich immer zu vergegenwärtigen, daß erst die wenigsten der altbekannten pathologischen Phänomene mit den heute zu Gebote stehenden Methoden analysiert worden sind. Deren Anwendung wird in Zukunft nicht nur unserem Unterscheidungsvermögen neue Kriterien liefern — sie wird uns auch auf Unterschiede aufmerksam werden lassen, die wir bisher nur nicht beachtet haben. Vor allem wird das Elektronenmikroskop ganz neue Erkenntnismöglichkeiten bieten, wo immer man es einsetzen mag. So dürfen wir auch hoffen, daß alles hier Mitzuteilende bald in völlig neuer Sicht erscheinen wird und in ganz anderer Weise gedeutet werden kann. Das gilt gerade für die feineren Strukturveränderungen des Grundplasmas, denn wir vermögen sie ja vorerst noch nicht unmittelbar zu erkennen, sondern allenfalls indirekt zu erschließen.

So hat sich jeder morphologisch orientierte Ordnungsversuch auch heute noch an den lichtmikroskopischen Gegebenheiten auszurichten. Dabei empfiehlt es sich, da hier die Formen und Ursachen der intracellulären Ablagerungen noch nicht behandelt werden sollen, von dem normalen Erscheinungsbild als Äquivalent des regelhaften kolloidalen Zellzustandes auszugehen und dessen Schwankungen sowohl nach seiten einer stärkeren Hydratation und Strukturauflockerung wie in Richtung auf eine zunehmende Dehydratation und Verfestigung an Hand einiger Beispiele zu verfolgen. Am Ende der einen formalgenetischen Reihe

---

[1] Vgl. Omorokow 1918, Becker 1949, Meyer 1949.   [2] Altmann und Schubothe 1942.

steht die Strukturauflösung, die Cytolyse, an dem der anderen die irreversible Verfestigung, die Koagulation. Der Bereich der Pathobiosen aber ist damit überschritten. Wir werden infolgedessen auf diese morphologischen Endstadien nur insofern näher einzugehen haben, als sie gelegentlich auch auf umschriebene Plasmapartien beschränkt bleiben können und dann nicht notwendig zum Tod der ganzen Zelle zu führen brauchen.

Reversible und irreversible Strukturverdichtungen.

Eine lichtoptisch erkennbare Vergröberung und Verdichtung der Textur des Grundplasmas, die, wie erwähnt, durch eine Dehydratation bedingt ist und mit einer Volumenverminderung der Zelle einhergeht, wird unter pathologischen Umständen nicht selten gefunden. Dabei kann es sich entweder um einen exogen bedingten Wasserentzug handeln oder um die Wirkung einer Stoffwechseländerung. Wesentlich ist, daß der normale kolloidale Zustand nur bei ständiger Energiezufuhr aufrechterhalten werden kann, und daß die stark hydrierten Teilchen an sich dazu neigen, in eine stabilere, wasserärmere Form überzugehen und zu gröberen Formationen zusammenzutreten. So wird verständlich, daß man an Seeigeleiern sowohl durch ein hypertones Medium wie durch Urethan, Kaliumcyanid oder Natriumazid, wodurch die Respiration verringert wird, eine deutliche, zunächst noch reversible Strukturvergröberung erzielen kann[1]. Bei drastischem Wasserentzug kann durch die Zusammenziehung des Grundplasmas nicht nur das Imbibitionsmittel, sondern sogar ein großer Teil der frei beweglichen Mitochondrien ausgepreßt werden. Sie liegen dann in einer besonderen Schicht zwischen der Eimembran und dem retrahierten Grundplasma, welches wegen der Aggregation seiner Teilchen und wegen der damit verbundenen stärkeren Ordnung eine Doppelbrechung annehmen oder gar fibrilläre Strukturen ausbilden kann. Besonders eindrucksvoll ist der Erfolg, wenn bei reifen unbefruchteten Eiern als „Plasmolyticum" konzentrierte Lösungen des Atmungsgiftes Natriumazid[2] verwandt werden. Dann treten nämlich stellenweise in der Längsrichtung rhythmisch gegliederte und daher quergestreifte „chromosomenähnliche" Fibrillensysteme auf[3], die zwar ribonucleoproteidhaltig und daher zum Ergastplasma zu rechnen sind, hier aber doch angeführt werden sollen, weil sie die analogen, aber nicht ohne weiteres erkennbaren Prozesse im Grundplasma verdeutlichen. Zwei Phänomene verdienen dabei besondere Beachtung. Das erste ist, daß sich derart gleichmäßig gegliederte Aggregate nur dann ausbilden, wenn die Dehydratation langsam vor sich geht. Verwendet man statt Natriumazid das schneller wirksame Kaliumcyanid, so kommen höchstens einfache Fibrillensysteme zum Vorschein. Das beweist, daß die exakte Zuordnung nicht vorgebildet war, sondern erst im Verlaufe der Dehydratation allmählich hergestellt wird. Zum anderen ist wesentlich, daß bei der Kondensation dieser Fibrillen das ehemalige Hydratationswasser zunächst interfibrillär angesammelt und dann ausgepreßt wird, wobei es am Ende des Fibrillenstrangs in Form einer kleinen *Vacuole* sichtbar wird. Denn dieser „Expulsionsvorgang"[4] spielt sicher bei vielen aus der Pathologie bekannten Vacuolenbildungen eine maßgebliche Rolle. Für die kleinen Tröpfchen, die man in koagulationsnekrotischen Zellen oder in umschriebenen, koagulierten Plasmaportionen findet (vgl. S. 517), dürfte er sogar allein entscheidend sein. Diese Übertragung ist um so mehr berechtigt, als die erwähnten

---

[1] RUNNSTRÖM 1929, MONNÉ 1945, 1947, 1948, 1950.
[2] SPIEGELMAN und Mitarbeiter 1948, LOOMIS und LIPMANN 1949.
[3] RUNNSTRÖM 1929, MONNÉ 1946, 1947, 1948, 1950.
[4] KLEMM 1895, vgl. von GIERKE 1936, KETTLER 1948, 1954, ALTMANN 1949, GRUNDMANN 1950, BECKER 1954 u. a.

Fibrillen des Seeigeleies auch durch eine experimentelle Hydratation nicht mehr aufgelöst werden können, also gleichermaßen als ausgefällt und irreversibel miteinander verbunden betrachtet werden müssen. Daß auch p_H-Verschiebungen nach der sauren Seite zu entsprechenden Dehydrierungen und Ordnungen führen können, läßt sich aus dem Verhalten der Ergastoplasmalamellen im Pankreas ablesen; sie verleihen dem Cytoplasma unter solchen Bedingungen eine reversible Doppelbrechung[1]. Auch beim Spontantod der Zellen treten gelegentlich, augenscheinlich aus ganz ähnlichen Gründen, derart vergleichsweise regelmäßige Strukturvergröberungen zutage. Allerdings müssen die Vorbedingungen günstig sein. So sahen wir beispielsweise an Leberzellen, die auf dem Stadium der Metaphase zugrunde gingen, hier und da das gesamte Plasma in Gestalt konzentrischer Ringe um den aufgehellten Teilungsraum ausgefällt. Hier hat offenbar die Umordnung des Cytoplasmas, seine Zusammendrängung auf die Randabschnitte der abgerundeten Teilungszelle, eine sonst nicht vorhandene Parallelordnung der Fibrillensysteme mit sich gebracht, die beim Absterben vergröbert und dadurch erkennbar gemacht wurden.

Doch handelt es sich bei solchen lichtmikroskopisch nachweisbaren Ordnungsphänomenen, wenigstens an tierischen Zellen, um seltene Sonderfälle, zumal wenn wir die ergastoplasmatischen Strukturen beiseite lassen. In der Regel erkennt man bei wasserärmeren Zellen nur eine **Verdichtung des Zelleibes** und ein Zusammenrücken der färbbaren Anteile, was mit einer Zunahme der Farbtiefe einhergeht und der Zelle bei Verwendung von Mehrfachfärbungen, die auf Dichteunterschiede ansprechen, z. B. der Azanfärbung, einen ganz anderen Farbton verleihen kann. Die ursprüngliche Zellgestalt bleibt dabei oft weitgehend gewahrt, so z. B. bei den vereinzelt vorkommenden dunklen und schmalen Herzmuskelfasern — sie finden sich vornehmlich bei energetischer Insuffizienz[2] — und bei den „Stiftzellen" der Zylinderepithelien, die beide hierher gehören. Sie kann sich aber auch merklich ändern. Einzeln liegende, dergestalt veränderte Leberepithelien, die sog. dunklen Leberzellen[3], weisen jetzt spitzwinklig ausgezogene Ecken und durch den Druck der Nachbarzellen eingebuchtete Flanken auf, und die entsprechend umgewandelten Ganglienzellen, die „chromophilen", „geschrumpften", „sklerotischen" oder „pyknomorphen" Elemente[4] werden scharfkantig und lassen wegen der Cytoplasmaverdichtung nun auch die sonst nicht darstellbaren Fortsätze über kürzere oder längere Strecken erkennen. Man kann alle derart abgewandelten Zellformen als „Kollapszellen"[5] oder als „geloide Zustandsformen"[6] bezeichnen.

Es ist sicher, daß ein solches Erscheinungsbild und der ihm zugrunde liegende Wasserverlust außer durch die Einwirkung hypertoner Lösungen auch durch *mechanische Alteration* hervorgerufen werden kann. Darauf hat am Beispiel der dunklen Zellen des Gehirns[7] und der Leber[8] besonders Scharrer[9] aufmerksam gemacht. Diese Zellformen finden sich nämlich bei unsanfter Behandlung des frischen

---

[1] Ries 1940, Sjöstrand 1953.

[2] Vgl. Büchner 1933, Solbach 1941, Linzbach 1947, Grundmann 1950, Becker und Frey 1953.

[3] Lit. S. 513[7].

[4] Nissl 1894, 1896, 1899, 1910, Flesch und Koneff 1886, Flesch 1887, de Buck und de Moor 1901, Gomez und Pike 1909, Cowdry 1916, Spielmeyer 1922, Fortuyn 1924, 1927, Gildea und Cobb 1930, Scherer 1931, Scharrer 1933, 1938, Fischer und Ranson 1934, Cox 1937, Greenfield 1938, Weinberger und Mitarbeiter 1940, Windle und Mitarbeiter 1944, Rand und Courville 1946, Morrison 1946, Holle 1948, Miller 1949, Krogh 1950, Heyck und Höpker 1952, Höpker 1954 u. a.

[5] Helmke 1935, vgl. auch Eger 1950.   [6] Clara 1932, vgl. Rabl 1930.

[7] Vgl. Cowdry 1916, Fortuyn 1924, 1927, Fischer und Ranson 1934, Cox 1937, Höpker 1954.

[8] Vgl. Hüttenbrenner 1869.   [9] Scharrer 1933, 1938.

Gewebes nicht nur am Ort der Gewalteinwirkung, sondern, dem Verlauf der Druckwelle entsprechend, auch noch in tieferen Lagen, besonders dort, wo sich den komprimierten, ausweichenden Zellen irgendwelche Widerstände entgegenstellen, an der Leber z. B. an den größeren Bindegewebssepten. Jedes wenig pfleglich behandelte Leberpunktat kann davon überzeugen, daß eine mechanische Läsion zu solch geloider Zellumwandlung zu führen vermag. Hier sieht man mitunter alle Übergänge zwischen normal gebauten und extrem verdichteten, mit geschrumpften, pyknomorphen Kernen versehenen Elementen. Liegen mehrere von ihnen nebeneinander, so ist die Capillarwand nicht selten abgehoben. Dabei mag das Auspressen der Flüssigkeit eine wesentliche Rolle spielen[1]. Die erwähnte Umwandlung ist an überlebendem Gewebe am leichtesten auszulösen. Nach dem Tode nimmt die Reaktionsfähigkeit mit der Denaturierung der Plasmaproteine immer weiter ab. Am üblichen Sektionsgut ist daher an der Leber kaum mehr, an den empfindlicheren Ganglienzellen zwar immer noch[2], aber doch nur in beschränktem Maße mit einem solchen Ereignis zu rechnen. Ganz ähnlich erleiden auch manche Epithelien der Darmschleimhaut einen artefiziellen Wasserverlust und damit eine Strukturverdichtung, wenn die Organstücke so lebensfrisch fixiert werden, daß sich die Mucosamuskulatur reaktiv noch übermäßig kontrahieren kann und so an gewissen Stellen zu einer Kompression der Zellen führt[3]. Schließlich ist noch zu erwähnen, daß Ultraschall die Ganglienzellen in gleicher Weise zu beeinflussen vermag[4]. Es ist also auch zu erwarten, daß grobe, das Gehirn treffende Gewalteinwirkungen zu ganz entsprechenden, wenn auch vielleicht weniger ausgeprägten und daher lichtmikroskopisch nicht als solche erkennbaren Veränderungen des cellulären Hydratationsgrades zu führen vermögen, und es ist nicht von der Hand zu weisen, daß ähnliche Vorgänge bei der Commotio eine Rolle spielen können[5]. Jedenfalls ist ratsam, bei der Deutung ähnlicher Zellveränderung in unmittelbarer Nähe von Organverletzungen die mechanische Schädigung des Grundplasmas nicht außer acht zu lassen.

Trotz der Tatsache, daß „Kollapszellen" artefiziell erzeugt werden können, ist kein Zweifel möglich, daß sie auch bei schonender Behandlung der Gewebe aufgefunden werden, daß also ein entsprechender Wasserverlust auch *spontan* und *in vivo* zustande kommen kann. In drüsigen Organen, beispielsweise in der Leber und in Schleimhäuten müssen derart dehydrierte Zellformen sogar, falls sie nur in geringer Zahl vorhanden sind, als ein durchaus *regelhaftes Vorkommnis* gewertet werden. Sie sind dabei keineswegs als abgestorbene Elemente zu bezeichnen. Das verdient besonders für die einzeln liegenden Exemplare der dunklen Leberzellen, über die seit ihrer ersten eingehenden Beschreibung[6] eine umfangreiche Literatur entstanden ist[7], nachdrücklich hervorgehoben zu werden, weil sie in der modernen Hepatitisliteratur oft ohne weiteres als nekrotisch bezeichnet werden. Dagegen spricht der stets gewahrte Zusammenhang mit den Nachbarzellen einerseits und mit dem Capillarrohr andererseits. Denn beide Verbindungen werden sogleich aufgegeben, wenn eine einzelne Leberzelle zugrunde geht, wie sich gerade bei der Hepatitis epidemica, aber auch bei andersartigen Leberschäden ohne weiteres zeigen läßt. Ebensowenig liegen Beweise dafür vor, daß solche Zellen stets dem Untergang geweiht sind und als Ausdruck einer „physiologischen Zellmauserung"[8] gewertet werden dürften. Damit

[1] Vgl. Eger 1948, 1950.   [2] Höpker 1954.   [3] Hamperl 1940.   [4] Heyck und Höpker 1952.
[5] Vgl. Windle und Mitarbeiter 1944, Rand und Courville 1946.   [6] v. Podwyssozki 1886.
[7] Mopurgo 1890, Fiessinger 1911, Heinrichsdorff 1924, Rumjanzev 1927, Forsgren 1928, Redin 1929, Holmer 1929, Rabl 1930, Kutsuna 1930, Ravenna 1932, Pfuhl 1932, Böhm 1932, Clara 1932, Fischler und Roeckl 1938, Altmann 1949, Kettler 1949, 1954, Tauchi und Nakamura 1953.
[8] Fischler und Roeckl 1938, Siegmund 1951, 1952.

wäre schon die große Zahl, in der sie zuweilen auftreten, nicht zu vereinbaren. Auf Grund ihrer Plasmabeschaffenheit ist man nur zu der Vermutung berechtigt, daß ihnen ein reduzierter Stoffwechsel und gedrosselte funktionelle und strukturelle Umsetzungen eigen sind. Man kann sie daher als ruhende oder, besonders wenn sie unter pathologischen Bedingungen reichlicher auftreten, als erschöpfte Zellen bezeichnen, muß ihnen aber in jedem Falle die Möglichkeit zur „Erholung" unter dem morphologischen Bild der Aufquellung zuerkennen. Daß sie diesen Weg nicht immer einschlagen, sondern gelegentlich, vornehmlich unter pathologischen Verhältnissen, auch zugrunde gehen können, soll damit nicht bestritten werden. In diesem Falle treten jedoch die Zeichen der Koagulationsnekrose auf, und die Beziehung zu den benachbarten Strukturen wird im vorerwähnten Sinne abgewandelt. Das gleiche gilt auch für die Stiftzellen der Schleimhäute. Auch hier ist eine sekundäre Aufquellung denkbar, wenngleich, häufiger als in der Leber, mit einem Zelltod und einer Ausstoßung aus dem Epithelverband gerechnet werden muß.

Läßt sich schon an den Stiftzellen die Abgrenzung noch erholungsfähiger von irreversibel geschädigten oder gar bereits abgestorbenen Elementen oft nicht mehr durchführen — am ehesten könnte wohl eine Analyse der Kernstrukturen weiterhelfen —, so begegnet ein solcher Versuch an den unter krankhaften Bedingungen entstandenen geschrumpften Ganglienzellen noch größeren Schwierigkeiten. Nicht genug damit, daß sicherlich fließende Übergänge vorhanden sind — es kann sich der nämliche morphologische Zustand offensichtlich auch auf verschiedenen Wegen entwickeln, und zwar sowohl unvermittelt aus dem normalen Erscheinungsbild, ähnlich wie bei der artefiziell hervorgerufenen Dehydratation, als auch über eine Reihe von Zwischenstufen, die nicht allein durch ein sich steigerndes Zusammenrücken der färbbaren Anteile, sondern auch durch eine fortschreitende Verminderung der cytoplasmatischen Ribonucleoproteide gekennzeichnet sind. Wenigstens haben sich diese Stoffe in manchen der fortgeschrittenen Fälle weder mit Gallocyanin[1] noch mit Hilfe der Ultraviolettabsorption[2] nachweisen lassen, obwohl die Färbung mit Toluidinblau eine kräftige Tönung ergab, die freilich, im Gegensatz zur Norm, durch eine Hydrolyse nicht beeinträchtigt wurde[3]. Es läßt sich noch nicht sagen, ob diese nicht auf Ribonukleproteide zu beziehende Basophilie nur durch ein Zusammendrängen vorher feiner verteilter und daher färberisch nicht erfaßbarer Strukturen beruht oder ob man mit stofflichen Änderungen innerhalb des cytoplasmatischen Gefüges rechnen muß. Immerhin darf darauf hingewiesen werden, daß auch an Herzmuskelfasern, bei der sog. „basophilen Degeneration" oder der „basophilen Nekrose" (vgl. S. 520) eine durchaus vergleichbare abnorme Färbung mit basischen Substanzen bekannt ist und hier wohl auf die Anwesenheit von Muco- oder Glykoproteiden bezogen werden darf. Der Zukunft muß es überlassen bleiben, ob und in welcher Weise sich mit dem Rüstzeug der modernen Histochemie die verschiedenen jetzt im Sammelbecken der „geschrumpften Ganglienzellen" vereinten Formen voneinander trennen lassen. Dann wird es gewiß auch unschwer möglich sein, den Widerstreit der Meinungen über die Bedeutung dieser Zellzustände zu schlichten und aufzulösen.

Immerhin kann es auch heute schon als sicher gelten, daß *Stoffwechselstörungen* der Ganglienzellen, unter anderem ausgelöst durch Sauerstoff-[4] und Nährstoffmangel[5] zu einer Dehydratation und damit zu einer Verdichtung des Cytoplasmas

---

¹ Krogh 1950.   ² Hochberg und Hydén 1949.   ³ Miller 1949.
⁴ de Buck und de Moor 1901, Gomez und Pike 1909, Gildea und Cobb 1930, Greenfield 1938, Weinberger und Mitarbeiter 1940, Windle und Mitarbeiter 1944, Morrison 1946 u. a.
⁵ Vgl. Holle 1948, Höpker 1954.

zu führen vermögen. In gleicher Weise ist erwiesen[1], daß auch die dunklen Leberzellen bei allen möglichen Organ*schädigungen* gehäuft vorkommen — dies ist
auch bei einem mechanischen Stauungsikterus und bei einer Virushepatitis der
Fall —, mit anderen Worten, daß unter solchen Umständen mehr Leberzellen
als sonst die geloide Zustandsform annehmen. Dementsprechend sind dann auch
Übergangsformen zu dem üblichen Zelltyp reichlicher anzutreffen. Liegen
mehrere solche Zellen nebeneinander, so unterbleiben die sonst kennzeichnenden
Verformungen der Ränder, die den Einzelelementen durch den Turgor der
„eukolloidalen" Nachbarzellen aufgenötigt werden. Wir haben dann einen
schmalen Strang dunkler polygonaler Epithelien vor uns, so wie es normalerweise
für die an der Läppchenperipherie gelegenen sog. dunklen Grenzzellen[2] Geltung
hat, die bei manchen Tierformen, besonders in der bindegewebsreichen Schweineleber regelmäßig, bei anderen nur gelegentlich zu finden sind. Durch solche
Beobachtungen ist zugleich erwiesen, daß diese Grenzzellen von den im Läppchen
verstreuten dunklen Elementen nicht zu trennen sind. Man darf annehmen,
daß die läppchenperiphere Häufung durch die Besonderheit der Blutversorgung
dieser Abschnitte bedingt ist[3], indem manche der äußersten Zellen nur vom
arteriellen, andere nur vom Pfortaderblut umspült werden. Es läßt sich freilich
noch nicht sagen, ob sie nun den venösen, zwar sauerstoffarmen, aber nährstoff-
reichen Abschnitten zuzuordnen sind oder den arteriellen Strecken. Für die
erstgenannte Alternative wäre unter anderem anzuführen, daß bei einem nach
Stunden bemessenen aerogenen Sauerstoffmangel gerade die schlechter gestellten
zentralen Leberepithelien einen besonderen Wasserverlust erleiden, der sie in
formaler Hinsicht zu typischen dunklen Leberzellen werden läßt. Daher darf
man wohl auch jene Formen läppchenzentraler Zellverkleinerung auf eine
Dehydratation beziehen, die bei rasch tödlich endenden Verbrennungen[4] oder
Diphtherien[5] erwähnt und rein beschreibend als „akute Atrophien" bezeichnet
worden sind. Ursächlich wird man in allen diesen Fällen an eine Drosselung
der energieliefernden Reaktionen zu denken haben, ohne entscheiden zu können,
ob dafür allein der Mangel an energiereichen Phosphaten maßgeblich ist, oder
ob daran noch irgendwelche unphysiologische Spaltprodukte, sei es direkt,
sei es durch p_H-Verschiebungen, beteiligt sind. Man wird sich des weiteren
noch die Frage vorzulegen haben, ob die Verringerung des Hydratationsgrades,
so sehr sie Ausdruck einer Schädigung und einer Stoffwechsellähmung und
damit einer funktionellen Leistungsminderung ist, nicht zugleich eine gewisse
Anpassung an die schlechteren Lebensbedingungen darstellt: der dadurch erreichte Zustand ist nicht mehr so energiebedürftig und kann daher auch unter
den verschlechterten Lebensbedingungen eher aufrechterhalten werden.

Ähnliche Überlegungen sind vielleicht auch noch bei jenen Fällen am Platze,
bei denen es im Verlauf einer länger währenden Zellschädigung nicht nur zu einem
Wasserverlust, sondern darüber hinaus noch zu einer Substanzverminderung
des Cytoplasmas kommt, bei denen sich also eine **echte Zellatrophie** entwickelt.
Denn auch hier darf auf eine Reduktion des energetischen Bedarfes geschlossen
werden. Naturgemäß sind solche Zellveränderungen von den eben erwähnten
„akuten Atrophien" im Einzelfalle meist nicht sicher abzugrenzen. Auch dürften
Übergänge möglich sein. Jedenfalls wird man in allen Fällen, bei denen kleine
dunkle Zellformen nach längerem Einwirken einer Schädlichkeit auftreten — bei

---

[1] Böhm 1932, Pfuhl 1932, Clara 1932, Fischler und Roeckl 1938, Helmke 1939,
Meessen 1948, Zinck 1950, Devos 1951, Tauchi und Nakamura 1953.
[2] Rumjanzev 1927, Kutsuna 1930, Böhm 1932, Pfuhl 1932, Fischler und Roeckl 1938.
[3] Vgl. Pfuhl 1932, Böhm 1932, Altmann 1949.   [4] Zinck 1940.
[5] Günther 1940, 1941, Zinck 1941.

chronischen Anämien[1] und langfristigem Sauerstoffmangel[2], nach Urethangaben[3] oder etwa, besonders ausgeprägt, bei der zu einer Atmungshemmung führenden Selenvergiftung[4] —, nicht nur mit einer Dehydratation, sondern auch mit einem Überwiegen der Abbauvorgänge über die stärker gedrosselten Aufbauprozesse rechnen müssen. Daß ein solcher Zustand schließlich zu spurlosem Verschwinden der immer kleiner werdenden Zellen führen kann, lehren die alltäglichen Beobachtungen an Stauungs- und Amyloidlebern.

Wenn der Wasserverlust sich nicht auf eine Verdichtung des Gefüges beschränkt sondern mit einer Denaturierung der Plasmakolloide und mit einer irreversiblen Verklumpung, Erstarrung und Vernetzung der Teilchen verbunden ist, sprechen wir von einer **Koagulation.** Die Frage, wie das kennzeichnende morphologische Bild zustande komme und welchen Einfluß zelleigene und zellfremde Stoffe und Fermente darauf haben, soll uns in diesem Rahmen weiter nicht beschäftigen. Das ist in dem Kapitel über den Zelltod ausführlich dargelegt. Auch wollen wir alle jene Zustände unberücksichtigt lassen, in denen die gesamte Zelle einem solchen Ereignis zum Opfer fällt. Hier seien nur einige Beispiele dafür angeführt, daß ein solcher Vorgang auch *auf umschriebene Plasmabereiche beschränkt* bleiben kann. Aus der experimentellen Cytologie gibt es für eine lokalisierte Plasmanekrose zahlreiche Belege, die sich meist auf die Folgen einer örtlich angreifenden Schädlichkeit beziehen, welche mechanischer oder chemischer Natur sein kann[5]. Bei chemischen Noxen, beispielsweise Chloroform, können nicht nur an der Oberfläche, sondern auch im Zellinnern, örtlich begrenzte Partien zugrundegehen, ohne daß sich für die Lokalisation Gesetzmäßigkeiten finden ließen[6]. Die zugrunde gerichteten Areale werden von dem übrigen Plasma demarkiert und entweder abgestoßen oder im Zellinnern intravacuolär abgebaut. Solche Vorgänge spielen aber auch bei den höheren Organismen eine nicht zu unterschätzende Rolle. Daß übermäßige Zufuhr von Vitalfarbstoffen zum Absterben umschriebener Plasmapartien führen kann, ist seit langem bekannt[7]. Auch auf die früher schon erörterte Krinombildung (vgl. S. 497), d. h. die Ausfällung RNS-haltiger Plasmastrukturen unter der Einwirkung basischer Vitalfarbstoffe, kann in diesem Zusammenhang noch einmal hingewiesen werden. Wichtiger aber ist, daß man ganz entsprechende Veränderungen auch bei einer Reihe von Vergiftungen und Erkrankungen beobachten kann.

Besonders klare Beispiele liefert wiederum die *Leber*, in der es nach eigener Erfahrung sowohl bei toxischer Zellschädigung, z. B. durch Phosphor (Abb. 14)[8] oder durch Tetrachlorkohlenstoff, wie auch bei Viruserkrankungen zu einem solchen Ereignis kommen kann. Das klassische Beispiel dafür ist das Gelbfieber[9], bei dem nicht nur ganze Zellen, sondern, ebenso wie wahrscheinlich beim Rifttal-Fieber und bei der Geflügelpest[10], umschriebene Zellareale zugrunde gehen können. Mit Recht hat schon Councilman auf die Identität dieser Vorgänge mit denen bei der Phosphorvergiftung hingewiesen. Die absterbende

---

[1] Vgl. Rich 1930.   [2] Campbell 1927, 1928.   [3] Doljanski und Rosin 1944.
[4] Cameron 1947.
[5] Zum Beispiel Noll 1887, Němec 1899, Traube-Mengarini und Scala 1909, Leib 1935, vgl. Küster 1924ff., Peterfi und Olivo 1927, Seifriz 1939.
[6] Vgl. Němec 1910, Osterhout und Harris 1928.
[7] Vgl. Suzuki 1912, v. Möllendorff 1923.
[8] Councilman 1890, Schmaus und Böhm 1898.
[9] Councilman 1890, da Rocha Lima 1912, 1937, Cowdry und Kitchen 1930, Klotz und Belt 1930, Montenegro 1939 u. a.
[10] Vgl. Findlay 1933, 1938, Findlay und Mitarbeiter 1937.

Plasmaregion, in der natürlich auch die Mitochondrien zerstört sind, zeigt alle Charakteristika der Koagulationsnekrose. Ihre Basophilie verschwindet, da die Ribonucleoproteide zerschlagen werden und ihre Nucleinsäuren einbüßen; dafür steigt aber die Acidophilie der verdichteten und ausgefällten Proteine, so daß sich solche Bereiche bei Verwendung saurer Farbstoffe klar und deutlich herausheben. Ihre Dichte ist, wie sich mit dem HEIDENHAINschen Eisenhämatoxylin[1] und auch mit Farbgemischen[2] zeigen läßt, recht unterschiedlich und wird im weiteren Verlaufe des Prozesses häufig abgeändert. War es vor der Koagulation zu einer Verfettung der Zelle gekommen, was für das Gelbfieber die Regel ist, so sind in dem denaturierten Bereich die eingeschlossenen Fetttröpfchen

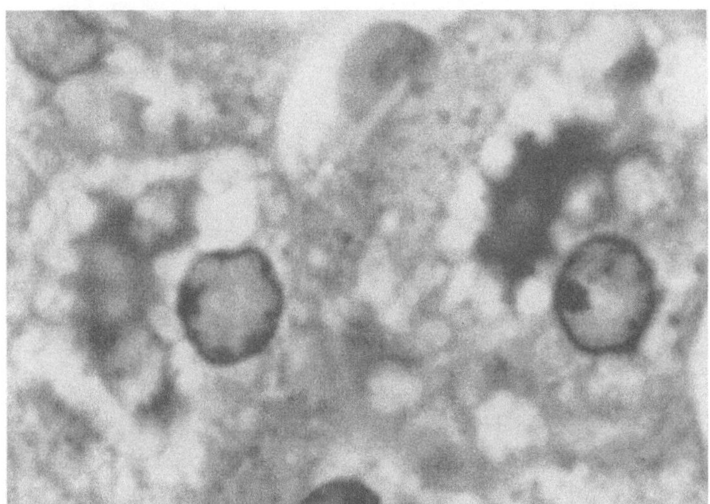

Abb. 14. Umschriebene, noch nicht gänzlich demarkierte Koagulationsnekrose des Leberzellplasmas. Meerschweinchen. Phosphorvergiftung. Formol, MASSON.

noch lange nachweisbar — ein klarer Beweis, daß es sich dabei wirklich um ein partielles Absterben des Cytoplasmas handelt. Andernfalls nimmt der Bezirk ein mehr oder weniger homogenes Aussehen an. Das bei der Koagulation freigesetzte und abgepreßte Hydratationswasser formiert entweder in seinem Inneren zahlreiche kleine Expulsionsvacuolen, oder es wird fast gänzlich ausgestoßen, sammelt sich am Rande dieser Nekrose an und trägt dazu bei, den abgestorbenen Bereich von den Verbindungen mit der noch lebensfähigen Umgebung abzutrennen. Welches dieser beiden, selbstverständlich durch Übergänge miteinander verbundenen Bilder verwirklicht wird, hängt augenscheinlich davon ab, wie schnell die mit einer Dehydratation verbundene Koagulation erfolgt. Geht sie langsam vonstatten, so kann die allmählich freigesetzte Flüssigkeit im idealen Falle noch gänzlich ausgepreßt werden; erfolgt sie rasch und überstürzt, bleibt das Imbibitionsmittel im Innern gefangen und kann nur noch zu kleinen Tropfen zusammenfließen. Diese Vorstellung kann sich auf Modellversuche an Komplexkoazervaten stützen, bei denen je nach der Geschwindigkeit und der Intensität einer zusätzlichen Dehydratation homogene Schrumpfungen oder eine Vacuolisierung von jeweils verschiedener Tropfengröße erzielt würde[3].

---

[1] Vgl. ZEIGER 1936, 1938.

[2] Vgl. FLORENTIN 1931, BAHRMANN 1937, BUCHER 1938, ALTMANN 1949, MAYER 1949, vgl. S. 549.

[3] BUNGENBERG DE JONG 1937, BUNGENBERG DE JONG und BANK 1939.

Ist der zugrunde gehende Bezirk anfänglich noch recht polymorph und allenthalben mit dem übrigen Plasma verbunden (Abb. 14) — seine Konturen sind unregelmäßig und nicht allzu scharf gezogen — so kommt es doch bald zu einer Demarkation, die, wie erwähnt, durch die Kontraktion und die Abgabe des Imbibitionsmittels erleichtert wird. So entsteht ein scharf abgegrenzter, meist rundlicher, stark färbbarer Einschluß. Er wird in der Regel von einem Flüssigkeitsmantel umgeben, an dessen Ausbildung das restliche Plasma maßgeblichen Anteil hat und gegen den es sich mit scharfer membranartiger Grenzfläche absetzt. Ein solches Gebilde läßt sich nicht immer leicht von morphologisch ähnlichen, genetisch aber ganz andersartigen Einlagerungen unterscheiden. Neben

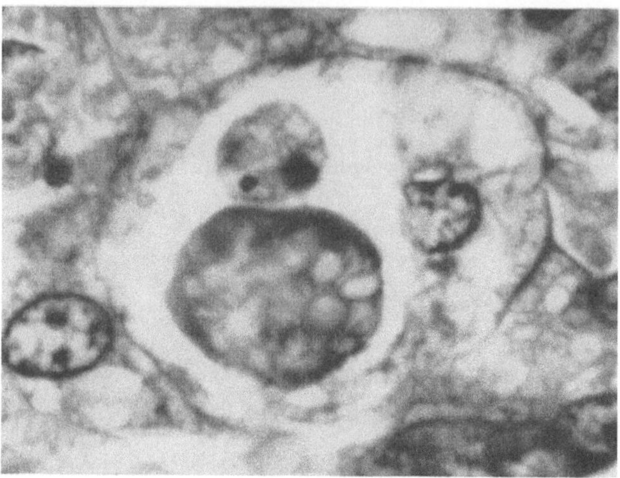

Abb. 15. Zwei koagulationsnekrotische, verschieden weit abgebaute, von einem durch artefizielle Schrumpfung stark vergrößerten freien Raum umgebene Leberzellen als Einschlüsse in einer überlebenden Nachbarzelle. Hund, Tetrachlorkohlenstoffvergiftung. Zenker, van Gieson.

den sog. „hyalinen Tropfen", die an der Leber meist, wenn nicht immer, Kondensate eingedrungenen Bluteiweißes darstellen, sind vor allem aufgenommene fremde Zellen zu nennen, Leukocyten etwa oder nekrotische, gleichfalls von kleinen Vacuolen durchsetzte oder gar verfettete Nachbarepithelien (Abb. 15 und 23). Die Ähnlichkeit mit eingeschlossenen Zellen wird noch dadurch erhöht, daß diese gleichfalls von einem schmalen Hohlraum umgeben werden und daß sich an ihnen grundsätzlich die gleichen Umwandlungen abspielen können. In beiden Fällen wird nämlich das nekrotische Material intraplasmatisch verdaut und abgebaut. Entweder wird es dabei mehr und mehr verkleinert, wobei es an Dichte zu gewinnen pflegt, genau so wie es bei der intracellulären Verdauung von Leberepithelien in den phagocytierenden Darmzellen von Planarien beschrieben ist[1] — das scheint im allgemeinen häufiger und für zelleigenes Material sogar die Regel zu sein —, oder das koagulierte Cytoplasma unterliegt einer zunehmenden Verflüssigung. Dann entstehen schließlich mit einem dünnen eiweißführenden Inhalt gänzlich ausgefüllte „Verdauungsvacuolen"[2]. Welcher Weg eingeschlagen wird, ist möglicherweise von der Größe des abzubauenden Materials und von der Verdauungskraft, also der Leistungsfähigkeit der Zelle abhängig. Außerdem aber kommt für die Leberzelle noch eine ganz andere Möglichkeit in Betracht. Sie kann sich nämlich des abgestorbenen und ab-

---

[1] Willier und Mitarbeiter 1925, vgl. auch Jordan und Hirsch 1925.
[2] Biermann-Dörr 1944, Altmann 1948, vgl. auch Saguchi 1919, Hett 1934, Pfuhl 1934.

gekapselten Materials auch durch Abgabe in Richtung auf die Sinusoide entledigen[1], besonders wenn der Untergang periphere Plasmaareale betrifft. Vielleicht aber macht sie von dieser Möglichkeit auch dann Gebrauch, wenn sie infolge einer zu starken diffusen Schädigung anders damit nicht mehr fertig zu werden vermag.

Ob ein lokalisierter Plasmatod der Leberzellen ein verhältnismäßig seltenes Ereignis ist oder häufiger und bei sehr verschiedenen Ursachen auftritt, läßt sich zur Zeit noch nicht übersehen. Moderne Untersuchungen fehlen und die ältere Literatur vermag auf differentialdiagnostische Fragen in der Regel keine Antwort zu geben. Man darf aber wohl annehmen, daß eine Reihe so gedeuteter Plasmaeinschlüsse, so z. B. bei der Diphtherie[2] in Wirklichkeit zu den tropfigen Kondensaten eingedrungenen Bluteiweißes zu rechnen sind. Dagegen spricht manches dafür, daß wir es bei den umschriebenen hepatocellulären Einschlüssen, die bei der Virushepatitis des Menschen[3] vereinzelt zu finden sind, wieder mit einer lokalisierten Koagulationsnekrose zu tun haben, die derjenigen beim Gelbfieber an die Seite zu stellen ist. Man ist in all solchen Fällen natürlich geneigt, dem Virusbefall der Zelle dabei eine entscheidende Rolle zuzuerkennen, etwa in dem Sinne, daß eine besonders starke Invasion derart intensive lokale Veränderungen hervorruft, die bei geringerem Befall und geringerer örtlicher Konzentration nicht sichtbar werden. Ähnlich liegen die Dinge offenbar auch bei den groben Zelleinschlüssen, die gelegentlich in virusinfizierten Pankreaszellen beobachtet worden sind[4]. In diesem vergleichsweise seltenen Vorkommen liegt jedenfalls ein wesentlicher Unterschied gegenüber den echten Viruseinschlüssen, die wie etwa beim Molluscum contagiosum oder der Verruca plana als obligate, die Virusvermehrung stets begleitende Bildungen charakterisiert werden könnten. So wird man die hier erörterte lokalisierte Form des Zelltodes bei Viruserkrankungen vielleicht ebenso wie bei experimentellen umschriebenen mechanischen Läsionen auf einen örtlich besonders intensiven Angriff zurückführen dürfen, ohne indessen sagen zu können, ob diese Koagulation von Zelleiweiß der Virusvermehrung irgend dienlich ist oder nicht. Wie es bei chemischen Noxen, also beispielsweise bei der Phosphorvergiftung, zu einem solchen Ereignis kommen kann, läßt sich noch weniger übersehen. Es könnte sich um resorptiv bedingte, rein zufällige Differenzen in der intracellulären Konzentration des Giftes handeln. Denkbar ist aber auch, daß selbst hier ein Kompensationsversuch der Zelle bestimmend wirksam wird. Vielleicht vermag sie die schädliche Substanz an bestimmten Stellen zu konzentrieren und so durch Preisgabe bestimmter Zellpartien dem sonst unvermeidlichen Zusammenbruch des gesamten Systems entgegenzuwirken. Dann wäre nicht so sehr der lokalisierte Angriff als die Lokalisation dieses Angriffes das für die formale Pathogenese entscheidende Moment.

Wieweit vergleichbare Vorgänge auch noch an anderen Organen und Zellformen bedeutsam sein mögen, kann hier im einzelnen nicht mehr erörtert werden. Nur darauf sei noch hingewiesen, daß auch gewisse Veränderungen der *Herzmuskulatur* einer ähnlichen Interpretation zugänglich sind. LINZBACH[5] hat vor kurzem auf eigentümliche, homogene, manchmal jedoch von Fett- und Lipoidtropfen durchsetzte Ablagerungen in stark hypertrophierten Herzmuskelfasern aufmerksam gemacht, die gleichfalls in gewisser Weise abgekapselt und danach ins Interstitium ausgestoßen werden können. Wir möchten vermuten, daß diesem Bild

---

[1] Vgl. FINDLAY 1933, FINDLAY und Mitarbeiter 1937.
[2] COUNCILMAN und Mitarbeiter 1901.
[3] Vgl. besonders BENDA und Mitarbeiter 1949, RISSEL 1953.
[4] DINEEN und BARTER 1953, ROBERTSON 1954.   [5] LINZBACH 1952.

nicht eine intracelluläre Absonderung unphysiologisch aufgenommener Substanzen zugrunde liegt, also nicht ein Prozeß, welcher der Bildung wäßriger Vacuolen im Herzmuskel verwandt ist[1], daß es sich vielmehr auch hier, wenn nicht um abgestorbenes, so doch um irreversibel verändertes Sarkoplasma handelt. Die Elimination aus dem Zelleib wird man sich wohl ähnlich vorzustellen haben, wie das bei Pflanzenzellen beschrieben worden ist[2]: die abgestorbenen Partien werden durch eine Demarkationsmembran vom lebenden Cytoplasma getrennt und durch den Untergang der alten deckenden Grenzschicht nach außen befördert. Von der Möglichkeit zur intracellulären Auflösung, die an der Leberzelle so sehr im Vordergrund steht, wird von der Herzmuskelfaser anscheinend kein Gebrauch gemacht. Vielleicht ist sie aber dazu wegen ihrer andersartigen Enzymausstattung, vor allem wegen des Fehlens ausreichender Mengen geeigneter Fermente auch gar nicht in der Lage.

Es ist nicht ausgeschlossen, daß die „*basophile*"[3] oder „*mucoide*"[4] *Entartung der Herzmuskelfasern*[5] nur eine gelindere Form der gleichen Schädigung darstellt. Diese eigenartige, von Hewitt (1910) zuerst klar beschriebene Veränderung ist gekennzeichnet durch das Auftreten länglicher, meist scharf begrenzter, seltener unscharf in das benachbarte Sarkoplasma übergehender, scholliger Gebilde, die in der Regel kernnah gelegen sind, die Faser oft deutlich auftreiben und meist ein homogenes, gelegentlich aber auch vacuolisiertes oder gar fädiges Aussehen haben. Ganz offenbar beginnt der Prozeß im Sarkoplasma. Falls er bereits vom perinucleären Hof auf die angrenzenden Faserabschnitte übergegriffen hat, findet man daher nicht selten noch Muskelfibrillen eingelassen. Später gehen sie dann freilich zugrunde und beweisen damit, daß auch bei dieser Schädigung eine Destruktion und ein Untergang geformter Zellstrukturen vor sich geht. So weit die bisher durchgeführten, nicht sehr aufschlußreichen cytochemischen Untersuchungen eine Aussage gestatten, hat man mit der Gegenwart von Glyko- oder Mucoproteiden und wohl auch von Lipoproteiden zu rechnen. Vereinzelte dergestalt umgewandelte Fasern sind im menschlichen Herzen, besonders im höheren Lebensalter, ein fast regelmäßiger Befund; bei einer Hypertrophie sind sie demgegenüber weit häufiger und beim Myxödem[6] geradezu reichlich vorhanden. Dabei sind ganz entsprechende Veränderungen auch in der Skeletmuskulatur anzutreffen[7], wo sie, anders als am Herzen, mit einem klar erkennbaren Faseruntergang verbunden sind. Als Ursache dieser Umwandlung des Sarkoplasmas hat man an eine chronische Stoffwechselinsuffizienz gedacht[8]. Es ist auch wahrscheinlich, daß damit ein protrahiertes Absterben[9] bestimmter Sarkoplasmaanteile mitsamt ihrer Sarkosomen verbunden ist. Dafür sprechen nicht nur die eben schon erwähnten Beobachtungen an der Skeletmuskulatur, sondern auch die immer wieder hervorgehobene Tatsache, daß im Experiment[10] wie in der menschlichen Pathologie[11] gelegentlich kleinfleckige, später abgeräumte Fasernekrosen vorkommen, die sich gleichfalls durch eine kräftige Basophilie auszeichnen, ohne daß hierfür, wir bei den von Holle (1946) beschriebenen Fällen

---

[1] Vgl. Pichotka 1942, Müller und Rotter 1942, Hesse 1942, Grundmann 1950, Becker und Frey 1953, Becker 1954.

[2] Pfeffer 1890, Němec 1899, Leib 1935.   [3] Haumeder 1935.   [4] Umeda 1941.

[5] Weitere Literatur: Hewitt 1910, Liebegott 1937, Dietrich 1941, Doerr 1949, 1951, 1952, Doerr und Holldack 1948, Linzbach 1947, Brewer 1951.

[6] Dietrich 1941, Doerr und Holldack 1948, Doerr 1949, 1951, 1952, Brewer 1951.

[7] Marchand 1906, Schultz 1921, Dietrich 1941, Doerr 1952.

[8] Linzbach 1947, Doerr 1951, 1952.   [9] Linzbach 1947.

[10] Büchner und v. Lucadou 1934, Grundmann 1950, Gatz und Houchin 1951, Becker und Frey 1953.

[11] Stoerer 1952.

diphtherischer Faserzerstörungen eisenhaltige oder sekundär mit reaktionsfähigem Eisen beladene Zerfallsprodukte verantwortlich gemacht werden könnten. Das legt überdies den Gedanken nahe, daß die basophilen mucoiden Stoffe dem Plasma selbst entstammen und deshalb auch beim Myxödem nicht ohne weiteres den in der Haut vorhandenen Stoffen gleichgesetzt werden dürfen. Auch läßt sich noch nicht absehen, wie weit sonst verarbeitete oder abgegebene Substanzen zum Aufbau der basophilen Schollen beitragen, so sicher wir annehmen dürfen, schon wegen der eigentümlichen Lokalisation im perinucleären Sarkoplasmahof, daß sie an der Auslösung der Veränderung, an der Schädigung und an der langsamen irreversiblen Umwandlung des Plasmas beteiligt sind. Die Auftreibung der Fasern kann diese Frage nicht entscheiden. Selbst wo sie nur durch eine Substanzvermehrung erklärbar ist, muß man erwägen, ob dies nicht durch eine sekundäre Anhäufung irreversibler Plasmapartikel aus anderen Faserbereichen zustande gekommen ist. Für aufgenommene Flüssigkeit ist ein solcher „Transport" jedenfalls wahrscheinlich gemacht worden[1].

Strukturlockerungen und -auflösungen.

Im strikten Gegensatz zu dem bisher Besprochenen stehen, vom morphologischen Standpunkt her gesehen, alle jene Zellveränderungen, die durch eine Vermehrung des Flüssigkeitsgehaltes, eine Zunahme der Teilchenhydratation und einen nach der Solseite verschobenen kolloidalen Zustand des Grundplasmas ausgezeichnet sind. Dies äußert sich zunächst in einer allgemeinen **Strukturauflockerung** des Cytoplasmas und in einer Volumenvergrößerung der ganzen Zelle. Wie schon bei der Besprechung der Mitochondrien hervorgehoben, kommen dafür, von den physiologischen Schwankungen und der funktionell bedingten Zellquellung einmal abgesehen, ätiologisch im wesentlichen zwei Faktoren in Betracht: Einmal eine Hypotonie des Mediums, zum anderen eine energetische Insuffizienz der Zelle. Bei den von höheren Organismen her bekannten einschlägigen Zellveränderungen spielt die letztgenannte Ursache die ungleich größere Rolle. Sie wirkt sich dabei sowohl über eine Störung der gerichteten Permeabilität wie des intracellulären Transportes und der Abgabevorgänge aus und betrifft stets zugleich den *Wasser-* wie den *Mineralhaushalt*[2]. Daher verursacht sie nicht nur eine Angleichung des intracellulären osmotischen Druckes an den der Umgebung, sondern auch eine Transmineralisation, also einen Verlust an Kalium- und eine Vermehrung an Natriumionen. Freilich halten manche Zellformen die Kaliumionen fester als andere, Nierenepithelien beispielsweise mehr als Leberzellen; sie schwellen daher bei in-vitro-Versuchen auch nicht in gleichem Maße an[3]. Das so bedingte Absinken des intracellulären osmotischen Druckes äußert sich darin, daß bei vorgeschädigten Zellen, z. B. bei Leberzellen nach Phosphor-, Chloroform- oder Tetrachlorkohlenstoffvergiftung eine nachträgliche Schwellung bei Isolation in einer blutisotonen Salzlösung ausbleibt, wie sie für bisher gesunde, erst jetzt in ihren Lebensprozessen beeinträchtigte Zellen charakteristisch ist[4]. Naturgemäß kann sich eine energetische Insuffizienz nur dergestalt auswirken, wenn in der Umgebung hinreichend Flüssigkeit zur Verfügung steht; es wird um so eher dazu kommen, je höher der Wassergehalt des betreffenden Gewebes ist. Das mag ein Grund dafür sein, daß wir pathologischen Zellschwellungen gerade in ödematösen Organen so häufig begegnen.

---

[1] GRUNDMANN 1950.
[2] Vgl. EPPINGER 1949, STERN und Mitarbeiter 1949, ROBINSON 1949ff., 1953, AEBI 1950ff., TERNER und Mitarbeiter 1950, KREBS und Mitarbeiter 1951, HAMBURGER 1953, HAMBURGER und MATHÉ 1951, 1952, BARTLEY und Mitarbeiter 1954.
[3] AEBI 1953.   [4] SABBATANI 1906, OPIE 1948ff.

Ein rein energetisch bedingter Flüssigkeitseinstrom muß sein Ende finden, wenn der Ausgleich mit dem extracellulären osmotischen Druck hergestellt ist. Für das Ausmaß der resultierenden Auflockerung ist freilich nicht allein die osmotische Differenz maßgebend, sondern auch die Größe des Hydratationsmantels, der für die einzelnen Ionen bezeichnend und jeweils verschieden, bei Natriumionen beispielsweise weit größer als bei Kaliumionen ist. Schon aus diesem Grunde bringt eine Transmineralisation ein Auseinanderdrängen der Strukturen mit sich[1]. Nimmt indessen das Volumen der geschädigten Zellen ganz ungewöhnlich zu, so reichen die bisher erörterten Mechanismen, Ausgleich des regelhaften osmotischen Gefälles und Transmineralisation, zur Erklärung nicht mehr aus. Jetzt muß man obendrein noch mit dem zusätzlichen Auftreten osmotisch wirksamer Stoffe rechnen, mögen sie nun das Produkt unvollständiger Stoffwechselprozesse sein, oder einer Zerstörung makromolekularer Zellbausteine ihre Entstehung verdanken.

Die Frage, warum eine energetische Insuffizienz der Zelle einmal zu Zellschrumpfungen und Dehydratationen, ein andermal aber zu Zellschwellungen und Hyperhydratationen führt, läßt sich weder generell noch im Einzelfall schlüssig beantworten. Neben der spezifischen Eigenschaften der betreffenden Zelle und ihrem vorgegebenen Zustand, neben der Eigenart des Biotopes, wird man wiederum an Besonderheiten in der Kombination von Intensität und Dauer der Schädigung denken müssen, die nicht nur in quantitativer, sondern auch in qualitativer Hinsicht je nach Art, Menge und Wirksamkeit der entstehenden Intermediärprodukte ganz verschiedene Einflüsse auf die Strukturen des Grundplasmas ausüben.

Es ist eine alte Erfahrung der Histologie, daß sich Zellen um so schlechter fixieren lassen, je wasserreicher sie sind. Das gilt in gleicher Weise für pathologische Schwellungszustände, und man muß daher bei ihnen in ganz besonderem Maße mit *Fixierungsartefakten* rechnen. Besonders wenn die dabei unvermeidliche Dehydrierung rasch und roh erfolgt, können die so erzielten abrupten Phasentrennungen das mikroskopische Bild entscheidend bestimmen und beispielsweise Hohlräume entstehen lassen, die vordem gar nicht vorhanden waren. Auf diese Irrtumsmöglichkeit ist in jüngster Zeit erneut nachdrücklich hingewiesen worden[2]. Sie läßt sich indessen bei vorsichtiger Behandlung der Präparate, allenfalls auch durch phasenoptische Kontrolle und durch sorgfältige morphologische Analyse weitgehend vermeiden, zumindest so weit, daß man sagen kann, ob eine Aussage zu verantworten ist oder nicht. Jedenfalls darf diese durchaus berechtigte Warnung nicht der Anlaß dazu sein, alle an fixierten Präparaten beobachteten Vacuolen von vornherein für Kunstprodukte zu halten. Dies hervorzuheben ist deshalb wesentlich, weil im Anschluß an eine zunächst nur diffuse Quellung des Grundplasmas häufig Vacuolen-, Hohlraum- und Wabenbildungen im Zelleib sichtbar werden, die in ihrer Eigenart, formalen Genese und Bedeutung recht verschieden sein können.

Schreitet der Prozeß, der zunächst nur zu einer unphysiologischen Hydratation des Grundplasmas geführt hat, weiter fort, so sind zwei Möglichkeiten denkbar. Die eine besteht darin, daß sich das Grundplasma der allzu reichlich vorhandenen Flüssigkeit entledigt. Das geschieht in der Regel, besonders wenn die Zellen im Verbande liegen, durch **intracelluläre, tropfige Ausscheidung** in Gestalt einiger weniger, klar abgesetzter, oft von einer membranartig verdichteten Grenzschicht umgebener Vacuolen. Dieser geregelte Absonderungs- und Ablagerungsvorgang

---

[1] Vgl. Höber 1947, Frey-Wyssling 1953.
[2] Feyrter 1953, vgl. bereits Sjövall 1904, Ernst 1915.

— eine Art Schutzmaßnahme der Zelle[1-3] — soll uns an dieser Stelle weder in seinen Einzelheiten, noch in seinen Ursachen und Bedingungen des näheren beschäftigen. Das bleibe dem nächsten Kapitel vorbehalten. Hier sei nur darauf hingewiesen, daß es sich dabei um eine vitale Leistung der Zelle handelt, die ebenso wie der Flüssigkeitstransport in die contractile Vacuole der Protisten[4] energiebedürftig ist und daher, wenn auch nicht auf eine aktuelle Energiegewinnung, so doch auf die Anwesenheit von Energiereserven angewiesen ist[1]. Durch diesen Vorgang wird erreicht, daß im Grundplasma selbst wieder erträgliche kolloidale Verhältnisse geschaffen[2] und die Gefahr der „Desintegration durch Verwässerung"[3] hintangehalten wird. An aufgeschwemmten oder im Reagenzglas gezüchteten Zellen spielt darüber hinaus auch noch die Ausstoßung solchen Vacuoleninhaltes eine Rolle. Ja vielleicht ist auch der „*Potocytose*"[5] genannte Vorgang, die Abgabe ganzer, flüssigkeitsgefüllter aber eiweißhaltiger Blasen, zuweilen ähnlich zu deuten und gewissermaßen als Versuch zur Rettung mit allen Mitteln, selbst unter Abgabe plasmaeigenen Materials aufzufassen. Doch gilt das sicher nicht für alle Fälle. Oft handelt es sich wohl eher um eine Expulsion von Flüssigkeit aus den sich retrahierenden „Maschen" des absterbenden Cytoplasmas, ähnlich den früher beschriebenen Verhältnissen bei künstlich entwässerten Seeigeleiern (vgl. S. 511).

Vermag sich die Zelle jedoch der eingedrungenen Flüssigkeit nicht mehr zu erwehren, so geht die abnorme Strukturauflockerung schließlich in mikroskopisch faßbare **Strukturauflösungen** über. Sie können anfänglich auf einzelne Plasmaareale beschränkt sein, ergreifen aber später, sofern keine Veränderung der Verhältnisse eintritt, nach und nach die ganze Zelle und führen so zum Tode unter dem Bilde der Cytolyse. Auch dabei kann es zu Hohlraumbildungen im Cytoplasma kommen, dort nämlich, wo die Strukturzerstörung am weitesten fortgeschritten ist. Wie früher schon betont (S. 506), läßt sich zur Zeit noch nicht sicher sagen, ob der Flüssigkeitseinstrom allein für solche Auflösungen ausreicht, oder ob die energetische Insuffizienz durch allzu starke Drosselung des „Erhaltungsstoffwechsels" daran entscheidenden Anteil hat. Gewiß ist nur, daß ein abnormer Flüssigkeitsgehalt die Voraussetzung für einen solchen Ablauf darstellt und damit auch der gestaltlichen Auswirkung der energetischen Insuffizienz die Richtung weist.

In sehr klarer Weise lassen sich diese Zusammenhänge, sowohl was den morphologischen Vorgang wie die Bedeutung einer unzureichenden Energielieferung angeht, an solchen Leberzellen darlegen, die jene früher schon erwähnte *umschriebene Mitochondriolyse* (S. 450) (Abb. 8) erleiden. Das wegen der örtlichen Beschränkung so günstige Beispiel zeigt überdies, worauf wir schon bei der Besprechung des Ergastoplasmas hingewiesen haben (S. 492), daß die ribonucleoproteidhaltigen Plasmastrukturen von besonderer Empfindlichkeit sind und daher auch unter diesem Aspekt als „labiles Cytoplasmaeiweiß" bezeichnet werden können. Hat man das Glück, in ein und demselben Leberpunktat die verschiedenen Stadien des Prozesses aufzufinden, so ergibt sich der folgende Ablauf (Abb. 16). Der Bezirk, in welchem die Mitochondrien verdämmern, wird durch eine Vermehrung seines Flüssigkeitsgehaltes aufgehellt

---

[1] Vgl. dazu NASSONOV 1930, MAKAROV 1932, KEDROWSKI 1943, 1935, ALTMANN 1949, KETTLER 1948, 1954, HANZON 1952.

[2] Vgl. MÖLLENDORFF 1937, MONNÉ 1946, 1947, 1948, BECKER und FREY 1953, BECKER 1954.

[3] RÖSSLE 1918.

[4] Vgl. KITCHING 1936 ff., ROBINSON 1950, 1953, HOLLAND und HUMPHREY 1953.

[5] ZOLLINGER 1948, vgl. HOGUE 1919, M. R. LEWIS 1923, HORNING und RICHARDSON 1929, SEIFRIZ 1939, LUDFORD und SMILES 1950, CRAWFORD und BARER 1951, COSTERO und POMERAT 1951, ENDERLIN 1953.

und aufgelockert und verarmt zugleich an basophilem Material. Er wird bei
allen Färbungen ganz blaß, wahrt aber zunächst noch seinen inneren Zusammenhang und erscheint daher bei schwachen Vergrößerungen milchglasartig homogen.
Dann aber greift die Strukturauflösung um sich; es entstehen, meist in der Mitte,
seltener am Rande, kleine unscharf begrenzte, gegen den übrigen Bezirk kaum
abgesetzte flüssigkeitsgefüllte *„lysigene“ Räume,* die dann teilweise oder gänzlich

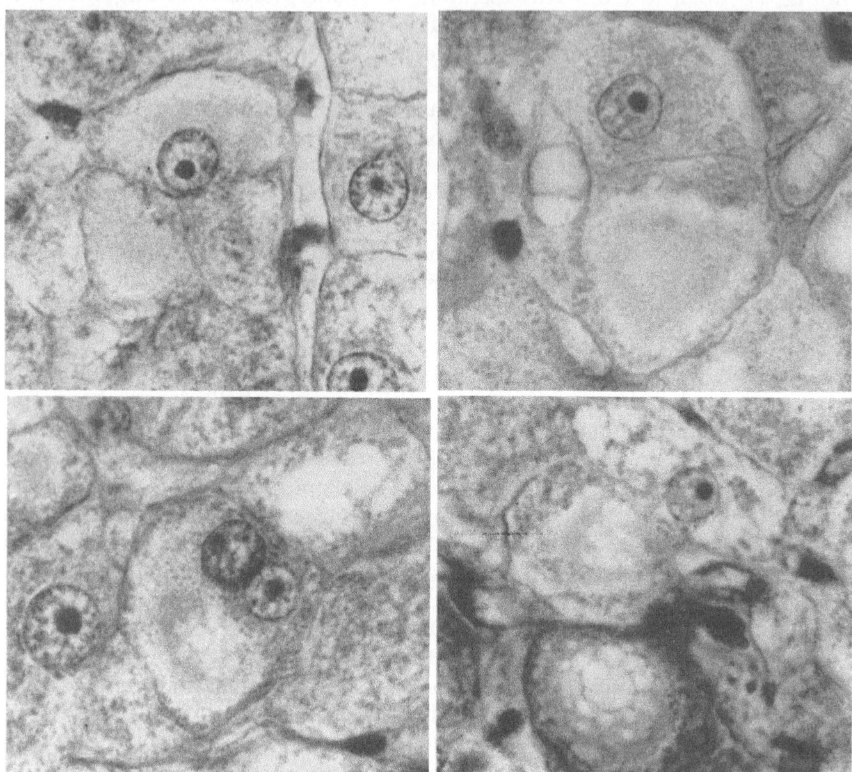

Abb. 16. Lokale, bis zu vacuolärer Cytolyse fortschreitende Plasmaquellung bei umschriebener Mitochondriolyse
in menschlichen Leberzellen. Intravitales Leberpunktat, dekompensierte Cirrhose. Formol, Goldner und (rechts
unten) Eisenhämatoxylin nach Hydrolyse.

miteinander konfluieren und so ein lockeres Wabenwerk oder einen einheitlichen
Hohlraum hervorbringen können. Falls der verschonte mitochondrienführende
Zellrest groß genug ist, bedeutet dies augenscheinlich noch keine irreversible
Schädigung der Zelle; wenigstens sind solche Epithelien dem Zellverband noch
regelhaft eingefügt und auch in ihrer nuclearen Feinstruktur noch nicht wesentlich beeinträchtigt. Anders, wenn nach und nach oder von Anfang an größere
Teile der Zelle von der initialen Mitochondriolyse betroffen werden. Dann zeigt
der Kern schwerste, nicht wieder gutzumachende Schäden, Pyknosen, unregelmäßige Schrumpfungen und Chromatinzerstörungen; die Zelle geht zugrunde
und löst sich schließlich völlig auf. Wir erwähnten schon, daß man die so gewonnenen Erfahrungen vermutlich auch für die Deutung der fettfreien Hohlräume in zellperipheren Bereichen[1] bei Hepatitiden und Lebercirrhosen heran-
ziehen darf und haben des weiteren noch darauf hingewiesen, daß man eine

---

[1] Vgl. Axenfeld und Brass 1943, Siegmund 1944, Müller 1949.

ähnliche Plasmaauflockerung und Plasmaauflösung bei Ganglienzellen im Gefolge einer Chromatolyse beobachten kann.

Es versteht sich, daß so entstehende „Zerfallshöhlen", auch wenn sich das übrige Cytoplasma schließlich sekundär mit deutlichem Rand gegen die freie, desintegrierte Trümmer und Bruchstücke ehemaliger Plasmastrukturen enthaltende Flüssigkeit absetzt, von den vorerwähnten primären Abscheidungsvacuolen getrennt werden sollten. Das mag im Einzelfalle nicht immer möglich sein, wird überdies auch noch dadurch erschwert, daß beide Arten von Hohlräumen, so verschieden die Wege sind, die zu ihrer Entstehung führen, doch einen gemeinsamen Ausgangspunkt haben können, nämlich die Hyperhydratation der Zelle. Es nimmt daher auch nicht wunder, daß die eine wie die andere Form unter dem Einfluß derselben äußeren Ursache auftreten kann, so z. B. an der Leber und an der Herzmuskulatur bei einer Drosselung der Sauerstoffversorgung, was dem Versuch einer sauberen Abgrenzung weiterhin entgegensteht. Ja, es ist sogar möglich, daß der nämliche Eingriff in das Stoffwechselgetriebe zunächst mit einer vacuolären Abscheidung der im Übermaß vorhandenen Flüssigkeit beantwortet wird, später aber, wenn die Regulationsfähigkeiten der Zelle überwunden oder gar die bereits durchgeführten Kompensationsmaßnahmen sekundär wieder zu nichte gemacht sind, eine Strukturauflösung und die Entstehung lysigener Hohlräume mit sich bringt. Wie man solche Fälle bewerten soll[1] ist nicht absolut zu entscheiden, hängt vielmehr von dem jeweils eingenommenen Standpunkt ab: In ätiologischer Hinsicht bestehen keine qualitativen und prinzipiellen, sondern höchstens quantitative Differenzen — formalgenetisch und auch zellphysiologisch gesehen, muß dennoch an der Verscheidenheit der Vorgänge festgehalten werden. Des weiteren ist aber noch zu bedenken, daß Erfahrungen bezüglich der morphologischen Abgrenzbarkeit, die an einem Organ gewonnen worden sind, nicht ohne weiteres auf ein anderes übertragen werden dürfen. Hier kann das Spektrum der Erscheinungen, in denen sich der eine Vorgang offenbart, weit breiter sein und noch morphologische Bilder mit umfassen, die dort mit Sicherheit nur bei dem anderen wahrzunehmen sind. Manche Kontroversen[1], ob gewisse morphologische Veränderungen eng miteinander verwandt, ja nur verschiedene Stadien eines Prozesses seien, oder als durchaus verschieden voneinander gesondert werden müßten, dürften so, auf die eine oder andere Weise, ihre Erklärung finden und daher im Grunde gegenstandslos sein. Freilich reichen die in der Literatur niedergelegten Beschreibungen oft nicht aus, sich von den beobachteten Veränderungen ein klares Bild zu machen, zumal Ausdrücke wie vacuoläre oder hydropische Entartung gleichermaßen und neben- und durcheinander für beide Veränderungen benutzt werden und der letztgenannte Terminus obendrein auch noch auf die einfache Zellschwellung angewandt wird.

Dennoch heben sich aus der verwirrenden Fülle der an den verschiedensten Organen bekannten und beschriebenen „*hydropischen Zellveränderungen*" einige heraus, welche in genau der gleichen Weise, wie wir es eben erörtert haben, den direkten Übergang einer energetisch bedingten Hyperhydratation in eine Strukturauflösung erkennen lassen, ohne durch die Bildung primärer Abscheidungsvacuolen kompliziert zu sein. Sie können daher zu einer morphologisch und formalgenetisch wohl gekennzeichneten Gruppe zusammengefaßt werden. Zu ihr gehören die blasige Entartung der Leberzellen, die vacuoläre Verflüssigung der Ganglienzellen und die Fibrillolyse der Herzmuskulatur.

---

[1] Vgl. Kettler 1948 ff., Altmann 1949, 1951, Manzini 1950, — Doerr 1949, 1951, Doerr und Becker 1952, Eger 1950, Becker und Frey 1953, Becker 1954.

Besonders klar liegen die Verhältnisse bei der in voll ausgebildeter Form als *„blasige Entartung"* bezeichneten Veränderung *der Leberepithelien.* Sie ist des näheren zuerst von Ehrlich[1] bei der Cocainvergiftung beschrieben und dann von Fischer-Wasels (1922), dem sie auch ihren Namen verdankt, zum Gegenstand einer eingehenden Untersuchung gemacht und als „Wasservergiftung" der Zelle gedeutet worden. In klassischer Form findet sie sich bei der Tetrachlorkohlenstoffvergiftung, bei der sie vielfach und in allen Einzelheiten analysiert worden ist[2]. So hat sich mit biochemischen Methoden eine Störung der Mitochondrienfunktion und damit eine Alteration des Energiestoffwechsels sicher nachweisen lassen[3]. Ihr morphologisches Äquivalent ist die Schwellung und Auflockerung sowie die perinucleäre Ansammlung der Mitochondrien (S. 445, Abb. 5). Wir haben schon darauf aufmerksam gemacht, daß auch hier recht frühzeitig eine Chromatolyse angetroffen wird (Abb. 12). Die durch eine Flüssigkeitsvermehrung bedingte Volumenvergrößerung ist offenkundig, überdies auch durch Zellmessungen exakt belegt[4] und durch eine Bestimmung des Wassergehaltes[5] formalgenetisch sowie durch die Ermittlung des abgesunkenen intracellulären osmotischen Wertes[6] pathogenetisch aufgeklärt. Ferner ist bei einer chemischen Aufarbeitung der Leber eine Verminderung des Eiweißgehaltes festgestellt worden[7], an der zwar der Verlust des „labilen Cytoplasmas" sehr wesentlich beteiligt ist, die aber doch auch mit einer Einschmelzung des Grundplasmas in Zusammenhang gebracht werden kann, an die schon Ehrlich seinerzeit gedacht hat. Dieser Prozeß wird hier ebenso wie bei dem vorerwähnten Beispiel an kleinen, unscharf begrenzten Höhlenbildungen in dem an RNS verarmten, abgeblaßten und aufgequollenen Cytoplasma morphologisch faßbar. Zunächst auf eine einzige Stelle beschränkt, ergreift er nach und nach den gesamten, immer weiter sich vergrößernden Zelleib. Die völlig leer erscheinenden Hohlräume vergrößern sich teils durch Ausweitung des eingeschmolzenen Areals, teils durch Konfluenz, bis schließlich das bekannte blasige[8] oder ballonähnliche[9] Aussehen erreicht ist: eine stark aufgetriebene, extrem flüssigkeitsreiche Zelle, die nur noch über wenige schmale, ganz blasse Plasmastränge verfügt, in denen die restlichen, stark verquollenen und daher kaum noch färbbaren Mitochondrien liegen, und deren jetzt stark geschrumpfter, oft pyknotischer Kern die Schwere der Schädigung und ihre Irreversibilität deutlich macht. Das Ende ist die allgemeine Zellauflösung, die schnell vonstatten geht, ohne daß wie bei der Koagulationsnekrose über längere Zeit eine Zelleiche erhalten bleibt. Es leuchtet ein, daß eine derart extreme Zellschwellung nicht allein durch Ausgleich des normalen osmotischen Gradienten zustande kommen kann, daß es dazu vielmehr noch des Auftretens wasseranziehender Substanzen bedarf, mögen sie nun Produkte des Schädigungsstoffwechsels sein oder vergleichsweise niedermolekulare Bruchstücke der aufgelösten plasmatischen Strukturen. Daß deren Abbau recht weit vorangetrieben wird, darauf weist der Umstand hin, daß sich in den entstehenden flüssigkeitsgefüllten, die Produkte des Strukturzerfalles enthaltenden Räumen mit morphologischen Mitteln niemals irgendein Eiweißgehalt nachweisen läßt.

---

[1] Ehrlich 1890, vgl. Goldmann 1912, Kettler 1952.
[2] Lacquet 1932, Cameron und Karunaratne 1936, Andrews und Maegraith 1948, Himsworth 1948, Stowell und Lee 1950, Remy und Terbrüggen 1950, Koch-Weser und Mitarbeiter 1951, Williams 1951, Krone 1952, Siegmund 1952, Aterman 1954, Eger 1954 u. a.
[3] Christie und Judah 1954.   [4] Kirgis 1953.   [5] Campbell und Kosterlitz 1948.
[6] Opie 1950.   [7] Remy und Terbrüggen 1950, Terbrüggen 1950.
[8] Fischer-Wasels 1922.
[9] Cameron und Karunaratne 1936.

Berücksichtigt man die zeitlichen Verhältnisse — der geschilderte Prozeß entwickelt sich langsam, weit langsamer als, selbst bei dem gleichen Gift, eine Koagulationsnekrose oder gar die nur auf Minuten angewiesene[1] energetisch bedingte vacuoläre Abscheidung — und weiter noch die früher schon angeführte eigentümliche Topographie — die blasige Entartung schließt im Leberläppchen peripher an die Nekrosezone an —, so kommt man zu dem Schluß, daß es sich bei dem hier geschilderten Vorgang um die Folge einer mittelschweren, aber länger währenden und auf die Dauer nicht zu ertragenden Stoffwechselstörung handelt. Die blasige Entartung der Leberzellen kann, im Vergleich zur Koagulationsnekrose, dem plötzlichen Zusammenbruch der kolloidalen Plasmastruktur, als Ausdruck eines schleichenden, erst nach geraumer Zeit zum Tode führenden Siechtums verstanden werden und unterscheidet sich[2] auch dadurch von der cytotoxisch bedingten Wasserabscheidung, die für eine akute oder akut gesteigerte Bedrohung noch kompensationsfähiger Epithelien kennzeichnend und als solche durchaus rückbildungsfähig ist[3]. Die blasige Entartung der Leberzellen ist somit die gestaltliche Folge einer besonderen, an eine bestimmte Intensität und gewisse Dauer der Schädigung gebundene und daher nicht eben häufig gegebenen Stoffwechselsituation. Darin liegt ihre Spezifität, nicht etwa in einer Beschränkung auf Vergiftung mit „lipoidlöslichen und membranschädigenden" Substanzen. So ist es auch zu verstehen, daß die gleiche Reaktionsform, von den initialen Stadien der diffusen Schwellung einmal abgesehen[4], außer bei anderen Vergiftungen[5-9], meist solchen, welche die Energieerzeugung drosseln, wie z. B. Arsenik[6], Phosphor[7], Chloroform[8], Allylformiat[9], auch bei chronischen Kollapszuständen, bei Verbrennung[10] beispielsweise und nach Histamingaben[11], bei länger währendem experimentellem Sauerstoffmangel und bei subakut tödlich endenden Anämien[12] beschrieben wurde, während sie bei akuten, sehr schweren Hypoxien stets vermißt worden ist. Es möchte sein, daß entsprechende Veränderungen schon weit öfter aufgefunden worden sind, als diese kleine Reihe angeführter Arbeiten vermuten läßt; verdächtig jedenfalls sind viele in der Literatur niedergelegte Beobachtungen. Aber meist reicht die Beschreibung zu einer nachträglichen sicheren Diagnose doch nicht aus.

Die gleiche Abfolge der Veränderungen, die wir eben für die Leberzelle näher betrachtet haben, ist auch bei den schon mehrfach erwähnten, von einer Chromatolyse begleitenden *Schwellungszuständen der Ganglienzellen*[13] festzustellen, nur daß die „blasig entarteten" Endstadien weit seltener erreicht werden. Die dabei auftretenden Vacuolen sind gleichfalls die Folge sowohl einer Flüssigkeitsaufnahme wie einer Strukturauflösung. Auch hier kann, z. B. als langsam sich ein-

---

[1] PICHOTKA 1942, MÜLLER und ROTTER 1942, HESSE 1942, SZABADY 1944, TROWELL 1943, 1946, KETTLER 1948.

[2] Vgl. FISCHER-WASELS 1922, SIEGMUND 1952.

[3] Vgl. dazu GLOGGENGIESSER 1944, ALTMANN 1949, KETTLER 1948, 1952, 1954, BECKER und FREY 1953.

[4] Hier wären auch die sog. „hellen Leberzellen" einzureihen, die vereinzelt schon normalerweise vorkommen können — CLARA 1933, vgl. auch JAFFÉ 1921, FISCHER-WASELS 1922, KETTLER 1949.

[5] FISCHER-WASELS 1922, DAVIDSON 1932, STAUB 1927.

[6] ZIEGLER und OBOLONSKY 1888.

[7] TISCHNER 1904, LAIRD 1933, LADEWIG und BUEDING 1942.

[8] JAFFÉ 1921, FISCHER-WASELS 1922, FISCHLER und HJÄRRE 1927/28, SÜMEGI 1935.

[9] GLOGGENGIESSER 1944, zur Wirkung vgl. FLECKENSTEIN 1944.

[10] ZINCK 1940.   [11] GLOGGENGIESSER 1944.

[12] GILBERT und GARNIER 1900, MARTIN und Mitarbeiter 1918 (?), ROSIN 1926, 1928, 1937, HJÄRRE 1930, v. ZALKA 1931, LOEWY 1935, ULRICH 1938, DEVOS 1952, vgl. GILLMAN und GILLMAN 1948.

[13] Lit. S. 475.

stellende Folge einer kurzfristigen vorübergehenden, aber mit schweren Nachwirkungen verbundenen Ischämie, der größte Teil des Zelleibes vacuolär eingeschmolzen werden. So entsteht mitunter ein Bild (Abb. 17), das der blasigen Entartung der Leberzelle sehr verwandt ist[1]. Bleibt der Prozeß auf die äußeren Zellbereiche beschränkt, so werden die peripheren Hohlräume durch ausläuferartig vom perinucleären Plasmasaum ausgehende Septen getrennt. So kommt eine Zellveränderung zustande, die man auch am menschlichen Obduktionsgut aufgefunden, als Ausdruck einer vergleichsweise chronischen Schädigung erkannt und nicht sehr glücklich als „stachelige" Zellerkrankung beschrieben hat[2]. An-

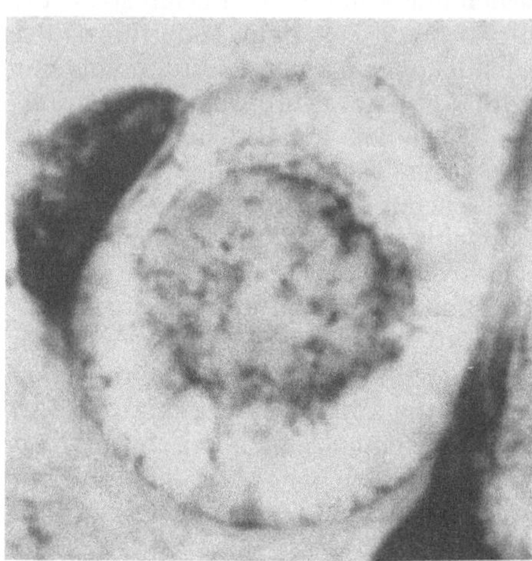

Abb. 17. „Blasig" umgewandeltes Cytoplasma einer Ganglienzelle des Ammonshornes. Kaninchen; 48 Std nach 4 min dauernder Ischämie (durch Kompression aller zuführender Arterien). Formol, Kresylviolett.

scheinend wird eine solche Umwandlung der Ganglienzellen durch ein Hirnödem begünstigt; auch in den erwähnten Ischämieexperimenten war es nachweisbar. Es verdient eigens hervorgehoben zu werden, besonders im Hinblick auf die im vorigen Abschnitt erörterte morphologische Identität der Folgen funktioneller Beanspruchung und cytotoxischer Schädigungen, daß sich als Resultat einer extremen Zellbelastung über die Bildung einzelner Vacuolen hinaus das nämliche Bild der wabigen Cytoplasmaumwandlung einstellen kann. Wenigstens ist es von Ortmann (1950) an den Kernen des Zwischenhirns nach längerer Kochsalzbelastung in typischer Form, sogar mit einer Kernpyknose versehen, aufgefunden worden. Vielleicht darf man daher auch die „blasige" Entartung hier an-

reihen, die an endokrinen und exokrinen Drüsenzellen gefunden worden sind, beispielsweise in der Nebennierenrinde[3], im Inselapparat des Pankreas[4] und an mucoiden Drüsen des Magens[5]. Zur Unterstützung könnte man auf die bekannte Tatsache verweisen, daß es auch einen Erschöpfungstod unter dem Bild der Koagulationsnekrose gibt.

Ohne all die übrigen einschlägigen Beispiele anführen und im einzelnen analysieren zu wollen, sei doch wenigstens noch auf die homologen Veränderungen der *Herzmuskulatur* hingewiesen, zumal hier in besonders schöner Weise die Koppelung von diffusem Zellödem und Strukturauflösung — *sog. Fibrillolyse* — erkennbar ist, und diese Vorgänge gleichfalls gegen eine intracelluläre Flüssigkeitsabscheidung abgegrenzt werden müssen und auch abgegrenzt werden können. Während sich nämlich im letztgenannten Falle die überschüssige Flüssigkeit in Gestalt kernnaher, gut abgesetzter Vacuolen anzusammeln pflegt[6], ohne daß damit eine stärkere Volumenvermehrung der Zelle verbunden ist, stellt sich bei der anderen Schädigungsform genau wie an der Leber eine zunehmende ödematöse Schwellung der Zelle ein. Auch die Bedingungen, unter denen der eine oder andere Weg eingeschlagen wird, sind die nämlichen und ebenso die Pathogenese und die

[1] Vgl. auch Morrison 1946.   [2] Meyer 1949.
[3] Vgl. Liebegott 1944, 1953, Schneppenheim und Huhn 1955.
[4] Creutzfeldt 1954.   [5] Hamperl 1936.
[6] Z. B. Luckner und Scriba 1938, Pichotka 1942, Müller und Rotter 1942, Hesse 1942, Scriba und Luckner 1949, Grundmann 1950, Becker und Frey 1953, Becker 1954.

diagnostische Bedeutung für die Beurteilung der jeweiligen Stoffwechselsituation. Von dieser Schwellung wird anfänglich vornehmlich der perinucleäre Plasmahof betroffen; solange ist der Prozeß ohne weiteres rückbildungsfähig. Dann aber breitet sich die Quellung nach und nach über die Faser aus, die Grundmembranen reißen ein, die bislang geordneten Sarkosomen zerstreuen sich und gehen später großenteils zugrunde und auch die zunächst nur auseinandergedrängten Fibrillen — sog. Fibrillendiastase — werden allmählich aufgelöst. Dabei spielt vermutlich der begleitende Kaliumverlust eine recht wesentliche Rolle[1]. Wegen der engen Koppelung von Wasser- und Salzhaushalt ist es daher verständlich, daß experimentell erzeugter Kaliummangel die gleichen Veränderungen zeitigen kann[2]. In fortgeschrittenen Fällen (Abb. 18) sieht dann die Faser wie eine breite, nur an den in ihrer Ausdehnungsfähigkeit beschränkten Glanzstreifen noch annähernd normal dicke und daher an diesen Zellgrenzen[3] eingekerbt wirkende Röhre aus. Nur die randständigen Fibrillen sind der Auflösung entgangen, und im Innern befindet sich eine helle, substanzarme Flüssigkeit, in der auch polarisationsoptisch nichts mehr von den ehemaligen Fibrillen nachweisbar ist. Schließlich verfällt die ganze Zelle der Selbstauflösung; es bleiben nur die leeren Sarkolemmschläuche übrig.

Solche Bilder sind vom menschlichen Obduktionsgut wie vom Tierexperiment her durchaus geläufig. Sie treten beispielsweise in den Randzonen subakuter Infarkte regelmäßig auf und beweisen damit, daß ihnen im Vergleich zur Koagulationsnekrose eine weniger schwere und langsamer sich auswirkende Schädigung zugrunde liegt[4]. Dafür spricht auch die Tatsache, daß bei intracoronariellen Vergiftungsversuchen nur Malonat, welches den oxydativen Stoffwechsel durch eine Lähmung der Bernsteinsäuredehydrase[5] lediglich drosselt, aber nicht gänzlich unterbindet, solche Formen hervorzurufen vermochte, nicht aber das weit wirksamere Kaliumcyanid[6]. Des weiteren finden sich derartige Fibrillolysen oder ihre Vorstufen, teils gemeinsam mit Gerinnungsnekrosen, teils allein, auch bei experimentellem Sauerstoffmangel[7], bei chronischen Anämien[8] (Abb. 18), bei artefizieller Coronarembolie[9] nach Verbrennungen[10], bei der Diphtherie[11] und bei der vielleicht virusbedingten Myocarditis des frühen Kindesalters[12] sowie an übermäßig hypertrophierten[13] oder anders in ihrer Ernährung oder in ihrem Stoffwechsel beeinträchtigten Fasern[14,15,16]. Bei der menschlichen Beri-Beri, wo sie von DÜRCK (1908) zuerst beschrieben worden sind[15], und beim ernährungsbedingten Ödem[16] können sie schon bei schwacher Vergrößerung das Bild ganz und gar beherrschen. Die letztgenannten Untersuchungen haben überdies gezeigt, daß diese Veränderungen erst dann in Erscheinung treten, wenn sich zu den anfänglichen Hungerschäden, die am Herzmuskel zu einer Verschmälerung der Fasern führen, ein Ödem hinzugesellt. Das ist natürlich nicht so zu verstehen, daß sie nun die unmittelbare Folge des extracellulären Ödems seien, doch unterstreicht dieses Zusammentreffen noch einmal die schon mehrfach betonte bestimmende Bedeutung des Milieus für die Art und Weise, in der sich eine Stoffwechselschädigung der Zelle

---

[1] Vgl. FENN 1947. [2] Zum Beispiel GRUNDNER CULEMANN 1952.
[3] Vgl. SJÖSTRAND und ANDERSON. [4] GRUNDMANN 1950.
[5] Vgl. DOERR und BECKER 1951, BECKER und RAUSCHKE 1951.
[6] BECKER und FREY 1953, BECKER 1954.
[7] BÜCHNER und v. LUCADOU 1936, GRUNDMANN 1950.
[8] OPITZ 1935, SCHUBOTHE und ALTMANN 1950.
[9] GROSS, GRUNDMANN und SARRE 1951. [10] ZINCK 1940.
[11] EPPINGER 1903, BÜRGER 1911, FAHR 1916, ZINCK 1940, GÜNTHER 1940, 1941, GATZ und HOUCHIN 1951.
[12] STOEBER 1947, 1952. [13] LINZBACH 1947.
[14] ENGER 1947, LASCH 1950, DOERR 1951, GÖBEL 1954.
[15] Vgl. WENCKEBACH 1934, WERNLY 1945.
[16] LUCKNER und SCRIBA 1938, SCRIBA 1938, 1940, SCRIBA und LUCKNER 1949.

auswirkt. Auch am Rande von Infarkten und bei den übrigen eben erwähnten Krankheiten ist ja in der Regel ein ähnliches intercelluläres Ödem vorhanden.

Es ist nur eine Variante des gleichen Vorganges, wenn die Fibrillolyse nicht im Innern sondern in den Außenbezirken der Zelle beginnt. Augenscheinlich ist die Zellschädigung in solchen im allgemeinen seltenen Fällen merklich geringer. Denn die Flüssigkeitsvermehrung und die Aufhellung der ganzen Zelle halten sich in vergleichsweise bescheidenen Grenzen, und selbst bei längerem Bestand fallen offenbar nur die peripheren Fibrillensysteme der Zerstörung anheim. So kommt ein Bild zustande, das man als „Mantelödem" oder als „periphere

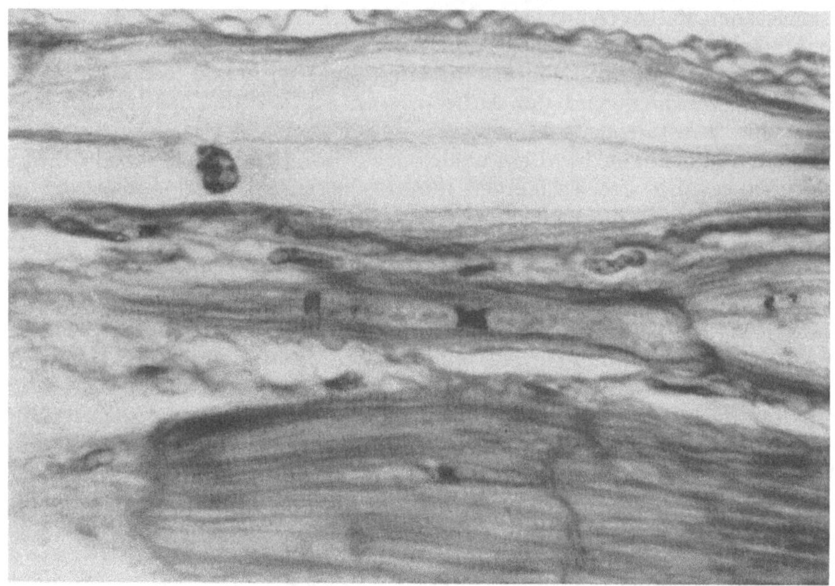

Abb. 18. Hochgradiges Faserödem des Herzmuskels mit ausgedehnter Fibrillolyse bei schwerer chronischer Anämie (durch Kältehämagglutinine bedingt). (Zenker, Masson.)

Fibrillenausschmelzung" bezeichnet hat[1]. In seiner Eigenart erinnert es an die abnormen Strukturauflockerungen und Verflüssigungen, die man, gleichfalls auf die Peripherie beschränkt, bei einer perinucleären Konzentration der Mitochondrien, beispielsweise an Leberepithelien, beobachten kann (vgl. S. 445). Mag sein, daß der früher geäußerte Gedanke, es handle sich dabei um die Bewahrung des innersten und für alle intracellulären Wechselwirkungen wichtigsten Bereiches selbst auf Kosten der Außenbezirke, auch zur Erklärung und zum Verständnis des „Mantelödemes" herangezogen werden darf. Wir hätten es dann auch hier nicht allein mit einer Alteration, sondern zugleich mit einer echten und sinnvollen Reaktion der Zelle auf die verschlechterten Lebensbedingungen zu tun.

Die bisher angeführten Beispiele energetisch bedingter Schwellungen und Auflockerungen haben sich im großen und ganzen einheitlich und verhältnismäßig einfach deuten lassen: Eine zunehmende „Verwässerung" der Zelle endete in einer mehr oder weniger vollständigen Auflösung plasmatischer Strukturen; die im Verlauf dieses Prozesses auftretenden Hohlräume waren als „lysigen" zu bezeichnen und daher von den primären Abscheidungsvacuolen scharf zu sondern.

---

[1] Linzbach 1947, 1951, Scriba und Luckner 1949, Goebel 1954.

Doch fügen sich nicht alle aus der Pathologie bekannten „hydropischen" Veränderungen in das gleiche Schema ein. Die Verhältnisse können auch viel komplizierter liegen und sowohl in pathogenetischer wie in formalgenetischer Hinsicht erst wenig überschaubar sein. Das gilt z. B. für die Aufquellungen, vacuolären und grobblasigen Umwandlungen, die an den *Hauptstückepithelien der Niere* nicht selten und unter den verschiedensten Bedingungen gefunden werden[1,2,3]. Besonders ruhrartige Darmerkrankungen gehen oft damit einher[1]. Ferner findet man solche Veränderungen auch nach Zufuhr hypertoner Zuckerlösungen[2] nach intraarterieller Malonatzufuhr[5] und, in besonders großartigem Ausmaß, bei der Glykolvergiftung[3]. Seit STOERK (1904) ist eine umfangreiche Diskussion darüber entstanden, ob die Bildung umschriebener Abscheidungsvacuolen und die wabige Umgestaltung des aufgetriebenen Zelleibes oder seine Umbildung zu einer großen, flüssigkeitsgefüllten, höchstens noch von vereinzelten Plasmasträngen durchzogenen Blase nur Stadien des gleichen Prozesses darstellten oder aber formalgenetisch und ätiologisch verschieden beurteilt werden müßten. Bemerkenswerterweise ist hier die Entscheidung meist zugunsten der erstgenannten These gefallen[4], ohne daß dergleichen freilich eine Übertragung auf die eben besprochenen Organsysteme gestattete. Denn man hat immer zu bedenken, daß die renalen Hauptstückzellen von der Flüssigkeit des Harnstromes bespült werden und daß ihre vornehmste Aufgabe in resorptiven Leistungen besteht. Unter physiologischen Bedingungen vollzieht sich dieser Prozeß unsichtbar. Man kann den Transport der Flüssigkeitsmoleküle nicht wahrnehmen, da hierfür die Bindungsfähigkeit des Grundplasmas ausreicht und in der Regel auch keine vorübergehende Aussonderung des aufgenommenen Materials in Gestalt vacuolärer Depots vonnöten ist. Daß dieser Transport genau so wie derjenige, der lumenwärts erfolgt, einer ausreichenden Energiezufuhr bedarf, ist bekannt (S. 503). Eine Drosselung der Energieerzeugung, beispielsweise durch intraarterielle Malonatzufuhr[5], kann also als Kompensationsmaßnahme[6] eine vacuoläre Abscheidung zur Folge haben, ebenso aber und eventuell sogar im Anschluß daran eine mehr oder weniger diffuse Durchtränkung und damit eine universelle Auftreibung, wenn dergleichen nicht mehr möglich ist. Allerdings ist zu bedenken, daß die Blutzufuhr der Niere den Bedarf des Organs beträchtlich übersteigt, weil sie in erster Linie auf die Reinigung des Blutes und die Ausscheidung unverwertbarer oder schädlicher Stoffe abgestimmt ist. Daran liegt es, daß man bei Anämien oder im Unterdruckexperiment, sofern nicht lokalisierte Kreislaufstörungen ins Spiel treten, keine Veränderungen sieht, die denen der vorerwähnten Organe auch nur annähernd an die Seite gestellt werden können[7]. Zum anderen ist zu berücksichtigen, daß für die Sauerstoffversorgung der Nierenepithelien nicht nur das Capillarblut, sondern auch die Sauerstoffspannung des Vorharnes bedeutsam ist[8]. Eine Stagnation des Vorharnes, wodurch auch immer bedingt, könnte also schon aus diesem Grunde zu einer Zellschädigung und dadurch nicht nur zu einer Störung des intracellulären Transport- und Abgabevorganges, nicht nur zu einem Absinken des normalen osmotischen Gradienten, sondern darüber hinaus zu einem ungehemmten Einstrom von Flüssigkeit führen, da der Grenzwall der Zelle in seinen regelnden

---

[1] JAFFÉ und STERNBERG 1919/20, TOKORO 1938, JENSEN und Mitarbeiter 1950, KULKA und Mitarbeiter 1950.
[2] Lit. S. 533[4,5].   [3] Lit. S. 532[5].
[4] DOERR 1949, 1951, DOERR und BECKER 1952, LÜDERS 1949, 1951, BECKER 1954.
[5] DOERR und BECKER 1952, BECKER 1954, BECKER und RIEKEN 1954.
[6] Vgl. v. MÖLLENDORFF 1930.
[7] Vgl. aber LUFT 1936/37, 1937, PICHOTKA 1942.
[8] LINZBACH 1947.

und begrenzenden Eigenschaften geschädigt und durchbrochen ist. Damit mag es zusammenhängen, daß Unterbindungen des Ureters zu den nämlichen Veränderungen führen[1]. Hinzu kommt, daß auch mit einer schädigenden Wirkung der auszuscheidenden Stoffe zu rechnen ist, besonders dann, wenn dem Vorharn unphysiologische Substanzen beigemengt sind[2]. Weiter muß sich der Wassergehalt der Zelle beträchtlich erhöhen, wenn die resorbierten oder eingedrungenen Moleküle sehr hygroskopisch sind und damit Wasser nicht nur anziehen, sondern auch festhalten. Das spielt z. B. bei den Nierenveränderungen nach Resorption von Periston[3] eine sehr wesentliche formbestimmende Rolle.

Welche der hier angedeuteten Möglichkeiten oder welche Kombination von ihnen im Einzelfalle verwirklicht und damit ätiologisch bedeutsam ist, läßt sich, von den Malonatversuchen abgesehen, noch nirgends recht überblicken. Doch ist kein Zweifel möglich, daß die Vacuolen, die hier als Vorläufer der wabiggrobblasigen Zellumwandlung auftreten, wirklich das Resultat eines primären Abscheidungsvorganges darstellen und nicht, wie bei der „blasigen Entartung" der Leberepithelien, bereits die Folge einer Strukturauflösung sind. Erst wenn die zur Vacuolenbildung führenden Schutzmaßnahmen der Zelle, auf welchem Wege auch immer, überwunden werden, stellt sich sekundär eine allgemeine Überwässerung und Verflüssigung ein, die freilich meist einen diffusen Charakter trägt, gelegentlich aber auch einmal vacuolenartige lysigene Hohlräume entstehen lassen könnte.

Einige wenige Beispiele mögen das Gesagte veranschaulichen, vorab die Epithelveränderungen bei einer Vergiftung mit Oxalat[4] und verschiedenen *Glykolen*[5]. Besonders die letztgenannte ist wegen zahlreicher Unglücksfälle in ausgedehnten Tierexperimenten bearbeitet worden und hat somit eine umfängliche Literatur hervorgerufen, ohne daß die freilich schwer übersehbare Pathogenese bisher aufgeklärt worden wäre. Auch nach den uns zur Verfügung stehenden Präparaten muß man die Vacuolenbildung und die blasenförmige Umwandlung als zwei Intensitätsstufen des gleichen Prozesses auffassen. Doch scheinen die morphologischen und formalgenetischen Unterschiede ausreichend zu sein, um eine Identität der Endstadien mit denen der blasigen Entartung der Leberzellen zu verneinen. Das besagt nicht, daß die wabigen Veränderungen der Leberepithelien, die man in manchen, aber nicht etwa in allen Vergiftungsfällen gleichzeitig beobachtet hat, von den bisher beschriebenen Formen mit Sicherheit abzutrennen sind. Die Glykole könnten hier eine ähnliche Stoffwechselstörung auslösen. Es ist aber doch zu fragen, ob diese Leberveränderungen nicht auf eine intracelluläre Aufnahme der Glykole zurückgehen und damit den hepatocellulären Bildern vergleichend an die Seite zu stellen sind, die sich gelegentlich nach hohen Peristongaben[6] oder nach Zufuhr makromolekularer Kohlenhydrate[7] einstellen und die doch auch, trotz aller scheinbaren Verwandtschaft, von der „blasigen Entartung" sensu strictu unterschieden werden müssen.

Bei Gaben von *Pektinen*[7], nicht angreifbaren, zu einem Teil mit der Galle ausgeschiedenen Polysacchariden, gewinnen viele Leberzellen, ebenso aber auch die Elemente des RES ein schaumig-wabiges Aussehen des stark vergrößerten Zelleibes, so daß auf den ersten Blick

---

[1] Kosugi 1927.   [2] Vgl. Lüders 1949, 1951.

[3] Fresen 1950, Fresen und Weese 1952, Brass 1952, Hüsselmann 1952, Traenckner 1954.

[4] Heubner und Hückel 1935, Doerr 1949 (Lit.).

[5] Zum Beispiel Oettingen und Jirouch 1931, Barber 1934, de Navasquez 1935, Cannon 1937, Kesten und Mitarbeiter 1938, Geiling und Cannon 1938, Doerr 1944, 1949, D. E. Smith 1951.

[6] Barfuss und Eichler 1949, Hüsselmann 1952, Traenckner 1954.

[7] Andersch und Gibson 1934, Metcalf und Hawkins 1939, Hueper 1941, 1942, Richter 1950.

eine blasige Entartung im vorerwähnten Sinne vorzuliegen scheint. Erst eine die Pektinstoffe erfassende Färbung mit Rutheniumrot[1] zeigt klar, daß hier eine multiloculäre Speicherung vorliegt, und daß diese Ablagerung nicht abzubauender, wahrscheinlich aber auch die kolloidalen Verhältnisse des Grundplasmas und womöglich auch seine Strukturen beeinflussender makromolekularer Substanzen für die gelegentlich nachweisbaren irreversiblen Zellschäden und Zelluntergänge verantwortlich ist. Auch in den Hauptstückepithelien, die eine großräumige Hohlraumbildung erkennen lassen, und damit bei gewöhnlichen Färbungen „hydropisch" erscheinen, sind nach Verwendung der erwähnten Methode oftmals Polysaccharide aufzufinden. Das weist auch hier auf die Bedeutung von „Speichervorgängen" hin. Doch ist die Reaktion nicht an jeder so veränderten Zelle positiv, so daß man auch mit einem von solchen Resorptionen unabhängigen Flüssigkeitseinstrom rechnen muß. Er wird von RICHTER (1950) auf die Anwesenheit von Pektinzylindern zurückgeführt, welche die Lichtung verlegen, sei es, daß es dadurch unmittelbar zu einer Oberflächenläsion kommt, sei es, daß die Stagnation der Harnflüssigkeit die Resorptionsverhältnisse ändert und die Zelle schädigt.

Diese Beobachtungen lassen daran denken, daß auch für die Nierenschädigungen durch die sehr hygroskopischen Glykole eine epitheliale Resorption und die Unmöglichkeit zu intracellulärer Verarbeitung wesentlich sein könnten. Dieser Gedanke liegt um so näher, als bei Methylenglykol intracelluläre Kristalle nachgewiesen sind[2]. Ihre Zusammensetzung war zwar nicht zu ermitteln, als Derivate der zugeführten Substanz sind sie aber wohl sicher anzusehen. Dafür spricht auch, daß bei Vergiftungen mit den chemisch nahestehenden Oxalaten die entsprechenden Kristallformen intracellulär aufgefunden worden sind[3]. Schließlich ist noch darauf hinzuweisen, daß auch die sog. *Zuckernephrose*, die sich, durch vacuolär-schaumige Epithelveränderungen ausgezeichnet, nach Zufuhr hochprozentiger Zuckerlösung bei Mensch und Tier einzustellen pflegt[4], ebenfalls einer abnormen Resorption und dem hohen Zuckergehalt des Grundplasmas[5] zur Last zu legen ist. Da es sich bei den Glykolen nicht um physiologisch indifferente Stoffe handelt, wird man überdies noch mit toxischen Einflüssen rechnen müssen, die ein vermehrtes Eindringen von Harnflüssigkeit veranlassen können. Daß auf diese Weise auch sonst zurückgewiesene oder nur in geringen Mengen aufgenommene Substanzen im Zellinnern wirksam werden und dadurch an der Ausbildung der maximalen Zellauftreibung beteiligt sein könnten, ist ohne weiteres verständlich. So mag denn der schließlich eintretende Zelluntergang viele Wurzeln haben. Bei dem hohen Flüssigkeitsgehalt der Zelle kann er naturgemäß nicht anders als unter dem Bild der Cytolyse vonstatten gehen.

Den eben erwähnten „hydropischen" Zellveränderungen nächst verwandt sind die Vacuolisierungen, Schwellungen und Blasenbildungen, die man bei einer unvermittelten *Unterbrechung des Gallenabflusses* an Leberepithelien wie an den Zellen der größeren und kleineren Gallengänge schon früh beobachtet hat[6], wenn hier auch die Reaktionen nach Ausmaß und Eigenart von Organismus zu Organismus durchaus verschieden sind. Die Parallelität erstreckt sich einmal auf das morphologische Bild, zum anderen auf die Abfolge der Veränderungen — auch hier geht eine vacuoläre Abscheidung nicht selten in eine diffuse Durchtränkung mit nachfolgender Strukturauflösung über — und schließlich noch auf die Wirkungsweise. Denn die Zellschädigung scheint hier gleichfalls durch eine Anhäufung toxischer Substanzen ausgelöst zu werden, wobei in erster

---

[1] EISEN 1897.   [2] D. E. SMITH 1951.
[3] HEUBNER und HÜCKEL 1935. DOERR und Mitarbeiter 1947.
[4] HELMHOTZ 1935, LINDBERG und Mitarbeiter 1939, ANDERSON und BETHEA 1940, ANDERSON 1941, SJÖSTRAND 1944, ZINGG 1951, TRAENCKNER 1954.
[5] SIEBERT, LANG und TRAENCKNER 1954.
[6] Vgl. CHARCOT und GOMBAULT 1876, CHAMBARD 1877, BELOUSSOW 1881, LAHOUSSE 1887, PICK 1890, STEINHAUS 1891, GERHARDT 1892, TISCHNER 1904, PARI 1910, OGATA 1913, RABL 1931, EDLUND 1948 (Lit.), KETTLER 1948, 1954, KÜHN 1951.

Linie an die Gallensäuren zu denken ist[1]. An den Gangzellen wird man, genau wie an der Niere, vornehmlich an eine Stagnation der sonst rasch abfließenden Substanzen, an einen allzu langen Kontakt mit den schädlichen Stoffen denken. Auch für die Veränderungen der Leberzellen dürfte dies wichtig sein; hinzu kommt freilich noch, besonders bei den peripher gelegenen Leberepithelien, eine Umspülung mit der aus den geschädigten terminalen Gallengängen vornehmlich im Bereich ihrer Ampulle aussickernden Stoffen[2,3]. Und endlich ist auch noch, wenigstens für die erste Zeit, eine intracelluläre Stauung und eine dadurch bedingte abnorme Konzentrationserhöhung zur Exkretion bestimmter Stoffe in Erwägung zu ziehen. Das vollentwickelte Bild wird nach den eigenen Erfahrungen[2], soweit es nicht vorzeitig zu einer Koagulationsnekrose kommt, an den Gangzellen meist durch eine einheitlich blasige Umwandlung, an den Leberepithelien durch eine grobwabige Veränderung charakterisiert. Bei manchen Tierarten pflegen sich derartige Auflockerungen der Leberepithelien über große Areale zu erstrecken und so auffällig zu sein, daß man sie mit besonderen Namen als „Clarificatio" oder als „Netznekrose"[3] bezeichnet hat. Wenn sie in ihren Anfangsstadien auch sicher rückbildungsfähig sind, so läßt sich doch nicht daran zweifeln, daß sie auch in eine vollständige Cytolyse münden und damit zu ausgedehnten Zellausfällen führen können.

Die intraplasmatischen Ablagerungen.

Hatten wir es bisher mit den im Zelleib nachweisbaren Strukturen und ihren physiologischen und pathobiotischen Veränderungen zu tun, so sollen auf den folgenden Seiten jene morphologischen Bilder formalgenetisch und ätiologisch analysiert werden, die ihre Entstehung dem Umstand verdanken, daß irgendwelche gelösten oder ungelösten Stoffe unmittelbar als solche innerhalb des Cytoplasmas sichtbar werden. Hierher gehört das Auftreten von Glykogen, von Fetttropfen und Eiweißstoffen und, nicht zuletzt, auch von wäßrigen Vacuolen. Wir haben es also mit jenen Phänomenen zu tun, die, sofern sie nur unter abwegigen Bedingungen verwirklicht werden, seit alters der vornehmste und meist behandelte Gegenstand der Zellpathologie gewesen sind[4]. Daß sie erst am Abschluß dieses Beitrages zur Sprache kommen, ist darin begründet, daß ihnen eine Veränderung in den Lebensbedingungen der ganzen Zelle zugrunde liegt, daß ihr Entstehen und Vergehen nur als Folge sehr komplexer Reaktionen vieler oder gar aller Zellstrukturen verstanden werden kann. Mehr noch als bei den bisher erörterten Zellveränderungen spielen dabei extracelluläre Faktoren eine bestimmende Rolle: was uns, wenn wir die einzelne Zelle in den Blick nehmen, als abnorm und damit als „pathologisch" erscheinen will, ist oft genug kein Zeichen für eine Zellschädigung, sondern allein dadurch bedingt, daß eine Veränderung des Zellmilieus im weitesten Sinne eingetreten ist. Als Beispiel sei etwa auf die Verfettung der Leberepithelien bei reichlicher Fettzufuhr oder auf die Eiweißablagerung der Nierenepithelien bei manchen Formen der Proteinurie hingewiesen. So verlangte ein großer Teil der hierher gehörenden morphologischen Phänomene im Grunde eine ausführliche Erörterung der speziellen Pathologie des Organes, dem die betreffende Zelle angehört, in vielen Fällen sogar noch eine weiter ausgreifende Darstellung, welche die Summe all der vorgeschalteten

---

[1] Vgl. Bunting und Brown 1911, Tatum 1916, Horrall und Carlson 1928, Still 1929, Ausbüttel 1939, Edlund 1948 (Lit.).
[2] Vgl. Kühn 1951.
[3] Hiyeda 1925, Kikuchi 1934, vgl. auch Ohno 1927, 1931, Kettler 1949, 1954.
[4] Lit. bei Ernst 1914, 1915, 1928, Terbrüggen 1950, Cameron 1952.

Veränderungen zu berücksichtigen hätte, die den in Rede stehenden Zelltyp erst sekundär in Mitleidenschaft ziehen. Es versteht sich, daß ein solcher Versuch hier nicht unternommen werden kann und auch nicht unternommen werden darf, will man nicht Gefahr laufen, die Ziele der vorliegenden Darstellung ganz aus den Augen zu verlieren. Das heißt aber, daß die speziellen ätiologischen und pathogenetischen Fragen in diesem der allgemeinen Pathologie des Cytoplasmas gewidmeten Kapitel zurücktreten müssen hinter dem Bestreben, die Fülle der Beobachtungen nach cellularbiologischen Kriterien zu ordnen. Ausgangspunkt unserer Darstellung ist dabei, wie immer, der morphologische Befund.

Voraussetzungen und Urachen der Ablagerungen.
Die Pathogenese.

Der *gemeinsame Nenner*, auf den die meisten der vorhin angeführten Phänomene, also das Auftreten von flüssigkeitsgefüllten Hohlräumen, von Fett- und Eiweißtropfen und färberisch nachweisbarem Glykogen, gebracht werden können, ist die Ausgliederung der entsprechenden Substanzen aus dem lebenden cytoplasmatischen Gefüge. Die Stoffe sind für kürzere oder längere Zeit und mit unterschiedlicher Strenge **intracellulär ausgesondert,** segregiert, und abgelagert. Das gilt auch für diejenigen Zellformen, in denen eine solche intraplasmatische Absonderung ein durchaus regelhaftes Ereignis darstellt, also beispielsweise für die Triglyceride in den Fettdepots und die Eiweißtropfen in den sezernierenden exokrinen Drüsenzellen. Dergleichen wird immer dann verwirklicht, wenn die Menge der betreffenden Substanzen die Bindungsfähigkeit der plasmatischen Strukturen übersteigt[1] oder aber, wenn sich die Zelle von unverwertbarem oder gar störendem, nicht ohne weiteres ausscheidbarem Material, z. B. semikolloidalen Vitalfarbstoffen, zu befreien trachtet und zu befreien vermag. Daß wir eine solche Absonderung erkennen, hat zur *Voraussetzung*, daß die ausgegliederte Menge groß genug ist, um die Grenze der mikroskopischen Sichtbarkeit zu überschreiten. Aber selbst unter solchen Umständen ist nur dann eine nähere Aussage möglich, wenn wir über geeignete und hinreichend empfindliche Nachweismethoden für die betreffenden Stoffe verfügen. Das ist zwar für das Glykogen, für Fettstoffe und bei genügender Konzentration auch für Eiweißkörper der Fall, den Inhalt wäßriger und daher optisch leer erscheinender Vacuolen zu bestimmen, gelingt uns aber in der Regel nicht. Daher haben wir in vielen Fällen auch keine rechte Vorstellung von den Bedingungen, die zu ihrer Entstehung geführt haben, ganz abgesehen davon, daß wir immer Gefahr laufen, vacuoläre Abscheidungen einander gleichzusetzen, die sich, könnten wir ihren Inhalt genauer charakterisieren, als durchaus voneinander verschieden erweisen würden.

Die **Ursachen,** die eine intraplasmatische Abscheidung nach sich ziehen können, sind äußerst mannigfach. Dennoch kann man sie nach theoretischen Gesichtspunkten in 2 Gruppen einordnen, so sehr und so verschiedenartig sie auch im Einzelfall miteinander kombiniert sein mögen. Die eine ist dadurch gekennzeichnet, daß der intracelluläre Gehalt an irgendwelchen Stoffen weit über das normale Maß gesteigert wird; dann liegt entweder eine absolute Vermehrung vor oder, wenn es sich um zellfremdes Material handelt, ein abnormer Stoffgehalt. Bei der anderen handelt es sich um eine **Abnahme der Bindungsfähigkeit** des Grundplasmas, die eine relative Überladung der betreffenden Zelle mit sich bringt.

Die letztgenannte Gruppe hat an der Entstehung der Ablagerung einen wesentlich geringeren Anteil. So oft sie auch bei solchen Absonderungsvorgängen,

---

[1] Vgl. FREY-WYSSLING 1938, SCHÜMMELFEDER 1949.

die vornehmlich als Folge des ersten Ursachenkomplexes anzusehen sind, unterstützend ins Spiel tritt, es gibt doch nur wenige morphologische Phänomene, die ihr allein zur Last gelegt werden können. Hierher gehören z. B. die kleinen Vacuolen, die bei einer Entquellung des Grundplasmas im Zelleib sichtbar werden, und die man daher als „*Expulsionsvacuolen*"[1] begrifflich kennzeichnen kann. Sie enthalten im wesentlichen das „abgepreßte", durch Dehydratation der plasmatischen aber auch der nuclearen[2] Kolloide freigesetzte Quellungswasser, soweit es nicht nach außen abzufließen vermochte. Derartige Vacuolen stellen sich ein, wenn man die Zellen einem hypertonen Medium[3] oder einem mechanischen Druck aussetzt. Freilich muß der Eingriff in den kolloidalen Zustand mit gewisser Schnelligkeit zur Wirkung kommen; anderenfalls bleibt Zeit genug, die Flüssigkeit an die Umgebung abzugeben. Dann resultiert nur eine allgemeine Verdichtung der Plasmastrukturen. Wir haben auf die Bedeutung dieses Zeitfaktors schon im vorigen Abschnitt hingewiesen, und ebenso auf die Modellversuche, die eine solche Ansicht zu stützen vermögen (vgl. S. 517). Das gleiche läßt sich auch durch experimentell ausgelöste p_H-Verschiebung nach der sauren Seite erreichen[4], weil dadurch die cytoplasmatischen Eiweißkörper der Zelle ihrer negativen Ladung beraubt, ihrem isoelektrischen Punkt angenähert und damit dehydriert werden[5]. Solche Veränderungen in der Bindungsfähigkeit des Grundplasmas spielen auch bei hypoxischen Zellschädigungen eine nicht zu unterschätzende Rolle[6], ohne daß man hier ihre Ursache schon sicher anzugeben vermöchte. Doch könnte eine p_H-Verschiebung[7] sehr wohl daran beteiligt sein. So erklärt sich, daß bei einer nichttödlichen Hypoxie nicht nur die im vorigen Kapitel beschriebene Plasmaverdichtung, sondern gerade bei akut gesteigerter Sauerstoffnot auch eine Vacuolenbildung, eine intracelluläre Abscheidung von Bindungswasser, beobachtet werden kann. Freilich spielt bei den jüngst so intensiv studierten Vacuolen nach allgemeinem oder örtlich beschränktem Sauerstoffmangel[8] und nach einer toxischen Lähmung der Zellatmung in der Regel auch noch eine vermehrte Flüssigkeitsaufnahme von außen eine bedeutsame Rolle — wir kommen im einzelnen noch darauf zu sprechen —, doch wird man dem hier angeführten pathogenetischen Mechanismus um so mehr Gewicht beilegen müssen, je mehr das Volumen der betreffenden Zelle hinter der üblichen Zellgröße zurücksteht. Dieser Befund aber ist auch nach den eigenen Erfahrungen gerade bei den hypoxisch bedingten Lebervacuolen recht häufig zu erheben[9]. Im Einklang damit steht die Tatsache, daß bei einer Bestimmung des Wassergehaltes des von Vacuolen durchsetzten Leberparenchyms nach zweistündiger aerogener Hypoxie keine Erhöhung zu finden war[10]. Darüber ist jedoch nicht außer acht zu lassen, daß bei dem nämlichen morphologischen Bild nach einer Bläusäurevergiftung chemisch eine vermehrte Wassermenge festgestellt werden konnte[11].

Ob ein ähnliches Sinken der Bindungsfähigkeit auch zu einer *Glykogenablagerung* führen kann, läßt sich heute noch nicht sagen, da wir noch nicht hinreichend

---

[1] KLEMM 1895, v. GIERKE 1936, ALTMANN 1949, GRUNDMANN 1950, BECKER 1954.
[2] BĚLAŘ 1930.   [3] BĚLAŘ 1930, SINKE 1939, MONNÉ 1944, 1945, SIGENAGA 1950.
[4] Zum Beispiel RUMJANTZEW 1927, SIGENAGA 1950.   [5] Vgl. NETTER 1950, 1951.
[6] SZABADY 1944, EGER 1948, 1950, ALTMANN 1949, KETTLER 1954.
[7] Vgl. NASSONOV 1932, MAKAROV 1934, RIES 1938.
[8] Vgl. BÜCHNER 1942, 1944, 1948, PICHOTKA 1942, MÜLLER und ROTTER 1942, 1943, HESSE 1942, TROWELL 1943, 1946, TÖPPICH 1943, FLORENTIN und Mitarbeiter 1944, KRITZLER 1944, KLOOS 1944, SZABADY 1944, ALTMANN 1945, 1948, 1949, KETTLER 1948, 1952, GILLMANN und GILLMAN 1948, BYWATERS 1948, GRUENWALD 1949, MANZINI 1950, GRUNDMAN 1950, DEVOS 1952, BENDA und Mitarbeiter 1952, DOERR und BECKER 1952, BECKER und Mitarbeiter 1951, 1952, 1954, BECKER 1954, DU BOIS 1954, BASSI und Mitarbeiter 1955.
[9] KETTLER 1948, 1952, MANZINI 1950.   [10] BASSI und Mitarbeiter 1955.   [11] TÖPPICH 1943.

darüber unterrichtet sind, ob und in welchem Ausmaß Glykogen unsichtbar an Cytoplasmastrukturen gebunden werden kann. Auch bei der Entstehung intracellulärer *Eiweißtropfen* können wir in dem erwähnten pathogenetischen Mechanismus höchstens eine Hilfsursache erblicken, jedenfalls kennen wir keine Beobachtung, die mit Sicherheit durch ihn allein zu erklären ist. Dagegen spielt er bei den Ablagerungen von *Neutralfetten* wieder eine größere Rolle, wenn es sich dabei auch nicht eigentlich um eine Eigenschaftsänderung der Plasmastrukturen selber handelt, sondern um das Vorkommen oder das Fehlen anderer Stoffe, welche die Bindungskraft der Zelle erhöhen. Bestimmt man nämlich in der Leber vergleichend chemisch und histologisch den Fettgehalt, so zeigt sich, daß die sudanpositiven Fetttröpfchen selbst bei chemisch gleichen Werten um so größer und zahlreicher sind, je geringer die vorhandene Menge an Phosphatiden ist[1]. Das rührt daher, daß die bipolar gebauten Phosphatide durch ihre hydrophilen Gruppen mit den plasmatischen Strukturen leicht in Reaktion treten können und zugleich mit ihren lipophilen Enden Neutralfette festzuhalten vermögen, die anders nicht mehr gebunden werden könnten und daher tropfig abgeschieden werden müßten.

Faßt man den Begriff der Bindungsfähigkeit noch etwas weiter, so lassen sich hier auch noch einige neuere Ergebnisse über die cellulären Ursachen der *Siderinablagerung* in Leberepithelien anfügen[2]. Scheint es doch so zu sein, als träte dies Pigment nur dann in Erscheinung, wenn die Leberzelle nicht mehr hinreichend Apoferritin für eine maskierte Bindung des Eisens — als Ferritin — bereitzustellen vermag. Es ist durchaus denkbar, daß jede Schädigung der Leberzelle, die ihre darauf gerichtete synthetische Leistung einschränkt, oder ein Mangel an notwendigen Vorstufen dazu führt, das Eisen weit eher, selbst bei normalem Angebot und regelhaftem Gehalt, als Siderinpigment, gebunden an eine besondere eiweißhaltige Trägersubstanz[3], vorübergehend auszugliedern, zu fixieren und abzulagern, ohne daß dadurch freilich seine Mobilisierbarkeit beeinträchtigt würde. Ist der Eisenüberschuß gering, so erscheint das Pigment, ebenso wie mancher Vitalfarbstoff, ausschließlich innerhalb der GOLGI-Körper. Ob dieser Mechanismus auch in der Pathogenese der Hämochromatose eine Rolle spielt, steht noch dahin[4], für die Entstehung der in mäßigem Ausmaß so häufigen hepatocellulären Siderosen bei Lebercirrhosen jeglicher Ätiologie, besonders aber bei solchen, die auf dem Boden eines chronischen Eiweißmangels entstanden sind[5], dürfte er sicher von Bedeutung sein.

Bedeutsamer als die bislang erörterte Abnahme des cytoplasmatischen Bindungsvermögens ist indessen die **absolute Erhöhung des Stoffbestandes**. Sie ist an fast allen Ablagerungsprozessen beteiligt, meist sogar in durchaus bestimmender Weise. Die Wege, auf denen eine solche Überladung erreicht wird, sind sehr verschieden. Sie kann dadurch zustande kommen, daß die betreffenden Stoffe im Übermaß aufgenommen werden oder allzu reichlich in die Zelle eindringen. Es kann sich aber auch um eine Hemmung der Ausscheidung handeln, sei es der Exkretion, sei es der Sekretion. Ferner kommen noch eine vermehrte Bildung in Frage sowie eine Unterdrückung der cellulären Stoffumsetzungen

---

[1] HARTMANN 1950, 1952, 1953, HARTMANN und FLECK 1952.

[2] Vgl. den Abschnitt GÖBEL, ferner BRAUNSTEINER 1952, SCHWIETZER 1952, HEILMEYER 1954, WENDEROTH 1954, MASSHOFF 1954.

[3] Vgl. CHLOPIN 1930, GEDIGK und STRAUSS 1953, 1954, GÖSSNER 1954.

[4] Vgl. SCHWIETZER 1952, HEILMEYER 1954.

[5] Vgl. GILLMAN und Mitarbeiter 1945, GILLMAN und GILLMAN 1945, 1947, 1948, 1951, KALK 1950.

und Verarbeitungsprozesse, und schließlich ist, besonders bei den Eiweißablagerungen, noch daran zu denken, daß infolge einer primären Leistungsstörung abnorme Zellprodukte anfallen, welche das Cytoplasma weder abzubauen noch auszuscheiden imstande ist. Oft genug sind mehrere der hier angeführten Einzelursachen am Erfolg beteiligt; und in manchen Fällen, so z. B. bei den tropfigen Einschlüssen in Plasmazellen, werden ganz entgegengesetzte Meinungen vertreten. Das darf aber den Versuch nicht hindern, die erwähnten Möglichkeiten an Hand ausgewählter Beispiele zu erörtern und ihren möglichen Anteil an einigen bekannten morphologischen Befunden gegeneinander abzuwägen.

Die erste Untergruppe, die alle jene Fälle umfaßt, bei denen die intracelluläre Vermehrung durch eine **erhöhte Aufnahme** zustande kommt, ist wohl die größte. Dieser Vorgang läßt sich sowohl für Wasser wie für die übrigen Stoffgruppen belegen. Zu einem Teil handelt es sich dabei um eine Steigerung physiologischer Abläufe. Hierher gehören alle jene Fälle, bei denen die Zufuhr das normale Maß übertrifft. Zu einem Teil wird aber das übermäßige Eindringen nur durch eine Schädigung der Zellen erreicht. Schließlich sind hier auch noch diejenigen Ablagerungen anzureihen, die durch das Angebot experimentell zugeführter, im Organismus sonst nicht vorkommender Substanzen — Vitalfarben z. B. oder fluorescierende Substanzen — hervorgerufen werden.

Eine übermäßige Aufnahme, gleichgültig auf welchem Wege sie zustande kommt, hat in jedem Falle zunächst eine *diffuse Durchtränkung* des Grundplasmas zur Folge. Dann ist sie mit morphologischen Mitteln oft nicht unmittelbar zu erfassen, während sie bei chemischen Bestimmungen, so z. B. des Fettgehaltes[1], schon klar nachgewiesen werden kann. Andererseits läßt sie sich mitunter aus der Volumenvergrößerung der Zelle und, bei vermehrtem Flüssigkeitsgehalt, auch aus der Auflockerung ihres cytoplasmatischen Gefüges indirekt erschließen. Das ist beispielsweise, um eine alte Beobachtung anzuführen, der Fall[2], wenn die Leber experimentell mit hypotonen Lösungen durchspült wird oder mit solchen, die einen geringeren osmotischen Wert haben, als es den Leberepithelien eigen[3] ist: dann geht stets eine generelle Aufquellung der vacuolären Abscheidung voraus. An isolierten Zellen oder an Bindegewebskulturen ist unter solchen Umständen die gleiche Abfolge zu beobachten[4]. Das Stadium der diffusen Durchtränkung läßt sich besonders überzeugend sichtbar machen, wenn der Zelle fluorescierende, vergleichsweise niedermolekulare und daher leicht zu eliminierende Stoffe angeboten werden[5]. Unter solchen Bedingungen kommt es überhaupt nur dann zu einer intravacuolären Abscheidung, wenn vorsätzlich oder unabsichtlich eine Zellschädigung gesetzt worden ist. Ebenso wird die diffuse Infiltration bei manchen Vitalfarbstoffen manifest[6] oder nach der Aufnahme spezifisch darstellbarer Substanzen, wie z. B. des Hämoglobins und seiner eisenhaltigen Abbauprodukte[7]. Das gilt auch für die Frühstadien renaler Hämoglobinresorption, wenn hier auch nur die lumennahen Zellabschnitte betroffen werden[8].

In diesen letzterwähnten Fällen braucht zur Erklärung der Stoffaufnahme nicht mit einer Zellschädigung gerechnet zu werden, ebensowenig wenn die

---

[1] Vgl. Eger 1944.   [2] Vgl. Raum 1892, v. Skramlik und Hünermann 1920, Miletti 1936.
[3] Sabbatani 1906, Opie 1948ff; vgl. S. 438.
[4] Vgl. Lepeschkin 1925, 1926, Kedrowski 1935, v. Möllendorff 1936, 1937.
[5] Ellinger und Hirt 1929, Franke und Sylla 1933, 1934, Hirt und Mitarbeiter 1939, Grafflin 1947, 1953, Grafflin und Mitarbeiter 1952, Hanzon 1952.
[6] Zum Beispiel Peter 1924, 1929, v. Möllendorff 1930, Kedrowski 1937, Ludford 1952, Williams 1950.
[7] Vgl. Okkels 1929, Kedrowski 1933, Masshoff 1944.
[8] Rather 1947, Oliver und Mitarbeiter 1954.

Hauptstückepithelien der Niere dem Vorharn größere[1] Eiweißmengen entnehmen und uns diese ihre gesteigerte resorptive Tätigkeit durch eine Ablagerung von „hyalinen Eiweißtropfen" kenntlich machen. Das gleiche mag für viele Fälle gelten, in denen Proteinkondensate in Uferzellen gefunden worden sind[2], wenngleich hier, z. B. nach vorherigen Histamingaben[3] eine vorgeschaltete Membranstörung nicht sicher auszuschließen ist. Auch bei der Verfettung der Leberzellen spielen vermehrtes Angebot und aktive Aufnahme eine große Rolle, für sich allein indessen wohl nur dann, wenn es sich um ein sehr vorübergehendes Ereignis nach fettreicher Mahlzeit handelt, wenn eine alimentäre Fettmast vorliegt, oder wenn die Fettstoffe experimentell unmittelbar in den zuführenden Blutstrom eingebracht worden sind[4]. Das Ausmaß einer derart *aktiv gesteigerten* Stoffaufnahme ist dabei augenscheinlich weitgehend von der Lebenskraft und Leistungsfähigkeit der betreffenden Zelle abhängig, sinkt also bei Zellschädigungen deutlich ab. In diesem Sinne beispielsweise hat RANDERATH (1947) die bekannte Tatsache, daß bei der Amyloidnephrose die schmalen Epithelien tropfenlos sind, dahin gedeutet, daß sie sich nicht mehr an der Resorption zu beteiligen vermögen. Auch nehmen ja in ihrem Stoffwechsel beeinträchtigte Leberzellen im Gegensatz zur Norm nur noch wenig Fluorescein aus der Blutbahn in sich auf[5]. So mag es denn wohl auch auf die gleiche Weise zu erklären sein, daß Leberzellen tetrachlorkohlenstoffvergifteter Tiere bei erhöhter Fettanflutung, z. B. infolge einer Hungermobilisation der Fettdepots[6], weniger Fett enthalten als unvergiftete Kontrollen[7].

Gerade umgekehrt liegen die Dinge in jenen Fällen, in denen die Stoffaufnahme gewissermaßen *unfreiwillig* erfolgt, in denen es einer Überwindung der cellulären Schutzvorrichtungen und Abwehrmaßnahmen bedarf, um sonst zurückgehaltenen Substanzen oder Quantitäten den Eintritt in das Zellinnere zu eröffnen und damit die Voraussetzung für ihre intraplasmatische Absonderung zu schaffen. Das spielt schon bei der exogen osmotisch bedingten Wasseraufnahme eine Rolle (vgl. S. 438), weil die Zelle zur Aufrechterhaltung eines derart verstärkten osmotischen Gefälles nicht mehr imstande ist. Von einer Zellschädigung als Ursache des abnormen Flüssigkeitsgehaltes kann man aber erst dann sprechen, wenn eine primäre Störung der Osmoregulation nachweisbar ist, mag sie nun primär durch eine Hemmung der Energieproduktion oder durch eine Membranschädigung ausgelöst sein. Das erste ist z. B. für den vermehrten Wassergehalt bei experimentellem Sauerstoffmangel und die dabei beobachteten Vacuolen zu berücksichtigen. Das zweite wird man, zumindest als unterstützenden Faktor, besonders bei entsprechenden Beobachtungen an Nierenepithelien in Anschlag bringen, da diese von allen möglichen auszuscheidenden Stoffen bespült werden. Daß ähnliches aber auch für die Leberzellen wichtig sein kann und neben der Behinderung der exkretorischen Funktionen für die Vacuolen bei Gallenstauung erwogen werden muß, haben wir oben (vgl. S. 534) schon hervorgehoben. Diese These findet in den mit fluorescierenden Stoffen gewonnenen Erfahrungen[8] eine gute Stütze. Überdies hat HANZON durch seine Untersuchungen den Beweis dafür erbracht, daß von den beiden freien Membranen der Leberzelle die des Gallenpoles die empfindlichere ist. War nämlich Fluorescein, welches den

---

[1] Vgl. OLIVER 1944/45ff., GILSON 1945, ADDIS 1949, RIGAS und HELLER 1951, SELLERS und Mitarbeiter 1952, 1954.

[2] Vgl. SABIN 1939, SMETANA 1947, LENNERT 1951, VOEGT 1952, GÁBOR und JANCSÓ 1953, JANCSÓ und JANCSÓ-GÁBOR 1952, 1954.

[3] JANCSÓ und JANCSÓ-GÁBOR 1954.   [4] WOERNER 1949, 1950.   [5] HANZON 1952.

[6] Vgl. MOTTRAM 1909, DIBLE 1932, 1951, UEHLINGER 1947, SCHLICHT 1955.

[7] NACHLASS und Mitarbeiter 1936, STOWELL und LEE 1950.

[8] HIRT und Mitarbeiter 1939, GRAFFLIN 1947ff., HANZON 1952.

Gallenfluß merklich steigert, den Epithelien vorher angeboten worden, so führte
eine folgende Hypoxie nur an dieser Grenzfläche zu Permeabilitätsstörungen,
kenntlich an dem Rückströmen der eben ausgeschiedenen Flüssigkeit und ihrer
vacuolären Aussonderung in unmittelbarer Nähe des Gallenpoles. Es muß allerdings noch offen bleiben, was Schuld an der so besonderen Verletzlichkeit ist,
die auffallende Kleinheit der Gallenmembran, die Hanzon verantwortlich macht,
oder die Berührung mit den zugleich ausgeschiedenen Stoffen, wobei in erster
Linie an die Gallensäuren zu denken wäre[1]. Jedenfalls bieten diese Beobachtungen
keine Handhabe dafür, die umschriebenen Vacuolen, die bei allgemeinem oder örtlichem Sauerstoffmangel beobachtet werden, generell auf den nämlichen Mechanismus zurückzuführen. Selbst wenn man davon absieht, daß homologe Bildungen

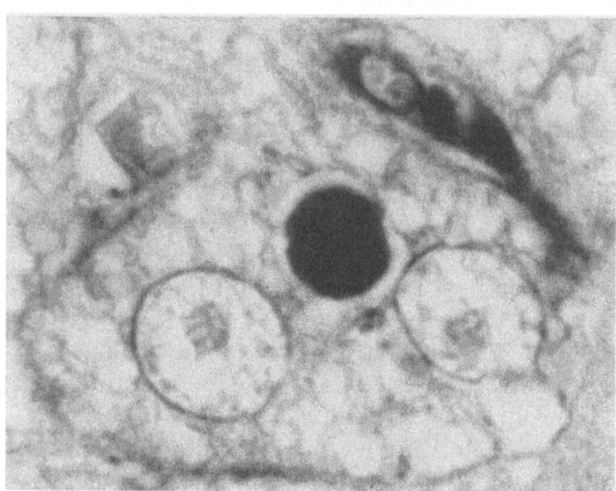

Abb. 19. Großer Eiweißtropfen in einer zweikernigen stark verfetteten Leberzelle der Ratte. 19 Std nach ²/₃-Resektion der
Leber. Formol. Perjodsäure-Reaktion.

auch an ganz anderen Or-
ganen vorkommen, beispielsweise am Herzmuskel[2], so
spricht schon die Tatsache
dagegen, daß zu ihrer Erzeugung eine wesentliche stärkere
Hypoxie aufgewandt werden
muß, und daß Hanzon nur
dann Vacuolen beobachtete,
wenn er das Fluorescein vor
dem Einsetzen des Sauerstoffmangels gegeben und dadurch
eine ungewöhnliche Füllung
der Gallencapillaren erreicht
hatte. Des weiteren ist auf
die Unterschiede in der topographischen Lage hinzuweisen;
denn bei reinem schwerem
Sauerstoffmangel sind die Va-

cuolen ebenso wie in den entsprechend zu deutenden Beobachtungen bei kreis-
laufdynamisch bedingten Hypoxien nicht in der peribiliären Region, sondern gerade,
am Blutpol oder auch in Kernnähe aufzufinden[3]. Vor allem aber ist gegen eine
Gleichsetzung einzuwenden, daß in den allein hypoxisch ausgelösten Vacuolen
oft genug und bei längerer Dauer regelmäßig Proteine anzutreffen sind, dergestalt, daß aus den anfänglichen Vacuolen typische hyaline Tropfen werden
können. Deren Eiweiß aber kann nur dem Blut entstammen. Das lehrt ein
Vergleich mit dem ganz entsprechend gearteten und bei allen Färbungen,
unter anderem auch bei dem Hotchkiss-Verfahren[4] ganz gleichartig reagierenden
Tropfen, die man bei partieller Hepatektomie zu beobachten pflegt[5] (Abb. 19),
denn sie weisen dadurch auf die Herkunft ihrer Eiweißkörper hin, daß sie
elektiv mit Evans-Blau tingiert sind, wenn dieser Farbstoff[6] vorher an die Albumine des strömenden Blutes gekoppelt worden ist[7]. Zur Erklärung einer

---

[1] Vgl. S. 534[1].
[2] Büchner 1942ff., Pichotka 1942, Müller und Rotter 1942, Hesse 1942, Grundmann
1950, Becker und Frey 1953, Becker 1954.
[3] Terbrüggen 1937, Pichotka 1942, Altmann 1949.
[4] Vgl. Pearse 1951, Gedigk 1952.
[5] Gurd und Vars 1949, Price und Laird 1950, Aterman 1952, Doniach und Weinbren
1952, Altmann 1953.
[6] Vgl. Rawson 1943, Hopps und Lewis 1947, Allen und Orahovats 1948, Kruse und
McMaster 1949, Sellers und Mitarbeiter 1952, 1954, Wolf 1954.
[7] Doniach und Weinbren 1952.

solchen Eiweißaufnahme durch die Leberepithelien wird man in erster Linie an eine Permeabilitätsstörung der capillarwärts gerichteten Zellmembran denken. Für die hypoxisch bedingten eiweißhaltigen Vacuolen und Tropfen ist das ohne weiteres einleuchtend. Daß eine echte resorptive Leistung der Leberzellen, an die verschiedentlich gedacht worden ist, dabei eine Rolle spielen könnte, ist unwahrscheinlich. Denn einmal hat sich die in diesem Sinne verwertete Entfaltung und Eiweißfüllung des DISSEschen Raumes, die am Sektionsgut oder am spontan verendeten Tier oft nachzuweisen ist, als ein agonales Ereignis herausgestellt[1] und zum anderen dürfte das hochpermeable Endothelrohr der Lebersinoide, wenn es überhaupt geschlossen ist[2], schon unter normalen Bedingungen kaum eine besondere Schrankenwirkung ausüben.

Demzufolge handelt es sich auch bei den nach Hepatektomie entstehenden tropfigen Ablagerungen nicht um eine aktive Aufnahme von Bluteiweiß durch die numerisch reduzierten Epithelien, dazu bestimmt, das Verhältnis von Leberzellen- zu Bluteiweiß wieder der Norm anzugleichen[3], sondern um die Folge einer Zellschädigung, die durch die Entfernung größerer Gewebsteile ausgelöst worden ist, und die sich, von der schweren Verfettung einmal abgesehen, auch in dem regelmäßigen Vorkommen verstreuter Einzelnekrosen manifestiert. Zu ihrer Erklärung ist auf die funktionelle Überlastung der verbliebenen Leberzellen, vor allem aber auf die gänzlich veränderten Durchströmungsverhältnisse des kleinen Organrestes hinzuweisen.

Bei den hypoxisch bedingten flüssigkeitsreicheren und womöglich ganz eiweißfreien, jedenfalls aber optisch leeren Vacuolen ist die Pathogenese schwerer zu übersehen. Allem Anschein nach werden hier auch mehrere Wege gleichzeitig beschritten. Daß mit einer Dehydratation der plasmatischen Strukturen als einer Quelle der intravacuolären Flüssigkeit zu rechnen ist, haben wir schon betont (vgl. S. 536). Die juxtacapilläre Lage macht überdies in vielen Fällen einen vermehrten Flüssigkeitseinstrom aus den Blutgefäßen deutlich. Doch läßt sich noch nicht absehen, wieweit eine energetisch bedingte Störung in der zur Aufrechterhaltung der cellulären Hypertonie unumgänglichen Flüssigkeitsabgabe daran beteiligt ist. Die contractile Vacuole der Protisten, die diese Abgabevorgänge so eindrucksvoll vor Augen führt, verlangsamt jedenfalls unter der Wirkung von Kaliumcyanid oder Natriumacid ihre Tätigkeit oder stellt sie gar gänzlich ein[4]. Desgleichen ist zu fragen, ob nicht auch unphysiologische oder in abnormer Menge anfallende osmotisch wirksame Stoffwechselprodukte, wie verschiedentlich vermutet[5], zu ihrer Lösung extracelluläres Wasser ansaugen, oder gar, in Konkurrenz mit den wasserbindenden Kräften der plasmatischen Strukturen auf diese entquellend wirken. In letzterem Falle wären die Hohlräume wenigstens teilweise als „Solutionsvacuolen" aufzufassen.

Wie dem auch sein möge, sofern die Zellen innerhalb eines Organismus eine Bildung optisch leerer Vacuolen erkennen lassen, stets wird man gut daran tun, mit einer, wenn auch leichten Schädigung der Zellen zu rechnen. Das gilt selbst für die Bindegewebszellen in ödematösen Geweben wie RÖSSLE (1918) vor vielen Jahren schon betont hat, als er darauf hinwies, daß sie sich erst dann in größerem Maße bilden, wenn gleichzeitig eine Kompression der Capillaren oder eine Durchblutungsstörung nachweisbar ist. Immerhin bilden einige Vacuolentypen eine Ausnahme von dieser Regel: Einmal solche, die durch sekundäre Auflösung vorher abgelagerter Eiweißstoffe entstehen, beispielsweise bei der überstürzten Ein-

---

[1] ALTMANN 1948, 1949, POPPER 1948. [2] Vgl. PFUHL 1938.
[3] DONIACH und WEINBREN 1952. [4] KITCHING 1936ff.
[5] PICHOTKA 1942, SZABADY 1944, ALTMANN 1949, BECKER und FREY 1953.

schmelzung von Sekretgranula[1] — hierher gehört wohl auch die mit Vacuolisierung einhergehende Degranulation stark beanspruchter endokriner Drüsen —, zum andern jene Formen, die als Spätstadien intracellulärer Verdauungsprozesse aufzufassen sind, mag es sich dabei nun um die Einschmelzung untergegangener Plasmaareale oder um aufgenommene fremde Zellen handeln. Doch ist in allen diesen Fällen meist ein wenn auch nur dünnflüssiger Eiweißgehalt nachzuweisen, so daß derartige Vorgänge bei den differentialdiagnostischen Erwägungen über die Genese optisch leerer Vacuolen weniger zu berücksichtigen sind als bei jenen, die sich mit eiweißhaltigen Hohlräumen befassen.

Die Reihe der Ablagerungen, bei denen eine *vermehrte Aufnahme* von außen eine wesentliche Rolle spielt, ließe sich noch beliebig verlängern. Hier sei einzig noch angeführt, daß auch die Eiweißtropfen' in Plasma- und Plasmocytomzellen, die sog. Russellschen Körperchen[2] von manchen Autoren[3] auf diese Weise erklärt und auf eine eiweißresorbierende und -umbildende Funktion der genannten Zellformen bezogen werden. Ebenso aber wird die These verfochten, die uns besonders im Hinblick auf den Reichtum an Ribonucleoproteiden und die elektronenoptische ergastoplasmatische Lamellenstruktur[4] wahrscheinlicher dünkt, daß wir es hier mit einem Sekretionsprodukt dieser Zellen zu tun haben, das nicht in „regelhafter Weise unsichtbar abgegeben werden konnte, und daher intraplasmatisch abgesondert wurde[5].

Als Ursache ist, wenn sich diese Interpretation als richtig erweist, mit Apitz (1940) an eine „Sekretverhaltung" zu denken, die auch dafür verantwortlich ist, daß in vielen endokrinen[6] und exokrinen[7] Zellformen gelegentlich tropfige Ablagerungen beobachtet werden. Die Frage, wodurch eine solche Sekretverhaltung hervorgerufen wird, läßt sich indessen noch nicht sicher und vor allem nicht einheitlich beantworten. Sie könnte durch eine Störung des Abgabevorganges als solchen, also durch eine Zellschädigung bedingt sein, ebenso aber durch eine intensive, den derzeitigen Bedarf übersteigende Neubildung. Des weiteren hat man aber auch mit der Möglichkeit zu rechnen, daß es sich um eine überstürzte, gewissermaßen ungeregelte Stoffproduktion handeln könnte, also um eine Störung nicht nur des normalen Abgabemechanismus, sondern des gesamten Bildungsprozesses. Dabei ist auch noch daran zu denken, daß infolge einer Zellerkrankung oder durch eine Entgleisung der normalen Syntheseabläufe, wie immer sie bedingt sein mag, abwegige Eiweißkörper aufgebaut werden, die durch ihre abweichenden chemischen oder physikalischen Eigenschaften die regelhafte Ausscheidung unmöglich machen und sich auch einem sekundären Abbau entziehen. Gerade bei den Plasmocytomzellen liegt eine solche Deutung nahe. Vielleicht gilt ähnliches auch für die tropfigen Eiweißablagerungen, die man unter pathologischen Bedingungen in Nervenzellen beobachten kann, und die hier besonders bei der Myoklonusepilepsie in ihren Eigenarten genauer untersucht

---

[1] z. B. Mouret 1894, Babkin und Mitarbeiter 1911, Fischer und Huber 1947, Tucker 1948.

[2] Russell 1890.

[3] Brass 1943, Dubois-Ferrière 1948, Arnold 1949, Peters 1949, Kirsch und Westphal 1951, Kanzow 1951, Siegmund 1952, Dontenwill 1953, Rotter und Büngeler 1955 u.a.

[4] Vgl. Bing und Mitarbeiter 1945, Gössner 1949, Curletto 1953, Braunsteiner und Mitarbeiter 1953, Behrend und Müller 1954.

[5] Apitz 1940, Westphal 1919, Zettergren 1949, Pearse 1949, Heckner 1949, 1951, Curletto 1953.

[6] z. B. Schilddrüse: Uhlenhuth 1923, 1924, Eggert 1934, Bargmann 1939 (Lit.), del Conte 1949; Epithelkörperchen: Bargmann 1939 (Lit.). Inselzellen: Caesar 1954; Nebenniere: Liebegott 1944, 1953 (Lit.), Rennels 1952, Bargmann 1953, Bachmann 1954 (Lit.), Moslener 1954, Schneppenheim und Huhn 1955.

[7] z. B. Maximow 1901, Fuchs 1902, Meves und Tsukaguchi 1914, Hamperl 1931, Johnson und Goodpasture 1936, Altmann und Gönnert 1952, Remé 1952.

worden sind[1]. Nur daß man hier statt einer sekundären Abgabehemmung eine Verwertungsstörung der Eiweißkörper erwägen müßte, die unter normalen Verhältnissen für den proximodistalen Proteinnachschub verwandt werden.

Mit dem eben gegebenen Hinweis auf die Möglichkeit, daß ein sonst unsichtbar bleibender Stoff unter gewissen Bedingungen besonders reichlich gebildet werden kann, reichlicher jedenfalls als dem derzeitigen Bedarf entspricht, ist die Brücke geschlagen zu jenen Zellformen, bei denen das bereitete Material normalerweise vorübergehend im Zelleib angesammelt und als Reserve für akute Anforderungen abgelagert wird. Hierher gehört im Grunde auch das Vorkommen von Glykogen, wenigstens in jenen Zellen, in denen es rein als Reservestoff aufzufassen ist, sei es nur für die Zelle selbst, sei es zugleich auch, wie an den Leberzellen, zugunsten des gesamten Organismus. Sinngemäß gilt das nämliche für die entsprechenden „Vorräte" an Triglyceriden im Fettgewebe, sofern es sich nicht um Baufett handelt, oder für die Reserven an Cholesterinestern in der Nebenniere.

Von besonderer Bedeutung gerade für die unter pathologischen Bedingungen nachweisbaren Ablagerungen ist eine **Störung der intracellulären Verarbeitung,** die sich bei allen Stoffgruppen beobachten läßt. Am klarsten liegen die Dinge bei der *Verfettung* der Leberepithelien, seit uns die neueren biochemischen Untersuchungen über die Umbauvorgänge unterrichtet haben, die für einen intracellulären Abbau, wie für eine Abgabe des Neutralfettes maßgebend sind[2]. Wir wissen, daß für beide Wege, auch für den des Abbaues[3], eine vorherige Umwandlung der Neutralfette zu Phosphatiden notwendig ist. Da die Knüpfung der Phosphorsäureesterbindung viel Energie verlangt, muß beispielsweise ein Mangel an Sauerstoff schon aus diesem Grunde zu einer Anhäufung unverarbeiteten Neutralfettes in der Leber führen. Versuche mit radioaktiven Phosphaten haben denn auch ergeben, daß unter solchen Umständen jede Phosphatidbildung unterbleibt[4]. Des weiteren wird aber durch eine Hypoxie auch der oxydative Abbau der Fettsäuren unmöglich gemacht und die fermentative Leistung der Mitochondrien beeinträchtigt. So bleibt das Fett, selbst wenn Zufuhr und Aufnahme nicht erhöht sind, hier wie in anderen Zellformen unverwertet liegen. Es entsteht eine intracelluläre Stauung, die mit zunehmender Dauer eine ständige Vergrößerung der Fetttropfen nach sich zieht[5]. Hinzu kommt, daß bei allgemeinem Sauerstoffmangel wie bei vielen Vergiftungen noch Fett aus den Depots ausgeschwemmt wird, so daß auf dem Wege über eine Lipämie auch das Angebot an Zellen erhöht wird. Ist es einmal zu einer stärkeren Verfettung gekommen, so kann, wenn die Stoffwechselverhältnisse wieder normalisiert werden, die für gewöhnlich ausreichende Menge vorhandenen oder zugeführten Cholins, allenfalls auch die Zahl der für die Cholinsynthese zur Verfügung stehenden Methylgruppen, zu einem begrenzenden Faktor der Abbau- und Umbauvorgänge werden. In solchen Fällen ist eine Therapie mit lipotropen Stoffen von großem Erfolg begleitet. So vermag eine Zufuhr von Cholin die eine akute Tetrachlorkohlenstoffvergiftung überdauernde Verfettung rasch zum Verschwinden zu bringen. Deren Entstehen kann sie indessen weder verhüten, noch beeinflussen[6], denn dies geht auf eine Zellschädigung zurück, welche die Verwertung wie den Umbau blockiert. Ebenso ist eine Cholinzufuhr für das Schwinden einer alimentär

[1] Vgl. Lafora und Glueck 1911, Lafora 1911, 1923, 1924, Sioli 1913, Westphal 1919, Spielmeyer 1913, 1922, Ostertag 1924, Roizin und Ferraro 1942, Beheim-Schwarzbach 1952, 1954, Noetzel 1955 (Lit.).
[2] Lit. bei Hörstebrock 1950, Schettler 1950, Lang 1952, 1953, Kettler 1954.
[3] Artom 1953.
[4] Taurog und Mitarbeiter 1942, Goebel und Mitarbeiter 1950, 1951.   [5] Vgl. Sachs 1941.
[6] Barret und Mitarbeiter 1939, Hartmann 1950, 1952, 1953, Hartmann und Mitarbeiter 1951, 1952, Schettler 1952.

bedingten Verfettung von Bedeutung, besonders bei solchen Organismen, die über eine Cholinoxydase verfügen und bei denen sich daher auch leichter als bei anderen auf diätetischem Wege einer Leberverfettung erreichen läßt[1].

Auch bei den bekannten Verfettungen am Rande von ausgedehnten Parenchymnekrosen oder von Infarkten spielt die Störung der intracellulären Umsetzungen wohl die entscheidende Rolle, wenngleich, wenigstens in stromareichen Organen, die Durchtränkung des Gewebes mit Blutflüssigkeit im Sinne eines vermehrten Angebotes nicht ganz vernachlässigt werden darf. Der gleiche Vorgang, eine Hemmung der fermentativen Umsätze, ist wahrscheinlich auch für die ungewöhnliche *Glykogenanreicherung*[2,3] [4] verantwortlich, die, zuweilen mit einer Verfettung gekoppelt, in der Nachbarschaft von Infarkten zu beobachten ist, besonders gut am Herzmuskel und an der Niere, wo sie zuerst erkannt[2] und bald auch in diesem Sinne gedeutet wurde[3]: Die sonst verbrannten Kohlenhydrate werden zu Glykogen polymerisiert. Freilich muß man auch annehmen, daß die Wirksamkeit der glykolytischen Enzyme durch die Beeinträchtigung des Zellebens herabgemindert ist. Ebenso wird man bei der seit Armanni (1876) und Ebstein (1881) geläufigen Glykogenablagerung in Diabetikernieren eine Fermentstörung erwägen müssen und vielleicht auch für den auffallend hohen Glykogengehalt der Leberepithelien bei der Virushepatitis[5]. Ähnliches scheint auch bei der Glykogenspeicherungskrankheit das Entscheidende zu sein[6]. Selbst bei vielen *Eiweißablagerungen* dürften vergleichbare Störungen der intracellulären Stoffwechselprozesse eine gewisse, freilich nur unterstützende Rolle spielen. So hat sich bei den hypoxisch entstandenen hepatocellulären Tropfen zeigen lassen, daß sie während der Dauer des Sauerstoffmangels erhalten bleiben, danach aber rasch verschwinden. Wahrscheinlich wird das Eiweiß teils ausgeschieden, teils verarbeitet — zwei Prozesse, die offenbar vorher nicht oder nicht in ausreichendem Maße ablaufen konnten. Hier ist also eine Stoffwechselstörung auch für die Größe und die Dauerhaftigkeit der Ablagerungen verantwortlich. Es mag sein, daß derartige Faktoren auch für manche Formen der „Eiweißnephrose" berücksichtigt werden müssen. Wenn die Ansicht richtig ist, daß die Russellschen Körperchen durch eine Proteinresorption zustandekommen, ist ihre Persistenz ebenfalls nur auf diese Weise zu verstehen.

Natürlich ist das Vermögen der Zelle, mit aufgenommenem oder selbstbereitetem Material fertig zu werden, und damit zugleich auch die Entscheidung, ob und für wie lange eine Substanz intraplasmatisch ausgegliedert wird, in hohem Maße von den chemischen und physikalischen **Eigenschaften dieser Stoffe** abhängig. Verhältnismäßig niedermolekulare Verbindungen wie Fluoresceinwerden, beispielsweise von der Leberzelle so rasch ausgeschieden, daß normalerweise keine Ablagerung vonnöten ist. Demgegenüber treten semikolloidale Farbstoffe, also etwa Trypanblau, da ihre Eliminierung größere Schwierigkeiten bereitet, vorübergehend in Gestalt kleinerer Depots, an Eiweiß gebunden[7], im Zelleib auf. Ein besonders klares Beispiel aber liefern die Erfahrungen, die bei dem experimentellen Angebot verschiedener Eiweißarten an die Nierenepithelien gewonnen worden sind. Hier hat sich zeigen lassen, daß natürliche homologe Eiweißkörper weit schneller verarbeitet werden und demzufolge nur zu kleinen und sehr rasch wieder schwindenden Tropfen führen, während organismusfremde Proteine, also etwa Eieralbumin, bereits bei geringerem Angebot und in Gestalt größerer Depots

---

[1] Vgl. Lang 1952, 1953.   [2] Ehrlich 1883.
[3] v. Gierke 1905, 1907, 1935, 1936, Lubarsch 1906.
[4] Auch Hjärre 1930, Popjak 1948, Poppen und Mitarbeiter 1950.
[5] Krarup 1939, Kühn 1947.   [6] Vgl. Siegmund 1938, Romeo 1952, Forbes 1953, Cori 1954.
[7] Vgl. auch Tonutti 1937, 1939, 1940, vgl. Pfuhl und Dienstbach 1938.

abgelagert werden[1]. Sind die Eiweißkörper gar mit irgendwelchen besonderen Gruppen künstlich markiert, z. B. mit Azofarbstoffen, so können sie dadurch dem Angriff der Zelle ganz entzogen sein. Das ist der Grund dafür, daß dergestalt abgewandelte Proteine im Tierversuch noch nach vielen Tagen, ja Monaten im Zelleib nachzuweisen sind[2], ohne daß man aus diesem ihrem Schicksal auf das Verhalten unveränderter Proteine schließen dürfte. Solche Beobachtungen tragen auch zu einem Verständnis dafür bei, daß in der menschlichen Stauungsniere trotz reichlicher Albuminurie niemals hyaline Tropfen angetroffen werden[3]. Schon HAVEMANN[4] hat sich auf Grund seiner Tierexperimente in diesem Sinne geäußert. Daß entsprechende Unterschiede bei Versuchen mit Kaltblütern nicht immer nachzuweisen sind, hängt wohl mit dem langsamen Stoffwechsel dieser Lebewesen zusammen. Werden gar metabolisch völlig inerte und auch nicht ausscheidbare Stoffe, wie z. B. Pektine[5] oder Periston[6] von den Zellen aufgenommen, so werden sie praktisch quantitativ ausgegliedert und können bei größeren Mengen, da sie erhalten bleiben und allenfalls eingedickt werden, zu solch einer Überladung der Zelle führen, daß die anschließende Zellschädigung allein schon durch die Fülle dieser Ballaststoffe verständlich wird.

Die morphologischen und topographischen Eigenarten der Ablagerungen.
Die formale Genese.

Die Formen der Ablagerungen und die Zellbereiche, in denen solche Depots gebildet werden, sind recht verschieden. Maßgebend sind im Einzelfalle sowohl die Art des Stoffes wie seine Menge, des weiteren auch die Bedingungen, unter denen er im Cytoplasma erscheint und endlich die Besonderheiten und der jeweilige Zustand der betreffenden Zelle. Das sei im folgenden für eine Reihe von Substanzen gesondert dargelegt.

Am wenigsten geklärt ist die Art der Ablagerung für das **Glykogen**, obwohl es doch für viele Zellen, insbesondere die der Leber, einen physiologischen Reservestoff darstellt. Der entscheidende Grund für diese Unsicherheit liegt darin, daß man sich zu seiner Darstellung bis vor kurzem der zu schweren Artefakten führenden Alkoholfixation bedienen mußte. Unter diesen Umständen wird das Glykogen in körniger oder scholliger Gestalt dargestellt, und man hat gerade aus dieser Erscheinungsform auf eine Beteiligung der Zellgranula, d. h. also der Mitochondrien, an der intracellulären Speicherung geschlossen[7]. Indessen, die in letzter Zeit entwickelten schonenderen Verfahren, sei es der native Gefrierschnitt, sei es das besonders geeignete Gefriertrockenverfahren, haben gezeigt, daß es sich bei diesem gewohnten Bild um die Folge von Fällungen, Verlagerungen und Zusammenballungen, also um Kunstprodukte handelt[8]. Offenbar entspricht eine mehr oder weniger gleichförmige, feinstkörnige oder gar homogene, netzig-wolkige Form, wenigstens bei der Mehrzahl der Zellen und bei stärkerem Gehalt, dem vitalen Zustande weit mehr[8]. So ist man also wieder zu der bereits von EHRLICH (1883) vertretenen Auffassung zurückgekehrt, das Glykogen sei *diffus* im Grundplasma verteilt. Damit kann aber nicht gemeint sein, daß dieser

---

[1] OLIVER und Mitarbeiter 1954.   [2] SMETANA und JOHNSON 1942, SMETANA 1947.

[3] Vgl. TEBRÜGGEN 1933, 1935, RANDERATH 1937, 1944, 1947, FAHR 1944.

[4] HAVEMANN 1940, vgl. auch HEIN 1938.   [5] HUEPER 1942, RICHTER 1950.

[6] RIEDEL und ZIPF 1944, BARGMANN 1947, MÜLLER 1948, MÜLLER und AMMON 1949, BARFUSS und EICHLER 1949, SCHOEN 1949, FRESEN 1950, FRESEN und WEESE 1952, SCHUBERT 1951, BRASS 1952, HÜSSELMANN 1952, TRAENCKNER 1954 u. a.

[7] ARNOLD 1907, v. GIERKE 1905ff., KLESTADT 1911.

[8] GERSH 1932, MANCINI 1948, COUTEAUX-BARGETON 1950, CARPENTER und Mitarbeiter 1951, EGER und OTTENSMEIER 1952, vgl. PFUHL 1932, MAXIMOW und BLOOM 1938.

Stoff in das cytoplasmatische Gefüge eingegliedert sei und die Plasmastrukturen gewissermaßen umhülle und durchtränke. Er füllt anscheinend als kolloidale wasserreiche[1] Lösung, ohne besonders und an umschriebenen Stellen abgekapselt zu sein, die ausgeweiteten „Maschen" des Zelleibes aus. Doch gilt dies nicht in jedem Falle. In den Leukocyten beispielsweise, vor allem aber in den Darmepithelien von Ascaris, werden auch mit den neueren Verfahren isolierte Granula oder gar grobe Schollen dargestellt. Soweit die morphologischen Verfahren, die freilich erst von einem gewissen, mit der jeweils verwandten Technik wechselnden Grenzwert[2] positive Resultate ergeben, eine Aussage gestatten, liegen bis heute keine Beweise dafür vor, daß die Glykogene an Eiweißstoffe gebunden[3] sind und dadurch gewissermaßen festgehalten werden. Freilich ist die unterschiedliche Widerstandsfähigkeit des Glykogens gegen postmortalen Abbau in den einzelnen Zellformen sehr augenfällig. Das Glykogen im Reizleitungssystem[4] beispielsweise ist erstaunlich resistent[5] selbst gegenüber einer Thyroxinvergiftung[6], und auch das Glykogen der Neugeborenenleber nimmt nach dem Tode kaum ab[7] ganz im Gegensatz zu dem des erwachsenen Organismus[8]. Doch braucht dies alles nichts mit einer verschiedenen Eiweißbindung zu tun haben. Es kann auch auf einem ungleichartigen Fermentgehalt der Zellen beruhen oder auf einer wechselnden Polymerisationsstufe der jeweiligen Glykogene, die auch für die voneinander abweichende Labilität der einzelnen Glykogenfraktionen in der nämlichen Zellart verantwortlich gemacht wird[9]. Ist doch nachgewiesen, daß die Glykogene der Leber weit stärker polymerisiert sind als diejenigen der Muskeln, ja daß die Größe der stark verzweigten Moleküle[9] in jenem Organ sogar parallel mit der jeweils vorhandenen Menge zu- und abnehmen kann[10]. Im Gegensatz zu den normalen Glykogenbeständen indessen, die sich in stetem Auf- und Abbau befinden, scheint dieses Kohlenhydrat bei der Glykogenspeicherungskrankheit, wo es gleichfalls sehr stabil ist[11], zumindest in manchen Fällen doch an Eiweiß gebunden zu sein[12]. Wenigstens haben wir in einem eigenen Falle nach Lösung des Glykogens an der entsprechenden Stelle nicht etwa „leere" Räume, sondern mit homogenem Eiweiß gefüllte, vom übrigen Plasma deutlich abgegrenzte Bereiche wahrgenommen. Diese Eigentümlichkeit dürfte wohl damit zusammenhängen, daß das weiter nicht verwertbare Glykogen zur besseren Fixierung und Ausgliederung an Eiweiß gebunden und festgelegt wird, genau so wie auch manche Vitalfarben oder beim Blutabbau anfallendes Eisen mit einem Eiweißträger versehen werden.

Körperfremde hochpolymere Kohlenhydrate wie Methylcellulose oder Pektine oder, in geringerem Maße, auch Gummi arabicum, lösen demgegenüber eine feinwabige, oberflächlich an die sog. „blasige Entartung" erinnernde Beschaffenheit derjenigen Zellen aus, in welche sie aufgenommen werden[13]. Sie werden ziemlich gleichmäßig und ohne bevorzugte Lokalisation innerhalb des Grundplasmas in

---

[1] Vgl. Fenn und Mitarbeiter 1940.
[2] Vgl. Nielsen und Mitarbeiter 1932, Kimura 1934, Eger 1942, Eger und Klärner 1948, Eger und Ottensmeier 1952, Deane und Mitarbeiter 1946, Mancini 1948.
[3] Vgl. Willstätter und Rohdewald 1934, Lazarow 1942, Couteaux-Bargeton 1950, Menten und Carpenter 1951.
[4] Aschoff und Nagayo 1908.   [5] Schiebler 1953.   [6] Bellermann 1935.
[7] Fopp 1939, Siegmund 1939, Lit.   [8] Vgl. Togersen und Mitarbeiter 1953.
[9] Vgl. K. H. Meyer 1943, 1952.
[10] Hj. Staudinger 1948; über den unterschiedlichen Verzweigungsgrad der Moleküle siehe bei Illingworth und Mitarbeiter 1952.
[11] v. Gierke 1929, 1937, vgl. Siegmund 1939, van Creveld 1939, Romeo 1952.
[12] Vgl. Menton und Mitarbeiter 1951.
[13] Andersch und Gibson 1934, Metcalf und Hawkins 1939, Hueper 1941, 1942, Popper und Mitarbeiter 1945, Richter 1951.

Form kleiner Depots abgelagert, ohne daß eine Zusammenballung an einigen wenigen Stellen erfolgte wie sie beispielsweise bei Periston vorkommt, wo nur bei reichlicher Aufnahme große Hohlräume entstehen, bei geringer Menge aber in der Leberzelle eine Bevorzugung des Gallenpoles, also der Stelle der GOLGI-Körper deutlich wird[1].

Ebensowenig wie für polymere Kohlenhydrate gibt es für die **Fettstoffe** innerhalb der Zelle bevorzugte Ablagerungsstätten. Sie können *an beliebiger Stelle* innerhalb des Cytoplasmas ausgegliedert werden. In Leberzellen geschieht dies bei der Ablagerung von Triglyceriden oft in unmittelbarer Nähe der Blutcapillaren, was freilich nur bei geringem Fettgehalt merklich ist — Typ der pericapillären Verfettung — offenbar aus dem Grunde, weil sie der Zelle mit dem Blutstrom zugeführt werden und bei zu großem Angebot oder bei einer Verarbeitungsstörung sofort ausgegliedert werden[2]. Bei längerer Dauer einer solchen Zellschädigung und bei zunehmendem Gehalt an Neutralfett macht sich dann freilich die Tendenz geltend, das abgelagerte, im Augenblick nicht weiter verwertbare Material zu sammeln und an möglichst wenigen Abscheidungsorten zusammenzufassen. Das gelingt natürlich nur, wenn die Zellform dergleichen gestattet und diesem Bestreben nicht Besonderheiten der Zellstruktur, beispielsweise die Anwesenheit der Z-Membranen in Herzmuskelfasern, widerstreiten. Andernfalls aber „fließen die Fetttropfen zusammen", so daß man aus ihrer Größe auf die Dauer und Intensität der zugrunde liegenden Stoffwechseländerungen schließen kann[2]. Doch neigen nur Neutralfette dazu, große Tropfen zu bilden, nicht aber die Phosphatide oder die Cholesterine und ihre Ester. Dieses voneinander abweichende Verhalten zeigt sich schon unter regelhaften Bedingungen: man hat nach diesen Kriterien zwischen einem univacuolären, Triglyceride und einem plurivacuolären, Lipoide speichernden Fettgewebe unterscheiden können[3]. Es macht sich aber in gleicher Weise, obschon nicht immer[4], auch bei abnormen Stoffablagerungen bemerkbar. Die Schaumzellen[5] bei den sog. Lipoidspeicherungskrankheiten[6] oder die Pseudoxanthomzellen in chronisch entzündeten Hohlorganen, also z. B. der Gallenblase oder der Tube, mögen als Belege für solche multilokuläre Ablagerungsform genügen. Offenbar hängt dieser Unterschied mit der Eigenart der betreffenden Moleküle[7] zusammen. Die Triglyceride haben die Gestalt eines dreizinkigen Kammes, all ihre freien Gruppen sind lipophil. Sie können mit den vornehmlich hydrophilen Plasmakolloiden nur in beschränktem Umfange reagieren — deshalb ist diese schwer angreifbare Verbindung auch als Depot- und Reserveform der Fettstoffe so besonders geeignet — und werden daher mit möglichst geringer Oberfläche abgelagert, gegen die das Cytoplasma eine lipoidhaltige Grenzfläche ausbilden dürfte. Demgegenüber sind sowohl die stimmgabelförmigen Phosphatide wie die stabförmigen Cholesterinmoleküle mit hydrophilen und lipophilen Gruppen versehen und demzufolge polar gebaut. Sie stehen daher mit dem Cytoplasma in engerem Kontakt und inniger Wechselwirkung. Diese Reaktionsbereitschaft zu erhalten, dafür ist die multilokuläre Ablagerungsform wesentlich günstiger; auch vermag das Cytoplasma in diesem Falle die dazu nötige große innere Oberfläche ohne weiteres auszubilden. Zugleich wird durch den polaren Bau der abgesonderten Moleküle eine regelmäßige lamelläre Anordnung innerhalb des Abscheidungsortes erreicht, die für die Doppelbrechung im polarisierten Licht verantwortlich ist[7]. Da die gleichnamigen

---

[1] TRAENCKNER 1954.   [2] Vgl. HELLY 1911, SACHS 1941, OVERBECK 1943.
[3] FEYRTER 1945, 1947.   [4] Vgl. LETTERER 1948.
[5] Vgl. ARNOLD 1943, auch BAUMANN und Mitarbeiter 1936.
[6] Vgl. LETTERER 1939, 1948, (Lit.).   [7] Vgl. FREY-WYSSLING 1938, SCHMIDT 1939, 1941.

Pole stets einander zugewandt sind, ist eine gleichfalls schichtweise angeordnete Einlagerung von Wassermolekülen möglich. Daher kann es aber auch zu einer mikroskopisch sichtbaren Wassereinlagerung kommen, die zuweilen als zentraler von einem doppelbrechenden Lipoidsaum umgebener Hohlraum in Erscheinung tritt[1]. Werden bipolare Moleküle und Neutralfette zusammen abgelagert, wie man das z. B. durch entsprechende Fütterungsexperimente erreichen[2], aber nach eigener Erfahrung auch bei der Tetrachlorkohlenstoffvergiftung des Kaninchens beobachten kann, so nehmen die Lipoide in der Regel den Kontakt mit dem übrigen Cytoplasma auf und umschließen als doppelbrechender Ring das isotrope Innere. Seltener sind sie als Kugel von den Neutralfetten umschlossen. Doch kann bei gemeinsamer Ablagerung von Triglyceriden und Cholesterinen auch jede Doppelbrechung fehlen[3]; anscheinend liegen in solchen Fällen beide Molekülarten ungeordnet neben- und durcheinander.

Die typische Gestalt, in der sich intracelluläre **Eiweißablagerungen** darbieten, ist die des „hyalinen Tropfens". Doch ist gerade hier die Formenfülle groß — die Bilder wechseln mit dem Wassergehalt der Eiweißlösung, mit Ordnungsgrad und der Eigenart der Moleküle —, so daß dem Morphologen, zumal seine Methoden die Darstellung der Eiweißkörper gut gestatten, ein reiches Beobachtungsgut zur Verfügung steht. Das Spektrum der Erscheinungen reicht von einer nur mit sehr dünnflüssigem homogenem Inhalt oder mit besonderen „Einschlußkörperchen" versehenen Vacuole (vgl. Abb. 20) über weniger oder stärker eingedickte Tropfen bis zu intraplasmatischen Eiweißkristalloiden. Es wird dadurch noch bunter, daß gelegentlich verschiedene Eiweißkörper mit voneinander abweichenden Eigenschaften an ein und derselben Stelle ausgesondert sind, und daß jüngere und ältere Eiweißablagerungen von entsprechend verschiedener Erscheinungsform am gleichen Ort vereinigt werden. Als gutes Beispiel für die ersterwähnte Besonderheit sei an die „Aleuronkörner"[4] oder „Proteinkörner"[5] mancher pflanzlicher Früchte und Samen erinnert, die zugleich als Beispiel dafür dienen können, daß auch Proteine als celluläre Reservestoffe Verwendung finden[6]. Sie entstehen oft aus eiweißhaltigen Vacuolen, die eine zunehmende Eindickung erfahren, wobei die weniger wasserlöslichen Globuline zuerst ausfallen und darnach als kleine kristalloide Gebilde in der erst später erstarrenden Albuminlösung liegen. Es ist möglich, daß ähnliche Bilder — ein oder mehrere dichte Eiweißkügelchen oder -stäbchen in einer dünnflüssigen Proteinlösung —, die beispielsweise nach akuter Hypoxie in der Leber zu beobachten sind[7] (vgl. Abb. 20), in gleicher Weise auf die Anwesenheit verschiedener Eiweißkörper zurückgehen, wobei, da eine Aufnahme aus dem Blut als gesichert gelten kann, an die in ihm vorkommenden Eiweißarten gedacht werden darf. Darüber hinaus haben die eigenen Sauerstoffmangeluntersuchungen zugleich auch einen Beleg für die zweite der eben erwähnten Möglichkeiten geliefert. Denn es hat sich gezeigt, daß neueinströmendes und daher meist dünnflüssiges Eiweiß innerhalb der Leberzellen in die alten Abscheidungsorte geleitet wird, wo es unter Umständen zu halbmondförmigen Verdrängungen der bereits vorhandenen, schon stärker eingedickten Massen führen kann. Auf die gleiche Weise ist es zu erklären,

---

[1] z. B. Chalatow 1912, Liebegott 1953.   [2] z. B. Chalatow 1913, 1914.   [3] Okey 1944.
[4] Hartig 1856.   [5] Holle 1877.
[6] Vgl. Küster 1935, 1951, Frey-Wyssling 1938, 1953, Wieler 1944, Muschik 1953.
[7] Vgl. Mallory 1901, Davidson 1925, MacMahon 1933, Pappenheimer und Hawthorne 1936, Terbrüggen 1937, 1945, Ulrich 1938, Helmke 1939, Pichotka 1942, Altmann 1945, 1949, Opie 1947, Rubarth 1947 ff. Gillman und Gillman 1948.

daß die in Ganglienzellen vorkommenden Eiweißkugeln[1] bei längerem Bestehen eine konzentrische Schichtung erkennen lassen.

Generell läßt sich sagen, daß die *Zustandsform* in der uns die Eiweißablagerung entgegentritt, in erster Linie von ihrem Wasserreichtum abhängig ist. Dünnflüssige Eiweißmengen imponieren als Vacuolen, die in der Regel von einer scharfen Cytoplasmamembran umgeben sind, welche die Sonderung des Inhaltes vom umgebenden Zelleib gewährleistet. Sie sind meist rund, können sich aber bei besonderer Größe dem zur Verfügung stehenden Raum und dem inneren Gefüge des betreffenden Zelle in gewisser Weise anpassen, so daß beispielsweise in Leberepithelien nierenförmige Gebilde zustande kommen. Wir haben schon erwähnt, daß aus ihnen konzentriertere Eiweißtropfen werden können[2]. Dafür sind zwei Vorgänge ausschlaggebend, einmal ein Wasserentzug, der vom Cytoplasma geleistet wird und zu einer zunehmenden Eindickung führt, zum anderen ein weiterer Nachschub eingedrungenen Eiweißes in den nämlichen Abscheidungsort. Demgegenüber treten in den renalen Hauptstückepithelien bei fortschreitender Eiweißresorption immer neue Tropfen auf, während die älteren im Zuge ihrer intracellulären Verarbeitung mehr und mehr nach der Basis der Zelle verschoben werden[3]. In manchen Fällen ist aber das Verhältnis von eiweißhaltigen Vacuolen und tropfigen

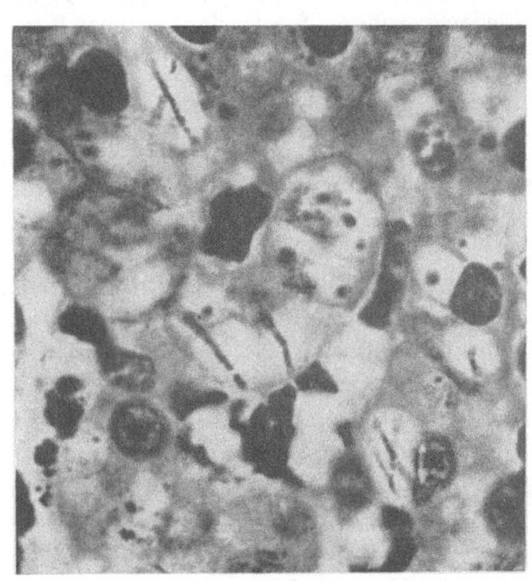

Abb. 20. Intravacuoläre, teils kugelige, teils stabförmige Einschlüsse in Leberzellen nach experimentellem Sauerstoffmangel. Katze, Susa, Eisenhämatoxylin. (Nach ALTMANN 1949.)

Einschlüssen gerade umgekehrt wie eben an der Leber geschildert. Aus der dichteren Eiweißkugel wird eine mit dünnflüssigem Inhalt versehene Vacuole. Das kommt z. B. bei der Verquellung von Sekretgranula vor, etwa im Pankreas[4], findet sich aber auch bei der Lösung der oben erwähnten Aleuronkörner und charakterisiert hier wie bei den verwandten Phänomenen in Nierenepithelien[5] oder während der Umwandlung abgestorbener Plasmaportionen und aufgenommener Zellen[6] die Abbau- oder Verdauungsphase.

Zur Beurteilung des unterschiedlichen *Dichtegrades* der abgelagerten Eiweißstoffe liefern uns besonders phasenmikroskopische Untersuchungen wesentliche Hinweise, ebenso aber manche Färbungen, die auf Dichtedifferenzen ansprechen. Das HEIDENHAINsche Eisenhämatoxylin[7] erfaßt dementsprechend nur die am stärksten konzentrierten Formen mit tiefschwarzer Farbe, die anderen bleiben grau oder werden bei der Differenzierung gänzlich entfärbt.

Bei Doppelfärbungen nach Art des Azanverfahrens oder der Trichrom-Methode und ihrer Modifikationen wird der zunächst verwandte leichter diffundierende Farbstoff bei der nachfolgenden Differenzierung nur aus den lockeren Strukturen ausgewaschen, so daß er

---

[1] Lit. S. 543.   [2] Vgl. BLÜTHGEN 1943, ALTMANN 1945, 1949.
[3] Vgl. GÉRARD und CORDIER 1931ff., LAMBERT 1933, 1936, RANDERATH 1937, 1944, HEIN 1938, KLEIER 1939, HAVEMANN 1941, ZOLLINGER 1950, OLIVER und Mitarbeiter 1954.
[4] Zum Beispiel MOURET 1894, BABKIN u. Mitarb. 1911, FISCHER und HUBER 1947, TUCKER 1948.
[5] HEIN 1938, KLEIER 1939, HAVEMANN 1940, OLIVER und Mitarbeiter 1954.
[6] Vgl. S. 518.   [7] Vgl. ZEIGER 1936, 1938.

an diesen Orten durch die gröber dispersen Farbstoffmoleküle des Anilinblaues ersetzt werden kann[1]. Die Verhältnisse liegen demnach an den Tropfen der Nieren- und Leberepithelien, aber auch an denen der Plasmocytom-[2] und selbst der Ganglienzellen[3], ganz ähnlich wie beim Schilddrüsenkolloid, wo der unterschiedliche Färbeerfolg ebenso wie bei den Modellversuchen mit Gelatine auch nicht mit chemischen, sondern nur mit physikalischen Abweichungen erklärt werden kann[4]. Schon STOERK (1906) hat auf diese Möglichkeit zur Deutung der bekannten Farbunterschiede bei den Nierentropfen hingewiesen. Daß außerdem auch die Größe der Tropfen wesentlich sein kann, ist seit FISCHER (1899) bekannt. Allerdings scheint uns die Bedeutung dieses Faktors weit hinter derjenigen der Dichtedifferenzen zurückzustehen. Auch schmälere oder breitere Randsäume, die, mit dem zweitverwandten Farbstoff getönt, an hyalinen Tropfen zuweilen sichtbar werden, können auf solchen Unterschieden beruhen. Sie verdanken aber ihre Entstehung oft genug auch nur dem Umstand, daß der voraufgegangene Differenzierungsprozeß lediglich in der peripheren Zone wirksam geworden ist, und dürfen dann natürlich nicht als Hinweis auf eine physikalische Inhomogenität des Tropfens gewertet werden. Dennoch ist nicht zu übersehen, daß sich in tropfenhaltigen Lebern gelegentlich einzelne noch vergleichsweise dünnflüssige Eiweißablagerungen bei der Azanfärbung rot darstellen. Es ist also, da wir hierbei mit der Möglichkeit rechnen müssen, daß zuweilen selbst die grobdispersen, zuweilen lediglich die niedermolekularen Bluteiweißkörper eingedrungen sind, nicht von der Hand zu weisen, daß auch die Eigenart der jeweils vorliegenden einen Eiweißkörper Einfluß auf den Färbeerfolg ausüben kann.

Ist zur Erklärung der unterschiedlichen Anfärbbarkeit intracellulärer mehr oder weniger homogener Eiweißtropfen ein Rückgriff auf die Erfahrungen der Kolloidchemie — Coacervatbildung[5] einerseits, homogen-amorphe Erstarrung andererseits —, die sich bei extracellulären Eiweißfällungen im allgemeinen gut bewährt haben[6], weder nötig noch förderlich, so erweist er sich doch als unumgänglich für die formalgenetische Erklärung der *intravacuolären kugeligen Einschlußkörper*, die wir oben für die Leberzelle schon kurz erwähnt haben, die aber ebenso, obschon nicht aus den gleichen Ursachen, auch in anderen Zellformen auftreten, so z. B. in exkretorischen Drüsen[7], im Trophoblast[8] und im Zentralnervensystem[9]. Das gilt besonders, wenn sie in einem sonst eiweißfreien oder wenigstens nicht nachweisbar eiweißhaltigen intraplasmatischen Hohlraum liegen (Abb. 20), da hier das tropfig abgeschiedene Coacervat noch von seinem ehemaligen Imbibitionsmittel, der sog. Gleichgewichtsflüssigkeit, umgeben ist. Eine solche intravitale Trennung einer kolloidalen Lösung in disperse Phase einerseits und Dispersionsmittel andererseits läßt sich nur damit erklären, daß an dem ausgesonderten Material bereits ein sekundärer Wasserentzug wirksam geworden ist. Das ist auch dann anzunehmen, wenn man der Ansicht zustimmt, daß es sich in den Leberzellen um ausgefälltes Fibrin[10] handelt. Für diese These kann die Morphologie der Einschlüsse ins Feld geführt werden. Es finden sich nämlich nicht nur Tröpfchen, Kugelstäbe und balkenartige Gebilde, sondern auch langgestreckte, zuweilen fädige Formen, die strahlenförmig um einen zentralen Globulus angeordnet sein können, Formen, die auch bei der intravasalen Fibringerinnung vorkommen und die, soweit wir heute sehen, auf die Lebervacuolen beschränkt sind. In Form von Kügelchen können jedoch auch andere grobdisperse Eiweißkörper ausgefällt werden; so lassen sich diese Gebilde in Leberzellen gelegentlich auch mit Fettfarbstoffen erfassen, wahrscheinlich deshalb, weil das aufgenommene und tropfig ausgefällte Material bisher maskierte und jetzt erst darstellbare Lipoide enthielt.

---

[1] Vgl. BAHRMANN 1937, ZEIGER 1938.   [2] Vgl. BRASS 1943.
[3] BEHEIM-SCHWARZBACH 1952, 1954.
[4] Vgl. FLORENTIN 1931, BUCHER 1938, MAYER 1949, KEMPE und Mitarbeiter 1954.
[5] BUNGENBERG DE JONG 1932ff., vgl. auch v. BRAUNMÜHL 1932.
[6] Vgl. APITZ 1940, BRASS 1943, vgl. RANDERATH 1949, TERBRÜGGEN 1950.
[7] JÄRVI 1940, MÜHLETHALER 1942, LUCAS 1947, ALTMANN und GÖNNERT 1952.
[8] ORTMANN 1949.   [9] VON BRAUNMÜHL 1932.
[10] MALLORY 1901, MACMAHON 1933, TERBRÜGGEN 1937, ALTMANN 1945, 1949, RUBARTH 1948ff.

Für die große Mehrzahl der „*hyalinen Eiweißtropfen*", die in verschiedenen Zellformen zu finden sind, ist indessen die vorhin am Beispiel der Leberzellen verfolgte, anscheinend nur bei aufgenommenem Material verwirklichte Entstehung aus einem dünnflüssigen Vacuoleninhalt nicht nachzuweisen. Meist treten sie von Anfang an als stärker eingedickte Formen in Erscheinung. Das ist bei der Ablagerung von Zellprodukten die Regel, kommt aber auch bei einer hypoxischen Schädigung der Leberzellen vor, findet sich ebenso nach partieller Hepatektomie und dürfte auch bei den meisten der im Schrifttum niedergelegten einschlägigen Beobachtungen[1] der Fall gewesen sein. Dieser Weg wird anscheinend immer dann beschritten, wenn die in der Zeiteinheit eindringende Flüssigkeitsmenge vergleichsweise gering ist. Dann ist aber auch die Zellschädigung nicht so ausgeprägt[2], so daß die Leberzelle imstande ist, das aufgenommene Material bereits vor der Ablagerung zu kondensieren und zu konzentrieren.

Natürlich muß der Bildung intraplasmatischer Tropfen, sofern es sich um extracelluläres Material handelt, eine vorübergehende Durchtränkung des cytoplasmatischen Gefüges, und sei es nur auf dem Wege von der „resorbierenden" Fläche bis zum Abscheidungsorte, vorausgehen. Das läßt sich indessen nur in den seltensten Fällen sichtbar machen[3], meist bleibt uns der intracelluläre Transport gänzlich verborgen. Wir können aber an manchen Zellen, so z. B. an den Leberepithelien, nachweisen, daß der Transport über größere oder kleinere Strecken erfolgen kann, ehe eine Ausgliederung erfolgt. Ist die Menge der aufgenommenen Eiweißkörper verhältnismäßig gering, so kommt es wie bei den semikolloidalen Farbstoffen[4], erst am Gallenpol, also in der Region der *Golgikörper* zu einer feintropfigen Segregation[5] (vgl. Abb. 21). Man darf sogar annehmen, daß diese Eiweißtröpfchen, zumal sie wie die Trypanblaugranula am fixierten Präparat von einem hellen Hof umgeben sind, als „Internumgranula" von GOLGI-Substanz umschlossen werden und ihre Ablagerung der Tätigkeit dieser für alle Aussonderungsvorgänge prädestinierten cytoplasmatischen Differenzierungen[4-6] verdanken. Dringt dagegen mehr Eiweiß in die Zelle ein oder ist die Zelle stärker geschädigt, so ist ein unsichtbarer Transport bis zu diesen bevorzugten Segregationsorten augenscheinlich nicht mehr durchführbar. Die Zelle sucht sich des Materials schon vorher zu entledigen. Jedenfalls finden wir die Eiweißtropfen nun in größerer Nähe des Eintrittsortes *an beliebiger Stelle* der Zelle ausgegliedert. Nimmt man zu diesen Beobachtungen noch hinzu, daß auch bei überreicher Zufuhr der erwähnten Farbstoffe, ebenso wie bei einem ungewöhnlich hohen Gehalt an Siderinpigment, unabhängig vom ursprünglichen GOLGI-Feld Kondensate auftreten, meist gedeutet als Folge einer Neubildung solcher „Organellen", so scheint der Schluß berechtigt, daß die GOLGI-Körper zwar für die Segregation eiweißhaltiger oder an Eiweiß zu bindender Stoffe besonders geeignet sind, daß dazu aber, wenn es nötig ist, auch das undifferenzierte Grundplasma durchaus imstande ist. Man geht wohl nicht fehl in der Vermutung, daß um derart im Grundplasma abgelagerte Stoffe

---

[1] SCHMAUS und BÖHM 1898, WEGELIN 1921, HEINRICHSDORFF 1922, 1924, GRÄFF 1927, MASUGI 1933, TANIGUCHI 1934, TERBRÜGGEN 1937, VOGT 1938, GEISER 1942, ZINCK 1940, KETTLER 1948, BYWATERS 1948 u. a.

[2] BLÜTHGEN 1943, ALTMANN 1949.

[3] Vgl. KEDROWSKI 1933, MASSHOFF 1944, OLIVER und Mitarbeiter 1954.

[4] NASSONOV 1926, PFUHL 1930 (Lit.), WEATHERFORD 1932, PFUHL und DIENSTBACH 1938, TONUTTI 1937, 1939, 1940.

[5] ALTMANN 1945, 1949, ATERMAN 1952.

[6] Vgl. HIRSCH 1938, ZEIGER 1950 (und die Beiträge von ZEIGER und HIRSCH).

eine ähnlich gebaute Membran entwickelt wird, wie sie für die Golgi-Hülle erschlossen[1] und unlängst elektronenoptisch sichergestellt worden ist[2].

Dieser Hinweis auf die Rolle der Golgi-Körper ist deshalb wichtig, weil auch in der menschlichen Pathologie neben den vorerwähnten rundlichen Eiweißtropfen gelegentlich Ablagerungen vorkommen, die auf Grund ihrer eigentümlichen Gestalt und Lokalisation eine Beziehung zu Golgi-Körpern nahelegen. Gemeint ist das zuerst von Mallory bei Lebercirrhosen beschriebene „Hyalin"[3]. Anfänglich aus einzelnen kleinen Körnern in der Golgi-Region bestehend (Abb.21)[4],

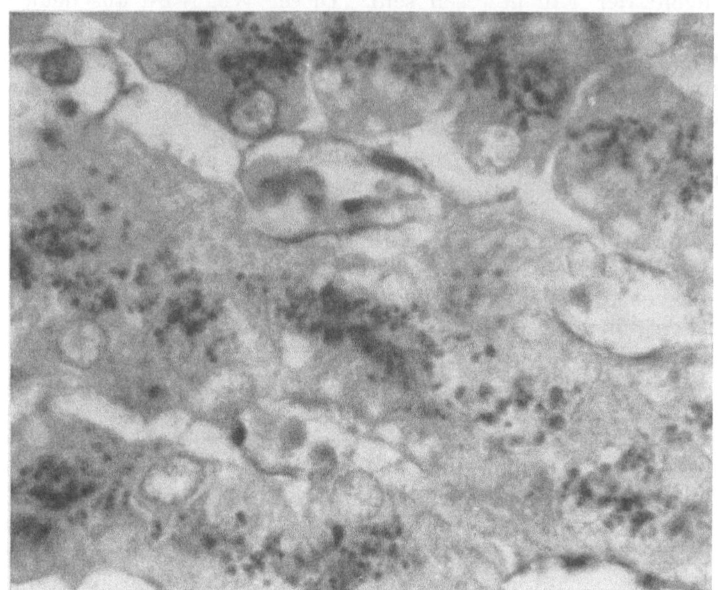

Abb. 21. Kleine Eiweißablagerungen im peribiliär gelegenen Golgi-Feld menschlicher Leberzellen. Lebercirrhose. Formol. Perjodsäure.

kann es sich schließlich zu wolkig-netzigen Strukturen fortentwickeln, die denen gleichen, welche bei einem kräftig entwickelten Golgi-Apparat fixierter Präparate seit langem geläufig sind. Auch die elektronenoptischen Bilder des Golgi-Apparates entsprechen[5] den auf Abb. 22 dargestellten kugelig-netzigen Eiweißablagerungen. Sie lassen sich übrigens auch wie die vorerwähnten Tropfen mit der Perjodsäuremethode darstellen und geben nach einer Hydrolyse, die alle Ribonucleinsäuren entfernt, mit basischen Farbstoffen eine besonders kräftige Reaktion, so daß ihnen wohl eine Kohlenhydratkomponente eigen ist. Über die Ursache dieser „Hyalinbildung" wissen wir freilich wenig Sicheres. Nach dem bisher Ausgeführten scheint eine abnorme Eiweißaufnahme aus der Blutbahn, zumal wenn man an die so sehr veränderten Durchströmungsverhältnisse denkt, immerhin recht wahrscheinlich. Gleichwohl bleibt die Menge des dergestalt abgelagerten Materials erstaunlich, besonders wenn man berücksichtigt, daß die Eiweißtropfen, die nach vorübergehendem Sauerstoffmangel oder nach Hepatektomie auftreten, rasch wieder zu verschwinden pflegen. Es ist also zu

---

[1] Zeiger 1950.
[2] Dalton 1951, 1952, Dalton und Felix 1953, 1954, Sjöstrand und Hanzon 1954.
[3] Mallory 1911, 1933, Hall und Ophüls 1925, Hall und Morgan 1939, Rather 1947, Laqueur 1950.
[4] Vgl. dazu Gersh 1949, Aterman 1952.   [5] Dalton und Felix 1954.

fragen, ob die Leberzelle etwa bei den „hyalinhaltigen" Cirrhosen zur intra-epithelialen Verarbeitung oder zur Ausscheidung des Materials nicht mehr imstande war. Eine Antwort läßt sich nicht geben. Man kann nur darauf hinweisen, daß auch bei einer Hepatitis intracellulär abgelagerte eiweißhaltige Gallentropfen zuweilen auffallend lange liegenbleiben, so lange, daß die Farb-stoffkomponente kaum noch oder gar nicht mehr nachweisbar ist. Schon MALLORY (1933) hat auf ähnliche Beobachtungen aufmerksam gemacht und damit einen neuen Weg gewiesen, auf dem in der Leberzelle „hyaline Tropfen" entstehen können: durch Eindickung, Abrundung und Entfärbung intracellulärer „Gallen-thromben." Diese Gebilde sind ja in jedem Falle, genau so wie die inter-cellulären Ausgüsse[1] eiweißhaltig, wobei sich nicht immer sagen läßt, ob dieses Eiweiß von der Leberzelle zur Verfügung gestellt oder infolge einer begleitenden Zellschädigung ebenfalls aus dem Blute aufgenom-men ist[2]. Vielleicht ist die Frage auch von Fall zu Fall verschieden zu beantworten.

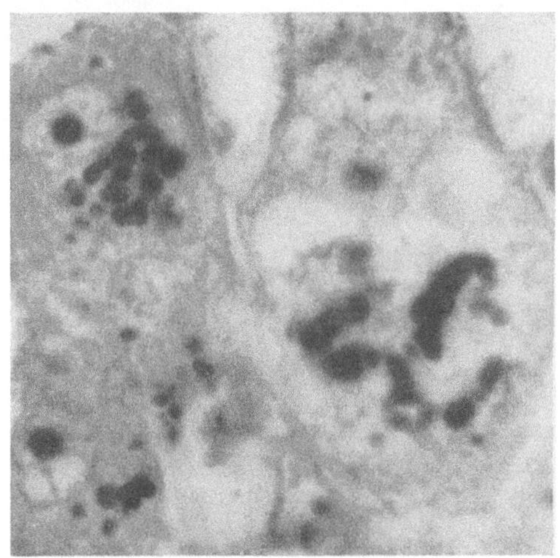

Abb. 22. Tropfenreihen und durch Konfluenz entstandene grobbalkige Netzfiguren in menschlichen Leberzellen. Lebercirrhose. Formol, Kresylviolett. (Nach Hydrolyse!)

Schließlich ist hier aus diffe-rentialdiagnostischen Gründen noch kurz anzuführen, daß auch abge-sonderte, untergegangene Plasma-portionen sowie aufgenommene und abgebaute Zellen, handele es sich nun um Nachbarn, wie das beson-ders bei Carcinomen vorkommt (vgl. Abb. 23), oder um Leukocyten oder Erythrocyten, auf gewissen Umwandlungsstadien als „hyaline Tropfen" erscheinen können. Ja, wenn das Cytoplasma dabei verflüssigt wird und der Kernrest zunächst noch, pykno-tisch, aber seiner DNS beraubt, einigermaßen erhalten bleibt, kann sogar ein Bild zustande kommen, das dem der vorbeschriebenen Einschlußkörper mit dünnflüssigem Eiweißmantel zum Verwechseln ähnlich ist.

Wenn es sich bei dem abgelagerten Eiweiß um stärker kondensierte gelartige Tropfen handelt, läßt sich lichtoptisch oft keine besondere *plasmatische Grenz-membran* mehr erkennen, während sie um einen dünnflüssigen Vacuoleninhalt fast immer nachzuweisen ist. Die Tropfen scheinen, weitgehend dehydriert, formbeständig, und daher auch beim Untergang der Zellen über kürzere oder längere Zeit erhalten bleibend, unmittelbar im Grundplasma zu liegen. Auch dann freilich hat man mit einer submikroskopischen Grenzfläche zu rechnen, aber eine gröbere membranartige Umhüllung wird allem Anschein nach doch nur auf jenen Stadien entwickelt, in denen das Eiweiß noch wasserreich und damit reaktionsfähig ist, und solange an ihm Veränderungen, sei es eine Dehydra-tation, sei es eine Quellung oder ein Abbau, durchgeführt werden.

Ebensowenig läßt sich eine besondere verdichtete Plasmaschicht um die nicht seltenen *kristalloiden Eiweißeinschlüsse* nachweisen, in denen wir die wasserärmste, beständigste, und daher für eine länger währende Ablagerung besonders geeignete

---

[1] Vgl. HEINRICHSDORFF 1920, 1924, KÜHN 1947.
[2] Vgl. ALTMANN und KÜHN 1949.

Speicherungsform zu sehen haben. Sie ist von den verschiedensten pflanzlichen[1], wie tierischen[2-7] Zellen her bekannt. Oft handelt es sich dabei um solche Typen, in denen auch Tropfen auftreten können. Das gilt z. B. für das geläufigste physiologische Beispiel, die Leydigschen Zwischenzellen des Hodens[3], ebenso aber für viele andere Zellformen, z. B. die Plasma- oder die Plasmocytomzellen[4] und für exokrine[5] und endokrine[6] Drüsenzellen. Wahrscheinlich gehören auch die spindeligen oder wetzsteinartigen „Atraktosomen" hierher, die beim Menschen in den

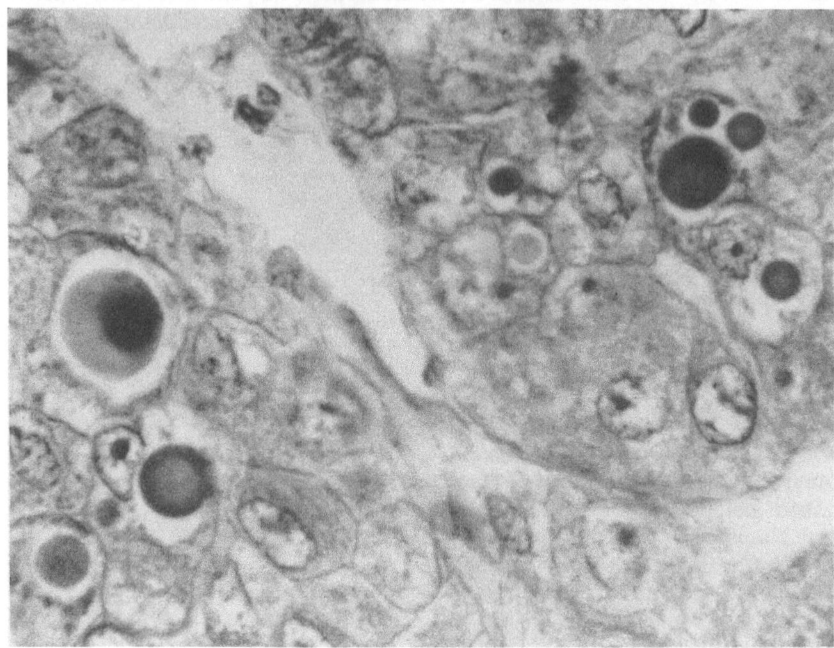

Abb. 23. Aufgenommene und zu mehr oder weniger homogenen Tropfen umgewandelte nekrotische Nachbarzellen auf verschiedenen Stufen des intracellulären Abbaues in einem experimentell durch Buttergelb erzeugten hepatocellulären Carcinom der Ratte. Zenker. Feulgen-Azan.

Schleimzellen aller rein mukösen und gemischten Drüsen aufzufinden sind[7], und die wohl auch nur eine besondere Ablagerungsform des spezifischen Zellsekretes darstellen. Was es freilich mit den früher gelegentlich[8] erwähnten Kristalloiden in Ganglienzellen auf sich hat, bleibt zunächst dunkel. Eine Nachprüfung mit modernen Methoden wäre aber gerade im Hinblick auf die neueren Erkenntnisse über den Eiweißstoffwechsel der Nervenzelle sehr zu wünschen.

Natürlich spielt für die Frage, ob intracellulär angehäuftes Eiweiß als Tropfen oder als Kristalloid in Erscheinung tritt, nicht nur die Eindickungsarbeit der Zelle, sondern auch die *Art des* betreffenden *Eiweißkörpers* eine entscheidende

[1] Lit. bei Zimmermann 1888, Meyer 1920, Küster 1951.
[2] Biedermann 1898, Ballowitz 1900.
[3] Reinke 1896, Lubarsch 1896, Lenhossek 1897, Spangaro 1902, Stieve 1930 (Lit.).
[4] Freifeld 1913, Glaus 1917, Apitz 1940, Steinmann 1940, Brass 1943, 1950, Neumann 1949, Zettergren 1949, Neumann 1949, Thiele 1950, Horster 1950, 1951, Randerath 1950, Selberg 1950, Kabelitz 1951, Kanzow 1951, Heckner 1951, Jeschal 1953 u. a.
[5] Hammar 1987, Fuchs 1904, Reichel 1921, Lehner 1924, Benoit 1926, Schaffer 1927, Hett 1937, Altmann und Gönnert 1952 u. a.
[6] Bensley 1914, Bargmann 1939.
[7] Schaffer 1917, Hamperl 1931, Clara 1937, 1940, 1953.   [8] Kolmer 1918.

Rolle. Je leichter er „auskristallisiert", desto eher werden sich solche Gebilde finden lassen. Wahrscheinlich aus diesem Grunde enthalten beispielsweise Plasmocytomzellen häufiger Kristalloide als gewöhnliche Plasmocyten, und daher sind gerade bei der Paraproteinurie in den resorbierenden Nierenepithelien entsprechende Bildungen nicht selten wahrzunehmen[1], die doch anders, von der Amyloidose vielleicht abgesehen, bei welchen Lipoid-Eiweißkristalloide beschrieben wurden[2], nur ganz vereinzelt zu beobachten sind[3].   Ja bei Plasmocytom-Paraproteinosen konnten Kristalloide sogar in Uferzellen[4] — hier fanden sie sich auch bei Kala-Azar[5] — und in Alveolarzellen der Lunge[6] nachgewiesen werden.

Außer den bisher besprochenen Stoffen, die sich mit morphologischen Methoden mehr oder weniger gut als solche erfassen lassen, kann es aber auch zu einer intracellulären Abscheidung von Flüssigkeit kommen, in der wir keine gelösten Stoffe nachzuweisen vermögen. Wir sprechen dann von **wäßrigen** oder **optisch leeren Vacuolen**, um den Unterschied gegenüber sonst gleichförmigen Bildungen zu betonen, in denen, dünnflüssig oder ausgeflockt, ein Eiweißinhalt nachzuweisen ist. Freilich wird der Begriff Vacuole oft in viel weiterem Sinne verwandt und ganz allgemein für Hohlräume im Cytoplasma gebraucht, gleichgültig ob sie nun einen Inhalt bergen oder nicht. Dies geschieht vornehmlich dann, wenn dieser Inhalt, wie etwa eine dünnflüssige Eiweißlösung keine eigene Form besitzt, oder wenn zwischen ihm und dem Cytoplasma ein auffälliger Raum vorhanden ist. Diese Formen wollen wir hier außer acht lassen; wir können dies um so eher, als die eiweißhaltigen Räume eben schon in ihren Eigenheiten erörtert worden sind. Wir beschränken uns also auf die „optisch leeren Formen". Aber auch hier sind für eine zusammenfassende Betrachtung die Schwierigkeiten groß, zumal die allerverschiedensten Bildungen mit diesem Namen belegt werden und in der Tat rein morphologisch eine Unterscheidung zwischen **primären Abscheidungsvacuolen**, die uns hier allein beschäftigen sollen, und lysigenen Hohlräumen, die wir bei der „blasigen Entartung" näher geschildert haben, oft nicht zu treffen ist. Das hängt zu einem gut Teil damit zusammen, daß der Inhalt der Zerfallshöhlen vom restlichen Cytoplasma genau so abgekapselt werden kann, wie ein aus dem Zelleib ausgegliederter Flüssigkeitstropfen, wodurch die anfänglich bestehenden Unterschiede verwischt oder gar aufgehoben werden.

Hinzu kommt, daß wir an flüssigkeitsreichen Zellen mit Phänokopien durch Fixationsartefakte infolge einer Abpressung des Imbibitionsmittels rechnen müssen[7]. Selbst wenn dabei keine umschriebene Tropfenbildung zustande kommt, ist in solchen Fällen wegen der mikroskopisch sichtbaren Phasentrennung des Grundplasmas eine Erkennung und Abgrenzung intravital entstandener Abscheidungsvacuolen nicht immer mit hinreichender Sicherheit möglich. Einzig eine Kontrolle mit Hilfe nativer Gefrierschnitte, des Gefriertrockenverfahrens oder der phasenmikroskopischen Untersuchung aufgeschwemmter Zellen kann dann weiterhelfen.

Gemeinsam ist den echten Abscheidungsvacuolen, so verschieden ihre Entstehungsbedingungen auch sein mögen, die meist runde, gelegentlich aber auch der Zellgestalt oder dem Zellbau angepaßte Form und eine scharfe, häufig sogar als klare Linie erkennbare Begrenzung. Zahl und Größe dieser Bildungen sind

---

[1] APITZ 1940, BRASS 1943, MÜCKE 1943, RANDERATH 1950.   [2] RANDERATH 1947, 1950.
[3] LETTERER und MASSHOFF 1950.   [4] BRASS 1943, 1950.
[5] SELBERG 1950.   [6] TVERDY 1951, 1952.
[7] SJÖSTRAND 1904, ERNST 1915, FEYRTER 1953, vgl. auch CRAWFORD und BARER 1951.

im Einzelfalle recht verschieden. Eine Trennung von vesiculär umgewandelten Mitochondrien kann bei kleinen Formen im gefärbten Präparat unter Umständen Schwierigkeiten bereiten. Jedoch haben die echten Abscheidungsvacuolen formalgenetisch mit den Mitochondrien nichts zu tun, denn an überlebenden Zellen lassen sie sich phasenoptisch ohne weiteres von den bläschenförmigen, immer mehr oder weniger trüben Chondriosomen unterscheiden (Abb. 4, 24).

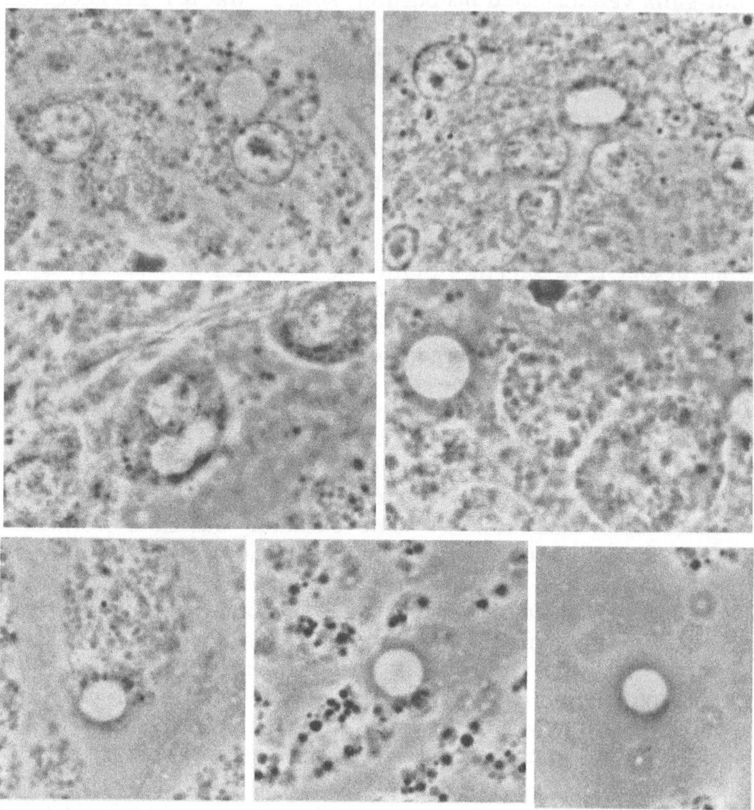

Abb. 24. Hypoxisch bedingte Vacuolen in frisch aufgeschwemmten Leberzellen. Rechts oben: ein Kranz geschwollener Mitochondrien um den hellen Hohlraum. Unten: In der Suspensionsflüssigkeit schwimmende durch Zellzertrümmerung freigesetzte Vacuolen. Meerschweinchen. Dekapitation unmittelbar nach schwerem aerogenem Sauerstoffmangel. Zellaufschwemmungen in 0,9% NaCl oder in 30% Zuckerlösung; Phasenkontrast.

Und ebenso hat sich an der lebenden Gewebekultur wie an fixierten Organen, sofern auf die Mitochondrien und ihren Gestaltwandel genau geachtet wurde, die Unabhängigkeit beider Bildungen fast immer nachweisen lassen[1]. Bemerkenswert ist indes die Tatsache, daß manche zuweilen deutlich geschwollene Mitochondrien der Vacuolenwand anzuliegen pflegen[2] (vgl. Abb. 24). Das gilt übrigens auch für jene Flüssigkeitstropfen, die an gezüchteten Zellen durch eine Art Phagocytose von Kulturmedium zustande kommen — ein Vorgang, der als Pinocytose[3] bezeichnet wird — und ebenso für die contractile Vacuole der Protisten[4].

---

[1] Hogue 1919, W. H. Lewis 1920, Rössle 1920, Rumjantzew 1927, Weatherford 1935, Sibatani 1947, Trowell 1946, Dustin 1947, Zollinger 1948, Altmann 1949, Bräm 1951, Becker 1954 u. a.
[2] Monné 1945.   [3] Lewis 1931, Lewis und Mitarbeiter 1939.
[4] Howland 1924, Kitching 1952.

Der morphologische Eindruck, daß die Vacuolen von einer besonders verdichteten Schicht des Grundplasmas umzogen seien, wird noch dadurch unterstrichen, daß man die betreffende Zelle zertrümmern kann, ohne die Individualität der Vacuolen zu zerstören[1]. Selbst innerhalb des zur Aufschwemmung verwandten Mediums können sie noch erhalten bleiben (Abb. 24). Auch für die durch Ammoniumsalze in Erythrocyten erzielten Vacuolen wird gleiches angegeben[2]. Ja es ist sogar nachgewiesen[3], daß freigesetzte Vacuolen vorübergehend von einem Öltropfen aufgenommen werden können, so daß die Vacuolenhaut als lipoidhaltig angesprochen werden muß[4]. Man wird sie sich also im Prinzip wohl ähnlich vorzustellen haben, wie die freilich viel dickere Umhüllung der contractilen Vacuole[5], die bei einer Zerstörung der Zelle ebenfalls bestehen bleiben kann[6].

Sofern es sich bei dem Inhalt der Abscheidungsvacuolen um eine allenfalls Kristalloide enthaltende Flüssigkeit handelt, erfolgt die Ablagerung in der Regel *innerhalb des Grundplasmas*. Beziehungen zu den GOLGI-Körpern werden unter diesen Umständen meist nicht deutlich; manchmal, wenn sie behauptet worden sind[7], hat es sich um die Aufnahme eiweißhaltigen Materiales gehandelt. Falls die eiweißfreie Flüssigkeit von außen eingedrungen ist, wird sie gelegentlich gleich an dem entsprechenden Zellpol abgeschieden. Das ist z. B. bei den hypoxischen Lebervacuolen zu beobachten: diejenigen die einer Wasseraufnahme aus der Blutflüssigkeit ihre Entstehung verdanken, liegen oft am Blutpol der Leberzellen; andere, die durch Rückfluß aus den Gallecapillaren zustande kommen, sind elektiv am Gallenpol lokalisiert[8]. So ist es wohl auch zu erklären, daß in Nierenhauptstücken die Vacuolen, wenigstens wenn sie klein sind, meist kuppenständig gefunden werden.

Rätselhaft ist dagegen die Beobachtung, daß Abscheidungsvacuolen zuweilen elektiv kernnah gelegen sind. Das ist sowohl von geschädigten Bindegewebskulturen bekannt[9] wie von Drüsenepithlien[10] und von energetisch insuffizienten Parenchymzellen, z. B. von Herzmuskelfasern[11] und von Leberepithelien. Am Herzmuskel ist das noch am leichtesten verständlich, da der Kern von einem fibrillenfreien Sarkoplasmahof umgeben ist und manche Beobachtungen auch einen Abstrom der interfibrillär auftretenden Flüssigkeiten an diese Stelle wahrscheinlich machen[12]. Für die Leberzelle indessen, in der zuweilen sogar konkave Kerneindellungen sichtbar werden, selbst wenn die Vacuole verhältnismäßig klein ist und ein Ausweichen des Kernes ohne weiteres möglich wäre, fehlt jede befriedigende Hypothese, auch wenn man berücksichtigt, daß die Abgabe nuclearen Hydratationswassers an dem Auftreten freier Flüssigkeit beteiligt sein möchte. Unwillkürlich fragt man sich, ob dafür Besonderheiten des perinucleären Plasmabereiches verantwortlich sein könnten oder ob gar die Lage des Centrosoms dabei eine Rolle spiele, zumal an geschädigten Bindegewebskulturen eine besondere Quellung der „Sphären" beschrieben worden ist[13]. Aber festere Anhaltspunkte dafür lassen sich nicht gewinnen.

Jedenfalls aber weist ein derart örtlich beschränktes Vorkommen selbst größerer Vacuolen mit Sicherheit darauf hin, daß bei ihrer Genese nicht so sehr die Freisetzung oder Ausgliederung von Flüssigkeit aus dem lebenden Gefüge

---

[1] TROWELL 1946, ENDERLIN 1953.   [2] DUSTIN 1947.
[3] PIGÓN 1950 (zit. nach FREY-WYSSLING 1955).   [4] Vgl. W. J. SCHMIDT 1939, 1941.
[5] Vgl. BAIRATI und LEHMANN 1953, LEHMANN 1955.   [6] HOWLAND 1924, KITCHING 1952.
[7] ATERMAN 1952.   [8] HANZON 1952.   [9] BRÄM 1951.   [10] MÜHLETHALER 1942.
[11] PICHOTKA 1942, MÜLLER und ROTTER 1942, HESSE 1942, KETTLER 1948, GRUNDMANN 1950, BECKER und FREY 1953.
[12] GRUNDMANN 1950.   [13] W. H. LEWIS 1919, 1929.

das besondere und eigentümliche ist, als vielmehr deren *Akkumulation an umschriebener Stelle*, in einem einzigen oder wenigen Abscheidungsorten. Diese schon bei den Fetttropfen erwähnte, bei den dünnflüssigen Eiweißablagerungen noch einmal betonte, und auch von den Erfahrungen der Vitalfärbung her bekannte Tendenz zur Konzentrierung des auszugliedernden Materials ist wohl am besten auf aktive Transportvorgänge zurückzuführen und als Ausdruck eines vitalen Regulationsvermögens der Zelle zu verstehen. Sie hat zur Folge, daß die Leistungen des funktionstragenden Cytoplasmas so wenig als möglich beeinträchtigt werden. Damit hängt es wohl auch zusammen, daß bei weiterem Flüssigkeitseinstrom nach Möglichkeit nicht neue Vacuolen geschaffen, sondern die einmal vorhandenen ausgenutzt werden. Man hat also mit einem gerichteten Transport innerhalb der Zelle zu rechnen, der natürlich energiebedürftig ist und daher nur möglich sein kann, wenn die Zelle dafür noch Energien zur Verfügung hat. Es darf in diesem Zusammenhange darauf hingewiesen werden, daß ein gleichartiger Flüssigkeitstransport auch zur Auffüllung wie zur ersten Entstehung der contractilen Vacuole der Protisten führt und daß hierbei an manchen Einzellern die Heranführung und Vereinigung kleinster Tropfen direkt beobachtet werden konnte[1].

Störungen der intraplasmatischen Ablagerungsvorgänge.

Nach dem bisher Gesagten hat man all die erwähnten Formen der intracellulären Abscheidungen auf eine *vitale Leistung der Zelle* zurückzuführen, meist dazu bestimmt, das Cytoplasma von — quantitativ oder qualitativ — störenden Substanzen zu befreien. Das ist gerade für die **wäßrigen Vacuolen** oder solche, die Vitalfarbstoffe enthalten, oft genug betont worden[2],[3]. So unterbleibt beispielsweise die Vacuolenbildung wie die Konzentration zugeführter Vitalfarbstoffe, wenn die Sauerstoffzufuhr völlig unterbunden oder die Sauerstoffverwertung gänzlich unmöglich gemacht wird[3]. In den Farbstoffexperimenten resultiert eine diffuse Färbung der ganzen Zelle. Ebenso wirkt sich eine Strahlenschädigung aus, wenn der Leber Fluorescein angeboten wird[4]. In gleiche Richtung weist auch die Tatsache, daß in der Leber keine Vacuolen entstehen, wenn statt einer Hypoxie eine komplette Anoxie und Ischämie gesetzt wird, z. B. durch Ligatur aller zuführenden Gefäße[5].

Aber auch die einmal erfolgte Abscheidung kann offenbar, wenigstens wenn es sich um flüssige und diffusible Stoffe handelt, nur durch Energiezufuhr aufrechterhalten werden. Bei längerem Sauerstoffmangel tritt Fluorescein aus den Vacuolen aus und ergießt sich diffus über das gesamte Cytoplasma[4]. Ähnliches ist der Fall, wenn eine Zelle bestrahlt wird, die vorher Methylenblau intravacuolär abgeschieden hatte[6]. Daß dergleichen nicht bei allen Vitalfärbungen beobachtet worden ist, z. B. nicht in den Asphyxieversuchen von Nassonov (1930), beruht wohl darauf, daß der segregierte Farbstoff, in diesem Falle Neutralrot (vgl. S. 497) bereits an Eiweiß gebunden und dadurch gewissermaßen festgelegt war. Die anderen eben erwähnten Beispiele zeigen aber klar genug, daß der zunächst erzielte Erfolg der vacuolären Ausgliederung sekundär wieder zunichte gemacht werden kann. Dies muß naturgemäß zu einer neuerlichen unerwünschten und schädlichen Überflutung des Cytoplasmas führen.

---

[1] Vgl. Kitching 1952.
[2] Rössle 1918, v. Möllendorff 1930, 1936, Nassonov 1930, Nagel 1931, Kedrowski 1937, Kettler 1948, 1954, Altmann 1949, Grundmann 1950, Terbrüggen 1950, Hanzon 1952, Becker und Frey 1953, Becker 1954 u. a.
[3] Nassonov 1923, 1930, Makarov 1934, Kedrowski 1934, 1935.
[4] Hanzon 1952.   [5] Kettler 1948.   [6] Nagel 1931.

So darf denn an dieser Stelle noch einmal auf jene Schwellungszustände der Zelle hingewiesen werden, bei denen eine Ausgliederung allzu reichlich vorhandener Flüssigkeit aus dem Cytoplasma augenscheinlich nicht durchgeführt werden kann; sei es, daß die Zelle wie bei der „blasigen Entartung" dazu aus energetischen Gründen von vornherein gar nicht imstande ist, sei es, daß die Verhältnisse komplizierter liegen, wie wir es für die hydropische Entartung der Nierenepithelien erörtert haben (vgl. S. 531). Die letztgenannten Beobachtungen sind deshalb

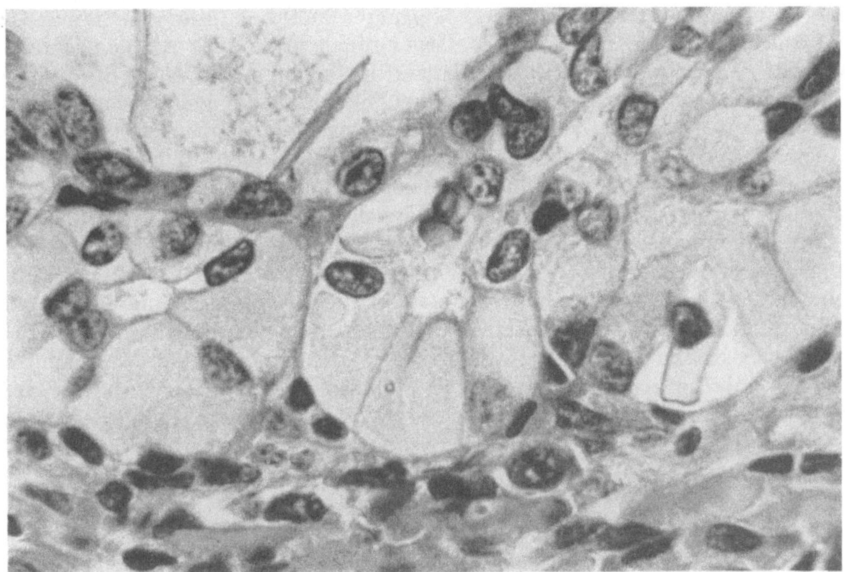

Abb. 25. Homogenisierte und (rechts) kolloidartig umgewandelte Epithelien in Gallengangsbuchten der Maus (bei Zellhypertrophie und -hyperplasie infolge experimenteller Bilharziose). Nach ALTMANN und GÖNNERT 1952. SUSA. VAN GIESON.

eigens noch einmal anzuführen, weil hier offenbar am Anfang noch die Möglichkeit zu vacuolärer Absonderung besteht, während in fortgeschrittenen Fällen dergleichen nicht mehr zu erreichen ist, so als wären infolge einer zunehmenden Schädigung die zunächst erfolgreichen Kompensationsmechanismen schließlich doch noch zusammengebrochen. Ebenso läßt sich ja nachweisen, daß Zellen, die unter Sauerstoffmangel zuerst mit einer an sich reversiblen Vacuolenbildung reagiert haben, bei längerer Dauer der Stoffwechselstörung zugrunde gehen, eine Tatsache, die durch das oft beschriebene Vorkommen von Vacuolen in abgestorbenen Leberzellen weiter bekräftigt wird.

Aber nicht nur bei wäßrigen, morphologisch nicht weiter charakterisierbaren Lösungen kann eine Ausgliederung aus dem Grundplasma unterbleiben, auch bei **Eiweißstoffen** ist gelegentlich Entsprechendes zu beobachten. Dann ändert sich das cytologische Bild in sehr charakteristischer Weise: Die betroffenen, von den Eiweißstoffen durchtränkten Zellen nehmen ein eigentümlich *homogenes Aussehen* an. Wir kennen dergleichen von einer ganzen Reihe sezernierender Zellen, die gewissermaßen in den von ihnen selbst produzierten Stoffen ertrinken, so z. B. von der Schilddrüse — die sog. BENSLEY-Zellen[1] —, von der Hypophyse[2], vom Saccus vasculosus[3] und von drüsig umgewandelten Gallengangszellen[4]

---

[1] BENSLEY 1914, UHLENHUTH 1924, 1925, FLORENTIN 1926, BARGMANN 1939.
[2] Zum Beispiel MAZZI 1949.　　[3] BARGMANN 1954.　　[4] ALTMANN und GÖNNERT 1952.

(Abb. 25). Hierher gehört auch eine eigentümliche Zellumwandlung der menschlichen Kardiadrüsen — man hat von glatten Zellen gesprochen[1] —, und ebenso die Homogenisierung der Plasmocytomzellen, die unlängst eingehend beschrieben worden ist[2]. Von resorbierenden Zellen dagegen sind entsprechende Veränderungen nicht sicher bekannt. Der Prozeß, der daher wohl in jedem Falle als Sekretverhaltung aufgefaßt und auf eine im Vergleich zur Tropfenbildung stärkere Schädigung bezogen werden darf, beginnt meist an umschriebener Stelle. Doch dehnt sich die anfänglich unscharf begrenzte, wolkige Homogenisierung unter zunehmender Zellvergrößerung allmählich über das ganze Cytoplasma aus, wobei der Kern in der Regel mehr und mehr an den Rand verdrängt wird. Der Inhalt des Zellkörpers ist schon auf diesem Stadium von beträchtlicher Konsistenz — er kann beim Schneiden der gehärteten Präparate in toto aus den kräftigen Zellkonturen herausspringen —, doch ist er zunächst nach Ausweis der dazu geeigneten Färbeverfahren noch nicht so dicht und wasserarm wie in den nicht selten gleichzeitig vorhandenen, von früher übriggebliebenen tropfigen Ablagerungen. Indessen, dies ändert sich, wie an Schilddrüse und Gallengangsepithelien nachgewiesen, wenn die Zelle abzusterben beginnt. Dann schrumpft sie, offenbar unter Wasserabgabe, zu einem schmalen kolloidartigen, tief gefärbten, stark lichtbrechenden, stabförmigen Gebilde zusammen, dem der pyknotische Kern seitlich noch anhaften kann, und wird meist in die Lichtung ausgestoßen (Abb. 25). Recht treffend hat man die entsprechenden Bilder an der Schilddrüse als „dégénérescence holocrine"[3] charakterisiert; an drüsig hyperplasierten Gallengängen ähneln derart umgewandelte Zellen weitgehend den kristalloiden Fällungen des sonst von ihnen produzierten Sekretes.

Das Schicksal der Ablagerungen.

Die auf den vorangehenden Seiten beschriebenen intracellulären Ablagerungen können entweder über kürzere oder längere Zeit, unter Umständen sogar für die Dauer des Zellebens als solche erhalten bleiben, oder die ausgesonderten und angehäuften Stoffe schwinden wieder dahin, sei es, daß sie die Zelle aufnimmt, verarbeitet oder verbraucht, sei es, daß sie in der nämlichen oder in veränderter Form von der Zelle abgegeben werden. In diesen Fällen müssen die Ursachen, die zur Ablagerung geführt haben, weggefallen sein. Dies kann entweder darauf beruhen, daß die vorübergehend abgeschiedenen Stoffe von der Zelle selbst benötigt oder für ihre funktionelle Leistungen im Dienste des ganzen Organismus beansprucht werden — das gilt für alle Stoffe, die gewissermaßen als Reserve gespeichert worden sind — oder es hängt damit zusammen, daß die Zelle jetzt die stoffwechselphysiologische Tätigkeit wieder aufzunehmen oder nachzuholen vermag, zu der sie zunächst in hinreichendem Maße nicht imstande war. Die morphologischen Phänomene, die solchen **Rückbildungsvorgängen** zugeordnet werden können, sind gering und nicht sehr aufschlußreich, besonders wenn man bedenkt, daß es sich dabei in vielen Fällen um eine äußerst komplizierte Leistung der ganzen Zelle handelt, an der die verschiedensten Partialsysteme, Hand in Hand arbeitend, beteiligt sind. Die meisten der hierher gehörenden Abläufe spielen sich eben unterhalb der Grenzen ab, die dem Morphologen gesetzt sind. Die wenigen Veränderungen, die gestaltlich faßbar sind, stehen entweder so isoliert, daß sie sich nicht zu einer logischen Kette ordnen lassen, oder sie sind so vieldeutig und uncharakteristisch, daß man sich nur zögernd zu einem Interpretationsversuch entschließen kann. Am günstigsten liegen die Dinge auch hier bei der Ablagerung

---

[1] Hamperl 1936, Zippel 1941.   [2] Brass 1947/1948, 1950, Kabelitz 1950.
[3] Florentin 1926.

von Eiweißstoffen, weil sich diese Substanzen mit unseren derzeitigen Methoden am besten erfassen lassen, und weil überdies manche Rückbildungsstadien mit leicht kenntlichen Veränderungen des kolloidalen Zustandes verbunden sind.

Demgegenüber ist es kaum der Rede wert, was wir morphologisch über die *Einschmelzung der Glykogenablagerung* zu sagen haben, zumal die Darstellung dieses Stoffes mit so schweren Artefakten belastet ist oder bis vor kurzem belastet war. Man sieht im Grunde nur eine Verminderung der Glykogenmenge, die von einer entsprechenden Verdichtung der vordem auseinander gedrängten plasmatischen Strukturen[1] begleitet ist. Doch mag sein, daß uns hier, wenigstens an der Leberzelle, eine genauere Beachtung der topographischen Lage des Glykogens weiterführt. Scheint doch der Abbau, obwohl er von den Fermenten des Grundplasmas getragen wird[2], nicht etwa gleichmäßig und wahllos, sondern ausgesprochen perinucleär zu beginnen, so daß man eine elektiv pericapilläre Anordnung als Hinweis auf eine glykogenolytische Phase angesprochen hat[3]. So könnte die Cytotopochemie in der Frage des hepatocellulären Glykogenstoffwechsels vielleicht eine ähnliche Rolle übernehmen, wie sie der jeweiligen histologischen Anordnung dieses Stoffes innerhalb der Läppchen seit langem, wenn auch nicht ohne Widerspruch, zugewiesen wird[4].

Auch der *Rückgang einer Verfettung* läßt sich im wesentlichen nur quantitativ erfassen. Wir wissen zwar, daß die Fettsäuren zu weiterem Abbau den Mitochondrien zugeführt werden müssen, aber von dem Transport und von der Übernahme können wir derzeit noch nichts wahrnehmen. Selbst wenn das Neutralfett nicht intracellulär verarbeitet, sondern aus der Leber abtransportiert werden soll und dazu in ein wasserlösliches Phosphatid umgewandelt wird, haben wir dafür kein morphologisches Äquivalent. Das einzige, was man allenfalls beobachten kann, wenn die wenig angreifbaren Triglyceride mobilisiert werden, ist eine Aufsplitterung des großen Depots in mehrere kleinere[5], also eine Oberflächenvergrößerung, vielleicht auch das Auftreten eines aus cytochemisch nachweisbaren Aldehyden bestehenden Randsaumes[6]. Bei Tropfen, die aus Phosphatiden oder Cholesterinen und seinen Derivaten bestehen, die also wohl schon normalerweise Wassermoleküle zwischen den bimolekularen Lipoidkugelschalen enthalten[7], ist die Entwicklung größerer zentral gelegener Wassertropfen vielleicht als Ausdruck eines gesteigerten oder gar überstürzten Abbaues zu werten. Jedenfalls ist dergleichen an den Nebennierenrinden gerade dann gesehen worden, wenn eine akute Lipoidverarmung einsetzte[8]. Ob solche „Vacuolen" auch in rein aus Neutralfetten bestehenden Tropfen vorkommen, ist bislang trotz mancher so gedeuteter Beobachtungen, doch noch nicht sicher zu beantworten.

Die *Aufhebung vacuolärer Flüssigkeitsabscheidungen* vollends, so wenig sie zu bezweifeln ist, läßt sich derzeit einzig und allein aus der Verkleinerung und dem restlosen Abbau der entstandenen Depots ablesen. Die Flüssigkeit, soweit sie bei einer Dehydratation des Cytoplasmas freigesetzt wurde, wird in dem Maße, wie die Zelle zu normalen Verhältnissen zurückkehrt, wieder in das plasmatische Gefüge aufgenommen und als Quellungsmittel verwandt. Der Überschuß wird an die Umgebung abgegeben oder gar in vorbestimmter Richtung, an der Leberzelle beispielsweise auch in die Gallenkapillaren, ausgeschieden.

---

[1] Vgl. SOOSTMEYER 1940.   [2] Lit. bei LANG und SIEBERT 1954.
[3] EGER und OTTENSMEIER 1952.
[4] Vgl. FORSGREN 1918ff., ARNDT 1927, EDLUND und HOLMGREN 1940, EGER und KLÄRNER 1948, EDLUND 1948, EKMAN und HOLMGREN 1949, KETTLER 1954, Lit.
[5] JAFFÉ und Mitarbeiter 1950.   [6] DANIELLI 1952.   [7] W. J. SCHMIDT 1939, 1941.
[8] z. B. LIEBEGOTT 1944, 1953.

Reichhaltiger und vielfältiger sind, wie erwähnt, die Beobachtungen, die das *Schwinden von Eiweißablagerungen* betreffen. Wenn man von jenen Fällen absieht, in denen Sekretkugeln als Ganzes ausgestoßen werden, und sich auf intracellulär ablaufende Prozesse beschränkt, so läßt sich zunächst einmal feststellen, daß dazu offenbar ein gewisser Hydratationsgrad der abgelagerten Proteine notwendig ist. Handelt es sich um stark eingedickte, gelartige, formbeständige Tropfen oder gar um Kristalloide, so ist ihre Hydratation der erste Schritt. Das läßt sich wiederum an den pflanzlichen Aleuronkörnern am besten verfolgen[1]. Dabei gehen die Kristalloide in Lösung. Die nötige Flüssigkeit stellt das Cytoplasma zur Verfügung, das sich jetzt auch wieder mit einer deutlichen Grenzmembran gegen das wasserreicher gewordene Eiweiß absetzt. An den konsistenten Russellschen Körperchen in Plasmocytomzellen hat Brass (1943) die Stadien zunehmender Lösung hintereinander gereiht, ohne daß damit freilich bewiesen wäre, daß die ursprünglichen Tropfen auf eine Resorption zurückzuführen sind. Ist die Dichte von vornherein geringer, so bedarf es solch einer Lösung natürlich nicht. Man sieht dann bei den üblichen Färbeverfahren entweder nur eine zunehmende Verkleinerung der Tropfen, allenfalls einen Umschlag von Azanrot nach Azanblau, was auf eine Abnahme der Dichte hindeutet und z. B. in fortgeschrittenen Stadien experimentell erzeugter Eiweißablagerungen in Nierenepithelien beobachtet worden ist[2], während wir es an den Eiweißtropfen in Leberzellen nicht wahrnehmen konnten.

Sofern es sich bei den abgelagerten Eiweißstoffen um vorübergehend deponierte, aber dadurch nicht veränderte Sekretprodukte handelt, kann sich an die Verflüssigung die cytoplasmatische Resorption und darnach die Abgabe anschließen. Auch bei den aus aufgenommenen Proteinen gebildeten Eiweißtropfen der Leber ist mit entsprechenden Vorgängen zu rechnen, denn hier konnten in Einzelfällen, wenn die Tropfen geschwunden waren, Eiweißzylinder in den Gallencapillaren nachgewiesen werden[3]. Damit ist zugleich gesagt, daß ein Teil des eingedrungenen Eiweißes statt ins Blut zurückgeführt zu werden wie eine gallefähige Substanz ausgeschieden wird. Womöglich ist es während der Ablagerung zu einer Denaturierung des Eiweißes gekommen, die seine weitere Verwertung innerhalb der Blutbahn unmöglich macht. Wie dem auch sein mag, ein Teil der „zellfremden" Eiweißkörper wird sicherlich auch intracellulär verarbeitet und fermentativ angegriffen, so wie man das an abgestorbenen Plasmapartien (vgl. S. 517) oder an aufgenommenen nekrotischen Nachbarzellen, Leukocyten oder Erythrocyten, hier[4] wie an anderen Zellen[5] beobachten kann. Dabei weiß man freilich nicht genau, wieweit der Eiweißabbau im Ablagerungsorte selbst getrieben wird, und von wann ab er, nach Resorption, im Plasma selbst vonstatten geht. Jedoch darf man annehmen, daß er von der Leberzelle ohne sichtbare Schlacken bewerkstelligt wird und daß die anfallenden Produkte vom Cytoplasma verwertet werden können. In allen diesen Fällen wird also der intracelluläre Abscheidungsort, zunächst nur für die Stoffaussonderung geschaffen, zur Stätte chemisch fermentativer Umsetzungen, so daß ein Vergleich mit den Verdauungsvacuolen niederer Lebewesen naheliegt.

---

[1] Lit. S. 548[6].   [2] Kleier 1939, Oliver 1954.

[3] Altmann 1949, vgl. auch Altmann und Kühn 1949.

[4] Vereecke 1895, Schmaus und Böhm 1898, Browicz 1899, 1902, Rössle 1906, 1907, Herring und Simpson 1906, Gräff 1927, Weatherford 1935, Biermann-Dörr 1944, Doljanski und Rosin 1944, Rosin und Doljanski 1946, Rubarth 1947ff., Altmann 1949, Kettler 1949.

[5] Hett 1934, 1940, Pfuhl 1934, M. B. Schmidt 1940, Schallock 1943, Masshoff 1943, 1944, 1948, 1950, Masshoff und Waldschütz 1931, Schubothe und Altmann 1952, Schubothe und Gross 1955.

Solchen Vorstellungen fügen sich auch die jüngst an den Eiweißtropfen der Niere gewonnenen Ergebnisse an. Daß hier ein intracellulärer Abbau der resorbierten Proteine stattfindet, wird ja dadurch bewiesen, daß aus Hämoglobintropfen Hämosiderin entstehen kann[1]. Darüber hinaus ist aber wahrscheinlich gemacht, daß in den älteren Tropfen mitochondrieneigene Fermente enthalten sind[2] — der Nachweis von Ribonucleinsäure freilich ist nicht stichhaltig, da die Pyroninfärbbarkeit auch nach der Einwirkung von Ribonuclease erhalten blieb —; ja elektronenmikroskopisch sind sogar lamellierte Mitochondrien in den Tropfen selbst beobachtet worden, die dann vorübergehend ihre gestaltlichen Charakteristica einbüßen und daher scheinbar verschwinden, sich später aber wieder rekonstruieren können[3]. Wir haben diese Befunde schon früher eingehend gewürdigt (vgl. S. 462) und dabei auch auf das Fehlen der Mitochondrien im lichtmikroskopischen Bereiche hingewiesen, das wir nicht als Ausdruck einer Speicherfunktion und als Ergebnis eines echten Verbrauches während der Ausnutzung dieser Eigenschaft verstanden wissen wollten, sondern als Folge einer veränderten Erscheinungsform bei gesteigerter funktioneller Beanspruchung im Dienste der Segregations- und vor allem der Verarbeitungsvorgänge. Möglicherweise läßt sich die Trennung einer primären, von den Mitochondrien gestaltlich unabhängigen Abscheidungsphase von einer sekundären an die Beteiligung der Mitochondrien gebundenen Verarbeitungsphase häufig nur theoretisch, nicht aber am Objekte selbst durchführen, was sie freilich nicht überflüssig macht. Es wäre recht wesentlich, nicht nur die ersten Stadien der Resorption mit ihren lumennahen Kondensaten in den Kreis der Untersuchungen einzubeziehen, sondern auch die Ablagerungen metabolisch inerter Eiweißverbindungen etwa der gekoppelten Azoproteine[4] genauer zu analysieren und ferner die Frage zu prüfen, wie das Verhältnis von intracellulären Eiweißkristalloiden und Mitochondrien ist. Vielleicht, daß sich in diesen Fällen eine Dissoziation der beiden erwähnten, sonst eng miteinander gekoppelten Prozesse nachweisen läßt. Welche Rollen den Mitochondrien bei der intracellulären Verarbeitung im einzelnen zufallen mag, besonders den in den Tropfen eingeschlossenen Exemplaren bzw. Untereinheiten, muß vorläufig noch offenbleiben. Es kann nur darauf hingewiesen werden, daß von manchen Autoren, freilich nicht von allen[5], auch bei der intracellulären Verdauung der Protozoen eine Beteiligung der Mitochondrien erwogen worden ist. Dabei ist entweder eine auffällige Häufung um die Verdauungsvacuolen hervorgehoben oder gar ein Einschluß in die sich bildenden Hohlräume behauptet worden[6]. Doch lehrt gerade der Vergleich mit den Protisten, daß wahrscheinlich auch der Zellkern, vielleicht weil er die intraplasmatische Bildung der notwendigen eiweißhaltigen Fermente induziert, für den erwähnten Eiweißabbau wichtig ist. Denn wie seit VERWORN (1891) bekannt ist, und neuerdings wieder bestätigt wurde[7], vermögen ihres Kernes beraubte Amöben die aufgenommene Nahrung nicht mehr zu verdauen. Auch liegen Beobachtungen über Veränderungen der Protistenkerne während der intravacuolären Abbauprozesse vor[8], die, obwohl man den vorgetragenen Deutungen im einzelnen nicht zu folgen vermag, doch als morphologischer Beleg für seine funktionelle Beteiligung gewertet werden müssen.

Da nach alledem die Verarbeitung der aufgenommenen Proteine eine sehr komplexe Leistung der ganzen Zelle darstellt, ist zu fordern, daß die Funktion

---

[1] RATHER 1947, OLIVER und Mitarbeiter 1954.

[2] OLIVER und Mitarbeiter 1954, LEE 1954, KRETCHMER und DICKERMANN 1954, STRAUS 1954.

[3] RHODIN 1954.   [4] SMETANA und JOHNSON 1942, SMETANA 1948.

[5] Zum Beispiel MAST 1947.

[6] FAURÉ-FREMIET 1910, NIRENSTEIN 1925, 1927, HORNING 1926ff., VOLKONSKY 1929, vgl. DOFLEIN und REICHENOW 1949.

[7] CLARK 1943, vgl. DOFLEIN und REICHENOW 1949.   [8] HOFENEDER 1930.

und die Leistungsfähigkeit der betreffenden Zelle für die Geschwindigkeit des Abbaues und damit auch für die Dauerhaftigkeit der Ablagerungen sehr wesentlich sind. Das gilt sowohl für einen Vergleich verschiedener Zellformen — zugeführte Antigene sind beispielsweise in den Zellen des RES länger als in irgendwelchen anderen Elementen, in die sie eingedrungen waren, nachweisbar[1] — wie für verschiedene Zustände und Stoffwechsellagen der nämlichen Zellformen. So mag es sehr wohl sein, daß an dem Bild der „hyalintropfigen Eiweißspeicherung" bei manchen menschlichen Nierenkrankheiten doch eine Zellschädigung und eine dadurch bedingte Verarbeitungsstörung stärker beteiligt ist, als das in den letzten Jahren unter dem Einfluß der Resorptionsexperimente angenommen wurde. Auch ist nicht von der Hand zu weisen, daß sich die Zelle, wenn sie wiederholt zu sonst nicht vollzogenen intracellulären Abbauleistungen gezwungen wird, darauf einzustellen vermag und dann schneller mit den aufgenommenen Stoffen fertig wird[2].

Vor allem aber spielt die Art des intracellulär abgelagerten Proteins für die Schnelligkeit der Verarbeitung eine entscheidende Rolle. Bei Experimenten mit natürlichen Eiweißkörpern ist nachgewiesen worden, daß die des eigenen Serums intrarenal schneller abgebaut werden als organismusfremde Proteine[3]. Demgegenüber hat sich in den Versuchen, mit Hilfe fluorescein-markierter Antikörper das Schicksal injizierter Proteine zu verfolgen, klar ergeben, daß sie in den verschiedensten Zellen um so länger nachweisbar bleiben, je höher ihr Molekulargewicht ist[4]. Freilich hatte dabei die intracelluläre Konzentration nur selten[5] jene Grenze erreicht, die für eine umschriebene Aussonderung notwendig ist, so daß diese Ergebnisse hier nur mit einem gewissen Vorbehalt angeführt werden dürfen.

Sind die von der Zelle aufgenommenen Proteine für den Organismus gar unangreifbar gemacht, z. B. durch Koppelung mit bestimmten Azofarbstoffen, so können die resorbierten Eiweißtropfen ganz im Gegensatz zur Norm noch nach Monaten anscheinend unverändert in den Nierenepithelien der Ratte nachgewiesen werden[6]. An Stelle des Abbaues und der Rückbildung tritt so die **Persistenz** der Ablagerungen. Das läßt den Gedanken aufkommen, es möchten auch manche körpereigenen oder gar von der betreffenden Zelle selbst bereiteten Eiweißkörper während des Absonderungsvorganges oder während der Stapelzeit so verändert und denaturiert werden, daß sich die Zelle ihrer nicht mehr zu entledigen vermag. Das könnte beispielsweise für die Russellschen Körperchen zutreffen. Doch muß man hier und ebenso bei den unter abnormen Bedingungen in Nervenzellen auftretenden Tropfen, wie früher schon angedeutet, auch mit einer primären Fehlbildung im Eiweißstoffwechsel rechnen, die eine sekundäre Auflösung unmöglich macht und die an ihnen beobachteten, in den Ganglienzellen evtl. bis zur Bildung zentral gelegener Kristalloide[7] gesteigerten Eindickungs- und Alterungsphänomene verständlich macht.

Was hier am Beispiel der Eiweißablagerungen ausgeführt wurde, gilt natürlich gleichermaßen auch für alle anderen Stoffe, denen die Zelle fermentativ nicht beizukommen vermag oder die sie nicht ausscheiden kann. Schuld daran ist entweder eine von der Norm abweichende unzureichende Enzymausstattung, etwa bei den echten Speicherungskrankheiten, oder, an gesunden Zellen, die Unangreifbarkeit der abgelagerten Substanzen. Das wird bei der Zufuhr körperfremden Materials besonders deutlich, so z. B. von Bakterienkapsel-Polysaccha-

---

[1] Coons 1952.   [2] Vgl. Dixon und Mitarbeiter 1951.   [3] Vgl. Oliver 1954.
[4] Coons 1952.   [5] Coons, Leduc und Kaplan 1951.
[6] Smetana und Johnson 1942, Smetana 1948, vgl. auch Kruse und McMaster 1949.
[7] Vgl. Ostertag 1925.

riden[1] von Pektinen[2] oder Periston[3], bei dem wenigstens noch Eindickungs-
prozesse nachweisbar sind. In all diesen Fällen wird die Frage unausweichlich,
wieweit solche persistierende Depots, ja wieweit die Ablagerungen überhaupt eine
Schädigung der davon betroffenen Zellen herbeizuführen vermögen.

Die Folgen der intraplasmatischen Ablagerungen für die Zelle.

In aller Kürze sei abschließend noch darauf eingegangen, welche Folgen
die erwähnten intraplasmatischen Ablagerungen für das Zelleben haben und
ob und unter welchen Umständen sie eine Zellschädigung oder gar den Zelltod,
also eine celluläre „Pathothesaurose" im Sinne LETTERERs (1948) nach sich
ziehen können. Die Kürze ist geboten, weil man nur wenig Sicheres weiß; ein
Verzicht auf diese Frage aber empfiehlt sich deshalb nicht, weil gerade in den
letzten Jahren im Gefolge der ausgedehnten Experimente über die alimentären
Leberschäden die Ansicht mehr und mehr an Boden gewonnen hat, daß bei einer
großen Gruppe von Cirrhosen die intraepitheliale Speicherung als solche für die
pathogenetisch so bedeutsamen Parenchymuntergänge entscheidend sei. Auch
die Versuche über die Ursachen renaler Eiweißablagerungen haben immer wieder
gezeigt, daß eine übermäßige Tropfenbildung zu Epithelnekrosen führen kann.
Gerade solche Erfahrungen, dem menschlichen Sektionsgut entstammend, sind
es ja gewesen, die jede Tropfenbildung zunächst als „degenerativ bedingt" und
als Ausdruck einer Zellschädigung deuten ließen[4] und die dann später den Versuch
veranlaßt haben, eine „infiltrative" Form der Tropfenbildung von einer „degenerativen" abzutrennen[5]. Wenn auch der Widerstreit der Meinungen heute in der
Auffassung zu Ruhe gekommen ist, daß es sich dabei nur um quantitative Unterschiede handle, abhängig von der Menge des aufgenommenen Materiales, so ist
damit doch noch nichts darüber ausgesagt, warum denn eine Überfüllung mit
Eiweiß zum Zelluntergang führe, vor allem ist nicht entschieden, ob dafür die
Ablagerung als solche verantwortlich zu machen ist. Gerade an diesem Organ
wird man zur Erklärung des Zelltodes eher an die intensive Leistungssteigerung
denken müssen, die zur Verarbeitung des resorbierten Materiales notwendig ist
und die durch die Veränderungen am Chondriom augenfällig gemacht wird. Bei
allen „Eiweißnephrosen" der menschlichen Pathologie wird man darüber hinaus
aber auch die Möglichkeit einer von der Tropfenbildung an sich unabhängigen
Epithelschädigung erwägen müssen. Besonders gilt dies etwa für die hypochlor-
ämisch bedingten hyalinen Tropfen, bei denen ja auch ohne vorherige oder begleitende Eiweißablagerungen Zellnekrosen auftreten können und uns dadurch einen
Hinweis geben, daß die nicht tödlich getroffenen Zellen erheblich beeinträchtigt
sein müssen, auch wenn wir dafür bisher, wenigstens morphologisch, keine
rechten Anhaltspunkte haben.

So ergibt sich schon aus diesem einen Beispiel, welche Schwierigkeiten die
hier aufgeworfene Frage mit sich bringt, und daß sie eigentlich für jeden Einzelfall
gesondert erörtert werden müßte. Auch dann freilich ist eine bündige Antwort
kaum zu erreichen. Bemüht man sich dennoch um eine allgemeinpathologische
Betrachtungsweise, so wird man zu unterscheiden haben zwischen der Bedeutung,

---

[1] AVERY und DUBOS 1930, KAPLAN, COONS und DEANE 1950, HILL, DEANE und COONS 1950.
[2] HUEPER 1942, RICHTER 1950.
[3] RIEDEL und ZIPF 1944, BARGMANN 1947, MÜLLER 1948, AMMON und MÜLLER 1949, BARFUSS
und EICHLER 1949, SCHOEN 1949, FRESEN 1950, FRESEN und WEESE 1952, SCHUBERT 1951,
BRASS 1952, HÜSSELMANN 1952, TRAENCKNER 1954 u. a.
[4] Vgl. FAHR 1922ff.
[5] LAAS 1932, TERBRÜGGEN 1933, 1935, TERBRÜGGEN und WÄCHTER 1934.

die der sichtbaren Ablagerung als Symptom einer Stoffwechselstörung der Zelle zukommt, und der Wirkung, die durch die Depotbildung selbst auf die Zellfunktionen ausgeübt wird.

Zweifellos sind in der Mehrzahl der Fälle die gleichzeitig oder erst nach und nach erkennbaren Zeichen einer schweren oder sogar tödlich endenden Zellschädigung durch eine längere Dauer der nämlichen Stoffwechselstörung bedingt, die zu der Ablagerung geführt hat. Die Abscheidungsvacuolen beispielsweise, die bei akuter Hypoxie auftreten und, wenn die Zelle wieder unter normale Bedingungen gerät, rückgebildet werden, können auch dem Tode der Zelle unter dem Bilde der Koagulationsnekrose voraufgehen. Aber dieser Zelltod ist dann nicht die Folge der Vacuolenbildung. Er tritt vielmehr deshalb ein, weil die hypoxische Zellschädigung nach Dauer und Intensität die Erträglichkeitsgrenze überschritten hat. In ähnlicher Weise müssen auch die Zelluntergänge interpretiert werden, die bei manchen Speicherungskrankheiten zu finden sind. Bei der v. Gierkeschen Erkrankung beispielsweise sind sie auf den Mangel verfügbaren Zuckers zurückzuführen und damit als Zeichen einer energetischen Insuffizienz zu deuten. Ganz ähnlich liegen die Dinge sicherlich auch bei den meisten Leberverfettungen, sofern sie als morphologische Vorläufer irreversibler Epithelschädigungen nachgewiesen sind. Denn selbst bei recht großen Tropfenbildungen, durch die das Cytoplasma zu einem schmalen Saum komprimiert worden ist, haben sich, sofern sie alimentär erzeugt worden waren, keine Störungen in der Aktivität der geprüften Fermente nachweisen lassen[1]. Daß durch die allgemeine Zellvergrößerung die Sinusoide komprimiert und damit sekundär die Leberdurchblutung erschwert werden könnte[2], steht auf einem anderen Blatt und soll hier nicht weiter erörtert werden.

Dennoch aber läßt sich wohl nicht leugnen, daß bei allzu starkem Heranwachsen der Depots die Zelle beengt und in ihren intraplasmatischen Transportvorgängen und Umsetzungen bedrohlich beeinträchtigt werden kann. Dafür spricht, daß bei stark fortgeschrittener Verfettung der Leber, um bei dem zuletzt angeführten Beispiel zu bleiben, schließlich die trennende Grenzschicht zwischen maximal aufgetriebenen Nachbarepithelien einreißen kann, so daß eine „Fettcyste" entsteht, ein großer durch Konfluenz entstandener, einheitlicher Tropfen, umgezogen von den jetzt fettfrei gewordenen Leberzellen, die zu seiner Bildung beigetragen haben[3]. Ebenso handelt es sich wohl um eine sekundäre Zellschädigung, wenn es an Leber und Niere bei stärkerer intracellulärer Ablagerung parenteral zugeführter unverwertbarer Stoffe, wie z. B. Cellulose und Pectinen[4] zu Zelluntergängen kommt. Hierbei läßt sich sogar nicht sicher ausschließen, daß derartige makromolekulare Substanzen, trotz ihrer Ausgliederung, doch noch die angrenzenden Zellstrukturen auf chemischem oder chemisch-physikalischem Wege zu beeinträchtigen vermögen. Auch das langsame Verdämmern, das nach langfristiger Stapelung an peristonhaltigen Zellelementen festzustellen ist, kann wohl mit der Ablagerung in direkten Zusammenhang gebracht werden[5], wenngleich erschwerend ins Spiel tritt, daß wir von der normalen Lebensdauer der betreffenden, wegen der Größe der Depots nicht mehr teilungsfähigen Zellen keine rechten Vorstellungen haben. Weit eher noch muß eine Schädigung resultieren, wenn die von der Ablagerung betroffenen Zellen über eine für die geregelte Funktion unumgängliche innere Ordnung besonderer cytoplasmatischer Differenzierungen verfügen, wie etwa die quergestreiften Muskelfasern. Kommt es doch an ihnen bei jeder stärkeren Verfettung nicht nur zu einer merklichen Aus-

---

[1] Lang 1953.   [2] Glynn und Himsworth 1948, Himsworth 1948.   [3] Hartroft 1949ff.
[4] Lit. S. 565[1].   [5] Fresen 1950, Fresen und Weese 1952.

weitung der zwischen zwei Z-Streifen gelegenen Räume, sondern gar nicht so selten, ebenso wie bei manchen Formen hypoxischer Vacuolenbildungen[1], auch zu einem Einreißen dieser Querlamellen und damit zu einer Zerstörung ihres funktionsdienlichen Feinbaues.

So wird man, aufs ganze gesehen, zwar daran festhalten können, daß der intracelluläre Ablagerungsprozeß als solcher für die Zelle ein günstiges und erwünschtes Ereignis darstellt, indem er das Cytoplasma von solchen Stoffen befreit, die in störendem Übermaß vorhanden oder gar giftig sind. Aber man wird zugeben müssen, daß es sich bei dieser Kompensationsmaßnahme um einen Notbehelf handelt, der an der einen Zelle früher, an der anderen später Schädigungen nach sich ziehen kann, wenn sie auch in jedem Falle geringer sind als diejenigen, die sich beim Ausbleiben der Aussonderung eingestellt hätten.

Nur wenn es sich um wäßrige Lösungen handelt, muß die Zelle ein gewisses Maß von Energie aufbringen, um die Abscheidung als solche zu wahren und den geschaffenen Konzentrationsgradienten aufrechtzuerhalten. Wenn die segregierte Substanz an Eiweiß gebunden und damit festgelegt ist, entfällt dies ebenso wie wenn eine eiweißhaltige zunächst dünnflüssige Lösung zu gelartigen oder gar kristalloiden Formen eingedickt ist oder wenn es sich um Neutralfette handelt. Daß dann später mit der Verarbeitung des vorübergehend deponierten Materiales, mag es sich nun um seine Ausscheidung oder um chemische Umsetzungen handeln, eine neuerliche Belastung gegeben sein kann, haben wir mehrfach, zuletzt anläßlich der Frage nach der Zellschädigung bei der tropfigen Eiweißnephrose, angedeutet.

Überblicken wir noch einmal das über die cytoplasmatischen Ablagerungen Gesagte, so ist wohl deutlich geworden, daß auch auf diesem so viel und so intensiv bearbeiteten Gebiet der Allgemeinen Pathologie die meisten Fragen noch durchaus offen stehen, ja daß wir noch nicht einmal in der Lage sind, alle die notwendigen Fragen so genau zu formulieren, daß wir auf dem Wege des gezielten Experimentes oder der sorgfältigen morphologischen Analyse eine Antwort erwarten können. Vor der Fülle dessen, was es zu bedenken gilt, kann man sich hier, wie auf dem Gesamtgebiet der Pathobiosen, des Gefühles der Rat- und Hilflosigkeit kaum erwehren. Die voraufgegangenen Seiten können allenthalben Zeugnis dafür ablegen. Es war uns nicht darum zu tun, diesen persönlichen Eindruck, der im Laufe der Bearbeitung immer bestimmender wurde, zu verwischen oder hinter der Darstellung des Erwiesenen und Bekannten zurücktreten zu lassen. Meinen wir doch, daß gerade die schier unüberwindlichen Schwierigkeiten den stärksten Reiz bilden, sich immer aufs neue gedanklich und experimentell mit den so lange bekannten Phänomenen auseinanderzusetzen. So haben wir uns auch nicht gescheut, Hypothesen und Möglichkeiten in der Erörterung einen größeren Raum zuzugestehen, als dies wohl sonst in einem Handbuchbeitrag üblich ist. Wir konnten es um so eher tun, als gerade auf dem Gebiet der Zellforschung heute alles in schnellem Fluß und rascher Wandlung begriffen ist, so daß eine reine Bestandsaufnahme der heutigen Situation in keiner Weise entsprechen könnte. Wir dürfen die Hoffnung hegen, daß alles hier Gesagte in Kürze überholt und durch bessere Erkenntnisse ersetzt werden kann. Das scheint uns das schönste Ergebnis, das eine Beschäftigung mit den Problemen der Pathobiosen zeitigen konnte. Die Morphologie sieht sich heute vor Aufgaben und Möglichkeiten gestellt, die, als der Plan zu diesem Band gefaßt wurde, noch

---

[1] GRUNDMANN 1950.

kaum zu ahnen waren. Besonders das Elektronenmikroskop wird uns neue, in ihrer Weite und in ihrem Reichtum noch nicht zu überblickende Bereiche erschließen. Freilich muß man sich dabei vor Augen halten, daß mit der so eroberten Dimension viele unserer herkömmlichen Begriffe hinfällig werden. Die Gestaltungen, die sich nur elektronenmikroskopisch wahrnehmen lassen, sind, sofern nicht alles trügt, grundsätzlich verschieden von jenen, mit denen wir es im lichtmikroskopischen Bereich zu tun hatten. Sie sind in bisher ungewohntem Ausmaß wandelbar und erscheinen eher als augenblickliche Zustände der biologischen Materie, mehr als Ausdruck eines immanenten Ordnungsbestrebens, denn als Strukturen im herkömmlichen Sinne, die doch immer, und ohne daß damit ein schwerwiegender Fehler verbunden wäre, mit der Vorstellung einer gewissen Dauer und Beständigkeit verknüpft werden konnten. Mehr als je zuvor bedeuten heute Funktion und Gestalt nur zwei Aspekte ein und desselben biologischen Urphänomens, die freilich nie zugleich in den Blick genommen werden können; denn auch hier gilt die Unbestimmtheitsrelation. So ist denn die Situation, der sich die Zellforschung gegenübersieht, derjenigen innig verwandt, welche die exakten Naturwissenschaften zu bewältigen hatten, als sie aus der anschaulichen Welt in die der Mikrophysik vorzudringen begannen. Es wird sich auch für uns darum handeln, nicht nur neue Begriffe, sondern auch neue Denkmethoden zu entwickeln, um der Bedeutung der zu erwartenden Befunde gerecht zu werden und die alten Erfahrungen besser verstehen und deuten zu können.

Literatur.

Addis, T.: The mechanism of proteinuria. Proc. Nat. Acad. Sci. U.S.A. **35**, 194 (1949). — Aebi, H.: Die Bedeutung des Kaliums für die Atmung und Osmoregulation von Leberschnitten. Experientia (Basel) **7**, 346 (1951). ~ Zusammenhänge zwischen Atmung, Quellung und Elektrolytgehalt überlebender Gewebsschnitte. Helvet. physiol. Asta **10**, 184 (1952). ~ Elektrolyt-Akkumulierung und Osmoregulation in Gewebsschnitten. Helvet. physiol. Acta **11**, 96 (1953). — Aebi, H., u. I. Abelin: Elektrolyt- und Fermenthaushalt der hyperthyreotischen Leber. Biochem. Z. **324**, 364 (1953). — D'Agata, G.: Sulla genesi del grasso e sulle modificazioni dell'apparato mitocondriale nell' intossicazione difterica. Internat. Mschr. Anat. u. Physiol. **29**, 443 (1912). — Ahlstrøm, C.G., and N. O. Berg: Fluorescence analysis of the histological localization of 3.4 benzpyrene in mouse skin with special regard to variations between different areas of the skin. Acta path. scand. (Københ.) **24**, 283 (1947). — Ahmad, N. D., and K. Aterman: Liver function and hepatic necrosis due to deficient diet. Arch. exper. Path. u. Pharmakol. **222**, 273 (1954). — Albrecht, E.: Neue Fragestellungen zur Pathologie der Zelle. Sitzgsber. Ges. Morph. u. Physiol. Münch. **15**, 36 (1899). ~ Zur physiologischen und pathologischen Morphologie der Nierenzellen. Verh. dtsch. path. Ges. **2**, 462 (1900). ~ Pathologie der Zelle. Physikalische Fragen der Zellpathologie. II. Teil. Der physikalische Bau des Zellkerns in normalen und pathologischen Zuständen. Erg. Path. **7**, 782 (1901). ~ Über tropfige Entmischung von Zellen. Verh. anat. Ges. **16**, 207 (1902). ~ Neue Beiträge zur Pathologie der Zelle. Verh. dtsch. path. Ges. **5**, 7 (1903). ~ Über trübe Schwellung und Fettdegeneration. Verh. dtsch. path. Ges. **6**, 63 (1904). ~ Pathologie der Zelle III. Teil. Zur Physik des Zellleibes in normalen und pathologischen Zuständen. Erg. Path. **11** (II), 1123 (1907). ~ Die physikalische Organisation der Zelle. Frankf. Z. Path. **1**, 22 (1907). — Alexandrov, W.: Über die Bedeutung der oxydo-reduktiven Bedingungen für die vitale Färbung, mit besonderer Berücksichtigung der Kernfärbung in lebenden Zellen. Protoplasma (Berl.) **17**, 161 (1933). — Allard, C., R. Mathieu, G. de Lamirande and A. Cantero: Mitochondrial population in mammalian cells. I. Description of a counting technic and preliminary results on rat liver in different physiological and pathological conditions. Cancer Res. **12**, 407 (1952). — Allard, C., G. de Lamirande and A. Cantero: Mitochondrial population of mammalian cells. II. Variations in the mitochondrial population of the average liver cell during regeneration. Use of mitochondrion as a unit of measurement. Cancer Res. **12**, 580 (1952). ~ Mitochondrial population of mammalian cells. III. Number of mitochondria per average cell of rat liver tumor induced by 4-dimethylaminoazobenzene. Significance in the comparative study of the mitochondrial fraction properties of normal tissues and tumors. Canad. J. Med. Sci. **31**, 103 (1953). ~ Mitochondrial population in mammalian cells. IV. Preliminary results on the variation in the mitochondrial population of the average rat liver cell during azodyes carcinogenesis. Canad. J. Med. Sci. **30**, 543 (1952). — ALLEN, T. H., and P. D. ORAHOVATS: Spectrophotometric measurement of traces of the dye T-1824 by extraction with cellophane from blood serum and urine of normal dogs. Amer. J. Physiol. **154**, 27 (1948). — ALLFREY, V., M. M. DALY and A. E. MIRSKY: Synthesis of protein in the pancreas. II. The role of ribonucleoprotein in protein synthesis. J. Gen. Physiol. **37**, 157 (1953). — ALTMANN, H. W.: Über das Auftreten von Vakuolen, Einschlußkörperchen und hyalinen Tropfen in den Leberzellen bei experimentellem Sauerstoffmangel. Zbl. Path. **83**, 57 (1945). Verh. Dtsch. Pathologen 1944, 60 (1949). ~ Die Pathologie der Leber. Fiat Rev. of German Sci. Special Pathology 1, 83 (1948). ~ Über Leberveränderungen bei allgemeinem Sauerstoffmangel, nach Unterdruckexperimenten an Katzen. Frankf. Z. Path. **60**, 376 (1949). ~ Über die Abgabe von Kernstoffen in das Protoplasma der menschlichen Leberzelle. Z. Naturforsch. 4b, 138 (1949). ~ Aussprachebemerkung. Verh. dtsch. Ges. Path. **34**, 337 (1951). ~ Über den Funktionsformwechsel des Kernes im exokrinen Gewebe des Pankreas. Z. Krebsforsch. **58**, 632 (1952). ~ Morphologische Bemerkungen zur Funktion des Ganglienzellkernes. Naturwiss. **39**, 348 (1952). ~ Morphologische Beiträge zur Kenntnis des Leberstoffwechsels und seiner Störungen. Dtsch. med. J. **1953**, 429. ~ Zur Morphologie der Wechselwirkung von Kern und Cytoplasma. 48. Verh. Ges. dtsch. Naturf. u. Ärzte **1954**. Klin. Wschr. **1955**, 306. ~ Morphologische Beobachtungen über Zellfunktion, Zellvermehrung und Krebsentwicklung in der Rattenleber (Referat). Strahlenther. **96**, 266 (1955). — ALTMANN, H. W., u. F. BÜCHNER: Die seröse Entzündung der Organe. Fiat Rev. of German Sci. General Pathology 2, 101 (1948). — ALTMANN, H. W., u. R. GÖNNERT: Über funktionell bedingte Hypertrophien und Hyperplasien. Untersuchungen am intrahepatischen Gallengangsystem der weißen Maus bei experimenteller Bilharziose. Beitr. path. Anat. **112**, 8 (1952). — ALTMANN, H. W., u. H. A. KÜHN: Zur Pathogenese der Albuminocholie. Klin. Wschr. **1949**, 44. — ALTMANN, H. W., u. H. SCHUBOTHE: Funktionelle und organische Schädigungen des Zentralnervensystems der Katze im Unterdruckexperiment. Beitr. path. Anat. **107**, 3 (1942). — ALTMANN, R.: Die Elementarorganismen und ihre Beziehungen zu den Zellen. Leipzig: Veit & Co. 1890, 2. Aufl. 1894. — D'AMATO, F.: Rapporti fra costituzione chimica e attività mutagena nelle acridine. Dati riassuntivi. Atti Accad. naz. Lincei, Ser. 8. **12**, 612 (1952). — AMMON, R., u. W. MÜLLER: Der Einfluß hoher Peristongaben auf den Kaninchenorganismus unter besonderer Berücksichtigung der Speicherorgane. Dtsch. med. Wschr. **1949**, 465. — ANDERSON, E. D., and S. F. G. ÅQVIST: A double precursor study of nucleic acid turnover in normal and regenerating liver. J. of Biol. Chem. **202**, 513 (1953). — ANDERSON, W. A. D.: Sucrose nephrosis and other types of renal tubular injuries. Scuth. Med. J. **34**, 257 (1941). — ANDERSON, W. A. D., and W. R. BETHEA: Renal lesions following administration of hypertonic solutions of sucrose. J. Am. Med. Assoc. **114**, 1983 (1940). — ANDERSCH, M., and R. B. GIBSON: Studies on the effects of intravenous injections of colloids. I. Deposition of acacia in the liver and other organs and its excretion in urine and bile. J. of Pharmacol. **52**, 390 (1934). — ANDREWS, W. H. H., and B. G. MAEGRAITH: The pathogenesis of the liver lesion due to the administration of carbon tetrachloride. Ann. Trop. Med. **42**, 95 (1948). — ANITSCHKOW, N.: Über Quellungs- und Schrumpfungserscheinungen an Chondriosomen. Arch. mikrosk. Anat. **97**, 1 (1923). — APATHY, ST. V., u. FARKAS: Beiträge zur Kenntnis der Darmdrüsen des Flußkrebses. Naturwiss. Museumsheft 1, 1906. — APITZ, K.: Die Paraproteinosen. (Über die Störungen des Eiweißstoffwechsels bei Plasmocytom.) Virchows Arch. **306**, 631 (1940). ~ Die neuen Anschauungen vom Plasmocytom des Knochenmarks, dem sog. multiplen Myelom. Klin. Wschr. **1940**, 1025. — ARMANNI: In CANTANI, la diabète sucré. Paris 1876. Zit. nach EBSTEIN 1881. — ARNDT, H. J.: Vergleichend-morphologische und experimentelle Untersuchungen über den Kohlehydrat- und Fettstoffwechsel der Gewebe. Beitr. path. Anat. **79**, 69 (1927). — ARNOLD, J.: Über Granula-Färbung lebender und überlebender Gewebe. Virchows Arch. **159**, 101 (1900). ~ Über „Fettkörnchenzellen"; ein weiterer Beitrag zur „Granulalehre". Virchows Arch. **163**, 1 (1901). ~ Über feinere Structuren der Leber, ein weiterer Beitrag zur Granulalehre. Virchows Arch. **166**, 533 (1901). ~ Über Plasmosomen und Granula in den Nierenepithelien. Virchows Arch. **169**, 1 (1902). ~ Zur Kenntnis der Granula der Leberzellen. Anat. Anz. **20**, 226 (1902). ~ Über vitale und supravitale Granulafärbung der Nierenepithelien. Anat. Anz. **21**, 417 (1902). ~ Plasmosomen, Granula, Mitochondrien, Chondriomiten und Netzfiguren. Anat. Anz. **31**, 640 (1907). ~ Zur Morphologie des Leberglykogens und zur Struktur der Leberzelle. Virchows Arch. **193**, 174 (1908). ~ Über Nierenstruktur und Nierenglykogen. Sitzgsber. Heidelberg. Akad. Wiss., Math.-naturwiss. Kl. 10, 24 (1910). ~ Das Plasma der somatischen Zellen im Lichte der Plasmosomen-Granulalehre und der Mitochondrienforschung. Anat. Anz. **43**, 433 (1913). ~ Über Plasmastrukturen und ihre funktionelle Bedeutung. Jena: Gustav Fischer 1914. — ARNOLD, W.: Die Kerne der Schaumzellen. Beitr. path. Anat. **108**, 1 (1943). ~ Die kristallinische Paraproteinose und ihre Bedeutung für die Probleme des Eiweißstoffwechsels und des Geschwulstwachstum beim Plasmocytom. Beitr. path. Anat. **110**, 607 (1949). — ARON, M.: Observations histochimiques sur la secretion biliaire. C. r. Soc. Biol. Paris 85, 1154 (1921). — Artom, C.: Role of choline in the oxidation of fatty acids by the isolated liver. Nature (Lond.) 171, 347 (1953). ~ Role of choline in the oxidation of fatty acids by the liver. J. of Biol. Chem. 205, 101 (1953). — Arvy, L., u. M. Gabe: Donnes histo-physiologiques sur la neurosecretion chez les Paleopteres. (Ephemeropteres et Odonates.) Z. Zellforsch. 38, 591 (1953). — Aschoff, L., u. N. Anitschkow: Zur Frage der tropfigen Entmischung. Verh. dtsch. path. Ges. 17, 103 (1914). — Aschoff, L. u. Nagayo: Über den Glykogengehalt des Reizleitungssystems des Säugetierherzens. Verh. dtsch. path. Ges. 12, 150 (1908). — Aschoff, L., u. Oka: Zur Frage der kadaverösen Autolyse. Verh. dtsch. path. Ges. 17, 109 (1914). — Aterman, K.: Some local factors in the restoration of the rat's liver after partial hepatectomy. I. Glycogen; the Golgi apparatus; sinusoidal cells; the basement membrane of the sinusoids. Arch. of Path. 53, 197 (1952). ~ Some local factors in the restoration of the rat's liver after partial hepatectomy. II. „Watery vacuolation": Its relation to the vacuolation of anoxia. Arch. of Path. 53, 209 (1952). ~ Studies in fibrosis of the liver induced by carbon tetrachloride. I. Relation between hepatocellular injury and new formation of fibrous tissue. Arch. of Path. 57, 1 (1954). — Ausbüttel, Fr.: Über die Wirkung der Galle auf lebendes Gewebe. Virchows Arch. 303, 90 (1939). — Avery, O. T., and R. Dubos: Specific action of a bacterial enzyme on pneumococci of type. III. Science (Lancaster, Pa.) 72, 151 (1930). — Axenfeld, H., u. K. Brass: Klinische und bioptische Untersuchungen über den sogenannten Icterus catarrhalis. Frankf. Z. Path. 57, 147 (1943). ~ Weitere Beiträge zur Morphologie und Pathogenese der Hepatitis epidemica, insbesondere zur Frage der Hepatitis epidemica sine ictero. Frankf. Z. Path. 58, 220 (1944). — Azzi, A.: Über das Verhalten der Chondriosomen bei der fettigen Entartung. Zbl. Path. 25, 7 (1914).

Babkin, B. P., W. J. Rubaschkin u. W. W. Szawitsch: Über die morphologischen Veränderungen der Pankreaszelle unter der Einwirkung verschiedenartiger Reize. Pflügers Arch. 142, 531 (1911). — Bachmann, R.: Zwischenhirnstudien. II. Z. Naturforsch. 3b, 51 (1948). ~ Die Nebenniere. In Handbuch der mikroskopischen Anatomie des Menschen, Bd. 6/V, S. 1. Berlin-Göttingen-Heidelberg: Springer 1954. — Bahr, G. F.: Über einige Eigenschaften rekonstituierter kollagener Fasern. Exper. Cell. Res. 3, 485 (1952). — Bahrmann, E.: Über die fibrinoide Degeneration des Bindegewebes. Virchows Arch. 300, 342 (1937). — Bailiff, R. N.: Cytological changes in the rat thyroid following exposure to heat and cold, and their relationship to the physiology of secretion. Amer. J. Anat. 61, 1 (1937). — Bairati, A., and F. E. Lehmann: Structural and chemical properties of plasmalemma of Amoeba proteus. Exper. Cell Res. 5, 220 (1953). ~ Partial disintegration of cytoplasmic structures of Amoeba proteus with osmium tetroxyde. Experientia (Basel) 10, 173 (1954). — Ballowitz, E.: Stab- und fadenförmige Krystalloide im Linsenepithel. Arch. f. Anat. 1900, 253. ~ Über die Pigmentströmung in den Farbstoffzellen und die Kanälchenstruktur des Chromatophorenprotoplasmas. Pflügers Arch. 157, 165 (1914). — Bamford, C. H., L. Brown, A. Elliot, W. E. Hanby and I. F. Troller: Alpha- and beta-forms of poly-l-alanine. Nature (Lond.) 173, 27 (1954). — Bang, I., u. E. Sjövall: Studien über Chondriosomen unter normalen und pathologischen Bedingungen. Beitr. path. Anat. 62, 1 (1916). — Barber, H.: Hemorrhagic nephritis and necrosis of the liver from dioxane poisoning. Guy's Hosp. Rep. 84, 267 (1934). — Barfuss, F., u. O. Eichler: Periston bei wiederholter Darreichung. Arch. exper. Path. u. Pharmakol. 206, 346 (1949). — Bargmann, W.: Die Schilddrüse. In Handbuch der mikroskopischen Anatomie des Menschen, Bd. 6/II, S. 2. Berlin: Springer 1939. ~ Die Epithelkörperchen. In Handbuch der mikroskopischen Anatomie des Menschen, Bd. 6/II, S. 137. Berlin: Springer 1939. ~ Über Milzveränderungen nach Zufuhr des Blutflüssigkeitsersatzes Periston. Virchows Arch. 314, 162 (1947). ~ Über die neurosekretorische Verknüpfung von Hypothalamus und Hypophyse. Z. Zellforsch. 34, 610 (1949). ~ Über Kolloidbildung im Nebennierenmark. Z. Zellforsch. 39, 232 (1953). ~ Über Feinbau und Funktion des Saccus vasculosus. Z. Zellforsch. 40, 49 (1954). ~ Neurosekretion und hypothalamisch-hypophysäres System. Anat. Anz. 100, Erg.-H., 30 (1954). ~ Das Zwischenhirn-Hypophysensystem. Berlin-Göttingen-Heidelberg: Springer 1954. — Bargmann, W., u. W. Hild: Über die Morphologie der neurosekretorischen Verknüpfung von Hypothalamus und Neurohypophyse. Acta anat. (Basel) 8, 264 (1949). — Bargmann, W., W. Hild, R. Ortmann u. T. H. Schiebler: Morphologische und experimentelle Untersuchungen über das hypothalamisch-hypophysäre System. Acta neurovegetativa (Wien) 1, 233 (1950). — Bargmann, W., u. K. Jacob: Über Neurosekretion im Zwischenhirn der Vögel. Z. Zellforsch. 36, 556 (1952). — Barnum, C. P., and R. A. Huseby: Some quantitative analyses of the particulate fractions from mouse liver cytoplasm. Arch. of Biochem. 19, 17 (1948). ~ The intracellular heterogeneity of pentose nucleic acid as evidenced by the incorporation of radiophosphorus. Arch. of Biochem. 29, 7 (1950). — Barr, M. L., and E. G. Bertram: The behaviour of nuclear structures during depletion and restoration of Nissl material in motor neurons. J. of Anat. 85, 171 (1951). — Barr, M. L., and J. D. Hamilton: A quantitative study of certain morphological changes in spinal motor neurons during axon reaction.

J. Comp. Neur. **89**, 93 (1948). — BARRETT, H. M., C. H. BEST, D. MacLEAN and J. H. RIDOUT: The effect of choline on the fatty liver of carbon tetrachloride poisoning. J. of Physiol. **97**, 103 (1939). — BARTLEY, W., and R. E. DAVIES: Secretory activity of mitochondria. Biochemic. J. **52**, XX, (1952). — BARTLEY, W., R. E. DAVIES and H. A. KREBS: Active transport in animal tissues and subcellular particles. Proc. Roy. Soc. Lond., Ser. B **142**, 187 (1954). — BASSI, M., and A. BERNELLI-ZAZZERA: Preliminary studies on the metabolism of vacuolated cells following hypoxia. Experientia (Basel) **11**, 105 (1955). ~ Water content in vacuolated liver. Experientia (Basel) **11**, 264 (1955). — BAST, T. H., and W. B. BLOEMENDAL: Studies in experimental exhaustion due to lack of sleep. IV. Effects on the nerve cells in the medulla. Amer. J. Physiol. **82**, 140 (1927). — BAST, T. H., F. SCHACHT and H. VANDERKAMP: Studies in experimental exhaustion due to lack of sleep. III. Effect on the nerve cells of the spinal cord. Amer. J. Physiol. **82**, 131 (1927). — BATTAGLIA, B.: Cellula apicale e metabolismo degli acidi nucleici nella spermatogenesi degli Ortotteri. (Acrididae e Locustidae.) Experientia (Basel) **5**, 236 (1949). ~ Ricerche sul metabolismo degli acidi nucleici nella spermatogenesi degli Ortotteri (Acrididae). Riv. Biol. **42**, 97 (1950). — BAUMANN, TH., E. KLENK u. S. SCHEIDEGGER: Die NIEMANN-PICK-sche Krankheit. Eine klinische, chemische und histopathologische Studie. Erg. Path. **30**, 183 (1936). — BAUMGARTNER, W.: Experimentelle hämolytische Anämie. Helvet. med. Acta **14**, 502 (1947). — BAUTZ, E.: Untersuchungen über die Mitochondrien von Hefen. Ber. dtsch. bot. Ges. **67**, 281 (1954). — BAUTZ, E., u. H. MARQUARDT: Die Grana mit Mitochondrienfunktion in Hefezellen. Naturwiss. **40**, 527 (1953). ~ Das Verhalten oxydierender Fermente in den Grana mit Mitochondrienfunktion in Hefezellen. Naturwiss. **40**, 531 (1953). — BEAMS, H. W., and T. N. TAHMISIAN: Structure of the mitochondria in the male germ cells of helix as revealed by the electron microscope. Exper. Cell Res. **6**, 87 (1954). — BECKER, H.: Über Hirngefäßausschaltungen. I. Extrakranielle Arterienunterbindungen. Zur Theorie des Sauerstoffmangelschadens am zentralnervösen Gewebe. Dtsch. Z. Nervenheilk. **161**, 407 (1949). — BECKER, V.: Histochemische Untersuchungen an sogenannten Paraprotein-Kristallen. Zugleich ein Beitrag zur histoenzymatischen Untersuchungstechnik. Zbl. Path. **90**, 81 (1953). ~ Geweblich gebundener Sauerstoffmangel. (Histotoxisch bedingte Hypoxydose.) Klin. Wschr. **1954**, 577. — BECKER, V., u. R. FREY: Über Herzmuskelveränderungen beim Hunde nach koronarieller Vergiftung der fermentativen Zellatmung. Arch. Kreislaufforsch. **19**, 257 (1953). — BECKER, V., u. J. RAUSCHKE: In vitro Untersuchungen von Giftwirkungen auf Fermentsysteme der Zellatmung. Z. exper. Med. **117**, 374 (1951). — BECKER, V., u. E. RIEKEN: Histologische und manometrische Untersuchungen über die Zellatmung in der Niere. Virchows Arch. **325**, 1 (1954). — BEHEIM-SCHWARZBACH, D.: Über Zelleib-Veränderungen im Nucleus coeruleus bei Parkinson-Symptomen. J. Nerv. Dis. **116**, 619 (1952). ~ Lebensgeschichte der melaninhaltigen Nervenzellen des Nucleus coeruleus unter normalen und pathogenen Bedingungen. J. Hirnforsch. **1**, 61 (1954). — BEHREND, H., u. T. MÜLLER: Experimentelle Untersuchungen über Lokalisation der Nucleinsäure in den Zellen des Knochenmarkspunktates. Klin. Wschr. **1954**, 627. — BĚLAŘ, K.: Über die reversible Entmischung des lebenden Protoplasmas. Protoplasma (Wien) **9**, 209 (1930). — BELL, E. T., and R. C. KNUTSON: Extrarenal azotemia and tubular disease. J. Amer. Med. Assoc. **134**, 441 (1947). — BELLERMANN, W.: Histologische Untersuchungen über die Struktur und das Glykogen des Reizleitungssystems, speziell der Purkinjefasern. Inaug.-Diss. med. Kiel 1935. — BELOUSSOW, P. N.: Über die Folgen der Unterbindung des Ductus choledochus. Arch. exper. Path. u. Pharmakol. **14**, 200 (1881). — BENDA, C.: Über die Bedeutung der durch basische Anilinfarben darstellbaren Nervenzellstrukturen. Neur. Zbl. **14**, 759 (1895). — BENDA, L., F. GERLACH, E. RISSEL u. H. THALER: Über Untersuchungen zur Frage der Virusätiologie der Hepatitis epidemica. Arch. Virusforsch. **4**, 89 (1949). — BENDA, L., A. LOCKER, E. REISELBAUER u. E. RISSEL: Zellstoffwechsel und Entzündung. III. Mitt. Die Wirkung von Hypoxie in vivo auf die Gewebsatmung der Leber. Z. exper. Med. **118**, 583 (1952). — BENNET, E. L.: Incorporation of adenine into nucleotides and nucleic acids of C^{57} mice. Biocheim. et. Biophysica Acta **11**, 487 (1953). — BENNETT, H. S., and K. R. PORTER: An electron microscope study of sectioned breast muscle of the domestic fowl. Amer. J. Anat. **93**, 61 (1953). — BENOIT, M. J.: Recherches anatomiques, cytologiques et histophysiologiques sur les voies excrétrices du testicle, chez les mammifères. Archives d'Anat. **5**, 173 (1926). — BENSLEY, R. R.: The structure of the mammalian gastric glands. Quart. J. Med. Sci. **41**, 361 (1898). ~ Studies of the pancreas of the guinea pig. Amer. J. Anat. **12**, 297 (1911/12). ~ The thyroid gland of the opossum. Anat. Rec. **8**, 431 (1914). ~ On the nature of the pigment of mitochondria and of submicroscopic particles in the hepatic cell of the guinea pig. Anat. Rec. **98**, 609 (1947). — BENSLEY, R. R., and J. GERSH: Studies on cell structure by the freezing-drying method. III. The distribution in cells of the basophile substances, in particular the Nissl substance of the nerve cell. Anat. Rec. **57**, 369 (1933). — BENSLEY, R. R., and N. L. HOERR: The preparation and properties of mitochondria. Anat. Rec. **60**, 449 (1934). — BERG, W.: Über spezifische, in den Leberzellen nach Eiweißfütterung auftretende Gebilde. Anat. Anz. **42**, 251 (1912). ~ Über den mirkoskopischen Nachweis der Eiweißspeicherung in der Leber. Biochem. Z. **61**, 428 (1914). ~ Über funktionelle Leberstrukturen. 1. Leberzellen von Salamandra maculata während des Zustandes der guten Ernährung und des Hungers. Die Einwirkung von Fütterung und von Beförderung von Gallenabsonderung bei Hungertieren. Arch. mikrosk. Anat. **94**, 518 (1920). ~ Über funktionelle Leberzellstrukturen. II. Das Verhalten des Fettes in der Leber von Salamandra maculata unter verschiedenen Bedingungen der Jahreszeit und der Ernährung. Arch. mikrosk. Anat. **96**, 54 (1922). ~ Sind die Schollen des in den Leberzellen gespeicherten Eiweißes vital präformierte Gebilde? Pflügers Arch. **194**, 102 (1922). ~ Über Anwendung der Ninhydrinreaktion auf mikroskopische Präparate zum Nachweis niederer Eiweißkörper: 1. In den Leberzellen (gespeichertes Eiweiß); 2. im Blut. Pflügers Arch. **195**, 543 (1922). ~ Über funktionelle Leberstrukturen. 3. Periodische Veränderungen im Fettgehalt der Leberzellen des im Winter hungernden Salamanders und ihre Ursachen. Z. mikrosk.-anat. Forsch. **1**, 245 (1924). ~ Zum histologischen Nachweis der Eiweißspeicherung in der Leber. Pflügers Arch. **214**, 243 (1926). ~ Über die Wirkung der Nuclealfärbung, besonders der partiellen Hydrolyse mit Normalsalzsäure, auf histologische Objekte. Z. mikrosk.-anat. Forsch. **7**, 421 (1926). ~ Über den mikroskopischen Nachweis der Eiweißspeicherung in der Leber von größeren einheimischen Haustieren und freilebenden südamerikanischen Tieren. Z. mikrosk.-anat. Forsch. **30**, 38 (1932). ~ Zum Nachweis der Eiweißspeicherung in der Leber. Z. exper. Med. **88**, 202 (1933). ~ Zur Bedeutung der tropfenförmigen Einschlüsse in den Leberzellen der Wirbeltiere. Z. mikrosk.-anat. Forsch. **36**, 87 (1934). — Bergstrand, A., N. A. Eliason, E. Hammarsten, B. Norberg, P. Reichard and H. v. Ubisch: Experiments with N^{15} on purines from nuclei and cytoplasm of normal and regenerating liver. Cold Spring Harbor. Symp. Quant. Biol. **13**, 22 (1948). — Bernal, J. D., and I. Fankuchen: X-ray and crystallographic studies of plant virus preparations. I, II, III. J. Gen. Physiol. **25**, 111 (1941). — Bernhard, W., H. Braunsteiner, H. L. Febvre et J. Harel: Les leucocytes du sang humain au microscope électronique. Presse méd. **1950**, 472. — Bernhard, W., H. Braunsteiner, H. L. Febvre, J. Harel, R. Klein et Ch. Oberling: Morphologie des cellules leucémiques an microscope électronique. Rev. d'Hématol. **5**, 746 (1950). — Bernhard, W., A. Gautier et Ch. Oberling: Elements fibrillaires de nature probablement ergastoplasmique dans le cytoplasme de la cellule hépatique révélés au microscope électronique. C. r. Soc. Biol. Paris **145**, 566 (1951). — Bernhard, W., A. Gautier et Ch. Rouiller: La notion de „microsomes" et le problème de la basophilie cytoplasmique. Étude critique et expérimentale. Arch. d'Anat. microsc. **43**, 236 (1954). — Bernhard, W., F. Haguenau, A. Gautier u. Ch. Oberling: La structure submicroscopique des elements basophiles cytoplasmiques dans le foie, le pancreas et les glandes salivaires. (Etude de coupes ultrafines au microscope électronique.) Z. Zellforsch. **37**, 281 (1952). — Bertalanffy, L. v.: Theoretische Biologie, Bd. 2. Berlin: Gebrüder Bornträger 1942. ~ The theory of open systems in physics and biology. Science (Lancaster, Pa.) **111**, 23 (1950). ~ Theoretische Biologie, Bd. 2, Stoffwechsel, Wachstum. 2. vollst. neu bearbeitete Aufl. Bern: A. Francke 1951. ~ Biophysik des Fließgleichgewichts. Übersetzt von W. H. Westphal. Braunschweig: F. Vieweg & Sohn 1953. — Berthet, J., L. Berthet, F. Appelmans and C. de Duc: The nature of the linkage between acid phosphatase and mitrochondria in rat-liver tissue. Biochemic. J. **50**, 182 (1952). — Bessis, M.: Le applications du microscope électronique en hématologie. Presse méd. **57**, 954 (1949). — Bessis, M., et J. Breton-Gorius: Examen des cellules leucémiques au microscope électronique par la méthode des coupes. Presse méd. **1955**, 189. — Bessis, M., et M. Bricka: Etude sur l'ultra-structure du protoplasma des thrombocytes au microscope électronique. Biochim. et Biophysica Acta **2**, 339 (1948). ~ Nouvelles études sur les cellules sanguines au microscope électronique. Arch. d'Anat. microsc. **38**, 190 (1949). ~ L'étalement et l'ultrastructure des leucocytes du sang humain. C. r. Soc. Biol. Paris **143**, 375 (1949). — Bessis, M., M. Bricka et J. Tabuis: Nouvelles études sur le cellules sanguines au microscope electronique avec une étude particulière de leur ultra-structure. Arch. d'Anat. microsc. **38**, 190 (1949). — Bessis, M., et M. Locquin: Sur la présence des leucocytes normaux et leucémiques examinées au microscope électronique. C. r. Soc. Biol. Paris **144**, 654 (1950). — Beyer, K. H., R. H. Painter and V. D. Wiebelhaus: Enzymatic factors in renal tubular secretion of phenol red. Amer. J. Physiol. **161**, 259 (1950). — Biedermann, W.: Beiträge zur vergleichenden Physiologie der Verdauung. 1. Die Verdauung der Larve von Tenebrio molitor. Pflügers Arch. **72**, 205 (1898). — Bielschowsky, M.: Allgemeine Histologie und Histopathologie des Nervensystems. In Handbuch der Neurologie, herausgeg. von O. Bumke u. O. Foerster, Bd. 1, S. 35. Berlin: Springer 1935. — Biermann-Dörr, O.: Über das Vorkommen von Leukocyten in Leberzellen. Virchows Arch. **312**, 303 (1944). — Biesele, J. J.: Chromosome size in normal rat organs in relation to B-vitamins, ribonucleic acid, and nuclear volume. Cancer Res. **4**, 529 (1944). — Bing, J., A. Fagraeus and B. Thorell: Studies on nucleic acid metabolism in plasmacells. Acta physiol. scand. (Stockh.) **10**, 282 (1945). — Birbeck, M. S. C.: Histological techniques for the electron microscope. J. Roy. Microsc. Soc.

71, 421 (1951). — BLASIUS, W.: Das gesetzmäßige Verhalten der Funktions- und Erholungsfähigkeit der Vorderhornganglienzelle bei zeitlich abgestufter Aortenabklemmung. I. Mitt. Bedeutung der Frequenz der Abklemmungsperioden, der Narkosetiefe und des zusätzlichen Sauerstoffmangels für die allgemeinen Gesetzmäßigkeiten und ihre Energetik. Z. Biol. **103**, 209 (1950). ~ Der Einfluß des Adrenalins auf die Funktions- und Erholungsfähigkeit der Vorderhornganglienzelle im Ischämieversuch. II. Mitt. Z. Biol. **104**, 121 (1951). — BLOOM, F.: A cytological study of the tubular epithelium in acute and chronic canine Bright's disease with especial reference to the mitochondria. Amer. J. Path. **19**, 957 (1943). — BLÜTHGEN, H.: Beitrag zur Pathologie der Verbrennung. Frankf. Z. Path. **58**, 85 (1943). — BLUM, F.: Formaldehyd. In Enzyklopädie der mikroskopischen Technik, herausgeg. von R. KRAUSE, 3. Aufl., Bd. 2, S. 791. Berlin u. Wien: Urban & Schwarzenberg 1926. — BODIAN, D.: Nucleic acid in nerve cell regeneration. Symposia Soc. Exper. Biol. **1**, 163 (1947). — BODIAN, D., and R. C. MELLORS: The regenerative cycle of motoneurons, with special reference to phosphatase activity. J. of Exper. Med. **81**, 469 (1945). — BÖHM, J.: Beiträge zur Kenntnis der dunklen Zellen in der Leber. Z. Zellforsch. **15**, 272 (1932). — BÖKE, W.: Untersuchungen des Linsenepithels mit dem Phasenkontrastmikroskop. Z. Zellforsch. **38**, 428 (1953). — BOELL, E. J.: Biol. Bull. **91**, 283 (1946). — BÖRGER, G.: Experimentelle Untersuchungen über die Speicherung von Gallenfarbstoff in der Niere von Salamandra maculosa. Frankf. Z. Path. **59**, 182 (1948). — BOGEN, H. J.: Anfärbung, Schädigung und Abtötung von Hefezellen durch Acridinorange. Planta (Berl.) **41**, 323 (1953). — BOGEN, H. J., u. M. KESER: Eiweiß-Abbau durch Acridinorange bei Hefezellen. Physiol. Plantarum (Copenh.) **7**, 446 (1954). — DU BOIS, A. M.: Actions de l'intoxication alloxanique sur le foie de cobaye. Z. Zellforsch. **40**, 585 (1954). — BOIVIN, A., R. VENDRELY et C. VENDRELY: L'acide desoxyribonucléique des noyau cellulaire, d'épositarie des caractères héréditaires; arguments d'ordre analytique. C. r. Acad. Sci. Paris **226** 1061 (1948). — BOLT, W.: Mitochondria content of the thyroid as an index of the activity of the gland. J. Labor. a. Clin. Med. **9**, 630 (1924). — BORSOOK, H.: Protein turnover and incorporation of labeled amino acids into proteins in vivo and in vitro. Physiologic. Rev. **30**, 206 (1950). — The biosynthesis of proteins and peptides, including isotopic tracer studies. Fortschr. Chem. organ. Naturstoffe **9**, 282 (1952). — BORSOOK, H., C. L. DEASY, A. J. HAAGEN-SMIT, G. KEIGHLEY and P. H. LOWY: The incorporation of labelled lysine into the proteins of guinea pig liver homogenate. J. of Bicl. Chem. **179**, 689 (1949). ~ Incorporation of C^{14}-labelled amino acids into proteins of fractions of guinea pig liver homogenate. Federat. Proc. **9**, 154 (1950). ~ Metabolism of C^{14} labelled alycine, l-histidine, l-leucine, and l-lysine. J. of Biol. Chem. **187**, 839 (1950). — BOUIN, M., et P. BOUIN: Sur la présence de formations ergastoplasmiques dans l'ovocyte d'Asterina gibbosa (Forb). Bibl. anat. **6**, 53 (1898). — BOUIN, P.: Ergastoplasme pseudochromosomes et mitochondria. A propos des formaticns ergastoplasmiques des cellules seminales chez Scolopendra cingulata. Archives de Zool., Ser. IV **3**, 99 (1905). — BOURNE, G.: Mitochondria, Golgi apparatus and vitamins. Austral. J. Exper. Biol. a. Med. Sci. **13**, 239 (1935). ~ Mitochondria and the Golgi complex. Cytology and Cell Physiology edit BOURNE, 2. edit. Oxford: Clarendon Press 1951. — BOURNE, G. H.: Recent discoveries concerning mitochondria and Golgi apparatus and their significance in cellular physiology. J. Roy. Microsc. Soc., Ser. III, **70**, 367 (1950). — BRACHET, J.: Le détection histochimique des acides pentosenucléiques. C. r. Soc. Biol. Paris **133**, 88 (1940). ~ La localisation des acides pentosenucléiques pendant le developpement des amphibiens. C. r. Soc. Biol. Paris **133**, 90 (1940). ~ Étude histochimique des protéines au cours du développement embryonnaire des poissons, des amphibiens et de oiseaux. Archives de Biol. **51**, 167 (1940). ~ La détection histochimique et le microdosage des acides pentosenucléiques (tissues animaux, développement embryonaire des amphibiens). Enzymologia **10**, 87 (1941). ~ La localisation des acides pentosenucléiques dans les tissus animaux et les oeufs d'amphibiens en voie de développement. Archives de Biol. **53**, 207 (1942). ~ Embryologie chimique. Paris: Masson & Cie. 1945. ~ Nucleic acids in the cell and embryo. Symposia Soc. Exper. Biol. **1**, 207 (1947). ~ The metabolism of nucleic acids during embryonic development. Cold Spring Habor Symp. Quant. Biol. **121**, 18 (1947). ~ The localization and the role of ribonucleic acid in the cell. Ann. New York Acad. Sci. **50**, 861 (1950). ~ Une étude cytochimique des fragments nucléés et énucléés d'amibes. Experientia (Basel) **6**, 294 (1950). ~ Exposés ann. Biochim. méd. **12**, 1 (1950). ~ Le rôle du noyau et du cytoplasme dans les synthèses et la morphogénèse. Ann. Soc. roy. zool. Belg. **81**, 185 (1951). ~ Oxygen uptake of nucleated and non-nucleated halves of amoeba proteus. Nature (Lond.) **168**, 205 (1951). ~ Quelques effets cytologiques et cytochimiques des inhibiteurs des phosphorylations oxydatives. Experientia (Basel) **7**, 344 (1951). ~ The role of the nucleus and the cytoplasm in synthesis and morphogenesis. Symposia Soc. Exper. Biol. **6**, 173 (1952). ~ Quelques effets des inhibiteurs des phosphorylations oxydatives sur des fragments nucléés et enucléés d'organismes unicellulaires. Experientia (Basel) **8**, 347 (1952). ~ Le rôle des acides nucléiques dans la vie de la cellule et de l'embryon. Actualités biochimiques Nr 16.

Liège: Desoer; Paris: Masson & Cie. 1952. ~ Le rôle du noyau cellulaire dans les oxidations et les phosphorylations. Biochim. et Biophysica Acta 9, 221 (1952). ~ Nuclear control of enzymatic activities. In Recent developments in cell physiology, edit. J. A. Kitching. Butterworths scientific Publ. London 1954. ~ Effects of ribonuclease on the metabolism of living root-tip cells. Nature, Lond. 174, 876 (1954). — Brachet, J., and H. Chantrenne: Protein synthesis in nucleated and non-nucleated halves of Acetabularia mediterranea studied with carbon-14 dioxide. Nature (Lond.) 168, 950 (1951). — Brachet, J., et R. Jeener: Recherches sur des particules cytoplasmiques de dimensions macromoléculaires riches en acide pentosenucléique. I. Propriétés générales, relations avec hydrolases, les hormones, les proteines de structure. Enzymologia 11, 196 (1944). — Brachet, J., R. Jeener, M. Rosselet and L. Thonet: Étude des variations de la teneur en acide ribonucléique du foie au cours de divers états physiologiques. Bull. Soc. Chim. biol. Paris 28, 460 (1946). — Bradfield, J. R. G.: The localisation of enzymes in cells. Biol. Rev. Cambridge Philos. Soc. 25, 113 (1950). ~ New features of protoplasmic structure observed in recent electron microscope studies. Quart. J. Microsc. Sci. 94, 351 (1953). — Bräm, A.: Zum Verhalten der Mitochondrien bei Einwirkung verschiedener Pharmaka. Acta anat. (Basel) 13, 385 (1951). — Brass, K.: Die Eiweißstoffwechselstörungen des Plasmacytomkranken. Frankf. Z. Path. 57, 367 (1943). ~ Die Eiweißstoffwechselstörungen des Plasmocytomkranken. II. Mitt. Frankf. Z. Path. 58, 56 (1943). ~ Zur Cytologie und Funktion der Plasma- und Plasmocytomzellen. Frankf. Z. Path. 57, 481 (1943). ~ Die Eiweißstoffwechselstörungen des Plasmocytomkranken. III. Mitt. Frankf. Z. Path. 59, 413 (1947/48). ~ Zur Morphologie der Eiweißstoffwechselstörung beim Plasmocytom. Verh. dtsch. Ges. Path. 32, 77 (1950). ~ Morphologische Befunde bei Mensch und Kaninchen nach wiederholter Periston-(Kollidon-)Zufuhr. Frankf. Z. Path. 63, 95 (1952).— Braunmühl, A. v.: Kolloidchemische Betrachtungsweise seniler und präseniler Gewebsveränderungen. Das hysteretische Syndrom als cerebrale Reaktionsform. Z. Neur. 142, 1 (1932). — Braunsteiner, H., K. Fellinger u. F. Pakesch: Ergebnisse und Probleme histologischer Untersuchungen im Elektronenmikroskop. Klin. Wschr. 1953, 357. ~ Electron microscopic observations on the thyroid. Endocrinology 53, 123 (1953). ~ Elektronenmikroskopische Beobachtungen an normalen Leberschnitten sowie nach Gallenstauung, Histamin- und Allylformialvergiftung. Z. exper. Med. 121, 254 (1953). ~ Demonstration of a cytoplasmic structure in plasma cells. Blood 8, 916 (1953). ~ Elektronenmikroskopische Untersuchungen des Knochenmarkes. Dtsch. Arch. klin. Med. 200, 541 (1953). ~ Elektronenmikroskopische Untersuchungen der Plasmazellen im lymphoreticulären Gewebe. Dtsch. Arch. klin. Med. 200, 657 (1953). ~ Elektronenmikroskopische Untersuchungen über Zellstruktur und Zellfunktion. Klin. Wschr. 1955, 4. — Braunsteiner, H., E. Gisinger u. F. Pakesch: Ferritin, Transferrin und Serumeisen. Klin. Wschr. 1952, 394. — Braus, H.: Untersuchungen zur vergleichenden Histologie der Leber der Wirbeltiere. Jenaer Denkschr. 5 (1896). — Brenner, S.: The identity of the microsomal lipoprotein-ribonucleic acid complexes with cytologically observable chromidial substance (cytoplasmic ribonucleoprotein) in the hepatic cell. S. Afric. J. Med. Sci. 12, 53 (1947). ~ S. Afric. J. Med. Sci. 14, 13 (1949). — Bretschneider, L. H., and C. P. Raven: Structural and topochemical changes in the egg cells of Limnaea stagnalis L. during oogenesis. Arch. néerl. Zool. 10, 1 (1951). — Brewer, D. B.: Myxoedema: an autopsy report with histochemical observations on the nature of the mucoid infiltrations. J. of Path. 63, 503 (1951). — Brock, N., H. Druckrey u. H. Herken: Der Stoffwechsel des geschädigten Gewebes. II. Nach Untersuchungen am Seeigelei. Arch. exper. Path. u. Pharmakol. 188, 436 (1938). ~ Der Stoffwechsel des geschädigten Gewebes. III. (Zugleich Beitrag zur Frage der Entwicklungserregung am Seeigelei.) Arch. exper. Path. u. Pharmakol. 188, 451 (1938). ~ Der Stoffwechsel des geschädigten Gewebes. IV. Arch. exper. Path. u. Pharmakol. 193, 711 (1939). — Browicz, T.: Intussusception der Erythrocyten durch die Leberzelle und die daraus möglichen Bilder der Leberzelle. Anz. Akad. Wiss. Krakau 1899, 359. ~ Meine Ansichten über den Bau der Leberzelle. Virchows Arch. 168, 1 (1902). — Bucher, O.: Untersuchungen über den Einfluß verschiedener Fixationsmittel auf das Verhalten der Schilddrüse. Z. Zellforsch. 28, 359 (1938). — Büchner, F.: Das morphologische Substrat der Angina pectoris im Tierexperiment. Beitr. path. Anat. 92, 311 (1933). ~ Über experimentelle Höhenpathologie (vom Standpunkt des Pathologen). Luftfahrtmed. 5, 1 (1940). ~ Strukturveränderungen durch allgemeinen Sauerstoffmangel, insbesondere bei der Höhenkrankheit. Luftfahrtmed. 6, 681 (1942). ~ Die pathogenetische Wirkung des allgemeinen Sauerstoffmangels, insbesondere bei der Höhenkrankheit und dem Höhentode. Klin. Wschr. 1942, 721. ~ Die pathogenetische Bedeutung des allgemeinen Sauerstoffmangels. (Referat.) Zbl. Path. 83, 53 (1945); Verh. dtsch. Path. 1944, 20 (1949). ~ Die allgemeine Pathologie der Zell- und Gewebsatmung. Fiat Rev. of German Sci. General Pathology 1, 127 (1948). — Büchner, F., u. W. v. Lucadou: Elektrokardiographische Veränderungen und disseminierte Nekrosen des Herzmuskels bei experimenteller Coronarinsuffizienz. Beitr. path. Anat. 93, 169 (1934). — de Buck, D., et L. de Moor: Lesions des cellules nerveuses sous l'influence de l'anemie aiguë. Nevraxe 2, 2 (1901). — Bullard, H. H.: On the interstitial granules and fat droplets of striated muscle. Amer. J. Anat. 14, 1 (1912). — BUNGENBERG DE JONG, H.: Die Koazervation und ihre Bedeutung für die Biologie. Protoplasma (Berl.) 15, 110 (1932). ~ La coacervation. Les coacervats et leur importance en biologie. Tome I. Généralités et coacervats complexes. Tome II. Coacervats auto-complexes. Actualités scientifique et industrielles No 397, 398. Paris: Hermann & Cie. 1936. ~ Koazervation. I. Kolloid. Z. 79, 223 (1937). ~ Koazervation. II. Kolloid. Z. 80, 350 (1937). — BUNGENBERG DE JONG, H. G., u. O. BANK: Zur Morphologie von Komplexgelkörpern. Protoplasma (Berl.) 33, 321 (1939). — BUNTING, C. H., and W. H. BROWN: The pathology of intraperitoneal bile injections in the rabbit. J. of Exper. Med. 14, 445 (1911). — BÜRGER: Über Herzfleischveränderungen bei Diphtherie. Jb. Hamb. Krankenanst. 2, H. 1 (1911). — BURMEISTER, TH.: Beiträge zur Histogenese der akuten Nierenentzündung. Virchows Arch. 137, 405 (1894). — BUVAT, R.: Die Ursache und Deutung der Chondriosomenwandlungen. Endeavour 12, 33 (1953). — BYWATERS, E. G. L.: Anatomical changes in the liver after trauma. Clin. Sci. 6, 19 (1948).

CAESAR, R.: Zur Zytologie der Inselorgane von Teleostiern, mit besonderer Berücksichtigung des Kolloidvorkommens. Z. Zellforsch. 40, 571 (1954). — CAHN-BRONNER, C.: Über das Verhalten der Eiweißspeicherung in der Leber bei enteraler und parenteraler Zuführung von verschiedenen Eiweißabbauprodukten. Biochem. Z. 66, 289 (1914). — CAMERER, J.: Untersuchungen über die postmortalen Veränderungen am ZNS, insbesondere an den Ganglienzellen. Z. Neur. 176, 596 (1943). — CAMERON, G. R.: Liver atrophy produced by chronic selenium intoxication. J. of Path. 59, 539 (1947). ~ Pathology of the cell. Edinburgh a. London: Oliver a. Boyd 1952. — CAMERON, G. R., and W. A. R. KARUNARATNE: Carbon tetrachloride cirrhosis in relation to liver regeneration. J. of Path. 42, 1 (1936). — CAMPBELL, B., and R. NOVICK: A quantitative method for the study of chromatolysis. Proc. Soc. Exper. Biol. a. Med. 61, 425 (1946). — CAMBPELL, J. A.: Further observations on oxygen acclimatisation. J. of Physiol. 63, 325 (1927). ~ Concerning the problem of Mount Everest. Lancet 1928 II, 84. — CAMPBELL, R. M., and H. W. KOSTERLITZ: Ribonucleic acid as a constituend of labile liver cytoplasm. J. of Physiol. 106, 12 P (1947). ~ The effects of short-term changes in dietary protein on the response of the liver to carbon tetrachloride injury. Brit. J. Exper. Path. 29, 149 (1948). ~ Species differences in the desoxyribonucleic and ribonucleic acid contents of livers of non-pregnant and pregnant mice, guinea-pigs and cats. J. of Endocrin. 9, 45 (1953). — CAMPBELL, R. M., I. R. INNES and H. W. KOSTERLITZ: The role of hormonal and dietary factors in the formation of excess ribonucleic acid in the livers of pregnant rats. J. of Endocrin. 9, 52 (1953). — CANNON, P. R.: Pathologic effects following the ingestion of diethylene glycol, elixir of sulfonilamide-Massengil, synthetic elixir of sulfonilamide and sulfanilamide alone. J. Amer. Med. Assoc. 109, 1536 (1937). — CAPOT, L., P. BLANQUET, R. CANIVENC et G. MAYER: Étude au microscope électronique des cellules du placenta du rat. C. r. Soc. Biol. Paris 147, 2019 (1953). — CARLISLE, D. B.: Studies on Lysmata seticaudata Risso (Crustacea Decapoda). VI. Notes on the structure of the neurosecretory system of the eye stalk. Pubbl. Staz. zool. Napoli 24, 435 (1953). — CARLSON, A. J.: Changes in the Nissl's substance of the ganglion and bipolar cells of the retina of the Brandt cormorant, Phalaerocorax penicillatus, during prolonged normal stimulation. Amer. J. Anat. 2, 341 (1903). — CARPENTER, A.-M., B. POLONSKY and M. L. MENTEN: Histochemical distribution of glycogen. 1. Evaluation of methods. Arch. of Path. 51, 480 (1951). — CASPERSSON, T.: Über den chemischen Aufbau der Strukturen des Zellkerns. Skand. Arch. Physiol. (Berl. u. Lpz.) 73, Suppl. 8 (1936). ~ Studien über den Eiweißumsatz der Zelle. Naturwiss. 29, 33 (1941). ~ The relations between nucleic acid and protein synthesis. Symposia Soc. Exper. Biol. 1, 127 (1947). Cell growth and cell function. A cytochemical study. New York: W. W. Norton a. Comp. 1950. — CASPERSSON, T., H. LANDSTRÖM u. L. AQUILONIUS: Cytoplasmanucleotide in eiweißproduzierenden Drüsenzellen. Chromosoma 2, 111 (1941). — CASPERSSON, T., and L. SANTESSON: Studies on protein metabolism in the cells of epithelial tumours. Acta radiol. (Stockh.) Suppl. 46 (1942). — CASPERSSON, T., and J. SCHULTZ: Pentosenucleotides in the cytoplasm of growing tissues. Nature (Lond.) 143, 602 (1939). ~ Ribonucleic acid in both nucleus and cytoplasm, and the function of the nucleolus. Proc. Acad. Natur. Sci. Philad. 26, 507 (1940). — CASPERSSON, T., u. K. G. THORSSON: Virus und Zellstoffwechsel. Klin. Wschr. 1953, 205. — CASPERSSON, T., u. B. THORELL: Der endozelluläre Eiweiß- und Nukleinsäurestoffwechsel in embryonalen Geweben. Chromosoma 2, 132 (1941). — CESA-BIANCHI, D.: Experimentelle Untersuchungen über die Nierenzelle. Frankf. Z. Path. 3, 461 (1909). ~ Leber- und Nierenzellen während der Verhungerung. Frankf. Z. Path. 3, 723 (1909). ~ Contributo alla conoscenza della anatomia e della fisiopatologia renale. Internat. Mschr. Anat. u. Physiol. 27, 89 (1909). — CHALATOW, S. S.: Über das Verhalten der Leber gegenüber den verschiedenen Arten von Speisefett. Experimentelle Untersuchung. Virchows Arch. 207, 452 (1912). ~ Über flüssige Kristalle im tierischen Organismus, deren Entstehungsbedingungen und Eigenschaften. Frankf. Z. Path. 13, 189 (1913). ~ Über experimentelle Cholesterin-Lebercirrhose in Verbindung mit eigenen neuen Erhebungen über flüssige Kristalle des Organismus und über den Umbau der

Leber. Ein Beitrag zur Frage der anisotropen Verfettung der Organe. Beitr. path. Anat. 57, 85 (1914). — Chambard, E.: Contribution a l'étude des lésions histologiques du foie consécutives a la ligature du canal cholédoque, altérations des cellules hépatiques. Arch. de Physiol., II. s. 4, 718 (1877). — Chambers, R.: Microdissection studies on the germ cell. Science (Lancaster, Pa.) 41, 290 (1915). — Chambers, R., L. V. Beck and M. Belkin: Secretion in tissue cultures. I. Inhibition of phenol red accumulation in the chick kidney. J. Cellul. a. Comp. Physiol. 6, 429 (1935). — Chantrenne, H.: Recherches sur le mécanisme de la synthèse des protéines. Pubbl. Staz. zool. Napoli 23, Suppl., 70 (1951). — Chantrenne, H., and S. Koritz: The relationship of ribonucleic acid to the in vitro incorporation of radioactive glycine into the proteins of reticulocytes. Biochim. et Biophysica Acta 13, 209 (1954). — Charcot, M. M., et Gombault: Note sur les altérations du foie consécutives à la ligature lu canal cholédoque. Arch. de Physiol., II. s. 3, 272 (1876). — Chardon, G., G. Neverre et G. Jeannoel: Modifications de la sécrétion biliaire sous l'influence du déficit en oxygène. C. r. Soc. Biol. Paris 143, 697 (1949). — Chèvremont, M., et J. Frédéric: Évolution des chondriosomes lors de la mitose somatique étudiée dans des cellules vivantes cultivées in vitro par microscopie et microcinématographie en contraste de phase. (2. partie.) Archives de Biol. 63, 259 (1952). — Chlopin, N.: Ein Beitrag zur Morphologie und zum Mechanismus der Eisenspeicherung. Z. Zellforsch. 11, 316 (1930). — Chlopin, N. G.: Experimentelle Untersuchungen über die sekretorischen Prozesse im Zytoplasma. I. Über die Reaktion der Gewebselemente auf intravitale Neutralrotfärbung. Arch. exper. Zellforsch. 4, 462 (1927). — Christie, G. S., and J. D. Judah: Mechanism of action of carbon tetrachloride on liver cells. Proc. Roy. Soc. Lond. Ser. B 142, 241 (1954). — Ciaccio, C.: Beitrag zum Studium der Zellipoide in normalen und pathologischen Verhältnissen und einer besonderen Entartung von lipoidem Typus (lecithinische Entartung). Zbl. Path. 20, 771 (1909). ~ Zur Physiopathologie der Zelle. 1. Entartungsbilder der Plastosomen. Zbl. Path. 24, 721 (1913). — Ciaccio, C., u. S. Scaglione: Beitrag zur cellulären Physiopathologie der Plexus chorioideae. Beitr. path. Anat. 55, 31 (1912/13). — Clara, M.: Bau und Bedeutung der dunklen Leberzellen. Morphologische und experimentelle Untersuchungen an der Kaninchenleber I. Z. mikrosk.-anat. Forsch. 31, 193 (1932). ~ Über die hellen Leberzellen. Morphologische und experimentelle Untersuchungen an der Kaninchenleber. III. Z. mikrosk.-anat. Forsch. 34, 379 (1933). ~ Gallensekretion und Eiweißspeicherung. Z. Zellforsch. 21, 119 (1934). ~ Über das Vorkommen von Atraktosomen in den Schleimzellen der menschlichen Drüsen. Z. Zellforsch. 25, 653 (1937). ~ Untersuchungen über den färberischen Nachweis des Schleimes in Drüsenzellen beim Menschen. Z. mikrosk.-anat. Forsch. 47, 183 (1940). ~ Untersuchungen über die tropfigen Einschlüsse in menschlichen Nervenzellen. Psychiatr., Neurol. u. med. Psychol. 5, 108 (1953). ~ Untersuchungen über die Atraktosomen und Muzine in menschlichen Drüsen. Z. Zellforsch. 39, 373 (1954). — Clark, A. M.: Some physiological functiones of the nucleus in amoeba, investigated by micrurgical methods. Austral. J. exper. Biol. a. med. Sci. 21, 215 (1943). — Clark, J. A., and G. E. Hair: Observations on the mitochondria of the hepatic cell of the frog in normal and hyperglycemic states. Z. Zellforsch. 15, 123 (1932). — Claude, A.: Particulate components of cytoplasm. Cold Spring Harbor Symp. Quant. Biol. 9, 263 (1941). ~ The constitution of protoplasm. Science (Lancaster, Pa.) 97, 451 (1943). ~ Distribution of nucleic acids in the cell and the morphological constitution of cytoplasm. Frontiers in Cytochemistry. Biological Symposia 10, 111 (1943). ~ The constitution of mitochondria and microsomes, and the distribution of nucleic acid in the cytoplasm of a leukemic cell. J. of Exper. Med. 80, 19 (1944). ~ Fractionation of mammalian liver cells by differential centrifugation. I. Problems, methods, and preparation of extract. J. of Exper. Med. 84, 51 (1946). ~ Fractionation of mammalian liver cells by differential centrifugation. II. Experimental procedures and results. J. of Exper. Med. 84, 61 (1946). ~ Studies on cells: Morphology, chemical constitution, and distribution of biochemical functions. Harvey Lect. 43, 121 (1948). ~ Studies on cell morphology and functions: methods and results. Ann. New York Acad. Sci. 50, 854 (1950). ~ Cell morphology and the organisation of enzymatic systems in cytoplasm. Proc. Roy. Soc. Lond. Ser. B 142, 177 (1954). — Claude, A., and E. F. Fullam: An electron microscope study of isolated mitochondria. J. of Exper. Med. 81, 51 (1945). ~ The preparation of sections of guinea pig liver for electron microscopy. J. of Exper. Med. 83, 499 (1946). — Claude, A., K. R. Porter and E. G. Pickels: Electron microscope study of chicken tumor cells. Cancer Res. 7, 421 (1947). — Clavert, J.: Modifications du noyau et de la basophilie du cytoplasme de la cellule hépatique de la pigeon au cours du cycle ovarien. C. r. Assoc. Anat. 66, 278 (1951). ~ Étude des modifications histologiques du foie de la pigeonne au cours du cycle ovarien. Déterminisme et signification physiologique. Archives d'Anat. microsc. 41, 209 (1952). — Clavert, J., et C. Randavel: Action de la folliculine sur le foie de pigeon. Modifications histologiques du noyau de la cellule hépatique et de la basophilie de cytoplasme. C. r. Soc. Biol. Paris 141, 1258 (1947). — Cleland, K. W.: Permeability of isolated rat heart sarcosomes. Nature (Lond.) 170, 497 (1952). — Cleland, K. W., and E. C. Slater:

Respiratory granules of heart muscle. Biochemic. J. **53**, 547 (1953). ~ The sarcosomes of heart muscle. Their isolation, structure and behaviour under various conditions. Quart. J. Microsc. Sci. **94**, 329 (1953). — CONTE, E. DEL: Contribucion del coeficiente citológico a la fisiologia y patologia de la correlación hipofisotiroidea. Buenos Aires: El Ateneo 1949. — COONS, A. H.: The cellular fate of injected antigens. Symposia Soc. Exper. Biol. **6**, 166 (1952). — COONS, A. H., H. J. CREECH, R. N. JONES and E. BERLINER: The demonstration of pneumococcal antigen in tissues by the use of fluorescent antibody. J. of Immun. **45**, 165 (1942). — COONS, A. H., and M. H. KAPLAN: Localization of antigens in tissue cells. II. Improvements in a method for the detection of antigen by means of fluorescent antibody. J. of Exper. Med. **91**, 1 (1950). — COONS, A. H., E. H. LEDUC and M. H. KAPLAN: Localization of antigens in tissue cells. VI. The fate of injected foreign proteins in the mouse. J. of Exper. Med. **93**, 173 (1951). — COOPERSTEIN, J., and A. LAZAROW: Reduction of janus green by isolated enzyme systems. Biol. Bull. **99**, 321 (1950). ~ Studies on the mechanism of janus green B staining of mitochondria. III. Reduction of janus green B by isolated enzyme systems. Exper. Cell. Res. **5**, 82 (1953). — COOPERSTEIN, S. J., A. LAZAROW and J. W. PATERSON: Studies on the mechanism of janus green B staining of mitochondria. II. Reactions and properties of janus green B and its derivatives. Exper. Cell Res. **5**, 69 (1953). — CORI, G. T.: Enzyme und Glykogenstruktur bei der Glykogenspeicherkrankheit. Österr. Z. Kinderheilk. **10**, 38 (1954). — COSTERO, I., and C. M. POMERAT: Cultivation of neurons from the adult human cerebral and cerebellar cortex. Amer. J. Anat. **89**, 405 (1951). — COUNCILMAN, W. T.: Report on etiology and prevention of yellow fever. U.S. Marine Hosp. Service **1890**, 151. — COUNCILMAN, W. T., F. B. MALLORY and R. M. PEARCE: A study of the bacteriology and pathology of two hundred and twenty fatal cases of diphteria. Chicago 1901. — COUTEAUX-BARGETON, M.: Mode de répartition du glycogène dans le cytoplasme de divers types cellulaires. C. r. Soc. Biol. Paris **144**, 880 (1950). ~ Mode de répartition des réserves de glycogènes dans le cytoplasma de divers types cellulaires. C. r. Assoc. Anat. **63**, 539 (1951). — COWDRY, E.V.: The structure of chromophile cells of the nervous system. Contribut. to Embryol. **11**, 29 (1916). ~ Mitochondria, Golgi apparatus and chromidial substance. In General Cytology, p. 311. Edit. E. V. COWDRY. Chicago, Ill.: Univ. Chicago Press 1924. ~ The reactions of mitochondria to cellular injury. Arch. of Path. **1**, 237 (1926). COWDRY, E. V., and W. P. COVELL: Quantitative cytologic studies on the renal tubules. II. Mitochondria-cytoplasmic ratio. Anat. Rec. **36**, 349 (1927). — COWDRY, E. V., and S. F. KITCHEN: Inclusion bodies in yellow fever. Amer. J. Hyg. **11**, 227 (1930). COWDRY, N. H.: A comparison of mitochondria in plant and animal cells. Biol. Bull. **33**, 196 (1917). ~ Experimental studies on mitochondria in plant cells. Biol. Bull. **39**, 188 (1920). — COX, A.: Ganglienzellschrumpfung im tierischen Gehirn. Beitr. path. Anat. **98**, 399 (1936). — CRAMER, W., and R. J. LUDFORD: On cellular activity and cellular structure as studied in the thyroid gland. J. of Physiol. **61**, 398 (1926). ~ On the cellular mechanism of bile secretion and its relation to the Golgi apparatus of the liver cell. J. of Physiol. **62**, 74 (1926). — CRAMPTON, C. F., and F. HAUROWITZ: The intracellular distribution in rabbit liver of injected antigens labeled with [131]J. Science (Lancaster, Pa.) **113**, 274 (1950). ~ Deposition of small doses of injected antigen in rabbits. J. of Immun. **69**, 457 (1952). — CRANE, R. K., and F. LIPMANN: The effect of arsenate on aerobic phosphorylation. J. of Biol. Chem. **201**, 235 (1953). — CRAWFORD, G. N. C., and R. BARER: The action of formaldehyde on living cells as studied by phase-contrast microscopy. Quart. J. Microsc. Sci., Ser. III **92**, 403 (1951). — CREUTZFELD, H. G.: Über eine eigenartige herdförmige Erkrankung des Zentralnervensystems. Histol. Arb. Großhirnrinde, Erg.-Bd. **1920**. — CREUTZFELDT, W.: Zur Funktion der A-Zellen der Pankreasinseln. (A-Zellveränderungen bei Leberschädigung, Stress und Hypoglykämie.) Klin. Wschr. **1954**, 819. — CREVELD, S. VAN: Glycogen disease. Medicine **18**, 1 (1939). — CROSBIE, G. W., R. M. S. SMELLIE and J. N. DAVIDSON: Phosphorus compounds in the cell. V. The composition of the cytoplasmic and nuclear ribonucleic acids of the liver cell. Biochemic. J. **54**, 287 (1953). — CROSS, R. J., and J. V. TAGGART: Renal tubular transport: Accumulation of p-aminohippurate by rabbit kidney slices. Amer. J. Physiol. **161**, 181 (1950). — CURLETTO, R.: Citomorfologia e funzione del plasmocita. Omnia Med. (Pisa) **1953**. ~ Rapporti tra citomorfologia e funzione plasmoprotidopoietica plasmacellulare. (Con uno studio al microscopico a contrasto di fase.) Plasma (Milano) **1**, 63 (1953).

DALED, H. J.: Étude cytochimique sur l'évolution de l'acide ribonucléique dans la spermatogenèse du rat. Archives Anat. microsc. **40**, 183 (1951). — DALGLIESH, C. E.: The template theory and the role of transpeptidation in protein biosynthesis. Nature (Lond.) **171**, 1027 (1954). — DALTON, A. J.: Electron micrography of epithelial cells of the gastrointestinal tract and pancreas. Amer. J. Anat. **89**, 109 (1951). ~ A study of the Golgi material of hepatic and intestinal epithelial cells with the electron microscope. Z. Zellforsch. **36**, 522 (1951/52). ~ Electron microscopy of tissue sections. Internat. Rev. Cytology **2**, 403 (1953). — DALTON, A. J., and M. D. FELIX: Studies on the Golgi substance of the epithelial cells of the epididymis and duodenum of the mouse. Amer. J. Anat. **92**, 277 (1953). ~ Cytologic and cytochemical characteristics of the Golgi substance of epithelial cells of the epididymis — in situ, in homogenates and after isolation. Amer. J. Anat. **94**, 171 (1954). — Dalton, A. J., H. Kahler, M. G. Kelly, B. J. Lloyd and M. J. Striebich: Some observations on the mitochondria of normal and neoplastic cells with the electron microscope. J. Nat. Canc. Inst. **9**, 439 (1949). — Dalton, A. J., H. Kahler, H. Striebich and B. Lloyd: Finer structure of hepatic, intestinal and renal cells of the mouse as revealed by the electron microscope. J. Nat. Canc. Inst. **11**, 439 (1950). — Dalton, A. J., and M. J. Striebich: Electron microscopic studies of cytoplasmic components of some of the cells of the liver, pancreas, stomach, and kidney following treatment with ribonuclease. J. Nat. Canc. Inst. **12**, 244 (1951). — Daly, M. M., and A. E. Mirsky: Formation of protein in the pancreas. J. Gen. Physiol. **36**, 243 (1953). — Daneel, R.: Über das Verhalten der Mitochondrien bei der Mitose der Mesenchymzellen des Hühner-Embryos. Arbeitsgem. Forsch. Nordrhein-Westf. H. 6, S. 39, 1951. — Daneel, R., u. E. Güttes: Über das Verhalten der Mitochondrien bei der Mitose der Mesenchymzellen des Hühnerembryos. Naturwiss. **38**, 117 (1951). — Danielli, J. F.: Aldehydes in relation to absorption of fat from the intestine and metabolism of fat in the liver. Quart. J. Microsc. Sci. **90**, 309 (1949). ~ Structural factors in cell permeability and secretion. Symposia Soc. Exper. Biol. **6**, 1 (1952). — Dangeard, P.: Sur la destruction du chondriome dans les méristèmes radiculaires et sur la possibilité de sa restauration. C. r. Acad. Sci. Paris **230**, 27 (1950). — Dangeard, P., et H. Parriaud: Action des solutions de chloral sur le chondriome des méristèmes végétaux. C. r. Acad. Sci. Paris **236**, 260 (1953). — Dannehl, P.: Über die cadaverösen Veränderungen der Altmannschen Granula. Virchows Arch. **128**, 485 (1892). — Davidman, A., and D. H. Dolley: Cloudy swelling a process of stimulation. J. Med. Res. **42**, 515 (1921/22). — Davidson, J.: On liver necrosis and cirrhosis produced experimentally by coal tar. J. of Path. **28**, 621 (1925). — Davidson, J. N.: The distribution of nucleic acids in tissues. Symposia Soc. Exper. Biol. **1**, 77 (1947). ~ Some factors influencing the nucleic acid content of cells and tissues. Cold Spring Harbor. Symp. Quant. Biol. **12**, 50 (1947). — Davidson, J. N., W. M. McIndoe and R. M. S. Smellie: The uptake of ^{22}P by ribonucleotides in liver-cell fractions. Biochemic. J. **49**, XXXIII (1951). — Davidson, J. N., and C. Waymouth: The histochemical demonstration of ribonucleic acid in mammalian liver. Proc. Roy. Soc. Edinburgh, Sect. B **62**, 96 (1943). ~ Tissue nucleic acids. 3. The nucleic acid and nucleotide content of liver tissue. Biochemic. J. **38**, 379 (1944). ~ The nucleoproteins of the liver cell demonstrated by ultraviolett microscopy. J. of Physiol. **105**, 191 (1946). — Deane, H. W.: A cytological study of the diurnal cycle of the liver of the mouse in relation to storage and secretion. Anat. Rec. **88**, 39 (1944). ~ A cytological study of storage and secretion in developing liver of the mouse. Anat. Rec. **88**, 161 (1944). ~ The basophilic bodies in hepatic cells. Amer. J. Anat. **78**, 227 (1946). — Deane, H. W., and R. O. Greep: Adrenal cortex after hypophysectomy. Amer. J. Anat. **79**, 117 (1946). — Deane, H. W., and J. M. McKibbin: The chemical cytology of the rat's adrenal cortex in pantothenic acid deficiency. Endocrinology **38**, 385 (1946). — Deane, H. W., F. B. Nesbett and B. Hastings: Improved fixations for histological demonstration of glycogen and comparison with chemical determination in liver. Proc. Soc. Exper. Biol. a. Med. **63**, 401 (1946). — Deane, H. W., and J. H. Shaw: A cytochemical study of the responses of the adrenal cortex of the rat to thiamine, riboflavin, and pyridoxine deficiencies. J. Nutrit. **34**, 1 (1947). — Deineka, D.: Beobachtungen über die Entwicklung des Knochengewebes mittels der Versilberungsmethode. 1. Die Entwicklung der Knochenzellen im perichondralen Prozesse. Anat. Anz. **46**, 97 (1914). Dempsey, E. W.: Electron microscopy of the visceral yolk sac epithelium of the guinea pig. Amer. J. Anat. **93**, 331 (1953). — Dempsey, E. W., M. Singer and G. B. Wislocki: The increased basophilia of tissue proteins after oxidation with periodic acid. Stain. Technol. **25**, 73 (1950). — Devos, L.: Le foie du lapin dans l'anémie posthémorragique aiguë et chronique. Rev. belge path. **21**, 445 (1952). — Dianzani, M. U.: On the osmotic behaviour of mitochondria. Biochim. et Biophysica Acta **11**, 353 (1953). — Dible, J. H.: Fat mobilization in starvation. J. of Path. **35**, 451 (1932). ~ Degeneration, necrosis and fibrosis in the liver. Brit. Med. J. **1951**, 833. — Dietrich, W.: Pluriglanduläre Sklerose bei Myxödem mit mucoider Degeneration der Skelettmuskulatur. Virchows Arch. **307**, 566 (1941). — Dietz, E.: Beobachtungen über die o-Diacetylbenzol-Eiweißfarbreaktion, insbesondere ihr Verhalten gegenüber den Kristalloiden der Hodenzwischenzellen. Z. mikrosk.-anat. Forsch. **51**, 14 (1942). — Dineen, J. U., and R. A. Barter: Studies on the pathogenicity for adult mice of a virus isolated from a case of pleurodynia. Austral. J. Exper. Biol. a. Med. Sci. **31**, 337 (1953). — Dixon, F. J., S. C. Bukantz and G. J. Dammin: The effect of sensibization and x-radiation on the metabolism of ^{131}J labeled proteins. Science (Lancaster, Pa.) **113**, 274 (1951). — Doerr, W.: Über Frostschutzmittelvergiftung. Virchows Arch. **313**, 146 (1944). ~ Pathologische Anatomie der Glykolvergiftung und des Alloxandiabetes. Sitzgsber. Heidelberg. Akad. Wiss., Math.-naturwiss. Kl. **1949**, 245. ~ Herzmuskelveränderungen beim Myxödem. Zbl. Path. **85**, 26 (1949). ~ Aussprachebemerkung. Verh.

dtsch. Ges. Path. **34**, 337 (1951). ∼ Über den Myocardschaden vom Standpunkt der pathologischen Anatomie. Therapiewoche **1**, 32 (1951). ∼ Über die Ursachen bestimmter Formen sogenannter kardialen Rechtsinsuffizienz. Z. Kreislaufforsch. **40**, 92 (1951). ∼ Die „basophile (mukoide) Degeneration" des Herzmuskels. Z. Kreislaufforsch. **41**, 42 (1952). — DOERR, W., and V. BECKER: Das morphologische Äquivalentbild der Niere nach experimenteller Vergiftung mit Zyankalium und Malonsäure. Verh. dtsch. Ges. Path. **35**, 222 (1952). — DOERR, W., u. K. HOLLDACK: Über das Myxödemherz. Virchows Arch. **315**, 653 (1948). — DOERR, W., A. KRAFT u. J. RAUSCHKE: Über experimentelle Glykolvergiftung. Klin. Wschr. 1947, 749.— DOFLEIN, F., u. E. REICHENOW: Lehrbuch der Protozoenkunde. Eine Darstellung der Naturgeschichte der Protozoen mit besonderer Berücksichtigung der parasitischen und pathogenen Formen. 6. Aufl., Teil 1, Allgemeine Naturgeschichte der Protozoen. Jena: Gustav Fischer 1949. — DOLJANSKI, L., and A. ROSIN: Studies on the early changes in the livers of rats treated with various toxic agents, with especial reference to the vascular lesions. I. The histology of the rat's liver in urethane poisoning. Amer. J. Path. **20**, 945 (1944). — DOLLEY, D. H.: The neurocytological reaction in muscular exertion. I. Preliminary communication. The sequence of the immediate changes in Purkinje cells. Amer. J. Physiol. **25**, 151 (1909). ∼ The morphological changes in nerve cells resulting from overwork in relation with experimental anemia and shock. J. Med. Res. **21**, 95 (1909). ∼ The identity in dog and man of the sequence of changes produced by functional activity in the Purkinje cell of the cerebellum. Med. Res. **25**, 285 (1911). ∼ The morphology of functional activity in the ganglion cells of the crayfish Cambarus virilis. The numerical statement of the nucleus-plasma norm and of its upset in prolonged activity. Arch. Zellforsch. **9**, 485 (1913). ∼ Fatigue of excitation and fatigue of depression: A comparison of the reactive effect of function and of the by-products of function on the nerve cell. Internat. Mh. Anat. u. Physiol. **31**, 35 (1914). ∼ The morphology of functional depression in nerve cells and its significance for the normal and abnormal physiology of the cell. J. med. Res. **29**, 65 (1914). — DOLLEY, D. H., and G. W. CRILE: The pathological cytology of surgical shock. I. Preliminary communication. The alterations occurring in the Purkinje cells of the dog's cerebellum. With an introductory note on the pathological physiology. J. Med. Res. **20**, 275 (1909). — DOMAGK, G.: Die chemische Zusammensetzung des Herzmuskels bei verschiedenen Erkrankungen. Z. klin. Med. **98**, 171 (1924). ∼ Untersuchungen über die Bedeutung des retikuloendothelialen Systems für die Vernichtung von Infektionserregern und für die Entstehung des Amyloids. Virchows Arch. **253**, 594 (1924). ∼ Aussprachebemerkung. Verh. dtsch. path. Ges. **22**, 156 (1927). — DONIACH, J., and R. WEINBREN: The development of inclusion bodies in the cells of the rat's liver after partial hepatectomy. Brit. J. Exper. Path. **33**, 499 (1952). — DONTENWILL, W.: Über schwerste Paraproteinämie mit Paramyloidose. Dtsch. Arch. klin. Med. **200**, 346 (1953). — DOUNCE, A. L.: Cytochemical foundations of enzyme chemistry. The Encymes, Bd. I/1, S. 187. New York: Academic Press. Publ. 1950. ∼ Duplicating mechanism for peptide chain and nucleic acid synthesis. Enzymologia **15**, 251 (1952). — DROCHMANS, P.: The effect of ischaemia on nucleoproteins in liver cells. Experientia (Basel) **3**, 421 (1947). ∼ Étude cytochimique des variations des nucléoprotéines hépatiques au cours de la régénération et de l'autolyse. Archives de Biol. **61**, 475 (1950). — DRUCKREY, H.: Die Stoffwechselvorgänge im Gewebe und ihre Bedeutung für den Kreislauf. Verh. dtsch. Ges. Kreislaufforsch. **14**, 177 (1941). ∼ Die Stoffwechselvorgänge im Gewebe unter physiologischen und pathologischen Bedingungen. Dtsch. med. Wschr. **1943**, 619. — DRYSDALE, G. R., and H. A. LARDY: Fatty acid oxidation by a soluble enzyme system from mitochondria. J. of Biol. Chem. **202**, 119 (1953). DUBOIS-FERRIÈRE, H.: La genèse et la fonction des plasmocytes. Sang **19**, 574 (1948). — DUBREUIL, G.: Transformation directe des mitochondries et des chondriocontes en graisses dans les cellules adipeuses. C. r. Soc. Biol. Paris **70**, 264 (1911). — DÜRCK, H.: Untersuchungen über die pathologische Anatomie der Beri-Beri. Ein Beitrag zur normalen und pathologischen Anatomie des peripherischen Nervensystems. Beitr. path. Anat. Suppl. **8** (1908). — DURME, VAN: Etude des différents états fonctionnels de la cellule nerveuse corticale. Nevraxe **2** (1900/01). DUSTIN jr., P.: Ribonucleic acid and the vital staining of cytoplasmic vacuoles in animal cells. Symposia Soc. Exper. Biol. **1**, 114 (1947). — DUTHIE, E. S.: Mitochondrial changes in autoplastic liver transplants. J. of Path. **41**, 311 (1935). — DUVE, CHR. DE, J. BERTHET and F. APPELMANS: Permeability of mitochondria. Nature (Lond.) **167**, 389 (1951).

EBSTEIN, W.: Über Drüsenepithelnekrosen beim Diabetes mellitus mit besonderer Berücksichtigung des diabetischen Coma. Dtsch. Arch. klin. Med. **28**, 143 (1881). — EDLUND, Y.: Studies on the carbohydrate metabolism and liver protection therapie in experimental biliary obstruction. Acta chir. scand. **96**, Suppl. 136 (1948). — EDLUND, Y., u. H. HOLMGREN: Zur Kenntnis der Lokalisation des Leberglykogens unter Adrenalin- bzw. Insulinwirkung. Z. mikrosk.-anat. Forsch. **47**, 467 (1940). — EGER, W.: Vergleichende Untersuchungen zum Glykogennachweis im braunen und weißen Fett und in der Leber. Virchows Arch. **309**, 607 (1942). ∼ Über Trockensubstanz und Fettgehalt menschlicher Lebern. Virchows Arch. **312**,

270 (1944). ~ Eiweißtrockensubstanz und Verfettung der menschlichen Leber in Beziehung zum histologischen Bild. Virchows Arch. **315**, 147 (1948). ~ Probleme der Leberpathologie. Dtsch. med. Wschr. **1948**, 317. ~ Betrachtungen zur Frage der serösen Entzündung und Degeneration am Beispiel der Leber. Ärztl. Forsch. **4**, 349 (1950). ~ Zur Pathologie des zentralen und peripheren Funktionsfeldes des Leberläppchens. Zbl. Path. **91**, 255 (1954). — Eger, W., u. Ch. Klärner: Über Glykogenbildung und Glykogenablagerung in der menschlichen Leber. Virchows Arch. **315**, 135 (1948). — Eger, W., u. H. Ottensmeier: Die Glykogendarstellung und Glykogenablagerung in der Leber, untersucht mit dem nativen Gefrierschnittverfahren. Virchows Arch. **322**, 175 (1952). — Eggert, Br.: Zur Überwinterung der Larven von Molge alpestris Laur. unter besonderer Berücksichtigung des Verhaltens der Schilddrüse. Z. Zool. **145**, 399 (1934). — Ehrlich, P.: Über das Vorkommen von Glykogen im diabetischen und im normalen Organismus. Z. klin. Med. **6**, 33 (1883). ~ Studien in der Cocainreihe. Dtsch. med. Wschr. **1890**, 717. — Eichenberger, M.: Elektronenmikroskopische Beobachtungen über die Entstehung der Mitochondrien aus Mikrosomen. Exper. Cell Res. **4**, 275 (1953). — Eichner, D.: Zur Frage der Neurosekretion der Ganglienzellen des Nebennierenmarkes. Z. Zellforsch. **36**, 293 (1951). ~ Zur Frage der Neurosekretion in den Ganglienzellen des Grenzstranges. Z. Zellforsch. **37**, 274 (1952). ~ Über den morphologischen Ausdruck funktioneller Beziehungen zwischen Nebennierenrinde und neurosekretorischem Zwischenhirnsystem der Ratte. Z. Zellforsch. **38**, 488 (1953). ~ Zur Morphologie der Ganglienzellen des Grenzstranges nach experimentellen Eingriffen (Durchschneidung, Kochsalzbelastung.) Z. Zellforsch. **39**, 328 (1953/54). ~ Zur Morphologie des neurosekretorischen hypothalamisch-hypophysären Systems beim Goldhamster (Cricetus auratus) unter normalen und experimentellen Bedingungen. Z. Zellforsch. **40**, 151 (1954). — Einarson, L.: A method for progressive selective staining of Nissl and nuclear substance in nerve cells. Amer. J. Path. **8**, 295 (1932). ~ Notes on the morphology of the chromophil material of nerve cells and its relation to nuclear substance. Amer. J. Anat. **53**, 141 (1933). ~ Histological analysis of the Nissl-pattern and -substance of nerve cells. J. Comp. Neur. **61**, 101 (1935). ~ On the theorie of gallocyanin-chromalum staining and its application for quantitative estimation of basophilia. A selective staining of exquisite progressivity. Acta path. scand. (Københ.) **28**, 82 (1951). — Eisen, G.: Notes on fixation, stains, the alcohol method, etc. Z. wiss. Mikrosk. **14**, 195 (1897). — Ekman, C. A., and H. Holmgren: The effect of alimentary factors on liver glycogen rhythm and the distribution of glycogen in the liver lobule. Anat. Rec. **104**, 189 (1949). — Elias, H., and T. Cohen: Geometrical analysis of inclusions in rat liver cells as seen in electronmicrograms. Z. Zellforsch. **41**, 407 (1955). — Eliasson, N. A., E. Hammarsten, P. Reichard, S. Åquist, B. Thorell and G. Ehrensvård: Turnover rates during formation of proteins and polynucleotides in regenerating tissues. Acta chem. scand. (Copenh.) **5**, 431 (1951). — Ellinger, P., u. A. Hirt: Mikroskopische Untersuchung an lebenden Organen. I. Mitteilung. Methodik: Intravitalmikroskopie. Z. Anat. **90**, 791 (1929). — Elman, R., and C. J. Heifitz: Experimental hypoalbuminemia. Its effect on the morphology, function and protein and water content of the liver. J. of Exper. Med. **73**, 417 (1941). — Elson, D., and E. Chargaff: Nucleotide composition of pentose nucleic acids from different fractions of the hepatic cell. Federat. Proc. **10**, 180 (1951). — Elster, K.: Beitrag zur Histologie der Herzmuskelfaserschädigung. Verh. dtsch. Ges. Path. **36**, 242 (1953). ~ Zur Morphologie der energetisch-dynamischen Herzinsuffizienz. Z. Kreislaufforsch. **42**, 563 (1953). — Ely, J. O., and M. H. Ross: Nucleic acids and the Feulgen reaction. Anat. Rec. **104**, 103 (1949). — Emmel, V. M.: Mitochondrial and p_H changes in the rat's kidney following interruption and restoration of the renal circulation. Anat. Rec. **78**, 361 (1940). — Emmerich, E., u. G. Domagk: Die chemische Zusammensetzung des Herzmuskels bei verschiedenen Krankheiten. Klin. Wschr. **1924**, 62. — Enderlin: Beitrag zur Nierenchirurgie, experimentelle und klinische Beobachtungen zur Histologie der nach Nephrektomie zurückbleibenden Niere. Dtsch. Z. Chir. **41**, 208 (1895). — Enderlin, M.: Phasenmikroskopische Untersuchungen über Umgebungseinwirkungen auf die quergestreiften Muskelfasern. Acta anat. (Basel) **17**, 1 (1953). — Ephrussi, B., and H. Hottinguer: On an unstable cell state in yeast. Cold Spring Harbor Symp. Quant. Biol. **16**, 75 (1951). — Eppinger, H.: Die toxische Myolyse des Herzens bei Diphtherie. Dtsch. med. Wschr. **1903**, 257. ~ Über Ermüdung, Entzündung und Tod. Z. klin. Med. **133**, 1 (1937). — Permeabilitätspathologie. Wien: Springer 1949. — Eppinger, H., H. Kaunitz u. H. Popper: Die seröse Entzündung. Eine Permeabilitätspathologie. Wien: Springer 1935. — Erickson, R. O., K. B. Sax and H. Ogur: Perchloric acid in the cytochemistry of pentose nucleic acid. Science (Lancaster, Pa.) **110**, 472 (1949). — Ernst, P.: Die Bedeutung der Zelleibstruktur für die Pathologie. Verh. dtsch. path. Ges. **17**, 43 (1914). ~ Die Pathologie der Zelle. In Krehl-Marchands Handbuch der allgemeinen Pathologie, Bd. III/1, S. 1. Leipzig: S. Hirzel 1915. ~ Über Degeneration und Regeneration. Dtsch. med. Wschr. **1922**, 215. ~ Die Degenerationen und die Nekrose. (Stoffwechselstörungen, Dystrophien.) In Handbuch der normalen und pathologischen Physiologie, Bd. V. Berlin: Springer 1928. — Euler, H. v., u. R. Enderlein: Sauerstoffzehrung tierischer Gewebe nach Thyroxineingaben. Biochem. Z. **261**, 226 (1933).

Fahr, Th.: Zur Frage der sogenannten hyalintropfigen Zelldegeneration. Verh. dtsch path. Ges. 17, 119 (1914). ~ Beiträge zur Diphtherie-Frage. Virchows Arch. 221, 39 (1916). ~ Pathologische Anatomie des Morbus Brighthii. In Handbuch der speziellen pathologischen Anatomie und Histologie, Bd. 6/I, S. 156 u. Bd. 6/II, S. 807. Berlin: Springer 1925 u. 1934. — Farber, E., D. Koch-Weser, P. B. Szanto and H. Popper: Correlation between cytoplasmic basophilia and the nucleic acid content of the liver. Arch. of Path. 51, 399 (1951). — Fauré-Fremiet, E.: Étude sur les mitochondries des protozoaires et des cellules sexuelles. Archives Anat. microsc. 11, 457 (1910). — Fauré-Fremiet, E., M. Bessis et J. Thaureaux: Ultrastructure du hyaloplasma cellulaire. Microscopie (Paris) 1, 41 (1948). — Felix, K.: Die energieverzehrenden, -liefernden und -übertragenden Reaktionen des intermediären Stoffwechsels. Naturwiss. 40, 44 (1953). — Fenn, W. A.: Kontraktilität. In R. Höber, Physikalische Chemie der Zellen und Gewebe. Bern: Stämpfli & Cie. 1947. — Fenn, W. A., and L. F. Haege: The deposition of glycogen with water in the liver of cats. J. of Biol. Chem. 136, 87 (1940). — Feyrter, F.: Über die Unterschiedlichkeit des menschlichen Fettgewebes. Zbl. Path. 83, 65 (1945); Verh. dtsch. Path. 1944, 186 (1949). ~ Über die Unterschiedlichkeit des menschlichen Fettgewebes. Wien. klin. Wschr. 1947, 6. ~ Über die cyanochromen Zellen des menschlichen Körpers. Z. Zellforsch. 34, 179 (1949). ~ Aussprachebemerkung. Verh. Ges. dtsch. Path. 36, 428 (1953). — Ficq, A.: Incorporation in vitro de glycocolle-1-C_{14} dans les oocytes d'asteries. Experientia (Basel) 9, 377 (1953). ~ Analyse de l'induction neurale par autoradiographie. Experientia (Basel) 10, 20 (1954). — Field, jr., J. S. Belding and A. Martin: An analysis of the relation between BMR and summated tissue respiration in the rat. J. Cellul. a. Comp. Physiol. 14, 143 (1939). — Fields, M., and R. L. Libby: Uplake of labeled antigens by the mitochondria of mouse liver. J. of Immun. 69, 581 (1952). — Fiessinger, N.: Contribution à l'étude des dégénérescences de la cellule hépatique au cours de certain intoxications brutales chez les batraciens. C. r. Soc. Biol. Paris 66, 391 (1909). ~ La cellule hépatique paticulièrement chez les mammifères et chez l'homme. Rev. gen. Histol. 4, 387 (1911). — Fiessinger, N., et L. Caen: Les altérations du chondriome chez les mammifères. C. r. Soc. Biol. Paris 66, 391 (1909). — Findlay, G. M.: A pictographic review. Mitochondria and cell injury. J. Roy. Microsc. Soc. 1927, 258. ~ Cytological changes in the liver in Rift Valley fever with special reference to the nuclear changes. Brit. J. Exper. Path. 14, 207 (1933). ~ Inclusion bodies and their relationship to viruses. Handbuch der Virusforschung, Bd. 1, S. 292. Wien: Springer 1938. — Findlay, G. M., R. D. Mackenzie and R. O. Stern: The histopathology of fowl pest. J. of Path. 45, 589 (1937). — Fischer, A.: Fixierung, Färbung und Bau des Protoplasmas. Jena: Gustav Fischer 1899. — Fischer, A.: Morphological aspects of animal tissue cells in synthetic media. Acta anat. (Basel) 5, 57 (1948). — Fischer-Wasels, B.: Experimentelle Untersuchungen über die blasige Entartung der Leberzelle und die Wasservergiftung der Zelle im allgemeinen. Frankf. Z. Path. 28, 201 (1922). — Fischer, H., u. F. Huber: Über Veränderungen im exokrinen Teil des Pankreas bei experimenteller chronischer Nickelvergiftung. Vjschr. naturforsch. Ges. Zürich 22, 165 (1947). — Fischer, J., u. E. Ries: Das Verhalten der Pankreaszelle des Hühnchens in der Gewebekultur. Arch. exper. Zellforsch. 18, 280 (1936). — Fischler, F., u. A. Hjärre: Über experimentelle zentrale Läppchennekrose der Leber. Zugleich ein Beitrag zur Kenntnis des Kohlehydratstoffwechsels und zur Aufklärung des Narkosenspättodes. Mitt. Grenzgeb. Med. u. Chir. 4, 663 (1927/28). — Fischler, F., u. K. W. Roeckl: Über das Auftreten dunkler Leberzellen unter experimenteller Beeinflussung der Leberfunktion. Z. mikrosk.-anat. Forsch. 44, 563 (1938). — Fisher, C., and S. W. Ranson: On the so-called sympathetic cells in the spinal ganglia. J. of Anat. 68, 1 (1934). — Fisher, E. R.: The destruction of cytoplasmic basophilia with mineral acids. Stain. Technol. 28, 9 (1953). — Fleckenstein, A.: Beitrag zum Mechanismus der experimentellen serösen Entzündung durch Allylformial. Arch. exper. Path. u. Pharmakol. 203, 151 (1944). — Flesch, M.: Über die Verschiedenheiten im chemischen Verhalten der Nervenzellen. Mitt. naturforsch. Ges. Bern 1887, 192. — Flesch, M., u. H. Koneff: Bemerkungen über die Struktur der Ganglienzellen. Neur. Zbl. 5, 145 (1886). — Florentin, P.: Fonte holocrine des cellules thyreoidiennes chez le cobaye et au particulier chez la femelle gestante. C. r. Soc. Biol. Paris 94, 73—75 (1926). ~ Étude expérimentale et interprétation des variations de la réaction colorante de la colloide thyroïdienne. C. r. Soc. Biol. Paris 108, 70 (1931). — Florentin, R., R. Grandpierre, P. Grognot et J. Rayer: Modifications histologiques du foie provoquées par l'anoxemie. C. r. Soc. Biol. Paris 138, 280 (1944). — Flury, F., u. W. Neumann: Der Begriff der Allobiose und seine Bedeutung in der Medizin. Klin. Wschr. 1942, 557. — Fonnesu, A., u. C. Severi: Phosphorylation mechanism in cloudy swelling. Experientia (Basel) 10, 28 (1954). ~ Comportamento della fosfatasi alcalina nel rene in rigonfiamento torbido. Riv. Biol. 44, 381 (1952). — Fopp, J.: Untersuchungen über die Menge und Verteilung des Leberglykogens beim Neugeborenen. Helvet. med. Acta 6, 466 (1929). — Forbes, G. B.: Glycogen storage disease. Report of a case with abnormal glycogen structure in liver and skeletal muscle. J. of Pediatrics 42, 645 (1953). — Forsgren, E.: Zur Kenntnis der Histologie der Leberzellen und der Gallensekretion. Anat. Anz. 51, 309 (1918). ~ Mikroskopische Untersuchungen

582   H. W. Altmann: Allgemeine morphologische Pathologie des Cytoplasmas.

über die Gallenbildung in den Leberzellen. Z. Zellforsch. 6, 647 (1928). ~ Über die rhythmische Funktion der Leber und ihre Bedeutung für den Kohlehydratstoffwechsel bei Diabetes und für die Insulinbehandlung. Klin. Wschr. 1929, 1110. ~ Über die Rhythmik der Leberfunktion, des Stoffwechsels und des Schlafs. Stockholm 1935. — Forster, R. P.: Use of thin Kidney slices and isolated renal tubules for direct study of cellular transport kinetics. Science (Lancaster, Pa.) 108, 65 (1948). — Forster, R. P., and J. V. Taggart: Use of isolated renal tubules for the examination of metabolic processes associated with active cellular transport. J. Cellul. a. Comp. Physiol. 36, 251 (1950). — Fortuyn, A. B. Droglever: Changements histologiques dans l'écore cérébrale de quelques rongeurs. Trav. Labor. Rech. biol. Univ. Madrid 22, 67 (1924). ~ Histological experiments with the brain of some rodents. J. Comp. Neur. 42, 349 (1926/27). — Franke, H., u. E. Heinicke: Zur Physiologie und Pathologie der Plasmazellen. Fol. haemat. (Lpz.) 70, 243 (1951). — Franke, K., u. A. Sylla: Mikroskopische Lebendbeobachtung innerer Organe. I. Mitteilung. Gallencapillar- und Leberzellstudien mit Mikrophotogrammen am lebenden Frosch. Z. exper. Med. 89, 141 (1933). ~ Mikroskopische Lebendbeobachtung innerer Organe. II. Mitteilung. Beobachtungen an der Leber gesunder und kranker Warmblüter. Z. exper. Med. 93, 592 (1934). — Frantz jr., I. D., P. C. Zamecnik, J. W. Reese and M. L. Stephenson: The effect of dinitrophenol on the incorporation of alanine labeled with radioactive carbon into the proteins of slices of normal and malignant rat liver. J. of Biol. Chem. 174, 773 (1948). — Frédéric, J.: Contribution à l'étude de l'épithelium hépatique cultivé in vitro. Microscopie et microcinématographie en contraste de phase, histochemie. Acta anat. (Basel) 15, 47 (1952). — Frédéric, J., et M. Chèvremont: Recherches sur les chondriosomes de cellules vivantes par la microscopie et la microcinematographie en contraste de phase. (1. partie.) Archives de Biol. 63, 109 (1952). — Freifeld, H.: Über das kristallinische Hyalin. Beitr. path. Anat. 55, 168 (1913). — Fresco, J. R., and A. Marshak: On the biosynthesis of nucleic acids in the livers of adult mice. J. of Biol. Chem. 205, 585 (1953). — Fresen, O.: Versuche mit Kollidon verschiedener Teilchengröße. Verh. dtsch. Ges. Path. 33, 126 (1950). — Fresen, O., u. H. Weese: Das gewebliche Bild nach Infusion verschiedener Kollidonfraktionen (Periston N, Periston, hochvisköses Periston) beim Tier. Beitr. path. Anat. 112, 44 (1952). — Freundlich, H.: Neuere Fortschritte der Kolloidchemie und ihre biologische Bedeutung. Protoplasma (Berl.) 2, 278 (1927). ~ Colloidal structures in biology. J. Physic. Chem. 41, 1151 (1937). — Freundlich, H., O. Enslin u. K. Söllner: Über die Bildung von Taktoiden in Gemischen zweier Sole und ihre biologische Bedeutung. Protoplasma (Berl.) 17, 489 (1933). — Frey-Wyssling, A.: Submikroskopische Morphologie des Protoplasmas und seiner Derivate. Protoplasma-Monogr. 15 (1938). ~ Physikochemical behaviour of cytoplasm. Research (Lond.) 2, 300 (1949). ~ Submicroscopic morphology of protoplasma and its derivatives. New York u. Amsterdam: Elsevier Book Co. 1948, 1953. ~ Die submikroskopische Struktur des Cytoplasmas. Protoplasmatologia, Bd. II/A 2. Wien: Springer 1955. — Fricke, O., H. Groll u. E. Meyer: Chemische Untersuchungen zur Frage der trüben Schwellung. Beitr. path. Anat. 83, 135 (1930). — Fuchs, H.: Über das Epithel im Nebenhoden der Maus. Anat. H. 19, 311 (1902). ~ Über Beobachtungen an Sekret- und Flimmerzellen. Anat. H. 25, 501 (1904).

Gabe, M., et M. Prenant: Contribution a la cytologie de la glande salivaire de Limnaea stagnalis. Cellule 52, 17 (1948). — Gábor, A. J., u. M. Jancsó: Die Speicherung artgleicher und artfremder Eiweißstoffe. Acta physiol. (Stockh.) 4, 29 (1953). — Gale, E. F.: Assimilation of amino-acids by grampositive bacteria and some actions of antibiotics thereon. Adv. Protein Chem. 8, 285 (1953). — Gale, E. F., and J. P. Folkes: The assimilation of amino-acids by bacteria. 14. Nucleic acid and protein synthesis in Staphylococcus aureus. Biochemic. J. 53, 483 (1953). ~ The assimilation of amino-acids by bacteria. 15. Actions of antibiotics on nucleic acid and protein synthesis in Staphylococcus aureus. Biochemic. J. 53, 493 (1953). — Garnier, Ch.: Les filaments basaux dans les cellules glandulaires. Note préliminaire. Bibl. anat. 5, 278 (1897). ~ Considérations générales sur l'ergastoplasme, protoplasma supérieur des cellules glandulaires. J. Physiol. et Path. gén. 2 (1899). ~ Contribution à l'étude de la structure et du fonctionnement des cellules glandulaires séreuses. Du rôle de l'ergastoplasme, dans la secretion. Thèse de doctorat en méd. Nancy 1899; J. Anat. et Physiol. 36, 22 (1900). — Garten, S.: Die Veränderungen in den Ganglienzellen des elektrischen Lappens des Zitterrochens nach Durchschneidung der aus ihm entspringenden Nerven. Arch. Anat. u. Physiol. 1900, 133. — Gatz, A. J., and O. B. Houchin: Studies on the heart of vitamin e deficient rabbits. Anat. Rec. 110, 249 (1951). — Gautier, A., et V. Diomede-Fresa: Étude au microscope électronique de l'ergastoplasme des glandes salivaires du rat. Mikroskopie (Wien) 8, 23 (1953). — Gavosto, F., A. Ficq et M. Errera: Incorporation in vivo de glycine-1-^{14}C dans les cellules individuelles de la moelle osseuse. Exper. Cell Res. 6, 238 (1954). — Gavosto, F., et F. Moyson: Étude de l'action du shock sur la concentration en acides nucléiques des différentes fractions cytoplasmiques du foie. Experientia (Basel) 9, 263 (1953). — Gavosto, F., and R. Rechenman: In vitro incorporation of glycine-1-^{14}C in reticulocytes. Biochim. et Biophysica Acta **13**, 583 (1954). — GEDIGK, P.: Histochemische Darstellung von Kohlenhydraten. Klin. Wschr. **1952**, 1057. — GEDIGK, P., u. G. STRAUSS: Zur Histochemie des Hämosiderins. Virchows Arch. **324**, 373 (1953). ~ Zur formalen Genese der Eisenpigmente. Virchows Arch. **326**, 172 (1954). — Zur Histochemie des Hämosiderins. Verh. dtsch. Ges. Path. **37**, 240 (1954). — GEHUCHTEN, A. VAN: Chromatolyse centrale et chromatolyse périphérique. Bibliogr. anat. **5**, 251 (1897). ~ Pathologische Anatomie der Nervenzellen. In Handbuch der pathologischen Anatomie des Nervensystems, herausgeg. von E. FLATAU, L. JACOBSOHN u. L. MINOR, Bd. I, S. 110. Berlin: S. Karger 1904. — GEILING, E. M. K., and P. R. CANNON: Pathologic effects of elixir of sulfanilamide (diethylene glycol) poisoning: a clinical and experimental correlation; final report. J. Amer. Med. Assoc. **111**, 919 (1938). — GEISER, P.: Neue Befunde bei der experimentellen Trypsinvergiftung. (Beitrag zur serös-exsudativen Nephropathie.) Virchows Archiv **309**, 502 (1942). GÉRARD, P.: Comment interpréter les formations granulaires recontrées dans le tube contourné du rein chez les vertébrés. Bull. Acad. Med. **1934**, 160. — GÉRARD, P., et R. CORDIER: Sur l'existence, dans le tube contourne du rein des anoures, de segments distincts, à pouvoir d'accumulation différent. C. r. Soc. Biol. Paris **108**, 799 (1931). ~ Études histophysiologiques sur le rein des anoures. Archives de Biol. **43**, 367 (1932). ~ Sur l'interprétation des altérations morphologiques characteristiques observées dans le rein au cours de la néphrose lipoidique. Arch. internat. Méd. expér. **8**, 225 (1933). ~ Esquisse d'une histophysiologie comparée du rein des vertébrés. Biol. Rev. Cambridge Philos. Soc. **9**, 110 (1934). — GERARD, R. W.: The effect of thyroid feeding on tissue respiration. Amer. J. Physiol. **103**, 225 (1933). — GERHARDT, D.: Über Leberveränderungen nach Gallengangsunterbindung. Arch. exper. Path. u. Pharmakol. **30**, 1 (1892). — GERSH, J.: The Altmann technique for fixation by drying while freezing. Anat. Rec. **53**, 309 (1932). ~ A protein component of the Golgi apparatus. Arch. of Path. **47**, 99 (1949). — GERSH, J., and D. BODIAN: Histochemical analysis of changes in rhesus motoneurons after root section. Biol. Symposia **10**, 163 (1943). ~ Some chemical mechanisms in chromatolysis. J. Cellul. a. Comp. Physiol. **21**, 253 (1943). — GIACOMO, A. DE: Sull' ipertrofia compensatoria e sui fenomeni cellulari nei rein dopo la ligatura di un ureter. Internat. Mschr. Anat. u. Physiol. **28**, 208 (1911). — GIERKE, E. V.: Das Glykogen in der Morphologie des Zellstoffwechsels. Beitr. path. Anat. **37**, 502 (1905). ~ Physiologische und pathologische Glykogenablagerung. Erg. Path. **11**, 871 (1907). ~ Der Glykogengehalt der Nierenepithelien. Verh. dtsch. path. Ges. **20**, 200 (1925). ~ Hepato-Nephromegalia glykogenica. (Glykogenspeicherkrankheit der Leber und Nieren.) Beitr. path. Anat. **82**, 497 (1929). ~ Störungen des Stoffwechsels (Dystrophien). In Pathologische Anatomie, herausgeg. von L. ASCHOFF, 8. Aufl., Bd. 1, S. 326. Jena: Gustav Fischer 1936. ~ Über Glykogenspeicherungskrankheit. Beitr. path. Anat. **99**, 369 (1937). — GILBERT, A., et C. GARNIER: Du foie dans les anémies. Ref. Dtsch. med. Wschr. **1900**, 214. — GILDEA, E. F., and S. COBB: The effect of anemia on the cerebral cortex of the cat. Arch. of Neur. **23**, 876 (1930). — GILLMAN, J., and TH. GILLMAN: Structure of the liver in pellagra. Arch. of Path. **40**, 239 (1945). ~ The pathogenesis of cytosiderosis (hemochromatosis) as evidenced in malnourished Africans. Gastroenterol. **8**, 19 (1947). ~ Liver disease in Johannesburg. Relation to pellagra. Lancet **1948 I**, 169. ~ Anoxia and the liver with special reference to shock and chronic malnutrition. South Afric. J. Med. Sci. **13**, 11 (1948); Amer. J. Digest. Dis. **16**, 348 (1949). ~ Perspectives in human malnutrition. New York: Grune & Stratton 1951. — GILLMAN, J., J. MANDELSTAM and TH. GILLMAN: A comparison of chemical and histological estimation of the iron and copper content of the livers of Africans in relation to the pathogenesis of cytosiderosis and cirrhosis (haemochromatosis). South Afric. J. Med. Sci. **10**, 109 (1945). — GILSON, G. B.: Studies on proteinuria in the rat. Proc. Soc. Exper. Biol. a. Med. **77**, 608 (1949). — GLAUS, A.: Über multiples Myelozytom mit eigenartigen, zum Teil kristallähnlichen Zelleinlagerungen, kombiniert mit Elastolyse und ausgedehnter Amyloidose und Verkalkung. Virchows Arch. **223**, 301 (1917). — GLIMSTEDT, G., u. S. LAGERSTEDT: Observations on the ultrastructure of isolated mitochondria from normal rat liver. Kgl. Fysiogr. Sällsk. Hdl. N. F. **64**, Nr. 3 (1953). ~ Weitere Untersuchungen über die Ultrastruktur isolierter Mitochondrien. Anat. Anz. **100**, Erg.-H. 97 (1954). — GLIMSTEDT, G., S. LAGERSTEDT and K. S. LUDWIG: The visualization of the granulated mitochondrial inner body through treatment of isolated mitochondria with xylene. Experientia (Basel) **10**, 462 (1954). ~ The demonstration of a matrix substance in isolated rat liver mitochondria. Exper. Cell Res. **7**, 575 (1954). — GLOGGENGIESSER, W.: Experimentelle morphologische und systematische Untersuchungen über die seröse Entzündung der Leber, nebst Beiträgen experimenteller Leberschädigungen durch Bakterien, Bakterientoxine und mechanisch-operative Eingriffe. Virchows Arch. **312**, 64 (1944). — GLYNN, L. E., and H. P. HIMSWORTH: The intralobular circulation in acute liver injury by carbon tetrachloride. Clin. Sci. **6**, 235 (1948). — GLYNN, L. E., H. P. HIMSWORTH and O. LINDAN: The experimental production and development of diffuse hepatic fibrosis („portal cirrhosis"). Brit. J. Exper. Path. **29**, 1 (1948). — GOEBEL,

A.: Über Stoffwechseluntersuchungen mit radioaktivem Phosphor. Verh. dtsch. Ges. Path. **33**, 109 (1950). — Goebel, A., L. Friedrici, H. K. Fukas, W. Maurer u. W. Nagel: Über den Einfluß der Cyankaliumvergiftung auf Sauerstoffverbrauch, Körpertemperatur und Phosphatidneubildung in Leber und Nieren von Ratten. Beitr. path. Anat. **112**, 36 (1952). — Goebel, A., W. Klante, H. Kutzim, W. Maurer u. A. Niklas: Die Phosphatidneubildung in Leber und Nieren von Ratten bei Atmung unter vermindertem Sauerstoff-Partialdruck. (Untersuchungen nach der Indikatormethode mit radioaktivem Phosphor.) Beitr. path. Anat. **111**, 244 (1951). — Göbel, P.: Histologische Untersuchungen am menschlichen Herzmuskel zur Frage der „Myocardose". Beitr. path. Anat. **114**, 65 (1954). Gössner, W.: Beitrag zur Zytochemie der Plasma- und Plasmocytomzellen. Zbl. Path. **85**, 434 (1949). ~ Zur Histochemie des Strugger-Effektes. Verh. dtsch. Ges. Path. **33**, 102 (1950). ~ Histochemischer Nachweis einer organischen Trägersubstanz im Hämosiderinpigment. Virchows Arch. **323**, 685 (1953). ~ Die Perchlorsäure und ihre Anwendung zum histochemischen Nucleinsäurenachweis. Z. wiss. Mikrosk. **61**, 377 (1954). — Goetsch, E.: The functional significance of mitochondria in toxic thyroid adenomata. Bull. Johns Hopkins Hosp. **27**, 129 (1916). — Goldacre, R. J.: The folding and unfolding of protein molecules as a basis of osmotic work. Internat. Rev. Cytology **1**, 135 (1952). — Goldacre, R. J., and I. J. Lorch: Folding and unfolding of protein molecules in relation to cytoplasmie streaming, amoeboid movement and osmotic work. Nature (Lond.) **166**, 497 (1950). — Goldmann: Neue Untersuchungen über vitale Färbung. Tübingen 1912. — Goldschmidt, R.: Die Chromidialapparate lebhaft funktionierender Gewebszellen; histologische Untersuchungen an Nematoden. Zool. Jb. **21**, 41 (1904). ~ Das Skelett der Muskelzelle von Ascaris nebst Bemerkungen über den Chromidialapparat der Metazoenzelle. Arch. Zellforsch. **4**, 81 (1909). ~ Das Nervensystem von Ascaris lumbricoides und megalocephala, Festschrift für R. Hertwig. Bd. 2, S. 254. Jena: Gustav Fischer 1910. — Gomez, L., and F. H. Pike: The histological changes in nerve cells due to total temporary anemia of the central nervous system. J. of Exper. Med. **11**, 257 (1909). — Goslar, H. G.: Vergleichende cytologische Untersuchungen zur Frage der Neurosekretion im Hypothalamus. 1. Mitt. 2. Mitt. Acta neurovegetativa (Wien) **4**, 381 (1952); **5**, 25 (1952). — Gräff, S.: Knollenblätterschwamm(extrakt)-Vergiftung beim Tier. Verh. dtsch. path. Ges. **22**, 284 (1927). — Graffi, A.: Intrazelluläre Benzpyrenspeicherung in lebenden Normal- und Tumorzellen. Z.Krebsforsch. **50**, 196 (1940). ~ Fluoreszenzmikroskopische Untersuchungen der Mäusehaut nach Pinselung mit Benzpyren-Benzollösungen. Z. Krebsforsch. **52**, 165 (1942). ~ Beitrag zur Wirkungsweise kanzerogener Reize und zur Frage des chemischen Aufbaus normaler und maligner Zellen. Arch. Geschwulstforsch. **1**, 61 (1949). — Grafflin, A. L.: The excretion of fluorescein by the liver under normal and abnormal conditions, observed in vivo with the fluorescence microscope. Amer. J. Anat. **81**, 63 (1947). ~ In vitro studies of hepatic structure and function in the salamander. Anat. Rec. **115**, 53 (1953). — Grafflin, A. L., and E. H. Bagley: Studies of hepatic structure and function by fluorescence microscopy. Bull. Johns Hopkins Hosp. **90**, 395 (1952). — Greenfield, J. G.: Recent studies of the morphology of the neuron in health and disease. J. of Neur. **1**, 306 (1938). — Greep, R. O., and H. W. Deane: The cytology and cytochemistry of the adrenal cortex. Ann. New York Acad. Sci. **50**, 596 (1949). — Groll, H.: Die Sauerstoffatmung des überlebenden Nierengewebes. Verh. dtsch. path. Ges. **20**, 424 (1925). ~ Experimentelle Untersuchungen zur Lehre von der Entzündung. III. Die Sauerstoffatmung des überlebenden Nierengewebes besonders bei Gewebsalterationen. Von J. Schieferdecker. Krkh.forsch. **2**, 195 (1926). ~ Untersuchungen zur Frage der trüben Schwellung. Krkh.forsch. **5**, 126 (1927). ~ Untersuchungen zur Frage der trüben Schwellung. Verh. dtsch. path. Ges. **22**, 154 (1927). ~ Die Autolyse bei trüber Schwellung der Zellen. Verh. dtsch. path. Ges. **30**, 321 (1937). — Gross, F., H. Grundmann u. H. J. Sarre: Koronardurchblutung, Ekg und histologische Veränderungen bei experimenteller Koronar-Embolie. Verh. dtsch. Ges. Kreislaufforsch. **16**, 183 (1950). — Gross, W.: Über Eiweißspeicherung in der Leber. Verh. dtsch. path. Ges. **21**, 196 (1926). — Gruenwald, P.: Degenerative changes in the right half of the liver resulting from intra-uterine anoxia. Amer. J. Clin. Path. **19**, 801 (1949). — Grundmann, E.: Histologische Untersuchungen über die Wirkungen experimentellen Sauerstoffmangels auf das Katzenherz. Beitr. path. Anat. **111**, 36 (1950). ~ DNS-Messungen an den Zellkernen der Rattenleber nach partieller Hepatektomie und während der Carcinogenese. Klin. Wschr. **1954**, 1023. ~ Beiträge zur Krebsentstehung in der Rattenleber an Hand mikrophotometrischer DNS-Messungen. Verh. dtsch. Ges. Path. **38**, 362 (1955). — Grundner-Culemann, A.: Experimentelle und morphologische Untersuchungen des Herzmuskels von Ratten bei Kalium-Mangelernährung. Arch. Kreislaufforsch. **17**, 185 (1952). — Grynfeltt, E., et R. Lafont: Signification physiopathologique de la margination des chondriosomes de la cellule hépatique au cours de l'intoxication par le sulfonal. C. r. Soc. Biol. Paris **85**, 406 (1921). — Günther, G. W.: Die Diphtherie des Menschen unter dem Gesichtswinkel einer Pathologie des protrahierten Kollaps. Frankf. Z. Path. **54**, 550 (1940). ~ Die unter dem Bild des akuten bis protrahierten Kollaps verlaufende intravenöse Diphtherietoxinvergiftung des Kaninchens. Beitr. path. Anat. **105**, 256 (1941). —

Gurd, F. N., and H. M. Vars: Pathologic changes after partial hepatectomy, with special reference to necrosis in protein depleted rats. Arch. of Path. 48, 140 (1949). — Gurwitsch, A.: Zur Physiologie und Morphologie der Nierentätigkeit. Pflügers Arch. 91, 71 (1902). ~ Morphologie und Biologie der Zelle. Jena: Gustav Fischer 1904. ~ Die histologischen Grundlagen der Biologie, 2. Aufl. Jena: Gustav Fischer 1930. — Gustafson, T.: Nitrogen metabolism, enzymic activity, and mitrochondrial distribution in relation to differentiation in the sea urchin egg. Almqvist i Wiksells Boktr. A. B. Uppsala 1952. ~ Sea-urchin development in the light of enzymic and mitrochondrial studies. J. Embryol. a. Exper. Morph. 1, 251 (1953). ~ Enzymatic aspects of embryonic differentiation. Internat. Rev. Cytology 3, 277 (1954). — Gustafson, T., and J. Hasselberg: Studies on enzymes in the developing sea urchin egg. Exper. Cell Rec. 2, 642 (1951). — Gustafson, T., and P. Lenicque: Studies on mitochondria in the developing sea urchin egg. Exper. Cell Res. 3, 251 (1952).

Hämmerling, J.: Über formbildende Substanzen bei Acetabularia mediterranea, ihre räumliche Verteilung und ihre Herkunft. Arch. Entw.mechan. 131, 1 (1934). ~ Nucleocytoplasmic relationships in the development of Acetabularia. Internat. Rev. Cytology 2, 475 (1953) und erweiterter als Manuskript gedruckter Beitrag 1954. — Haguenau, F., and W. Bernhard: Le problème de l'ultrastructure du cytoplasme et des artéfacts de fixation. Étude sur les leucocytes et les plaquettes sanguines au microscope electronique. Exper. Cell Res. 3, 629 (1952). ~ Aspect de la substance de Nissl au microscope électronique. Exper. Cell Res. 4, 497 (1952). — Haitinger, M., u. P. Geiser: Über ein neues Fluorochromierungsverfahren und seine Anwendung. Fluorescenzmikroskopischer Beitrag zur Eiweiß- und Permeabilitätspathologie. Virchows Arch. 312, 116 (1944). — Hall, E. M., and W. A. Morgan: Progressive alcoholic cirrhosis. A clinical and pathologic study of sixty-eigh cases. Arch. of Path. 27, 672 (1939). — Hall, E. M., and W. Ophüls: Progressive alcoholic cirrhosis. Report of four cases. Amer. J. Path. 1, 477 (1925). — Hammar, J. A.: Über Sekretionserscheinungen im Nebenhoden des Hundes. Arch. Anat. u. Physiol. 1897, Suppl. 1. — Hamberger, C.-A., and H. Hydén: Cytochemical changes in the cochlear ganglion caused by acoustic stimulation and trauma. Acta oto-laryng. (Stockh.) Suppl. 61 (1945). ~ Production of nucleoproteins in the vestibular ganglion. Acta oto-laryng. (Stockh.) 75, 53 (1949). — Hamburger, J.: The syndrome of cellular hyperhydratation. Acta med. scand. (Stockh.) 146, 47 (1953). — Hamburger, J., et G. Mathé: Sur un phénomène inédit de rupture de l'equilibre hydrique au cours de l'anoxie. Presse méd. 1951, 265. ~ Métabolisme de l'eau. Éditions Médicales Flammarion Paris 1952. ~ Le syndrome l'hyperhydratation cellulaire. Schweiz. med. Wschr. 1953, 277, 310. — Hamperl, H.: Beiträge zur normalen und pathologischen Histologie menschlicher Speicheldrüsen. Z. mikrosk.-anat. Forsch. 27, 1 (1931). ~ Beiträge zur normalen und pathologischen Histologie der Magenschleimhaut. Virchows Arch. 296, 82 (1936). ~ Die gröbere und feinere Gestaltung der Schleimhaut des Magendarmkanals in Abhängigkeit von seiner Muskulatur. Virchows Arch. 305, 432 (1940). ~ Aussprachebemerkung. Verh. dtsch. Ges. Path. 33, 116 (1950). — Hanstein, J. v.: Das Protoplasma als Träger der pflanzlichen und tierischen Lebensverrichtungen. Heidelberg: Winter 1880. — Hanström, B.: Neurosecretory pathways in the head of crustaceans, insects and vertebrates. Nature (Lond.) 171, 72 (1953). — Harman, J. W.: Studies on mitochondria. II. The structure of mitochondria in relation to enzymatic activity. Exper. Cell Res. 1, 394 (1950). — Harman, J. W., and M. Feigelson: Studies on mitochondria. IV. The cytological localization of mitochondria in heart muscle. Exper. Cell Res. 3, 58 (1952). — Harman, J. W., and A. Kitiyakara: Studies on mitochondria. VI. The relationship between the structure, osmotic reactivity and ATPase activity of mitochondria from pigeon skeletal muscle. Exper. Cell Res. 8, 411 (1955). — Harman, J. W., and W. H. Osborne: The relationship between cytochondria and myofibrils in pigeon skeletal muscle. J. of exper. Med. 98, 81 (1953). — Hartig, Th.: Weitere Mitteilungen, das Klebermehl betreffend. Bot. Ztg 14, 313 (1856). — Hartmann, F.: Versuche zur Leberverfettung. Helvet. med. Acta, Ser. A 17, 407 (1950). ~ Versuche zur Leberverfettung. Dtsch. Z. Verdgs- usw. Krkh., Sonderbd. 1952, 134. ~ Die Biochemie der Fettleber. Acta hepatolog. 1, 21 (1953). — Hartmann, F., u. U. Fleck: Vergleichende chemische und histologische Analyse der Leberverfettung. Klin. Wschr. 1952, 652. — Hartmann, F., R. Hertel, G. Schulze u. H. Wellmer: Über die lipotrope Wirkung von Vitamin E und Cystin, Methionin, Inosit und Invertzucker an der tetrachlorkohlenstoffvergifteten Ratte. Arch. exper. Path. u. Pharmakol. 214, 152 (1952). — Hartmann, F., u. F. Leuschner: Versuche über die Wirkung lipotroper Substanzen bei der durch Tetrachlorkohlenstoffvergiftung erzeugten Fettleber des Hundes. Arch. exper. Path. u. Pharmakol. 212, 167 (1951). — Hartmann, F., F. Ruwe u. G. Schulze: Der Lipoidstoffwechsel des tetrachlorkohlenstoffvergifteten Hundes unter der Wirkung von Methionin, Inosit und Invertzucker. Arch. exper. Path. u. Pharmakol. 217, 98 (1953). — Hartmann, J. F.: Mitochondria in nerve cell bodies following section of axones. Anat. Rec. 100, 49 (1948). — Hartoch, W.: Zur Morphologie der Leber- und Nierensekretion im Luminescenzlicht. Z. exper. Med. 79, 539 (1931). — Hartroft, W. St.:

Observations on the pathogenesis of dietary cirrhosis of the rat. Anat. Rec. 103, 466 (1949). ~ Locus of the beginning of dietary cirrhosis. In Liver injury, Bd. 8, S. 126. New York: Josiah Macy jr., Found. 1950. ~ Accumulation of fat in liver cells and in lipodiastaemata preceding experimental dietary cirrhosis. Anat. Rec. 106, 61 (1950). ~ Diagnostic significance of fatty cysts in cirrhosis. Arch. of Path. 55, 63 (1952). — Hartroft, W. St., and J. H. Ridout: Pathogenesis of the cirrhosis produced by choline deficiency. Escape of lipid from fatty hepatic cysts into the biliary and vascular systems. Amer. J. Path. 27, 951 (1951). — Hartroft, W. St., and E. A. Sellers: The dissolution of fatty cysts in precirrhotic and cirrhotic livers of choline-deficient rats treated with lipotropic factors. Amer. J. Path. 28, 387 (1952). — Harvey, E. B.: Structure and development of the clear quarter of the Arbacia punctulata egg. J. of Exper. Zool. 102, 253 (1946). ~ Cleavage in centrifuged eggs, and in parthenogenetic merogones. Ann. New York Acad. Sci. 51, 1336 (1951). — Hatai, S.: A note on the significance of the form and contents of the nucleus in the spinal ganglion cells of the fetal rat. Z. Comp. Neur. 14, 27 (1904). — Haumeder, M. E.: Basophilic degeneration of heart muscle. Amer. J. Path. 11, 535 (1935). — Haurowitz, F., and C. Crampton: The fate in rabbits of intravenously injected J^{131}-iodoovalbumin. J. of Immun. 68, 73 (1952). — Haurowitz, F., C. F. Crampton u. H. H. Reller: Distribution of antigenic and non-antigenic proteins in the organism. Arch. exper. Path. u. Pharmakol. 219, 11 (1953). — Havemann, R.: Experimentelle Untersuchungen über die Speicherung kolloider Substanzen in den Harnkanälchen-Epithelien bei Salamandra maculosa. Z. exper. Med. 108, 635 (1941). — Heckner, F.: Plasmazellen und Bluteiweißkörper. Dtsch. Arch. klin. Med. 194, 434 (1949). ~ Extramedulläres lymphatisches Plasmocytom. Acta haematol. (Basel) 5, 158 (1951). — Hegglin, R.: Die Klinik der energetisch-dynamischen Herzinsuffizienz. Basel: S. Karger 1947. ~ Über die sog. energetisch-dynamische Herzinsuffizienz. Klin. Wschr. 1949, 330. — Heidenhain, M.: Plasma und Zelle. Eine allgemeine Anatomie der lebendigen Masse. Jena: Gustav Fischer 1907 u. 1911. — Heilbronn, A.: Zustand des Plasmas und Reizbarkeit. Jb. wiss. Bot. 54, 357 (1914). — Heilmeyer, L.: Neuere Ergebnisse der Eisenstoffwechselforschung bei der Hämochromatose. Dtsch. med. Wschr. 1954, 280. ~ Die Hämochromatose. Klinik, Eisenstoffwechsel und Pathogenese. Acta haematol. (Basel) 11, 137 (1954). — Hein, A.: Über die Entstehung und Bedeutung der hyalinen Tropfen in den Hauptstücken der Niere auf Grund von Experimenten an Salamandra maculosa. Virchows Arch. 301, 339 (1938). — Heinrichsdorff, P.: Zur Lehre vom Ikterus. Zbl. Path. 33, 238 (1922/23). ~ Zur Histogenese des Ikterus. Virchows Arch. 248, 48 (1924). — Held, H.: Beiträge zur Struktur der Nervenzellen und ihrer Fortsätze. Erste Abhandlung. Arch. Anat. u. Physiol. 1895, 396. — Helly, K.: Studien über den Fettstoffwechsel der Leberzellen. Morphologischer Teil. Beitr. path. Anat. 51, 462 (1911). — Helmholz, H. F.: Renal changes in the rabbit resulting from intravenous injection of hypertonic solution of sucrose. J. of Pediatrics 3, 144 (1933). — Helmke, K.: Über den Zellkollaps. Virchows Arch. 304, 255 (1939). — Herring, P. T., and S. Simpson: On the relation of the liver-cells to the bloodvessels and lymphatics. Proc. Roy. Soc. Lond., Ser. B 78, 455 (1906). — Hertwig, G.: Allgemeine mikroskopische Anatomie der lebenden Masse. In Handbuch der mikroskopischen Anatomie des Menschen, herausgeg. von W. v. Möllendorff, Bd. I/1, S. 1. Berlin: Springer 1929. — Hertwig, R.: Die Protozoen und die Zelltheorie. Arch. Protistenkde 1, 1 (1902). ~ Über den Chromidialapparat und den Dualismus der Kernsubstanzen. Sitzgsber. Ges. Morph. u. Physiol. Münch. 23, 19 (1907). — Herwerden, M. A. van: Über die Nucleasewirkung auf tierische Zellen. Ein Beitrag zur Chromidienfrage. Arch. Zellforsch. 10, 431 (1913). ~ Über die Nuklease als Reagens auf die Nukleinsäureverbindungen der Zelle. Anat. Anz. 47, 312 (1914/15). — Herzig, A.: Über Nebenkerne, Basalfilamente, Kristalloide und ähnliche Gebilde im Plasma verschiedener Zellen. Z. Zellforsch. 21, 134 (1934). — Hesse, W.: Untersuchungen über das Bild der vakuoligen Degeneration in der Leber am menschlichen Sektionsgut. Beitr. path. Anat. 107, 173 (1942). — Hett, J.: Leukocyten und Reticuloendothel. (Nach Versuchen an normalen und mit Benzol behandelten Mäusen.) Anat. Anz. 78, Erg.-H. 120 (1934). ~ Zur Histologie der Nasenschleimhaut. Arch. Ohr- usw. Heilk. 143, 406 (1937). ~ Über den Leukocytenabbau im tierischen Körper. Experimentelle Untersuchungen an Benzolmäusen. Z. Zellforsch. 30, 339 (1940). — Heubner, W.: Über die experimentelle Pathologie der Reizgasvergiftung. Dtsch. med. Wschr. 1919, 476. ~ Die Erkrankungen durch Kampfgase. Naturwiss. 8, 247 (1920). ~ Über Pathobiose. Nachr. Ges. Wiss. Göttingen, Math.-physik. Kl. 1922, 96. ~ Zur Systematik der Giftwirkungen. Verh. dtsch. pharmak. Ges. 4, 1 (1924). [(Arch. exper. Path. u. Pharmakol. 105 (1925)]. ~ Über allobiotische Wirkungen. Nachr. Ges. Wiss. Göttingen, Math.-physik. Kl. 1929, 60. ~ Allobiose und Kumulation. Ber. I. Internat. Kongr. Ther. Union Bern 1937, S. 468. — Heubner, W., u. R. Hückel: Einige Befunde bei oxalatvergifteten Hunden. Arch. exper. Path. u. Pharmakol. 178, 749 (1935). — Heyck, H., u. W. Höpker: Hirnveränderungen bei der Ratte durch Ultraschall. Mschr. Psychiatr. 123, 42 (1952). — Hewitt, J. H.: A peculiar degeneration found in heart muscle cells. A preliminary report. Bull. Johns Hopkins Hosp.

21, 279 (1910). — HILD, W.: Zur Frage der Neurosekretion im Zwischenhirn der Schleie (Tinca vulgaris) und ihrer Beziehung zur Neurohypophyse. Z. Zellforsch. **35**, 33 (1950). ~ Vergleichende Untersuchungen über Neurosekretion im Zwischenhirn von Amphibien und Reptilien. Z. Anat. **115**, 459 (1951). ~ Experimentell-morphologische Untersuchungen über das Verhalten der „Neurosekretorischen Bahn" nach Hypophysenstieldurchtrennung, Eingriffen in den Wasserhaushalt und Belastung der Osmoregulation. Virchows Arch. **319**, 526 (1951). ~ Über Neurosekretion im Zwischenhirn des Menschen. Z. Zellforsch. **37**, 301 (1952). ~ Das morphologische, kinetische und endokrinologische Verhalten von hypothalamischem und neurohypophysärem Gewebe in vitro. Z. Zellforsch. **40**, 257 (1954). — HILD, W., u. G. ZETLER: Experimenteller Beweis für die Entstehung der sog. Hypophysenhinterlappenwirkstoffe im Hypothalamus. Pflügers Arch. **257**, 169 (1953). ~ Über die Funktion des Neurosekrets im Zwischenhirn-Neurohypophysensystem als Trägersubstanz für Vasopressin, Adiuretin und Oxytocin. Z. exper. Med. **120**, 236 (1953). — HILL, A. G. S., H. W. DEANE and A. H. COONS: Localization of antigens in tissue cells. V. Capsular polysaccharide of Friedländer bacillus, type B, in the mouse. J. of Exper. Med. **92**, 35 (1950). — HILL, J. C.: The cytology and histochemistry of osteoblasts grown in vitro. Arch. exper. Zellforsch. **18**, 496 (1936). — HILLARP, N.-A.: Cell reactions in the hypothalamus following overloading of the antidiuretic function. Acta endocrinol. (Copenh.) **2**, 33 (1949). — HIMSWORTH, H. P.: Lectures on the liver and its diseases. 2nd edit. Oxford: Blackwell Scientific Publ. 1948. — HIRSCH, C.: Experimentell-anatomische Untersuchungen an der Nierenzelle. Anat. H. **41**, 131 (1910). — HIRSCH, G. C.: Arbeitsrhythmus der Verdauungsdrüsen. Biol. Zbl. **38**, 41 (1918). ~ Probleme der Restitution in Drüsen. Arch. exper. Zellforsch. **19**, 385 (1937). ~ Einiges über die Restitution von Produkten in tierischen Zellen. (Referat.) Verh. dtsch. zool. Ges. **1939**, 255. ~ Form- und Stoffwechsel der Golgi-Körper. Protoplasma-Monogr. 18 (1939). ~ Dynamik der Sekretions-Systeme. Verh. dtsch. Zool. **1948**, 226. — HIRT, A., J. ANSORGE u. H. MARKSTAHLER: Luminescenzmikroskopische Untersuchungen an der lebenden Frosch- und Rattenleber. Die Ausscheidung von Fluorescein und Trypaflavin. Z. Anat. **109**, 1 (1939). — HIYEDA, K.: Experimentelle Studien über den Ikterus. Ein Beitrag zur Pathogenese des Stauungsikterus. Beitr. path. Anat. **73**, 541 (1925). — HJÄRRE, A.: Die puerperale Hämoglobinämie des Rindes. Eine pathologisch-anatomische Studie besonders mit Rücksicht auf die Pathogenese der bei der Krankheit auftretenden Leberveränderungen. Acta path. scand. (Københ.) Suppl. 7 (1930). — HOCHBERG, I., and H. HYDÉN: The cytochemical correlate in motor nerve cells during spastic paralysis. Acta physiol. scand. (Stockh.) **17**, Suppl. 60 (1949). — HODGE, C. F.: A microscopical study of the nerve cell during electrical stimulation. J. of Morph. **9**, 449 (1894). — HÖBER, R.: Physikalische Chemie der Zellen und Gewebe. Bern: Stämpfli & Cie. 1947. — HÖPKER, W.: Über Hirnveränderungen nach Glukosemangel. Verh. dtsch. Ges. Kreislaufforsch. **19**, 241 (1953). ~ Die Wirkung des Glukosemangels auf das Gehirn. Leipzig: Georg Thieme 1954. — HÖRSTEBROCK, R.: Experimentelle Untersuchungen über Leberverfettung. Verh. dtsch. Ges. Path. **32**, 163 (1950). ~ Beitrag zur Frage Ernährung, Wachstum und Zelldegeneration. Verh. dtsch. Ges. Path. **33**, 100 (1950). — HOFENEDER, H.: Über die animalische Ernährung von Ceratium hirudinella O. F. MÜLLER und über die Rolle des Kernes bei dieser Zellfunktion. Arch. Protistenkd **71**, 1 (1930). — HOFFMANN-BERLING, H.: Adenosintriphosphat als Betriebsstoff von Zellbewegungen. Biochem. et Biophysica Acta **14**, 182 (1954). — HOGEBOOM, G. H.: Cytochemical studies on mammalian tissues. II. The distribution of diphosphopyridine-nucleotide-cytochrom c reductase in rat liver fractions. J. of Biol. Chem. **177**, 847 (1949). — HOGEBOOM, G. H., and W. C. SCHNEIDER: Cytochemical studies of mammalian tissues. III. Isocitric dehydrogenase and triphosphopyridine nucleotide-cytochrom c reductase in mouse liver. J. of Biol. Chem. **186**, 417 (1950). ~ Sonic disintegration of isolated liver mitochondria. Nature (Lond.) **166**, 302 (1950). ~ Cytochemical studies. IV. Physical state of certain respiratory enzymes of mitochondria. J. of Biol. Chem. **194**, 513 (1952). — HOGEBOOM, G. H., W. C. SCHNEIDER and G. E. PALADE: The isolation of morphologically intact mitochondria from rat liver. Proc. Sox. Exper. Biol. a. Med. **65**, 320 (1947). ~ Cytochemical studies of mammalian tissues. I. Isolation of intact mitochondria from rat liver; some chemical properties of mitochondria and submicroscopic particulate material. J. of Biol. Chem. **172**, 619 (1948). — HOGEBOOM, G. H., W. C. SCHNEIDER and M. J. STRIEBICH: Localization and integration of cellular function. Cancer Res. **13**, 617 (1953). — HOGUE, M. J.: The effect of hypotonie and hypertonic solutions on fibroblasts of the embryonic chick heart in vitro. J. of Exper. Med. **30**, 617 (1919). — HOKIN, L. E.: The synthesis and secretion of amylase by pigeon pancreas in vitro. Biochemic. J. **48**, 320 (1951). ~ The role of ribonucleic acids in amylase secretion by pancreas slices. Biochim. et Biophysica Acta **8**, 225 (1952). — HOLLAND, J., and G. F. HUMPHREY: The metabolism of Paramecium caudatum. I. Respiration. Austral. J. Exper. Biol. a. Med. Sci. **31**, 291 (1953). ~ The metabolism of Paramecium caudatum. II. The effect of respiratory inhibition. Austral. J. Exper. Biol. a. Med. **31**, 299 (1953). — HOLLE, G.: Über seltene oder wenig beachtete

Organbefunde bei toxischer Diphtherie. Z. inn. Med. **1946**, 184. ~ Über plötzliche Todesfälle bei schwerer Inanition. Z. inn. Med. **3**, 491 (1948). — HOLLE, H. G.: Über die Assimilationsfähigkeit von Stelitzia reginae. Flora (Jena) **60**, 113 (1877). — HOLLOWAY, B. W., and S. H. RIPLEY: Nucleic acid content of reticulocytes and its relation to uptake of radioactive leucine in vitro. J. of biol. Chem. **196**, 695 (1952). — HOLMER, A. J. M.: Histologische Untersuchungen über den Bau der Gallenkapillaren (Beitrag zur Kenntnis der Leberzellenfunktion). Frankf. Z. Path. **37**, 51 (1929). — HOLMES, G.: On morphological changes in exhausted ganglion cells. Z. allg. Physiol. **2** (1903). — HOLMGREN, E.: Zur Kenntnis der Spinalganglienzellen von Lophius piscatorius Lin. Anat. H. **12**, 71 (1899). ~ Studien in der feineren Anatomie der Nervenzellen. Anat. H. **15**, 1 (1900). — HOLTER, H., M. OTTESEN and R. WEBER: Separation of cytoplasmic particles by centrifugation in a density gradient. Experientia (Basel) **9**, 346 (1953). — HOPPE-SEYLER, G.: Die chemische Zusammensetzung der Leber in Krankheiten. Dtsch. med. Wschr. **1921**, 1312. ~ Über die Zusammensetzung der Leber, besonders ihren Eiweißgehalt bei Krankheiten. Z. physiol. Chem. **116**, 67 (1921). ~ Über die chemische Zusammensetzung der Niere bei Krankheiten. Dtsch. Arch. klin. Med. **156**, 321 (1927). ~ Beitrag zur Kenntnis der trüben Schwellung auf Grund chemischer Untersuchungen. Krkh.forsch. **6**, 323 (1928). — HOPPS, H. C., and J. H. LEWIS: Studies on capillary permeability as affected by anoxemia. Amer. J. Path. **23**, 829 (1947). — HORNING, E. S.: Studies on the mitochondria of paramoecium. Austral. J. Exper. Biol. a. Med. Sci. **3**, 89 (1926). ~ Observations on mitochondria. Austral. J. Exper. Biol. a. Med. Sci. **3**, 149 (1926). ~ Mitochondrial behaviour during the life cycle of Nyctotherus cordiformis. Austral. J. Exper. Biol. a. Med. Sci. **4**, 69 (1927). ~ Studies on the behaviour of mitochondria in the living cell. Austral. J. Exper. Biol. a. Med. Sci. **5**, 143 (1928). — HORNING, E. S., and A. H. K. PETRIE: The enzymatic function of mitochondria in the germination of cereals. Proc. Roy. Soc. Lond., Ser. B, **102**, 188 (1927). — HORNING, E. S., and K. C. RICHARDSON: Cytological studies on cellular degeneration of differentiated and undifferentiated tissues in vitro. Austral. J. Exper. Biol. a. Med. Sci. **6**, 229 (1929). — HORRAL, O. H., and A. J. CARLSON: The toxic factor in bile. Amer. J. Physiol. **85**, 591 (1928). — HORSTER, J. A.: Purpura hyperglobulinaemica. (Morphologische Besonderheiten und pathogenetische Untersuchungen.) Acta haematol. (Basel) **4**, 201 (1950). ~ Eiweißkristalle bei der Lymphogranulomatose. Schweiz. med. Wschr. **1951**, 348. — HORTOLÈS, CH.: Recherches histologiques sur le glomérule et les épithéliums du rein. Arch. Physiol. Paris **13**, 861 (1881). — HOUWINK, A. L.: A macromolecular mono-layer in the cell wall of Spirillum spec. Biochim. et Biophysica Acta **10**, 360 (1953). — HOWE, H. A., and R. C. MELLORS: Cytochrome oxidase in normal and regenerating neurons. J. of Exper. Med. **81**, 489 (1945). — HOWLAND, R. B.: Experiments on the contractile vacuole of Amoeba verrucosa and Paramecinum caudatum. J. of Exper. Zool. **40**, 251 (1924). — HUBER, P.: Histophysiologische Untersuchungen am Dickdarmepithel der weißen Maus mit Delphinin (Alkaloid aus Delphinium staphisagria). Vjschr. naturforsch. Ges. Zürich **90**, Beih. 4 (1945). — HUEPER, W. C.: Experimental studies in cardiovascular pathology. IV. Methyl cellulose atheromatosis and thesaurosis. Arch. of Path. **33**, 1 (1942). ~ Experimental studies in cardiovascular pathology. V. Effects of intravenous injections of solutions of gum arabic, egg albumin and gelatin upon the blood and organs of dogs and rabbits. Amer. J. Path. 18, 895 (1942). ~ Experimental studies in cardiovascular pathology. VI. Pectin atheromatosis and thesaurosis in rabbits and in dogs. Arch. of Path. **34**, 883 (1942). ~ Macromolecular substances as pathogenic agents. Arch. of Path. **33**, 267 (1942). — HÜSSELMANN, H.: Speicherungserscheinungen beim Menschen nach Periston. Klin. Wschr. **1952**, 801. — HÜTTENBRENNER, A. VON: Über die Gewebsveränderungen in der entzündeten Leber. Arch. mikrosk. Anat. **5**, 367 (1869). — HUIE, L.: Changes in the cell organs of Drosera rotundifolia, produced by feeding with egg-albumen. Quart. J. Microsc. Sci., N. S. **39**, 387 (1897). — HULTIN, T.: Incorporation in vivo of ^{15}N-labeled glycine into liver fractions of newly hatched chicks. Exper. Cell Res. **1**, 376 (1950). ~ Incorporation of N^{15}-dl-alanine into protein fractions of sea urchin embryos. Ark. Kemi (Stockh.) **5**, 559 (1953). ~ Studies on the structural and metabolic background of fertilization and development. Stockholm 1953. — HURLBERT, R. B., and V. R. POTTER: A survey of the metabolism of orotic acid in the rat. J. of Biol. Chem. **195**, 257 (1952). — HUSEBY, R. A., and C. P. BARNUM: Investigation of the phosphorus-containing constituents of centrifugally prepared fractions from mouse liver cell cytoplasm. Arch. of Biochem. **26**, 187 (1950). — HYDÉN, H.: Die Funktion des Kernkörperchens bei der Eiweißbildung in Nervenzellen. Z. mikrosk.-anat. Forsch. **54**, 96 (1943). ~ Protein metabolism in the nerv cell during growth and function. Acta physiol. scand. (Stockh.) **6**, Suppl. 17 (1943). ~ Protein and nucleotide metabolism in the nerve cell under different functional conditions. Symposia Soc. Exper. Biol. **1**, 152 (1947). ~ The nucleoproteins in virus reproduction. Cold Spring Harbor Symp. Quant. Biol. **12**, 104 (1947). ~ Chemische Komponenten der Nervenzelle und ihre Veränderungen im Alter und während der Funktion. 3. Kolloquium Ges. physiol. Chem., S. 1. Berlin-Göttingen-Heidelberg: Springer 1952.

ILLINGWORTH, J. LARNER, and G. T. CORI: Structure of glycogens and amylopectins. I. Enzymatic determination of chain length. J. of Biol. Chem. 199, 631 (1952). — INGERSOLL, E. H.: The effect of stimulation upon the coeliac ganglion cells of the albino rat. J. Comp. Neur. 59, 267 (1934). — INGRAHAM, J. S.: Artificial radioactive antigens. II. The metabolism of S³⁵ sulfanilic acid-azo-bovine-γ-globulin in normal and immune mice. J. Inf. Dis. 89, 117 (1951).

JACOBJ, W.: Die verschiedenen Arten des gesetzmäßigen Zellwachstums und ihre Beziehungen zu Zellfunktion, Umwelt, Krankheit, maligner Geschwulstbildung und innerem Bauplan. Roux' Arch. 141, 584 (1942). — JACOBS, W.: Untersuchungen über die Cytologie der Sekretbildung in der Mitteldarmdrüse von Astacus leptodactylus. Z. Zellforsch. 8, 1 (1929). — JÄRVI, O. (unter Mitarbeit von S. JOKIPII): Über die Restitution des Sekretstoffes in der großen Unterzungendrüse der Katze, geprüft durch die Stufenuntersuchungsmethode. Mitt. I. Cytologie. Z. Zellforsch. 30, 98 (1940). — JAFFÉ, E. R., R. W. WISSLER and E. P. BENDITT: The importance of methionine and choline in the arrest of dietary cirrhosis of the liver in the rat. Amer. J. Path. 26, 951 (1950). — JAFFÉ, R.: Über Entstehung und Verlauf der experimentellen Lebercirrhose. Frankf. Z. Path. 24, 241 (1921). — JAFFÉ, R. H., u. H. STERNBERG: Über die vakuoläre Nierendegeneration bei chronischer Ruhr. Virchows Arch. 227, 313 (1919/20). — JANCSÓ, N., u. A. JANCSÓ-GÁBOR: Speicherung arteigener und artfremder Proteine in den Zellen des Retikuloendothels. Experientia (Basel) 8, 465 (1952). ~ Die Speicherung von Blutproteinen in den Histiocyten nach vorhergehender Histamineinwirkung. Experientia (Basel) 10, 256 (1954). — JASSWOIN, G.: Zur Histophysiologie der Tubuli contorti der Amphibienniere. Z. Zellforsch. 2, 741 (1925). — JEENER, R.: L'hétérogénéité des granules cytoplasmiques. Biochim. et Biophysica Acta 2, 633 (1948). ~ Studies on the evolution of nucleoprotein fractions of the cytoplasm during the growth of a culture of Polytomella coeca. I. Ribonucleic acid content of cells and growth rate. Biochim. et Biophysica Acta 8, 125 (1952). ~ Studies on the evolution of nucleoprotein fractions of the cytoplasm during the growth of a culture of Polytomella coeca. II. Rate of synthesis of nucleic acid, studied by means of labeled phosphate. Biochim. et Biophysica Acta 8, 270 (1952). — JEENER, R., et J. BRACHET: Association dans un même granule de ferments et de pentose nucléoprotéides cytoplasmiques. Acta biol. Belg. 1, 476 (1941). ~ Les pentosenucléoprotéides combinés et libres au cours de la croissance des levures. Acta biol. Belg. 2, 273 (1942). — JEENER, R., et D. SZAFARZ: Vitesse de renouvellement et localisation de l'acide ribonucléique. Experientia (Basel) 6, 60 (1950). ~ Relations between the rate of renewal and the intracellular localization of ribonucleic acid. Arch. of Biochem. 26, 54 (1950). — JENSEN, E. J., A. H. BAGGENSTOSS and J. A. BARGEN: Renal lesion associated with chronic ulcerative colitis. Amer. J. Med. Sci. 249, 281 (1950). — JESCHAL, E.: Vergleichende Beobachtungen an Knochenmarksplasmazellen mit dem Phasenkontrastmikroskop. Acta haematol. (Basel) 10, 223 (1953). — JEWELL, P. A.: The occurrence of vesiculated neurones in the hypothalamus of the dog. J. of Physiol. 121, 167 (1953). — JÖRGENSEN, M.: Zellenstudien. III. Beitrag zur Lehre vom Chromidialapparat nach Untersuchungen an Drüsenzellen von Piscicola. Arch. exper. Zellforsch. 10, 161 (1913). ~ Zellenstudien. I. Morphologische Beiträge zum Problem des Eiwachstums. Arch. exper. Zellforsch. 10, 1 (1913). — JOHNSON, J. L.: The effects of cyanide on the batonettes of the frog's kidney. Anat. Rec. 51, 71 (1931). — JOHNSON, M. D., and E. W. GOODPASTURE: The histopathology of experimental mumps in the monkey, Macacus rhesus. Amer. J. 12, 495 (1936). — JORDAN, H. J., u. G. C. HIRSCH: Einige vergleichend-physiologische Probleme der Verdauung bei den Metazoen. In Handbuch der normalen und pathologischen Physiologie, Bd. 3, S. 24. Berlin: Springer 1927. — JULIUSBURGER, O.: Bemerkungen zur Pathologie der Ganglienzelle. Neur. Zbl. 15, 386 (1896). — JUNQUEIRA, L. C. U.: Cytological, cytochemical and biochemical observations on secreting and resting salivary glands. Exper. Cell Res. 2, 327 (1951).

KABELITZ, H. J.: Plasmazellen und Eiweißstoffwechsel. Acta haematol. (Basel) 5, 232 (1951). — KALK, H.: Hunger als Ursache der Leberzirrhose. Die Zirrhose der Heimkehrer. Dtsch. med. Wschr. 1950, 225. — KANZOW, U.: Über das Vorkommen von RUSSELLschen Körperchen und Eiweißkrystallen bei chronischen Entzündungen. Frankf. Z. Path. 62, 232 (1951). — KAPLAN, M. H., A. H. COONS and H. W. DEANE: Localization of antigens in tissue cells. III. Cellular distribution of pneumococcal polysaccharides types II and III in the mouse. J. of Exper. Med. 91, 15 (1950). — KASTEN, W.: Über die Bildung von Hämosiderin in vitro. Frankf. Z. Path. 53, 40 (1939). — KATER, J. McA.: Morphological aspects of protoplasmic and deuteroplasmic synthesis in oogenesis of Cambarus. Z. Zellforsch. 8, 186 (1928). ~ Variations in the mitochondria of the hepatic cell in relation to alterations of the glycogen-glucose equilibrium. Anat. Rec. 49, 277 (1931). ~ Comparative and experimental studies on the cytology of the liver. Z. Zellforsch. 17, 207 (1923). ~ The mitochondria of the hepatic cell during cholagogic stimulation. Z. Zellforch. 25, 127 (1937). ~ The liver-blood fluid exchange and the morphology of hepatic cell mitochondria. J. of Morph. 61, 473 (1937). — KATER, J. McA., and D. M. SMITH: The formation of fat in the hepatic cell. Anat. Rec. 52, 55 (1932). — Kautz, J., and Q. B. de Marsh: An electron microscope study of sectioned cells of peripheral blood and bone marrow. Blood 9, 24 (1954). — Kedrowski, B. (unter Mitwirkung von Wolodin, Peretz, Feldblume und Saitzeff): Speicherungsstudien an der Bindegewebszelle der weißen Maus zur Frage über den Segregationsapparat. Mitt. I. Speicherung von negativ geladenen Fremdstoffen. Z. Zellforsch. 17, 547 (1933). ~ Speicherungsstudien an den Bindegewebszellen der weißen Maus. Mitt. II. Speicherung und Abbau des Hämoglobins. Z. Zellforsch. 17, 587 (1933). ~ Untersuchungen über die Kondensatoren für basische Farbstoffe. I. Mitt. Genese der Farbstoffgranula in roten Blutkörperchen des Frosches. Protoplasma (Berl.) 22, 44 (1934). ~ Untersuchungen über die Kondensatoren für basische Farbstoffe. II. Mitt. Wirkung von KCN und Licht auf die Vitalfärbung der Froscherythrocyten. Protoplasma (Berl.) 22, 607 (1934). ~ Untersuchungen über die Kondensatoren für basische Farbstoffe. III. Mitt. Die Rolle der Eiweißabbauprodukte bei der Bildung der Kondensatoren (Farbstoffgranula) und bei der Farbspeicherung. Z. Zellforsch. 22, 399 (1935). ~ Über die Verteilung der Stoffe in der Zelle, hauptsächlich in der tierischen Zelle. Z. Zellforsch. 22, 44 (1935). ~ Über die sauren Kolloide des Protoplasmas. Studien an Larven ·von Rana temporaria. I. u. II. Mitt. Z. Zellforsch. 25, 694 (1937). ~ Über die sauren (elektronegativen) Kolloide des Protoplasmas. Studien an Larven von Rana temporaria. Mitt. III. Z. Zellfrosch. 26, 21 (1937). ~ Über die Eigentümlichkeiten im kolloiden Bau der Embryonalzellen. (Die basophile Zelle bei Tieren und Pflanzen.) Z. Zellforsch. 31, 435 (1941). — Keller, E. B.: Turnover of proteins of cell fractions of adult rat liver in vitro. Federat. Proc. 10, 206 (1951). — Keller, E. B., P. C. Zamecnik and R. B. Loftfield: The role of microsomes in the incorporation of amino acids into protein. J. Histochem. a. Cytochem. 2, 378 (1954). — Kempe, H.-D., u. J. Meyer-Arendt: UV-Absorptionsmessungen am Kolloid der Zwischenzone der menschlichen Hypophyse. Frankf. Z. Path. 65, 1 (1954). — Kennedy, E. P., and A. L. Lehninger: Oxidation of fatty acids and tricarboxylic acid intermediates by isolated rat liver mitcchondria. J. of Biol. Chem. 179, 957 (1949). — Kesten, H. D., M. G. Mulinos and L. Pomerantz: Pathologic effects of certain glycols and related compounds. Arch. of Path. 25, 759 (1938). — Kettler, L. H.: Über die vakuolige Degeneration der Leberzellen. Virchows Arch. 315, 587 (1948). ~ Untersuchungen über die Genese von Lebernekrosen auf Grund experimenteller Kreislaufstörungen. Virchows Arch. 316, 525 (1949). ~ Die Bedeutung pathologisch-anatomischer Befunde bei Eiweißmangelernährung im Tierversuch. Z. inn. Med. 1949, 167. ~ Die blasige Entartung der Leber- und Nierenepithelien. Verh. dtsch. Ges. Path. 34, 333 (1951). ~ Zur Pathogenese hydropischer Zellveränderungen in Leber und Niere. Virchows Arch. 321 (1951/52). ~ Parenchymschädigungen der Leber. Erg. Path. 37, 1 (1954). — Kikuchi, S.: Experimentelle Studien über die Entstehung der biliären Lebercirrhose unter Berücksichtigung der sogenannten Netznekrose. Beitr. path. Anat. 94, 581 (1934/35). — Kimura, T.: Morphological studies on the occurrence and distribution of glycogen in various members of the animal kingdom. Trans. Jap. Path. Soc. 24, 593 (1934). — Kingsbury, B. F.: Cytoplasmic fixation. Anat. Rec. 6, 39 (1912). — Kirgis, A.: Ein Beitrag zur Morphologie, Ätiologie und Pathogenese der blasigen Entartung von Leberzellen, sowie zur Differentialdiagnose zwischen blasiger Entartung und vakuoliger Degeneration durch exakte mikrometrische Zellmessungen. Inaug.-Diss. med. Fak. München 1953. — Kirsch, E., u. A. Westphal: Plasmazellen in ihrer Beziehung zu pathologischen Serumeiweißveränderungen bei experimentellen Trypanosomeninfektionen. Z. Tropenmed. u. Parasitol. 2, 497 (1951). — Kisch, B.: The sarcosomes, a vital part of the heart muscle. Exper. Med. a. Surg. 10, 208 (1952). ~ Physiologische Ergebnisse der Elektronenmikroskopie des Herzens. Verh. dtsch. Ges. Kreislaufforsch. 18, 1 (1952). — Kisch, B., and J. M. Bardet: The electron microscopic histology of the heart. New York: Brooklyn medical Press 1951. — Kitching, J. A.: The physiology of contractile vacuoles. II. The control of body volume in marine peritricha. J. of Exper. Biol. 13, 11 (1936). ~ Contractile vacuoles. Biol. Rev. Cambridge Philos. Soc. 13, 403 (1938). ~ The physiology of contractile vacuoles. III. The water balance of fresh water peritricha. J. of Exper. Biol. 15, 143 (1938). ~ The effects of lack of oxygen and of low oxygen tensions on paramecium. Biol. Bull. 77, 339 (1939). ~ On the activity of protozoa at low oxygen tension. J. Cellul. a. Comp. Physiol. 14, 227 (1939). ~ The effects of a lack of oxygen and of low oxygen tensions on paramecium. Biol. Bull. 77, 339 (1939). ~ The physiology of contractile vacuoles. V. The effect of short-term variations of temperature on a fresh-water peritrich ciliate. J. of Exper. Biol. 25, 406 (1948). ~ Contractile vacuoles. Symposia Soc. Exper. Biol. 6, 145 (1952). — Kitiyakara, A., and J. W. Harman: The cytological distribution in pigeon skeletal muscle of enzymes acting on phosphorylated nucleotides. J. of Exper. Med. 97, 553 (1953). — Kleier, A.: Experimentelle Untersuchungen über den Abbau der hyalinen Tropfen in den Hauptstücken der Niere auf Grund von Experimenten an Salamandra maculosa. Beitr. path. Anat. 103, 559 (1939). — Klemm, P.: Desorganisationserscheinungen der Zelle. Jb. wiss. Bot. 28, 627 (1895). — Klestadt, W.: Über Glykogenablagerung.

Erg. Path. 15 (II), 349 (1911). — KLOOS, K.: Mitteilung zweier Fälle von plötzlichem Tod beim Sport. Virchows Arch. 311, 92 (1944). — KLOTZ, O., and T. H. BELT: The pathology of the liver in yellow fever. Amer. J. Path. 6, 663 (1930). — KOCH-WESER, D., E. FARBER and H. POPPER: Fatty liver with and without necrosis. Histological and biochemical investigations. Arch. of Path. 51, 498 (1951). — KOENIG, H., and D. FELDMAN: Cytoplasmic nucleoprotein of living nerve cell grown in vitro. J. Histochem. a. Citochem. 2, 334 (1954). — KOENIG, R. S., and H. KOENIG: An experimental study of post mortem alterations in neurons of the central nervous system. J. of Neuropath. 11, 69 (1952). — KÖSTER, H.: Über das Verhalten des Tubulusepithels der Froschniere nach intraglomerulärer und interstitieller Injektion von Trypanblau und Hämoglobin. Beitr. path. Anat. 100, 100 (1937). — KOIRANSKY, E.: Über eigentümliche Gebilde in den Leberzellen der Amphibien. Anat. Anz. 25, 435 (1904). — KOLMER, W.: Über Kristalloide in Nervenzellen der menschlichen Netzhaut. Anat. Anz. 51, 314 (1918). — KOLSTER, R.: Mitochondria und Sekretion in den Tubuli contorti der Niere. Eine experimentelle Studie. Beitr. path. Anat. 51, 209 (1911). — KOPAC, M. J.: The surface chemical properties of cytoplasmic proteins. Ann. New York Acad. Sci. 50, 870 (1950). — KORENCHEVSKY, V.: Sex hormones and the basophilic granulation of the liver cells in the rat. J. of Path. 52, 341 (1941). — KORENCHEVSKY, V., and K. HALL: Histological changes in the liver and kidneys of the rat after administration of thyroid hormone and vitamin. J. of Path. 56, 543 (1944). — KOSTERLITZ, H. W.: Effect of dietary protein on liver cytoplasm. Nature (Lond.) 154, 207 (1944). ~ The effect of dietary protein on liver cytoplasm. Biochemic. J. 38, 14 (1944). ~ The effects of changes in dietary protein on the composition and structure of the liver cell. J. of Physiol. 106, 194 (1947). — KOSTERLITZ, H. W., and R. CAMPBELL: Nutrit. Abstr. Rev. 15, 1 (1945). — KOSTERLITZ, H. W., and J. D. CRAMB: The effect of fasting on the protein content of the liver. J. of Physiol. 102, 188 (1953). — KOSUGI, T.: Beiträge zur Morphologie der Nierenfunktion. Beitr. path. Anat. 77, 1 (1927). — KRARUP, B.: Histological examination of liver glycogen especially in hepatitis epidemica. Acta path. scand. (Københ.) 16, 443 (1939). KRATSCH, E.: Experimentell-morphologische Untersuchungen am Zwischen-Hirnhypophysensystem der Ratte bei Polyurie infolge Alloxanvergiftung (mit besonderer Berücksichtigung der Pituicyten). Z. Zellforsch. 36, 371 (1951). — KRAUSE, R.: Beiträge zur Histologie der Wirbelthierleber. Erste Abhandlung: Über den Bau der Gallencapillaren. Arch. mikrosk. Anat. 62, 53 (1893). — KREBS, H. A.: Body size and tissue respiration. Biochem. et Biophysica Acta 4, 249 (1950). — KREBS, H. A., L. V. EGGLESTON and C. TERNER: In vitro measurement of the turnover rate of potassium in brain and retina. Biochemic. J. 48, 530 (1951). — KREIBICH, C.: Zur Anatomie des Tigroids. Anat. Anz. 49, 56 (1916). — KREMER, J.: Über die Sekretbildung in den Leberzellen und ihre Beziehung zur sogenannten Eiweißspeicherung. Dtsch. med. Wschr. 1932, 158. ~ Die Histophysiologie der Gallensekretion. Anat. Anz. 75, Erg.-H., 132 (1932). ~ Die morphologische Gestaltung der Gallensekretion. Z. mikrosk.-anat. Forsch. 33, 485 (1933). — KRETCHMER, N., and F. J. CHEROT: Cellular mechanism of protein metabolism in the nephron. V. The intracellular partition and the incorporation into protein of intravenously injected l-lysine. J. of Exper. Med. 99, 637 (1954). — KRETCHMER, N., and H. W. DICKERMANN: Cellular mechanisms of protein metabolism in the nephron. IV. The partition of succinoxidase and cytochrome oxidase activities in the cells of the proximal convolution of the rat after intraperitoneal injection of egg white. J. of Exper. Med. 99, 629 (1954). — KRITZLER, R. A.: War Med. 6, 369 (1944). Zit. nach GILLMAN u. GILLMAN 1949. — KRONE, H. A.: Über den Einfluß von Vitamin E auf den Ablauf der histologischen Leberveränderungen bei Ratten nach Tetrachlorkohlenstoff-Vergiftung. Internat. Z. Vitaminforsch. 24, 12 (1952). — KRUSE, H., and P. D. McMASTER: The distribution and storage of blue antigenic azoproteins in the tissues of mice. J. of Exper. Med. 90, 425 (1949). — KÜHN, H. A.: Die formale Pathogenese der Hepatitis epidemica, nach Untersuchungen an Leberpunktaten. Beitr. path. Anat. 109, 589 (1947). ~ Über die Leberlymphe und die Bedeutung des Lymphweges für die Entstehung des Resorptionsikterus. Zugleich ein Beitrag zur Pathogenese der hepatischen Gelbsucht. Habil.-Schr. med. Fak. Univ. Freiburg 1951. — KÜSTER, E.: Pathologie der Pflanzenzelle. Teil I. Pathologie des Protoplasmas. Protoplasma-Monogr. 3 (1929). ~ Die Pflanzenzelle. Vorlesungen über normale und pathologische Zytomorphologie und Zytogenese. Jena: Gustav Fischer 1935; 2. Aufl. 1951. ~ Ergebnisse und Aufgaben der Zellmorphologie. Dresden u. Leipzig: Theodor Steinkopff 1942. ~ Experimentelle Zellforschung. Hinweise auf ihre wichtigsten Aufgaben; 2. Aufl. Jena: Gustav Fischer 1949. — KUFF, E. L., and W. C. SCHNEIDER: Intracellular distribution of enzymes. XII. Biochemical heterogeneity of mitochondria. J. of Biol. Chem. 206, 677 (1954). — KULKA, J. P., C. M. PEARSON and S. L. ROBBINS: A distinctive vacuolar nephropathy associated with intestinal disease. Amer. J. Path. 26, 349 (1950). — KURNICK, N. B.: Methyl green-pyronin. I. Basis of selective staining of nucleic acids. J. Gen. Physiol. 33, 243 (1950). ~ Histological staining with methyl green-pyronin. Stain. Technol. 27, 233 (1952). ~ Discussion to A. W. POLLISTER,

Nucleoproteins of the nucleus. Exper. Cell Res. Suppl. **2**, 59 (1952). — Kurnick, N. B., and A. E. Mirsky: Methyl green-pyronin. II. Stoichiometry of reaction with nucleic acids. J. Gen. Physiol. **33**, 265 (1950). — Kutsuna, M.: Über die sogenannte Grenzschicht an der Peripherie der Leberläppchen. Fol. anat. jap. **8**, 163 (1930).

Laas, Ernst: Die hyalinen Tropfen in der Niere. Virchows Arch. **286**, 426 (1932). — Lacquet, A. M.: Experimental pathology of the liver. VIII. Effects of carbon tetrachloride on the normal and on the restored liver after partial hepatectomy. Arch. of Path. **14**, 164 (1932). — Ladewig, P., u. E. Bueding: Funktionell-morphologische Studie an Meerschweinchenlebern bei subakuter Phosphor- und Chloroformvergiftung. Schweiz. Z. Path. **5**, 178 (1942). — Lafora, G. R.: Über das Vorkommen amyloider Körperchen im Innern der Ganglienzellen; zugleich ein Beitrag zum Studium der amyloiden Substanz im Nervensystem. Virchows Arch. **205**, 295 (1911). ~ Les myoclonies et les corps amylacées dans les cellules nerveuses. Rev. neur. **2**, 399 (1923). ~ Die Myoklonien und die Corpora amylacea in den Nervenzellen. Arch. Neurobiol. **4**, 1 (1924). — Lafora, G. R., u. B. Glueck: Beitrag zur Histopathologie der myoklonischen Epilepsie. Z. Neur. **6**, 1 (1911). — Lagerstedt, S.: Gallocyanin staining as a spezific method for production of protein inclusions in liver cells. Acta anat. (Basel) **2**, 392 (1946/47). ~ Investigations on the proteinaceous inclusions of the liver cell cytoplasm in ultraviolet light. Acta anat. (Basel) **3**, 84 (1947). ~ Ultraviolet spectrum of the proteinaceous inclusions in normal rat liver cytoplasm. Acta anat. (Basel) **3**, 265 (1947). ~ The quantitative estimation of basophilia through gallocyanine-chromalum staining. Acta anat. (Basel) **5**, 217 (1948). ~ Cytological studies on the protein metabolism of the liver in rat. Acta anat. (Basel) **7**, Suppl. 9 (1949). — Lahoussee, E.: Recherches expérimentales sur l'influence exercée sur la structure du foie par la ligature du canal cholédoque. Archives de Biol. **7**, 187 (1887). — Laird, A. K.: Cell fractionation of normal and malignant tissues. Exper. Cell Res. **6**, 30 (1954). — Laird, A. K., O. Nygaard, H. Ris and A. D. Barton: Separation of mitochondria in two morphological and biological different types. Exper. Cell Res. **5**, 147 (1953). — Laird, E.: Peritoneale Resorption mit besonderer Berücksichtigung der Wirkung auf die Leber und die Resorptionswege zur Leber. Virchows Arch. **291**, 440 (1933). — Lambert, P. P.: Hyalintropfige Entartung und Speicherung in den Tubulusepithelien der Niere. Beitr. path. Anat. **98**, 103 (1936). — Landsteiner, K.: Über trübe Schwellung. Beitr. path. Anat. **33**, 237 (1903). — Landström, H., T. Caspersson u. G. Wohlfahrt: Über den Nucleotidumsatz der Nervenzelle. Z. mikrosk.-anat. Forsch. **49**, 534 (1941). — Lang, K.: Lokalisation der Fermente und Stoffwechselprozesse in den einzelnen Zellbestandteilen und deren Trennung. 2. Kolloquium dtsch. Ges. Phys. Chemie, S. 24. Berlin-Göttingen-Heidelberg: Springer 1952. ~ Der intermediäre Stoffwechsel. Berlin-Göttingen-Heidelberg: Springer 1952. ~ Leberverfettung und lipotrope Stoffe. Medizinische **1953**, 489. ~ Die Fermentsysteme der Zelle. 98. Verslg Ges. dtsch. Naturforsch. u. Ärzte 1954. Klin. Wschr. **1955**, 300. — Lang, K., u. O. F. Ranke: Stoffwechsel und Ernährung. Berlin-Göttingen-Heidelberg: Springer 1950. — Lang, K., u. G. Siebert: Die chemischen Leistungen der morphologischen Zellelemente. In Physiologische Chemie, herausgeg. von B. Flaschenträger u. E. Lehnartz, Bd. 2/I, S. 1064. Berlin-Göttingen-Heidelberg: Springer 1954. — Langer, H., u. A. Graffi: Beitrag zum chemischen Aufbau des Pankreas der weißen Maus im Hunger und während der Restitution des Sekretes. Z. physiol. Chem. **299**, 140 (1955). — Laqueur, G. L.: A selective staining for cytoplasmic hyaline bodies in Laennec's cirrhosis. Amer. J. Clin. Path. **20**, 689 (1950). — Lawrence, R. D., A. Meyer and S. Nevin: The pathological changes in the brain in fatal hypoglycemia. Quart. J. Med. **11**, 181 (1942). — Lazarow, A.: Particulate glycogen. Anat. Rec. **84**, 31 (1942). — Lazarow, A., and S. J. Cooperstein: The reduction of Janus green by liver cell constituents and a proposed mechanism for the supravital staining of mitochondria. Biol. Bull. **99**, 322 (1950). ~ Studies on the mechanism of Janus green B staining of mitochondria. I. Review of the literature. Exper. Cell Res. **5**, 56 (1953). — Leduc, E.: Mitotic activity in the liver of the mouse during inanition following by refeeding with different levels of protein. Amer. J. Anat. **84**, 397 (1949). — Lee, N. D., J. T. Anderson, R. Miller and R. H. Williams: Incorporation of labeled cystine into tissue protein and subcellular structures. J. of Biol. Chem. **192**, 733 (1951). — Lee, Y. C.: Cellular mechanism of protein metabolism in the nephron. J. of Exper. Med. **99**, 621 (1954). — Lehmann, F. E.: Einführung in die physiologische Embryologie. Basel: Birkhäuser 1945. ~ Über die plasmatische Organisation tierischer Eizellen und die Rolle vitaler Strukturelemente, der Biosomen. Revue suisse Zool. **54**, 246 (1947). ~ Physiologische Embryologie des Keimes von Tubifex (Spiralia) und das Problem der biologischen Organisationsstufen. Fol. biotheor. **3**, 7 (1948). ~ Globuläre Partikel als submikroskopische Elemente des tierischen Zytoplasmas. Experientia (Basel) **6**, 382 (1950). ~ Mikroskopische und submikroskopische Bauelemente der Zelle. 2. Kolloquium dtsch. Ges. Phys. Chemie S. 1. Berlin-Göttingen-Heidelberg: Springer 1952. ~ Die submikroskopische Organisation der Zelle. 98. Verslg dtsch. Naturforsch. u. Ärzte 1954. Klin. Wschr. **1955**, 294. — Lehmann, F. E., u. H. R. Wahli: Histochemische und elektronenoptische Unterschiede im Cytoplasma der beiden Somatoblasten des Tubifexkeimes. Z. Zellforsch. **39**, 618 (1954). — LEHMANN, H. J., u. H. H. STANGE: Über das Vorkommen vakuolenhaltiger Ganglienzellen im Ganglion cervicale uteri trächtiger und nichtträchtiger Ratten. Z. Zellforsch. **38**, 230 (1953). — LEHNER, J.: Über Spermiophagie nebst Bemerkungen zur Histologie des Nebenhodens. Z. mikrosk.-anat. Forsch. **1**, 316 (1924). — LEHNINGER, A. L.: Phosphorylation coupled to oxidation of dehydrodiphosphopyridine nucleotide. J. of Biol. Chem. **190**, 345 (1951). ~ Enzymes and Enzyme systems. Cambridge, Mass: J. T. Edsall 1951. — LEIB, E.: Zur Physiologie und Pathologie der Cladophora-Zelle. Wiss. Meeresunters., Abt. Helgoland, N. F. **10**, Nr 8 (1935). — LENHOSSEK, M. v.: Beiträge zur Kenntnis der Zwischenzellen des Hodens. Arch. Anat. u. Entw.gesch. **1897**, Suppl. 65. — LENICQUE, P.: Étude sur l'évolution du chondriome au cours de la genèse du tissu musculaire et de sa dégénérescénce provoquée par la colchicin. Ark. Zool. (Stockh.) **5**, 289 (1953). — LENICQUE, P., S. HÖRSTADIUS and T. GUSTAFSON: Change of distribution of mitochondria in animal halves of sea urchin eggs by the action of micromeres. Exper. Cell. Res **5**, 400 (1953). — LENNERT, K.: Über hyalintropfige Eiweißspeicherung in den Pulpavenen der Milz. Verh. dtsch. Ges. Path. **34**, 327 (1951). — LEPESCHKIN, W. W.: Untersuchungen über das Protoplasma der Infusorien, Foraminiferen und Radiolarien. Biol. generalis (Wien) **1**, 368 (1925). ~ Über den Aggregatzustand der protoplasmatischen Fäden und Stränge der Pflanzenzellen. Ber. dtsch. bot. Ges. **43**, 21 (1925). ~ Über das Protoplasma und die Chloroplasten von Bryopsis plumosa. Ber. dtsch. bot. Ges. **44**, 14 (1926). ~ Zell-Nekrobiose und Protoplasma-Tod. Protoplasma-Monogr. **12** (1937). ~ Kolloidchemie des Protoplasmas, 2. Aufl. Dresden u. Leipzig: Theodor Steinkopff 1938. — LETTERER, E.: Allgemeine Pathologie und Pathologische Anatomie der Lipoidosen. Verh. dtsch. path. Ges. **31**, 12 (1939). ~ Die allgemeine Pathologie des Eiweiß-, Lipoid-, Kohlenhydrat- und Mineralstoffwechsels. Naturforschung und Medizin in Deutschland 1939—1946, Bd. 10, S. 3. Wiesbaden: Dieterich 1948. ~ Probleme der Speicherung und Speicherkrankheiten. Ärztl. Forsch. **1948**, 137. ~ Speicherungskrankheiten. Dtsch. mes. Wschr. **1948**, 147. — LETTERER, E., u. W. MASSHOFF: Über erythrolytische Nephrose. Virchows Arch. **317**, 56 (1950). — LETTRÉ, H.: Kern-Plasma-Mitochondrien-Relation als Zellcharakteristikum. Naturwiss. **40**, 203 (1953). — LETTRÉ, H., u. A. SCHLEICH: Zur Bedeutung der Adenosintriphosphorsäure für Formkonstanz und Formänderungen von Zellen. Protoplasma (Wien) **44**, 314 (1954). — LETTRÉ, R., u. W. SIEBS: Beobachtungen am Nucleolus in vitro gezüchteter Zellen. Z. Krebsforsch. **60**, 19 (1954). — LEUTHARD, F., u. B. EXTER: Über den Einfluß des Methylenblaus auf die Atmung der Lebermitochondrien. Helvet. chim. Acta **36**, 519 (1953). — LEUTHARDT, F., u. A. F. MÜLLER: Mitochondrien und Citrullinsynthese in der Leber. Experientia (Basel) **4**, 478 (1948). — LEVENBOOK, L.: The mitochondria of insect flight muscle. J. Histochem. a. Cytochem. **1**, 242 (1953). — LEVEQUE, TH. F.: Changes in the neurosecretory cells of the rat hypothalamus following ingestion of sodium chloride. Anat. Rec. **117**, 741 (1953). — LEVI, G.: La structure du cytoplasme des cellules des métazoaires. C. r. Assoc. Anat. **20**, 1 (1925). ~ Explantation, besonders die Struktur und die biologischen Eigenschaften der in vitro gezüchteten Zellen und Gewebe. Erg. Anat. **31**, 126 (1934). — LEWIS, M. R.: Granules in the cells of chick embryos produced by egg albumin in the medium of tissue cultures. J. of Exper. Med. **33**, 485 (1921). ~ Reversible gelation in living cells. Bull. Johns Hopkins Hosp. **34**, 373 (1923). — LEWIS, M. R., and W. H. LEWIS: Mitochondria (and other cytoplasmic structures) in tissue cultures. Amer. J. Anat. **17**, 339 (1915). — LEWIS, S. R., C. M. POMERAT and D. EZELL: Human epidermal cells observed in tissue culture with phasecontrast microscopy. Anat. Rec. **104**, 487 (1949). — LEWIS, W. H.: Degeneration granules and vacuoles in the fibroblasts of chick embryo cultivated in vitro. Bull. Johns Hopkins Hosp. **30**, 81 (1919). ~ The centriol and centrosphere in degenerating fibroblasts of tissue cultures. Anat. Rec. **16**, 155 (1919). ~ Endothelium in tissue cultures. Amer. J. Anat. **30**, 39 (1922). ~ Giant centrospheres in degenerating mesenchyme cells of tissue cultures. J. of Exper. Med. **31**, 275 (1920). ~ Observations on cells in tissuecultures with dark-field illumination. Anat. Rec. **26**, 15 (1923). ~ Pinocytosis. Bull. Johns Hopkins Hosp. **49**, 17 (1931). ~ Pinocytosis by malignant cells. Amer. J. Canc. **29**, 666 (1937). — LEWIS, W. H., and M. R. LEWIS: Behavior of cells in tissue cultures. In General Cytology, edit. E. V. COWDRY. Chicago: University of Chicago Press 1924. — LIEBEGOTT, G.: Über die „basophile Degeneration der Herzmuskelfaser", ein Beitrag zu den „vitalen Reaktionen". Beitr. path. Anat. **98**, 410 (1937). ~ Studien zur Orthologie und Pathologie der Nebennieren. Beitr. path. Anat. **109**, 93 (1944). ~ Die Pathologie der Nebennieren. Verh. dtsch. Ges. Path. **36**, 21 (1953). — LIEBERS, M.: Zur Histopathologie der amaurotischen Idiotie und der Myoklonus-Epilepsie. Z. Neur. **111**, 465 (1927). — LINDBERG, H. A., M. H. WALD and M. H. BARKER: Renal changes following administration of hypertonic solutions. Arch. Int. Med. **63**, 907 (1939). — LINDBERG, O., and L. ERNSTER: The turnover of radioactive phosphate injected into the subarachnoid space of the brain of the rat. Biochemic. J. **46**, 43 (1950). ~ On the mechanism of phosphorylative energy transfer in mitochondria. Exper. Cell Res. **3**, 209

(1952). ~ Chemistry and physiology of mitochondria and microsomes. In Protoplasmatologia, Bd. III/A 4. Wien: Springer 1954. — LINDNER, E.: Über die Sarkosomen der Herz- und Skelettmuskulatur. Beitr. path. Anat. **14**, 244 (1954). — LINET, N., et J. BRACHET: L'évolution de l'acide ribonucléique et du glycogène dans des fragments nucléés et énucléés d'amibes. Biochim. et Biophysica Acta **7**, 607 (1951). — LINZBACH, A. J.: Das ökonomische Prinzip in der Sauerstoffversorgung der Nieren, des Herzens und des Stützgewebes. Z. inn. Med. **2**, 244 (1947). ~ Mikrometrische und histologische Analyse hypertropher menschlicher Herzen. Virchows Arch. **314**, 534 (1947). ~ Mikrometrische und histologische Analyse menschlicher Hungerherzen. Virchows Arch. **314**, 600 (1947). ~ Die Muskelfaserkonstante und das Wachstumsgesetz der menschlichen Herzkammern. Virchows Arch. **318**, 575 (1950). ~ Zur Begriffsbestimmung des Myocardschadens vom Standpunkt der pathologischen Anatomie. Therapiewoche **1**, 294 (1951). ~ Über die vacuoläre Verfettung der Herzmuskelfasern. Virchows Arch. **321**, 611 (1951/52). — LISON, L.: Histochimie animale: Méthodes et problèmes. Paris: Gauthier-Villars 1936. — LOEFFLER, L., u. M. NORDMANN: Leberstudien. I. Teil. Die Leber bei der Verdauung von Normalkost, nach Fett-, Glykogen- und Eiweißfütterung, im Hungerzustande und unter der Einwirkung von Adrenalin, Chloroform, Phosphor, Phlorhizin und Insulin. Virchows Arch. **257**, 119 (1925). — LOEWY, A.: Wirkung der Hyperämie auf die Folgen der Luftverdünnung an Leber und Nieren. Virchows Arch. **294**, 702 (1935). — LONDON, J. M., D. SHEMIN and D. RITTENBERG: Synthesis of heme in vitro by the immature nonnucleated mammalian erythrocyte. J. of Biol. Chem. **183**, 749 (1950). — LOOMIS, W. F., and F. LIPMANN: Reversible inhibition of the coupling between phosphorylation and oxidation. J. of Biol. Chem. **173**, 807 (1948). ~ Inhibition of phosphorylation by azide in kidney homogenate. J. Biol. Chem. **179**, 503 (1949). — LUBARSCH, O.: Über das Vorkommen krystallinischer und krystalloider Bildungen in den Zellen des menschlichen Hodens. Virchows Arch. **145**, 316 (1896). ~ Über die Bedeutung der pathologischen Glykogenablagerungen. Virchows Arch. **183**, 188 (1906). — LUBARSCH, O., u. E. WOLFF: Der heutige Stand der Gewebszüchtung, im besonderen in ihrer Bedeutung für die Pathologie. Die Degenerationslehre im Lichte neuzeitlicher Forschung. Jkurse ärztl. Fortbild. **1925**, 1. — LUCAS, A. M.: Intranuclear inclusions in the islands of Langerhans of chickens. Amer. J. Path. **23**, 1005 (1947). — LUCKNER, H., u. K. SCRIBA: Die Pathologie des Ernährungsödems während der Erkrankung, ihrer Entstehung und Heilung. Tierexperimentelle Untersuchungen. Z. exper. Med. **103**, 586 (1938). — LUDFORD, R. J.: The Golgi apparatus in the cells of tissue cultures. Proc. Roy. Soc. Lond., Ser. B **101**, 401 (1927). ~ The vital staining of normal and malignant cells. 1. Vital staining with trypan blue, and the cytoplasmic inclusions of liver and kidney cells. Proc. Roy. Soc. Lond. **103**, 288 (1928). ~ The cytological action of methylen blue. Arch. exper. Zellforsch. **17**, 339 (1935). ~ Changes in the physical state of protoplasm during cellular degeneration in vitro. Protoplasma (Berl.) **23**, 180 (1935). ~ — Pathological aspects of cytology. In Cytology and Cell physiology, edit. by G. BOURNE, 2. nd edit. Oxford: Clarendon Press 1951. — LUDFORD, R. J., and J. SMILES: Cytological characteristics of fibroblasts and sarcoma cells demonstrable by phase-contrast microscopy. J. Roy. Microsc. Soc. **70**, 186 (1950). — LÜDERS, C. J.: Über eine besondere Form der Sulfonamidschädigung der Nieren. Z. inn. Med. **4**, 212 (1949). ~ Die Histogenese akuter Kanälchenepithelschäden bei der malignen Nephrosklerose. Zugleich ein Beitrag zum „Nephritis-Nephrose"-Problem. Virchows Arch. **319**, 433 (1951). — LUFT, U. C.: Irreversible Organveränderungen durch Hypoxämie im Unterdruck. Beitr. path. Anat. **98**, 323 (1936/37). ~ Irreversible hypoxämische Organveränderungen bei alten und jungen Tieren im Unterdruck. Beitr. path. Anat. **99**, 351 (1937). LUGARO, E.: Sur les modifications des cellules nerveuses dans les divers états fonctionels. Arch. ital. Biol. **24**, 258 (1895). — LUNA, E.: Sulle modificazioni dei plastosomi delle cellule nervose nel trapianto ed in seguito al taglio de nervi. Anat. Anz. **44**, 413 (1913). — LUTZ, H.: Physiologische und morphologische Deutung der im Protoplasma der Drüsenzellen außerhalb des Kernes vorkommenden Strukturen. Arch. exper. Zellforsch. **16**, 47—87 (1922).

MA, W. C.: The changes in the pancreatic cell of the guinea pig during inanition and refeeding. Anat. Rec. **27**, 47 (1924). — MACCARDLE, R. C.: The effect of temperature on mitochondria in liver cells of fish. J. of Morph. **61**, 613 (1937). — MACCHI, G.: Rapporto fra acidi nucleinici e ciclo secretorio nella sottomascellare di ratto. Arch. ital. Anat. e Embryol. **56**, 39 (1951). — MACMAHON, H. E.: Über die physiologische und pathologische Teilung von Kern und Zelle an Leberepithelien. Z. mikrosk.-anat. Forsch. **32**, 413 (1933). — MAKAROV, P.: Analyse der Wirkung des Kohlenoxyds und der Cyanide auf die Zelle mit Hilfe der Vitalfärbung. Protoplasma (Berl.) **20** 530 (1934). — MALEY, G. F., and H. A. LARDY: Metabolic effects of thyroid hormones in vitro. II. Influence of thyroxine and triiodo thyronine on oxidative phosphorylation. J. of Biol. Chem. **204**, 435 (1953). — MALLORY, F. B.: Necroses of the liver. J. Med. Res. **6**, 264 (1901). ~ Cirrhosis of the liver. Five different lesions from which it may arise. Bull. Johns Hopkins Hosp. **22**, 69 (1911). ~ Phosphorus and alcoholic cirrhosis. Amer. J. Path. **9**, 557 (1933). — MANCINI, R. E.: Histochemical study of glycogen in tissues. Anat. Rec. **101**, 2 (1948). — MANN, G.: Histological changes induced in sympathetic, motor, and sensory nerve cells by functional activity. J. of Anat. a. Physiol. **29**, 100 (1894/95). MANZINI,C.: Alterazioni anatomo patologiche del fegato e loro interpretazione istopatogenetica nel morbo di Flajani-Basedow. Bull. Sci. med. **108**, 4 (1936). ~ La duodenite plasmorragica. [Considerazioni sulla cosidetta infiammazione sierosa o plasmorragica. Arch. ital. Anat. e Istol. pat. **10** (1939)]. ~ Über die vakuolige Degeneration der Leberzellen. Virchows Arch. **318**, 445 (1950). — MARCHAND, F.: Über einen Fall von sporadischem Kretinismus und Myxödem mit fast totaler Aplasie der Schilddrüse. Münch. med. Wschr. **1906**, 1440. — MARINESCO, M. G.: Des lésions primitives et des lésions secondaires de la cellule nerveuse. C. r. Soc. Biol. Paris **48**, 106 (1896). ~ Lésions de la moelle épinière consécutives a la ligature de l'áorte abdominale. C. r. Soc. Biol. Paris **48**, 230 (1896). ~ Recherches sur l'histologie de la cellule nerveuse avec quelques considérations physiologiques. C. r. Acad. Sci. Paris **124**, 823 (1897). ~ Veränderungen der Nervencentren nach Ausreißung der Nerven mit einigen Erwägungen betreffs ihrer Natur. Neur. Zbl. **17**, 882 (1898). ~ Recherches sur la biologie de la cellule nerveuse. Arch. Anat. u. Physiol. **1899**, 88. ~ La cellule nerveuse. Paris: O. Doin et fils 1909. — MARINESCO, G., et le MINEA: Métamorphoses, reaction et autolyse des cellules nerveuses. C. r. soc. Biol. Paris **70**, 284 (1911). — MARSHAK, A.: Evidence for a nuclear precursor of ribo- and desoxyribonucleic acid. J. Cellul. a. Comp. Physiol. **32**, 381 (1948). ~ Purine and pyrimidine content of the nucleic acids of nuclei and cytoplasm. J. of Biol. Chem. **189**, 607 (1951). — MARSHAK, A., and F. CALVET: Specific activity of P^{32} in cell constituents of rabbit liver. J. Cellul. a. Comp. Physiol. **34**, 451 (1949). — MARSHAK, A., and H. J. VOGEL: P^{32} in nucleotides of nuclear pentosenucleic acid of rabbit liver. J. Cellul. a. Comp. Physiol. **36**, 97 (1950). — MARTIN, H. G., A. S. LOEWENHART and C. H. BUNTING: The morphological changes in the tissue of the rabbit as a result of reduced oxidation. J. of Exper. Med. **27**, 399 (1918). — MARTIUS, C.: Die Wirkungsweise des Schilddrüsenhormones. 5. Kolloquium dtsch. Ges. Phys. Chem., S. 143. Berlin-Göttingen-Heidelberg: Springer 1955. — MARTIUS, C., and B. HESS: The mode of action of thyroxin. Arch. of Biochem. **33**, 486 (1951). ~ Über den Wirkungsmechanismus des Schilddrüsenhormons. Arch. exper. Path. u. Pharmakol. **45**,216 (1951). — MASSART, L., G. PEETERS, A. VAN HOUCKE and A. LAGRAIN: The uptake of acridines by cell substances. Arch. internat. Pharmacodynamie **75**, 141 (1947). — MASSART, L., G. PEETERS, J. DE LEY and R. VERCAUTEREN: The influence of dyes on the respiration of BAKERS yeast. Experientia (Basel) **3**, 119 (1947). — MASSART, L., G. PETERS, J. DE LEY, R. VERCAUTEREN and A. VAN HOUCKE: The mechanism of the biochemical activity of acridines. Experientia (Basel) **3**, 288 (1947). — MASSART, L., G. PEETERS and A. VAN HOUCKE: The uptake of acridines by yeast cells, with considerations on the biochemical behaviour of acridines. Arch. internat. Pharmacodynamie **75**, 210 (1947). — MASSART, L., G. PEETERS et J. WUYTS-ROBIETTE: L'influence des sels sur l'inhibition de la respiration des levures causée par les colorants basiques. Arch. internat. Pharmacodynamie **75**, 162 (1947). — MASSHOFF, W.: Das Eisen im Gewebe und im Blutserum nach Transfusionen beim Menschen und im Tierexperiment und seine Bedeutung für das Schicksal des transfundierten Blutes. Beitr. path. Anat. **108**, 88 (1943). ~ Über den Abbau artfremden, artgleichen und körpereigenen Blutes. Ein morphologischer Beitrag zur Individualität des Blutes. Beitr. path. Anat. **109** 179 (1944). ~ Die pathologische Physiologie und Anatomie des Blutersatzes. Fiat Review of German Sci. Spec. Path. II. 1, 1948. ~ Über den Abbau transfundierten Blutes im sensibilisierten Tier. Verh. dtsch. Ges. Path. **33**, 148 (1950). ~ Untersuchungen über den Erythrocytenabbau. Schweiz. med. Wschr. **1950**, 1093. ~ Eisenstoffwechsel und Leber. Nach morphologischen und chemischen Untersuchungen. Verh. dtsch. Ges. Verdgskrkh. **1954**, 3. — MASSHOFF, W., u. E. WALDSCHÜTZ: Über Wesen und Bedeutung der Milz- und Lebersiderose bei ernährungsgestörten Säuglingen mit experimentellem Beitrag. Virchows Arch. **320**, 618 (1951). — MAST, S. O.: The food vacuole in paramecium. Biol. Bull. **92**, 31 (1947). — MASUGI, M.: Über das Wesen der spezifischen Veränderungen der Niere und der Leber durch das Nephrotoxin bzw. das Hepatotoxin. Zugleich ein Beitrag zur Pathogenese der Glomerulonephritis und der eklamptischen Lebererkrankung. Beitr. path. Anat. **91**, 82 (1933). — MATHEWS, A.: The changes in structure of the pancreas cells. A consideration of some aspects of cell metabolism. J. of Morph. **15**, Suppl. 171 (1899). — MAXIMOW, A.: Beitrag zur Histiologie und Physiologie der Speicheldrüsen. Arch. mikrosk. Anat. **58**, 1 (1901). — MAXIMOW, A. A., and W. BLOOM: A textbook of histology, 3. edit. Philadelphia: W. B. Saunders Company 1938. — MAYER, A., et F. RATHERY: Recherches sur l'histo-physiologie de la sécrétion urinarie chez les mammifères. Arch. Anat. microsc. **11**, 134 (1909). — MAYER, A., F. RATHERY et G. SCHAEFFER: Lésions expérimentales des cellules du foie. C. r. Soc. Biol. Paris **67**, 709 (1909). ~ Sur les propriétés des granulations ou mitochondries de la cellule hépatique normale. C. r. Soc. Biol. Paris **68**, 407 (1910). ~ Lésions expérimentales de la cellule hépatique. Arch. Méd. exper. et Anat. path. **22** (1910). ~ Les granulations ou mitochondries de la cellule hépatique. J. Physiol. et Path. géner. **16**, 581 (1914). ~ Variations expérimentales du chondriome hepatique. C. r. Soc. Biol. Paris **76** (1914). ~ Sur l'apparition de la graisse décèlable histologiquement dans la cellule du foie. Archives Anat.

microsc. **25**, 271 (1929). — Mayer, E.: The unspecific properties of thyroid colloid. Anat. Rec. **103**, 487 (1949). — Mayer, G., P. Blanquet, R. Canivenc et L. Capot: Étude de la basophilie cytoplasmique des cellules trophoblastiques du rat par les méthodes histochimiques et le microscope électronique. Archives Anat. microsc. **42**, 319—333 (1953). — Mazzi, V.: La citologia dell' ipofisi del tritone crestato. Arch. ital. Anat. e Embriol. **54**, 1 (1949). — Mc Cance, R. A., E. M. Widdowson and A. O. Hutchinson: Effect of undernutrition and alterations in diet on the cholin esterase activity of serum. Nature (Lond.) **161**, 50 (1948). — Mc Culloch, D.: Fibrous structure in the ground cytoplasm of the Arbacia egg. J. of Exper. Zool. **119**, 47 (1952). — McCurdy, M. B. D.: Mitochondria in liver cells of fed and starved salamanders. J. of Morph. **64**, 9 (1939). — McIlwain, H.: Metabolic response in vitro to electrical stimulation of sections of mammalian brain. Biochemic. J. **49**, 382 (1951). ~ Phosphates of brain during in vitro metabolism: effects of oxygen, glucose, glutamate, glutamine and calcium and potassium salts. Biochemic. J. **52**, 289 (1952). — McIlwain, H., and M. R. B. Gore: Actions of electrical stimulation and of 2:4-dinitrophenol on the phosphates in sections of mammalian brain in vitro. Biochemic. J. **50**, 24 (1952). — McIlwain, H., and S. Ochs: Absence of electrical responses of brain slices on in vitro stimulation. Amer. J. Physiol. **171**, 128 (1952). — McIndoe, W. M., and J. N. Davidson: The phosphorus compounds of the cell nucleus. Brit. J. Canc **6**, 200 (1952). — McKay, D. G., and J. T. Farrar: Basophilic substances in human liver cells. Cancer (N. Y.) **3**, 106 (1950).— McManus, J. F. A.: The periodic acid routine applied to the kidney. Amer. J. Path. **24**, 643 (1948). — Meessen, H.: Chronic carbon dioxide poisoning. Experimental studies. Arch. of Path. **45**, 36 (1948). — Über zwei Formen von Nervenzellveränderungen. Klin. Wschr. **1949**, 110. — Menten, M. L., and A.-M. Carpenter: Histochemical distribution of glycogen II. In kidneys of patients with different pathologic conditions, expecially those with lipoid nephrosis. Arch. of Path. **51**, 486 (1951). ~ Histochemical distribution of glycogen. III. In kidneys of leukemic patients. Arch. of Path. **51**, 494 (1951). — Meola, F.: The effect of elevated temperature on the mitochondria of the guinea pig pancreas. Anat. Rec. **60**, 1 (1934). — Metcalf, R. G., and W. B. Hawkins: Plasma protein, bile salt and cholesterol metabolism as influenced by multiple injections of gum acacia in bile fistula dogs. Amer. J. Path. **15**, 419 (1939). — Meves, Fr., u. R. Tsukaguchi: Über das Vorkommen von Plastosomen im Epithel von Trachea und Lungen. Anat. Anz. **46**, 289 (1914). — Meyer, A.: Morphologische und physiologische Analyse der Zelle der Pflanzen und Tiere. Jena: Gustav Fischer 1920. — Meyer, J.-E.: Über eine eigenartige Gestaltveränderung der Purkinjezellen der Kleinhirnrinde. Arch. f. Psychol. **181**, 148 (1949). — Meyer, K. H.: Über Feinbau, Festigkeit und Kontraktilität tierischer Gewebe. Biochem. Z. **214**, 253 (1929). ~ Adv. Enzymol. **3**, 109 (1943), zit. nach 1952. ~ Über Feinbau, Festigkeit und Kontraktilität tierischer Gewebe. Experientia (Basel) **7**, 361 (1951). ~ The past and present of starch chemistry. Experientia (Basel) **8**, 405 (1952). — Miletti, M.: Modificazioni citologiche della cellula epatica in seguito a perfusione del fegato con soluzione di Ringer-Locke normale e addizionata di gelatina. Boll. Soc. ital. Biol. sper. **11**, 404—405 (1936). — Miller, L. L.: Loss and restoration of rat liver enzymes (activity) related to dietary changes in liver protein. Federat. Proc. **7**, 174 (1948). ~ Changes in rat liver enzyme activity with acute inanition. Relation of loss of enzyme activity to liver protein loss. J. of Biol. Chem. **172**, 113 (1948). — Miller, R. A.: A morphological and experimental study of chromophilic neurons in the cerebral cortex. Amer. J. Anat. **84**, 201 (1949). ~ Cytological criteria of activity in the glomerular and fascicular zones of the adrenal cortex in mice. Anat. Rec. **103**, 73 (1949). ~ Cytological phenomena associated with experimental alteration of secretory activity in the adrenal cortex of mice. Amer. J. Anat. **86**, 405 (1950). ~ The relation of mitochondria to secretory activity in the fascicular zone of the rat's adrenal. Amer. J. Anat. **92**, 329 (1953). — Miller, R. A., and O. Riddle: The cytology of the adrenal cortex of normal pigeons and in experimentally induced atrophy and hypertrophy. Amer. J. Anat. **71**, 311 (1942). — Miller, S. P.: Effects of various types of inanition upon the mitochondria in the gastrointestinal epithelium and in the pancreas of the albino rat. Anat. Rec. **23**, 205 (1922). — Mirsky, A. E., V. G. Allfrey and M. M. Daly: The uptake of N^{15}-labeled glyzine by liver proteins. J. Histochem. a. Cytochem. **2**, 376 (1954). — Mislawski, A. N.: Plasmafibrillen und Chondriokonten in den Stäbchenepithelien der Niere. Arch. mikrosk. Anat. **83**, 361 (1913). — Möllendorff, W. v.: Die Dispersität der Farbstoffe, ihre Beziehungen zu Speicherung und Ausscheidung in der Niere. Anat. H. **53**, 87 (1915). ~ Zur Morphologie der vitalen Granulafärbung. Arch. mikrosk. Anat. **90**, 463 (1918). ~ Vitale Färbungen an tierischen Zellen. Grundlagen, Ergebnisse und Ziele biologischer Farbstoffversuche. Erg. Physiol. **18**, 141 (1920). ~ Zur Histophysiologie der Niere. Speicherungsgranula, Niederschläge und partielle Cytoplasmanekrosen während der Ausscheidung von Fremdsubstanzen. Erg. Anat. **24**, 278 (1923). ~ Der Exkretionsapparat. In Handbuch der mikroskopischen Anatomie des Menschen, Bd. 7/I, S. 1. 1930. ~ Experimentelle Vakuolenbildung in Fibrocyten der Gewebekultur und deren Färbung durch

Neutralrot. Z. Zellforsch. **23**, 746 (1936). ~ Beiträge zum Problem der Zellenviskosität. Arch. exper. Zellforsch. **19**, 262 (1937). — MOHOS, J.: Verhalten der Bronchuswand- bzw. Herzganglien bei Sauerstoffverarmung. Zbl. Path. **82**, 231 (1944). — MOLISCH, H.: Über merkwürdig geformte Proteinkörper in den Zweigen von Epiphyllum. Ber. dtsch. bot. Ges. **3**, 195 (1885). ~ Mikrochemie der Pflanzen. Jena: Gustav Fischer 1913. — MONNÉ, L.: Über experimentell hervorgerufene strukturelle Veränderungen des Golgi-Apparates und der Mitochondrien sowie über Bildung von Myelinfiguren in Spermatocyten und Spermatiden von Helix lutescens. Protoplasma (Berl.) **30**, 582 (1938). ~ Über die Farbenveränderung der Mitochondrien und des Golgi-Apparates im Dunkelfeld. Arch. exper. Zellforsch. **23**, 157 (1939). ~ Schichtung und Feinstruktur des Grundzytoplasmas. Z. Zellforsch. **31**, 91 (1941). ~ Submikroskopische Strukturtypen des Zytoplasmas. Ark. Zool. (Stockh.) B **34**, Nr 5 (1942). ~ Cytoplasmic structure and cleavage pattern of the sea urchin egg. Ark. Zool. (Stockh.) A **35**, Nr 13 (1944). ~ Investigations into the structure of the cytoplasm. Ark. Zool. (Stockh.) A **36**, Nr 23 (1945). ~ Struktur- und Funktionszusammenhang des Zytoplasmas. Experientia (Basel) **2**, 153 (1946). ~ The action of narcotics and of hydrating and dehydrating agents on the structure of the cytoplasm. Ark. Zool. (Stockh.) A **39**, Nr 7 (1947). ~ Functioning of the cytoplasm. Adv. Enzymol. **8**, 1 (1948). ~ On the induced formation of chromosome-like structures within the cytoplasm of mature sea urchin eggs. Ark. Zool. (Stockh.) A **42**, Nr 4 (1950). — MONROE, B. G.: Electron microscopy of the thyroid. Anat. Rec. **116**, 345 (1953). — MONTALENTI, G., G. VITAGLIANO and M. DE NICOLA: The supply of ribonucleic acid to the male germ cells during meiosis in Asellus aquaticus. Heredity (Lond.) **4**, 75 (1950). — MONTENEGRO, J.: Classification et définition des lésions histopathologiques du foie dans la fièvre jaune. Ann. d'Anat. path. **16**, 347 (1939). — MONTEFOSCHI, S.: Ricerche sulla funzione delle cellule folliculare e sulla sua relazione con la spermatogenesi in Anilocra. Caryologia (Pisa) **4**, 25 (1951/52). — MOORE, R. A., S. GOLDSTEIN and A. CANOWITZ: The mitochondria in acute experimental nephrosis due to mercuric chloride. Arch. of Path. **8**, 930 (1929). — MOPURGO, B.: Della neoproduzione degli elementi cellulari nei tessuti di animali nutriti dopo un lungo digiuno. Arch. Sci. med. **14**, 3 (1890). — MORRISON, L. R.: Arch. of Neur. **55**, 1 (1946). — MOSLENER, J.: Über Kolloidkörperchen in Markzellen der menschlichen Nebenniere. Endokrinol. **31**, 302 (1954). — MOTTRAM, V. H.: Fatty infiltration of the liver in hunger. J. of Physiol. **38**, 281 (1909). — MOURET, J.: Des modifications subies par la cellule pancréatique pendant la secretion. C. r. Soc. Biol. Paris, X. s. **1**, 733 (1894). — MÜCKE, P.: Über Ablagerungen von Eiweißkrystallen in der Niere. Frankf. Z. Path. **58**, 119 (1943). — MUDGE, G. H., and J. V. TAGGART: Effect of 2,4-dinitrophenol on renal transport mechanisms in dog. Amer. J. Physiol. **161**, 173 (1950). — MÜHLETHALER, E.: Das histologische Bild der Speicheldrüsen (Parotis, Submandibularis und Sublingualis) der Katze nach parasympathischer und sympathischer Reizung. Z. mikrosk.-anat. Forsch. **52**, 291 (1942). — MÜHLETHALER, K., A. F. MÜLLER u. H. U. ZOLLINGER: Zur Morphologie der Mitochondrien. Experientia (Basel) **6**, 16 (1950). — MÜLLER, E.: Die Hepatitis epidemica des Mittelmeerraumes. (Bioptisch-histologische Untersuchungen.) Beitr. path. Anat. **110**, 264 (1949). — MÜLLER, E., u. W. ROTTER: Über histologische Veränderungen beim akuten Höhentod. Beitr. path. Anat. **107**, 156 (1942). — MÜLLER, E., W. ROTTER, G. CAROW u. K. F. KLOOS: Über Untersuchungsergebnisse bei Todesfällen nach allgemeiner Unterkühlung des Menschen in Seenot. Beitr. path. Anat. **108**, 551 (1943). — MÜLLER, H.: Zur Histologie des Ganglion nodosum bei Haustieren. Beitr. path. Anat. **103**, 1 (1939). — MÜLLER, W.: Speicherungsversuche mit Kollidon. Klin. Wschr. **1948**, 223. — MUGGIA, G., u. L. MASUELLI: La citologia della cellula epatica in rapporto alla qualità dell' alimento introdotto. Z. Zellforsch. **16**, 659 (1932). — MUNRO, H. N., D. J. NAISMITH and T. W. WIKRAMANAYAKE: The influence of energy intake on ribonucleic acid metabolism. Biochemic. J. **54**, 198 (1953). — MUNTWYLER, E., S. SEIFTER and D. M. HARKNESS: Some effects of restriction of dietary protein on the intracellular components of liver. J. Biol. Chem. **184**, 181 (1950). — MUSCHIK, M.: Untersuchungen zum Problem der Aleuronkornbildung. Protoplasma (Wien) **42**, 43 (1953). — MUSTAKALLIO, K. K.: Histochemical alterations in succinic dehydrogenase of guinea pig tissues following administration of diphtheria toxin. Exper. Cell. Res. **7**, 592 (1954).

NACHLASS, A., G. L. DUFF, H. C. TIDEWELL and L. E. HOLT: J. Clin. Invest. **15**, 143 (1936). — NAGEL, A.: Über die Wirkung verschiedener Faktoren insbesondere narkotisierender Substanzen auf die vitale Methylenblaufärbung bei in vitro gezüchteten Fibrocyten. Z. Zellforsch. **13**, 405 (1931). — NASSONOV, D.: Das GOLGISche Binnennetz und seine Beziehungen zu der Secretion. Untersuchungen über einige Amphibiendrüsen. Arch. mikroskop. Anat. **97**, 136 (1923). ~ Die physiologische Bedeutung des GOLGI-Apparates im Lichte der Vitalfärbungsmethode. Z. Zellforsch. **3**, 472 (1926). ~ Über den Einfluß der Oxydationsprozesse auf die Verteilung von Vitalfarbstoffen in der Zelle. Z. Zellforsch. **11**, 179 (1930). — NAVASQUEZ, S. DE: Experimental tubular necrosis of the kidneys accompanied by liver changes due to dioxane poisoning. J. of Hyg. **35**, 540 (1935). — NÉMEC, B.: Über Ausgabe ungelöster Körper in hautumkleideten Zellen. Sitzgsber. böhm. Ges. Wiss., Math.-naturwiss. Kl. 1899. ~ Das Problem der Befruchtungsvorgänge und andere zytologische Fragen. Berlin 1910. — NETTER, H.: Die Feinstruktur der Zelle als dynamisches Problem. Verh. dtsch. Ges. Path. 33, 8 (1950). ~ Biologische Physikochemie. Eine Einführung für Biologen und Mediziner. Potsdam: Akad. Verlagsges. Athenaion 1951. ~ Zur Energetik der stationären chemischen Zustände in der Zelle. Naturwiss. 40, 260 (1953). — NEUMANN, V.: Multiple plasma-cell myeloma with crystalline deposits in the tumour cells and the kidneys. J. of Path. 61, 165 (1949). — NEVER, H. E.: Die Eiweißspeicherung bei trüber Schwellung der Leber. Zbl. Path. 54, 327 (1932). — NICHOLSON, F. M.: The changes in amount and distribution of the iron-containing proteins of nerve cells following injury to their axones. J. Comp. Neur. 36, 37 (1923). ~ Changes in nerve cells following injury to their axones. Arch. of Neur. 11, 680 (1924). ~ An experimental study of mitochondrial changes in the thyroid gland. J. of Exper. Med. 39, 63 (1924). — NIELSEN, A., H. OKKELS et C. STOCKHOLM: Detection histochimique du glycogéne. Acta path. scand. (Københ.) 9, 258 (1932). — NIRENSTEIN, E.: Über die Natur und Stärke der Säurebildung in den Nahrungsvakuolen von Paramecium caudatum. Z. wiss. Zool. 125, 513 (1925). ~ Die Verdauungsvorgänge bei den Protozoen. In Handbuch der normalen und pathologischen Physiologie, Bd. 3, S. 15. Berlin: Springer 1927. — NISSL, F.: Über die Veränderungen der Ganglienzellen am Facialiskern des Kaninchens nach Ausreißung der Nerven. Allg. Z. Psychiatr. 48, 197 (1892). ~ Mitteilungen zur Anatomie der Nervenzelle. Allg. Z. Psychiatr. 50, 370—376 (1894). ~ Die Beziehungen der Nervenzellensubstanzen zu den thätigen, ruhenden und ermüdeten Zellzuständen. Neur. Zbl. 15, 39 (1896). ~ Allg. Z. Psychiatr. 52, 1147 (1896). ~ Über einige Beziehungen zwischen Nervenzellenerkrankungen und gliösen Erscheinungen bei verschiedenen Psychosen. Arch. f. Psychiatr. 32, 656 (1899). ~ Nervensystem. In Enzyklopädie der mikroskopischen Technik, 2. Aufl. Berlin: Urban & Schwarzenberg 1910. — NIZET, A., et S. LAMBERT: Synthèse de l'hémoglobine in vitro à partir de DL-3-phénylalanine-2-^{14}C et de glycine-2-^{14} C. Rôle des formes isomériques de la phénylalanine. Bull. Soc. Chim. biol. Paris 35, 771 (1953). — NODA, H., and R. W. G. WYCKOFF: The electron microscopy of reprecipitated collagen. Biochim. et Biophysica Acta 7, 494 (1951). — NOËL, R.: Recherches histo-physiologiques sur la cellule hépatique des mammifères. Archives Anat. microsc. 19, 1 (1923). ~ Sur le rôle de la cellule hépatique dans l'élaboration et la mise en réserve des albuminoïdes. Presse méd. 1923, 158. — NOETZEL, H.: Die Myoklonusepilepsie. In Pathologischer Anatomie und Histologie des Nervensystems, herausgeg. von W. SCHOLZ, Bd. I. Berlin-Göttingen-Heidelberg: Springer 1955. — NOLL, F.: Experimentelle Untersuchungen über das Wachstum der Zellmembran. Abh. Senckenberg. naturforsch. Ges. 15, 101 (1887). — NOLTE, A.: Untersuchungen über basophile Plasmastrukturen. Z. Naturforsch. 2b, 295 (1947). — NOVIKOFF, A. B., E. PODBER, J. RYAN and E. NOE: Biochemical heterogeneity of the cytoplasmic particles isolated from rat liver homogenate. J. Histochem. a. Cytochem. 1, 27 (1953). — NÜRNBERGER, L.: Histologische Untersuchungen über die Einwirkung der Röntgenstrahlen auf das Zellprotoplasma. Zugleich ein Beitrag zur Kenntnis der Plastosomen. Virchows Arch. 246, 239 (1923).

OBERLING, CH., W. BERNHARD, H. L. FEBVRE, J. HAREL et R. KLEIN: L'existence d'un ultra-chondriome dans les cellules normales et tumorales. C. r. Acad. Sci. Paris 231, 1260 (1950). — OBERLING, CH., W. BERNHARD, A. GAUTIER et F. HAGUENAU: Les structures basophiles du cystoplasme et leurs rapports avec le cancer. Etude au microscope électronique. Presse méd. 1953, 719. — O'CONNOR, R. J.: Effects of acridine compounds on the respiration in the brain. Nature (Lond.) 163, 405 (1949). — OETTINGEN, W., F. v. and E. A. JIROUCH: Pharmacology of ethylene glycol and some of its derivatives. J. of Pharmacol. 42, 355 (1931). — OGATA, M.: Die Veränderungen der Pankreaszelle bei der Sekretion. Arch. Anat. u. Physiol. 1893, 405. — OGATA, T.: Beiträge zur experimentell erzeugten Lebercirrhose und zur Pathogenese des Ikterus mit spezieller Berücksichtigung der Gallenkapillaren bei der Unterbindung des Ductus choledochus und der Ikterogenvergiftung. Beitr. path. Anat. 55, 236 (1913). — OHNO, Y.: Zur Frage der Pathogenese des Ikterus. Med. Klin. 1927, 1685. ~ Experimentalstudien zur Ikterusgenese. Münch. med. Wschr. 1931, 1639. — OKEY, R.: Cholesterol injury in the guinea pig. J. of Biol. Chem. 156, 179 (1944). — OKKELS, H.: Histochemische und mikrurgische Studien an Gewebskulturen von Lebergewebe. Über einige morphologische Erscheinungen bei Speicherung von Eisen in den Gewebezellen. Arch. exper. Zellforsch. 8, 432 (1929). — OKUNEFF, N.: Studien über Zellveränderungen im Hungerzustande. (Das Chondriom.) Arch. mikrosk. Anat. 97, 187 (1923). — OKUSHI, J.: Mitochondria in liver epithelium. Trans. Jap. Path. Soc. 18, 145 (1928). — OLÁH, F., V. VARRO, K. KOVÁCS u. D. BACHRACH: Morphologische und biologische Änderungen im Nucleus supraopticus und paraventricularis unter der Mitwirkung hypertonischer Salzlösung. Endokrinol. 30, 12 (1953). OLHAGEN, B., B. THORELL and P. WISING: The endocellular nucleic acid distribution and plasma protein formation in myelomatosis. Scand. J. Clin. a. Labor. Invest. 1, 49 (1949). OLIVER, J. R.: A further study of regenerated epithelium in chronic uranium nephritis. J. of Exper. Med. 23, 301 (1916). ~ New directions in renal morphology: a method, its results and its future. Harvey Lect. **40**, 102 (1944/45). ~ The structure of the metabolic process in the nephron. J. Mt. Sinai Hosp. **15**, 175 (1948). ~ An Essay toward a dynamic morphology of the mammalian nephron. Amer. J. Med. **9**, 88 (1950). — OLIVER, J. R., and E. M. LUND: Cellular mechanism of renal secretion. A study by the extravital method. I. The structural phase of the secretory mechanism. J. of Exper. Med. **57**, 435 (1933). ~ Cellular mechanisms of renal secretion. A study by the extravital method. II. The functional phase of the secretory mechanism. J. of Exper. Med. **57**, 459 (1953). — OLIVER, J. R., M. MacDOWELL and Y. C. LEE: Cellular mechanisms of protein metabolism in the nephron. I. The structural aspects of proteinuria, tubular absorption, droplet formation, and the disposal of proteins. J. of Exper. Med. **99**, 589 (1954). — OLIVER, J. R., J. M. MONTROSE, M. C. MacDOWELL and Y. C. LEE: Cellular mechanism of protein metabolism in the nephron. II. The histochemical characteristics of protein absorption droplets. J. of Exper. Med. **99**, 605 (1954). — OMOROKOW, L.: Über den Einfluß hoher Temperaturen auf das Zentralnervensystem des Kaninchens. Histol. Arb. Großhirnrinde **6**, 1 (1918). — OOTA, Y., and S. OSAWA: Migration of „storage PNA" from cotyledon intro growing organs of bean seed embryo. Experientia (Basel) **10**, 254 (1954). — ÖPHÜLS, W.: The Altmann granules in kidney and liver and their relation to granular and fatty degeneration. Roc. Soc. Exper. Biol. a. Med. **4**, 135 (1907). — OPIE, E. L.: Cytochondria of normal cells, of tumor cells, and of cells with various injuries. J. of Exper. Med. **86**, 45 (1947). ~ Mobilisation of basophile substance (ribonucleic acid) in the cytoplasm of liver cells with the production of tumors by butter yellow. J. of Exper. Med. **84**, 91 (1946). ~ Normal structure and degenerative changes of the cytoplasm of liver cells and tumor cells derived from them. J. of Exper. Med. **85**, 339 (1947). ~ Cytochondria of normal cells, of tumor cells, and of cells with various injuries. J. of Exper. Med. **86**, 45 (1947). ~ An osmotic system within the cytoplasm of cells. J. of Exper. Med. **87**, 425 (1948). ~ The movement of water in tissues removed from the body and its relation to movement of water during life. J. of Exper. Med. **89**, 185 (1949). ~ The effect of injury by toxic agents upon osmotic pressure maintained by cells of liver and kidney. J. of Exper. Med. **91**, 285 (1950). ~ Osmotic activity of tissues during fetal and postnatal growth. J. of Exper. Med. **100**, 405 (1954). — OPIE, E. L., and G. J. LAVIN: Localization of ribonucleic acid in the cytoplasm of liver cells. J. of Exper. Med. **84**, 107 (1946). — OPIE, E. L., and M. B. ROTHBARD: The movement of water in interstitial tissue and in muscle removed from the body. Arch. of Path. **50**, 800 (1950). — OPITZ, E.: Herzmuskelveränderungen durch Störung der Sauerstoffzufuhr. Z. Kreislaufforsch. **27**, 227 (1935). ~ Über die Sauerstoffversorgung des Zentralnervensystems. Naturwiss. **35**, 80 (1948). ~ Der Zellstoffwechsel in seiner Beziehung zur Zellstruktur. Verh. dtsch. Ges. Path. **33**, 18 (1950). ~ Energieumsatz des Gehirns in situ unter aeroben und anaeroben Bedingungen. 3. Kolloquium der dtsch. Ges. Physiol. Chem., S. 66. Berlin-Göttingen-Heidelberg: Springer 1952. ~ Der Stoffwechsel des Gehirns und seine Veränderungen bei Kreislaufstillstand. Verh. dtsch. Ges. Kreislaufforsch. **19**, 26 (1953). — OPITZ, E., u. M. SCHNEIDER: Über die Sauerstoffversorgung des Gehirns und den Mechanismus von Mangelwirkungen. Erg. Physiol **46**, 126 (1950). — ORTMANN, R.: Über Kernsekretion, Kolloid- und Vakuolenbildung in Beziehung zum Nukleinsäuregehalt in Trophoblast-Riesenzellen der menschlichen Placenta. Z. Zellforsch. **34**, 562 (1949). ~ Über experimentelle Veränderungen der Morphologie des Hypophysen-Zwischenhirnsystems und die Beziehung der sog. „Gomorisubstanz" zum Adiuretin. Z. Zellforsch. **36**, 92 (1951). ~ Über die Einförmigkeit morphologischer Reaktionen der Ganglienzellen nach experimentellen Eingriffen. Dtsch. Z. Nervenheilk. **167**, 431 (1952). — ORZECHOWSKI, G., u. A. STOLZ: Über die Behandlung des schweren Parenchymschadens der Leber durch intravenöse Cholingaben. Med. Klin. **1947**, 289. — OSAWA, S., and Y. OOTA: Growth and pentose nucleic acid content of bean embryo. Experientia (Basel) **9**, 96 (1953). — OSTERHOUT, W. J. V., and E. S. HARRIS: Protoplasmic asymmetry in Nitella as shown by bioelectric measurements. J. Gen. Physiol. **11**, 391 (1928). — OSTERTAG, B.: Zur Histopathologie der Myoklonusepilepsie. (Eine weitere Studie über die intraganglioccellulären corpusculären Einlagerungen.) Arch. f. Psychiatr. **73**, 633 (1925). — OSTROUCH, M.: Action de l'alcool éthylique sur les structures cytoplasmiques des cellules de l'épithélium supèrficiel de l'estomac. Archives de Biol. **43**, 321 (1932). — OVERBECK, E.: Über physiologische und pathologische Fettablagerung in der Leber bei Haussäugetieren. Virchows Arch. **310**, 458 (1943).

PAIGEN, K.: The occurrence of several biochemically distinct types of mitochondria in rat liver. J. of Biol. Chem. **206**, 945 (1954). — PAINTER, T. S.: Nuclear phenomena associated with secretion in certain gland cells with especial reference to the origin of cytoplasmic nucleic acid. J. of Exper. Zool. **100**, 523 (1945). —PALADE, G. E.: A study of fixation for electron microscopy. J. of Exper. Med. **95**, 285 (1952). ~ The fine structure of mitochondria. Anat. Rec. **114**, 427 (1952). ~ An electron microscope study of the mitochondrial structure. J. Histochem. a. Cytochem. **1**, 188 (1953). ~ A small particulate component of the cytoplasm. J. Appl. Physics **24**, 1419 (1953). — PALADE, G. E., and K. R. PORTER: The endoplasmatic reticulum of cells in situ. Anat. Rec. 112, 370 (1952). ~ Studies on the endoplasmic reticulum. I. Its identification in cells in situ. J. of Exper.Med. 100, 641 (1954). — Palay, S. L.: Neurosecretion. VII. The preoptico-hypophysial pathway in fishes. J. Comp. Neur. 82, 129 (1945). — Palay, S. L., and G. E. Palade: Fine structure of neuronal cytoplasm. J. Appl. Physics 24, 1419 (1953). — Pappenheimer, A. M., and J. J. Hawthorne: Certain cytoplasmic inclusions of liver cells. Amer. J. Path. 12, 625 (1936). — Pari, G. A.: Über die Verwendbarkeit vitaler Karmineinspritzung für die pathologische Anatomie. (Mit Kapiteln über Stauungsikterus, Hydronephrose und Urämie, Phosphorvergiftung, Phloridzindiabetes, Nebennierenexstirpation, Äthernarkose und Wärmetod.) Frankf. Z. Path. 4, 1 (1910). — Parvis, V. P.: Modificazioni del nucleo e del contenuto in acidi nucleinici durante lo sviluppo di diversi tipi di cellule nervose. Monit. zool. ital. 60, Suppl., 258 (1952). ~ Fenomeni nucleari e modificazioni citochimiche nello sviluppo di grandi neuroni. Z. Zellforsch. 39, 550 (1954). — Paschkis, K.: Über das Reserveeiweiß der Leber. Einfluß von Insulin und anderen Hormonen. Klin. Wschr. 1929, 1293. — Pasteels, J.: Étude cytochimique des acides nucleiques dans le cycle germinal de l'Ascaris megalocephala. Experientia (Basel) 4, 150 (1948). — Paul, M. H., and E. Sperling: Cyclophorase system. XXIII. Correlation of cyclophorase activity and mitochondrial density in striated muscle. Proc. Soc. Exper. Biol. a. Med. 79, 352 (1952). — Pauling, L., and R. B. Corey: Two hydrogen-bonded spiral configurations of the polypeptide chain. J. Amer. Chem. Soc. 72, 5349 (1950). ~ Compound helical configurations of polypeptide chains: structure of proteins of the α-keratin type. Nature (Lond.) 171, 59 (1953). — Pauling, L., R. B. Corey and H. R. Branzon: α-helix in the keratin-myosin-fibrinogen group. Proc. Nat. Acad. Sci. U.S.A. 37, 205 (1951). — Pearse, A. G. E.: The nature of Russel bodies and Kurloff bodies. Observations on the cytochemistry of plasma cells and reticulum cells. J. Clin. Path. 2, 81 (1949). ~ A review of modern methods in histochemistry. J. Clin. Path. 4, 1 (1951). — Perner, E. S.: Die Sphärosomen (Mikrosomen) pflanzlicher Zellen. Sammelreferat unter Berücksichtigung eigener Untersuchungen. Protoplasma 42, 457 (1953). — Perry, S. V., and R. W. Horne: The intracellular components of skeletal muscle. Biochim. et Biophysica Acta 8, 483 (1952). -- Peter, K.: Zur Histophysiologie der Amphibienniere. Z. Anat. 73, 145 (1924). ~ Der Weg injizierten Farbstoffes in den Hauptstückzellen der Salamanderniere. Z. Zellforsch. 8, 125 (1929). — Peterfi, T.: Histologie und Histogenese. Fortschr. Zool. 1, 19 (1937). — Peterfi, T., u. O. M. Olivo: Die Wirkung des Anstechens auf das Protoplasma lebender Zellen. I. Anstichversuche an in vitro gezüchteten Myoblasten. Arch. exper. Zellforsch. 4, 149 (1927). — Peters, G.: Paraproteinosen und Zentralnervensystem. Dtsch. Z. Nervenheilk. 161, 359 (1949). ~ Möglichkeiten und Grenzen der Hirnforschung in der Neurologie und Psychiatrie. Dtsch. med. Wschr. 1955, 433. — Peters, R. A.: Lethal synthesis. Proc. Roy. Soc. Lond., Ser. B 139, 143 (1952). — Pfeffer, W.: Über Aufnahme und Ausgabe ungelöster Körper. Abh. math.-naturwiss. Kl. kgl. sächs. Ges. Wiss. 16, 145 (1891). — Pfister, M.: Zur Granulabildung bei Nierenentzündung. Beitr. path. Anat. Suppl. 7, 525 (1905). — Pfuhl, W.: Die Leber. In Handbuch der mikroskopischen Anatomie des Menschen, Bd. V/2, S. 235. Berlin: Springer 1932. ~ Physiologische Anatomie der Blutkapillaren. Z. Zellforsch. 20, 390 (1933). ~ Diskussionsbemerkung. Anat. Anz. 78, Erg.-Bd., 126 (1934). ~ Über die funktionellen Beziehungen zwischen den Leberzellen und den Kupfferschen Sternzellen. Anat. Anz. 86, 273 (1938). — Pfuhl, W., u. O. Dienstbach: Die Speicherung und Verarbeitung von kolloiden Farbstoffen, Pigmenten und Lipoiden. Z. Anat. 108, 260 (1938). — Pichotka, J.: Tierexperimentelle Untersuchungen zur pathologischen Histologie des akuten Höhentodes. Beitr. path. Anat. 107, 117 (1942). ~ Untersuchungen über Gefrierpunkte des lebenden Gewebes. Z. Biol. 105, 181 (1952). — Pichotka, J., W. Höfler u. J. Reissner: Untersuchungen über die Wasserbindung in organischen Systemen. III. Die Gefrierpunkte überlebender Warmblütergewebe. Arch. exper. Path. u. Pharmakol. 223, 217 (1954). — Pick, E.: Zur Kenntnis der Leberveränderung nach Unterbindung des Ductus choledochus. Z. Heilk. 11, 117 (1890). — Pitts, R. F.: Über aktive Transportmechanismen in den Tubuli der Niere. Klin. Wschr. 1955, 365. — Podwyssozki, W. v.: Experimentelle Untersuchungen über die Regeneration der Drüsengewebe. Erster Teil: Untersuchungen über die Regeneration des Lebergewebes. Beitr. path. Anat. 1, 259 (1886). — Policard, A.: Notes histo-physiologiques sur la cellule hépatique. 3. Modifications sur l'influence d'intoxications massives. C. r. Soc. Biol. Paris 66, 520 (1909). ~ Attitude fonctionelle du chondriome de la cellule hépatique. Rapports des chondriosomes et du noyau. C. r. Soc. Biol. Paris 72, 131 (1912). — Policard, A., et M. Garnier: Altérations cadavériques des épithélium rénaux. C. r. Soc. Biol. Paris 59, 678 (1905). — Policard, A., et G. Mangenot: Action de la temperature sur le chondriome cellulaire. C. r. Acad. Sci. Paris 174, 645 (1922). — Pollister, A. W.: Mitochondrial orientations and molecular patterns. Physiologic.Zool. 14, 268 (1941). — Popják, G.: The mechanism of parenchymatous degeneration produced by diphtheria. J. of Path. 60, 75 (1948). — Poppen, K. J., D. M. Green and H. T. Wrenn: The histochemical localization of potassium and glycogen. J. Histochem. a. Cytochem. 1, 160 (1953). — Popper, H.: Significance of agonal changes in the human liver. Arch. of Path. **46**, 132 (1948). — POPPER, H., B. W. VOLK, K. A. MEYER, D. D. KOZOLL and F. STEIGMANN: Evaluation of gelatin and pectin solutions as substitutes for plasma in the treatment of shock. Arch. Surg. **50**, 34 (1945). — POPPER, H., S. S. WALDSTEIN and P. B. SZANTO: Correlation of clinical features of cirrhosis of liver with findings on biopsy. Amer. J. Clin. Path. **20**, 724 (1950). — PORTER, K. R.: The fine structure of the cytoplasm of cultured tissue cells. Anat. Rec. **100**, 704 (1948). ~ Observations on a submicroscopic basophilic component of cytoplasm. J. of Exper. Med. **97**, 727 (1953). ~ Electron microscopy of basophilic components of cytoplasm. J. Histochem. a. Cytochem. **2**, 346 (1954). — PORTER, K. R., and J. BLUM: A study in microtomy for electron microscopy. Anat. Rec. **117**, 685 (1953). — PORTER, K. R., A. CLAUDE and E. F. FULLAM: A study of tissue culture cells by electron microscopy. Methods and preliminary observations. J. Exper. Med. **81**, 233 (1945). — PORTER, K. R., and F. L. KALLMAN: Significance of cell particulates as seen by electron microscopy. Ann. New York Acad. Sci. **54**, 882 (1952). ~ The properties and effects of osmium tetroxide as a tissue fixative with special reference to its use for electron microscopy. Exper. Cell Res. **4**, 127 (1953). — PORTER, K. R., and H. P. THOMPSON: Some morphological features of cultured rat sarcoma cells as revealed by the electron microscope. Cancer Res. **7**, 431 (1947). — PORTZEHL, H.: Gemeinsame Eigenschaften von Zell- und Muskelkontraktilität. Biochim. et Biophysica Acta **14**, 195 (1954). — POTTER, V. R., J. M. PRICE, E. C. MILLER and J. A. MILLER: Studies on the intracellular composition of livers from rats fed various aminoazo dyes. III. Effects on succinoxydase and oxaletic acid oxidase. Cancer Res. **10**, 28 (1950). — PREISSNER, M.: Systematische Untersuchungen über die Ätiologie der zentralen Leberverfettung unter besonderer Berücksichtigung der Beziehungen zur Herzmuskeltigerung. Virchows Arch. **317**, 283 (1950). — PRESCOTT, D. M.: Relation between dye uptake and cytoplasmic streaming in Amoeba proteus. Nature (Lond.) **172**, 593 (1953). — PRICE, J. M., and A. K. LAIRD: A comparison of intracellular composition of regenerating liver and induced liver tumors. Cancer Res. **10**, 650 (1950). — PRICE, J. M., E. C. MILLER and J. A. MILLER: Studies on the intracellular composition of liver from rats fed various aminoazo dyes. II. 3' methyl-, 2' methyl, and 2 methyl-4-dimethylaminoazobenzene, 3-methyl-4-dimethylaminoazobenzene, and 4-fluoro-4-dimethylaminoazobenzene. Cancer Res. **10**, 18 (1950). — PRICE, J. M., E. C. MILLER, J. A. MILLER and G. M. WEBER: Studies on the intracellular composition of livers from rats fed various aminoazo dyes I. Cancer Res. **9**, 398 (1949). — PROPP, S., L. W. GORHAM and S. KANTOR: Recent studies of multiple myeloma sternal and rib puncture and the results of treatment with stilbamidine. Blood **4**, 36 (1949). — PUGNAT, CH.-A.: Des modifications histologiques des cellules nerveuses dans ses divers états fonctionnels. Bibl. anat. **6**, 27 (1898).

RAAFLAUB, J.: Die Korrelation zwischen Struktur und Aktivität von isolierten Lebermitochondrien. Helvet. physiol. Acta **10**, C 22 (1952). ~ Über den Wirkungsmechanismus von Adenosintriphosphat (ATP) als Cofaktor isolierter Mitochondrien. Helvet. physiol. Acta **11**, 157 (1953). — RABINOVITCH, M., V. VALERI, H. A. ROTHSCHILD, S. CAMARA, A. SESSO and L. C. U. JUNQUEIRA: Nucleic acid phosphorus of mouse pancreas after pilocarpine administration. J. of Biol. Chem. **198**, 815 (1952). — RABL, R.: Untersuchungen zur Morphologie der Gallensekretion. Z. mikrosk. anat. Forsch. **23**, 71 (1930). ~ Zur Morphologie der Gallenwege in der Leber beim mechanischen Ikterus. Beitr. path. Anat. **86**, 135 (1931). — RAND, C. W., and C. B. COURVILLE: Histological changes in the brain in cases of fatal injury to the heat. VII. Alterations in nerve cells. Arch. Neurol. **55**, 79 (1946). — RANDAVEL, C.: Contribution à l'étude des acides nucléiques de la cellule hépatique chez le pigeon folliculinisé. Détails de technique cytologique. Variation de l'acide ribonucléique sous l'influence du dipropionate d'oestradiol. C. r. Soc. Biol. Paris **142**, 235 (1948). — RANDERATH, E.: Über den Ort der Eiweißausscheidung in der Niere bei nephrotischen Nierenkrankheiten, nebst Bemerkungen über den Begriff und die Einteilung der Nephrosen. Beitr. path. Anat. **95**, 403 (1935). ~ Die Entwicklung der Lehre von den Nephrosen in der pathologischen Anatomie. Erg. Path. **32**, 91 (1937). ~ Nephrose-Nephritis. In E. BECHER, Nierenkrankheiten, Bd. II, S. 98. Jena: Gustav Fischer 1947. ~ Zur pathologischen Anatomie der sog. Amyloidnephrose. Zugleich ein Beitrag zur Frage der allgemeinen Amyloidose als Paraproteinose. Virchows Arch. **314**, 388 (1947). ~ Über die Morphologie der Paraproteinosen. Verh. dtsch. Ges. Path. **32**, 27 (1950). — RANDERATH, E., u. O. FRESEN: Die Pathologie der Harnorgane. Fiat Rev. German Sci. Special Path. **2**, 69 (1948). — RASOR, H.: Über ein Lipom des Erwachsenen mit Lipoblasten in verschiedenen Stadien. (Ein Beitrag zur granulären Fettsynthese.) Frankf. Z. Path. **14**, 359 (1913). — RATHER, L. J.: Hepatic cirrhosis and testicular atrophy. Arch. Int. Med. **80**, 397 (1947). ~ Renal athrocytosis and intracellular digestion of intraperitoneally injected hemoglobin in rat. J. of Exper. Med. **87**, 163 (1947). — RATHERY, F., et M. SAISON: Lésions du foie, provoquées par le chloroforme. C. r. Soc. Biol. Paris **67**, 716 (1909). ~ Influence nocive de l'ether en inhalation sur le foie et le rein. Trib. med. **1910**, 245. — RAUM, J.: Künstliche Vacuolisierung der Leberzellen beim Hunde. Arch. exper. Path. u. Pharmakol. **29**, 353 (1892). — RAVENNA, P.: Di alcune particolari forme delle cellule epatiche, dei loro rapporti coi capillari biliari e del loro significato funzionale. Z. Zellforsch. 15, 248 (1932). — Rawson, R. A.: The binding of T-1824 and structurally related diazo dyes by the plasma proteins. Amer. J. Physiol. 138, 708 (1943). — Reber, K.: Blockierung der Speicherfunktion der Niere als Schutz bei Sublimatvergiftung. Schweiz. Z. Path. u. Bakter. 16, 755 (1953). — Redin, J.: Estudio acerca de la capa de células tangenciales en los lobulillos hepáticos de algunos mamiferos. Asoc. Españ. para el Progreso de las Ciencias.1929. Zit. nach Clara 1932. — Regaud, C.: Attribution aux „formations mitochondriales" de la fonction générale d'extraction et de fixation électives, exercée par les cellules vivantes sur les substances dissoutes dans le milieu ambiant. C. r. Soc. Biol. Paris 66, 919 (1909). ~ Participation du chondriome à la formation des graines de ségrégation dans les cellules des tubes contournes de rein (chez les ophidiens et les amphibiens). C. r. Soc. Biol. Paris 66, 1034 (1909). ~ Les mitochondries, orgaintes du protoplasma … Rev. Méd. 31, Vol. jub. Lépine, 681 (1911). — Reichel, H.: Die Saisonfunktion des Nebenhodens vom Maulwurf. Anat. Anz. 54, 129 (1921). — Reinke, F.: Beiträge zur Histologie des Menschen. I. Über Krystalloidbildungen in den interstitiellen Zellen des menschlichen Hodens. Arch. mikrosk. Anat. 47, 35 (1896). — Remé, H.: Experimentelle und histologische Untersuchungen zum Problem des peptischen Geschwürs an Hund und Katze. Beitr. path. Anat. 112, 74 (1952). — Remy, R., u. A. Terbrüggen: Der Einfluß von Monosacchariden bei experimenteller Leberschädigung. Z. inn. Med. 1950, 645. — Rennels, E. G.: An experimental study of cytoplasmic inclusions in adrenal cortical cells of the immature rat. Anat. Rec. 112, 509 (1952). — Rhodin, J.: Correlation of ultrastructural organization and function in normal and experimentally changed proximal convoluted tubule cells of the mouse kidney. An electron microscopic study including an experimental analysis of the conditions for fixation of the renal tissue for high resolution electron microscopy. Stockholm 1954. — Ribbert, H.: Beiträge zur pathologischen Anatomie des Herzens. Virchows Arch. 147, 193 (1897). — Rich, A. R.: The pathogenesis of the forms of paundice. Bull. John Hopkins Hosp. 17, 338 (1930). — Rich, A. R., and M. Berthrong: Evidence for the presence of ribonucleic acid in the cytoplasmic bodies that appear in the hepatic and adrenal epithelial cells of man in acute infection. Bull. Johns Hopkins Hosp. 85, 327 (1949). — Richards, A. N., and J. B. Barnwell: Experiments concerning the secretion of phenolsulphonphthalein by the renal tubule. Proc. Roy. Soc. Lond., Ser. B 102, 72 (1927). — Richardson, K. C.: The Golgi apparatus and other cytoplasmic structures in normal and degenerate cells in vitro. Arch. exper. Zellforsch. 16, 100 (1934). — Richter, G. W.: Parenchymatous lesions of liver and kidney of mice due to pectin. Amer. J. Path. 26, 379 (1950). — Riedel, G., u. K. Zipf: Tierexperimentelle Untersuchungen über Blutersatzmittel. Arch. exper. Path. u. Pharmakol. 203, 25 (1944). — Ries, E.: Zur Histiophysiologie des Mäusepankreas nach Lebendbeobachtung, Vitalfärbung und Stufenuntersuchung. Z. Zellforsch. 22, 523 (1935). ~ Die Differenzierung der Pankreaszelle während der Embryonalentwicklung des Axolotl. Z. Zellforsch. 23, 63 (1935). ~ Grundriß der Histiophysiologie. Leipzig: Akademische Verlagsgesellschaft 1938. ~ Über den submikroskopischen Bau der Pankreaszelle. Ein Beitrag zur Ergastoplasmafrage. Z. mikr.-anat. Forsch. 47, 456 (1940). ~ Biologie der Zelle. Überarbeitet, ergänzt und herausgeg. von M. Gersch. Leipzig: B. G. Teubner 1953. — Riesser, O.: Betrachtungen über den Kohlenhydratumsatz und seine hormonale Regulierung. Helvet. med. Acta 9, 720 (1942). ~ Zur Frage der Beziehungen zwischen Zellstruktur und Kohlenhydratstoffwechsel. Helvet. med. Acta 12, 131 (1945). — Rigas, D. A., and C. G. Heller: The amount and nature of urinary proteins in normal human subjects. J. Clin. Invest. 30, 853 (1951). — Rinehart, J. F., and M. G. Farquhar: Electron microscopic studies of the anterior pituitary gland. Z. Histochem. a. Cytochem. 1, 93 (1953). — Rissel, E.: Über protoplasmatische Einschlußkörper bei der Hepatitis. Schweiz. Z. Path. 16, 403 (1953). — Ritzenfeld, P.: Morphologische Untersuchungen über die cytoplasmatische Basophilie der menschlichen Leberzellen. Inaug.-Diss. Freiburg 1952. — Robertis, E. de: The nucleo-cytoplasmic relationship and the basophilic substance (ergastoplasm) of invertebrate nerve cells (electron microscope observations). J. Histochem. a. Cytochem. 2, 341 (1954). — Roberts, H. S.: Changes in mitochondrial form. Anat. Rec. 104, 163 (1949). — Robertson, J. S.: A morphological study with the electron microscope of section of the normale mouse pancreas. Austral. J. Exper. Biol. a. Med. Sci. 32, 229 (1954). ~ The pancreatic lesion in adult mice infected with a strain of pleurodynia virus. I. Electron microscopical observations. Austral. J. Exper. Biol. a. Med. Sci. 32, 393 (1954). — Robinson, J. R.: Some effects of glucose and calcium upon the metabolism of kidney slices from adult and newborn rats. Biochemic. J. 45, 68 (1949). ~ Effect of 2.4-dinitrophenol on osmoregulation in isolated kidney slices. Nature, (Lond.) 166, 989 (1950). ~ Osmoregulation in surviving slices for the kidney of adult rats. Proc. Roy. Soc. Lond., Ser. B 137, 378 (1950). ~ Osmoregulation in surviving slices from the livers of adult rats (With a note on cloudy swelling.) Proc. Roy. Soc. Lond., Ser. B 140, 135 (1952) ~ The active transport of water in living systems. Biol. Rev. Cambridge Philos.

Soc. 28, 158 (1953). — Robinson, J. R., and R. A. McCane: Water metabolism. Annual Rev. Physiol. 14, 115 (1952). — Rocha-Lima, H. da: Zur pathologischen Anatomie des Gelbfiebers. Verh. dtsch. path. Ges. 15, 163 (1912). ~ Rückblickende Betrachtungen über die Histodiagnose des Gelbfiebers. Festschr. B. Nocht 1937, S. 497. — Rössle, R.: Über die verschiedenen Formen der Eisenablagerung in der Leber. Verh. path. Ges. 10, 157 (1906). ~ Über Phagocytose von Blutkörperchen durch Parenchymzellen und ihre Beziehung zum hämorrhagischen Ödem und zur Hämochromatose. Beitr. path. Anat. 41, 181 (1907). ~ Über die Lokalisation des Fettes in der Leber. Verh. dtsch. path. Ges. 11, 17 (1908). ~ Über einige Beziehungen der pathologischen Anatomie zur physikalischen Chemie. Ödem, Konkrementbildung, Entzündung. Jkurse ärztl. Fortbildg 9, 3 (1918). ~ Über Entartung. Jkurse ärztl. Fortbildg 11, 20 (1920). ~ Zellentartung und Zelltod. Naturwiss. 9, 834 (1921). ~ Allgemeine Pathologie der Zelle und der Gewebe. In Aschoff, Pathologische Anatomie, Bd. I, S. 307. Jena: Gustav Fischer 1928. ~ Über die Veränderungen der Leber bei der Basedowschen Krankheit und ihre Bedeutung für die Entstehung anderer Organsklerosen. Virchows Arch. 291, 1 (1933). ~ Über die serösen Entzündungen der Organe. Virchows Arch. 311, 252 (1944). ~ Seröse Entzündung. Verh. dtsch. Pathologen 1944, 1 (1949). — Rohrer, A.: Vergleich des Sauerstoffverbrauchs überlebender Säugetierorgane im normalen Zustande und nach Fütterung mit Schilddrüsenhormon. Biochem. Z. 145, 154 (1924). — Roizin, L., and A. Ferraro: Myodonusepilepsy. J. of Neuropath. 1, 297 (1942). — Romeis, B.: Das Verhalten der Plastosomen bei der Regeneration. Anat. Anz. 45, 1 (1913). — Romeo, G.: Tesaurismosi glicogenica. Riv. pediatr. siciliana. Catania 1952. — Rosin, A.: Morphologische Organveränderungen beim Leben unter Luftverdünnung. Beitr. path. Anat. 76, 153 (1926). ~ Morphologische Organveränderungen beim Leben unter Luftverdünnung. II. Mitt. Beitr. path. Anat. 80, 622 (1928). ~ Leberschädigung durch Anoxämie. Acta davosiana 5, 13 (1937). — Rosin, A., and L. Doljanski: Pyroninophilic structures of liver cells in carbon tetrachloride poisoning. Proc. Soc. Exper. Biol. a. Med. 62, 62 (1946). ~ Studies on the early changes in the livers of rats treated with various toxic agents, with especial reference to the vascular lesions. II. The histology of the rat's liver in allyl formiate poisoning. Amer. J. Path. 22, 317 (1946). — Rothmann, H.: Eiweißspeicherung in der Leber bei Eiweißmast und ihre Beeinflussung durch Adrenalin. Z. exper. Med. 40, 255 (1924). — Rothmann, M.: Über Rückenmarksveränderungen nach Abklemmung der Aorta abdominalis beim Hunde. Neur. Zbl. 18, 2 (1899). — Rothstein, A.: The enzymology of the cell surface. In Protoplasmatologia Bd. II/E$_4$. Wien: Springer 1954. — Rotter, W., u. W. Büngeler: Blut und blutbildende Organe. In Lehrbuch der speziellen pathologischen Anatomie, begründet von E. Kaufmann, 11. u. 12. Aufl., herausgeg. von M. Staemmler, Bd. I, S. 414. Berlin: W. de Gruyter & Co. 1955 — Rubarth, S.: An acute virus disease with liver lesion in dogs (Hepatitis contagiosa canis). A pathologicoanatomical and clinical investigation. Acta path. scand. (Københ.), Suppl. 69 (1947). ~ The pathologicohistologic liver picture in contagious hepatitis in dogs. Acta path. scand. (Københ.) 25, 122 (1948). — Rüttimann, A.: Über Aufbrauchserscheinungen und Neubildungen der Mitochondrien in den Nierenhauptstücken nach Speicherung. Schweiz. Z. Path. u. Bakter. 14, 373 (1951). — Rumjantzew, A.: Der Einfluß der Reaktion des Mediums auf zytoplasmatische Strukturen. 1. Die Veränderung der zytoplasmatischen Struktur überlebender Gewebe von parenchymatösen Organen bei Veränderung der Reaktion der physiologischen Lösung. Arch. exper. Zellforsch. 3, 115 (1927). ~ Cytologische Studien an den Gewebekulturen in vitro. 1. Veränderungen der protoplasmatischen Strukturen bei der Zellendegeneration in vitro. Arch. exper. Zellforsch. 4, 337 (1927). — Rumjanzev, N. N.: Zur Frage über den mikroskopischen Bau der peripheren Schicht der Leberläppchen des Schweines. Z. mikrosk.-anat. Forsch. 9, 303 (1927). — Runnström, J.: Über die Veränderung der Plasmakolloide bei der Entwicklungserregung des Seeigeleies. II. Protoplasma (Berl.) 5, 201 (1929). ~ Atmungsmechanismus und Entwicklungserregung bei dem Seeigelei. Protoplasma (Berl.) 10, 106 (1930). ~ The cytoplasm, its structure and role in metabolism, growth and differentiation. In Modern Trends in Physiology and Biochemistry. New York 1952. — Runnström, J., u. L. Monné: On some properties of the surface layers of immature and mature sea urchin eggs, especially the changes accompanying nuclear and cytoplasmic maturation. Ark. Zool. (Stockh.) A 36 (1945). — Russell, W.: An address on a characteristic organism of cancer. Brit. Med. J. 2, 1356 (1890). — Ryser, H., H. Aebi u. A. Zuppinger: Veränderungen in der Mitochondrienfraktion der Rattenleber nach Total- und Leberfeldbestrahlung. Experientia (Basel) 10, 304 (1954).

Sabbatani, L.: Détermination du point de congélation des organes animaux. J. Physiol. et Path. gén. 3, 939 (1901). — Sabin, F. R.: Cellular reactions to a dyeprotein with a concept of the mechanism of antibody formation. J. of Exper. Med. 70, 67 (1939). — Sachs, H. W.: Über Leberverfettung. Virchows Arch. 307, 253 (1941). — Sacks, J., and G. G. Culbreth: Phosphate transport and turnover in the brain. Amer. J. Physiol. 165, 251 (1951). — Sacktor, B.: Investigation on the mitochondria of the house fly, Musca domestica L.

I. Adenosintriphosphatase. J. Gen. Physiol. **36**, 371 (1953). ~ Investigations on the mitochondria of the housefly, Musca domestica L. II. Oxidative enzymes with special reference to malic oxidase. Arch. of Biochem. a. Biophysics **45**, 349—365 (1953). ~ Investigations on the mitochondria of the housefly, Musca domestica L. III. Requirements for ozifative phosphorylation. J. Gen. Physiol. **37**, 343—359 (1954). — Saguchi, S.: Studies on the glandular cells of the frog's pancreas. Amer. J. Anat. **26**, 347 (1920). ~ Das Nukleonephelium und seine Beziehungen zum Zytoplasma in den Nervenzellen. Ein Beitrag zur Frage nach den Wechselbeziehungen zwischen Karyo- und Zytoplasma. Zytologische Studien. 4, Kanazawa 1930. — Salton, M. R. J., and R. C. Williams: Electron microscopy of the cell walls of bacillus megaterium and Rhodospirillum rubrum. Biochim. et Biophysica Acta **14**, 455 (1954). — Samuels, A. J., I. L. Boyarsky, R. W. Gerard, B. Libet and M. Brust: Distribution, exchange and migration of phosphate compounds in the nervous system. Amer. J. Physiol. **164**, 1 (1951). — Sandritter, W.: Eine quantitative färberische histochemische Bestimmungsmethode der Nucleinsäuren im Gewebe. Z. wiss. Mikrosk. **61**, 30 (1952). ~ Die Nachweismethoden der Nucleinsäuren. Z. wiss. Mikrosk. **62**, 283 (1955). — Sandritter, W., H. Diefenbach u. F. Kranz: Über die quantitative Bindung von Ribonukleinsäure mit Gallozyaninchromalaun. Experientia (Basel) **10**, 210 (1954). — Santee, F. C.: Peculiar granules in the cells of the liver and adrenal in infections. Bull. Johns Hopkins Hosp. **59**, 427 (1936). — Sarbó, A.: Über die Rückenmarksveränderungen nach zeitweiliger Verschließung der Bauchaorta. Ein neuer Beitrag zur Pathologie der Ganglienzellkerne. Neur. Zbl. **14**, 664 (1895). — Schaffer, J.: Beiträge zur Histologie menschlicher Organe. VIII. Glandula bulbo-urethralis (Cowperi) und vestibularis major (Bartholini). Sitzgsber. Akad. Wiss. Wien, Math.-naturwiss. Kl. III **126**, 1 (1917). ~ Das Epithelgewebe. In Handbuch der mikroskopischen Anatomie des Menschen, herausgeg. von v. Möllendorff, Bd. 2/I, S. 1. Berlin: Springer 1927. — Schaffer, K.: Über Nervenzellveränderungen während der Inanition. Neur. Zbl. **16**, 832 (1897). — Schallock, G.: Anatomische Untersuchungen über das Schicksal von Blutersatzmitteln im Empfängerorganismus und die durch sie ausgelösten Reaktionen. Beitr. path. Anat. **108**, 405 (1943). — Scharrer, E.: Die Lichtempfindlichkeit blinder Ellritzen (Phoxinus laevis). Untersuchungen über das Zwischenhirn der Fische. I. Z. vgl. Physiol. **7**, 1 (1928). ~ Bemerkungen zur Frage der sclerotischen Zellen in Tiergehirnen. Z. Neur. **148**, 773 (1933). ~ On dark and light cells in the brain and in the liver. Anat. Rec. **72**, 53 (1938). ~ Über die Ganglienzellschrumpfung im tierischen Gehirn. Beitr. path. Anat. **100**, 13 (1938). ~ The role of the Nissl bodies in neurosecretion in Amphibia. Anat. Rec. **85**, 336 (1943). — Scharrer, E., S. L. Palay and R. G. Nilges: Neurosecretion. VIII. The Nissl substance in secreting nerve cells. Anat. Rec. **92**, 23 (1945). — Scharrer, E., and B. Scharrer: Neurosecretion. Physiologic. Rev. **25**, 171 (1945). ~ Neurosekretion. In Handbuch der mikroskopischen Anatomie des Menschen, herausgeg. von v. Möllendorff, Bd. 6/V, S. 953. Berlin-Göttingen-Heidelberg: Springer 1954. — Scherer, H. J.: Beiträge zur pathologischen Anatomie des Kleinhirns. II. Mitteilung. Die Erkrankungen des Kleinhirnmarkes und seiner Kerne, insbesondere des Nucleus dentatus. Z. Neur. **139**, 337 (1932). — Schettler, G.: Zur Wirkung der lipotropen Substanzen. Klin. Wschr. **1952**, 627. — Schiebler, T. H.: Zur Histochemie des neurosekretorischen hypothalamisch-neurohypophysären Systems. I. Teil. Acta anat. (Basel) **13**, 233 (1951). ~ Zur Histochemie des neurosekretorischen hypothalamisch-neurohypophysären Systems. II. Teil. Acta anat. (Basel) **15**, 393 (1952). ~ Die chemischen Eigenschaften der neurosekretorischen Substanz in Hypothalamus und Hypophyse. Exper. Cell Res. **3**, 249 (1952). ~ Zur Cytochemie der neurosekretorischen Substanz. Anat. Anz. **99**, Erg.-H., 91 (1952). ~ Herzstudie. 1. Mitt.: Histochemische Untersuchungen der Purkinjefasern von Säugern. Z. Zellforsch. **39**, 152 (1953). — Schiller, A. A., R. W. Schayer and E. L. Hess: Fluorescein-conjugated bovine albumin. J. Gen. Physiol. **36**, 489 (1953). — Schlicht, J.: Experimentelle Untersuchungen über den Ablauf der Leberverfettung bei Hunger und Sauerstoffmangel. Virchows Arch. **326**, 568 (1955). — Schmaus, H., u. E. Albrecht: Zur funktionellen Struktur der Leberzelle. Festschr. für Kupffer, S. 325. Jena: Gustav Fischer 1899. — Schmaus, H., u. A. Böhm: Über einige Befunde in der Leber bei experimenteller Phosphorvergiftung und Strukturbilder von Leberzellen. Virchows Arch. **152**, 261 (1898). — Schmidt, M. B.: Störungen des Eisenstoffwechsels und ihre Folgen. Erg. Path. **35**, 105 (1940). — Schmidt, W. J.: Die Doppelbrechung von Karyoplasma, Zytoplasma und Metaplasma. Protoplasma-Monogr. 11 (1937). ~ Molekulare Bauweisen tierischer Zellen und Gewebe und ihre polarisationsoptische Erforschung. Naturwiss. **1938**, 481. ~ Der molekulare Bau der Zelle. Nova Acta Leopold **7**, 3 (1939). ~ Die Doppelbrechung des Protoplasmas und ihre Bedeutung für die Erforschung seines submikroskopischen Baues. Erg. Physiol. **44**, 27 (1941). — Schmidtmann, M.: Über die intrazelluläre Wasserstoffionenkonzentration unter physiologischen und einigen pathologischen Bedingungen. Z. exper. Med. **45**, 714 (1925). — Schnedorf, J. G., and T. G. Ohr: The effect of anoxemia and oxygen therapy upon the flow of bile and urine in the nembutalised dog. II. Its possible relation to the hepatorenal syndrome. Amer. J. Digest. Dis. 8, 356 (1941). — SCHNEIDER, M.: Diskussionsbemerkung. 3. Kolloquium dtsch. Ges. Physiol. Chem., S. 105. Berlin-Göttingen-Heidelberg: Springer 1952. ~ Durchblutung und Sauerstoffversorgung des Gehirns. Verh. dtsch. Ges. Kreislaufforsch. 19, 3 (1953). — SCHNEIDER, W. C.: Biochemical constitution of mammalian mitochondria. J. Histochem. a. Cytochem. 1, 212 (1953). — SCHNEIDER, W. C., and G. H. HOGEBOOM: Intracellular distributions of enzymes. IV. The distribution of succinoxidase and cytochrom-oxidase activities in normal mouse liver and in mouse hepatoma. J. Nat. Canc. Inst. 10, 969 (1950). ~ Cytochemical studies of mammalian tissues: the isolation of cell components by differential centrifugation. A Review. Cancer Res. 11, 1 (1951). — SCHNEIDER, W. C., G. H. HOGEBOOM, E. SHELTON and M. J. STRIEBICH: Enzymatic and chemical studies on the liver and liver mitochondria of rats fed 2-methyl-or 3'methyl-4 diamethylaminobenzene. Cancer Res. 13, 285 (1953). — SCHNEIDER, W. C., and E. L. KUFF: On the isolation and some biochemical properties of the Golgi substance. Amer. J. Anat. 94, 209 (1954). — SCHNEPPEN-HEIM, P., u. A. HUHN: Die Nebenniere im Sauerstoffmangel. Beitr. path. Anat. 115, 119 (1955). — SCHOELLER, W.: Die biochemische Bedeutung der organischen Quecksilber-verbindungen. Naturwiss. 10, 1071 (1922). — SCHOEN, H.: Organveränderungen beim Säugling nach Zufuhr von Periston. Klin. Wschr. 1949, 463. — SCHÖNHEIMER, R.: The dynamic state of body constituents. Cambridge: Harward Univ. Press 1942. — SCHÖN-HOLZER, G.: Der Einfluß des Thyroxins auf die Eiweißspeicherung in der Leber. Beitr. path. Anat. 97, 526 (1936). — SCHUBERT, R.: Die Anwendung von Periston N zur Serum- und Zellwäsche und ihre klinische Bedeutung. Dtsch. med. Wschr. 1951, 1487. — SCHUBOTHE, H., u. H. W. ALTMANN: Kältehämagglutinine als Ursache chronischer hämo-lytischer Anämien. Z. klin. Med. 146, 428 (1950). — SCHUBOTHE, H., u. F. GROSS: Studien zur Erythrophagocytose. Schweiz. med. Wschr. 1955. — SCHÜMMELFEDER, N.: Die so-genannte parenchymatöse Degeneration. Dtsch. med. Wschr. 1949, 1285. ~ Struktur-änderungen des Protoplasmas bei dem Absterben der Zelle. Verh. dtsch. Ges. Path. 33, 65 (1950). — SCHULTZ, A.: Über einen Fall von Athyreosis congenita (Myxödem) mit besonderer Berücksichtigung der dabei beobachteten Muskelveränderungen. Virchows Arch. 232, 302 (1921). — SCHULZ, G. U.: Über den makromolekularen Stoffwechsel der Organismen. Natur-wiss. 37, 196 (1950). — SCHWIETZER, C. H.: Eiweißmangel als ätiologisches Moment der Hämochromatose. Dtsch. med. Wschr. 1952, 17. — SCOTT, F. M.: On the structure, micro-chemistry and development of nerve cells, with special reference to their nuclein compounds. Trans. Roy. Canad. Inst. 6, 405 (1899). — SCOTT, W. J. M.: Experimental mitochondrial changes in the pancreas in phosphorous poisoning. Amer. J. Anat. 20, 237 (1916). ~ The effect of different hydrogen-ion concentration on mitochondria in the liver cell. Amer. J. Anat. 36, 385 (1925/26). — SCRIBA, H.: Über die Morphologie der Herzmuskulatur bei experi-menteller Beriberi. Verh. dtsch. path. Ges. 31, 343 (1939). — SCRIBA, K.: Zur Pathologie der Mangelkrankheiten. Morphologische Untersuchungen über B-Avitaminose und Eiweiß-mangelernährung an jungen Albinoratten. Beitr. path. Anat. 104, 76 (1940). — SCRIBA, K., u. H. LUCKNER: Das Beriberiherz im Tierexperiment. Dtsch. Arch. klin. Med. 196, 193 (1949). — SEECOF, D. P.: Studies on mitochondria. I. The changes occurring during experi-mental thyroid hyperplasia and its involution with iodine. Amer. J. Path. 1, 205 (1925). — SEIFRIZ, W.: Pathological changes in protoplasm. Protoplasma (Berl.) 32, 538 (1939). ~ The effect of various anesthetic agents on protoplasm. Anesthesiology 11, 24 (1950). ~ The michrochemistry of toxicity. Mikrochemie u. Mikrochim. Acta (Wien) 36/37, 1114 (1951). — SEIFRIZ, W., and H. L. POLLACK: A colloidal interpretation of biological stimulation and depression. J. Colloid Sci. 4, 19 (1949). — SEKI, M.: Molekularhistologische Studien über die Elementar- und Mikrofibrillen des Kollagens mit besonderer Berücksichtigung der Dipolrichtwirkung bei ihrer Neubildung und Entwicklung. Arch. histol. jap. 3, 465 (1952). — SELBERG, W.: Zur Morphologie der Eiweißstoffwechselstörung bei Kala-Azar. Verh. dtsch. Ges. Path. 32, 90 (1950). — SELLERS, A. L., N. GRIGGS, J. MARMORSTON and H. C. GOODMAN: Filtration and reabsorption of protein by the kidney. J. of Exper. Med. 100, 1 (1954). — SELLERS, A. L., S. ROBERTS, J. RASK, S. SMITH, J. MARMORSTON and H. C. GOODMAN: An electrophoretic study of urinary protein in the rat. J. of Exper. Med. 95, 463 (1952). — SELLERS, A. L., S. SMITH, J. MARMORSTON and H. C. GOODMAN: Studies on the mechanisms of experimental proteinuria. J. of Exper. Med. 96, 643 (1952). — SESHACHAR, B. R., and E. WEISS FLICK: Application of perchloric acid technique to pro-tozoa. Science (Lancaster, Pa.) 110, 659 (1949). — SEVAG, M. G., J. S. GOTS and E. STEERS: Enzymes in relation to genes, viruses, hormones, vitamins, and chemotherapeutic drug action. In: The Enzymes, Bd. I/1, p. 15. New York: Academic Press Inc. Publ. 1950. — SEVERINGHAUS: Cytological observations on secretion in normal and activated thyroids. Z. Zellforsch. 19, 653 (1933). — SHEEHAN, J. F.: A cytological study of the cartilage cells of developing long bones of the rat, with special reference to the Golgi apparatus, mitochondria, neutral-red bodies and lipid inclusions. J. of Morph. 82, 151 (1948). — SHELTON, E., W. C. SCHNEIDER and M. J. STRIEBICH: A method for counting mitochondria in tissue homogenates. Exper.

Cell Res. **4**, 32 (1953). ~ A method for counting mitochondria in tissue homogenates. Anat. Rec. **112**, 388 (1953). — Showacre, J. L.: A critical study of janus green B coloration as a tool for characterizing mitochondria. J. Nat. Canc. Inst. **13**, 829 (1953). — Sibatani, A.: Some distinct types of distribution of cytoplasmic ribonucleic acid with related changes of cytochondria in liver cells under normal and pathological conditions. Cytologia **14**, 187 (1947). ~ Premortal enlargement of mitochondria in rat liver cells caused by starvation. Cytologia **16**, 58 (1951). — Sibatani, A., and M. Fukuda: Pentosenucleic acid (PNA) content, cytoplasmic basophilia, and premortal enlargement of mitochondria of mammalian liver cells. Cytologia **19**, 11 (1954). — Siebert, G., K. Traenckner u. K. Lang: Verhalten der Nierenmitochondrien nach intravenöser Rohrzuckerinjektion bei Ratten. Naturwiss. **41**, 460 (1954). — Siegmund, H.: Glykogenspeicherungskrankheiten. Pathologisches Referat. Verh. dtsch. path. Ges. **31**, 150 (1939). ~ Veränderungen der Leber beim Icterus epidemicus. Virchows Arch. **311**, 180 (1944). ~ Aussprachebemerkung. Verh. dtsch. Ges. Path. **33**, 114 (1950). ~ Pathologisch-anatomische Bemerkungen zur Frage der Parenchymveränderungen der Leber mit besonderer Berücksichtigung von vaskulären und nutritiven Relationen. Regensburger Jb. ärztl. Fortbildg **2**, 1 (1951). ~ Allgemeine Pathologie der Leberparenchymveränderungen unter besonderer Berücksichtigung zirkulatorischer und nutritiver Faktoren. Verh. dtsch. Ges. Verdgs- u. Stoffw.krkh. **15**, 31 (1952). ~ Plasmocytom des Magens mit sogenanntem Amyloidtumor. Zbl. Path. **89**, 451 (1952). — Siekevitz, P.: Uptake of radioactive alanin in vitro in the proteins of rat liver fractions. J. of Biol. Chem. **195**, 549 (1952). — Siekevitz, P., and P. C. Zamecnik: In vitro incorporation of ^{1}-C^{14}-dl-alanine into protein of ratliver granular fractions. Federat. Proc. **10**, 246 (1951). — Sigenaga, M.: Experimental studies of abnormal nuclear and cell divisions. V. Observations by fixation method of the effect of various chemicals. Cytologia **15**, 30 (1950). ~ Experimental studies of abnormal nuclear and cell divisions. VI. Concluding remarks on the abnormal mitosis experimentally induced and a consideration on these mitoses occurring in nature. Cytologia **15**, 45 (1950). — Simon, E. W.: Mechanism of dinitrophenol toxicity. Biol. Rev. Cambridge Phylos. Soc. **28**, 453 (1953). — Simpson, M. V.: Federat. Proc. **10**, 247 (1951). — Singer, J.: Über die Veränderungen am Rückenmark nach zeitweiser Verschließung der Bauchaorta. Sitzgsber. Wien. Akad. Wiss., Math.-naturwiss. Kl. III **96**, 136 (1887). — Singer, M.: The staining of basophilic components. J. Histochem. a. Cytochem. **2**, 322 (1954). — Siniscalco, M.: Sulle variazioni morfologiche et istochimiche del nucleo e del citoplasma nelle cellule secretici di Anilocra physodes (Crust. Isopod.). Caryologia (Pisa) **4**, 1 (1951). — Sinke, N.: Experimental studies of cell-nuclei. Mem. Coll. Sci. Kyoto, Ser. B **15**, 1 (1939). — Sioli, F.: Über den histologischen Befund bei familiärer Myoclonusepilepsie. Arch. f. Psychiatr. **51**, 30 (1913). — Sjöstrand, F.: Über die Eigenfluoreszenz tierischer Gewebe mit besonderer Berücksichtigung der Säugetierniere. Acta anat. (Basel) Suppl. 1 (1944). ~ Electron microscopy of mitochondria and cytoplasmic double membranes. Nature (Lond.) **171**, 30 (1953). ~ Die routinemäßige Herstellung von ultradünnen (ca. 200 Å) Gewebeschnitten für elektronenmikroskopische Untersuchungen der Gewebszellen bei hoher Auflösung. Z. wiss. Mikrosk. **62**, 65 (1954/55). — Sjöstrand, F. S., and E. Andersson: Electron microscopy of the intercalated discs of cardiac muscle tissue. Experientia (Basel) **10**, 369 (1954). — Sjöstrand, F. S., and V. Hanzon: Membrane structures of cytoplasm and mitochondria in exokrine cells of mouse pancreas as revealed by high resolution electron microscopy. Exper. Cell Res. **7**, 393 (1954). ~ Ultrastructure of Golgi apparatus of exocrine cells of mouse pancreas. Exper. Cell Res. **7**, 415 (1954). ~ Electron microscopy of the Golgi apparatus of the exocrine pancreas cells. Experientia (Basel) **10**, 367 (1954). — Sjöstrand, F. S., and J. Rhodin: The ultrastructure of the proximal convoluted tubules of the mouse kidney as revealed by hig resolution electron microscopy. Exper. Cell Res. **4**, 426 (1953). — Sjövall, E.: Die Nervenzellenveränderungen bei Tetanus und ihre Bedeutung (im Anschluß an einen Fall von menschlichem Tetanus). Jb. Psychiatr. **23**, 299 (1903). — Skinsness, O. K.: Gelatin nephrosis. Renal tissue changes in man resulting from the intravenous administration of gelatin. Surg. etc. **85**, 563 (1947). — Skramlik, E. v., u. Th. Hünermann: Die überlebende künstliche durchströmte Leber im histologischen Bild. Z. exper. Med. **11**, 349 (1920). — Slater, E. C.: Structurally-bound enzymes. 4. Kolloquium dtsch. Ges. Physiol. Chem., S. 64. Berlin-Göttingen-Heidelberg: Springer 1953. — Slater, E. C., and K. W. Cleland: Stabilization of oxydative phosphorylation in heart muscle sarcosomes. Nature (Lond.) **170**, 118 (1952). ~ The effect of tonicity of the medium on the respiratory and phosphorylative activity of heart muscle sarcosomes. Biochem. J. **53**, 557 (1953). — Slautterback, D. B.: Electron microscopic studies of small cytoplasmic particles. Exper. Cell Res. **5**, 173 (1953). — Sluiter, J. W.: Das Restitutionsproblem in der Pankreaszelle. I. Die Bedeutung des Golgi-Apparates. Z. Zellforsch. **33**, 187 (1944). — Smellie, R. M. S., W. M. McIndoe and J. N. Davidson: The incorporation of ^{15}N, ^{35}S and ^{14}C into nucleic acids and proteins of rat liver. Biochim. of Biophysica Acta **11**, 559 (1953). — Smellie, R. M. S., W. M. McIndoe, R. Logan,

J. N. Davidson and J. M. Dawson: Phosphorous compounds in the cell. IV. The incorporation of radioactive phosphorus into liver cell fractions. Biochemic. J. 54, 280 (1953). — Smetana, H.: The permeability of the renal glomeruli of several mammalian species to labelled proteins. Amer. J. Path. 23, 255 (1947). — Smetana, H., and F. R. Johnson: The origin of colloid and lipoid droplets in the epithelial cells of the renal tubule. Amer. J. Path. 18, 1029 (1942). — Smith, D. E.: Morphologic lesions due to acute and subacute poisoning with antifreeze (ethylene glycol). Arch. of Path. 51, 423 (1951). — Smith, D. M.: The ontogenetic history of the mitochondria of the hepatic cell of the white rat. J. of Morph. 52, 485 (1931). — Smith, J. L., and T. Rettie: The early phases of cell injury with special reference to mitochondria. J. of Path. 28, 627 (1925). — Smith, R. H., and H. G. Williams-Ashman: The influence of thyroxine on the enzymic activity of rat tissues. Biochim. et Biophysica Acta 7, 295 (1951). — Smith, S. W.: The correspondence between hypothalamic neurosecretory material and neurohypophysial material in vertebrates. Amer. J. Anat. 89, 195 (1951). — Snapper, J.: J. Mt. Sinai Hosp. 13, 119 (1946). ~ Treatment of multiple myeloma with „stilbamidine". Clinical results and morphological changes. J. Amer. Med. Assoc. 137, 513 (1948). ~ Snapper, J., A. E. Mirsky, H. Ris, B. Schneid and M. Rosenthal: Development of inclusion bodies containing ribose nucleic acid in myeloma cells after injections of stilbamidine. Blood 2, 311 (1947). — Snapper, J., and B. Schneid: On the influence of stilbamidine upon myeloma cells. Blood 1, 534 (1946). — Solbach, A.: Über die frühesten morphologischen Veränderungen am Herzmuskel infolge von akuter Coronarinsuffizienz; Untersuchungen an Kaninchenherzen. Frankf. Z. Path. 5 , 159 (1941). — Solger, B.: Zur Kenntnis der secernierenden Zellen der Glandula submaxillaris des Menschen. Anat. Anz. 9, 415 (1894). ~ Über den feineren Bau der Glandula submaxillaris des Menschen mit besonderer Berücksichtigung der Drüsengranula. Festschr. C. Gegenbauer, 2. 1896. — Soostmeyer, T.: Glykogengehalt und Zellstrukturen der Leber während des anaphylaktischen Shocks. Virchows Arch. 306, 554 (1940). — Spangaro, S.: Über die histologischen Veränderungen des Hodens, Nebenhodens und Samenleiters von Geburt an bis zum Greisenalter, mit besonderer Berücksichtigung der Hodenatrophie, des elastischen Gewebes und des Vorkommens von Krystallen im Hoden. Anat. H. 18, 593 (1902). — Spatz, H.: Über die Vorgänge nach experimenteller Rückenmarksdurchtrennung unter besonderer Berücksichtigung der Unterschiede der Reaktionsweise des reifen und unreifen Gewebes. Histol. Arb. Großhirnrinde, Erg.-Bd. 49 (1921). ~ Über die Kernauflagerungen der Nervenzellen. Anat. Anz. 57, Erg.-H., 160 (1923). ~ Neuronenlehre und Zellenlehre. Münch. med. Wschr. 1952, 1153, 1209, 1255. ~ Das Hypophysen-Hypothalamus-System und seine Bedeutung für die Fortpflanzung. Anat. Anz. 100, Erg.-H., 46 (1954). — Spector, W. G.: Electrolyte flux in isolated mitochondria. Proc. Roy. Soc. Lond., Ser. B 141, 268 (1953). — Spiegelman, S.: The dissociation of anaerobic metabolism from enzymatic adaptation J. Cellul. a. Comp. Physiol. 30, 315—329 (1947). ~ In: Modern aspects of enzymatic adaptation. The Enzymes Vol. 1/I, p. 267. New York: Academic Press Inc. 1950. — Spiegelman, S., and M. D. Kamen: Genes and nucleoproteins in the synthesis of enzymes. Science (Lancaster, Pa.) 104, 581 (1946). ~ Some basic problems in the relation of nucleic acid turnover to protein synthesis. Cold Spring Harbor Symp. Quant. Biol. 12, 211 (1947). — Spiegelman, S., and J. M. Reiner: The formation and stabilization of an adaptive enzyme in the absence of its substrate. J. Gen. Physiol. 31, 175 (1948). — Spiegelman, S., and M. Sussman: Energy metabolism of biosynthesis at the cellular level. Annual. Rev. Physiol. 14, 97 (1952). — Spielmeyer, W.: Histopathologie des Nervensystems, Bd. I. Berlin: Springer 1922. — St. Aubin, P. M. G., and N. L. R. Bucher: A study of binucleate cell counts in resting and regenerating rat liver employing a mechanical method for the separation of liver cells. Anat. Rec. 112, 797 (1952). — Staub, H.: Eine neue experimentell toxische Leberschädigung mit technischem Chloranil (t. Chl.) oder Chloranilnebenprodukt (Chl.N.Pr.). Vierte Mitteilung: Pathologisch-anatomische Untersuchungen. Frankf. Z. Path. 35, 124 (1927). — Staudinger, H.: Organische Kolloidchemie. Braunschweig: F. Vieweg & Sohn 1950. — Staudinger, H., u. M. Staudinger: Die makromolekulare Chemie und ihre Bedeutung für die Protoplasmaforschung. Protoplasmatologia, Bd. 1/I. Wien: Springer 1954. — Staudinger, Hj.: Über natürliche Glykogene. Makromolekulare Chem. 2, 88 (1948). — Steckelmacher, S.: Über die Beziehungen des Chondrioms (Plastosomen) zu den Strukturen der vitalen Färbung. Beitr. path. Anat. 66, 470 (1920). — Steiner, M., u. H. Heinemann: Grana mit positiver NADI-Reaktion als Ort der primären Fettbildung in Pilzzellen. Naturwiss. 41, 40 (1954). ~ Über die Beziehungen zwischen den fettbildenden Grana und typischen Mitochondrien in den Zellen von Oospora lactis. Naturwiss. 41, 90 (1954). — Steinhaus, J.: Über die Folgen des dauernden Verschlusses des Ductus choledochus. Arch. exper. Path. u. Pharmakol 28, 432 (1891). — Steinmann, B.: Über azurophile, stäbchenförmige Einschlüsse in den Zellen eines multiplen Myeloms. Dtsch. Arch. klin. Med. 185, 49 (1940). — Stenram, U.: The effect of vitamin B_{12} and the animal potein factor on thyroid fed rats, with special reference to liver cytology. Exper. Cell

Res. 3, 147 (1952). ~ Basophilic rods in the liver cell cytoplasm of rats. Acta anat. (Basel) 18, 360 (1953). ~ The nucleolar size in the liver cell of rats fed high and non protein diets. Exper. Cell Res. 5, 539 (1953). ~ A cytological study of the rat liver during regeneration of plasma albumin and globulin. Acta physiol. scand. (Stockh.) 30, 226 (1954). ~ Stern, J. R., L. V. Eggleston, R. Hems and H. A. Krebs: Accumulation of glutamic acid in isolated brain tissue. Biochemic. J. 44, 410 (1949). — Sternschein, E.: Das Ganglion cervicale supremum nach prae- und postganglionärer Durchschneidung. Arb. neur. Inst. Wien 23, 155 (1922). — Stich, H.: Trypaflavin und Ribonucleinsäure. Untersucht an Mäusegeweben, Condylostoma spec. und Acetabularia mediterranea. Naturwiss. 38, 435 (1951). ~ Das Vorkommen von Ribonucleinsäure in Kernsaft und Spindel sich teilender Kerne von Cyclops strenuus. Z. Naturforsch. 6b, 259 (1951). ~ Experimentelle karyologische und cytochemische Untersuchungen an Acetabularia mediterranea. Ein Beitrag zur Beziehung zwischen Kerngröße und Eiweißsynthese. Z. Naturforsch. 6b, 319 (1951). — Stieve, H.: Männliche Genitalorgane. In Handbuch der mikroskopischen Anatomie des Menschen, Bd. 7/II. Berlin: Springer 1930. — Still, E. U.: On the toxicity of purified bile preparations. Amer. J. Physiol. 88, 729 (1929). — Stockinger, L.: Die Vitalfärbung von Gewebekulturen mit Acridinorange. Z. mikrosk.-anat. Forsch. 59, 304 (1952). — Stoeber, E.: Über das „Schwielenherz“ des Säuglings. Z. Kinderheilk. 65, 114 (1947). ~ Weitere Untersuchungen über epidemische Myocarditis (Schwielenherz des Säuglings). I. und II. Mitteilung. Z. Kinderheilk. 71, 319, 592 (1952). — Stöhr, P.: Zur Architektur der Nervenzellen im ultravioletten Mikrophotogramm. Anat. Anz. 57, Erg.-H., 154 (1923). — Stoerk, O.: Über „Protagon“ und über die große weiße Niere. Sitzgsber. ksl. Akad. Wiss. Wien, Math.-naturwiss. Kl., Abt. 3, 115, 31 (1906). — Stowell, R. E.: Nucleic acids and cytologic changes in regenerating rat liver. Arch. of Path. 46, 164 (1948). ~ Cancer (N. Y.) 2, 121 (1949). — Stowell, R. E., and C. S. Lee: Histochemical studies of mouse liver after single feeding of carbon tetrachloride. Arch. of Path. 50, 519 (1950). — Sträussler, E.: Die histopathologischen Veränderungen des Kleinhirns bei der progressiven Paralyse. Jb. Psychiatr. 27, 7 (1906). — Strangeways, T. S. P., and R. G. Canti: The living cell in vitro as shown by darkground illumination and the changes induced in such cells by fixing reagents. Quart. J. Microsc. Soc. Lond. 71, 1 (1927/28). — Straus, W.: Isolation and biochemical properties of droplets from the cells of the kidney. J. of Biol. Chem. 207, 745 (1954). — Striebich, M. J., E. Shelton and W. C. Schneider: Quantitative morphological studies on the livers and liver homogenates of rats fed 2-methyl- or 3'-methyl-4-dimethylaminoazobenzene. Cancer Res. 13, 279 (1953). — Strittmatter, C. F., and E. G. A. Ball: Hemochromogen component of liver microsomes. Proc. Nat. Acad. Sci. U. S. A. 38, 19 (1952). — Strugger, S.: Fluoreszenzmikroskopie und Mikrobiologie. Hannover: M. u. H. Schaper 1949. — Strughold, H.: Atmung und Wirkstoffe. Luftfahrt med. Abh. 2, 192 (1938). ~ Hypoxydose. Klin. Wschr. 1944, 221. — Stübel, H.: Die Wirkung des Adrenalins auf das in der Leber gespeicherte Eiweiß. Pflügers Arch. 185, 74 (1920). — Sümegi, S.: Experimentelle und morphologische Untersuchungen über den hepatorenalen Symptomenkomplex bei krebskranken Tieren. Frankf. Z. Path. 48, 398 (1935). — Sugar, O., and R. W. Gerard: Anoxia and brain potentials. J. of Neurophys. 1, 558 (1938). — Sulkin, N. M.: Amer. J. Anat. 73, 107 (1943). ~ Histochemical studies of autonomic ganglia in the normal and fatigued state. Anat. Rec. 106, 252 (1950). — Sulkin, N. M., and A. Kuntz: Histochemical determination of ribose nucleic acid in vertebrate tissues following extraction with perchloric acid. Proc. Soc. Exper. Biol. a. Med. 73, 413 (1950). — Suzuki, T.: Zur Morphologie der Nierensekretion unter physiologischen und pathologischen Bedingungen. Jena: Gustav Fischer 1912. — Sylven, B.: On the advantage of freeze-vacuum dehydratation of tissues in morphological and cytological research. Acta Un. internat. contra Cancerum 7, 708 (1951). ~ Szabady, G.: Experimentell-morphologische Untersuchung der Leber durch starke Luftverdünnung beschädigter Tiere. Zbl. Path. 82, 232 (1944). — Szafarz, D., et J. Brachet: Le rôle du noyau dans le métabolisme de l'acide ribonucléique chez Acetabularia mediterranea. Arch. internat. Physiol. 62, 154 (1954). — Szanto, P. B., and H. Popper: Basophilic cytoplasmic material (Pentose nucleic acid). Distribution in normal and abnormal human liver. Arch. of Path. 51, 409 (1951). — Szanto, P. B., H. Popper, D. Koch-Weser and J. de la Huerga: Alterations of cytoplasmic basophilia in liver injury and its relations to serum proteins. Federat. Proc. 9, 345 (1950). — Szantroch, Z.: Untersuchungen über die Fettsubstanzen in den Gewebekulturen. Arch. exper. Zellforsch. 13, 600 (1932). — Szent-Györgyi, A. v.: Muscular contraction. New York: Academic Press Inc. 1947.

Taft, E. B.: The specifity of the methyl green-pyronin stain for nucleic acids. Exper. Cell Res. 2, 312 (1951). — Taggart, J. V.: Tubular transport mechanism. Amer. J. Med. 9, 678 (1950). ~ Some biochemical features of tubular transport mechanism. Ciba Fdn. Sympos. on the kidney, S. 65. 1954. — Taggart, J. V., and R. P. Forster: Renal tubular transport: effect of 2,4-dinitrophenol and related compounds on phenol red transport in the isolated tubules of the flounder. Amer. J. Physiol. 161, 167 (1950). — Taniguchi, K.: Über die Mitochondrien der menschlichen Leber. Trans. Jap. Path. Soc. 18, 140 (1928). ~ Cytological studies of the liver cells. Transact. Jap. Path. Soc. **21**, 260 (1931). ~ Über die Mitochondrien der menschlichen Leber an bei der Operation entnommenem Material. Jap. J. Med. Sci., V. Pathol. **2**, 23 (1934). — TATUM, A. L.: The influence of bile on autolyis. J. of Biol. Chem. **27**, 243 (1916). — TAUCHI, H., and T. NAKAMURA: Investigations on the pathology of the dark cells. Report I. Dark cells in the liver. Nagoya Med. J. **1**, 143 (1953). — TELLYESNICZKY, K. v.: Fixation. In Handbuch der mikroskopischen Technik, 3. Aufl., S. 750. Berlin: Cohen 1926. — TENDELOO, N. PH.: Allgemeine Pathologie. 2. verbesserte u. vermehrte Aufl. Berlin: Springer 1925. — TERBRÜGGEN, A.: Cytologische Untersuchungen zur Frage der Nierenfunktion unter normalen und abgeänderten Verhältnissen. Virchows Arch. **290**, 574 (1933). ~ Degeneration, Speicherung und Nephrose. Klin. Wschr. **1935**, 1305. ~ Über Einschlußkörperchen in Vakuolen der menschlichen Leberzellen. Virchows Arch. **299**, 775 (1937). ~ Untersuchungen über die Eiweißbilanz der Leber bei verschiedenen Allgemeinerkrankungen. Verh. dtsch. path. Ges. **31**, 171 (1937). ~ Über die seröse Entzündung, parenchymatöse Degeneration und Nekrose auf Grund von quantitativen Eiweißbestimmungen in der Leber. Z. inn. Med. **2**, 710 (1947). ~ Aussprachebemerkung. Verh. Dtsch. Pathologen **1944**, S. 67. 1949. ~ Das Problem der sogenannten degenerativen Prozesse in der pathologischen Histologie. Verh. dtsch. Ges. Path. **33**, 37 (1950). ~ Der Degenerationsbegriff in der Pathologie und Medizin. Ärztl. Forsch. **1950**, 517. — TERBRÜGGEN, A., u. H. DENEKE: Experimenteller Beitrag zum Problem des Collapses und der serösen Entzündung mit besonderer Berücksichtigung der Leber. Beitr. path. Anat. **109**, 491 (1947). — TERBRÜGGEN, A., u. E. WÄCHTER: Zur Frage der sog. akuten oder einfachen Nephrosen. Zbl. Path. **60**, 241 (1934). — TERNER, C., L. V. EGGLESTON and H. A. KREBS: The role of glutamic acid in the transport of potassium in brain and retina. Biochemic. J. **47**, 139 (1950). — THALER, H.: Zur Histologie der Virushepatitis. Schweiz. Z. Path. u. Bakter. **16**, 129 (1953). — THIELE, H.: Intrazelluläre Eiweißkristalle im Knochenmark bei einem Fall von Kolonkarzinom. Z. inn. Med. **5**, 157 (1950). — THORELL, B.: Cytochemical studies on growth and differentiation during blood cell formation. Acta med. scand. (Stockh.) Suppl. **200** (1947). ~ The relation of nucleic acids to the formation and differentiation of cellular proteins. Cold Spring Harbor Symp. Quant. Biol. **12**, 247 (1947). ~ Studies on the formation of cellular substances during blood cell production. London: H. Kimpton 1947. ~ The relation of the synthesis of hemoglobin to the cellular growth during normal and certain pathological conditions. Acta path. scand. (København) **25**, 54 (1948). — TIPTON, S. R., M. J. LEATH, J. H. TIPTON and W. J. NIXON: The effects of feeding thyroid substance and of adrenalectomy on the activities of succinoxidase and cytochromoxidase in the liver tissue of rats. Amer. J. Physiol. **145**, 693 (1946). — TIPTON, S. R., and W. L. NIXON: The effect of thiouracil on the succinoxydase and cytochrome oxidase of rat liver. Endocrinology **39**, 300 (1946). — TISCHNER: Vergleichende Untersuchungen zur Pathologie der Leber. Nach Experimenten am Kaninchen: Unterbindung der Arteria hepatica, des Ductus choledochus und Phosphorintoxikation. Virchows Arch. **175**, 90 (1904). — TÖPPICH, G.: Zur Pathologie der subakuten Blausäureinhalationsvergiftung. Arch. Gewebepath. **12**, 10 (1943). — TOGERSEN, O., O. WALAAS and A. OSTGAARD: Chemical and histological demonstration of early postmortem glycogenolysis in rat liver. Acta path. scand. (København) Suppl. **93**, 168 (1952). — TOKORO, Y.: Zur Frage der vakuoligen Zelldegeneration der Niere. Trans. Jap. Path. Soc. **28**, 297 (1938). — TONUTTI, E.: Über die Bindung des Vitamin C an eine Trägersubstanz in der Zelle. Z. mikrosk.-anat. Forsch. **42**, 221 (1937). ~ Über den GOLGI-Apparat. Anat. Anz. **88**, Erg.-H., 78 (1939). ~ Die Vitamin-C-Darstellung im Gewebe und ihre Bedeutung zur funktionellen Analyse von Histosystemen. Z. mikrosk.-anat. Forsch. **48**, 1 (1940). — TORESON, W. G.: Glycogen infiltration (so-called hydropic degeneration) in the pancreas in human and experimental diabetes mellitus. Amer. J. Path. **27**, 327 (1951). — TORRACA, L.: Alcune osservazioni sui condriosomi delle cellule cartilaginee nella coda del tritone rigenerante. Anat. Anz. **45**, 459 (1914). ~ Il comportamento dei condriosomi nella rigenerazione de muscoli striati. Arch. Zellforsch. **12**, 539 (1914). ~ Alcune osservazioni sulla rigenerazione e sul processo di secrezione delle glandole velogene del Triton cristatus. Arch. ital. Anat. e Embriol. **15**, 283 (1916). — TRAENCKNER, K.: Das Schicksal des Peristons im menschlichen Körper nach histologischen Untersuchungen. Frankf. Z. Path. **65**, 62 (1954). ~ Morphologische Nierenveränderungen nach Periston beim Menschen. Frankf. Z. Path. **65**, 80 (1954). ~ Experimentelle Untersuchungen zur Frage der Peristonspeicherung in den Mitochondrien der Nierentubuli. Z. exper. Med. **123**, 101 (1954). — TRAUBE-MENGARINI, M. T., u. A. SCALA: Über die chemische Durchlässigkeit lebender Algen und Protozoenzellen für anorganische Salze und die spezifische Wirkung letzterer. Biochem. Z. **17**, 443 (1909). — TROWELL, O. A.: Liver vacuoles and anoxaemia. Nature (Lond.) **151**, 730 (1943). ~ The experimental production of watery vacuolation of the liver. J. of Physiol. **105**, 268 (1946). — TSUBOI, K. K., N. DE TERRA and P. B. HUDSON: On the association and dissociation of „pentose nucleoprotein" from particulate structure of infertilized sea urchin egg. Exper. Cell Res. **7**, 32 (1954). — TUCKER, A. L.: Inhibition of pancreatic vacuolisation.

J. of Pharmacol. **92**, 421 (1948). — Turchini, M., et M. Meites: Modifications subies par le chondriome hépatique au cours de l'anesthesie chloroformique. Bull. Acad. Sci. Montpellier **73** (1943). — Tureen, L. L.: Effect of experimental temporary vascular occlusion on the spinal cord. I. Correlation between structural and functional changes. Arch. of Neur. **35**, 789 (1936). — Tverdy, G.: Des aspects morphologiques de la paraprotéinose au cours des plasmocytomes. (Lesions du systeme nerveux autonome; manifestation de la paraprotéinose au niveau des cellules alveolaires du poumon.) Schweiz. Z. Path. u. Bakter. **14**, 66 (1951). ~ Beitrag zur Histopathologie des Plasmocytoms. Beitr. path. Anat. **112**, 1 (1952).

Uehlinger, E.: Die pathologische Anatomie der Hungerkrankheit und des Hungerödems. Helvet. med. Acta **14**, 584 (1947). — Uher, V.: Die parenchymatöse Degeneration. Virchows Arch. **281**, 821 (1931). ~ Die parenchymatöse Degeneration. Virchows Arch. **284**, 880 (1932). ~ Weitere Versuche mit parenchymatös entarteten Organen. Virchows Arch. **288**, 562 (1933). ~ Ein Beitrag zur trüben Schwellung. Beitr. path. Anat. **102**, 544 (1939). — Uhlenhuth, E.: The elaboration and release of the colloid of the thyroid. Proc. Soc. Exper. Biol. a. Med. **20**, 494 (1923). ~ The staining affinity of the colloid of the thyroid. Anat. Rec. **27**, 222 (1924). ~ The function of the Bensley cell in the thyroid of the salamander, Amblystoma opacum. Anat. Rec. **27**, 223 (1924). ~ Die Kolloidzelle und ihre Funktion in der Schilddrüse des Marmorsalamanders. Z. Zool. **125**, 483 (1925). — Ullrich, H.: Einige Beobachtungen über Doppelbrechung am lebenden Protoplasten an verschiedenen Zellorganellen sowie der Zellwand. Planta (Berl.) **26**, 311 (1937). — Ulrich, H.: Organverfettungen bei Sauerstoffmangel und Hunger. Frankf. Z. Path. **52**, 80 (1938). — Umeda, K.: Über die sog. basophile Degeneration des Herzmuskels. Virchows Arch. **307**, 1 (1941). — Underhill, B. M. L.: The rate of penetration of fixatives. J. Roy. Microsc. Soc. **52**, 113 (1932). — Ussing, H. H.: Transport of ions across cellular membranes. Physiol. Rev. **29**, 127 (1949).

Vanderhaeghe, F.: Mesures de croissance de fragments nucléés et énucléés d'Acetabularia mediterranea. Arch. internat. Physiol. **60**, 190 (1952). — Vas, F.: Studien über den Bau des Chromatins in der sympathischen Nervenzelle. Arch. mikroskop. Anat. **40**, 375 (1892). — Vendrely, C.: Contribution à l'étude cytochimique des acides nucléiques de quelques organites cellulaires. Archives d'Anat. **33**, 115 (1950). — Vendrely-Randavel, C.: Substitution de l'acide chlorhydrique à la ribonucléase pour l'étude de la localisation de l'acide ribonucléique au sein des cellules animales. C. r. Soc. Biol. Paris **143**, 294 (1949). — Vendrely-Ravel, C.: Sur la présence d'acide ribonucléique au niveau du chondriome. Acta anat. (Basel) **7**, 225 (1949). — Vendrely, R., et C. Vendrely: La teneur du noyau cellulaire en acide désoxyribonucléique à travers les organes, les individus et les espèces animales. Experientia (Basel) **4**, 434 (1948). ~ Sur la teneur absolue en acide désoxyribonucléique du noyau cellulaire chez quelques espèces d'oiseaux et de poissons. C. r. Acad. Sci. Paris **230**, 670 (1950). — Vereecke, A.: Sur une infiltration spéciale des éléments parenchymateux du foie dans diverses conditions expérimentales. Arch. internat. Pharmakodynamie 2, 47 (1896). — Verworn, M.: Die physiologische Bedeutung des Zellkerns. Pflügers Arch. **51**, 1 (1891). — Vincent, W. S.: The isolation and chemical properties of the nucleoli of starfish oocytes. Proc. Nat. Acad. Sci. **38**, 139 (1952). — Vitagliano, G.: Il metabolismo dell'acido ribonucleico nella spermatogenesi di Asellus aquaticus. Ric. scient. **18**, 840 (1948). — Virchow, R.: Die Zellularpathologie in ihrer Begründung auf physiologische und pathologische Gewebelehre, 4. Aufl. Berlin: August Hirschwald 1871. — Voegt, H.: Zur pathologischen Anatomie der Hepatitis contagiosa. Dtsch. Z. Verdgs- usw. Krkh., Sonderbd. **1952**, 54. — Vogt, C., u. O. Vogt: Sitz und Wesen der Krankheiten im Lichte der topistischen Hirnforschung und des Variierens der Tiere. 1. Teil. Befunde der topistischen Hirnforschung als Beitrag zur Lehre vom Krankheitssitz. Leipzig: Johann Ambrosius Barth 1937. ~ Eine neurohistologische Beleuchtung der Nucleolusfunktion. Biol. Zbl. **65**, 61 (1946). ~ Lebensgeschichte, Funktion und Tätigkeitsregulierung des Nucleolus. Geschichtlicher Rückblick und gegenwärtiges Wissen. Ärztl. Forsch. **1947**, 8, 43. — Vogt, M.: Pharmakologische Untersuchungen des kristallisierten Giftes „Phalloidin" des Knollenblätterschwamms. Arch. exper. Path. u. Pharmakol. **190**, 406 (1938). — Vogt, O.: Der Begriff der Pathoklise. J. Psychol. u. Neur. **31** (1925). — Volkonsky, M.: Les phenomènes cytologiques au cours de la digestion intracellulaire de quelques ciliés. C. r. Soc. Biol. Paris **101**, 133 (1929).

Wagner-Jauregg, Th.: Die Acridinsalze der Adenosinpolyphosphorsäuren. Z. physiol. Chem. **239**, 188 (1936). — Wahlberg, J.: Zur Kenntnis der normalen und pathologischen Histophysiologie des menschlichen Schilddrüsenepithels. Arb. path. Inst. Helsingfors (Jena), N. F. **7**, 197 (1933). — Wallbach, G.: Über die mikroskopisch sichtbaren Äußerungen der Zelltätigkeit. Darstellung einer funktionellen Zellmorphologie. Erg. Path. **24**, 92 (1931). — Walther, R.: Zur Toxikologie der Glykole. Arch. Gewerbepath. **11**, 326 (1942). — Warasi, W.: Über die trübe Schwellung. Frankf. Z. Path. **37**, 102 (1929). ~ Über das Reserveeiweiß in der Leber. Z. exper. Med. **66**, 436 (1929). — WATANABE, M. I., and C. M. WILLIAMS: Mitochondria in the flight muscles ot insects. I. Chemical composition and enzymatic content. J. Gen. Physiol. **34**, 675 (1951). — WEATHERFORD, H. L.: The Golgi apparatus and vital staining of the amphibian and reptilian liver. Z. Zellforsch. **15**, 343 (1932). ~ The reactions of mitochondria in the liver cells of the dog in anaphylactic shock. Anat. Rec. **52**, 41 (1932). ~ Chondriosomal changes in connective-tissue cells in the initial stages of acute inflammation. Z. Zellforsch. **17**, 518 (1933). ~ The influence of anaphylactic shock on the finer structure of the liver in the dog. Amer. J. Path. **11**, 611 (1935). — WEBER, F., u. G. KENDA: Cactaceen-Virus-Eiweißspindeln. Protoplasma (Wien) **41**, 110 (1952). ~ Die Viruskörper von Opuntia subulata. Protoplasma (Wien) **41**, 378 (1952). — WEBER, F., G. KENDA u. J. THALER: Viruskörper in Kakteen-Zellen. Protoplasma (Wien) **41**, 277 (1952). ~ Eiweißspindeln und cytoplasmatische Einschlußkörper in Pereskiopsis. Protoplasma (Wien) **42** (1953). — WEBER, H. H.: Kontraktile Proteine und Motilität der Lebewesen. 98. Vers. dtsch. Naturf. u. Ärzte. Naturwiss. **42**, 270 (1955). — WEBER, R.: Elektronenoptische Untersuchungen an Leberzellen von Xenopus laevis Daud. Rev. suisse Zool. **59**, 268 (1952). ~ Strukturveränderungen an isolierten Mitochondrien von Xenopus-Leber. Z. Zellforsch. **39**, 630 (1954). — WEEL, P. B. v.: Zur Histophysiologie des Pankreas vom Reiher (Ardea cinerea L.). Z. Zellforsch. **27**, 65 (1938). — WEGELIN, C.: Über hyalintropfige Degeneration der Leberzellen. Verh. dtsch. path. Ges. **18**, 274 (1921). — WEHLING, H.: Morphologische Veränderungen an motorischen Vorderhornzellen von Frosch und Kröte nach Applikation von Trypaflavin. Z. Zellforsch. **36**, 171 (1951). — WEINBERGER, L. M., H. H. GIBBON and J. H. GIBBON: Temporary arrest of the circulation to the central nervous system. Arch. of Neur. **43**, 961 (1940). — WEINER, P.: Über Fettablagerung und Fettresorption im Darm. Z. mikrosk.-anat. Forsch. **13**, 137 (1928). — WEINSTEIN, H. J.: An electron microscope study of cardiac muscle. Exper. Cell Res. **7**, 130 (1954). — WEISS, J. M.: The ergastoplasm. Its fine structure and relation to protein synthesis as studied with the electron microscope in the pancreas of the swiss albino mouse. J. of Exper. Med. **98**, 607 (1953). — WEISS, J., and A. I. LANSING: Age changes in the fine structure of anterior pituitary of the mouse. Proc. Soc. Exper. Biol. a. Med. **82**, 460 (1953). — WEISS, P.: Evidence of perpetual proximo-distal growth of nerve fibres. Biol. Bull. **87**, 160 (1944). ~ Damming of axoplasma in constricted nerve, a signe of perpetual growth in nerve fibers. Anat. Rec. **88**, 464 (1944). ~ J. of Exper. Zool. **100**, 353 (1945). — WEISS, P., and H. B. HISCOE: Experiments of the mechanism of nerve growth. J. of Exper. Zool. **107**, 315 (1948). — WEISSMANN, CH.: Die Vitalfärbung mit Acridinorange an Amphibienlarven. Z. Zellforsch. **38**, 374 (1953). — WENCKEBACH, K. F.: Das Beriberi-Herz. Morphologie, Klinik, Pathogenese. Berlin u. Wien: Springer 1934. — WENDEROTH, H.: Kritische Betrachtungen über das Hämosideroseproblem. Dtsch. med. Wschr. **1954**, 572. — WERNLY, M.: Zur Morphologie des einheimischen Beriberi-Herzens. Schweiz. med. Wschr. **1945**, 365. — WIEDE, M.: Über den Einfluß pharmakologischer Reize auf das Zellbild der Streifenstücke. Protoplasma (Wien) **43**, 63 (1954). — WESTPHAL: Über eigenartige Einschlüsse in den Ganglienzellen (Corpora amylacea) bei einem Falle von Myoklonus und Epilepsie. Arch. f. Psychiatr. **60** (1919). — WIELER, A.: Der feinere Bau der Aleuronkörner und ihre Entstehung. Protoplasma (Berl.) **38**, 21 (1944). — WIERCINSKI, F. J.: The p_H of animal cells. Protoplasmatologia II B 2c. Wien: Springer 1955. — WIKRAMANAYAKE, T. W., F. C. HEAGY and H. N. MUNRO: The effect of level of energy intake on the metabolism of ribonucleic acid and phospholipin in different parts of the liver cell. Biochimic. et Biophysica Acta **11**, 566 (1953). — WILLIAMS, M. A.: Mitochondria in the intestinal epithelial cells of starved and fed salamanders. Anat. Rec. **85**, 195 (1943). — WILLIAMS, C. M., and M. I. WATANABE: The giant mitochondria of insects. Science (Lancaster, Pa.) **115**, 488 (1952). — WILLIAMS, W. L.: Vital staining of damaged liver cells. III. Reactions of normal and injured hepatic parenchyma of mice to rose bengal. Yale J. Biol. a. Med. **23**, 177 (1950). ~ Cytoplasmic changes in hepatic parenchyma of mice during starvation and carbon tetrachloride-induced injury. Anat. Rec. **111**, 629 (1951). — WILLIER, B. H., L. H. HYMAN and S. A. RIFENBURGH: A histochemical study of intracellular digestion in triclad worms. J. Morph. a. Physiol. **40**, 299 (1925). — WILLSTÄTTER, R., u. M. ROHDEWALD: Über den Zustand des Glykogens in der Leber, im Muskel und in Leukocyten. (Zur Kenntnis der Proteinbindung physiologisch wichtiger Stoffe.) Z. physiol. Chem. **225**, 103 (1934). — WILSON, J. W.: Basophilic components of the cytoplasm. J. Histochem. a. Cytochem. **2**, 317 (1954). — WILSON, M. E., R. E. STOWELL, H. O. YOKOYAMA and K. K. TSUBOI: Cytological changes in regenerating mouse liver. Cancer Res. **13**, 86 (1953). — WINDLE, W. F., R. F. BECKER and A. WEIL: Alterations in brain structure after asphyxiation at birth. J. of Neuropath. **3**, 224 (1944). — WINDLE, W. F., R. A. GROAT and C. A. FOX: Experimental structural alterations in the brain during and after concussion. Surg etc. **79**, 561 (1944). — WOERNER, CH. A.: Cytological distribution of fat injected intravenously into guinea pigs. Anat. Rec. **104**, 61 (1949). ~ Experimental changes in stainable hepatic fat. Proc. Amer. Diab. Assoc. **10**, 180 (1950). — WOHLFARTH-BOTTERMANN, K. E.: Cytologische Studien. I. Zur sublichtmikroskopischen Struktur des Cytoplasmas und zum Nachweis seiner „Partikelpopulationen". Protoplasma (Wien) **43**, 347 (1954). ~ Über Affinitäten zwischen homologen sublichtmikroskopischen Strukturelementen von Fasereiweißen. Z. Naturforsch. **9b**, 30 (1954). — Wohlfarth-Bottermann, K. E., u. F. Krüger: Protistenstudien. VI. Die Feinstruktur der Axopodien und der Skelettnadeln von Heliozoen (zugleich ein Beitrag zur sublichtmikroskopischen Struktur des Protoplasmas). Protoplasma (Wien) **43**, 177 (1954). — Wohlfarth-Bottermann, K. E., u. G. Pfefferkorn: Zur sublichtmikroskopischen Struktur des Cytoplasmas, zugleich ein Beitrag zum Artefaktproblem. Z. wiss. Mikrosk. **62**, 191 (1955). — Wolf, N.: Die färberische Darstellung ausgetretener Plasmaalbumine mittels „Evans blue" im Tierversuch. Verh. dtsch. Ges. Path. **37**, 367 (1954). — Wuhrmann, F., u. Ch. Wunderly: Die Bluteiweißkörper des Menschen. Basel: Benno Schwabe & Co. 1947, 1952.

Yao, T.: Cytochemical studies on the embryonic development of Drosophila melanogaster. I. Protein sulphydryl groups and nucleic acids. Quart. J. Microsc. Sci. **90**, 401 (1950). — Yokoyama, H. O., M. E. Wilson, K. U. Tsuboi and R. E. Stowell: Regeneration of mouse liver after partial hepatectomy. Cancer Res. **13**, 80 (1953).

Žáček, J., and M. Rosenberg: A study of the effect of x-rays upon the ultrastructure of the erythrocyte membrane. Biochim. et Biophysica Acta **5**, 315 (1950). — Zalka, E. v.: Blutkörperchenzahl und Organveränderungen nach Luftverdünnung und das reticuloendotheliale System. Z. exper. Med. **76**, 120 (1931). — Zeiger, K.: Zur Frage der Wirkungsweise des Formaldehyds bei der histologischen Fixation. Z. wiss. Mikrosk. **47**, 273 (1930). ~ Kolloidhistologische Untersuchungen an Epithelien. Z. Zellforsch. **24** (1936). ~ Physikochemische Grundlagen der histologischen Technik. Dresden u. Leipzig: Theodor Steinkopff 1938. ~ Haftpunkttheorie und histologische Fixation. Z. Zellforsch. **34**, 290 (1949). ~ Autonome und physikalisch-chemische Cytologie. Mikroskopie (Wien) **5**, 205 (1950). ~ Zur Problematik des Golgi-Apparates. In Neue Ergebnisse und Probleme der Zoologie (Klatt-Festschrift), 1950, S. 1140. — Zeiger, K., u. H. Harders: Über vitale Fluorochromfärbung des Nervengewebes. Z. Zellforsch. **36**, 62 (1951). — Zeiger, K., H. Harders u. W. Müller: Der Struggereffekt an der Nervenzelle. Protoplasma (Wien) **40**, 76 (1951). — Zeiger, K., u. M. Wiede: Die Speicherung von Acridinorange in der Froschleber und ihr Einfluß auf das Ausscheidungsvermögen der Leberzelle. Z. Zellforsch. **40**, 401 (1954). — Zettergren, L.: Intracellular protein crystallization. Acta path. scand. (Københ.) **26**, 696 (1949). — Ziegler, E., u. N. Obolonsky: Experimentelle Untersuchungen über die Wirkung des Arseniks und des Phosphors auf die Leber und Nieren. Beitr. path. Anat. **2**, 291 (1888). — Zimmermann, K. W.: Über die Contraction der Pigmentzellen der Knochenfische. Anat. Anz. **8**, Erg.-H., 76 (1893). — Beiträge zur Kenntnis einiger Drüsen und Epithelien. Arch. mikrosk. Anat. **52**, 552, (1898). — Zingg, W.: Über experimentelle Rohrzuckerspeicherung in den Mitochondrien der Nierentubuli. Schweiz. Z. Path. u. Bakter. **14**, 1 (1951). — Zingg, W., u. H. U. Zollinger: Experimentelle Hämoglobin- und Hämosiderinspeicherung in den Nierenmitochondrien. Phasenmikroskopische und histologische Untersuchungen. Mikroskopie (Wien) **6**, 72 (1951). — Zinck, K. H.: Gestaltliche Leber-Nierenschädigung und hepatorenale Insuffizienz nach Verbrennung. Ein Beitrag zur Frage des Verbrennungskollapses. Klin. Wschr. **1940**, 78. ~ Pathologische Anatomie der Verbrennung, zugleich ein Beitrag zur Frage der Blutgewebsschranke und zur Morphologie der Eiweißzerfallsvergiftung. Veröff. Konstit.- u. Wehrpath. **10**, H. 4/5 (1940). ~ Leberschaden und Stoffwechsel bei der toxischen Diphtherie. Z. Kinderheilk. **62**, 782 (1941). ~ Organveränderungen bei Kohlensäureeinwirkung verschiedener Konzentration und Dauer auf das Meerschweinchen. Verh. dtsch. Ges. Path. **33**, 89 (1950). — Zippel, L.: Zur Kenntnis der Onkocyten. Virchows Arch. **308**, 360 (1941). — Zollinger, H. U.: Die Dysorosen (sog. „seröse Entzündung" Rössle-Eppinger). Schweiz. med. Wschr. **1945**, 777. ~ Experimenteller Beitrag zur Frage der Mitochondrienfunktion. Experientia (Basel) **4**, 312 (1948). ~ Cytologic studies with the phase microscope. I. The formation of "blisters" on cells in suspension (potocytosis) with observations on the nature of the cellular membrane. Amer. J. Path. **24**, 545 (1948). ~ Cytologic studies with the phase microscope. II. The mitochondria and other cytoplasmic constituents under various experimental conditions. Amer. J. Path. **24**, 569 (1948). ~ Trübe Schwellung und Mitochondrien. (Phasenmikroskopische Untersuchungen.) Schweiz. Z. Path. u. Bakter. **11**, 617 (1948). ~ Phasenmikroskopische Beobachtungen an Zellkulturen. Mikroskopie (Wien) **3**, 1 (1948). ~ Gewebsmastzellen und Heparin. Experientia (Basel) **6**, 384 (1950). ~ Über hyalin-tropfige Veränderung der Nierenhauptstücke als Ausdruck von Eiweißspeicherung. Phasenmikroskopische Beobachtungen über Mitochondrienfunktionen. II. Schweiz. Z. Path. u. Bakter. **13**, 146 (1950). ~ Les mitochondries (leur étude a l'aide du microscope a contraste de phases). Rev. d'Hématol. **5**, 696 (1950). ~ Beitrag zur Frage der Mitochondrienregeneration. Verh. dtsch. Ges. Path. **35**, 125 (1952).

Der Zelltod.

Von

E. Müller-Erlangen.

Mit 21 Abbildungen.

1. Einleitung.

Dem hier behandelten Thema seien einige grundsätzliche Erwägungen vorausgeschickt. Es umfaßt das Problem der Zell- und Gewebsnekrose mit ihren autolytischen und heterolytischen Abbauerscheinungen, also das Problem des *Zelltodes*. Eine naturwissenschaftliche Definition dieses Begriffes ist ebenso unzulänglich und unbefriedigend wie die des Zellebens. Wir stoßen hier bei Erklärungsversuchen zur Zeit an Grenzen naturwissenschaftlicher Untersuchungsmöglichkeiten und experimenteller Methoden. Ob wir mit dem Experiment und der kausalen Denkweise bis zum Prinzip des Lebens und damit bis zum Prinzip des Todes vorstoßen können, bleibt vorerst fraglich. Es bleibt fraglich, ob es nur technische Schwierigkeiten sind, die uns auf unsere Untersuchungsmethoden noch keine Antwort finden lassen. N. Bohr hat die Möglichkeit erwogen, daß der „Lebensablauf physikalisch unerklärbar bleibt und sich doch jedes physikalische Gesetz bei experimenteller Nachprüfung als richtig erweist". v. Weizsäcker nennt den Bohrschen Gedankengang eine denkbare, aber keine notwendige Schranke. Für den Morphologen besteht diese Schranke, sei es in der Unzulänglichkeit seiner Untersuchungsmethoden, sei es in grundsätzlichen Bedingungen. Hier zeigt sich eine große Schwierigkeit bei der Deutung von Nekrosebefunden an. Sie ist skizzenhaft umrissen mit der Frage: Wann endet das Zellleben und wann beginnt die Nekrose? Von ihrer Beantwortung hängt es ab, welche morphologischen Erscheinungen gestörten Zellebens als Nekrose bezeichnet werden können.

Wenn wir eine *Begriffsbestimmung der Nekrose* versuchen, so ist Nekrose *örtlicher, intravitaler Zelltod*; sie ist durch den Verlust der Reizbarkeit und das Aufhören des Stoffwechsels gekennzeichnet; sie ist ferner durch die Irreversibilität aller sich einstellenden Prozesse umrissen, die insgesamt auf die Auflösung der Zelle hinsteuern. Das sind zunächst vorwiegend *funktionelle* Merkmale, oder es sind Erscheinungen, die — wie z. B. der Kernschwund — erst nach dem Ablauf einer gewissen *Zeitspanne* erkennbar werden. Diese Feststellungen führen aber zu der Erkenntnis, daß der Moment des *Eintritts* des Zelltodes morphologisch *nicht* zu fassen ist.

Die *Morphologie der Nekrose* umschließt in weitester Fassung die Zeichen des intravitalen Absterbens von Zellen und Geweben (die Nekrobiose), das intravitale Sichtbarwerden des Zell- und Gewebstodes (die Nekrophanerose) wie auch die sichtbaren intravitalen Auflösungsvorgänge an abgestorbenen Zellen und Geweben (die Nekrolyse). Sie umschließt damit *mehr* als den Zelltod, wenn dieser auch der Kernpunkt ihrer Betrachtungen ist.

Die Schwierigkeiten, die zwischen dem Ereignis des Zelltodes und seiner morphologischen Deutbarkeit und Greifbarkeit liegen, sind nicht gering. Das ist durch die Schaffung des Begriffes der Nekrobiose verdeutlicht, welcher Zelleben unter dem Schatten des Zelltodes bedeutet. Er geht wohl zu Recht von der Beobachtung aus, daß einzelne Zellbestandteile schon irreversible Veränderungen zeigen können (Micellarstrukturen, das Protoplasma, Kernbestandteile), ohne daß gleichzeitig der Tod der Zelle eintritt, daß sie aber gewöhnlich Zeichen eines bevorstehenden Zelltodes sind.

Hier findet sich allerdings mitunter eine bedenkliche Unschärfe der Begriffsbestimmung. Ebensowenig wie man einzelnen Bestandteilen der Zelle mit genügender Sicherheit ein selbständiges Leben zuerkennen kann, ebensowenig sollte von einem *partiellen Zelltod* die Rede sein. Lepeschkin spricht vom Kerntod, Protoplasmatod usw., wenn einzelne vollkommen differenzierte Zellorgane früher absterben als andere, d. h. wenn sie einen Zustand erreicht haben, der sich bei fortschreitender Zellnekrobiose nicht mehr verändert; er gibt aber zu, daß es oft kaum möglich sei, Lebensäußerungen in den noch lebend gebliebenen Zellteilen nachzuweisen, so daß eine Bewertung solcher Teilvorgänge kaum berechtigt erscheint. Es ist auch entgegenzuhalten, daß die Zerstörung und der Abbau differenzierter Einzelstrukturen nicht zum Tode der ganzen Zelle zu führen braucht. Der Partialtod wäre also etwas anderes als der Zelltod und die Zellnekrose. Bei aller differenzierten Betrachtung der Zellorganisation scheint doch festzustehen, daß die Zelle nur in ihrer Gesamtheit tödlich getroffen werden kann und nekrotisch wird; dabei kann der Ansatzpunkt des tödlichen Ereignisses primär an verschiedenen Zellstrukturen liegen.

Es sei ferner das *Substrat der Nekrose* näher umrissen. Es entspricht keiner logischen Begründung, sondern mehr einer Gepflogenheit, den Tod des Menschen, also des ganzen Organismus, nicht als Nekrose zu bezeichnen. Aber auch die physiologische Zellmauserung wird nicht dazu gerechnet. Der Kernschwund der Normoblasten, Kernschwund und Verhornung der Epidermis unter Keratohyalinbildung bedeuten irreversible Ausdifferenzierung, sie gehören nicht zu den Nekroseerscheinungen. Noch eine weitere Feststellung ist zu treffen: es gibt Abbauvorgänge an Strukturen, die mit denen bei der Nekrose identisch sind und doch nicht zur Nekrose gerechnet werden; Beispiele hierfür sind der Fibrinabbau, die Kollagenverflüssigung des Bindegewebes, der Thrombocytenzerfall.

Wir können am besten in einer Stufenfolge aller dieser Erscheinungen die Stellung der Nekrose darstellen:

Zellmauserung, Kernschwund der Epidermis, Thrombocytenzerfall, Auflösung von Intercellular- $\nearrow$ die intravitale $\nearrow$ der Tod des Menschen substanzen und Fortsatzbildungen, Fibrinlösung   Nekrose

Fassen wir noch einmal zusammen: Unter Nekrose wird das intravitale Absterben kernhaltiger Zellen oder Zellverbände unter ungewöhnlichen, pathologischen Bedingungen verstanden (damit scheiden physiologische Zellmauserung und Tod des Individuums ebenso aus unserer Betrachtung aus wie Abbauvorgänge an überlebenden oder paraplastischen Strukturen). Das Ende der Nekrose, besser gesagt ihre Tendenz, ist der völlige Abbau aller Strukturen, die Nekrolyse.

Die nächste Frage, die sich an die grundsätzliche Festlegung des Nekrosebegriffes anschließt, ist die Frage, ob es verschiedene Arten der Nekrose gibt. Ist es berechtigt, streng nach Formen der Nekrose zu unterscheiden? Herkömmlicherweise wird begrifflich in Koagulationsnekrose, Kolliquationsnekrose, trockenen Brand (Mumifikation) und feuchten Brand (Gangrän) getrennt.

Beim *feuchten Brand* ist die Frage leicht zu klären; er stellt keine Sonderform der Nekrose dar, sondern eine zusätzliche bakterielle Zersetzung einer Nekrosezone.

Auch die Entwicklung des *trockenen Brandes* ist ein sekundäres Ereignis, eine Oberflächenverdunstung an nekrotischen Gewebspartien, eine zusätzliche Veränderung also, die unter gewissen Umständen eintreten kann, die aber keinesfalls mit dem Wesen der Nekrose zusammenhängt. Wir können diese beiden Arten der Nekrose damit aus unseren grundsätzlichen Erwägungen über das Wesen der Nekrose ausschalten.

Es bleiben die beiden Formen der *Koagulations-* und *Kolliquationsnekrose,* wobei die Koagulationsnekrose die häufigste Form der Nekrose ist. Es bleibt zu untersuchen, ob die Kolliquationsnekrose, d. h. der Absterbevorgang von Zellen und Geweben unter Aufquellung und Verflüssigung, eine grundsätzlich andere Art der Nekrose darstellt als die Koagulationsnekrose. Es wird zu erörtern sein, daß beide Vorgänge unter Umständen nur eine Phasenverschiebung ein und desselben Prozesses darstellen und daß am Ende der Nekrose stets die Tendenz zur autolytischen oder heterolytischen Verflüssigung und Auflösung steht, wenn sie auch nicht immer erreicht wird. Mit dieser Feststellung wären Koagulation und Kolliquation nur Variationen zu dem Thema Nekrose. Mit einer solchen Einengung des Nekrosebegriffes wird das Verständnis für das Wesen der Nekrose erleichtert.

Der Begriff des Zellebens kann, wie einleitend betont wurde, nicht exakt mit naturwissenschaftlichen Untersuchungsmethoden erfaßt werden. Das Zellleben wird uns nur an einer Reihe morphologischer, physikalisch-chemischer oder funktioneller Äußerungen sichtbar. Ihr Aufhören zeigt uns nach der Art eines Indizienbeweises den Übergang des Zellebens in den Zelltod an. Unsere Frage wird zwar immer heißen, wo und wann beginnt der Zelltod — aber sie bleibt im Morphologischen begrenzt auf die Feststellung, wo und wann die Zellnekrose sich bemerkbar macht. Grundsätzlich sei aber unter dem Begriff der Nekrose der Zelltod bereits vom Moment des Erlöschens des Zellebens an verstanden.

Lebenserscheinungen der Zelle sind an physikalisch-chemische komplexe Systeme geknüpft; das bedeutet, daß die einfachen Zellbausteine — Atome und Moleküle — keine Erscheinungen des Lebens zeigen. Erst zwischen Molekül und Zelle beginnt das, was wir Leben nennen[1]. Es bildet bestimmte mehr oder weniger stabile Strukturen[2], und es erhält sich durch wohlgeordnete Stoffwechselvorgänge und durch Zellteilung. Die Umsetzungen von Stoff und Energie in der Zelle vollziehen sich dabei unter bestimmten Bedingungen, welche den Ablauf der erforderlichen Reaktionen ermöglichen. Das Zelleben hält sich nicht statisch, sondern dynamisch aufrecht, solange der Lebenszustand überhaupt möglich ist. Dabei ergeben sich zwei Möglichkeiten der Betrachtung, ein Ereignis als ein für die Zelle tödliches zu werten. Einmal kann man die Zerstörung der wesentlichen Zellstrukturen als Ursache des Todes der Zelle ansehen, zum anderen die Störung des funktionell-dynamischen Gleichgewichtes, das aus dem Stoffwechsel der Zelle und ihren Beziehungen und Wechselwirkungen zur Umgebung und zum Organismus resultiert. Mit diesen Deutungsmöglichkeiten sollen angesichts der neueren Auffassungen der Zellstruktur als eines dynamischen stoffwechselabhängigen Organisationsprinzipes[3] keine unterschiedlichen Arten der Wirkungsweise aufgestellt werden. Es läßt sich vielleicht sagen, daß der Übergang der Dynamik in die Statik und gleichzeitig in die Irreversibilität aller anschließend einsetzenden Abbauvorgänge den Zelltod darstellt; die tote Zelle ist zunächst eine „fixierte" Zelle. Wir haben es im Gegensatz zur lebenden Zelle bei der toten Zelle mit einer im Moment des Zelltodes gegebenen erstarrten Struktur zu tun; die tote Zelle ist nur noch Material und Substrat, da sie keine

---

[1] F. Dessauer 1949. [2] Frey-Wyssling 1938. [3] Netter 1950.

lebenden, d. h. im biologischen Sinne geordneten Leistungen, weder assimilatorische noch dissimilatorische, aktiv mehr vollziehen kann. Was an ihr sich vollzieht, sind grundsätzlich nur zwei Vorgänge: Autolyse und Heterolyse. Auf den Ablauf dieser Prozesse hat die tote Zelle nur noch einen indirekten Einfluß. Er liegt zum Teil in der Materie der nekrotischen Zelle begründet; autolytische Abbauvorgänge werden beschleunigt bei Fermentreichtum der toten Zelle, sie erfolgen schneller bei hochdifferenzierten Zellen als an einfachen Strukturen.

Eine weitere grundsätzliche Überlegung ist anzuschließen; sie betrifft die Bedeutung des Zustandes der Zelle beim Einsetzen des Zelltodes. Die Geschwindigkeit und die Art des Reaktionsablaufes bei der Zellnekrose kann vom jeweiligen Zustand der Zelle kurz vor dem tödlichen Ereignis beeinflußt werden. Die Zelle oder der Zellverband kann einmal in der Ruhephase getroffen werden, ein zweites Mal in einer Phase erhöhter Zelleistung (bei aktiver Speicherungstätigkeit, im Zustande der Zellreizung, z. B. bei Sensibilisierung). Zellen einer Zellaufschwemmung, die sich in mitotischer Teilung befinden, sind gegen künstliche Veränderungen des umgebenden Mediums im allgemeinen viel empfindlicher als Zellen im Ruhestadium[1]; eine Strahlendosis, die im Ruhezustand der Zellen nicht zur Strahlenschädigung führt, kann im geeigneten Mitosestadium tödlich werden[2]; Büchner weist darauf hin, daß bei allgemeiner Hypoxämie die funktionell stärker belastete Muskulatur des linken Ventrikels vor der des rechten erstickt. Solcher Beispiele lassen sich zahlreiche anführen. Nicht zuletzt kann bei der Nekrose dem tödlichen Ereignis eine Schädigung der Zelle, die an sich nicht tödlich zu sein braucht, vorausgegangen sein, oder es kann das schädigende Ereignis durch Summation erst zu einem tödlichen für das Zelleben werden. Diese Tatsache der vorangehenden Schädigung der Zelle in einer Art Übergangsphase zur Zellnekrose wird im wesentlichen mit dem Begriff Nekrobiose umfaßt.

Art und Geschwindigkeit der bei der Nekrose ablaufenden Vorgänge sind somit weithin abhängig von der Differenzierungshöhe der Zellen und des Gewebes und von der Menge der vorhandenen intracellulären autolytisch wirksamen Fermente, aber auch von den Beziehungen zur Umgebung, von der Geschwindigkeit der Durchspülung (Wirkungsmöglichkeit heterolytischer Fermente), von der Aufstauung von Abbauprodukten und von Ionenbewegung, Ladung im Nekrosebereich usw., die eine langsame oder schnelle optimale Wirkungsbreite für die auto- und heterolytischen Fermente schaffen können.

Eine nicht geringe Schwierigkeit in der Beurteilung der zur Nekrose führenden oder die Nekrose darstellenden Vorgänge ist darin zu sehen, daß sie vielfach ebenso gut auch Prozesse des Lebendigen sein können, so daß diesen Vorgängen oder Zuständen eine Beweiskraft für das Absterben oder den Tod der Zelle fehlt. Hierfür ein Beispiel: Die Nekrose vollzieht sich unter Eiweißdenaturierung, Eiweißdenaturierung bedeutet aber nicht immer den Zelltod; das Altern der Kolloide kann wohl den Zelltod bedingen, am eindrucksvollsten vielleicht in der physiologischen Zellmauserung, Nekrose ist aber nicht identisch mit dem Altern der Kolloide.

Es wurde einleitend versucht, den Begriff der Nekrose in seiner allgemeinen Bedeutung, in einer Norm zu umreißen; diese wird aber über das Allgemeine hinaus in jedem Einzelfall des Zelltodes mit jeder Zellart und mit jeder Gewebsstruktur sich wandeln. Das sei ausdrücklich hervorgehoben, wenn im folgenden von „der Nekrose" gesprochen wird.

Betrachten wir also die Nekrose am Beispiel der Zelle schlechthin, d. h. ohne Rücksicht auf besondere Zellarten oder auf „Berufsstrukturen", gewissermaßen am vereinfachten Modell. Dazu besteht eine gewisse Berechtigung.

---

[1] Zollinger 1948.   [2] Langendorff 1949.

Nach LEPESCHKIN sind die morphologischen Veränderungen beim Zelltod auch bei verschiedensten Einwirkungsarten qualitativ gleichartig und somit weitgehend „unspezifisch‘‘. Das ist bei der Verwischung der Grenzen zwischen Struktur und Funktion im submikroskopischen Bereich nicht verwunderlich. Dieses geht parallel mit der Tatsache, daß auch die Vielfalt der Erkrankungsbilder einer lebenden Zelle oder des Organismus nicht auf einer ungeheuren Vielfalt von einzelnen Reaktionsmöglichkeiten beruht — diese sind eher monoton zu nennen —, sondern daß eine Kombination und Summation zeitlicher und quantitativer Faktoren hier diese vielfältigen Formen und Bilder schafft. Unterschiede liegen auch beim Zelltode weniger im Grundsätzlichen als häufig in der ungleichen Entwicklungsgeschwindigkeit verschiedener mit der Nekrose verbundener Veränderungen oder im Ausbleiben bestimmter Erscheinungen. Eine Vacuolisierung des Cytoplasmas wird z. B. meist nur bei langsamer Zellnekrobiose beobachtet, weil eine schnelle Protoplasmakoagulation die Wasseraufnahme und die damit verbundenen anderen Erscheinungen unmöglich macht; umgekehrt kann eine Verlangsamung der Koagulation eine sehr starke Wasseraufnahme und eine Kolliquation des Cytoplasmas und seiner Einschlüsse bei der Nekrose zur Folge haben[1]. Damit ist gesagt, daß die Geschwindigkeit des Zelltodes das Auftreten bestimmter Protoplasmaveränderungen und davon abhängiger Unterschiede im morphologischen Bild veranlassen kann, einmal in der Stärke und Ordnung bestimmter Erscheinungen, ein anderes Mal dadurch, daß eine Beschleunigung oder Intensivierung gewisser Vorgänge die Entwicklung anderer hemmt. Das berührt aber nur wenig das grundsätzliche Erscheinungsbild der Zellnekrose, es berührt nur seine Spielarten.

Diese Vorbemerkungen können nicht abgeschlossen werden, ohne daß auf methodische Beurteilungsschwierigkeiten hingewiesen wird. Sie sind mit der Frage aufgeworfen, wo die „Realität‘‘ der Strukturen aufhört und wo an unserem Untersuchungsgegenstand das Kunstprodukt beginnt. Es muß bemerkt werden, daß ein wesentlicher Teil aller bisherigen Untersuchungen über Nekrobiose und Zelltod an fixierten Zellen, d. h. an nur bedingt verwertbaren Äquivalentbildern erfolgt ist. In diesen Fällen liegt besonders im Vergleich zum Gesunden eine große Beurteilungsschwierigkeit vor. Nach Anwendung der Fixierungsmittel sind sowohl tote als auch vorher noch lebende Zellen und Gewebe in gleicher Weise fixiert, d. h. auch die lebenden Zellen sind jetzt abgestorben. Damit können sich feinere Unterschiede verwischen und nicht mehr darstellbar sein. Nur wenn eindeutige nekrobiotische Vorgänge die Nekrosezone kennzeichnen, oder wenn zwischen Nekrosetod und Fixationstod ein zeitliches Intervall liegt, in welchem bereits autolytische oder heterolytische Prozesse den Nekrosebereich morphologisch verändert haben, sind verwertbare Unterscheidungsmöglichkeiten gegeben. In der Frage der typischen frühen Nekroseveränderungen läßt vor allem die Lebendbeobachtung tiefere Einblicke erwarten.

2. Frühveränderungen der Nekrose.

Phasenmikroskopische Beobachtungen. Trotz aller Schwierigkeiten, die mit den bisherigen Überlegungen angedeutet sind, muß das Bestreben bleiben, den Zeitpunkt des Zelltodes möglichst frühzeitig morphologisch zu fassen. Die Nekrose beginnt bereits mit dem zunächst noch unsichtbaren Zustand von Zellen, aus dem heraus sie kein Leben mehr gewinnen können. Dieser Zustand ist nicht morphologisch, aber im biologischen Sinne dadurch am eindeutigsten gekennzeichnet, daß die Zellen ihre Reizbarkeit verloren haben. Welche morphologischen

---

[1] LEPESCHKIN 1937.

Kriterien, welche Indizienbeweise des Zelltodes liegen nun in der sich anschließenden Frühphase der Nekrose vor? Hier sind vor allem phasenkontrastmikroskopische Beobachtungen von Zollinger zu nennen, die bei Aufschwem-

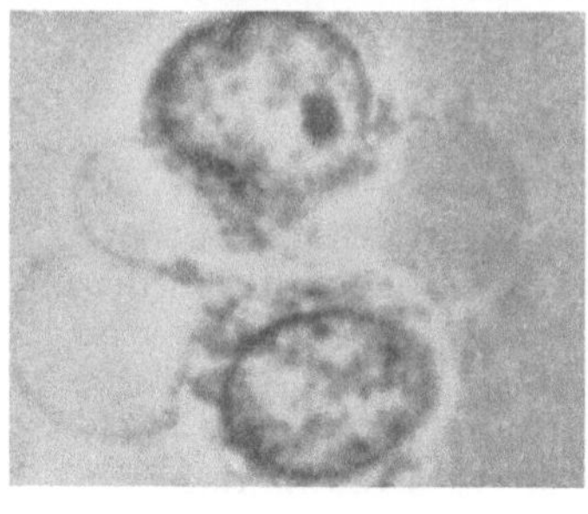 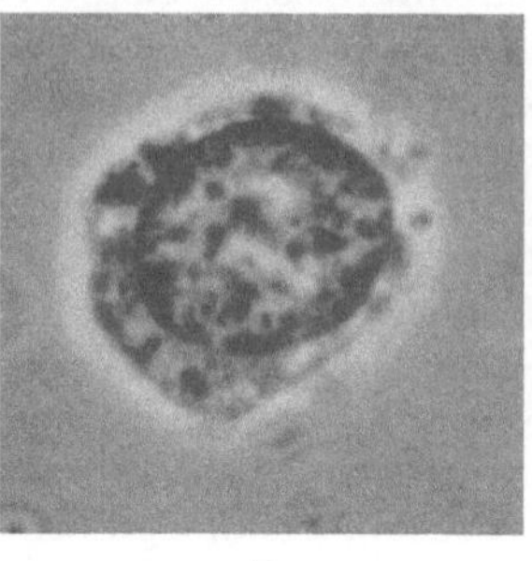 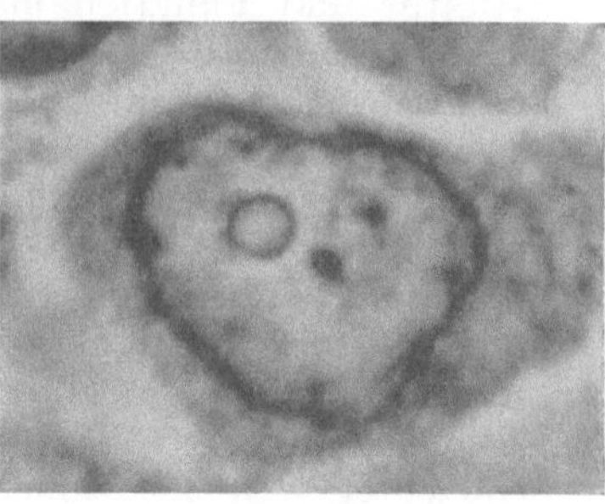

a   b   c

Abb. 1a—c. Zellsuspensionen des Brown-Pearce-Carcinoms in Tyrofusinlösung. a Frische Zellaufschwemmung: Nucleolus schwarz, homogen, Chromatinnetz zart, Kernmembran deutlich, einfach konturiert. Blasenbildung der Zellmembran. b Nach 2 Std Granulierung des Nuclealplasmas = „intermediärer Kerntyp". c Nach 4 Std Glänzendwerden des Nucleolus und der Kernmembran, die nun stark konturiert erscheint = Beginn des „glänzenden Kerntyps". [Nach Zollinger: Schweiz. Z. Path. u. Bakter. 11, 276 (1948), Abb. 1, 3 u. 4.]

mung von Tumorzellen in Tyrofusinlösung gewonnen wurden. Hierbei erfolgt in der Frühphase nach etwa 2 Std eine deutliche Granulierung des Nucleoplasmas (von Zollinger intermediärer Kerntyp genannt) (Abb. 1). Sie wird begleitet von funktionellen Störungen (Aufhören der Cilienbewegung bei Flimmerzellen), welche aber reversibel sind. Nach etwa 4—6 Std entwickelt sich ein sog. „glänzender Kerntyp", charakterisiert durch Glänzendwerden einzelner Nucleolen, der Karyosomen und besonders der Kernmembran, welche deutlicher konturiert erscheint (Abb. 2). Diese optische Veränderung wird auf eine Präcipitation von Kerneiweiß, vorwiegend von Ribosenucleoprotein zurückgeführt; sie ist irreversibel und nach Kontrolluntersuchungen ein sicheres Zeichen des Zelltodes. Überimpft man nämlich maligne Tumorzellen, welche den „glänzenden Kerntyp" zeigen, so wachsen sie nicht mehr. Diesen Veränderungen in der Frühphase schließt sich eine zweite Phase von strukturellen Umwandlungen an, die etwa 8 Std nach der Zellsuspension oder in der gleichen Zeit am Gewebe nach

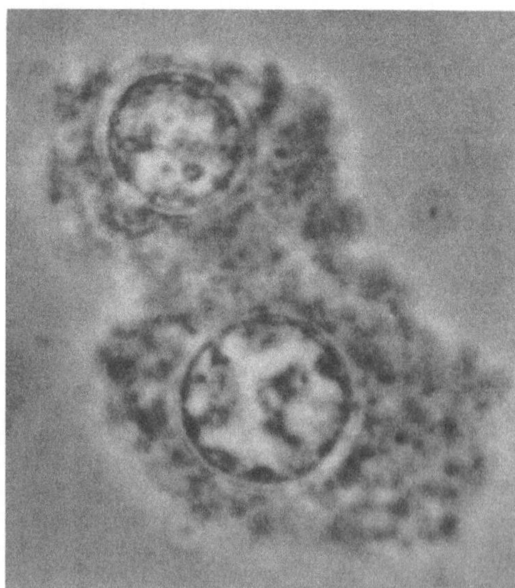

Abb. 2. Froschnierenzellen in Essigsäure: Ausgeprägtes Bild des glänzenden Kerntyps; Doppelkonturierung und Aufleuchten der Kernmembran; scharfe Konturierung und Aufglänzen von Nucleolen und Karyosomen des Chromatinnetzes. [Nach Zollinger: Schweiz. Z. Path. u. Bakter. 11, 276 (1948), Abb. 6.]

einer Gefäßunterbindung eintritt. Hier setzt nach Beobachtungen am Phasenkontrastmikroskop die Kernpyknose ein; die Kernmembran, das Nucleolar- und das Chromatinnetz verlieren ihren Glanz und werden undeutlich. Auch die Mitochondrien verquellen, verklumpen häufig und verschwinden später in einem ungeformten Netzwerk. Das Cytoplasma zeigt von hier ab eine fädige oder klumpige Umwandlung.

Diese Beobachtungen irreversibler Kernveränderungen zählen zu den Früherscheinungen des eingetretenen Zelltodes. Sie scheinen mit ihren Gerinnungseffekten am Kerneiweiß einen gewissen Typus dieser Veränderungen darzustellen, allerdings wurden sie unter bestimmten Milieuveränderungen gesehen (z. B. akuter Sauerstoffmangel).

Vacuolenbildung. Es erhebt sich die Frage, wieweit zu den ersten Erscheinungen einer nekrobiotischen Zellschädigung oder des Zelltodes Cytoplasmavacuolen gezählt werden können, wie sie im Gefolge von Sauerstoffmangel zunächst hauptsächlich an der Leber und am Herzmuskel von BÜCHNER und seinen Mitarbeitern[1] am Sektionsgut beobachtet und in Tierexperimenten nachgeprüft

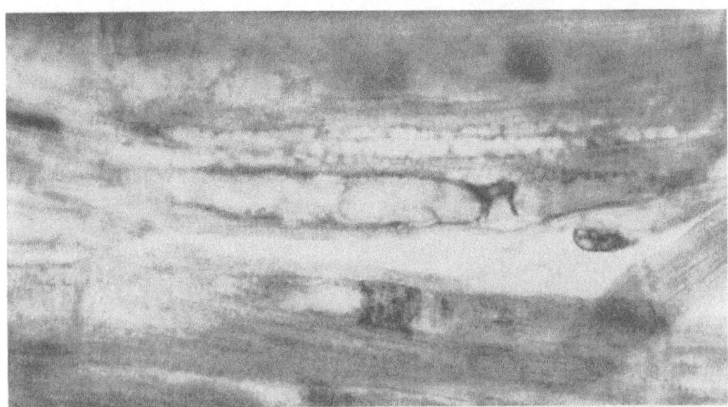

Abb. 3. Kettenförmig gebildete Cytoplasmavacuolen mit Deformierung der Kerne (Herzmuskel bei Höhentod). [Nach MÜLLER, E., u. W. ROTTER: Beitr. path. Anat. **107**, 156 (1942), Abb. 3.]

wurden. Es finden sich bei Sauerstoffmangel im Cytoplasma unregelmäßige, scharf begrenzte fettfreie Vacuolen, die zum Teil optisch leer sind, zum Teil mit homogenen oder fädigen, mitunter nadelförmigen Eiweißmassen gefüllt sein können (Abb. 3). ALTMANN sieht in den Eiweißmassen Imbibitions- und Kondensationsprodukte (zum Teil am GOLGI-Apparat) nach hypoxydotischer Permeabilitätsstörung der Capillaren und Zellen, während BÜCHNER eine kolloidale tropfige Ausfällung zelleigener Eiweiße annimmt. Die Vacuolenbildung führt gewöhnlich nicht zur Zellvergrößerung, wohl aber zu Kerndeformationen. Während nach ALTMANN eine Zellmembranschädigung den Eintritt von Blutflüssigkeit und damit eine passive Durchtränkung der Zelle zuläßt, liegt in der Absonderung der eingedrungenen Flüssigkeit in Vacuolenform eine aktive, vitale Leistung der Zelle vor, die reversibel ist (vgl. GOEBEL, A.: Die Pathologie des Mineralstoffwechsels der Zelle, dieser Band, S.397). Untersuchungen beim Höhentod zeigten allerdings, daß eine Vacuolenbildung dieser Art unmittelbar in die Zellnekrose überleiten kann, wie Erscheinungen von Karyorhexis bei einem innerhalb von 15 min eingetretenen Todesfall beweisen[2]. KETTLER bestätigte den direkten Übergang vacuolisierter Zellbezirke in Nekrose bei lokaler Gefäßsperre im Tierexperiment.

Vacuolenbildungen dieser Art stellen ein typisches Grenzgebiet reversibler und irreversibler nekrobiotischer Zellveränderungen beim Sauerstoffmangel dar. Das gibt ihnen nur einen bedingten Beurteilungswert. Ein Zeichen des Zelltodes sind sie nicht. SIEGMUND betont, daß es sich „aus dem morphologischen Bild

---

[1] PICHOTKA 1942, E. MÜLLER und ROTTER 1942, ALTMANN 1949.
[2] E. MÜLLER und ROTTER 1942.

auch unter Berücksichtigung der Feinstrukturen des Protoplasmas allein nicht mit hinreichender Sicherheit herauslesen läßt, ob eine Vacuolenbildung Ausdruck einer gesteigerten oder herabgesetzten Lebensfähigkeit ist, ob der vorliegende Zustand reversibel ist oder irreversibel und unweigerlich in die Nekrose hineinmünden wird". Das gilt auch für die blasige hydropische Umwandlung der Leberzellen, wie sie bei manchen Lebernekrosen, unter anderem bei der Hepatitis epidemica, gesehen wird (Abb. 4). Sie scheint einen verwandten Störungsvorgang des Cytoplasmas darzustellen. Es bilden sich große, wasserklare helle Zellen mit kleinen pyknotischen Kernen; sie zeigen oft basophile, den Mitochondrien entsprechende Granula, die ribonucleinsäurehaltig sind. Siegmund vermutet bei

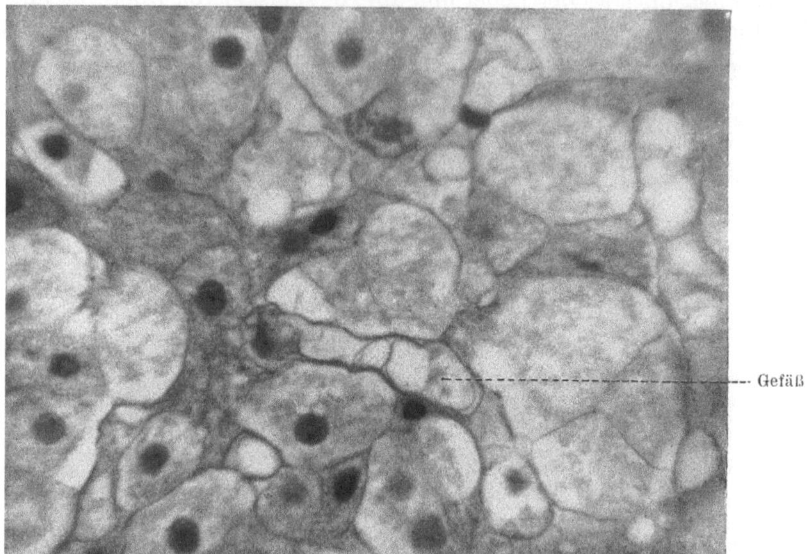

Abb. 4. Hydropische Leberzellumwandlung (Leberzellnekrosen bei Hepatitis epidemica). [Nach Müller, E.: Beitr. path. Anat. **110**, 264 (1949), Abb. 2.]

ihrer Entstehung einen irreversiblen Prozeß in der Fermentbiologie der Zelle, der zum Zelltod führt. Zusammenfassend läßt sich sagen, daß Veränderungen dieser Art wohl Zeichen schwerer, auf die Nekrose hinsteuernder Schäden sein können, Schäden, welche Eger auf Dysenzymie in der Zelle und auf hierdurch bedingte Permeabilitätsstörungen zurückzuführen geneigt ist, gleichgültig, welcher Art die eingreifenden Noxen sind. Sie können nekrobiotischen Charakter besitzen, sie sind aber, wie betont, kein Kennzeichen des eingetretenen Zelltodes.

Vitalfärbungen. Als frühes Kennzeichen eingetretenen Zelltodes wird das veränderte Verhalten nekrotischer Zellen gegenüber *Vitalfarbstoffen* angegeben. In der Lebendfärbung liegt eine biologische Methode, kein gewöhnliches histologisch-technisches Verfahren vor; sie zeigt, daß in der Regel lebende Zellen angebotene Vitalfarbstoffe wie Lichtgrün, Neutralrot und Trypanblau in ihrem Cytoplasma ohne Schädigungszeichen in granulärer Form speichern. Dieses Verhalten kann sich mit dem Zelltode oder schon in den Endphasen der Nekrobiose ändern. Kern und Cytoplasma werden bei toten Zellen schlagartig diffus mit Vitalfarbstoffen färbbar, was auf eine Änderung des kolloidalen Zustandes von Kern und Zelleib zurückgeführt wird. So färbt das basische Neutralrot den lebend nicht anfärbbaren Kern einer toten Zelle diffus rot. Kritische Untersuchungen zur Frage des Nachweises der Zellnekrose durch die Vitalfärbung liegen von

RIES vor. Nach RIES erweist es sich als unmöglich, lediglich durch die Färbung, d. h. ohne Analyse der Anfärbungsbedingungen und ohne Prüfung der Irreversibilität festzustellen, ob eine vital gefärbte Zelle lebend oder tot ist. Zwischen dem färberischen Verhalten der lebenden und der toten Zelle gibt es einen „Zwischenzustand", der anfänglich noch reversibel ist und der durch die Kernfärbung und durch das Fehlen der granulären Farbspeicherungen gekennzeichnet ist. BARGMANN faßt nach den Untersuchungen von RIES den Vorgang der Vitalfärbung dahin zusammen, daß „die sauren Kerneiweißmoleküle durch einen Wassermantel (Solvatmantel) vor der Adsorption basischer Farbstoffe geschützt werden, der die elektrische Ladung der Teilchen nicht zur Wirkung gelangen läßt; mit der Fällung der Eiweißkörper und der Wasserabgabe (Dehydratation) wird die Adsorption basischer Farbstoffe durch die sauren Eiweißteilchen ermöglicht". Da bei der Aufspaltung von Nucleoproteiden gleichzeitig basische Valenzen entstehen, liegt hier zugleich eine Adsorptionsmöglichkeit für saure Farbstoffe vor[1]. ZEIGER weist darauf hin, daß eine Diffusfärbung von Zellen und Gewebe mit einer Reihe von basischen und sauren Farbstoffen zum Teil als eine eindeutige vitale Erscheinung erwiesen sei; diffuse Färbungen von Cytoplasma, Kern und Chromosomen seien keineswegs immer der Ausdruck eines letalen Degenerationszustandes.

Fluorescenzmikroskopie. Es lag nahe, den möglichst frühen Zustand des Zelltodes im submikroskopischen Bereich mit Hilfe der *Fluorescenzmikroskopie* zu fassen. Eine metachromatische elektive Färbung hyaliner Nekrosen läßt sich durch das Eiweißfluorochrom Thiazinrot erzielen[2]. STRUGGER hatte festgestellt, daß das Cytoplasma lebender Pflanzenzellen mit dem basischen Fluorescenzfarbstoff im UV-Licht eine leuchtend grüne Fluorescenz zeigt, dasjenige nekrotischer Zellen dagegen kupferrot aufleuchtet. Von SCHÜMMELFEDER wurden im wesentlichen die Beobachtungen STRUGGERs bestätigt. Das gilt vor allem für die grundsätzliche Feststellung, daß tote Zellen eine kräftigere Adsorption von Acridinorange aufweisen als lebende. Der Farbstoff wird nach SCHÜMMELFEDER im wesentlichen auf Grund elektrostatischer Bindungen im Zellprotoplasma angereichert; außerdem bestehen hierbei vielleicht Beziehungen zur Glykolyse. Der Farbumschlag im UV-Licht bei lebenden und toten Zellen von der Grünfluorescenz zu kupferroten Fluorescenztönen, der oberhalb des isoelektrischen Punktes und im Farbstoffüberschuß eintritt, läßt sich aber nicht in allen Fällen einheitlich nachweisen; nicht alle Zellen erreichen den zur Rotfluorescenz erforderlichen Farbstoffintensitätsgrad und umgekehrt zeigen Carcinomzellen im überlebenden Zustand schon weit unterhalb des isoelektrischen Punktes rote Farbtöne. Es liegt somit bei der Fluorochromierung nur insofern ein eindeutiges Zeichen der Nekrose vor, als tote Zellen in jedem Falle Acridinorange in höherem Maße aufnehmen als lebende. SCHÜMMELFEDER stellt Vermutungen über die Bedingungen der Adsorptionsfähigkeit für Acridinorange an, welche die unterschiedliche Elektroadsorption erklären können. Er sucht eine Erklärung im wechselnden Gehalt des Cytoplasmas an freien Säuregruppen. BARGMANN stellt nach den Untersuchungen STRUGGERs das Fluorescieren in verschiedenen Farbwerten unter anderem als „abhängig von der Konzentration der Kationen des Farbstoffes" dar, „welche die Träger der Fluorescenz darstellen. Hochkonzentrierte Lösungen (1:100—1:500) fluorescieren kupferrot, niedrigkonzentrierte (1:10000—1:100000) grün. Beim Tode der Zelle werden Seitenketten der Eiweißmoleküle frei, die viele Kationen elektrostatisch binden und damit die Farbstoffkonzentration bis zur Rotfluorescenz steigern". GÖSSNER fand an fixierten

---

[1] SCHÜMMELFEDER 1950. [2] HAITINGER und GEISER 1944.

Gewebsschnitten ein außerordentlich unterschiedliches Verhalten gegenüber Acridinorange. Er fordert für die zur Rotfluorescenz nötige hohe Farbstoffbindung chemische Substrate, die eine solche Bindung eingehen. Diese können in erster Linie in den Nucleinsäuren aus Kern- und Cytoplasmanucleotiden vorliegen. Mit der Zerstörung der submikroskopischen Zellstruktur beim Zelltode werden solche zur Farbstoffbindung befähigte Substanzen frei, welche die bis zur Rotfluorescenz gesteigerte Farbstoffkonzentration ermöglichen. Gössner konnte durch Verdauungsversuche nachweisen, daß Acridinorange sich an Nucleotide bindet und daß der Farbeffekt der Fluorescenzerscheinung vom Gehalt der Zellen an Nucleotiden abhängt; zunächst rot fluorescierende Zellen des Pankreas oder anderer ribonucleinsäurereicher Gewebe zeigen nach elektiver Entfernung der Ribonucleinsäuren durch Ribonuclease nur noch eine grüne Fluorescenz des Cytoplasmas. Mit der Bindung an Nucleinsäuren — deren Menge in der Zelle eine sehr unterschiedliche ist — sind gleichzeitig die Grenzen der Methode angezeigt und Widersprüche erklärbar; der rote Farbeffekt ist demnach nicht allein vom Zelltod, sondern auch noch vom Nucleinsäuregehalt (vielleicht auch noch von anderen Stoffen wie Chondroitinschwefelsäure und Heparin) der toten Zelle abhängig, weshalb z. B. totes Bindegewebe keine rote Fluorescenz ergibt (vgl. Zeiger, K.: Morphologie des Cytoplasmas", dieser Band, S. 23).

Diese Befunde zeigen, daß mit dem Zelltode frühzeitig entscheidende Veränderungen an den Nucleoproteiden einsetzen, Veränderungen, die Zollinger als Präcipitation von Kerneiweiß, in erster Linie von Ribosenucleoprotein, deutete; sie scheinen über den Präcipitationsvorgang hinaus auch Bindungen zu lösen, welche die mit dem Farbstoff nun reagierenden Gruppen freigeben. Hier könnte auch ein Anhaltspunkt für das Einsetzen der Autolyse gewonnen werden.

3. Die „Nekrophanerose".

Weitere Veränderungen am Zellkern. Die Frühphase des eingetretenen Zelltodes, die nach Zollinger morphologisch durch die Entwicklung des „glänzenden" Kerntyps charakterisiert und ferner durch die Tatsache gekennzeichnet ist, daß dabei physikalisch-chemische Vorgänge (wie die Präcipitation von Kerneiweiß) einen irreversiblen Vorgang darstellen, geht fließend in eine zweite Phase der Nekrose über, die gewöhnlich „Nekrophanerose" genannt wird. Phasenmikroskopisch läßt sich an Zellaufschwemmungen in physiologischer Lösung wie auch nach Gefäßunterbindung feststellen, daß diese zweite Phase der Nekrose etwa 8 Std nach dem Einsetzen der Schädigung beginnt[1]. Moegen fand sie an Nierenepithelien 6 Std nach Arterienunterbindung, noch kürzere Zeiten werden bei der Herzmuskelnekrose genannt. Wainwright gibt neuerdings 90 min als die Zeit an, bei der nach Abklemmung der Nierenarterie die Tubulusnekrose am besten zu studieren sei. Es ist die Phase, in der weitere Veränderungen an den Strukturen zu verfolgen sind. Sie treten als Gestaltsveränderungen an den Zellkernen auf und gewöhnlich wird am Cytoplasma jetzt die Erscheinung der Gerinnung manifest, eine Veränderung, die dem Bilde der Koagulationsnekrose entspricht.

Zu den **Veränderungen des Zellkernes** bei der Nekrose ist vorauszuschicken, daß ein Teil der hierbei beobachteten Bilder auch Degenerationsveränderungen des Zellkernes beinhalten können, die nicht ohne weiteres schon den Tod des Kernes bedeuten müssen, sondern über mehr oder weniger lange Zeitabschnitte mit seinem Leben noch vereinbar sind, ja, daß sie sogar Zeichen gesteigerter

---

[1] Zollinger 1948.

Kernleistung sein können[1]. Zu den Anzeichen des Kerntodes gehören nach
Küster die gestörte Permeabilität der Kernwand, aber es bedarf keiner Erläuterung, daß Permeabilitätsveränderungen, die zu Schwellung oder Quellung
eines Kernes, zur Vacuolisation oder in der anderen Richtung zur Schrumpfung
führen, keine *absoluten* Kennzeichen des Kerntodes sind. Küster weist mit
Recht darauf hin, daß unsere Kenntnisse der Kernveränderungen im wesentlichen am fixierten Material gewonnen sind und daß die häufigste Erscheinung
pathologisch veränderter Kerne, die Schrumpfung, einerseits auf der Anwendung
von Fixierungsmitteln beruhen kann, daß sie andererseits aber auch sich mit

dem physiologischen Tod der Kerne zu verbinden scheint. Vacuolenbildung ist häufig
in den Kernen gealterter Zellen anzutreffen
und somit vielleicht als Kennzeichen einer
nekrobiotischen Zellauslöschung zu werten
(Abb. 5). Unter der äußeren Form der
Vacuolen können sich aber ebenso Ent-
mischungszustände wie auch Anreicherungs-
vorgänge verbergen.

Pyknose, Chromato- oder Karyolyse
gelten schon immer als die wichtigsten
Kennzeichen schwerer Kerndegeneration
mit Übergang in Kernzerfall[2]. Seit der zusammenfassenden Darstellung von P. Ernst
1930 sind weitere entscheidende morphologische Befunde im Schrifttum nicht erschienen. Nach wie vor steht die Frage zur
Diskussion, ob Vorgänge dieser Art noch
Ausdruck einer krankhaften Lebenstätigkeit
mit Übergang in allmähliche Nekrobiose
sind, oder ob sie Erscheinungen an bereits
abgestorbenen Kernen darstellen. Nach
unseren grundsätzlichen einleitenden Überlegungen wird im Einzelfall nicht immer
eine eindeutige Abgrenzung vitaler und

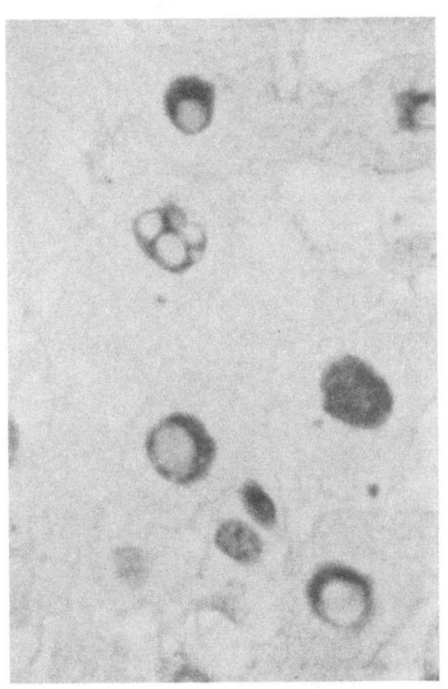

Abb. 5. Kernvacuolen, hier in pyknotischen
Kernen am Rande einer Leberzellnekrose.

nekrotischer Veränderungen morphologisch möglich sein, wenn es sich nicht
um ausgesprochen autolytische oder heterolytische Erscheinungen handelt.
Trotzdem bleibt solchen Kernveränderungen unter bestimmten Voraussetzungen
ein bedingter Wert als Nekrosezeichen. Es wird nur schärfer abzugrenzen sein,
wieweit sie den Zustand des Zelltodes als solchen darstellen und wieweit sie
bereits Zeichen der Zellauflösung sind. Wenn auch grundsätzlich zu den Zeichen
der Nekrose die spätere Zersetzung und Auflösung von Kern und Cytoplasma
gehört, sollen zunächst die Kennzeichen des reinen Zelltodes besonders hervorgehoben werden. Zu ihnen zählt in erster Linie die Kernpyknose.

Kernpyknose. Hierunter wird ein Schrumpfungsvorgang am Zellkern verstanden, der unter Austritt von Kernsaft zu einer Verdichtung und Homogenisierung des Chromatins führt (Abb. 6). Die Kernmembran erscheint leicht
gewellt, faltig, der Kern zeigt zunächst Abrundungserscheinungen, später mitunter
kantige Formen. Durch Präcipitation von Kerneiweiß werden die zunächst
glänzend erscheinenden Kernteile (Membran, Nucleolus, Chromatinnetz), im
Phasenkontrastbild undeutlich[3] und schwinden; das Chromatingerüst wird eine
kompakte Masse, die gleichfalls zunehmend schwindet.

[1] Altmann 1949.   [2] Albrecht und Schmaus 1894.   [3] Zollinger 1948.

Das Kerninnere zeigt bei der Nekrobiose in ähnlicher Weise wie das Cytoplasma eine Koagulation; es kommt zu einer vollkommenen Erstarrung [1]. Erfolgen Koagulation und Erstarrung langsam, so erfährt der Zellkern eine Volumenabnahme und Schrumpfung, welche die „Pyknose" der Kerne darstellt. Nach KÜSTER kommt es zu einer Kontraktion und Zusammenballung des oft stark vermehrten Chromatinbestandes, wobei das Chromatin bei Pflanzenzellen höchstens noch durch feine Stränge mit der Kernmembran verbunden bleibt. Wasseraufnahme und koagulierende Prozesse im Zellkern können zu verschiedenen Zeiten auftreten und damit das Bild des nekrobiotischen Kernzerfalls stark variieren [1]. Dabei kann das wechselnde Bild der Zellkernwandlung nicht nur

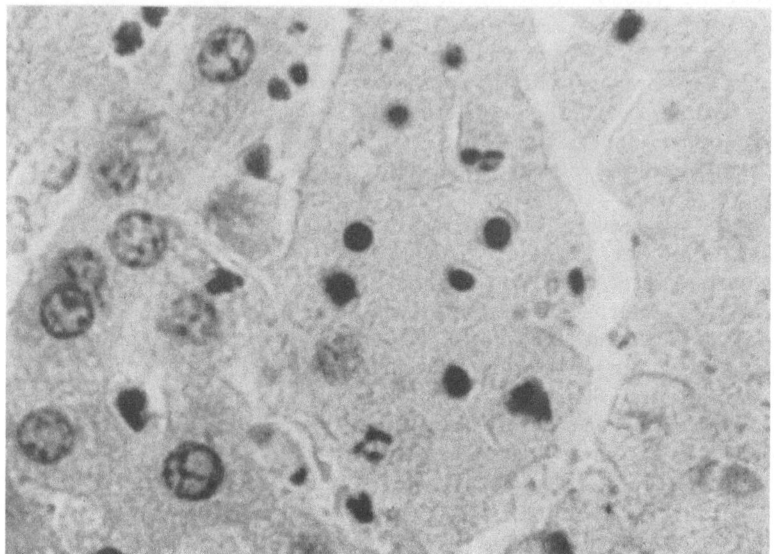

Abb. 6. Kernpyknosen am Übergang von lebendem Lebergewebe zu einem Nekroseherd.

von Phasen der Koagulation und Wasseraufnahme abhängen, sondern wesentlich auch von der Art des einwirkenden Faktors mitbestimmt werden, wie die Säure- oder Laugenwirkung zeigt.

Es sei betont, daß Kernpyknose kein sicheres Kennzeichen des Zelltodes ist; sie tritt auch bei funktionellen Reizen auf und ist dann reversibel. KLEIN fand in Untersuchungen über Mitosestörungen bei Kerngiften Pyknosen der Leberzellkerne nach Colchicin-, Urethan- und Hydrochinonwirkung, aber auch nach Hautverbrennungen unter gleichzeitiger und zunehmender granulärer, granulär-hydropischer und hydropisch-vacuolärer Schwellung der Leberzellen. Die Rückbildungsfähigkeit der Pyknose schwindet erst bei hydropisch-vacuolärer Schwellung der Zelle; hierbei zerfällt der Pyknosekern. Nach C. und O. VOGT kann ein stärkeres Reparationsbedürfnis der Zelle eine Vermehrung der Feulgen-negativen Nucleoproteide im Kernsaft und damit eine Hyperchromatose sowie unter Verkleinerung des Kernes eine Pyknose zur Folge haben. C. und O. VOGT sehen in dieser Pyknose „einen allerdings nur selten erfolgreichen Reparationsversuch", nicht aber ein Degenerationszeichen. Bei Fortbestehen der Zellregression schwindet diese Feulgen-negative Chromatinansammlung im Kernsaft wieder vollständig, offenbar durch ihre Verausgabung an den Zelleib. C. LEUCH-

---

[1] LEPESCHKIN 1937.

TENBERGER versuchte in Untersuchungen an Leber- und Tumortransplantaten
bei Mäusen dem Wesen der Kernpyknose näherzukommen. Durch cytochemische
Reaktionen und quantitative Auswertung läßt sich bei Stufenuntersuchungen

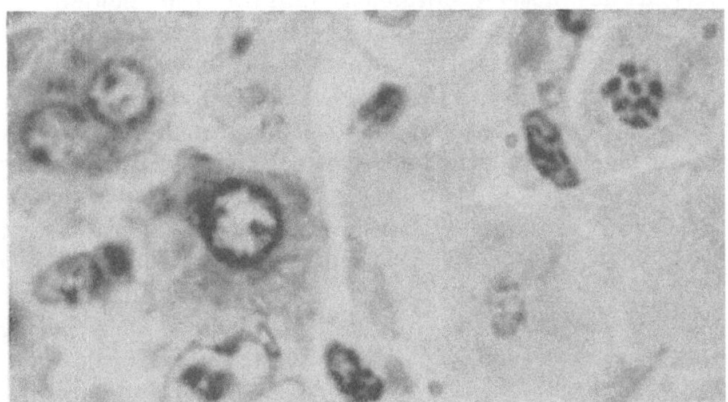

Abb. 7. Kernwand-Hyperchromatose im Grenzgebiet einer Leberzellnekrose.

nachweisen, daß in der ersten Phase der Pyknose etwa die Hälfte der Protein-
substanzen des Kernes verloren geht und daß parallel dazu die Hälfte an Desoxyribosenucleinsäure depolymerisiert wird, während ihr Gesamtwert zunächst
nicht merklich sich vermindert. Die Dunkelfärbung der Chromatinsubstanzen

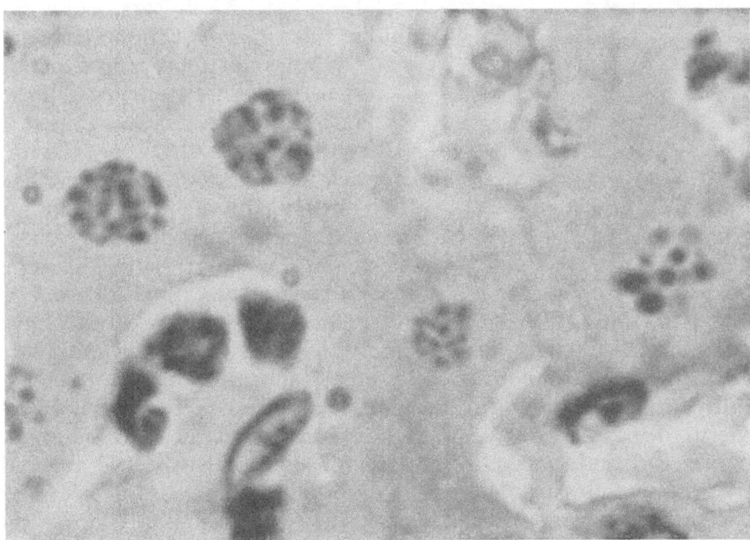

Abb. 8. Karyorhektische Kernzerfallsbilder verschiedener Stadien (Randgebiet einer Leberzellnekrose).

bei der Pyknose beruht auf einer Verdichtung infolge Wasserverlustes. Die
Abrundung des pyknotischen Kernes entspricht einer Abnahme seiner Viscosität.
Die Vorgänge in der ersten Phase der Pyknose steigern sich in den weiteren Entwicklungsstadien, und es kommt nun auch zu einem Schwund an depolymerisierter
Desoxyribosenucleinsäure. Die Depolymerisation der Desoxyribosenucleinsäure
erfolgt nach Zerstörung bestimmter Proteine (histonartiger Körper), welche
eine Art Schutzwirkung für die hochpolymerisierte Desoxyribosenucleinsäure

bilden. Die Pyknose ist das Zeichen einer hohen proteolytischen Aktivität, während die Nucleaseaktivität im betroffenen Kern dabei gering ist.

Karyorhexis und Karyolyse. Die Morphologie der sich nach dem Zelltode einstellenden *Kernauflösungserscheinungen* umfaßt die beiden Vorgänge der *Karyorhexis* und der *Karyolyse*. Sie sind Erscheinungen des Kernschwundes, an deren Zustandekommen fermentative Vorgänge autolytischer und heterolytischer Art wesentlich beteiligt sind[1]. Bei der Karyorhexis zeigt sich ein Zerfall des Chromatins in Bruchstücke oder in granulaähnliche Bestandteile, oft mit vorangehender klumpiger Anlagerung an die Kernwand (Kernwandhyperchroma-

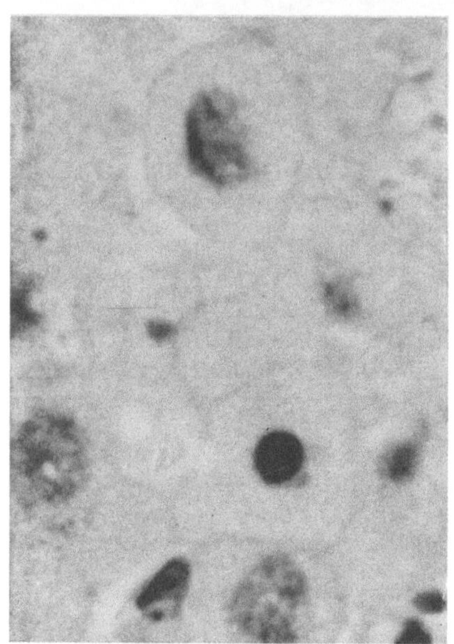

Abb. 9. Karyolyse; schattenhaftes „Verdämmern" der färbbaren Kernsubstanzen (Leberzellnekrose), untere Bildhälfte: pyknotischer Kern.

tose) (Abb. 7). Der Kernzerfall erfolgt offensichtlich unter Wasseraufnahme und Quellungsvorgängen, wobei Beziehungen und Wechselwirkungen zwischen Kern und Cytoplasma sich bei gleichzeitiger Wasseraufnahme durch das Cytoplasma andeuten; die Kernmembran kann sich dabei verflüssigen oder sie kann platzen[2]. Der Inhalt des Zellkernes kann dann in kleinen Teilstücken mit dem Cytoplasma sich vermischen; Voraussetzung für einen Übertritt von Kernsubstanzen in das Cytoplasma ist wohl, daß der Zellkern vorher keine Erstarrung und Koagulation erfahren hat. Nach Zerstörung der Kernhülle finden sich Chromatinbruchstücke im Cytoplasma unter zunehmender Auflösungs- und Zerfallstendenz (Abb. 8). Nach Küster „gibt in beiden Fällen, bei der Karyorhexis wie bei der Kernpyknose, der Kern Wasser ab und schüttet schließlich seinen Inhalt in das Protoplasma", nach Tischler ist die Karyorhexis „der normale, mit starkem Wasserverlust einhergehende Alterstod des Zellkerns". Es scheint also nach der anfänglichen Kernquellung, die zum Platzen der Kernmembran führen kann, eine spätere Dehydratation, vielleicht auf Grund präcipitierender Vorgänge am gequollenen Kerneiweiß, erfolgen zu können. Der Chromatinschwund der Kernreste im Cytoplasma stellt eine Auflösung des Basichromatins dar[2]. Diese tritt auch beim „Verdämmern" der Zellkerne auf, dem Vorgang, der als primäre oder sekundäre Karyolyse zum Kernuntergang führt (Abb. 9). Bei der Karyolyse verbindet sich der Chromatinschwund zuweilen mit Kernquellungserscheinungen, während in anderen Fällen das Volumen des Kernes von vornherein stark abnimmt[2]. Bei Fixierung und Färbung solcher toten Zellen lassen sich Kernreste nicht mehr nachweisen. Kernschwund ist also morphologisch Schwund der färbbaren Bestandteile. Den Untergang des Zellkernes kann der Nucleolus überleben, da er mitunter widerstandsfähiger ist; es bleiben dann in Zellen nur noch Nucleolen eine Zeitlang übrig[2] (Abb. 10).

Hinsichtlich der Bedeutung der verschiedenartigen Kernuntergangsbilder entwickelt Küster etwa folgende Vorstellung, wobei Quellung und Schwellung am Zellkern grundsätzlich zu unterscheiden sind. Quellung des Kernes spricht

---

[1] Groll 1949.   [2] Küster 1935.

für Gelnatur, Schwellung ist ein osmotisches Phänomen am Solkern. Kerne
können reversibel oder irreversibel auf verschiedene Weise und verschieden stark
ihre flüssigen Anteile zu stark elastischen Gelen oder zu spröden Massen ändern;
es kann sich dabei lediglich um eine Veränderung ihrer micellaren Strukturen,
aber auch um gröbere stoffliche Veränderungen handeln. „Wenn nach hinreichend starker Volumenzunahme ein Kern platzt und seinen Inhalt geformt
vortreten läßt, so werden wir die Gelnatur seiner Substanz für wahrscheinlich
halten dürfen; ergießt der platzende Kern eine Flüssigkeit in seine Umgebung,
so werden wir seinem Inhalt Solnatur beizumessen geneigt sein.“[1] Zerstörung
des Zellkernes durch Platzen kann also durch Quellung oder sie kann durch
Schwellungsprozesse bedingt sein; im ersten Falle dürfte das morphologische
Bild der Karyorhexis mit Abgabe koagulierter und langsamer sich auflösender
Kernfragmente vorliegen,
im anderen Falle zeigt sich
morphologisch das Bild der
direkten Karyolyse mit zum
Teil ins Plasma diffundierenden, aber schnell schwindenden Kernsubstraten.

Schnelle Koagulation
von Kerneiweißen kann
demnach unter Austritt von
Kernsaft die Kernpyknose
mit langsamer nachträg-
licher fermentativer Auf-
lösung bewirken, Quellung
bei Verfestigung oder Er-
starrung von Kerneiweißen
kann über karyorhektische
Vorgänge zur Kernauf-

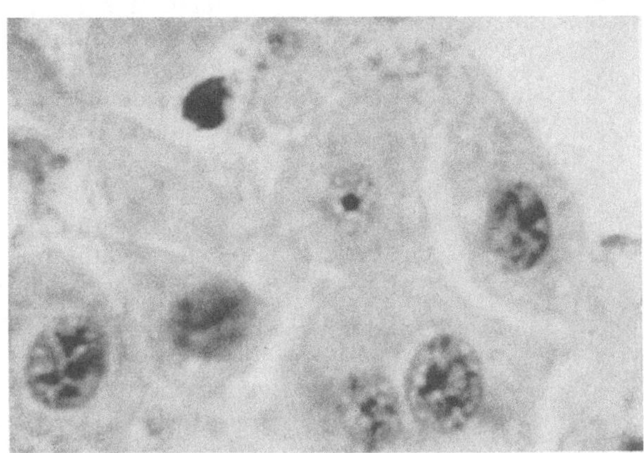

Abb. 10. Erhaltener „überlebender“ Nucleolus einer nekrotischen
Leberzelle.

lösung führen, während der zunächst unveränderte Zustand eines tödlich getroffenen
Kernes auf eine direkte fermentative Lösung mit oder ohne gleichzeitige, osmotisch
bedingte Schwellung hintendiert. Die Möglichkeiten der direkten Kernauflösung,
der Kernauflösung nach Kernpyknose, oder der Weg der Kernpyknose über karyorhektische Erscheinungen zur Kernauflösung vermögen die zahlreichen Varianten
des Kernunterganges in einer Gewebsnekrose zu erklären. Unter welchen Bedingungen das eine Mal eine primäre Karyolyse, das andere Mal eine Karyolyse
nach vorausgegangener Pyknose oder Rhexis sich einstellt, ist nach Beobachtungen
ZOLLINGERs zu vermuten. Bei ischämischen Nekrosen, die durch Arterienunterbindung erzielt wurden und die dem Typ der Koagulationsnekrose entsprachen,
trat der Kernschwund über Pyknose und rhektischen Erscheinungen ein, bei
Nierengewebsstückchen, die der Autolyse in physiologischer Kochsalzlösung überlassen waren, trat immer eine direkte Karyolyse auf. Das entspricht allgemeinen
Erfahrungen bei der koagulierenden und der kolliquierenden Nekrose, denen
also im wesentlichen die einzelnen Kernuntergangsbilder zugeordnet werden
können.

Die feineren Vorgänge bei Kernpyknose, Karyorhexis und Karyolyse — ebenso
auch bei der noch zu besprechenden Cytoplasmagerinnung — bedürfen allerdings,
so bestechend die Annahme ihrer Abhängigkeit von Solzustand oder Gelbildung
ist, erneuter Untersuchungen. Dazu zwingt die in letzter Zeit entwickelte Vorstellung vom Feinbau des Protoplasmas[2], das nicht mehr allgemein als echtes

[1] KÜSTER 1935.   [2] FREY-WYSSLING 1938.

Sol und als Polydispersoid, d. h. als Suspensionskolloid verschiedenster disperser Phasen in einem Dispersionsmittel betrachtet wird, sondern dem in der Vorstellung von Polypeptidketten und Haftpunkten eine Struktur zugesprochen werden muß, welche Gelnatur besitzt[1].

Das *fermentative Wirkprinzip* ist bei der Kernauflösung wohl kein einheitliches. Fermentwirkungen sind hier im weitesten Maße von einem p_H-Optimum abhängig, worüber bei der *Autolyse* und *Heterolyse* ausführlich zu berichten sein wird. LETTERER meint, daß die Chromatolyse chemisch der Zerstörung der Nucleinsäure im Kerne gleichkomme und daß sowohl die einfache Eigenhydrolyse im alkalischen Milieu als auch alkalische Polynucleotidasen oder Amidasen (erstere sind nach BREDERECK identisch mit den gewöhnlichen Phosphatasen) wirksam sein können. Das Nachlassen der Kernfärbung läßt sich schon mit der Abspaltung der Eiweißkomponente aus den Nucleoproteiden erklären, da der Färbeeffekt des Hämatoxylins an den ganzen Nucleoproteidkomplex gebunden ist. Der Schwund der Kernfärbung erlaubt keinen Rückschluß auf die Art der tätigen Fermente. Nach Untersuchungen von GROLL und MERKLE erfolgt die fermentative Kernauflösung am günstigsten im alkalischen Bereich; es sind heterolytisch wirksame Tryptasen der Blut- und Gewebsflüssigkeit, welche bei intravitalen Koagulationsnekrosen eine vorangehende Kathepsinwirkung in kurzer Zeit allgemein oder bei großen Nekroseherden wenigstens in der Randzone ablösen. Das „Achromatisch-Werden" der Zellkerne führt FISCHER auf eine fermentative Zerteilung der Nucleinsäuremolekeln bis zu den Tetranucleotiden zurück. Es sei betont, daß die Verhältnisse bei der Chromatolyse wenig geklärt sind; von einer enzymatischen Histochemie sind hier noch entscheidende Ergebnisse zu erwarten.

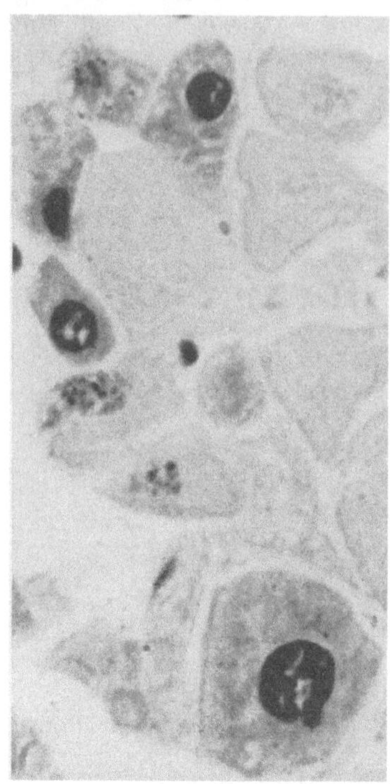

Abb. 11. Protoplasmagerinnung: nekrotische kernlose Leberzellen mit homogener Erstarrung des Cytoplasmas; daneben kernhaltige, basophil gekörnte, bis zur Fixation noch lebende Zellen.

Protoplasmagerinnung. Eng verknüpft mit der Frage der Kernveränderungen bei der Nekrose sind morphologische Veränderungen am Cytoplasma. Am Herzmuskel des Kaninchens tritt bei akuter Coronarinsuffizienz bereits nach 15 min unter Vergröberung und Schwund der Plasmagranulationen eine Verquellung einzelner Fasern auf; über homogene Strukturumwandlungen entwickelt sich meist innerhalb von 5 Std das Bild der hyalinen Nekrose, die bei noch nicht aufgelösten Kernen ein homogenes, acidophiles Protoplasma erkennen läßt[2]. Befunde dieser Art zeigen die mit dem Zelltod unter dem Bild der Koagulationsnekrose auftretende *Protoplasmagerinnung* an (Abb. 11). Diese ist ein weiteres Kennzeichen des eingetretenen Zelltodes. Gerinnungsartige Trübungsprozesse des Protoplasmas werden allerdings auch bei Zellveränderungen unter dem Bilde der trüben Schwellung gesehen, wobei anabiotische und katabiotische Prozesse morphologisch kaum unterscheidbar sind. Bei phasenmikroskopischen Unter-

---

[1] ZEIGER 1943.   [2] SOLBACH 1941.

suchungen zeigt sich, daß die Zelltrübung, soweit sie nur eine Mitochondrienschwellung darstellt, reversibel sein kann, daß andererseits aber fließende Übergänge zur Mitochondrienverklumpung, wie sie bei der Zellnekrose zu finden ist,
bestehen[1]. Die mit dem Zelltod eintretende Gerinnung ist eine akute Proto-
plasmaerstarrung ohne wesentliche Volumenverminderung des Protoplasmas; sie
erinnert an die Gerinnung von Eiweißlösungen[3]. Das Wesen der Koagulation
des Protoplasmas bei der Zellnekrose wird als eine Dispersitätsänderung in
Richtung der Zunahme kolloid- oder grobdisperser Phasen aufgefaßt; sie geht

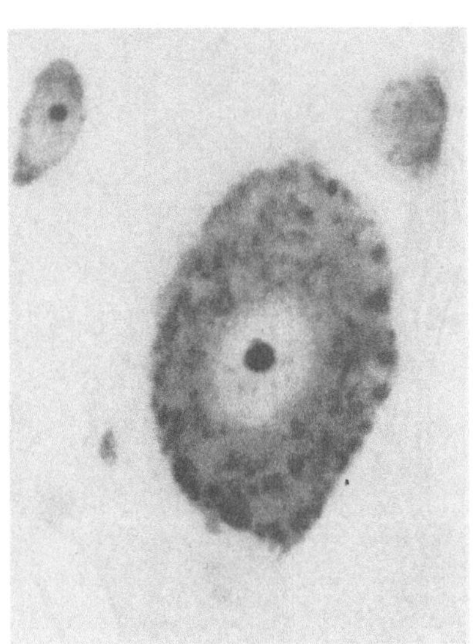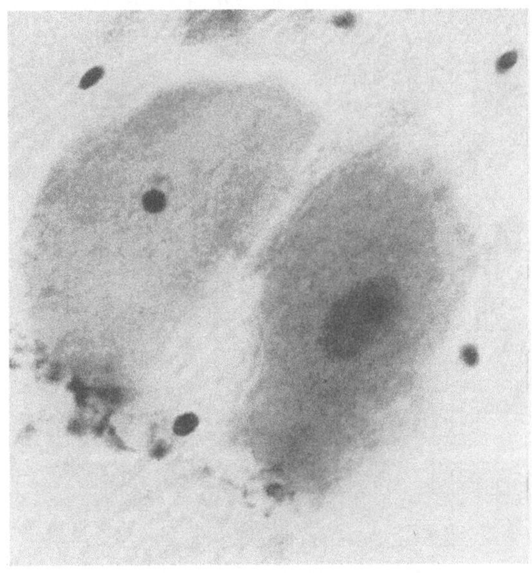

a   b

Abb. 12a u. b. Schwund der NISSL-Schollen in nekrotischen Zellen des Trigeminuskernes (links normale Zelle)
Katze; Unterdruckversuch. [Nach ALTMANN, H. W., u. H. SCHUBOTHE: Beitr. path. Anat. 107, 3 (1942), Abb. 3.]

mit einer Viscositätserhöhung des Protoplasmas einher und endet mit einer
körnigen Erstarrung derselben[2].

Der Koagulationsvorgang in absterbenden oder nekrotischen Zellen wandelt
das Cytoplasma in eine homogene, meist stärker eosinfärbbare Masse um; dabei
kommt es zum Verlust besonderer Strukturen, z. B. der feinen Längs- und
Querstreifung von Herz- und Skeletmuskulatur oder der NISSLschen Schollen in
Ganglienzellen (Abb. 12). Morphologische Sonderfälle bilden ferner die fibrinoide
Bindegewebsnekrose und die „wachsartige Degeneration“ des Muskels, bei welcher
Gerinnung und scholliger Zerfall den Zelluntergang offenbar bedingen.

Der Zustand der Zellgerinnung ruft den Typus der Koagulationsnekrose
hervor[3] (Abb. 13). Untersuchungen an gekochten Gewebsstückchen lassen die
Annahme zu, daß die Koagulation sich vor der Kernauslaugung entwickelt[4].
Auch die Luminescenzerscheinung, die nach E. FAHR für Koagulationsvorgänge
spricht, geht dem Kernschwund voraus. Die morphologisch erkennbaren Veränderungen des Cytoplasmas zeigen offensichtlich eine weitgehende Abhängigkeit
von der Blutplasmadiffusionsmöglichkeit aus der Umgebung, worauf schon
LITTEN am Beispiel der Gefäßunterbindung an der Niere hinwies. Bei Dauer-
ligatur einer Nierenarterie zeigten sich in den ersten 2 Std noch keine Veränderungen an der Zellstruktur, während die vorübergehende Anbringung einer

---

[1] ZOLLINGER 1948.   [2] LEPESCHKIN 1937.   [3] WEIGERT 1880.   [4] TERBRÜGGEN 1936.

Ligatur und ihre Lösung nach 10 min bereits 2 Std später eindeutigere Veränderungen an Zellkernen und Zellplasma erkennen läßt. Es scheinen demnach mit der wieder hergestellten Durchströmung Blutplasmafaktoren die Zellen zu durchdringen und Koagulationseffekte sowie andere nekrotische Veränderungen zu bewirken oder zu beschleunigen.

Die Ursache der Protoplasmagerinnung bei der Koagulationsnekrose ist umstritten. SCHÜRMANN nahm — wohl aus der Vorstellung eines durchgehenden Solzustandes des Zellprotoplasmas heraus — eine Denaturierung des Cytoplasmas der toten Zelle durch einfache Flüssigkeitsaufnahme an, da Gerinnung

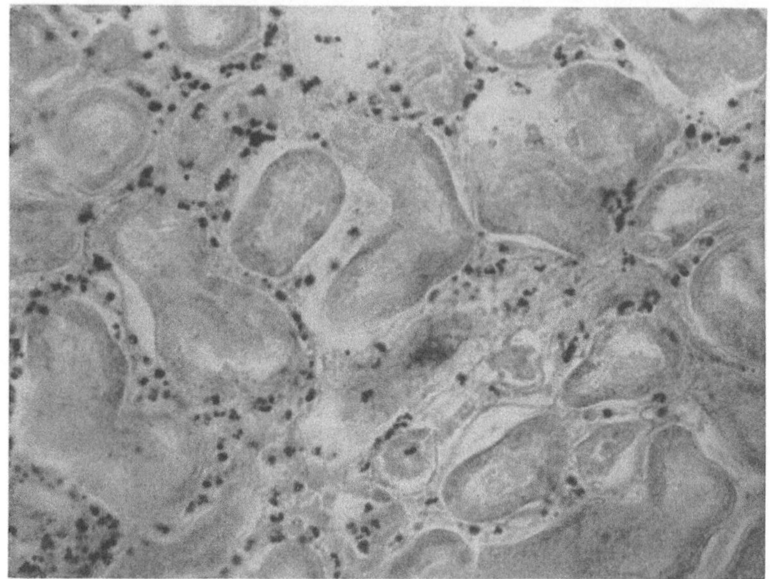

Abb. 13. Typische Koagulationsnekrose: Randbereich eines Niereninfarktes mit eingewanderten Leukocyten.

in sehr verschiedenen Flüssigkeiten und nicht nur im Serum bei in vitro-Versuchen auftrat. TERBRÜGGEN glaubte nach Explantationsversuchen schließen zu können, daß natives Blutserum am homologen explantierten Gewebe zu nekrobiotischen Veränderungen der Zell- und Kernstruktur führt. Das Cytoplasma nimmt im Explantat unter Serumeinwirkung ein geronnenes Aussehen an, welches bei kleinen, ganz durchströmten Gewebsstückchen gleichmäßig, bei größeren nur in einer Randzone sich herausbildet; in letzterem scheint durch Gerinnungsvorgänge und Zusammenrücken der Zellen im Randgebiet eine Abdichtung der zentralen Gewebszonen wirksam zu sein. Solche Erscheinungen unterblieben bei „inaktiviertem", auf 58⁰ erwärmtem Serum, hier bildete sich keine Gerinnungsnekrose; inaktives Serum übt eine schützende Wirkung aus, und es kommt erst später zu kadaverösen Veränderungen mit Kernschwund. Als Ursache der Koagulationsnekrose nahm TERBRÜGGEN die Einwirkung eines thermolabilen Serumkörpers an. Dieser ist nicht identisch mit dem von LEHMANN-FACIUS gefundenen Serumfaktor, welcher auf Carcinomzellen cytolytisch wirkt und ebenfalls wärmeempfindlich ist. Geht nämlich bei letzterem durch Erhitzen die cytolytische Fähigkeit verloren, so läßt sie sich durch Zusatz von Frischserum wieder gewinnen, was bei dem nekrotisierenden Serumfaktor in den Versuchen TERBRÜGGENs nicht gelingt. Die Annahme, daß es sich bei den Gerinnungsvorgängen der Koagulationsnekrose um einen fermentativen Vorgang handelt, ist nach TERBRÜGGEN nicht eindeutig genug zu beweisen; vielleicht liegen Serumstoffe vor, die beim Koagulationsvorgang aktivierend auf intracelluläre Fermente wirken. Auch LETTERER beobachtete an homologen Leberimplantaten bei Mäusen in der Randzone, nicht aber im Zentrum, gleichlaufend mit Kernpyknose und Kernschwund eine Verkleinerung und ein Dichterwerden der Zellkörper, wobei das Cytoplasma seine durchscheinende Beschaffenheit verliert, oft eine lichtbrechende, feinkörnige Granulierung zeigt und eine stärkere Affinität zu Eosin aufweist. Diese cytoplasmatische Verdichtung und Granulierung, die dem Gerinnungsvorgang entspricht, wird auf eine „nekrotisierende Wirkung“ der Bauchhöhlenflüssigkeit zurückgeführt, welche gleichzeitig die Zellen in der Randzone schneller zum Tode bringe, als die im Zentrum des Implantates gelegenen.

Während in diesen Untersuchungen eine gewebsfeindliche Wirkung des Serums oder eines thermolabilen Serumfaktors nicht nur als Ursache der Protoplasmagerinnung, sondern überhaupt der Nekrose angenommen wird, kommen andere Untersucher am Explantat zu anderen Deutungen[1]. Es zeigte sich in Versuchen mit Gewebsstückchen, die in Serum, in Serumverdünnungsreihen oder in blutfreie Gewebssäfte verbracht wurden, daß das Blutserum lebendes oder noch lebensfähiges Gewebe erhält und daß es Zellen erst abbaut, nachdem sie abgestorben sind, womit dieser Vorgang in den Bereich der Heterolyse gehört. GUILLERY faßt die am Transplantat und an Gewebsembolien nachweisbaren Parenchymschädigungen als Folge anoxämischer Wirkung auf; er konnte nachweisen, daß Blutserum als solches lebendes Gewebe direkt nicht zu schädigen vermag.

Es stand lange zur Diskussion, ob überhaupt eine echte Gerinnung entstehe[2], ob reine Denaturierungserscheinungen bei Flüssigkeitsaufnahme in der Zelle vorlägen[3] oder ob der Eintritt von Blutplasma in sterbende oder tote Zellen präcipitationsartige Vorgänge hervorrufe. Manche Eigenarten der Zelleiweißgerinnung bei der Nekrose konnten einen ähnlichen komplexen Vorgang wie bei der Blutgerinnung unter Beteiligung von Fibrinogen erwarten lassen[4], wenn auch schon WEIGERT hervorhob, daß beide Prozesse nicht identisch seien; decken sich doch Fibrinnachweis und Ausdehnung eines geronnenen nekrotischen Bezirkes keineswegs.

GROLL betont diesen umstrittenen Fragen gegenüber, daß eine echte Gerinnung und somit eine unlösliche Eiweißfällung bei der Koagulationsnekrose vorliegt. Beweise hierfür erbrachten seine Mitarbeiter MÖNNIGHOFF und MOEGEN. Sie konnten durch Behandlung nativer Gewebsschnitte mit Proteinasen eine relative Resistenz gegenüber der Verdauungswirkung bei nekrotischen Zellen im Gegensatz zu normalen oder trübe geschwollenen Zellen nachweisen. Diese Resistenz ist nicht durch eine Unangreifbarkeit nekrotischen Gewebes, sondern nach GROLL wahrscheinlich nur durch die mangelhafte Quellfähigkeit des koagulierten Zelleiweißes bedingt, während bei nichtkoagulierten Zellen diese Quellfähigkeit erhalten ist; die verhinderte Aufquellung erschwert das Eindringen und die Wirkungsmöglichkeit von Fermenten. Mit dieser Methode der Fermentbehandlung von Gewebsschnitten lassen sich mit fehlender oder bestehender relativer Resistenz gegenüber Fermenteinwirkungen ungeronnenes und geronnenes Cytoplasma unterscheiden.

Eine weitere Nachweismöglichkeit von Koagulationsvorgängen bietet die Fluorescenzmikroskopie. Geronnenes Eiweiß fluoresciert, ganz gleich, auf welche Weise es zur Gerinnung kommt[5]. Die Gerinnung beruht offensichtlich nicht auf der Wirkung von außen in das Gewebe eindringender Substanzen, wie

---

[1] GUILLERY 1939, LÖBBERT 1939.   [2] ARNHEIM 1890, ISRAEL 1891.   [3] SCHÜRMANN 1936.
[4] BAUER 1943, GROLL 1949.   [5] E. FAHR 1943.

z. B. Calcium. E. Fahr wies an Niereninfarkten im nekrotischen Bereich Fluorescenzerscheinungen nach; er fand ferner an Gewebsimplantaten und Explantaten Fluorescenzzonen, die der fermentresistenten koagulierten Randzone in Moegens Verdauungsversuchen entsprechen. Diese Ergebnisse erlauben nach Groll über den morphologischen Befund des „wie geronnen aussehenden" Protoplasmas hinaus die exakte Feststellung, daß bei der Koagulationsnekrose der Zellen eine echte Gerinnung des Cytoplasmas vorliegt.

Es kann hier der Einwand erhoben werden, daß bei der Gerinnung eines Nekrosebezirkes nicht nur zwischen die Zellen, sondern teilweise auch in die Zellen eingedrungenes Blutplasma durch Fibrinbildung am Koagulationsprozeß mitbeteiligt sein könne. Da ferner viele experimentelle Untersuchungen mit Lebergewebe und Leberzellbrei oder Leberzellextrakten angestellt wurden, ist die Möglichkeit zu erwägen, daß die gerinnende Substanz in diesen Fällen in den Leberzellen gebildetes Fibrinogen sein könne. Vorstellungen dieser Art erläutern die Schwierigkeit der genannten Experimente und ihrer Deutungen.

Bauer nahm nach Untersuchungen an Leberzellextrakten an, daß ein Teil der Gewebsgerinnung im Infarkt durch ins Gewebe und in die Zellen diffundierte Plasmaeiweiße zustande kommt, während der zweite wichtigere Gerinnungsprozeß eine fermentative Zelleiweißgerinnung nach Calciumanreicherung im Gewebe sei; dieser Cytoplasmagerinnungsvorgang werde durch zelleigene Fermente bewirkt und entwickle das typische Bild der Totalgerinnung im ausgebildeten Infarkt. Die Fortführung dieser Untersuchungen[1] an getrockneten pulverisierten und wieder gelösten Leberzellextrakten schien für fermentative Vorgänge bei der Gerinnung des Cytoplasmaeiweißes zu sprechen, da Hitzeinaktivierung der verwendeten Lebertrockenpulver eine Gerinnung der Suspension verhinderte; die Versuche ergaben aber keine eindeutigen Ergebnisse und konnten die Mitbeteiligung von Leberfibrinogen bei der Preßsaftgerinnung nicht ausschließen. Weitere Versuche[2, 3] mit einer verbesserten Methode brachten hier eine gewisse Entscheidung. Gleichfalls an Leberpreßsäften ausgeführte Untersuchungen zeigten keine Wirkung gerinnungshemmender Stoffe (Cumarin) — eine Fibringerinnung hätte durch Einwirkung des Cumarins auf Prothrombin verzögert oder aufgehoben werden müssen —; Thrombokinasezusatz zu einer Lebertrockenpulversuspension in $CaCl_2$-Lösung ergab keine Beschleunigung des Gerinnungsvorganges, die bei Fibrinogenbeteiligung zu erwarten gewesen wäre; setzte man einer Leberpulversuspension zunächst Thrombin zu und zentrifugierte, um etwa vorhandenes Fibrinogen auszuschalten, so trat im Rückstand bei Calciumzusatz die Lebereiweißgerinnung in gewohnter Zeit ein; schüttelte man ferner die im Wasserbad befindlichen Versuchslösungen häufiger, so trat eine Verzögerung oder Aufhebung der Gerinnung ein, während nach Wöhlisch Bewegung und Schütteln die Fibringerinnung beschleunigen. Nicht geronnene geschüttelte Versuchslösungen kamen bei Temperaturerhöhung auf 60° jedoch nachträglich schlagartig zur Gerinnung. Es läßt sich daraus schließen, daß nur der Gerinnungsvorgang, nicht die Gerinnungsfähigkeit beim Schütteln gestört ist, zumal an Stelle der Gerinnung eine Ausflockung eintritt[3]. Groll betont, daß es sich dabei nicht um eine Thixotropie handelt. Ein letzter Beweis dafür, daß bei der Lebereiweißgerinnung keine fibrinartigen Eiweißkörper mit im Spiele sind, ist nach Groll darin zu sehen, daß Hirudinzusatz die Gerinnung nicht stört oder aufhebt.

Beim Überblicken dieser ganzen Versuche kann als Ergebnis festgestellt werden, daß bei der Cytoplasmagerinnung einer Koagulationsnekrose einmal ein

---

[1] Limmer 1944.   [2] Groll 1949.   [3] Goldammer-Wendt 1948.

echter Gerinnungsvorgang vorliegt, und daß zum anderen eine Fibringerinnung hierbei in keiner Weise beteiligt ist. Diesen experimentellen Befunden entsprechen morphologische Bilder: Gerinnungseffekte am Eiweiß der Zellsuspensionen stellen sich histologisch einheitlich als kugelig-scholliges Netzwerk dar und lassen sich eindeutig von typischem fädigem Netzwerk der Blutfibringerinnung unterscheiden [1].

Mit diesen Untersuchungen ist nachgewiesen, daß die *zelleigenen* Eiweiße das Substrat des Gerinnungsvorganges im Infarkt und bei verwandten Koagulationsnekrosen darstellen, während die Annahme der Mitbeteiligung fibrinartiger Eiweißkörper bei der cytoplasmatischen Gerinnung endgültig widerlegt ist (was eine extracelluläre Fibrinniederschlagsbildung im Nekrosebereich natürlich nicht ausschließt). Die Ursache und der Vorgang der Cytoplasmagerinnung ist damit aber noch nicht geklärt. Es erhebt sich vor allem die Frage, ob der Gerinnungsvorgang rein chemisch-physikalisch sich vollzieht oder ob er fermentativ bedingt ist.

Hier steht die Rolle des Calciums zur Diskussion. GROLL und sein Mitarbeiterkreis glaubten zunächst eine gerinnungsauslösende Wirkung des Calciums zu finden. Die Zelle enthält zwar die zur Gerinnung notwendigen Stoffe, aber es erschien erforderlich, daß aus der Umgebung einer Nekrose noch zusätzlich Calcium einströmt. Zellen, die nicht mehr genügend lebensfähig sind, kommen unter Permeabilitätsänderung durch eindringendes Calcium zur Eigengerinnung [2]. Diese Wirkung des Calciums legt den Gedanken an einen fermentativen Charakter der Cytoplasmagerinnung nahe; dem Calcium könnte hierbei die Rolle eines den fermentativen Vorgang katalysierenden Stoffes zugesprochen werden. Fluorescenzuntersuchungen zeigen an calciumfreigespülten Organstückchen nach ihrer Implantation in die Bauchhöhle eines Tieres nur am Rande Luminescenzeffekte, während implantierte calciumhaltige Kontrollstückchen eine vollständige Luminescenz aufweisen [3]. Die Anwesenheit von Kalksalzen schien sich hiermit als eine Voraussetzung fermentativer Koagulationswirkung zu erweisen; Organstückchen kohlenoxydvergifteter Tiere zeigten nach Implantation eine stark gehemmte Gerinnung; Kohlenoxyd schien die andere Seite des Wirksystems, das Ferment, selbst zu treffen. Es sei an die Annahme TERBRÜGGENs erinnert, die Koagulationsnekrose könne vielleicht unter dem Einfluß von Stoffen entstehen, welche intracelluläre Fermente zu aktivieren vermögen.

GROLLs Vermutung einer Enzymwirkung gründete sich auf Versuche mit Gewebspreßsäften oder mit nachträglich wieder gelösten Gewebstrockenpulvern sowie auf Untersuchungen, bei welchen mit Fermenten an nativen Gewebsschnitten Verdauungsgerinnungen und Eiweißfällungen erzielt wurden, die eine gewisse Ähnlichkeit mit dem morphologischen Bild der Koagulationsnekrose boten [4]. Alle Versuche GROLLs und seiner Mitarbeiter führten aber zu wechselnden Ergebnissen, wobei das Schlußresultat in der Feststellung gipfelte, daß „die allgemeine Annahme, es handle sich bei der Zelleiweißgerinnung um einen fermentativen Vorgang, nicht bestätigt werden konnte; weder durch thermische Einflüsse, noch durch Fermentgifte konnte eine nennenswerte Beeinflussung der Gerinnungsfähigkeit herbeigeführt werden. Auch sog. Fermentlösungen führten zu keiner Förderung der Zelleiweißgerinnung“ [5]. Es wurde ferner in diesen letzten Untersuchungen nachgewiesen, daß eine Gerinnung auch ohne Zugaben von $CaCl_2$ möglich ist, ja, daß sie sogar — wenn auch verzögert — in Versuchslösungen auftritt, die „einwandfrei kein Calcium mehr enthielten“ [5]; dem Calcium kommt also nur eine beschleunigende, keine wesentliche Wirkung

---

[1] GOLDAMMER-WENDT 1948.   [2] BAUER 1943.   [3] CAIN 1943.
[4] MERKLE 1933, SCHANZ 1939, COQUI 1939.   [5] GOLDAMMER-WENDT 1948.

zu. Es zeigt sich ferner, daß auch durch autolytische Vorgänge, welche ein acidotisches Milieu zur Voraussetzung haben, keine Hemmung der Zelleiweißgerinnung eintritt, die für im alkalischen Bereich wirksame Fermente zu erwarten wäre[1]. Die merkwürdige Tatsache, daß Zusatz von Frischserum zu hitzeinaktiviertem und damit fermentaktiviertem Serum den Gerinnungsvorgang nicht mehr in Gang bringt, wie es Terbrüggen schon festgestellt hatte, spricht nach Groll allerdings nicht gegen die fermentative Natur des Gerinnungsvorganges, da hier die Wirkung von „Sistoproteasen" des inaktivierten Serums vorliegen könne. Eines läßt sich feststellen, daß der Gerinnungsvorgang am eindrucksvollsten sich dort entwickelt, wo der Plasmaeinstrom in einem Nekrosebereich sich zunächst auswirkt; hier decken sich Gerinnungseffekt und beschleunigter fermentativer Kernschwund. Groll hat daher am Ende seiner letzten Arbeit die Frage aufgeworfen: „Läßt sich aus den bisherigen Beobachtungen der Schluß einer einheitlichen Fermentwirkung für den Kernschwund wie für die Koagulation nekrotischen Gewebes ziehen?" Er hat keine Antwort darauf gegeben. Es scheint so, als ob trotz vieler Argumente, die für die Fermentnatur des Gerinnungsvorganges sprechen, eine endgültige Antwort auch noch nicht gefunden ist.

Die Gerinnung ist kein Wesensbestandteil der Nekrose, wenn sie auch bei der weit überwiegenden Zahl von Nekrosen vorkommt. Es ist nach den bisherigen Kenntnissen vom Gerinnungsvorgang schwer zu entscheiden, zu welcher Phase die Gerinnung des Cytoplasmas und die ihr wohl entsprechende Gerinnung von Kerneiweiß, die zum Bilde des „glänzenden" Kerntyps führt, im einzelnen zu rechnen ist. Sie kann einen Erstarrungszustand des Protoplasmas *vor* dem Zelltode darstellen, wenn primär eiweißkoagulierende Einwirkungen vorliegen; insofern ist sie als ätiologisches Moment des Zelltodes an den Anfang gesetzt, und insofern gehört sie zum Begriff der Nekrobiose. Die Gerinnung kann *im Anschluß* an den Zelltod einsetzen; sie entwickelt dann unabhängig von der tödlichen Einwirkung grundsätzlich das Bild der Koagulationsnekrose. Sie kann dabei einfach das Ende des Zellebens bedeuten, das Ende der Dynamik der Zelle in der Erstarrung, die unter Umständen rein chemisch bedingt ist; sie kann aber auch schon die erste Einwirkung fermentativer Prozesse anzeigen, die bereits zu den autolytischen oder heterolytischen Vorgängen der Nekrolyse gehören.

Ist somit der Gerinnungsvorgang in seiner *Stellung* auch umstritten, so lassen sich über seine *Bedeutung* doch einheitlichere Mutmaßungen anstellen. Der Gerinnungsvorgang verhindert zweifellos den schnellen Abbau nekrolytischer Gewebspartien. Er verzögert durch die Koagulation eines Infektionsgebietes die Ausschwemmung von Bakterien und ihren Giftstoffen. Er verhindert die schnelle Resorption kreislaufwirksamer histaminartiger Stoffe. Damit hat die koagulierende Nekrose zunächst einen ähnlichen Effekt wie die Gefäßsperre beim Arthus-Phänomen; sie stellt, biologisch betrachtet, in manchen Fällen des Gewebstodes im Gerinnungsvorgang eine gewisse Schutzwirkung für den Organismus dar[2].

Weitere Abbauerscheinungen. Wird die Frage nach weiteren allgemeinen Veränderungen im morphologischen Bild der Nekrose gestellt, so sind mit dem Kernschwund und der Protoplasmagerinnung parallel gehende Veränderungen der Plastosomen und anderer Zellstrukturen zu nennen. Hier liegen Untersuchungen über den Golgi-*Apparat* der Spinalganglienzellen des Igels nach Chloroformnarkose vor[3]. Bei der Chloroformschädigung kommt es zur Verdünnung der Schleifenstücke und zu staubartiger Körnchenbildung, während beim Chlo-

---

[1] Goldammer-Wendt 1948.　　[2] Borger 1935.　　[3] Watzka 1939.

roformtod hochgradige Auflösungserscheinungen sich einzustellen pflegen. Die Schädigungseffekte erfahren nach dem Erwachen des Tieres aus der Narkose offenbar eine schnelle Wiederherstellung, während mit dem Zelltode eine Auflösung des Netzapparates einsetzt. Ähnlich verhält es sich mit den

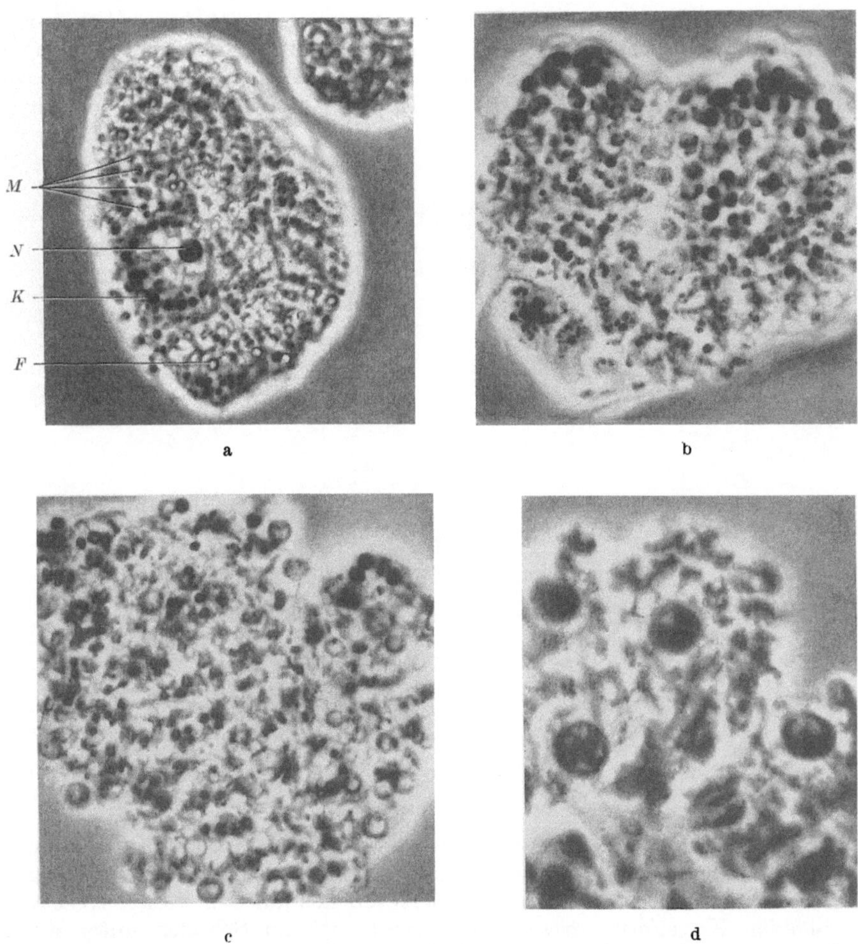

Abb. 14a—d. Leberepithelzellen der Maus in physiologischer Kochsalzlösung. a Frische Aufschwemmung (N = Nucleolus, K = Kernmembran, F = Fetttropfen, M = granuläre Mitochondrien). b Nach 15 min: voll ausgebildetes Granulärstadium. c Nach 50 min: Umwandlung der Mitochondrien in Bläschenform: Vesiculärstadium. d Nierenepithelzellen der Maus 16 Std nach Gefäßligatur: verklumpte und zerfallende Mitochondrien. (a—c reversible Vorgänge, aber auch nekrobiotische Übergangsbilder, d Verklumpung bei sicherem Zelltod). [Nach Zollinger: Schweiz. Z. Path. u. Bakter. 11, 617 (1948), Abb. 1, 2, 3 u. 17.]

Mikrosomen und *Mitochondrien*. Geschädigte oder absterbende Zellen zeigen wenige Mitochondrien; ihr Schwinden kann ein Zeichen irreversibler Zellschädigung sein und den Vorgang der Nekrobiose andeuten. Zollinger hat in phasenmikroskopischen Untersuchungen festgestellt, daß die mit der „trüben Schwellung“ der Zelle verbundene granuläre oder vesiculäre Mitochondrienschwellung fließend in die bei sicherem Zelltod anzutreffende Mitochondrienverklumpung übergehen kann, ohne daß der Zeitpunkt des Zelltodes dabei exakt zu fassen ist. Im Zelltode kommt es zunächst nur zur Verklumpung der

Mitochondrien, während ihr Zerfall einheitlich erst viel später einsetzt (Abb. 14 und 15).

Mit dem Zelltod entwickeln sich irreversible, auf die Auflösung der Zelle hin tendierende Vorgänge. Ist im Kernschwund schon eine wesentliche Phase des Strukturabbaues erreicht, so werden mit dem Verschwinden des Kernes auch Auflösungserscheinungen am Cytoplasma immer deutlicher. Hier treten zeitliche Unterschiede bei primären Gerinnungs- oder Verflüssigungszuständen deutlich hervor. Einen bestimmten Typus des Abbaues einer *Koagulations-nekrose* scheinen Einzelzellnekrosen bei der Hepatitis epidemica und bei anderen

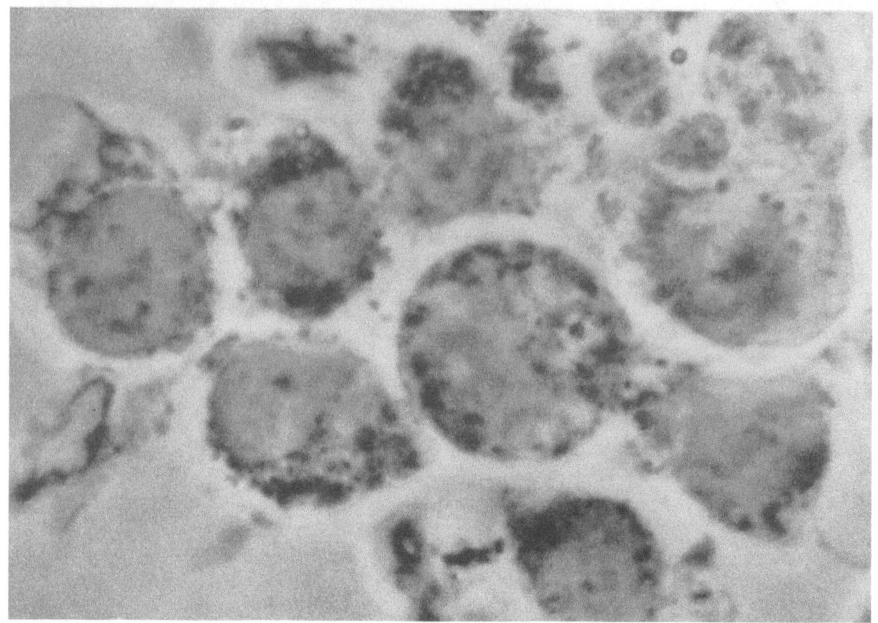

Abb. 15. Trüber Kerntyp mit starker Mitochondrienverklumpung bei Zelltod (Suspension des Brown-Pearce-Tumors). [Nach Zollinger: Amer. J. Path. **24**, 1039 (1948), Abb. 6.]

Leberschäden darzustellen, die acidophilen Nekrosen (Siegmund). Kernpyknose, zunehmende Homogenisierung und Eosinfärbbarkeit des Cytoplasmas kennzeichnen diese zugrunde gehenden Zellen. Sie lösen sich aus dem Gewebsverbande heraus, nehmen Kugelform an und verkleinern sich zu Schollen unter Kernschwunderscheinung. Soweit dürften nekrolytische Vorgänge die morphologischen Befunde erklären. Der Koagulationseffekt scheint aber bei solchen Zellen eine Autolyse und acelluläre Heterolyse nicht vollständig zu ermöglichen; wir sehen, daß solche Zellen, zum Teil schon vor dem Kernschwund, von Sternzellen oder Leukocyten umschlossen und von diesen abgebaut werden. Von diesen Beobachtungen abgesehen scheint bei der Koagulationsnekrose ein wechselndes Bild dadurch zu entstehen, daß bei der Änderung aller osmotischen Verhältnisse und Permeabilitätsfaktoren in verschiedenem Maße Substrate von außen in die Zelle eindringen (Wasser, Salze, wahrscheinlich auch Eiweißkörper), wie auch umgekehrt Substanzteile in feinen oder gröberen Phasen die Zelle verlassen. So kommt es zu wechselnden Schrumpfungs- und Schwellungserscheinungen des irreversibel geronnenen Cytoplasmas. Die Zellgrenzen verschwimmen zunehmend, eine stärkere Verdichtung, zum Teil auch Trübung des Cytoplasmas tritt auf, wobei die Zellgröße ständig abnimmt. Fetttropfen und Myelinfiguren können sich bilden. In alten Zellgewebskulturen sind nach KRONTOWSKI und POLEFF lipoide Substanzen „scheinbar autolytischer Natur" nachzuweisen, während schon vorher

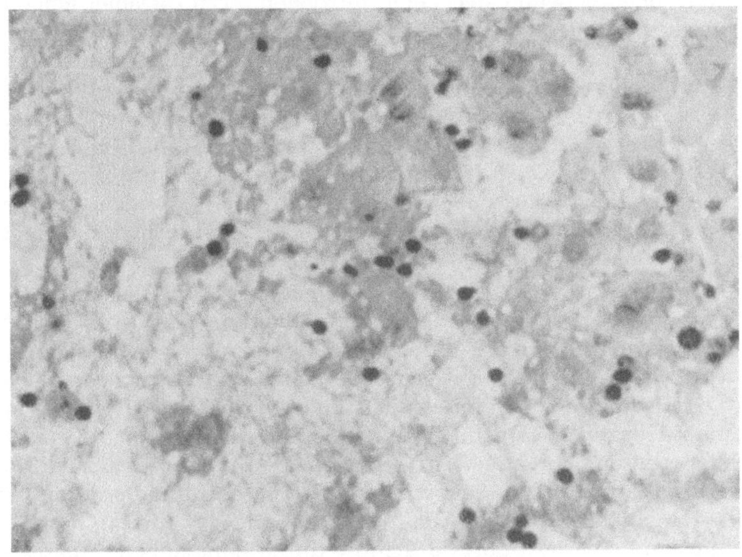

Abb. 16. Fortschreitende Zell- und Gewebsauflösung einer Koagulationsnekrose der Leber; körniger Zerfall und Abschmelzung.

vorhandene Fetttropfen bei der Autolyse sich sehr rasch in der Richtung ändern, daß sie mit Neutralrot anfärbbar und mit den Methoden von CIACCIO, DIETRICH

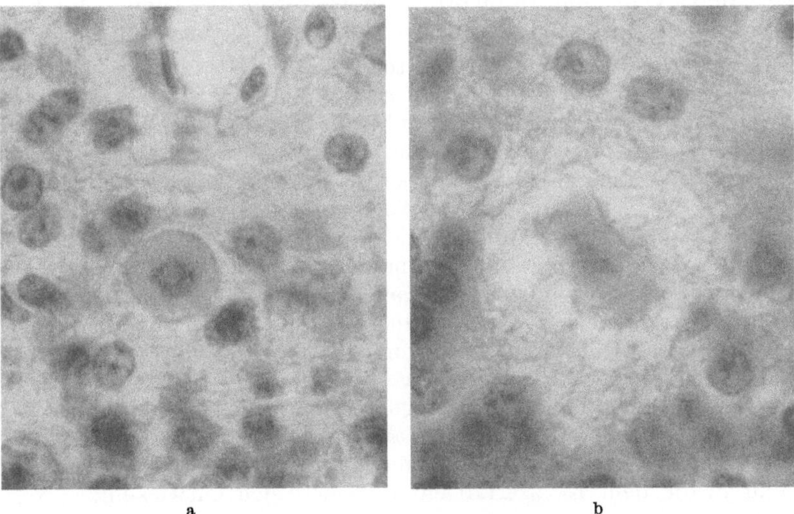

Abb. 17 a u. b. a Koagulationsnekrotische PURKINJE-Zelle der Kleinhirnrinde der Katze nach Unterdruck-hypoxämie. b Sekundäre Verflüssigung einer nekrotischen Ganglienzelle. [Nach ALTMANN, H. W., u. H. SCHUBOTHE: Beitr. path. Anat. 107, 3 (1942), Abb. 17.]

und FISCHLER darstellbar werden. Cytoplasmastrukturen quellen auf, verschmelzen oder lösen sich auf (Abb. 16), Intercellularsubstanzen zeigen meist nach anfänglicher Verdichtung unter Aufquellungserscheinungen Zerfall und Auflösung.

So strebt die Koagulationsnekrose auf einen allerdings verzögerten Auflösungsprozeß hin, bei dem echte Lösung und Abschmelzung wie körniger Zerfall unter Abbröckelung den Schwund der Zelle vollziehen. Ein Beispiel einer nachträglichen Lyse koagulierter toter Zellen bringen ALTMANN und SCHUBOTHE bei Unterdruckexperimenten an der Katze; während die Hypoxämie zunächst an den PURKINJE-Zellen der Kleinhirnrinde zu einer homogenisierenden Ganglienzellnekrose führt, tritt später eine sekundäre Verflüssigung der toten Zellen ein, wie sie schon von SPIELMEYER beschrieben wurde (Abb. 17). Der endgültige Zellabbau wird bei der Koagulationsnekrose aber oft erst unter zusätzlichen Erscheinungen der Phagocytose oder Organisation beendet, oder er vermag auch auszubleiben unter Einkapselung eines Rückstandes kernloser homogener geronnener Eiweißmassen, die keine Abbauvorgänge mehr erfahren.

Die Auflösungserscheinungen einer *Kolliquationsnekrose* zeigen, ihrem Wesen entsprechend, keine morphologischen Besonderheiten. Hier setzt gleich mit dem Zelltode der Gewebsuntergang unter Aufquellung und Verflüssigung ein. Als typisch wird diese Form der Gewebsauflösung am Zentralnervensystem beschrieben. Auflösung der Myelinscheiden und resorptive Aufnahme von Abbauprodukten in Gliazellen, Verflüssigung und Aufsaugung der Eiweißstrukturen kennzeichnen diesen Vorgang. An Markscheiden kommt es zur Aufquellung und zum Zerfall, auch der Achsenzylinder zeigt Faseraufquellung und Auflösung. Da in der Hirnsubstanz ereptische, peptische und tryptische Fermente nachgewiesen sind und eine postmortale Acidose durch aufgehobene Ausschwemmung sich bildender Milchsäure und Phosphorsäure beim Warmblüter sehr schnell eintritt[1], sind hier Wirkungsmöglichkeiten für eine schnelle autolytische Ferm27tätigkeit gegeben, wenn auch nicht immer, wie die homogenisierende Ganglienzellerkrankung beweist, Kolliquationsvorgänge von vornherein auftreten. Im allgemeinen läßt sich feststellen, daß kolliquierende Abbauvorgänge bevorzugt an lipoid-, flüssigkeits- und fermentreichen Geweben auftreten. Das Ende der kolliquierenden Lyse ist völlige Beseitigung aller Strukturen.

Der Befund von *Fettsubstanzen* in toten Zellen ist nicht immer leicht zu deuten. Es ist zweifellos möglich, daß durch die eingeleitete Destruktion der Zelle submikroskopisch gebundene Fettsubstanzen frei werden und dabei zu einer mikroskopisch sichtbaren Form zusammenfließen. Insoweit handelt es sich um den rein passiven Vorgang der Fettphanerose bei schon eingeleitetem Zellzerfall. Andererseits ist zu bedenken, daß die Wege zur Zellnekrose vielfältige sind und daß sie über Zwischenstufen führen, die mit dem Begriff der Nekrobiose angedeutet sind. Hier kann sowohl ein anabiotischer wie ein katabiotischer Verfettungsprozeß dem Zelltode vorausgegangen sein. Die Annahme einer Fettneubildung (Steatogenesis) bei der Zellnekrose blieb unerwiesen[2]. Es handelt sich vielmehr um ein Sichtbarwerden von schon vorher vorhandenen Lipoiden, zum großen Teil Phosphatiden, durch gesteigerte histolytische Prozesse. Nach LEPESCHKIN wird die Lipophanerose sogar beim Absterben menschlicher Leberzellen und Leukocyten in destilliertem Wasser beobachtet. Zellipoide bilden unter Verlust ihrer Doppelbrechung die eigentümlichen kadaverösen Formen der Myelinfiguren, die dem Kernzerfall entsprechend sich entwickeln.

Der Abbau der Zellipoide hat offensichtlich eine Lösung enger Lipoid-Eiweißverbindungen zur Voraussetzung. LEPESCHKIN nimmt an, daß sowohl die Oberfläche wie die inneren Teile des Cytoplasmas Lipoide und Eiweißkörper als die wichtigsten organischen Stoffe in Form eines in Wasser nicht lösbaren Komplexes enthalten, der beim Zelluntergang zerfällt. Während also im

---

[1] WINTERSTEIN 1928. [2] DIETRICH und KLEEBERG 1924.

gewöhnlichen Cytoplasma der gesunden Zellen Eiweißkörper und Lipoide nicht frei vorkommen — Anilinfarbstoffe ergeben keine diffuse Anfärbung des Cytoplasmas, obwohl Eiweißkörper und Lipoide für sich als Substanzen getrennt sich färben lassen —, werden bei Beschädigung der Zellen oder beim Zelltode durch Zerfall der Lipoid-Eiweißkomplexe des Cytoplasmas zunächst intermediäre Lipoproteide und dann Eiweiße und Lipoide frei, was sich unter anderem an der neu eintretenden diffusen Anilinfärbbarkeit zeigt[1]. Auf Lipoproteide ist auch die bei der Einschlußfärbung mit einem wäßrigen Weinsteinsäure-Kresylechtviolettgemisch zu erzielende Cyanochromie zum Teil zurückzuführen[2]. Der Zerfall der Lipoideiweißkomplexe ermöglicht den Abbau der Lipoide, was sich morphologisch am Auftreten von Myelinfiguren zeigt. Autolyseversuche beweisen durch die Möglichkeit der Inaktivierung durch Hitze und Wiederingangbringung durch Autolysat- oder Serumzusatz den fermentativen Charakter des Abbaues[3]. Unter den Myelinen verbergen sich offensichtlich Phosphatide, Cerebroside, Seifen und freie Fettsäuren, zum Teil sind die Myeline beim Zelltod nekrobiotischer, zum Teil nekrolytischer Natur[4]. Die tropfenförmigen oder schlierenartigen Bildungen werden am besten bei Autolyse von Explantaten beobachtet; sie leiten in den schollig-myelinigen Zerfall des Protoplasmas über. (Vgl. ZEIGER, K.: Morphologie des Cytoplasmas, dieser Band, S. 49.)

Chemische und physikalische Erscheinungen. Es seien hier Untersuchungen von KLOSTERMEYER an Nekrosen mit Hilfe der Schnittveraschung angeschlossen. Sie beleuchten vom Morphologischen her Änderungen des *Chemismus* beim Zelltod. Damit soll nicht der große Fragenkomplex chemischer Nekrose- und Abbauvorgänge toter Zellen und Gewebe verstanden, sondern gewissermaßen nur das chemische Milieu beim Zelltod beleuchtet werden. Nekrose und lebendes Gewebe zeigen einen unterschiedlichen Mineralgehalt, wobei die Mineralstoffverschiebungen beim Gewebstod gesetzmäßig abzulaufen scheinen. In frischen Nekrosen findet sich zunächst ein geringerer Salzgehalt als im gesunden Nachbargewebe; er besteht hauptsächlich aus Calciumcarbonat. Alkalicarbonate (Natrium-, Kaliumcarbonate) sind in kernfreien Nekrosen bei der Schnittveraschung nicht mehr nachweisbar, während mit der Kernzunahme einer kernfrei gewordenen Nekrose durch infiltrierende Leukocyten eine Kaliumcarbonatvermehrung einhergeht. In experimentell erzielten Lebernekrosen bei Meerschweinchen finden sich im Aschebild Salzverdichtungen vorwiegend aus Calciumcarbonat. Insgesamt läßt sich feststellen, daß reine Nekrosen reichlich unlösliche Calciumsalze und wenig Alkalicarbonate, dagegen durch Leukocyten einschmelzende Nekrosen eine Abnahme der unlöslichen Mineralstoffe und eine Zunahme der löslichen Alkalicarbonate (vorwiegend Kaliumcarbonat) zeigen. KLOSTERMEYER betont, daß sehr dichte Calciumsalzanhäufungen bei der Hämatoxylineosinfärbung nicht hervorzutreten brauchen. Die Mineralbestandteile sind naturgemäß auch von der Art und dem Kernreichtum des Gewebes im allgemeinen abhängig. Untersuchungen dieser Art könnten unter stärkerer Beachtung der verschiedenen Nekrosebilder (frische Koagulations- oder Kolliquationsnekrose, ältere kernlose Nekrose, Berücksichtigung verschiedener p_H-Verhältnisse) noch manche Befunde erwarten lassen.

Zu den *physikalischen* Erscheinungen der Nekrose gehört in erster Linie die Tatsache, daß mit dem Einsetzen des Zelltodes die Erregbarkeit der Zellen erlischt. Das wird sofort deutlich an der aussetzenden Kontraktionsfähigkeit von Muskelzellen und dem Ausfall der Erregungsleitung in Nervenfasern. Aufgehobene Erregbarkeit ist somit ein sicherer Indicator des Gewebstodes als

---

[1] LEPESCHKIN 1937   [2] FEYRTER 1949.   [3] ALBRECHT 1903.   [4] LEUPOLD 1925.

morphologische Befunde. Das zeigen Beziehungen zwischen EKG-Veränderungen und Zellschäden oder Zellnekrosen des Herzmuskels. v. Zedtwitz weist darauf hin, daß EKG-Erscheinungen bereits 10 min nach einem Anfall erkennbar sind, während histologische Veränderungen erst später, nach üblichen Färbemethoden etwa nach 6 Std, sich nachweisen lassen. Im Tierexperiment zeigen sich, wie oben erwähnt[1], bei akuter Coronarinsuffizienz allerdings bereits nach 15 min Protoplasmastrukturveränderungen und intensive Färbung mit sauren Farbstoffen, die in die Koagulationsnekrose überleiten. Es dürfte den EKG-Veränderungen das Auftreten von Präcipitationsvorgängen am Kerneiweiß sich anschließen, womit eine physikalische Erregungsstörung morphologisch als irreversibel gekennzeichnet wird[2]. Ob das Aufhören der Erregungsleitung mit Gerinnungsvorgängen in der contractilen Substanz der Muskulatur parallel geht, ist nicht untersucht. Ebensowenig liegen eindeutige Berichte über Frühveränderungen des physikalisch nicht mehr erregbaren Achsenzylinders vor. Im toten Tier gelassene Nerven sind nach 2—4 Std nicht mehr erregbar, offenbar infolge Anoxie; morphologische Veränderungen sind zu dieser Zeit an den Nervenfasern nicht zu sehen[3]. In vitro gehaltene Nerven verlieren ihre Erregbarkeit etwa 36 Std nach der Excision; frühzeitig treten hierbei Markscheidenschädigungen auf, nach 36 Std besteht Achsencylinderzerfall. Veränderungen dieser Art im Sinne der Wallerschen Degeneration können nach Ansicht der Untersucher vielleicht auf irreversiblen enzymatischen Vorgängen beruhen.

Zellmauserung. Vergleicht man mit den unter krankhaften Bedingungen eintretenden Zellnekrosen die Bilder des Zellunterganges bei der physiologischen *Zellmauserung*, so scheinen hier keine grundlegenden Unterschiede vorzuliegen. Stöhr schreibt, daß sich mausernde Zellen tiefgreifende Veränderungen des Zelleibes und des Zellkernes erkennen lassen. „Besonders frühzeitig zerfallen die Plastosomen, das Ultragefüge des Protoplasma wird gestört; in unfixierten absterbenden Zellen bewegt sich zunächst das Cytoplasma lebhafter, oft werden Zellbestandteile ausgestoßen, bis der Tod durch eine völlige Erstarrung des Zellgefüges sichtbar wird. Hierbei bleiben paraplastische Einlagerungen oft lange Zeit unverändert erhalten. Der Zellkern kann beim Absterben sehr verschieden aussehen. In manchen Fällen verkleinert er sich bei zunehmender Färbbarkeit (Karyopyknose), in anderen Fällen zerfällt der Kern unter Hinterlassung stark färbbarer Brocken (Karyorhexis)."

Gräper nennt die Chromatolyse bei physiologischer Zellausschaltung einen vitalen Prozeß, der durch die Einwirkung lebender Zellen auf zugrunde gehende bedingt sei und nur bei Koagulation oder anderen Veränderungen des Eiweißes eine Ausnahme erfahre.

Das allgemeine Bild der grundsätzlichen Veränderungen bei der Nekrose wird auch durch cytologische Untersuchungen an Pflanzen bestätigt[4]. Bei Einwirkung von Chemikalien auf Pollenmutterzellen finden sich neben der Ablösung des Cytoplasmas von der Membran eine Vacuolisierung des Cytoplasmas, Bilder der Kernschrumpfung, dann der Quellung, Aufhellung und Auflösung im Sinne der Karyolyse; der Nucleolus zeigt hierbei Vacuolisierungserscheinungen und geht unter abnormen Formenbildungen in Auflösung über; die Chromosomen zeigen teils Quellung, teils Schrumpfung, Kräuselung, Einschnürung und Fragmentierung.

4. Koagulations- und Kolliquationsnekrose.

Während unter Koagulationsnekrose die Gewebsnekrose unter Gerinnung von Zelleiweiß und zum Teil auch extracellulärem Blutplasmaeiweiß verstanden

---

[1] Solbach 1941. [2] Zollinger 1948. [3] Gutmann und Holubar 1950.
[4] Jamahe 1927. Küster 1935, Lepeschkin 1937,

wird (nach SCHLEUSSING ist z. B. die tuberkulöse Verkäsung die Koagulationsnekrose eines eiweißreichen entzündlich-ödematös durchtränkten Gewebes), bedeutet die Kolliquationsnekrose das intravitale Absterben von Gewebe unter
spontaner Verflüssigung, d. h. ohne äußere Einwirkung, z. B. durch Fäulnis-
erreger. Der Begriff umfaßt so heterogene Vorgänge wie Blasenbildung an der
Haut, Schleimhautauflösung nach Alkalienwirkung und als wichtigstes Erscheinungsbild die kolliquierende Erweichung von Hirnsubstanz, dagegen nicht sekundäre Erweichungs- und Verflüssigungserscheinungen an primären Gerinnungsnekrosen.

Ist die *Koagulationsnekrose* der Zell- und Gewebstod unter Gerinnungs-
erscheinungen, so setzt P. ERNST hier eine scharfe Unterscheidung: der Zelltod
ist die *Bedingung* für die Gerinnung, nicht das Umgekehrte soll darunter verstanden sein. Wird die Nekrose durch eine vorhergehende Koagulation der Zelle
veranlaßt, könne man nur von einer nekrotisierenden Koagulation sprechen,
während bei der dem Absterben der Zelle folgenden Eiweißgerinnung eine
koagulierende Nekrose vorliege. Die gerinnungsfähigen Substanzen einer Zelle
können zwar durch verschiedenste Ursachen gefällt werden (durch Säuren, Hitze,
Fixierungsmittel und Eigenfermente); die eigentliche koagulierende intravitale
Nekrose stellt aber einen vielleicht fermentativen Gerinnungsvorgang, wie wir
nach Untersuchungen GROLLs vermuten dürfen, im Bereich der Blutserum-
einwirkung dar, welcher erst nach dem Zelltod einsetzt.

Das mikroskopische Bild einer Koagulationsnekrose (des Infarktes, einer
tuberkulösen Verkäsung, einer gummösen Nekrose oder einer Gewebsnekrose bei
Bakterieneinwirkung, um einige typische Beispiele zu nennen) entspricht Verdichtungen im submikroskopischen Gefüge, die sich, wie oben angeführt, in
einer der lebenden Zelle gegenüber unterschiedlichen und meist diffusen Färbung
von Cytoplasma und Kern besonders mit Vitalfarbstoffen andeuten. Daß gleichzeitig mit dem Zelltod das granuläre Speicherungsvermögen von Vitalfarbstoffen
aufhört, beweist vielleicht am eindeutigsten den unter Kernpyknose und Protoplasmagerinnung eingetretenen Zelltod.

Stellt nun die *Kolliquationsnekrose* grundsätzlich einen zweiten Typus der
Nekrose dar? In statu nascendi dürfte mit färberischen Methoden kaum ein
Unterschied beim Zelltod der Koagulationsnekrose und dem der Kolliquationsnekrose zu erwarten sein. Untersuchungen hierüber liegen nicht vor. Sie sind
auch schwer durchzuführen, da die gebräuchlichen Farbstofflösungen meist
gleichzeitig einen fixierenden, gerinnungsbewirkenden Effekt ausüben. Die Ursachen der Kolliquationsnekrose sind kaum untersucht. Sie werden als „unter
dem Einfluß entsprechender Fermente entstanden" bezeichnet[1], oder es wird
bei Nekrosen im Zentralnervensystem angenommen, daß die nichtkoagulablen
Fettsubstanzen die gerinnungsfähigen Eiweißmassen so überwiegen, daß keine
Gerinnungsnekrose einsetzt, sondern die breiige Erweichung vorherrscht[2].
Kolliquationsnekrosen entwickeln sich also unter bestimmten Bedingungen.
Eine Voraussetzung kann in der Gewebsstruktur vorliegen, wie das Zentralnervensystem zeigt. Eine weitere Möglichkeit liegt in der Einwirkung von
Fermenten, welche die Zellen oder Gewebe von außen angreifen, wie zum Teil
der mitunter zur kolliquierenden Pankreasnekrose führende tryptische Einfluß
des Pankreassaftes; in ähnliche Richtung weist die unter bestimmten Bedingungen
einsetzende postmortale saure Erweichung des Magens. Nach LEPESCHKIN kann
auch eine Verzögerung der Koagulation zu einer außerordentlich starken Wasseraufnahme und dadurch zur Kolliquation des Cytoplasmas und seiner Einschlüsse

---

[1] HUEBSCHMANN 1945.   [2] HAMPERL 1950.

führen. Eine letzte Gruppe kolliquierender Nekrosen kann sich dadurch entwickeln, daß koagulationsverhindernde chemische Einwirkungen vorliegen, oder daß von vornherein chemische Gewebsverflüssigungen den Tod der Zelle darstellen. Wenn P. ERNST bei der Koagulationsnekrose zwischen nekrosebewirkenden Koagulationseffekten und der nekrosebedingten Koagulation unterschied, so ist eine solche scharfe Grenze bei der Kolliquationsnekrose wohl kaum aufrechtzuerhalten. Wir kämen zu sehr in den Bereich exakter Definitionen und Abgrenzungen, die dem Wesen des Biologischen nicht entsprechen.

Chemische Effekte bei der Nekrose mögen kurz eigene Versuche erläutern. Sie wurden an Mäuse-Ascites-Tumorzellen in Ascitesflüssigkeit angestellt und unter dem Phasenmikroskop beobachtet.

1. Zusatz von n/10 Salzsäure zur Ascitiszellaufschwemmung ergibt nach wenigen Minuten eine deutliche Verdichtung des Cytoplasmas im Sinne der Koagulation unter gleichzeitiger Vergrößerung der Zellen. Bei einmal eingetretener Gerinnung treten auch bei längerer Beobachtung über Stunden zunächst keine weiteren strukturellen Änderungen ein.

2. Bei Zusatz von n/10 Natronlauge zeigt sich nach wenigen Minuten zunächst eine gleichmäßige Verdichtung der Struktur; sie erreicht nicht die Stärke der Cytoplasmakoagulation, man kann sie als Mattscheibentyp bezeichnen. Diese Verdichtung bedeutet aber nicht Gerinnung, da in diesem Zustande sich entwickelnde aufglänzende Fettkügelchen noch im Cytoplasma schwimmen. Wiederum nach einigen Minuten erfolgt eine plötzliche Aufquellung der Zellen offensichtlich unter schlagartiger Änderung der Oberflächenspannung. Die ganze Zelle zerfließt im Sinne einer kolliquierenden Zellauflösung (Abb. 18).

3. Wurden die Zellaufschwemmungen zunächst mit einer 20%igen Sublimatlösung versetzt, so tritt offensichtlich eine Fixierungskoagulation in Richtung einer Koagulationsnekrose ein. Wird wenige Minuten später Natronlauge zugegeben, entwickeln sich zwar zusätzliche Veränderungen in Richtung einer Zellvergrößerung und weiterer Homogenisierung des Protoplasmas mit zunehmendem Undeutlichwerden des Kernes, aber keine Verflüssigungserscheinungen mehr. Dieser Versuch dürfte so zu deuten sein, daß eine vorausgegangene Koagulation eine chemische Kolliquation nicht mehr erlaubt.

Das sind Modellversuche, die nichts über die Bedeutung der späteren Fermentwirkung beim Zellabbau im alkalotischen oder acidotischen Bereich aussagen. Alle diese Veränderungen treten zeitlich gesehen so kurzfristig ein, daß eine fermentative Mitbeteiligung hierbei ganz unwahrscheinlich ist. Sie deuten Möglichkeiten einer milieubedingten Kolliquationsnekrose an.

Die Frage, ob unter der Kolliquationsnekrose eine zweite Nekroseart zu verstehen ist, dürfte sich nach unseren heutigen Kenntnissen dahin beantworten lassen, daß sie eine Form des Zelltodes darstellt, bei der die Cytoplasmagerinnung ausbleibt und unter Erhaltung der Fluidität des Zelleiweißes nekrolytische Prozesse sich schneller anschließen. Es liegt somit wohl keine besondere Art des Zelltodes vor, sondern nur eine gewisse Beschleunigung auflösender oder verflüssigender Tendenzen, gefördert durch das Ausbleiben oder durch die Unvollständigkeit von Gerinnungsvorgängen. Der Zelltod kann bei der Kolliquationsnekrose ohne Zwischenphase in die Zellautolyse und -heterolyse übergehen.

Diese einschränkende Beurteilung der Kolliquationsnekrose als einer Variation, aber keiner grundsätzlich besonderen Form der Nekrose findet ihre Berechtigung in einer genaueren Analyse des Prototyps der Kolliquationsnekrose, der Gehirnnekrose. In der „schweren Zellveränderung NISSLs" liegen zwar Verflüssigungszustände mit kolliquierender Zellauflösung vor; die Zelle erkrankt aber in der Regel bereits vorher mit einer Schwellung, welche wahrscheinlich die Gerinnung zu verhindern vermag. Anders verhält es sich mit den gewöhnlichen Nekrosen. ALTMANN und SCHUBOTHE sahen in Unterdruckversuchen bei der Katze ischämische und homogenisierende Zeichen des Zellunterganges neben kolliquierenden Formen, die, außer in Zelleigentümlichkeiten, vor allem in unterschiedlichen Intensitätsgraden des Sauerstoffmangels ihre Ursache zu haben scheinen; langsam einsetzende oder schwächere O_2-Schäden führen offenbar zu

dem Bilde der „schweren" Zellschädigung, die über die Nekrobiose zum kolliquierenden Zellschwund überleiten kann, während akuter Sauerstoffmangel zur

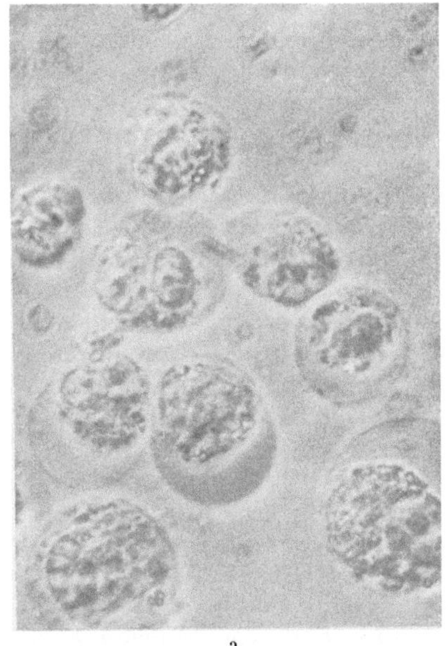

a

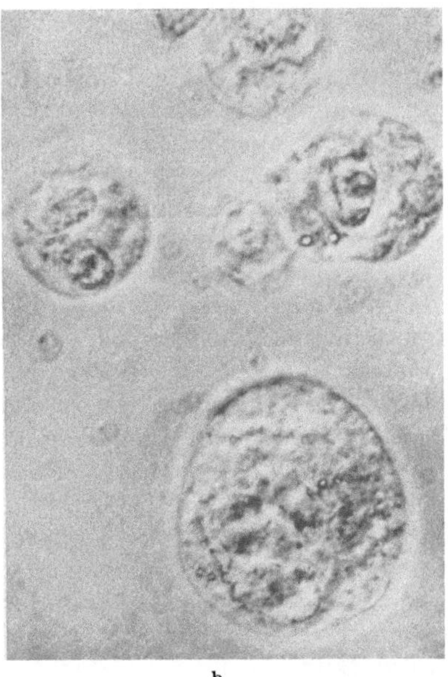

b

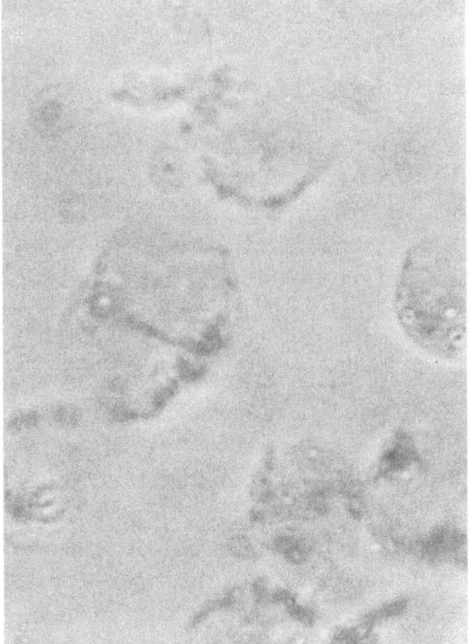

c

Abb. 18a—c. Phasenmikroskopische Beobachtungen zur
Koagulations- und Kolliquationsnekrose.

a Ausgangsmaterial: Mäuseascites-Tumorzellen
in Ascitesflüssigkeit.

b 10 min nach Zusatz von n/10 HCl. Gerinnungsnekrose
unter Aufquellung, Beginn der „glänzenden"
Kernveränderung (ZOLLINGER).

c Wenige Minuten nach Zusatz einer NaOH-Lösung etwa
von p_H 9; kolliquierende Zellauflösung.

Übersäuerung des Gewebes und zur Gerinnungsnekrose zu führen pflegt. SPIEL-
MEYER weist nachdrücklich darauf hin,
daß die Kolliquation beim Nekrosevorgang im Gehirn erst unter der Einwirkung
einwandernder lebender Zellen erfolgt;
die Erweichung ist bereits Abbau, sie ist
nicht der Nekrosevorgang selbst, sondern das was ihr folgt. Das gilt nicht nur
für die zirkulatorisch bedingte Erweichung, sondern auch für die Erscheinungen
bei der funikulären Myelose oder der WILSONschen Linsenkernerweichung; auch
hier ist Erweichung bereits Abbau und Abräumung. Da die sekundäre Verflüssigung und Abräumung des nekrotischen Hirngewebes außerordentlich rasch und

gründlich erfolgen kann, ist es verständlich, daß in ihr ein besonderer Typus der Nekrose, die Kolliquationsnekrose, gesehen wurde. Neben Erweichungen werden häufig im Gehirn Auflichtungsbezirke gefunden. Diese stellen entweder Nekrosen dar, die noch nicht der Kolliquation verfallen sind, oder es sind nekrobiotisch zugrunde gegangene Zonen mit geronnenen, scholligen Gewebsresten, die keine Reaktion des Mesenchyms und der Glia bewirken und die dadurch nicht dem Abbau, d. h. der Kolliquierung verfallen[1]. Sie sind koagulierte Verödungsherde und ein Beweis dafür, daß es auch im Zentralnervensystem grundsätzlich zur Koagulationsnekrose kommt[1]. Bei diesen Koagulationsformen der Hirnnekrose tritt die „ischämische Ganglienzellerkrankung" auf, bei der die Eiweißsubstanzen in den Zellen homogen und schollig gerinnen, während der Kern zunächst pyknotisch wird und dann seine Färbbarkeit verliert. Die Ursache für die dem Abbau so stark widerstrebenden Koagulationsvorgänge sieht Spielmeyer im Gegensatz zu Altmann und Schubothe in einer *langsam* sich entwickelnden Durchblutungsstörung, also in nekrobiotischen Vorgängen, während schnell einsetzende Nekrosen in geringerem Maße der Koagulation, dafür um so schneller der sekundären Verflüssigung verfallen. Das Ausbleiben von Erweichungsbildern läßt sich auch bei den koagulationsnekrotischen Herden kleiner Ringblutungen bei der Hirnpurpura verschiedenster Ätiologie feststellen. Koagulationsherde können, wie Vergleiche anatomischer Befunde mit klinischen Erscheinungen zeigen, sehr lange im unveränderten Zustand verharren, manche freilich dürften allmählich organisiert werden. Sie teilen das Schicksal der Koagulationsnekrosen anderer Organe, die zum Teil als nicht resorbierbar wie ein fremder Organbestandteil erhalten bleiben. Mit diesen Betrachtungen verstärkt sich die Überzeugung, daß, von wenigen Ausnahmen abgesehen, jede akute Nekrose unter gewöhnlichen Bedingungen primär das Bild der Protoplasmakoagulation zeigt.

5. Nekrobiose, Nekrose und Nekrolyse.

Aus dem bisher Gesagten über die morphologischen Befunde des Zelltodes geht hervor, daß exakt zwischen Nekrose und Nekrobiose morphologisch nicht unterschieden wird. Trotz begreiflicher Schwierigkeiten lassen sich aber doch grundsätzliche Erwägungen anstellen. Nekrose ist der eingetretene, der vollzogene Zelltod. Nekrobiose sind die morphologischen Kennzeichen, die den Weg einer erkrankten Zelle bis zur endgültigen Nekrose darstellen. Nekrobiose ist ein Vorgang, Nekrose ein Zustand. Bei dem Begriff der Nekrobiose treten zwei Unschärfen zutage: sie liegen einmal im Übergang einer noch reversiblen Zellschädigung in die irreversible Phase der Nekrobiose, sie liegen zum anderen in der Überleitung der Nekrobiose in den Zelltod. Es besteht vorerst wenig Hoffnung, hier zu klaren Abgrenzungen zu kommen. Schwierigkeiten dieser Art liegen in der Natur des Zelltodes, der selbst ein Vorgang, d. h. eine schrittweise Entwicklung und einen morphologisch nicht scharf zu bestimmenden Übergang aus dem Zelleben in den Zelltod darstellt. Hier seien interessante Beobachtungen von Helmke über die Beeinflussung des Zellbildes von Drüsenzellen durch die Sekretionstätigkeit angeführt. Helmke fand bei der Azanfärbung einen Übertritt roter Kernsubstanzen in das Protoplasma der Zellen, wodurch das Cytoplasma wie mit Kernsubstanz überschwemmt erscheint und eine fast rötliche Verfärbung der gesamten Zelle auftritt. Im Kern zeigt sich wiederum eine tiefblau färbbare Substanz, aus der der rote Nucleolus sich scharf

---

[1] Spielmeyer 1922.

abhebt. HELMKE bezeichnet diesen mit Verkleinerung der Zelle einhergehenden Zustand als Zellkollaps. Dieses Bild tritt entweder als Sekretionskollaps der Drüsenzelle auf — es geht dann in die Erholung über — oder es entwickelt sich, wenn solche Zellen in die Nekrose übergehen. Nach HELMKEs Ansicht bewirkt die Abgabe von Kernsubstanz in den meisten Fällen die Erholung der Zelle während „bei einsetzendem Zelltod diese Abgabe von Kernsubstanz erfolglos, bleibt". Diese Befunde dokumentieren eindrucksvoll, wie nahe beieinander die morphologischen Bilder der noch reversiblen Zellerschöpfung, die der Zellerschöpfung im Sinne der Nekrobiose und die des Zelltodes liegen.

Unter Nekrobiose wird im Schrifttum gewöhnlich das langsame Erlöschen des Zellebens, unter Nekrose das plötzliche Aufhören verstanden. Ein Zeitfaktor, kein morphologisches Kennzeichen hat also die Aufstellung dieser beiden Begriffe veranlaßt. Mit dem Begriff Nekrobiose ist ferner die Vorstellung des allmählich eintretenden Zelltodes *nach vorangegangener Zellschädigung* verbunden, also des Absterbens einer schon erkrankten Zelle. Dieses kommt unserem Sprachverständnis am nächsten.

Damit wird der umstrittene Begriff der Degeneration gestreift. *Nekrobiose* ist in der letzten Deutung ein katabiotischer Vorgang mit Auflösung oder Umlagerung von Zellstrukturen, sie ist *Destruktion.* Was wir als morphologisches Äquivalent einer Degeneration, also eines Entartungsvorganges anzusprechen gewohnt sind, ist im Grunde zunächst ein unbestimmter dystrophischer Vorgang. Das braucht keinesfalls ein katabiotischer, auf die Nekrose im Sinne der Nekrobiose hinsteuernder Vorgang zu sein[1]. Damit entfällt die Sicherheit unserer Aussage auf Grund morphologischer Endzustände. Eine verfettete Nekrosezone z. B. braucht durchaus nicht eine über katabiotische Zellverfettung entwickelte Nekroseform zu sein, sie kann ebensogut die akute Nekrose aus dem Gesunden heraus bei bestimmten aktiven Fettspeicherungsvorgängen oder gleichgültigen Fettablagerungszuständen des betroffenen Gewebes sein. Eine weitere Möglichkeit ist zu bedenken: Degeneration, also katabiotische Dystrophie, und Nekrose können unabhängig voneinander verlaufen. Wir sehen z. B. ein ganzes Organ allgemein (z. B. durch Hypoxydose) verfettet; daß in diesem Organ Nekrosen eintreten, hängt oft von anderen Momenten ab, vielleicht von einer akuten Embolie; eine Infarktnekrose wäre auch ohne Verfettung eingetreten, die Verfettung war kein notwendiger Schrittmacher der Nekrose. Der nekrotisierende Effekt trifft in diesem Beispiel bereits veränderte Zellen; sie mögen im Sinne aktiver anabiotischer Vorgänge Vacuolenbildung oder Verfettung zeigen, sie mögen aber auch eine morphologisch gleichartige, wenn auch nicht gleichwertige, katabiotische Vacuolisierung oder Verfettung aufweisen — setzt die Nekrose hier akut ein, wird das morphologische Bild immer die vacuoläre oder verfettete Nekrose zeigen. Dieses Bild ist wiederum morphologisch nicht von der langsamen, sich über strukturell sichtbare Eiweiß- und Fettstörungen in der Zelle entwickelnden Nekrobiose zu unterscheiden.

Diese angeführten Beispiele erläutern die Schwierigkeit, aber auch die Fragwürdigkeit unserer morphologischen Deutungen einer Nekrobiose aus dem Endbild der Nekrose heraus. Der Begriff trägt in der bisherigen allgemeinen Anwendung wenig zum grundsätzlichen Verständnis der Nekrose bei. Nekrose ist ein zu einem bestimmten Zeitpunkt und unter bestimmten Bedingungen einsetzendes tödliches Ereignis für die Zelle, gleichgültig, ob sie sich in der Ruhephase, in der Phase gesteigerter Zelleistung oder in der Phase einer oftmals durchaus reversiblen anabiotischen oder katabiotischen Dystrophie befindet.

---

[1] LETTERER 1948.

Letztere hat nur insofern vielleicht eine ätiologische Bedeutung, als sie die Empfindlichkeit der Zelle für Angriffe auf ihr Leben zu steigern vermag. Auch die Summation mehrerer hintereinander verlaufender degenerativer Schäden wird erst von einem Schwellenwert an, dann aber wahrscheinlich nach dem Prinzip der Nichtumkehrbarkeit plötzlich und unvermittelt im Sinne der Nekrobiose wirksam. Hier verschwimmt aber im Morphologischen die Grenze zwischen „krank aber gesundungsfähig" und „tödlich getroffen".

Da wir bei der Beurteilung einer Nekrobiose vom morphologischen Endzustand des Geschehens ausgehen, läßt sich nach unseren Überlegungen eine zuverlässige Aussage, welcher Art die vorgeschalteten Veränderungen waren — ob anabiotisch oder katabiotisch — von hier aus nicht machen. Man müßte dazu die „Anamnese" der toten Zelle kennen. Erfolgversprechende Ergebnisse zur Unterscheidung anabiotischer und katabiotischer Vorgänge lassen sich vielleicht durch Bestimmung der Umladepunkte von Zellkernen und Cytoplasma bei Verwendung nicht umladbarer saurer bzw. basischer Farbstoffe erzielen[1].

Lepeschkin hat sich ausführlich mit der Nekrobiose auseinandergesetzt. Er betont, daß der Tod, d. h. das irreversible Aufhören *aller* normalen und pathologischen Lebensäußerungen, erst *nach* Vollendung der Nekrobiose entstehen kann. Er weist ferner auf die Schwierigkeit der Unterscheidung heilbarer und unheilbarer Zellschäden hin; sie sind nicht nur im allmählichen Übergang miteinander verbunden, es können auch gewöhnlich heilbare Zellschädigungen unter geänderten Bedingungen, z. B. durch Erniedrigung der Temperatur, zum Zelltode führen. Nach Ries umfaßt die Nekrobiose degenerative Veränderungen an Zellen, solange der besondere kolloidale Zustand des lebenden Systems dabei vollständig oder teilweise erhalten bleibt, die Nekrose dagegen Veränderungen des Systems nach irreversiblen kolloidalen Zustandsänderungen.

Lepeschkin unterscheidet zwischen reversiblen Erscheinungen der Zellnekrobiose — wenn die Zelle die Veränderungen noch auszugleichen vermag — und irreversiblen Schäden, die auch durch die volle Zelltätigkeit unter besten Lebensbedingungen nicht beseitigt werden können. Sie umfassen morphologische und chemisch-physikalische Veränderungen, die mitunter nur indirekt sich erschließen lassen. Wenn Lepeschkin unter den morphologischen Veränderungen der Zelle während der Nekrobiose Wasseraufnahme und Vacuolenbildung, Lipophanerose und koagulierende Entartung ebenso wie Cytolyse anführt, so mischen sich hier bereits reversible und irreversible Vorgänge, ja sogar Nekrobiose, Nekrose und Nekrolyse. Das gleiche gilt für die physikalischen Erscheinungen der geänderten Zellpermeabilität, Oberflächenspannung, Viscosität, des geänderten Aggregatzustandes, der „Mischbarkeit beschädigten Protoplasmas mit wäßrigen Lösungen"; es gilt für die chemischen Erscheinungen der Acidose, der diffusen Färbung mit Anilinfarbstoffen, ja letztes Endes sogar für die Freisetzung von Wärme und strahlender Energie bei der Zellnekrobiose. Lepeschkin versucht den Zelltod mit dem Zerfall von „Vitaiden" zu deuten. Er versteht darunter besondere organische Komplexe von unstabilem Charakter, an deren Aufbau Eiweißkörper und Lipoide beteiligt sind (Vitaproteide). Ihr Zerfall bei der Nekrobiose setzt unter anderem zunehmend Eiweißkörper frei, wodurch die Menge der kolloid-dispersen Phase im Protoplasma zunimmt. Über grobdisperse Phasen kann es zu einer Zerstörung des kolloiden Systems der lebenden Materie kommen, so daß die mit der kolloiden Dispersität verbundenen Lebenserscheinungen unmöglich werden. Die Vitaidtheorie vermag eine Reihe von Erscheinungen bei der Nekrobiose von Zellen zu erklären, sie bringt aber keine neuen

---

[1] Laves 1932.

eindeutigen morphologischen Kennzeichen nekrobiotischer Vorgänge. Sie ist außerdem nicht unwidersprochen geblieben[1].

Alle Erscheinungen einer Zellveränderung oder einer Zellerkrankung können auch Symptome der einsetzenden Nekrobiose sein: der Zellkollaps, die Protoplasmatrübung, die Vacuolenbildung, die Verfettung, Abscheidungsvorgänge im Cytoplasma, Mitochondrienverquellung, Kernpyknose. Das Entscheidende ist, und damit wird wohl vorerst eine endgültige Feststellung getroffen, daß es spezifische morphologische Veränderungen bei der Nekrobiose nicht gibt. Zu dieser Erkenntnis dürften alle bisherigen Untersuchungen führen.

Überblicken wir zusammenfassend das Problem der Nekrobiose, der Nekrose und der Nekrolyse, so ist festzustellen, daß *Nekrobiose* der zum Zell- oder Gewebstod führende, morphologisch nicht eindeutig umrissene Vorgang ist, *Nekrose* der damit erreichte Zustand, der meist, wenn auch im einzelnen in verschiedener Geschwindigkeit, in den Zellabbau, in *Autolyse* und *Heterolyse* übergeht. Nekrose ist in einer solchen Betrachtung nur eine Zäsur zwischen dem Abschluß der Nekrobiose und dem Beginn der Nekrolyse, ein Trennungsstrich gewissermaßen, so wie Gegenwart zwischen Vergangenheit und Zukunft scheidet, ohne selbst Ausdehnung zu besitzen. Dann ist aber vieles von dem, was im Schrifttum als Nekrosezeichen angeführt wird, entweder noch Effekt der Nekrobiose oder schon Ausdruck einer beginnenden Nekrolyse (z. B. der Kernschwund), wenn auch zweifellos die Grenzen hier kaum scharf zu ziehen sind. Vielleicht sind allein die Präcipitation von Kerneiweiß (beim „glänzenden Kerntyp" in ZOLLINGERs Beobachtungen) und die Protoplasmagerinnung bei der Koagulationsnekrose das wesentliche morphologische Kennzeichen der Nekrose. Sie sind eine Art „Totenstarre" der abgestorbenen Zelle. Das hebt natürlich die Bedeutung aller nekrolytischen Prozesse als Kennzeichen abgestorbener Zellen und Gewebe nicht auf, sie stellen *Möglichkeiten* der Nekrose dar und haben als solche Beweiskraft für den Zelltod.

Nekrobiose ist die Krankengeschichte der tödlich getroffenen Zelle, und die Bezeichnung Nekrobiose findet erst vom Endeffekt, d. h. vom Zelltode her ihre Bestätigung. Solange die Zelle noch lebt, besteht die Möglichkeit ihrer Erholung; wann diese Möglichkeit in die Irreversibilität des Absterbens der Zelle einmündet oder umschlägt, ist mit morphologischen Methoden vorerst nicht nachweisbar. *Nekrolyse* ist ein der Nekrose meist folgender Vorgang, aber keine für den Zelltod wesentliche Erscheinung; frisch fixiertes Gewebsmaterial ist tot, ohne daß die geringsten nekrolytischen Vorgänge vorliegen müssen[2]. *Nekrose* im Sinne des Zelltodes bleibt das morphologisch am schwersten zu fassende Ereignis.

Wenn hier der Vorschlag gemacht wird, den Nekrosebegriff in die engeren und nicht immer leicht abzugrenzenden Teilvorgänge der Nekrobiose, der eigentlichen Nekrose und der Nekrolyse zu zergliedern, so soll das einer klareren Definition und Vorstellung dessen dienen, was im einzelnen bei histologischen Untersuchungen und Experimenten gemeint ist oder gemeint sein soll. Diese Teilvorgänge stellen 3 Phasen des Zell- und Gewebsunterganges dar, von denen nur die mittlere — der Zelltod als solcher mit seinen histologisch so schwer darstellbaren Erscheinungen — das Wesen der Nekrose bildet. Das wird am deutlichsten beim akuten, sofort tödlichen Herzinfarkt, bei dem sowohl Zeichen der Nekrobiose wie auch der Nekrolyse im mikroskopischen Präparat des Herzmuskels fehlen. Und doch beruht unter Umständen auf dem Tode, d. h. der Nekrose entsprechender Herzmuskelabschnitte, der Tod des Menschen. Aus dem gleichen Grunde einheitlicher Begriffsbestimmungen wird auch der Ausdruck

---

[1] RIES 1937.   [2] GUILLERY 1939.

Nekrophanerose nicht sehr begrüßt, da er wieder zwei Begriffe verwischt; er vermengt das Bild der Nekrose als solcher mit den Erscheinungen der Nekrolyse; denn alles, was nach dem eingetretenen Zelltode sichtbar wird an Strukturerstarrung sowohl wie an Strukturabbau, ist eine Phanerose des Zelltodes, wobei es aber nicht erwiesen ist, ob dahinter ein einheitlicher Vorgang steht.

6. Ätiologie und Nekroseformen.

Die Bedingungen, die zur Nekrose führen, sind vielfältig. Das macht es verständlich, daß eine größere Zahl von Nekroseformen unterschieden wird. Begriffe wie toxische, chemische, physikalische oder zirkulatorische Nekrose sollen den ätiologischen Zusammenhang andeuten, wenn sie auch zunächst keine Erklärung bringen, wie es dabei zum Zell- oder Gewebstod kommt.

Wenn im folgenden die Ätiologie der Nekrose behandelt wird, dann kann es sich nur um einen kurzen Überblick handeln. Es muß dabei vorangestellt werden, daß Faktoren, die wir im Organismus als Konstitution und Disposition bezeichnen, auch in der Zelle ihre Bedeutung haben können. Wie sie bei der Auseinandersetzung des Organismus mit einem Angriff auf sein Leben ebenso zu berücksichtigen sind wie das angreifende Moment, so gelten die gleichen Erwägungen auch hinsichtlich der Nekrose für die Zelle. Hier haben Einflüsse, wie das Alter der Zelle, die Frage der Ruhephase, einer Reizphase, einer Umstellung, sowie Fragen der Zellkonstitution im Sinne ihrer Differenzierungshöhe eine große Bedeutung für den Eintritt und die Entwicklung der Nekrose.

Die *dispositionell* schwankende Empfindlichkeit der Zelle gegenüber nekrotisierenden Effekten kann sich schon in der Gewöhnung an Schäden, in einer Heraufsetzung der Empfindlichkeitsgrenze äußern. Es gibt ferner eine Altersdisposition der Zelle. Die Zelle zeigt in ihrer Entwicklungsphase oder in Jugendformen vielfach eine gesteigerte Empfindlichkeit (z. B. gegen Strahlenwirkung) im Vergleich zur ausgereiften Zelle; die alternde Zelle kann wiederum eine herabgesetzte Empfindlichkeit aufweisen (z. B. gegen O_2-Mangel, wie das weniger empfindliche altersatrophische Herz bei relativer Coronarinsuffizienz beweist). Auch Zellbelastungen schaffen dispositionelle Momente: die sensibilisierte Zelle weist in ihrer hyperergischen Reaktionslage eine größere Erregbarkeit und damit auch eine größere Empfindlichkeit auf.

Die „*konstitutionelle*" Empfindlichkeit einer Zelle dürfte, wie gesagt, im wesentlichen von ihrer Differenzierungshöhe abhängen. Letztere bestimmt die Stoffwechselgröße der Zelle; das macht es verständlich, daß hoher O_2-Bedarf einer Zelle sie empfindsamer gegen O_2-Mangel sein läßt. Wir sehen auf der anderen Seite in der Bradytrophie weniger differenzierter Gewebe eine konstitutionell erhöhte Resistenz vorliegen, wie Bindegewebskulturen bei der Gewebezüchtung zeigen. Bei Bestrahlung von Blutgefäßen gehen stets die Endothelien viel rascher zugrunde als alle übrigen Zellen, auch als benachbarte Muskelzellen[1]. Keinesfalls soll allerdings hier die verschiedene Geschwindigkeit des Auftretens nekrolytischer Prozesse gemeint sein. Die Tatsache, daß Bindegewebszellen oder Endothelien postmortal noch lange Zeit eine Kernfärbung ergeben, beweist nicht, daß sie gegen den Tod, gegen die Nekrose widerstandsfähiger sind, sondern nur gegen die Nekrolyse, gegen Autolyse und Heterolyse.

Es erscheint zweckmäßig, in der Frage der Wirksamkeit eines ätiologischen Faktors zweierlei zu unterscheiden: einmal die Art und Qualität der einwirkenden Störung, das *Wirkungsmoment*, zum anderen den Punkt, wo das tödliche Ereignis ansetzt, den *Angriffspunkt*. Das geschieht nicht ohne Bedenken. Die

---

[1] Langendorff 1949.

Begründung dafür, daß von Angriffspunkten die Rede sein soll, ergibt sich beinahe mehr aus dem Festhalten an Gepflogenheiten als aus grundsätzlichen Überlegungen. Allerdings erlauben die Dynamik der Zellexistenz, die Beziehungen der Zellen und Gewebe zur Umgebung, zur Blut- und Gewebsflüssigkeit, zum ganzen synergischen Ordnungsgefüge eines Organismus Erwägungen der folgenden Art. Daß die Trennung des ätiologischen Faktors in Wirkungsmoment und Angriffspunkt eine gewollte und gezwungene ist, daß Übergänge und Überschneidungen dieser gedanklich getrennten Faktoren ebenso zu erwarten sind wie Schwierigkeiten einer klaren Unterscheidung, sei eigens betont.

Sehen wir von den im einzelnen morphologisch oft nicht zu fassenden dispositionellen und konstitutionellen Besonderheiten der Zellen und Gewebe ab, so bleiben im Prinzip Wirkungsmomente und Angriffspunkte in ihrer Vielfalt, aber auch in ihrem Zusammenspiel. Die Wirkungsmomente sind im wesentlichen physikalischer Art (z. B. Strahlenwirkung), chemischer Art (z. B. Schwermetalle) oder biologischer Natur (z. B. Bakterien- oder Fermentwirkung). Sie können natürlich auch im Entzug biologisch wichtiger Substrate liegen (z. B. O_2-Mangel). Ihre Angriffspunkte, d. h. die Stellen des Eingreifens, sind nun keinesfalls einheitlich. Ätiologische Faktoren vermögen primär die *Funktion* einer Zelle (in erster Linie den Betriebs- und Erhaltungsstoffwechsel) tödlich zu lähmen, sie können lebenswichtige Bestandteile der *Struktur* direkt treffen, und sie sind imstande, die *vitalen Gleichgewichte*, d. h. die intracellulären und die Umweltbedingungen, unter denen allein ein Zelleben möglich ist, so zu verändern, daß der Zelltod eintritt. Diese Möglichkeiten einer systematisierenden Betrachtung ergeben sich aus der folgenden Überlegung: 1. wenn auch Struktur und Stoffwechsel nicht grundsätzlich zu trennen sind, so stellen sie doch zwei Gegebenheiten und damit zwei Aspekte der Zelle dar; 2. die Zelle ist nicht unbeschränkt autonom, sie ist bezugsabhängig von ihrer Umgebung und vom Organismus, so daß auch Störungen von dieser Seite ihren Tod nach sich ziehen können. Es ist natürlich bei solchen Überlegungen nur an den primären Ansatzpunkt gedacht; Funktion, Struktur und vitale Gleichgewichtszustände sind eine untrennbare Einheit. Jeder tödliche Eingriff an einer Stelle führt unweigerlich zur irreversiblen Störung dieses ganzen dynamischen Systems. Wo immer die Schädigungen ansetzen — ist die Störung eine tödliche, so kommt es direkt oder über nekrobiotische Prozesse zur Zellnekrose.

Wirkungsmomente. Die Faktoren, die im Sinne eines tödlichen Eingreifens wirksam sein können, lassen sich in mehrere Gruppen unterteilen. Sie umfassen ätiologisch wirksame Prinzipien, die etwa zu folgenden Formen der Nekrose führen:

1. Physikalische Nekrosen. Dazu gehört der Zell- und Gewebstod bei Strahleneinwirkung (Röntgenstrahlen, Radium, schnelle Elektronen, UV-Strahlen), bei Einwirkung elektrischer Ströme, bei Temperaturänderung (thermische Nekrosen nach Hitze- und Kälteeinwirkung), bei traumatischer Zell- oder Gewebszertrümmerung, bei molekularen Erschütterungen, wie sie vielleicht bei Ultraschallwirkung vorliegen.

2. Chemische Nekrosen. Zu ihnen gehören die Verätzungsnekrosen nach Einwirkung von Säuren, die Eiweißfällungsnekrosen durch die Einwirkung von Schwermetallen, ferner chemische Wirkungen auf Fermente im Sinne der Fermentausschaltung, wie sie z. B. durch Blausäureeinwirkung erfolgt.

3. Nekrosen bei Stoffwechselstörungen und Speicherungszuständen. Sie treten im wesentlichen als urämische, hypochlorämische oder eklamptische Nekrosen auf. Hierzu rechnen Nekrosen bei cellulären Stapelungsdystrophien (Ganglienzellnekrosen bei der TAY-SACHSschen Erkrankung). Auf übersteigerter Speicherung beruhen Zell- und Gewebsnekrosen bei Siliciumeinwirkung oder

Thorotrastanwendung, vielleicht auch Tubulusepithelnekrosen bei der Lipoidnephrose. Anzuführen sind hier ferner Hautnekrosen bei Porphyrie.

4. Nekrosen bei mangelnder Gewebsversorgung. Sie umfassen Nekrosen aus Sauerstoffmangel, Nahrungsmangel oder Wirkstoffmangel, aber auch Nekrosen, die einer gestörten Durchflutung (Plasmadyskinesie nach Letterer), einem gehemmten Abstrom und einer Anhäufung von Stoffwechselschlacken ihre Entstehung verdanken. Es handelt sich hierbei um anoxische (anoxämische) Nekrosen, um Nekrosen, die als gefäßspastische Nekrosen, als Kollapsnekrosen oder Infarktnekrosen bezeichnet werden, auch um Nekrosen bei Dyshorie; Nekrosen aus mangelhafter Nahrungszusammensetzung sind hier anzuführen. Der umstrittene Begriff der trophoneurotischen Nekrosen dürfte im wesentlichen unter den zirkulatorisch bedingten Nekrosen unterzubringen sein, wie Decubitus und Raynandsche Gangrän zeigen; eine Sonderstellung ist Nekrosen dieser Art nicht zuzuerkennen.

5. Biologische Nekrosen. Zu ihnen zählen Nekrosen nach Fermenteinwirkung z. B. durch Pankreassekrete oder durch Magensaft; sie umfassen vor allem die große Gruppe der infektiösen und toxischen Nekrosen durch Viren, Bakterien, Protozoen (Amöben), tierische Gifte (Schlangengifte, Spinnengifte) und pflanzliche Gifte.

Angriffspunkte. Fragen wir nach den Stellen, an denen nekrotisierende Faktoren an der Zelle oder am Gewebe angreifen können, so ergeben sich im wesentlichen, wie oben auseinandergesetzt, 3 Angriffspunkte. Sie umfassen die geprägten Strukturen einer Zelle, ihre lebenswichtigen Funktionen, oder das innere und äußere Zellmilieu, d. h. das Minimum oder Maximum von chemischphysikalischen Spannungen oder Gleichgewichten, zwischen denen die Bedingungen des Zellebens gegeben sind, und die nicht minder von der Zellumgebung und vom ganzen Organismus als von der Zelle selbst bestimmt und aufrechterhalten werden, solange die Zelle lebt. Während uns der Zelltod morphologisch aus der Zerstörung der Struktur geläufig ist, erhebt sich die Frage, wieweit die Unterbrechung einzelner Funktionen zur Nekrose führt. Da in höheren Organismen Bewegung, Wachstum und Vermehrung im einzelnen weitgehend bei zunehmender Differenzierung des Organismus und der Zellen eingeschränkt sind, verlieren diese Funktionen ihre vitale Bedeutung für die Zellexistenz. Zellen können auch bei Ausschaltung dieser obengenannten Funktion leben. Tödlich getroffen wird dagegen eine Zelle (entsprechende Qualität der Einwirkung vorausgesetzt) immer bei der Zerstörung des Stoffwechsels, des Energiewechsels und der Erregbarkeit. Wir haben somit als Ansatzpunkte für die Auslösung des Zelltodes die Vernichtung lebenswichtiger Strukturen, vitaler Funktionen oder vitaler dynamischer Gleichgewichtszustände.

1. Die Struktur. Veränderungen der Struktur, die für die Zelle tödlich sind, können beruhen auf: Koagulation (Gerinnung, Ausfällung, Ausflockung), wie sie unter der Einwirkung starker Hitze, unter der Wirkung von Toxinen oder von Schwermetallen auftreten kann; auf Wasserentzug oder auf Extraktion wichtiger Stoffe (z. B. Lipoidherauslösung); auf Verletzung von Protoplasma oder Kern (durch Zertrümmerung, Zerquetschung, Zerreißung); auf der fermentativen oder chemischen Auflösung des Zelleiweißes (Proteinasenwirkung, Einwirkung von Magensaft, Pankreasfermenten, histolytische Wirkung von Amöben, kolliquierende und auflösende Wirkung von Laugen); auf der Denaturierung des Zelleiweißes durch Bildung neuer chemischer Verbindungen (Bildung von Metallalbuminaten, Acidalbuminen, wie überhaupt Salzbildung mit Eiweißen). Ungeklärt ist die nekrotisierende Wirkung von Viren, bei denen zur Diskussion steht, ob sie über eine abgelenkte Proteinsynthese (Denaturasewirkung) und

über Substitution von Zellbestandteilen eine Zelldesorganisation und dadurch den Zelltod hervorrufen können[1]. Zu erwähnen ist die organotrope Wirkung nekrotisierender Stoffe im Sinne des elektiven Befalles bestimmter Strukturen; Alloxan und Glyoxal führen zur isolierten Vernichtung der B-Zellen des Pankreas[2].

2. Die lebenswichtigen Funktionen. Hier kann es sich einmal um die Unterbrechung des Energiestoffwechsels handeln. Eine solche liegt im wesentlichen vor bei Hemmung der Oxydationen, mögen sie durch Hypoxie, Anoxie oder durch Atemfermentausschaltung in der Zelle bedingt sein. Der Energiestoffwechsel kann aber auch durch Stoffmangel erliegen. Nekrosen bei Allylformiat wirken möglicherweise in dieser Richtung, indem sie über Fermentlähmung den Kohlenhydratstoffwechsel unterbrechen. Hierhin gehören Leberzellnekrosen bei Hungerzuständen, die auf das Fehlen bestimmter Aminosäuren zurückgeführt werden. Andersartige Störungen deuten sich in der sehr diskutierten Fermentaktivierung strahlengeschädigter Zellen an, die zu einseitigen überwertigen und damit nekrobiotischen Abbauerscheinungen führen können.

3. Die vitalen Gleichgewichte. Unter ihnen sind die chemisch-physikalischen Voraussetzungen des Zellebens zu verstehen. Sie umschließen den ganzen Kreis der von der Zelle selbst, von ihrer Umgebung und vom ganzen Organismus geforderten wie auch ertragenen Bedingungen, welche die Lebensleistung von Zellen und Geweben ermöglichen, deren Nichteinhaltung dagegen Nekrobiose und Nekrose bedeuten kann. Die Relation solcher Bedingungen und Beziehungen in Hinsicht auf den Zelltod wird erschwert und unübersichtlicher, wenn sich Nekrosen nicht mehr im gesunden, sondern im bereits erkrankten, pathologisch veränderten Gewebs- oder Organverband entwickeln. Störungen vitaler Gleichgewichte können zu einem tödlichen Ereignis für Zellen und Gewebe werden durch p_H-Änderungen — wobei Ionenverschiebungen einen nekrotisierenden Effekt ausüben können[3] — überhaupt durch im allgemeinen noch schwer in ihrer Wirkung zu übersehende elektrolytische und hydrolytische Dissoziationen, durch osmotische Vorgänge, die zu irreversiblen Quellungs- oder Schrumpfungsvorgängen führen, und letzten Endes durch Temperaturveränderungen über die Grenzen hinaus, innerhalb derer das Zelleben möglich ist.

Pathogenese und Morphologie. Es erhebt sich die Frage nach der Pathogenese und den morphologischen Befunden, welche den einzelnen ätiologisch wirksamen Faktoren entsprechen.

1. Unter den *physikalischen Einwirkungen* ist die Strahlenwirkung häufig untersucht. Es sei vorausgeschickt, daß Strahleneinflüsse (Röntgen, Radium, schnelle Elektronen) durch Aufhebung der Teilungsfähigkeit oder durch Bewirkung von Erschöpfungszellteilungen die Lebensdauer eines Gewebsbezirkes verkürzen können; das führt aber nicht zu direkten Nekrosen, sondern nur zu Atrophie bestrahlter Gewebszonen. Dem gegenüber steht die direkte nekrotisierende Wirkung. Während die eigentliche Strahlenwirkung, der Ionisierungseffekt, unsichtbar bleibt, werden die hierdurch ausgelösten Veränderungen morphologisch deutlich; sie treten in Abhängigkeit vom Zeitfaktor — bei welchem die Zustandsänderung des Objektes schon während der Bestrahlungszeit die Vorgänge beeinflussen kann — und in Abhängigkeit von der unterschiedlichen dauernden oder temporären Strahlenempfindlichkeit von Zellen und Geweben auf. Ionisierende Strahlen greifen in erster Linie am Zellkern an[4]. Als eindrucksvollen, wenn auch ungewöhnlichen und in seiner Bedeutung wohl nicht auf menschliche Gewebe übertragbaren mechanischen Effekt konnte GÄRTNER bei Elektronenstrahlen das direkte Herausschießen von Zellkernen (Ruhekernen)

---

[1] RONDONI 1949. [2] CREUTZFELDT 1949, DOERR 1949.
[3] LEUPOLD 1945. [4] LANGENDORFF 1949.

in lebenden Zellkulturen beobachten, wo Kerne nach der Bestrahlung eruptionsartig ausgestoßen werden. Unter gewöhnlichen Bedingungen machen sich Veränderungen im Sinne von Zusammenballungen und Klumpenbildungen der Chromatinsubstanz des Zellkernes, Chromosomenversprengung und Chromatolyse, aber auch Körnelungen im Cytoplasma bemerkbar[1]. Es kann zusätzliche Vacuolenbildung in Kern und Cytoplasma, bei Wirkung schneller Elektronen auch Kernvergrößerung und blasige Auftreibung des Nucleolus, mitunter Ausscheidung von Chromatinsubstanz ins Cytoplasma beobachtet werden[2]. Die Befunde beim tödlichen Strahleneffekt sprechen im ganzen für eine Koagulationswirkung und führen bei ihrer weiteren Entwicklung meist zum Bilde der Kernpyknose und Koagulationsnekrose. Chemisch scheint durch Bestrahlung die Nucleinsäurebildung gehemmt zu werden[3]. Neben der direkten Wirkung energiereicher Strahlen auf reagierende Substrate in Zellen und Geweben im Sinne der Treffertheorie erscheint es gewiß, daß die ionisierenden Strahlen auch indirekt über bestimmte Reaktionsmechanismen wirken, welche durch die Strahlenenergie erst in der Zelle ausgelöst werden[4]. Es entstehen zunächst Bestrahlungszwischenprodukte, die auf Sulfhydrylgruppen und damit auf Enzyme einzuwirken vermögen. Durch Fermenthemmung könnte das Absinken des Thymonucleinsäuregehaltes, ferner das Ausbleiben der Polymerisation der Desoxyribosenucleotide und damit die Verklumpungsneigung der Chromosomen nach Strahleneinwirkung erklärt werden. Vor allem in jugendlichen Zellen können bei der dort herrschenden besonderen Reaktionsgeschwindigkeit sonst reversible Veränderungen zur Fehlsteuerung biologischer Vorgänge und zum Zelluntergang führen. Beim UV-*Licht* scheint der Grundvorgang in der Eiweißkoagulierung zu liegen, die unter Verlust der Quellfähigkeit einsetzt; sie tritt auch beim sicheren Ausschluß von Wärmewirkung auf[5]. UV-Strahlen vermögen Eiweißkörper in vitro chemisch zu denaturieren und in Eiweißlösungen eine Koagulation hervorzurufen, was auch für Röntgenstrahlen gilt[6]. Wie bei langsamer Temperaturerhöhung kommt es in einer bestrahlten Eiweißlösung bei UV- und Röntgenstrahleneinwirkung zu einer „Denaturierung" der Eiweißmoleküle, welche zu größeren sichtbaren Komplexen konglomerieren (eigentliche Koagulation) und dann als grob-dispers gewordene Teilchen ausfallen. Die Wärmeabhängigkeit der Röntgenwirkung und die Temperaturunabhängigkeit der UV-Wirkung sprechen trotz gleichen Effektes für eine Verschiedenheit der Wirkungsmechanismen. Für die *Ultraschallwirkung* macht Gloggengiesser einen mechanischen und einen thermischen Effekt verantwortlich, während von anderen Untersuchern zusätzlich chemische Wirkungen durch Zerreißen chemischer Bindungen, durch Molekularabbau und Bildung von Abbauzwischenprodukten angenommen werden[7]. Die mechanische Energie des Ultraschalles löst im Tierexperiment p_H-Verschiebungen aus, bei kleinen und mittleren Dosen zur alkalischen Seite hin, bei Überdosierungen in Richtung einer Acidose, die ein Zeichen beginnender Gewebsschädigung ist[8]. Anoxämie durch Gefäßkontraktion, Verdrängung der Kohlensäure aus dem Gewebe und Eiweißdenaturierung werden als Ursache der p_H-Verschiebungen diskutiert. Der morphologische Befund (von Gloggengiesser besonders am Herzmuskel des Kaninchens beobachtet) zeigt eine koagulierende Nekrose unter Aufquellungserscheinungen und Homogenisierung, an anderen Stellen unter Zerfall durch Zerreißen und durch Bruchstückbildung bei Entwicklung stark lichtbrechender Körnchen; auch Einrisse und Längsaufsplitterung von Fasern wurde beobachtet (Abb. 19). Untersuchungen an Mäuse-

---

[1] Langendorff 1949, Hamperl 1937. [2] Homann und Hofmann 1950. [3] v. Euler 1949.
[4] Langendorff 1950. [5] Wels 1949. [6] Rajewsky 1930. [7] Breuning 1949.
[8] Hornykiewytsch und Schulz 1951.

asciteszellen zeigen eine mechanische Zerstörung von Kern und Cytoplasma[1]. Bei bestimmter Frequenz werden fast alle Zellen auseinandergesprengt. Die nekrotisierende Wirkung der *Elektrizität* ist keine einheitliche. Hochgespannte Ströme bewirken an der Einwirkungsstelle schwere thermische Schäden, wie Verbrennungen und Verkohlungen. Koagulationseffekte sind als Elektrokoagulation des

Gewebes von der chirurgischen Kaustik her bekannt. Schwacher Gleichstrom oder schwacher niederfrequenterWechselstrom rufen an den Einwirkungspolen eine Elektrolyse hervor; an der Anode kommt es unter Umständen unter Säuerung des Gewebes zur Koagulation, an der Kathode durch alkalische Reaktion zur Gewebskolliquation[2]. Außer spezifisch elektrischen Wirkungen im Sinne der Elektrolyse sind steigende Wärmeeffekte (bis zur Verbrennung und Verkohlung) durch JOULEsche Wärme bzw. Funkenbildung mit zunehmender Spannung oder länger dauernder Stromeinwirkung zu erwarten[3], wodurch die histologischen Bilder der elektrischen Nekrose sich entsprechend ändern. An sog. polarisierenden Elektroden häufen sich Säuren bzw. Laugen an, womit in den Zellen Ionenkonzentrations- und chemische Reaktionsveränderungen veranlaßt werden; bei nichtpolarisierten Elektroden kann eine gewisse Ioneneinwanderung in die

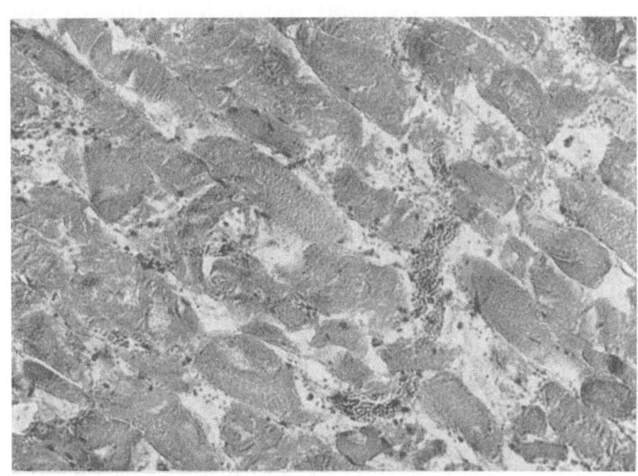

a

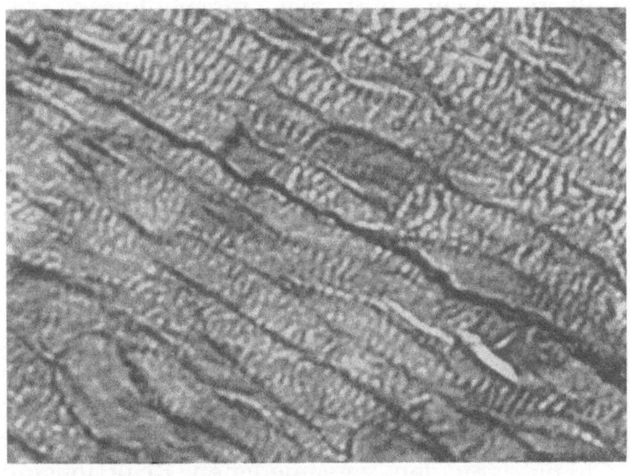

b

Abb. 19 a u. b. Ultraschallwirkung. a Akuter Zerfall von Muskelfasern. b Bei fortgeschrittener Nekrose: „Zerfall" der Muskelfasern in sog. Querbänder. [Nach GLOGGENGIESSER, W.: Beitr. path. Anat. 111, 457 (1951), Abb. 2 u. 3.]

Zellen zu Störungen der Hydratation und anderer kolloidchemischer Eigenschaften der Zelleiweiße führen[4]. Außer der elektrischen Polarisationswirkung, d. h. der Wanderung der anorganischen Salzionen, kommen kataphoreseartige Verschiebungen der Zellbestandteile, besonders im Zellkern mit Absonderung der chromatischen Substanz von der achromatischen, als Folge ihrer elektrischen Ladung zustande. Erreichen solche Polarisations- oder Elektrophoresewirkungen den Grad der Irreversibilität, dann stirbt die Zelle ab. Das gilt für Gleichstrom und gewöhnlichen Wechselstrom, für letzteren deshalb, weil der Wechsel nicht schnell

[1] AULER 1942. [2] HAMPERL 1950. [3] KOEPPEN, GERSTNER 1935. [4] v. LEHOTZKY 1937.

genug ist, um eine elektrophoretische Verschiebung zu verhindern, während bei Hochfrequenzwechselströmen der schnelle Richtungswechsel die Wirkung der einzelnen Stromstöße aufhebt, so daß weder eine kataphoretische Verschiebung noch eine Wanderung anorganischer Salzionen eintritt und damit eine Schädigung ausbleibt. Eine bei Elektrizitätsschäden zu beobachtende spiralige Verformung von Zellen und Kernen läßt sich auf mechanische überfeine Strukturauflockerung zurückführen und ist nicht Folge einer Hitzewirkung[1]. *Temperatureinflüsse* vermögen bei Hitzewirkung über 60° durch Koagulationsvorgänge am Protoplasma unter vorangehender Viscositätserhöhung[2] Zellen zum Absterben zu bringen, wobei der Zellkern empfindlicher sein soll als das Cytoplasma. Bis etwa 50° tritt Wärmelähmung auf, ein Vorgang, welcher der Zellerstickung gleicht und welcher durch Sauerstoffzufuhr hinausgeschoben oder rückgängig gemacht werden kann, der aber über die Wärmestarre auch in den Zelltod führt. Der Effekt der Kältewirkung wird zum Teil vom Wassergehalt der Zellen mitbestimmt; Eiskristallbildung kann zu Zerreißungen der Struktur führen oder durch irreversible Entwässerung, d. h. durch Ausfrieren des Wassers und dadurch bedingte Konzentrationserhöhung bestimmter Salze oder anderer Stoffe wirksam werden. Beim Auftauen kann ausgefrorenes Wasser hypotonisch wie destilliertes Wasser wirken. Liegt keine Zerreißung von Zellstrukturen durch Eiskristallbildung vor, so tritt unter Kälteeinwirkung Vacuolisierung und Körnigwerden des Cytoplasmas, Schrumpfung desselben und Pyknose des Kernes ein[3]. Nach Schade ist die Ursache des Kältetodes der Zellen eine irreversible Gelose. Wieweit Störungen der Fermentwirkung zum Erliegen des Zellebens unter Kälteeinfluß beitragen, läßt sich morphologisch nicht ersehen. Eine wesentliche Bedeutung für den Gewebstod bei lokaler Erfrierung am Menschen haben zweifellos Zirkulationsstörungen, die über Stase zur Gewebshypoxie und zum Erstickungsstoffwechsel führen; ihre morphologischen Kennzeichen sind Durchströmungsänderungen mit Entwicklung eines rein plasmatischen Blutstromes sowie Plasmorrhagien ins Gewebe[4]. *Mechanische* Eingriffe an Zellen sollen eine Deformierung der lebenden Masse hervorrufen, die unter Verschiebung von Teilchen und Vermischung von Substanzen zu erstarrungsähnlichen Vorgängen führen kann, die aber keine einfache Koagulation des Cytoplasmas ist; Zerfall der Vitaide in der Zelle (bestimmter Lipoideiweißkomplexe) bewirkt vielmehr in explosionsartiger Entwicklung eine Koagulation der Zersetzungsprodukte solcher Vitaide[2].

2. Rein *chemische Nekrosen* treten unter zwei morphologischen Bildern auf, unter dem Typus der Kolliquationsnekrose oder dem der Koagulationsnekrose. Das hängt von den verschiedenen Reaktionsmöglichkeiten der Zellbestandteile ab. Manche chemischen Stoffe gehen mit Eiweißkörpern Verbindungen ein, andere bewirken ihre Gerinnung oder Auflockerung, ihre Aufquellung oder Entquellung, wieder andere vermögen sie aufzulösen[5]. Feinere Wirkungsmöglichkeiten, wie Lösung der Zellipoide oder Blockierung von Zellfermenten, bleiben oft morphologisch unsichtbar, ebenso wie katalyseartige Effekte von Giften. *Säuren* bringen meist Eiweißkörper der Zellen schnell zur Gerinnung; das pflegt mit Wärmebildung und Wasserentzug einherzugehen, wenn auch zunächst Verbindungen von Säure mit Eiweißkörpern eine Erhöhung des osmotischen Druckes bewirken können. Entscheidend ist bei diesen Vorgängen die Säurekonzentration, sie kann auch wieder gewebsauflösend wirken. Im wesentlichen bewirken Säuren eine schrumpfende Koagulationsnekrose. Ihr entscheidender Effekt ist die Destruktion des Protoplasmas, sei es durch Salzbildung mit Eiweißen (Acid-

[1] Jellinek 1938.   [2] Lepeschkin 1937.   [3] Rischpler 1900.
[4] Staemmler 1944, Böttcher 1944, Siegmund 1942.   [5] Ernst 1928.

albumine) oder durch Eiweißfällung und Wasserentzug[1]. Die Wirkung von *Alkalien* (ähnlich nekrotisierend wie Laugen wirken auch basische Anilinfarbstoffe und Methylviolett) ist eine andersartige. Alkalien bilden mit Zelleiweiß Alkalialbuminate; es kommt aber zur schnellen Auflösung von Koagulaten, sie quellen unter Wasseranziehung, erweichen und lösen sich auf, so daß eine kolliquierende Nekrose entsteht, wie sie bei Laugenätzung von Schleimhäuten besonders deutlich wird.

Die Wirkung schwach zu Ionen dissoziierter organischer Säuren ist ein Permeabilitätsproblem; sie dringen schneller in die Zelle ein und wirken dadurch giftiger als stark dissoziierte Säuren und Basen, welche zunächst nur die Zelloberfläche angreifen und nur langsam ins Innere vordringen[2]. *Schwermetalle* wirken bei entsprechender Konzentration und Permeabilität der Zellen örtlich durch chemische Verbindung mit Eiweißstoffen zu Metallalbuminaten, verändern also das lebende Zellprotoplasma und töten damit Zellen ab. Ihre Wirkung auf das Zelleiweiß ist eine zunächst noch reversible Viscositätserhöhung, eine „Gelatinisierung"[2], dann eine Koagulation, wofür schon makroskopische Befunde ätzender oder gerbender Schleimhautwirkung sprechen, wie sie z. B. bei Quecksilberverbindungen (Sublimat) oder Silbersalzen (Höllenstein) zu sehen sind. Ihre nekrotisierende Wirkung beschränkt sich nicht auf den Ort der ersten Einwirkung, sie läßt sich auch an Stellen der Speicherung und Anhäufung (Leberzellnekrosen) oder der Ausscheidung (Nekrosen des Nierenepithels, der Dickdarmschleimhaut) feststellen, wo verstärkte Wirkungen durch Konzentration auftreten können. Bei Narcotica, die selbst indifferent, d. h. weder basisch noch sauer sind, wächst mit steigender Lipoidlöslichkeit ihre schnelle eiweißkoagulierende Kraft, ihre Wirkung beruht aber nicht auf einzelnen Eigenschaften, sondern auf einer Vielfalt solcher[2].

Der Zelltod läßt sich bei chemischen Einwirkungen aber nicht immer aus koagulierenden oder kolliquierenden Vorgängen erklären. Geringe Konzentrationen chemischer Stoffe vermögen auch offenbar eine katalytisch dehydrierende Wirkung und einen Eingriff in Enzymprozesse darzustellen und so einen zunächst morphologisch nicht faßbaren tödlichen Effekt zu erzielen. Die schon genannten Untersuchungen DOERRs über Glyoxalvergiftung und Alloxanwirkung zeigen, daß chemische Stoffe in den Zellstoffwechsel eingreifen können und daß sie, sei es durch Störung der Zellatmung, sei es durch Phosphatasehemmung, zu schweren Schädigungen und zum Zelltode führen.

3. Wenn eine Sondergruppe von Gewebsuntergangsbildern unter dem Begriff *stoffwechselbedingter Nekrosen* aufgestellt wird, so hat dieser Begriff nur eine bedingte Existenzberechtigung. Er geht von der rein ätiologischen Seite aus ohne Berücksichtigung dessen, daß im Einzelfall chemische oder hypoxydotische Vorgänge der Anlaß des Zell- oder Gewebstodes sein können. Wir sehen bei der Urämie Nekrosen bei entzündlichen Reaktionen der serösen Häute (Endothelzellnekrosen des Perikards) oder des Dickdarmes (verschorfende Schleimhautnekrosen); wir finden landkartenartige Nekrosen in der Leber bei der Eklampsie, Nierenepithelnekrosen bei hypochlorämischen Zuständen. Ihre Deutung ist nicht leicht. Sie sind sicher zum Teil kreislaufbedingt, so bei entzündlichen Prozessen der Urämie und erst recht bei eklamptischen Veränderungen der Leber, wo sich hyaline Thromben in den Capillaren und kleinen Gefäßen finden. Bei der Eklampsie sind in sehr starkem Maße Blutplasmaeiweiße und Fibrin am Gerinnungsvorgang der Lebernekrosen beteiligt, sie bewirken eine besonders starre Koagulation des ganzen Herdes; das ist ungewöhnlich für die Leber, deren Nekrosebilder

---

[1] ERNST 1928. [2] LEPESCHKIN 1937.

wegen des Fermentreichtums der Zellen mehr zur Kolliquation neigen. Bei der Hypochlorämie und der mit ihr verbundenen erhöhten Natriumausscheidung durch die Nieren kommt es zur Kalknephrose, einer nekrotisierenden Nephrose, die nach vorausgehender Bildung hyaliner Tröpfchen in Tubulusepithelien zum nekrobiotischen Zelltod führt[1]. Der Effekt ist bei diesen Formen des Zelltodes die Koagulationsnekrose, ohne daß im einzelnen morphologische Besonderheiten auftreten. Das gilt auch für Zelluntergangsbilder bei Stapelungsdystrophie, wo oft kaum in Erscheinung tretende Einzelzellnekrosen nur durch Einlagerungen (Lipoide) und entsprechende Deformierung (Aufblähung) auf den ätiologischen Faktor des Zelltodes hinweisen, wie das Beispiel der Ganglienzellnekrosen bei amaurotischer Idiotie zeigt. Bei Hautnekrosen im Gefolge der Porphyrie liegen Strahlenwirkungen in erster Linie durch UV-Strahlen vor, die durch Ablagerung und sensibilisierende Wirkung von Porphyrinen eine Intensivierung erfahren, so daß sie an Zellen und Geweben wie hochdosierte UV-Strahlen auf das Cytoplasma koagulierend unter Verlust seiner Quellfähigkeit einwirken. Hier wird ein physikalischer Schaden über eine Stoffwechselstörung erst ermöglicht. Die Fähigkeit der Galle, besonders der gallensauren Salze, in ungeschütztem Gewebe (Bindegewebe, Muskulatur, Schleimhautverletzungsstellen) Nekrosen zu verg anlassen, zeigen Tierexperimente. Gleichwohl ist die histolytische Wirkung de Galle vorwiegend ein agonaler oder ein postmortaler Effekt, wenn auch Leberr gewebsnekrosen bei Gallenstauungen an eine nekrotisierende Einwirkung de Galle denken lassen[2]; hiervon sind allerdings die sog. Netznekrosen der Leber nach Choledochusunterbindung auszunehmen, da ihre unter der Gallewirkunr verlorene Zellfärbbarkeit nach relativ kurzer Zeit spontan wiederkehrt[3].

Zu dieser Gruppe von Nekrosen können im weitesten Sinne auch solche bei übersteigertem Angebot von endogenen oder exogenen Substanzen wie Schleim, Lipoiden, Silicium oder Thorotrast rechnen. Zelluntergangsbilder können bei Sekretstauungen in der Zelle auftreten. Vermögen Drüsenzellen ihr Sekret (z. B. Schleim) nicht mehr nach außen abzugeben, so kommt es über Vergrößerung der Sekretgranula zu gallertgefüllten Vacuolen; meist mit physikalisch-chemischen Veränderungen des Sekretes, die an der Eindickung und an geänderter Färbbarkeit sichtbar werden, treten zunehmende strukturelle Störungen der Zellen auf, an denen sie zugrunde gehen, wie der Untergang von Drüsenepithelien bei Katarrhen, in Eierstocksgeschwülsten und bei Schleimkrebsen zeigt[4]. Es sind zum Teil Schäden durch gestapelte Substrate, nicht infolge eines krankhaften Stapelungsvorganges, welche zu Nekrosen führen. Bei Porzellanstaub, der zu frischen Nekrosen führt[5], oder bei anderen siliciumhaltigen Staubarten[6], die zu Bindegewebsnekrosen in Steinhauerschwielen führen können, sind es chemisch-physikalische Wirkungen, bei Thorotrast Strahleneffekte, die den Zelltod bewirken. Worin die Ursache des Nierenepithelunterganges bei der Lipoidnephrose liegt, bei der unter Lipoidablagerungen wabige Cytoplasmaauftreibungen und Zelltod auftreten, ist histologisch nicht ersichtlich. Der Vorgang des Zelltodes erfolgt auch in allen diesen Fällen unter dem Bilde der Koagulationsnekrose, wobei Silicium und Thorotrast durchaus schon an der noch lebenden Zelle Eiweißgerinnungsvorgänge und damit den Zelltod auszulösen vermögen.

4. In dieser Gruppe seien Nekrosen besprochen, die bevorzugt durch mangelnde Gewebsversorgung sich entwickeln. An ihrer Spitze stehen Sauerstoffmangelnekrosen, mögen sie einer Luft-, Atmungsorgan-, Blutzell-, Zirkulations- oder zellfermentbedingten Hypoxie oder Anoxie ihre Entstehung verdanken. Sie

---

[1] Hatano 1939, Lehnberg 1941.　　[2] Ausbüttel 1939, Kettner 1939.　　[3] Kikuchi 1934.
[4] Rössle 1936.　　[5] Peissachowitsch 1931.　　[6] Bergstrand 1930, Giese 1934, Koch 1949.

umfassen Begriffe wie anoxämische, gefäßspastische Nekrosen, Kollapsnekrosen oder Infarktnekrosen. Das Wirkungsprinzip des O_2-Mangels ist die Unterbrechung der Oxydationen, welche natürlich auch bei Lähmung der Atmungsfermente in der Zelle zum Erliegen gebracht werden. Da zur Erhaltung der Zellstruktur eine dauernde Energiezufuhr notwendig ist, und da ferner die Strukturelemente einer Zelle im Prinzip aus der gleichen Art von Bausteinen zusammengesetzt sind, wie die Elemente der Gewebsatmung, wird ein Mangel an Atmungsenergie nicht nur die Tätigkeit der Zelle stören, er wird im letzten Ende auch ihre Strukturen zerstören[1]. Bei verschiedener Vulnerabilität der Zelle gegenüber O_2-Mangel sind Intensität des O_2-Mangels und Anhäufung von Stoffwechselprodukten (Milchsäure, Komponenten des Reststickstoffes), die mit einsetzendem O_2-Mangel schneller gebildet und oft bei ungenügender Blutströmung langsamer als gewöhnlich weggeschafft werden, die wesentlichen Faktoren, welche an der Stoffwechseltätigkeit und an der Struktur einer Zelle angreifen[1]. Wirkungen kritischen Sauerstoffmangels beruhen, wie sich im Rückatmungsversuch beim Hund nachweisen läßt, nicht allein auf sich ständig verringerndem O_2-Angebot, sondern von einer gewissen Höhe an auch auf einem akut einsetzenden Kreislaufkollaps; dieser führt zu einer sekundären Ischämie, welche die Sauerstoffversorgung des Gewebes weiter vermindert und gleichzeitig den Antransport von Nährstoffen und den Abtransport von Stoffwechselprodukten erschwert[1]. Die Ischämie wirkt sogar stärker schädigend als eine reine vorübergehende Anoxie; ein kurzdauernder Unterdruckkollaps kann die gleichen Schäden an der Struktur hervorrufen wie ein längerer Unterdruckaufenthalt ohne Kollaps[2]. Auf kollapsbedingte Veränderungen der Blutgewebsschranke bei allgemeinem O_2-Mangel mit Austritt von Blutflüssigkeit hatten bereits BÜCHNER und ALTMANN hingewiesen. Bewirkt die Kollapsischämie eine totale Anoxie, dann kann der Strukturumsatz in der Zelle nicht mehr aufrechterhalten werden, womit die Voraussetzungen zu irreversiblen Schäden gegeben sind. Eine totale Ischämie führt wegen des fehlenden „Spüleffektes" schneller zu irreversiblen Schäden und zum Zelltode als eine totale Anoxie, bei der zwar O_2-Mangel, aber eine erhaltene Blutströmung vorliegt. Wird die Erholungszeit einer Zelle unter Sauerstoffmangel größer als die Wiederbelebungszeit, was mit steigender Dauer der Anoxie und der Ischämie von einem bestimmten Moment an zu erwarten ist, d. h. mit anderen Worten, erlischt die Erholungsfähigkeit, so ist eine Zelle tödlich getroffen und sie wird nekrotisch. OPITZ ist der Ansicht, daß viele der bei Sauerstoffmangel nachgewiesenen Zellnekrosen nicht rein anoxischer, sondern ischämischer Natur sind, weil eine Ischämie infolge der sie begleitenden Plasmadyskinesie (veränderter Nähr- und Spüleffekt bei gleichzeitigem O_2-Mangel) rascher tötet, als reine Anoxie. Die Manifestationszeit eines tödlichen Zellschadens, die Zeit vom Einsetzen der tödlichen Schädigung bis zum Sichtbarwerden im histologischen Bild, geht dabei parallel der Dauer der Wiederbelebungszeit und der Höhe der Empfindlichkeit einer Zelle für Sauerstoffmangel. Die Morphologie des einmal eingetretenen Zelltodes zeigt keine Besonderheiten. Der Zelltod verläuft an parenchymatösen Organen und am Herzmuskel unter dem Bilde der Koagulationsnekrose, wobei oft intravital gebildete Vacuolen in gewissem Maße kennzeichnende Veränderungen vorangegangener akuter Sauerstoffnot sind. Am Gehirn entwickelt sich die Nekrose unter den Erscheinungen der irreversiblen schweren ischämischen bzw. homogenisierenden Ganglienzellerkrankung. Die eigenartige bevorzugte Lokalisation von ausgeprägten Rindennekrosen an den Windungstälern im Tierversuch im Gegensatz zu weniger

---

[1] OPITZ 1950. [2] ALTMANN 1949.

geschädigten Windungskuppen[1] läßt sich vielleicht auf einen besseren Umspülungseffekt der Windungskuppen mit Liquor zurückführen[2].

Es erhebt sich die Frage, wieweit ein lokaler oder allgemeiner Nahrungsmangel, ebenso ein Wirkstoffmangel über die Atrophie hinaus zum Zelluntergang führen kann. Wird mit dem O_2-Mangel *eine* Seite des Stoff- und Energiewechsels getroffen, so sind auf der *anderen* Seite mit mangelnder Nahrungszufuhr, mit Störung der Fermentleistungen und mit Stofferschöpfung tödliche Unterbrechungen des Zellstoffwechsels vorstellbar, wenn auch im Einzelfall eine exakte Trennung kausaler Faktoren oft nicht möglich sein wird. Für den Zelltod in Anaerobiose kommen nach Untersuchungen an Pflanzen[3] zwei Möglichkeiten in Frage: die Entstehung giftiger anaerober Stoffwechselprodukte bei saurem Zellsaft und der Mangel an Betriebsenergie „neutraler" Gewebe, so daß die Lebensdauer unter Anaerobiose stehender „neutraler" Zellen im wesentlichen von der Menge der zur Verfügung stehenden Kohlenhydrate abhängt. Mit abnehmender Kohlenhydratmenge wird die Energie zur Aufrechterhaltung der Lebensfunktionen ungenügend und der irreversible Zustand der Nekrobiose tritt ein. Ob feinfleckige Herzmuskelnekrosen bei Hyperthyreosen mit ihrem gesteigerten Grundumsatz[4], also bei einem Leben unter gesteigerten Ansprüchen, in einem Schwund des Glykogenminimums, das zur Erhaltung der Verbrennungsvorgänge in der Zelle nötig ist, ihre Erklärung finden, ist fraglich, aber vielleicht noch nicht genügend untersucht. Die Bedeutung von Nahrungsfaktoren für die Entwicklung von Leberzellnekrosen wird neuerdings schärfer gesehen[5]. Solche Nekrosen treten bei Mangel an lebensnotwendigen schwefelhaltigen Aminosäuren auf, insbesondere bei Cystinmangel. Siegmund sieht das Entscheidende in einer Störung der Fermentbildung, die zu einer Änderung der Funktionslage und der „Ausgangslage" der Zellen führt, aus der heraus sie schneller einfachen Schäden unterliegen. Nekrosen dieser Art zeigen keine morphologischen Charakteristica. Das gilt auch für Nekrosen, die einem Vitaminmangel im Grunde ihre Entstehung verdanken. Ein Beispiel hierfür ist der Mangel an B_1-Vitamin (Aneurin), dem Coferment der Carboxylase, der Störungen des oxydativen Milchsäureabbaues im Kohlenhydratstoffwechsel zur Folge hat, und der dann im Gehirn durch Anhäufung von Brenztraubensäure zur Ganglienzellnekrose führt. Keine genügende Beachtung fand bisher die Frage, ob gestörter Abfluß von Abbauprodukten in Entzündungs- oder Nekrosezonen, eine Plasmadyskinese, als nekrotisierender Effekt wirken kann. Hier bekäme die Dyshorielehre Schürmanns vielleicht einen neuen Aspekt. Auf die Bedeutung des gestörten Nähr- und Spüleffektes bei der Ischämie hat, wie oben angeführt, erst kürzlich Opitz hingewiesen. Hier sind die eindrucksvollen Untersuchungen von Leupold über die Wirkung von Autolysaten und vor allem über den Einfluß gestörter Beziehungsverhältnisse der Kationen und der Anionen bei der Entstehung von Nekrosen anzuführen. Bei der Injektion durch Autolyse gewonnener hochmolekularer Eiweißkörper und ihrer ersten Spaltprodukte lassen sich im Tierversuch bei Einhaltung einer geeigneten Wasserstoffionenkonzentration — sowohl bei der Herstellung der Autolysate wie auch bei ihrer örtlichen Applikation — nekrotische Vorgänge und Nekrosen erzielen. Die hochmolekularen Autolysate führen Veränderungen in der chemisch-physikalischen Struktur der Zelle wie auch in ihrer Stoffwechsellage herbei, welche unter Umständen einen Zelltod bewirken. Von wesentlicher Bedeutung für das Auftreten von Nekrosen sind Ionengefälle, die unter anderem durch Eiweißkörper und Eiweißspaltprodukte bewirkt werden können. Solche Ionenverschiebungen sind bei der Nekrose in der Vermehrung

---

[1] Altmann und Schubothe 1942. [2] Opitz 1950. [3] Grünberg 1932. [4] v. Zalka 1935.
[5] Siegmund 1951.

der einwertigen Kationen Natrium und Kalium gegenüber dem Calcium und in
der Verminderung der geringwertigen Anionen gegenüber den höherwertigen
gegeben, wobei im Falle der Nekroseerzeugung das Gefälle die physiologischen
Schwankungsbreiten überschreitet. Die Anwesenheit hochmolekularer Eiweiße
kann die Ionenwirkung fördern. Nekrosen traten bei entsprechenden Versuchen
als Koagulationsnekrosen durch Einwirkung auf die Zellkolloide im Sinne der
Ausflockung auf, während normalerweise Calcium im physiologischen Ionen-
verhältnis die Erhaltung des Solzustandes der Zelleiweiße bewirkt. Es entwickeln
sich interessanterweise zum Teil auch Kolliquationsnekrosen; diese bilden sich
unter vermehrter Wasseraufnahme in die Zellen, welche hell und aufgebläht
erscheinen, um sich dann allmählich aufzulösen. Die Wirkung, die bei entsprechender Konstellation auch zu proliferativen Entwicklungen bis zur Tumor-
bildung führen kann, ist bei allen Versuchen von Konzentration und Wasser-
stoffzahl abhängig. Autolysate sind bei neutraler Reaktion unwirksam. Die
Untersuchungen Leupolds weisen nachdrücklich auf die Bedeutung vitaler
Gleichgewichtszustände und ihrer Störungen nicht nur für progressive Lebensäußerungen, sondern auch für die Entstehung von Gewebsschäden und Nekrosen
hin. Sie beleuchten die Umstimmungen, die als auslösende Ursache oder als
Zwischenstadium nach Einwirkung eines pathogenetischen Faktors die Stoffwechsellage eines Gewebes derart stören können, daß eine Nekrose eintritt.

5. *Fermentnekrosen* treten bei der Einwirkungsmöglichkeit fermenthaltiger
Körpersäfte (Magensaft, Pankreassaft) an Gewebsstrukturen unter gegebenen
Voraussetzungen auf. Die Entwicklung der frühzeitig erweichenden Pankreas-
gewebsnekrose könnte für eine vorwiegend kolliquierende Nekrose bei der Einwirkung auf das Parenchym sprechen. Es findet sich aber um Verflüssigungs-
herde herum meist ein koagulationsnekrotischer Außenbezirk, der primär
koagulierende Vorgänge bei dieser Fermentnekrose annehmen läßt. Auch Fett-
gewebsnekrosen durch Pankreassaftwirkung zeigen am Zelleib der Fettgewebs-
zellen koagulierende homogenisierende Erscheinungen durch Trypsinwirkung,
während unter Steapsineinfluß der fermentative Spaltungsvorgang an Fettsubstanzen einsetzt. Wenn am Magen und Darm koagulierende Epithelnekrosen
mit auffallenden Kernpyknosen und hyalinem fibrinoidem Charakter bei peptischen Erosionen eintreten[1], und wenn vor allem beim Ulcus pepticum die Ge-
schwürsgegend das Bild einer besonderen Quellungsnekrose zeigt[2], so ist zu
erwägen, ob hierbei der Koagulationsvorgang durch eine Salzsäurewirkung des
Magensaftes verstärkt und verändert werden kann[3]. Bei Mäusen hat L. Baum
in subcutanen Fermentinjektionen nachgewiesen, daß proteolytische Fermente
direkt, und nicht auf dem Umwege der Zirkulationsstörungen oder Gewebs-
abbauprodukte nekrotisierend wirken; sie rufen schon nach 4 Std Nekrose und
Auflösung von Muskelfasern, von Binde- und Fettgewebe hervor; die Auflösung
geht hierbei ebenfalls über Koagulationsvorgänge. Somit scheint die heterolytische Fermentnekrose vorwiegend eine Koagulationsnekrose zu sein. Die
Pathogenese von Zell- und Gewebsnekrosen bei *Viren, Bakterien, Protozoen,
pflanzlichen* und *tierischen Giften* ist in Anbetracht der Vielzahl dieser ätiologischen Faktoren im Prinzip eine auffallend einheitliche. Der Nekroseeffekt tritt
erst nach einem gewissen Schwellenwert des Reizes auf, von einer bestimmten
Konzentration an. Dann sind alle Wirkungsgruppen, seien es ätherische Öle,
Proteine, Endotoxine oder Ektotoxine, den Zellen gegenüber als Protoplasma-
gifte wirksam. Sie führen im wesentlichen zu Koagulationsnekrosen. Mehr als

---

Adecke 1930, Büchner 1931, Hamperl 1932, Penkert 1941. [2] Thelen 1938.
Otschlich 1930.

bei Nekrosen anderer Ätiologie wird aber hier das Bild dadurch verwischt, daß die gleichen Wirkgruppen auch entzündungserregend sind, so daß in nicht abzusehendem Maße Nekrosevorgänge und Entzündung sich mischen. Das erklärt die jeweils wechselnden Bilder akuter oder nekrobiotischer Nekrosen, die wechselnden Bilder von Einzelzell-, Gruppen- und Herdnekrosen, die sich überschneidenden Bilder direkter und indirekter Nekrotisierung, wobei unter indirektem Effekt entzündungsbedingte Kreislaufstörungen oder Wirkungsmöglichkeiten von toxisch-wirksamen Gewebsabbauprodukten (vgl. Leupold: Autolysate) verstanden sein sollen. Sie bestimmen letzten Endes einzeln oder zusammen, ob eine intravitale Nekrose hier als Nekrobiose, als Verkäsung, als akute Koagulationsnekrose, mit Kernpyknose, mit Karyorhexis oder mit Karyolyse sich morphologisch manifestiert. Wenn immer wieder angegeben wird, daß Bakterientoxine eine koagulierende Wirkung auf das Zellprotoplasma ausüben, so scheint mir in der Beurteilung allerdings eine gewisse Vorsicht am Platze zu sein, da sich Gerinnungsvorgänge nach dem Zelltod morphologisch·von intravitalen reversiblen oder irreversiblen, zum Zelltode führenden Eiweißgerinnungen schwer abgrenzen lassen.

Fassen wir das morphologische Bild aller dieser Nekroseformen zusammen, so ist eine fast überraschende Monotonie der Erscheinungen festzustellen. Im Vordergrunde steht immer wieder das Bild der Koagulationsnekrose, d. h. des unter dem Zeichen der Cytoplasmagerinnung und der Kernpyknose eintretenden Zelltodes. Diese Feststellung ist deswegen bedeutsam, da die Koagulation des Zellprotoplasmas vielfach hierbei als die *Ursache* des Zelltodes in Erscheinung tritt und es sich somit hier nicht um den *nach* dem Zelltode auch sonst meist eintretenden Gerinnungsvorgang des Zelleiweißes handelt, bei dem Calciumwirkung und fermentative Einflüsse zur Diskussion stehen[1]. Darüber hinaus sei betont, daß der Nekrosevorgang, wie alle intravitalen Prozesse, ein komplexes Geschehen ist und eine Unterteilung in der eben vollzogenen Art zum Teil eine willkürliche ist. Wer will schon bei einer einfachen infektiösen Nekrose mit den bisherigen Untersuchungsmethoden unterscheiden, welche Faktoren, ob Viscositätsänderungen des Zellprotoplasmas oder Kerneiweißstörungen, ob intracelluläre Fermentstörungen, ob zirkulatorische hypoxämische Vorgänge oder ob Plasmadyskinesien mit der Änderung des chemisch-biologischen Milieus und mit der „toxischen" Wirkung von angehäuften Abbaustoffen die entscheidende Rolle bei der Nekrobiose und beim Zelltod spielen.

7. Autolyse und Heterolyse.

Wenn im Rahmen einer Nekroseabhandlung die intravitale Autolyse und Heterolyse als selbständiges Kapitel behandelt werden, so bedarf dieses einer gewissen Rechtfertigung. Sie wird darin gesehen, daß Autolyse und Heterolyse nach dem Gewebstod zwar einsetzen *können,* daß sie aber keine mit der Nekrose *wesentlich* verbundene Erscheinung darstellen, da es auch Nekrosen ohne Abbauerscheinungen gibt. Unter Nekrose versteht man, wie bereits einmal gesagt, den intravitalen Zelltod und Gewebstod als solchen — logischerweise, da wir ja von *Ursachen* der Nekrose sprechen —, darüber hinaus aber auch die morphologischen Kennzeichen des chemischen oder fermentativen *Abbaues* bereits abgestorbener Zellen und Gewebe. Mit diesen nicht immer klar geschiedenen Gegebenheiten tritt leicht eine beachtliche Unschärfe bei manchen Überlegungen auf. Sind einerseits unter Nekrobiose alle irreversiblen auf den Tod der Zelle hinsteuernden Vorgänge, aber noch nicht der Zelltod selbst zu verstehen, so sind

---

[1] Groll 1949.

andererseits Autolyse und Heterolyse Abbauprozesse an der Struktur, die in
ihrer ganzen Bedeutung erst mit dem Zelltode einsetzen; sie sind nicht identisch
mit dem Zelltode, sie sind erst durch ihn ausgelöst. Gleichwohl erhebt sich die
Frage, ob sie zum Teil nicht schon intravital „vorbereitet" werden. Leben
bedeutet für die Zelle ständigen Strukturwandel, Tod kann man das „Erstarren
der Struktur" nennen — und doch gehen, morphologisch gesehen, geordnete
Umbau- und Abbauprozesse an der lebenden Zellstruktur mit nekrolytischen
Abbauvorgängen fließend ineinander über. Es scheint geradezu, daß die morphologische Betrachtungsweise, die den Zeitfaktor und die „Anamnese" der Zelle
nicht exakt einzurechnen vermag, hier Unklarheiten in der Deutung dadurch
schafft, daß sie intravitale, noch reversible Vorgänge schwer von Prozessen, die
den Zelltod zur Voraussetzung haben, mit ihren Untersuchungsmethoden trennen
kann. Dennoch sind, vom Zelleben aus gesehen, grundsätzlich zweckgerichtete
erhaltende Strukturumwandlungen von Selbstauflösungserscheinungen zu unterscheiden. Somit bedarf es auch in der Morphologie einer möglichst eindeutigen
Abgrenzung zwischen Vorgängen, die zum Zelltode führen und solchen, die mit
dem Absterben einer Zelle oder eines Gewebes eingeleitet werden. Dazwischen
steht wie eine scharfe Trennungslinie der meist instabile, weil zur Lyse neigende,
Zustand der Nekrose, der Befund des eigentlichen Zelltodes.

Auflösungserscheinungen vollziehen sich bei der intravitalen Zell- und Gewebsnekrose *autolytisch*, d. h. unter Wirksamwerden zelleigener Fermente, und *heterolytisch*, d. h. unter fermentativen Wirkungen fremder Zellen und der Blut- und
Gewebsflüssigkeit (eventuell auch von Bakterien), Wirkungen, die sich erst aus
den Beziehungen des abgestorbenen Gewebsbezirkes zum lebenden Organismus
ergeben. Autolyse ist nach NEUBAUER hauptsächlich hydrolytische Spaltung
von Eiweißkörpern, daneben Abbau von Nucleinen, Kohlenhydraten und Fetten.
Erwähnt sei, daß es auch chemische, ohne Fermenteinfluß sich vollziehende Zell-
und Gewebsauflösungen gibt, wie die Gewebskolliquation bei Laugenätzung oder
die histolytische Wirkung von Galle, die mehrfach bis zum Sieden erhitzt war,
in experimentellen Untersuchungen zeigt[1]. Die Autolyse ist von der Cytolyse
zu trennen, die „eine Auflösung der Substanzen des Protoplasmas im umgebenden
wäßrigen Medium" darstellt, während unter Autolyse eine „langsame chemische
Auflösung der Zellsubstanzen unter Einwirkung der eigenen Zellenzyme" zu
verstehen ist[2].

Bei der Autolyse beginnen die in der lebenden Zelle untätigen oder wenig
tätigen Enzyme sofort nach dem Zelltode die Protoplasmasubstanzen anzugreifen
und zu lösen. „Das Einsetzen der Enzymtätigkeit nach dem Absterben kann
nur durch eine chemische Veränderung der Protoplasmasubstanzen beim Absterben erklärt werden. Entweder werden diese Substanzen erst nach dem Tode
angreifbar, oder es werden die früher mit gewissen Substanzen verbundenen
Enzyme freigesetzt bzw. aktiviert."[2]

Damit ist die Problematik der Autolyse und Heterolyse aufgezeigt. Es
herrscht zwar eine ziemlich einheitliche Meinung darüber vor, daß die Veränderungen und Zersetzungen der lebenden Substanz beim Zell- und Gewebstod
im wesentlichen auf fermentativen Wirkungen beruhen, die Deutung und Erklärung der hier zu findenden morphologischen Bilder ist allerdings uneinheitlich.
Schon der Zeitpunkt des Einsetzens autolytischer Vorgänge ist umstritten.
Im Gegensatz zu LEPESCHKIN sagt HUECK, daß das völlige Fehlen der Kerne
eigentlich ein Zeichen des allmählichen Absterbens, der Nekrobiose sei; damit
wäre der Kernschwund ein noch zu Lebzeiten der Zelle sich vollziehender

---

[1] KETTNER 1939.   [2] LEPESCHKIN 1937.

autolytischer Prozeß oder gar in seinen ersten Anfängen ein rückbildungsfähiger Degenerationsvorgang[1]. Nach GROLL unterliegen geschädigte Zellen ebenso wie das tote Gewebe der „Verdauung" durch Proteinasen, so daß schließlich ein Kernschwund eintritt. Es liegen also fließende Übergänge vor, welche die Bestimmung des Zeitpunktes, zu welchem Autolyse und Heterolyse sich entwickeln können, so sehr erschweren. Das Entscheidende dürfte wiederum in der Irreversibilität von Vorgängen auto- und heterolytischer Natur liegen; durchaus reversible Prozesse der Kernabblassung z. B. können morphologisch unsichtbar in die Irreversibilität der Chromatolyse und des Kernschwundes übergehen. Das morphologische Bild ist immer nur das jeweils fixierte Zustandsbild eines sich entwickelnden Prozesses, dem oft unter dem Mikroskop nicht anzusehen ist, ob er in den Zelltod oder in die Erholung einmündet. Die wesentlichen Erscheinungen der Autolyse und Heterolyse sind zweifellos Vorgänge, die nach dem Zelltode einsetzen[2]. GUILLERY prägte dafür den Ausdruck Nekrolyse. Daß nicht alle Abbauvorgänge beim örtlichen Gewebstod zur echten „Lyse", d. h. zu löslichen Produkten führen und daß in *jeder* Abbaustufe Abbauprodukte in den Organismus ausgeschwemmt werden (unter anderem histaminartige Stoffe, Paraproteine), braucht kaum betont zu werden; es darf daher bei der chemischen Analyse von Nekrosebereichen keinesfalls ein gleichmäßiger Abbau hochmolekularer Stoffe zu niedermolekularen in einem mengenmäßigen Verhältnis erwartet werden.

Mit dem Eintritt des Zelltodes ist der Stoffwechsel der Zelle aufgehoben und zwar in der Hinsicht, daß die Assimilation völlig aufhört und nur noch Abbauvorgänge nicht im Sinne eines Stoffwechsels, sondern eines Stoff*wandels* vorliegen. Der Abbau tendiert *grundsätzlich* zur Auflösung der nekrotischen Zellen und Gewebe hin, auch wenn die Auflösung nicht immer erreicht wird, wie z. B. bei der tuberkulösen Verkäsung oder bei umfangreichen andersartigen Nekrosen. Das Ende der Gewebsauflösung ist der Abbau bis zu verwertbaren Bausteinen (Aminosäuren) oder die Stoffzersetzung bis zu einfachsten Substraten. Unter diesem Aspekt sind alle chemischen und morphologischen Befunde vom Moment des Zelltodes an zu bewerten. Autolyse und Heterolyse erfolgen offensichtlich im wesentlichen anaerob. Ein gewichtiges Argument für den anoxydativen Abbau von Nekrosezonen ist der Nachweis, daß die Zwischenprodukte des Nekroseabbaues mit denen des anoxydativen Stoffwechsels übereinstimmen (Anhäufung von Milchsäure, Fettsäuren).

Autolyse und Heterolyse sind vorwiegend an Leichengewebe oder in Modellversuchen an Gewebsbrei, an Implantaten und Explantaten studiert[3]. Allen diesen Studienobjekten ist gemeinsam, daß sie aus der Umgebung des *Lebendigen*, aus der Verbindung mit der organischen Durchblutung und Durchströmung vollständig — oder bei Implantaten weitgehend — ausgeschaltet sind. Dieser grundlegende, willkürlich gesetzte oder nicht zu vermeidende Unterschied hebt diese Untersuchungen aus den im lebenden Organismus bei der Nekrose sich vollziehenden Vorgängen scharf heraus und läßt nur *bedingte* Rückschlüsse zu. LEUPOLD betont mit Recht, daß alle in vitro-Versuche insofern unphysiologisch sind, als meistens eine Anhäufung der Spaltprodukte erfolgt oder zumindest der automatische Abtransport solcher Spaltprodukte, wie er innerhalb des lebendigen Organismus erfolgt, nicht in gleicher Art nachgeahmt werden kann. Demgegenüber vollziehen sich bei intravitalen Nekrosen Autolyse und Heterolyse innerhalb und unter Mitwirkung des lebenden Organismus (unter dem Einfluß von Temperatur, Durchblutung, Durchströmung und Abströmung, p_H-Änderungen, Chemotaxis).

---

[1] R. MÜLLER 1938. [2] LEPESCHKIN 1937, LÖBBERT 1939. [3] ABDERHALDEN 1936.

Wenn das *morphologische* Bild intravitaler autolytischer und heterolytischer Vorgänge ein wechselndes ist, so beruht das wohl kaum auf *grundsätzlich* verschiedenen Formen der *Lyse*. In der letzten Stufe der Zellexistenz, der Abbaustufe der abgestorbenen Zelle, gibt es noch eine Ordnung, wenn es auch keine lebendige mehr ist, sondern nur noch eine Ordnung der Auflösung, der Zersetzung. Im Moment des Zelltodes sind alle Möglichkeiten der Autolyse und Heterolyse wie in einem Brennpunkt vorhanden, aber dann divergieren bald die Vorgänge und Ablaufgeschwindigkeiten je nach der Art der Zellen und dem sich einstellenden Zustand des betroffenen und des benachbarten Gewebes (hydrostatisches, elektrostatisches, thermisches Verhalten, Fehlen oder Stärke der Koagulation, intravitaler Zellzustand im Moment des Zelltodes, Blockierung der Nekrosestelle durch zusätzliche intercelluläre Fibrinausfällung und gestörte Durchflutung). Vorgang und Geschwindigkeit von Autolyse und Heterolyse sind also von allgemeinen, besonders von chemischen Grundvoraussetzungen ebenso abhängig wie vom Charakter und der Eigenart der toten Zellen und Gewebe.

Untersuchungen von GROLL und seinen Mitarbeitern haben auf die Bedeutung der Wasserstoffionenkonzentration für autolytische und heterolytische Vorgänge im Nekrosebereich hingewiesen. Acidose bzw. Alkalose eines Nekrosegebietes schaffen die Voraussetzungen und die optimalen Bedingungen für die Wirksamkeit bestimmter Fermente und Fermentgruppen. Von ihrer Wirkungsmöglichkeit hängen zweifellos Art und Geschwindigkeit der lytischen Vorgänge nach dem Einsetzen der Nekrose ab. Hier exakte Feststellungen zu treffen, ist sehr schwierig. Setzt doch die Nekrose sicherlich sehr häufig nicht bei einem annähernden Neutralpunkt der Zelle ein — das wird sie im wesentlichen nur dann tun, wenn sie als ein plötzliches tödliches Ereignis die ruhende Zelle trifft (Katastrophentod); es ist vielmehr anzunehmen, daß häufig vor dem Zelltod in noch lebenden, aber bereits erkrankten Zellen Störungen einsetzen, die z. B. eine Acidose veranlassen. In diesem Falle werden bei einer eintretenden Nekrose in einem von vornherein acidotischen Gewebe andere Bedingungen der Nekrolyse vorliegen als gewöhnlich.

Diese Überlegungen sollen verständlich machen, daß eine nähere Betrachtung autolytischer und heterolytischer Prozesse im Nekrosebereich nur als mittlere Norm gelten kann, da uns vielfach die Ausgangsstellung der einsetzenden lytischen Prozesse nicht bekannt ist.

Morphologie. Es erscheint, wie schon früher angeführt, berechtigt, das morphologische Bild der Nekrose, d. h. des eben eingetretenen Zelltodes, von den Erscheinungen der Autolyse und Heterolyse zu unterscheiden. Die Nekrose dürfte im wesentlichen mit dem Auftreten des glänzenden Kerntypes (ZOLLINGER), mit der diffusen Tingierbarkeit durch Vitalfarbstoffe, mit Fluorescenzeigentümlichkeiten und, wenn auch nicht in allen Fällen, mit Gerinnungsvorgängen am Kern und Cytoplasma (Koagulation) umrissen sein. Nach Untersuchungen GROLLs und seiner Mitarbeiter verlaufen Protoplasmagerinnung und Kernschwund unabhängig voneinander; hierin könnte ein Beweis dafür gesehen werden, daß die Cytoplasmagerinnung noch zu den Effekten des Zelltodes und nicht — wie der Kernschwund — schon zur Nekrolyse zu rechnen ist. Es kann deswegen wohl mit gutem Recht die Cytoplasmagerinnung aus der Betrachtung morphologischer Kennzeichen der Autolyse und Heterolyse herausgenommen werden. Zu Autolyse und Heterolyse sind dagegen alle sich mit dem Zelltode einstellenden Schwund- und Abbauerscheinungen zu rechnen. Ihre morphologischen Bilder sind nicht sehr umfangreich. Hierhin gehört als wichtigstes Merkmal der Kernschwund. Mit ihm kann sich die Autolyse und Heterolyse bereits erschöpfen, wie die Abkapselung und Erhaltung verkäster Nekrosen beweist. Es ist für die Grundfragen der Nekrolyse unbedeutend, ob der Kernschwund direkt oder über Pyknose oder Rhexis eingeleitet wird. An den Kernschwund kann sich die totale Gewebsauflösung anschließen. Sie kann aber auch, wie das Beispiel der Verkäsung zeigt, ausbleiben. Sie umfaßt Abbauvorgänge an allen Strukturen und Substanzen, nicht nur am Eiweiß, wo sie allerdings am meisten untersucht ist.

Es sind in der Morphologie der Autolyse und Heterolyse viele Fragen offen. Es liegt nahe, mit GROLL bei der Koagulationsnekrose an eine gestoppte Autolyse zu denken, bei der Kolliquationsnekrose dagegen vorwiegend weiterlaufende autolytische Prozesse anzunehmen. Wieweit Autolyse und wieweit Heterolyse

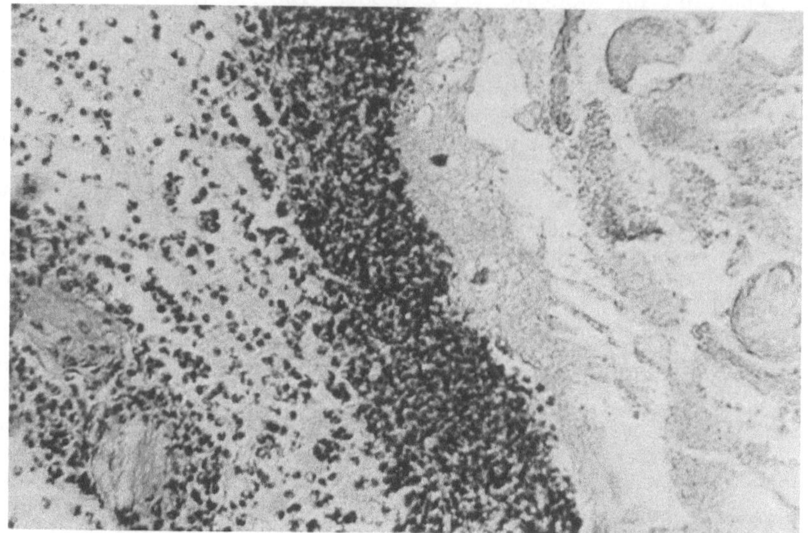

Abb. 20. Heterolytische demarkierende Abschmelzung einer Hautnekrose (Meerschweinchen, ARTHUS-Phänomen); das ursprünglich koagulierte Gewebe löst sich unter Leukocyteneinwirkung auf.

beim Zell- und Gewebsabbau im einzelnen wirksam sind, läßt sich aber morphologisch nicht unterscheiden, da der Effekt der Lyse immer der gleiche ist; eine Histochemie der Enzyme hat hier anzusetzen[1]. Vorerst ist es nicht verwunderlich, wenn kolliquierende Nekrosen sowohl autolytisch als auch heterolytisch gedeutet werden. Heterolytische Wirkungen dürfen wohl am ehesten und in reinster Form beim sekundären Abbau von Koagulationsnekrosen, so besonders bei der Verflüssigung tuberkulöser Nekrosezonen oder bei der eitrigen Einschmelzung oder demarkierenden Abschmelzung von Infarktnekrosen anzunehmen sein, wobei in erster Linie Leukocyten- und eventuell Bakterienfermente wirksam sind (Abb. 20).

EGER betont, daß die Autolyse immer zur Karyolyse und nicht zur Karyorhexis führt, wobei in der Leber bei der postmortalen Zersetzung der Kernschwund an den Endothelzellen gleichzeitig oder gar vorzeitig im Vergleich zu den Leberzellen auftritt. Letzteres steht im Gegensatz zu Berichten anderer Untersucher und entspricht im allgemeinen nicht den Erwartungen, die vom Fermentreichtum der einzelnen Zellen ausgehen. Vielleicht erfahren die Beobachtungen EGERs dadurch eine Einschränkung, daß sie nur auf die Leber Bezug nehmen. Der besondere Fermentreichtum dieses Organes könnte bei der postmortalen Zellzerfallserscheinung infolge des Aufhörens jeglicher Zirkulation eine

---

[1] LINDERSTRÖM-LANG und HOLTER 1941.

,,Fermentanreicherung" und eine schnelle Ausdehnung der Fermentwirkung auf die fermentärmeren mesenchymalen Zellen hervorrufen; andererseits erscheint es nicht überraschend, wenn auch heterolytische Wirkungen von Serumfermenten zunächst und schon frühzeitig an den Endothelien einsetzen.

Wirkungsweise. Beim Kernschwund als dem wichtigsten morphologischen Kennzeichen autolytischer oder heterolytischer Vorgänge standen eine Reihe Möglichkeiten zur Diskussion: die chemische Auslaugung des Chromatins, ein ,,Nekrotisierungseffekt" gewebszerstörender Stoffe des lebenden Gewebes und seiner Säfte oder die Einwirkung eines thermolabilen Serumfaktors. Es ist nicht mehr ernsthaft zu bezweifeln, daß zelleigene und zellfremde Fermente den Kernschwund und die Gewebsauflösung in Nekrosebereichen vollziehen. Eine Fermentwirkung erklärt ohne Zwang die wechselnden Erscheinungsbilder des Kernschwundes, aus welcher Ursache heraus auch die Nekrose entstanden sein mag. Das haben die Arbeiten von GROLL und seinen Mitarbeitern überzeugend gezeigt.

Die Hauptstütze dieser Annahme eines fermentativ bedingten Kernschwundes bildet das unterschiedliche Verhalten von Gewebsschnitten einmal gegenüber Fermenten und zum anderen gegenüber Pufferlösungen. In alkalischen Pufferlösungen, die eine gleichmäßige ,,Auslaugung" erwarten lassen müßten, verliert nämlich nur ein Teil der Parenchymzellen bald die Kernfärbbarkeit und zwar derjenige, der intravital selbst reichlich Fermente enthält, im Gegensatz zu fermentarmen Parenchymzellen, zu Bindegewebszellen und Endothelien; bei Proteinasezugabe werden dagegen alle Zellen gleichmäßig kernlos. Auch bei der postmortalen Autolyse von Leichenorganen in Pufferlösungen ist der Fermentgehalt der Zellen für den Kernabbau von entscheidender Bedeutung[1].

Es sei einschränkend bemerkt, daß wir keine genaueren Kenntnisse von der *Wirkungsweise* abbauender Fermente nach dem Zelltode besitzen. Der Fermentbestand der Zelle ist nicht nur insgesamt ein wechselnder, auch die Verteilung und der Einbau der Fermente in der Zelle ist im letzten noch nicht genügend geklärt. Viele Enzyme kommen in den Kernkörperchen, den Chromosomen, den Mitochondrien und an der Zelloberfläche gehäuft vor[2]. Sie sind in bestimmter geordneter Weise in die Struktur und die Funktion der Zelle eingebaut[3]. Das bedeutet, daß es innerhalb der Zelle Bezirke von verschiedenen pH und verschiedenen Redoxpotentialen geben muß. Nicht völlig geklärt ist, wieweit Enzyme gewissermaßen gelöst im Cytoplasma vorkommen. Es ist ferner anzunehmen, daß einige Enzyme des Cytoplasmas nicht als solche in den Kernen vorkommen, obgleich sie natürlich dort als unwirksame Vorstufen, als Zymogene vorliegen können. ,,Letztes Ziel der cytochemischen Untersuchungen würde die Errichtung einer gefestigten Zellphysiologie sein, in der die Lokalisation der Enzyme und der Fluß der Substrate innerhalb der Zelle gut verständlich wäre. Die verschiedenen Prozesse von Absorption und Exkretion, besonders diejenigen, welche Zellenergie erfordern, werden in Zukunft wahrscheinlich faßlich werden als das Ergebnis cytochemischer Forschungen einer oder der anderen Art."[2] Hier liegen demnach noch schwer übersehbare physiologische Verhältnisse und Beziehungen vor. Um wieviel komplizierter und vorerst unübersichtlicher sind die feineren Vorgänge eines fermentativen Abbaues, die mit der Destruktion des Zellgefüges im Zelltode und zum Teil auch schon vorher einsetzen.

Fragt man nach der *Wirkungsmöglichkeit* von Fermenten, so weisen viele Arbeiten, nicht zuletzt die von GROLL, auf die Bedeutung der Wasserstoffionenkonzentration hin. Sie gehen von der Beobachtung aus, daß nicht nur die intra-

---

[1] MANSTEIN 1935, ARNHOLDT 1937.　　[2] DOUNCE 1950.　　[3] LANG 1952.

cellulären Verhältnisse vor und im Moment des Zelltodes, sondern auch die Einwirkungsmöglichkeiten der Nekroseumgebung und des Organismus im Zusammenwirken oder in wechselnder Beeinflussung einen Zustand schaffen, der in allmählichem Fortschreiten auf den Kernschwund hinführt. Dabei waren schon lange 2 Vorgänge am Infarkt, am Implantat und am Explantat bekannt. Einem im Nekrosebereich zentral gelegenen, langsam in Tagen sich entwickelnden Kernschwund läßt sich eine periphere Entkernungszone gegenüberstellen, in welcher schon in wenigen Stunden der Kernschwund vor sich geht. Gleichzeitig finden sich zentral Auflockerungs- und Auflösungserscheinungen des Cytoplasmas, während in der Randzone die Zellen verquollen erscheinen und das Protoplasma dicht und stark eosinfärbbar ist[1]. Kern und Cytoplasma scheinen ein unterschiedliches, entgegengesetztes Verhalten zu zeigen: die Peripherie zeigt schnelleren Kernschwund bei besser erhaltenem Cytoplasma, das Nekrosezentrum langsame Karyolyse bei fortschreitender Cytoplasmaauflösung. Rössle bezeichnet die periphere Nekroseerscheinung als heterolytisch im Gegensatz zum zentralen autolytischen Abbau.

Untersuchungen an Infarkten, Implantaten und Explantaten zeigten auf der einen Seite die Bedeutung des Serums (der Serumfermente) für die Randentkernung[2], sie zeigten aber auch, daß der Zustand des anzugreifenden Substrates nicht gleichgültig ist. Diese zunächst verschieden gedeuteten Vorgänge der Randentkernung und des zentralen Kernschwundes finden eine einheitliche Erklärung in den Untersuchungen Grolls; diese ergaben eine je nach dem Reaktionsmilieu verschieden ablaufende Fermentwirkung. Kernsubstanzen können nach Groll als Nucleoproteide von kathepsin- oder trypsinartigen Enzymen angegriffen werden, während Pepsin ein intravital nie zu erreichendes p_H erfordert. Die Einwirkungsmöglichkeit von Nucleasen, Amidasen und Peptidasen ist bei genuinen Proteiden nicht gegeben; eine Spaltung durch Proteinasen müßte hier vorangehen. Es läßt sich ferner zeigen, daß Peptidasen keine Kernentfärbung an Gewebsschnitten hervorrufen[3]. Wirkungsbereite Kathepsine und Tryptasen sind in den Geweben und im Serum jederzeit vorhanden. Eine der wichtigsten Bedingungen für ihre Wirksamkeit bei der Lyse von nekrotischem Gewebe ist eine geeignete Wasserstoffionenkonzentration, die für Tryptasen im alkalischen Bereich, für Kathepsine im sauren Bereich liegt. Änderungen des p_H bei den intravitalen Nekrosen sind hinreichend bekannt. Nach Severinghouse zeigen Organzellen sofort nach dem Tode einen p_H-Wert von 7,25, der aber in kurzer Zeit nach der sauren Seite umschlägt; Leberzellbrei stellt sich schon nach wenigen Minuten, hauptsächlich durch Freisetzung von Phosphorsäure, zunächst auf p_H 6,8, später auf Werte von 6—6,5 um. Diese nach dem Zelltode eingetretene Acidose ist vielfach bestätigt worden. Sie schlägt aber bei der intravitalen Nekrose bald in Alkalescenz um. Diese sekundäre Alkalescenz beruht offensichtlich auf dem Eindringen von Flüssigkeit aus dem gesunden Gewebe in den Nekrosebereich und wird durch ein Carbonat-Bicarbonat-Puffergemisch bewirkt, wobei durch Wegdiffundieren von CO_2 die Nekrose schnell an Alkalescenz zunimmt. Dieser Umschlag aus dem acidotischen Bereich in den alkalischen erfolgt nach Untersuchungen Grolls fortschreitend vom Rande einer Nekrose auf das Zentrum zu. Dadurch ergeben sich, abhängig vom Zeitpunkt der Untersuchung und der Größe der Nekrosebereiche, 3 Möglichkeiten: 1. In Frühstadien der Nekrose ist die Gewebsreaktion allgemein sauer; sie bleibt es bei Entfernung des abgestorbenen Gewebes aus dem Organismus, bei in vitro-Versuchen. 2. Unter Einwirkung der engeren und weiteren Nekrose-

---

[1] Ribbert 1899, Schnapauff 1928, Letterer 1934, Schürmann 1936.   [2] Guillery 1939.
[3] Merkle 1933.

umgebung löst eine sekundäre Alkalose vom Rande her die anfängliche Acidose ab; in diesem Stadium sind randständige Alkalose und zentrale Acidose im gleichen Nekroseherd anzutreffen. 3. Die Tendenz geht bei intravitalen Nekrosen auf eine durchgehende Alkalose hin unter Aufhebung der Acidose; diese totale Alkalose wird bei kleinen Nekroseherden sehr schnell, bei größeren später erreicht. Diese 3 Möglichkeiten, deren Abhängigkeit vom Zeitfaktor noch einmal betont sei, erklären nach GROLL einmal unterschiedliche Fermentreaktionen im Nekrosebereich und zum anderen, davon abhängig, unterschiedliche Befunde des Kernschwundes. Da für Tryptasen das Optimum ihrer Wirksamkeit bei p_H 8 liegt, für Kathepsine bei p_H 5 bzw. im isoelektrischen Punkt der Eiweißkörper, sind wechselnde Fermentwirkungen in der Hinsicht möglich, daß anfänglich acidotisch wirksame Kathepsine bei Milieuänderung zunehmend gehemmt werden, daß aber andererseits alkalotisch wirksame Tryptasen zunehmend in Aktion treten.

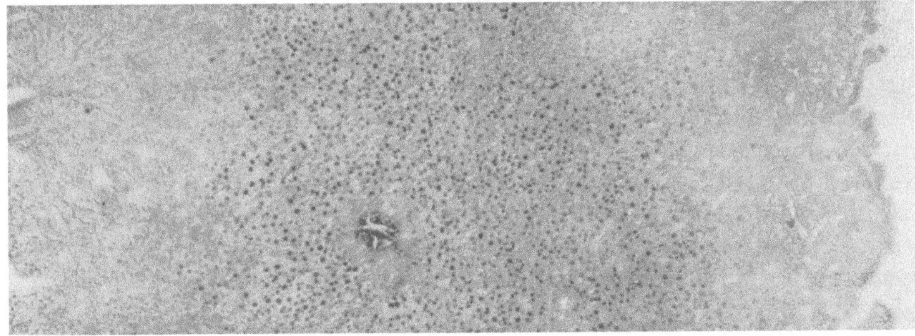

Abb. 21. Leberimplantat. Links: Zentrale autolytische Entkernung im Acidosebereich. Mitte: Kernhaltige Zone gestoppter Autolyse (durch Alkalose). Rechts: Von außen fortschreitende heterolytische Entkernung im Alkalosebereich.

Für die Tryptasewirkung kommt unterstützend hinzu, daß eine Alkalisierung der toten koagulierten Gewebe eine Quellung und Auflockerung des Eiweißes bewirkt und somit die Diffusionsmöglichkeit und Wirksamkeit für Fermente erhöht.

Betrachtet man mit GROLL unter diesen Möglichkeiten die verschiedenen Formen autolytischer und heterolytischer Kern- und Gewebsauflösung, so ergeben sich folgende Bilder: 1. Eine reine Acidose der Nekrosezonen führt zum autolytischen, durch Kathepsinwirkung bedingten, vollständigen Kernschwund; dieser Vorgang ist der Typus der sterilen in vitro-Autolyse, im lebenden Organismus ist er in dieser reinen Form kaum zu erwarten, wohl aber postmortal. 2. Ein acidotisch begonnener autolytischer Kernschwund wird im Randgebiet durch p_H-Umschwung gestoppt, dafür setzt hier ein alkalotischer Kernschwund durch Tryptasewirkung ein. Der Effekt kann eine Dreischichtung sein: eine periphere heterolytische Tryptasewirkung hat im Randgebiet bereits zum Kernschwund geführt; dieser Randzone folgt unter Umständen nach innen eine schon alkalotische Schicht mit noch erhaltenen Kernen (hier ist die autolytische Kathepsinwirkung gestoppt worden, die heterolytische Tryptasediffusion und -einwirkung aber noch nicht erfolgt); das Zentrum des Nekrosebereiches kann wieder eine acidotische, durch ungehemmte Kathepsinwirkung vollzogene völlige Entkernung zeigen (Abb. 21). 3. Ein letzter Typus ist der der schnellen Alkalose, welche zunächst rasch die autolytische Kathepsinwirkung allgemein stoppt und nur langsam die heterolytische Tryptasewirkung in Gang bringt; dann ist je nach dem Zeitpunkt der Untersuchung und der Größe des Objektes ein völliger heterolytischer Kernschwund zu erwarten, oder es findet sich eine heterolytische Randentkernung bei noch kernfärbbarer Innenzone, wo die Autolyse im alkalischen Milieu gestoppt ist, die Heterolyse aber noch nicht eingewirkt hat. In dieser Art vermögen die acidotisch begünstigte autolytische Kathepsinwirkung und die alkalotisch begünstigte heterolytische Tryptasewirkung die oft so verwirrend wechselnden Befunde der Kernfärbbarkeit und des Kernschwundes bei der intravitalen Koagulationsnekrose zu erklären. Was für den Kernschwund gesagt wurde, gilt in ähnlicher Form auch für die fermentative Auflösung des Cytoplasmas.

Groll erwähnt mit Recht, daß natürlich noch weitere Faktoren die Bilder des Kernschwundes durch Proteinasewirkung bei der Nekrose beeinflussen. Zu diesen Faktoren gehören die verschieden lange Überlebensfähigkeit, d. h. wohl Resistenzfähigkeit einzelner Zellen und Gewebsabschnitte gegen Nekrotisierungseffekte, ferner die Intensität der Koagulation von Zelleiweißen, wie die Hemmung des Kernschwundes bei gekochten oder verätzten Gewebsstückchen beweist. Eine stärkere Säurebildung beim Erstickungstod mit Muskelkrämpfen hemmt ebenfalls den postmortalen Kernschwund. Hier ist zu bedenken, daß Kathepsin beim Absinken des p_H unter 3 sehr schnell inaktiviert wird[1]. Nicht zuletzt ist es die unterschiedliche Struktur der Zellen und ihr unterschiedlicher Gehalt an Fermenten, welche Geschwindigkeit und Ablauf der Entkernung variieren.

Es sei dazu betont, daß es fraglich ist, ob sich Tryptasewirkung mit Heterolyse und Kathepsinwirkung mit Autolyse ganz identifizieren lassen. Leberzellen enthalten z. B. Trypsin, das ähnlich dem im Darm vorhandenen Trypsin wirkt, und dessen Freisetzung und Wirkung ein autolytischer Vorgang wäre.

Umstritten ist nach Groll die Frage, ob die Ursachen der Kernauflösung auf gesunde, auf geschädigte oder nur auf tote Zellen einzuwirken vermögen. Es zeigte sich, daß die natürliche Resistenz lebenden und überlebenden Gewebes gegenüber Fermenten sehr hoch ist[2]. Damit wird nur eine biologische Erfahrung bestätigt. Worin diese eigenartige und noch völlig rätselhafte Immunität der lebenden Substanz gegen innere und äußere Fermente im Gegensatz zu toten Zell- und Gewebsstrukturen besteht, ist nach Ries noch nicht zu übersehen. Die Lösung dieser Frage würde das zeitliche Einsetzen und die Art und Weise der Proteolyse beim Zelltod vielleicht erklären können. Die Immunität der Zellen gegen Fermente kann nicht mit „Antistoffen", „Antifermenten" oder „Schutzstoffen" in der lebenden Zelle erklärt werden, da solche ja auch nach dem Zelltode noch wirksam sein müßten, es sei denn, man nähme die Unwahrscheinlichkeit ihres Zerfalles beim Zelltode an. Die Impermeabilität der lebenden Zelle gegenüber Fermenten kann ebenfalls nicht Ursache des Zellschutzes sein; sie würde nur für die exogenen, nicht für die endogenen Fermente Geltung haben, deren erst mit dem Zelltode einsetzende autolytische Wirkung unerklärbar bliebe. Ries hält es für vorstellbar, daß Ferment und Substrat in den lebenden Zellen solange „getrennt" bleiben, als der besondere „lebendige" Zustand der Biokolloide aufrechterhalten ist. Damit wird das Einsetzen der Autolyse und Heterolyse wieder zu einer Frage des vitalen Zustandes der Zelle. Abbauvorgänge an Strukturen, die noch mit dem Zelleben vereinbar sind, sind eben noch keine Autolyse, Abbauvorgänge, die auf der Beendigung des „lebenden Zustandes" der Biokolloide beruhen, umschließen dagegen grundsätzlich gleichzeitig Autolyse und Heterolyse; sie gehören also zur irreversiblen tödlichen Schädigung der Zelle oder zum schon eingetretenen Zelltode.

Die Untersuchungen Grolls haben die Bedeutung der Gewebsacidose und -alkalose für proteolytische Vorgänge in Nekrosezonen hervorgehoben. Eine

---

[1] Eder, Howar, Bradley und Belfer 1931.　　[2] Schanz 1939.

Unterstützung finden diese Vorstellungen durch Angaben SCHIERGEs, daß für alle Fermentwirkungen und -gegenwirkungen in den Organen und in den Körperflüssigkeiten die Anwesenheit kolloidaler Stoffe ebenso wie die geeignete Wasserstoffionenkonzentration von maßgebender Bedeutung ist. Die „antitryptische" Wirkung des Blutserums läßt sich auf eine Kolloidschutzwirkung der Serumeiweißkörper zurückführen. Minderung der Kolloidschutzwirkung (vorsichtiges Erhitzen, Zugabe von Kieselgur, Chloroform, Verdünnung mit destilliertem Wasser) führt zu einer Enthemmung der Serumproteasen, deren Wirkung wiederum auf einem bestimmten p_H-bedingten eigenen kolloidalen Zustand beruht. Diese Vorstellungen werden auf die Zell- und Gewebsautolyse übertragen. Werden Körperzellen geschädigt, dann verschiebt sich die Reaktion durch Ansammlung saurer Stoffwechselprodukte zur sauren Seite hin, und der ursprüngliche Zustand der Zellkolloide, der Zelleiweißkörper und der Zellfermente, der ihre gleichzeitige Unversehrtheit garantiert, ändert sich. Unter diesen Bedingungen der p_H-Änderung und der kolloiden Entmischung kommen zelleigene Fermente, insbesondere das Kathepsin, zur Wirkung. Die Trypsinresistenz gesunder Zellen läßt sich in der Art erklären, daß in ungeschädigten Zellen die für Trypsinasen angreifbaren Peptidketten in Art von Molekülaggregaten derart vereinigt sind, daß sie sich gegenseitig abdecken; eine Veränderung der H-Ionenkonzentration oder eine Denaturierung ändert diese Lagerung und macht die Peptidketten frei und dadurch fermentativ angreifbar[1].

Gegen diese Überlegungen ist der Einwand möglich, daß p_H-Änderungen zwar eine Milieubedingung für autolytische oder heterolytische Fermentwirkungen darstellen, daß sie aber nicht der auslösende Faktor einer Proteinasenwirkung sein müssen. Das zeigen beachtliche acidotische p_H-Verschiebungen. Im hypertrophen und insuffizienten Herzen entsteht eine Acidose, wenn die Anforderungen an die chemischen Erholungsvorgänge die aerobe Energiebildungsmöglichkeit überschreiten und ersatzweise eine Anaerobiose entsteht[2]; dieser nicht seltene Vorgang veranlaßt aber nicht zwangsläufig eine Nekrose und Nekrolyse von Herzmuskelfasern bei der Herzinsuffizienz. Auch die Häufigkeit sonstiger Gewebsacidosen (z. B. bei Stoffwechselvorgängen oder bei entzündlichen Prozessen), bei denen es nicht zu Nekrose und Autolyse kommt, läßt eine Verallgemeinerung der von SCHIERGE erörterten Möglichkeit nicht ohne weiteres zu.

Überblickt man kritisch die Arbeiten, die sich mit dem Problem der Fermentwirkung bei der Autolyse und Heterolyse befassen, so wird deutlich, welche Fülle von Schwierigkeiten und welche Fülle ungelöster Fragen hier noch vorliegt. Es darf, wie betont, angenommen werden, daß wirkungsbereite Fermente in allen Gewebsstrukturen und Zellen vorliegen, wenn auch in sehr unterschiedlicher Menge. Zu ihrer Wirksamkeit müssen aber mindestens 3 Voraussetzungen erfüllt sein. Die erste Voraussetzung ist eine geeignete Wasserstoffionenkonzentration mit einem Wirkungsoptimum im Alkalischen, im acidotischen Bereich oder im isoelektrischen Punkt der Eiweißkörper für einzelne Fermentarten. Eine weitere Voraussetzung scheint die Gegenwart aktivierender Substanzen zu sein. Cystein, Cystin und Glutathion gelten als Aktivatoren der Kathepsine[3]. Sie werden durch Zellatmung ständig schnell oxydiert und dadurch unwirksam; beim Zelltode bilden sie aber ein wirksames reduziertes System, welches das Kathepsin aktiviert. Hier wird die Bedeutung geordneter O_2-Versorgung für den Zellbestand ersichtlich. Wichtig erscheint in diesem Zusammenhang die Bemerkung RÖSSLEs, daß Zonen „reiner Plasmaströmung" in Entzündungsgebieten die gleichen sind, in welchen durch die Aktivierung endocellulärer proteolytischer

---

[1] SCHIERGE 1949.   [2] SCHUMANN 1951.   [3] GLANZMANN 1941.

Fermente ein enzymatischer Angriff auf erstickende Zellen erfolgt; ähnliche autolytische Abbauvorgänge lassen sich bei der Rückbildung des Kaulquappenschwanzes im Anschluß an eine Umstellung auf capilläre Plasmadurchströmung, das bedeutet Sauerstoffmangelerscheinung, feststellen[1]. Nach Oppenheimer darf wohl angenommen werden, daß allgemein anoxybiotisch entstehende freie SH-Gruppen eine Fermentaktivierung hervorrufen können (interessanterweise beruht die Wirkung gewisser Toxine, die das Welken von Pflanzenblättern veranlassen, auf der Blockierung freier Sulfhydrylgruppen im Cytoplasma, wodurch wichtige enzymatische Vorgänge gehemmt werden[2]). Der Aktivierung von Fermenten gleichzusetzen ist der Vorgang der „Enthemmung". Die dritte Voraussetzung einer vollkommen autolytischen oder heterolytischen Fermentwirkung ist die Anwesenheit eines geeigneten Substrates; nach Eder und Mitarbeitern hört z. B. die Proteolyse durch Kathepsin bei einem p_H kleiner als 3,5 zwar infolge Inaktivierung des Fermentes auf, bei einem p_H größer als 5 aber infolge des Mangels geeigneter Proteine (Vorliegen als basische Eiweißsalze). Da gewöhnliches Gewebseiweiß als „Baseneiweiß" für auf saures Milieu eingestellte Proteasen nicht angreifbar ist, kann eine Wirkung erst nach Umwandlung in „Säureprotein" erfolgen, die durch Auftreten von Phosphorsäure, Milchsäure und anderen organischen Säuren bewirkt werden kann. Im sauren Milieu wirken Proteasen und Peptidasen etwa in folgender Art: Natives Zelleiweiß → Säureeiweiß → Peptide → Aminosäuren[3]. Diese Überlegungen vermögen vielleicht manche Widersprüche bei bisherigen Untersuchungen und experimentellen Befunden zu erklären, die auf Nichtbeachtung entsprechender Voraussetzungen zurückgeführt werden können.

Es erhebt sich bei der Autolyse die Frage, ob bei dieser Art des Zell- und Gewebsabbaues neuartige Fermentwirkungen vorliegen, andersartige als sie in der gesunden Zelle bei physiologischen Umbauvorgängen auftreten, wie dieses für die Heterolyse gilt. Das ist wohl nur in der Art vorstellbar, daß gewisse intracelluläre Fermentsysteme bei gesunden Zellen strukturaufbauend, bei der Zellnekrose aber strukturabbauend im Sinne der Nekrolyse wirken. Es kann die Ausschaltung von Sauerstoff offenbar ein Umkehrprinzip der fermentativen Wirkung veranlassen; Vögtlin, Maver und Johnson fanden in Ansätzen aus Gewebsbrei oder in Verdauungsgemischen aus Papain und Fibrin eine deutliche Eiweißspaltung bzw. Eiweißbildung in Abhängigkeit vom Sauerstoff (Abnahme des Aminostickstoffes und Anstieg des Eiweißstickstoffes bei Sauerstoffzuleitung in die Stickstoffatmosphäre, erneuter Beginn der Proteolyse nach Absetzen des Sauerstoffes).

Es läßt sich feststellen, daß keine grundsätzlich neuen Fermente auftreten[4]. Das macht ja gerade die Unterscheidung intravitaler und postnekrotischer Abbauvorgänge so schwierig. Der wesentliche Unterschied liegt im Substrat; einmal ist es die lebende Zelle, an der Umbauvorgänge sich vollziehen, ein anderes Mal tote organische Substanz, die abgebaut wird. Während die physiologischen Umbauvorgänge im Letzten immer Zeichen gesteigerter oder herabgesetzter Erregbarkeit der Zellen sind, liegt nach dem Zelltode der unerregbare Zustand einer unbelebten Materie vor. In beiden Fällen können lytische Vorgänge sowohl morphologisch als auch fermentativ die gleichen sein, biologisch sind sie es wegen des unterschiedlichen Substrates nicht. Die tote Zelle unterliegt im Gegensatz zur lebenden in allem, was in ihr bei der Nekrolyse geschieht, dem Gesetz der unaufhaltsamen Entropiezunahme.

---

[1] Rössle 1933, Bredt 1933.   [2] Gäumann 1951.   [3] Neubauer 1928.
[4] Ammon und Geisler 1932.

Versucht man zu übersichtlichen Vorstellungen über den Hergang der Autolyse und Heterolyse beim Zelltode zu kommen, so gehen Überlegungen des Verfassers dahin, daß sowohl Acidose als auch Aktivatoren die Voraussetzung für die Wirksamkeit von Eigenfermenten sind. Im schwachsauren Milieu, in besonderem Maße im isoelektrischen Punkt, findet zelleigenes Kathepsin sein Wirkungsoptimum. Der Zelltod führt durch das Aufhören oxydativer Vorgänge sowohl zur Acidose (Pufferverlust bei Anoxie) als auch zu anoxybiotisch sich bildenden SH-Gruppen, die aktivierend wirken[1]. Hierdurch kann die autolytische Kathepsinwirkung in Gang gebracht werden (als Aktivatoren können Schwefelwasserstoffe, Glutathion oder Cystein wirken[2]). Es ist weiter vorstellbar, daß Autolyseprodukte als Autolysate aus den toten Zellen herausdiffundieren und im Nekrosebereich und in der Nekroseumgebung Lymph- und Serumfermente zu aktivieren vermögen (die Wirkung von Autolysaten dürfte der aktivierenden Wirkung von Caseinzusatz zum Serum oder anderer Aktivatoren entsprechen). Mit dem Zelltode ist eine weitere grundsätzliche Veränderung an der Zellstruktur eingetreten. Die Zelle zeigt keine geordnete Permeabilität mehr, sondern sie läßt wahllos ein allgemeines Hineindiffundieren zu, womit Serumfermenten als hochmolekularen Körpern das Eindringen ermöglicht ist. Serumfermente können in diesem Falle, soweit sie nicht schon vor ihrem Eintritt in die tote Zelle durch Autolysate aktiviert wurden, durch Eiweißsubstrate oder Aktivatoren der nekrotischen Zelle aktiviert werden. Da gleichzeitig mit geänderter Permeabilität die anfängliche Gewebsacidose in Alkalose umschlägt, werden auch von dieser Seite aus heterolytische Serumfermentwirkungen ermöglicht. Eine schematische Übersicht soll diese Vorstellungen verdeutlichen.

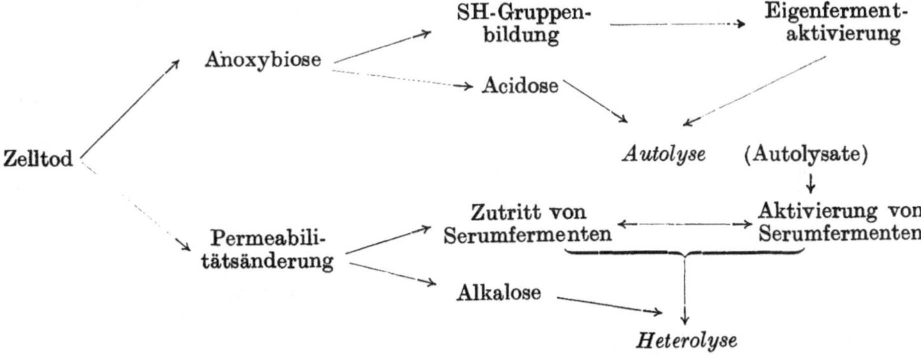

In diesem Schema kann natürlich SH-Gruppenbildung durch andere Aktivatoren ersetzt werden; ebenso kann die Aktivierung von Serumfermenten auch eine Vereinigung ähnlich der von Apo- und Co-Ferment oder ein „Enthemmungsvorgang" sein, die Alkalose auch intracellulär ausgelöst werden. Das Entscheidende scheinen 2 Vorgänge zu sein, denen eine prinzipielle Bedeutung zukommt: die Anoxybiose und die Permeabilitätsänderung, Vorgänge, die sich grundsätzlich beim Zelltode einstellen und von denen der erste die Autolyse in Gang bringt, während der letzte heterolytischen Fermenten den Zutritt zur Zelle ermöglicht, der ihnen als kolloiden Substanzen von Proteincharakter bei intakter Zelloberfläche verschlossen ist.

Außer Serumfermenten können heterolytische celluläre Fermente aus Leukocyten und aus Granulationsgewebszellen sowie Bakterienfermente in Tätigkeit

---

[1] BRADLEY 1938.   [2] AMMON und DIRSCHERL 1948.

treten. Die Bedingungen ihrer Wirksamkeit dürften grundsätzlich die gleichen sein, da es sich um gleichartige Fermentgruppen handelt. Die Wirkung einzelner Fermentgruppen ermöglicht eine weitgehende Autolyse und Heterolyse, wie die völlige Auflösung von Nekroseherden zeigt.

Beim cellulären Abbau von Nekrosezonen, wie er im Organisationsvorgang vorliegt, verknüpfen sich Abräumvorgänge mit reparativer Gewebsneubildung. Nekrosezonen können lange im Zustande unveränderter Koagulation verharren. Beginnt früher oder später die Entwicklung von Gefäßsprossen und Granulationsgewebszügen, so kommt es gleichzeitig in ihrem Bereich zu Abbauerscheinungen. Spielmeyer beschreibt den Abbau an der Hirnsubstanz so, daß er nicht nur intracellulär, also nach Phagocytose von Nekrosebestandteilen vor sich geht, sondern auch in der Nähe der einsprießenden Zellen und Gewebe; in diesem Bereiche werden die abgestorbenen Strukturen offenbar fermentativ in neuartige Zerfallsprodukte umgesetzt. Der morphologische Vorgang der intra- und paracellulären Abbauerscheinungen bei der Organisation dürfte im allgemeinen in dieser Art sich entwickeln; die vermutlichen chemischen Voraussetzungen und fermentativen Grundlagen haben bisher mit modernen Methoden keine Bearbeitung erfahren.

Zu neuartigen Deutungen autolytischer Vorgänge kommt Eger bei Untersuchungen an der Leber über seröse Entzündung und Degeneration. Er weist auf die Wichtigkeit einer geordneten Fermentleistung in der Zelle hin. Die gerichtete Permeabilität einer Zelle ist vom störungsfreien Funktionieren des Stoffwechsels bzw. des intracellulären Fermentsystems, insbesondere an den biologischen Grenzflächen (Zellmembran), abhängig, wie fermenthemmende Giftwirkungen und nekrobiotische Vorgänge beweisen. Die geregelten Stoffwechselprozesse einer gesunden Zelle erlauben nur geringe Abweichungen vom durchschnittlichen annähernden p_H-Wert 7,2. Wird das Fermentsystem der Zelle gestört, dann können abnorme Stoffwechselprodukte p_H-Verschiebungen in Richtung der Acidose in einem solchen Ausmaße veranlassen, daß sie nicht mehr abzupuffern sind; diese Acidose gibt dann unter Umständen vorwiegend abbauenden Fermenten in der Zelle das Übergewicht. Die ungehemmte Entwicklung einer solchen fermentativen Fehlsteuerung nach der Seite der Spaltung hin (ein Vorgang, den Eger irreversible Dysenzymie nennt) wird mit dem Leben der Zelle unvereinbar und führt über die Nekrobiose zur Nekrose. Eger sieht in der Auslösung einer Dysenzymie einen zentralen Angriffspunkt verschiedenartigster Noxen; er betont, daß Giftwirkungen in den intravital vorkommenden Grenzen primär keine groben Eiweißfällungen oder Strukturveränderungen an den Zellen verursachen können. Nach dieser Deutung ist die Acidose zunächst durch fermentative Fehlleistungen in der Zelle ausgelöst; sie veranlaßt ihrerseits wiederum von einer gewissen Stufe an *irreversible* abbauende Enzymwirkungen und leitet damit die Autolyse ein. Eger weist darauf hin, daß die Autolyse in erster Linie als postmortaler Vorgang untersucht ist und daß es schwierig ist, morphologisch eine intravitale Autolyse von autolytischen Vorgängen abzugrenzen, die postmortal gewissermaßen weiterlaufen oder sich erst entwickeln. Er versuchte mit der Bestimmung der Rest-N-Werte in Verbindung mit dem histologischen Bilde die Frage der intravitalen Autolyse bei Leberuntergangsbildern zu klären. Die Tatsache, daß innerhalb des lebenden Organismus Autolyseabbauprodukte vorwiegend abgeschwemmt werden, daß sie postmortal jedoch liegen bleiben, läßt unterschiedliche Rest-N-Werte erwarten. Sie fanden sich den Vermutungen entsprechend bei postmortaler Leberautolyse erhöht, bei intravitalen autolytischen Nekrosen (Eklampsieleber) dagegen nicht gesteigert. Im unterschiedlichen Gehalt an Eiweißspaltprodukten läßt sich mit der Rest-N-

Bestimmung der Vorgang der intravitalen Autolyse somit gegen postmortale Prozesse abgrenzen.

EGER erörtert den Einfluß des Blutserums auf die Gewebsnekrose, welcher nach GROLL einer heterolytischen Fermentwirkung an geschädigten oder abgestorbenen Zellen entspricht (auch KETTLER spricht bei der Nierengefäßunterbindung von der heterolytischen Einwirkung des Blutserums auf nekrotische Tubulusabschnitte, das aus hypoxämisch geschädigten Glomeruli ausgeschieden wird). EGER wendet sich gegen die Vorstellung einer „Aktivierung" von Fermenten; er deutet den Vorgang ihres Wirksamwerdens so, daß bei dem mosaikartigen Einbau der einzelnen Fermente in das Fermentsystem einer Zelle eine Verschiebung der normalen Funktion in Richtung des Abbaues bei einseitiger Weiterentwicklung zur irreversiblen fermentativen Spaltung führen kann. Eindringendes Serum vermag wohl nur solche Zellen anzugreifen, die in ihren fermentativen Leistungen bereits gestört sind; dann kann mit dem eindringenden Serum ein weiterer Eingriff in das Fermentsystem geschaffen werden. Hinsichtlich der Frage, wieweit Fermente die Blutgewebsschranke überschreiten können, wird erörtert, daß Fermente als Eiweißsubstanzen im allgemeinen biologische Membranen nicht durchdringen können, daß sie dagegen als molekularlösliche Stoffe — als welche sie von einigen Autoren angesehen werden — eine Permeabilitätsfähigkeit besitzen würden; soweit es sich um komplexe Fermente handelt, die erst in der Verbindung eines aktiven dialysierbaren Co-Fermentes mit einem eiweißartigen Apo-Ferment wirksam werden, wäre der Austausch der aktiven Gruppe zwischen Blut und Zelle möglich — die Trägergruppe des Apo-Fermentes würde jeweils vom Eiweiß des Blutes oder der Zelle gestellt werden, womit auch in dieser Hinsicht die funktionelle Einheit von Gewebe und versorgendem Blutgefäßsystem betont sei. EGER hält es für möglich, daß unter abnormen Bedingungen Serumfermente „in Desorganisation" in die Zelle eindringen und Degeneration und Nekrose herbeiführen können. In Anbetracht der funktionellen Einheit von Blut und Gewebe will EGER hierfür nicht den Ausdruck „Heterolyse" angewandt wissen, da man die im Blute kreisenden Fermente nicht als zellfeindlich und zellfremd ansehen könne; Heterolyse wäre eine Gewebsauflösung unter Zutritt eines völlig fremden Fermentsystems.

Es bleibt auch hier ein Rest von ungeklärten Fragen. Die Fermentforschung steht hinsichtlich ihrer Bedeutung bei pathologischen Prozessen noch in den Anfängen. So sind auf diesem Gebiete unsere Kenntnisse ebenso unzusammenhängend, wie unsere Deutungen vorerst lückenhaft und vielfach unbefriedigend bleiben.

8. Sekundäre Umwandlungen.

Das Schicksal abgestorbener Zellen und Gewebe ist kein einheitliches. Eine vollständige Auflösung durch autolytische und heterolytische Vorgänge führt zu einem Substanzverlust in Geweben oder Organen, der bei Einzelzellnekrosen oder kleinen Nekroseherden durch regenerative oder reparative Prozesse ausgeglichen wird, der bei größeren Defekten oder verzögerter Auflösung zu einer ausgedehnteren granulierenden Gewebsreaktion führt. Diese wandelt den Nekroseherd in eine vollständige Narbenzone um (Bindegewebs- oder Glianarbenbildung), oder sie bildet eine schalenförmige Randnarbe, welche in koagulierter Erstarrung verbleibende oder sich lösende Nekrosereste umschließt; im letzteren Falle wird am Ende daraus häufig eine Cyste. Nach Kranzarterienunterbindung am Kaninchen finden sich als aktivste Zellformen bei der Resorption nekrotischer Myokardherde vitalgespeicherte Histiocyten, die sich von Blutmonocyten und von Gewebshistiocyten des Epikards und des perivasculären Bindegewebes ableiten lassen[1]. Ursprüngliche Bindegewebsfaser- und Gitterfasersysteme gehen in Nekroseherden verschiedenster Genese autolytisch nicht unter, was bei dem bekannten Widerstand von Kollagen und Reticulin gegen Verdauungsfermente nicht überrascht; bei großem Leukocytenanfall werden sie dagegen durch Leukocyten.

---

[1] ICHTEIMANN 1934.

fermente heterolytisch zerstört [1]. Nicht aufgelöste Fasersysteme besitzen einen gewissen Wert bei der Vernarbung von Nekroseherden. Die Wiederherstellung der plasmatischen Zirkulation beim Organisationsvorgang, sowie von jungen Zellen gebildete Produkte ermöglichen in gewissem Grade eine „Wiederbelebung" der Fasergerüste und erleichtern das Eindringen und die Ausbreitung eines vernarbenden Granulationsgewebes. Zonen, in denen Gitterfasern fehlen oder zerstört worden sind, pflegen schwer zu vernarben; sie bleiben unter Umständen als Fisteln oder Cysten erhalten. Ein anderes Endstadium pflegen Nekrosen an Oberflächen zu zeigen. Hier kommt es zur demarkierenden Abschmelzung des nekrotischen Gewebes und zur Abstoßung, wie ARTHUS- und SHWARTZMAN-Nekrosen im Experiment besonders deutlich zu erkennen geben. Der gleiche Vorgang der Abschmelzung liegt der Sequesterbildung bei nekrotisch gewordenen Knorpel- oder Knochenteilen zugrunde, die unter Fistelbildung nach außen abgestoßen werden können.

Eine häufige Erscheinung nicht abgebauter Nekrosezonen ist die *Verkalkung* toter Zell- und Gewebsmassen, von der Verkalkung nekrotischer Ganglienzellen angefangen bis zu den verkalkten Herden tuberkulöser verkäster Prozesse oder nekrotischer Geschwulstpartien. Ihre Ursache ist im Letzten nicht geklärt (vgl. GOEBEL, A.: Die Pathologie des Mineralstoffwechsels der Zelle, dieser Band, S. 412—413). Wieweit p_H-Verschiebungen (besonders Alkalose, „Säureverlust"[2]), bestimmte Gerinnungszustände des Zellprotoplasmas, Abbaustufen von Eiweiß, Neutralfett und Lipoiden, Verlangsamung der Durchströmung eines Nekrosebereiches, gleichzeitiger Verlust an Schutzkolloiden in demselben, oder Eisendurchtränkung die Verkalkung nekrotischer Gewebe begünstigen oder veranlassen, steht offen. Sicher wird in zugrundegehendem Gewebe durch geringere CO_2-Bildung die Löslichkeitsgrenze für Kalk in der Gewebsflüssigkeit herabgesetzt. Die Bindung von Kalk an abgeschiedene albuminoide Massen bei Kolliquationsnekrosen der Hirnrinde[3] weist auf Beziehungen hin, die sich im Blut in parallelgehenden Schwankungen des Calciumgehaltes und der Albumine zeigen. Homogene Strukturen (elastische Fasern nach vorausgegangener Basophilie, Grundsubstanzen, hyaline Massen) zeigen bevorzugt eine Ablagerung von Calciumsalzen; vielleicht ist die Homogenität bestimmter Phasen der Gerinnungsnekrose eine der notwendigen Bedingungen oder Voraussetzungen zur Verkalkung; VEITH fand bei verkalkten Glomerulusschlingen nach Lösung des Kalkes homogene hyaline Massen in den Capillarlichtungen. Die Ganglienzellverkalkung tritt gerne beim Koagulationsprozeß der ischämischen Zellveränderung auf[4]. Die Verkalkung beginnt an Nervenzellen mit Ablagerung kleiner Körnchen und Kügelchen, die zu größeren Herden und Platten zusammenschmelzen. Der Inkrustationsprozeß umfaßt Nervenfortsätze wie auch den Zelleib, wobei die Kernregion zunächst wie ausgespart erscheinen kann. Die Kalkablagerung kann im allgemeinen feinkörnig diffus oder in wechselnden Schichten nach Art LIESEGANGscher Ringe erfolgen. Neben Kalk wird auch häufig *Eisen* in Nekroseherden angetroffen. P. ERNST wies auf das Vorkommen von Eisen in verkalkten Ganglienzellen hin, von dem aber schwer zu sagen sei, ob es sich um vital granulär aufgenommenes Eisen handelt, oder ob das tote Zellprotoplasma eine erhöhte Affinität sowohl zum Kalk als zum Eisen zeigt. Bei Sublimatvergiftungen läßt sich in nekrotischen Epithelzylindern neben Kalk auch Eisen, zum Teil sogar Eisen ohne Kalk nachweisen. „Je nach der Art des Gerinnungstodes der Zelle" scheint bald die Affinität zum Kalk bald zum Eisen, bald zu beiden erhöht[5]. Auf enge Beziehung zwischen Verkalkung und Eisenablagerung deutet die Eisenkalkinkrustation alter Milzinfarkte hin. Diese haben eine morphologische, aber nicht eine genetische Verwandtschaft mit dem GANDY-GAMMAschen siderofibrösen Knötchen bei Pfortaderstauung. M. B. SCHMIDT führt an, daß bei dieser Inkrustation die Kalkablagerung offenbar erst sekundär zu der Eisenabscheidung hinzutritt und daß letzterer die führende Rolle zukommt. Der Gewebszustand, der die Ablagerung von Eisen und Kalk begünstigt, ist hierbei einerseits die Nekrose, andererseits die hyaline Faserquellung. Die weitere Bedingung scheint eine lokale Eisenübersättigung zu sein, wie sie bei Blutaustritten im Nekrosenbereich jederzeit gegeben ist; sie führt zu einer diffusen Durchtränkung nekrotischer Gewebsteile und ruft dabei an abgestorbenen Fasersystemen charakteristische gestrüppartige Eisenimprägnationen hervor, welche die Faserreste grünlich oder bräunlich verfärben. Die meist hiermit verbundene Kalkimprägnation ist oft weniger ausgedehnt, manchmal nur an der Peripherie der Herde festzustellen. Eine Calciumübersättigung des Nekrosebereiches liegt bei der Verkalkung nicht vor. Kombinierte Eisen-Kalkablagerungen sind auch bei zahlreichen anderen Nekrosen anzutreffen (in Herzmuskel, Leber, Nieren, Magen, Lunge). Daß die Eisenimprägnation einer Nekrosezone bei langsam verlaufenden nekrobiotischen Vorgängen mit der Ablagerung von Hämosiderinkörnchen verbunden sein kann, braucht kaum betont zu werden. Ebenso finden sich häufig Ablagerungen von Hämatoidinkristallen; auch eine gallige Imbibition nekrotischer Bezirke ist möglich. Alle Imbibitionsvorgänge haben ihre Voraussetzung in

---

[1] LOPEZ 1935.   [2] KOLLER und LEUTHARDT 1934.   [3] JAKOB 1942.   [4] SPIELMEYER 1922.
[5] ERNST 1928.

der grundsätzlichen Änderung der Permeabilität toter Zellen. Viele Fragen sind auch hier noch unbeantwortet, so unter anderem die grundsätzliche Frage, ob alles, was färberisch wie Kalk aussieht, überhaupt Kalk ist, und ob Niederschläge von Eisen nicht zum Teil erst nachträglich d. h. nach Herauslösung aus anderen Gewebsbestandteilen durch die Fixierungsflüssigkeit sekundär in kalkhaltigen eisengierigen Nekrosezonen gebildet werden. Es ist LETTERER zuzustimmen, wenn er schreibt, daß die Möglichkeiten, die Morphologie des Mineralstoffwechsels zu erfassen, gering seien; das gilt auch für die angeführten Ablagerungs- und Imbibitionsvorgänge in Nekrosen.

Eine Bemerkung zur Frage der *Mumifikation* sei angeschlossen. Die Mumifikation, die an der äußeren Haut oder an peripheren Gliedmaßenteilen zu beobachten ist, wird als eine Eintrocknung des Gewebes infolge der Flüssigkeitsabgabe an der relativ großen Oberfläche peripherer Körperteile angesehen. Die Vorgänge scheinen aber komplizierter zu sein. Beobachtungen im Tierexperiment zeigen[1], daß in die Bauchhöhle implantierte Feten skeletiert werden, falls sie keine Eihäute besitzen, daß aber in den geschlossenen Eihäuten eine Mumifikation eintritt. Bei eihautfreien Feten kommt es nach Verklebung zur Entwicklung einer vascularisierten bindegewebigen Hülle, d. h. im Sinne der Durchblutung zu einem Anschluß an den Wirtsorganismus; die geschlossene Eihauthülle läßt dagegen keine Organisation zu, es kommt nur zum Flüssigkeitsentzug, zur Schrumpfung und zur Mumifikation des Feten und seiner Hülle. Hierin könnte der Beweis gesehen werden, daß gestörte Durchströmungs- und Abflußmöglichkeiten bei einer peripheren Nekrose eine zusätzliche maßgebliche Rolle für den Vorgang der Mumifikation spielen. Bei der Nekrose peripherer Gliedmaßenteile kommt es zur geschlossenen Thrombosierung aller zu- und abführenden Gefäße und damit ebenfalls praktisch zu einem Sistieren aller Durchflutungsmöglichkeiten des total nekrotisierten Gliedteiles. Sicherlich ist es in beiden Fällen nicht nur die aufgehobene Durchflutung, die den Mumifikationsvorgang begünstigt, sondern es spielt auch die Ausschaltung heterolytischer Vorgänge mit hinein. Die Gewebe werden in diesem Falle der sich offenbar erschöpfenden Autolyse allein überlassen, die bei den vorwiegend mesenchymalen Strukturen peripherer Gliedteile sowieso gering ist und die bei der peripheren Mumifikation durch Abdunstungs- und Eintrocknungsvorgänge in zunehmendem Maße erlahmt.

Zusammenfassend sei ausdrücklich hervorgehoben, daß auch bei der Nekrolyse viele Faktoren sich überschneiden. Es wird nicht nur eine Einzelzelle oder ein isolierter Zellverband ausgelöscht, sondern in den absterbenden Zellen wird ein Teil des Organismus getroffen. Das kann zu schweren, auch tödlichen Ausfallserscheinungen führen (Herzmuskelnekrosen, Hirnerweichungen). Es wird bei größeren Nekroseherden durch Resorption von Abbaustoffen aber auch die Harmonie im Organismus gestört, wodurch eine Kette von weiteren Störungen und Reaktionen ausgelöst werden kann. In Nekrosezonen scheinen „Nekrohormone", d. h. Anregungsstoffe für das Zellwachstum der Nekroseumgebung zu entstehen; man kann ihren Einfluß mit der wuchsfördernden Wirkung von Embryonalgewebesextrakten in der Gewebekultur vergleichen. Höhere Eiweißabbauprodukte können nach ORSÓS Wundreaktionen an Pflanzen im Sinne der Fermentaktivierung, der Zellteilung und des Zellwachstums auslösen. Die Bedeutung des durch Autolyse, Isolyse und Heterolyse bedingten Gewebszerfalles für Wundgewebe und Transplantate, besonders für Gewebsneubildung und Regeneration betont v. GAZA.

In diesem Zusammenhang sei auf die Untersuchungen LEUPOLDs über den Einfluß des Gewebsstoffwechsels auf Wundheilungen und Regenerationen verwiesen, wo die Bedeutung einer p_H-Verschiebung, der chemisch-physikalischen Reizwirkung von Salzen, der Einwirkung von hochmolekularen Eiweißkörpern und anderen organischen Stoffen, sowie von einfachen Spaltprodukten hervorgehoben wird. Wir können weitere Effekte als *Fernwirkungen* der Nekrolyse bezeichnen. Sie sind imstande, zusätzliche Schäden für den Organismus zu veranlassen. Das zeigen die Paraproteinosen, insbesondere die Amyloidbildung, das deuten Kreislaufwirkungen bei histaminartigen Abbaustoffen an, welche z. B. ein wesentlicher Faktor des Verbrennungskollapses sein können. Die mit dem Abbau und der Aufsaugung nekrotischer Gewebsbezirke verbundenen

---

[1] PONSOLD 1936.

allgemeinen Belastungen des Organismus finden zum Teil klinisch ihren Ausdruck im Resorptionsfieber, was am Beispiel der leichten Temperaturerhöhung beim schnellen Abbau eines Herzmuskelinfarktes schon in kurzer Zeit deutlich wird.

Die Art der Darstellung, wie sie in den vorangehenden Seiten gebracht wurde, entspricht dem Wunsche nach anschaulicher Übersicht und nach Ordnung unseres Wissens. Hier liegen die Grenzen einer Systematik, hier liegt aber nicht ihr tiefster Wert. Sie soll mit einer Überschau der augenblicklichen Kenntnisse die Fragwürdigkeit mancher als Tatsachen erscheinenden Bilder aufzeigen, und sie soll der Ausgangspunkt neuer Fragen und neuen Bemühens um Vertiefung der Erkenntnisse sein.

Literatur.

ABDERHALDEN, E.: Methoden der Fermentforschung(Autolyse). In Handbbuch der biologischen Arbeitsmethoden, Abt. IV, S. 2. 1936. — ALBRECHT, E.: Neue Beiträge zur Pathologie der Zelle. Verh. dtsch. path. Ges. (5. Tagg) 1902, 7. ~ Über die Bedeutung myelinogener Substanzen im Zelleben. Verh. dtsch. path. Ges. (6. Tagg) 1903, 95. — ALBRECHT, E., u. H. SCHMAUS: Über Karyorhexis. Virchows Arch. 138, Suppl., 1 (1894). — ALTMANN, H.-W.: Leberveränderungen bei allgemeinem Sauerstoffmangel. Frankf. Z. Path. 60, 376 (1949). ~ Abgabe von Kernstoffen in das Protoplasma der menschlichen Leberzelle. Z. Naturforsch. 4b, 138 (1949). — ALTMANN, H. W., u. H. SCHUBOTHE: Funktionelle und organische Schäden des Zentralnervensystems der Katze im Unterdruck. Beitr. path. Anat. 107, 3 (1942). — AMMON, R., u. W. DIRSCHERL: Fermente, Hormone, Vitamine. Leipzig: Georg Thieme 1948. AMMON, R., u. W. GEISLER: Die stereochemische Spezifität der Esterasen aus pathologischen menschlichen Lebern. Virchows Arch. 285, 286 (1932). — ARNHEIM, G.: Koagulationsnekrose und Kernschwund. Virchows Arch. 120, 367 (1890). — ARNHOLDT, F.: Einwirkung von sauren und alkalischen Lösungen auf Gewebsschnitte. Virchows Arch. 299, 710 (1937). — AULER, H., u. H. WOITE: Über die Einwirkung von Ultraschallwellen auf die Krebszellen des Mäuseaszites. Z. Krebsforsch. 53, 90 (1942). — AUSBÜTTEL, F.: Wirkung der Galle auf lebendes Gewebe. Virchows Arch. 303, 90 (1939).

BARGMANN, W.: Histologie und mikroskopische Anatomie. Stuttgart: Georg Thieme 1948.— BAUER, J.: Modellversuche zur Koagulationsnekrose. Frankf. Z. Path. 57, 122 (1943). — BAUM, L.: Die örtlichen Wirkungen subkutaner Fermentinjektionen. Frankf. Z. Path. 53, 220 (1939). — BERGSTRAND, H.: Über die pathologische Anatomie der Silikose. Virchows Arch. 278, 647 (1930). — BÖTTCHER, H.: Experimentelle Untersuchungen über örtliche Erfrierungen durch langdauernde Einwirkung geringer Kältegrade. Virchows Arch. 312, 464 (1944). — BORGER, G., H. BAYERLE, T. MAYR u. E. PETERS: Untersuchungen zur pathologischen Physiologie des Infarktes. Z. physiol. Chem. 237, 113 (1935). — BORGER, G., u. T. MAYR: Untersuchungen zur pathologischen Physiologie des Infarktes. Z. physiol Chem. 234, 245 (1935). — BRADLEY, H. C.: Autolysis and Atrophy, Physiologic. Rev. 18, 173 (1938). Ref. Ber. Physiol. 108, 476 (1938). — BREDERECK, H.: Nucleasen. In Handbuch der Enzymologie. Leipzig: Akademische Verlagsgesellschaft 1940. — BREDT, H.: Histologische Untersuchungen zur Wirkung des Thyroxins im Kaulquappenversuch. Arch. Entw.mechan. 129, 573 (1933).—BREUNING, E.: Der Ultraschall in der Medizin. Zürich: Hirzel 1949.—BÜCHNER, F.: Die pathogene Bedeutung des allgemeinen Sauerstoffmangels. Verh. Dtsch. Path. in Breslau 1944. ~ Allgemeine Pathologie. München u. Berlin: Urban & Schwarzenberg 1950. ~ Die Pathogenese der peptischen Veränderungen. Jena: Gustav Fischer 1931.

CAIN, H.: Hemmung der Koagulationsnekrose durch Oxalate und Fermentgifte. Frankf. Z. Path. 58, 171 (1943).—COQUI, R.: Einwirkung von „Trypsin mit Labwirkung" auf Gewebsschnitte. Inaug.-Diss. Würzburg 1939. — CREUTZFELD, W.: Zur Histophysiologie des Inselapparates (Alloxanversuche). Z. Zellforsch. 34, 281 (1949).

DESSAUER, F.: Mensch und Kosmos. Frankfurt: J. Knecht 1949. — DIETRICH, A., u. J. KLEEBERG: Die Störungen des zellulären Fettstoffwechsels. Erg. Path. 20, 913 (1924). — DOERR, W.: Pathologische Anatomie der Glykolvergiftung und des Alloxandiabetes. Sitzgsber. Heidelberg. Akad. Wiss., Math.-naturwiss. Kl., 7. Abh. 1949, 245. — DOLJANSKI, V.: Proteolytische Fermente der Rana tempor. in verschiedenen Stadien der Metamorphose. Virchows Arch. 291, 418 (1933). — DOUNCE, A. L.: Cytochemical Foundations of Enzyme Chemistry. In MYRBACK-SUMNER, The Enzymes, Bd. I, S. 187. New York: Academic Press 1950.

EDER, H. C. BRADLEY, HOWAR and S. BELFER: Die Überlebensdauer des Kathepsins bei der Autolyse. J. of Biol. Chem. 128, 551 (1931). Ref. Ber. Physiol 115, 628 (1939). — EGER, W.: Betrachtungen zur Frage der serösen Entzündung. Ärztl. Forsch. 4, 349 (1950). ~

Der Stickstoff- und Reststickstoffgehalt menschlicher Lebern in Beziehung zum histologischen Bild. Virchows Arch. **315**, 159 (1945). — ERNST, P.: Tod und Nekrose. In Handbuch der allgemeinen Pathologie von KREHL und MARCHAND, Bd. 3/2. Leipzig 1921. ~ Die Nekrose. In Handbuch der normalen und pathologischen Physiologie, Bd. 5, S. 1282. 1928. — EULER, H. v., u. G. v. HEVESY: Zit. nach LANGENDORFF: Biologische Grundlagen der Strahlenheilkunde. Die Strahlentherapie. Stuttgart: Georg Thieme 1949.

— FAHR, E.: Förderung pathologisch-anatomischer Probleme durch Fluoreszenzmikroskopie. Virchows Arch. **310**, 123 (1943). ~ Trübe Schwellung oder kadaveröse Veränderung? (Fluoreszenzmikroskopische Untersuchung.) Frankf. Z. Path. **57**, 535 (1943). — FEYRTER, F.: Eine neue Lipoid- bzw. Lipoproteidfärbung. Mikroskopie 1, 49 (1946). ~ Die cyanochromen Zellen des menschlichen Körpers. Z. Zellforsch. **34**, 179 (1949). — FISCHER, F. G.: Zum enzymatischen Abbau der Struktur der Nucleinsäuren. Naturwiss. **30**, 377 (1942). — FREY-WYSSLING, A.: Submikroskopische Morphologie des Protoplasmas und seiner Derivate. Berlin: Gebrüder Bornträger 1938.

GÄRTNER, H.: Wirkung von Röntgenstrahlen und schnellen Elektronen auf Gewebekulturen. Zeitrafferfilm des Instituts für Film u. Bild, Göttingen 1951. — GÄUMANN, E.: Neuere Erfahrungen mit Welketoxinen. Experientia (Basel) 7, 441 (1951). — GAZA, W. v.: Wundheilung, Transplantation, Regeneration und Parabiose bei höheren Säugern und beim Menschen. In Handbuch der normalen und pathologischen Physiologie, Bd. V/1, S. 1141. 1926. — GERSTNER, H.: Untersuchungen über elektrische Strommarken. Virchows Arch. **295**, 691 (1935). — GIESE, W.: Experimentelle Untersuchungen zur Staublungenfrage. Beitr. path. Anat. **94**, 442 (1934). — GLANZMANN, E.: Physiologie der Leukozyten. Erg. Physiol. **44**, 535 (1941). — GLOGGENGIESSER, W.: Experimentelle Ultraschallwirkung am Kaninchen. Beitr. path. Anat. **111**, 457 (1951). — GÖSSNER, W.: Zur Histochemie des Strugger-Effektes. Verh. dtsch. Ges. Path. (35. Tagg) **1950**, 102. — GOLDAMMER-WENDT, L.: Beitrag zur Klärung der Koagulationsnekrose. Inaug.-Diss. Würzburg 1948. — GOTSCHLICH, E.: Histologie der experimentellen Ätzgastritis durch verdünnte Salzsäure. Beitr. path. Anat. **84**, 632 (1930). — GRÄPER, L.: Neue Anschauung über physiologische Zellausschaltung. Arch. Zellforsch. **12**, 373 (1914). — GROLL, H.: Kernschwund und Protoplasmagerinnung bei der Koagulationsnekrose. Virchows Arch. **316**, 384 (1949). — GRÜNBERG, G.: Die Ursachen des Zelltodes in Anaerobiose. Planta (Berl.) **16**, 433 (1932). — GUILLERY, H.: Über den Nachweis anoxmischer und dysorischer Gewebsschädigungen am Transplantat. Virchows Arch. **304**, 317 (1939). ~ Untersuchungen an Gewebsembolien in Lungenarterien (Frage anoxämischer und dysorischer Schädigungen). Virchows Arch. **304**, 336 (1939). ~ Weitere Versuche zum Nachweis dysorischer und anoxämischer Schädigungen am Transplantat und Explantat. Frankfurt Z. Path. **53**, 522 (1939). — GUTMANN, E., and J. HOLUBAR: The Degeneration of peripheral nerve-fibers. J. of Neur. **13**, 89 (1950).

HAITINGER, M., u. P. GEISER: Ein neues Fluorochromierungsverfahren. Virchows Arch. **312**, 116 (1944). — HAMPERL, H.: Lehrbuch der allgemeinen Pathologie und pathologischen Anatomie. Berlin-Göttingen-Heidelberg: Springer 1950. ~ Akute und chronische tödliche Strahlenschädigung beim Menschen. Virchows Arch. **298**, 376 (1937). ~ Histologie der akuten Gastritis und der Erosionen der Magenschleimhaut. Beitr. path. Anat. **90**, 85 (1932). — HATANO, S.: Experimente über Kalknephrose bei Hypochlorämie. Beitr. path. Anat. **102**, 316 (1939). — HEIM, G.: Über die Lebensdauer und den Abbau transplantierter Organstücke (Retransplantat-Versuche). Frankf. Z. Path. **53**, 390 (1939). — HELMKE, K.: Über den Zellkollaps. Virchows Arch. **304**, 255 (1939). — HOLTER, H., u. K. LINDERSTRÖM-LANG: Enzymatische Histochemie. In Handbuch der Enzymologie, Bd. 1, S. 65. 1940. — HOMANN, W., u. D. HOFMANN: Einwirkung von schnellen Elektronen und Röntgenstrahlen auf Mäuseaszitescarcinomzellen. Strahlenther. **83**, 291 (1950). — HORNYKIEWYTSCH, TH., u. G. SCHULZ: Physikalisch-chemische Untersuchungen über die biologischen Wirkungen des Ultraschalls. Strahlenther. **82**, 425 (1951). — HUEBSCHMANN, P.: Grundzüge der allgemeinen Krankheitslehre. Leipzig: Johann Ambrosius Barth 1945. — HUECK, W.: Morphologische Pathologie. Leipzig: Georg Thieme 1937.

ICHTEIMANN, I. M.: Experimentelle Untersuchungen über Nekrose- und Narbenbildung im Myocard bei Coronarkreislaufstörungen. Virchows Arch. **292**, 186 (1934). — ISRAEL, O.: Die anämische Nekrose der Nierenepithelien. Virchows Arch. **123**, 310 (1891).

JAKOB, H.: Passagere eiweißgebundene Kalkausfällungen im zelligen Abbaustadium von Kolliquationsnekrosen. Z. Neur. **174**, 513 (1942). — JAMAHE, G.: Experimentelle cytologische Beiträge. Z. Mikrosk. **44**, 383 (1927). — JELLINEK, ST.: Spezifisch elektrische Zellveränderungen in geometrischer Gestaltung. Virchows Arch. **301**, 28 (1938).

KETTLER, L. H.: Über die vakuolige Degeneration der Leberzellen. Virchows Arch. **315**, 587 (1948). ~ Zur Pathogenese der hypoxämischen Nekrose. Verh. dtsch. Ges. Path. (33. Tagg) **1950**, 74. — KETTNER, H.-U.: Gewebsauflösende Wirkung der Galle und ihrer Salze. Virchows Arch. **303**, 104 (1939). — KIKUCHI, SCH.: Experimentelle Studien über biliäre Lebercirrhose unter Berücksichtigung der sog. Netznekrosen. Beitr. path. Anat. **94**, 581

(1934). — KLEIN, H.: Zur pathologischen Anatomie der Alarmreaktion nach Kerngiften. Virchows Arch. **320**, 93 (1951). — KLOSTERMEYER, W.: Salzverschiebungen in Nekrosen und Abszessen (Schnittveraschung). Virchows Arch. **292**, 268 (1934). ~ Mineralstoffgehalt tuberkulöser Herde (Schnittveraschung). Virchows Arch. **298**, 299 (1937). — KOCH, W.: Die Wirkung verschiedener Kieselsäureformen im sensibilisierten Tierorganismus. Frankf. Z. Path. **60**, 58 (1949). — KOLLER, F., u. F. LEUTHARDT: Nekrose und Autolyse, Beitrag zur Kenntnis der dystrophischen Verkalkung. Klin. Wschr. **1934** II, 1527. — KOEPPEN, S.: Elektrizitätsschäden im Tierexperiment. Virchows Arch. **290**, 460 (1933). — KOEPPEN, S., u. H. GERSTNER: Untersuchungen über elektrische Strommarken. Virchows Arch. **295**, 679 (1935). — KRONTOWSKI, A., u. L. POLEFF: Lipoide Substanzen in Gewebekulturen bei Autolyse. Beitr. path. Anat. **58**, 408 (1914). — KÜSTER, E.: Die Pflanzenzelle. Jena: Gustav Fischer 1935. ~ Experimentelle Zellforschung. Jena: Gustav Fischer 1949.

LANG, K.: Lokalisation der Fermente und Stoffwechselprozesse in den einzelnen Zellbestandteilen und deren Trennung. 2. Kolloquium der Dtsch. Ges. für Physiol. Chemie. Berlin-Göttingen-Heidelberg: Springer 1952. — LANGENDORFF, H.: Biologische Grundlagen der Strahlentherapie. Die Strahlentherapie. Stuttgart: Georg Thieme 1949. ~ Zum Problem der indirekten Strahlenwirkung im biologischen Geschehen. Strahlenther. **83**, 33 (1950). LAVES, W.: Über regressive Zellveränderungen. Frankf. Z. Path. **43**, 283 (1932). — LEHMANN-FACIUS, H.: Wirkung der Cytolysine menschlicher und tierischer Normalseren. Frankf. Z. Path. **47**, 285 (1935). — LEHNBERG, O.: Frühveränderungen der hypochlorämischen Nephrose. Beitr. path. Anat. **105**, 476 (1941). — LEHOTZKI, P. v.: Einwirkung elektrischen Stromes auf Zellen und Gewebe. Arch. exper. Zellforsch. **20**, 106 (1937). — LEPESCHKIN W.: Zellnekrobiose und Protoplasmatod. Protoplasma-Monographien, Bd. 12. Berlin: Gebrüder Bornträger 1937. — LETTERER, E.: Beobachtungen an implantierten Leberstückchen. Verh. dtsch. path. Ges. **27**, 254 (1934). ~ Allgemeine Pathologie des Stoffwechsels in Naturforschung und Medizin in Deutschland 1939—1946. Wiesbaden: Dietrich 1948. — LEUCHTENBERGER, C.: A cytochemical study of pycnotic nuclear Degeneration. Chromosoma **3**, 449 (1950). — LEUPOLD, E.: Der Zell- und Gewebsstoffwechsel. Leipzig: Georg Thieme 1945. ~ Lipoid-, Glykogen- und Pigmentstoffwechsel. In Handbuch der biologischen Arbeitsmethoden, Abt. VIII, 1, S. 791, 1925. ~ Der Einfluß des örtlichen Stoffwechsels auf die reaktiven Vorgänge bei der Wundheilung und Regeneration. Beitr. path. Anat. **81**, 45 (1928). — LIMMER, A.: Über Gerinnung von Protoplasmaeiweiß. Inaug.-Diss. Würzburg 1944. — LINDERSTRÖM-LANG, K., u. H. HOLTER: Enzymatische Histochemie. In BARMANN-MYRBÄCK, Methoden der Fermentforschung, Bd. I, S. 1132, 1941. — LITTEN, M.: Untersuchungen über den hämorrhagischen Infarkt und über die Einwirkung arterieller Anämie. Z. klin. Med. **1**, 131 (1880). — LÖBBERT, O.: Bedeutung des Serums für den Abbau geschädigten Gewebes (Explantate). Virchows Arch. **304**, 345 (1939). — LOPEZ, F. S.: Verhalten der Bindegewebsfasern in nekrotischen Herden. Frankf. Z. Path. **47**, 382 (1935).

MANSTEIN, B.: Einwirkung sauerer und alkalischer Lösungen auf Gewebsschnitte und ihre Beziehungen zur Karyolyse. Virchows Arch. **294**, 120 (1935). — MANZANI, C.: Vakuolige Degeneration der Leberzellen. Virchows Arch. **318**, 445 (1950). — MERKLE, G.: Untersuchungen über Karyolyse. Beitr, path. Anat. **92**, 518 (1933). — MOEGEN, P.: Wirkung von Proteinasen und koaguliertes Gewebe. Frankf. Z. Path. **54**, 352 (1940). — MÖNNIGHOFF, F. H.: Untersuchungen über die Autolyse der Zellen bei trüber Schwellung und postmortaler kadaveröser Trübung. Beitr. path. Anat. **102**, 87 (1939). — MÜLLER, E., u. W. ROTTER: Histologische Veränderungen beim akuten Höhentod. Beitr. path. Anat. **107**, 156 (1942). — MÜLLER, R.: Feinere gewebliche Veränderungen bei der Gerinnungsnekrose und Autolyse am Niereninfarkt. Frankf. Z. Path. **52**, 433 (1938).

NETTER, H.: Die Feinstruktur der Zelle als dynamisches Phänomen. Verh. dtsch. Ges. Path. (33. Tagg.) **1950**, 8. — NEUBAUER, O.: Abbau von Gewebseiweiß (einschließlich Autolyse). Handbuch der normalen und pathologischen Physiologie, Bd. V, S. 721. 1928.

OPITZ, E.: Der Zellstoffwechsel in seiner Beziehung zur Zellstruktur. Verh. dtsch. Ges. Path. (33. Tagg) **1950**, 18. — ORSÓS, O.: Untersuchungen über die sog. Nekrohormone. Protoplasma (Berl.) **26**, 351 (1936).

PEISSACHOWITSCH, I. M.: Die Pathologie des Staubes. Virchows Arch. **279**, 315 (1931). — PENKERT, H.: Experimente zur Frage der peptischen Schädigung lebender Schleimhaut. Beitr. path. Anat. **105**, 453 (1941). — PICHOTKA, J.: Tierexperimentelle Untersuchungen zur pathologischen Histologie des akuten Höhentodes. Beitr. path. Anat. **107**, 117 (1942)· — PONSOLD, A.: Skelettierung und Mumifizierung von Feten in der Bauchhöhle. Virchows Arch. **297**, 425 (1936).

RADECKE, H.: Über akute peptische Veränderungen des Duodenums. Beitr. path. Anat. **84**, 617 (1930). — RAJEWSKY, B.: Die Wirkung kurzwelliger Strahlen auf Eiweißkörper. Biochem. Z. **227**, 272 (1930). — RIBBERT, H.: Beiträge zur Kenntnis der Niereninfarkte. Virchows Arch. **155**, 201 (1899). — RIES, E.: Grundriß der Histophysiologie. Leipzig: Akademische Verlagsgesellschaft 1938. ~ Untersuchungen über den Zelltod. Z. Zellforsch. **26**,

507 (1937). — RISCHPLER, A.: Histologische Veränderungen nach Erfrierung. Beitr. path. Anat. 28, 541 (1900). — RÖSSLE, R.: Veränderungen der Leber bei Basedowscher Krankheit. Virchows Arch. 291, 1 (1933). ~ Bemerkungen zur Arbeit von V. DOLJANSKY. Virchows Arch. 291, 427 (1933). ~ Allgemeine Pathologie der Zelle. In ASCHOFF, Lehrbuch der allgemeinen Pathologie. Jena: Gustav Fischer 1936. ~ Über die serösen Entzündungen der Organe. Virchows Arch. 311, 252 (1944). ~ Seröse Entzündung. Verh. Dtsch. Pathol. in Breslau, 1944, S. 1. — RONDONI, P.: Der Aufbau der Eiweißkörper im tierischen Organismus. Erg. Enzymforsch. 10, 65 (1949).

SCHADE, H.: Wärme. Handbuch der normalen und pathologischen Physiologie, Bd. 17, S. 392. 1926. — SCHANZ, W.: Eiweißfällung im Protoplasma durch Labfermente. Inaug.-Diss. Würzburg 1939. — SCHIERGE, M.: Eiweißspaltende Fermente im Blutserum und anderen Flüssigkeiten. Ärztl. Forsch. 3, 289 (1949). — SCHLEUSSING, H.: Studien zur tuberkulösen Verkäsung. Beitr. path. Anat. 81, 473 (1928). — SCHMIDT, M. B.: Störungen des Eisenstoffwechsels. Erg. Path. 35, 105 (1940). — SCHNAPAUFF, U.: Der Niereninfarkt als Reimplantat. Beitr. path. Anat. 79, 781 (1928). — SCHÜMMELFEDER, N.: Fluorochromierung des lebenden, überlebenden und toten Protoplasmas mit Acridinorange. Virchows Arch. 318, 119 (1950). ~ Zur Morphologie und Histochemie nervöser Elemente (Fluorochromierung mit Acridinorange). Virchows Arch. 319, 294 (1950). ~ Strukturveränderungen des Protoplasmas beim Absterben der Zelle. Verh. dtsch. Ges. Path. (33. Tagg) 1950, 65. — SCHÜRMANN, P.: Über die Entstehung der Infarktnekrose. Verh. dtsch. path. Ges. (29. Tagg) 1936, 234. — SCHÜRMANN, P., u. H. E. MACMAHON: Die maligne Nephrosklerose (Bedeutung der Blutgewebsschranke). Virchows Arch. 291, 47 (1933). — SCHUMANN, H.: Der Muskelstoffwechsel des hypertrophen und des insuffizienten Herzens. Ärztl. Forsch. 5, 501 (1951). — SEVERINGHOUSE, E. L., A. E. KÖHLER and H. C. BRADLEY: Studies of Autolysis. J. of Biol. Chem. 57, 163 (1923). — SIEGMUND, H.: Pathologisch-anatomische Bemerkungen zur Frage der Leberparenchymveränderungen unter Berücksichtigung vasculärer und nutritiver Relationen. Regensburger Jb. ärztl. Fortbild. 2, 1 (1951). ~ Zur Pathogenese und Pathologie von örtlichen Kälteschädigungen. Münch. med. Wschr. 1942, 827. — SOLBACH, A.: Die frühesten Veränderungen am Herzmuskel bei akuter Coronarinsuffizienz. Frankf. Z. Path. 55, 159 (1941). — SPIELMEYER, W.: Histopathologie des Nervensystems. Berlin: Springer 1922. — STAEMMLER, H. J.: Die Erfrierung. Leipzig: Georg Thieme 1944. — STÖHR jr., PH.: Lehrbuch der Histologie. Berlin-Göttingen-Heidelberg: Springer 1951. — STRUGGER, S.: Fluoreszenzmikroskopie und Mikrobiologie. Hannover: M. u. H. Schaper 1949.

TERBRÜGGEN, A.: Einfluß des Blutserums auf die Nekrobiose. Beitr. path. Anat. 98, 264 (1937). ~ Über die Koagulationsnekrose. Zbl. inn. Med. 63, 135 (1941). ~ Das Problem der sog. degenerativen Prozesse in der pathologischen Histologie. Verh. dtsch. Ges. Path. (33. Tagg) 1950, 37. ~ Der Degenerationsbegriff in der Pathologie und Medizin. Ärztl. Forschg. 4, 517 (1950). — THELEN, A.: Histologische Untersuchungen am chronischen Geschwür des Magens und Duodenums. Virchows Arch. 302, 515 (1938). — TISCHLER, G.: Allgemeine Pflanzenkaryologie. In Handbuch der Pflanzenanatomie, Bd. 2. 1934.

VEITH, G.: Zwei Fälle nichtmetastatischer Glomerulusschlingenverkalkung. Beitr. path. Anat. 109, 221 (1944). — VÖGTLIN, MAVER u. JOHNSON: Zit. nach AMMON-DIRSCHERL, Fermente, Hormone, Vitamine, S. 120. Leipzig Georg Thieme 1948. — VOGT, C. u. O.: Biologische Grundanschauungen. Ärztl. Forschg 3, 121 (1949).

WAINWRIGHT, J.: Tubulus-Nekrose nach Nierenarterienabschnürung bei der Ratte. Brit. J. exper. Path. 31, 400 (1950). Ref. Ber. Path. 10, 105 (1951). — WATZKA, M.: Veränderungen des Golgi-Netzapparates nach Chloroformnarkose. Z. mikroskop.-anat. Forsch. 46, 622 (1939). — WEIGERT, G.: Über die pathologischen Gerinnungsvorgänge. Virchows Arch. 79, 87 (1880). — WEIZSÄCKER, C. F. v.: Zum Weltbild der Physik. Stuttgart: S. Hirzel 1949. — WELS, P.: Grundlagen der biologischen Strahlenwirkung. Arch. exper. Path. u. Pharmakol. 208, 121 (1949). — WINTERSTEIN, H.: Der Stoffwechsel des Zentralnervensystems. In Handbuch der normalen und pathologischen Physiologie, Bd. 9, S. 598. 1928. — WÖHLISCH, E.: Fortschritte in der Physiologie der Blutgerinnung. Erg. Physiol 43, 174 (1940).

ZALKA, E. v.: Herzmuskelveränderungen bei experimentellem Hyperthyreoidismus. Beitr. path. Anat. 95, 590 (1935). — ZEDTWITZ, v., u. DIETRICH: Pathologisch-anatomische Myocardbefunde bei elektrokardiographischer Infarktnekrose. Zbl. Path. 88, 67 (1951). — ZEIGER, K.: Physikochemische Grundlagen der histologischen Methodik. Dresden und Leipzig: Theodor Steinkopff 1938. ~ Neuere Anschauungen über den Feinbau des Protoplasmas. Klin. Wschr. 1943, 201. — ZOLLINGER, H. U.: Trübe Schwellung und Mitochondrien (phasenmikroskopische Untersuchungen). Schweiz. Z. Path. u. Bakter. 11, 617 (1948). ~ Phasenmikroskopische Beobachtungen über Zelltod. Schweiz. Z. Path. u. Bakter. 11, 276 (1948)

Copeland, D. E. s. Pettengill, O. *382.*
— E. s. Burns, J. *366.*
Copenhaver, J. H. 118.
— N. J. s. Fischer, E. *192, 371.*
Copenhover, W. M. 252, 254.
— s. Truex, R. C. *276.*
Copp, D. H., D. J. Axelrod u. J. G. Hamilton *368.*
— u. D. M. Greenberg *189, 322, 325, 368.*
— s. Scott, K. G. *384.*
Coppée, G. 339, *368.*
Coqui, R. 633, *676.*
Corbet, A. *57.*
Cordier, R. 103, 104, 110, 549.
— P. Gérard u. L. Lison 104, 105, *189.*
— s. Gérard, P. *583.*
Corey, R. B. s. Pauling, L. *600.*
Cori, C. F. *189*, 354, *368.*
— G. T. 544, *577.*
— s. Illingworth, J. *589.*
Corley, R. C. 335.
— s. Denis, W. *368.*
Cormara, A. s. Morra, F. *203.*
Cornbleet, T. 339, *368.*
Corner, G. W. *189, 368.*
— C. G. Hartman u. G. W. Bartelmez *189.*
Corti, A. 124, 149, 153, 155, 156, 157, 158, 163, *189.*
Cosslett, V. E. *368.*
Costello, D. P. 152, *189.*
Costero, I., u. C. M. Pomerat 523, *577.*
Cottier, H. 410, *414.*
Couceiro, A. 349, *368.*
Coujard, J. 123, *189.*
Coulon, M. J. s. Faure, M. *370.*
Councilman, W. T. 516, *577.*
— F. B. Mallory u. R. M. Pearce 519, *577.*
Courrier, R. 102, *189.*
— A. Horeau, M. Marois u. F. Morel *189.*
— J. Roche, G. H. Deltour, M. Marois, R. Michel u. F. Morel *368.*
Courville 512, 513.
Couteaux-Bargeton, M. 545, 546, *577.*
Covell u. Scott 172.
— W. P. 453.
— s. Cowdry, E. V. *577.*
Cowdry, E. V. 30, *62, 189, 368*, 425, 426, 427, 444, 466, 474, 512, *577.*
— u. W. P. Covell 453, *577.*
— u. S. F. Kitchen 516, *577.*
— N. H. 439, 449, *577.*
Cowie, D. B. s. Wilde, W. S. *211.*
Cox, A. 512, *577.*
Craig, R. 349.

Craig, R. s. Lindsay, E. *379.*
Cram, D. M., u. R. J. Rossiter *368.*
Cramb, J. D. s. Kosterlitz, H. W. *591.*
Cramer, W. 399, *414.*
— u. R. J. Ludford 452, *577.*
Crampton, C. s. Haurowitz, F. *586.*
— C. F., u. F. Haurowitz 459, *577.*
— s. Haurowitz, F. *586.*
Crane, R. K. 351, *368.*
— u. F. Lipmann 439, *577.*
Crawford, G. N. C., u. R. Barer *189*, 523, 555, *577.*
Creech, H. J. s. Coons, A. H. *577.*
Cremer, H. D. 331.
— u. J. Führ 331, 335, 337, 338, 341, 356, 359, *368.*
— u. W. Herr 327, 334, 335, 341, 343, 346, *368.*
— — u. H. Späth *189, 368.*
— s. Hinsberg, K. *375.*
Crétin, A. 319, 327, 346, *368.*
Creutzfeld, H. G. 528, *577.*
— W. 476, *577*, 651, *676.*
Creveld, S. van 546, *577.*
Crider, J. O. s. Conly, S. S. *367.*
— s. Thomas, J. Earl *209.*
Crile, G. W. 475.
— s. Dolley, D. H. *579.*
Crimmade, R. *189.*
Crosbie, G. W., R. M. S. Smellie u. J. N. Davidson 479, *577.*
Cross, R. J., u. J. V. Taggart 503, 577.
Crowell, J. E. s. Friedenwald, J. S. *371.*
Crowley, J. s. Scott, K. G. *384.*
Cruz, W. O., P. F. Hahn u. W. F. Bale *368.*
Csaky, T. 99.
— s. Gordon, H. *194.*
Culbreth, G. G. 509.
— s. Sacks, J. *603.*
Cullen, G. 331.
— s. Lienke, R. L. *378.*
Cunningham, I. J. 319, *368.*
Curletto, R. 468, 542, *577.*

Dabrowska, K. *189.*
Dalcq, A. M. 38, *62*, 122, *189.*
— B. M. s. Sorensen, B. N. *385.*
— E. B., E. D. Richert, T. A. Redfield u. J. D. Kurbatov *368.*
Daled, H. J. 479, *577.*
Dalgliesh, C. E. 484, *577.*
Dallemagne, M. J. 341, *368.*

Dalton, A. J. 52, 58, *62*, 98, 113, 122, 123, 147, 155, 160, 161, 166, 168, *190*, 451, 466, 470, 474, 478, 552, *577.*
— u. W. R. Earle *190.*
— u. J. E. Edwards *190.*
— u. M. D. Felix 153, *190*, 552, *577.*
— H. Kahler, M. G. Kelly, B. J. Lloyd u. M. J. Striebich 40, *62, 190, 578.*
— — M. J. Striebich u. B. Lloyd *62, 190, 578.*
— u. M. J. Striebich 470, *578.*
— s. Edwards, J. E. *191.*
— s. Schneider, W. C. *66.*
Daly, M. M. 483, 493.
— u. A. E. Mirsky 354, *368*, 485, *578.*
— s. Allfrey, V. *569.*
— s. Mirsky, A. E. *596.*
Dammin, G. J. s. Dixon, F. J. *578.*
Dan, K. u., J. C. Dan *190.*
Daneel, R. 425, 426, *578.*
— u. E. Güttes 425, 426, *578.*
Dangeard, P. 93, 147, *190, 368*, 426, 452, *578.*
— u. H. Parriaud 426, 452, *578.*
Daniel, E. P., u. E. M. Hewston *368.*
— R. J. *190.*
Danielli, J. F. 26, *62*, 94, 95, 96, 98, 99, 103, 106, 107, 123, 129, *190*, 311, 338, 339, *368*, 504, 505, 561, *578.*
— M. W. S. Hitchcock, R. A. Marshall u. A. T. Phillipson *190.*
— u. A. Stock 99, *190.*
— s. Davson, H. *190.*
— s. Loveless, A. *379.*
Daniels, M. J. *190.*
Danneel, R., u. E. Güttes 32, *62*, 123, *190.*
Dannehl, P. 443, *578.*
Darwin 6.
Dauben, W. G. 355.
— s. Weinmann, E. O. *387.*
Davenport, H. A. s. Porter, R. W. 205.
Davidman, A., u. D. H. Dolley *578.*
Davidson, J. *578.*
— J. N. 288, 479, 527, 548, *578.*
— W. M. McIndoe u. R. M. S. Smellie *578.*
— u. C. Waymouth 117, *190, 306*, 467, *578.*
— s. Crosbie, G. W. *577.*
— s. McIndoe, W. M. *596.*
— s. Smellie, R. M. S. *606, 607.*
Davies, J. *190, 368.*

Kirsch, E., u. A. Westphal 542. *590.*
Kirsner, I. B., W. L. Palmer u. E. Humphreys 401, *415.*
Kisch, B. *590.*
— u. J. M. Bardet 429, *590.*
Kistin, A. D. 253, 254, *276.*
Kitchen, S. F. 516.
— s. Cowdry, E. V. *577.*
Kitching, J. A. 504, 523, 541, 556, 557, 558, *590.*
Kitiyakara, A., u. J. W. Harman 377, 429, *590.*
— s. Harman, J. W. *585.*
Kiyono, K. 153, 183.
Klärner, Ch. 509, 546, 561.
— s. Eger, W. *580.*
Klante, W. s. Goebel, A. *584.*
Kleeberg, J. 638.
— s. Dietrich, A. *676.*
Kleiber, M. M., D. Boelter u. D. M. Greenberg 333, *377.*
Kleier, A. 461, 549, 562, *590.*
Klein, G. P. 347, *377.*
— H. 624, *678.*
— R. s. Bernhard, W. *572.*
— s. Oberling, Ch. *65, 203, 598.*
Kleinmann, H. *415.*
Kleinschmidt, J. s. Carritt, J. *367.*
— R. s. Carritt, J. *367.*
Klemm, P. 511, 536, *590.*
Klemperer, P. 149, *199, 377.*
Klenk, E. s. Baumann, Th. *571.*
Klestadt, W. 457, 545, *590.*
Kline, B. E. 351.
— s. Elvehjem, C. A. *369.*
— H., E. R. Orent u. E. V. McCollum *415.*
Kloos, K. 536, *591.*
— K. F. s. Müller, E. *597.*
Klostermeyer, W. 397, *415, 639, 678.*
Klotz, O., u. T. H. Belt 516, *591.*
Knappeis, G. G. 240.
— s. Buchthal, F. *273, 274.*
Knaus, H. 230, *274.*
Knisely, M. H. 19, *64.*
Knoll, H., W. Wilbrandt u. F. Wyss *199.*
Knutson, R. C. s. Bell, E. T. *571.*
Kobayashi, K. 103, *199.*
Koch, W. 245, 247, *276, 656, 678.*
Koch-Weser, D., E. Farber u. H. Popper 492, 493, 526, *591.*
— s. Farber, E. *581.*
— s. Szanto, P. B. *608.*
Kochakian, C. D. *377.*
Koefoed-Johnsen, V. 102.
— H. Levi u. H. H. Ussing *199.*
— u. H. H. Ussing 102, *199.*
— — u. K. Zehran *200.*

Koehler 398.
— s. Severinghous *417.*
Köhler, A., u. W. Loos 19, *64.*
— A. E. s. Severinghouse, E. L. *679.*
Kölbel, H. 22, *64.*
Kölliker, A. v. 234, *274.*
Koenig, H. u. D. Feldman *591.*
— — u. R. S. Koenig *200.*
— R. S., u. H. Koenig 476, 493, *591.*
— s. Koenig, H. *200.*
— V. L., u. R. G. Gustavson *377.*
Koeppen, S. *678.*
— u. H. Gerstner 653, *678.*
Köster, H. *591.*
Kohl, W. H. s. Burton, E. F. *367.*
Kohler, G. O., C. A. Elvehjem u. E. B. Hart *377.*
— s. Hart, E. B. *374.*
Kohn, A. 262, *272, 277.*
Koiransky, E. 467, 496, *591.*
Kolatchev 167.
Koller, F., u. F. Leuthardt 398, 413, *416,* 674, *678.*
— u. A. Zuppinger *377.*
— P. C. s. Barigozzi, C. *364.*
Kolmer, W. 255, 256, 258, 259, 260, 261, *277,* 554, *591.*
Kolossow, A. 224, *272.*
Kolster, R, 447. *591.*
Komarov, S. A., G. O. Langstroth u. D. R. McRae *377.*
Koneff 512.
— A. A. 129, 169.
— O. Scow, M. E. Simpson, C. H. Li u. H. M. Evans *200.*
— s. Appelegarth, A. P. *184.*
— s. Bennet, L. L. *185.*
— s. Reese, J. D. *205.*
— H. s. Flesch, M. *581.*
Kopac, M. J. 96, 107, *200,* 493, *591.*
Kopech, G. 19.
— s. Murray, M. R. *65.*
Koppanyi, Th. 234.
— s. Sperling, Fr. *275.*
Kopsch, Fr. 224, *272.*
Koran, P. s. Belfer, S. *364.*
Korenchevsky, V. 489, *591.*
— u. K. Hall 477, *591.*
Koritz, S. 483.
— s. Chantrenne, H. *576.*
Kornmüller, A. E. *200.*
Korson, L. s. Novikoff, A. B. *203, 381.*
Kosman, A, J., u. J. W. Kaulbersz u. S. Freeman *377.*
Koster, K. H. 324.
— s. Hevesy, G. v. *375.*
Kosterlitz, H. W. 119, *200,* 436, 477, 478, 526, *591.*

Kosterlitz, H. W. u. R. Campbell *591.*
— u. J. D. Cramb *591.*
— s. Campbell, R. M. *575.*
Kosugi, T. 532, *591.*
Kovacs, K. s. Oláh, F. *598.*
Kozoll, D. D. s. Popper, H. *601.*
Kraft, A. s. Doerr, W. *579.*
Krahl, M. E. 302, *306.*
Kramer, B. 357, 358.
— s. Hirschman, A. *376.*
— s. Sobel, A. E. *385.*
Kranz, F. s. Sandritter, W. *604.*
Krarp, B. 544, *591.*
Kratky, O. 25, *64.*
Kratsch, E. *591.*
Krause, R. 467, *591.*
Krebs, H. A. 390, 443, 453, 521, *591.*
— L. v. Eggleston u. C. Terner *416, 591.*
— s. Bartley, W. *571.*
— s. Stern, J. R. *608.*
— s. Terner, C. *609.*
Kreibich, C. 478, *591.*
Kremer, J. 406, *416,* 496, *591.*
Kretchmer, N., u. F. J. Cherot *591.*
— u. H. W. Dickermann 451, 459, 462, 563, *591.*
Krichesky-Mandel 160.
Krijgsman, B. J. *200.*
Kritzler, R. A. 536, *591.*
— u. J. Beaubien *377.*
Krogh, A. 98, 99, 100, *200,* 235, *274,* 311, 352, 358, *377,* 475, 490, 512, 514.
— s. Hevesy, G. v. *375.*
Krone, H. A. 477, 492, 526, *591.*
Krontowski, A., u. L. Poleff 637, *678.*
Krüger, F. 473.
— s. Wohlfarth-Bottermann, K. F. *612.*
— P. 237, *274.*
Krugelis, E. J. *377.*
Kruse, H., u. P. D. McMaster 540, 564, *591.*
— H. D. 399.
— E. Orent u. E. V. McCollum 399, *416.*
— s. Orent, E. *416.*
Kruszynski, J. 312, 331, *377.*
Krutschakowa, F. A. 338, *377.*
Kubota, K. 144.
— s. Ito, T. *198.*
Kühn, H. A. 533, 534, 544, 553, *591.*
— H. S. s. Altmann, H. W. *569.*
Kühne, u. Lea 222.
Küster, E. 1, 112, *200, 378,* 448, 516, 548, 554, *591,* 623, 624, 626, 627, 640, *678.*
— s. Aschoff, L. *15.*

Sachverzeichnis.

Fermente, Lokalisation in der Zelle 291 ff. 665.
— in Mikrosomen 118, 292.
— und Mineralien 390.
— in Mitochondrien 291.
—, Pathologie 302.
— und Pharmaka 304.
— und Protoplasmagerinnung 633, 634.
—, Sekretion 293.
— und Totalgerinnung bei Infarkt 632.
— und Wasserstoffionenkonzentration 394, 398.
— im Zellkern 291.
— in der Zellmembran 292.
— im Zellplasma 293.
— und Zelltod 620, 628, 631, 632, 633, 665 ff.
Fermente vgl. Enzyme.
Fermentnekrosen 659.
Fermentorganisation der Zelle 290.
Fermentreaktionen, Reversibilität 283.
Fermentregulation 298 ff.
— durch Hormone 301.
Fermentspezifität 284.
Ferment-Substratkomplex 280, 282.
Fermentsymplexe 290.
Fermentverteilung, Änderung 302 ff.
— zwischen den Zellbestandteilen 56.
Fernkräfte, molekulare 83.
Ferritin 322, 324, 537.
—, Eisenbestand 402.
— im Eisenstoffwechsel 402.
— und Hämosiderin 405.
Fettablagerungen 543, 544.
Fettcysten der Leber 566.
Fette vgl. Lipoide, Verfettung.
—, Molekularstruktur 73.
Fettgewebe, plurivacuolär 547.
—, univacuolär 547.
Fettphanerose 74, 396, 431, 638.
Fetttropfen mit Vacuolen 561.
Fibrilläre Grundstruktur 26.
Fibrillensysteme, chromosomenähnliche 511.
Fibrillolyse 510.
—, Ätiologie 529.
— der Herzmuskulatur 525, 528.
Fibroblasten und Permeabilität 98.
Fibroblastenwachstum 394.
Fixationsartefakte 442, 617.
Fixierungsartefakte bei wasserreichen Zellen 522.
Fließgleichgewicht 92, 94, 492.
Fluorescein 538, 539, 544, 558.

Fluorescenzmikroskopie 21, 621, 631.
Fluorochromierung, vitale 22.
Flux 95.
Follikelhormon 301.
Formkonstanz, Überwertung 9.
Fremdkörpersiderosen 405.
Froschhaut und Permeation 102.
Fumarase 294.
Funktionsumsatz 507.

Gallenzylinder, intercelluläre 496.
Gallestauung 496, 533, 539.
— und Eiweißumsatz 490.
— und Vacuolenbildung 539.
Ganglienzellen s. Nervenzellen.
Gangrän 614.
Gefrierschnitte, native 555.
—, —, und Glykogen 545.
Gefriertrockenverfahren 555.
— und Glykogen 545.
Gefriertrocknung 20, 501.
Gehirneisen, physiologisches 403, 407.
Gehirnnekrose und Sauerstoffmangel 492, 642.
Gelbfieber 516.
Gel-Sol-Umwandlungen 88, 505.
Geschmacksknospe 258.
Globulineisen 323.
Glomus caroticum 263.
Glucuronidase 288.
Glutaminase 37, 56.
Glutaminsäure 70.
Glutaminsäuredehydrase 285.
Glykogenablagerung 536, 545.
— in Diabetikernieren 544.
—, Einschmelzung 561.
Glykogenanreicherung 544.
Glykogen, Bindung an Eiweißstoffe 564.
Glykogenkerne der Leber, Entstehung 401.
Glykogenpolymerisation 546.
Glykogenspeicherungskrankheit 546.
Glykolvergiftung, Nierenveränderungen 531, 532.
Glykolyse 114, 134, 293.
GOLGI-Apparat 43 ff.
—, Funktion 53.
— und Nekrose 634.
—, Nomenklatur 44.
—, Problematik 53.
GOLGI-Körper, 148 ff, 214, 217, 423, 457, 460, 461, 464.
—, Anisotropie 51.
—, Beteiligung an Ablagerungsvorgängen 551, 552.
—, chemische Zusammensetzung 51.
—, Elektronenmikroskopie 52.

GOLGI-Körper, Form 45.
—, Größe 45.
—, Komplex-Koazervat 51.
—, Mischkörper 52.
— und Sekretgranula 484.
—, Strukturlabilität 52.
—, submikroskopische Morphologie 50 ff.
—, Verteilung 45.
— und Vitalfarbstoffe 500, 537.
—, Zustandsbedingungen 50 ff.
GOLGI-Netze 48 ff.
Granula der Ergastoplasmalamellen 471.
GRIMMscher Hydridverschiebungssatz 284.
Grundplasma 85 ff, 499 ff.
—, Begriff 466, 499.
—, diffuse Durchtränkung 538.
—, Elementarfibrillen 85, 502.
—, Feinstruktur 85, 500.
— und Fixationsmethoden 501.
— und Gefriertrockenmethode 501.
—, globuläre Partikel 87, 501.
—, Hydratationsgrad 86, 500.
—, innerer Bauplan 504.
—, kolloidaler Zustand 500.
—, Perlenkettenkontraktion 85, 503.
—, reticulare Struktur 85.
— und Ribonucleoproteide 486.
—, Strukturauflösung 506.
—, Strukturlockerung 506.
—, Verdichtungen 536.
— und Wasserentzug 511.
Grundstruktur, fibrilläre 26.
Grundumsatz, cellulärer 507.

Hämochromatose 406, 409.
—, exogene 410.
Hämochromogenpigment 469.
Hämatome 406.
Hämoglobin, Eisenbestand 402.
Hämolytische Anämie 408.
Hämolytischer Ikterus 408.
Hämosiderin 402, 403, 563.
—, Chemie 404, 405, 406.
Haftpunkttheorie 11, 24, 80 ff., 87, 628.
Hauptstückepithelien, hydropische Veränderungen 531.
Hefezellen und Fettablagerung 465.
Heparinspeicherung 111, 115.
Hepatektomie, partielle 540, 541.
Hepatitis 524.
Herzinfarkt 647.